FISIOLOGIA HUMANA

Equipe de tradução desta edição:

Adriane Belló Klein (Capítulo 15)
Professora titular do Departamento de Fisiologia da Universidade Federal do
Rio Grande do Sul (UFRGS). Mestre e Doutora em Fisiologia pela UFRGS.
Pós-Doutora pela University of Manitoba. Orientadora permanente do Programa
de Pós-Graduação em Fisiologia da UFRGS.

Amanda Stapenhorst Azambuja (Capítulo 8)
Mestre em Fisiologia pela UFRGS. Doutora em Ciências Biológicas: Fisiologia
pela UFRGS.

Ana Caroline Hillebrand (Capítulos 23 e 26)
Mestre em Fisiologia pela UFRGS. Doutoranda em Ciências Biológicas:
Fisiologia pela UFRGS.

Bruno Dutra Arbo (Capítulos 19 e 20)
Mestre e Doutor em Ciências Biológicas: Fisiologia pela UFRGS.

Caetana Machado Ledur (Apêndices A, B e C)
Biomédica. Mestre em Fisiologia pela UFRGS.

Denise Maria Zancan (Capítulo 13)
Professora associada do Departamento de Fisiologia da UFRGS.
Mestre e Doutora em Fisiologia pela UFRGS.
Orientadora permanente do Programa de Pós-Graduação em Neurociências da
UFRGS.

Guilherme Baldo (Capítulos 2, 3, 4 e 5)
Professor adjunto do Departamento de Fisiologia da UFRGS. Doutor
em Bioquímica pela UFRGS. Orientador permanente do Programa de
Pós-Graduação em Fisiologia da UFRGS.

Hilton Kenji Takahashi (Capítulos 6 e 7, Créditos e Índice)
Pós-Doutor em Fisiologia e controle redox da célula beta-pancreática no Institut
de Recherche Expérimentale et Clinique, Université Catholique de Louvain,
Bélgica.

Júlia Schneider (Apêndices A, B e C)
Biomédica. Mestre em Fisiologia pela UFRGS.

Luciano Stürmer de Fraga (Capítulos 1, 11 e 12)
Professor adjunto do Departamento de Fisiologia da UFRGS. Mestre e Doutor
em Fisiologia pela UFRGS.

Patrícia Martins Bock (Capítulos 16, 21 e 24)
Professora das Faculdades Integradas de Taquara (FACCAT). Mestre e Doutora
em Ciências Biológicas: Fisiologia pela UFRGS. Pós-Doutora no Hospital de
Clínicas de Porto Alegre (HCPA).

Rafael Colombo (Capítulos 17 e 18)
Doutor em Ciências Biológicas: Fisiologia pela UFRGS.

Paulo Cavalheiro Schenkel (Capítulo 14)
Professor adjunto do Departamento de Fisiologia da UFRGS. Mestre e Doutor
em Fisiologia pela UFRGS.

Renata Menezes Rosat (Capítulo 9)
Professora do Departamento de Fisiologia do ICBS/UFRGS. Médica. Licenciada
em Educação Física pela UFRGS. Mestre em Ciências Biológicas/Fisiologia pela
UFRGS. Doutora em Medicina: Clínica Médica pela UFRGS.

Vinicius Fernandes Cruzat (Capítulos 22 e 25, Iniciais, Guardas)
Pesquisador adjunto na School of Biomedical Sciences, Curtin University,
Australia. Mestre e Doutor em Ciências, área de Nutrição Experimental pela
Universidade de São Paulo (USP). Pós-Doutor em Fisiologia pela USP e
Metabolismo pela School of Biomedical Sciences, Curtin University, Australia.

Wania Aparecida Partata (Capítulo 10)
Professora associada do Departamento de Fisiologia da UFRGS. Mestre e
Doutora em Fisiologia pela UFRGS. Orientadora permanente do Programa de
Pós-Graduação em Fisiologia da UFRGS.

Equipe de tradução da 5ª edição:

Aline de Souza Pagnussat
Fisioterapeuta. Professora adjunta do Departamento de Fisioterapia da
Universidade Federal de Ciências da Saúde de Porto Alegre. Mestre e Doutora em
Neurociências pela UFRGS.

Ivana Beatrice Mânica da Cruz
Bióloga. Professora adjunta da Universidade Federal de Santa Maria (UFSM).
Professora orientadora dos Programas de Pós-Graduação em Bioquímica
Toxicológica e em Farmacologia da UFSM. Colaboradora do Doutorado
em Biomedicina da Universidade de León, Espanha. Mestre e Doutora em
Genética e Biologia Molecular pela UFRGS. Pós-Doutora em Demografia do
Envelhecimento pela University of California, EUA.

Ivo Emilio da Cruz Jung
Acadêmico de Psicologia. Bolsista de Iniciação Científica em Biogenômica do
Desenvolvimento na UFSM.

Marco Aurélio Echart Montano
Químico. Professor assistente da Universidade do Oeste de Santa Catarina
(Unoesc). Professor do Programa de Pós-Graduação em Biociência e Saúde da
Unoesc. Mestre em Biotecnologia pela Universidade de Caxias do Sul (UCS).
Doutor em Biomedicina pela Universidade de León, Espanha.

Maria Gabriela Valle Gottlieb
Bióloga. Mestre em Medicina e Ciências da Saúde pela Pontifícia Universidade
Católica do Rio Grande do Sul (PUCRS). Doutora pelo Programa de
Pós-Graduação em Medicina e Ciências da Saúde da PUCRS.

Maria Izabel de Ugalde Marques da Rocha
Farmacêutica. Professora associada do Departamento de Morfologia da UFSM.
Mestre em Ciências Farmacêuticas pela UFSM. Doutora em Fisiologia pela
UFRGS.

S587f   Silverthorn, Dee Unglaub.
            Fisiologia humana : uma abordagem integrada / Dee
        Unglaub Silverthorn ; [tradução: Adriane Belló Klein ... et al.] ;
        revisão técnica: Maria Flávia Marques Ribeiro, Mauricio
        Krause, Paulo Cavalheiro Schenkel. – 7. ed. – Porto Alegre :
        Artmed, 2017.
            xxx, 930 p.: il. color. ; 28 cm.

            ISBN 978-85-8271-403-4

            1. Fisiologia humana. I. Título.

                                                        CDU 612

Catalogação na publicação: Poliana Sanchez de Araujo CRB-10/2094

Dee Unglaub
SILVERTHORN

7ª EDIÇÃO

FISIOLOGIA HUMANA

Uma Abordagem
Integrada

Revisores técnicos desta edição:

Maria Flávia Marques Ribeiro
Professora titular do Departamento de Fisiologia da Universidade Federal do Rio Grande do Sul (UFRGS).
Orientadora permanente do Programa de Pós-Graduação em Fisiologia da UFRGS.
Mestre e Doutora em Fisiologia pela UFRGS. Pós-Doutora pelo Instituto Cajal, Madri, Espanha.

Mauricio Krause
Mestre em Ciências Biológicas: Fisiologia pela UFRGS. Doutor em Ciências do Movimento Humano pela UFRGS.
Pós-Doutor em Ciências Metabólicas pela University College Dublin (UCD).
Professor adjunto do Departamento de Fisiologia da UFRGS.

Paulo Cavalheiro Schenkel
Professor adjunto do Departamento de Fisiologia da UFRGS. Mestre e Doutor em Fisiologia pela UFRGS.

Reimpressão 2021

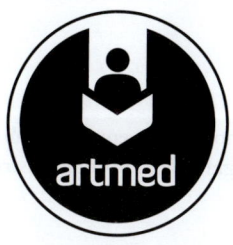

artmed

2017

Obra originalmente publicada sob o título *Human physiology: an integrated approach*, 7th edition
ISBN 9780321981226

Tradução autorizada a partir do original em língua inglesa da obra intitulada *Human physiology: an integrated approach*, 7ª edição, de autoria de Dee Silverthorn, publicado por Pearson Education, Inc., sob o selo Pearson, Copyright © 2016.

Gerente editorial: *Letícia Bispo de Lima*

Colaboraram nesta edição:

Editora: *Simone de Fraga*

Arte sobre capa original: *Márcio Monticelli*

Preparação de originais: *Marquieli de Oliveira*

Leitura final: *Marquieli de Oliveira*

Editoração: *Techbooks*

Nota

A Fisiologia está em constante evolução. À medida que novas pesquisas e a própria experiência ampliam o nosso conhecimento, novas descobertas são realizadas. Os autores desta obra consultaram as fontes consideradas confiáveis, num esforço para oferecer informações completas e, geralmente, de acordo com os padrões aceitos à epoca da sua publicação.

Reservados todos os direitos de publicação, em língua portuguesa, à
ARTMED EDITORA LTDA., uma empresa do GRUPO A EDUCAÇÃO S.A.
Av. Jerônimo de Ornelas, 670 – Santana
90040-340 Porto Alegre RS
Fone: (51) 3027-7000   Fax: (51) 3027-7070

Unidade São Paulo
Rua Doutor Cesário Mota Jr., 63 – Vila Buarque
01221-020 São Paulo SP
Fone: (11) 3221-9033

SAC 0800 703-3444 – www.grupoa.com.br

IMPRESSO NO BRASIL
PRINTED IN BRAZIL

Dee Unglaub Silverthorn estudou biologia na Newcomb College of Tulane University, onde também realizou pesquisas sobre baratas. Na pós-graduação, mudou de área e foi estudar caranguejos, tornando-se Ph.D. em Ciências Marinhas pelo Belle W. Baruch Institute for Marine and Coastal Scienses, na University of South Carolina. Seu interesse de pesquisa é o transporte epitelial, e, mais recentemente, alguns trabalhos de seu laboratório têm se concentrado em propriedades de transporte da membrana alan-

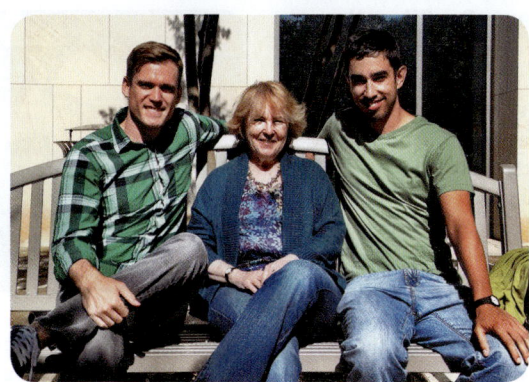

Michael Chirillo, Dee Silverthorn e Kevin Christmas

toide de aves. No ensino, sua carreira começou no Physiology Department da Medical University of South Carolina, contudo, ao longo dos anos, ela tem ensinado a muitos estudantes, desde universitários da área médica a alunos que se preparam para iniciar o ensino superior. Na University of Texas, em Austin, ensina fisiologia com abordagens de aula e de laboratório, além de instruir os estudantes de pós-graduação ao desenvolvimento de competências do ensino sobre as ciências da vida. Doutora Dee recebeu inúmeros prêmios de ensino e honrarias, incluindo o UT System Regents' Outstanding Teaching Award

de 2011, o Outstanding Undergraduate Science Teacher Award da Society for College Science Teachers em 2009, o American Physiological Society's Claude Bernard Distinguished Lecturer e o Arthur C. Guyton Physiology Educator do ano, além de muitos outros prêmios da UT–Austin, incluindo o Burnt Orange Apple Award. A 1ª edição deste livro ganhou, em 1998, o prêmio Robert W. Hamilton Author Award para melhores livros-texto publicados entre 1997 e 1998 como membro facultativo da University of Texas. Dee foi presidente da Human Anatomy e Physiology Society de 2012 a 2013, e tem trabalhado como editora-chefe da *Advances in Physiology Education*, além de ser presidente da American Physiological Society Book Committee. Ela trabalha com membros do International Union of Physiological Sciences para melhorar a educação em fisiologia em países em desenvolvimento, e este livro tem sido traduzido para mais de sete línguas. Durante o seu tempo livre, Dee dedica-se à criação de arte de fibra multimídia e desfruta a região montanhosa do Texas com o marido, Andy, e seus cachorros.

Sobre os ilustradores

William C. Ober, M.D. (*coordenador de arte e ilustrador*), graduou-se inicialmente pela Washington & Lee University e, mais tarde, tornou-se médico pela University of Virginia. Ele também estudou no Department of Art as Applied to Medicine, na John Hopkins University. Após a sua graduação, completou sua residência em práticas da família e, posteriormente, foi para a University of Virginia, Department of Family Medicine e para o Department of Sports Medicine. Ober também trabalhou como chefe da Medicina no Martha Jefferson Hospital, em Charlottesville, VA. Atualmente, é professor visitante de biologia da Washington & Lee University, onde ensina em diversos cursos e leva estudantes para viagens às ilhas de Galapagos. Ele faz parte do Core Faculty, na Shoals Marine Laboratory, onde ensina ilustrações biológicas há 22 anos. Os livros-texto ilustrados pela Medical & Scientific Illustration têm ganhado inúmeros prêmios de *design* e ilustração.

Claire E. Ober, R.N. (*ilustradora*), era enfermeira na área de pediatria e obstetrícia, antes de ter a ilustração médica como sua carreira principal e em tempo integral. Ela voltou para a escola em Mary Baldwin College, onde recebeu seu diploma com distinção em arte de estúdio. Após cinco anos de estágio, ela tem tra-

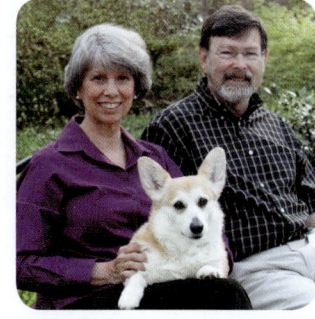

balhado como parceira do Dr. Ober na Medical and Scientific Illustration desde 1986. Ober também atuou no Core Faculty da Shoals Marine Laboratory, laboratório marinho e de ilustração biológica em ambos, Shoals Marine Lab e University of Washington & Lee.

Sobre o consultor clínico

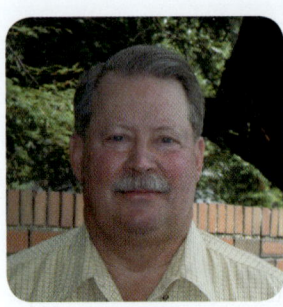

Andrew C. Silverthorn, M.D., é graduado pela Academia Militar dos Estados Unidos (West Point). Ele serviu na infantaria durante a guerra do Vietnã e, quando retornou, iniciou na Faculdade de Medicina da Medical University of South Carolina, em Charleston. Ele era residente-chefe da medicina de família na University of Texas Medical Branch, em Galveston, e é atualmente médico de família em Austin, Texas. Quando Andrew não está ocupado atendendo seus pacientes, ele pode ser encontrado no campo de golfe ou brincando com seus dois cães de resgate, Molly e Callie.

Sobre o colaborador

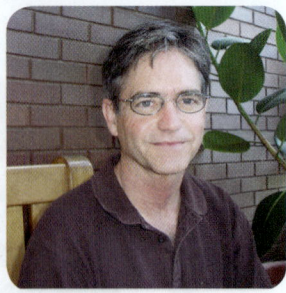

Bruce Johnson é pesquisador associado sênior no Department of Neurobiology and Behavior, na Cornell University. Ele é graduado em biologia pela Florida State University (B.A.), Florida Atlantic University (M.S.), e pelo Marine Biological Laboratory, Woods Hole (Ph.D.)/Boston University Marine Program. Em Cornell, ele ensina um curso de laboratório intitulado Principles of Neurophysiology. Bruce é coautor de Crawdad: um manual de laboratório em CD-ROM para Neurofisiologia e o Manual de Laboratório de Fisiologia. Ele continua a desenvolver preparações-modelo para laboratórios e estudantes de neurociências. Bruce tem dirigido e ensinado nas oficinas de neurociências da faculdade patrocinadas pela NSF (Crawdad), ADInstruments (Crawdad e CrawFly) e pela Faculty of Undergraduate Neuroscience (FUN), e em cursos de neurociências na Universities of Copenhague e Cologne, no Marine Biological Laboratory e laboratório Shoals Marine Laboratory. Ele também recebeu notáveis prêmios de ensino na Cornell University e o prêmio da FUN Educator of the Year Award. Ex-presidente da FUN, Bruce é editor associado do *Journal of Undergraduate Neuroscience Education*; sua pesquisa aborda os mecanismos celulares e sinápticos da plasticidade da rede motor.

Dedicatória | Esta edição é dedicada aos meus assistentes de ensino da pós-graduação, Carol, Jan, Peter, Kevin, Michael, Sarah e todos os demais entre eles: seu entusiamos pelo ensino e suas ideias criativas têm servido de inspiração contínua.

AGRADECIMENTOS

Escrever, editar e publicar este livro foi um projeto de grupo que reuniu o talento e a experiência de muitas pessoas. Nenhum cientista tem o conhecimento profundo e detalhado em todas as áreas para escrever um livro deste escopo – assim, sou muito grata a todos os meus colaboradores, que tão generosamente contribuíram com suas experiências em cada edição deste livro. Particularmente, quero agradecer a Bruce Johnson, do Department of Neurobiology and Behavior da Cornell University: Bruce é um excelente neurobiologista e educador, que, mais uma vez, garantiu que os capítulos da área da neurobiologia fossem precisos e refletissem os mais recentes desenvolvimentos nesse campo.

Muitas outras pessoas dedicaram seu tempo e energia para fazer deste livro uma realidade sólida, e gostaria de agradecer a todos, de forma coletiva e individual. Peço desculpas antecipadamente caso tenha omitido alguém.

Revisores

Sou particularmente grata aos meus revisores, que se dedicaram muito nesta 7ª edição. Alguns comentários e sugestões feitas não foram possíveis de serem incluídos, mas aprecio o tempo e a dedicação deles. Os revisores desta edição foram:

Anthony Jones, Tallahassee Community College

Byron Noordewier, Northwestern College

Catherine L. Carpenter, University of California, Los Angeles

Chad M. Wayne, University of Houston

Cheryl L. Neudauer, Minneapolis Community & Technical College

Daniel Kueh, Emory University

David Harris, University of Central Florida, College of Medicine

David Kurjiaka, Grand Valley State University

James D. Herman, Texas A&M University College of Veterinary Medicine & Biomedical Sciences

Jill M. Tall Gifford, Youngstown State University

Karen M. Chooljian, California State University, Fresno

Margaret T. Flemming, Austin Community College – Rio Grande Campus

Mike Reutter, Normandale Community College

Nathan H. Lents, John Jay College

Patricia J. Clark, Indiana University – Purdue University Indianapolis

Rudy M. Ortiz, University of California, Merced

Ruy Tchao, University of the Sciences

Muitos outros professores e alunos dedicaram seu tempo para escrever, consultar e sugerir esclarecimentos, para os quais lhes agradeço. Estou sempre muito satisfeita pelo empenho e peço desculpas se não consegui mais espaço para citá-los individualmente aqui.

Revisores especializados

Ninguém pode ser um especialista em todas as áreas da fisiologia, motivo pelo qual estou profundamente grata por meus amigos e colaboradores que revisaram capítulos inteiros e responderam a perguntas específicas. Mesmo com essa grande ajuda, o livro pode conter alguns erros, para os quais tomo toda a responsabilidade. Os revisores especiais para esta edição foram:

Christina Karatzaferi, University of Thessaly, Greece

Donald R. McCrimmon, Northwestern University Feinberg School of Medicine

Douglas Eaton, Emory University

Frank Powell, University of California, San Diego

Gary Sieck, Mayo Clinic, Rochester

James Bryant, University of Texas, Austin

John West, University of California, San Diego

Michael Levitzky, Louisiana State University Health Science Center, New Orleans

Stephen Schoech, University of Memphis

Fotografias

Gostaria de agradecer aos seguintes colaboradores, que generosamente disponibilizaram micrografias de suas pesquisas para este livro:

Flora M. Love, University of Texas

Jane Lubisher, University of Texas

Kristen Harris, University of Texas

Young-Jin Son, University of Texas

Suplementos (em inglês)

Acredito que os suplementos devem refletir o estilo e a abordagem do texto, assim eu sou muito grata a Damian, meu parceiro de tantas edições.

Gostaria de agradecer também aos colaboradores que ajudaram com o banco de testes e de suplementos de mídia da edição em inglês: Paul Wagner, Tracy Wagner, Cheryl Neudauer, Chad Wayne, Michelle Harrison e Myriam Alhadeff Feldman.

O time de desenvolvimento e produção

Escrever um manuscrito é apenas o primeiro passo de um processo longo e complicado, o qual resulta em um livro encadernado com todos os seus complementos. A equipe que trabalhou comigo no desenvolvimento deste livro merece muito crédito pelo produto final. Nesta edição, Bill e Claire Ober, meus coautores de arte, criaram atualizações planejadas e especializadas para tornar este instrumento mais fácil de se utilizar. Mais uma vez, Yvo Riezebos projetou uma capa impressionante, que reflete como a ciência é, de fato, uma arte. Foi uma alegria trabalhar também com minha editora de desenvolvimento, Anne A. Reid, que ajudou muito e garantiu que o que eu escrevo pode ser entendido pelos alunos.

A equipe da Pearson Education trabalhou incessantemente para tornar esta edição uma realidade. Minha editora de aquisições, Kelsey Volker Churchman, foi solidária e esteve sempre pronta para ajudar, e nada mudou mesmo dando à luz uma menina enquanto estávamos completando o processo de produção deste livro. Ashley Williams, assistente de edição, manteve o controle de tudo e todos. Chriscelle Palaganas, diretora de programa, providenciou uma excelente orientação e apoio ao longo de todo o processo de produção.

A tarefa de coordenar a produção ficou nas mãos da diretora da Pearson Project, Lauren Beebe. Andrea Stefanowicz foi responsável pela composição e gestão dos projetos, e a diretora de projeto, Cynthia Mutheardy, na casa da arte Imagineering, gerenciou a equipe que preparou a arte de produção feita por Bill e Claire. Kristin Piljay foi o pesquisador de fotos, o qual encontrou novas imagens maravilhosas que aparecem nesta edição. Annie Wang foi a assistente de produtor de mídia que manteve os meus autores de suplemento envolvidos e no prazo. Christy Lesko, diretor de marketing, trabalhou com as excelentes equipes de vendas na Pearson Education e na Pearson International, e Allison Rona foi o gerente de marketing sênior para a lista de anatomia e fisiologia.

Agradecimentos especiais

Esta edição possui uma dívida de gratidão com meus assistentes de ensino de pós-graduação: Kevin Christmas, aluno de doutorado em fisiologia do exercício, e Michael Chirillo, médico e aluno de doutorado na UT-Austin, e seus estudantes de medicina na University of Texas, Health Science Center, em Houston. (Eles estão comigo na foto apresentada na seção Sobre o autor. Michael está à esquerda, Kevin, à direita). Além disso, eles me ajudaram em minhas aulas, com cerca de 240 alunos a cada semestre, desempenhando um papel muito importante na criação e na execução dos novos vídeos tutoriais de estreia desta edição. Meus agradecimentos vão também para Ryan Kelley, o cinegrafista que, em seu tempo livre, está envolvido com rádio-TV-cinema na UT-Austin.

Como sempre, gostaria de agradecer aos meus alunos e colaboradores que procuraram erros em áreas que necessitavam de melhorias. Eu aprendi que funciona muito bem conceder créditos extras ao primeiro aluno a relatar um erro de digitação. Meus assistentes de ensino de pós-graduação, ao longo dos anos, desempenharam um papel muito importante na minha atuação como professora, e sua contribuição ajudou na minha forma de ensinar. Hoje, muitos deles são membros do mesmo corpo docente. Além de Kevin e Michael, eu particularmente gostaria de agradecer:

Ari Berman, Ph.D.
Carol C. Linder, Ph.D.
Jan M. Machart, Ph.D.
Justin Trombold, Ph.D.
Karina Loyo-Garcia, Ph.D.
Kira Wenstrom, Ph.D.
Kurt Venator, Ph.D.
Lawrence Brewer, Ph.D.
Lynn Cialdella Kam, M.S., M.B.A., Ph.D.
Patti Thorn, Ph.D.
Peter English, Ph.D.
Sarah Davies, Ph.D.
Tonya Thompson, M.D.

Por fim, gostaria de agradecer especialmente a meus colaboradores da American Physiological Society e da Human Anatomy & Physiology Society, cujas experiências em sala de aula enriqueceram minha própria compreensão de como ensinar fisiologia. Gostaria também de reconhecer a importância de um grupo especial de amigos por seu apoio contínuo: Penelope Hansen (Memorial University, St. John's), Mary Anne Rokitka (SUNY Buffalo), Rob Carroll (East Carolina University School of Medicine), Cindy Gill (Hampshire College), e Joel Michael (Rush Medical College), bem como Ruth Buskirk, Jeanne Lagowski, Jan M. Machart e Marilla Svinicki (University of Texas).

Como sempre, agradeço a minha família e amigos pela paciência, compreensão e apoio durante o caos, que parece inevitável, com revisões de livros. O maior agradecimento vai para o meu marido, Andy, cujo amor, apoio e vontade de renunciar refeições caseiras na ocasião me ajudaram a cumprir os prazos.

Um trabalho em andamento

Um dos aspectos mais gratificantes de escrever um livro é a oportunidade que me é concedida de atender ou de me comunicar com outros docentes e alunos. Nos primeiros anos desde a publicação da 1ª edição, tive o prazer de ouvir pessoas em todo o mundo sobre como o livro foi bem incorporado no ensino e na aprendizagem.

Uma vez que livros-texto científicos são revisados a cada 3 ou 4 anos, eles estão sempre em progresso. Convido-os a entrarem em contato comigo ou com minha editora para quaisquer sugestões, correções ou comentários sobre esta edição. Sou mais facilmente encontrada através do e-mail silverthorn@utexas.edu, mas você pode entrar em contato também com meus editores no endereço a seguir:

Applied Sciences
Pearson Education
1301 Sansome Street
San Francisco, CA 94111

Dee U. Silverthorn

A 7ª edição do livro *Fisiologia humana: uma abordagem integrada* oferece ampla cobertura sobre os tópicos fisiológicos de forma integrada e molecular, base também das edições anteriores. Nesta edição, o texto foi revisto e o conteúdo atualizado, principalmente nas áreas de neurobiologia e fisiologia reprodutiva. Além disso, o Capítulo 21, sobre o sistema digestório, e o Capítulo 26, sobre fisiologia reprodutiva, foram reorganizados.

Foram feitas revisões adicionais e figuras essenciais foram criadas para que os alunos possam utilizar em revisões rápidas, bem como novos resumos anatômicos e mapas conceituais.

Por fim, cada capítulo começa agora com uma lista de tópicos abordados e objetivos de aprendizagem.

ATUALIZAÇÕES DO CONTEÚDO, CAPÍTULO POR CAPÍTULO

Capítulo 1

- Detalhes referentes ao identificador de objetos digitais foram adicionados às referências de literatura citadas.

Capítulo 2

- Informações atualizadas sobre suplementos com cromo.
- A discussão sobre proteínas foi expandida.

Capítulo 3

- A discussão sobre compartimentos de fluidos foi ampliada.
- A seção Solucionando o problema foi atualizada com o problema sobre o vírus papiloma humano e o esfregaço no Papanicolau, a fim de aprofundar as reflexões sobre as últimas diretrizes para a gestão de testes anormais.
- Nova discussão sobre retinoides.

Capítulo 4

- Nova figura com questões para revisão.
- Atualizações sobre as informações do teste Tay Sachs.

Capítulo 5

- Novas figuras de Conteúdo essencial sobre o potencial de membrana.
- Novas figuras sobre a pressão osmótica e o transporte através das membranas.
- Novo mapa conceitual sobre fluidos em compartimentos.
- Os genes das famílias de transportadores e sua classificação foram atualizados.
- Novas Questões da figura sobre potencial de equilíbrio.
- Novas Questões da figura sobre secreção de insulina.
- Informação atualizada sobre cavéolas.

Capítulo 6

- Informações atualizadas sobre as citocinas.
- Nova discussão sobre receptores catalíticos.

Capítulo 7

- Informações atualizadas sobre:
  - prolactina;
  - retroalimentação negativa de curto ciclo.
- Nova discussão sobre patologias terciárias.

Capítulo 8

- Discussão ampliada das sinapses elétricas.
- Nova figura de Conteúdo essencial sobre integração da sinalização sináptica.

Capítulo 9

- BRAIN e Conectoma Humano.
- Informação atualizada sobre:
  - sono;
  - ritmo circadiano;
  - *jet lag* e transtornos de turnos de trabalho;
  - inibidores da receptação serotonina/noradrenalina;
  - tratamento de espasmos infantis (síndrome West);
  - processamento de linguagem.
- Nova tabela em técnicas de imagem encefálico, incluindo a clarificação.
- Nova discussão sobre transtorno de estresse pós-traumático e mnemônico dos nervos cranianos.

Capítulo 10

- Discussão atualizada sobre:
  - dor;
  - processo olfatório;
  - tradução de sinal de sabor.
- Mecanotradução de células de Merkel.
- Novo: glândulas olfatórias (de Bowman).

Capítulo 11

- Novas informações sobre disautonomia.
- Novo resumo anatômico para o sistema nervoso autônomo.
- Informações atualizadas do tratamento medicamentoso para o transtorno de uso do tabaco.

Capítulo 12

- Informações atualizadas sobre:
  - tipos de fibras musculares;
  - canais de cálcio operados por estoques (STIM1, Orai1).
- Nova figura de músculos de contração rápida e lenta.

Capítulo 13

- Informações atualizadas sobre a função dos órgãos tendinosos de Golgi.

Capítulo 14

- Solucionando o problema atualizado sobre *stents* e tratamento para infartos do miocárdio.
- Informações atualizadas sobre células-tronco para problemas cardíacos.

Capítulo 15

- Novas Questões da figura.
- Informações atualizadas sobre hipertensão.

Capítulo 16

- Novas figuras de Conteúdo essencial sobre hemograma completo.
- Informações atualizadas sobre:
  - ferritina;
  - plaquetas e trombocitopenia;
  - vias de ativação de contato;
  - via de lesão celular.
- Novas questões de Revisando conceitos.

Capítulo 17

- Novas informações do teste de função pulmonar e FEV_1 (volume expiratório forçado em um segundo).
- Nova tabela das leis dos gases.
- Informações atualizadas sobre:
  - doenças pulmonares obstrutivas crônicas;
  - velocidade de fluxo de ar.
- Novo algoritmo para calcular os volumes pulmonares.
- Novas perguntas de fim de capítulo.

Capítulo 18

- Informações atualizadas sobre:
  - regulação central da ventilação;
  - quimiorreceptores centrais;
  - substitutos do sangue.
- Ampliadas a discussão e as perguntas sobre a equação de Fick.

Capítulo 19

- Ampliada a histologia do néfron.
- Novos gráficos quantitativos e questões de fim de capítulo.
- Novas informações sobre cílios que servem como sensores de fluxo.
- Ampliada a tabela de "equações úteis".

Capítulo 20

- Novo problema quantitativo sobre diurese osmótica.
- Conceitos emergentes sobre cinases WNK.

Capítulo 21

- Reorganização dos tópicos.
- Novas figuras de Conteúdo essencial sobre motilidade do GI e o pâncreas.
- Novas Questões da figura e Revisando conceitos.
- Novo quadro de Conceitos emergentes do projeto microbioma humano.

Capítulo 22

- Novas informações sobre:
  - proteína desacopladora 1 (UCP1) no tecido gorduroso marrom inibidores SGLT2.
- Nova discussão sobre hormônios e metabolismo.
- Discussão atualizada sobre controle de ingestão alimentar.
- Novo problema quantitativo sobre o IMC.
- Novas questões sobre diabetes.

Capítulo 23

- Informações atualizadas sobre:
  - POMC e consumo alimentar atualizado.
- Novas informações sobre:
  - transportador monocarboxilato de hormônios da tireoide;
  - estresse mecânico, cílios primários e remodelamento ósseo;
  - absorção de calbindina de Ca^{2+}.
- Novas Questões do gráfico.

Capítulo 24

- Novo resumo anatômico sobre sistema imune.
- Informações atualizadas sobre vírus papiloma humano.
- Novo mapa conceitual para o sistema imune.
- Discussão ampliada sobre anticorpos.
- Nova seção sobre grupos sanguíneos Rh.

Capítulo 25

- Novo Solucionando o problema sobre hipertermia maligna.

Capítulo 26

- Nova arte para controle hormonal da espermatogênese e do desenvolvimento folicular.
- Informações atualizadas sobre:
  - cronograma de desenvolvimento dos folículos ovarianos;
  - envelhecimento reprodutivo.
- Novo Solucionando o problema: insuficiência ovariana primária (POI, também chamada de falência ovariana precoce) e tratamento com atividades *in vitro* (IVA).
- Informações ampliadas sobre estrogênios ambientais.

BEM-VINDO À FISIOLOGIA HUMANA!

Para iniciar seus estudos sobre o corpo humano, uma das primeiras tarefas será a construção de uma visão geral sobre ele, seus sistemas e os processos responsáveis por seu funcionamento. Este "panorama" é o que os fisiologistas chamam de integração dos sistemas, foco principal deste livro. Para tanto, será necessário muito mais que uma simples memorização. Você vai precisar realmente entender a fisiologia, a fim de resolver problemas reais, nunca experimentados por você antes. Se você tem em mente seguir uma carreira nas áreas da saúde, vai se deparar com essas situações clínicas. Se você planeja uma carreira nas áreas da biologia, vai ser capaz de resolver problemas no laboratório, em sua área de concentração ou mesmo em sala de aula. Analisar, avaliar e sintetizar informações são habilidades que você precisa desenvolver enquanto estudante, e eu espero que utilizar este livro o ajude a atingir essas metas.

Um dos meus propósitos é oferecer a você além das informações sobre o funcionamento do corpo humano, sugestões e dicas importantes para a resolução de problemas na vida real. Muitos desses problemas foram formulados com a ajuda de meus alunos, por isso acredito que você vai achar isso tudo muito interessante e prático.

Nas páginas seguintes, inseri um breve *tour* das características deste livro, formuladas especialmente e não encontradas em outros livros-texto. Por favor, dedique alguns minutos para ler sobre essas características, a fim de otimizar a utilização deste livro em seus estudos.

Nesta edição, adicionamos inúmeras novas características e abordagens para ajudar nos seus estudos. Agora, cada capítulo começa com uma lista de tópicos abordados e objetivos de aprendizagem que o guiarão ao longo do capítulo. Para todos os profissionais da saúde, o reconhecimento de padrões é importante para que possam começar a desenvolver habilidades na área, aprendendo os conceitos-chave da fisiologia e que se repetem ao estudar os diferentes sistemas de órgãos. O capítulo 1 inclui duas seções especiais com *Foco em*: um mapeamento de conceitos, estratégia de estudo que também é utilizada para a tomada de decisões na clínica, e uma construção e interpretação de gráficos. A seção Solucionando o problema do Capítulo 1 introduz o leitor a diferentes formas de como encontrar informações na internet de um modo efetivo.

Não se esqueça de dar uma olhada nas seções com Figuras de revisão e Conteúdo essencial ao longo deste livro. Essas figuras detalham os tópicos básicos em uma ou duas páginas, muito mais que o resumo anatômico faz. Meus alunos costumam dizer que essas figuras são particularmente úteis quando eles desejam revisar o conteúdo em pouco tempo.

Mantivemos também as quatro abordagens de aprendizagem da fisiologia, as quais tornaram este livro tão popular desde sua 1ª publicação, em 1998.

1. Fisiologia celular e molecular

Atualmente, a maioria das pesquisas na área da fisiologia tem sido realizada em níveis celular e molecular, o que tem proporcionado um grande número de interessantes descobertas científicas para a medicina molecular e a fisiologia, desde o lançamento da 1ª edição deste livro. Por exemplo, muitos cientistas têm prestado atenção aos cílios primários de forma mais isolada, um único cílio que está presente na maioria das células do corpo. Acredita-se que os cílios primátios desempenhem um papel em algumas doenças renais, entre outras. Procure *links* semelhantes entre biologias celular e molecular, fisiologia e medicina ao longo deste livro.

2. Fisiologia como um campo dinâmico

A disciplina de fisiologia é dinâmica, com inúmeras perguntas sem respostas que merecem ser mais bem investigadas e pesquisadas. Muitos dos "fatos" apresentados neste livro são baseados nas teorias atuais, ou seja, você deve estar preparado para aprender novos fatos e teorias emergentes baseadas na pesquisa científica!

COMO UTILIZAR ESTE LIVRO

3. Ênfase na integração

Os sistemas do organismo não trabalham de forma isolada, apesar de serem estudados individualmente. No intuito de dar ênfase à integração, três capítulos neste livro (Capítulos 13, 20 e 25) estão focados nos processos fisiológicos que coordenam sistemas em múltiplos órgãos e suas comunicações, principalmente quando a homeostasia é ameaçada.

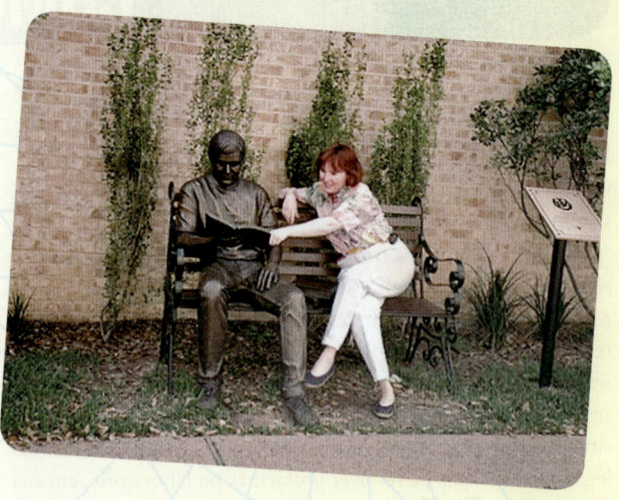

4. Foco na resolução de problemas

Duas habilidades muito valiosas a serem exploradas na vida de estudante são a aquisição do pensamento crítico e a utilização da informação para resolver problemas. Como estudante de fisiologia, você deve estar preparado para praticar essas habilidades. Neste livro, você encontrará uma série de recursos, como Revisando conceitos, Figuras e Questões do gráfico, projetados para desafiar as suas habilidades de pensamento crítico e de análise. Em cada capítulo, leia a seção Solucionando o problema e trabalhe com o texto, observando se você pode aplicar a leitura ao cenário clínico descrito no problema.

Além disso, não se esqueça de consultar o final do livro, no qual encontrará uma combinação de índice e glossário, criada a fim de que você possa poupar tempo quando estiver lendo palavras não familiares ao seu conhecimento. Os apêndices contêm as respostas às perguntas de Revisando conceitos, Figuras e Questões do gráfico. Além disso, revise as questões no final de cada capítulo, assim como os comentários de física, logaritmos e genética básica. Nas guardas do livro, estão incluídos uma tabela periódica dos elementos, diagramas de posições anatômicas do corpo e tabelas com conversões e valores normais de componentes sanguíneos. Dedique alguns minutos para revisar estes aspectos, pois assim você otimizará o seu aprendizado.

Espero, sinceramente, que lendo este livro você desenvolva uma visão integrada da fisiologia, a qual vai permitir melhores escolhas profissionais, considerando a complexidade do corpo humano, com uma visão clara do potencial das pesquisas em fisiologia e biomedicina. Talvez você ache o estudo da fisiologia divertido e excitante, assim como eu. Boa sorte com seus estudos!

Meus melhores cumprimentos,

Dra. Dee (como meus alunos me chamam)

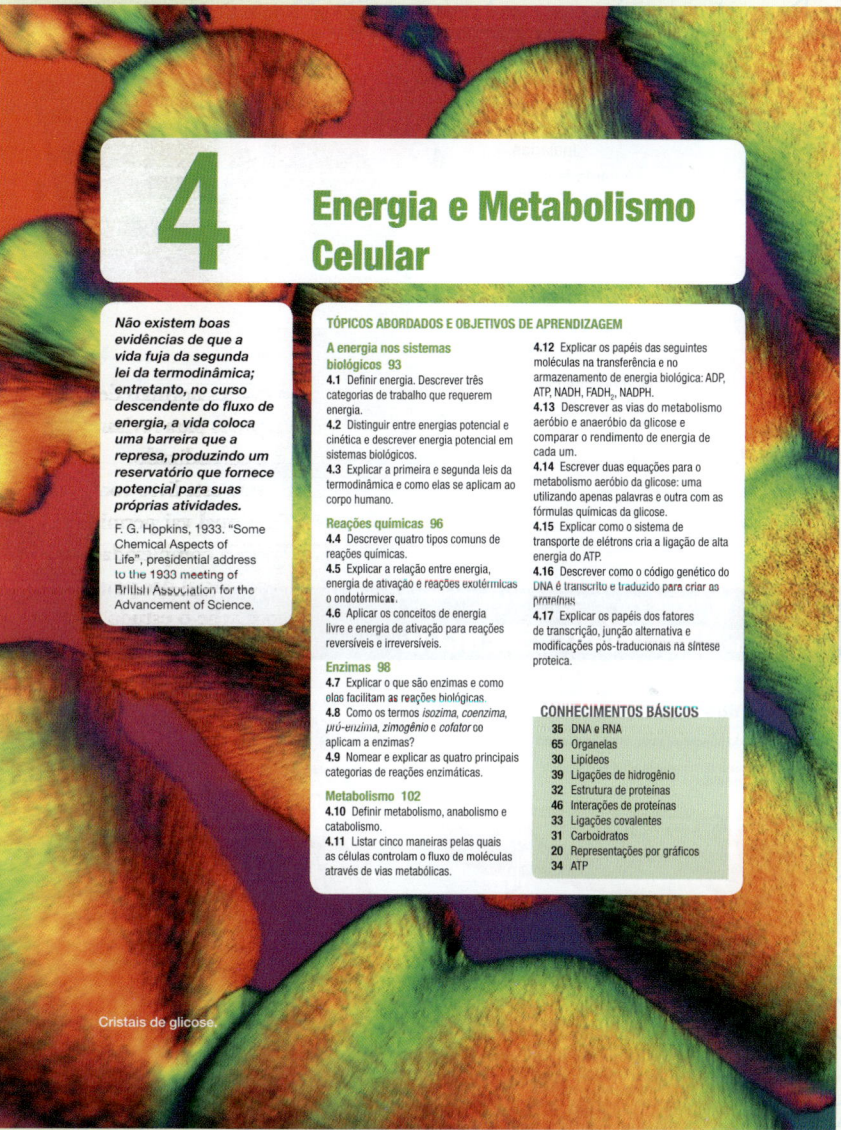

4 Energia e Metabolismo Celular

Não existem boas evidências de que a vida fuja da segunda lei da termodinâmica; entretanto, no curso descendente do fluxo de energia, a vida coloca uma barreira que a represa, produzindo um reservatório que fornece potencial para suas próprias atividades.

F. G. Hopkins, 1933. "Some Chemical Aspects of Life", presidential address to the 1933 meeting of British Association for the Advancement of Science.

TÓPICOS ABORDADOS E OBJETIVOS DE APRENDIZAGEM

A energia nos sistemas biológicos 93

4.1 Definir energia. Descrever três categorias de trabalho que requerem energia.

4.2 Distinguir entre energias potencial e cinética e descrever energia potencial em sistemas biológicos.

4.3 Explicar a primeira e segunda leis da termodinâmica e como elas se aplicam ao corpo humano.

Reações químicas 96

4.4 Descrever quatro tipos comuns de reações químicas.

4.5 Explicar a relação entre energia, energia de ativação e reações exotérmicas e endotérmicas.

4.6 Aplicar os conceitos de energia livre e energia de ativação para reações reversíveis e irreversíveis.

Enzimas 98

4.7 Explicar o que são enzimas e como elas facilitam as reações biológicas.

4.8 Como os termos *isozima, coenzima, pró-enzima, zimogênio* e *cofator* se aplicam a enzimas?

4.9 Nomear e explicar as quatro principais categorias de reações enzimáticas.

Metabolismo 102

4.10 Definir metabolismo, anabolismo e catabolismo.

4.11 Listar cinco maneiras pelas quais as células controlam o fluxo de moléculas através de vias metabólicas.

4.12 Explicar os papéis das seguintes moléculas na transferência e no armazenamento de energia biológica: ADP, ATP, NADH, FADH$_2$, NADPH.

4.13 Descrever as vias do metabolismo aeróbio e anaeróbio da glicose e comparar o rendimento de energia de cada um.

4.14 Escrever duas equações para o metabolismo aeróbio da glicose: uma utilizando apenas palavras e outra com as fórmulas químicas da glicose.

4.15 Explicar como o sistema de transporte de elétrons cria a ligação de alta energia do ATP.

4.16 Descrever como o código genético do DNA é transcrito e traduzido para criar as proteínas.

4.17 Explicar os papéis dos fatores de transcrição, junção alternativa e modificações pós-traducionais na síntese proteica.

CONHECIMENTOS BÁSICOS

- 35 DNA e RNA
- 65 Organelas
- 30 Lipídeos
- 39 Ligações de hidrogênio
- 32 Estrutura de proteínas
- 46 Interações de proteínas
- 33 Ligações covalentes
- 31 Carboidratos
- 20 Representações por gráficos
- 34 ATP

Cristais de glicose.

NOVO! TÓPICOS ABORDADOS E OBJETIVOS DE APRENDIZAGEM aparecem no início de cada capítulo, o que permite aos alunos esquematizar o que irão estudar e testar posteriormente os conhecimentos

NOVO! OS CAPÍTULOS DE DESENVOLVIMENTO DOS SISTEMAS DIGESTÓRIO E REPRODUTIVO foram revisados e incluem as pesquisas mais atuais, facilitando ainda mais a compreensão pelos alunos e a posteiror aplicação do conhecimento.

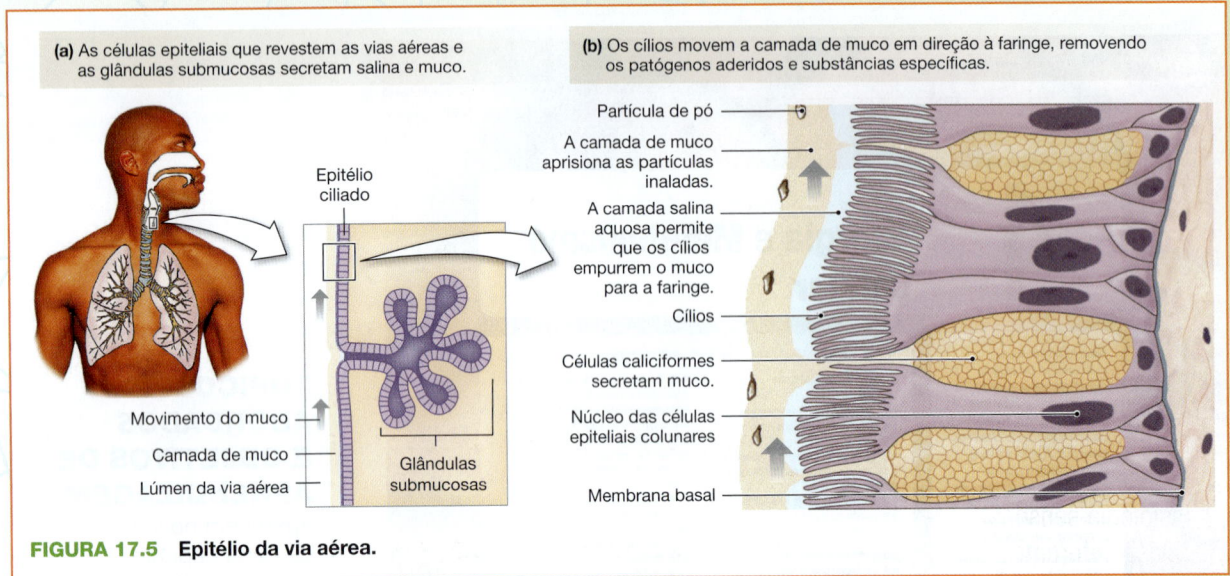

(a) As células epiteliais que revestem as vias aéreas e as glândulas submucosas secretam salina e muco.

(b) Os cílios movem a camada de muco em direção à faringe, removendo os patógenos aderidos e substâncias específicas.

Epitélio ciliado

Movimento do muco
Camada de muco
Lúmen da via aérea
Glândulas submucosas

Partícula de pó
A camada de muco aprisiona as partículas inaladas.
A camada salina aquosa permite que os cílios empurrem o muco para a faringe.
Cílios
Células caliciformes secretam muco.
Núcleo das células epiteliais colunares
Membrana basal

FIGURA 17.5 Epitélio da via aérea.

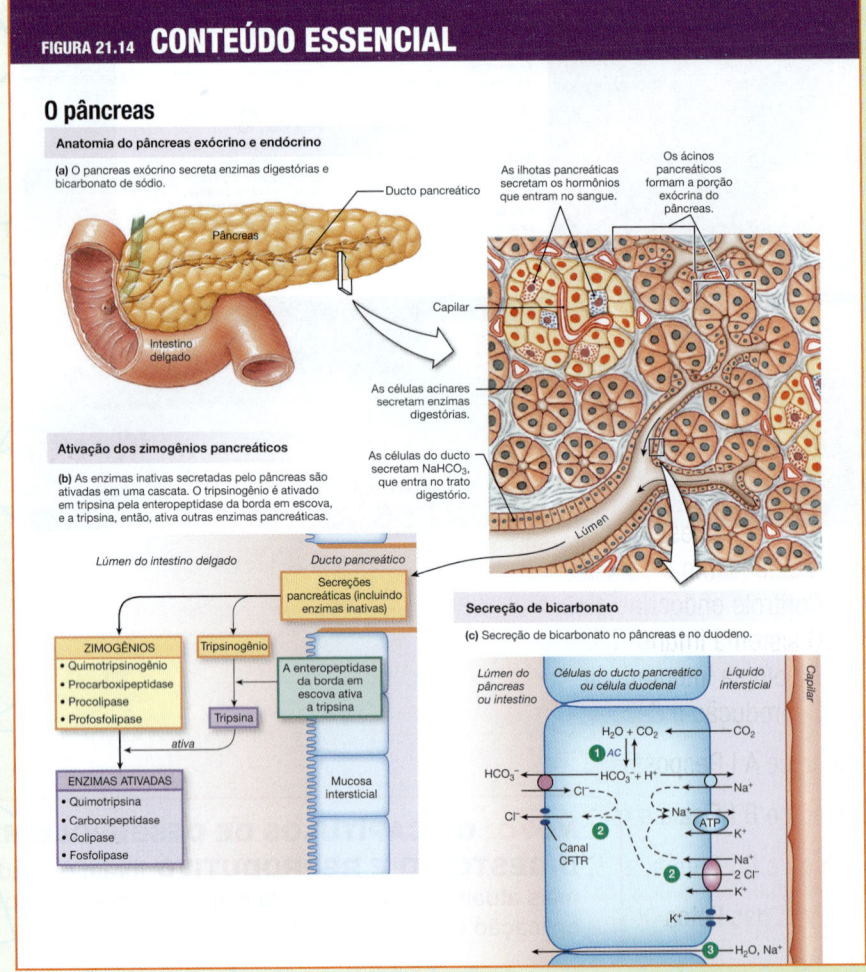

FIGURA 21.14 **CONTEÚDO ESSENCIAL**

O pâncreas

Anatomia do pâncreas exócrino e endócrino

(a) O pancreas exócrino secreta enzimas digestórias e bicarbonato de sódio.

Ducto pancreático
Pâncreas
Intestino delgado
As ilhotas pancreáticas secretam os hormônios que entram no sangue.
Os ácinos pancreáticos formam a porção exócrina do pâncreas.
Capilar
As células acinares secretam enzimas digestórias.
As células do ducto secretam $NaHCO_3$, que entra no trato digestório.
Lúmen

Ativação dos zimogênios pancreáticos

(b) As enzimas inativas secretadas pelo pâncreas são ativadas em uma cascata. O tripsinogênio é ativado em tripsina pela enteropeptidase da borda em escova, e a tripsina, então, ativa outras enzimas pancreáticas.

Lúmen do intestino delgado — Ducto pancreático
Secreções pancreáticas (incluindo enzimas inativas)

ZIMOGÊNIOS
• Quimotripsinogênio
• Procarboxipeptidase
• Procolipase
• Profosfolipase

Tripsinogênio
Tripsina
A enteropeptidase da borda em escova ativa a tripsina
ativa

ENZIMAS ATIVADAS
• Quimotripsina
• Carboxipeptidase
• Colipase
• Fosfolipase

Mucosa intersticial

Secreção de bicarbonato

(c) Secreção de bicarbonato no pâncreas e no duodeno.

Lúmen do pâncreas ou intestino
Células do ducto pancreático ou célula duodenal
Líquido intersticial
Capilar

$H_2O + CO_2$ → CO_2
AC
HCO_3^- → $HCO_3^- + H^+$
Na^+
Cl^-
Na^+
ATP
K^+
Canal CFTR
Cl^-
Na^+
2 Cl^-
K^+
K^+
H_2O, Na^+

SUMÁRIO RESUMIDO

SUMÁRIO

Unidade 2 **Homeostasia e controle**

CAPÍTULO 15

Fluxo sanguíneo e controle da pressão arterial 477

CAPÍTULO 16

Sangue 511

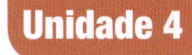

Unidade 4 Metabolismo, crescimento e envelhecimento

1

Introdução à Fisiologia

A tendência atual do pensamento fisiológico está voltada claramente para um aumento da ênfase sobre o funcionamento do corpo humano como uma unidade.

Ernest G. Martin, prefácio de *The Human Body* 10ª edição, 1917.

Termografia do corpo humano. As áreas mais quentes são mostradas em vermelho; as áreas mais frias, em azul.

Bem-vindo ao fascinante estudo do corpo humano! Ao longo da maior parte do registro histórico, os seres humanos têm mostrado interesse na compreensão de como os seus corpos funcionam. Escritos antigos das civilizações egípcia, indiana e chinesa já descreviam as tentativas de médicos para tratar diversas doenças e tentar restabelecer a saúde. Embora alguns medicamentos antigos, como o estrume de camelo e o pó de chifre de carneiro, possam parecer bizarros, outros ainda são utilizados atualmente, como sanguessugas ou princípios ativos derivados de plantas medicinais. O modo de utilização desses tratamentos tem mudado ao longo dos séculos, à medida que fomos aprendendo cada vez mais sobre o corpo humano.

Nunca houve uma época tão emocionante para a fisiologia. **Fisiologia** é o estudo do funcionamento normal de um organismo e de suas partes, incluindo todos os processos físicos e químicos. O termo *fisiologia* significa literalmente "conhecimento da natureza". Aristóteles (384-322 a.e.c.) utilizou a palavra em um sentido amplo para descrever o funcionamento de todos os seres vivos, não apenas do corpo humano. Entretanto, Hipócrates (ca. 460-377 a.e.c.), considerado o pai da medicina, utilizou a palavra *fisiologia* com o sentido de "o poder de cura da natureza" e, depois disso, o campo tornou-se intimamente associado à medicina. No século XVI, na Europa, a fisiologia foi formalizada como o estudo das funções vitais do corpo humano. Atualmente, no entanto, o termo voltou a ser utilizado para se referir ao estudo dos animais e das plantas.

Hoje, nos beneficiamos de séculos de trabalho desenvolvido pelos fisiologistas, os quais construíram uma base sólida de conhecimento sobre o funcionamento do corpo humano. Desde os anos 1970, avanços rápidos nos campos da biologia celular e molecular têm suplementado todo esse trabalho. Há poucas décadas atrás, pensávamos que o segredo da vida seria desvendado com o sequenciamento do *genoma* humano (termo coletivo que corresponde a toda a informação genética contida no DNA de uma espécie). Entretanto, essa visão desconstrucionista da biologia já mostrou que também possui suas limitações, pois os seres vivos são muito mais complexos do que o somatório simples de suas partes.

A FISIOLOGIA É UMA CIÊNCIA INTEGRATIVA

Muitos sistemas complexos – incluindo o corpo humano – possuem **propriedades emergentes**, que são propriedades que não podem ser preditas com base apenas no conhecimento dos componentes individuais do sistema. Uma propriedade emergente não é uma propriedade de qualquer componente isolado do sistema, além de ser maior do que o somatório simples das partes do sistema. As propriedades emergentes são resultantes de interações complexas, não lineares, entre os diferentes componentes.

Por exemplo, suponha que alguém desmonte um carro em suas porcas, parafusos e demais peças e espalhe tudo sobre o chão. Você poderia prever que, montados adequadamente, esses pedaços de metal e plástico se tornariam um veículo capaz de converter a energia da gasolina em movimento? Quem poderia prever que a combinação correta de elementos químicos em moléculas e conjuntos de moléculas originaria um ser vivo? Entre as propriedades emergentes mais complexas de um ser humano estão a emoção, a inteligência e outros aspectos da fun-

SOLUCIONANDO O **PROBLEMA** | **Em que acreditar?**

Jimmy tinha acabado de sair de sua primeira aula de fisiologia quando viu a mensagem de texto de sua mãe: *Ligue para mim, por favor. Preciso perguntar uma coisa.* Como a sua mãe dificilmente mandava mensagens de texto, Jimmy pensou que era algo importante. "Oi, mãe! O que houve?"

"Oh, Jimmy, eu não sei o que fazer. Eu fui ao médico hoje pela manhã e ele disse que eu preciso usar insulina. Mas eu não quero fazer isso! Meu tipo de diabetes não precisa de insulina. Eu acho que ele só está tentando me fazer ir mais vezes ao consultório ao usar insulina. Você não acha que eu estou certa?"

Jimmy parou por um instante. "Eu não sei mãe. Provavelmente ele só está tentando fazer o melhor para você. Você não lhe perguntou sobre isso?"

"Bem, eu tentei, mas ele estava sem tempo para conversar. Você está estudando essas coisas. Você não pode dar uma olhada e descobrir se eu realmente preciso de insulina?"

"Eu acho que sim. Vou ver o que eu posso fazer." Jimmy desligou o telefone e pensou: "E agora?"

ção encefálica. Nenhuma dessas propriedades pode ser predita a partir do conhecimento das propriedades individuais dos neurônios.

Quando o Projeto Genoma Humano (*www.genome.gov*) começou, em 1990, os pesquisadores pensavam que identificando e sequenciando todos os genes do DNA humano seria possível entender como o corpo funciona. Entretanto, à medida que a pesquisa avançou, os pesquisadores tiveram que revisar a ideia original de que um determinado segmento do DNA continha um gene que codificava uma única proteína. Ficou claro que um mesmo gene pode codificar diversas proteínas. O Projeto Genoma Humano terminou em 2003, mas, antes disso, os pesquisadores já haviam saído da genômica para a *proteômica*, o estudo das proteínas dos seres vivos.

Atualmente, os pesquisadores já perceberam que saber que uma proteína é sintetizada por uma determinada célula nem sempre nos diz algo sobre a importância daquela proteína para a célula, o tecido ou o funcionamento do organismo. Novas e excitantes áreas na pesquisa biológica incluem as chamadas genômica funcional, biologia de sistemas e biologia integrativa. Entretanto, essas áreas são basicamente campos da fisiologia. A **integração de função** ao longo de diversos **níveis de organização** é um foco especial da fisiologia. (*Integrar* significa juntar elementos variados para criar um todo uniforme/coeso.)

A **FIGURA 1.1** ilustra os níveis de organização biológica, desde o nível molecular até populações de diferentes espécies vivendo juntas em *ecossistemas* e na *biosfera*. Os níveis de organização são mostrados ao longo de várias subdisciplinas da química e da biologia, as quais estão relacionadas ao estudo de cada nível organizacional. Existe uma considerável sobreposição entre os diversos campos de estudo, e essas divisões artificiais variam de acordo com quem as está definindo. Observe, entretanto, que a fisiologia inclui múltiplos níveis, desde as biologias molecular e celular até a ecofisiologia de populações.

CONCEITOS EMERGENTES

Ômica: um mundo em transformação

Se você está acostumado a ler literatura científica, deve ter percebido que a pesquisa contemporânea teve uma explosão de trabalhos em uma era de "omas" e "ômicas". O que é um "oma"? O termo aparentemente deriva da palavra em latim para uma massa ou tumor (um conjunto) e está sendo utilizado atualmente para se referir a uma compilação dos itens que constituem um todo, como um genoma. Um dos primeiros usos do sufixo "oma" em biologia está no termo *bioma*, o conjunto de todos os seres vivos em uma grande região ecológica, como o bioma marinho ou o bioma deserto. O genoma é formado por todos os genes de um organismo, e um proteoma inclui todas as proteínas daquele organismo.

O adjetivo associado "ômica" descreve a pesquisa relacionada ao estudo de um "oma". A adição de "ômica" a uma palavra raiz tornou-se o modo mais moderno de descrever uma área de pesquisa. Por exemplo, a *proteômica*, o estudo das proteínas dos seres vivos, é, atualmente, tão importante quanto a *genômica*, o sequenciamento do DNA (o genoma). Uma pesquisa na internet rapidamente vai mostrar os termos *transcriptoma* (RNA), *metabolômica* (o estudo das vias metabólicas) e *farmacogenômica* (a influência da genética na resposta do organismo aos fármacos). Existe inclusive uma revista científica cujo nome, em inglês, é *OMICS* (o equivalente à "ÔMICA", em português).

O Projeto Fisioma (PhysiomeProject, *www.physiome.org* e *physiomeproject.org*) é um esforço internacional organizado para coordenar informações molecular, celular e fisiológica sobre os seres vivos em uma base de dados na internet. Os pesquisadores ao redor do mundo aplicam essa informação em seus próprios esforços de pesquisa para criar fármacos melhores ou terapias gênicas para a cura e prevenção de doenças. O Projeto Fisioma é um empreendimento ambicioso que promete integrar informação de diversas áreas de pesquisa para que seja possível melhorar a compreensão dos processos complexos que chamamos de vida.

Em todos os níveis, a fisiologia está intimamente associada à anatomia. A estrutura de uma célula, tecido ou órgão deve fornecer uma base física eficiente para a sua função. Por essa razão, é quase impossível estudar a fisiologia do corpo sem conhecer as bases anatômicas subjacentes.

Devido à inter-relação entre anatomia e fisiologia, você encontrará Resumos anatômicos ao longo do livro. Esses tópicos especiais de revisão ilustram a anatomia dos sistemas fisiológicos em diferentes níveis de organização.

No nível mais básico de organização, mostrado na Figura 1.1, os átomos dos elementos ligam-se, formando moléculas. Nos seres vivos, os conjuntos de moléculas formam a **célula**, a menor unidade estrutural capaz de realizar todos os processos vitais. Uma barreira constituída por lipídeos e proteínas, chamada de **membrana celular** (ou *membrana plasmática*), separa as células do meio externo. Organismos simples são formados por uma única célula, porém os organismos complexos possuem muitas células com diferentes especializações estruturais e funcionais.

Os conjuntos de células que desempenham funções relacionadas são chamados de **tecidos**. Os tecidos formam unidades estruturais e funcionais, conhecidas como **órgãos**, e os grupos de órgãos integram suas funções para formar os **sistemas**. O Capítulo 3 revisa a anatomia das células, dos tecidos e dos órgãos.

Os 10 sistemas fisiológicos do corpo humano estão representados na **FIGURA 1.2**. Alguns dos sistemas recebem nomes alternativos, descritos entre parênteses, os quais se baseiam nos nomes dos órgãos do sistema mais do que na função do sistema. O **sistema tegumentar**, composto pela pele, forma um revestimento protetor que separa o meio interno do organismo do ambiente externo (o mundo externo). O **sistema musculosquelético** propicia a sustentação e os movimentos corporais.

Quatro sistemas realizam a troca de substâncias entre os meios interno e externo. O **sistema respiratório** (**pulmonar**) realiza as trocas gasosas; o **sistema digestório** (**gastrintestinal**) absorve nutrientes e água e elimina resíduos; o **sistema urinário** (**renal**) remove o excesso de água e resíduos metabólicos; e o **sistema reprodutivo** produz os gametas feminino e masculino.

Os quatro sistemas remanescentes estendem-se por todo o corpo. O **sistema circulatório** (**cardiovascular**) distribui substâncias por meio do bombeamento de sangue através dos vasos sanguíneos. Os **sistemas nervoso** e **endócrino** coordenam as funções corporais. Observe que a figura apresenta esses dois sistemas como algo contínuo, em vez de apresentá-los como dois sistemas distintos. Por quê? Porque os limites entre esses dois sistemas têm se tornado cada vez menos claros à medida que o conhecimento sobre a natureza integrativa da função fisiológica tem aumentado.

O único sistema não ilustrado na Figura 1.2 é o **sistema imune**, o qual inclui, mas não está limitado a, as estruturas anatômicas conhecidas como *sistema linfático*. As células especializadas do sistema imune estão dispersas por todo o corpo.

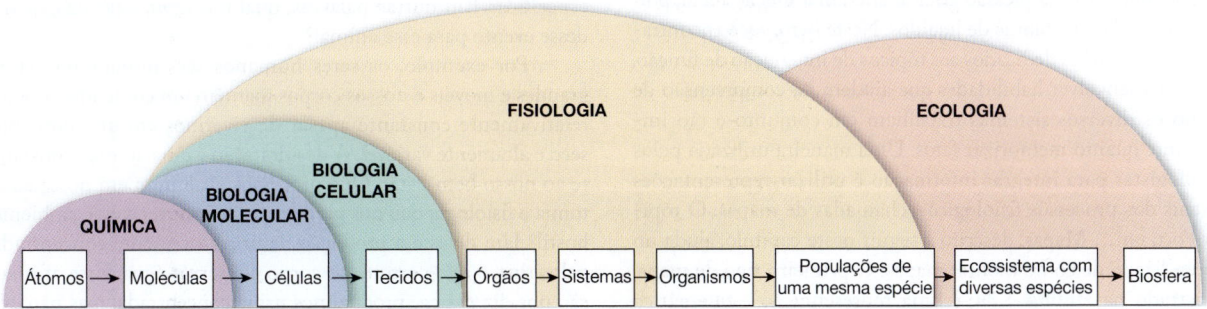

FIGURA 1.1 **Níveis de organização e os campos de estudo relacionados.**

Nome do sistema	Inclui	Funções representativas	A integração entre os sistemas do corpo
Circulatório	Coração, vasos sanguíneos, sangue	Transporte de substâncias entre todas as células do corpo	
Digestório	Estômago, intestino, fígado, pâncreas	Conversão do alimento em partículas que possam ser transportadas pelo corpo; eliminação de alguns resíduos	
Endócrino	Glândula tireoide, glândula suprarrenal	Coordenação da função corporal por meio da síntese e liberação de moléculas reguladoras	
Imune	Timo, baço, linfonodos	Defesa contra agentes invasores	
Tegumentar	Pele	Proteção do ambiente externo	
Musculosquelético	Músculos esqueléticos, ossos	Sustentação e movimento	
Nervoso	Encéfalo, medula espinal	Coordenação da função corporal por meio de sinais elétricos e da liberação de moléculas reguladoras	
Reprodutivo	Ovários, útero, testículos	Perpetuação da espécie	
Respiratório	Pulmões, vias aéreas	Troca de oxigênio e dióxido de carbono entre os meios interno e externo	
Urinário	Rins, bexiga	Manutenção da água e solutos do meio interno; eliminação de resíduos	

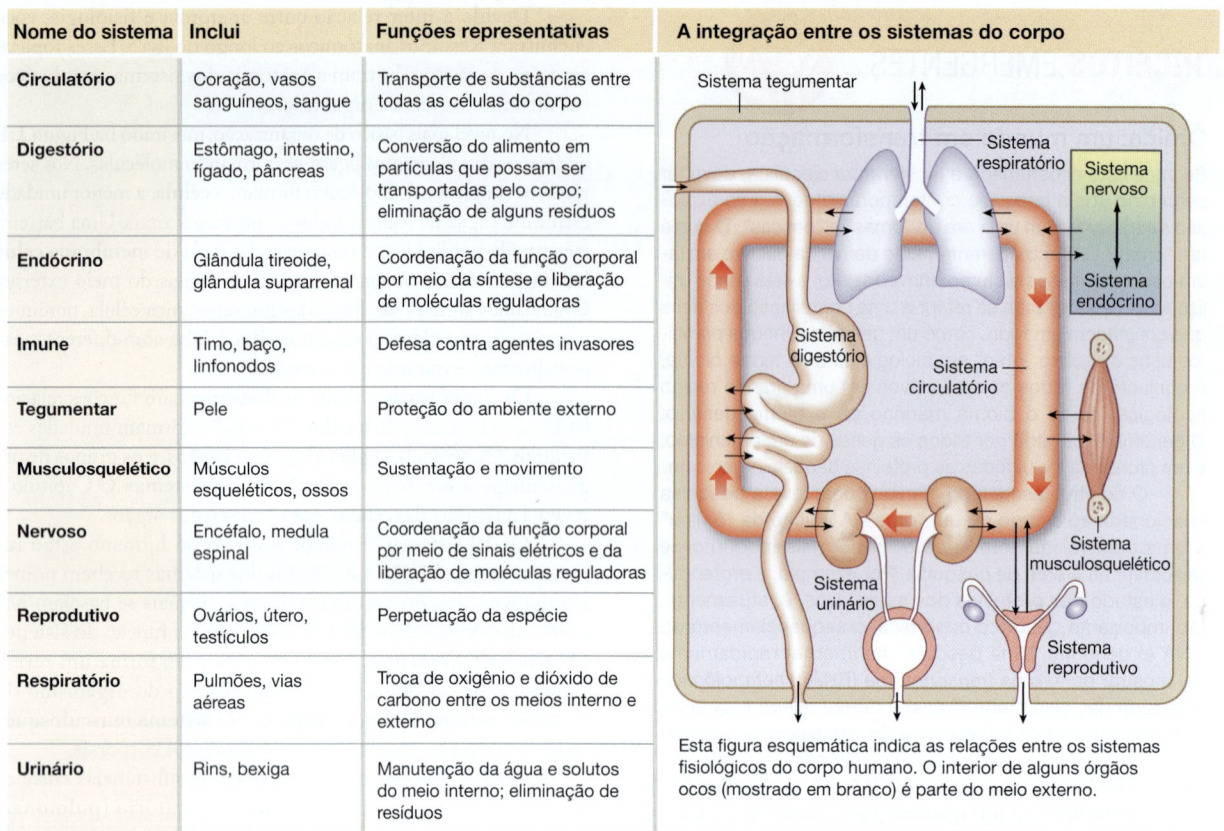

Esta figura esquemática indica as relações entre os sistemas fisiológicos do corpo humano. O interior de alguns órgãos ocos (mostrado em branco) é parte do meio externo.

FIGURA 1.2   Sistemas fisiológicos do corpo humano e sua integração.

Elas protegem o meio interno de substâncias estranhas, interceptando as substâncias que entram pelos intestinos e pelos pulmões ou através de uma lesão na pele. Além disso, os tecidos do sistema imune estão intimamente associados ao sistema circulatório.

Tradicionalmente, os livros e as disciplinas de fisiologia são divididos em sistemas. Os alunos estudam a fisiologia cardiovascular e a regulação da pressão arterial em um capítulo e, posteriormente, os rins e o controle do volume dos fluidos corporais em um capítulo diferente. Durante o funcionamento do corpo humano, entretanto, os sistemas circulatório e urinário comunicam-se entre si, de forma que modificações em um dos sistemas provavelmente produzirão uma reação no outro. Por exemplo, o volume de líquidos corporais influencia a pressão arterial, ao passo que mudanças na pressão arterial alteram a função renal, pois os rins regulam o volume de líquidos. Neste livro, você encontrará vários capítulos dedicados aos tópicos de integração de função.

Desenvolver habilidades que ajudem na compreensão de como os diversos sistemas trabalham em conjunto é tão importante quanto memorizar fatos. Uma maneira utilizada pelos fisiologistas para integrar informação é utilizar representações visuais dos processos fisiológicos, chamadas de mapas. O tópico Foco em… Mapas, descrito a seguir neste capítulo, ajuda no aprendizado de como montar mapas. O primeiro tipo de mapa, mostrado na **FIGURA 1.3a**, é uma representação esquemática de estrutura ou função. O segundo tipo de mapa, mostrado na Figura 1.3b, é um diagrama de um processo fisiológico, mostrando como o processo ocorre ao longo do tempo. Esses mapas são chamados de *fluxogramas*, ou mapas de processos. As questões de final de capítulo encontradas ao longo deste livro possuem uma lista de termos selecionados que podem ajudar na prática da construção de mapas.

FUNÇÃO E MECANISMO

Costumamos definir fisiologia como o funcionamento normal do corpo. Entretanto, os fisiologistas são cuidadosos na distinção entre função e mecanismo. A **função** de um sistema ou evento fisiológico é o "porquê" do sistema ou evento: por que uma determinada resposta ajuda um animal a sobreviver a uma situação específica? Em outras palavras, qual é o *significado adaptativo* desse evento para esse animal?

Por exemplo, os seres humanos são animais terrestres grandes e móveis e nossos corpos mantêm um conteúdo de água relativamente constante apesar de vivermos em um ambiente seco e altamente variável. A desidratação é uma ameaça constante ao nosso bem-estar. Que processos evoluíram em nossa anatomia e fisiologia que nos permitiram sobreviver a esse ambiente hostil? Um deles é a produção de urina altamente concentrada pelos rins, o que permite ao corpo conservar água. Essa afirmação nos diz *por que* produzimos urina concentrada, mas não explica *como* os rins efetuam essa tarefa.

Pensar em um evento fisiológico em termos de seu significado adaptativo é a **abordagem teleológica** da ciência. Por exemplo, a resposta teleológica da questão sobre por que os eritrócitos transportam oxigênio é "porque as células necessitam de oxigênio e os eritrócitos o levam até as células". Essa resposta explica *por que* os eritrócitos transportam oxigênio – sua função – mas não diz nada sobre *como* eles o transportam.

Em contrapartida, a maior parte dos fisiologistas estuda processos fisiológicos ou **mecanismos** – o "como" de um sistema. A **abordagem mecanicista** da fisiologia examina o processo. A resposta mecanicista à questão "Como os eritrócitos transportam oxigênio?" é "O oxigênio liga-se às moléculas de hemoglobina presentes nos eritrócitos". Essa resposta bastante concreta explica exatamente como o transporte de oxigênio ocorre, mas não diz nada sobre a importância do transporte de oxigênio para o animal.

Os alunos normalmente confundem essas duas formas de pensar sobre fisiologia. Alguns estudos têm mostrado que mesmo alunos de medicina tendem a responder às questões com explicações teleológicas, quando a resposta mais apropriada seria uma explicação mecanicista.[1] Frequentemente, isso ocorre porque os professores perguntam por que um evento fisiológico ocorre, quando eles realmente querem saber como o evento ocorre. Estar ciente dessas duas formas de abordagem pode ajudar a evitar confusões.

Embora função e mecanismo pareçam ser os dois lados de uma mesma moeda, é possível estudar mecanismos, particularmente nos níveis celular e subcelular, sem entender sua função na vida dos organismos. À medida que o conhecimento biológico se torna mais complexo, os pesquisadores, às vezes, acabam ficando tão envolvidos no estudo de processos complexos que esquecem de dar um passo para trás e olhar o significado daqueles processos para as células, os sistemas e o animal. De forma recíproca, também é possível utilizar o pensamento teleológico de forma incorreta ao dizer "Oh, nessa situação o corpo precisa fazer isto". O *isto* pode ser uma boa solução, mas se um mecanismo para fazer *isto* não existe, a situação não pode ser corrigida.

A aplicação do conceito integrado de funções e mecanismos é o princípio subjacente da **pesquisa translacional**, uma abordagem algumas vezes descrita como "da bancada ao leito". A pesquisa translacional utiliza os conhecimentos e os resultados produzidos pela pesquisa biomédica básica sobre mecanismos para desenvolver tratamentos e estratégias de prevenção de doenças humanas. Por exemplo, os pesquisadores trabalhando com ratos descobriram que uma substância do pâncreas, chamada de *amilina*, reduziu o consumo alimentar dos ratos. Esses resultados levaram rapidamente a um estudo translacional no qual voluntários humanos injetaram uma forma sintética de amilina e registraram seu consumo alimentar subsequente, mas sem modificar intencionalmente o seu estilo de vida.[2] O fármaco sintético suprimiu o consumo alimentar em seres humanos e foi posteriormente aprovado pela Food and Drug Administration (uma agência reguladora dos Estados Unidos) para o tratamento do diabetes melito.

Considerando os sistemas fisiológicos, os séculos de pesquisa permitiram um grande conhecimento sobre os mecanismos da função corporal. Atualmente, as questões não respondidas envolvem principalmente a integração e o controle desses mecanismos, particularmente nos níveis celular e molecular. Mesmo assim, a explicação sobre o que ocorre em tubos de ensaio ou com células isoladas produz apenas uma resposta parcial sobre a função. Por essa razão, ensaios com animais e com seres humanos são passos essenciais no processo de aplicação da pesquisa básica para o tratamento ou a cura de doenças.

TEMAS EM FISIOLOGIA

"A fisiologia não é uma ciência ou uma profissão, mas sim um ponto de vista."[3] Os fisiologistas orgulham-se de relacionar os mecanismos por eles estudados ao funcionamento do organismo como um todo. Para os estudantes, ser capaz de entender como os vários sistemas do corpo integram suas funções é um dos aspectos mais difíceis da fisiologia. Para se tornar um especialista em fisiologia, é necessário ir além da simples memorização de fatos e da aprendizagem de nova terminologia. Os pesquisadores têm verificado que a capacidade de resolver problemas requer uma boa base conceitual ou um "quadro geral" daquele campo.

Deixando claro os conceitos biológicos básicos, ou temas, comuns a todos os seres vivos, este livro ajudará você a construir uma base conceitual em fisiologia. Esses conceitos constituem padrões que sempre se repetem, e você começará a reconhecê-los quando aparecerem dentro de contextos específicos. O reconhecimento de padrão é uma habilidade importante para os profissionais da área da saúde e ajudará a tornar mais simples o estudo da fisiologia.

SOLUCIONANDO O **PROBLEMA**

Quando Jimmy voltou para o seu quarto, ele sentou, pegou seu computador e abriu uma página na internet. Ele digitou *diabetes* no buscador – e apareceram 77,2 milhões de resultados. "Isso não vai funcionar. E se eu tentar *insulina*?" 14 milhões de resultados. "Como é que eu vou conseguir alguma resposta?" Ele clicou no primeiro anúncio patrocinado e foi direcionado para uma página chamada *type2-diabetes-info.com*. Essa poderia ser interessante. Sua mãe tinha diabetes tipo 2. Mas era de uma indústria farmacêutica tentando vender um fármaco. "Que tal essa? *WhyInsulin.com* – essa pode ter alguma resposta." No entanto, de novo, mais uma tentativa de venda. "Talvez meu professor de fisiologia possa me ajudar. Vou perguntar a ele amanhã."

P1: Que termos Jimmy poderia ter utilizado na sua busca para obter um número menor de resultados?

[1] D. R. Richardson. A survey of students' notions of body function as teleologic or mechanistic. *AdvanPhysiolEduc* 258: 8-10, Jun 1990 (*http://advan.physiology.org*).

[2] S. R. Smith et al. Pramlintide treatment reduces 24-h caloric intake and meal sizes and improves control of eating in obese subjects: a 6-wk translational research study. *Am J Physiol Endocrinol Metab* 293: E620–E627, 2007.

[3] R. W. Gerard. *Mirror to Physiology: A Self-Survey of Physiological Science.* Washington, DC: American Physiology Society, 1958.

FIGURA 1.3 **FOCO EM...**

Mapas

A construção de mapas é uma forma não linear de organização de material baseada na teoria de que cada indivíduo tem sua própria maneira de integrar material novo com aquilo que ele já sabe. A construção de mapas é uma ferramenta de estudo eficiente, pois criar um mapa requer pensamento de alto nível sobre as relações entre todas as partes da informação. Alguns estudos têm mostrado que quando as pessoas interagem com a informação de modo a organizá-la de maneira própria, antes de tentar memorizá-la, a compreensão e a retenção da informação são melhores.

A construção de mapas não é apenas uma técnica. Os especialistas de uma determinada área costumam criar mapas quando estão tentando integrar novas informações adquiridas com o seu conhecimento básico. Além disso, eles podem montar duas ou três versões de um mapa antes de ficarem convencidos de que o mapa realmente representa a sua compreensão daquele conhecimento. Os pesquisadores fazem mapas das etapas de seus experimentos. Os profissionais de saúde criam mapas para guiá-los durante o diagnóstico e tratamento de pacientes.

Um mapa pode ter uma diversidade de formas, mas normalmente consiste em termos (palavras ou frases curtas) ligados por setas para indicar associações. Pode-se marcar as setas conectoras descrevendo o tipo de ligação entre os termos (estrutura/função, causa/efeito) ou com frases explicativas ("é composta de"). Também é possível utilizar diferentes cores para as setas e termos que representam diferentes categorias de ideias. Em fisiologia, os mapas normalmente focam nas relações entre estruturas anatômicas e processos fisiológicos (mapas de *estrutura/função*, Fig. 1.3a) ou em vias de controle homeostático normais e respostas a eventos anormais (fisiopatológicos) (*mapas de processos* ou *fluxogramas*, Fig. 1.3b). Se for apropriado, um mapa também pode incluir gráficos, diagramas ou fotos.

Muitos mapas serão apresentados ao longo deste livro e eles podem servir como o ponto de partida para os seus próprios mapas. Entretanto, o benefício real da construção de mapas virá a partir da preparação dos mapas feitos por você. Fazendo o seu próprio mapa de informação, você vai pensar sobre a relação entre os termos, organizar conceitos de modo hierárquico e observar semelhanças e diferenças entre os itens. Interagir dessa maneira com o material ajuda no armazenamento da informação em uma memória de longo prazo, em vez da simples memorização de partes da informação, que logo serão esquecidas.

Algumas pessoas não gostam da confusão de desenhar mapas à mão. Existem muitas maneiras eletrônicas de preparar mapas, incluindo o PowerPoint e programas de computador livres ou comerciais.

PowerPoint

1. Selecione um *slide* completamente em branco a partir de FORMATAR – LAYOUT DO SLIDE.
2. Use AUTOFORMAS para criar caixas/formas ovaladas e setas. Para formatar uma autoforma clique com o botão direito sobre a mesma, após tê-la desenhado.

É possível mudar a cor de preenchimento e a cor da linha.
3. Use INSERIR – CAIXA DE TEXTO para marcar suas setas e colocar algum termo dentro das suas formas.

Software

Um software livre para a criação de mapas conceituais está disponível a partir de IHMC Cmap-Tools em *http://cmap.ihmc.us*. Também é possível procurar pelo termo mapa conceitual gratuito para encontrar outros programas na internet. Um programa comercial popular é o Inspiration (*www.inspiration.com*).

Começando a construir mapas

1. Primeiramente, **selecione os termos ou conceitos que serão mapeados** (em cada capítulo deste livro, as questões do final do capítulo incluem pelo menos uma lista de termos para a montagem de mapas). Às vezes, é útil escrever os termos individualmente em tiras de papel ou em pequenas folhas de papel adesivo (bloquinhos adesivos do tipo "*stick notes*") para que o mapa possa ser reorganizado com maior facilidade.

2. Normalmente a parte mais difícil do mapa é **decidir por onde começar**. Comece agrupando termos relacionados de uma maneira organizada. Você poderá sentir a necessidade de colocar alguns termos em mais de um grupo. Tome nota desses termos, pois provavelmente haverá muitas setas apontando para os mesmos ou para longe deles.

3. Agora, tente **criar uma hierarquia entre os termos**. Você pode organizar os termos sobre uma folha de papel, em uma mesa ou até mesmo no chão. Em um mapa de estrutura/função, comece pelo topo com o conceito mais geral, mais importante ou primordial – aquele a partir do qual todos os outros se originam. Em um mapa de processos, comece pelo evento que ocorre primeiro.

   A seguir, divida a ideia-chave em partes progressivamente mais específicas usando os demais conceitos ou siga o evento ao longo do seu curso de tempo. Utilize setas para apontar na direção das ligações e inclua ligações horizontais para manter os conceitos relacionados unidos. O desenvolvimento para baixo da sequência do mapa normalmente indicará um aumento na complexidade ou a passagem do tempo.

   Pode ocorrer de algumas de suas setas cruzarem com outras. Algumas vezes isso pode ser evitado ao se redistribuir os termos no mapa. Marcar as setas de ligação com palavras explicativas pode ser útil. Por exemplo,

   $$\text{proteínas canal} \xrightarrow{\text{formam}} \text{canais abertos}$$

   As cores podem ser bastante efetivas nos mapas. Você pode usar cores para diferentes tipos de ligações ou para diferentes categorias de termos. Você também pode adicionar figuras e gráficos que estejam associados aos termos específicos do seu mapa.

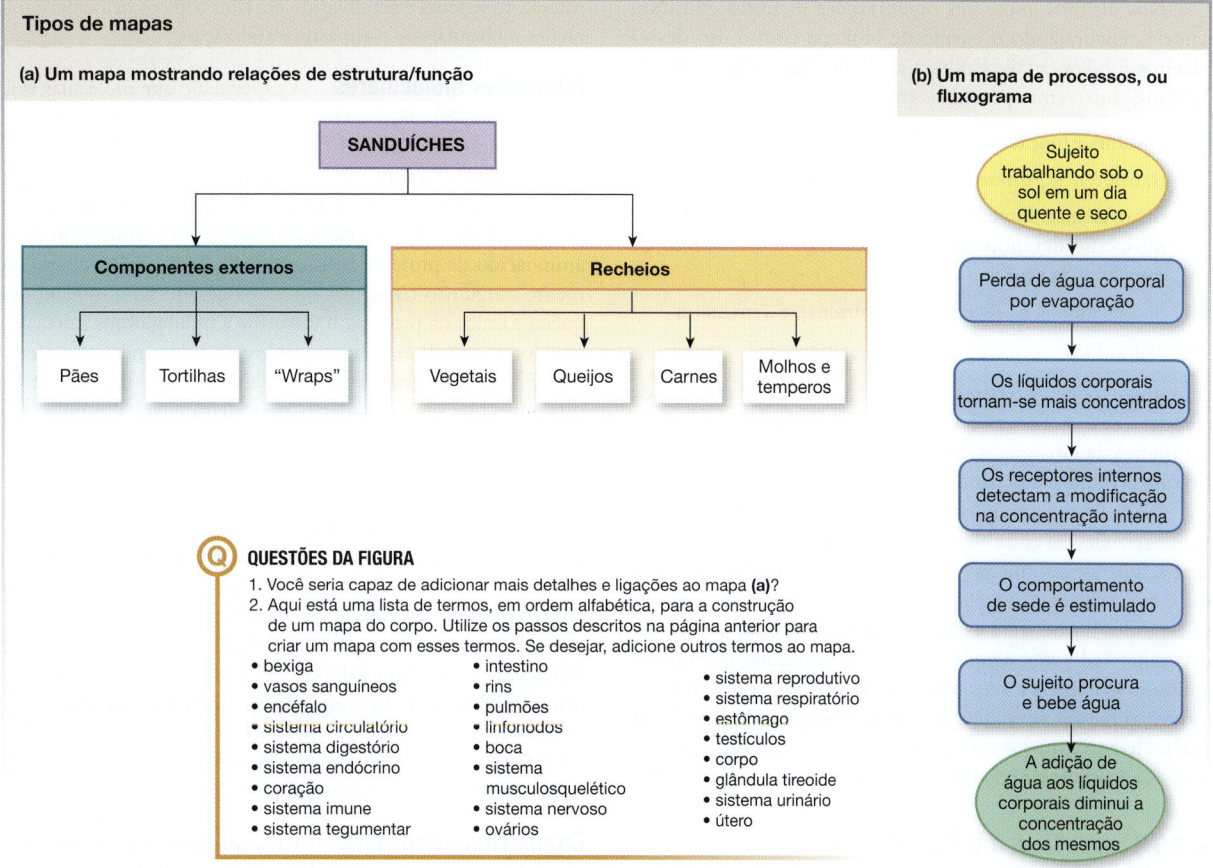

Tipos de mapas

(a) Um mapa mostrando relações de estrutura/função

(b) Um mapa de processos, ou fluxograma

SANDUÍCHES

Componentes externos

- Pães
- Tortilhas
- "Wraps"

Recheios

- Vegetais
- Queijos
- Carnes
- Molhos e temperos

Sujeito trabalhando sob o sol em um dia quente e seco

Perda de água corporal por evaporação

Os líquidos corporais tornam-se mais concentrados

Os receptores internos detectam a modificação na concentração interna

O comportamento de sede é estimulado

O sujeito procura e bebe água

A adição de água aos líquidos corporais diminui a concentração dos mesmos

Q QUESTÕES DA FIGURA

1. Você seria capaz de adicionar mais detalhes e ligações ao mapa **(a)**?
2. Aqui está uma lista de termos, em ordem alfabética, para a construção de um mapa do corpo. Utilize os passos descritos na página anterior para criar um mapa com esses termos. Se desejar, adicione outros termos ao mapa.

- bexiga
- vasos sanguíneos
- encéfalo
- sistema circulatório
- sistema digestório
- sistema endócrino
- coração
- sistema imune
- sistema tegumentar

- intestino
- rins
- pulmões
- linfonodos
- boca
- sistema musculosquelético
- sistema nervoso
- ovários

- sistema reprodutivo
- sistema respiratório
- estômago
- testículos
- corpo
- glândula tireoide
- sistema urinário
- útero

4. Quando o mapa tiver sido criado, **sente-se e pense sobre o mesmo**. Todos os termos estão no lugar certo? Você pode querer deslocá-los, agora que consegue observar o quadro completo. Revise seu mapa para preenchê-lo com novos conceitos ou para corrigir ligações equivocadas. Revise relembrando-se do conceito principal e, a seguir, siga para os detalhes mais específicos. Faça perguntas a si mesmo, como: qual é a causa? Qual é o efeito? Que partes estão envolvidas? Quais são as características principais?

5. A ciência é um campo de colaborações. Uma maneira útil para estudar utilizando mapas é **compartilhar mapas com um colega** para que cada um tente entender o mapa do outro. Seus mapas certamente não vão ser os mesmos. Não há problema se eles forem diferentes. Lembre-se que o seu mapa reflete o modo como você pensou no assunto e que pode ser diferente do modo como outra pessoa pensou. Algum de vocês colocou no mapa alguma coisa que o outro esqueceu? Algum de vocês fez alguma ligação incorreta entre dois itens?

6. **Pratique a produção de mapas**. As questões de estudo em cada capítulo fornecerão algumas ideias sobre o que deve ser colocado em um mapa. O seu professor pode ajudá-lo a começar.

Nos últimos anos, três organizações distintas emitiram relatórios encorajando o ensino de biologia com o uso destes conceitos fundamentais. Embora as descrições variem entre os relatórios, cinco temas principais emergem:

1. estrutura e função ao longo de todos os níveis de organização;
2. transferência, armazenamento e uso de energia;
3. fluxo, armazenamento e uso da informação nos organismos, considerando-se sujeitos isolados e o conjunto de membros da espécie;
4. homeostasia e os sistemas de controle que a mantêm;
5. evolução.

Além disso, todos os três relatórios enfatizam a importância de entender como a ciência é feita, além de entender a natureza quantitativa da biologia. A **TABELA 1.1** lista os conceitos centrais da biologia obtidos a partir desses três relatórios.

Neste livro, focaremos nos quatro temas mais relacionados à fisiologia: relações entre estrutura-função, utilização biológica de energia, fluxo de informação dentro de um organismos e homeostasia e sua manutenção pelos sistemas de controle. Os primeiros seis capítulos introduzem as bases desses temas. Você já pode estar familiarizado com alguns deles desde suas aulas de biologia e química. Os temas e seus conceitos associados, com variações, aparecerão muitas vezes nos capítulos subsequentes deste livro. Você pode encontrá-los no material de resumo, ao final de cada capítulo, e nas questões do final de cada capítulo.

Tema 1: estrutura e função estão intimamente relacionadas

A integração entre estrutura e função estende-se por todos os níveis de organização, desde o nível molecular até o corpo por inteiro. Esse tema é subdividido em dois tópicos principais: interações moleculares e compartimentalização.

Interações moleculares   A capacidade que moléculas isoladas possuem de se ligar ou reagir com outras moléculas é essencial para a função biológica. A função de uma molécula depende de sua estrutura e forma e mesmo uma mudança muito pequena na estrutura ou na forma pode ter efeitos significativos sobre a função. O exemplo clássico desse fenômeno é a modificação de um aminoácido da proteína hemoglobina. (A hemoglobina é o pigmento sanguíneo transportador de oxigênio.) Essa mudança pequena e única na proteína transforma a hemoglobina normal em uma forma associada à doença conhecida como anemia falciforme.

Muitas das interações moleculares fisiologicamente significantes que serão estudadas neste livro envolvem uma classe de moléculas biológicas, chamadas de *proteínas*. Grupos funcionais de proteínas incluem as *enzimas*, que aceleram as reações químicas, as *moléculas sinalizadoras* e as *proteínas receptoras*, que permitem a ligação das moléculas sinalizadoras, e proteínas especializadas, que funcionam como bombas, filtros, motores ou transportadores biológicos. (O Capítulo 2 descreve em mais detalhes as interações moleculares envolvendo proteínas.)

Interações entre proteínas, água e outras moléculas influenciam a estrutura celular e as propriedades mecânicas de células e de tecidos. As propriedades mecânicas que serão discutidas no estudo da fisiologia incluem *complacência* (capacidade de ser estirado), *elastância* (a capacidade de retornar ao estado não estirado), força, flexibilidade e fluidez (*viscosidade*).

Compartimentalização   A **compartimentalização** é a divisão do espaço em compartimentos individuais. Os compartimentos permitem que uma célula, tecido ou órgão possa se especializar e isolar funções. Cada nível de organização está associado a diferentes tipos de compartimentos. No nível macroscópico, os

TABELA 1.1	Conceitos biológicos		
Fundação Científica para Futuros Médicos (Scientific Foundations for Future Physicians – HHMI e AAMC)[1]	**Visão e Mudança (Vision and Change –NSF e AAAS)[2]**	**Organização Avançada do Currículo de Biologia de 2010 (The 2010 Advanced Placement Biology Curriculum –College Board)[3]**
Estrutura/função de moléculas a organismos	Estrutura e função (anatomia e fisiologia)	Relação entre estrutura e função
Princípios físicos aplicados aos sistemas vivos		
Princípios químicos aplicados aos sistemas vivos	Vias e transformações de energia e de matéria	Transferência de energia
Biomoléculas e suas funções	Fluxo, intercâmbio e armazenamento de informação	Continuidade e mudança
Organismos sentem e controlam seu meio interno e respondem às mudanças externas	Sistemas	Regulação ("um estado de balanço dinâmico")
Evolução como um princípio organizacional	Evolução	Evolução

[1]*Scientific Foundations for Future Physicians*. Howard Hughes Medical Institute (HHMI) e Association of American Medical Colleges (AAMC), 2009. *www.aamc.org/scientific foundations*.

[2]*Vision and Change: A Call to Action*. National Science Foundation (NSF) e American Association for the Advancement of Science (AAAS). 2011. *http://visionandchange.org/finalreport*. Esse relatório também mencionou a integração entre ciência e sociedade.

[3]*College Board AP Biology Course Description*, The College Board, 2010. *http://apcentral.collegeboard.com/apc/public/repository/ap-biology-course-description.pdf*. Esse relatório também incluiu como dois de seus oito temas os seguintes tópicos "Interdependência na Natureza (Interdependence in Nature)" e "Ciência, Tecnologia e Sociedade (Science, Technology and Society)".

tecidos e órgãos do corpo formam compartimentos funcionais discretos, como as cavidades corporais ou o lúmen dos órgãos ocos. No nível microscópico, as membranas plasmáticas separam as células do fluido circundante, além de criarem minúsculos compartimentos intracelulares, conhecidos como organelas. (A compartimentalização é o tema do Capítulo 3.)

Tema 2: os seres vivos precisam de energia

Crescimento, reprodução, movimento, homeostasia – esses e todos os outros processos que ocorrem em um organismo necessitam do influxo contínuo de energia. De onde vem e como é armazenada a energia? Responderemos essas questões e descreveremos algumas das formas de utilização da energia pelo corpo para a síntese e a mobilização de moléculas (no Capítulo 4). Em capítulos subsequentes, você aprenderá como a energia é utilizada para transportar moléculas através das membranas celulares e para gerar movimento.

Tema 3: o fluxo de informação coordena as funções corporais

O fluxo de informação nos sistemas vivos vai desde a transferência da informação estocada no DNA de geração para geração (genética) até o fluxo de informação dentro do corpo de um único organismo. Ao nível de um único organismo, o fluxo de informação inclui a tradução do código genético do DNA em proteínas responsáveis pela estrutura e função celulares.

No corpo humano, o fluxo de informação entre células *coordena a função*. A *comunicação célula a célula* utiliza sinais químicos, elétricos ou uma combinação de ambos. A informação pode ser enviada de uma célula para as células vizinhas (comunicação local) ou de uma parte do corpo para outra (comunicação de longa distância). (O Capítulo 6 discute a comunicação química no corpo.)

Quando os sinais químicos atingem a célula-alvo, eles devem ser capazes de passar a informação para o interior dela. Em alguns casos, a própria molécula sinalizadora é capaz de atravessar a barreira formada pela membrana plasmática, porém algumas moléculas sinalizadoras que são incapazes de cruzar a membrana devem ativar outros mecanismos para passar a mensagem para dentro da célula-alvo. (O modo como as moléculas atravessam as membranas biológicas é o tópico do Capítulo 5.)

Tema 4: a homeostasia mantém a estabilidade interna

Os organismos que vivem em hábitats que estão em constante mudança lidam com a variabilidade externa, mantendo o ambiente interno (ou meio interno) relativamente estável/constante, uma habilidade conhecida como **homeostasia**. A homeostasia e a regulação do meio interno são princípios básicos da fisiologia e dos temas subjacentes presentes em cada capítulo deste livro. A próxima seção discutirá em detalhes os elementos-chave desse importante tema.

HOMEOSTASIA

O conceito de um meio interno relativamente estável é atribuído ao médico francês Claude Bernard, em meados de 1800. Durante os seus estudos de medicina experimental, Bernard percebeu a

SOLUCIONANDO O **PROBLEMA**

Ao final de sua segunda aula de fisiologia, Jimmy apresentou-se ao professor e explicou o problema de sua mãe. A primeira sugestão do professor foi simples: tentar restringir a pesquisa. "Uma das melhores formas de pesquisar é combinar termos usando o conector E (*AND*, em inglês). Se você se lembrar da teoria dos conjuntos de suas aulas de matemática, o conector E lhe dará a intersecção dos conjuntos. Em outras palavras, você obterá apenas os resultados que ocorrem em ambos os conjuntos."

Pareceu bastante simples. Jimmy foi para a internet e digitou *diabetes E insulina*. A pesquisa ainda tinha 43,6 milhões de resultados, mas alguns dos resultados da primeira página, após os anúncios patrocinados, pareciam muito bons: *mayoclinic.com* e *diabetes.org*. Agora ele estava chegando a algum lugar.

P2: *Quais tipos de* websites *Jimmy deveria procurar na lista de resultados e como ele poderia os reconhecer?*

estabilidade de diversas funções fisiológicas, como a temperatura corporal, a frequência cardíaca e a pressão arterial. Como titular da disciplina de fisiologia na University of Paris, ele escreveu "C'est la fixité du milieu intérieur qui est la condition d'une vie libre et indépendante". (A constância do meio interno é a condição para uma vida livre e independente.)[4] Essa ideia foi aplicada a muitas das observações experimentais daquela época e se tornou o tema de discussão entre fisiologistas e médicos.

Em 1929, um fisiologista norte-americano, chamado Walter B. Cannon, escreveu uma revisão para a Sociedade de Fisiologia dos Estados Unidos (American Physiological Society).[5] Utilizando as observações feitas por numerosos fisiologistas e médicos durante o século XIX e o início do século XX, Cannon propôs uma lista de variáveis que estão sob o controle homeostático. Hoje, sabemos que essa lista era acurada e completa. Cannon dividiu suas variáveis no que ele descreveu como fatores ambientais que afetam as células (osmolaridade, temperatura e pH) e "substâncias para as necessidades celulares" (nutrientes, água, sódio, cálcio, outros íons inorgânicos, oxigênio, bem como "secreções internas com efeitos gerais e contínuos"). As "secreções internas" de Cannon são os hormônios e outras substâncias químicas que as células utilizam para se comunicarem umas com as outras.

Neste ensaio, Cannon criou o termo *homeostasia* para descrever a regulação do meio interno do corpo. Ele explicou que escolheu o prefixo *homeo-* (significando *parecido* ou *similar*), em vez do prefixo *homo-* (significando *o mesmo*, *idêntico*), porque o meio interno é mantido dentro de uma faixa ou intervalo de valores, e não em um valor exato ou fixo. Ele também indicou que o sufixo *–stase* nessa situação indica uma *condição,* e não um estado estático e que não sofre mudanças. Assim, a homeostasia de Cannon é um estado

[4] C. Bernard. *Introduction á l'étude de la medicine*, Paris: J.-B. Baillière, 1865. (*www.gutenberg.org/ebooks/16234*).

[5] W. B. Cannon. Organization for physiological homeostasis. Physiol Rev 9: 399-443, 1929.

de manutenção de "uma condição similar", de modo semelhante ao meio interno relativamente constante de Claude Bernard.

Alguns fisiologistas afirmam que a interpretação literal de *stase* na palavra *homeostasia* implica um estado estático e imutável. Eles argumentam que, em vez de homeostasia, deveria ser utilizada a palavra *homeodinâmica* para refletir as pequenas mudanças que estão ocorrendo constantemente em nosso meio interno. Não importa se o processo é chamado de homeostasia ou de homeodinâmica, o conceito importante que deve ser lembrado é que o corpo monitora seu estado interno e toma medidas para corrigir perturbações que ameacem a sua função normal.

Se o corpo não consegue manter a homeostasia das variáveis críticas listadas por Walter Cannon, então a função normal é interrompida e um estado de doença, ou condição **patológica**, pode desenvolver-se. As doenças são caracterizadas em dois grupos gerais de acordo com sua origem: aquelas em que o problema surge a partir de uma insuficiência interna ou falha de algum processo fisiológico normal, e aquelas que se originam de alguma fonte externa. As causas internas de doenças incluem o crescimento anormal de células, que pode originar cânceres ou tumores benignos, a produção pelo próprio corpo de anticorpos contra os seus próprios tecidos (doenças autoimunes) e a morte prematura de células ou a falha de processos celulares. As doenças hereditárias também são consideradas como tendo causas internas. As causas externas de doenças incluem substâncias químicas tóxicas, traumas físicos e microrganismos externos invasores, como vírus e bactérias.

Em ambos os grupos de causas, internas e externas, quando a homeostasia é perturbada, o corpo tenta ativar um mecanismo compensatório (**FIG. 1.4**). Se a compensação for bem-sucedida, a homeostasia é restabelecida. Se a compensação falha, o resultado pode ser uma doença ou outra enfermidade. O estudo das funções corporais durante um estado de doença é conhecido como **fisiopatologia**. Você encontrará muitos exemplos de fisiopatologia à medida que for estudando os vários sistemas do corpo.

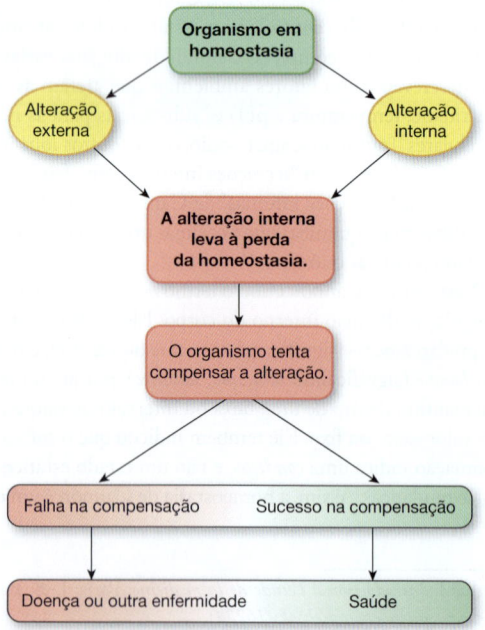

FIGURA. 1.4   Homeostasia.

Uma condição patológica muito comum nos Estados Unidos (e em diversos países do mundo) é o **diabetes melito**, uma alteração metabólica caracterizada por concentrações anormalmente elevadas de glicose no sangue. Embora se fale do diabetes como se fosse uma doença única, ele é, na verdade, uma família completa de doenças com diversas causas e manifestações. Discutiremos mais sobre diabetes ao longo dos quadros "Foco em" espalhados por todos os capítulos deste livro. A influência dessa única condição sobre muitos sistemas do corpo torna o diabetes um excelente exemplo da natureza integrativa da fisiologia.

O que é meio interno?

Claude Bernard escreveu sobre "a constância do meio interno", mas por que a constância é tão importante? Como já constatado, a maioria das células do corpo não é muito tolerante a mudanças em seus arredores. Nesse sentido, as células do nosso corpo são similares aos primeiros organismos que viveram nos mares tropicais, um ambiente (meio) estável no qual a salinidade, o conteúdo de oxigênio e o pH variavam pouco e onde os ciclos de luz e temperatura variavam de maneira previsível. A composição interna desses organismos ancestrais era quase idêntica à da água do mar. Se as condições ambientais mudavam, as condições internas desses organismos primitivos também mudavam. Mesmo nos dias de hoje, os invertebrados marinhos não são capazes de tolerar mudanças significativas na salinidade e no pH, o que você deve saber se já teve a oportunidade de ter um aquário de água salgada.

Tanto em períodos ancestrais quanto na época atual, muitos organismos marinhos dependem da constância do ambiente externo para manter o seu meio interno em equilíbrio. Em contrapartida, à medida que os organismos evoluíram e migraram dos mares ancestrais para os estuários e daí para a água doce e para o ambiente terrestre, eles defrontaram-se com ambientes externos altamente variáveis. A chuva dilui a água salgada dos estuários e os organismos que vivem lá precisam enfrentar o influxo de água para o interior de seus corpos. Os organismos terrestres, incluindo o ser humano, encaram o desafio da desidratação – perda constante de água interna para o ar seco que os rodeia. Manter o meio interno estável significa equilibrar a perda de água com um ganho de água apropriado.

Contudo, o que é exatamente o meio interno do nosso corpo? Para animais multicelulares, o meio interno é o ambiente aquoso interno que circunda as células. É um "mar interno", dentro do corpo, chamado de **líquido extracelular** (**FIG. 1.5**). O líquido extracelular (LEC) funciona como um meio de transição entre o ambiente externo de um organismo e o **líquido intracelular** (**LIC**), encontrado no interior das células. Como o líquido extracelular é uma zona de tamponamento entre as células e o mundo externo, os processos fisiológicos elaborados evoluíram para manter a composição do LEC relativamente estável.

Quando a composição do líquido extracelular varia além do seu intervalo normal de valores, são ativados mecanismos compensatórios para tentar fazer o líquido retornar ao estado normal. Por exemplo, quando você ingere um grande volume de água, a diluição do seu líquido extracelular dispara um mecanis-

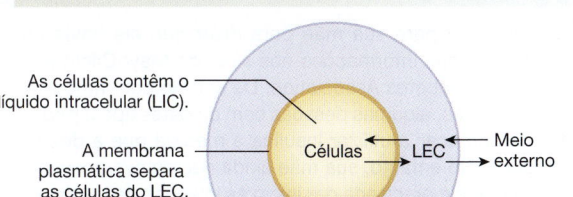

(a) O líquido extracelular é um tampão entre as células e o mundo externo.

As células contêm o líquido intracelular (LIC).

A membrana plasmática separa as células do LEC.

As células estão circundadas pelo líquido extracelular (LEC).

Células   LEC   Meio externo

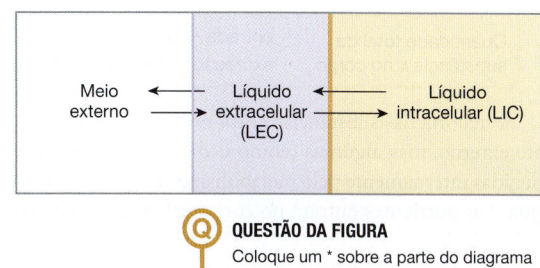

(b) O digrama de quadros abaixo representa o LEC, o LIC e o ambiente (meio) externo como três compartimentos separados.

Meio externo   Líquido extracelular (LEC)   Líquido intracelular (LIC)

Q QUESTÃO DA FIGURA
Coloque um * sobre a parte do diagrama que representa a membrana plasmática.

FIGURA 1.5   O meio interno e o meio externo.

mo que faz seus rins removerem o excesso de água, protegendo as suas células de um possível inchaço devido ao influxo de água. A maioria das células dos animais multicelulares não tolera muitas mudanças. Elas dependem da constância do líquido extracelular para manter a sua função normalizada.

A homeostasia depende do balanço de massa

Na década de 1960, um grupo defensor da teoria da conspiração obteve uma mecha de cabelo de Napoleão Bonaparte e enviou-a para análise química, na tentativa de mostrar que Napoleão morreu envenenado por arsênico. Atualmente, estudantes dividindo uma pizza brincam sobre o hálito de alho. À primeira vista, estes dois cenários parecem ter pouco em comum, mas, na verdade,

o cabelo de Napoleão e o hálito de alho são demonstrações de como o corpo humano funciona para manter o balanço que denominamos homeostasia.

O corpo humano é um sistema aberto que troca calor e matéria com o ambiente externo. Para manter a homeostasia, o corpo deve manter o balanço de massa. A **lei do balanço de massa** diz que se a quantidade de uma substância no corpo deve permanecer constante, qualquer ganho deve ser compensado por uma perda igual (**FIG. 1.6a**). A quantidade de uma substância no corpo também é chamada de **carga** corporal daquela substância, como em "carga de sódio".

Por exemplo, a perda de água para o ambiente externo (saída) pelo suor e pela urina deve ser balanceada pelo ganho de água a partir do ambiente externo somado à produção metabólica de água (entrada). A concentração de outras substâncias, como

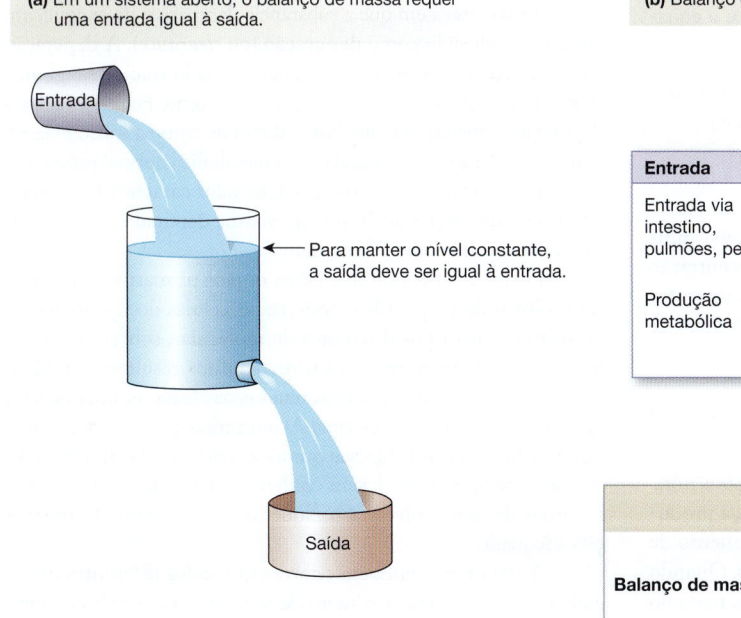

(a) Em um sistema aberto, o balanço de massa requer uma entrada igual à saída.

Entrada

Para manter o nível constante, a saída deve ser igual à entrada.

Saída

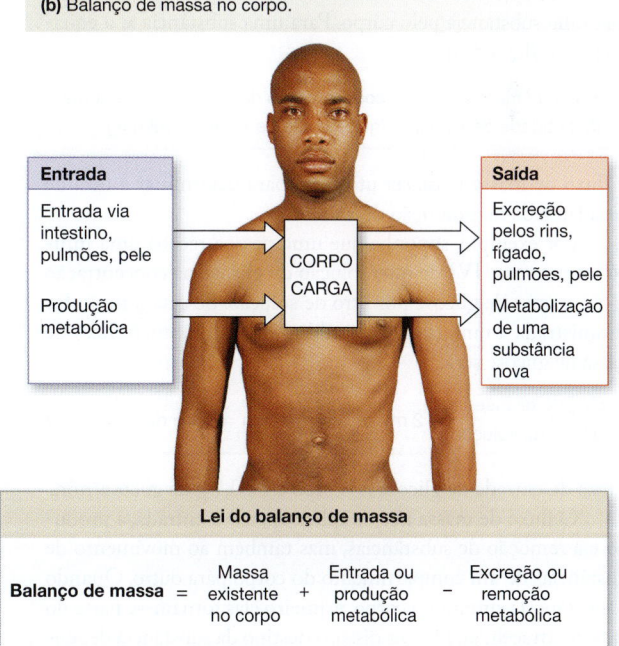

(b) Balanço de massa no corpo.

Entrada
Entrada via intestino, pulmões, pele

Produção metabólica

CORPO CARGA

Saída
Excreção pelos rins, fígado, pulmões, pele

Metabolização de uma substância nova

Lei do balanço de massa

| Balanço de massa | = | Massa existente no corpo | + | Entrada ou produção metabólica | − | Excreção ou remoção metabólica |

FIGURA 1.6   Balanço de massa.

oxigênio e dióxido de carbono, sais e concentração hidrogeniônica (pH) também são mantidas pelo balanço de massa. A equação a seguir resume a lei do balanço de massa:

> Quantidade total da substância *x* no corpo = entrada + produção – excreção – metabolização

A maioria das substâncias entra no corpo a partir do ambiente externo, mas algumas (como o dióxido de carbono) são produzidas internamente pelo metabolismo (Fig. 1.6b). Em geral, a água e os nutrientes entram no corpo pela ingestão de comida e de bebida que são absorvidas pelo intestino. O oxigênio e outros gases e as moléculas voláteis ingressam via pulmões. Algumas poucas substâncias químicas lipossolúveis ingressam no meio interno atravessando a barreira formada pela pele.

Para manter o balanço de massa, o corpo tem duas opções envolvendo a saída. A opção mais fácil é simplesmente excretar a substância. **Excreção** é definida como a eliminação de substâncias pelo corpo, normalmente via urina, fezes, pulmões ou pele. Por exemplo, o dióxido de carbono (CO_2) produzido durante o metabolismo é excretado pelos pulmões. Muitas substâncias estranhas que penetram no corpo, como fármacos ou aditivos artificiais presentes nos alimentos, são excretadas pelo fígado e pelos rins. (Qualquer substância "estranha" no corpo é chamada de *xenobiótico*, do grego *xenos*, ou estranho.)

Uma segunda opção de saída para manter o balanço de massa é converter a substância em uma substância diferente, por meio da metabolização da mesma. Os nutrientes que entram no corpo são o ponto de partida para as vias metabólicas que convertem o nutriente original em uma molécula diferente. Entretanto, a conversão do nutriente original em algo diferente cria um novo distúrbio no balanço de massa, devido à adição dessa nova substância, ou *metabólito*, ao corpo. (*Metabólito* é o termo geral para qualquer produto gerado em uma via metabólica.)

Os pesquisadores utilizam o **fluxo de massa** para acompanhar uma substância pelo corpo. Para uma substância *x*, a equação para o fluxo de massa é:

> Fluxo de massa = concentração de *x* × fluxo de volume
> (quantidade de *x*/min) = (quantidade de *x*/vol) × (vol/min)

O fluxo de massa pode ser utilizado para determinar a taxa de entrada, saída ou produção de *x*.

Por exemplo, suponha que uma pessoa receba uma infusão intravenosa (IV) de uma solução de glicose na concentração de 50 gramas de glicose por litro de solução. Se essa infusão for administrada a uma taxa de 2 mililitros por minuto, o fluxo de massa de glicose será:

> $\dfrac{50 \text{ g de glicose}}{1.000 \text{ mL de solução}}$ = 2 mL de solução/min = 0,1 g de glicose/min

A taxa de entrada de glicose no corpo é de 0,1 g de glicose/min.

O fluxo de massa não se aplica apenas à entrada, à produção e à remoção de substâncias, mas também ao movimento de substâncias de um compartimento do corpo para outro. Quando as substâncias entram no corpo, primeiro elas tornam-se parte do líquido extracelular. Depois disso, o destino da substância depende da capacidade da mesma para cruzar a barreira formada pela membrana plasmática e entrar nas células.

SOLUCIONANDO O **PROBLEMA**

Jimmy ligou para sua mãe para dizer que ele havia encontrado boas informações nos *sites* da MayoClinic e da American Diabetes Association. De acordo com ambas as organizações, algumas pessoas com diabetes tipo 2 podem ter de começar a utilizar insulina à medida que a doença progride. No entanto, sua mãe ainda não estava convencida de que ela precisaria dar início às injeções de insulina.

"Minha amiga Ahn leu que alguns médicos dizem que se você comer uma dieta rica em fibras você não precisará de nenhum outro tratamento para o diabetes."

"Mãe, isso não parece certo para mim."

"Mas deve ser", respondeu a mãe de Jimmy. "É o que diz no site da Biblioteca Médica (The Doctors' Medical Library)."

P3: *Acesse a The Doctors' Medical Library em www.medical-library.net e procure por um artigo intitulado "Fiber", digitando a palavra na caixa de busca ou utilizando a lista de artigos da biblioteca (Library Articles) que está em ordem alfabética. O que o Dr. Kennedy, o autor da pesquisa, diz sobre dietas ricas em fibras e diabetes?*

P4: *A mãe de Jimmy pode acreditar no que está descrito neste site? Como Jimmy pode obter mais informação sobre quem criou o site e que credenciais essa pessoa possui?*

2 5 9 **12** 16 19 24

A excreção remove substâncias do corpo

É relativamente fácil monitorar a quantidade de uma substância que entra no corpo a partir do ambiente externo, mas é mais difícil rastrear moléculas dentro do corpo para monitorar sua excreção ou metabolização. Em vez de medir a substância diretamente, pode-se acompanhar a taxa em que a substância desaparece do sangue, um conceito conhecido como **depuração** (ou *clearance*). A depuração é normalmente expressa como um determinado volume sanguíneo *depurado* da substância *x* por unidade de tempo. Por essa razão, a depuração é apenas uma medida indireta de como a substância *x* é eliminada. Por exemplo, a ureia é um metabólito normal produzido a partir do metabolismo proteico. Um valor característico para a depuração da ureia é de 70 mL de plasma depurado de ureia por minuto, expresso como 70 mL/min.

O rim e o fígado são os dois órgãos primários que depuram solutos do corpo. Os *hepatócitos*, as células do fígado, metabolizam muitos tipos diferentes de moléculas, sobretudo xenobióticos, como os fármacos. Os metabólitos resultantes podem ser secretados no intestino e excretados nas fezes ou liberados no sangue e excretados pelos rins. As empresas farmacêuticas, durante os testes de substâncias químicas com potencial uso como fármacos terapêuticos, devem conhecer a depuração da substância antes de desenvolverem o esquema de dosagem/administração adequado.

A depuração também ocorre em tecidos diferentes do fígado e dos rins. A saliva, o suor, o leite materno e os pelos contêm substâncias que foram depuradas do corpo. A secreção salivar do hormônio *cortisol* fornece uma fonte simples e não invasiva do hormônio para monitoramento do estresse crônico.

Um exemplo de depuração associado a uma situação do dia a dia é o "bafo de alho" que ocorre quando compostos voláteis lipossolúveis do alho presentes no sangue passam para as vias aéreas e são exalados. Os pulmões também depuram o etanol do sangue, e o álcool exalado é a base do teste do "bafômetro" utilizado nas fiscalizações de trânsito. Drogas ilícitas e o álcool secretado no leite materno são potencialmente perigosos, pois um bebê que está sendo amamentado ingerirá essas substâncias.

A análise do cabelo de Napoleão Bonaparte realizada na década de 1960 para testar a presença de arsênico foi realizada porque os folículos pilosos ajudam a depurar alguns compostos do corpo. Os resultados do teste mostraram concentrações significativas do veneno no cabelo de Napoleão, mas permanece em aberto a questão sobre se Napoleão foi assassinado, envenenado acidentalmente ou se faleceu de câncer de estômago.

REVISANDO CONCEITOS

1. Se uma pessoa ingerir 12 miligramas (mg) de sal em um dia e excretar 11 mg desse sal na urina, o que acontece com aquela 1 mg remanescente?

2. A glicose é metabolizada a CO_2 e água. Explique o efeito do metabolismo da glicose sobre o balanço de massa do corpo.

Homeostasia não significa equilíbrio

Quando os fisiologistas falam sobre homeostasia eles estão referindo-se à estabilidade, ou constância, do *meio interno* do corpo – em outras palavras, à estabilidade do compartimento de líquido extracelular (LEC). Uma razão para focar na homeostasia do líquido extracelular é que o mesmo é fácil de ser monitorado a partir de uma amostra de sangue. Quando o sangue é centrifugado, torna-se separado em duas partes: o **plasma**, o componente líquido, e as células sanguíneas, mais pesadas. O plasma faz parte do compartimento de líquido extracelular e sua composição pode ser facilmente analisada. É muito mais difícil acompanhar o que está acontecendo no compartimento de líquido intracelular (LIC), embora as células também mantenham uma *homeostasia celular*.

Em um estado de homeostasia, a composição de ambos os compartimentos do corpo é relativamente estável. Essa condição é um **estado de estabilidade** dinâmica. O termo *dinâmico* indica que as substâncias estão constantemente se movendo de um lado para outro entre os dois compartimentos. Em um estado de estabilidade não há movimento *efetivo* (*líquido*) de substâncias entre os compartimentos.

Entretanto, estado de estabilidade não é o mesmo que **equilíbrio**. Equilíbrio implica que a composição dos compartimentos corporais seja idêntica. Se examinarmos a composição do LEC e do LIC, veremos que as concentrações de muitas substâncias são diferentes nos dois compartimentos (**FIG. 1.7**). Por exemplo, o sódio (Na^+) e o cloreto (Cl^-) são muito mais concentrados no LEC do que no LIC, ao passo que o potássio (K^+) é mais concentrado no LIC. Devido a essas diferenças de concentração, os dois compartimentos líquidos não estão em equilíbrio. Em vez disso, o LEC e o LIC encontram-se em um estado de **desequilíbrio** relativamente estável. Para os seres vivos, o objetivo da homeostasia é manter um estado de estabilidade dinâmica entre os compartimentos do corpo, e não tornar os compartimentos iguais.

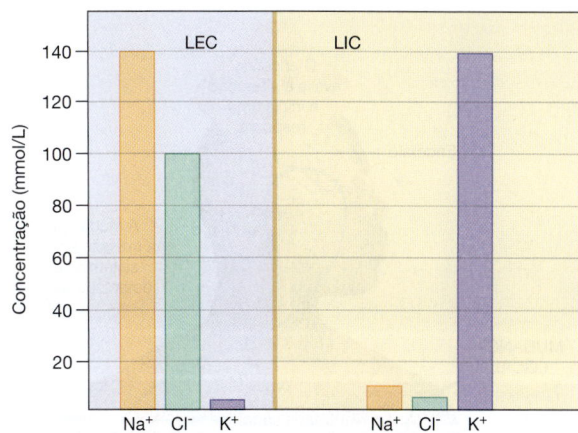

FIGURA 1.7   Estado de desequilíbrio estável. Os compartimentos corporais encontram-se em um estado de estabilidade dinâmica, mas não estão em equilíbrio. As concentrações iônicas são muito diferentes entre o líquido extracelular (LEC) e o líquido intracelular (LIC).

SISTEMAS DE CONTROLE E HOMEOSTASIA

Para manter a homeostasia, o corpo humano monitora certas funções-chave, como a pressão arterial e a glicemia, as quais devem permanecer dentro de um intervalo de operação específico se o corpo deseja se manter saudável. Essas importantes **variáveis reguladas** são mantidas dentro de seu intervalo aceitável (normal) por mecanismos de controle fisiológico ativados se a variável se distanciar muito do seu **ponto de ajuste**, ou valor ótimo. Existem dois padrões básicos de mecanismos de controle: controle local e controle reflexo de longa distância.

Na forma mais simples, todos os **sistemas de controle** possuem três componentes (**FIG. 1.8**): (1) um sinal de entrada; (2) um controlador, ou **centro integrador**, que integra a informação aferente e inicia uma resposta apropriada; e (3) um sinal de saída que produz uma resposta. Os sistemas de controle reflexo de longa distância são mais complexos do que esse modelo simples. Entretanto, eles podem processar informação de múltiplas fontes e possuir uma saída que atua sobre múltiplos alvos.

O controle local está restrito a um tecido

A forma mais simples de controle é o **controle local**, que está restrito ao tecido ou à célula envolvida (**FIG. 1.9**). No controle local, uma mudança relativamente isolada ocorre em um tecido. Uma célula próxima ou um grupo de células detecta a mudança em suas imediações e responde, normalmente com a liberação de alguma substância química. A resposta fica restrita à região onde a mudança ocorreu – por isso o termo *controle local*.

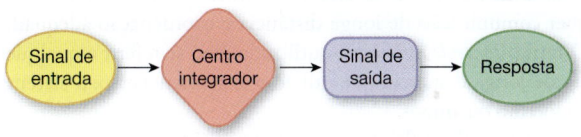

FIGURA 1.8   Um sistema de controle simples.

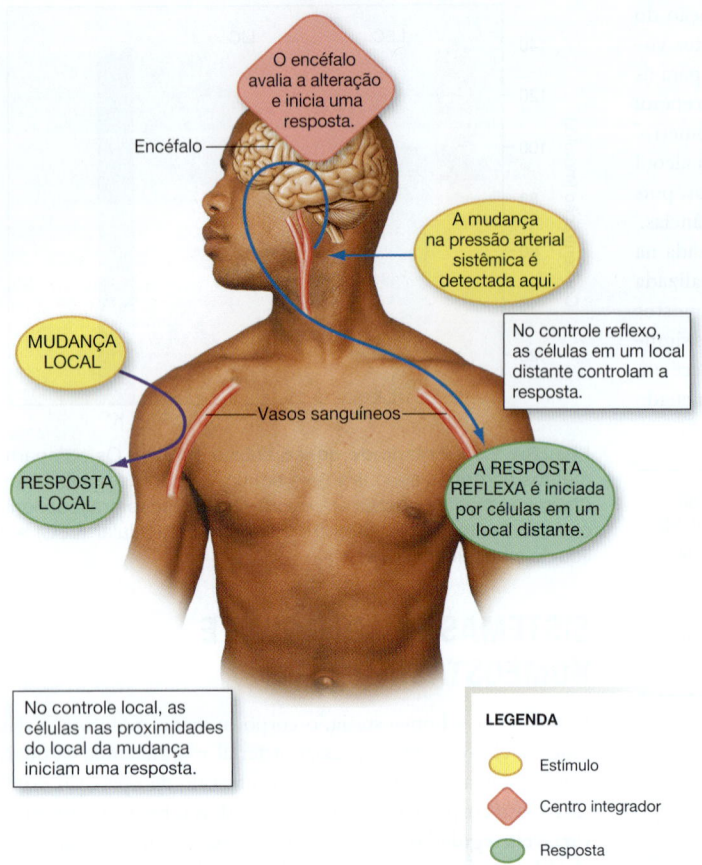

O encéfalo avalia a alteração e inicia uma resposta.

Encéfalo

A mudança na pressão arterial sistêmica é detectada aqui.

MUDANÇA LOCAL

No controle reflexo, as células em um local distante controlam a resposta.

Vasos sanguíneos

RESPOSTA LOCAL

A RESPOSTA REFLEXA é iniciada por células em um local distante.

No controle local, as células nas proximidades do local da mudança iniciam uma resposta.

LEGENDA

- Estímulo
- Centro integrador
- Resposta

FIGURA 1.9 **Uma comparação entre controle local e controle reflexo.**

Um exemplo de controle local pode ser observado quando a concentração de oxigênio em um tecido diminui. As células que revestem os pequenos vasos sanguíneos que levam sangue àquela área detectam a concentração reduzida de oxigênio e respondem, secretando um mensageiro químico. Esta molécula sinalizadora se difunde até a musculatura lisa da própria parede do vaso, levando uma mensagem que diz para essa musculatura relaxar. O relaxamento da musculatura aumenta o diâmetro (*dilata*) do vaso, aumentando o fluxo sanguíneo para o tecido e, consequentemente, levando mais oxigênio àquela área.

O controle reflexo utiliza sinalização de longa distância

As alterações que se distribuem por todo o corpo, isto é, de natureza *sistêmica*, necessitam de sistemas de controle mais complexos para a manutenção da homeostasia. Por exemplo, a manutenção adequada da pressão arterial para distribuir o sangue por todo o corpo é muito mais uma questão sistêmica do que local. Como a pressão arterial é sistêmica, a sua manutenção requer comunicação de longa distância e coordenação adequada. O termo *controle reflexo* será utilizado para se referir a qualquer via de longa distância que utilize o sistema nervoso, o sistema endócrino ou ambos.

Um reflexo fisiológico pode ser dividido em duas partes: uma alça de resposta e uma alça de retroalimentação (**FIG. 1.10**).

Assim como no sistema de controle simples, recém-descrito, uma **alça de resposta** tem três componentes primários: um *sinal de entrada*, um *centro integrador* para integrar o sinal e um *sinal de saída*. Esses três componentes podem ser expandidos na seguinte sequência de sete passos para formar um padrão que é encontrado com leves variações em todas as vias reflexas:

Estímulo → sensor → sinal de entrada →
centro integrador →
sinal de saída → alvo → resposta

O lado de entrada da alça de resposta começa com a chegada de um *estímulo* – a alteração que ocorre quando a variável regulada se afasta do intervalo desejado. Um **sensor** especializado monitora a variável. Se o sensor for ativado pelo estímulo, ele envia um sinal de entrada para o centro integrador. O centro integrador avalia a informação recebida do sensor e gera um sinal de saída. O sinal de saída direciona-se a um alvo responsável por produzir uma resposta. Se bem-sucedida, essa resposta leva a variável regulada de volta ao intervalo desejado de valores.

Em mamíferos, os centros integradores normalmente são partes do sistema nervoso ou do sistema endócrino. Os sinais de saída podem ser sinais químicos, sinais elétricos ou uma combinação de ambos. Os alvos ativados pelos sinais de saída podem ser qualquer célula do corpo.

As alças de resposta começam com um estímulo

Para ilustrar as alças de resposta, aplicaremos o conceito a um simples exemplo não biológico. Pense sobre um aquário cujo aquecedor está programado para manter a temperatura da água (a variável regulada) em 30°C (Fig. 1.10). A temperatura do ambiente é de 25°C. A temperatura desejada da água (30°C) é o *ponto de ajuste* da variável regulada.

Assumindo que, inicialmente, a água do aquário encontra-se na temperatura ambiente de 25°C. Quando liga a caixa de controle, você ajusta a alça de resposta em movimento. O termômetro (sensor) registra a temperatura de 25°C e envia essa informação através de um fio elétrico (sinal de entrada) para a caixa de controle (centro integrador). A caixa de controle é programada para avaliar o sinal sobre a temperatura de entrada, compará-lo com o ponto de ajuste do sistema (30°C) e "decidir" se é necessário ativar uma resposta para elevar a temperatura da água até o valor do ponto de ajuste. A caixa de controle envia um sinal através de outro fio elétrico (sinal de saída) para o aquecedor (o alvo), que liga e começa a aquecer (a resposta). Essa sequência – do estímulo à resposta – é a alça de resposta.

O exemplo do aquário envolve uma variável (temperatura) que é controlada por um único sistema de controle (o aquecedor). Também é possível descrever sistemas que estão sob controle duplo. Por exemplo, pense em uma casa com sistema de aquecimento e sistema de ar-condicionado com ciclo frio.

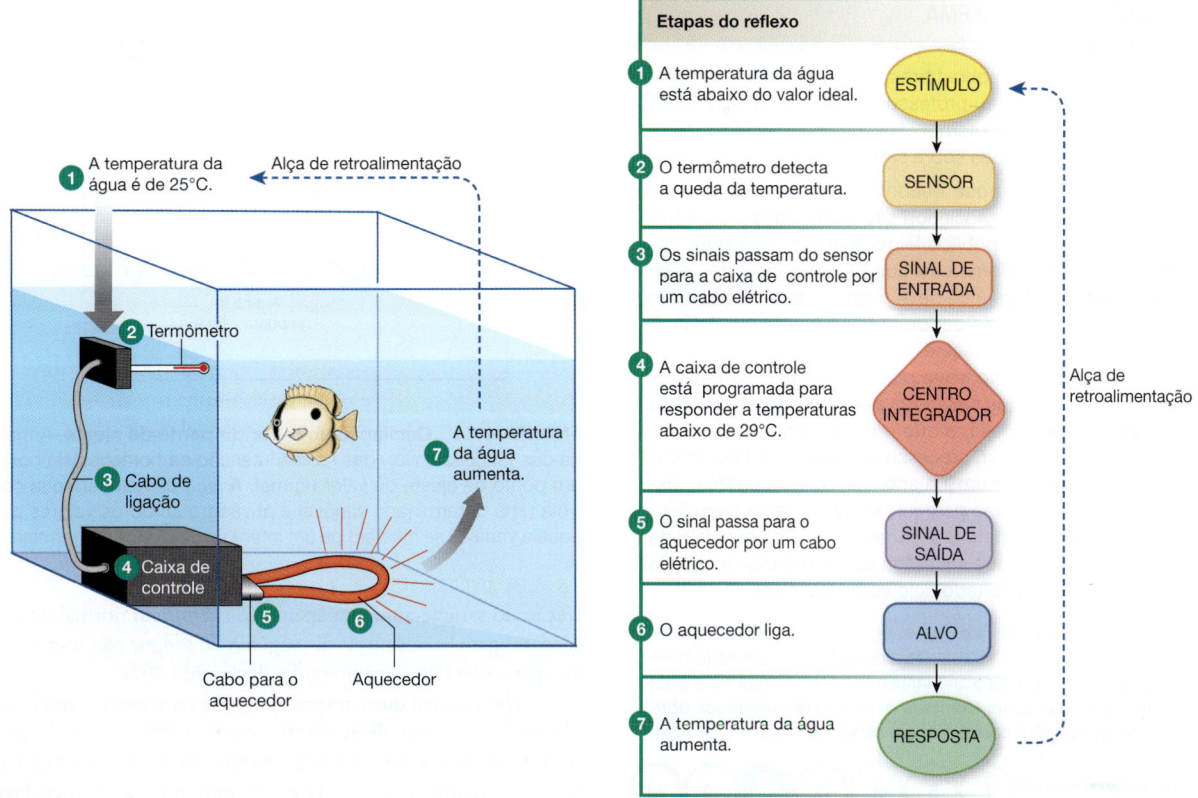

FIGURA 1.10 **As etapas de uma via reflexa.** No exemplo do aquário mostrado acima, a caixa de controle está ajustada para manter a 30± 1°C.

O proprietário deseja que a temperatura da casa permaneça em 21°C. Nas manhãs frias de outono, quando a temperatura da casa cai, o aquecedor liga para aquecer a casa. Então, à medida que o dia passa e começa a esquentar, o aquecedor não é mais necessário e desliga. Quando o sol aquece a casa acima do ponto de ajuste, o aparelho de ar-condicionado liga para refrigerar a casa e mantê-la nos 21°C. O aquecedor e o ar-condicionado têm *controle antagônico* sobre a temperatura da casa, pois trabalham em direções opostas. Situações similares ocorrem no corpo humano quando duas divisões do sistema nervoso ou dois hormônios distintos têm efeitos opostos sobre um único alvo.

REVISANDO
CONCEITOS

3. Qual é a desvantagem de haver um único sistema de controle (o aquecedor) para a manutenção da temperatura da água do aquário dentro da faixa desejada?

As alças de retroalimentação modulam a alça de resposta

A alça de resposta é apenas a primeira parte de um reflexo. No exemplo do aquário recém-descrito, o sensor envia a informação sobre a temperatura para a caixa de controle, que percebe que a água está muito fria. A caixa de controle ativa o aquecedor para elevar a temperatura da água. Entretanto, após o início da resposta, o que impede o aquecedor de levar a temperatura da água para valores extremamente elevados, digamos, 50°C?

A solução é uma **alça de retroalimentação**, na qual a resposta "retroalimenta" o sistema, influenciando a entrada da via reflexa. No exemplo do aquário, ligar o aquecedor aumenta a temperatura da água. O sensor monitora continuamente a temperatura e envia essa informação para a caixa de controle. Quando a temperatura ultrapassa o valor máximo aceitável, a caixa de controle desliga o aquecedor, encerrando a resposta reflexa.

As alças de retroalimentação negativa são homeostáticas

Na maioria dos reflexos, as alças de retroalimentação são homeostáticas – isto é, são programadas para manter o sistema no ponto de ajuste ou próximo dele, fazendo a variável manter-se relativamente estável. O quão bem um centro integrador consegue manter a estabilidade depende da *sensibilidade* do sistema. No caso do nosso aquário, a caixa de controle está programada para ter uma sensibilidade de ± 1°C. Se a temperatura da água cair de 30°C para 29,5°C, ela ainda estará dentro da faixa aceitável e nenhuma resposta ocorrerá. Se a temperatura da água cair abaixo de 29°C (30 – 1), a caixa de controle ativará o aquecedor (**FIG. 1.11**). À medida que a água aquece, a caixa de controle continua a receber constantemente informação

SOLUCIONANDO O **PROBLEMA**

Após ter lido o artigo sobre fibras, Jimmy decidiu novamente pedir ajuda para seu professor. "Como eu posso saber em quem acreditar na internet? Não há uma maneira melhor de se obter informações sobre saúde?"

"Bem, os *sites* que você encontrou da MayoClinic e da American Diabetes Association são muito bons para informação geral para o público leigo. Mas se você quer encontrar a mesma informação que os pesquisadores e os médicos leem, então você deve fazer a sua busca usando o MEDLINE, a base de dados pública mantida pela U.S. National Library of Medicine. O PubMed é a versão para acesso público gratuito (*www.pubmed.com*). Essa base de dados lista artigos que passaram pelo processo de **revisão por pares** (*peer-review*), o que quer dizer que a pesquisa descrita passou por um processo de seleção em que o trabalho foi criticado por um júri anônimo de dois ou três pesquisadores qualificados para julgar aquele tema científico. A revisão por pares funciona como um tipo de controle de qualidade, uma vez que um artigo que não atinge o padrão dos revisores será rejeitado pelo editor da revista."

P5: *Jimmy entrou no PubMed e digitou os termos de busca: diabetes tipo 2 e terapia de reposição de insulina (em inglês, type 2 diabetes and insulin therapy). Repita essa pesquisa você mesmo. Compare o número de resultados obtidos no PubMed com o número obtido na busca do Google.*

do sensor sobre a temperatura da água. Quando a água atinge 31°C (30 ± 1), o limite superior do intervalo aceitável, a alça de retroalimentação faz a caixa de controle desligar o aquecedor. A água, então, resfria gradualmente, até um novo ciclo iniciar. O resultado final é uma variável regulada que *oscila* ao redor do ponto de ajuste.

Nos sistemas fisiológicos, alguns sensores são mais sensíveis do que outros. Por exemplo, os sensores que disparam os reflexos para conservação de água são ativados quando a concen-

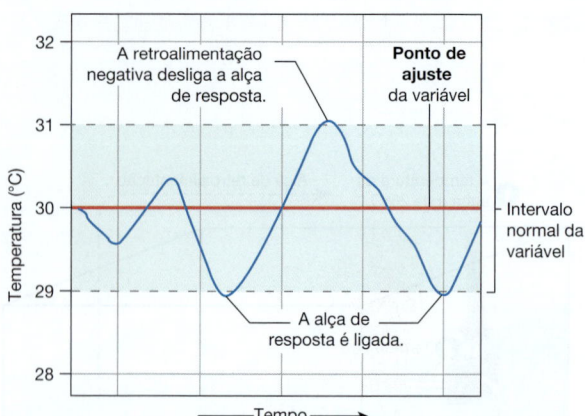

FIGURA 1.11   Oscilação ao redor do ponto de ajuste. A maioria das funções envolvidas na manutenção da homeostasia possui um ponto de ajuste ou valor normal. A alça de resposta que controla uma determinada variável é ativada quando os valores para aquela variável se afastam de um intervalo normal, predeterminado.

tração do sangue aumenta apenas 3% acima do normal, mas os sensores para baixos níveis de oxigênio no sangue não respondem até que o nível de oxigênio tenha diminuído 40%.

Uma via em que a resposta se opõe ou remove o sinal é conhecida como **retroalimentação negativa** (**FIG. 1.12a**). As alças de retroalimentação negativa *estabilizam* a variável regulada e, assim, auxiliam o sistema na manutenção da homeostasia. No exemplo do aquário, o aquecedor aquece a água (a resposta) e remove o estímulo (a baixa temperatura da água). Com a perda do estímulo, a alça de resposta daquela via é desativada. *As alças de retroalimentação negativa podem restabelecer o estado normal, mas não têm como impedir o distúrbio inicial.*

As alças de retroalimentação positiva não são homeostáticas

Algumas vias reflexas não são homeostáticas. Em uma **alça de retroalimentação positiva**, a resposta *reforça* o estímulo, em vez de reduzi-lo ou removê-lo. Em um sistema de retroalimentação

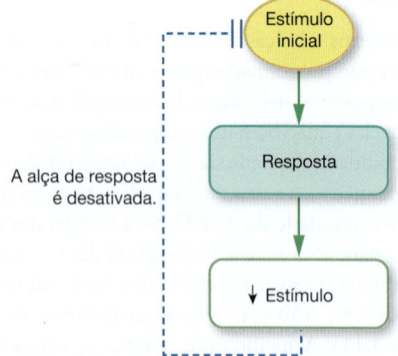

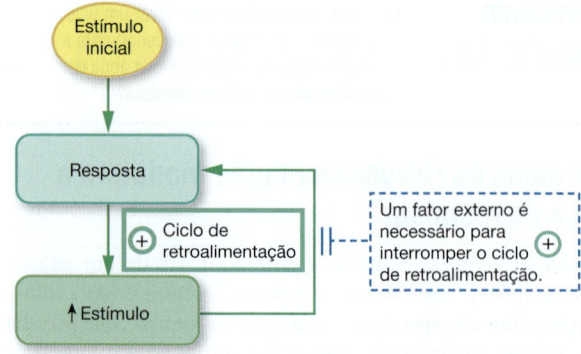

FIGURA 1.12   Retroalimentações negativa e positiva.

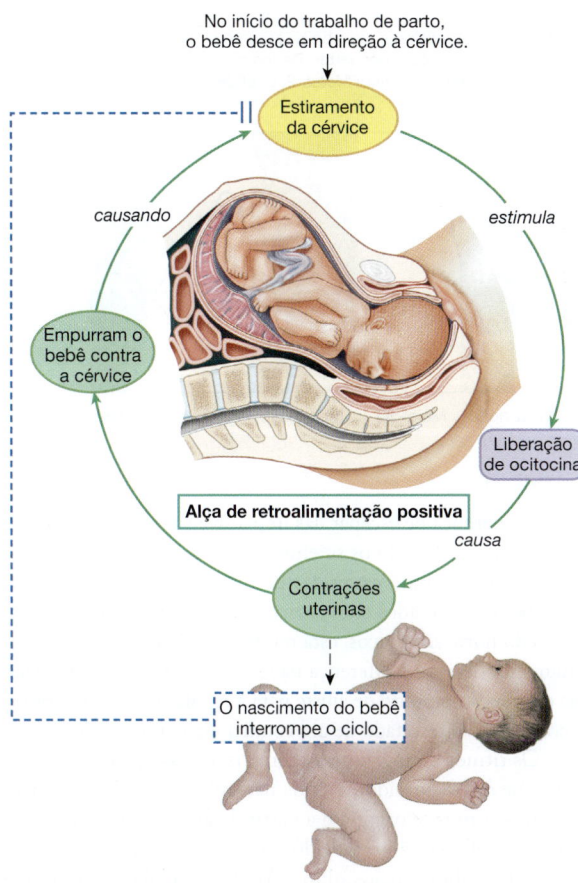

No início do trabalho de parto, o bebê desce em direção à cérvice.

Estiramento da cérvice

causando

estimula

Empurram o bebê contra a cérvice

Liberação de ocitocina

Alça de retroalimentação positiva

causa

Contrações uterinas

O nascimento do bebê interrompe o ciclo.

FIGURA 1.13 **Uma alça de retroalimentação positiva.**

positiva, a resposta leva a variável regulada para valores ainda mais afastados do valor normal. Isso dá início a um ciclo vicioso de aumento contínuo da resposta, deixando o sistema temporariamente fora de controle (Fig. 1.12b). Como a retroalimentação positiva intensifica a resposta, esse tipo de retroalimentação necessita de alguma intervenção ou evento externo à alça para que a resposta seja interrompida.

Um exemplo de alça de retroalimentação positiva envolve o controle hormonal das contrações uterinas durante o trabalho de parto (**FIG. 1.13**). Quando o bebê está pronto para nascer, ele desce para a parte inferior do útero e começa a pressionar a *cérvice*, a abertura do útero. Os sinais sensoriais enviados da cérvice para o encéfalo causam a liberação do hormônio *ocitocina*, que faz o útero contrair e empurrar a cabeça do bebê ainda com mais força contra a cérvice, causando mais estiramento e pressão. O aumento do estiramento produz mais liberação de ocitocina, o que intensifica ainda mais as contrações que empurram o bebê contra a cérvice. Este ciclo continua até finalmente o bebê ser expulso no parto, cessando o estiramento da cérvice e interrompendo a alça de retroalimentação positiva.

REVISANDO CONCEITOS

4. O sistema de aquecimento do aquário da Figura 1.10 opera utilizando uma alça de retroalimentação positiva ou negativa?

O controle antecipatório permite que o corpo se antecipe a uma mudança

As alças de retroalimentação negativa podem estabilizar uma função e mantê-la dentro de uma faixa normal, mas são incapazes de impedir que a mudança que desencadeou o reflexo seja produzida. Entretanto, alguns reflexos se desenvolveram para permitir que o corpo possa prever que uma mudança está prestes a acontecer e possa ativar uma alça de resposta antes da mudança. Esse tipo de mecanismo é chamado de **controle antecipatório**.

Um exemplo fisiológico de controle antecipatório fácil de ser compreendido é o reflexo da salivação. A visão, o cheiro ou mesmo o pensamento no alimento são suficientes para fazer nossa boca salivar na expectativa da ingestão de alimento. Esse reflexo é ainda mais amplo, pois o mesmo estímulo também pode dar início à secreção de ácido clorídrico, uma resposta antecipatória do estômago ao alimento que está a caminho. Por outro lado, um dos reflexos antecipatórios mais complexos parece ser a resposta do organismo ao exercício, discutida no Capítulo 25.

Os ritmos biológicos são o resultado de mudanças em um ponto de ajuste

Como discutido anteriormente, cada variável regulada possui um intervalo normal dentro do qual a variável pode oscilar sem ativar um mecanismo de correção. Nos sistemas fisiológicos, os pontos de ajuste de diversas variáveis reguladas são diferentes de pessoa para pessoa. Os pontos de ajuste de uma mesma pessoa também podem mudar ao longo do tempo. Os fatores que influenciam os pontos de ajuste de um sujeito para uma determinada variável incluem os ritmos biológicos normais, hereditariedade e as condições às quais a pessoa já se habituou.

Variáveis reguladas que mudam de modo previsível e produzem padrões de repetição, ou ciclos de mudanças, são chamadas de ritmos biológicos ou *biorritmos*. Muitos ritmos biológicos estão sincronizados com uma mudança ambiental previsível, como os ciclos claro-escuro (dia-noite) ou as estações do ano. Os ritmos biológicos refletem alterações no ponto de ajuste da variável regulada.

Por exemplo, todos os animais exibem alguma forma de ritmo biológico diário, chamado de **ritmo circadiano**. Os seres humanos possuem ritmos circadianos para diversas funções corporais, incluindo a pressão arterial, a temperatura corporal e os processos metabólicos. A temperatura corporal atinge o pico no final da tarde e declina significativamente nas primeiras horas da manhã (**FIG. 1.14a**). Você já ficou estudando até tarde da noite e percebeu que sentia frio? Isso não ocorre por causa de uma queda na temperatura ambiente, mas sim porque seu reflexo termorregulador baixou o valor do seu termostato interno.

Uma das correlações interessantes entre os ritmos circadianos e o comportamento envolve a temperatura corporal. Os pesquisadores observaram que indivíduos autodenominados "matutinos" possuem ritmos de temperatura específicos que, no início da manhã, a temperatura corporal subir antes da hora do despertar, de modo que esses sujeitos saem da cama prontos para enfrentar os desafios daquele dia. Por outro lado, "pessoas noturnas" podem ser forçadas pelos horários escolares e horários de trabalho a saírem da cama enquanto a temperatura corporal ainda está no seu ponto mais baixo, antes de o corpo estar preparado

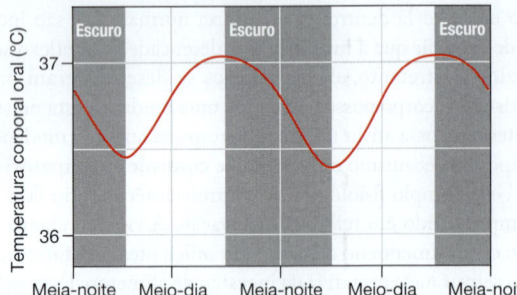

(a) A **temperatura corporal** é mais baixa no início da manhã e mais alta no final da tarde e no início da noite. Dados obtidos de W. E. Scaleset al., *J Appl Physiol* 65(4): 1840-1846, 1998.

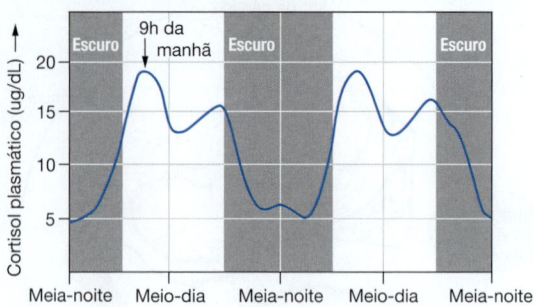

(b) O **cortisol plasmático** é mais baixo durante o sono e atinge um breve pico logo após o despertar. Dados obtidos de L. Weibel et al., *Am J Physiol Endocrinol Metab 270*: E608-E613, 1996.

FIGURA 1.14 **Ritmos circadianos em seres humanos.**

para desenvolver as atividades diárias. As pessoas noturnas ainda se encontram bem-dispostas e trabalhando de forma produtiva até a madrugada, quando as "pessoas matutinas" apresentam queda na temperatura corporal e adormecem rapidamente.

Muitos hormônios dos seres humanos apresentam concentrações sanguíneas que flutuam de modo previsível seguindo um ciclo de 24h. O cortisol, o hormônio do crescimento e os hormônios sexuais estão entre os exemplos mais conhecidos. A concentração de cortisol em uma amostra de sangue coletada às 9h da manhã pode ser duas vezes mais elevada do que a concentração em uma amostra coletada no início da tarde (Fig. 1.14b).

Dessa forma, se um paciente tem uma suspeita de anormalidade na secreção hormonal, é importante saber o horário da verificação. Uma concentração considerada normal às 9h da manhã pode ser muito alta para as 14h. Uma estratégia para evitar erros devido a flutuações circadianas é coletar informação ao longo de um dia inteiro e calcular um valor médio para as 24 horas. Por exemplo, a secreção do cortisol pode ser monitorada indiretamente pela medição de todos os metabólitos do cortisol excretados na urina em 24 horas.

Qual é o significado adaptativo de funções que variam seguindo um ritmo circadiano? Nossa melhor resposta é que os ritmos biológicos geram uma resposta antecipatória para uma variável ambiental previsível. Existem ritmos sazonais associados à reprodução presentes em muitos organismos. Esses ritmos são sincronizados com as estações do ano para que a prole encontre alimento e outras condições favoráveis que maximizem a sobrevivência.

Os ritmos circadianos relacionados ao ciclo claro-escuro podem estar associados a ciclos de repouso-atividade. Esses ritmos permitem ao nosso corpo antecipar um comportamento e coordenar os processos corporais adequadamente. É possível escutar pessoas acostumadas a jantar às 18h dizerem que não conseguirão digerir o alimento se tiverem que esperar até as 22h para jantar, pois seu sistema digestório "desligou" em antecipação ao comportamento de ir para a cama para dormir.

Parte da variabilidade nos pontos de ajuste está associada a mudanças nas condições ambientais e não aos ritmos biológicos. A adaptação dos processos fisiológicos a um determinado conjunto de condições ambientais é chamada de **aclimatização** quando ocorre naturalmente. Se o processo ocorre artificialmente, em condições de laboratório, ele é chamado de **aclimatação**. A cada inverno, as pessoas das altas latitudes do hemisfério norte vão para

o sul na esperança de escapar das implacáveis temperaturas negativas e da neve. Quando os sujeitos do norte caminham no clima de 4°C do sul, usando camisetas de manga-curta, os moradores do sul, bem agasalhados com casacos e luvas, pensam que os moradores do norte são loucos: está muito frio! A diferença no comportamento deve-se à diferença na temperatura de aclimatização, uma diferença no ponto de ajuste para a regulação da temperatura corporal que é o resultado de um condicionamento prévio.

Os ritmos biológicos e a aclimatização são processos complexos que os pesquisadores ainda não entendem completamente. Alguns ritmos se originam a partir de grupos especiais de células no encéfalo e são reforçados pela informação sobre o ciclo claro-escuro obtida pelos olhos. Algumas células encontradas fora do sistema nervoso também geram os seus próprios ritmos. A pesquisa realizada em animais mais simples, como moscas, está começando a explicar a base molecular dos ritmos biológicos. (As bases celulares e moleculares dos ritmos circadianos serão discutidas no Capítulo 9.)

A CIÊNCIA DA FISIOLOGIA

Como aprendemos o que sabemos sobre a fisiologia do corpo humano? As primeiras descrições de fisiologia vieram de observações simples. No entanto, a fisiologia é uma ciência experimental na qual os pesquisadores produzem **hipóteses**, ou suposições lógicas, sobre como os eventos ocorrem. As hipóteses são testadas a partir de experimentos planejados para coletar evidência que sustente ou refute a hipótese. Os resultados dos experimentos são publicados na literatura científica. Os profissionais da área da saúde consultam a literatura científica em busca de evidências experimentais que os ajude na tomada de decisões clínicas. Avaliar de forma crítica as evidências científicas dessa maneira é uma prática chamada de *medicina baseada em evidências*. Observação e experimentação são os elementos-chave da **investigação científica**.

Experimentos científicos de qualidade precisam ser planejados cuidadosamente

Um tipo comum de experimento biológico é aquele que remove ou altera alguma variável que o pesquisador pensa ser uma parte essencial do fenômeno observado. A variável alterada é chamada de variável independente. Por exemplo, uma bióloga percebe que aves em um viveiro parecem comer mais no inverno do que no verão. Ela cria uma hipótese de que temperaturas mais baixas aumentam a ingestão de alimento nas aves. Para testar essa hipótese, ela desenha um experimento no qual mantém as aves em diferentes temperaturas e monitora a ingestão de alimento. Nesse experimento, a temperatura, que foi o elemento manipulado, é a variável independente. A ingestão de alimento, que, de acordo com a hipótese, seria dependente da temperatura, torna-se a variável dependente.

REVISANDO CONCEITOS

5. Em uma aula prática de fisiologia, os estudantes preparam um experimento no qual ingerem diferentes volumes de água e medem o débito urinário uma hora após a ingestão. Quais são as varáveis independente e dependente desse experimento?

Uma característica essencial de qualquer experimento é a utilização de um **controle** experimental. Um grupo-controle é normalmente uma duplicata do grupo experimental em todos os aspectos, com exceção da variável independente, que não é modificada, sendo mantida no seu valor inicial. Por exemplo, no experimento de ingestão alimentar em aves, o grupo-controle seria um conjunto de aves mantido na temperatura mais elevada, de verão, mas nos demais aspectos tratados exatamente da mesma forma que as aves mantidas em temperaturas mais baixas. O propósito do controle é assegurar que quaisquer mudanças observadas sejam devidas à variável manipulada e não a uma mudança em alguma outra variável. Por exemplo, suponha que no experimento de ingestão alimentar em aves a ingestão tenha aumentado depois que a pesquisadora mudou o tipo de alimento. A menos que exista um grupo-controle que também tenha sido alimentado com o novo alimento, a pesquisadora seria incapaz de determinar se o aumento na ingestão foi devido à temperatura ou ao fato de o novo alimento ser mais palatável.

Durante o experimento, a pesquisadora coleta cuidadosamente informação, ou **dados**, sobre o efeito que a variável manipulada (independente) tem sobre a variável observada (dependente). Quando o pesquisador percebe que há informação o suficiente para se chegar a uma conclusão, ele começa a análise de dados. A análise pode ser realizada de muitas formas, mas normalmente inclui uma análise estatística para determinar matematicamente se as diferenças aparentes são estatisticamente significativas. Um formato comum para a apresentação de dados é um gráfico (**FIG. 1.15**).

Se um experimento sustenta a hipótese de que o frio faz as aves comerem mais, então o experimento deve ser repetido para assegurar que os resultados não foram um evento único, ocorrido ao acaso. Essa etapa é chamada de **replicação**. Quando os dados sustentam a hipótese em múltiplos experimentos, a hipótese pode se tornar um **modelo** de trabalho. Um modelo com evidência substancial, sustentada por diversos pesquisadores, pode se tornar uma **teoria científica**.

A maior parte da informação presente nos livros-texto, como este, está baseada em modelos que os pesquisadores desenvolveram a partir das melhores evidências experimentais disponíveis. Ocasionalmente, os pesquisadores publicam novas evidências experimentais que não sustentam um modelo em uso. Nesse caso, o modelo deve ser revisado para se ajustar à evidência disponível.

Por essa razão, você pode aprender um "fato" fisiológico enquanto estiver lendo este livro, mas em 10 anos esse "fato" pode se tornar equivocado, devido às novas descobertas científicas do período.

Por exemplo, em 1970, os estudantes aprendiam que a membrana plasmática era um "sanduíche de manteiga", uma estrutura composta por uma camada de lipídeos presa entre duas camadas de proteínas. Em 1972, entretanto, os pesquisadores apresentaram um modelo muito diferente da membrana, no qual proteínas globulares flutuavam dentro de uma dupla camada de lipídeos. Como consequência, os estudantes que aprenderam sobre o sanduíche de manteiga tiveram que revisar o seu modelo mental de membrana.

De onde os modelos científicos da fisiologia humana são obtidos? Temos aprendido muito do que sabemos a partir de experimentos com modelos animais, que variam desde moscas-das-frutas e lulas até ratos. Em muitos casos, os processos fisiológicos desses animais são idênticos ou muito similares àqueles dos seres humanos, permitindo extrapolar os resultados obtidos em animais para modelos humanos. É importante utilizar modelos não humanos porque experimentos utilizando seres humanos podem ser difíceis de serem realizados.

SOLUCIONANDO O PROBLEMA

"Olá, professor. Estou de volta." A maioria dos artigos que Jimmy encontrou no PubMed estavam focados em experimentos individuais. Além disso, ele não entendia completamente os termos técnicos usados pelos autores. "Existe alguma maneira de encontrar artigos que não sejam tão complicados?"

"Sim, há muitas maneiras. Muitas revistas científicas publicam **artigos de revisão** que contêm uma sinopse de pesquisas recentes sobre um tópico específico. Quando você está começando a aprender sobre um novo tema, é melhor começar com artigos de revisão. O PubMed tem um *link* na página de resultados que leva você diretamente para os artigos de revisão. Outro local para procurar por informação básica é o MedlinePlus, outra base da National Library of Medicine (*www.medlineplus.gov*). Ou então tente o Google acadêmico (*scholar.google.com*)."

Jimmy decidiu tentar o MedlinePlus, pois os resultados do PubMed e do Google Acadêmico pareciam muito técnicos para a sua simples pergunta. No *site* do MedlinePlus, Jimmy digitou *diabetes tipo 2* e *terapia de reposição de insulina* (em inglês, *type 2 diabetes and insulin therapy*). Depois de ler alguns dos artigos que apareceram, Jimmy ligou para sua mãe. "Oi, mãe! Encontrei a resposta para a sua questão!"

P6: *Repita a pesquisa de Jimmy no MedlinePlus e observe os links para os artigos sobre diabetes tipo 2 publicados pelo National Institutes of Health (NIH) e pela National Library of Medicine (NLM) ou pelos Centers for Disease Control and Prevention (CDC). Com base no que você encontrou nos artigos, o que Jimmy falou para a sua mãe sobre a necessidade de utilizar insulina no diabetes tipo 2?*

P7: *Que parte do artigo sobre uma dieta rica em fibras poderia ajudar? Nos resultados do MedlinePlus, procure por artigos sobre tratamentos alternativos para o diabetes, publicados pelo National Center for Complementary and Alternative Medicine. Esses artigos mencionam a dieta rica em fibras?*

2 5 9 12 16 19 24

FIGURA 1.15 **FOCO EM...**

Gráficos

Os gráficos são representações ilustrativas da relação entre duas (ou mais) variáveis, plotadas em uma área retangular (Fig. 1.15a). Os gráficos são utilizados para representar uma grande quantidade de dados numéricos em um espaço pequeno, para enfatizar comparações entre variáveis ou para mostrar tendências ao longo do tempo. Um leitor ou espectador pode extrair informação muito mais rapidamente a partir de um gráfico do que a partir de uma tabela de números ou de uma descrição por escrito. Um gráfico bem construído deve conter (de forma bastante sucinta) tudo o que o leitor precisa saber sobre os dados, incluindo o propósito do experimento, a forma como o experimento foi conduzido e os resultados.

Todos os gráficos científicos têm características em comum. A variável independente (a variável manipulada pelo pesquisador) é representada no eixo horizontal (eixo x). A variável dependente (a variável medida pelo pesquisador) é plotada no eixo vertical (eixo y). Se o desenho experimental for válido e a hipótese estiver correta, as modificações na variável independente (eixo x) causarão mudanças na variável dependente (eixo y). Em outras palavras, y é uma função de x. Essa relação pode ser expressa matematicamente, como $y = f(x)$.

Cada eixo de um gráfico é dividido em unidades representadas por marcas de escala espaçadas uniformemente ao longo do eixo. As marcas indicam a variável que o eixo representa (tempo, temperatura, consumo alimentar) e as unidades nas quais a variável está sendo expressa (dias, graus Celsius, gramas por dia). A intersecção entre os dois eixos é chamada de *origem*. A origem normalmente, mas nem sempre, tem o valor de zero para ambos os eixos. Um gráfico também deve possuir um título ou legenda que descreva o que o gráfico representa. Se múltiplos grupos são mostrados no mesmo gráfico, as linhas ou barras que representam cada grupo devem conter rótulos (indicações), ou uma legenda, para mostrar que grupo cada símbolo ou cor representa.

Em fisiologia, a maioria dos gráficos apresenta os dados na forma de barras (gráficos de barra ou histogramas), linhas (gráficos de linhas) ou pontos (gráficos de dispersão). Quatro tipos básicos de gráficos são mostrados na Figura 1.15b-e. Os **gráficos de barras** (Fig. 1.15b) são utilizados quando as variáveis independentes são entidades distintas. Um histograma (Fig. 1.15c) é um gráfico de barras especializado que mostra a distribuição de uma variável ao longo do tempo. O eixo x é dividido em unidades (faixas de valores ou colunas de largura variável são chamadas de "bins", termo que se refere à largura das faixas, por alguns programas de computador), e o eixo y indica a quantidade de dados que estão associados a cada coluna ou faixa de valores (bin).

Os **gráficos de linha** (Fig. 1.15d) são comumente utilizados quando a variável independente representada no eixo x é um fenômeno contínuo, como o tempo, a temperatura ou o peso. Cada ponto do gráfico pode representar a média de um conjunto de observações. Como a variável independente é uma função contínua, os pontos do gráfico podem ser conectados por uma linha (conexões ponto a ponto ou uma linha ou curva "ajustada", calculada matematicamente). A conexão entre os pontos permite ao leitor **interpolar**, ou estimar os valores intermediários entre os valores medidos.

Os **gráficos de dispersão** (Fig. 1.15e) mostram a relação entre duas variáveis, como o tempo gasto estudando para uma prova e o desempenho naquela prova. Normalmente, cada ponto do gráfico representa um membro da população testada. Pontos individuais em um gráfico de dispersão nunca devem ser conectados por uma linha, porém uma linha ou curva "ajustada" pode indicar uma tendência dos dados.

Aqui estão quatro questões para se perguntar quando estiver tentando extrair informação de um gráfico:

1. Que variável cada eixo representa?

2. Qual é a relação entre as variáveis representadas pelos eixos? Essa relação normalmente pode ser expressa

(a) Características básicas de um gráfico. As características básicas de um gráfico incluem as unidades de medida utilizadas e a indicação da variável representada sobre cada eixo, uma chave (rótulos dos grupos) e uma legenda da figura.

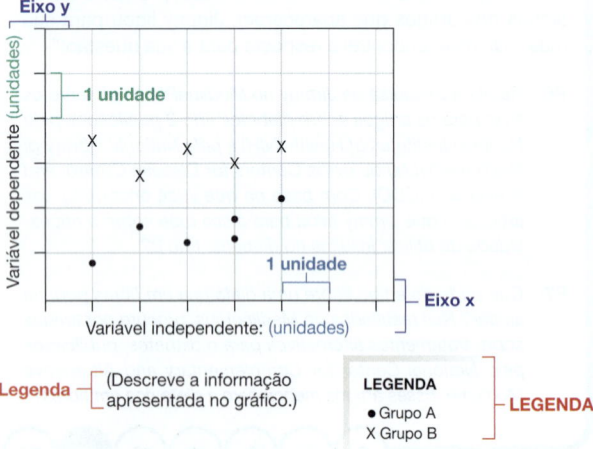

REVISANDO CONCEITOS

6. No laboratório de fisiologia, os alunos coletaram dados sobre a frequência cardíaca uns dos outros. Em cada caso, a frequência cardíaca foi verificada primeiramente no sujeito em repouso e novamente depois de o mesmo ter realizado um exercício de "*step*". Os dois resultados do experimento foram (1) que a frequência cardíaca foi maior após o exercício do que em repouso e (2) que as mulheres tinham frequências cardíacas de repouso maiores do que os homens.

   (a) Qual foi a variável independente desse experimento? Qual foi a variável dependente?

   (b) Faça um gráfico e indique cada eixo com a variável correta. Desenhe linhas de tendência ou barras que possam fazer uma aproximação dos dados coletados.

(b) Gráfico de barra. Cada barra mostra uma variável distinta. As barras são alinhadas lado a lado ao longo de um eixo e, assim, podem ser facilmente comparadas umas às outras. Os gráficos científicos tradicionalmente possuem barras dispostas verticalmente.

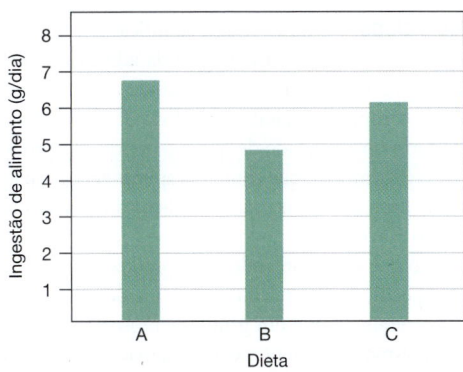

QUESTÃO DO GRÁFICO

Que alimento os canários preferem?

Os canários foram alimentados com uma de três dietas distintas, e a ingestão de alimento foi monitorada por três semanas.

(d) Gráfico de linha. O eixo x frequentemente representa o tempo. Os pontos representam valores médios das observações. Os pontos podem ser conectados por linhas, no caso em que a inclinação da linha entre dois pontos mostrar a taxa em que a variável mudou.

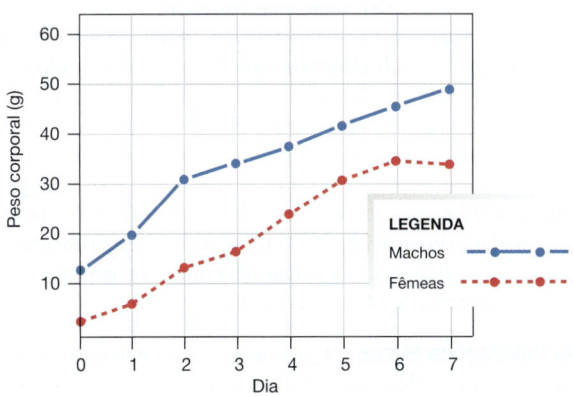

Camundongos machos e fêmeas foram alimentados com uma dieta-padrão e pesados diariamente.

QUESTÃO DO GRÁFICO

Em que momento os camundongos machos aumentaram o seu peso corporal mais rapidamente?

(c) Histograma. Um histograma quantifica a distribuição de uma variável ao longo de uma faixa de valores.

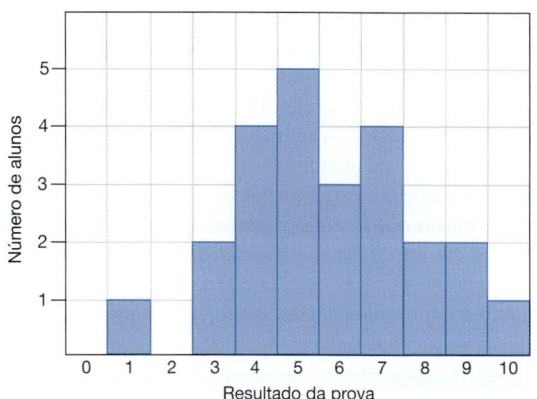

QUESTÃO DO GRÁFICO

Quantos estudantes fizeram a prova?

A distribuição dos resultados dos alunos em uma prova de 10 questões foi plotada no histograma.

(e) Gráfico de dispersão. Cada ponto representa um membro de uma população testada. Os pontos individuais de um gráfico de dispersão nunca são conectados por linhas, mas uma linha ajustada pode ser estimada para mostrar uma tendência dos dados, ou melhor, a linha pode ser calculada por meio de uma equação matemática.

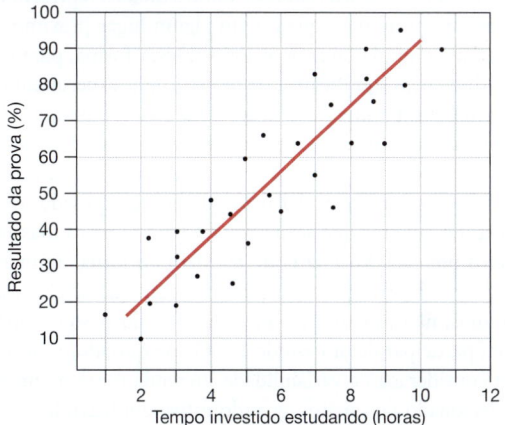

Os resultados dos alunos foram diretamente relacionados à quantidade de tempo de estudo.

QUESTÕES DO GRÁFICO

Para os gráficos (d) e (e), responda:

• O que o pesquisador estava tentando determinar?

• Quais são as variáveis independente e dependente?

• Quais são os resultados ou tendências indicados pelos dados?

colocando as marcas/indicações dos eixos na seguinte frase: y varia com x. Por exemplo, no gráfico (b), o consumo diário de alimento dos canários variou de acordo com o tipo de dieta.

3. Há qualquer tendência aparente no gráfico? Para gráficos de linha e de dispersão, a linha é horizontal (não há mudança na variável dependente quando a variável independente muda) ou a linha tem uma inclinação? A linha é reta ou curva? Para gráficos de barras, as barras possuem alturas diferentes ou a mesma altura? Se as alturas são diferentes, existe uma tendência na direção da mudança de altura?

No entanto, nem todos os estudos realizados com animais podem ser aplicados a seres humanos. Por exemplo, um fármaco antidepressivo que os europeus utilizaram de maneira considerada segura por anos, foi submetido a testes rigorosos pelo U.S. Food and Drug Administration (órgão regulador para alimentos e fármacos dos Estados Unidos) antes de ser comercializado nos Estados Unidos. Quando cães da raça *beagle* utilizaram o fármaco por alguns meses, os animais começaram a morrer de problemas cardíacos. Os pesquisadores ficaram alarmados, até que pesquisas adicionais mostraram que os *beagles* têm características genéticas únicas que fazem o organismo do animal transformar o fármaco em uma substância tóxica. O fármaco é totalmente seguro para outras raças de cães e seres humanos e foi subsequentemente aprovado para uso em seres humanos.

Os resultados de experimentos em seres humanos podem ser difíceis de serem interpretados

Existem muitas razões que tornam difícil a realização de experimentos fisiológicos em seres humanos, incluindo variabilidade, fatores psicológicos e considerações éticas.

Variabilidade   As populações humanas apresentam **variabilidades** genética e ambiental. Embora os livros de fisiologia normalmente apresentem valores *médios* para diversas variáveis fisiológicas, como a pressão arterial, esses valores médios representam simplesmente um número que cai em algum lugar próximo da metade de uma ampla faixa de valores. Dessa forma, para demonstrar diferenças significativas entre os grupos experimental e controle em um experimento com seres humanos, o pesquisador teria de incluir um número muito grande de sujeitos idênticos.

No entanto, conseguir dois grupos de pessoas *idênticas* em todos os aspectos é impossível. Em vez disso, o pesquisador deve tentar recrutar sujeitos que sejam *similares* no número máximo de aspectos possível. Você já pode ter visto no jornal anúncios recrutando voluntários para pesquisa: homens saudáveis entre 18 e 25 anos, não fumantes, dentro de 10% do peso corporal ideal, para participar de um estudo…". Os pesquisadores devem levar em consideração a variabilidade inerente, mesmo em um grupo selecionado de sujeitos, quando estiverem fazendo experimentos com seres humanos. Essa variabilidade pode afetar a habilidade do pesquisador para interpretar a significância dos dados coletados a partir daquele grupo.

Uma maneira de reduzir a variabilidade dentro de uma população-teste, seja de seres humanos ou de animais, é fazer um **estudo cruzado**. Em um estudo cruzado, cada sujeito funciona como sujeito experimental e como controle. Assim, cada resposta individual ao tratamento pode ser comparada com o valor-controle do próprio sujeito. Esse método é particularmente eficaz quando existe uma variabilidade grande dentro de uma população.

Por exemplo, no teste de um fármaco para a pressão arterial, os pesquisadores podem dividir os sujeitos em dois grupos. O grupo A toma uma substância inativa, chamada de **placebo**, durante a primeira metade do experimento e passa a tomar o fármaco experimental na segunda metade. O grupo B inicia com o fármaco experimental e depois muda para o placebo. Esse esquema permite ao pesquisador acessar o efeito do fármaco em cada sujeito. Em outras palavras, cada sujeito atua como seu próprio controle. Estatisticamente, a análise de dados pode utilizar métodos que focam na avaliação das mudanças de cada um, em vez de focar nos dados coletivos do grupo.

Fatores psicológicos   Outra variável significante em estudos com seres humanos é o aspecto psicológico da administração de um tratamento. Se você oferecer um comprimido a um indivíduo e dizer que aquele comprimido ajudará no alívio de algum problema, existe uma forte possibilidade de que o comprimido produza exatamente esse efeito, mesmo que contenha apenas açúcar ou uma substância inerte. Esse fenômeno, já muito bem documentado, é chamado de **efeito placebo**. De modo similar, se você avisar às pessoas que o fármaco que estão tomando pode produzir efeitos colaterais adversos específicos, elas relatarão uma incidência mais alta desses efeitos colaterais do que um grupo de pessoas que não foi avisado sobre os mesmos. Esse fenômeno é chamado de **efeito nocebo**. Os efeitos placebo e nocebo mostram a capacidade de nossas mentes de alterar o funcionamento fisiológico de nossos corpos.

Ao montar um experimento com seres humanos, deve-se tentar controlar os efeitos placebo e nocebo. O modo mais simples de fazer isso é usando um **estudo cego**, no qual os sujeitos não sabem se estão recebendo o tratamento ou o placebo. Entretanto, mesmo essa precaução pode falhar se, por exemplo, os pesquisadores que estão tendo acesso aos sujeitos souberem que tipo de tratamento cada um está recebendo. As expectativas dos pesquisadores sobre o que o tratamento irá ou não fazer podem mascarar suas interpretações ou medidas.

Para evitar esse tipo de desfecho, os pesquisadores utilizam com frequência **estudos duplo-cegos**. Nesse tipo de estudo, uma terceira parte, não envolvida no experimento, é a única que sabe qual dos grupos está recebendo o tratamento experimental e qual está recebendo o placebo. O desenho experimental mais sofisticado para minimizar os efeitos psicológicos é o **estudo duplo-cego cruzado**. Nesse tipo de estudo, o grupo-controle na primeira metade do experimento torna-se o grupo experimental na segunda metade, e vice-versa, mas nenhum dos envolvidos sabe quem está recebendo o tratamento ativo.

Considerações éticas   Questões éticas surgem quando seres humanos são usados como sujeitos experimentais, particularmente quando esses sujeitos são pessoas que estão sofrendo de uma doença ou de qualquer outra enfermidade. É ético negar um tratamento novo e promissor aos sujeitos do grupo-controle? Um exemplo notável ocorreu há alguns anos, quando pesquisadores estavam testando a eficácia de um tratamento para dissolver coágulos sanguíneos em vítimas de infarto do miocárdio. A taxa de sobrevivência entre os pacientes tratados foi tão alta que o teste foi interrompido para que os membros do grupo-controle também pudessem receber o fármaco experimental.

Em contrapartida, os testes com alguns agentes anticancerígenos mostraram que os tratamentos experimentais foram menos eficazes em impedir o alastramento do câncer do que os tratamentos-padrão utilizados pelos sujeitos do grupo-controle. Foi ético subtratar os pacientes do grupo experimental, privando os mesmos da prática médica mais atualizada e eficaz? A maioria dos estudos atuais são avaliados continuamente ao longo do curso do estudo para minimizar a possibilidade de que os sujeitos sejam prejudicados devido à participação na pesquisa.

Em 2002, um teste de terapia de reposição hormonal em mulheres pós-menopausa foi interrompido logo no início, quando os pesquisadores perceberam que as mulheres que estavam tomando uma pílula que continha dois hormônios estavam desenvolvendo doenças cardiovasculares e câncer de mama em uma taxa superior à das mulheres que estavam recebendo o placebo. Por outro lado, as mulheres que estavam recebendo os hormônios também exibiram taxas *mais baixas* de câncer de colo e de fraturas ósseas. Os pesquisadores decidiram que os riscos associados ao uso dos hormônios excediam os benefícios potenciais e, assim, interromperam o estudo. Para aprender mais sobre esse ensaio clínico e os prós e contras da terapia de reposição hormonal, acesse o site da U.S. National Library of Medicine em *www.nlm.nih.gov/medlineplus/hormonereplacementtherapy.html*.

Os estudos com seres humanos podem ser de diversos tipos

Quase diariamente, os jornais trazem artigos sobre ensaios clínicos desenvolvidos para testar a eficácia de fármacos ou de outros tratamentos médicos. Diversos aspectos dos desenhos experimentais podem afetar a validação e a aplicação dos resultados desses ensaios. Por exemplo, alguns ensaios são desenvolvidos apenas por um período limitado de tempo e com um número limitado de pessoas, como os estudos conduzidos durante o processo de aprovação de fármacos pela U.S. Food and Drug Administration (agência reguladora do Estados Unidos para medicamentos e alimentos). Em vários casos, nos últimos anos, fármacos aprovados com base nos resultados desses estudos tiveram que, posteriormente, ser retirados do mercado, pois o uso prolongado do fármaco revelou efeitos colaterais adversos, incluindo óbitos.

Os **estudos longitudinais** são planejados para serem realizados por um longo período de tempo. Um dos mais famosos estudos longitudinais é o Estudo Cardiovascular de Framingham (Framingham Heart Study – *www.framingham.com/heart*), iniciado em 1948 e ainda em curso. O estudo Framingham é em **estudo prospectivo** que recrutou sujeitos saudáveis e tem acompanhado esses indivíduos por anos para identificar fatores que contribuem para o desenvolvimento de doenças cardiovasculares. Esse estudo já fez contribuições importantes para a assistência médica. Atualmente, o estudo continua em curso com sujeitos adultos que são filhos e netos dos primeiros participantes.

Desenhos experimentais adicionais encontrados na literatura incluem os estudos transversais e retrospectivos. Os **estudos transversais** avaliam a prevalência de uma doença ou condição em uma população. Os dados dos estudos transversais identificam tendências que podem ser investigadas mais adiante, como, por exemplo, se a idade do grupo ou a condição socioeconômica estão associadas a um risco mais elevado de desenvolvimento da condição que está sendo avaliada. Os **estudos retrospectivos** combinam grupos de pessoas que têm uma doença específica com um grupo-controle saudável de características similares. O objetivo desses estudos é determinar se o desenvolvimento da doença está associado a uma variável particular.

Com frequência, os resultados de um ou mais estudos publicados não estão em concordância com as conclusões de outros estudos. Em alguns casos, a razão para a falta de concordância indica uma limitação do desenho experimental, como um pequeno número de sujeitos, o que pode não ser uma representação adequada de populações maiores. Em outros casos, a falta de concordância pode ser devido a diferenças pequenas, mas potencialmente significantes, entre os desenhos experimentais de cada estudo.

Uma forma utilizada pelos pesquisadores para tentar solucionar resultados contraditórios é realizar uma **metanálise** dos dados. A metanálise combina todos os dados de um grupo de estudos similares e utiliza técnicas estatísticas sofisticadas para extrair tendências ou resultados significantes a partir dos dados combinados. Por exemplo, diversos estudos já foram realizados para avaliar se a glicosamina e a condroitina utilizadas como suplemento alimentar podem produzir melhora nas doenças degenerativas das articulações. Entretanto, os estudos individuais tinham um número pequeno de sujeitos (< 50) e utilizavam diferentes regimes de administração das substâncias. Uma metanálise usando métodos estatísticos é uma forma de comparar os resultados desses estudos.[6]

A dificuldade de usar sujeitos humanos nos experimentos é uma das razões pelas quais os pesquisadores utilizam animais para desenvolver muitos modelos científicos. Desde a década de 1970, a pesquisa fisiológica tem aumentado cada vez mais a experimentação animal com técnicas desenvolvidas pelos biólogos celulares e geneticistas moleculares. À medida que temos compreendido as bases da sinalização e da comunicação química no corpo, temos desvendado os mistérios de muitos processos. Fazendo isso, ficamos mais próximos de nos tornarmos capazes de tratar muitas doenças, corrigindo sua causa, em vez de simplesmente tratar os sintomas.

A medicina está se voltando cada vez mais para terapias baseadas em intervenções em nível molecular. Um exemplo clássico é o tratamento da fibrose cística, uma doença hereditária na qual o muco dos pulmões e do tubo digestório é anormalmente espesso. Por muitos anos, os pacientes com essa condição tinham poucas opções de tratamento, e a maioria acabava falecendo ainda jovem. Entretanto, a pesquisa básica sobre os mecanismos pelos quais sais e água cruzam a membrana plasmática forneceram dicas sobre a causa subjacente da fibrose cística: uma proteína defeituosa na membrana de determinadas células. Quando geneticistas moleculares encontraram o gene que codifica a proteína, a possibilidade de reparar a proteína defeituosa em pacientes com fibrose cística tornou-se uma realidade. No entanto, esse tratamento nunca teria sido desenvolvido sem a pesquisa básica sobre como as células e os tecidos desempenham sua função normal.

À medida que você for lendo este livro e aprendendo sobre o funcionamento do corpo humano, tenha em mente que muitas das ideias apresentadas refletem modelos que representam o nosso conhecimento atual e estão sujeitos a mudanças. Ainda há muitas questões em fisiologia esperando que suas respostas sejam encontradas pelos pesquisadores.

---

[6] Para exemplo, ver S. Wandelet et al. Effects of glucosamine, chondroitin, or placebo in patients with osteoarthritis of hip or knee: network meta-analysis. *Br Med J* 341: c4675–c4676, 2010.

| SOLUCIONANDO O **PROBLEMA** CONCLUSÃO | **Em que acreditar?** |

Uma habilidade que todos os estudantes de fisiologia devem adquirir é a capacidade de encontrar informação na literatura científica. No mundo de hoje, a literatura científica pode ser encontrada na forma impressa, como livros e periódicos e por meio da internet. Entretanto, a menos que um livro tenha uma data recente de publicação, ele pode não ser a fonte mais atualizada de informação.

Muitos alunos começam a sua busca por informação sobre um assunto procurando na internet. Tenha cuidado! Qualquer um pode criar uma *webpage* e publicar informação na internet. Não há nenhum processo de triagem comparado à revisão por pares das revistas científicas. Assim, o leitor de uma página da internet deve decidir qual é a validade daquela informação. *Websites* publicados por universidades reconhecidas e organizações sem fins lucrativos provavelmente conterão boas informações, mas você deve olhar de forma cética para um artigo sobre vitaminas na página de uma loja de alimentos naturais (a menos que o artigo cite uma pesquisa publicada e revisada por pares).

Pergunta	**Resposta e comentário**
P1: Que termos Jimmy poderia ter utilizado na sua busca para obter um número menor de resultados?	Incluir mais palavras em uma pesquisa na internet é a melhor maneira de restringir a lista de resultados. Por exemplo, Jimmy poderia ter procurado por *terapia com insulina* e *diabetes* (em inglês, *insulin therapy diabetes*). Essa pesquisa geraria cerca de 9,3 milhões de resultados. Ser mais específico sobre o tipo de diabetes de sua mãe poderia ajudar. Uma pesquisa por *terapia de reposição de insulina para o diabetes tipo 2* (em inglês, *insulin therapy for type 2 diabetes*) produziria cerca de 7,2 milhões de resultados. Isso ainda é um número muito grande de páginas para olhar!
P2: Quais tipos de websites Jimmy deveria procurar na lista de resultados e como ele poderia os reconhecer?	Os melhores *websites* para a busca de informação na área da saúde são de organizações que fazem parte das comunidades científica e de atenção à saúde, como o National Institutes of Health (NIH), grupos sem fins lucrativos dedicados a financiar a pesquisa sobre uma doença específica (American Diabetes Association, www.diabetes.org) ou clínicas e universidades nas quais pesquisadores e médicos investigam ativamente as causas e os tratamentos para as doenças. Trate os *sites* comerciais que terminam em *.com com cuidado redobrado.
P3: No artigo da Doctors' Medical Library, chamado "Fibers", o que o Dr. Kennedy, autor da pesquisa, diz sobre dietas ricas em fibras e diabetes?	O Dr. Kennedy afirma que alguns pacientes com diabetes tipo 2 podem receber um "tratamento bem-sucedido" com a ingestão de uma dieta rica em fibras (a classificação do diabetes tipo 2 como "com início na idade adulta" é obsoleta).
P4: Como Jimmy pode obter mais informação sobre quem criou o site e que credenciais essa pessoa possui?	Para saber mais sobre quem criou um *site* e o motivo, olhe os *links* na base da página como HOME (PÁGINA PRINCIPAL) e *ABOUT US* (SOBRE). Na página principal da The Doctors' Medical Library, você verá que o objetivo do *site* é estimular a auto educação do leitor. O *link* associado ao nome do Dr. Ron Kennedy, não fornece qualquer informação sobre a formação médica do Dr. Ron ou suas credenciais.
P5: Compare o número de resultados obtidos no PubMed com o número obtido na busca do Google.	O número de resultados dependerá de quando você fez a pesquisa, pois novos artigos são adicionados constantemente. No entanto, o número provavelmente não chegará aos 25 mil, uma quantidade muito menor do que os milhões de resultados que aparecem no Google.
P6: O que Jimmy falou para a sua mãe sobre a necessidade de utilizar insulina no diabetes tipo 2?	Todos os artigos publicados por essas organizações dizem que pessoas com diabetes tipo 2 podem precisar de insulina. Os pacientes sempre devem escutar os profissionais de saúde e perguntar, caso estejam incertos sobre o que devem fazer.
P7: Os artigos do National Center for Complementary and Alternative Medicine (NCCAM) mencionam a dieta rica em fibras como um tratamento alternativo para o diabetes?	O artigo da NCCAM lista diversos tratamentos alternativos que já foram colocados em prática. Ele também diz que, até agora, não há qualquer evidência científica sustentando o uso de suplementos na dieta para o tratamento do diabetes. Os pacientes nunca devem interromper os seus tratamentos convencionais quando utilizarem um tratamento complementar e devem sempre informar o seu médico ou profissional de saúde sobre quaisquer vitaminas ou suplementos que estejam utilizando.

Formatos para citação

Quando você encontra um artigo na forma impressa ou na internet, você deve citá-lo de forma correta. Os formatos para citação de um artigo variam um pouco de fonte para fonte, mas normalmente incluem os seguintes elementos (com a formatação mostrada):

Autor(es). Título do artigo. *Nome da Revista* volume (número/edição): intervalo de páginas, ano de publicação.

Por exemplo:

Echevarria M and Ilundain AA. Aquaporins. *J Physiol Biochem* 54(2): 107-118, 1998.

Em muitas citações, o nome da revista é abreviado usando abreviações padronizadas. Por exemplo, o *American Journal of Physiology* é abreviado como *Am J Physiol* (nomes com uma única palavra, como *Science*, nunca são abreviados). Para cada ano do calendário, as edições de uma determinada revista recebem um número de **volume**. A primeira edição de um volume é designada como **edição** 1, a segunda como 2, e assim por diante.

A citação de fontes da internet requer um formato diferente. Aqui está uma sugestão de formato:

Autor/Editor (se disponível). Data de revisão ou direitos autorais (se disponível). Título da *webpage* [meio de publicação]. Editor da *webpage*. URL [data de acesso].

SOLUCIONANDO O PROBLEMA CONCLUSÃO | *Continuação*

Por exemplo:
Patton G (editor). 2005. Biological Journals and Abbreviations. [*Online*]. National Cancer Institute. *http://home.ncifcrf.gov/research/bja* [acessado em 10 de abril de 2005].

Diferentemente dos meios impressos, *webpages* não são permanentes e frequentemente desaparecem ou são movidas. Se você acessar uma revista impressa pela internet, você deverá utilizar a citação da versão impressa, não a URL. Outra possibilidade é fornecer o número exclusivo de identificação do arquivo ou DOI (identificador de objetos digitais, do inglês, *digital object identifier*).

Citando o trabalho de outros
Copiar ou parafrasear material de alguma fonte sem citá-la é considerado fraude acadêmica. Citações literais palavra por palavra, colocadas entre aspas, raramente são utilizadas na escrita científica. Em vez disso, sumariza-se o conteúdo da fonte e cita-se a fonte, conforme segue:

Sabe-se que algumas formas raras de epilepsia são causadas por mutações em canais iônicos (Mulley et al., 2003).

Quando um artigo possui três ou mais autores, utiliza-se a abreviatura et al. – do latim *et alii*, significando "e outros" – para poupar espaço no corpo do texto. Os nomes de todos os autores são descritos na citação completa, que normalmente está incluída dentro de uma seção de referências, ao final do artigo. A lista de referências é normalmente organizada em ordem alfabética, de acordo com o sobrenome do primeiro autor do artigo.

(2) (5) (9) (12) (16) (19) (**24**)

RESUMO DO CAPÍTULO

1. **Fisiologia** é o estudo do funcionamento normal de um organismo vivo e de suas partes. (p. 2)

A fisiologia é uma ciência integrativa

2. Muitas funções complexas são **propriedades emergentes** que não podem ser previstas a partir das propriedades individuais de cada componente. (p. 2)

3. Os fisiologistas estudam diversos **níveis de organização** dos seres vivos, desde moléculas até populações de uma espécie. (p. 2; Fig. 1.1)

4. A **célula** é a menor unidade estrutural capaz de executar todos os processos vitais. (p. 3)

5. Os conjuntos de células que desempenham funções relacionadas formam os **tecidos** e os **órgãos**. (p. 3)

6. O corpo humano tem 10 sistemas fisiológicos: **tegumentar, musculosquelético, respiratório, digestório, urinário, imune, circulatório, nervoso, endócrino** e **reprodutivo**. (p. 3; Fig. 1.2)

Função e mecanismo

7. A **função** de um sistema ou evento fisiológico é o "porquê" do sistema. O **mecanismo** por meio do qual o evento ocorre é o "como" de um sistema. A **abordagem teleológica** da fisiologia explica por que os eventos ocorrem; a **abordagem mecanicista** explica como eles ocorrem. (p. 5)

8. A pesquisa translacional aplica os resultados da pesquisa fisiológica básica aos problemas médicos. (p. 5)

Temas em fisiologia

9. Os quatro tópicos-chave da fisiologia são: as relações estrutura/função, como **interações moleculares** e a **compartimentalização**, a utilização biológica de energia, o fluxo de informação dentro do corpo e a homeostasia. (p. 8)

Homeostasia

10. A **homeostasia** é a manutenção de um meio interno relativamente constante. As variáveis que são reguladas para manter a homeostasia incluem a temperatura, o pH, as concentrações iônicas, o nível de oxigênio e a quantidade de água. (p. 9)

11. Falhas na manutenção da homeostasia podem levar a doenças ou enfermidades. (p. 10; Fig. 1.4)

12. O meio interno do corpo é o **líquido extracelular**. (p. 10; Fig. 1.5)

13. O corpo humano como um todo está adaptado para enfrentar um ambiente externo variável, mas a maioria das células do corpo só é capaz de tolerar mudanças muito pequenas. (p. 10)

14. A **lei do balanço de massa** diz que, para a quantidade de uma substância no corpo permanecer constante, qualquer entrada deve ser compensada por uma saída igual. (p. 11; Fig. 1.6)

15. A entrada de substâncias no corpo pode ser proveniente do metabolismo ou do meio externo. A saída ocorre pela metabolização ou por **excreção**. (p. 11; Fig. 1.6)

16. A taxa de entrada, produção ou saída de uma substância x é expressa como **fluxo de massa**, em que fluxo de massa = concentração $\times$ fluxo de volume. (p. 11)

17. A **depuração** é a taxa na qual uma substância é removida do sangue por excreção, metabolização ou ambos. O fígado, os rins, os pulmões e a pele removem substâncias do sangue. (p. 12)

18. Tanto as células quanto o líquido extracelular se mantêm em homeostasia, mas a composição dos dois não é idêntica. A condição de estabilidade/constância é conhecida como **estado de estabilidade dinâmica**. (p. 13)

19. A maioria dos solutos é mais concentrada em um compartimento do que no outro, criando um estado de **desequilíbrio**. (p. 13; Fig. 1.7)

Sistemas de controle e homeostasia

20. As **variáveis reguladas** têm um **ponto de ajuste** e um intervalo de normalidade. (p. 13; Fig. 1.11)

21. O controle homeostático mais simples ocorre em nível tecidual ou celular e é conhecido como **controle local**. (p. 13; Fig. 1.9)

22. Os **sistemas de controle** têm três componentes: um sinal de entrada, um **centro integrador** e um sinal de saída. (p. 13; Fig. 1.8)

23. As vias reflexas podem ser divididas em **alças de resposta** e **alças de retroalimentação**. Uma alça de resposta começa com um **estímulo** que é detectado por um **sensor**. O sinal de entrada conecta o sensor ao **centro integrador** que decide qual a melhor resposta. O sinal de saída viaja do centro integrador até o **alvo** que produz a **resposta** apropriada. (p. 14; Fig. 1.10)

24. Na **retroalimentação negativa**, a resposta opõe-se ou remove o estímulo inicial, o que encerra a alça de resposta. (p. 15; Fig. 1.12a)

25. Nas alças de **retroalimentação positiva**, a resposta reforça o estímulo, em vez de reduzi-lo ou removê-lo. Isso desestabiliza o sistema até que alguma intervenção ou evento externo à alça interrompa a resposta. (p. 16; Figs. 1.12b, 1.13)

26. O **controle antecipatório** permite ao corpo prever uma mudança que está por vir e ativar a alça de resposta em antecipação à mudança. (p. 17)

27. As variáveis reguladas que mudam de maneira previsível são chamadas de ritmos biológicos. Entre elas, aquelas que coincidem com os ciclos claro-escuro (dia-noite) são chamadas de **ritmos circadianos**. (p. 17; Fig. 1.14)

A ciência da fisiologia

28. Observação e experimentação são elementos-chave na **investigação científica**. Uma **hipótese** é uma suposição lógica sobre a forma como um evento ocorre. (p. 18)

29. Em experimentação científica, o fator manipulado pelo pesquisador é a **variável independente**, e o fator observado é a **variável dependente**. Todos os experimentos científicos bem desenhados possuem **controles** para assegurar que as mudanças observadas se devem à manipulação experimental, e não a algum fator externo. (p. 19)

30. Os **dados** representam a informação coletada durante um experimento. Os dados são analisados e, normalmente, apresentados na forma de um gráfico. (p. 19; Fig. 1.15)

31. Uma **teoria científica** é uma hipótese sustentada por dados de múltiplas fontes. Quando novas evidências não sustentam uma teoria ou modelo, eles devem ser revisados. (p. 19)

32. A experimentação animal é importante devido à grande **variabilidade** dentro das populações humanas e pela dificuldade de controlar experimentos com seres humanos. Além disso, questões éticas podem surgir quando seres humanos são utilizados como sujeitos experimentais. (p. 22)

33. Para controlar alguns experimentos, um grupo de sujeitos recebe uma substância inativa, denominada **placebo**. Os **efeitos placebo** e **nocebo** estão associados a modificações produzidas mesmo se o tratamento for inativo, podendo afetar consideravelmente os resultados experimentais. (p. 22)

34. Em um **estudo cego**, os sujeitos da pesquisa não sabem se estão recebendo o tratamento experimental ou o placebo. Em um **estudo duplo-cego**, uma terceira parte, não envolvida no experimento, é a única que sabe qual é o grupo experimental e qual é o grupo-controle. Em um **estudo cruzado**, o grupo-controle na primeira metade do experimento torna-se o grupo experimental na segunda metade, e vice-versa. (p. 22)

35. Uma **metanálise** combina dados de muitos estudos para tentar encontrar tendências. (p. 23)

QUESTÕES PARA REVISÃO

Além da resolução destas questões e da checagem de suas respostas na p. A-1, reveja o Tópicos abordados e objetivos de aprendizagem, no início deste capítulo.

Nível um   Revisando fatos e termos

1. Defina fisiologia. Descreva a relação entre fisiologia e anatomia.

2. Cite os diferentes níveis de organização da biosfera.

3. Cite os 10 sistemas fisiológicos do corpo e descreva a função principal de cada um.

4. O que a afirmação "fisiologia é uma ciência integrativa" significa?

5. Defina homeostasia. Cite algumas variáveis reguladas que são mantidas pela homeostasia.

6. Cite os quatro principais tópicos da fisiologia.

7. Coloque as seguintes partes de um reflexo na ordem correta, montando uma alça de resposta fisiológica: sinal de entrada, centro integrador, sinal de saída, resposta, sensor, estímulo, alvo.

8. O nome dado para as flutuações diárias de funções corporais, como pressão arterial, temperatura e processos metabólicos, é _____.

Nível dois   Revisando conceitos

9. **Montagem de mapas**: faça um grande mapa mostrando a organização do corpo humano. Mostre todos os níveis de organização do corpo (ver Fig. 1.1) e todos os 10 sistemas fisiológicos. Tente incluir no mapa funções de todos os componentes e lembre-se que algumas estruturas podem compartilhar funções. (*Dica*: comece com "corpo humano" como termo mais importante. Você também pode desenhar o contorno de um corpo humano e construir o seu mapa com base nisso.)

10. Diferencie os itens de cada grupo de termos:
    (a) tecidos e órgãos.
    (b) eixo *x* e eixo *y* de um gráfico.
    (c) variáveis dependentes e independentes.
    (d) abordagens teleológica e mecanicista.
    (e) meio interno e meio externo, considerando um ser humano.
    (f) estudos dos tipos cego, duplo-cego e cruzado.
    (g) o alvo e o sensor em um sistema de controle.

11. Cite quantos órgãos e estruturas corporais conseguir que estejam conectadas diretamente ao ambiente externo.

12. Quais são os sistemas responsáveis por coordenar a função corporal? E pela proteção do corpo contra possíveis agentes invasores? Que sistemas realizam a troca de substâncias com o meio externo e o que cada sistema troca?

13. Explique as diferenças entre retroalimentação positiva, retroalimentação negativa e controle antecipatório. Sob que circunstâncias cada um seria vantajoso?

Nível três   Solucionando problemas

14. Um grupo de biólogos foi até um shopping e perguntou para as pessoas "Por que o sangue flui?". A seguir, estão descritas algumas das respostas. Quais dessas respostas são teleológicas e quais são mecanicistas (nem todas as respostas estão corretas, mas mesmo assim elas podem ser classificadas)?

    (a) Por causa da gravidade.
    (b) Para levar oxigênio e nutrientes para as células.
    (c) Pois se ele não fluir iremos morrer.
    (d) Por causa da atividade de bombeamento do coração.

15. Embora a desidratação seja um dos obstáculos fisiológicos mais sérios que os animais terrestres precisam enfrentar, também existem outros tipos de obstáculos. Pense nesses obstáculos e nas diversas estratégias que diferentes animais terrestres desenvolveram para superá-los (*Dica*: pense em seres humanos, insetos e anfíbios; pense também nos diferentes hábitats terrestres.)

Nível quatro   Problemas quantitativos

16. Um grupo de estudantes queria saber que efeito uma dieta deficiente em vitamina D teria sobre o crescimento de filhotes de peixes *guppy*. Eles alimentaram os peixes com uma dieta com restrição de vitamina D e mediram o comprimento do peixe a cada três dias, durante três semanas. Os dados foram os seguintes:

Dia	0	3	6	9	12	15	18	21
Comprimento corporal médio (mm)	6	7	9	12	14	16	18	21

    (a) Qual foi a variável dependente e qual foi a variável independente desse experimento?
    (b) Qual foi o controle do experimento?
    (c) Usando os dados da tabela, elabore um gráfico dos resultados (não esqueça de colocar todas as indicações necessárias, além de uma legenda da figura).
    (d) Em que momento o crescimento foi mais lento? E mais rápido? Utilize o gráfico que você elaborou para responder.

17. Você realizou um experimento em que mediu os volumes de nove fatias de batata e, em seguida, mergulhou as fatias em soluções de diferentes salinidades por 30 minutos. Ao final dos 30 minutos, você mediu novamente os volumes das nove fatias. As alterações encontradas foram:

Porcentagem de mudança no volume após 30 minutos			
Solução	Amostra 1	Amostra 2	Amostra 3
Águadestilada	10%	8%	11%
1% de sal (NaCl)	0%	− 0,5%	1%
9% de sal (NaCl)	− 8%	− 12%	− 11%

    (a) Qual foi a variável independente do experimento? Qual foi a variável dependente?
    (b) A partir das informações fornecidas, é possível dizer se existiu ou não um grupo-controle nesse experimento? Se sim, qual foi o grupo-controle?
    (c) Represente os resultados do experimento na forma gráfica, usando o tipo de gráfico mais adequado.

18. Ao final de um semestre, os pesquisadores avaliaram os alunos de uma turma formada por 25 levantadores de peso, de nível intermediário, do sexo masculino. Foram avaliados o condicionamento aeróbio e a circunferência da musculatura do braço. A relação entre as duas variáveis está representada no gráfico.

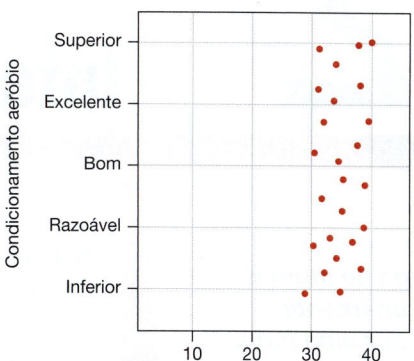

    (a) Que tipo de gráfico é esse?
    (b) Qual era a pergunta dos pesquisadores?
    (c) Em uma frase, resuma a relação entre as duas variáveis plotadas no gráfico.

19. Responda às questões após a leitura desse resumo de artigo.

    Foi desenvolvido um estudo[7] em voluntários humanos para saber se dois procedimentos realizados durante uma cirurgia de artroscopia são eficazes no alívio da dor associada à osteoartrite ou à doença degenerativa da articulação. Os voluntários tinham 75 anos e foram recrutados em um centro médico de militares aposentados. Destes, 93% eram do sexo masculino e 60% eram brancos. Um terço dos sujeitos foi submetido à cirurgia placebo – isto é, recebeu anestesia e seus joelhos foram cortados para o acesso cirúrgico, mas o restante do procedimento de tratamento não foi realizado. Os outros dois terços dos sujeitos foi submetido a um dos dois procedimentos de tratamento. Os sujeitos foram acompanhados por dois anos. Eles responderam questionários sobre a dor e a função do joelho e foram submetidos a um teste objetivo de caminhada e subida de escada. Ao final do estudo, os resultados não mostraram quaisquer diferenças significativas na função do joelho ou na percepção de dor entre os sujeitos que receberam um dos dois tratamentos e aqueles que fizeram a operação placebo.

    (a) Você acha que é ético realizar cirurgias placebo em seres humanos que estão sofrendo de uma condição dolorosa, mesmo que os sujeitos sejam informados que podem receber a operação placebo, em vez do tratamento-padrão?
    (b) Sugira duas possíveis explicações para a redução da dor relatada pelos sujeitos que receberam a operação placebo.
    (c) Analise e critique o desenho experimental do estudo. Os resultados desse estudo podem ser aplicados a qualquer sujeito com dor no joelho?
    (d) O desenho experimental do estudo era cego, duplo-cego ou duplo-cego cruzado?
    (e) Por que os pesquisadores acharam importante incluir uma operação placebo nesse estudo?

---

[7] J. B. Moseley et al. A controlled trial of arthroscopic surgery for osteoarthritis of the knee. *N Eng J Med* 347(2): 81-88, 2002.

As respostas para as questões de Revisando conceitos, Figuras, Questões gráficas e Questões para revisão ao final do capítulo podem ser encontradas no Apêndice A (p. A-1).

2

Interações Moleculares

A ciência considera o homem um agregado de átomos temporariamente unidos por uma força misteriosa, chamada de princípio da vida.

H. P. Blavatsky, 1877. Em *Isis Unveiled: A Master-Key to the Mysteries of Ancient and Modern Science and Theology, Vol. I: Science.*

TÓPICOS ABORDADOS E OBJETIVOS DE APRENDIZAGEM

Moléculas e ligações 29

2.1 Comparar e contrastar composição, estrutura e funções dos quatro grupos principais de biomoléculas.
2.2 Descrever quatro papéis biológicos importantes dos elétrons.
2.3 Descrever e comparar os tipos distintos de ligações covalentes e não covalentes.

Interações não covalentes 40

2.4 Contrastar a estrutura e a solubilidade de moléculas polares e apolares.
2.5 Descrever as interações covalentes e não covalentes que contribuem para

a forma das moléculas e explicar como forma e função estão relacionadas.
2.6 Definir pH em palavras e matematicamente e explicar as diferenças entre ácidos, bases e tampões.

Interações proteicas 46

2.7 Listar sete funções importantes das proteínas solúveis no corpo.
2.8 Explicar os significados de afinidade, especificidade, saturação e competição na ligação proteína-ligante.
2.9 Explicar os diferentes métodos pelos quais moduladores alteram a ligação ou a atividade de proteínas.

Cristais de ATP.

Aproximadamente 100 anos atrás, dois cientistas, Aleksander Oparin, na Rússia, e John Haldane, na Inglaterra, especulavam sobre como a vida poderia ter surgido na Terra, cuja atmosfera era constituída principalmente por hidrogênio, água, amônia e metano. A teoria deles foi colocada a teste, em 1953, quando um cientista de 23 anos, chamado de Stanley Miller, combinou essas moléculas em um frasco fechado, fervendo a mistura por uma semana, enquanto liberava periodicamente descargas elétricas nelas, simulando raios. Ao final desse teste, Miller encontrou aminoácidos no frasco. Com esse experimento simples, ele demonstrou que era possível criar moléculas orgânicas, geralmente encontradas em organismos vivos, a partir de precursores inorgânicos não vivos.

Os experimentos de Miller foram uma tentativa inicial de resolver um dos maiores mistérios da biologia: como um conjunto de substâncias químicas adquire as propriedades complexas associadas às criaturas vivas? Ainda não temos uma resposta para essa questão. Diversas teorias foram propostas, variando desde a vida chegando através de um meteoro, até moléculas sendo formadas em respiradouros hidrotérmicos no oceano. Independentemente de sua origem, as moléculas associadas com organismos vivos têm a capacidade de se organizar em compartimentos, replicar-se e agir como *catalisadores* que aceleram reações que aconteceriam de forma lenta sem essas moléculas.

O corpo humano é bastante diferente das formas de vida primordiais, mas ainda somos um conjunto de substâncias químicas – soluções diluídas de moléculas dissolvidas ou suspensas dentro de compartimentos, como paredes lipídico-proteicas. Junções fortes entre átomos, conhecidas como ligações químicas, armazenam e transferem energia para dar suporte às funções vitais. Interações mais fracas entre e dentro de moléculas criam distintas formas para estas, permitindo que as biomoléculas interajam de forma reversível umas com as outras.

Este capítulo introduz alguns dos princípios fundamentais das interações moleculares que você encontrará repetidamente no seu estudo da fisiologia. Mais da metade do corpo humano é composto por água, e, como a maioria das suas moléculas estão dissolvidas em meio aquoso, revisaremos as propriedades de soluções aquosas. Para relembrar os conceitos principais relacionados a átomos, ligações químicas e biomoléculas, você encontrará uma série de revisões de 1 a 2 páginas que englobam a bioquímica essencial para o conhecimento da fisiologia. Você pode testar seus conhecimentos de química básica e bioquímica com um questionário encontrado ao final deste capítulo.

MOLÉCULAS E LIGAÇÕES

Há mais de 100 elementos conhecidos na Terra, mas apenas três – oxigênio, carbono e hidrogênio – compõem mais de 90% da massa do corpo. Esses três mais oito elementos adicionais são considerados os *elementos essenciais principais*. Outros 19 *elementos essenciais secundários* (*elementos-traço*) são necessários em baixas quantidades. Uma tabela periódica mostrando elementos principais e secundários pode ser encontrada na contracapa deste livro.

A maioria das biomoléculas contém carbono, hidrogênio e oxigênio

Moléculas que contêm carbono são conhecidas como **moléculas orgânicas**, uma vez que se acreditava que elas existiam exclusivamente em plantas e animais ou eram derivadas deles. Moléculas orgânicas associadas com organismos vivos também são denominadas **biomoléculas**. Existem quatro grupos principais de biomoléculas: carboidratos, lipídeos, proteínas e nucleotídeos. O corpo usa os três primeiros grupos para obter energia e na constituição dos componentes celulares. O quarto grupo, os nucleotídeos, inclui DNA, RNA, ATP e AMP cíclico, DNA e RNA são os componentes estruturais do material genético. O ATP (trifosfato de adenosina) e as moléculas relacionadas carregam energia, ao passo que o AMP cíclico (monofosfato cíclico de adenosina; AMPc) e compostos relacionados regulam o metabolismo.

Cada grupo de biomoléculas tem uma composição característica e estrutura molecular. Os lipídeos são majoritariamente carbono e hidrogênio (**FIG. 2.1**). Os carboidratos são primariamente carbono, hidrogênio e oxigênio, na razão CH_2O (**FIG. 2.2**). Proteínas e nucleotídeos contêm nitrogênio, além de carbono, hidrogênio e oxigênio (**FIGS. 2.3 e 2.4**). Dois aminoácidos, as unidades básicas das proteínas, também contêm enxofre.

Nem todas as moléculas são de proteína pura, carboidrato puro ou lipídeo puro. **Proteínas conjugadas** são proteínas combinadas com outro tipo de biomolécula. Por exemplo, as proteínas combinam-se com lipídeos para formar **lipoproteínas**. Lipoproteínas são encontradas nas membranas celulares e no sangue, onde agem como transportadores de moléculas pouco solúveis, como o colesterol.

Moléculas *glicosiladas* são moléculas às quais um carboidrato foi ligado. As proteínas combinadas com carboidratos formam **glicoproteínas**. Os lipídeos ligados a carboidratos formam **glicolipídeos**. Glicoproteínas e glicolipídeos, assim como as lipoproteínas, são componentes importantes das membranas celulares (ver Capítulo 3).

Muitas biomoléculas são **polímeros**, moléculas maiores compostas de unidades repetidas. Por exemplo, glicogênio e amido são ambos polímeros de glicose. Eles diferem na forma pela qual moléculas de glicose se ligam entre si, como pode ser visto na parte inferior da Figura 2.2.

Algumas combinações de elementos, chamadas de **grupos funcionais**, ocorrem repetidamente em biomoléculas. Os átomos dos grupos funcionais tendem a se mover de molécula a molé-

SOLUCIONANDO O **PROBLEMA** | Suplementos de cromo

"Perca peso enquanto ganha músculo", promete o anúncio. "Previna doenças do coração." "Estabilize o açúcar no sangue." Qual é esta substância milagrosa? É o picolinato de cromo, um suplemento nutricional comercializado para consumidores que procuram uma solução rápida. Contudo, ele funciona e é seguro? Alguns atletas, como Stan – a estrela do time de futebol americano da universidade – juram que sim. Stan ingere 500 microgramas de picolinato de cromo diariamente. Entretanto, muitos pesquisadores são céticos e acham que a necessidade e a segurança do uso de suplementos de cromo ainda não foram estabelecidas.

29 — 39 — 40 — 41 — 46 — 48 — 53

FIGURA 2.1 **REVISÃO**

Bioquímica dos lipídeos

Lipídeos são biomoléculas compostas por carbono e hidrogênio. A maioria deles possui como base o **glicerol** e de 1 a 3 **ácidos graxos**. Uma característica importante dos lipídeos é a sua natureza apolar, e, portanto, não são muito solúveis em água. Os lipídeos podem ser divididos em duas grandes categorias.

- As **gorduras** são sólidas à temperatura ambiente e são principalmente derivadas de fontes animais.

- Os **óleos** são líquidos à temperatura ambiente e geralmente são obtidos de plantas.

Ácidos graxos

Ácidos graxos são cadeias longas de átomos de carbono ligados ao hidrogênio, com um grupamento carboxila (–COOH) ou grupo "ácido" em uma das extremidades da cadeia.

Ácido palmítico, um ácido graxo saturado

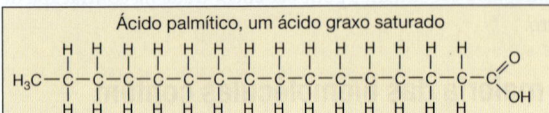

Os ácidos graxos **saturados** não possuem ligações duplas na cadeia carbônica, portanto, eles estão "saturados" com hidrogênios. Quanto mais saturado for um ácido graxo, mais provavelmente ele será sólido à temperatura ambiente.

Ácido oleico, um ácido graxo monoinsaturado

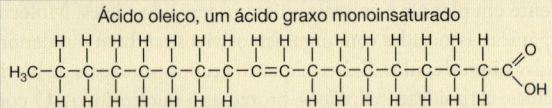

Os ácidos graxos **monoinsaturados** possuem uma ligação dupla entre dois carbonos. Para cada ligação dupla, a molécula possui dois hidrogênios a menos ligados aos carbonos da cadeia.

Ácido linolênico, um ácido graxo poli-insaturado

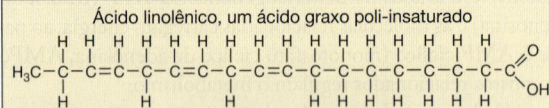

Os ácidos graxos **poli-insaturados** possuem duas ou mais ligações duplas entre os carbonos da cadeia.

Formação de lipídeos

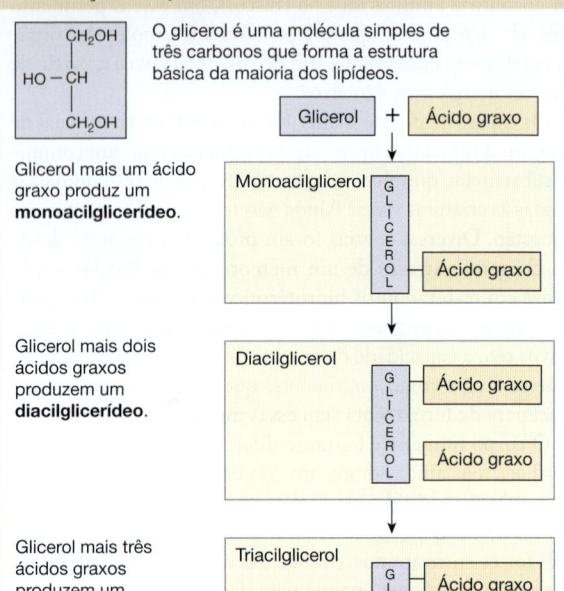

O glicerol é uma molécula simples de três carbonos que forma a estrutura básica da maioria dos lipídeos.

Glicerol mais um ácido graxo produz um **monoacilglicerídeo**.

Glicerol mais dois ácidos graxos produzem um **diacilglicerídeo**.

Glicerol mais três ácidos graxos produzem um **triacilglicerídeo** (triacilglicerol). Mais de 90% dos lipídeos estão nessa forma.

Moléculas relacionadas aos lipídeos

Além dos lipídeos verdadeiros, esta categoria inclui três tipos de moléculas relacionadas a eles.

Eicosanoides

Eicosanoides são ácidos graxos de 20 carbonos modificados com um anel completo ou parcial em uma extremidade e duas "caudas" longas de carbonos.

Prostaglandina E$_2$ (PGE$_2$)

Os eicosanoides, como tromboxanos, leucotrienos e prostaglandinas, agem como reguladores de funções fisiológicas.

Esteroides

Esteroides são moléculas similares aos lipídeos, cuja estrutura inclui quatro anéis carbônicos ligados.

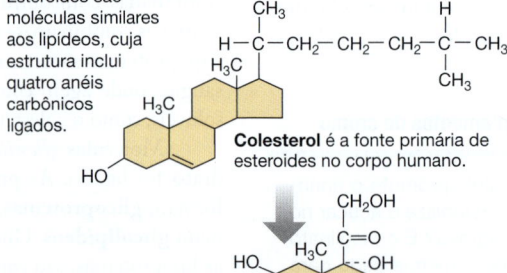

Colesterol é a fonte primária de esteroides no corpo humano.

Cortisol

Fosfolipídeos

Fosfolipídeos possuem dois ácidos graxos e um grupamento fosfato (–H$_2$PO$_4$). O colesterol e os fosfolipídeos são componentes importantes das membranas celulares.

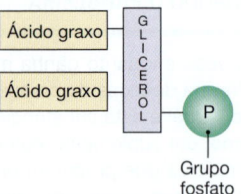

Grupo fosfato

FIGURA 2.2 **REVISÃO**

Bioquímica dos carboidratos

Os **carboidratos** são as biomoléculas mais abundantes. Eles obtêm seu nome de sua estrutura, carbono com água. Sua fórmula geral é $(CH_2O)n$ ou $C_nH_{2n}O_n$, que mostra que, para cada carbono há dois átomos de hidrogênio e um de oxigênio. Eles podem ser divididos em três categorias: **monossacarídeos**, **dissacarídeos** e polímeros complexos de glicose, chamados de **polissacarídeos**.

Monossacarídeos

Monossacarídeos são açúcares simples. Os monossacarídeos mais comuns são os blocos de construção de carboidratos complexos e podem ter cinco átomos de carbonos, como ribose, ou seis átomos de carbono, como glicose.

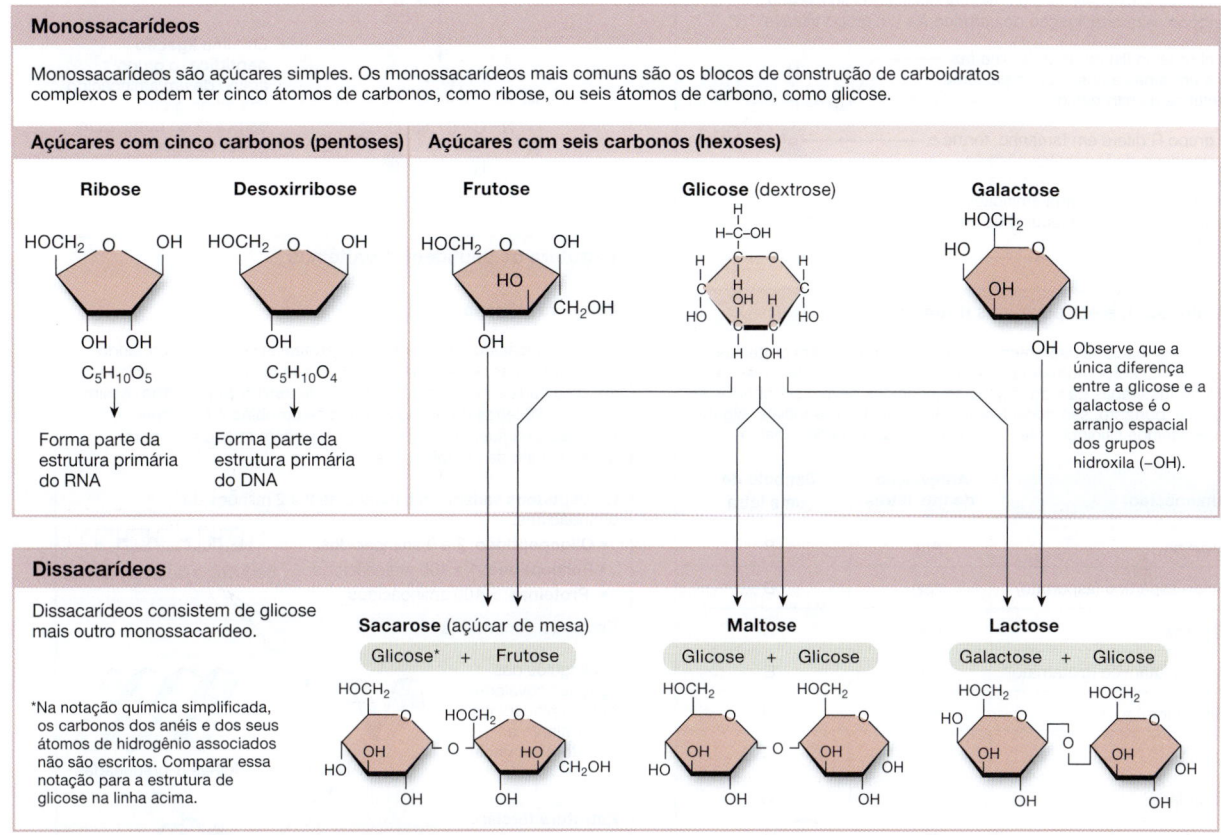

Açúcares com cinco carbonos (pentoses)

Ribose

$C_5H_{10}O_5$

Forma parte da estrutura primária do RNA

Desoxirribose

$C_5H_{10}O_4$

Forma parte da estrutura primária do DNA

Açúcares com seis carbonos (hexoses)

Frutose

Glicose (dextrose)

Galactose

Observe que a única diferença entre a glicose e a galactose é o arranjo espacial dos grupos hidroxila (–OH).

Dissacarídeos

Dissacarídeos consistem de glicose mais outro monossacarídeo.

*Na notação química simplificada, os carbonos dos anéis e dos seus átomos de hidrogênio associados não são escritos. Comparar essa notação para a estrutura de glicose na linha acima.

Sacarose (açúcar de mesa)

Glicose* + Frutose

Maltose

Glicose + Glicose

Lactose

Galactose + Glicose

Polissacarídeos

Polissacarídeos são polímeros de açúcar. Todas as células vivas armazenam glicose para obter energia na forma de polissacarídeos.

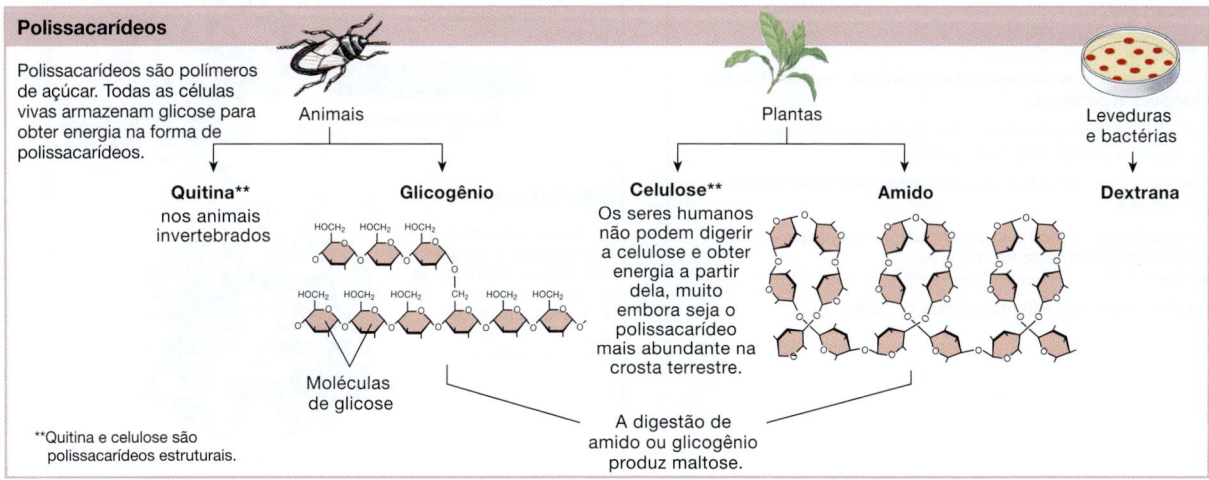

Animais

Plantas

Leveduras e bactérias

Quitina**
nos animais invertebrados

Glicogênio

Moléculas de glicose

Celulose**
Os seres humanos não podem digerir a celulose e obter energia a partir dela, muito embora seja o polissacarídeo mais abundante na crosta terrestre.

Amido

Dextrana

A digestão de amido ou glicogênio produz maltose.

**Quitina e celulose são polissacarídeos estruturais.

FIGURA 2.3 **REVISÃO**

Bioquímica das proteínas

Proteínas são polímeros de moléculas menores, chamados de **aminoácidos**.

Aminoácidos

Todos os aminoácidos possuem um grupo carboxílico (–COOH), um grupo amino (–NH₂) e um hidrogênio ligados ao mesmo carbono. A quarta ligação do carbono é a um grupo variável "R".

O nitrogênio (N) no grupo amino faz das proteínas a nossa principal fonte dietética de nitrogênio.

O grupo R difere em tamanho, forma e capacidade de formar ligações de hidrogênio ou íons. Devido aos diferentes grupos, cada aminoácido reage com outras moléculas de um modo único.

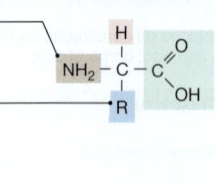

Aminoácidos em proteínas naturais

Vinte aminoácidos diferentes normalmente ocorrem em proteínas naturais. O corpo humano pode sintetizar a maioria deles, mas, em diferentes etapas da vida, alguns aminoácidos devem ser obtidos da dieta e, portanto, são considerados aminoácidos essenciais. Alguns aminoácidos fisiologicamente importantes são listados abaixo.

Aminoácido	Abreviação de três letras	Símbolo de uma letra
Arginina	Arg	R
Ácido aspártico (aspartato)*	Asp	D
Cisteína	Cis	C
Ácido glutâmico (glutamato)*	Glu	E
Glutamina	Gln	Q
Glicina	Gli	G
Triptofano	Trp	W
Tirosina	Tir	Y

Nota:

Alguns aminoácidos não ocorrem em proteínas, mas têm funções fisiológicas importantes.

• *Homocisteína*: um aminoácido contendo enxofre que em excesso é associado à doença cardíaca.

• *Ácido γ-aminobutírico* ou *GABA*: composto sintetizado por neurônios.

• *Creatina*: uma molécula que armazena energia quando se liga a um grupamento fosfato.

*O sufixo –ato indica a forma aniônica do ácido.

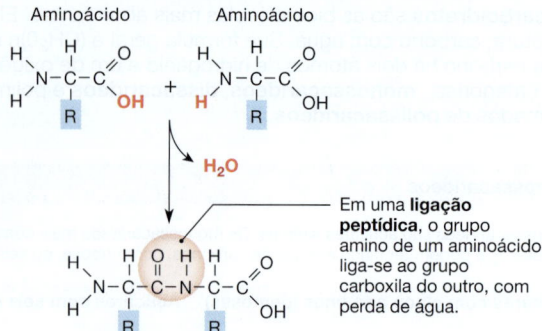

Aminoácido   Aminoácido

Em uma **ligação peptídica**, o grupo amino de um aminoácido liga-se ao grupo carboxila do outro, com perda de água.

Estrutura de peptídeos e proteínas

Estrutura primária

Os 20 aminoácidos que formam as proteínas se juntam formando polímeros, chamados de peptídeos. A sequência de aminoácidos em uma cadeia peptídica é chamada de **estrutura primária**. Assim como as 26 letras do nosso alfabeto se combinam para criar palavras distintas, os 20 aminoácidos podem criar um número quase infinito de combinações.

Os **peptídeos** variam em tamanho de 2 a 2 milhões de aminoácidos.
- **Oligopeptídeo**: 2 a 9 aminoácidos
- **Polipeptídeo**: 1 a 100 aminoácidos
- **Proteínas**: > 100 aminoácidos

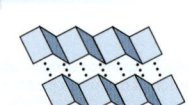

Sequência de aminoácidos

Estrutura secundária

Os ângulos das ligações covalentes entre aminoácidos determinam a estrutura secundária.

α-hélice   folhas β-pregueadas

Estrutura terciária

A estrutura terciária é a forma tridimensional da proteína.

Proteínas fibrosas
Colágeno

Proteínas globulares

Estrutura quaternária

Múltiplas subunidades se combinam por ligações não covalentes. Moléculas de hemoglobina são formadas a partir de quatro subunidades proteicas globulares.

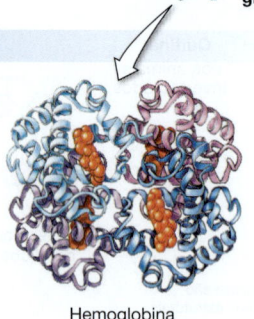

Hemoglobina

cula como uma unidade. Por exemplo, *grupos hidroxila*, —OH, comuns em muitas biomoléculas, são adicionados e removidos como um grupo, e não como átomos únicos de hidrogênio e oxigênio. Grupos amino, —NH_2, são o grupo característico dos aminoácidos. O grupo fosfato, —H_2PO_4, tem um papel em muitos processos celulares importantes, incluindo transferência de energia e regulação proteica. A adição de um grupamento fosfato é chamada de *fosforilação*, e a remoção, de *desfosforilação*.

Os grupos funcionais mais comuns são listados na **TABELA 2.1**.

REVISANDO CONCEITOS

1. Liste três elementos essenciais principais encontrados no corpo humano.
2. Qual é a fórmula geral de um carboidrato?
3. Qual é a fórmula química de um grupo amino? E de um grupo carboxila?

Elétrons têm quatro papéis biológicos importantes

Um átomo de qualquer elemento tem uma combinação única de prótons e elétrons, a qual determina as propriedades do elemento (**FIG. 2.5**). Os elétrons são particularmente interessantes, pois eles possuem quatro papéis importantes na fisiologia:

1. **Ligações covalentes**. O arranjo dos elétrons na camada mais externa de energia de um átomo determina a capacidade de um elemento de se ligar a outros elementos. Elétrons compartilhados entre átomos formam ligações covalentes, as quais criam moléculas.
2. **Íons**. Se um átomo, ou molécula, ganha ou perde elétrons, ele adquire uma carga elétrica, transformando-se em um **íon**. Íons são a base para a sinalização elétrica no corpo.

Íons podem ser átomos únicos, como íon sódio Na^+ e cloreto Cl^-. Outros íons são combinações de átomos, como o íon bicarbonato HCO_3^-. Íons importantes do corpo estão listados na **TABELA 2.2**.

3. **Elétrons de alta energia**. Os elétrons em certos átomos podem capturar energia do seu ambiente e transferir para outros átomos. Isso permite que a energia seja usada para síntese, movimento e outros processos vitais. A energia liberada também pode ser emitida como radiação. Por exemplo, a bioluminescência em vagalumes é a luz visível emitida por elétrons de alta energia retornando ao seu estado normal de baixa energia.
4. **Radicais livres**. Radicais livres são moléculas instáveis com elétron não pareado. Acredita-se que estão relacionados ao processo de envelhecimento e desenvolvimento de certas doenças, como alguns cânceres. Radicais livres e elétrons são discutidos posteriormente.

O papel dos elétrons na formação de ligações moleculares é discutido na próxima seção. Existem quatro tipos comuns de ligações, duas fortes e duas fracas. Ligações covalentes e iônicas são fortes porque requerem quantidades significativas de energia para que existam ou para que sejam quebradas. Pontes (ou ligações) de hidrogênio e forças de van der Waals são ligações mais fracas que requerem muito menos energia para se romper. Interações entre moléculas com diferentes tipos de ligação são responsáveis pelo uso e transferência de energia em reações metabólicas, assim como uma variedade de outras interações reversíveis.

Ligações covalentes entre átomos criam moléculas

Moléculas formam-se quando átomos compartilham pares de elétrons, um elétron de cada átomo, para criar **ligações covalentes**. Essas fortes ligações requerem uma adição de energia para serem quebradas. É possível predizer quantas ligações covalentes um átomo pode formar sabendo quantos elétrons não pareados existem na camada eletrônica externa, pois um átomo é mais estável quando seus elétrons estão pareados (**FIG. 2.6**).

Por exemplo, um átomo de hidrogênio tem um elétron não pareado e um lugar para um elétron em sua camada externa. Como o hidrogênio tem apenas um elétron para compartilhar, ele sempre forma uma ligação covalente, representada por uma

TABELA 2.1	Grupamentos funcionais comuns	
Observe que o oxigênio, com dois elétrons para compartilhar, algumas vezes forma uma ligação dupla com outro átomo.		
	Escrita simples	**Estrutura de ligação**
Amino	—NH_2	—N(H)(H)
Carboxila (ácido)	—COOH	—C(=O)OH
Hidroxila	—OH	—O—H
Fosfato	—H_2PO_4	—O—P(=O)(OH)(OH)

TABELA 2.2	Íons importantes do corpo		
Cátions		**Ânions**	
Na^+	Sódio	Cl^-	Cloreto
K^+	Potássio	HCO_3^-	Bicarbonato
Ca^{2+}	Cálcio	HPO_4^{2-}	Fosfato
H^+	Hidrogênio	SO_4^{2-}	Sulfato
Mg^{2+}	Magnésio		

FIGURA 2.4 **REVISÃO**

Nucleotídeos e ácidos nucleicos

Os **nucleotídeos** são biomoléculas que desempenham um papel importante na transferência de energia e informação. Nucleotídeos individuais incluem compostos de transferência de energia **ATP** (trifosfato de adenosina) e **ADP** (difosfato de adenosina), bem como AMP cíclico, uma molécula importante na transmissão de sinais entre as células. Os **ácidos nucleicos** (ou polímeros de nucleotídeos), como **RNA** e **DNA**, armazenam e transmitem informação genética.

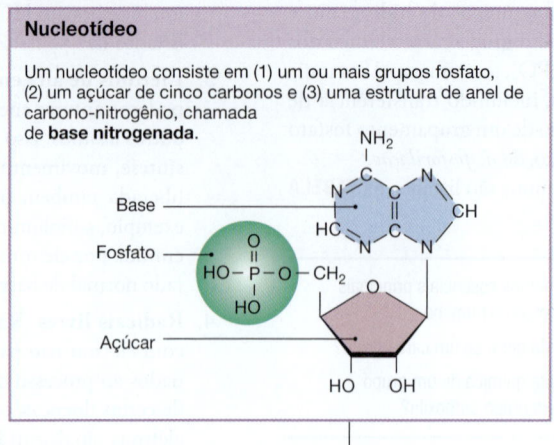

Nucleotídeo

Um nucleotídeo consiste em (1) um ou mais grupos fosfato, (2) um açúcar de cinco carbonos e (3) uma estrutura de anel de carbono-nitrogênio, chamada de **base nitrogenada**.

Base
Fosfato
Açúcar

consiste em

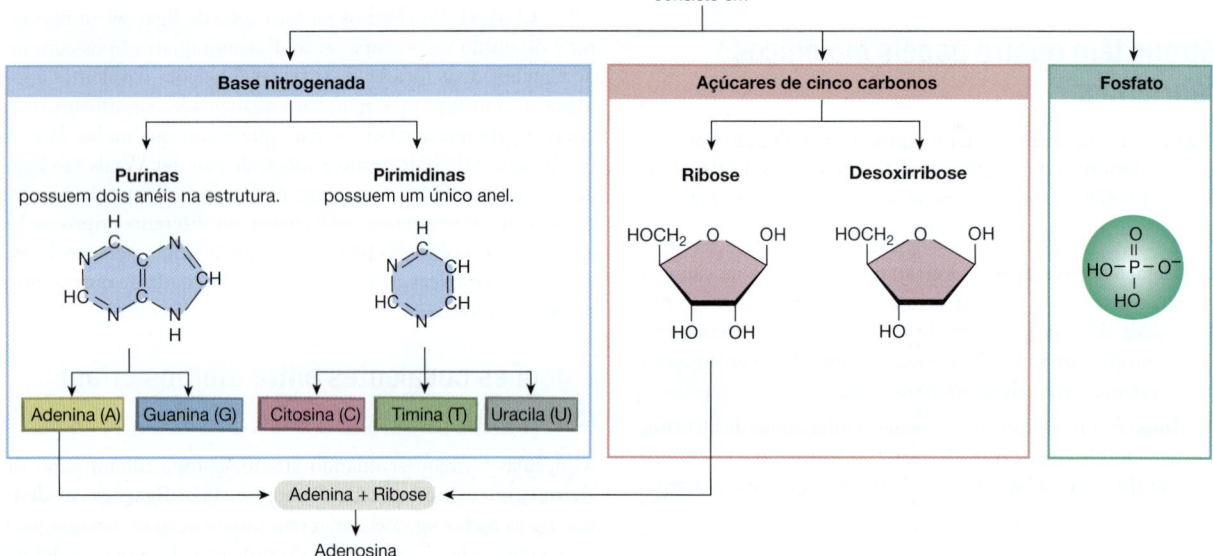

Base nitrogenada

Purinas
possuem dois anéis na estrutura.

Pirimidinas
possuem um único anel.

Adenina (A) | Guanina (G)

Citosina (C) | Timina (T) | Uracila (U)

Açúcares de cinco carbonos

Ribose

Desoxirribose

Fosfato

Adenina + Ribose

Adenosina

Moléculas de nucleotídeo único

As moléculas de nucleotídeo único têm duas funções críticas no corpo humano: (1) a captura e a transferência de energia em elétrons de alta energia ou ligações de fosfato e (2) ajudar na comunicação célula a célula.

Nucleotídeo	*consiste em*	Base	+	Açúcar	+	Grupo fosfato	+	Outro componente	Função
ATP	=	Adenina (A)	+	Ribose	+	3 grupos fosfato			Captura e transferência de energia
ADP	=	Adenina (A)	+	Ribose	+	2 grupos fosfato			
NAD	=	Adenina (A)	+	2 Ribose	+	2 grupos fosfato	+	Nicotinamida	
FAD	=	Adenina (A)	+	Ribose	+	2 grupos fosfato	+	Riboflavina	
AMPc	=	Adenina (A)	+	Ribose	+	1 grupo fosfato			Comunicação célula a célula

Os **ácidos nucleicos** (polímeros de nucleotídeos) funcionam no armazenamento e na transmissão de informações. O açúcar de um nucleotídeo liga-se ao fosfato do próximo, criando uma corrente alternada de grupos de açúcar-fosfato. As cadeias de açúcar-fosfato, ou espinha dorsal, são as mesmas para cada molécula de ácido nucleico. Cadeias de nucleotídeos formam cadeias de DNA e RNA.

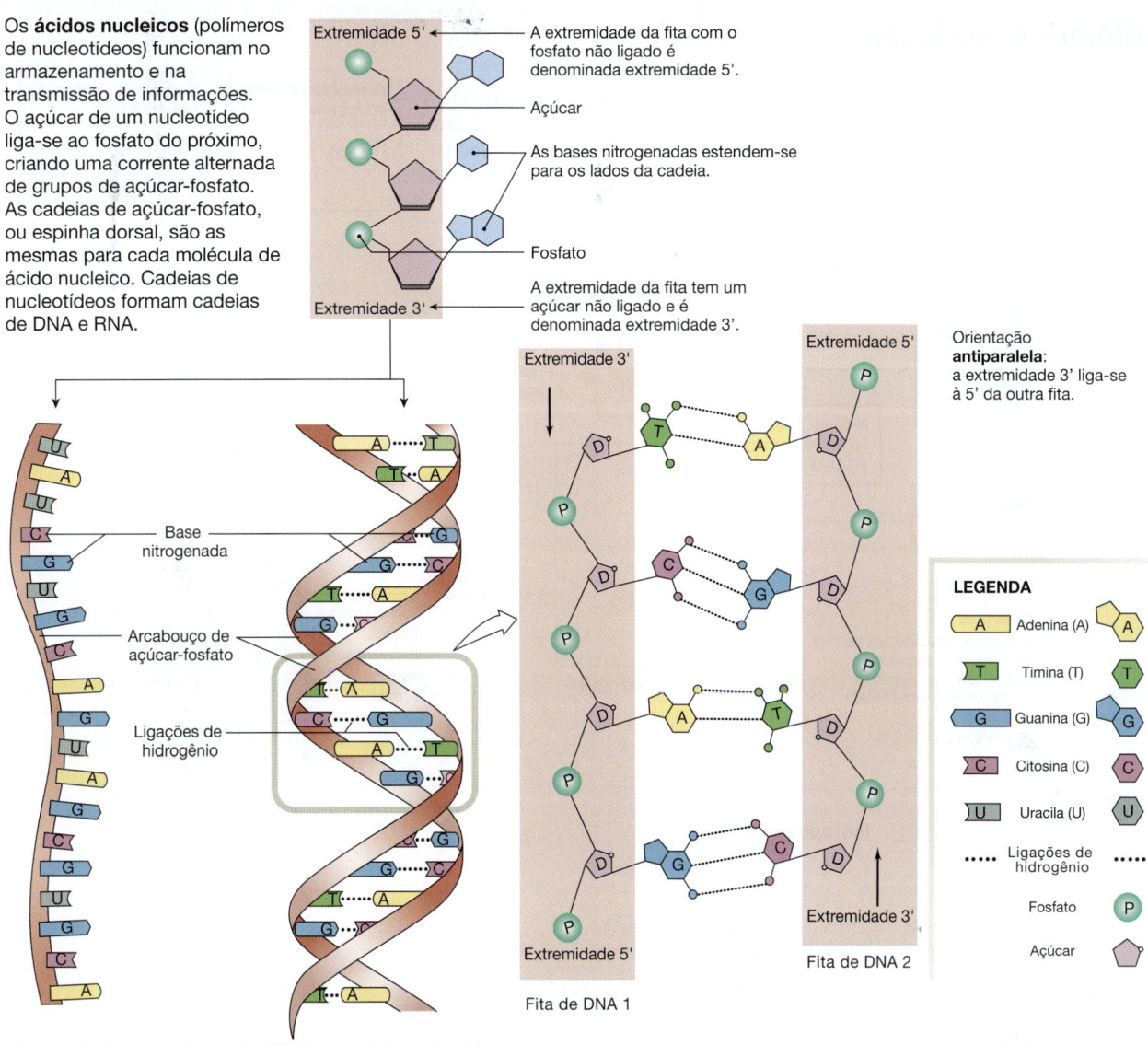

Extremidade 5' ← A extremidade da fita com o fosfato não ligado é denominada extremidade 5'.

Açúcar

As bases nitrogenadas estendem-se para os lados da cadeia.

Fosfato

Extremidade 3' ← A extremidade da fita tem um açúcar não ligado e é denominada extremidade 3'.

Extremidade 3'

Extremidade 5'

Orientação **antiparalela**: a extremidade 3' liga-se à 5' da outra fita.

Base nitrogenada

Arcabouço de açúcar-fosfato

Ligações de hidrogênio

LEGENDA

A — Adenina (A)
T — Timina (T)
G — Guanina (G)
C — Citosina (C)
U — Uracila (U)
····· Ligações de hidrogênio
P — Fosfato
Açúcar

Extremidade 5'

Fita de DNA 1

Extremidade 3'

Fita de DNA 2

RNA (ácido ribonucleico) é um ácido nucleico de cadeia simples com ribose como açúcar na cadeia principal e quatro bases – adenina, guanina, citosina e uracila.

DNA (ácido desoxirribonucleico) é uma dupla-hélice, uma estrutura tridimensional que se forma quando duas cadeias de DNA se unem por ligações de hidrogênio entre pares de bases complementares. Desoxirribose é o açúcar na cadeia principal, e as quatro bases são adenina, guanina, citosina e timina.

Pareamento de bases

Bases de uma fita formam ligações de hidrogênio com bases da cadeia adjacente. Essa ligação segue regras muito específicas:
• Um vez que purinas são maiores do que pirimidinas, limitações de espaço sempre pareiam uma purina com uma pirimidina.
• A guanina (G) forma três ligações de hidrogênio com a citosina (C).
• A adenina (A) forma duas ligações de hidrogênio com a timina (T) ou a uracila (U).

Par de base guanina-citosina

Guanina — Citosina

Par de base adenina-timina

Mais energia é necessária para quebrar a ligação tripla entre G≡C comparada às duas ligações A꞊꞊T ou A꞊꞊U.

Adenina — Timina

FIGURA 2.5 **REVISÃO**

Átomos e moléculas

Elementos são o tipo de matéria mais simples. Existem mais de 100 elementos, mas apenas três – oxigênio, carbono e hidrogênio – correspondem a mais de 90% da massa do corpo. Esses 3 mais 8 elementos adicionais são *elementos essenciais principais*. Outros 19 *elementos essenciais secundários* são necessários em quantidades menores. A menor partícula de um elemento é o **átomo**. Os átomos ligam-se para formar moléculas através do compartilhamento de elétrons.

Elementos essenciais principais	Elementos essenciais secundários
H, C, O, N, Na, Mg, K, Ca, P, S, Cl	Li, F, Cr, Mn, Fe, Co, Ni, Cu, Zn, Se, Y, I, Zr, Nb, Mo, Tc, Ru, Rh, La

*Uma tabela periódica dos elementos pode ser encontrada na contracapa deste livro.

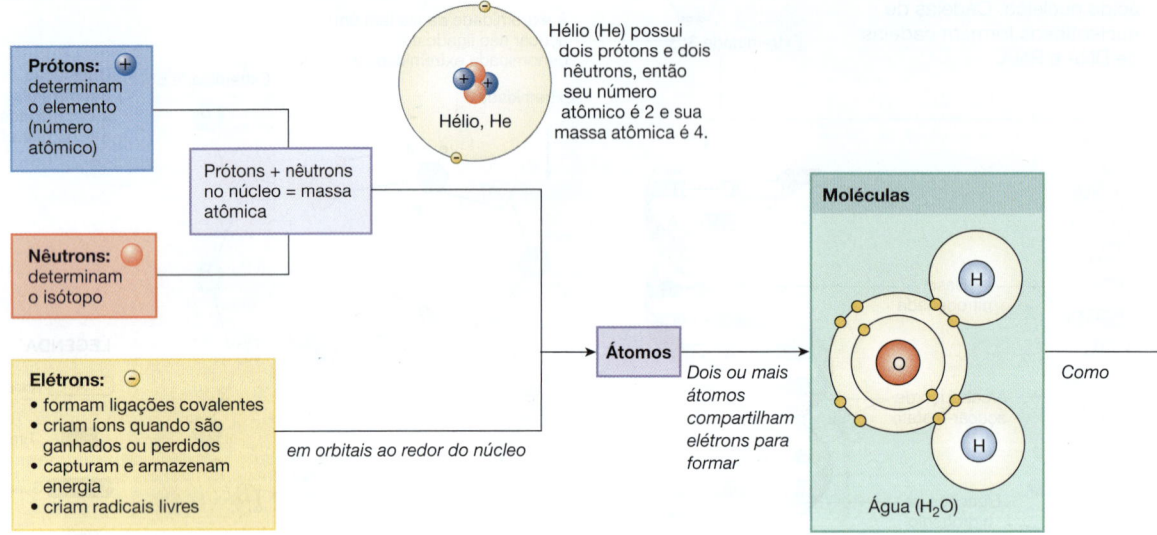

Prótons: ⊕ determinam o elemento (número atômico)

Hélio (He) possui dois prótons e dois nêutrons, então seu número atômico é 2 e sua massa atômica é 4.

Hélio, He

Prótons + nêutrons no núcleo = massa atômica

Nêutrons: ● determinam o isótopo

Elétrons: ⊖
• formam ligações covalentes
• criam íons quando são ganhados ou perdidos
• capturam e armazenam energia
• criam radicais livres

em orbitais ao redor do núcleo

Átomos

Dois ou mais átomos compartilham elétrons para formar

Moléculas

H
O
H

Água (H_2O)

Como

Isótopos e íons

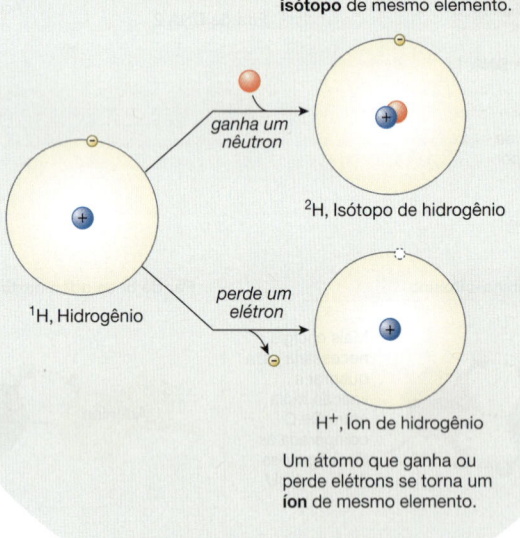

Um átomo que ganha ou perde nêutrons se torna um **isótopo** de mesmo elemento.

ganha um nêutron

^2H, Isótopo de hidrogênio

^1H, Hidrogênio

perde um elétron

H^+, Íon de hidrogênio

Um átomo que ganha ou perde elétrons se torna um **íon** de mesmo elemento.

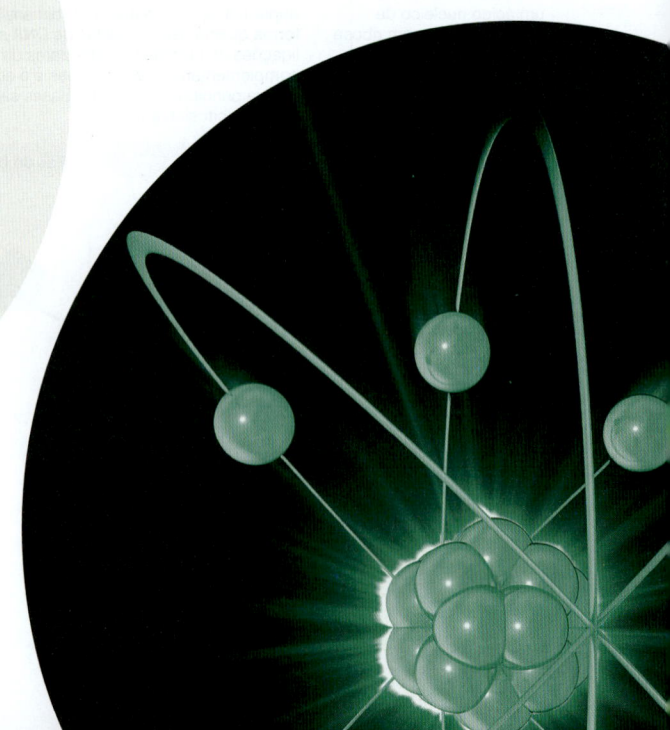

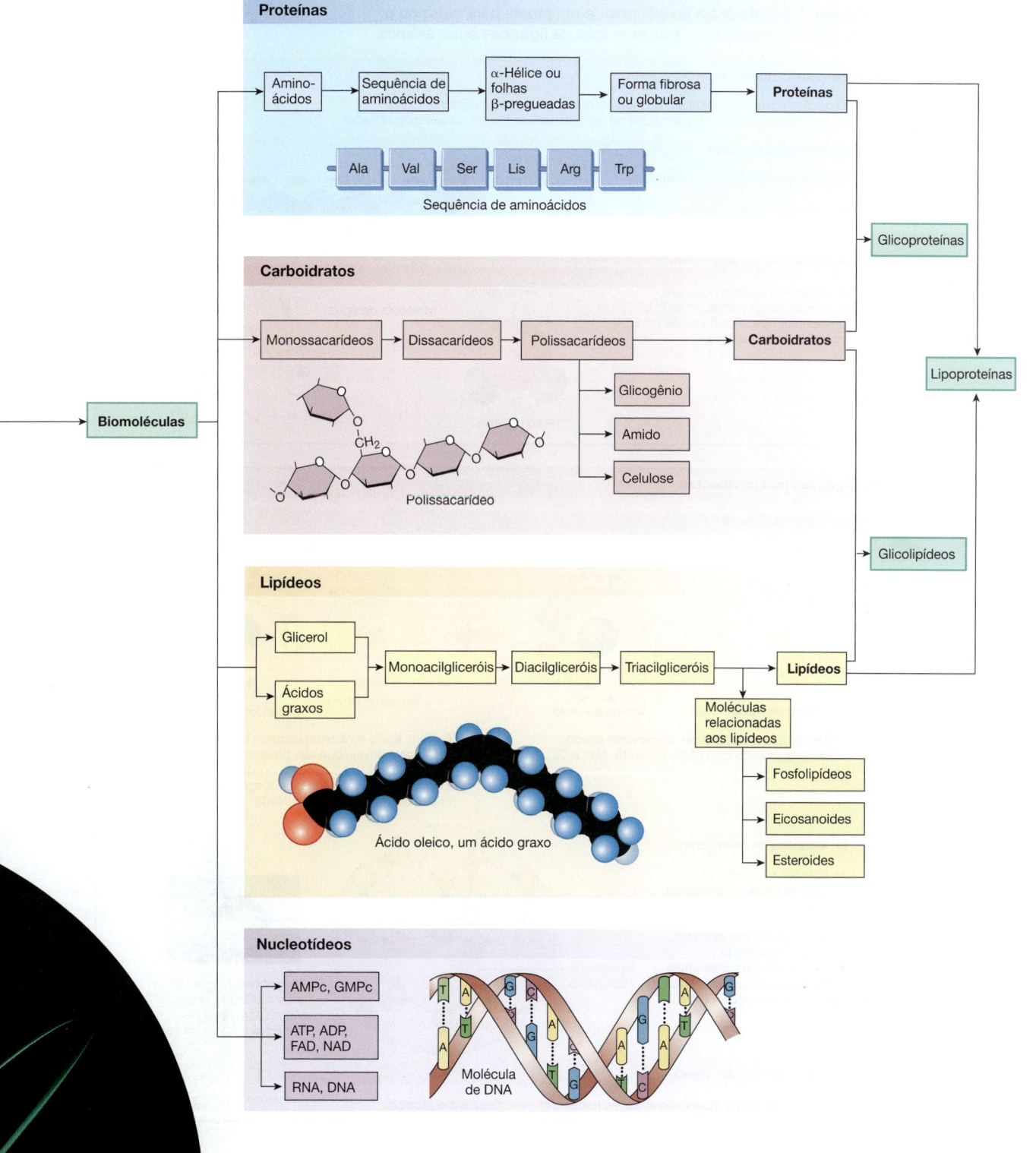

Proteínas

Amino-ácidos → Sequência de aminoácidos → α-Hélice ou folhas β-pregueadas → Forma fibrosa ou globular → **Proteínas**

Ala – Val – Ser – Lis – Arg – Trp

Sequência de aminoácidos

Carboidratos

Monossacarídeos → Dissacarídeos → Polissacarídeos → **Carboidratos**

Polissacarídeos → Glicogênio

Polissacarídeos → Amido

Polissacarídeos → Celulose

CH_2

Polissacarídeo

Lipídeos

Glicerol
Ácidos graxos
→ Monoacilgliceróis → Diacilgliceróis → Triacilgliceróis → **Lipídeos**

Ácido oleico, um ácido graxo

Moléculas relacionadas aos lipídeos

→ Fosfolipídeos

→ Eicosanoides

→ Esteroides

Nucleotídeos

→ AMPc, GMPc

→ ATP, ADP, FAD, NAD

→ RNA, DNA

Molécula de DNA

Biomoléculas

Glicoproteínas

Lipoproteínas

Glicolipídeos

FIGURA 2.6 **REVISÃO**

Ligações moleculares

Quando dois ou mais átomos se ligam por compartilhar elétrons, eles formam unidades denominadas **moléculas**. A transferência de elétrons de um átomo para outro ou o compartilhamento de elétrons é parte crítica da formação de **ligações** entre átomos.

Ligações

Ligações covalentes

As ligações covalentes resultam quando átomos compartilham elétrons. Essas ligações requerem a maior quantidade de energia para se formar ou serem quebradas.

(a) Moléculas apolares

As moléculas apolares não possuem elétrons para compartilhar. Por exemplo, moléculas compostas principalmente por carbono e hidrogênio tendem a ser apolares.

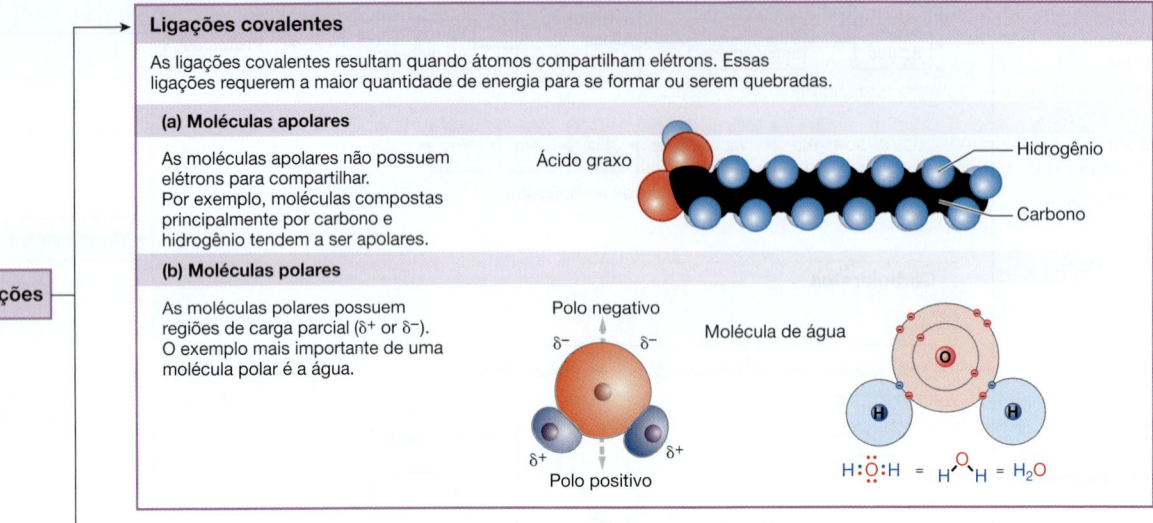

Ácido graxo

Hidrogênio

Carbono

(b) Moléculas polares

As moléculas polares possuem regiões de carga parcial (δ^+ or δ^-). O exemplo mais importante de uma molécula polar é a água.

Polo negativo

δ^- δ^-

δ^+ δ^+

Polo positivo

Molécula de água

$H:\ddot{O}:H$ = $H\,^{O}\!_{H}$ = H_2O

Ligações não covalentes

(c) Ligações iônicas

Ligações iônicas são atrações eletrostáticas entre íons. Um exemplo comum é o cloreto de sódio.

Átomo de sódio

Átomo de cloro

Íon sódio (Na⁺)

Íon cloreto (Cl⁻)

O sódio doa o seu elétron, fracamente ligado, ao cloro, criando íons sódio e cloreto, Na⁺ e Cl⁻.

Os íons sódio e cloreto possuem camadas externas estáveis que são preenchidas com elétrons. Devido à sua carga oposta, eles são atraídos e, na fase sólida, as ligações formam o cristal de cloreto de sódio (NaCl).

(d) Ligações de hidrogênio

As ligações de hidrogênio formam-se entre um átomo de hidrogênio e um átomo de oxigênio, nitrogênio ou flúor próximo. Então, por exemplo, as regiões polares de moléculas de água adjacentes permitem que sejam formadas ligações de hidrogênio entre elas.

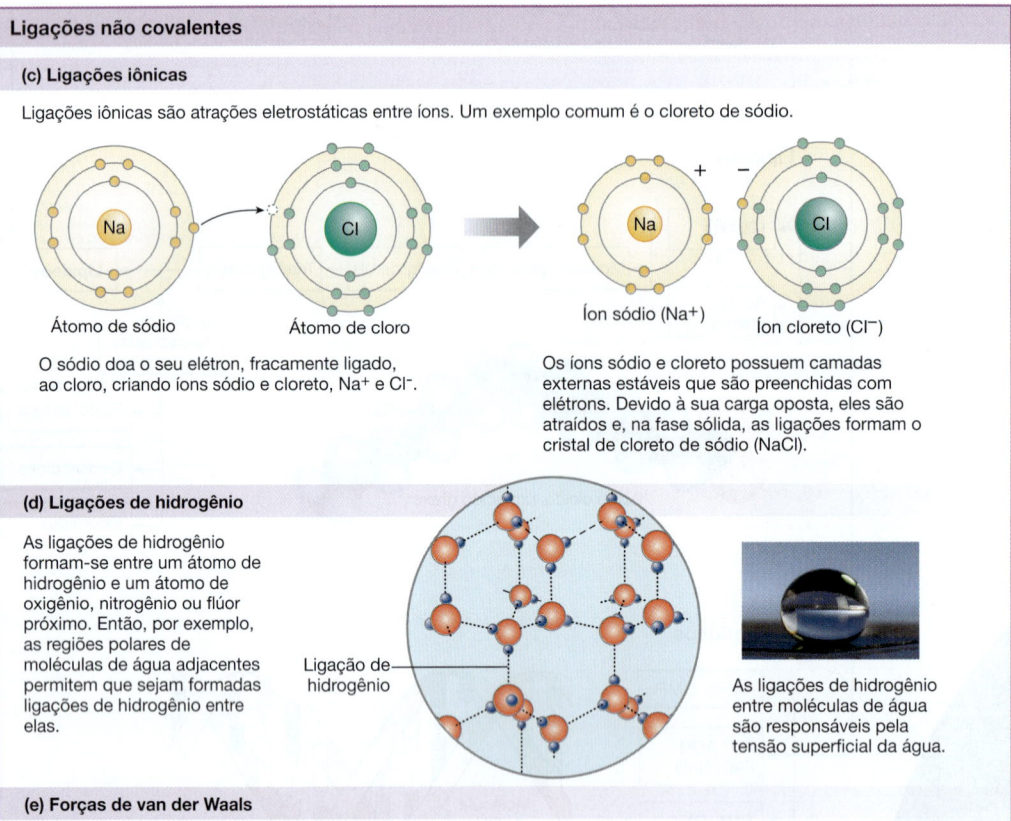

Ligação de hidrogênio

As ligações de hidrogênio entre moléculas de água são responsáveis pela tensão superficial da água.

(e) Forças de van der Waals

As forças de van der Waals são atrações fracas e inespecíficas entre átomos.

SOLUCIONANDO O **PROBLEMA**

O que é picolinato de cromo? O cromo (Cr) é um elemento essencial que tem sido associado ao metabolismo normal da glicose. Na dieta, o cromo é encontrado em levedura de cerveja, brócolis, cogumelos e maçãs. Uma vez que o cromo na alimentação e nos suplementos de cloreto de cromo é pouco absorvido no trato digestório, um cientista desenvolveu e patenteou o composto picolinato de cromo. O picolinato deriva de aminoácidos e aumenta a absorção do cromo no intestino. A ingestão adequada recomendada (IA) de cromo para homens entre 19 a 50 anos é de 35 µg/dia. (Para mulheres, 25 µg/dia.) Como vimos, Stan ingere mais de 10 vezes esta quantidade.

P1: *Localize o cromo na tabela periódica dos elementos. Qual é o número atômico do cromo? E a massa atômica? Quantos elétrons tem um átomo de cromo? Quais elementos próximos ao cromo também são essenciais?*

única linha (—) entre átomos. O oxigênio tem seis elétrons em uma camada externa que pode conter oito. Isso significa que o oxigênio pode formar duas ligações covalentes e preencher sua camada externa com elétrons. Se os átomos adjacentes compartilharem dois pares de elétrons, em vez de apenas um par, ocorre **ligação dupla**, representada pela linha dupla (=). Se dois átomos compartilham três pares de elétrons, eles formam uma ligação tripla.

Moléculas polares e apolares Algumas moléculas desenvolvem regiões de carga parcial positiva e negativa quando os pares de elétrons nas ligações covalentes não são igualmente compartilhados entre os átomos ligados. Quando isso ocorre, o átomo com maior eletronegatividade desenvolve uma carga fracamente negativa (indicada por δ^-), e o átomo com a menor eletronegatividade desenvolve uma carga fracamente positiva (δ^+). Essas moléculas são chamadas de **moléculas polares**, uma vez que elas possuem extremidades positivas e negativas, ou polos. Certos elementos, particularmente nitrogênio e oxigênio, possuem uma forte atração por elétrons e são comumente encontrados em moléculas polares.

Um exemplo de molécula polar é a água (H_2O). O átomo de oxigênio puxa os elétrons do hidrogênio para si. Esta atração deixa os dois átomos de hidrogênio da molécula com uma carga parcial positiva, e o único átomo de oxigênio com uma carga parcial negativa, devido aos elétrons desigualmente compartilhados (Fig. 2.6b). Observe que a carga resultante da molécula inteira de água é zero. A polaridade da água faz dela um bom solvente, e toda a vida como conhecemos é baseada em soluções *aquosas*.

Uma **molécula apolar** é aquela cujos elétrons compartilhados são distribuídos tão uniformemente que não há regiões de carga parcial positiva ou negativa. Por exemplo, uma molécula composta principalmente por carbono e hidrogênio, como o ácido graxo na Figura 2.6a, tende a ser apolar. Isso ocorre porque o carbono não atrai elétrons tão fortemente quanto o oxigênio. Como resultado, os carbonos e hidrogênios compartilham elétrons igualmente, e a molécula não possui regiões de carga parcial.

Ligações não covalentes facilitam interações reversíveis

Ligações iônicas, ligações de hidrogênio e forças de van der Waals são ligações não covalentes. Elas possuem papéis importantes em muitos processos fisiológicos, incluindo pH, forma molecular e a ligação reversível entre moléculas.

Ligações iônicas Íons formam-se quando um átomo possui tanta atração por elétrons que retira completamente um elétron de outro átomo. Por exemplo, um átomo de cloro precisa apenas de um elétron para preencher sua última camada de valência, portanto, ele retira um elétron de um átomo de sódio, que possui apenas um elétron fracamente ligado a ele na sua última camada (Fig. 2.6c). O átomo que ganha elétrons adquire uma carga negativa (-1) para cada elétron adicionado, de forma que o átomo de cloro se transforma em íon cloreto Cl^-. Íons carregados negativamente são chamados de **ânions**.

Um átomo que doa elétrons adquire uma carga positiva ($+1$) para cada elétron doado. Por exemplo, o átomo de sódio transforma-se em um íon Na^+. Íons carregados positivamente são chamados de **cátions**.

Ligações iônicas, também chamadas de *atrações eletrostáticas*, resultam da atração entre íons com cargas opostas. (Lembre-se do princípio que diz que cargas opostas se atraem e cargas de sinais iguais se repelem.) Em um cristal de sal estável, a forma sólida de NaCl ionizada, as ligações iônicas entre íons Na^+ e o Cl^- mantêm a estrutura organizada.

Ligações de hidrogênio Uma **ligação de hidrogênio** é uma força atrativa fraca entre um átomo de hidrogênio e um átomo próximo de oxigênio, nitrogênio ou flúor. Não há perda, ganho ou compartilhamento de elétrons. Em vez disso, as regiões com cargas opostas nas moléculas polares se atraem. As ligações de hidrogênio podem ocorrer entre átomos de moléculas vizinhas ou entre átomos de diferentes partes de uma mesma molécula. Por exemplo, uma molécula de água pode formar ligações de hidrogênio com quatro outras moléculas de água. Como resultado, as moléculas alinham-se com as moléculas vizinhas de uma forma organizada (Fig. 2.6d).

As ligações de hidrogênio entre as moléculas são responsáveis pela **tensão superficial** da água. A tensão superficial é a força atrativa entre moléculas de água que faz a água formar gotas esféricas na chuva ou quando caem sobre uma superfície não absorvente (Fig. 2.6d). A alta coesividade da água é devida às ligações de hidrogênio, o que faz elas serem difíceis de deformar ou se esticar, o que pode ser notado quando alguém tenta pegar um copo que está "grudado" sobre uma superfície molhada. A tensão superficial da água influencia na função pulmonar (descrita no Capítulo 17).

Forças de van der Waals As **forças de van der Waals** são atrações mais fracas e inespecíficas entre o núcleo de uma molécula e os elétrons dos átomos próximos. Dois átomos fracamente atraídos um pelo outro por forças de van der Waals se aproximam, até que estejam tão próximos que seus elétrons começam a repelir uns aos outros. Consequentemente, as forças de van der Waals permitem que os átomos se agreguem e ocupem uma quantidade mínima de espaço. Uma única força de van der Waals entre átomos é muito fraca.

4. Os elétrons em um átomo ou molécula são mais estáveis quando estão pareados ou sozinhos?

5. Quando um átomo de um elemento ganha ou perde um ou mais elétrons ele é chamado de _____ daquele elemento.

6. Relacione cada tipo de ligação com sua descrição:

(a) ligação covalente	1. força fraca de atração entre hidrogênio e oxigênio ou nitrogênio
(b) ligação iônica	2. formada quando dois átomos compartilham um ou mais pares de elétrons
(c) ligação de hidrogênio	3. força atrativa fraca entre átomos
(c) força de van der Waals	4. formada quando um átomo perde um ou mais elétrons para um segundo átomo

SOLUCIONANDO O **PROBLEMA**

Uma ação noticiada do cromo é que este melhora a transferência de glicose – o açúcar simples que as células utilizam como combustível para todas as suas atividades – da circulação sanguínea para dentro das células. Em pessoas com diabetes melito, as células são incapazes de captar glicose a partir do sangue de forma eficiente. Pareceria lógico, então, testar se a adição de cromo à dieta poderia aumentar a captação da glicose em pessoas com diabetes. Em um estudo chinês, pacientes diabéticos receberam 500 microgramas de picolinato de cromo duas vezes ao dia e mostraram melhora significativa no diabetes, porém pacientes que receberam 100 microgramas ou placebo não apresentaram melhora.

P2: *Se uma pessoa tem deficiência de cromo, você pode dizer que seus níveis de glicose no sangue serão mais altos ou mais baixos do que o normal? A partir dos resultados do estudo chinês, você pode concluir que todas as pessoas com diabetes apresentam deficiência de cromo?*

29 — 39 — **40** — 41 — 46 — 48 — 53

INTERAÇÕES NÃO COVALENTES

Muitos tipos de interações não covalentes podem ter lugar entre e dentro de moléculas como resultado dos quatro tipos de ligação. Por exemplo, a natureza carregada, não carregada ou parcialmente carregada de uma molécula determina se ela será solúvel em água. As ligações covalentes e não covalentes determinam forma molecular e função. Finalmente, interações não covalentes permitem às proteínas se associarem reversivelmente com outras moléculas, criando pares funcionais, como enzimas e substratos, ou receptores de sinal e seus ligantes.

Interações hidrofílicas originam soluções biológicas

A vida como a conhecemos é estabelecida em soluções *aquosas*, as quais mimetizam a água do mar na sua composição iônica. O corpo humano adulto possui aproximadamente 60% de água. Na^+, K^+ e Cl^- são os principais íons dos fluidos corporais, com outros íons participando em menor proporção. Todas as moléculas e componentes celulares são dissolvidos ou suspensos nessas soluções. Assim, é útil entender as propriedades das soluções, que estão listadas na **FIGURA 2.7**.

O grau com o qual uma molécula pode se dissolver em um solvente é sua **solubilidade**: quão mais fácil uma molécula se dissolve, maior sua solubilidade. A água, o solvente biológico, é polar, portanto, moléculas que se dissolvem rapidamente na água são polares, ou iônicas, interagindo rapidamente com a água. Por exemplo, se cristais de NaCl são colados em água, regiões polares da molécula de água quebram as ligações iônicas entre sódio e cloreto, causando a dissolução dos cristais (**FIG. 2.8a**). Moléculas que são solúveis em água são chamadas de **hidrofílicas**.

Em contrapartida, moléculas como óleos, que não se dissolvem bem em água, são **hidrofóbicas**. Substâncias hidrofóbicas

são geralmente moléculas apolares que não podem formar ligações de hidrogênio com moléculas de água. Os lipídeos (gorduras e óleos) são o grupo de moléculas biológicas mais hidrofóbico.

Quando colocados em solução aquosa, os lipídeos não se dissolvem. Em vez disso, eles separam-se em duas camadas. Um exemplo familiar é o óleo de salada flutuando no vinagre em uma garrafa de molho. Para uma molécula hidrofóbica se dissolver nos fluidos corporais, ela deve combinar-se com uma molécula hidrofílica.

Por exemplo, o colesterol, uma gordura animal comum, é uma molécula hidrofóbica. A gordura de um pedaço de carne colocada em um copo com água aquecida flutuará até o topo, não dissolvida. No sangue, o colesterol não se dissolve a menos que se ligue a moléculas de transporte especiais solúveis em água. Você deve conhecer a combinação de colesterol com seus transportes hidrofílicos como HDL-colesterol e LDL-colesterol, as formas "boas" e "más" de colesterol associadas a doenças cardíacas.

Algumas moléculas, como os fosfolipídeos, têm ambas as regiões polares e apolares (Fig. 2.8b). Essa dupla natureza lhes permite se associarem tanto uns com os outros (interações hidrofóbicas) como com moléculas de água polares (interações hidrofílicas). Os fosfolipídeos são o principal componente das membranas biológicas.

7. Quais se dissolvem mais facilmente na água, moléculas polares ou moléculas apolares?

8. A molécula que se dissolve facilmente em água é denominada hidro____ica.

9. Por que o sal de cozinha (NaCl) se dissolve na água?

A forma molecular é relacionada à função molecular

A forma molecular é relacionada à função molecular. Ligações moleculares – tanto covalentes como fracas – desempenham um papel crítico na determinação da forma molecular. A forma tridimensional de uma molécula é difícil de ser mostrada no papel, mas muitas moléculas têm formas características devido aos ângulos das ligações covalentes entre os átomos. Por exemplo, os dois átomos de hidrogênio da molécula de água mostrados na Figura 2.6b são ligados ao oxigênio, formando um ângulo de 104,5°. Ligações duplas em cadeias carbônicas de ácidos graxos fazem estas sofrerem um desvio ou curva, como mostrado pelo modelo tridimensional do ácido oleico na Figura 2.5.

Ligações covalentes fracas também contribuem para a forma molecular. A dupla-hélice do DNA (Fig. 2.4) resulta tanto das ligações covalentes entre as bases em cada fita como das ligações de hidrogênio conectando as duas fitas da hélice.

As proteínas têm as formas mais complexas e variadas de todas as biomoléculas. As duas **estruturas secundárias** comuns para as cadeias polipeptídicas são a **α-hélice** (alfa-hélice) em espiral e as **folhas β** (folhas beta) (Fig. 2.3). Os ângulos de ligação covalente entre aminoácidos criam a espiral da α-hélice ou a forma em ziguezague das folhas β. Folhas β adjacentes associam-se em estruturas em forma de folha que são estabilizadas por ligações de hidrogênio, mostradas como linhas pontilhadas (...) na Figura 2.3. A configuração de folha é muito estável e ocorre em muitas proteínas destinadas para fins estruturais. Proteínas com outras funções podem ter uma combinação de folhas β e α-hélices.

A **estrutura terciária** de uma proteína é a sua forma tridimensional, criada por meio de dobragem espontânea como resultado de ligações covalentes e das interações não covalentes. As proteínas são classificadas em dois grandes grupos com base na sua forma: globulares e fibrosas (ver Fig 2.3). As **proteínas globulares** possuem cadeias de aminoácidos que se dobram sobre si mesmas para criar uma estrutura terciária complexa contendo cavidades, canais ou protuberâncias. A estrutura terciária de proteínas globulares surge, em parte, a partir dos ângulos de ligações covalentes entre os aminoácidos e, em parte, a partir de ligações de hidrogênio, forças de van der Waals e ligações iônicas que estabilizam a forma da molécula.

Além de ligações covalentes entre aminoácidos adjacentes, **ligações dissulfeto** (S—S) covalentes desempenham um papel importante na forma de muitas proteínas globulares (Fig. 2.8c). O aminoácido cisteína contém enxofre como parte de um *grupo sulfidrila* (—SH). Duas cisteínas em diferentes partes da cadeia polipeptídica podem se ligar uma à outra por uma ligação dissulfeto que junta as porções da proteína.

As **proteínas fibrosas** podem ser folhas β ou longas cadeias de α-hélices. As proteínas fibrosas são geralmente insolúveis em água e formam componentes estruturais importantes de células e tecidos. Exemplos de proteínas fibrosas incluem *colágeno*, encontrado em muitos tipos de tecido conectivo, como a pele, e *queratina*, encontrada no cabelo e nas unhas.

Íons hidrogênio em solução podem alterar a forma molecular

A ligação de hidrogênio é uma parte importante da forma molecular. No entanto, os íons livres de hidrogênio, H^+, em solução podem também participar na ligação de hidrogênio e nas forças de van der Waals. Se o H^+ livre rompe ligações não covalentes de

uma molécula, a forma da molécula, ou *conformação*, pode mudar. Uma mudança na forma pode alterar ou destruir a capacidade da molécula de funcionar.

A concentração de H^+ livre em fluidos corporais, ou *acidez*, é medida em termos de **pH**. A **FIGURA 2.9** revisa a química do pH e mostra uma escala de pH com os valores de pH de diversas substâncias. O pH normal do sangue no corpo humano é de 7,40, ou seja, levemente alcalino. A regulação do pH corporal dentro de uma faixa estreita é crítica, uma vez que o pH do sangue mais ácido que 7,00 (pH < 7,00) ou mais alcalino que 7,70 (pH > 7,70) é incompatível com a vida.

De onde vêm os íons hidrogênio dos líquidos corporais? Alguns deles vêm da água. Outros vêm de ácidos, moléculas que liberam H^+ quando se dissolvem em água (Fig. 2.9). Muitas das moléculas geradas a partir do metabolismo são ácidas. Por exemplo, o ácido carbônico é feito a partir de CO_2 (dióxido de carbono) e água. Em solução, o ácido carbônico separa-se em um íon bicarbonato e um íon hidrogênio:

$$CO_2 + H_2O \rightleftharpoons H_2CO_3 \text{ (ácido carbônico)} \rightleftharpoons H^+ + HCO_3^-$$

Observe que quando o H^+ é parte da molécula de ácido carbônico intacta, ele não contribui para a acidez. *Somente H^+ livre contribui para a concentração de íon hidrogênio.*

Estamos constantemente adicionando ácido ao corpo através do metabolismo; assim, como faz o corpo para manter um pH normal? Uma resposta é através dos tampões. Um **tampão** é qualquer substância capaz de moderar mudanças no pH. Muitos tampões contêm ânions que têm uma forte atração pelas moléculas de H^+. Quando H^+ livre é adicionado à uma solução tampão, os ânions do tampão ligam-se ao H^+, minimizando, assim, qualquer alteração no pH.

O ânion bicarbonato, HCO_3^-, é um tampão importante do corpo humano. A equação a seguir mostra como uma solução de bicarbonato de sódio atua como tampão quando é adicionado ácido clorídrico (HCl). Quando colocado em água pura, o ácido clorídrico separa-se, ou dissocia-se, em H^+ e Cl^-, criando uma concentração alta de H^+ (pH baixo). Entretanto, quando o HCl se dissocia em uma solução de bicarbonato de sódio, alguns dos íons bicarbonato se combinam com alguns H^+, formando ácido carbônico não dissociado. "Amarrando" o H^+ adicionado dessa forma previne uma alteração significativa de H^+ na solução e minimiza a variação de pH.

FIGURA 2.7 **REVISÃO**

Soluções

A vida como nós a conhecemos está estabelecida em soluções com base em água, ou aquosas, que se assemelham em sua composição iônica à água do mar diluída. O corpo humano é 60% água. Sódio, potássio e cloro são os principais íons nos fluidos corporais. Todas as moléculas e componentes celulares são dissolvidos ou suspensos nessas soluções salinas. Por essas razões, as propriedades das soluções têm papel fundamental no funcionamento do corpo

Terminologia

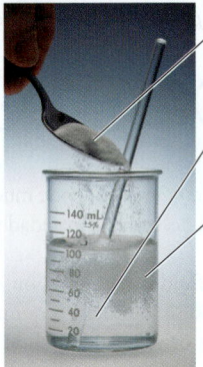

Um **soluto** é qualquer substância que se dissolve em um líquido. O grau com o qual a molécula é capaz de se dissolver no solvente é chamado de solubilidade. As moléculas com maior facilidade para se dissolver possuem **solubilidade** maior.

Um **solvente** é o líquido no qual o soluto se dissolve. Nas soluções biológicas, o solvente universal é a água.

Uma **solução** é a combinação de solutos dissolvidos em um solvente. A **concentração** de uma solução é a quantidade de soluto por unidade de volume da solução.

> **Concentração = quantidade de soluto/volume de solução**

Expressões de quantidade de soluto

• **Massa** (peso) do soluto antes de se dissolver geralmente dado em gramas (g) ou miligramas (mg).

• A **massa molecular** é calculada a partir da fórmula química da molécula. É a massa de uma molécula, expressa em unidades de massa atômica (uma) ou, mais comumente, em dáltons (Da), em que 1 uma = 1 Da.

> **Massa molecular = SUM** $\left[\begin{array}{c}\text{massa atômica} \\ \text{de cada} \\ \text{elemento}\end{array} \times \begin{array}{c}\text{número de átomos de} \\ \text{cada elemento}\end{array}\right]$

Exemplo

Qual é a massa molecular da glicose, $C_6H_{12}O_6$?

Resposta

Elemento	# de átomos	Massa atômica do elemento
Carbono	6	12,0 uma × 6 = 72
Hidrogênio	12	1,0 uma × 12 = 12
Oxigênio	6	16,0 uma × 6 = 96

Massa molecular da glicose =180 uma (ou Da)

• **Moles** (mol) é uma expressão do número de moléculas do soluto, sem levar em conta seu peso. Um mol = $6,02 \times 10^{23}$ átomos, íons ou moléculas de uma substância. Um mol de uma substância tem o mesmo número de partículas que um mol de qualquer outra substância, assim como uma dúzia de ovos tem o mesmo número de itens que uma dúzia de rosas.

• **Peso molecular** Em laboratório, usa-se a massa molecular de uma substância para medir o número de moles. Por exemplo, um mol de glicose (com $6,02 \times 10^{23}$ moléculas de glicose) possui uma massa molecular de 180 Da e pesa 180 gramas. A massa molecular de uma substância expressa em gramas é chamada de peso molecular em gramas.

• **Equivalentes** (Eq) são uma unidade usada para íons, em que 1 equivalente = molaridade do íon × número de cargas do íon. O íon sódio, com sua carga de + 1, tem um equivalente por mol. O íon fosfato de hidrogênio (HPO_4^{2-}) possui dois equivalentes por mol. Concentrações iônicas no sangue são comumente reportadas em miliequivalentes por litro (mEq/L).

Q QUESTÕES DA FIGURA

1. Quais são os dois componentes de uma solução?
2. A concentração de uma solução é expressa como:
   (a) quantidade de solvente/volume de soluto
   (b) quantidade de soluto/volume de solvente
   (c) quantidade de solvente/volume de solução
   (d) quantidade de soluto/volume de solução
3. Calcule a massa molecular da água, H_2O.
4. Quanto pesa um mol de KCl?

Expressões de volume

O volume é normalmente expresso em litros (L) ou mililitros (mL). Uma medida de volume comum em medicina é o decilitro (dL), que é 1/10 de 1 litro, ou 100 mL.

Prefixos

deci- (d)	1/10	1×10^{-1}
mili- (m)	1/1.000	1×10^{-3}
micro- (μ)	1/1.000.000	1×10^{-6}
nano- (n)	1/1.000.000.000	1×10^{-9}
pico- (p)	1/1.000.000.000.000	1×10^{-12}

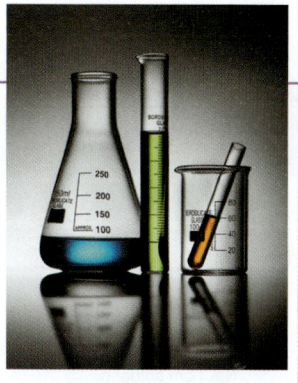

Conversões úteis

• 1 litro de água pesa 1 quilo (kg)

• 1 quilo = 1.000 gramas

Expressões de concentração

• **Soluções em porcentagem**. Em um laboratório ou farmácia, os cientistas não podem medir solutos por mol. Em vez disso, eles usam a forma mais convencional de medida de peso.
A concentração de soluto pode, então, ser expressa como porcentagem da solução total, ou solução percentual. Uma solução de 10% significa 10 partes de soluto para 100 partes de solução final. Soluções peso/volume, utilizadas para solutos que são sólidos, são geralmente expressas como g/100 mL solução ou mg/dL. A forma antiga de expressar mg/dL é mg%, em que % significa por 100 partes ou 100 mL. Uma concentração de 20 mg/dL poderia ser também expressa como 20 mg%.

QUESTÕES DA FIGURA

5. Qual solução é mais concentrada: uma solução de 100 Mm de glicose ou uma solução de glicose de 0,1 M?
6. Quando se faz uma solução de 5% de glicose, por que você não pesa 5 gramas de glicose e dilui em 100 mL de água?

Exemplo

Soluções utilizadas para infusões intravenosas (IV) são geralmente expressas como porcentagem. Como você faria 500 mL de uma solução dextrose 5% (glicose)?	**Resposta** Solução 5% = 5 g de glicose dissolvida em água em um volume final de 100 mL de solução. 5 g de glicose/100 mL = ? g/500 mL. 25 g de glicose em água em um volume final de 500 mL.

• **Molaridade** é o número de moles de soluto em um litro de solução, e é abreviada como mol/L ou M. Uma solução molar de glicose (1 mol/L, 1 M) contém $6,02 \times 10^{23}$ moléculas de glicose por litro de solução. Ela é feita dissolvendo-se um mol (180 gramas) de glicose em água suficiente para termos 1 litro de solução. Soluções biológicas são mais diluídas e, portanto, podem ser expressas em **milimoles** por litro (mmol/L ou mM).

Exemplo

Qual é a molaridade da solução de glicose 5%?	**Resposta** 5 g de glicose/100 mL = 50 g de glicose/1.000 mL (ou 1L). 1 mol de glicose = 180 g de glicose. 50 g/L × 1 mol/180 g = 0,278 moles/L ou 278 mM.

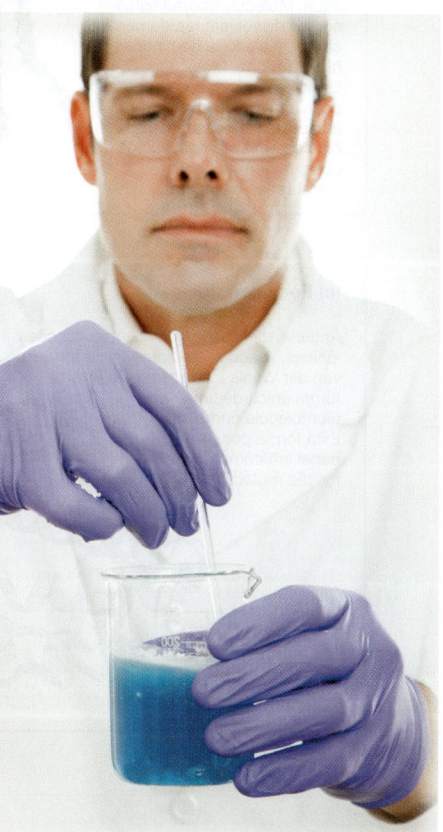

FIGURA 2.8 **REVISÃO**

Interações moleculares

(a) Interações hidrofílicas

Moléculas que possuem regiões polares ou ligações iônicas reagem rapidamente com as regiões polares da água. Isso permite que elas se dissolvam facilmente em água. Moléculas que se dissolvem rapidamente em água são denominadas **hidrofílicas**.

Moléculas de água interagem com íons ou outras moléculas polares, formando capas de hidratação ao seu redor. Isso quebra as ligações de hidrogênio entre as moléculas de água, diminuindo a temperatura de congelamento da água (diminuição do ponto de congelamento).

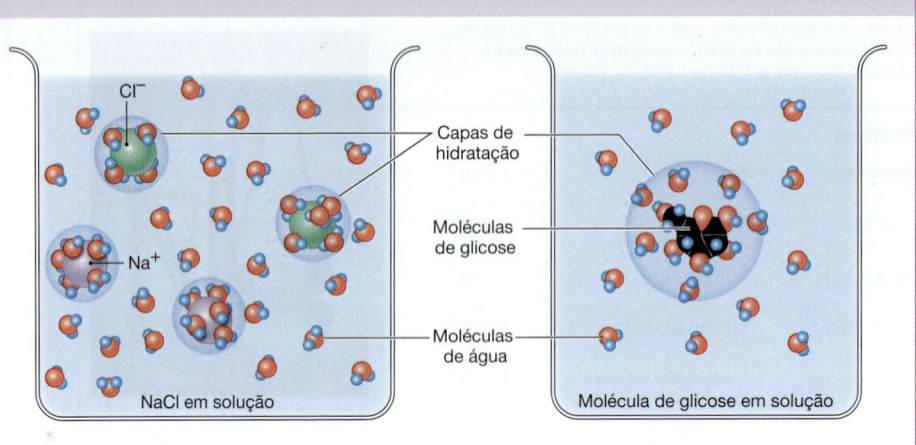

(b) Interações hidrofóbicas

Por terem uma distribuição emparelhada de elétrons e não possuirem polos positivo ou negativo, as moléculas apolares não possuem regiões com carga parcial e, portanto, tendem a repelir moléculas de água. Moléculas como estas não se dissolvem rapidamente em água e são denominadas **hidrofóbicas**. Moléculas como os fosfolipídeos possuem regiões polares e apolares que possuem papéis críticos em sistemas biológicos e na formação de membranas biológicas.

As **moléculas fosfolipídicas** têm cabeça polar e cauda apolar.

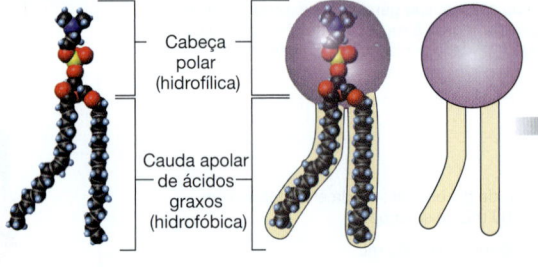

Modelos moleculares   **Modelo estilizado**

Os fosfolipídeos arranjam-se de forma que as cabeças polares ficam em contato com a água e as caudas apolares ficam direcionadas para longe da água.

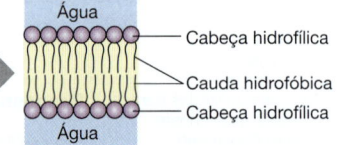

Esta característica permite que os fosfolipídeos formem bicamadas, a base para a formação de membranas biológicas que separam compartimentos.

(c) Forma molecular

Ângulos de ligações covalentes, ligações iônicas, ligações de hidrogênio e forças de van der Waals interagem para criar a forma única de uma biomolécula complexa. Esta forma possui um papel crítico na função molecular.

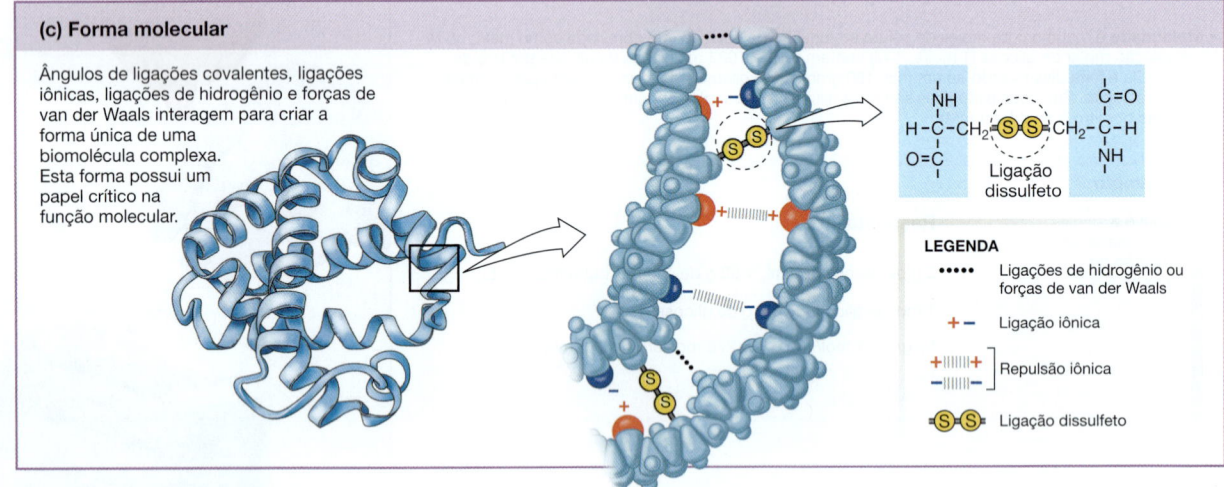

LEGENDA

••••• Ligações de hidrogênio ou forças de van der Waals

Ligação iônica

Repulsão iônica

Ligação dissulfeto

FIGURA 2.9 **REVISÃO**

pH

Ácidos e bases

Um **ácido** é uma molécula que doa H⁺ para uma solução.

- O grupo carboxila, –COOH, é um ácido, pois em solução tende a perder íons H⁺:

$$R\text{–COOH} \longrightarrow R\text{–COO}^- + H^+$$

Uma **base** é uma molécula que diminui a concentração de H⁺ de uma solução por se combinar com H⁺ livres.

- Moléculas que produzem íons hidroxila, OH⁻, em solução são bases, uma vez que a hidroxila se combina com o H⁺, formando água:

$$R\text{–OH} \longrightarrow R^+ + OH^- \longrightarrow OH^- + H^+ \longrightarrow H_2O$$

- Outra molécula que atua como uma base é a amônia, NH_3. Ela reage com o H⁺ livre, formando um íon amônio:

$$NH_3 + H^+ \longrightarrow NH_4^+$$

pH

A concentração de H⁺ em fluidos corporais é medida em termos de **pH**.

- A expressão pH significa "poder de hidrogênio".

1 $pH = -\log [H^+]$

Esta equação é lida como "pH é igual ao logaritmo negativo da concentração do íon hidrogênio". Os colchetes são notação abreviada para "concentração" e, por convenção, a concentração é expressa em mEq/L.

- Utilizando a regra de logaritmos que diz que $-\log x = \log(1/x)$, a equação pH (1) pode ser reescrita como:

2 $pH = \log (1/[H^+])$

Esta equação mostra que o pH é inversamente proporcional à concentração de H⁺. Em outras palavras, à medida que a concentração de H⁺ aumenta, ocorre a diminuição do pH.

Exemplo

Qual é o pH de uma solução cujo [H⁺] é 10^{-7} mEq/L?

Resposta

$$pH = -\log [H^+]$$
$$pH = -\log [10^{-7}]$$

Utilizando a regra dos logs, isto pode ser reescrito como

$$pH = \log (1/10^{-7})$$

Utilizando a regra do expoente que diz que $1/10^x = 10^{-x}$

$$pH = \log 10^7$$

O log de 10^7 é 7, então a solução possui um pH de 7.

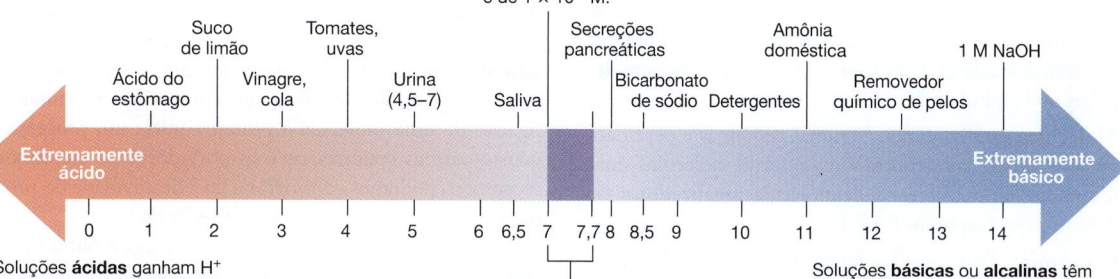

A água pura possui pH de 7, o que significa que sua concentração de H⁺ é de 1×10^{-7} M.

Suco de limão — Tomates, uvas — Secreções pancreáticas — Amônia doméstica — 1 M NaOH

Ácido do estômago — Vinagre, cola — Urina (4,5–7) — Saliva — Bicarbonato de sódio — Detergentes — Removedor químico de pelos

Extremamente ácido — **Extremamente básico**

0 1 2 3 4 5 6 6,5 7 7,8 8,5 9 10 11 12 13 14

Soluções **ácidas** ganham H⁺ a partir de um ácido e têm pH inferior a 7.

Soluções **básicas** ou **alcalinas** têm concentração de H⁺ menor do que a da água pura e têm pH superior a 7.

O pH normal do sangue no corpo humano é 7,40. A regulação homeostática é fundamental, uma vez que o pH do sangue inferior a 7 ou superior a 7,70 é incompatível com a vida.

O pH de uma solução é medido em uma escala numérica entre 0 e 14. A escala de pH é logarítmica, ou seja, uma alteração no valor de uma unidade de pH indica uma mudança de 10 vezes na [H+]. Por exemplo, se uma solução altera seu pH 8 até pH 6, verifica-se um aumento de 100 vezes (10^2 ou 10×10) na [H+].

Q **QUESTÕES DA FIGURA**

1. Quando o corpo se torna mais ácido, o pH aumenta ou diminui?
2. Como pode a urina, o ácido estomacal e a saliva terem pH fora da faixa compatível com a vida e mesmo assim fazerem parte do corpo humano?

$$H^+ + Cl^- + HCO_3^- + Na^+ \rightleftharpoons H_2CO_3 + Cl^- + Na^+$$

$$\underset{\text{clorídrico}}{\text{Ácido}} + \underset{\text{de sódio}}{\text{Bicarbonato}} \rightleftharpoons \underset{\text{carbônico}}{\text{Ácido}} + \underset{\text{(sal de cozinha)}}{\text{Cloreto de sódio}}$$

REVISANDO CONCEITOS

10. Para ser classificada como um ácido, o que uma molécula deve fazer quando dissolvida em água?

11. pH é uma expressão da concentração de que em uma solução?

12. Quando o pH aumenta, a acidez _____.

INTERAÇÕES PROTEICAS

Interações moleculares não covalentes ocorrem entre muitas biomoléculas diferentes e muitas vezes envolvem proteínas. Por exemplo, as membranas biológicas são formadas pelas associações não covalentes de fosfolipídeos e proteínas. Além disso, proteínas glicosiladas e lipídeos glicosilados nas membranas celulares criam uma "capa de açúcar" na superfície das células, ajudando na agregação de células e na adesão.

As proteínas desempenham papéis importantes em muitas funções celulares e podem ser consideradas como os "trabalhadores" do corpo. A maioria das proteínas solúveis fazem parte de sete grandes categorias:

1. **Enzimas**. Algumas proteínas agem como **enzimas**, catalisadores biológicos que aceleram reações químicas. As enzimas desempenham um papel importante no metabolismo (discutido nos Capítulos 4 e 22).

2. **Transportadores de membrana**. As proteínas das membranas celulares auxiliam a transportar substâncias entre os compartimentos intracelular e extracelular. Essas proteínas podem formar canais na membrana celular, ou podem se ligar a moléculas e transportá-las através da membrana. (Os transportadores de membrana serão discutidos em detalhes no Capítulo 5.)

3. **Moléculas sinalizadoras**. Algumas proteínas e peptídeos menores atuam como hormônios e outras moléculas sinalizadoras. (Tipos diferentes de moléculas sinalizadoras são descritos nos Capítulos 6 e 7.)

4. **Receptores**. Proteínas que ligam moléculas sinalizadoras e iniciam respostas celulares são chamadas de *receptores*. (Os receptores serão discutidos com as moléculas sinalizadoras, no Capítulo 6.)

5. **Proteínas de ligação**. Estas proteínas, encontradas principalmente no líquido extracelular, ligam-se e transportam moléculas por todo o corpo. Exemplos já discutidos incluem a proteína transportadora de oxigênio, *hemoglobina*, e proteínas que ligam o colesterol, como a LDL (lipoproteína de baixa densidade).

6. **Imunoglobulinas**. Estas proteínas extracelulares do sistema imune, também chamadas de *anticorpos*, ajudam a proteger o corpo de invasores e substâncias. (As funções imunes são discutidas no Capítulo 24.)

7. **Proteínas reguladoras**. As proteínas reguladoras iniciam e finalizam os processos celulares ou estimulam e inibem

29   39   40   41   **46**   48   53

esses processos. Por exemplo, as proteínas reguladoras chamadas de *fatores de transcrição* ligam-se ao DNA e alteram a expressão gênica e a síntese proteica. Os detalhes das proteínas reguladoras podem ser encontrados em livros de biologia celular.

Embora as proteínas solúveis sejam muito diversas, elas compartilham algumas propriedades. Todas se ligam a outras moléculas através de interações não covalentes. A ligação, que tem lugar em um local na molécula de proteína, chamado de **sítio de ligação**, exibe propriedades que serão discutidas brevemente: especificidade, afinidade, competição e saturação. Se a ligação de uma molécula à proteína inicia um processo, como ocorre com as enzimas, os transportadores de membrana e os receptores, podemos considerar a taxa de atividade do processo e os fatores que modulam ou alteram esta taxa.

Qualquer molécula ou íon que se liga à outra molécula é chamado de **ligante**. Os ligantes que se ligam a enzimas e transportadores de membrana também são chamados de **substratos**. Proteínas moleculares sinalizadoras e proteínas de fatores de transcrição são ligantes. Imunoglobulinas ligam ligantes, mas o próprio complexo imunoglobulina-ligante torna-se, então, um ligante (para mais detalhes, ver Capítulo 24).

As proteínas são seletivas em relação às moléculas às quais se ligam

A capacidade de uma proteína de ligar-se a um certo tipo de ligante ou grupo de ligantes parecidos é chamada de **especificidade**. Algumas proteínas são muito específicas em relação aos ligantes aos quais se ligam, ao passo que outras se ligam a grupos inteiros de moléculas. Por exemplo, as enzimas conhecidas como *peptidases* ligam-se a polipeptídeos e quebram ligações peptídicas, independentemente de quais aminoácidos estão unidos nessas ligações. Por essa razão, as peptidases não são consideradas muito específicas na sua ação. Em contrapartida, as *aminopeptidases* também quebram ligações peptídicas, mas são mais específicas. Elas ligam-se apenas em uma extremidade de uma cadeia proteica (a extremidade com um grupo amino não ligado) e podem atuar apenas na ligação peptídica terminal.

A ligação do ligante requer *complementaridade molecular*. Em outras palavras, o ligante e o sítio de ligação devem ser complementares ou compatíveis. Na ligação com proteínas, quando o ligante e a proteína se aproximam um do outro, as interações não covalentes entre o ligante e o sítio de ligação da proteína permitem que as duas moléculas se liguem. A partir de estudos de enzimas e outras proteínas, os cientistas descobriram que o sítio de ligação de uma proteína e a forma do seu ligante não precisam se ajustar exatamente um ao outro. Quando o sítio de ligação e o ligante se aproximam um do outro, eles começam a interagir através de ligações de hidrogênio, ligações iônicas e forças de van der Waals. O sítio de ligação da proteína muda, então, de forma (*conformação*) para se adequar ao ligante. Este **modelo de indução de conformação** da interação entre proteína-ligante é mostrado na **FIGURA 2.10**.

Reações de ligação de proteínas a ligantes são reversíveis

O grau de atração de uma proteína por um ligante é chamado de **afinidade** pelo ligante. Se uma proteína tem uma alta afinidade por um determinado ligante, é mais provável que a proteína se ligue a ele do que a um ligante pelo qual tenha menos afinidade.

A ligação de uma proteína a um ligante pode ser escrita utilizando-se a mesma notação que utilizamos para representar uma reação química:

$$P + L \rightleftharpoons PL$$

em que P é a proteína, L é o ligante e PL é o complexo proteína-ligante. A seta dupla indica que a ligação é reversível.

Reações reversíveis entram em um estado de **equilíbrio**, em que a velocidade de ligação (P + L → PL) é exatamente igual à taxa de *dissociação* (P + L ← PL). Quando uma reação está em equilíbrio, a razão entre a concentração do produto, ou complexo proteína-ligante [PL], para as concentrações dos reagentes [P] [L] é sempre a mesma. Esta relação é chamada de

constante de equilíbrio K_{eq} e se aplica a todas as reações químicas reversíveis:

$$K_{eq} = \frac{[PL]}{[P][L]}$$

Os colchetes [ ] indicam as concentrações da proteína, do ligante e do complexo proteína-ligante.

Reações de ligação obedecem à lei de ação das massas

O equilíbrio é um estado dinâmico. No organismo vivo, as concentrações de proteínas e ligantes mudam constantemente através de síntese, quebra ou do movimento de um compartimento para outro. O que acontece ao equilíbrio quando a concentração de P ou L muda? A resposta para essa questão é mostrada na **FIGURA 2.11**, que começa com uma reação em equilíbrio (Fig. 2.11a).

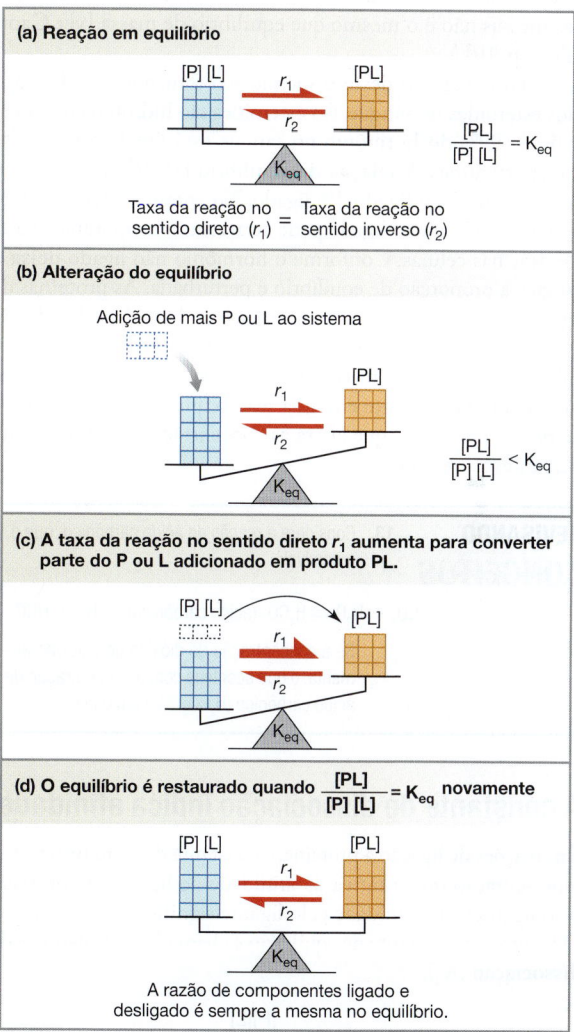

(a) Reação em equilíbrio

$$\frac{[PL]}{[P][L]} = K_{eq}$$

Taxa da reação no sentido direto (r_1) = Taxa da reação no sentido inverso (r_2)

(b) Alteração do equilíbrio

Adição de mais P ou L ao sistema

$$\frac{[PL]}{[P][L]} < K_{eq}$$

(c) A taxa da reação no sentido direto r_1 aumenta para converter parte do P ou L adicionado em produto PL.

(d) O equilíbrio é restaurado quando $\frac{[PL]}{[P][L]} = K_{eq}$ **novamente**

A razão de componentes ligado e desligado é sempre a mesma no equilíbrio.

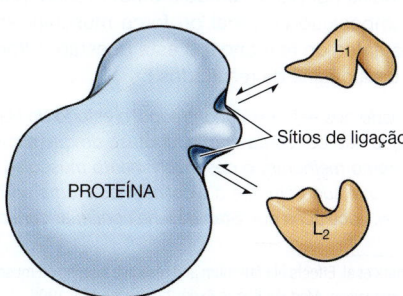

FIGURA 2.10 Modelo de indução de conformação entre proteína e ligante (L). Neste modelo de ligação com uma proteína, a forma do sítio de ligação não se encaixa exatamente com a forma do ligante (L).

FIGURA 2.11 A lei de ação das massas. A lei de ação das massas diz que quando a ligação da proteína se encontra em equilíbrio, a razão entre os componentes ligado e desligado permanece constante.

Na Figura 2.11b, o equilíbrio é perturbado quando mais proteínas ou ligante são adicionados ao sistema. Agora, a proporção de [PL] a [P] [L] é diferente do Keq. Em resposta, a taxa de reação de ligação aumenta para converter alguns dos P ou L adicionados ao complexo proteína-ligante (Fig. 2.11c). À medida que a razão se aproxima novamente do seu valor de equilíbrio, a velocidade da reação diminui no sentido direto até que, por fim, o sistema atinge a relação de equilíbrio mais uma vez (Fig. 2.11d). [P], [G] e [PL] foram todos aumentados, comparados ao valor inicial, mas a relação de equilíbrio foi restaurada.

A situação recém-descrita é um exemplo de uma reação reversível que obedece à **lei de ação das massas**, uma relação simples que incide sobre as reações químicas em um tubo de ensaio ou em uma célula. Você deve ter aprendido isso em química, como *princípio de Le Châtelier*. Em termos gerais, a lei de ação das massas diz que, quando uma reação está equilibrada, a razão entre os produtos e os substratos é sempre a mesma. Se a relação é perturbada por adição ou remoção de um dos participantes, a equação da reação se deslocará no sentido de restaurar a condição de equilíbrio. (Observe que a lei da ação das massas não é o mesmo que equilíbrio de massa [ver Capítulo 1, p. 10].)

Um exemplo deste princípio é o transporte de hormônios esteroides no sangue. Os esteroides são hidrofóbicos, então mais de 99% do hormônio no sangue está ligado a proteínas transportadoras. A relação de equilíbrio [PL]/[P] [L] é 99% do hormônio não ligado/1% ligado. No entanto, apenas o hormônio "livre" ou não ligado pode atravessar a membrana celular e entrar nas células. Conforme o hormônio não ligado deixa o sangue, a proporção de equilíbrio é perturbada. As proteínas de ligação, em seguida, liberam um pouco de hormônio ligado até que a razão 99/1 seja novamente restaurada. O mesmo princípio aplica-se a enzimas e reações metabólicas. Alterar a concentração de um participante em uma reação química tem um efeito de reação em cadeia que altera as concentrações de outros participantes na reação.

REVISANDO CONCEITOS

13. Considere a reação do ácido carbônico, que é reversível:

$$CO_2 + H_2O \rightleftharpoons H_2CO_3 \text{ (ácido carbônico)} \rightleftharpoons H^+ + HCO_3^-$$

Se a concentração de dióxido de carbono aumenta, o que acontece com a concentração de ácido carbônico (H_2CO_3)? E com o pH?

A constante de dissociação indica afinidade

Em reações de ligação à proteína, a constante de equilíbrio é uma representação quantitativa da afinidade de ligação da proteína pelo ligante: alta afinidade pelo ligante significa uma K_{eq} maior. O inverso da constante de equilíbrio é chamado de **constante de dissociação** (K_d).

$$K_d = \frac{[P][L]}{[PL]}$$

Um grande K_d indica uma baixa afinidade de ligação da proteína pelo ligante e mais P e L permanecendo no estado desacoplado. Por outro lado, uma pequena K_d significa um valor mais elevado para [PL] em relação a [P] e [L], de modo que uma pequena K_d indica maior afinidade da proteína pelo ligante.

Se uma proteína se liga a vários ligantes relacionados, uma comparação dos seus valores de K_d pode dizer qual ligante é mais suscetível de se ligar à proteína. Ligantes relacionados competem pelos sítios de ligação e são chamados de **competidores**. A competição entre ligantes é uma propriedade universal da ligação com proteínas.

Ligantes competidores que possuem as mesmas ações são chamados de **agonistas**. Os agonistas podem ocorrer na natureza, como a *nicotina*, a substância encontrada em tabaco que imita a atividade do neurotransmissor *acetilcolina* pela ligação ao mesmo receptor. Os agonistas também podem ser sintetizados utilizando o conhecimento que os cientistas obtiveram do estudo dos sítios de ligação proteína-ligante. A capacidade de as moléculas agonistas imitarem a atividade de ligantes que existem na natureza levou ao desenvolvimento de muitos fármacos.

REVISANDO CONCEITOS

14. Um pesquisador está tentando desenvolver um fármaco que se ligue à uma proteína receptora celular em particular. A molécula candidata A possui um K_d de 4,9 pelo receptor. A molécula B possui um K_d de 0,3. Qual molécula possui o maior potencial para ter sucesso como fármaco?

SOLUCIONANDO O PROBLEMA

Stan tem tomado picolinato de cromo porque ouviu que aumentaria sua força e massa musculares. Então, um amigo falou-lhe que a Food and Drug Administration (FDA) disse que não há evidências que mostrem que o cromo ajuda a fazer os músculos aumentarem. Em um estudo,* um grupo de pesquisadores deu altas doses diárias de picolinato de cromo para jogadores de futebol durante um período de treinamento de 2 meses. Ao final do estudo, os jogadores que tomaram suplemento de cromo não tiveram sua massa muscular aumentada ou força maior do que qualquer outro jogador que não tomou o suplemento.

Use o Google Acadêmico (*http://scholar.google.com.br*) e pesquise por *picolinato de cromo*. Procure por artigos sobre composição corporal ou força muscular em seres humanos antes de responder a esta questão. (Procure por mais de uma página de resultados.)

P5: *Baseado nos estudos encontrados, o estudo de Hallmark et al. (que não concorda com a hipótese de que suplementos de cromo melhoram o desenvolvimento muscular) e os estudos que sugerem que o picolinato de cromo pode causar câncer, você acha que Stan deveria continuar com o cromo?*

*M. A. Hallmark et al. Effects of chromium and resistive training on muscle strength and body composition. *Med Sci Sports Exerc* 28(1): 139-144, 1996.

29 39 40 41 46 48 53

Múltiplos fatores alteram a ligação de proteínas

A afinidade da proteína por um ligante nem sempre é constante. Fatores físicos e químicos podem alterar, ou *modular*, a afinidade de ligação ou podem até mesmo eliminá-la. Algumas proteínas devem ser ativadas antes de terem um sítio de ligação funcional. Nesta seção, discutiremos alguns dos processos que evoluíram para permitir a ativação, a modulação e a inativação da ligação às proteínas.

Isoformas   Proteínas estreitamente relacionadas, cuja função é similar, porém a afinidade por ligantes é diferente, são denominadas **isoformas** umas das outras. Por exemplo, a proteína *hemoglobina* para transporte de oxigênio tem múltiplas isoformas. Uma molécula de hemoglobina tem uma estrutura quaternária composta por quatro subunidades (ver Fig. 2.3). No feto em desenvolvimento, a isoforma de hemoglobina tem duas cadeias α (alfa) e duas γ (gama) que compõem as quatro subunidades. Logo após o nascimento, as moléculas de hemoglobina fetal são substituídas pela hemoglobina adulta. A isoforma adulta da hemoglobina retém as duas isoformas da cadeia α, porém tem duas cadeias β (beta), em vez das cadeias γ. As isoformas fetal e adulta da hemoglobina ligam-se ao oxigênio, mas a isoforma fetal tem uma maior afinidade pelo oxigênio. Isso torna mais eficiente a captação do oxigênio através da placenta.

Ativação   Algumas proteínas são inativas quando são sintetizadas na célula. Antes de uma proteína se tornar ativa, as enzimas devem cortar uma ou mais porções da molécula (**FIG 2.12a**). Hormônios proteicos (um tipo de molécula sinalizadora) e enzimas são dois grupos que normalmente se submetem a esta *ativação proteolítica*. As formas inativas dessas proteínas são muitas vezes identificadas com o prefixo *pró-*: pró-hormônio, pró-enzima, pró-insulina, por exemplo. Algumas enzimas inativas têm o sufixo *-gênio* adicionado ao nome da enzima ativa em vez disso, como no *tripsinogênio*, a forma inativa de tripsina.

A ativação de algumas proteínas requer a presença de um **cofator**, o qual é um íon ou um pequeno grupo orgânico funcional. Cofatores devem se ligar ao sítio de ligação da proteína antes de o sítio se tornar ativo e se ligar ao ligante (Fig. 12.b). Cofatores iônicos incluem Ca^{2+}, Mg^{2+} e Fe^{2+}. Muitas enzimas não funcionam sem o cofator.

Modulação   A capacidade de uma proteína de se ligar a um ligante e iniciar uma resposta pode ser alterada por vários fatores, incluindo temperatura, pH e moléculas que interagem com a proteína. Um fator que influencia a atividade da proteína ou sua ligação é chamado de **modulador**. Existem dois mecanismos básicos pelos quais ocorre a modulação. O modulador ou (1) muda a capacidade da proteína de se ligar ao ligante ou (2) altera a atividade da proteína ou a sua capacidade para criar uma resposta. A **TABELA 2.3** resume os diferentes tipos de modulação.

Moduladores químicos são moléculas que se ligam covalente ou não covalentemente a proteínas e alteram a sua capacidade de ligação ou atividade. Os moduladores químicos podem ativar ou aumentar a ligação do ligante, diminuir a capacidade de ligação ou inativar completamente uma proteína, de modo que

TABELA 2.3	Fatores que afetam a ligação a proteínas
Fundamental para a ligação	
Cofatores	Necessários para o ligante se ligar ao sítio de ligação da proteína
Ativação proteolítica	Converte formas inativas em ativas, removendo parte da molécula. Exemplos: enzimas digestórias, hormônios proteicos
Moduladores e fatores que alteram a ligação ou a atividade	
Inibidor competitivo	Compete diretamente com o ligante, ligando-se reversivelmente ao sítio ativo
Inibidor irreversível	Liga-se ao sítio de ligação e não pode ser deslocado
Modulador alostérico	Liga-se à proteína fora do sítio de ligação e muda a atividade; pode ser inibidor ou ativador
Modulador covalente	Liga-se covalentemente à proteína e altera a sua atividade. Exemplo: grupos fosfato
pH e temperatura	Alteram a forma tridimensional da proteína por romperem as ligações de hidrogênio ou as ligações S—S; pode ser irreversível se a proteína desnatura

ela é incapaz de se ligar a qualquer ligante. A inativação pode ser reversível ou irreversível.

Antagonistas, também denominados *inibidores*, são moduladores químicos que se ligam a uma proteína e reduzem a sua atividade. Muitas são as moléculas que simplesmente se ligam à proteína e bloqueiam o sítio de ligação sem causar uma resposta. Elas são como o sujeito que entra de mansinho na frente da fila para comprar ingresso no cinema para conversar com a sua namorada, a encarregada do caixa. Ele não está interessado em comprar um ingresso, mas impede as pessoas na fila atrás dele de comprarem seus ingressos para o filme.

Inibidores competitivos são antagonistas que competem com o ligante original pelo sítio de ligação. (Fig. 2.12d). O grau de inibição depende das concentrações relativas do inibidor competitivo e do ligante habitual, bem como da afinidade da proteína pelos dois. A ligação dos inibidores competitivos é reversível: o aumento na concentração do ligante habitual pode deslocar o inibidor competitivo e diminuir a inibição.

Antagonistas irreversíveis, por outro lado, ligam-se firmemente à proteína e não podem ser deslocados por competição. Os fármacos antagonistas são úteis no tratamento de muitas condições clínicas. Por exemplo, o tamoxifeno, um antagonista do receptor de estrogênio, é utilizado no tratamento do câncer de mama dependente de hormônio.

Moduladores alostéricos e covalentes podem ser antagonistas ou ativadores. **Moduladores alostéricos** ligam-se reversivelmente à uma proteína em um sítio regulador longe do sítio de ligação, e, ao fazê-lo, alteram a forma do sítio de ligação. *Inibidores alostéricos* são antagonistas que diminuem a afinidade do sítio de ligação pelo

FIGURA 2.12 **CONTEÚDO ESSENCIAL**

Ativação e inibição proteica

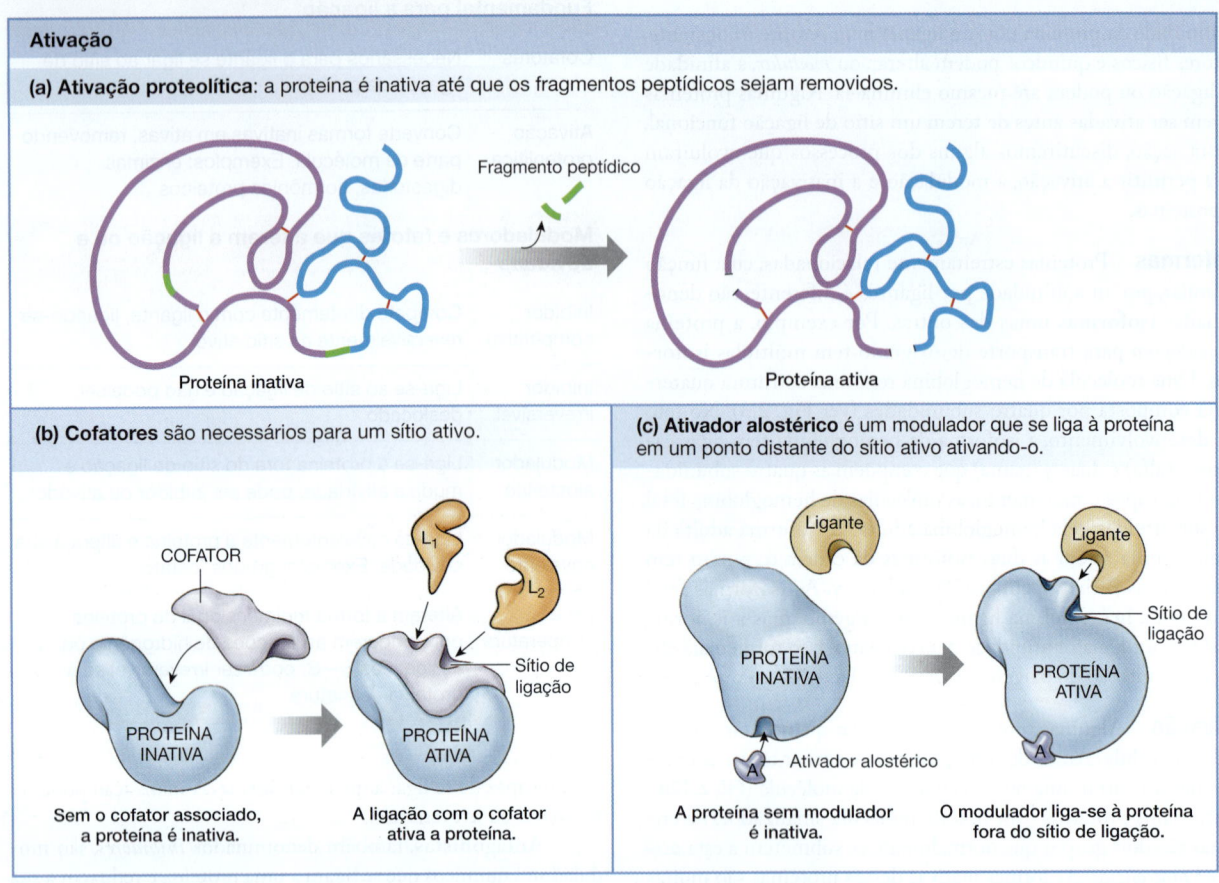

Ativação

(a) Ativação proteolítica: a proteína é inativa até que os fragmentos peptídicos sejam removidos.

Fragmento peptídico

Proteína inativa → Proteína ativa

(b) Cofatores são necessários para um sítio ativo.

COFATOR

L₁   L₂

Sítio de ligação

PROTEÍNA INATIVA → PROTEÍNA ATIVA

Sem o cofator associado, a proteína é inativa.

A ligação com o cofator ativa a proteína.

(c) Ativador alostérico é um modulador que se liga à proteína em um ponto distante do sítio ativo ativando-o.

Ligante

PROTEÍNA INATIVA

A — Ativador alostérico

A proteína sem modulador é inativa.

Ligante

Sítio de ligação

PROTEÍNA ATIVA

A

O modulador liga-se à proteína fora do sítio de ligação.

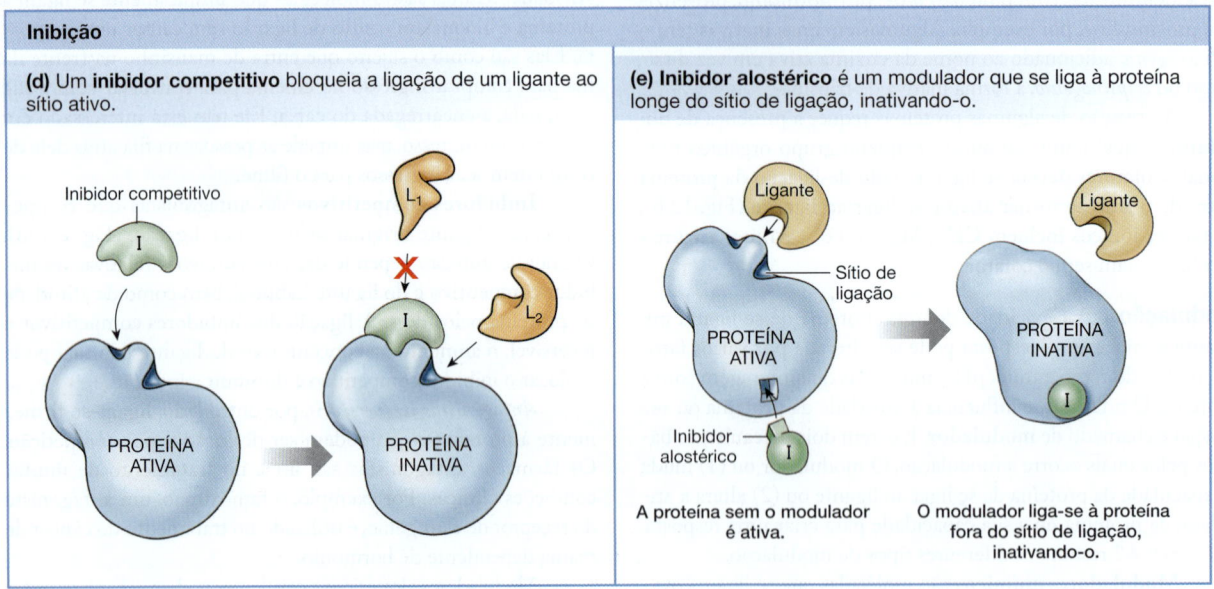

Inibição

(d) Um **inibidor competitivo** bloqueia a ligação de um ligante ao sítio ativo.

Inibidor competitivo

I

L₁   L₂

I

PROTEÍNA ATIVA → PROTEÍNA INATIVA

(e) Inibidor alostérico é um modulador que se liga à proteína longe do sítio de ligação, inativando-o.

Ligante

Sítio de ligação

PROTEÍNA ATIVA

Inibidor alostérico   I

A proteína sem o modulador é ativa.

Ligante

PROTEÍNA INATIVA

I

O modulador liga-se à proteína fora do sítio de ligação, inativando-o.

ligante e inibem a atividade proteica (Fig. 2.12e). *Ativadores alostéricos* aumentam a probabilidade de ligação proteína-ligante e de atividade proteica (Fig. 2.12c). Por exemplo, a capacidade de ligação ao oxigênio da hemoglobina muda com modulação alostérica por dióxido de carbono, H^+ e vários outros fatores (ver Capítulo 18).

Moduladores covalentes são átomos ou grupos funcionais que se ligam covalentemente a proteínas e alteram suas propriedades. Assim como os moduladores alostéricos, os moduladores covalentes podem aumentar ou diminuir a capacidade de ligação da proteína ou a sua atividade. Um dos moduladores covalentes mais comuns é o grupo fosfato. Muitas proteínas da célula podem ser ativadas ou inativadas quando um grupo fosfato forma uma ligação covalente com elas, um processo conhecido como fosforilação.

Um dos mais bem conhecidos moduladores químicos é o antibiótico penicilina. Alexander Fleming descobriu este composto, em 1928, quando ele percebeu que o molde de *Penicillium* inibia o crescimento bacteriano em uma placa de Petri. Em 1938, pesquisadores já tinham extraído o ingrediente ativo penicilina do fungo e o utilizado no tratamento de infecções em seres humanos. Contudo, foi somente em 1965 que os pesquisadores entenderam exatamente como o antibiótico funciona. A penicilina é um antagonista que se liga a uma proteína-chave bacteriana, mimetizando o ligante normal. Como a penicilina forma ligações permanentes com a proteína, esta é irreversivelmente inibida. Sem essa proteína, a bactéria é incapaz de manter a rigidez da parede celular. Sem a parede celular rígida, a bactéria incha, rompe e morre.

Fatores físicos

Condições físicas, como temperatura e pH (acidez), podem ter efeitos significativos sobre a estrutura e função das proteínas. Pequenas mudanças no pH ou na temperatura agem como moduladores, aumentando ou diminuindo a atividade (**FIG. 2.13a**). Contudo, uma vez que esses fatores excedam um valor crítico, eles rompem as ligações não covalentes que mantêm as proteínas em sua conformação terciária. A proteína perde a sua forma e, junto com isso, sua atividade. Quando uma proteína perde sua conformação, é chamada de *desnaturada*.

Se você já fritou um ovo, assistiu essa transformação acontecer com a proteína da clara, a *albumina*, que muda de um estado escorregadio transparente para um estado firme branco. Íons hidrogênio, em concentração alta o bastante para ser chamada de ácida, têm um efeito similar sobre a estrutura da proteína. Durante a preparação do *ceviche*, o prato nacional do Equador, o peixe cru é marinado em suco de limão. O suco de limão, que é ácido, contém íons hidrogênio que rompem as ligações de hidrogênio das proteínas do músculo do peixe, causando a desnaturação das proteínas. Como resultado, a carne torna-se mais firme e opaca, exatamente como se fosse cozida no calor.

Em alguns casos, a atividade pode ser restaurada se a temperatura ou o pH originais retornarem. A proteína, então, reassume a sua forma original como se nada tivesse acontecido. Entretanto, geralmente a desnaturação produz uma perda permanente da atividade. Certamente não existe nenhuma maneira de "desfritar" um ovo ou "descozinhar"* um pedaço de peixe.

---

*N. de T. Os termos "desfritar" e "descozinhar" não existem na Língua Portuguesa; entretanto, foram utilizados como figura de linguagem para se enquadrar no que a autora queria dizer, o ato de voltar atrás na fritura do ovo ou no cozimento de uma carne, ambos processos que desnaturam proteínas.

A influência potencialmente desastrosa da temperatura e do pH sobre as proteínas é uma razão para que essas variáveis sejam tão estritamente reguladas pelo corpo.

15. Relacione cada substância química com sua(s) ação(ões).

(a) Modulador alostérico
(b) Inibidor competitivo
(c) Modulador covalente

1. Liga-se longe do sítio de ligação
2. Liga-se ao sítio de ligação
3. Inibe apenas a atividade
4. Inibe ou aumenta a atividade

O corpo regula a quantidade de proteína na célula

A principal característica das proteínas no corpo humano é que a quantidade de uma dada proteína varia ao longo do tempo, frequentemente de um modo regulado. O corpo possui mecanismos capazes de monitorar se é necessário maior ou menor quantidade de uma proteína específica. Vias complexas de sinalização, muitas das quais também envolvem proteínas, estimulam uma célula em particular a sintetizar novas proteínas ou quebrar (*degradar*) as proteínas existentes. A produção programada de novas proteínas (receptores, enzimas e transportadores de membrana, em particular) é denominada **regulação para cima** (*up-regulation*). Inversamente, a remoção programada de proteínas é denominada **regulação para baixo** (*down-regulation*). Em ambas as situações, a célula é induzida a produzir ou remover proteínas para alterar sua resposta.

A quantidade da proteína presente na célula tem uma influência direta na magnitude da resposta da célula. Por exemplo, o gráfico da Figura 2.13b mostra os resultados de uma experiência em que a quantidade de ligante é mantida constante, ao passo que a quantidade de proteína é variada. Como o gráfico mostra, um aumento na quantidade da proteína presente causa um aumento na resposta.

Como analogia, pense nos caixas de um supermercado. Imagine que cada encarregada do caixa é uma enzima, os clientes na fila são moléculas ligantes e aqueles que estão saindo da loja com suas compras são os produtos. Cem pessoas podem ser atendidas mais rápido quando houver 25 caixas abertos do que quando houver apenas 10. Da mesma forma, em uma reação enzimática, a presença de mais moléculas de proteína significa que mais sítios de ligação estão disponíveis para interagir com as moléculas dos ligantes. Como resultado, os ligantes são convertidos mais rapidamente em produtos.

A regulação da concentração das proteínas é uma importante estratégia que a célula utiliza para controlar seus processos fisiológicos. A célula altera a quantidade de uma proteína por influenciar a sua síntese e a sua degradação. Se a síntese da proteína excede a sua degradação, a proteína acumula-se, e a taxa de reação aumenta. Se a degradação da proteína excede a sua síntese, a quantidade da proteína diminui, assim como a taxa de reação. Mesmo quando a quantidade da proteína é constante, ainda há uma renovação (*turnover*) constante das moléculas da proteína.

FIGURA 2.13 **CONTEÚDO ESSENCIAL**

Fatores que influenciam a atividade proteica

(a) Temperatura e pH

Mudanças na temperatura e no pH podem alterar a estrutura da proteína e causar perda de função.

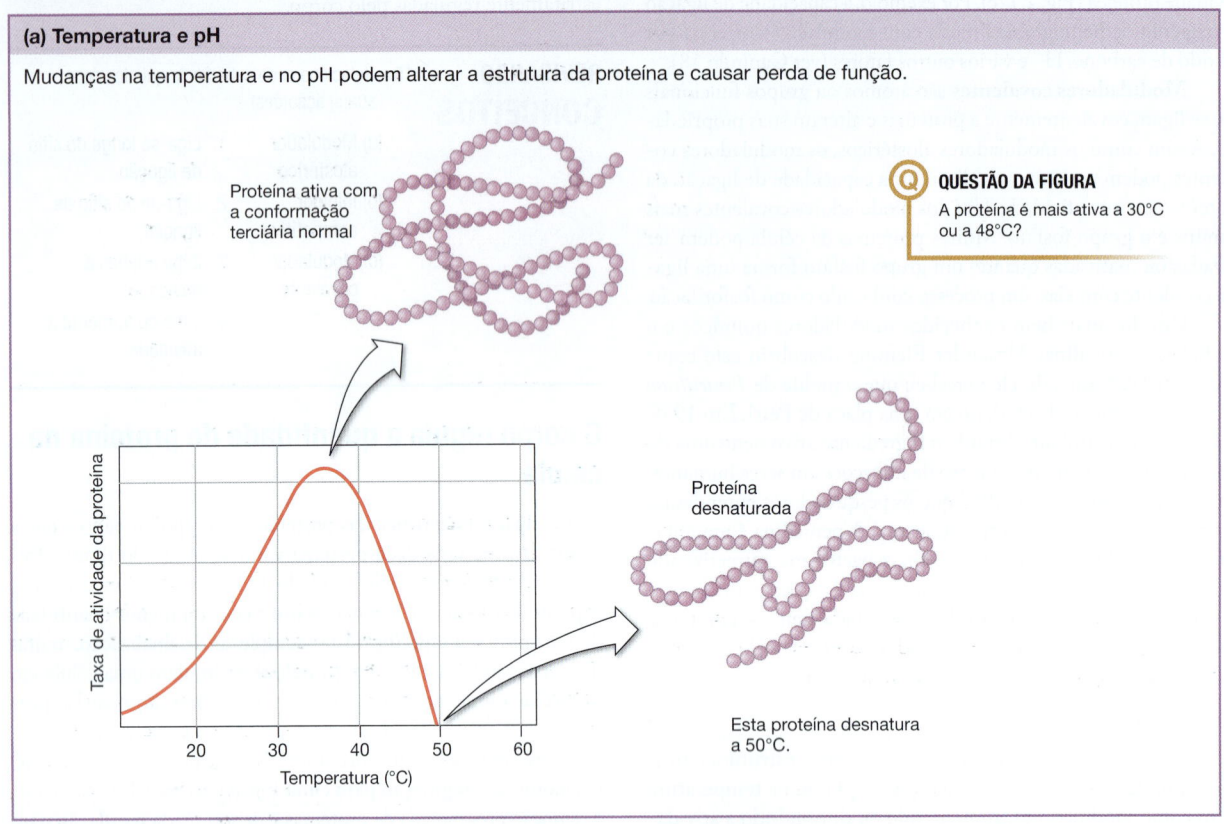

Proteína ativa com a conformação terciária normal

Proteína desnaturada

Esta proteína desnatura a 50°C.

Q QUESTÃO DA FIGURA
A proteína é mais ativa a 30°C ou a 48°C?

(eixo vertical) Taxa de atividade da proteína
(eixo horizontal) Temperatura (°C) — 20 30 40 50 60

(b) Quantidade de proteína

A taxa de reação depende da quantidade de proteína. Quanto mais proteína estiver presente, mais rápida a taxa.

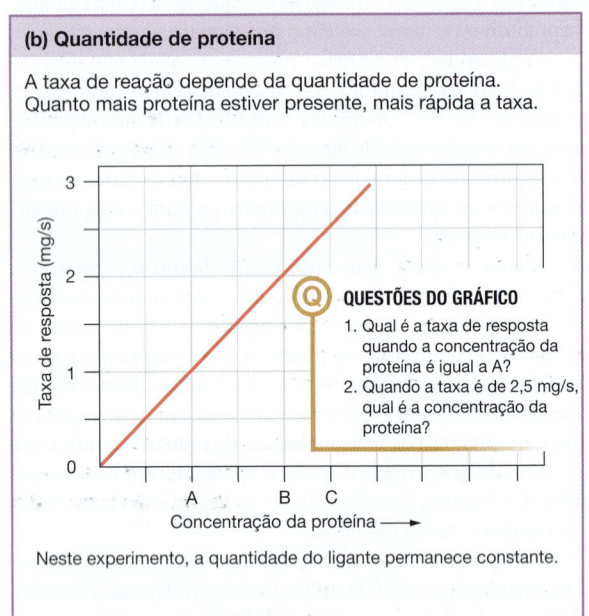

(eixo vertical) Taxa de resposta (mg/s) — 0 1 2 3
(eixo horizontal) Concentração da proteína — A B C

Q QUESTÕES DO GRÁFICO
1. Qual é a taxa de resposta quando a concentração da proteína é igual a A?
2. Quando a taxa é de 2,5 mg/s, qual é a concentração da proteína?

Neste experimento, a quantidade do ligante permanece constante.

(c) Quantidade de ligante

Se a quantidade de proteína de ligação é mantida constante, a velocidade de reação depende da quantidade de ligante, até o ponto de saturação.

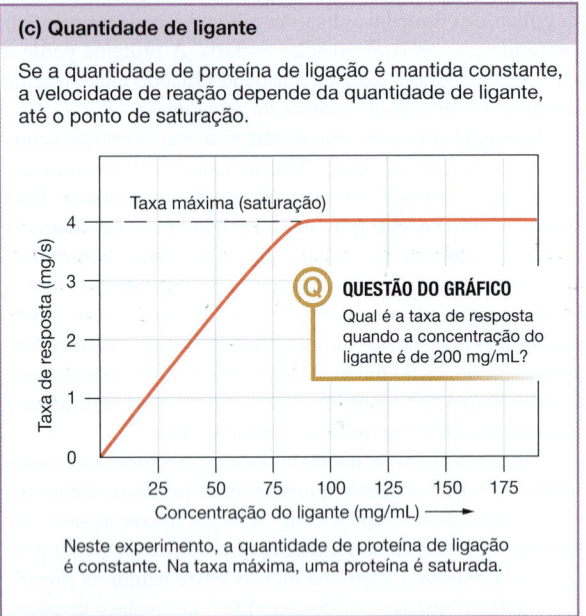

Taxa máxima (saturação)

(eixo vertical) Taxa de resposta (mg/s) — 0 1 2 3 4
(eixo horizontal) Concentração do ligante (mg/mL) — 25 50 75 100 125 150 175

Q QUESTÃO DO GRÁFICO
Qual é a taxa de resposta quando a concentração do ligante é de 200 mg/mL?

Neste experimento, a quantidade de proteína de ligação é constante. Na taxa máxima, uma proteína é saturada.

A taxa de reação pode alcançar um máximo

Se a concentração de uma proteína na célula é constante, então a concentração do ligante determina a magnitude da resposta. Poucos ligantes ativam poucas proteínas, e a resposta é baixa. À medida que as concentrações do ligante aumentam, a magnitude da resposta também aumenta até um máximo, quando todos os sítios de ligação das proteínas estão ocupados.

A Figura 2.13c mostra os resultados de uma experiência típica em que a concentração de proteína é constante, mas a concentração de ligante varia. Nas concentrações baixas de ligante, a taxa de resposta é diretamente proporcional à concentração do ligante. Uma vez que a concentração de moléculas ligantes excede um certo nível, as moléculas de proteína não possuem mais sítios de ligação livres. As proteínas são totalmente ocupadas, e a taxa alcança um valor máximo. Essa condição é denominada **saturação**. A saturação é aplicada a enzimas, transportadores de membrana, receptores, proteínas de ligação e imunoglobulinas.

Uma analogia à saturação apareceu nos primórdios do *show "I Love Lucy"*. Lucille Ball estava trabalhando na esteira transportadora de uma fábrica de chocolate, colocando chocolates em pequenos copos de papel de uma caixa de doces. Inicialmente, a esteira movia-se lentamente, e ela não tinha dificuldade para apanhar o doce e colocá-lo na caixa. Gradualmente, a esteira trazia o doce mais rapidamente, e ela teve de aumentar a sua velocidade de empacotamento para continuar. Por fim, a esteira trazia os doces tão rápido que ela não podia colocar todos eles nas caixas, pois ela estava trabalhando na sua taxa máxima. Este foi o ponto de saturação de Lucy. (Sua solução foi encher a boca de doces, assim como na caixa!)

Concluindo, você já aprendeu sobre as propriedades importantes e quase universais de proteínas solúveis: relações de função e forma, a ligação do ligante, saturação, especificidade, competição e ativação/inibição. Você irá rever esses conceitos muitas vezes quando trabalhar com os sistemas de órgãos do corpo. Proteínas insolúveis do corpo, que são componentes estruturais essenciais de células e tecidos, são abordadas no próximo capítulo.

REVISANDO CONCEITOS

16. O que acontece com a taxa de uma reação enzimática quando a quantidade de enzimas presentes diminui?

17. O que acontece com a taxa de uma reação enzimática quando a enzima atinge a saturação?

SOLUCIONANDO O PROBLEMA CONCLUSÃO | **Suplementos de cromo**

No problema dado, você aprendeu que a propaganda da capacidade do picolinato de cromo de aumentar a massa muscular não foi comprovada por evidências com base em experimentos científicos controlados. Você também aprendeu que os estudos sugerem que algumas formas biológicas de cromo trivalente podem ser tóxicas. Para testar seu conhecimento, compare suas respostas com as informações sintetizadas na tabela a seguir.

Pergunta		Fatos	Integração e análise
P1:	*Localize o cromo na tabela periódica dos elementos.*	A tabela periódica organiza os elementos de acordo com o número atômico.	N/A
	Qual é o número atômico do cromo? E a massa atômica?	Lendo na tabela, o cromo (Cr) tem um número atômico de 24 e uma massa atômica média de 52.	N/A
	Quantos elétrons tem um átomo de cromo?	Número atômico de um elemento = número de prótons em um átomo. Um átomo tem o mesmo número de prótons e nêutrons.	O número atômico do cromo é 24; portanto, um átomo de cromo tem 24 prótons e 24 elétrons.
	Quais elementos próximos ao cromo também são essenciais?	Molibdênio, manganês e ferro.	N/A
P2:	*Se uma pessoa tem deficiência de cromo, você pode dizer que seus níveis de glicose no sangue serão mais altos ou mais baixos que o normal?*	O cromo ajuda a transportar a glicose do sangue para dentro das células.	Se o cromo está ausente ou faltando, menos glicose deixará o sangue, e a glicose no sangue estará mais alta que o normal.
	A partir dos resultados do estudo chinês, você pode concluir que todas as pessoas com diabetes apresentam deficiência de cromo?	Doses altas de suplementos de cromo diminuem os níveis elevados de glicose no sangue, mas doses baixas não têm efeito. Este é apenas um estudo e nenhuma informação é dada sobre outros estudos similares.	Temos evidências insuficientes, a partir da informação apresentada, para elaborar uma conclusão sobre o papel da deficiência de cromo no diabetes.
P3:	*Quantos elétrons foram perdidos pelo íon hexavalente do cromo? E pelo íon trivalente?*	Para cada elétron perdido por um íon, um próton com carga positiva é deixado no núcleo do íon.	O íon hexavalente do cromo, Cr^{6+}, tem seis prótons desemparelhados e, portanto, perdeu seis elétrons. O íon trivalente, Cr^{3+}, perdeu três elétrons.

(continua)

SOLUCIONANDO O PROBLEMA CONCLUSÃO | *Continuação*

Pergunta	Fatos	Integração e análise
P4: *A partir dessa informação, você pode concluir que o cromo hexavalente e o cromo trivalente são igualmente tóxicos?*	A forma hexavalente é usada na indústria e, quando inalada, tem sido associada a um aumento no risco de câncer de pulmão. Muitos estudos mostram uma associação que o Hazard Evaluation System and Information Service (Serviço de Avaliação de Risco e o Sistema de Informação) da Califórnia publicou como aviso aos trabalhadores expostos ao cromo. Evidências até esta data da toxicidade do cromo trivalente no picolinato de cromo vêm de estudos feitos em células isoladas em cultura de tecidos.	Embora a toxicidade do Cr^{6+} esteja bem estabelecida, a toxicidade do Cr^{3+} não foi determinada conclusivamente. Estudos realizados em células *in vitro* podem não ser aplicáveis a seres humanos. Estudos adicionais precisam ser realizados em animais aos quais sejam dadas doses razoáveis de picolinato de cromo por um período prolongado.
P5: *Baseado nos estudos encontrados, o estudo de Hallmark et al. (que não concorda com a hipótese de que suplementos de cromo melhoram o desenvolvimento muscular) e os estudos que sugerem que o picolinato de cromo pode causar câncer, você acha que Stan deveria continuar com o cromo?*	Não há evidência científica que dê suporte para um papel do picolinato de cromo no crescimento de massa muscular ou força em seres humanos. Outra pesquisa sugere que o picolinato de cromo pode causar alterações cancerígenas em células isoladas.	As evidências apresentadas sugerem que para Stan não há nenhum benefício na ingestão de picolinato de cromo e que pode haver riscos. Utilizando a análise do risco-benefício, as evidências indicam a interrupção do uso do suplemento. Todavia, a decisão de Stan é de sua responsabilidade. Ele deve se manter informado de novos dados que mudariam a análise de risco e benefício.

(29)(39)(40)(41)(46)(48)(**53**)

QUESTIONÁRIO DE REVISÃO DE QUÍMICA

Utilize este teste para ver quais as áreas de química e bioquímica básica podem ser necessárias rever. As respostas estão na p. A-2. O título acima de cada conjunto de questões refere-se à uma figura de revisão sobre este tópico.

Átomos e moléculas (Fig. 2.5)

Relacione cada partícula subatômica na coluna à esquerda com uma frase na coluna à direita. Uma frase pode ser usada mais de uma vez.

1. elétron	(a)	um destes possui massa atômica de 1 uma
2. nêutron	(b)	encontrado no núcleo
3. próton	(c)	carregado negativamente
	(d)	mudando seu número em um átomo cria-se um novo elemento
	(e)	com sua adição ou perda um átomo torna-se um íon
	(f)	ganho ou perda de um destes cria um isótopo do mesmo elemento
	(g)	determina o número atômico de um elemento
	(h)	contribui para a massa atômica

4. Isótopos de um elemento possuem o mesmo número de _____ e _____, mas diferem em seu número de _____. Isótopos instáveis emitem energia, chamada de _____.

5. Nomeie o elemento associado a cada um destes símbolos: C, O, N e H.

6. Escreva o símbolo de 1 ou 2 letras destes elementos: fósforo, potássio, sódio, enxofre, cálcio e cloro.

7. Use a tabela periódica dos elementos da contracapa para responder às seguintes perguntas:

   (a) Que elemento tem 30 prótons?

   (b) Quantos elétrons estão em um átomo de cálcio?

   (c) Encontre o número atômico e a massa atômica média do iodo. Qual é letra que é símbolo do iodo?

8. Um íon de magnésio, Mg^{2+}, (*ganhou/perdeu*) dois (*prótons/nêutrons/elétrons*).

9. O H^+ também é chamado de próton. Por que ele recebe esse nome?

10. Use a tabela periódica dos elementos para responder às seguintes perguntas sobre um átomo de sódio.

    (a) Quantos elétrons o átomo tem?

    (b) Qual é a carga elétrica do átomo?

    (c) Quantos nêutrons átomo tem em média?

    (d) Se esse átomo perde um elétron, ele seria chamado de ânion/cátion.

    (e) Qual seria a carga elétrica da substância formada em (d)?

    (f) Escreva o símbolo químico para o íon referido em (d).

    (g) Em que o átomo de sódio se transforma se ele perde um próton do seu núcleo?

    (h) Escreva o símbolo químico do átomo referido em (g).

11. Escreva as fórmulas químicas de cada molécula mostrada abaixo. Calcule a massa molecular de cada molécula.

(a)

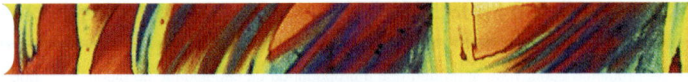

(b) $O = C = O$

(c)

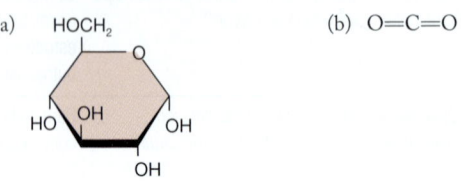

(d)

Lipídeos (Fig. 2.1)

12. Associe cada lipídeo à sua melhor descrição:

(a)	triacilglicerol	1.	forma mais comum de lipídeos no corpo
(b)	eicosanoide	2.	líquido à temperatura ambiente, normalmente de origem vegetal
(c)	esteroide	3.	importante componente da membrana celular
(d)	óleo	4.	estrutura composta de anéis de carbono
(e)	fosfolipídeo	5.	ácido graxo de 20 carbonos modificado

13. Use as fórmulas químicas dadas para decidir qual dos seguintes ácidos graxos é o mais insaturado: (a) $C_{18}H_{36}O_2$, (b) $C_{18}H_{34}O_2$ e (c) $C_{18}H_{30}O_2$

Carboidratos (Fig. 2.2)

14. Relacione cada carboidrato à sua descrição:

(a)	amido	1.	monossacarídeo
(b)	quitina	2.	dissacarídeo, encontrado no leite
(c)	glicose	3.	forma de armazenamento de glicose em animais
(d)	lactose	4.	forma de armazenamento de glicose em vegetais
(e)	glicogênio	5.	polissacarídeo estrutural de invertebrados

Proteínas (Fig. 2.3)

15. Relacione as descrições que pertencem a proteínas e aminoácidos:

(a)	juntos formam as proteínas	1.	aminoácidos essenciais
(b)	devem ser incluídos na dieta	2.	estrutura primária
(c)	proteínas catalisadoras que aceleram a taxa de reações químicas	3.	aminoácidos
		4.	proteínas globulares
(d)	sequência de aminoácidos em uma proteína	5.	enzimas
		6.	estrutura terciária
(e)	cadeias de proteínas dobradas no formato de uma esfera	7.	proteínas fibrosas

16. Qual aspecto da estrutura proteica permite que as proteínas tenham mais versatilidade do que os lipídeos ou os carboidratos?

17. Ligações peptídicas formam-se quando o grupamento _____ de um aminoácido se liga com o grupamento _____ de outro.

Nucleotídeos (Fig. 2.4)

18. Liste os 3 compostos de um nucleotídeo.

19. Compare a estrutura do DNA com a do RNA.

20. Diferencie purinas e pirimidinas.

RESUMO DO CAPÍTULO

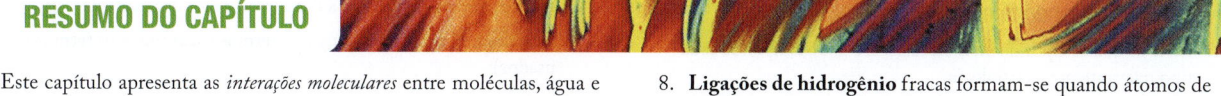

Este capítulo apresenta as *interações moleculares* entre moléculas, água e íons que estão por trás de muitos dos temas-chave da fisiologia. Estas interações constituem uma parte integrante do *fluxo de informação*, do *armazenamento e da transferência de energia* e as propriedades mecânicas de células e tecidos do corpo.

Moléculas e ligações

1. Os quatro grandes grupos de **biomoléculas** são carboidratos, lipídeos, proteínas e nucleotídeos. Todos contêm carbono, hidrogênio e oxigênio. (p. 29; Figs. 2.1, 2.2, 2.3, 2.4)

2. Proteínas, lipídeos e carboidratos combinam-se para formar glicoproteínas, glicolipídeos ou lipoproteínas. (p. 29; Fig. 2.5)

3. Os elétrons são importantes para ligações covalentes e iônicas, captação e transferência de energia e formação de radicais livres. (p. 33)

4. **Ligações covalentes** formam-se quando os átomos adjacentes compartilham um ou mais pares de elétrons. (p. 33; Fig. 2.6)

5. **Moléculas polares** têm átomos que compartilham elétrons de forma desigual. Quando os átomos partilham elétrons uniformemente, a molécula é **apolar**. (p. 39; Fig. 2.6)

6. Um átomo que ganha ou perde elétrons adquire uma carga elétrica e é chamado de **íon**. (p. 39; Fig. 2.6)

7. **Ligações iônicas** são ligações fortes formadas quando íons de cargas opostas são atraídos um para o outro. (p. 39)

8. **Ligações de hidrogênio** fracas formam-se quando átomos de hidrogênio em moléculas polares são atraídos pelo oxigênio, nitrogênio ou flúor. As ligações de hidrogênio entre moléculas de água são responsáveis pela tensão superficial da água. (p. 39; Fig. 2.6)

9. **Forças de van der Waals** são ligações fracas que se formam quando os átomos são atraídos uns aos outros. (p. 39)

Interações não covalentes

10. O solvente universal para soluções biológicas é a água. (p. 40; Figs. 2.7, 2.8a)

11. A facilidade com que uma molécula se dissolve em um solvente é chamada de **solubilidade**. Moléculas **hidrofílicas** dissolvem-se facilmente em água, porém moléculas **hidrofóbicas** não. (p. 40)

12. A forma molecular é criada pelos ângulos das ligações covalentes e pelas interações não covalentes fracas dentro da molécula. (p. 40; Fig. 2.8)

13. O H^+ livre em solução pode interromper ligações não covalentes de uma molécula e alterar a sua capacidade de funcionamento. (p. 41)

14. O **pH** de uma solução é uma medida da sua concentração de íon hidrogênio. Quanto mais ácida a solução, mais baixo é seu pH. (p. 41; Fig. 2.9)

15. **Tampões** são soluções que moderam as mudanças de pH. (p. 41)

Interações proteicas

16. A maioria das proteínas solúveis em água serve como enzimas, transportadores de membrana, moléculas sinalizadoras, receptores, proteínas de ligação, imunoglobulinas ou fatores de transcrição. (p. 46)

17. Os **ligantes** ligam-se a proteínas de ligação em um sítio. De acordo com o **modelo de ligação com encaixe induzido**, as formas do ligante e o sítio de ligação não precisam corresponder exatamente. (p. 46; Fig. 2.10)

18. As proteínas são específicas em relação a seus ligantes. A atração de uma proteína pelo seu ligante é chamada de **afinidade**. A **constante de equilíbrio** (K_{eq}) e a **constante de dissociação** (K_d) são medidas quantitativas de afinidade de uma proteína para um dado ligante. (p. 47)

19. Reações de ligação reversíveis tendem ao equilíbrio. Se o equilíbrio é perturbado, a reação segue à **lei da ação das massas** e ocorrem mudanças na direção que restaura a relação de equilíbrio. (p. 47; Fig. 2.11)

20. Os ligantes podem competir pelo sítio de ligação de uma proteína. Se ligantes competitivos possuem a mesma atividade, eles são **agonistas**. (p. 48)

21. Proteínas estreitamente relacionadas que têm função similar, mas diferentes afinidades para os ligantes, são chamadas de **isoformas**. (p. 49)

22. Algumas proteínas precisam ser ativadas, seja por **ativação proteolítica** ou através da adição de **cofatores**. (p. 49; Fig. 2.12).

23. Os **inibidores competitivos** podem ser deslocados do local de ligação, mas os **antagonistas** irreversíveis não podem. (p. 49; Fig. 2.12).

24. Os **moduladores alostéricos** ligam-se à proteína em um local diferente do sítio de ligação. **Moduladores covalentes** ligam-se por ligações covalentes. Ambos os tipos de moduladores podem ativar ou inibir a proteína. (p. 49; Fig. 2.12)

25. Temperatura ou pH extremo **desnaturam** proteínas. (p. 51; Fig. 2.13)

26. As células regulam suas proteínas através da **regulação para baixo** ou **regulação para cima** da síntese ou da quebra de proteínas. A quantidade de proteína é diretamente relacionada à magnitude da resposta da célula. (p. 51; Fig. 2.13)

27. Se a quantidade de proteína (como uma enzima) é constante, a quantidade de ligante determina a resposta da célula. Se todas as proteínas de ligação (como enzimas) se tornam **saturadas** com o ligante, a resposta atinge o seu máximo. (p. 51; Fig. 2.13)

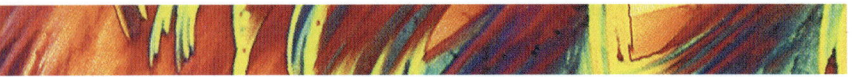

QUESTÕES PARA REVISÃO

Além da resolução destas questões e da checagem de suas respostas na p. A-3, reveja os Tópicos abordados e objetivos de aprendizagem, no início deste capítulo.

Nível um   Revisando fatos e termos

1. Liste os quatro tipos de biomoléculas. Dê um exemplo de cada tipo relevante para a fisiologia.

2. Verdadeiro ou falso? Todas as moléculas orgânicas são biomoléculas.

3. Quando átomos se ligam fortemente uns aos outros, como H_2O ou O_2, uma unidade é chamada de _____.

4. Um átomo de carbono tem quatro elétrons desemparelhados em uma camada externa com espaço para oito elétrons. Quantas ligações covalentes formará um átomo de carbono com outros átomos?

5. Complete os espaços em branco com o tipo de ligação correta.

   Em uma ligação _____, elétrons são compartilhados entre átomos. Se os elétrons são atraídos mais fortemente para um átomo do que para outro, a molécula é denominada _____. Se o elétron é compartilhado uniformemente, a molécula é denominada _____.

6. Cite dois elementos cuja presença contribui para uma molécula se tornar polar.

7. Com base no que você sabe sobre a tendência das seguintes substâncias se dissolverem em água, diga se elas são moléculas polares ou apolares: açúcar de mesa, óleo vegetal.

8. Um íon carregado negativamente é denominado _____, e um íon carregado positivamente é denominado _____.

9. Defina o pH de uma solução. Se o pH for menor que 7, a solução é _____; se for maior que 7, a solução é _____.

10. Uma molécula que evita mudanças bruscas de pH é chamada de _____.

11. Proteínas conbinadas com lipídeos são _____, e proteínas combinadas com carboidratos são _____.

12. Uma molécula que se liga a outra molécula é chamada de _____.

13. Relacione as definições com seus termos (nem todos os termos são usados):

(a) a capacidade de uma proteína de se ligar à uma molécula, mas não à outra.	1. inibição irreversível
(b) a parte de uma molécula de proteína que se liga ao ligante.	2. encaixe induzido
	3. sítio de ligação
(c) a capacidade de uma proteína para alterar sua forma conforme se liga ao ligante.	4. especificidade
	5. saturação

14. Um íon, como Ca^{2+} ou Mg^{2+}, que deve estar presente para uma enzima ser funcional é um(a) _____.

15. Uma proteína cuja estrutura é alterada a ponto de sua atividade ser destruída é chamada de _____.

Nível dois   Revisando conceitos

16. Mapeamento: faça uma lista dos termos em um mapa, descrevendo soluções.

• concentração	• molécula apolar
• equivalente	• molécula polar
• ligação de hidrogênio	• solubilidade
• hidrofílico	• soluto
• hidrofóbico	• solvente
• molaridade	• água
• mol	

17. Uma solução com $[H^+] = 10^{-3}$ M é (ácida/básica), ao passo que uma solução com $[H^+] = 10^{-10}$ M é (ácida/básica). Dê o pH para cada uma dessas soluções.

18. Cite três nucleotídeos ou ácidos nucleicos e diga a sua importância.

19. Você sabe que duas proteínas solúveis são isoformas uma da outra. O que você pode dizer sobre suas estruturas, funções e afinidades por ligantes?

20. Você foi convidado para projetar alguns fármacos para os fins descritos a seguir. Escolha as características desejáveis para cada fármaco a partir da lista.

(a) O fármaco A deverá se ligar a uma enzima e aumentar a sua atividade.	1. antagonista
	2. inibidor competitivo
	3. agonista
(b) O fármaco B deverá mimetizar a atividade de uma molécula sinalizadora do sistema nervoso normal.	4. ativador alostérico
	5. modulador covalente
(c) O fármaco C deverá bloquear a atividade de uma proteína receptora de membrana.	

Nível três   Solucionando problemas

21. Você foi convocado para assistir a autópsia de um alienígena, cujos restos foram trazidos ao seu laboratório. A análise química retorna com 33% C, 40% O, 4% H, 14% N e 9% P. A partir dessa informação, você concluiu que as células contêm nucleotídeos, possivelmente até DNA ou RNA. Seu assistente está exigindo que você lhe conte como soube disso. O que você lhe diz?

22. Quanto mais uma célula trabalha, mais CO_2 ela produz. O CO_2 é carregado no sangue de acordo com a equação a seguir:

$$CO_2 + H_2O \rightleftharpoons H_2CO_3 \rightleftharpoons H^+ + HCO_3^-$$

Qual efeito o trabalho árduo feito por suas células musculares tem no pH do sangue?

Nível quatro   Problemas quantitativos

23. Calcule a quantidade de NaCl que você pesaria para preparar um litro de NaCl 0,9%. Explique como você prepararia um litro desta solução.

24. Uma solução de NaCl 1,0 M contém 58,5 g de sal por litro.
(a) Quantas moléculas de NaCl estão presentes em 1 L desta solução? (b) Quantos milimoles de NaCl estão presentes? (c) Quantos equivalentes de Na^+ estão presentes? (d) Expresse 58,5 g de NaCl por litro como uma solução percentual.

25. Como você prepararia 200 mL de uma solução de glicose de 10%? Calcule a molaridade desta solução. Quantos milimoles de glicose estão presentes em 500 mL desta solução? (*Dica*: qual é a massa molecular da glicose?)

26. O gráfico mostrado a seguir representa a ligação de moléculas de oxigênio (O_2) em duas proteínas diferentes, mioglobina e hemoglobina, ao longo de uma faixa de concentrações de oxigênio. Com base neste gráfico, qual proteína tem maior afinidade pelo oxigênio? Explique o seu raciocínio.

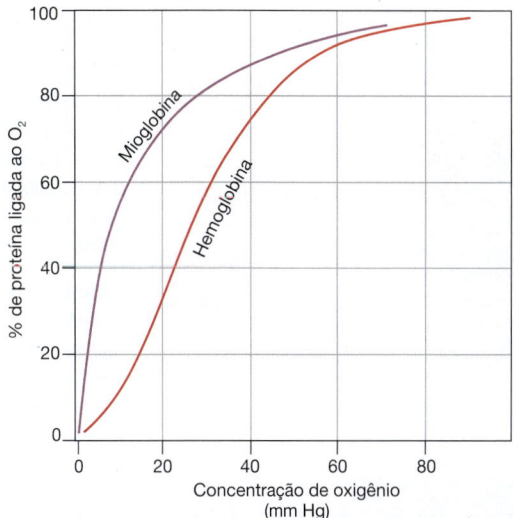

3

Compartimentalização: células e tecidos

As células são organismos, e os animais e as plantas são constituídos de agregados desses organismos.

Theodor Schwann,1839.

Célula pancreática.

O que constitui um compartimento? Podemos pensar em alguma coisa totalmente fechada, como uma sala ou uma caixa com uma tampa. Mas nem todos os compartimentos são totalmente fechados... Pense nos cubículos modulares que existem em muitos locais de trabalho hoje. E nem todos os compartimentos funcionais possuem paredes... Pense no saguão gigantesco de um hotel, dividido pela precisa colocação de tapetes e móveis apenas. Os compartimentos biológicos apresentam o mesmo tipo de variabilidade anatômica, variando de estruturas totalmente fechadas, como as células, a compartimentos funcionais sem paredes visíveis.

O primeiro compartimento vivo foi, provavelmente, uma célula simples, cujo líquido intracelular era separado do meio externo por uma parede constituída por fosfolipídeos e proteínas – a membrana celular. **Células** são as unidades funcionais dos organismos vivos, e uma célula individual pode executar todos os processos da vida.

À medida que as células evoluíram, elas adquiriram compartimentos intracelulares separados do líquido intracelular por membranas. Com o passar do tempo, grupos de organismos unicelulares começaram a cooperar e especializar suas funções, originando, por fim, organismos multicelulares. À medida que os organismos multicelulares evoluíram, tornando-se maiores e mais complexos, seus corpos foram divididos em diversos compartimentos funcionais.

Os compartimentos apresentam vantagens e desvantagens para os organismos. Pelo lado vantajoso, os compartimentos separam processos bioquímicos que poderiam, caso contrário, entrar em conflito um com o outro. Por exemplo, a síntese proteica ocorre em um compartimento subcelular, ao passo que a degradação das proteínas ocorre em outro. Barreiras entre os compartimentos, dentro de uma célula ou dentro de um corpo, permitem que o conteúdo de um compartimento seja diferente do conteúdo dos compartimentos adjacentes. Um exemplo extremo é o compartimento intracelular, chamado de *lisossomo*,

com um pH interno de 5 (Fig. 2.9, p. 45). Este pH é tão ácido que, se o lisossomo romper, ele causa danos graves ou destrói a célula que o contém.

A desvantagem dos compartimentos é que as barreiras entre eles podem dificultar o transporte dos materiais necessários de um compartimento a outro. Os organismos vivos superam esse problema com mecanismos especializados que transportam determinadas substâncias através das membranas. (O transporte através da membrana é o tema do Capítulo 5.)

Neste capítulo, exploraremos o tema da compartimentalização olhando primeiramente para os vários compartimentos que subdividem o corpo humano, desde as cavidades do corpo até compartimentos subcelulares, chamados de organelas. Em seguida, examinaremos como grupos de células com funções similares se unem para formar os tecidos e órgãos do corpo. Continuando com o tema das interações moleculares, também discutiremos como diferentes moléculas e fibras nas células e tecidos dão origem às suas *propriedades mecânicas*: forma, resistência, flexibilidade e as conexões que mantêm os tecidos unidos.

COMPARTIMENTOS FUNCIONAIS DO CORPO

O corpo humano é um compartimento complexo, separado do mundo externo por camadas celulares. Anatomicamente, o corpo é dividido em três principais **cavidades**: a *cavidade craniana* (comumente chamada de *crânio*), a *cavidade torácica* (chamada de *tórax*) e a *cavidade abdominopélvica* (**FIG. 3.1a**). As cavidades são separadas umas das outras por ossos e tecidos e são revestidas por *membranas teciduais*.

A cavidade craniana (crânio) contém o encéfalo, nosso controlador central. A cavidade torácica é delimitada pela coluna vertebral e pelas costelas no topo e dos lados, com o músculo *diafragma* formando sua base. O tórax contém o coração, o qual está dentro da membrana chamada de saco pericárdico ou *pericárdio*, e os dois pulmões, envoltos separadamente pelos *sacos pleurais*.

O *abdome* e a *pelve* formam uma cavidade contínua, a *cavidade abdominopélvica*. Um tecido de revestimento, chamado de *peritônio*, reveste o abdome e envolve os órgãos dentro dele (estômago, intestino, fígado, pâncreas, vesícula biliar e baço). Os rins localizam-se fora da cavidade abdominal, entre o peritônio e os músculos e ossos do dorso, logo acima do nível da cintura. A pelve contém os órgãos reprodutivos, a bexiga urinária e a porção terminal do intestino grosso.

Além das cavidades do corpo, há vários compartimentos anatômicos distintos preenchidos com líquido. Os vasos sanguíneos, contendo o sangue, e o coração formam um compartimento no sistema circulatório. Os nossos olhos são esferas ocas cheias de líquido subdivididas em dois compartimentos, preenchidos com os humores aquoso e vítreo. O encéfalo e a medula espinal são cercados por um compartimento de líquido especial, denominado líquido cerebrospinal (LCS). Os sacos membranosos que circundam os pulmões (*sacos pleurais*) e o coração (*pericárdio*) também contêm pequenos volumes de líquido (Fig. 3.1a).

SOLUCIONANDO O **PROBLEMA** | **Teste Papanicolau salva vidas**

O Dr. George Papanicolau salvou a vida de milhões de mulheres por popularizar o exame citopatológico, um método de triagem que detecta sinais iniciais do câncer de colo do útero (cervical). Nos últimos 50 anos, as mortes por câncer de colo diminuíram de modo considerável em países que usam rotineiramente o exame citopatológico de Papanicolau. Em contrapartida, o câncer de colo é a primeira causa de morte em regiões onde o rastreamento com o Papanicolau não é rotina, como na África e na América Central. Se detectado precocemente, o câncer de colo é uma das formas de câncer mais tratáveis. Hoje, Jan Melton, que teve um teste anormal há 1 ano, retorna ao seu médico, o Dr. Baird, para repetir o teste. Os resultados determinarão se ela precisa se submeter a novos testes para investigação de câncer de colo do útero.

59 **61** **70** **79** **85** **88**

FIGURA 3.1 **CONTEÚDO ESSENCIAL**

Níveis de organização: compartimentos do corpo

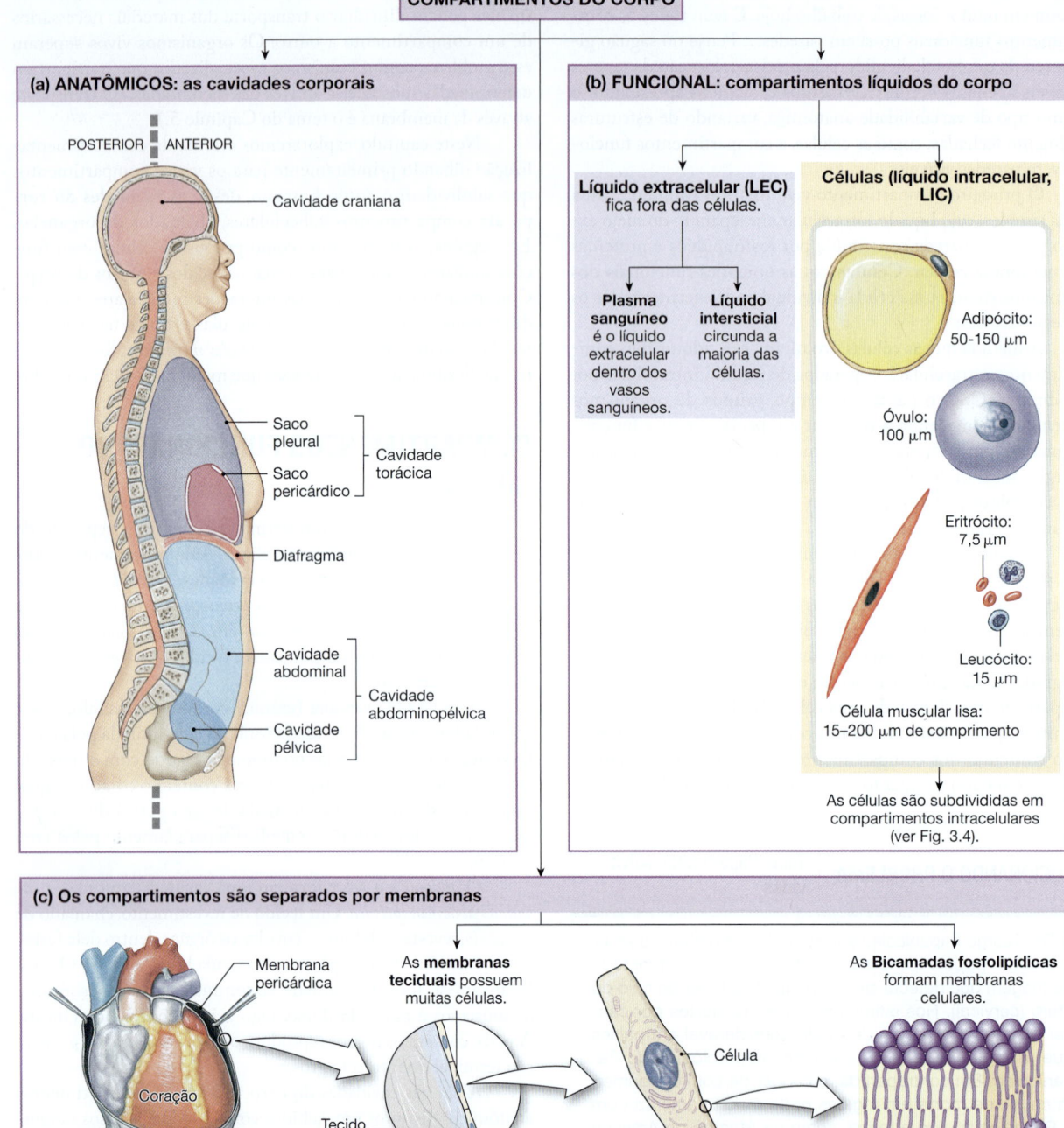

COMPARTIMENTOS DO CORPO

(a) ANATÔMICOS: as cavidades corporais

POSTERIOR | ANTERIOR

Cavidade craniana

Saco pleural
Saco pericárdico
Cavidade torácica

Diafragma

Cavidade abdominal
Cavidade abdominopélvica
Cavidade pélvica

(b) FUNCIONAL: compartimentos líquidos do corpo

Líquido extracelular (LEC) fica fora das células.

Plasma sanguíneo é o líquido extracelular dentro dos vasos sanguíneos.

Líquido intersticial circunda a maioria das células.

Células (líquido intracelular, LIC)

Adipócito: 50-150 μm

Óvulo: 100 μm

Eritrócito: 7,5 μm

Leucócito: 15 μm

Célula muscular lisa: 15–200 μm de comprimento

As células são subdivididas em compartimentos intracelulares (ver Fig. 3.4).

(c) Os compartimentos são separados por membranas

Membrana pericárdica

Coração

As **membranas teciduais** possuem muitas células.

Tecido conectivo frouxo

Célula

As **Bicamadas fosfolipídicas** formam membranas celulares.

O **saco pericárdico** é um tecido que envolve o coração.

Na vista ampliada, a membrana pericárdica é uma camada de células epiteliais achatadas sustentadas por tecido conectivo.

Cada célula da membrana pericárdica é circundada por uma membrana celular.

A **membrana celular** é uma bicamada fosfolipídica.

Os lumens de alguns órgãos estão fora do corpo

Todos os órgãos ocos (com cavidade), como coração, pulmões, vasos sanguíneos e intestinos, criam outro conjunto de compartimentos dentro do corpo. O interior de qualquer órgão oco é chamado de **lúmen**. Um lúmen pode ser total ou parcialmente preenchido com ar ou líquido. Por exemplo, os lumens dos vasos sanguíneos são preenchidos com o líquido que chamamos de sangue.

Para alguns órgãos, o lúmen é essencialmente uma extensão do meio externo, e o material presente no lúmen não é verdadeiramente parte do meio interno do corpo a menos que ele atravesse a parede do órgão. Por exemplo, pensamos que o nosso trato digestório está "dentro" do nosso corpo, mas, na verdade, seu lúmen é parte do meio externo do corpo (ver Fig. 1.12, p. 4). Uma analogia seria o furo através de uma conta de colar. Ele passa através dela, mas não está dentro dela.

Uma ilustração interessante desta distinção entre os meios interno e externo em um lúmen envolve a bactéria *Escherichia coli*. Este organismo normalmente vive e se reproduz dentro do intestino grosso, um compartimento internalizado, cujo lúmen é contínuo com o meio externo. Quando a *E. coli* reside nesse local, ela não é prejudicial ao hospedeiro. Contudo, se a parede intestinal é perfurada por doença ou acidente e a *E. coli* penetra o meio interno do corpo, pode ocorrer uma séria infecção.

Funcionalmente, o corpo tem três compartimentos líquidos

Na fisiologia, muitas vezes estamos mais interessados em compartimentos funcionais do que em compartimentos anatômicos. A maioria das células do corpo não está em contato direto com o mundo exterior. Em vez disso, o seu ambiente externo é o líquido extracelular (Fig. 1.5, p. 11). Se pensarmos em todas as células do corpo como uma unidade, podemos dividir o corpo em dois compartimentos: (1) o *líquido extracelular* (LEC), fora das células, e (2) o *líquido intracelular* (LIC), dentro das células (Fig. 3.1b). A parede que divide o LEC e o LIC é a membrana celular. O LEC subdivide-se ainda em **plasma**, a porção fluida do sangue, e em **líquido intersticial** ("estar entre"), que circunda a maioria das células do corpo.

SOLUCIONANDO O **PROBLEMA**

O câncer é uma condição em que um pequeno grupo de células começa a se dividir incontrolavelmente e perde a capacidade de se diferenciar em células especializadas. Células cancerígenas que se originam em um tecido podem escapar desse tecido e se espalhar para outros órgãos através do sistema circulatório e dos vasos linfáticos, um processo conhecido como metástase.

P1: *Por que o tratamento do câncer se concentra em destruir as células cancerígenas?*

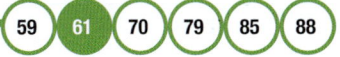

MEMBRANAS BIOLÓGICAS

A palavra *membrana* ("uma pele") possui dois significados em biologia. Antes da invenção do microscópio, no século XVI, a membrana sempre foi descrita como um tecido que reveste uma cavidade ou separa dois compartimentos. Mesmo hoje, ainda se fala em *membrana mucosa*, na boca e na vagina, *membrana peritoneal*, que reveste a parede interna do abdome, *membrana pleural*, que cobre a superfície dos pulmões, e *membrana pericárdica*, que recobre o coração. Essas membranas visíveis são tecidos: finas camadas translúcidas de células.

Quando os cientistas observaram células ao microscópio, a natureza da barreira entre o líquido intracelular e seu ambiente externo se tornou algo de muito interesse. Por volta de 1890, os cientistas concluíram que a superfície externa das células, a **membrana celular**, era uma fina camada de lipídeos que separa o fluido aquoso do interior da célula do seu meio externo. Agora, sabemos que a membrana consiste em camadas duplas, ou *bicamadas*, de fosfolipídeos com proteínas inseridas neles.

Resumindo, a palavra *membrana* pode ser aplicada a um tecido ou a uma camada limitante de fosfolipídeos e proteínas (Fig. 3.1c). Uma fonte de confusão é que membranas tissulares são geralmente mostradas em livros como uma linha única, levando os estudantes a pensarem nelas como se fossem similares em estrutura à membrana celular. Nesta seção, você aprenderá mais sobre essas membranas fosfolipídicas que criam compartimentos celulares.

A membrana celular separa a célula do seu ambiente externo

Existem dois sinônimos para o termo *membrana celular*: *membrana plasmática* e *plasmalema*. Utilizaremos o termo *membrana celular* neste livro para evitar confusão com o termo *plasma sanguíneo*. As funções gerais da membrana celular incluem:

1. **Isolamento físico**. A membrana celular é uma barreira física que separa o líquido intracelular, dentro da célula, do líquido extracelular que a circunda.

2. **Regulação das trocas com o seu ambiente externo (líquido extracelular)**. A membrana celular controla a entrada de íons e nutrientes na célula, a eliminação de resíduos celulares e a liberação de produtos da célula.

3. **Comunicação entre a célula e o seu ambiente externo**. A membrana celular contém proteínas que permitem à célula reconhecer e responder a moléculas ou a mudanças no seu meio externo. Qualquer alteração na membrana celular pode afetar as atividades celulares.

4. **Suporte estrutural**. Proteínas na membrana celular fixam o *citoesqueleto*, o arcabouço estrutural intracelular, para manter a forma da célula. Proteínas de membrana também criam junções especializadas entre células adjacentes ou entre células e a *matriz extracelular*, que é o material extracelular sintetizado e secretado pelas células. (**Secreção** é o processo pelo qual uma célula libera uma substância no espaço extracelular.) Junções célula a célula e célula-matriz estabilizam a estrutura dos tecidos.

Como a membrana celular realiza essas diversas funções? Nosso modelo atual de membrana celular responde essa questão.

As membranas são constituídas principalmente de lipídeos e proteínas

Nas primeiras décadas do século XX, os pesquisadores tentaram decifrar a estrutura da membrana, triturando as células e analisando sua composição. Eles descobriram que todas as membranas biológicas consistem em uma combinação de lipídeos e proteínas mais uma pequena quantidade de carboidratos. Contudo, uma estrutura simples e uniforme não poderia ser responsável pelas propriedades extremamente variáveis das membranas encontradas em diferentes tipos de células. Como a água atravessa a membrana celular para entrar em um eritrócito, mas não pode entrar em certas células do túbulo renal? A explicação encontra-se no arranjo molecular das proteínas e dos lipídeos nas várias membranas.

A proporção de proteínas em relação aos lipídeos varia muito, dependendo da origem da membrana (**TAB. 3.1**). Em geral, a membrana mais ativa metabolicamente é a que contém mais proteínas. Por exemplo, 75% da membrana interna de uma mitocôndria, que contém enzimas para a produção de ATP, é constituída por proteínas.

Essa análise química das membranas foi útil, mas não explicava os arranjos estruturais de lipídeos e proteínas em uma membrana. Estudos dos anos 1920 sugeriram que havia quantidade o suficiente de lipídeos em uma dada área da membrana para criar uma camada dupla. O modelo da bicamada foi modificado, em 1930, para considerar a presença das proteínas. Com a introdução da microscopia eletrônica, os cientistas viram a membrana celular pela primeira vez. O modelo de 1960, como visto em micrografias eletrônicas, era um "sanduíche de lipídeos" – uma camada clara de lipídeos entre duas camadas escuras de proteínas.

No início dos anos 1970, micrografias eletrônicas em criofraturas revelaram o real arranjo tridimensional de lipídeos e proteínas nas membranas celulares. Com base no que os cientistas aprenderam a partir da observação de membranas submetidas à criofratura, S. J. Singer e G. L. Nicolson, em 1972, propuseram o **modelo de membrana do mosaico fluido**. A **FIGURA 3.2** destaca as principais características deste modelo contemporâneo de estrutura de membrana.

Os lipídeos das membranas biológicas são principalmente fosfolipídeos arranjados em uma bicamada, de forma que as cabeças de fosfato se encontram nas superfícies da membrana, e as caudas lipídicas ficam ocultas no centro da membrana (Fig. 3.2b). A membrana celular é crivada com moléculas de proteínas, como passas em uma fatia de pão, e a superfície extracelular possui glicoproteínas e glicolipídeos. Todas as membranas celulares possuem espessura relativamente uniforme, de aproximadamente 8 nm.

Lipídeos de membrana criam uma barreira hidrofóbica

Os três principais tipos de lipídeos que compõem a membrana celular são os fosfolipídeos, os esfingolipídeos e o colesterol. Os fosfolipídeos são constituídos de um arcabouço de glicerol com dois ácidos graxos apontando para um lado e um grupo fosfato para o outro (p. 33). A cabeça glicerol-fosfato da molécula é polar e hidrofílica. A "cauda" de ácido graxo é apolar e, portanto, hidrofóbica.

Quando colocados em uma solução aquosa, os fosfolipídeos se auto-orientam, de modo que o lado polar da molécula interage com as moléculas de água, ao passo que as caudas apolares dos ácidos graxos ficam "escondidas", colocando as cabeças polares entre elas e a água. Esse arranjo pode ser visto em três estruturas: a micela, o lipossomo e a bicamada fosfolipídica da membrana celular. (Fig. 3.2a). **Micelas** são pequenas gotas com uma única camada de fosfolipídeos arranjados de modo que o interior da micela é preenchido com as caudas hidrofóbicas dos ácidos graxos. Elas são importantes na digestão e na absorção das gorduras no trato digestório.

Lipossomos são esferas maiores, com paredes de bicamada fosfolipídica. Este arranjo deixa um centro oco com um núcleo aquoso, que pode ser preenchido com moléculas solúveis em água. Os biólogos consideram que uma estrutura semelhante ao lipossomo foi a precursora da primeira célula viva. Hoje, os lipossomos estão sendo utilizados como um meio para o transporte de fármacos e cosméticos através da pele.

Os fosfolipídeos são os principais lipídeos das membranas, mas algumas membranas também têm uma quantidade significativa de **esfingolipídeos**. Os esfingolipídeos também possuem caudas de ácidos graxos, mas suas cabeças podem ser tanto fosfolipídeos como glicolipídeos. Eles são ligeiramente mais longos do que os fosfolipídeos.

O colesterol também constitui uma parte significativa de muitas membranas celulares. As moléculas de colesterol, as quais são principalmente hidrofóbicas, introduzem-se entre as cabeças hidrofílicas dos fosfolipídeos (Fig. 3.2b). O colesterol ajuda a tornar as membranas impermeáveis a pequenas moléculas solúveis em água (hidrofílicas) e a manter a flexibilidade das membranas em uma ampla faixa de temperaturas.

As proteínas de membrana podem estar frouxas ou fortemente ligadas à membrana

De acordo com algumas estimativas, as proteínas de membrana podem ser quase um terço de todas as proteínas codificadas em nosso DNA. Cada célula possui de 10 a 50 tipos diferentes de proteínas inseridas em suas membranas. As proteínas de

TABELA 3.1	Composição de membranas específicas		
Membrana	**Proteínas**	**Lipídeos**	**Carboidratos**
Membrana dos eritrócitos	49%	43%	8%
Membrana de mielina ao redor dos neurônios	18%	79%	3%
Membrana mitocondrial interna	76%	24%	0%

FIGURA 3.2 **CONTEÚDO ESSENCIAL**

A membrana celular

(a) Fosfolipídeos de membrana

Os fosfolipídeos de membrana formam bicamadas, micelas ou lipossomos.
Os fosfolipídeos organizam-se de forma que suas caudas apolares não entram em contato com as soluções aquosas, como o líquido extracelular.

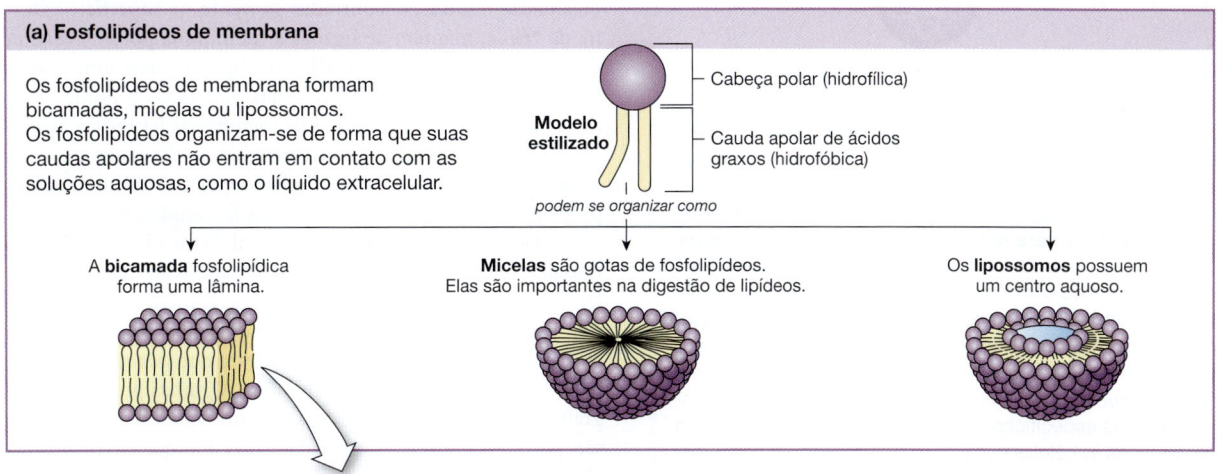

Modelo estilizado

— Cabeça polar (hidrofílica)

— Cauda apolar de ácidos graxos (hidrofóbica)

podem se organizar como

A **bicamada** fosfolipídica forma uma lâmina.

Micelas são gotas de fosfolipídeos. Elas são importantes na digestão de lipídeos.

Os **lipossomos** possuem um centro aquoso.

(b) O modelo de mosaico fluido das membranas biológicas

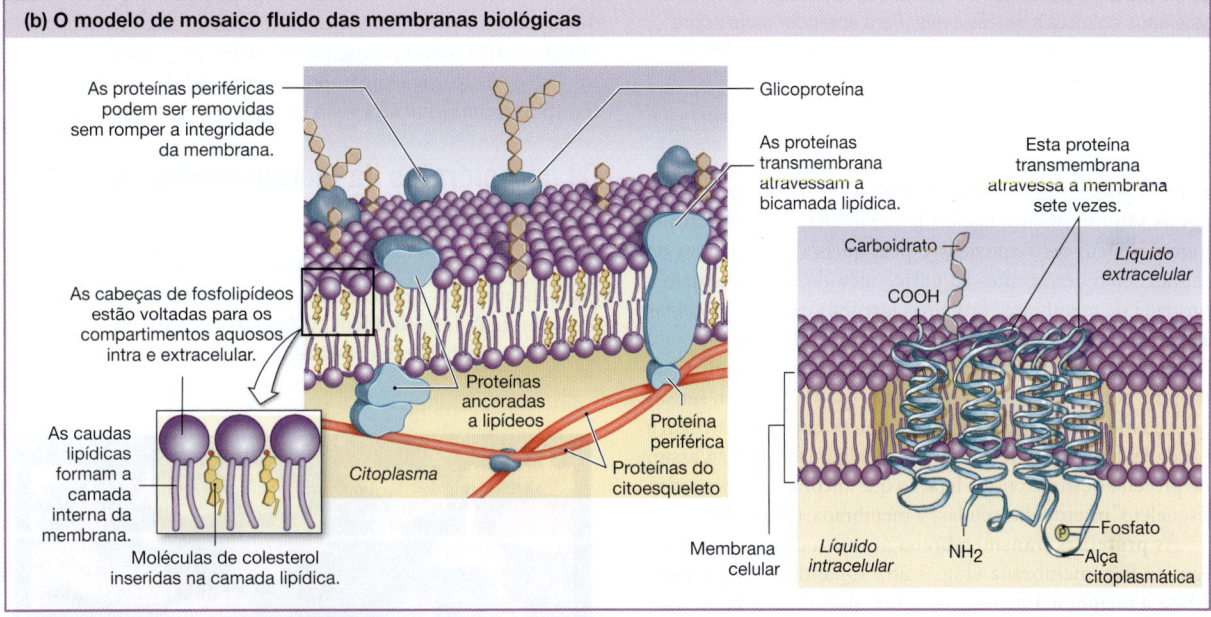

As proteínas periféricas podem ser removidas sem romper a integridade da membrana.

Glicoproteína

As proteínas transmembrana atravessam a bicamada lipídica.

Esta proteína transmembrana atravessa a membrana sete vezes.

Carboidrato

Líquido extracelular

COOH

As cabeças de fosfolipídeos estão voltadas para os compartimentos aquosos intra e extracelular.

As caudas lipídicas formam a camada interna da membrana.

Proteínas ancoradas a lipídeos

Citoplasma

Proteína periférica

Proteínas do citoesqueleto

Membrana celular

Líquido intracelular

NH2

Fosfato

Alça citoplasmática

Moléculas de colesterol inseridas na camada lipídica.

(c) Mapa conceitual dos componentes da membrana celular

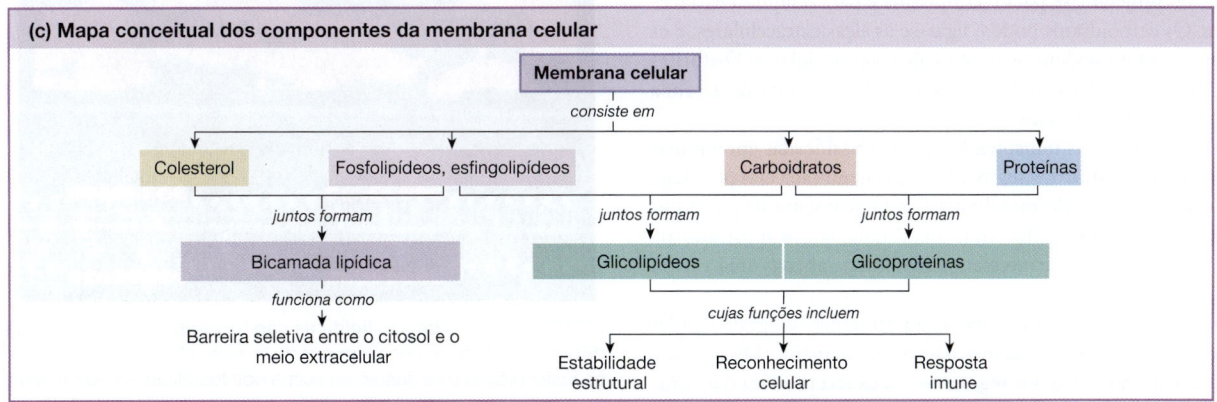

Membrana celular

consiste em

Colesterol

Fosfolipídeos, esfingolipídeos

Carboidratos

Proteínas

juntos formam

juntos formam

juntos formam

Bicamada lipídica

Glicolipídeos

Glicoproteínas

funciona como

cujas funções incluem

Barreira seletiva entre o citosol e o meio extracelular

Estabilidade estrutural

Reconhecimento celular

Resposta imune

BIOTECNOLOGIA

Lipossomos para a beleza e a saúde

Muitas pessoas ouviram o termo *lipossomo* pela primeira vez relacionado a cremes cosméticos para a pele que prometiam liberar ingredientes que as células precisavam. Contudo, esse não é o único uso para estas minúsculas estruturas. As indústrias de cosméticos adotaram uma técnica médica desenvolvida para melhorar a veiculação de fármacos. Na medicina, os centros dos lipossomos são preenchidos com fármacos ou com fragmentos de DNA para a terapia gênica. Depois, os lipossomos são aplicados na pele ou injetados na corrente sanguínea. Para fazer a entrega do fármaco de forma mais específica, os pesquisadores agora podem fabricar *imunolipossomos* que usam anticorpos para reconhecer tipos específicos de células tumorais. Direcionando os fármacos às células que eles estão tratando, os pesquisadores esperam aumentar a eficácia dos fármacos e diminuir os efeitos colaterais indesejáveis. Para aprender mais sobre este tópico, pesquise na internet os termos *liberação de fármacos com lipossomos* ou *imunolipossomos*.

membrana podem ser descritas de muitas formas. As **proteínas integrais** são fortemente ligadas à membrana, e a única forma pela qual podem ser removidas é pela quebra da estrutura da membrana com detergentes ou outros métodos que destruam a integridade da membrana. Proteínas integrais incluem proteínas transmembrana e proteínas ancoradas em lipídeos.

As **proteínas periféricas** ligam-se a outras proteínas de membrana por interações não covalentes (p. 40) e podem ser separadas da membrana por métodos químicos que não destruam a integridade da membrana. Elas incluem algumas enzimas, assim como proteínas estruturais de ligação que ancoram o *citoesqueleto* (o "esqueleto" interno das células) à membrana. (Fig. 3.2b).

As **proteínas transmembrana** possuem cadeias que atravessam toda a membrana (Fig. 3.2b). Quando uma proteína atravessa a membrana mais de uma vez, alças da cadeia de aminoácido projetam-se para o citoplasma e para o líquido extracelular. Os carboidratos podem ligar-se às alças extracelulares, e os grupos fosfato podem ligar-se às alças intracelulares. Fosforilação ou desfosforilação de proteínas é uma maneira de a célula alterar a função proteica (p. 33).

As proteínas transmembrana são classificadas em famílias de acordo com quantos segmentos transmembrana elas possuem. Muitas proteínas de membrana fisiologicamente importantes possuem sete segmentos transmembrana, como mostrado na Figura 3.2c. Outras atravessam a membrana apenas uma vez ou até 12 vezes.

Proteínas transmembrana são proteínas integrais ligadas à membrana firmemente, mas não covalentemente. Os cerca de 20 a 25 aminoácidos dos segmentos da cadeia proteica que atravessam a membrana são apolares. Isso permite que esses aminoácidos criem ligações não covalentes fortes com as caudas lipídicas dos fosfolipídeos, mantendo-as firmemente no lugar

Sabe-se, hoje, que algumas proteínas de membrana que antes eram consideradas proteínas periféricas são **proteínas**

ancoradas a lipídeos (Fig. 3.2b). Algumas dessas proteínas são covalentemente ligadas às caudas lipídicas que as inserem nas bicamadas. Outras, encontradas somente na superfície externa da célula, mantêm-se ligadas à membrana por *moléculas de glicosil-fosfatidil-inositol* (GPI), um lipídeo mais uma cadeia de açúcar-fosfato. Muitas proteínas ancoradas a lipídeos são associadas com esfingolipídeos da membrana, levando à formação de regiões especializadas na membrana, chamadas de *balsas lipídicas* (**FIG. 3.3**). As caudas mais longas dos esfingolipídeos projetam as balsas lipídicas acima dos fosfolipídeos vizinhos.

De acordo com o modelo original da membrana celular do mosaico fluido, as proteínas de membrana poderiam mover-se lateralmente de um local para outro, direcionadas por proteínas fibrosas que se dispõem logo abaixo da superfície da membrana. Todavia, os pesquisadores observaram que isso não é verdade para todas as proteínas de membrana. Algumas proteínas integrais são ancoradas às proteínas do citoesqueleto (Fig. 3.2b) e são, portanto, imóveis. A capacidade do citoesqueleto de restringir o movimento das proteínas integrais permite que as células desenvolvam a *polaridade*, na qual diferentes faces da célula têm proteínas diferentes e, consequentemente, propriedades diferentes. Isso é particularmente importante nas células dos epitélios de transporte, conforme será visto em vários tecidos no corpo.

Os carboidratos da membrana ligam-se a lipídeos e proteínas

A maior parte dos carboidratos das membranas são açúcares ligados às proteínas de membrana (glicoproteínas) ou aos lipídeos de membrana (glicolipídeos). Eles são encontrados exclusivamente na superfície externa da célula, onde formam uma camada

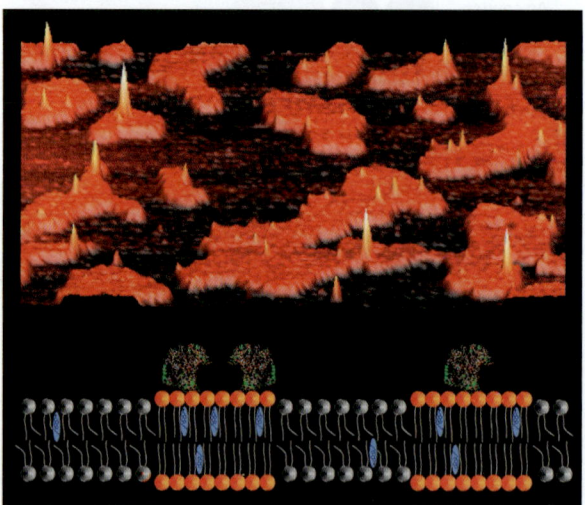

FIGURA 3.3 **As balsas lipídicas são formadas por esfingolipídeos.** Os esfingolipídeos (em cor de laranja) são mais longos que os fosfolipídeos e se destacam acima dos fosfolipídeos vizinhos da membrana (em preto). Uma enzima ancorada a lipídeos, a fosfatase alcalina placentária (em amarelo), está quase sempre associada com uma balsa lipídica. Imagem por cortesia de D. E. Saslowsky, J. Lawrence, X. Ren, D. A. Brown, R. M. Henderson e J. M. Edwardson. Placental alkaline phosphatase is efficiently targeted to rafts in supported lipid bilayers. *J Biol Chem* 277: 26966-26970, 2002.

protetora, chamada de **glicocálice**. As glicoproteínas presentes na superfície da célula desempenham um papel-chave na resposta imune do corpo. Por exemplo, os grupos sanguíneos ABO são determinados pelo número e pela composição dos açúcares ligados aos esfingolipídeos da membrana.

REVISANDO CONCEITOS

1. Dê o nome de três tipos de lipídeos encontrados nas membranas celulares.
2. Descreva três tipos de proteínas de membrana e como eles são associadas à membrana celular.
3. Por que os fosfolipídeos da membrana celular formam uma bicamada, em vez de uma camada simples?
4. Quantas bicamadas fosfolipídicas uma substância atravessa ao entrar em uma célula?

A Figura 3.2c é um mapa resumido da organização da estrutura da membrana celular.

COMPARTIMENTOS INTRACELULARES

Muito do que conhecemos sobre as células vem de estudos de organismos simples que consistem em uma única célula. Entretanto, os seres humanos são muito mais complexos, com trilhões de células no corpo. Foi estimado que existam mais de 200 tipos diferentes de células no corpo humano, cada tipo com sua própria estrutura e função características.

Durante o desenvolvimento, as células especializam-se e adquirem formas e funções específicas. Todas as células do corpo herdam informação genética idêntica no seu DNA, mas nenhuma célula usa todas essas informações. Durante a **diferenciação**, apenas alguns genes se tornam ativos, transformando a célula em uma unidade especializada. Na maioria dos casos, o tamanho, a forma final de uma célula e o seu conteúdo refletem a sua função. A Figura 3.1b mostra cinco células representativas do corpo humano. Estas células maduras têm aspecto diferente entre si, mas todas começaram de forma similar no embrião e mantêm muitas características em comum.

As células são divididas em compartimentos

Podemos comparar a organização estrutural de uma célula à de uma cidade medieval. A cidade é separada da zona rural circundante por uma muralha alta, com entrada e saída estritamente controladas por meio de portões que podem ser abertos e fechados. A cidade dentro dessas muralhas é dividida em ruas e em diversos conjuntos de casas e lojas com funções variadas. Dentro da cidade, um governante do castelo vigia as idas e vindas diárias dos habitantes. Como a cidade depende de comida e matéria-prima que vêm de fora das muralhas, o governante negocia com os fazendeiros da zona rural. Invasores estrangeiros são sempre uma ameaça, então o governante se comunica e coopera com os governantes das cidades vizinhas.

Na célula, o limite externo é a membrana celular. Similar à muralha da cidade, ela controla o movimento de material entre o interior e o exterior da célula pela abertura e o fechamento de "portões" constituídos de proteínas. O lado interno é dividido em compartimentos, em vez de lojas e casas. Cada um desses compartimentos tem uma finalidade específica que contribui para o funcionamento da célula como um todo. Na célula, o DNA que está no núcleo é o "governante do castelo", controlando tanto o funcionamento interno da célula quanto a interação com outras células. Como a cidade, a célula depende de suprimentos do seu meio externo. Ela também deve se comunicar e cooperar com outras células para manter o corpo em funcionamento de forma coordenada.

A **FIGURA 3.4a** é um resumo da estrutura celular. As células do corpo são circundadas pela solução salina diluída do líquido extracelular. A membrana celular separa o meio interno da célula (o líquido intracelular) do líquido extracelular.

Internamente, a célula é dividida em *citoplasma* e *núcleo*. O citoplasma consiste em uma porção líquida, o *citosol*; partículas insolúveis, chamadas de *inclusões*; proteínas fibrosas insolúveis; e estruturas delimitadas por membranas, chamadas de *organelas*. A Figura 3.4 mostra uma célula típica da parede do intestino delgado. Ela possui a maioria das estruturas encontradas nas células animais.

O citoplasma inclui o citosol, inclusões, fibras e organelas

O **citoplasma** inclui todo o material envolvido pela membrana celular, exceto o núcleo. Ele possui quatro componentes:

1. **Citosol**, ou líquido intracelular: é um líquido semigelatinoso separado do líquido extracelular pela membrana celular. O citosol contém nutrientes e 6 proteínas dissolvidos, íons e produtos residuais. Os outros componentes do citoplasma – inclusões, fibras e organelas – estão suspensos no citosol.

2. **Inclusões** são partículas de materiais insolúveis. Algumas são nutrientes armazenados. Outras são responsáveis por funções celulares específicas. Essas estruturas são, às vezes, chamadas de *organelas não membranosas*.

3. **Proteínas fibrosas** insolúveis formam o sistema de sustentação interno da célula, ou **citoesqueleto**.

4. **Organelas** – "pequenos órgãos" – são compartimentos delimitados por membrana que têm papéis específicos a desempenhar na função geral da célula. Por exemplo, as organelas denominadas mitocôndrias geram a maior parte do ATP celular, e as organelas denominadas lisossomos agem como um sistema digestório da célula. As organelas trabalham de maneira integrada, cada uma assumindo uma ou mais das funções celulares.

As inclusões estão em contato direto com o citosol

As inclusões das células não possuem membranas limitantes, de modo que estão em contato direto com o citosol. O movimento de material entre inclusões e citosol não requer transporte através de uma membrana. Os nutrientes são armazenados como grânulos de glicogênio e gotas lipídicas. A maioria das inclusões com funções que não o armazenamento de nutrientes é constituída de proteínas ou combinações de RNA e proteínas.

FIGURA 3.4 **REVISÃO**

Estrutura celular

(a) Mapa esquemático da estrutura celular. A *membrana celular* separa o meio interno da célula (o líquido intracelular) do líquido extracelular. Internamente, a célula está dividida em *citoplasma* e *núcleo*. O citoplasma consiste em uma porção líquida, chamada de *citosol*; estruturas delimitadas por membranas, chamadas de *organelas*; partículas insolúveis, chamadas de *inclusões*; e redes de proteínas que formam o *citoesqueleto*.

A CÉLULA

é composta por

```
                  Membrana
                   celular

     Núcleo      Citoplasma
```

Citosol	Organelas delimitadas por membranas	Inclusões	Proteínas fibrosas
	• Mitocôndrias • Retículo endoplasmático • Aparelho de Golgi • Lisossomos • Peroxissomos	• Gotas de lipídeos • Grânulos de glicogênio • Ribossomos	• Citoesqueleto • Centríolos • Cílios • Flagelos

Líquido extracelular

(b) Citoesqueleto

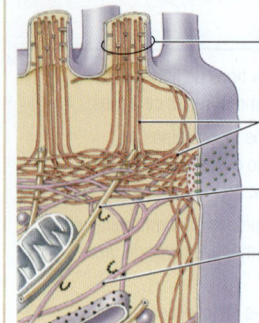

As **microvilosidades** aumentam a área da superfície celular. Elas são sustentadas por microfilamentos.

Os **microfilamentos** formam uma rede logo abaixo da membrana celular.

Os **microtúbulos** são as maiores fibras do citoesqueleto.

Os **filamentos intermediários** incluem a miosina e a queratina.

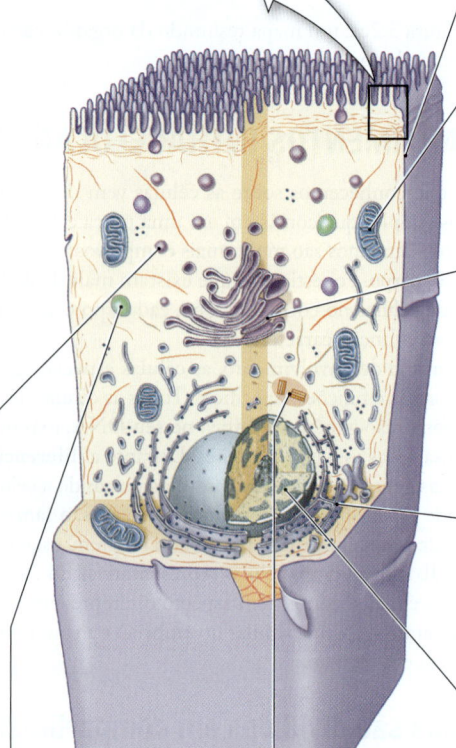

(c) Peroxissomos

Os **peroxissomos** contêm enzimas que degradam ácidos graxos e materiais exógenos.

(d) Lisossomos

Os **lisossomos** são vesículas de estocagem pequenas, esféricas, que contêm enzimas que degradam biomoléculas.

(e) Centríolos

Os **centríolos** são formados por microtúbulos e guiam o DNA durante a divisão celular.

Centríolos

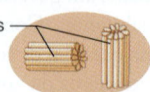

(f) Membrana celular

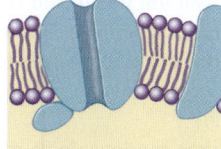

A **membrana celular** é uma bicamada fosfolipídica com proteínas embutidas, as quais agem como transportadores, enzimas, receptores de sinal ou estruturas de ancoramento. Glicolipídeos e glicoproteínas estão presentes somente na face extracelular da membrana. A membrana celular age tanto como portão quanto como barreira entre o citoplasma e o líquido extracelular.

(g) Mitocôndria

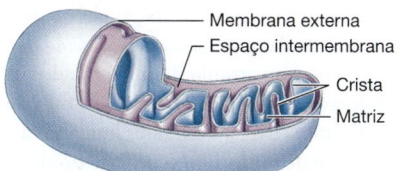

Membrana externa
Espaço intermembrana
Crista
Matriz

Mitocôndrias são estruturas aproximadamente esféricas com uma dupla parede que cria dois compartimentos separados dentro da organela. A **matriz** interna é circundada por uma membrana que se dobra em folhetos, chamados de **cristas**. O **espaço intermembrana**, que se situa entre as duas membranas, exerce um importante papel na produção de ATP. As mitocôndrias são os locais de produção da maioria do ATP celular.

(h) Aparelho de Golgi e vesículas

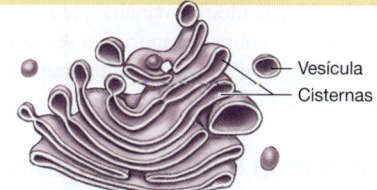

Vesícula
Cisternas

O **aparelho de Golgi** consiste em uma série de espaços ocos em curva, chamados de **cisternas**, empilhados e circundados por vesículas. Ele participa na modificação e no empacotamento de proteínas.

(i) Retículo endoplasmático (RE) e ribossomos

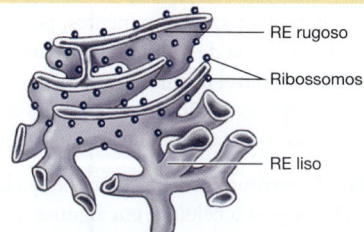

RE rugoso
Ribossomos
RE liso

O **retículo endoplasmático** (**RE**) é uma rede de tubos membranosos interconectados que são uma continuação da membrana nuclear externa. O **retículo endoplasmático rugoso** possui uma aparência granular devido aos ribossomos localizados na sua superfície citoplasmática. O **retículo endoplasmático liso** não possui ribossomos, tendo aspecto de tubos membranosos lisos. O RE rugoso é o principal local da síntese proteica. O RE liso sintetiza lipídeos e, em alguns tipos celulares, concentra e armazena íons cálcio.

(j) Núcleo

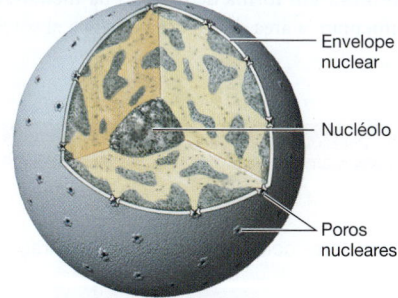

Envelope nuclear
Nucléolo
Poros nucleares

O **núcleo** é circundado por uma membrana dupla, o **envelope nuclear**. Ambas as membranas do envelope possuem **poros** que permitem a comunicação com o citoplasma. A membrana externa do envelope nuclear se conecta à membrana do retículo endoplasmático. Em células que não estão em divisão, o núcleo aparece cheio com material granular espalhado, composto de DNA e proteínas. Em geral, um núcleo também contém de 1 a 4 corpos escuros maiores contendo DNA, RNA e proteínas, chamados de **nucléolos**.

Ribossomos (Fig. 3.4i) são grânulos de RNA e proteínas pequenos e densos que produzem proteínas sob o comando do DNA celular (ver Capítulo 4). Os **ribossomos fixos** ligam-se à superfície citosólica das organelas. Os **ribossomos livres** estão em suspensão, livres no citosol. Alguns ribossomos livres formam grupos de 10 a 20 ribossomos, chamados de **polirribossomos**. Um ribossomo que está fixo em um minuto, pode se libertar e se tornar um ribossomo livre no próximo minuto. Os ribossomos são mais numerosos em células que sintetizam proteínas que são exportadas da célula.

As proteínas fibrosas citoplasmáticas podem ter três tamanhos

As três famílias de proteínas fibrosas citoplasmáticas são classificadas de acordo com o diâmetro e a composição proteica (**TAB. 3.2**). Todas as fibras são polímeros de proteínas menores. As mais finas são as **fibras de actina**, também chamadas de *microfilamentos*. Os **filamentos intermediários** são um pouco maiores, e podem ser formados por diferentes tipos de proteínas, incluindo *queratina*, no cabelo e na pele, e *neurofilamentos*, em neurônios. As proteínas fibrosas maiores são os **microtúbulos** ocos, formados por uma proteína chamada de **tubulina**. Um grande número de *proteínas acessórias* está associado às proteínas fibrosas da célula.

As proteínas fibrosas insolúveis da célula têm dois propósitos gerais: suporte estrutural e movimento. O suporte estrutural vem principalmente do citoesqueleto. O movimento da célula ou de elementos dentro da célula ocorre com a ajuda de proteínas fibrosas e de um grupo de enzimas especializadas, denominadas *proteínas motoras*. Essas funções serão discutidas com mais detalhes nas seções seguintes.

Os microtúbulos formam centríolos, cílios e flagelos

As maiores proteínas fibrosas citoplasmáticas, os microtúbulos, formam as estruturas complexas dos centríolos, dos cílios e dos flagelos, os quais estão todos envolvidos em alguma forma de movimento celular. O *centro organizador dos microtúbulos* na célula, o **centrossomo**, adiciona as moléculas de tubulina nos microtúbulos. O centrossomo aparece como uma região escurecida próxima ao núcleo da célula. Na maioria das células animais, o centrossomo contém dois **centríolos**, mostrados na célula da Figura 3.4e.

Cada centríolo é um feixe cilíndrico de 27 microtúbulos, arranjados em 9 tripletes. Na divisão celular, os centríolos guiam os movimentos das fitas de DNA. Nas células que perderam a capacidade de divisão, como os neurônios maduros, faltam centríolos.

Os **cílios** são estruturas curtas semelhantes a pelos, que se projetam a partir da superfície celular como cerdas de uma escova. A maioria das células possui um único cílio curto, mas as células que revestem as vias aéreas superiores e parte do trato reprodutor feminino são cobertas por cílios. Nestes tecidos, o movimento ciliar coordenado gera correntes que varrem líquidos ou secreções da superfície celular.

A superfície de um cílio é uma continuação da membrana celular. O eixo dos cílios *móveis* contém nove pares de microtúbulos cercando um par central. (**FIG. 3.5b**). Os microtúbulos terminam dentro da célula no *corpo basal*. Estes cílios batem de forma rítmica, para trás e para a frente, quando os pares de microtúbulos deslizam um sobre o outro com a ajuda da proteína motora *dineína*.

Os **flagelos** têm o mesmo arranjo de microtúbulos que os cílios, mas são consideravelmente mais longos. Os flagelos são encontrados em células únicas livres, e em seres humanos a única célula flagelada é o espermatozoide. Um espermatozoide possui somente um flagelo, em contraste com as células ciliadas, que podem ter uma superfície quase completamente coberta de cílios. (Fig. 3.5a). Os movimentos ondulatórios do flagelo empurram o espermatozoide pelo líquido, da mesma maneira que a contração ondulatória do corpo de uma cobra a empurra no seu ambiente na direção da cabeça. Os flagelos movem-se e dobram-se pelos mesmos mecanismos básicos dos cílios.

O citoesqueleto é uma estrutura modificável

O citoesqueleto é uma estrutura tridimensional flexível, modificável, com microfilamentos de actina, filamentos intermediários e microtúbulos que se estendem por todo o citoplasma. Algumas proteínas fibrosas do citoesqueleto são permanentes, porém a maioria é sintetizada ou desmontada de acordo com as necessidades da célula. Pela natureza mutável do citoesqueleto, seus detalhes organizacionais são complexos e não serão discutidos aqui.

O citoesqueleto tem pelo menos cinco funções importantes.

1. **Forma das células**. A estrutura proteica do citoesqueleto dá resistência mecânica para a célula e, em algumas células, desempenha um papel importante na determinação da forma celular. A Figura 3.4b mostra como fibras do citoesqueleto ajudam na sustentação de **microvilosidades**, projeções digitiformes ("em forma de dedos") da membrana celular que aumentam a área de superfície para a absorção de materiais.

TABELA 3.2	Diâmetro das proteínas fibrosas no citoplasma		
	Diâmetro	**Tipo de proteína**	**Funções**
Microfilamentos	7 nm	Actina (globular)	Citoesqueleto; associa-se com a miosina para a contração muscular
Filamento intermediário	10 nm	Queratina, proteínas do neurofilamento (filamentos)	Citoesqueleto, cabelos e unhas, barreira protetora da pele
Microtúbulos	25 nm	Tubulina (globular)	Movimento de cílios, flagelos e cromossomos; transporte intracelular de organelas; citoesqueleto

(a) Cílios

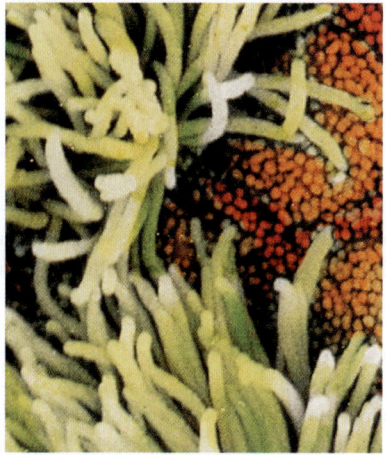

(b) Cílios e flagelos possuem nove pares de microtúbulos circundando um par central.

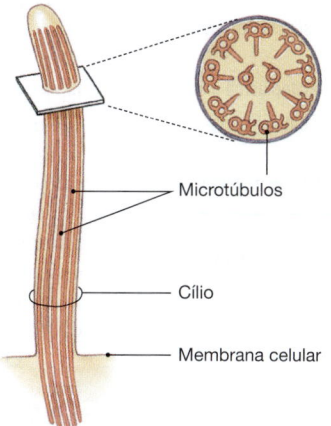

Microtúbulos

Cílio

Membrana celular

(c) O batimento dos cílios e flagelos gera o movimento do líquido.

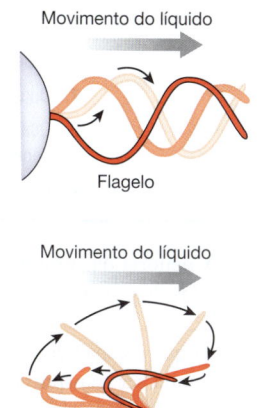

Movimento do líquido

Flagelo

Movimento do líquido

Cílios

FIGURA 3.5   Cílios e flagelos.

2. **Organização interna**. As fibras do citoesqueleto estabilizam a posição das organelas. A Figura 3.4b ilustra organelas que são mantidas no lugar pelo citoesqueleto. Observe, entretanto, que esta figura é apenas uma "foto" de um momento na vida da célula. O arranjo interior e a composição de uma célula são dinâmicos, mudando de minuto a minuto em resposta às necessidades da célula, da mesma maneira que há sempre movimento no interior da cidade mencionada antes. Uma desvantagem de ilustrações estáticas de livros-texto é que elas são incapazes de representar com precisão o movimento e a natureza dinâmica de muitos processos fisiológicos.

3. **Transporte intracelular**. O citoesqueleto ajuda a transportar materiais para dentro da célula e dentro do citoplasma, funcionando como um "trilho" intracelular para o deslocamento de organelas. Essa função é particularmente importante nas células do sistema nervoso, onde o material deve ser transportado por distâncias intracelulares de até cerca de um metro.

4. **União das células nos tecidos**. Proteínas fibrosas do citoesqueleto se conectam com as do espaço extracelular, ligando as células umas às outras e ao material de suporte extracelular. Além de dar resistência mecânica aos tecidos, essas ligações permitem a transferência de informações de uma célula à outra.

5. **Movimento**. O citoesqueleto ajuda a célula a se mover. Por exemplo, ele ajuda os leucócitos a se esgueirarem para fora dos vasos e auxilia as células nervosas em crescimento a emitirem projeções quando se expandem. Os cílios e os flagelos na membrana celular são capazes de se mover devido aos microtúbulos do seu citoesqueleto. Os movimentos e o transporte intracelular são facilitados por proteínas motoras especiais que usam energia proveniente do ATP para deslizar ou andar pelas fibras do citoesqueleto.

CONCEITOS EMERGENTES

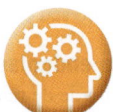

Cílios únicos são sensores

Os cílios no corpo não são limitados às vias aéreas e ao trato reprodutor feminino. Os cientistas sabem há anos que a maioria das células contém um único cílio, que é estacionário (*não móvel*), mas imaginavam que estes **cílios primários** solitários fossem resquícios evolutivos e sem significância. Os cílios primários diferem estruturalmente dos cílios móveis porque eles não possuem o par central de microtúbulos encontrados nos cílios móveis (um arranjo 9 + 0, em vez de 9 + 2; ver Fig. 3.5). Os pesquisadores, nos últimos anos, aprenderam que esses cílios possuem uma função. Eles podem atuar como sensores do ambiente externo, passando informações para dentro da célula. Por exemplo, os cílios primários em fotorreceptores do olho auxiliam com a detecção da luz, e os cílios primários no rim percebem o fluxo de líquidos. Utilizando-se técnicas moleculares, descobriu-se que essas pequenas estruturas também possuem papéis importantes no desenvolvimento embrionário. Mutações em proteínas ciliares causam transtornos (*ciliopatias*), variando desde doença policística do rim até perda de visão e até mesmo tumores. O papel dos cílios primários em outras doenças, incluindo a obesidade, é, no momento, um tópico de intensa pesquisa.

As proteínas motoras geram movimento

As **proteínas motoras** são proteínas que convertem energia armazenada em movimento. Existem três grupos de proteínas motoras associadas com o citoesqueleto: miosinas, cinesinas e dineínas. Todos os três grupos usam energia armazenada no ATP para impulsioná-las ao longo das fibras do citoesqueleto.

As **miosinas** ligam-se a fibras de actina e são mais bem conhecidas pelo seu papel na contração muscular (Capítulo 12). **Cinesinas** e **dineínas** auxiliam o movimento de vesículas pelos microtúbulos. As dineínas também se associam com feixes de microtúbulos dos cílios e flagelos para criar seu movimento de chicote.

5. Cite os três tamanhos das proteínas fibrosas citoplasmáticas.

6. Qual seria o efeito da ausência do flagelo no espermatozoide?

7. Qual é a diferença entre citoplasma e citosol?

8. Qual é a diferença entre um cílio e um flagelo?

9. Qual é a função das proteínas motoras?

A maioria das proteínas motoras são compostas por várias cadeias de proteínas arranjadas em três partes: duas cabeças que se ligam à fibra do citoesqueleto, um pescoço e uma região de cauda que é capaz de se ligar à "carga", como uma organela que necessita ser transportada através do citoplasma (**FIG. 3.6**). As cabeças ligam-se alternadamente à fibra do citoesqueleto e, depois, soltam-se, "dando um passo" à frente, usando a energia armazenada no ATP.

As organelas criam compartimentos para desempenhar funções especializadas

As organelas são compartimentos subcelulares separados do citosol por uma ou mais membranas fosfolipídicas com estrutura similar à da membrana celular. Esses compartimentos criados pelas organelas permitem que a célula isole substâncias e separe funções. Por exemplo, uma organela pode conter substâncias que seriam prejudiciais à célula, como as enzimas digestórias. As Figuras 3.4g, 3.4h e 3.4i mostram os quatro principais grupos de organelas: mitocôndrias, o aparelho de Golgi, o retículo endoplasmático e esferas delimitadas por membrana, chamadas de **vesículas**.

Mitocôndrias   **Mitocôndrias** são organelas únicas em muitos aspectos. Primeiro, elas têm uma parede dupla incomum que cria dois compartimentos separados na mitocôndria (Fig. 3.4g). No centro, dentro da membrana interna, há o compartimento chamado de **matriz mitocondrial**. A matriz contém enzimas,

ribossomos, grânulos e, surpreendentemente, seu próprio DNA. Este **DNA mitocondrial** possui uma sequência de genes diferente da encontrada no núcleo. Por ter seu próprio DNA, a mitocôndria pode produzir algumas de suas próprias proteínas.

Por que as mitocôndrias contêm DNA e outras organelas não? Essa pergunta tem sido assunto de estudo profundo e minucioso. De acordo com a *teoria endossimbionte procariótica*, a mitocôndria descende de bactérias que invadiram as células há milhões de anos. As bactérias desenvolveram uma relação de benefício mútuo com seus hospedeiros e, logo, tornaram-se uma parte integrante da célula hospedeira. O elemento que reforça essa teoria é o fato de que os nossos DNA, RNA e enzimas mitocondriais são semelhantes aos de bactérias, porém diferentes daqueles dos nossos núcleos celulares.

O segundo compartimento do interior de uma mitocôndria é o **espaço intermembrana**, que se encontra entre as membranas mitocondriais externa e interna. Esse compartimento tem um papel importante na produção de ATP mitocondrial, de modo que o número de mitocôndrias em uma célula está diretamente relacionado às necessidades de energia da mesma. Por exemplo, as células do músculo esquelético, que utilizam uma grande quantidade de energia, têm mais mitocôndrias do que as células menos ativas, como as células adiposas (gordura).

Outra característica incomum da mitocôndria é a sua capacidade para se replicar mesmo quando a célula à qual ela pertence não está em divisão celular. Esse processo é auxiliado pelo DNA mitocondrial, o que permite que a organela controle sua própria duplicação. As mitocôndrias replicam-se por brotamento, durante o qual pequenas mitocôndrias-filhas se desprendem de uma mitocôndria maior. Por exemplo, as células musculares em exercício, que têm aumento da demanda de energia, podem atender à demanda de mais ATP, aumentando o número de mitocôndrias no seu citoplasma.

O retículo endoplasmático   O **retículo endoplasmático**, ou RE, é uma rede de tubos membranosos interligados que possuem três funções principais: síntese, armazenamento e transporte de

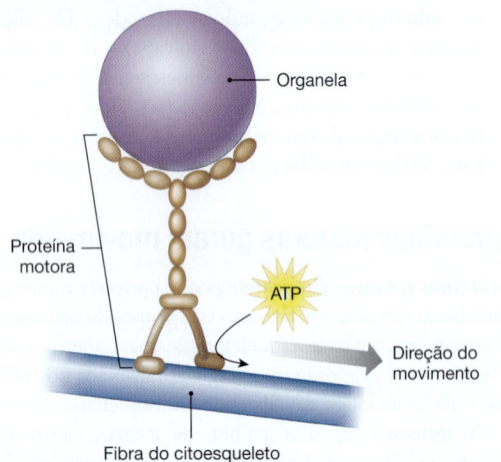

FIGURA 3.6 Proteínas motoras. As cadeias das proteínas motoras formam uma cauda, que se liga a organelas ou outra carga, e duas cabeças que "caminham" ao longo do citoesqueleto utilizando a energia do ATP.

Labels na figura: Organela; Proteína motora; ATP; Direção do movimento; Fibra do citoesqueleto

SOLUCIONANDO O **PROBLEMA**

Durante um exame citopatológico de Papanicolau para verificar a presença de câncer de colo, as amostras de tecido do colo do útero são obtidas com um instrumento que lembra uma minúscula escova. As células são retiradas da escova, colocadas em um líquido de conservação e enviadas ao laboratório. Lá, a amostra é processada em uma lâmina de vidro que será examinada primeiro pelo computador e, após, por um citologista treinado. O computador e o citologista procuram por *displasia*, uma mudança no tamanho e na forma de células que indica alterações cancerígenas. A célula cancerosa normalmente pode ser reconhecida por ter um núcleo grande circundado por uma quantidade relativamente pequena de citoplasma. No primeiro exame citopatológico feito em Jan, foram observadas todas as características de displasia.

P2: *O que está acontecendo nas células cancerosas que explica o grande tamanho do seu núcleo e a quantidade relativamente pequena de citoplasma?*

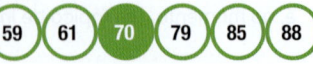 59 61 **70** 79 85 88

biomoléculas (Fig. 3.4i.). O nome *retículo* vem da palavra latina para rede e se refere ao arranjo em rede dos túbulos. Micrografias eletrônicas revelam que há duas formas de RE: **retículo endoplasmático rugoso** (RER) e **retículo endoplasmático liso** (REL).

O retículo endoplasmático rugoso é o principal local de síntese proteica. As proteínas são montadas em ribossomos ligados à superfície citoplasmática do RE rugoso e, em seguida, levadas ao lúmen do RE rugoso, onde elas sofrem alterações químicas.

O retículo endoplasmático liso não possui ribossomos e é o principal local para a síntese de ácidos graxos, esteroides e lipídeos (p. 30). No RE liso, os fosfolipídeos da membrana celular são produzidos, e o colesterol é modificado, formando hormônios esteroides, como os hormônios sexuais estrogênio e testosterona. O RE liso das células hepáticas e renais desintoxica ou inativa fármacos. Nas células do músculo esquelético, uma forma modificada do RE liso armazena íons cálcio (Ca^{2+}) para serem utilizados na contração muscular.

O aparelho de Golgi

O **aparelho de Golgi** (também conhecido como complexo de Golgi) foi descrito primeiro por Camillo Golgi, em 1898 (Fig. 3.4h). Durante anos, os investigadores pensaram que esta organela era apenas o resultado do processo de fixação necessário para o preparo de tecidos para exame sob o microscópio óptico. Contudo, agora sabemos, a partir de estudos de microscopia eletrônica, que o aparelho de Golgi é, de fato, uma organela distinta. Ele consiste em uma série de sacos curvados ocos, chamados de *cisternas*, empilhados um em cima do outro como uma série de bolsas de água quente e rodeados por vesículas. O aparelho de Golgi recebe proteínas sintetizadas no RE rugoso e modifica e armazena essas proteínas nas vesículas.

Vesículas citoplasmáticas

As vesículas citoplasmáticas delimitadas por membrana são de dois tipos: secretoras e de armazenamento. As **vesículas secretoras** contêm proteínas que serão liberadas pela célula. O conteúdo da maioria das **vesículas de armazenamento**, contudo, nunca deixa o citoplasma.

Os **lisossomos** são pequenas vesículas de armazenamento que aparecem na forma de grânulos delimitados por membrana no citoplasma (Fig. 3.4d). Os lisossomos atuam como o sistema digestório da célula. Eles utilizam enzimas poderosas para degradar bactérias ou organelas velhas, como as mitocôndrias, até seus componentes moleculares. Aquelas moléculas que podem ser reutilizadas são reabsorvidas no citosol, ao passo que o restante é eliminado da célula. Foram identificados 50 tipos de enzimas nos lisossomos de diferentes tipos de células.

Devido ao fato de as enzimas lisossômicas serem tão poderosas, os pesquisadores trataram de resolver a questão de porque essas enzimas normalmente não destroem as células que as contêm. O que os cientistas descobriram é que as enzimas lisossômicas são ativadas apenas em condições muito ácidas, 100 vezes mais ácidas do que os níveis de acidez normais do citoplasma. Logo que os lisossomos se desprendem do aparelho de Golgi, o seu pH é próximo ao do citosol, 7,0 a 7,3. As enzimas são inativas nesse pH. Sua inatividade é uma forma de segurança. Se o lisossomo se romper ou acidentalmente liberar as enzimas, elas não prejudicarão a célula.

No entanto, à medida que o lisossomo permanece no citoplasma, ele acumula H^+ em um processo que utiliza energia. O aumento das concentrações de H^+ diminuem o pH dentro da vesícula para 4,8 a 5,0, e as enzimas são ativadas. Uma vez ativa-

das, as enzimas lisossômicas podem degradar biomoléculas dentro da vesícula. A membrana lisossômica não é afetada pelas enzimas.

As enzimas digestórias dos lisossomos não são sempre mantidas isoladas dentro da organela. Ocasionalmente, os lisossomos liberam suas enzimas para fora da célula para dissolver material de suporte extracelular, como as porções duras de carbonato de cálcio presentes nos ossos. Em outras ocasiões, as células permitem que as enzimas de seus lisossomos entrem em contato com o citoplasma, levando à autodigestão de toda a célula ou de parte dela. Quando os músculos *atrofiam* (encolhem) por falta de uso ou o útero diminui de tamanho após a gestação, a perda de massa celular é devida à ação dos lisossomos.

Uma liberação inapropriada de enzimas lisossômicas tem sido implicada em certas doenças, como a inflamação e a destruição dos tecidos das articulações que ocorrem na *artrite reumatoide*. Nas condições herdadas, chamadas de *doenças de armazenamento do lisossomo*, os lisossomos são ineficazes, uma vez que eles não têm algumas enzimas específicas. Uma das doenças de armazenamento do lisossomo mais conhecidas é a condição fatal herdada, chamada de *doença de Tay-Sachs*. Bebês com a doença de Tay-Sachs possuem lisossomos defeituosos que falham na degradação dos glicolipídeos. O acúmulo de glicolipídeos nos neurônios causa disfunção do sistema nervoso, incluindo cegueira e perda da coordenação. A maioria dos bebês que apresentam a doença de Tay-Sachs morre no início da infância.

Os **peroxissomos** são vesículas de armazenamento ainda menores que os lisossomos (Fig. 3.4c). Durante anos, pensou-se que eles eram um tipo de lisossomo, mas agora sabemos que os peroxissomos contêm um conjunto diferente de enzimas. Sua principal função parece ser a degradação de ácidos graxos de cadeia longa e de moléculas exógenas potencialmente tóxicas.

Os peroxissomos possuem esse nome a partir do fato de que as reações que ocorrem dentro deles geram peróxido de hidrogênio (H_2O_2), uma molécula tóxica. Eles convertem rapidamente esse peróxido para oxigênio e água, utilizando a enzima *catalase*. Os distúrbios peroxissomais interrompem o processamento normal dos lipídeos e podem alterar gravemente a função neural pela modificação da estrutura das membranas dos neurônios.

REVISANDO CONCEITOS

10. O que distingue as organelas das inclusões?

11. Qual é a diferença anatômica entre o retículo endoplasmático rugoso e o retículo endoplasmático liso? Qual é a diferença funcional?

12. Em que os lisossomos diferem dos peroxissomos?

13. Aplique o princípio fisiológico da compartimentalização às organelas em geral e às mitocôndrias em particular.

14. Um exame microscópico de uma célula revela muitas mitocôndrias. O que essa observação implica em relação à necessidade de energia da célula?

15. Ao examinar um tecido de uma espécie desconhecida de peixe, você descobre um tecido contendo grande quantidade de retículo endoplasmático liso nas células. Qual é a possível função dessas células?

O núcleo é o centro de controle da célula

O núcleo da célula contém DNA, o material genético que, em última análise, controla todos os processos celulares. A Figura 3.4j ilustra a estrutura de um núcleo. Seu envoltório, ou **envelope nuclear**, é uma estrutura com membrana dupla que separa o núcleo do compartimento citoplasmático. Ambas as membranas do envelope são perfuradas por orifícios redondos, ou **poros**.

A comunicação entre o núcleo e o citosol ocorre por meio dos **complexos dos poros nucleares**, grandes complexos de proteínas com um canal central. Os íons e as moléculas pequenas movem-se livremente através desse canal, quando está aberto, mas o transporte de moléculas grandes, como proteínas e RNA, é um processo que requer energia. A especificidade do processo de transporte permite que a célula restrinja o DNA ao núcleo e que várias enzimas sejam restritas ao citoplasma ou ao núcleo.

Em micrografias eletrônicas de células que não estão se dividindo, o núcleo aparece preenchido com um material granular espalhado aleatoriamente, ou **cromatina**, constituído por DNA e proteínas associadas. Em geral, um núcleo também contém de 1 a 4 corpos de coloração escura contendo DNA, RNA e proteínas, chamados de **nucléolos**. Os nucléolos contêm os genes e as proteínas que controlam a síntese de RNA ribossomal.

O processo de síntese, modificação e empacotamento de proteínas em diferentes partes da célula é um excelente exemplo de como a separação em compartimentos permite a separação da função, como mostra a **FIGURA 3.7**. O RNA para a síntese proteica é sintetizado a partir de moldes de DNA no núcleo **1**, e, em seguida, é transportado para o citoplasma através dos poros nucleares **2**. No citoplasma, as proteínas são sintetizadas em ribossomos, que podem ser inclusões livres **3** ou ligados ao retículo endoplasmático rugoso **4**. A proteína recém-sintetizada é compartimentalizada no lúmen do RE rugoso **5**, onde é modificada antes de ser embalada em uma vesícula **6**. As vesículas fundem-se com o aparelho de Golgi, permitindo modificações adicionais da proteína no lúmen do aparelho de Golgi **7**. As proteínas modificadas deixam o Golgi embaladas em vesículas de armazenamento **9** ou vesículas secretoras, cujo conteúdo será liberado para o líquido extracelular **10**. Os detalhes moleculares da síntese proteica são discutidos em outras seções (ver Capítulo 4).

TECIDOS DO CORPO

Apesar da espantosa variedade de estruturas intracelulares, nenhuma célula pode realizar todos os processos do corpo humano maduro. Em vez disso, as células agrupam-se em unidades maiores, denominadas tecidos. As células nos tecidos são unidas por conexões especializadas, chamadas de *junções celulares*, e por outras estruturas de suporte. Os tecidos variam em complexidade, desde tecidos simples que apresentam apenas um único tipo de célula, como o revestimento dos vasos sanguíneos, até tecidos complexos contendo vários tipos de células e extenso material extracelular, como o tecido conectivo. As células da maioria dos tecidos trabalham juntas para alcançar um propósito comum.

O estudo da estrutura e da função dos tecidos é conhecido como **histologia**. Os histologistas descrevem os tecidos por suas características físicas: (1) a forma e o tamanho das células, (2) o arranjo das células no tecido (em camadas, espalhadas, e assim por diante), (3) o modo como as células estão conectadas uma à outra e (4) a quantidade de material extracelular presente no tecido. Existem quatro tipos principais de tecidos no corpo humano: epitelial, conectivo, muscular e *neural*, ou nervoso. Antes de considerarmos cada tipo de tecido especificamente, examinaremos como as células se unem para formar os tecidos.

A matriz extracelular tem diversas funções

A **matriz extracelular** (geralmente apenas chamada de *matriz*) é o material extracelular que é sintetizado e secretado pelas células de um tecido. Durante anos, os cientistas acreditaram que a matriz era uma substância inerte, cuja única função era manter as células unidas. Contudo, evidências experimentais agora mostram que a matriz extracelular desempenha um papel vital em diversos processos fisiológicos, desde o crescimento e o desenvolvimento à morte da célula. Algumas doenças estão associadas com o excesso de produção ou alteração da matriz extracelular, como a insuficiência cardíaca crônica e a propagação de células cancerosas por todo o corpo (*metástases*).

A composição da matriz extracelular varia de tecido para tecido, e as propriedades mecânicas, como elasticidade e flexibilidade, de um tecido dependerão da quantidade e consistência da matriz desse tecido. A matriz tem sempre dois componentes básicos: proteoglicanos e proteínas fibrosas insolúveis. Os **proteoglicanos** são glicoproteínas, as quais são proteínas ligadas covalentemente a cadeias de polissacarídeos (p. 29). Proteínas fibrosas insolúveis, como *colágeno*, *fibronectina* e *laminina* fornecem resistência às células e ancoragem na matriz. Junções entre a matriz extracelular e as proteínas da membrana celular ou do citoesqueleto são formas de as células se comunicarem com o seu meio externo.

A quantidade de matriz extracelular em um tecido é muito variável. Os tecidos nervoso e muscular têm muito pouca matriz, porém os tecidos conectivos, como cartilagem, osso e sangue, possuem extensa matriz, que ocupa tanto volume quanto as suas células. A consistência da matriz extracelular pode variar desde aquosa (sangue e linfa) até rígida (osso).

As junções celulares mantêm as células unidas para formar os tecidos

Durante o crescimento e o desenvolvimento, as células formam *adesões célula a célula* que podem ser transitórias ou que podem se tornar **junções celulares** mais permanentes. As **moléculas de adesão celular** (**CAMs**) são proteínas que atravessam a membrana (transmembrana), responsáveis tanto pelas junções celulares como pelas adesões celulares transitórias (**TAB. 3.3**). As adesões célula a célula ou célula-matriz mediadas pelas CAMs são essenciais para o desenvolvimento e o crescimento normais. Por exemplo, os neurônios em crescimento deslizam pela matriz extracelular com a ajuda de *moléculas de adesão à célula nervosa*, ou *NCAMs*. A adesão celular ajuda os leucócitos a escaparem da circulação e a se moverem para o interior dos tecidos infectados, permitindo o acúmulo de plaquetas que se aderem aos vasos sanguíneos danificados. Devido ao fato de as adesões celulares não serem permanentes, a ligação entre as CAMs e a matriz celular é fraca.

Junções celulares mais fortes podem ser agrupadas em três grandes categorias por função: junções de comunicação, junções de oclusão e junções de ancoragem (**FIG. 3.8**). Em animais, as junções de comunicação são chamadas de junções comunicantes ou

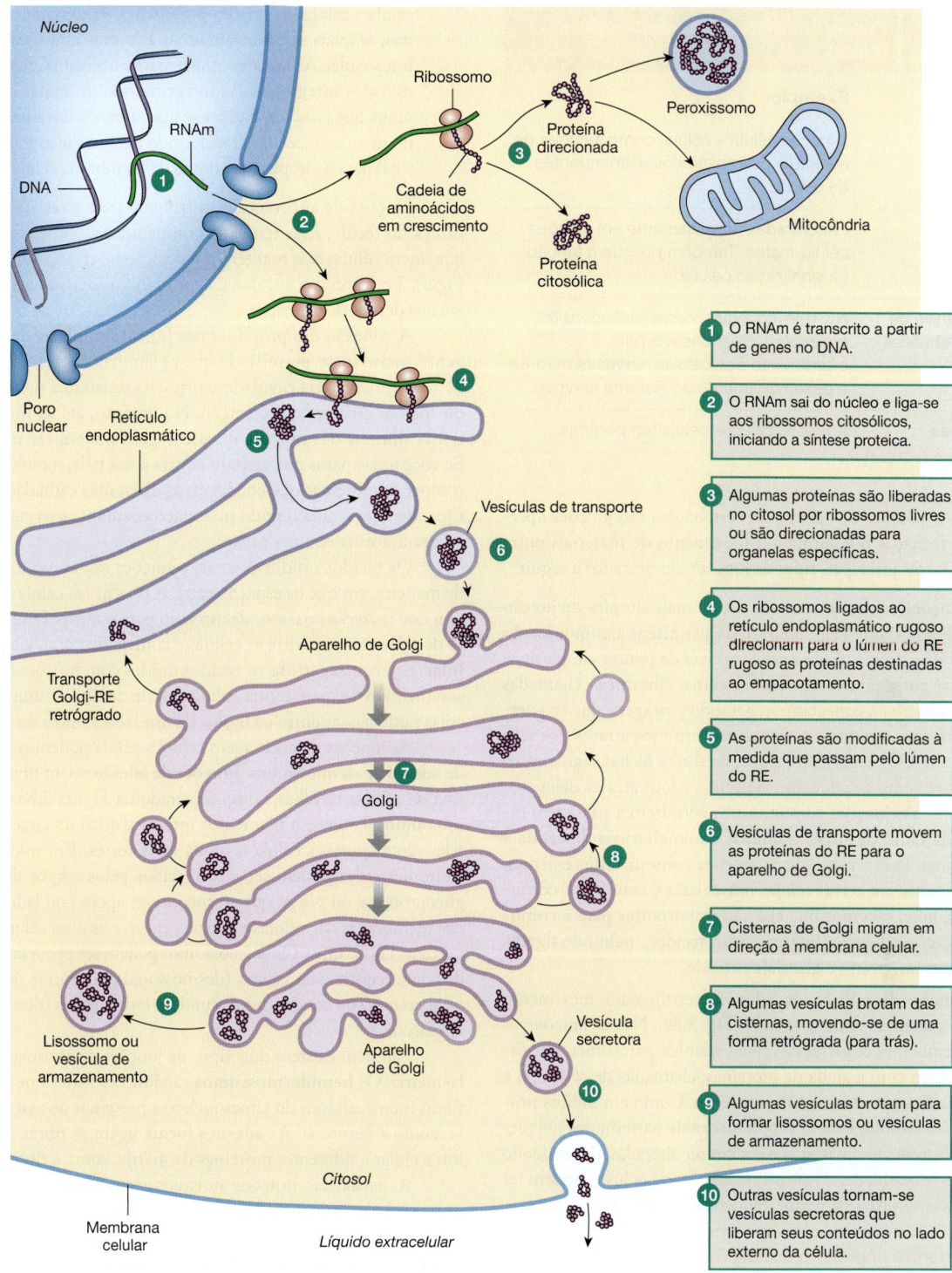

FIGURA 3.7 **A síntese proteica apresenta compartimentalização subcelular.**

TABELA 3.3	Principais moléculas de adesão celular (CAMs)
Nome	**Exemplos**
Caderinas	Junções célula – célula, como junções de adesão e desmossomos. Dependentes de cálcio.
Integrinas	Encontradas primariamente em junções célula-matriz. Também possuem função na sinalização celular.
Superfamília de imunoglobulinas CAMs	NCAMs (do inglês, *nerve-cell adhesion molecules*). Responsável pelo crescimento das células nervosas durante o desenvolvimento do sistema nervoso.
Selectinas	Adesões célula – célula temporárias.

abertas. As junções de oclusão de vertebrados são junções apertadas ou fechadas que limitam o movimento de materiais entre células. Os três principais tipos de junções são descritos a seguir.

1. **Junções comunicantes** são o tipo mais simples de junção célula a célula (Fig. 3.8b). Elas permitem a comunicação direta e rápida célula a célula através de pontes citoplasmáticas entre células vizinhas. Proteínas cilíndricas, chamadas de *conexinas*, conectam-se, gerando passagens que se parecem com rebites ocos com canais estreitos através dos seus centros. Os canais são capazes de abrir e fechar, regulando o movimento de pequenas moléculas e íons através deles.

   As junções comunicantes permitem a passagem rápida tanto de sinais químicos como elétricos de célula a célula. Pensava-se que as junções comunicantes existiam somente em certas células musculares e neurônios, contudo, hoje, sabemos que elas são importantes para a comunicação célula a célula em vários tecidos, incluindo fígado, pâncreas, ovário e glândula tireoide.

2. **Junções de oclusão**, ou oclusivas, restringem o movimento de materiais entre as células (Fig. 3.8c). Nessas junções, as membranas celulares de células vizinhas parcialmente se fusionam com a ajuda de proteínas, chamadas de *claudinas* e *ocludinas*, produzindo uma barreira. Como em muitos processos fisiológicos, as propriedades de barreira das junções oclusivas são dinâmicas e podem ser alteradas, dependendo das necessidades do corpo. As junções de oclusão podem ter graus variáveis de permeabilidade ("vazamento").

   As junções oclusivas presentes nos rins e no trato intestinal impedem a maioria das substâncias de mover-se livremente entre os meios externo e interno. Dessa forma, elas possibilitam que as células regulem o que entra e sai do corpo. As junções oclusivas também criam a chamada *barreira hematencefálica*, que impede que muitas substâncias potencialmente nocivas no sangue cheguem ao líquido extracelular do encéfalo.

3. **Junções de ancoragem** (Fig. 3.8d) ancoram uma célula à outra (junções célula a célula) ou à matriz extracelular (junções célula-matriz). Nos vertebrados, as junções de ancoragem célula a célula são criadas por CAMs, denominadas **caderinas**, as quais se conectam umas às outras através do espaço intercelular. As junções célula-matriz utilizam CAMs denominadas **integrinas**. As integrinas são proteínas de membrana que também podem se ligar a moléculas sinalizadoras no meio extracelular, transferindo a informação trazida pelo sinal para o citoplasma através da membrana celular.

Junções de ancoragem contribuem para a resistência mecânica do tecido. Elas têm sido comparadas a botões ou zíperes que unem células e as mantêm em posição no tecido. Observe, na Figura 3.8d, como o encaixe das proteínas caderinas assemelha-se aos dentes de um zíper.

A conexão das proteínas das junções celulares de ancoragem é muito forte, permitindo que as lâminas de tecido da pele e do revestimento das cavidades corporais resistam a danos quando sofrem estiramento e torção. No entanto, até as fortes proteínas fibrosas das junções de ancoragem podem ser rompidas. Se você usa sapatos que atritam contra a sua pele, o estresse pode romper as proteínas que conectam as diferentes camadas da pele. Quando se acumula líquido no espaço resultante e as camadas se separam, forma-se uma *bolha*.

Os tecidos unidos por essas junções são como uma cerca de madeira, em que os espaços entre as estacas (as células) permitem que materiais passem de um lado para o outro. O movimento de materiais por entre as células é conhecido como via **paracelular**. Em contrapartida, os tecidos unidos com junções oclusivas assemelham-se mais a uma sólida parede de tijolos: muito pouca coisa pode passar entre os tijolos de um lado a outro da parede.

As junções de ancoragem célula a célula podem ser junções de adesão ou desmossomos. **Junções de adesão** unem fibras de actina de células vizinhas, como mostrado na Figura 3.8e. Os **desmossomos** fixam-se a filamentos intermediários do citoesqueleto. Eles são as junções célula a célula mais fortes. Em micrografias eletrônicas, eles podem ser reconhecidos pelos corpos densos de glicoproteína, ou *placas*, que se encontram apenas no lado interno das membranas das células na região em que as duas células se conectam (Fig. 3.8d, e). Os desmossomos podem ser pequenos pontos de contato entre duas células (desmossomo puntiforme ou mácula de aderência) ou bandas que circundam toda a célula (desmossomo em faixa).

Também existem dois tipos de junções de ancoragem célula-matriz. Os **hemidesmossomos** são junções fortes que ancoram fibras intermediárias do citoesqueleto a proteínas de matriz fibrosa, como a laminina. As **adesões focais** ligam as fibras de actina intracelular a diferentes proteínas da matriz, como a fibronectina.

A perda das junções normais das células desempenha um papel em inúmeras doenças e nas metástases. Doenças nas quais as junções celulares são destruídas ou deixam de se formar podem apresentar sintomas dolorosos e deformantes, como a formação de bolhas na pele. Uma destas doenças é o *pênfigo*, uma condição na qual o corpo ataca algumas das suas próprias proteínas das junções celulares (www.pemphigus.org).

O desaparecimento das junções de ancoragem contribui, provavelmente, para o deslocamento das células cancerígenas por todo o corpo, constituindo as metástases. As células cancerígenas perdem suas junções de ancoragem porque possuem menos moléculas de caderina e não são ligadas tão fortemente às células vizinhas. Uma vez que as células cancerígenas são liberadas das

FIGURA 3.8 **CONTEÚDO ESSENCIAL**

Junções celulares

(a) As junções celulares conectam uma célula à outra (ou à matriz circundante) por proteínas transmembrana, chamadas de **moléculas de adesão celular**, ou **CAMs**. Este mapa mostra como as junções celulares podem ser categorizadas.

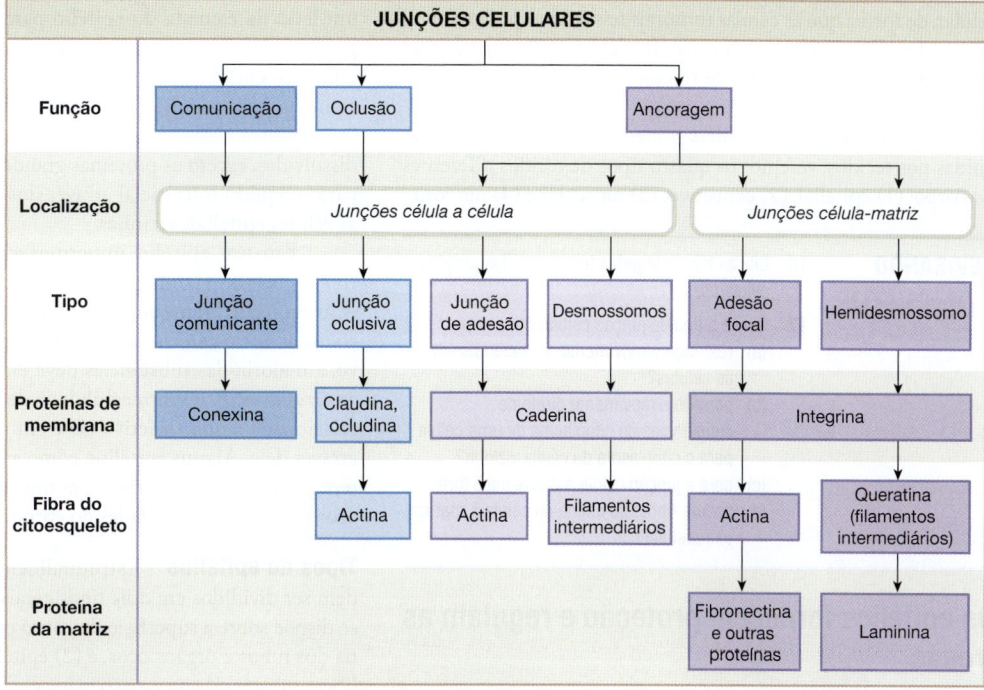

JUNÇÕES CELULARES

Função	Comunicação	Oclusão		Ancoragem		
Localização		Junções célula a célula			Junções célula-matriz	
Tipo	Junção comunicante	Junção oclusiva	Junção de adesão	Desmossomos	Adesão focal	Hemidesmossomo
Proteínas de membrana	Conexina	Claudina, ocludina	Caderina		Integrina	
Fibra do citoesqueleto		Actina	Actina	Filamentos intermediários	Actina	Queratina (filamentos intermediários)
Proteína da matriz					Fibronectina e outras proteínas	Laminina

As junções celulares podem ser agrupadas em três categorias: **(b) junções comunicantes**, que permitem a comunicação direta célula à célula, **(c) junções oclusivas**, que bloqueiam o movimento de material entre células, e **(d) junções de ancoragem**, que mantêm as células unidas umas às outras e à matriz extracelular.

O músculo cardíaco tem junções comunicantes que permitem que sinais químicos e elétricos passem rapidamente de uma célula à outra.

Agrupamentos de junções comunicantes

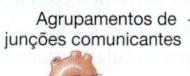

Citosol

Proteínas conexinas

Espaço intercelular

Membrana celular

Célula 1   Célula 2

(b) Junções comunicantes são junções de comunicação.

Proteínas claudina e ocludina

Célula 1   Célula 2

(c) Junções oclusivas são junções de oclusão.

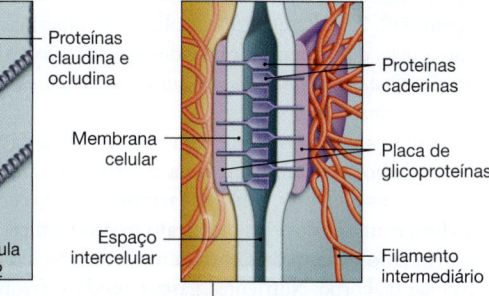

Proteínas caderinas

Membrana celular

Placa de glicoproteínas

Espaço intercelular

Filamento intermediário

(d) Um **desmossomo** é uma junção de ancoragem célula a célula.

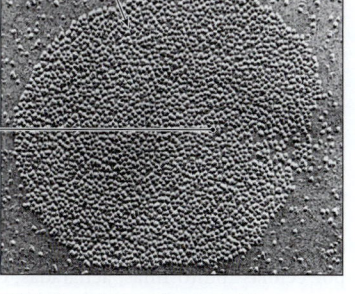

Criofratura da membrana celular

As junções oclusivas impedem o movimento de materiais entre as células.

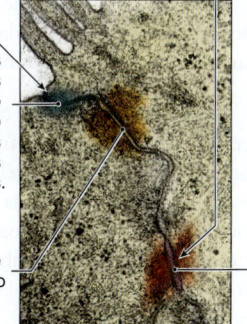

Junção de adesão

(e) As células podem ter vários tipos de junções, como mostrado nesta fotomicrografia de duas células vizinhas intestinais.

Os desmossomos ancoram as células umas às outras.

suas amarras, elas secretam as enzimas que digerem proteínas, denominadas *proteases*. Estas enzimas, principalmente as chamadas *metaloproteases de matriz* (*MMPs*), dissolvem a matriz extracelular, de forma que as células tumorais se soltam e podem invadir tecidos adjacentes ou entrar na circulação. Os pesquisadores estão investigando maneiras de bloquear as MMPs, para tentar prevenir as metástases.

Agora que você entendeu como as células são mantidas unidas nos tecidos, veremos os quatro tipos de tecidos diferentes do corpo: (1) epitelial, (2) conectivo, (3) muscular e (4) nervoso.

REVISANDO CONCEITOS

16. Cite as três categorias funcionais das junções celulares.

17. Qual é o tipo de junção celular que:
    (a) restringe o movimento de materiais entre as células?
    (b) permite o movimento direto de substâncias do citoplasma de uma célula para o citoplasma da célula vizinha?
    (c) gera a junção célula a célula mais forte?
    (d) ancora fibras de actina da célula à matriz extracelular?

Os epitélios fornecem proteção e regulam as trocas

Os **tecidos epiteliais**, ou **epitélios**, protegem o meio interno do corpo e regulam a troca de materiais entre os meios interno e externo (**FIG. 3.9**). Esses tecidos cobrem as superfícies expostas, como a pele, e revestem as cavidades internas, como o trato digestório. *Qualquer substância que entra ou deixa o meio interno do corpo deve atravessar um epitélio.*

Alguns epitélios, como aqueles da pele e da membrana mucosa da boca, atuam como uma barreira para manter a água no corpo, e os invasores, como as bactérias, fora do corpo. Outros epitélios, como os dos rins e do trato gastrintestinal, controlam o movimento de materiais entre o meio externo e o líquido extracelular do corpo. Nutrientes, gases e resíduos frequentemente devem atravessar vários epitélios diferentes em seu trajeto entre as células e o mundo externo.

Outro tipo de epitélio é especializado em sintetizar e secretar substâncias químicas no sangue ou para o meio externo. O suor e a saliva são exemplos de substâncias secretadas pelo epitélio no meio externo. Os hormônios são secretados no sangue.

Estrutura dos epitélios   O epitélio basicamente consiste em uma ou mais camadas de células conectadas entre si, com uma fina camada de matriz extracelular situada entre as células epiteliais e os tecidos subjacentes (Fig. 3.9c). Esta camada de matriz, chamada de **lâmina basal**, ou **membrana basal***, é composta por uma rede de filamentos de colágeno e laminina embebidos em proteoglicanos. Os filamentos proteicos fixam as células epiteliais às camadas de células subjacentes, exatamente como as junções celulares unem as células individuais do epitélio umas às outras.

As junções celulares dos epitélios são variáveis. Os fisiologistas classificam o epitélio como "permeável" ou "impermeável", dependendo da facilidade com que as substâncias passam de um lado da camada do epitélio para o outro. Em um epitélio permeável, as junções de ancoragem permitem que as moléculas cruzem o epitélio através dos espaços entre duas células epiteliais vizinhas. Um epitélio permeável típico é a parede dos capilares (os menores vasos sanguíneos), onde quase todas as moléculas dissolvidas, exceto as proteínas grandes, podem passar do sangue para o líquido intersticial através dos espaços que existem entre as células epiteliais vizinhas.

Em um epitélio impermeável, como o que existe nos rins, as células vizinhas são unidas umas às outras por junções oclusivas, que criam uma barreira que impede as substâncias de transitar entre células vizinhas. Para atravessar o epitélio oclusivo, a maioria das substâncias deve entrar nas células epiteliais e as *atravessar*. A impermeabilidade de um epitélio é diretamente relacionada a quão seletivo ele é em relação ao que pode passar através dele. Alguns epitélios, como aquele presente no intestino, têm a capacidade de alterar a permeabilidade de suas junções de acordo com as necessidades do corpo.

Tipos de epitélios   Estruturalmente, os tecidos epiteliais podem ser divididos em dois tipos gerais: (1) lâmina de tecido, que se dispõe sobre a superfície do corpo ou que reveste a parte interna dos tubos e órgãos ocos, e (2) epitélio secretor, que sintetiza e libera substâncias no espaço extracelular. Os histologistas classificam os epitélios pelo número de camadas de células encontradas no tecido e pela forma das células da camada superficial. Essa classificação reconhece dois tipos de camadas: **simples** (com uma camada) e **estratificado** (múltiplas camadas celulares); e três formas celulares: **escamosa** ("placa achatada"), **cuboide** e **colunar**. Contudo, os fisiologistas estão mais interessados nas funções desses tecidos; então, em vez de usar as descrições histológicas, dividiremos os epitélios em cinco grupos de acordo com sua função.

Há cinco tipos funcionais de epitélio: de troca, transportador, ciliado, protetor e secretor (**FIG. 3.10**). O *epitélio de troca* permite a rápida troca de materiais, sobretudo gases. O *epitélio transportador* é seletivo quanto ao que pode atravessá-lo ou não e é encontrado primariamente no trato intestinal e nos rins. O *epitélio ciliado* está localizado nas vias aéreas do sistema respiratório e no trato genital feminino. O *epitélio protetor* é encontrado na superfície do corpo e nas aberturas das cavidades corporais. O *epitélio secretor* sintetiza e libera produtos de secreção para o meio externo ou para o sangue.

A Figura 3.9b mostra a distribuição desses epitélios nos sistemas do corpo. Observe que a maior parte dos epitélios está voltada para o meio externo em uma superfície e para o líquido extracelular na outra. As exceções são as glândulas endócrinas e o epitélio de revestimento do sistema circulatório.

Epitélios de troca   Os **epitélios de troca** são compostos por células muito finas, achatadas, que permitem que os gases (CO_2 e O_2) passem rapidamente através do epitélio. Esse tipo de epitélio reveste os vasos sanguíneos e os pulmões, os dois principais locais de troca de gases no corpo. Nos capilares, aberturas ou poros no epitélio também permitem que moléculas menores que proteínas passem *entre* duas células epiteliais vizinhas, tornando este um epitélio permeável (Fig. 3.10a). Os histologistas

---

*N.de R.T. Embora membrana basal e lâmina basal sejam empregadas como sinônimos, a membrana basal inclui a lâmina basal e a lâmina fibrorreticular, porém estas são identificadas apenas ao microscópio eletrônico.

FIGURA 3.9 **CONTEÚDO ESSENCIAL**

Tecido epitelial

(a) Cinco categorias funcionais de epitélios

	Troca	Transportador	Ciliado	Protetor	Secretor
Número de camadas de células	Uma	Uma	Uma	Várias	De uma a várias
Forma da célula	Achatada (plana)	Colunar ou cuboide	Colunar ou cuboide	Achatada nas camadas superficiais; poligonal nas camadas mais profundas	Colunar ou poligonal
Características especiais	Os poros entre as células permitem a passagem fácil de moléculas	Junções oclusivas impedem o movimento entre as células; área de superfície aumentada por dobramentos da membrana celular, formando microvilosidades	Um lado coberto por cílios para mover o líquido pela superfície	Células firmemente unidas por muitos desmossomos	Células secretoras de proteína cheias de grânulos secretores delimitados por membrana e extenso RE rugoso; as células secretoras de esteroides contêm gotas de lipídeos e extenso RE liso
Onde são encontrados	Pulmões, revestimento dos vasos sanguíneos	Intestino, rim e algumas glândulas exócrinas	Nariz, traqueia e vias aéreas superiores; trato genital feminino	Pele e revestimento de cavidades (como a boca) que se abrem para o meio externo	Glândulas exócrinas, incluindo pâncreas, glândulas sudoríparas e glândulas salivares; glândulas endócrinas, como tireoide e gônadas
Legenda	Epitélio de troca	Epitélio transportador	Epitélio ciliado	Epitélio protetor	Epitélio secretor

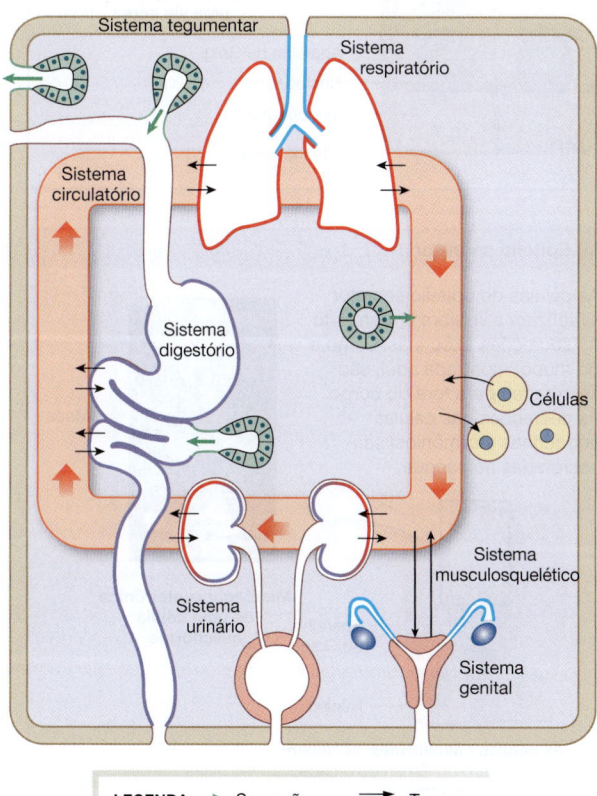

(b) Este diagrama mostra a distribuição dos cinco tipos de epitélio no corpo, citados na tabela acima.

Q QUESTÕES DA FIGURA

1. Para onde as secreções das glândulas endócrinas vão?
2. Para onde as secreções das glândulas exócrinas vão?

LEGENDA → Secreção ⇄ Troca

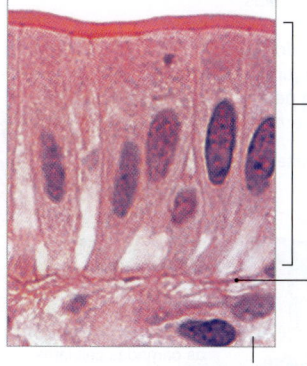

As células epiteliais unem-se à lâmina basal utilizando moléculas de adesão celular.

Lâmina basal (membrana basal) é uma matriz acelular secretada pelas células epiteliais.

Tecido subjacente

(c) A maioria dos epitélios une-se a uma matriz subjacente, chamada de **lâmina basal** ou **membrana basal**.

FIGURA 3.10 **CONTEÚDO ESSENCIAL**

Tipos de epitélio

(a) Epitélio de troca

As células finas e planas do epitélio de troca permitem o transporte através delas e entre elas.

Capilar

Epitélio capilar

Sangue

Poro

Líquido extracelular

(b) Epitélio de transporte

O epitélio de transporte transporta substâncias de forma seletiva entre o lúmen e o líquido extracelular.

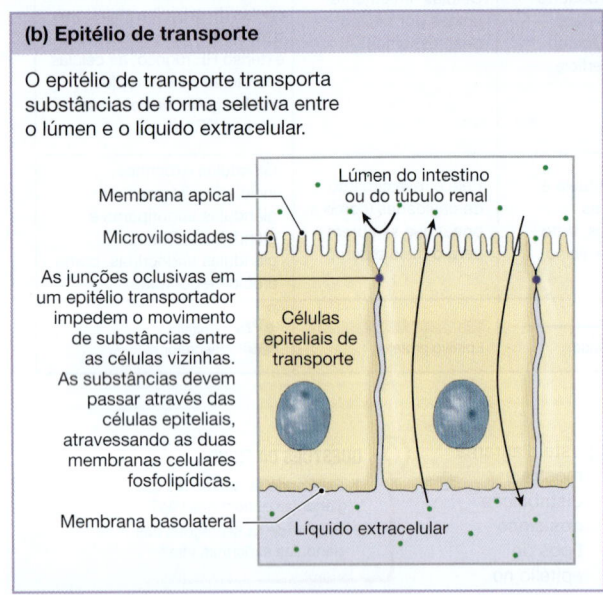

Membrana apical

Microvilosidades

Lúmen do intestino ou do túbulo renal

As junções oclusivas em um epitélio transportador impedem o movimento de substâncias entre as células vizinhas. As substâncias devem passar através das células epiteliais, atravessando as duas membranas celulares fosfolipídicas.

Células epiteliais de transporte

Membrana basolateral

Líquido extracelular

(c) Epitélio ciliado

Os cílios em movimento criam correntes de líquido que varrem a superfície epitelial.

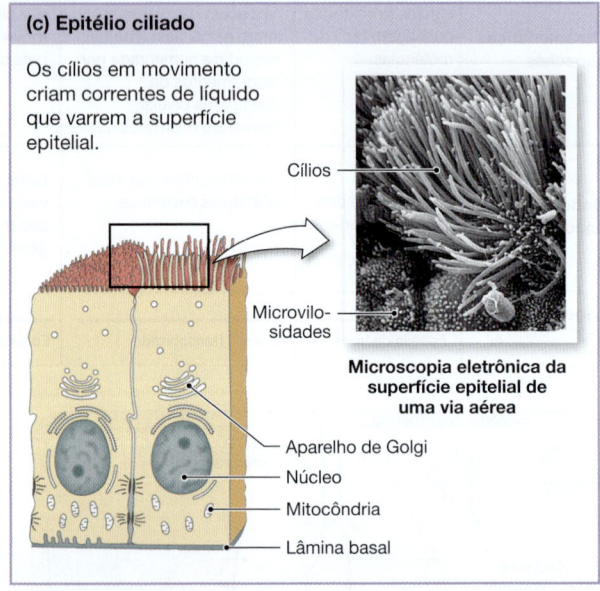

Cílios

Microvilo-sidades

Microscopia eletrônica da superfície epitelial de uma via aérea

Aparelho de Golgi

Núcleo

Mitocôndria

Lâmina basal

(d) Epitélio protetor

O epitélio protetor tem várias camadas de células empilhadas que estão constantemente sendo substituídas. Esta figura mostra camadas na pele (ver Fig. 3.15, *Foco em: A pele*).

Células epiteliais

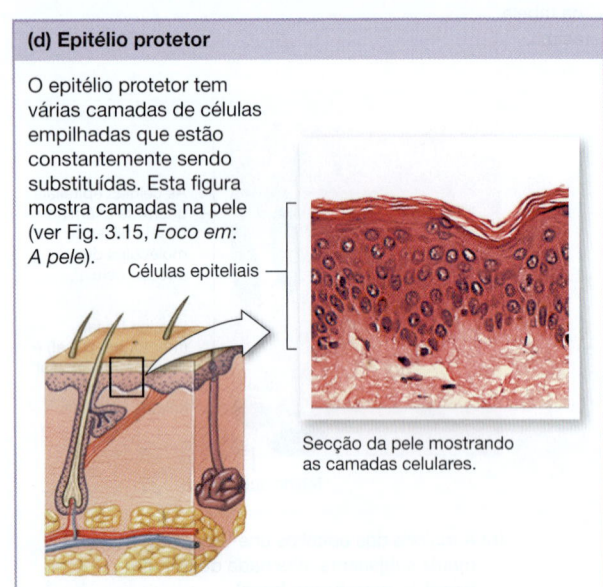

Secção da pele mostrando as camadas celulares.

(e) Epitélio secretor

As células do epitélio secretor sintetizam e liberam um produto. As secreções exócrinas, como a do muco, mostrada aqui, são secretadas para fora do corpo. As secreções das células endócrinas (hormônios) são secretadas no sangue.

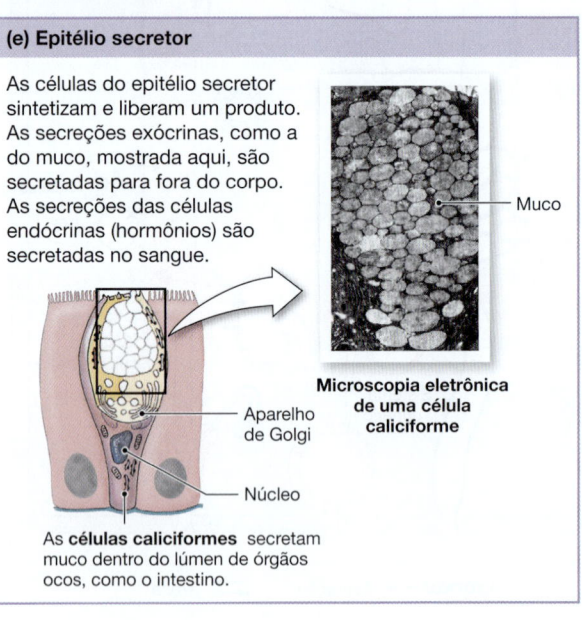

Muco

Microscopia eletrônica de uma célula caliciforme

Aparelho de Golgi

Núcleo

As **células caliciformes** secretam muco dentro do lúmen de órgãos ocos, como o intestino.

classificam este fino tecido de troca como *epitélio escamoso simples*, uma vez que ele possui uma única camada de células achatadas finas. O epitélio escamoso simples que reveste o coração e os vasos sanguíneos também é denominado **endotélio**.

Epitélio transportador

O **epitélio transportador** regula ativa e seletivamente a troca de materiais não gasosos, como íons e nutrientes, entre os meios externo e interno do corpo. Esse epitélio reveste os tubos ocos do sistema digestório e dos rins, onde o lúmen se abre para o meio externo (p. 4). O movimento de material do meio externo para o meio interno através do epitélio é chamado de *absorção*. O movimento na direção oposta, meio interno para o meio externo, é chamado de *secreção*.

Os epitélios de transporte podem ser identificados pelas seguintes características (Fig. 3.10b):

1. **Forma das células**. As células do epitélio transportador são bem mais espessas que as células do epitélio de troca e agem tanto como barreira quanto como um ponto de entrada. A camada celular é composta por uma única camada (um epitélio simples), mas as células são cuboides ou colunares.

2. **Modificações da membrana**. A **membrana apical**, a superfície da célula epitelial que está voltada para o lúmen, tem projeções muito pequenas semelhantes a dedos, chamadas de *microvilosidades*, que aumentam a área da superfície disponível para o transporte. Uma célula com microvilosidades tem pelo menos 20 vezes mais área de superfície do que uma célula sem elas. Além disso, a **membrana basolateral**, que é a face da célula epitelial voltada para o líquido extracelular, também pode ter dobras que aumentam a área de superfície da célula.

3. **Junções celulares**. As células do epitélio transportador estão firmemente unidas às células vizinhas por junções moderadamente impermeáveis a muito impermeáveis. Isso significa que, para atravessar o epitélio, o material deve mover-se para dentro da célula epitelial, em um lado do tecido, e para fora da célula, no outro lado.

4. **Organelas celulares**. A maioria das células que transportam materiais possui inúmeras mitocôndrias que fornecem energia para o processo de transporte (discutido mais adiante, no Capítulo 5). As propriedades dos epitélios transportadores variam, dependendo de onde o epitélio se localiza no corpo. Por exemplo, a glicose pode atravessar o epitélio do intestino delgado e entrar no líquido extracelular, mas não pode cruzar o epitélio do intestino grosso.

As propriedades de transporte de um epitélio podem ser reguladas e modificadas em resposta a vários estímulos. Os hormônios, por exemplo, afetam o transporte de íons através do epitélio renal. Você aprenderá mais sobre epitélios transportadores quando estudar os sistemas urinário e digestório.

Epitélio ciliado

O **epitélio ciliado** é um tecido não transportador que reveste o sistema respiratório e partes do trato genital feminino. A superfície do tecido voltada para o lúmen é coberta com cílios que batem de uma forma rítmica e coordenada, movendo o líquido e as partículas pela superfície do tecido (Fig. 3.10c). Danos aos cílios ou às suas células epiteliais podem interromper o movimento ciliar. Por exemplo, o tabagismo paralisa o epitélio ciliado que reveste o trato respiratório. A perda da função ciliar contribui para a maior incidência de infecção respiratória em fumantes, pois o muco que aprisiona as bactérias não pode ser varrido para fora dos pulmões pelos cílios.

Epitélio protetor

O **epitélio protetor** impede a troca entre os meios externo e interno e protege áreas que estão sujeitas a estresse mecânico ou químico. Estes tecidos são epitélios estratificados, compostos por várias camadas de células empilhadas (Fig. 3.10d). Os epitélios protetores podem ser reforçados pela secreção de *queratina*, a mesma proteína insolúvel abundante no cabelo e nas unhas. A *epiderme* e os revestimentos da boca, faringe, esôfago, uretra e vagina são todos epitélios protetores.

Como o epitélio protetor está exposto a substâncias químicas irritantes, bactérias e outras forças destrutivas, as suas células possuem uma curta duração. Nas camadas mais profundas, novas células são produzidas continuamente, e estas vão deslocando as células mais velhas da superfície. Cada vez que lava o rosto, você retira células mortas da camada superficial. Com o envelhecimento da pele, a taxa de renovação das células diminui. Os *retinoides*, um grupo de substâncias derivadas da vitamina A, aceleram a divisão celular e a renovação das células da superfície, o que dá à pele tratada uma aparência mais jovial.

Epitélio secretor

O **epitélio secretor** é composto de células que produzem uma substância e a secretam no espaço extracelular. As células secretoras podem estar espalhadas entre outras células epiteliais, ou podem estar agrupadas, formando uma **glândula** multicelular. Há dois tipos de glândulas secretoras: exócrina e endócrina.

As **glândulas exócrinas** liberam as suas secreções para o meio externo do corpo. Isso pode ser na superfície da pele ou em um epitélio que reveste uma das passagens internas, como as vias aéreas do pulmão ou do lúmen do intestino (Fig. 3.10e). Em termos práticos, uma secreção exócrina sai do corpo. Isso explica por que

SOLUCIONANDO O **PROBLEMA**

Muitos tipos de cânceres se desenvolvem em células epiteliais que estão sujeitas a lesões ou traumas. O colo do útero contém dois tipos de epitélio. Um epitélio secretor colunar, com glândulas secretoras de muco, reveste o interior do canal cervical e um epitélio escamoso estratificado protetor cobre a parte externa do colo do útero. Na abertura do colo do útero, esses dois tipos de epitélio se encontram. Em muitos casos, as infecções causadas pelo vírus do papiloma humano (HPV) fazem as células cervicais desenvolverem displasia. O Dr. Baird realizou um teste de HPV no primeiro exame de Papanicolaou de Jan, o qual foi positivo para o vírus. Hoje, ela está repetindo os exames para ver se a displasia e a infecção por HPV ainda estão presentes.

P3: *A que outros tipos de dano ou trauma as células do epitélio cervical normalmente estão sujeitas?*

P4: *Qual dos dois tipos de epitélio cervical é mais afetado pelo trauma físico?*

P5: *Os resultados do primeiro CP (teste citopatológico) mostraram células escamosas atípicas de significado indeterminado. É mais provável que essas células tenham se originado da porção secretora do colo do útero ou do epitélio protetor?*

59 61 70 **79** 85 88

algumas secreções exócrinas, como o ácido estomacal, podem ter um pH incompatível com a vida (Fig. 2.9, p. 45).

A maioria das glândulas exócrinas libera seus produtos através de tubos abertos, chamados de **ductos**. As glândulas sudoríparas, as glândulas mamárias, as glândulas salivares, o fígado e o pâncreas são todos glândulas exócrinas.

As células das glândulas exócrinas produzem dois tipos de secreções. As **secreções serosas** são soluções aquosas, e muitas delas contêm enzimas. As lágrimas, o suor e as enzimas digestórias são todas secreções exócrinas serosas. As **secreções mucosas** (também chamadas de **muco**) são soluções viscosas contendo glicoproteínas e proteoglicanos. Algumas glândulas exócrinas contêm mais de um tipo de célula secretora e produzem ambas as secreções, mucosa e serosa. Por exemplo, as glândulas salivares liberam secreções mistas.

As **células caliciformes**, mostradas na Figura 3.10e, são células exócrinas únicas que produzem muco. O muco age como um lubrificante para o alimento ser deglutido, como uma armadilha para reter as partículas estranhas e os microrganismos inalados ou ingeridos e como uma barreira protetora entre o epitélio e o meio externo.

Ao contrário de glândulas exócrinas, as **glândulas endócrinas** não possuem ductos e liberam suas secreções, chamadas de **hormônios**, no compartimento extracelular (Fig. 3.9b). Os hormônios entram no sangue e são distribuídos para outras partes do corpo, onde regulam ou coordenam as atividades de vários tecidos, órgãos e sistemas de órgãos. Algumas das glândulas endócrinas mais bem conhecidas são o pâncreas, a glândula tireoide, as gônadas e a hipófise. Por vários anos, pensou-se que todos os hormônios eram produzidos por células agrupadas nas glândulas endócrinas. Agora, sabe-se que células endócrinas isoladas se encontram espalhadas no epitélio de revestimento do trato digestório, nos túbulos dos rins e nas paredes do coração.

A **FIGURA 3.11** mostra a origem epitelial de glândulas endócrinas e exócrinas. Durante o desenvolvimento embrionário, as células epiteliais crescem para baixo, em direção ao tecido conectivo de sustentação. As glândulas exócrinas permanecem conectadas ao epitélio de origem por um ducto que transporta a secreção para o seu destino (o meio externo). As glândulas endócrinas perdem as células de conexão com o epitélio e secretam seus hormônios na corrente sanguínea.

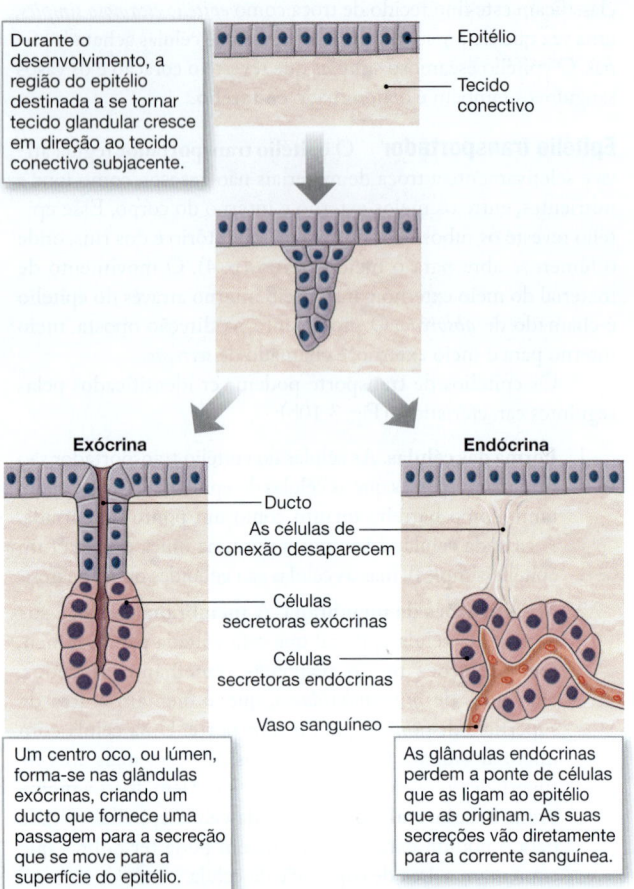

FIGURA 3.11 **Desenvolvimento de glândulas endócrinas e exócrinas.**

Durante o desenvolvimento, a região do epitélio destinada a se tornar tecido glandular cresce em direção ao tecido conectivo subjacente.

Epitélio

Tecido conectivo

Exócrina

Endócrina

Ducto

As células de conexão desaparecem

Células secretoras exócrinas

Células secretoras endócrinas

Vaso sanguíneo

Um centro oco, ou lúmen, forma-se nas glândulas exócrinas, criando um ducto que fornece uma passagem para a secreção que se move para a superfície do epitélio.

As glândulas endócrinas perdem a ponte de células que as ligam ao epitélio que as originam. As suas secreções vão diretamente para a corrente sanguínea.

Os tecidos conectivos fornecem sustentação e barreiras

O **tecido conectivo**, o segundo tipo de tecido, fornece apoio estrutural e, algumas vezes, uma barreira física que, juntamente com células especializadas, ajuda a defender o corpo de invasores externos, como as bactérias. A característica que distingue os tecidos conectivos é a presença de muita matriz extracelular que contém células amplamente dispersas, as quais secretam e modificam a matriz (**FIG. 3.12**). Os tecidos conectivos incluem o sangue, tecidos de sustentação da pele e órgãos internos, cartilagens e ossos.

Estrutura do tecido conectivo A matriz extracelular do tecido conectivo é uma **substância fundamental** constituída de proteoglicanos e água, na qual estão arranjadas proteínas fibrosas insolúveis, de modo semelhante a pedaços de frutas suspensos em uma gelatina. A consistência da substância fundamental é variável, dependendo do tipo de tecido conectivo (Fig. 3.12a). Em um extremo está a matriz aquosa do sangue, e, no outro, a matriz rígida do osso. Entre elas estão soluções de proteoglicanos, que variam desde uma consistência de xarope (viscoso) até a gelatinosa. O termo *substância fundamental* é, às vezes, substituível por *matriz.*

REVISANDO CONCEITOS

18. Liste os cinco tipos funcionais de epitélio.

19. Defina secreção.

20. Cite duas propriedades que distinguem as glândulas endócrinas das exócrinas.

21. A lâmina basal do epitélio contém a proteína fibrosa laminina. As células que se dispõem sobre a lâmina basal são fixadas por adesões focais ou hemidesmossomos?

22. Você observa um tecido em um microscópio e vê um epitélio escamoso simples. Esta pode ser uma amostra da superfície da pele? Explique.

23. Uma célula do epitélio intestinal secreta uma substância no líquido extracelular que chega até o sangue e é levada ao pâncreas. A célula do epitélio intestinal é uma célula endócrina ou exócrina?

FIGURA 3.12 **CONTEÚDO ESSENCIAL**

Tecido conectivo

(a) Mapa dos componentes do tecido conectivo

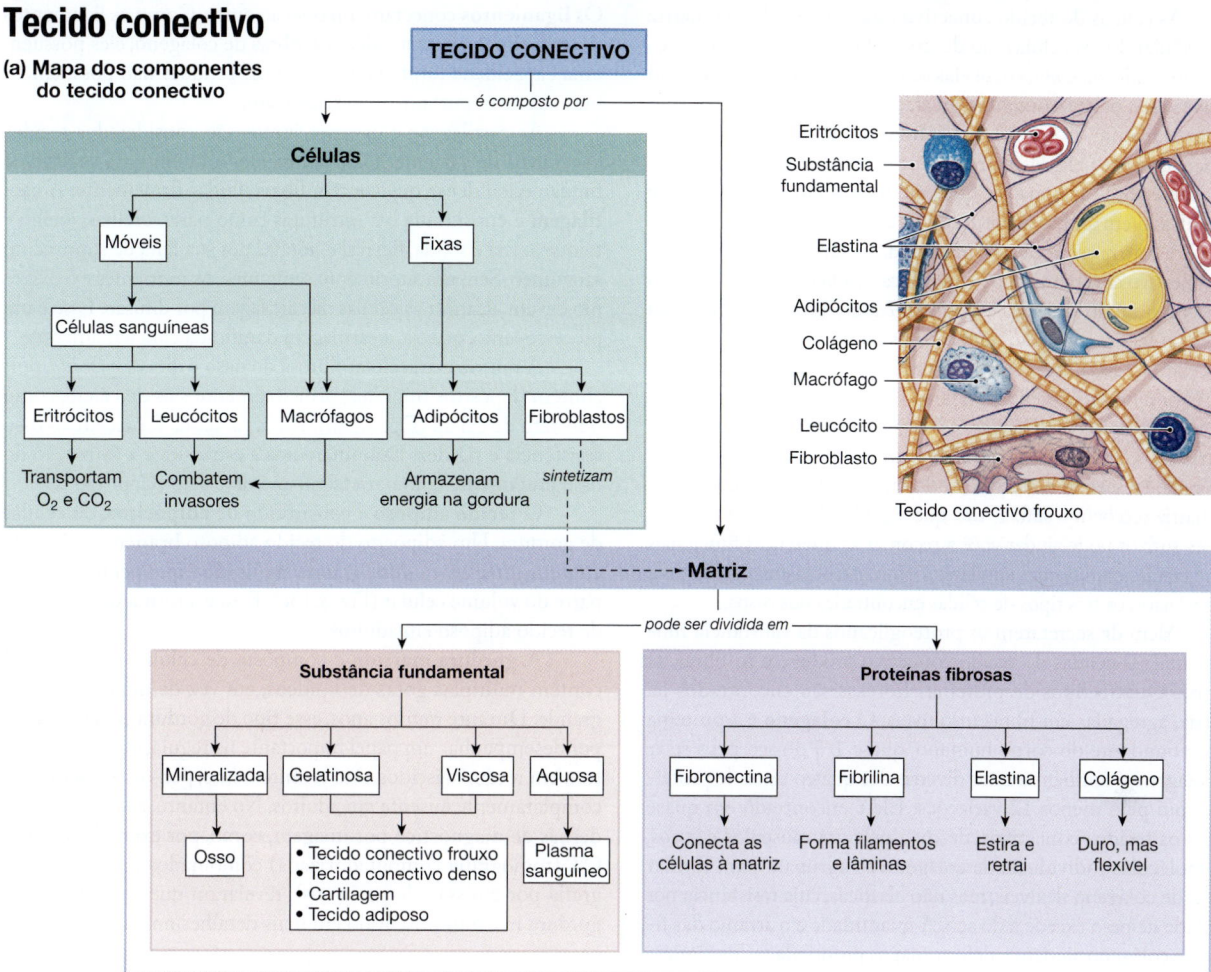

TECIDO CONECTIVO

é composto por

Células

Móveis — Fixas

Células sanguíneas

Eritrócitos — Leucócitos — Macrófagos — Adipócitos — Fibroblastos

Transportam O_2 e CO_2 — Combatem invasores — Armazenam energia na gordura — *sintetizam*

Eritrócitos
Substância fundamental
Elastina
Adipócitos
Colágeno
Macrófago
Leucócito
Fibroblasto

Tecido conectivo frouxo

Matriz

pode ser dividida em

Substância fundamental

Mineralizada — Gelatinosa — Viscosa — Aquosa

Osso — • Tecido conectivo frouxo • Tecido conectivo denso • Cartilagem • Tecido adiposo — Plasma sanguíneo

Proteínas fibrosas

Fibronectina — Fibrilina — Elastina — Colágeno

Conecta as células à matriz — Forma filamentos e lâminas — Estira e retrai — Duro, mas flexível

(b) Tipos de tecidos conectivos

Nome do tecido	Substância fundamental	Tipo de fibra e arranjo	Principais tipos celulares	Onde são encontrados
Tecido conectivo frouxo	Gel; mais substância fundamental que fibras ou células	Colágena, elástica, reticular; arranjo ao acaso	Fibroblastos	Pele, ao redor dos vasos sanguíneos e de órgãos, sob o epitélio
Tecido conectivo denso irregular (não modelado)	Mais fibras do que substância fundamental	Principalmente colágeno; ao acaso	Fibroblastos	Bainhas de músculos e de nervos
Tecido conectivo denso regular (modelado)	Mais fibras que substância fundamental	Colágeno; arranjo paralelo	Fibroblastos	Tendões e ligamentos
Tecido adiposo	Pouca substância fundamental	Nenhuma	Gordura marrom e gordura branca	Depende de sexo e idade
Sangue	Aquosa	Nenhuma	Células sanguíneas	Nos vasos sanguíneos e linfáticos
Cartilagem	Firme, mas flexível; ácido hialurônico	Colágeno	Condroblastos	Superfícies das articulações, coluna vertebral, orelha, nariz, laringe
Osso	Rígida, devido aos sais de cálcio	Colágeno	Osteoblastos e osteócitos	Ossos

As células do tecido conectivo estão embebidas na matriz extracelular. Essas células são descritas como *fixas*, se permanecem em um local, e *móveis*, se elas se movem. As **células fixas** são responsáveis pela manutenção local, pelo reparo do tecido e pelo armazenamento de energia. As **células móveis** são responsáveis principalmente pela defesa. A distinção entre células fixas e móveis não é absoluta, uma vez que pelo menos um tipo de célula é encontrado em ambas as formas, fixa e móvel.

A matriz extracelular é inanimada, porém as células do tecido conectivo constantemente a modificam, adicionando, excluindo ou reorganizando moléculas. O sufixo -*blasto* ("brotar") no nome da célula do tecido conectivo muitas vezes indica uma célula que está crescendo ou ativamente secreta a matriz extracelular. Os **fibroblastos**, por exemplo, são células do tecido conectivo que secretam matriz rica em colágeno. Células que estão ativamente degradando a matriz são identificadas pelo sufixo -*clasto* ("quebrar"). Células que não estão crescendo nem secretando ou degradando componentes da matriz recebem o sufixo -*cito*, que significa "célula". Lembrar-se desses sufixos pode ajudar você a recordar as diferenças funcionais entre células com nomes similares, como osteoblastos, osteócitos e osteoclastos, os três tipos de células encontradas nos ossos.

Além de secretarem os proteoglicanos da substância fundamental, as células do tecido conectivo produzem as fibras da matriz. Quatro tipos de proteínas fibrosas são encontrados na matriz, agregadas em fibras insolúveis. O **colágeno** é a proteína mais abundante do corpo humano, quase 1/3 do seu peso seco. O colágeno é também o mais diverso dos quatro tipos de proteínas, com pelo menos 12 variações. Ele é encontrado em quase todos os tecidos conectivos, desde a pele até músculos e ossos. As moléculas individuais de colágeno se agrupam para formar fibras de colágeno flexíveis, mas não elásticas, cuja resistência por unidade de peso excede à do aço. A quantidade e o arranjo das fibras de colágeno ajudam a determinar as propriedades mecânicas dos diferentes tipos de tecido conectivo.

As outras três proteínas fibrosas dos tecidos conectivos são a elastina, a fibrilina e a fibronectina. A **elastina** é uma proteína ondulada espiralada que volta ao seu comprimento original após ter sido estirada. Essa propriedade é conhecida como *elastância* ou *elasticidade*. A elastina combina-se com fibras retas muito finas da **fibrilina** para formar filamentos e lâminas de fibras elásticas. Essas duas fibras são importantes nos tecidos elásticos, como pulmões, vasos sanguíneos e pele. Como mencionado, a **fibronectina** conecta as células à matriz extracelular nas adesões focais. As fibronectinas também desempenham um papel importante na cicatrização e na coagulação sanguínea.

Tipos de tecido conectivo   A Figura 3.12b compara as propriedades de diferentes tipos de tecido conectivo. Os tipos mais comuns são: tecido conectivo frouxo, tecido conectivo denso, tecido adiposo, sangue, cartilagem e ossos. Em muitas estimativas, o tecido conectivo é o tecido mais abundante, uma vez que é um componente da maioria dos órgãos.

Os **tecidos conectivos frouxos** (**FIG. 3.13a**) são tecidos elásticos que ficam subjacentes à pele e dão suporte a glândulas pequenas. Os **tecidos conectivos densos** (irregular e regular) dão resistência e flexibilidade. Os exemplos são os tendões, os ligamentos e as bainhas que circundam os músculos e os nervos. Nesses tecidos densos, as fibras de colágeno são o tipo dominante. Os **tendões** (Fig. 3.13c) fixam o músculo esquelético ao osso.

Os **ligamentos** conectam um osso ao outro. Como os ligamentos contêm fibras elásticas, além de fibras de colágeno, eles possuem uma capacidade limitada de se esticar. Tendões não possuem fibras elásticas, portanto, não se esticam.

As cartilagens e os ossos juntos são considerados tecidos conectivos de sustentação. Esses tecidos contêm uma substância fundamental densa que contém fibras unidas firmemente. A **cartilagem** é encontrada em estruturas como nariz, orelhas, joelho e traqueia. Ela é sólida, flexível e notável por sua falta de suprimento sanguíneo. Sem um suprimento sanguíneo, os nutrientes e o oxigênio devem alcançar as células da cartilagem por difusão. Esse é um processo lento, ou seja, a cartilagem danificada cura lentamente.

A matriz extracelular fibrosa do **osso** é dita *calcificada*, pois contém depósitos minerais, principalmente sais de cálcio, como o fosfato de cálcio (Fig. 3.13b). Esses minerais fornecem ao osso resistência e rigidez. Examinaremos a estrutura e a formação do osso juntamente com o metabolismo do cálcio (Capítulo 23).

O **tecido adiposo** é constituído de **adipócitos**, ou células de gordura. Um adipócito do tecido adiposo **branco** geralmente contém uma única gota grande de lipídeo que ocupa a maior parte do volume celular (Fig. 3.13e). Essa é a forma mais comum de tecido adiposo em adultos.

A **gordura marrom** é composta de células adiposas que contêm múltiplas gotas de lipídeos, em vez de uma única gota grande. Durante muitos anos, esse tipo de gordura era conhecido por desempenhar um papel importante na regulação da temperatura em recém-nascidos. Até recentemente, pensava-se ser quase completamente ausente em adultos. No entanto, as técnicas modernas de diagnóstico por imagem, como, por exemplo, exames CT (tomografia computadorizada) combinados e PET (tomografia por emissão de pósitrons), revelaram que os adultos têm gordura marrom (discutido em mais detalhes no Capítulo 22).

BIOTECNOLOGIA

Cresça a sua própria cartilagem

Você lesionou a cartilagem do seu joelho jogando basquete ou algum outro esporte? Talvez você não precise fazer uma cirurgia para repará-la. Substituir a cartilagem perdida ou danificada passou do reino da ficção científica para a realidade. Os pesquisadores desenvolveram um processo em que eles retiram uma amostra de cartilagem do paciente e a colocam em um meio de cultura de tecido para que se reproduza. Uma vez que a cultura de *condrócitos* – as células que sintetizam a matriz extracelular da cartilagem – tenha crescido suficientemente, a mistura é enviada de volta ao médico, que colocará as células cirurgicamente no joelho do paciente, no local da cartilagem danificada. Uma vez que tenham retornado ao corpo, os condrócitos secretam a matriz e reparam a cartilagem danificada. Pelo fato de as células cultivadas e reimplantadas serem da própria pessoa, não há rejeição ao tecido. Um método diferente para a reparação da cartilagem utilizado fora dos Estados Unidos é o tratamento com as células-tronco derivadas da medula óssea. Ambas as terapias provaram ser tratamentos eficazes para algumas alterações da cartilagem.

FIGURA 3.13 **CONTEÚDO ESSENCIAL**

Tipos de tecidos conectivos

(a) Tecido conectivo frouxo

O tecido conectivo frouxo é muito flexível, com vários tipos celulares e de fibras.

Fibras de colágeno

Fibroblastos são células que secretam a matriz proteica.

Macrófagos livres

Fibras elásticas

Substância fundamental é a matriz do tecido conectivo frouxo.

Micrografia óptica de um tecido conectivo frouxo

(b) Ossos e cartilagem

Ossos duros formam-se quando osteoblastos depositam cristais de fosfato de cálcio na matriz. A cartilagem possui matriz firme, porém flexível, secretada por células chamadas de condrócitos.

Matriz

Micrografia óptica do osso

Condrócitos

Matriz

Micrografia óptica da cartilagem hialina

(c) Tecido conectivo denso regular

As fibras de colágeno do tendão são densamente agrupadas em feixes paralelos.

Fibras de colágeno

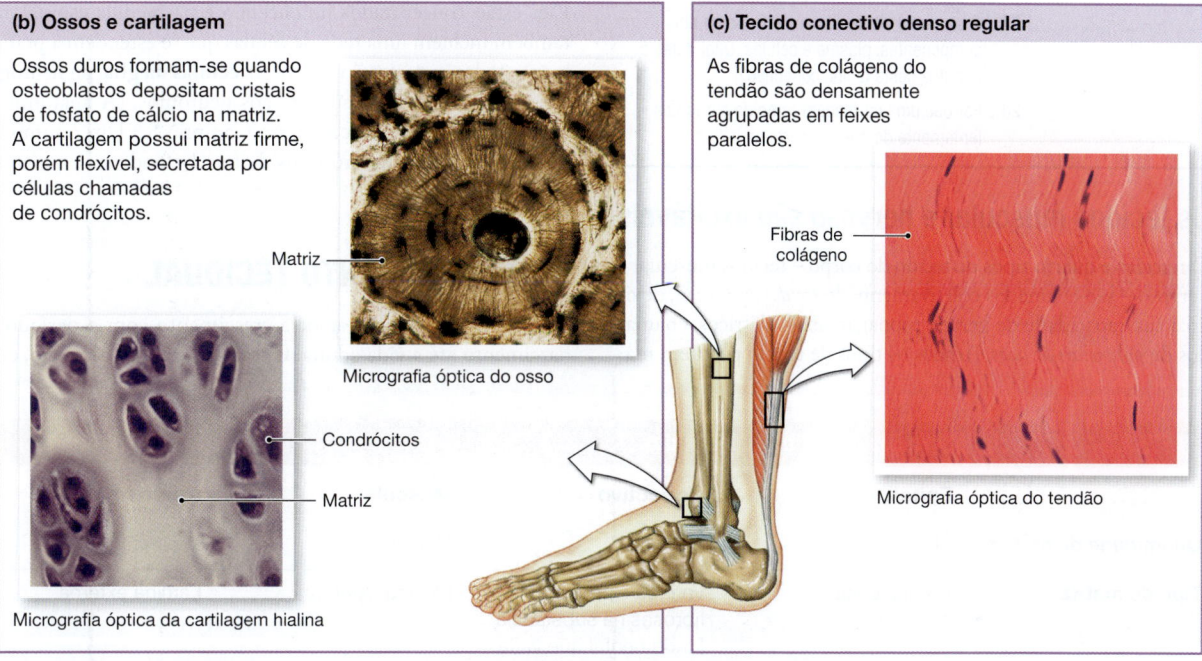

Micrografia óptica do tendão

(d) Sangue

O sangue consiste em matriz líquida (plasma), eritrócitos, leucócitos e fragmentos celulares, chamados de plaquetas.

Eritrócito
Plaquetas
Linfócito
Leucócitos
Neutrófilo
Eosinófilo

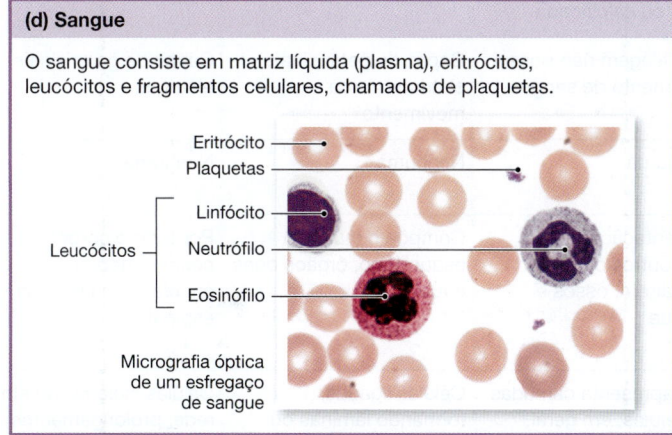

Micrografia óptica de um esfregaço de sangue

(e) Tecido adiposo

Na gordura branca, o citoplasma celular é quase completamente cheio de gotículas lipídicas.

Núcleo

Gotículas lipídicas

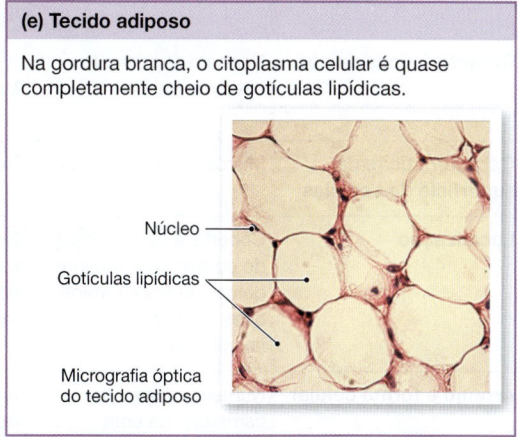

Micrografia óptica do tecido adiposo

O **sangue** é um tecido conectivo atípico que se caracteriza pela sua matriz extracelular aquosa, chamada de *plasma*. O plasma é constituído por uma solução diluída de íons e moléculas orgânicas dissolvidas, incluindo uma grande variedade de proteínas solúveis. As células sanguíneas e os fragmentos de células são suspensos no plasma (Fig. 3.13d), mas as fibras de proteína insolúveis típicas de outros tecidos conectivos estão ausentes. (Discutiremos sobre o sangue no Capítulo 16.)

REVISANDO CONCEITOS

24. Qual é a característica peculiar dos tecidos conectivos?
25. Cite quatro tipos de proteínas fibrosas encontradas na matriz do tecido conectivo e dê as características de cada uma.
26. Dê o nome de seis tipos de tecidos conectivos.
27. O sangue é um tecido conectivo com dois componentes: plasma e células. Qual deles é a matriz neste tecido conectivo?
28. Por que uma cartilagem rompida cura mais lentamente do que um corte na pele?

Os tecidos muscular e nervoso são excitáveis

O terceiro e quarto tipos de tecido do corpo – tecidos muscular e nervoso – são chamados coletivamente de *tecidos excitáveis*, devido à sua capacidade de gerar e propagar sinais elétricos, chamados de *potenciais de ação*. Ambos os tipos de tecido possuem ma-

triz extracelular mínima, normalmente limitada a uma camada de suporte, denominada *lâmina externa*. Alguns tipos de células musculares e nervosas também são notáveis pelas suas junções comunicantes, as quais permitem a transmissão direta e rápida de sinais elétricos de uma célula à outra.

O **tecido muscular** possui a habilidade de contrair e produzir força e movimento. O corpo contém três tipos de tecido muscular: músculo cardíaco no coração; músculo liso, que compõe a maioria dos órgãos internos; e o músculo esquelético. A maioria dos músculos esqueléticos se inserem nos ossos e são responsáveis pelos movimentos do corpo. (Discutiremos o tecido muscular em mais detalhes no Capítulo 12.)

O **tecido nervoso** possui dois tipos de células. Os **neurônios**, ou células nervosas, transmitem informações sob a forma de sinais químicos e elétricos de uma parte do corpo à outra. Eles estão concentrados no encéfalo e na medula espinal, mas também incluem uma rede de células que se estendem a praticamente todas as partes do corpo. As **células da glia**, ou neuroglia, são as células que dão suporte aos neurônios. (A anatomia do tecido nervoso será discutida no Capítulo 8.) Um resumo das características dos quatro tipos de tecidos pode ser encontrado na **TABELA 3.4**.

REMODELAMENTO TECIDUAL

A maioria das pessoas associa crescimento com o período do nascimento até a vida adulta. Contudo, as células nascem, cres-

TABELA 3.4	Características dos quatro tipos de tecidos			
	Epitelial	**Conectivo**	**Muscular**	**Nervoso**
Quantidade de matriz	Mínima	Extensa	Mínima	Mínima
Tipo de matriz	Lâmina basal	Variada – proteínas fibrosas na substância fundamental que varia desde líquida, gelatinosa, firme ou calcificada	Lâmina externa	Lâmina externa
Características únicas	Nenhum suprimento direto de sangue	A cartilagem não possui suprimento de sangue	Capaz de gerar sinais elétricos, força e movimento	Capaz de gerar sinais elétricos
Características da superfície das células	Microvilosidades e cílios	Nenhuma	Nenhuma	Nenhuma
Localização	Cobertura da superfície do corpo; revestimento de cavidades e órgãos ocos e tubos; glândulas secretoras	Sustentação da pele e de outros órgãos; cartilagem, ossos e sangue	Compõe o músculo esquelético, órgãos ocos e tubos	Por todo o corpo; concentrado no encéfalo e na medula espinal
Arranjo e forma celular	Número variável de camadas, de uma até muitas; células achatadas, cuboides ou colunares	Não apresenta camadas de células; em geral, espalhadas ao acaso na matriz; forma celular desde irregular a redonda	Células ligadas, formando lâminas ou feixes alongados; células alongadas, cilindros finos; as células do músculo cardíaco podem ser ramificadas	Células isoladas ou em rede; prolongamentos celulares muito ramificados e/ou alongados

cem e morrem continuamente por toda a vida da pessoa. Os tecidos do corpo são constantemente reconstruídos, à medida que as células morrem e são substituídas.

A apoptose é uma forma organizada de morte celular

A morte celular ocorre de dois modos, um desordenado e outro organizado. Na **necrose**, a célula morre por um trauma físico, toxinas ou falta de oxigênio quando seu suprimento de sangue é interrompido. As células necróticas incham, as suas organelas deterioram e, por fim, a célula se rompe. O conteúdo celular liberado dessa forma inclui enzimas digestórias que danificam células vizinhas e desencadeiam uma resposta inflamatória. Você observa uma necrose quando tem uma área da pele avermelhada ao redor de uma crosta.

Em contrapartida, as células que sofrem *morte celular programada*, ou **apoptose**, não perturbam suas células vizinhas quando morrem. A apoptose, também denominada suicídio celular, é um processo complexo, regulado por múltiplos sinais químicos. Alguns sinais previnem que a apoptose ocorra, ao passo que outros sinais dizem para a célula sofrer autodestruição. Quando o sinal de suicídio vence, a cromatina no núcleo condensa, e a célula se afasta de seus vizinhos. Ela encolhe e, em seguida, divide-se em *bolhas* envolvidas por membrana, que são englobadas e destruídas por células vizinhas ou células do sistema imune.

A apoptose é um evento normal na vida de um organismo. Durante o desenvolvimento fetal, a apoptose remove as células desnecessárias, como metade das células do encéfalo em desenvolvimento e as membranas entre os dedos das mãos e dos pés. Em adultos, as células que estão sujeitas a desgaste e rompimento por exposição ao meio externo podem viver apenas um 1 ou 2 dias antes de sofrerem apoptose. Por exemplo, foi estimado que o epitélio intestinal é completamente substituído por novas células a cada 2 a 5 dias.

REVISANDO CONCEITOS

29. Quais características da apoptose a distinguem da morte celular que ocorre devido a uma lesão?

SOLUCIONANDO O PROBLEMA

No dia seguinte à visita de Jan, o sistema computadorizado de análise citológica examinou as células na lâmina do tecido cervical de Jan, procurando por células com tamanho ou forma anormais. O computador é programado para mostrar várias imagens para o citopatologista avaliar. O resultado dos testes de Jan estão na **FIGURA 3.14**.

P6: *A displasia de Jan melhorou ou piorou? Que evidências você tem para justificar a sua resposta?*

P7: *Use a sua resposta à questão 6 para dizer se a infecção por HPV persistiu ou foi eliminada pelo sistema imune de Jan.*

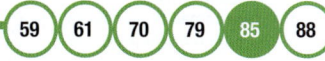

As células-tronco podem gerar novas células especializadas

Se as células no corpo adulto estão morrendo constantemente, de onde vêm suas reposições? Essa questão ainda está sendo respondida, sendo um dos tópicos mais interessantes da pesquisa biológica da atualidade. Os parágrafos seguintes descrevem o que sabemos atualmente.

Todas as células no corpo são derivadas de uma única célula formada no momento da concepção. Esta célula, e as que se seguem, reproduzem-se por um processo de divisão celular, denominado **mitose** (ver Apêndice C). As primeiras células do organismo em um ser humano são chamadas de **totipotentes** ("todo"), pois possuem a habilidade de se diferenciar em qualquer um e em todos os tipos celulares especializados. Qualquer célula totipotente tem potencial para se tornar um organismo funcional.

Após aproximadamente quatro dias de desenvolvimento, as células totipotentes do embrião começam a se especializar, ou se *diferenciar*. Conforme se diferenciam, elas perdem parte do seu potencial, tornando-se **pluripotentes** ("muitos"). Células pluripotentes podem se desenvolver, originando muitos tipos celulares diferentes, mas não todos os tipos. Uma célula pluripotente isolada não pode se desenvolver em um organismo.

(a) Teste citopatológico anormal de Jan.

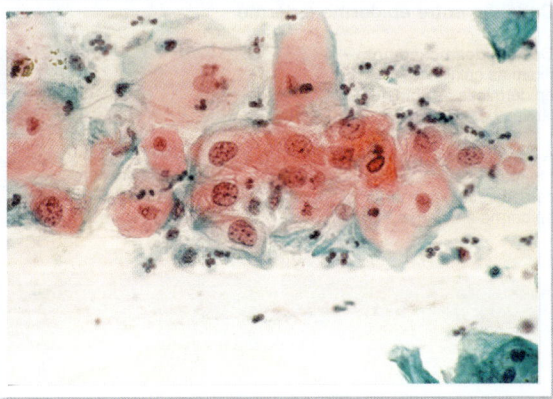

(b) Segundo teste citopatológico de Jan. Estas células são normais ou anormais?

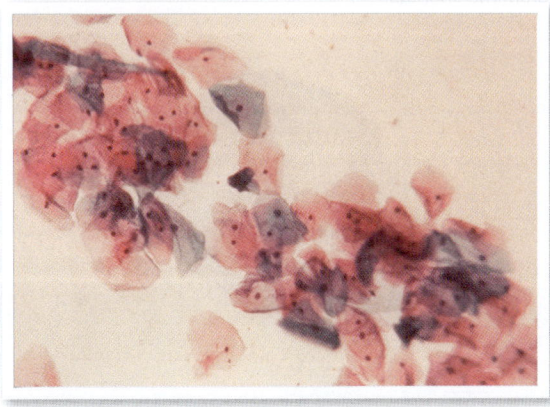

FIGURA 3.14 **Teste de Papanicolau de células cervicais.**

FIGURA 3.15 **FOCO EM...**

A pele

As camadas da pele

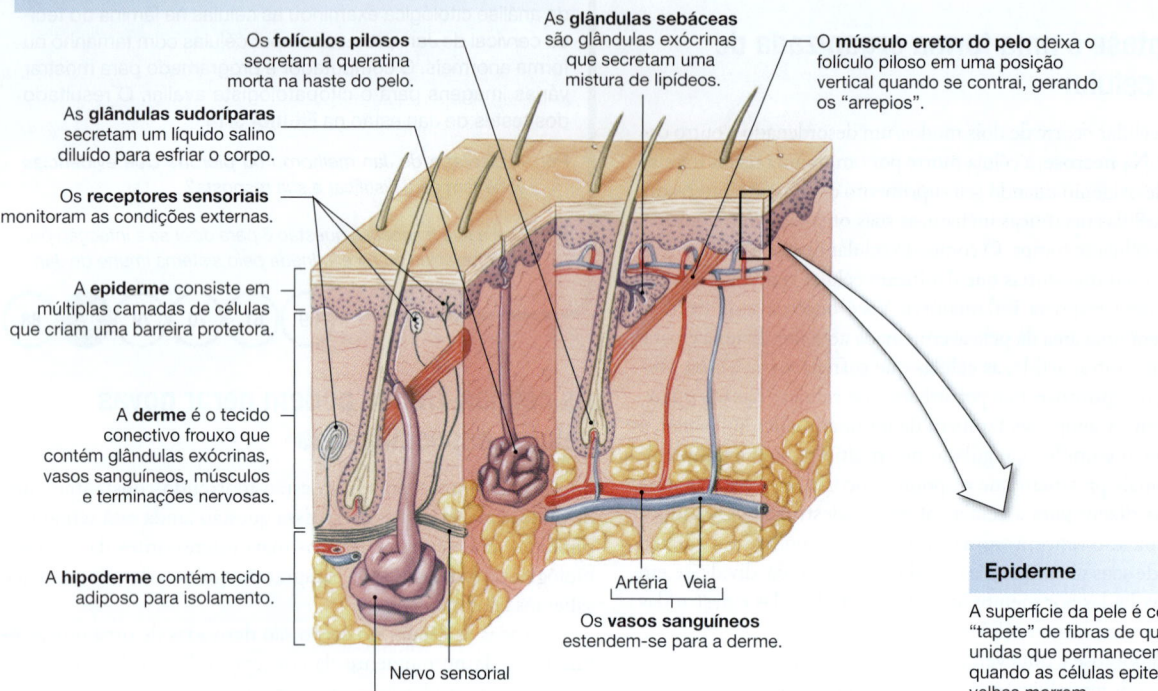

Os **folículos pilosos** secretam a queratina morta na haste do pelo.

As **glândulas sebáceas** são glândulas exócrinas que secretam uma mistura de lipídeos.

O **músculo eretor do pelo** deixa o folículo piloso em uma posição vertical quando se contrai, gerando os "arrepios".

As **glândulas sudoríparas** secretam um líquido salino diluído para esfriar o corpo.

Os **receptores sensoriais** monitoram as condições externas.

A **epiderme** consiste em múltiplas camadas de células que criam uma barreira protetora.

A **derme** é o tecido conectivo frouxo que contém glândulas exócrinas, vasos sanguíneos, músculos e terminações nervosas.

A **hipoderme** contém tecido adiposo para isolamento.

Nervo sensorial

Artéria Veia

Os **vasos sanguíneos** estendem-se para a derme.

As **glândulas apócrinas** na genitália, no ânus, nas axilas e nas pálpebras liberam secreções leitosas viscosas ou céreas em resposta ao medo ou à excitação sexual.

FOCO CLÍNICO

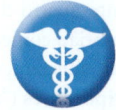

Melanoma é uma forma agressiva de câncer de pele

O melanoma ocorre quando os melanócitos se tornam células malignas, geralmente após exposição repetida à luz UV. Um estudo demonstrou que pessoas que usam bronzeamento artificial tinham 24% mais chances de desenvolverem melanomas.

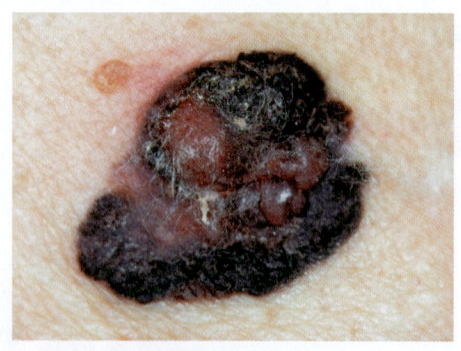

Epiderme

A superfície da pele é como um "tapete" de fibras de queratina unidas que permanecem na pele quando as células epiteliais velhas morrem.

A **matriz fosfolipídica** atua como o principal agente impermeabilizador da pele.

Os **queratinócitos da superfície** produzem fibras de queratina.

Os **desmossomos** ancoram as células epiteliais umas às outras.

Célula epidérmica

Os **melanócitos** contêm o pigmento melanina.

Lâmina basal

Conexão entre epiderme e derme

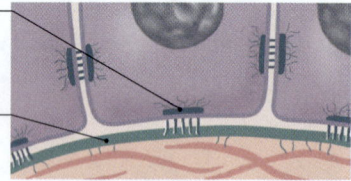

Os **hemidesmossomos** fixam as células epidérmicas às fibras da lâmina basal.

A **lâmina basal**, ou membrana basal, é uma camada acelular entre a epiderme e a derme.

Com a continuação da diferenciação, as células pluripotentes desenvolvem-se, formando os diversos tecidos do corpo. À medida que as células se especializam e amadurecem, muitas perdem a capacidade de sofrer mitose e de se reproduzir. Elas podem ser substituídas, no entanto, por novas células, geradas a partir de **células-tronco**, células menos especializadas que retêm a capacidade de se dividir.

As células-tronco indiferenciadas em um tecido que mantém a capacidade de se dividir e se desenvolver nos tipos celulares daquele tecido são chamadas de **multipotentes**. Algumas das células-tronco multipotentes de adultos mais estudadas são encontradas na medula óssea e dão origem às células sanguíneas. No entanto, todas as células-tronco adultas existem em muito pouca quantidade. Elas são difíceis de serem isoladas e não proliferam facilmente em laboratório.

Os biólogos acreditavam que as células nervosas e musculares, que são extremamente especializadas em suas formas maduras, não poderiam ser substituídas quando morriam. Agora, a pesquisa indica que as células-tronco para esses tecidos existem no corpo. No entanto, as células-tronco neurais e musculares de ocorrência natural são tão escassas que elas não podem substituir grandes massas de tecido morto ou que está morrendo que resultam de doenças como acidentes vasculares encefálicos ou infartos do miocárdio. Consequentemente, um dos objetivos da investigação sobre células-tronco é encontrar uma fonte de células-tronco pluripotentes ou multipotentes que possam ser cultivadas em laboratório. Se as células-tronco pudessem ser cultivadas em números maiores, elas poderiam ser implantadas para o tratamento de tecidos danificados e doenças *degenerativas*, aqueles em que as células degeneram e morrem.

Um exemplo de doença degenerativa é a doença de Parkinson, em que certos tipos de células nervosas do cérebro morrem. Embriões e tecidos fetais são ricas fontes de células-tronco, porém o uso de células-tronco embrionárias é controverso e levanta muitas questões legais e éticas. Alguns pesquisadores têm a expectativa de que as células-tronco adultas apresentem **plasticidade** – a capacidade de especializar-se em uma célula de um tipo diferente daquele para o qual foi destinada.

Existem ainda muitos desafios que temos de enfrentar antes que a terapia com células-tronco se torne um tratamento-padrão. Um deles é encontrar uma boa fonte de células-tronco. O segundo desafio é determinar os sinais químicos que dizem às células-tronco quando se diferenciar e que tipo de célula se tornar. Mesmo que esses dois desafios sejam superados e as células-tronco doadas sejam implantadas, o corpo pode reconhecer que essas novas células são tecidos estranhos e tentar rejeitá-las.

As pesquisas com células-tronco são um excelente exemplo da natureza dinâmica e, muitas vezes, controversa da ciência. Para ver os resultados mais recentes das pesquisas, bem como a legislação e as leis que regulamentam a pesquisa e o uso de células-tronco, acesse *sites* de autoridades, como o patrocinado pela National Institutes of Health dos Estados Unidos (*http://stemcells.nih.gov/info.htm*).

ÓRGÃOS

Grupos de tecidos que possuem funções relacionadas podem formar estruturas conhecidas como **órgãos**. Os órgãos do corpo contêm os quatro tipos de tecido em várias combinações. A pele é um exemplo excelente de um órgão que incorpora todos os quatro tipos de tecido em um todo integrado. Pensamos na pele como uma camada fina que recobre a superfície externa do corpo, mas, na verdade, ela é o órgão mais pesado, pesando aproximadamente 16% do peso total de um adulto. Se ela fosse esticada, cobriria uma área de superfície entre 1,2 e 2,3 m^2, aproximadamente do tamanho do tampo de uma mesa de jogo de cartas. Seu tamanho e peso fazem da pele um dos órgãos mais importantes do corpo.

As funções da pele não se encaixam nitidamente em qualquer capítulo deste livro, e isso também é verdadeiro para outros órgãos. Destacaremos diversos destes órgãos nas seções especiais *Foco em* ao longo deste livro. Esses quadros ilustrados discutem a estrutura e as funções desses órgãos versáteis, de forma que você possa compreender de que modo diferentes tecidos se combinam para um único propósito. O primeiro destes destaques é, *Foco em: A pele*, na **FIGURA 3.15**.

À medida que considerarmos os sistemas do corpo nos capítulos seguintes, você verá como diversas células, tecidos e órgãos executam os processos do corpo vivo. Embora as células do corpo possuam estruturas e funções diferentes, elas têm uma necessidade em comum: um contínuo suprimento de energia. Sem energia, as células não podem sobreviver nem executar todos os outros processos relacionados à vida diária. O próximo capítulo aborda a energia em organismos vivos e estuda como as células capturam e utilizam a energia liberada pelas reações químicas.

SOLUCIONANDO O PROBLEMA CONCLUSÃO | O teste Papanicolau salva vidas

No problema dado, você aprendeu que o exame Papanicolau pode detectar mudanças celulares precoces que precedem o câncer cervical (câncer do colo do útero). O diagnóstico nem sempre é simples, uma vez que a mudança na citologia desde normal até o câncer ocorre continuamente e pode estar sujeita à interpretação individual. Além disso, nem todas as modificações celulares são cancerígenas. O vírus do papiloma humano (HPV), uma infecção sexualmente transmissível comum, pode também causar displasia cervical. Na maioria dos casos, o sistema imune da mulher livra-se do vírus em dois anos, e as células cervicais voltam ao normal. Entretanto, um pequeno número de mulheres com infecção persistente por HPV tem um risco maior de desenvolver câncer cervical. Estudos indicam que 98% dos cânceres cervicais estão associadas à infecção pelo HPV. Para testar seu conhecimento, compare suas respostas com as informações sintetizadas na tabela a seguir.

Pergunta	Fatos	Integração e análise
P1: Por que o tratamento do câncer se concentra em destruir as células cancerígenas?	As células cancerosas dividem-se descontroladamente e falham em coordenar-se com as células normais. As células cancerígenas não se diferenciam em células especializadas.	A menos que sejam removidas, as células cancerígenas substituirão as células normais. Isso pode causar a destruição dos tecidos normais. Além disso, como as células cancerígenas não se especializam, elas não podem realizar as mesmas funções das células especializadas que elas substituíram.
P2: O que está acontecendo nas células cancerosas que explica o grande tamanho do seu núcleo e a quantidade relativamente pequena de citoplasma?	As células cancerosas se dividem descontroladamente. As células em divisão devem duplicar seu DNA antes da divisão celular. Essa duplicação do DNA ocorre no núcleo, levando ao aumento de tamanho desta organela (Apêndice C).	As células que estão se dividindo ativamente, provavelmente possuem mais DNA no seu núcleo quando se preparam para se dividir e, assim, seus núcleos tendem a ser maiores. Cada divisão celular divide o citoplasma entre as duas células-filhas. Se a divisão está ocorrendo rapidamente, as células-filhas podem não ter tempo para sintetizar o novo citoplasma, de modo que a quantidade de citoplasma é menor que em uma célula normal.
P3: A que outros tipos de dano ou trauma as células do epitélio cervical normalmente estão sujeitas?	A cérvice (colo do útero) é a passagem entre o útero e a vagina.	O colo do útero está sujeito a trauma ou lesão, como o que pode ocorrer durante o ato sexual e o parto.
P4: Qual dos dois tipos de epitélio cervical é mais afetado pelo trauma físico?	O colo do útero consiste em epitélio secretor, com glândulas secretoras de muco revestindo o interior e um epitélio protetor que recobre o lado externo.	O epitélio protetor é constituído de múltiplas camadas de células e é qualificado para proteger áreas contra os estresses mecânico e químico (p. 72). Portanto, o epitélio secretor com a sua única camada celular é mais facilmente danificado.
P5: Os resultados do primeiro CP (teste citopatológico) mostraram células escamosas atípicas de significado indeterminado (ASCUS). É mais provável que essas células tenham se originado da porção secretora do colo do útero ou do epitélio protetor?	As células secretoras são do epitélio colunar. O epitélio protetor é composto de múltiplas camadas celulares.	O epitélio protetor com várias camadas tem células que são achatadas (epitélio escamoso estratificado). A designação ASCUS se refere a essas células do epitélio protetor.
P6: A displasia de Jan melhorou ou piorou? Que evidências você tem para justificar a sua resposta?	A lâmina histológica do primeiro esfregaço de Papanicolau mostrou células anormais com núcleo grande e pequena quantidades de citoplasma. Essas células anormais não apareceram no segundo esfregaço.	O desaparecimento das células anormais indica que a displasia de Jan foi resolvida. Ela retornará no próximo ano para repetir o teste. Se não aparecer displasia, suas células cervicais voltaram ao normal.
P7: Use a sua resposta à questão 6 para dizer se a infecção por HPV persistiu ou foi eliminada pelo sistema imune de Jan.	No segundo teste citopatológico, as células estão normais.	Uma vez que o corpo de Jan eliminou a infecção pelo HPV, suas células cervicais devem voltar ao normal. O segundo teste dela não deve mostrar nenhuma evidência de infecção por HPV.

(59)(61)(70)(79)(85)(**88**)

RESUMO DO CAPÍTULO

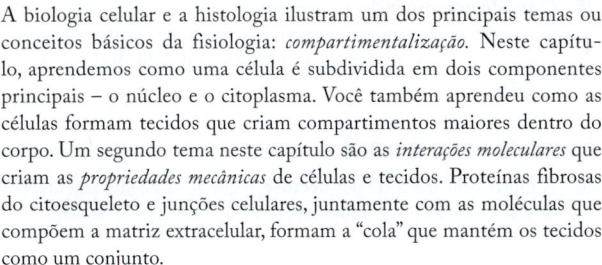

A biologia celular e a histologia ilustram um dos principais temas ou conceitos básicos da fisiologia: *compartimentalização*. Neste capítulo, aprendemos como uma célula é subdividida em dois componentes principais – o núcleo e o citoplasma. Você também aprendeu como as células formam tecidos que criam compartimentos maiores dentro do corpo. Um segundo tema neste capítulo são as *interações moleculares* que criam as *propriedades mecânicas* de células e tecidos. Proteínas fibrosas do citoesqueleto e junções celulares, juntamente com as moléculas que compõem a matriz extracelular, formam a "cola" que mantém os tecidos como um conjunto.

Compartimentos funcionais do corpo

1. A **célula** é a unidade funcional dos organismos vivos. (p. 59)

2. As principais cavidades do corpo humano são a cavidade craniana (crânio), a cavidade torácica (tórax) e a cavidade abdominopélvica. (p. 60; Fig. 3.1a)

3. Os **lumens** de alguns órgãos ocos são parte do meio externo do corpo. (p. 61)

4. Os compartimentos líquidos corporais são o líquido extracelular (LEC), fora das células, e o líquido intracelular (LIC), dentro das células. O LEC pode ser subdividido em **líquido intersticial**, que banha as células, e **plasma**, a porção líquida do sangue. (p. 60; Fig. 3.1b)

Membranas biológicas

5. A palavra *membrana* é usada tanto para membranas celulares como para membranas tissulares que revestem uma cavidade ou separam dois compartimentos. (p. 60; Fig. 3.1c)

6. A **membrana celular** atua como uma barreira entre os líquidos intracelular e extracelular, fornece suporte estrutural e regula a troca e a comunicação entre as células e seu meio externo. (p. 61)

7. O **modelo de mosaico fluido** de uma membrana biológica a mostra como uma **bicamada fosfolipídica** com proteínas inseridas na bicamada. (p. 62; Fig. 3.2b)

8. Os lipídeos da membrana incluem fosfolipídeos, **esfingolipídeos** e colesterol. **Proteínas ancoradas aos lipídeos** ligam-se aos lipídeos de membrana. (p. 62)

9. **Proteínas transmembrana** são **proteínas integrais** que são firmemente ligadas à bicamada fosfolipídica. **Proteínas periféricas** ligam-se mais fracamente a algum dos lados da membrana. (p. 64; Fig. 3.2b, c)

10. Os carboidratos ligam-se à superfície extracelular da membrana celular. (p. 64)

Compartimentos intracelulares

11. O citoplasma consiste em um **citosol** semigelatinoso com nutrientes, íons e produtos residuais dissolvidos. Os outros componentes do citoplasma estão suspensos no citosol: fibras insolúveis e **inclusões**, que não possuem membrana, e **organelas**, que são corpos envoltos por membrana que realizam funções específicas. (p. 65; Fig. 3.4a)

12. **Ribossomos** são inclusões que participam da síntese de proteínas. (p. 67)

13. Fibras de proteínas insolúveis aparecem em três tamanhos: **fibras de actina** (chamadas de **microfilamentos**), **filamentos intermediários** e **microtúbulos**. (p. 68; Tab. 3.2)

14. Os **Centríolos**, que ajudam o movimento dos cromossomos durante a divisão celular, os **cílios**, que movem líquido ou secreções na superfície da célula, e os **flagelos**, que propelem espermatozoides através de líquidos corporais, são constituídos de microtúbulos. (p. 68; Figs. 3.4e, 3.5)

15. O **citoesqueleto** mutável fornece resistência, sustentação e organização interna; auxilia no transporte de materiais dentro da célula; mantém células juntas; e dá a mobilidade em certas células. (p. 68; Fig. 3.4b)

16. **Proteínas motoras**, como **miosinas**, **cinesinas** e **dineínas**, associam-se com fibras do citoesqueleto para gerar o movimento. (p. 69; Fig. 3.6).

17. As membranas ao redor das organelas criam compartimentos que separam as funções. (p. 70)

18. As **mitocôndrias** geram a maior parte do ATP da célula. (p. 70; Fig. 3.4g)

19. O **retículo endoplasmático liso** é o local primário da síntese de lipídeos. O **retículo endoplasmático rugoso** é o local primário da síntese proteica. (p. 71; Fig. 3.4i)

20. O **aparelho de Golgi** empacota proteínas em vesículas. As **vesículas secretoras** liberam seus conteúdos no líquido extracelular. (p. 71; Fig. 3.4h)

21. Os **lisossomos** e os **peroxissomos** são pequenas **vesículas de armazenamento** que contêm enzimas digestórias. (p. 71; Figs. 3.4c, d)

22. O **núcleo** contém DNA, o material genético que controla todos os processos celulares, na forma de **cromatina**. O **envelope nuclear** é uma dupla membrana que envolve o núcleo e possui **complexos de poros nucleares** que permitem a comunicação química controlada entre o núcleo e o citoplasma. Os **nucléolos** são áreas nucleares que controlam a síntese de RNA para os ribossomos. (p. 72; Fig. 3.4j)

23. A síntese proteica é um exemplo de como a célula separa funções, isolando-as em compartimentos dentro dela. (p. 72; Fig. 3.7)

Tecidos do corpo

24. Existem quatro tipos de tecidos básicos no corpo humano: epitelial, conectivo, muscular e nervoso. (p. 72)

25. A **matriz extracelular** secretada pelas células fornece suporte e meios de comunicação célula a célula. Ela é composta de proteoglicanos e proteínas fibrosas insolúveis. (p. 72)

26. As junções celulares animais são classificadas em três categorias. As **junções comunicantes** permitem aos sinais elétricos e químicos passarem diretamente de uma célula a outra. As **junções oclusivas** impedem o movimento dos materiais entre as células. As **junções de ancoragem** mantêm unidas as células umas às outras ou à matriz extracelular. (p. 74; Fig. 3.8)

27. As proteínas de membrana chamadas de **moléculas de adesão celular** (CAMs) são essenciais para a adesão celular e para as junções de ancoragem. (p. 72; Tbl. 3.3)

28. **Desmossomos** e **junções de adesão** ancoram uma célula à outra. **Adesões focais** e **hemidesmossomos** ancoram as células à matriz. (p. 74; Fig. 3.8)

29. O **tecido epitelial** protege o meio interno, regula a troca de material ou sintetiza e secreta substâncias químicas. Existem cinco tipos funcionais encontrados no corpo: epitélio de troca, transportador, ciliado, protetor e secretor. (p. 76; Fig. 3.9)

30. O **epitélio de troca** permite uma rápida troca de materiais, particularmente de gases. O **epitélio transportador** regula ativamente a troca seletiva de materiais não gasosos entre os meios interno e externo. O **epitélio ciliado** movimenta os líquidos e partículas pela superfície do tecido. O **epitélio protetor** ajuda a impedir trocas entre os meios interno e externo. O **epitélio secretor** libera produtos de secreção para o meio externo ou para o sangue. (p. 76; Fig. 3.10)

31. As **glândulas exócrinas** liberam suas secreções para o meio externo por meio de **ductos**. As **glândulas endócrinas** não possuem ductos e secretam **hormônios** diretamente no líquido extracelular. (p. 79; Fig. 3.9b)

32. Os **tecidos conectivos** possuem matriz extracelular extensa que fornece suporte estrutural e forma uma barreira física. (p. 80; Fig. 3.12)

33. Os **tecidos conectivos frouxos** são os tecidos elásticos que ficam abaixo da pele. Os **tecidos conectivos densos**, incluindo **tendões** e **ligamentos**, possuem resistência ou flexibilidade, pois são feitos de colágeno. O **tecido adiposo** armazena gordura. O tecido conectivo chamado de **sangue** é caracterizado por uma matriz aquosa. A **cartilagem** é sólida e flexível e não possui suprimento de sangue. A matriz fibrosa do **osso** é endurecida por depósitos de sais de cálcio. (p. 82; Fig. 3.13)

34. Os tecidos muscular e nervoso são chamados de tecidos excitáveis devido à sua habilidade de gerar e propagar sinais elétricos, chamados de potenciais de ação. O **tecido muscular** possui a habilidade de contrair e produzir força e movimento. Existem três tipos de músculos: cardíaco, liso e esquelético. (p. 84)

35. O **tecido nervoso** inclui os **neurônios**, que usam sinais elétricos e químicos para transmitir a informação de uma parte do corpo para outra, e células de suporte, chamadas de **células da glia** (neuroglia). (p. 84)

Remodelamento tecidual

36. A morte celular ocorre por **necrose**, o que afeta negativamente as células vizinhas, e por **apoptose**, a morte programada da célula que não altera o tecido. (p. 84)

37. As **células-tronco** são células capazes de se reproduzir e se diferenciar em células especializadas. Elas são mais abundantes nos embriões, mas também são encontradas no corpo adulto. (p. 85)

Órgãos

38. Os **órgãos** são formados por grupos de tecidos que realizam funções relacionadas. Os órgãos do corpo contêm os quatro tipos de tecido em várias proporções. Por exemplo, a pele é constituída principalmente de tecido conectivo. (p. 87)

QUESTÕES PARA REVISÃO

Além da resolução destas questões e da conferência de suas respostas na p. A-4, reveja os Tópicos abordados e objetivos de aprendizagem, no início deste capítulo.

Nível um   Revisando fatos e termos

1. Liste as quatro funções gerais da membrana celular.

2. Em 1972, Singer e Nicolson propuseram o modelo do mosaico fluido da membrana celular. De acordo com este modelo, a membrana é composta por uma bicamada de _____ e várias _____ inseridas, com _____ na superfície extracelular.

3. Quais são os dois tipos primários de biomoléculas encontradas na membrana celular?

4. Defina e diferencie inclusões e organelas. Dê um exemplo de cada uma.

5. Defina citoesqueleto. Liste cinco funções do citoesqueleto.

6. Relacione cada termo com sua melhor descrição:

(a) cílios	1. em células humanas, aparece com uma cauda única, longa, semelhante a um chicote
(b) centríolo	
(c) flagelo	2. estruturas curtas, em formato de cabelo, que se movem, produzindo correntes em líquidos
(d) centrossomo	
	3. um feixe de microtúbulos que auxilia a mitose
	4. o centro que organiza o microtúbulo

7. As glândulas exócrinas produzem secreções aquosas (como lágrimas ou suor), chamadas de secreções _____, ou soluções mais viscosas, chamadas de secreções _____.

8. Relacione cada organela com a sua função:

(a) retículo endoplasmático	1. local onde a maior parte do ATP celular é produzido
(b) aparelho de Golgi	2. degrada ácidos graxos de cadeia longa e moléculas tóxicas
(c) lisossomo	3. rede de túbulos membranosos que sintetiza biomoléculas
(d) mitocôndria	4. sistema digestório da célula, degradando ou reciclando componentes
(e) peroxissomo	5. modifica e empacota proteínas em vesículas

9. Que processo ativa as enzimas dentro dos lisossomos?

10. As glândulas _____ liberam hormônios, que entram no sangue e regulam as atividades de órgãos ou sistemas.

11. Liste os quatro tipos principais de tecido. Dê um exemplo e a localização de cada um.

12. O órgão do corpo maior e mais pesado é a _____.

13. Relacione cada proteína à sua função. Uma função na lista pode ser usada mais de uma vez.

(a) caderina	1. proteína de membrana usada para formar junções celulares
(b) CAM	2. glicoproteína da matriz usada para ancorar células
(c) colágeno	3. proteína encontrada nas junções comunicantes
(d) conexina	4. proteína da matriz encontrada no tecido conectivo
(e) elastina	
(f) fibrilina	
(g) fibronectina	
(h) integrina	
(i) ocludina	

14. Quais tipos de glândulas podem ser encontrados na pele? Cite a secreção de cada tipo.

15. O termo *matriz* pode ser usado em referência a uma organela ou a tecidos. Compare o significado do termo nestes dois contextos.

Nível dois   Revisando conceitos

16. Liste, compare e diferencie os três tipos de junções celulares e seus subtipos. Dê um exemplo onde cada tipo pode ser encontrado no corpo e descreva sua função nessa localização.

17. Qual célula teria mais retículo endoplasmático rugoso: as células pancreáticas que sintetizam o hormônio proteico insulina, ou as células do córtex da glândula suprarrenal que sintetizam o hormônio esteroide cortisol?

18. Algumas organelas podem ser consideradas vesículas. Defina *vesícula* e descreva ao menos três exemplos.

19. Explique por que um epitélio estratificado oferece mais proteção do que um epitélio simples.

20. **Mapeamento**: transforme esta lista de termos em um mapa da estrutura celular. Adicione funções quando for apropriado.

• actina	• microfilamento
• membrana celular	• microtúbulo
• centríolo	• mitocôndria
• cílios	• organela não membranosa
• citoplasma	• núcleo
• citoesqueleto	• organela
• citosol	• peroxissomo
• matriz extracelular	• ribossomo
• flagelos	• RE rugoso
• aparelho de Golgi	• vesícula secretora
• filamento intermediário	• RE liso
• queratina	• vesícula de armazenamento
• lisossomo	• tubulina

21. Desenhe uma série curta de células do epitélio colunar. Identifique as bordas basolateral e apical das células. Explique brevemente os diferentes tipos de junções encontradas nestas células.

22. Organize os seguintes compartimentos na ordem em que a molécula de glicose os encontraria ao entrar no corpo pelo intestino: líquido intersticial, plasma, líquido intracelular. Qual(is) deste(s) compartimento(s) líquidos é/são considerado(s) líquido(s) extracelular(es)?

23. Explique como o colesterol inserido na bicamada fosfolipídica da membrana celular diminui a permeabilidade da membrana.

24. Compare e diferencie a estrutura, as localizações e as funções do osso e da cartilagem.

25. Diferencie os termos em cada conjunto abaixo:
    (a) lúmen e parede.
    (b) citoplasma e citosol.
    (c) miosina e queratina.

26. Quando um girino se transforma em um sapo, sua cauda encolhe e é reabsorvida. Este é um exemplo de apoptose ou de necrose? Justifique a sua resposta.

27. Relacione as estruturas do capítulo aos temas fisiológicos básicos na coluna à direita e dê um exemplo ou explicação para cada um. Uma estrutura pode ser relacionada a mais de um tema.

(a)	junções celulares	1.	comunicação
(b)	membrana celular	2.	interações moleculares
(c)	citoesqueleto	3.	compartimentalização
(d)	organelas	4.	propriedades mecânicas
(e)	cílios	5.	uso da energia biológica

28. Algumas vezes, a matriz extracelular pode ser bem rígida. De que maneira os tecidos em desenvolvimento e em expansão enfrentam uma matriz rígida para criar espaço para si?

Nível três   Solucionando problemas

29. Um dos resultados do tabagismo é a paralisia dos cílios que revestem as vias respiratórias. Que função eles têm? Com base no que você leu neste capítulo, por que é prejudicial quando os cílios não batem mais? Quais problemas de saúde você espera que apareçam? Como isso explica a tosse curta e seca comum entre os fumantes?

30. O câncer é a divisão celular anormal e descontrolada. Quais propriedades do tecido epitelial podem torná-lo (e tornam) mais propenso a desenvolver câncer?

31. O que pode acontecer à função fisiológica normal se as metaloproteases da matriz forem inibidas por fármacos?

As respostas para as questões de Revisando conceitos, Figuras, Questões gráficas e Questões para revisão ao final do capítulo podem ser encontradas no Apêndice A (p. A-1).

4

Energia e Metabolismo Celular

Não existem boas evidências de que a vida fuja da segunda lei da termodinâmica; entretanto, no curso descendente do fluxo de energia, a vida coloca uma barreira que a represa, produzindo um reservatório que fornece potencial para suas próprias atividades.

F. G. Hopkins, 1933. "Some Chemical Aspects of Life", presidential address to the 1933 meeting of British Association for the Advancement of Science.

TÓPICOS ABORDADOS E OBJETIVOS DE APRENDIZAGEM

A energia nos sistemas biológicos 93

4.1 Definir energia. Descrever três categorias de trabalho que requerem energia.

4.2 Distinguir entre energias potencial e cinética e descrever energia potencial em sistemas biológicos.

4.3 Explicar a primeira e segunda leis da termodinâmica e como elas se aplicam ao corpo humano.

Reações químicas 96

4.4 Descrever quatro tipos comuns de reações químicas.

4.5 Explicar a relação entre energia, energia de ativação e reações exotérmicas e endotérmicas.

4.6 Aplicar os conceitos de energia livre e energia de ativação para reações reversíveis e irreversíveis.

Enzimas 98

4.7 Explicar o que são enzimas e como elas facilitam as reações biológicas.

4.8 Como os termos *isozima*, *coenzima*, *pró-enzima*, *zimogênio* e *cofator* se aplicam a enzimas?

4.9 Nomear e explicar as quatro principais categorias de reações enzimáticas.

Metabolismo 102

4.10 Definir metabolismo, anabolismo e catabolismo.

4.11 Listar cinco maneiras pelas quais as células controlam o fluxo de moléculas através de vias metabólicas.

4.12 Explicar os papéis das seguintes moléculas na transferência e no armazenamento de energia biológica: ADP, ATP, NADH, $FADH_2$, NADPH.

4.13 Descrever as vias do metabolismo aeróbio e anaeróbio da glicose e comparar o rendimento de energia de cada um.

4.14 Escrever duas equações para o metabolismo aeróbio da glicose: uma utilizando apenas palavras e outra com as fórmulas químicas da glicose.

4.15 Explicar como o sistema de transporte de elétrons cria a ligação de alta energia do ATP.

4.16 Descrever como o código genético do DNA é transcrito e traduzido para criar as proteínas.

4.17 Explicar os papéis dos fatores de transcrição, junção alternativa e modificações pós-traducionais na síntese proteica.

CONHECIMENTOS BÁSICOS

Cristais de glicose.

A Dra. Christine Schmidt e seus estudantes de graduação cultivam células endoteliais isoladas em uma matriz sintética e observam seu crescimento. Eles sabem que, se o seu trabalho obtiver sucesso, o tecido que resultar pode algum dia ajudar a substituir um vaso sanguíneo no corpo. Do mesmo modo como uma criança que brinca com blocos de construção os junta para formar uma casa, a biotecnóloga e seus estudantes criam tecidos a partir de células. Em ambos os casos, alguém familiarizado com os componentes originais, blocos de construção ou células, pode prever qual será o produto final: blocos fazem edifícios, células fazem tecidos.

Por que, então, os biólogos não podem explicar, conhecendo as características dos ácidos nucleicos, das proteínas, dos lipídeos e dos carboidratos, como as combinações dessas moléculas adquirem os notáveis atributos de uma célula viva? Como é possível que as células vivas realizem processos que excedem muito o que seria previsto a partir do entendimento dos seus componentes individuais? A resposta é *propriedades emergentes* (p. 2), aquelas características individuais que não podem ser previstas apenas pela soma dos seus componentes. Por exemplo, ao se deparar com uma coleção de peças de metal que formam um motor, você conseguiria predizer (sem conhecimento prévio) que, dada a energia necessária e a montagem de forma correta, essas peças conseguiriam criar a força para mover milhares de quilos?

As propriedades emergentes dos sistemas biológicos são de grande interesse para os cientistas que tentam explicar como um simples compartimento, como o lipossomo fosfolipídico (p. 62), poderia ter evoluído e formado a primeira célula viva. Pare por um momento e veja se você pode listar as propriedades da vida que caracterizam todas as criaturas vivas. Se você fosse um cientista olhando para fotos e amostras enviadas de Marte, o que procuraria como provas de vida no planeta?

Agora, compare a sua lista com a da **TABELA 4.1**. Organismos vivos são entidades complexas extremamente organizadas. Até mesmo uma bactéria unicelular, embora pareça simples vista

TABELA 4.1	Propriedades de organismos vivos
1.	Possuem uma estrutura complexa, cuja unidade básica de organização é a célula
2.	Adquirem, transformam, armazenam e utilizam energia
3.	Sentem e respondem aos meios externo e interno
4.	Mantêm a homeostase por meio dos sistemas de controle interno com retroalimentação
5.	Armazenam, utilizam e transmitem informação
6.	Reproduzem-se, desenvolvem-se, crescem e morrem
7.	Possuem propriedades emergentes que não podem ser previstas a partir da soma simples das partes
8.	Os indivíduos adaptam-se, e as espécies evoluem

em um microscópio, possui uma incrível complexidade no nível químico de organização. Ela utiliza reações bioquímicas intrinsecamente interconectadas para adquirir, transformar, armazenar e utilizar energia e informação. Ela sente e responde às mudanças nos seus meios externo e interno, adaptando-se, de modo que possa manter a homeostasia. Ela reproduz-se, desenvolve-se, cresce e morre, e, com o passar do tempo, sua espécie evolui.

A energia é essencial para os processos associados aos seres vivos. Sem energia para o crescimento, o reparo e a manutenção do meio interno, a célula é como uma cidade fantasma cheia de edifícios que vão lentamente se transformando em ruínas. As células necessitam de energia para importar matéria-prima, sintetizar novas moléculas e reparar ou reciclar partes velhas. A capacidade das células de extrair e utilizar a energia do meio externo para a sua manutenção como uma unidade funcional organizada é uma das suas mais notáveis características. Neste capítulo, veremos os processos celulares por meio dos quais o corpo humano obtém energia e mantém seus sistemas ordenados. Você aprenderá como as interações de proteínas (p. 46) se aplicam à atividade enzimática e como os compartimentos subcelulares (p. 8) separam várias etapas do metabolismo energético.

A ENERGIA NOS SISTEMAS BIOLÓGICOS

O ciclo da energia entre o ambiente e os organismos vivos é um dos conceitos fundamentais da biologia. Todas as células utilizam a energia do seu ambiente para crescer, sintetizar novas partes e se reproduzir. As plantas capturam energia do sol e a armazenam como ligações de alta energia por meio da fotossíntese (**FIG. 4.1**). Elas extraem carbono e oxigênio do dióxido de carbono, nitrogênio do solo e hidrogênio e oxigênio da água para sintetizar as biomoléculas, como glicose e aminoácidos.

Os animais, por outro lado, não podem capturar energia do sol ou utilizar carbono e nitrogênio do ar e do solo para sintetizar biomoléculas. Eles têm de importar a energia das ligações químicas pela ingestão de biomoléculas de plantas ou de outros animais. Ao final, no entanto, a energia armazenada pela fotossíntese acaba sendo a fonte de energia para todos os animais, incluindo os seres humanos.

SOLUCIONANDO O **PROBLEMA** | Doença de Tay-Sachs: uma herança mortal

Em diversas comunidades de judeus norte-americanos ultraortodoxos – nas quais os casamentos arranjados são a regra –, o rabino é encarregado de uma importante tarefa que pode salvar vidas. Ele mantém um registro confidencial de indivíduos conhecidos por portarem o gene mutado para a doença de Tay-Sachs, uma condição fatal herdada, que atinge 1 a cada 3.600 judeus norte-americanos descendentes do Leste Europeu. Os bebês que nascem com essa doença, raramente vivem além dos 4 anos, e não há cura. Com base na árvore familiar que o rabino constrói, ele pode evitar a união de dois indivíduos portadores do gene mortal.

Sarah e David, que se encontraram enquanto trabalhavam no jornal da sua faculdade, não são judeus ortodoxos. Ambos estão cientes, contudo, de que sua ancestralidade judia pode aumentar o risco de que eles tenham um filho com a doença de Tay-Sachs. Seis meses antes do seu casamento, eles decidiram fazer um aconselhamento genético para determinar se são portadores do gene para a doença de Tay-Sachs.

93 99 101 104 111 118

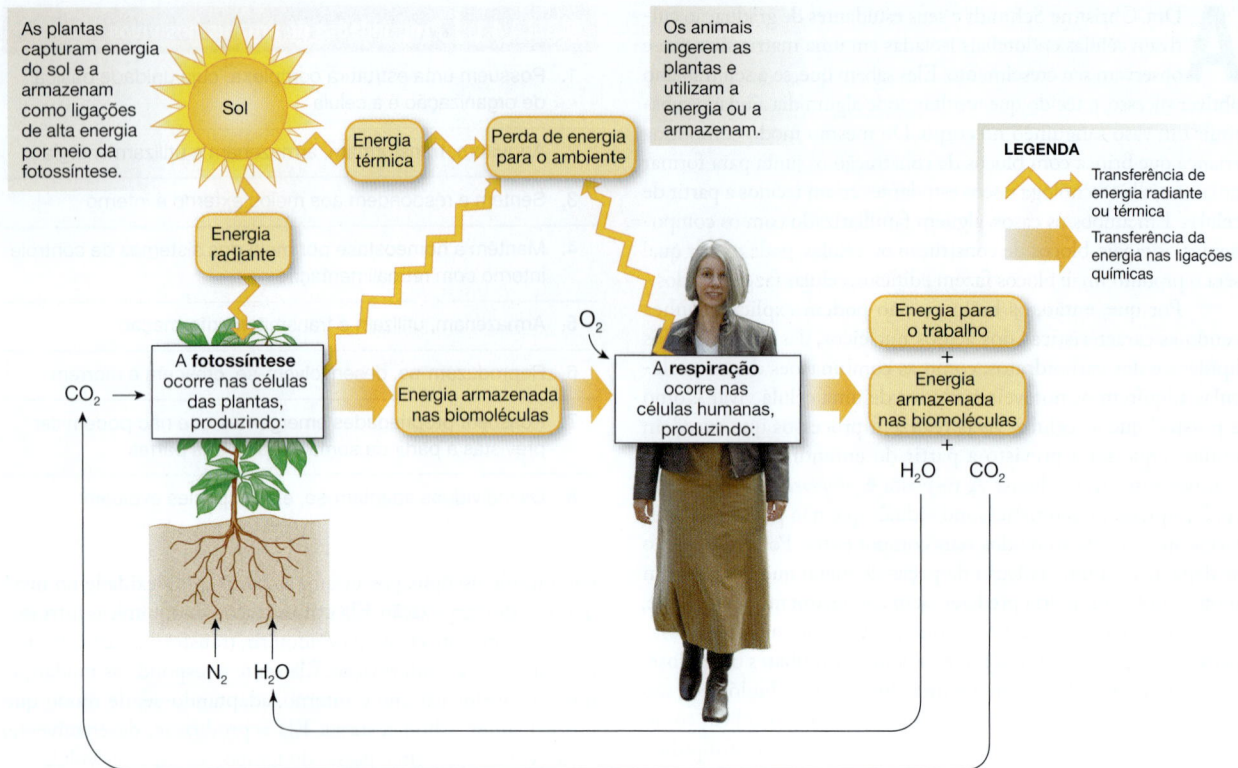

FIGURA 4.1   **Transferência de energia no ambiente.**

Os animais extraem energia de biomoléculas através da *respiração*, que consome oxigênio e produz dióxido de carbono e água. Se os animais ingerem mais energia do que necessitam para uso imediato, o excesso de energia é armazenado nas ligações químicas, exatamente como ocorre nas plantas. O glicogênio (um polímero de glicose) e as moléculas lipídicas são os principais estoques de energia dos animais (p. 31). Estas moléculas de armazenamento estão disponíveis para uso quando as necessidades de energia do animal excedem a sua ingestão alimentar.

REVISANDO CONCEITOS

1. Quais biomoléculas sempre incluem nitrogênio na sua composição química?

A energia é utilizada para realizar trabalho

Todo organismo vivo obtém, armazena e utiliza energia para abastecer suas atividades. **Energia** pode ser definida como a capacidade de realizar trabalho, mas o que é *trabalho*? Usamos essa palavra todos os dias para definir várias ações, desde martelar um prego até sentar e escrever um artigo. Nos sistemas biológicos, entretanto, a palavra significa uma de três coisas específicas: trabalho químico, trabalho de transporte ou trabalho mecânico.

Trabalho químico é a síntese e quebra de ligações químicas. Ele permite que células e organismos cresçam, mantenham um ambiente interno favorável e armazenem informação necessária para a reprodução e outras atividades. A formação das ligações químicas de uma proteína é um exemplo de trabalho químico.

O **trabalho de transporte** permite às células mover íons, moléculas e partículas maiores através da membrana celular e das membranas das organelas da célula. Ele é particularmente útil para criar **gradientes de concentração**, a distribuição de moléculas em que a concentração de uma molécula é maior em um lado da membrana do que no outro. Por exemplo, certos tipos de retículo endoplasmático (p. 71) utilizam energia para importar íons cálcio do citosol. Este transporte iônico cria uma alta concentração de cálcio no interior da organela e uma concentração baixa no citosol. Se o cálcio é, então, liberado de volta para o citosol, é gerado um "sinal de cálcio" que induz a célula a realizar alguma ação, como a contração muscular.

O **trabalho mecânico** em animais é utilizado para gerar movimento. No nível celular, movimento inclui o movimento de organelas dentro de uma célula, mudança na forma das células e batimento de cílios e flagelos (p. 68). No nível macroscópico nos animais, o movimento, em geral, envolve a contração muscular. A maior parte do trabalho mecânico é mediada por proteínas motoras que constituem certas fibras intracelulares e filamentos do citoesqueleto (p. 68).

A energia é dividida em duas formas: cinética e potencial

A energia pode ser classificada de várias maneiras. Com frequência, pensamos na energia em termos do que lidamos diariamente: energia térmica, energia elétrica, energia mecânica.

Aqui, estamos falando da energia armazenada nas ligações químicas. Cada tipo de energia possui suas próprias características. Contudo, todo o tipo de energia tem em comum a capacidade de se apresentar de duas formas: como energia cinética ou como energia potencial.

A **energia cinética** é a energia do movimento. Uma bola rolando colina abaixo, moléculas de perfume espalhando-se pelo ar, cargas elétricas fluindo nas linhas de força, o calor aquecendo uma frigideira e moléculas cruzando através das membranas biológicas são exemplos de corpos que têm energia cinética.

A **energia potencial** é a energia armazenada. Uma bola equilibrada no topo de uma colina possui energia potencial, uma vez que tem o potencial de iniciar o movimento de descida colina abaixo. Uma molécula posicionada no lado de alta concentração de um gradiente de concentração armazena energia potencial, uma vez que ela possui energia potencial para se mover a favor do gradiente. Nas ligações químicas, a energia potencial é armazenada na posição dos elétrons que formam a ligação (p. 33). (Para aprender mais sobre energia cinética e energia potencial, ver Apêndice B.)

Uma característica-chave de todos os tipos de energia é a capacidade da energia potencial de se converter em energia cinética e vice-versa.

A energia pode ser convertida de uma forma para a outra

Lembre-se de que a definição geral de energia é a capacidade de realizar trabalho. Trabalho sempre envolve movimento e, por isso, está associado à energia cinética. A energia potencial também pode ser utilizada para realizar trabalho, mas ela deve primeiramente ser convertida em energia cinética. A conversão da energia potencial em energia cinética nunca é 100% eficiente, e certa quantidade de energia é perdida para o meio, geralmente como calor.

A quantidade de energia perdida na transformação depende da *eficiência* do processo. Muitos processos fisiológicos no corpo humano não são muito eficientes. Por exemplo, 70% da energia utilizada no exercício físico é perdida sob a forma de calor, em vez de ser transformada no trabalho da contração muscular.

A **FIGURA 4.2** resume a relação entre as energias cinética e potencial:

1. A energia cinética da bola em movimento é transformada em energia potencial quando o trabalho é utilizado para empurrar a bola rampa acima (Fig. 4.2a).

2. A energia potencial é armazenada na bola parada no topo da rampa (Fig. 4.2b). Nenhum trabalho está sendo executado, mas a capacidade de realizar trabalho é armazenada na posição da bola.

3. A energia potencial da bola torna-se cinética quando ela rola rampa abaixo (Fig. 4.2c). Alguma energia cinética é perdida para o ambiente, como calor, devido ao atrito entre a bola, o ar e a rampa.

Em sistemas biológicos, a energia potencial é armazenada em gradientes de concentração e ligações químicas. Ela é transformada em energia cinética quando necessária para realizar trabalho químico, de transporte ou mecânico.

A termodinâmica é o estudo do uso da energia

Duas regras básicas governam a transferência de energia em sistemas biológicos e no universo como um todo. A **primeira lei da termodinâmica**, também conhecida como *lei da conservação de energia*, diz que a quantidade total de energia no universo é constante. O universo é considerado um *sistema fechado* – nada entra e nada sai dele. A energia pode ser convertida de uma forma em outra, porém a quantidade total de energia em um sistema fechado nunca muda.

Todavia, o corpo humano não é um sistema fechado. Como um *sistema aberto*, ele troca matéria e energia com o seu meio externo. Como o nosso corpo não pode criar energia, ele a importa do exterior, na forma de alimento. Além disso, o nosso corpo perde energia, sobretudo na forma de calor, para o meio externo. A energia que permanece dentro do corpo pode ser convertida de um tipo em outro, ou pode ser utilizada para realizar trabalho.

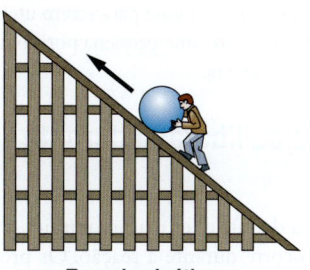

(a) O trabalho é utilizado para empurrar a bola rampa acima. A energia cinética do movimento rampa acima está sendo armazenada na energia potencial da posição da bola.

Energia cinética

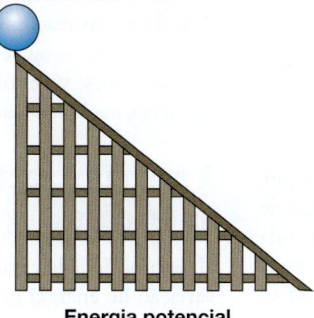

(b) A bola situada no topo da rampa possui energia potencial, o potencial para realizar trabalho.

Energia potencial

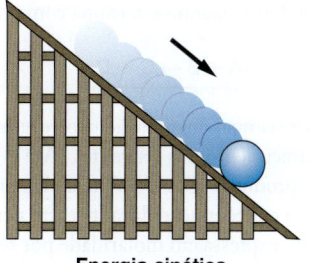

(c) A bola rolando rampa abaixo está convertendo energia potencial em energia cinética. No entanto, a conversão não é totalmente eficiente, e alguma energia é perdida, como calor, devido ao atrito entre a bola, a rampa e o ar.

Energia cinética

FIGURA 4.2 Energias potencial e cinética.

A **segunda lei da termodinâmica** postula que processos espontâneos naturais vão de um estado de ordem (não aleatório) para uma condição de aleatoriedade ou de desordem, também conhecida como **entropia**. Criar e manter a ordem em um sistema aberto como o corpo requer a entrada de energia. A desordem ocorre quando um sistema aberto perde energia para o seu meio externo sem recuperá-la. Quando isso ocorre, dizemos que a entropia do sistema aberto aumentou.

A analogia da cidade-fantasma, mencionada anteriormente ilustra a segunda lei. Quando as pessoas colocam toda a sua energia em atividades fora da cidade, esta lentamente cai em abandono, tornando-se menos organizada (sua entropia aumenta). De forma similar, sem a entrada contínua de energia, a célula é incapaz de manter o seu meio interno ordenado. Quando a célula perde a organização, a sua capacidade de desempenhar funções normais desaparece e ela morre.

No restante deste capítulo, você aprenderá como as células obtêm energia e a armazenam nas ligações químicas das biomoléculas. Utilizando reações químicas, as células transformam a energia potencial das ligações químicas em energia cinética para o crescimento, a subsistência, a reprodução e o movimento.

REVISANDO
CONCEITOS

2. Cite duas maneiras pelas quais os animais armazenam energia nos seus corpos.

3. Qual é a diferença entre energia potencial e energia cinética?

4. O que é entropia?

REAÇÕES QUÍMICAS

Os organismos vivos são caracterizados por sua capacidade de extrair energia do meio externo e utilizá-la para sustentar os processos vitais. O estudo do fluxo de energia através de sistemas biológicos é um campo conhecido como **bioenergética**. Em um sistema biológico, as reações químicas são um meio crucial de transferência de energia de uma parte do sistema para outra.

A energia é transferida entre as moléculas durante as reações

Em uma **reação química**, uma substância torna-se diferente, geralmente pela ruptura e/ou formação de ligações covalentes. Uma reação começa com uma ou mais moléculas chamadas de **reagentes** e termina com uma ou mais moléculas chamadas de **produtos** (**TAB. 4.2**). Nesta discussão, consideraremos uma reação que inicia com dois reagentes e termina com dois produtos:

$$A + B \rightarrow C + D$$

A velocidade na qual uma reação ocorre, a **taxa da reação**, é a taxa de desaparecimento dos reagentes (A e B) ou a taxa de aparecimento dos produtos (C e D). A taxa da reação é medida como a mudança na concentração durante certo período de tempo e é, muitas vezes, expressa em molaridade por segundo (M/s).

O propósito das reações químicas nas células é transferir energia de uma molécula para outra ou utilizar a energia armazenada em moléculas reagentes para realizar trabalho. A energia potencial armazenada nas ligações químicas de uma molécula é conhecida como **energia livre** da molécula. Em geral, moléculas complexas possuem mais ligações químicas e, portanto, mais energia livre.

Por exemplo, uma grande molécula de glicogênio possui mais energia livre que uma única molécula de glicose, a qual, por sua vez, possui mais energia livre do que o dióxido de carbono e a água, a partir dos quais foi sintetizada. A alta energia livre de moléculas complexas, como o glicogênio, é a razão dessas moléculas serem utilizadas para armazenar energia nas células.

Para entender como as reações químicas transferem energia entre moléculas, devemos responder a duas questões. Primeiro, como as reações são iniciadas? A energia necessária para iniciar uma reação é denominada *energia de ativação* para a reação. Segundo, o que ocorre à energia livre dos produtos e reagentes durante a reação? A diferença na energia livre entre reagentes e produtos é a *alteração na energia livre da reação*.

A energia de ativação inicia a reação

A **energia de ativação** é a entrada inicial de energia necessária para colocar os reagentes em uma posição que os permita reagir um com o outro. Este "empurrão" necessário para começar a reação é mostrado na **FIGURA 4.3a** como a pequena subida pela qual a bola tem de ser empurrada antes de começar a rolar espontaneamente rampa abaixo. Uma reação com baixa energia de ativação ocorre espontaneamente quando os reagentes são colocados juntos. Você pode demonstrar uma *reação espontânea* colocando vinagre sobre bicarbonato de sódio e observando os dois reagindo para formar dióxido de carbono. As reações com alta energia de ativação não ocorrerão espontaneamente ou ocorrerão muito lentamente para serem úteis. Por exemplo, se você colocar vinagre sobre uma pequena porção de manteiga, nenhuma reação visível ocorrerá.

A energia é capturada ou liberada durante as reações

Uma propriedade característica de qualquer reação química é a variação de energia livre que ocorre durante a reação. Os produtos de uma reação têm uma energia livre mais baixa do que os reagentes ou uma energia livre mais alta do que os reagentes.

TABELA 4.2	Reações químicas		
Tipo de reação	**Reagentes (substratos)**		**Produtos**
Combinação (síntese)	A + B	$\longrightarrow$	C
Decomposição	C	$\longrightarrow$	A + B
Substituição (troca) simples*	L + MX	$\longrightarrow$	LX + M
Substituição (troca) dupla*	LX + MY	$\longrightarrow$	LY + MX*

*X e Y representam átomos, íons ou grupos químicos.

(a) A **energia de ativação** é o "empurrão" para começar uma reação.

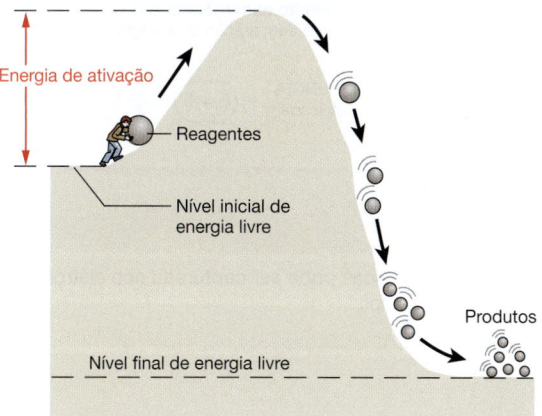

Energia de ativação

Reagentes

Nível inicial de energia livre

Produtos

Nível final de energia livre

(b) As **reações exergônicas** liberam energia porque os produtos possuem menos energia do que os reagentes.

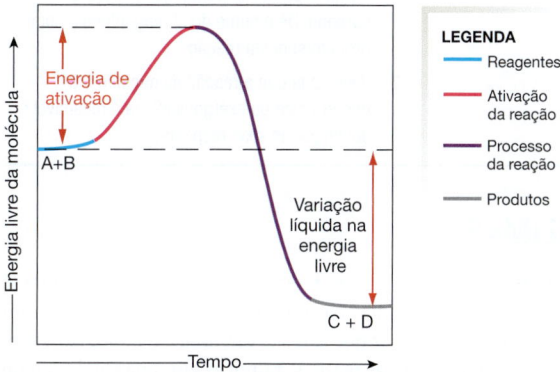

Energia livre da molécula

Energia de ativação

A+B

Variação líquida na energia livre

C + D

Tempo

LEGENDA
— Reagentes
— Ativação da reação
— Processo da reação
— Produtos

(c) As **reações endergônicas** capturam alguma energia de ativação nos produtos, que, então, possuirão mais energia livre do que os reagentes.

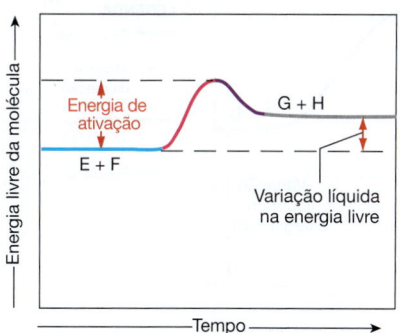

Energia livre da molécula

Energia de ativação

E + F

G + H

Variação líquida na energia livre

Tempo

FIGURA 4.3 **Energia de ativação em reações exergônicas e endergônicas.**

Uma variação no nível da energia livre significa que a reação libera ou captura energia.

Se a energia livre dos produtos for menor que a energia livre dos reagentes, como na Figura 4.3b, a reação libera energia e é chamada de **reação exergônica**. A energia liberada por uma reação exergônica, ou *reação produtora de energia*, pode ser utilizada por outras moléculas para realizar trabalho ou pode ser emitida como calor. Em alguns casos, a energia liberada em uma reação exergônica é armazenada como energia potencial em um gradiente de concentração.

Um exemplo importante de uma reação exergônica é a combinação de ATP e água para formar ADP, fosfato inorgânico (P_i) e H^+. A energia é liberada durante esta reação quando a ligação fosfato rica em energia da molécula de ATP é quebrada:

$$ATP + H_2O \rightarrow ADP + P_i + H^+ + energia$$

Agora, compare a reação exergônica da Figura 4.3b com a reação representada na Figura 4.3c. Na segunda, os produtos retêm parte da energia de ativação que foi adicionada, tornando sua energia livre maior do que a dos reagentes. Estas reações que requerem uma adição de energia são chamadas de **endergônicas**, ou *reações que consomem energia*.

Parte da energia adicionada a uma reação endergônica permanece nas ligações químicas dos produtos. Estas reações que consomem energia são geralmente reações de *síntese*, nas quais moléculas maiores são formadas a partir de moléculas menores. Por exemplo, uma reação endergônica une várias moléculas de glicose para criar o polímero de glicose glicogênio. A molécula complexa de glicogênio possui mais energia livre que as moléculas simples de glicose utilizadas para a sintetizar.

Se uma reação armazena energia conforme ocorre em uma direção (A + B → C + D), ela libera energia conforme acontece na direção oposta (C + D → A + B). (A denominação da direção em um sentido e no sentido inverso é arbitrária.) Por exemplo, a energia capturada nas ligações de glicogênio durante a sua síntese será liberada quando o glicogênio for quebrado novamente em glicose.

Acoplamento de reações endergônicas e exergônicas

De onde vem a energia de ativação para as reações metabólicas? A maneira mais simples para uma célula adquirir energia de ativação é acoplar uma reação exergônica a uma endergônica. Algumas das reações acopladas mais conhecidas são aquelas que utilizam a energia liberada pela quebra da ligação de alta energia do ATP para impulsionar uma reação endergônica:

$$E + F \xrightarrow[\quad\quad]{ATP \quad ADP + P_i} G + H$$

Neste tipo de reação acoplada, as duas reações ocorrem simultaneamente e no mesmo local, de modo que a energia do ATP pode ser utilizada imediatamente para impulsionar a reação endergônica entre os reagentes E e F.

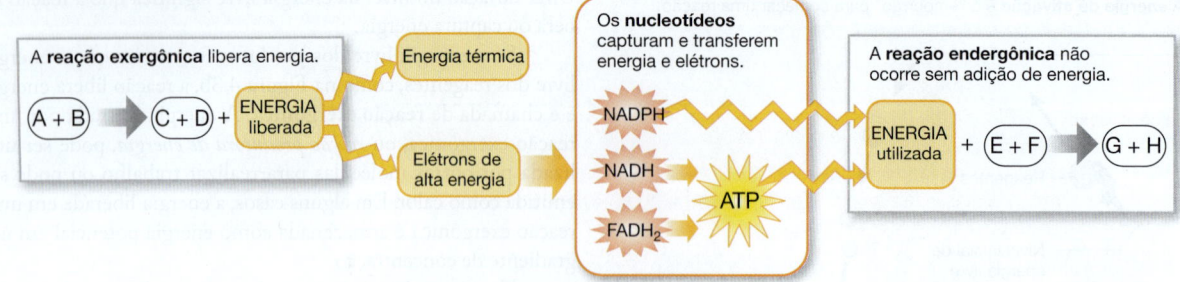

FIGURA 4.4 **A energia em reações biológicas.** A energia liberada pelas reações exergônicas pode ser capturada nos elétrons de alta energia de NADH, FADH₆ ou NADPH. A energia que não é capturada é liberada como calor.

Todavia, nem sempre é prático para as reações estarem diretamente acopladas desse modo. Como consequência, as células vivas desenvolveram maneiras para capturar a energia liberada pelas reações exergônicas e poupá-la para ser utilizada depois. O método mais comum é capturar a energia na forma de elétrons de alta energia conduzidos pelos nucleotídeos (p. 33). As moléculas de nucleotídeos NADH, FADH₂ e NADPH todas capturam energia nos elétrons dos seus átomos de hidrogênio (**FIG. 4.4**). NADH e FADH₂ geralmente transferem a maior parte da sua energia para o ATP, o qual pode ser utilizado, então, em uma reação endergônica.

A variação líquida da energia livre determina a reversibilidade da reação

A variação líquida da energia livre de uma reação desempenha um importante papel para determinar se a reação pode ser revertida, uma vez que a variação líquida da energia livre da reação em um sentido contribui para a energia de ativação da reação no sentido oposto. Uma reação química que pode ocorrer em ambas as direções é denominada **reação reversível**. Em uma reação reversível, a reação A + B → C + D e sua reação inversa, C + D → A + B, são prováveis de acontecer. Se uma reação ocorre em uma direção, mas não na outra, ela é uma **reação irreversível**.

Por exemplo, veja a energia de ativação da reação C + D → A + B, na **FIGURA 4.5**. Essa reação é o inverso da mostrada na Figura 4.3b. Já que muita energia foi liberada na reação direta A + B → C + D, a energia de ativação da reação reversa é substancial (Fig. 4.5). Quanto maior a energia de ativação, menor a probabilidade de que a reação ocorra espontaneamente. Teoricamente, todas as reações podem ser revertidas com entrada de energia suficiente, porém algumas reações liberam tanta energia que são essencialmente irreversíveis.

No seu estudo de fisiologia, você encontrará algumas reações irreversíveis. Contudo, a maioria das reações biológicas é reversível: se a reação A + B → C + D é possível, a reação C + D → A + B também o é. As reações reversíveis são mostradas com setas que apontam em ambas as direções: A + B ⇌ C + D. Um dos principais motivos pelo qual muitas reações biológicas são reversíveis é o fato de serem auxiliadas por proteínas especializadas, chamadas de enzimas.

REVISANDO CONCEITOS

5. Qual é a diferença entre as reações endergônica e exergônica?

6. Se você mistura bicarbonato de sódio e vinagre em uma tigela, a mistura reage e forma espuma, liberando gás dióxido de carbono. Dê o nome do(s) reagente(s) e do(s) produto(s) desta reação.

7. Você acha que a reação da questão 6 é endergônica ou exergônica? Ela é reversível? Justifique as suas respostas.

ENZIMAS

Enzimas são proteínas que aceleram as reações químicas. Durante essas reações, as moléculas das enzimas não são alteradas de nenhuma maneira, uma vez que elas são *catalisadores* biológicos. Sem as enzimas, a maioria das reações químicas em uma célula seriam tão lentas que ela não poderia viver. Devido ao fato de a enzima

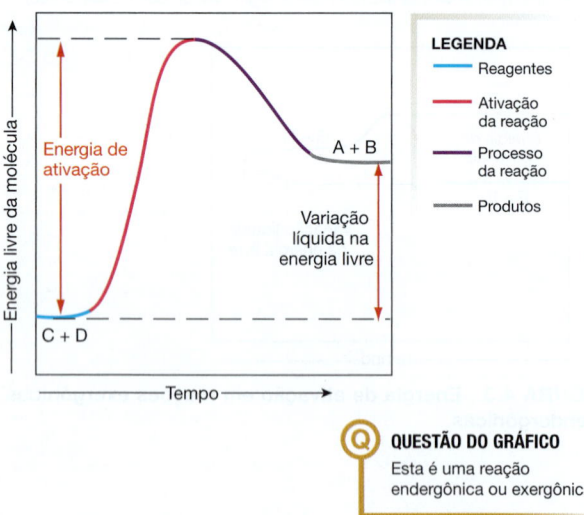

Q **QUESTÃO DO GRÁFICO**
Esta é uma reação endergônica ou exergônica?

FIGURA 4.5 **Algumas reações possuem altas energias de ativação.**

não ser permanentemente modificada ou consumida na reação que ela catalisa, poderíamos escrever a equação da reação desta forma:

$$A + B + \text{enzima} \rightarrow C + D + \text{enzima}$$

Esta forma de escrever a reação mostra que a enzima participa com os reagentes A e B, mas permanece inalterada no final da reação. A forma simplificada mais comum de se escrever reações enzimáticas mostra o nome da enzima acima da seta da reação, como a seguir:

$$A + B \xrightarrow{\text{enzima}} C + D$$

Em reações catalisadas por enzimas, os reagentes A e B são chamados de **substratos**.

As enzimas são proteínas

A maioria das enzimas são proteínas grandes com formas tridimensionais complexas, embora recentemente os pesquisadores tenham descoberto que o RNA pode, às vezes, atuar como um catalisador. Como outras proteínas que se ligam a substratos, as enzimas apresentam especificidade, competição e saturação (p. 46).

Algumas enzimas aparecem em uma variedade de formas relacionadas (isoformas) e são chamadas de **isoenzimas**. As isoenzimas são enzimas que catalisam a mesma reação, mas sob condições diferentes ou em diferentes tecidos. As estruturas de isoenzimas relacionadas são ligeiramente diferentes umas das outras, o que ocasiona a variabilidade na sua atividade. Muitas isoenzimas possuem estruturas complexas com múltiplas cadeias de proteínas.

Por exemplo, a enzima *lactato desidrogenase* (LDH) possui dois tipos de subunidades, chamadas de H e M, que formam *tetrâmeros* – grupos de quatro. Isoenzimas da LDH incluem H_4, H_2M_2 e M_4. As diferentes isoenzimas LDH são específicas do tecido, incluindo uma localizada principalmente no coração e outra no músculo esquelético e no fígado.

As isoenzimas têm um importante papel no diagnóstico de certas condições clínicas. Por exemplo, nas horas após um infarto do miocárdio, as células do músculo cardíaco lesado liberam enzimas no sangue. Uma maneira de determinar se a dor no peito da pessoa realmente ocorreu devido a um infarto do miocárdio é verificar se há níveis elevados de isoenzimas cardíacas no sangue. Algumas enzimas importantes para diagnósticos e as doenças diagnosticadas com elas são listadas na **TABELA 4.3**.

As taxas das reações são variáveis

Medimos a taxa de uma reação enzimática pelo monitoramento da velocidade na qual os produtos são sintetizados ou da velocidade na qual os substratos são consumidos. A taxa de reação pode ser alterada por vários fatores, incluindo mudanças na temperatura, a quantidade de enzima presente e a concentração do substrato (p. 52). Nos mamíferos, consideramos a temperatura como essencialmente constante. Assim, a quantidade de enzima e as concentrações dos substratos são as duas principais variáveis que afetam a taxa da reação.

Em interações por ligação de proteínas, se a quantidade de proteína (neste caso, enzima) for constante, a taxa de reação é proporcional à concentração de substrato. Uma estratégia que a célula utiliza para controlar a taxa da reação é a regulação da sua quantidade de enzima. Na ausência da enzima apropriada, muitas reações biológicas ocorrem muito lentamente ou não ocorrem. Se a enzima está presente, a taxa da reação é proporcional à quantidade da enzima e à quantidade do substrato, a não ser que haja tanto substrato que todos os sítios de ligação das enzimas estejam saturados e trabalhando na sua capacidade máxima (p. 51).

Isso parece simples até você considerar uma reação reversível que pode ocorrer em ambos os sentidos. Nesse caso, o que determina em qual direção a reação ocorre? A resposta é que as reações reversíveis chegam a um estado de *equilíbrio*, em que a

SOLUCIONANDO O **PROBLEMA**

A doença de Tay-Sachs é uma condição devastadora. Normalmente, os lisossomos contêm enzimas que digerem partes velhas ou gastas da célula. Na doença de Tay-Sachs e em doenças de depósito lisossômico, as mutações genéticas resultam em enzimas lisossômicas ineficazes ou ausentes. Os pacientes com doença de Tay-Sachs não possuem *hexosaminidase A*, uma enzima que digere glicolipídeos, chamados de *gangliosídeos*. Como resultado, os gangliosídeos acumulam-se nos neurônios do encéfalo, causando edema e funcionamento anormal. Crianças com a doença de Tay-Sachs perdem lentamente o controle muscular e a função encefálica. Não há tratamento curativo para Tay-Sachs, e as crianças geralmente morrem antes dos 4 anos de idade.

P1: *A hexosaminidase A também é necessária para remover os gangliosídeos das células dos olhos sensíveis à luz. Com base nessa informação, cite outro sintoma da doença de Tay-Sachs além da perda do controle muscular e da função encefálica.*

TABELA 4.3 | Enzimas importantes para diagnósticos

Níveis elevados destas enzimas no sangue são sugestivos dos distúrbios listados.

Enzima	Doença relacionada
Fosfatase ácida*	Câncer de próstata
Fosfatase alcalina	Doenças dos ossos ou do fígado
Amilase	Doença pancreática
Creatina-cinase (CK)	Infarto do miocárdio (ataque cardíaco), doença muscular
Lactato desidrogenase (LDH)	Infarto do miocárdio, doença hepática, degradação excessiva de eritrócitos

*Um exame recente para uma molécula denominada antígeno prostático específico (PSA) tem substituído o exame da fosfatase ácida no diagnóstico do câncer de próstata.

BIOTECNOLOGIA

Observando isoenzimas

Uma forma de determinar quais isoenzimas estão presentes em uma amostra de tecido é utilizando uma técnica chamada de **eletroforese**. Nesta técnica, uma solução derivada de uma amostra de tecido é colocada em uma extremidade de um recipiente preenchido com gel de poliacrilamida. Uma corrente elétrica passa através do gel, fazendo as proteínas negativamente carregadas se moverem em direção à extremidade positivamente carregada do gel. A velocidade na qual a proteína se move depende do seu tamanho, de sua forma e da carga elétrica dos seus aminoácidos. Conforme as proteínas se movem pelo gel em velocidades diferentes, elas separam-se e aparecem como bandas individuais quando coradas com um corante, chamado de Coomassie blue, ou com prata. A eletroforese pode separar misturas de macromoléculas carregadas, como proteínas ou DNA.

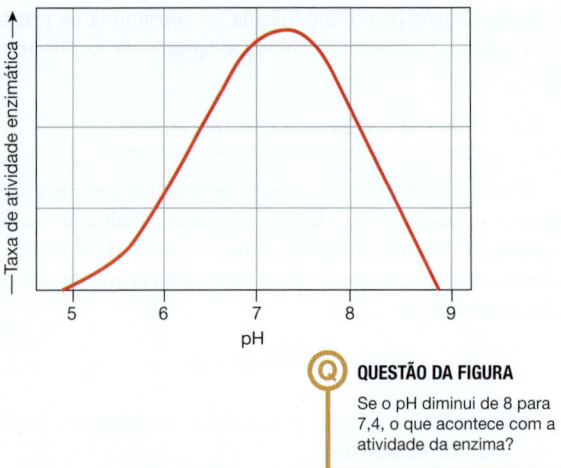

QUESTÃO DA FIGURA

Se o pH diminui de 8 para 7,4, o que acontece com a atividade da enzima?

FIGURA 4.6   O pH afeta a atividade enzimática. A maioria das enzimas em seres humanos possui atividade ideal próxima ao pH interno do corpo de 7,4.

---

taxa da reação na direção direta (A + B → C + D) é igual à da reação inversa (C + D → A + B). Em equilíbrio, não há alteração líquida na quantidade de substrato ou produto, e a razão [C][D]/[A][B] é igual à constante de equilíbrio, K_{eq} (p. 47).

Se substratos ou produtos são adicionados ou removidos por outras reações em uma via, a taxa de reação aumenta na direção direta ou reversa, conforme necessário para restabelecer a razão [C][D]/[A][B]. De acordo com a lei de ação das massas, a razão de [C] e [D] para [A] e [B] é sempre a mesma em equilíbrio.

As enzimas podem ser ativadas, inativadas ou moduladas

A atividade enzimática, como a atividade de outras proteínas solúveis, pode ser alterada por vários fatores. Algumas enzimas são sintetizadas como moléculas inativas (*pró-enzimas* ou *zimogênios*) e ativadas conforme necessário por ativação proteolítica (p. 49). Outras requerem a ligação de cofatores inorgânicos, como Ca^{2+} ou Mg^{2+}, antes de se tornarem ativas.

Os cofatores orgânicos para enzimas são chamados de **coenzimas**. As coenzimas não alteram o sítio de ligação da enzima como os cofatores inorgânicos o fazem. Em vez disso, as coenzimas atuam como receptores e carreadores de átomos ou grupos funcionais que são removidos do substrato durante a reação. Embora as coenzimas sejam necessárias para algumas reações metabólicas acontecerem, elas não são requeridas em grandes quantidades.

Muitas das substâncias que denominamos **vitaminas** são precursores de coenzimas. As vitaminas solúveis em água, como vitamina B, vitamina C, ácido fólico, biotina e ácido pantotênico, tornam-se coenzimas necessárias para diversas reações metabólicas. Por exemplo, a vitamina C é necessária para a síntese adequada de colágeno.

As enzimas podem ser inativadas por inibidores ou por terem sido desnaturadas. A atividade enzimática pode ser mo-

dulada por fatores químicos ou por mudanças na temperatura e no pH. A **FIGURA 4.6** mostra como a atividade de uma enzima pode variar em uma faixa de valores de pH. Uma célula pode regular o fluxo de biomoléculas através de diferentes rotas de síntese e rotas produtoras de energia, iniciando e finalizando as reações ou aumentando e diminuindo a taxa na qual as reações ocorrem.

REVISANDO CONCEITOS

8. Qual é a vantagem biológica de se ter múltiplas isoenzimas para uma dada reação, em vez de uma só forma da enzima?

9. A cadeia de quatro proteínas de uma isoenzima da LDH é um exemplo de que nível de estrutura proteica? (a) primária (b) secundária (c) terciária (d) quaternária

As enzimas diminuem a energia de ativação de reações

Como uma enzima aumenta a taxa de uma reação? Em termos termodinâmicos, ela diminui a energia de ativação, fazendo ser mais provável que a reação comece. (**FIG. 4.7**). As enzimas fazem isso ligando-se a seus substratos e colocando-os na melhor posição para reagirem entre si. Sem as enzimas, a reação dependeria de colisões randômicas entre as moléculas do substrato para colocá-las em alinhamento.

A taxa de uma reação catalisada por uma enzima é muito mais rápida que a taxa da mesma reação sem a enzima. Por exemplo, considere a *anidrase carbônica*, que facilita a conversão de CO_2 e água em ácido carbônico. Essa enzima tem um papel crítico no transporte e descarte de CO_2 dos tecidos para os pulmões. Cada molécula da enzima precisa de um segundo para catalisar a conversão de 1 milhão de moléculas de CO_2 e água em ácido carbônico. Na ausência da enzima, ela leva mais de um minuto para que uma molécula de CO_2 e água

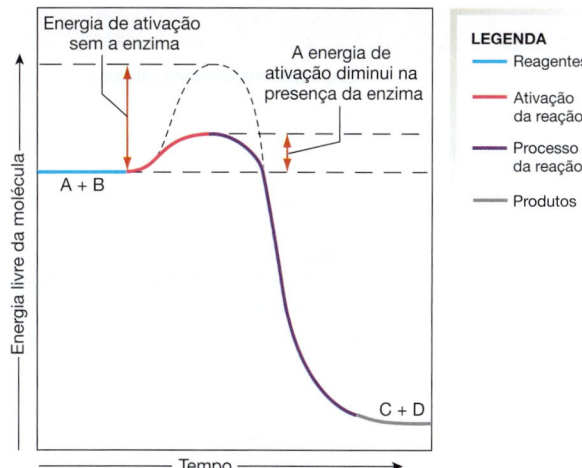

FIGURA 4.7 **As enzimas diminuem a energia de ativação de reações.** Na ausência da enzima, a reação (a linha curva tracejada) teria uma energia de ativação muito maior.

seja convertida em ácido carbônico. Sem anidrase carbônica e outras enzimas, as reações biológicas seriam lentas demais para permitir a vida.

As reações enzimáticas podem ser classificadas

A maioria das reações catalisadas pelas enzimas pode ser classificada em quatro categorias: oxidação-redução, hidrólise-desidratação, adição-subtração-troca e ligação. A **TABELA 4.4** sintetiza essas categorias e as enzimas comuns dos diferentes tipos de reação.

SOLUCIONANDO O PROBLEMA

A doença de Tay-Sachs é uma doença genética *recessiva* causada por um defeito no gene que sintetiza a hexosaminidase A. *Recessiva* significa que uma criança com Tay-Sachs deve ter mutações nas duas cópias herdadas do gene em questão, uma do pai e uma da mãe. As pessoas com uma cópia mutada do gene para Tay-Sachs são chamadas de *portadoras do gene*. Os portadores não desenvolvem a doença, mas podem transmitir os genes defeituosos para seus filhos. As pessoas que possuem os dois genes normais apresentam quantidades normais de hexosaminidase A em seu sangue. Os portadores apresentam níveis abaixo do normal dessa enzima, mas essa quantidade é suficiente para impedir o acúmulo excessivo de gangliosídeos nas células.

P2: *Como você poderia testar se Sarah e David são portadores do gene de Tay-Sachs?*

93 99 **101** 104 111 118

O nome de uma enzima pode fornecer um indício importante do tipo de reação que ela catalisa. A maioria das enzimas é rapidamente reconhecida pelo sufixo *-ase*. A primeira parte do nome da enzima (tudo que precede o sufixo) geralmente se refere ao tipo de reação, ao substrato sobre o qual a enzima atua, ou ambos. Por exemplo, a *glicocinase* tem a glicose como substrato, e como uma *cinase*, ela adiciona um grupo fosfato (p. 33) ao substrato. A adição de um grupo fosfato chama-se **fosforilação**.

Algumas enzimas possuem dois nomes. Essas enzimas foram descobertas antes de 1972, quando o padrão atual para denominar enzimas foi adotado. Consequentemente, essas enzimas possuem um nome novo e um antigo, comumente utilizado. Pepsina e tripsina, duas enzimas digestórias, são exemplos de enzimas que possuem nomes antigos.

Reações de oxidação-redução As **reações de oxidação-redução** são as reações mais importantes na obtenção e transferência de energia nas células. Essas reações transferem elétrons de uma molécula à outra. Uma molécula que ganha elétrons é dita **reduzida**. Uma forma de apreender isso é lembrar-se que adicionar cargas negativas *reduz* a carga elétrica da molécula. Em contrapartida, moléculas que perdem elétrons são ditas **oxidadas**.

Reações de hidrólise-desidratação As reações de hidrólise e desidratação são importantes na degradação e na síntese de biomoléculas grandes. Em **reações de desidratação**, uma molécula de água é um dos produtos. Em diversas reações de desidratação, duas moléculas combinam-se em uma só molécula, perdendo água no processo. Por exemplo, os monossacarídeos frutose e glicose juntam-se para formar uma molécula de sacarose (p. 31). No processo, uma molécula de substrato perde um grupamento hidroxila —OH, e outra molécula perde um hidrogênio, criando H_2O. Quando uma reação de desidratação resulta na síntese de uma nova espécie, o processo é chamado de *síntese por desidratação*.

Em uma **reação de hidrólise**, um substrato se transforma em um ou mais produtos por meio da adição de água. Nessas reações, as ligações covalentes da molécula de água são quebradas ("lisadas"), de forma que a água reaja como um grupo OH^- e íon hidrogênio H^+. Por exemplo, um aminoácido pode ser removido do final de um peptídeo por meio da reação de hidrólise.

Quando uma enzima é constituída pelo nome do substrato mais o sufixo *–ase*, ela causa uma reação de hidrólise. Um exemplo é a *lipase*, uma enzima que quebra lipídeos maiores em menores por hidrólise. Uma *peptidase* é uma enzima que remove um aminoácido de um peptídeo.

Reações adição-subtração-troca Uma **reação de adição** adiciona um grupo funcional a um ou mais substratos. Uma **reação de subtração** remove um grupo funcional de um ou mais substratos. Grupos funcionais são trocados entre um ou mais substratos durante as **reações de troca**.

Por exemplo, grupos fosfato podem ser transferidos de uma molécula à outra durante as reações de adição, subtração ou troca. A transferência dos grupos fosfato é um meio importante de modulação covalente (p. 49), ativando ou desativando reações, ou aumentando ou diminuindo as suas taxas. Diversos tipos de enzimas catalisam reações que transferem grupos fosfato.

TABELA 4.4	Classificação das reações enzimáticas	
Tipo de reação	**O que acontece**	**Enzimas representativas**

1. Oxidação-redução
  (a) Oxidação
 	
  (b) Redução
	Adiciona ou subtrai elétrons
	  Transfere elétrons do doador para o oxigênio
	  Remove elétrons e H^+
	  Ganha elétrons
		Classe:* oxidorredutase
		  Oxidase
		  Desidrogenase
		  Redutase

2. Hidrólise-desidratação
  (a) Hidrólise
  (b) Desidratação
	Adiciona ou retira uma molécula de água
	  Quebra grandes moléculas pela adição de água
	  Remove água para sintetizar uma molécula
	  grande a partir de várias moléculas menores
		Classe:* hidrolase
		  Peptidases, sacaridases, lipases
		  Desidratases

3. Transferência de grupos químicos
 	
  (a) Reação de troca
 	
  (b) Adição
 	
  (c) Subtração
	Troca grupos entre moléculas
	  Adiciona ou subtrai grupos
	  Fosfato
	  Grupo amino (*transaminação*)
	  Fosfato (*fosforilação*)
	  Grupo amino (*aminação*)
	  Fosfato (*desfosforilação*)
	  Grupo amino (*desaminação*)
		Classe:* transferases
		Classe:* liases
		  Cinase
		  Transaminase
		  Fosforilase
		  Aminase
		  Fosfatase
		  Desaminase

4. Ligação	Une dois substratos utilizando energia do ATP	**Classe:*** ligases Sintase

*Classes de enzimas são definidas pela Nomenclature Committee of the International Union of Biochemistry and Molecular Biology, *www.chem.qmul.ac.uk/iubmb/enzyme*.

As **cinases** transferem um grupo fosfato de um substrato para uma molécula de ADP, gerando ATP, ou de uma molécula de ATP para um substrato. Por exemplo, a creatina-cinase transfere um grupo fosfato do fosfato de creatina para o ADP, formando ATP e creatina.

A adição, a subtração e a troca de grupos amino (p. 32) também são importantes no uso dos aminoácidos pelo corpo. A remoção de um grupamento amino de um aminoácido ou peptídeo é chamada de reação de **desaminação**. A adição de um grupamento amino é uma **aminação**, e a transferência de uma amina entre moléculas é uma **transaminação**.

Reações de ligação As reações de ligação unem duas moléculas utilizando enzimas conhecidas como *sintases* e energia do ATP. Um exemplo de uma reação de ligação é a síntese da *acetil-coenzima A* (acetil-CoA) a partir de ácidos graxos e da coenzima A. A acetil-CoA é uma molécula importante do corpo, como você verá na próxima seção.

REVISANDO CONCEITOS

10. Dê o nome do substrato para as enzimas lactase, peptidase, lipase e sacarase.

11. Relacione o tipo de reação ou enzima na coluna à esquerda com o grupo ou partícula envolvida.

  a. cinase   1. grupo amino
  b. oxidação   2. elétrons
  c. hidrólise   3. grupo fosfato
  d. transaminase   4. água

METABOLISMO

O **metabolismo** refere-se a todas as reações químicas que ocorrem em um organismo. Essas reações (1) extraem energia das biomoléculas dos nutrientes (como proteínas, carboidratos e lipídeos) e (2) sintetizam ou degradam moléculas. O metabolismo frequentemente é dividido em **catabolismo**, reações que liberam energia através da degradação de biomoléculas grandes, e **anabolismo**, reações consumidoras de energia que resultam na síntese de biomoléculas grandes. As reações anabólicas e catabólicas ocorrem simultaneamente nas células por todo o corpo, de modo que, em qualquer momento, algumas biomoléculas estão sendo sintetizadas, ao passo que outras estão sendo degradadas.

A energia liberada ou armazenada nas ligações químicas das biomoléculas durante o metabolismo é geralmente medida em quilocalorias (kcal). Uma **quilocaloria** é a quantidade de energia necessária para elevar a temperatura de 1 litro de água em 1 grau Celsius. Uma quilocaloria é o mesmo que uma Caloria, com C maiúsculo, usada para quantificar o conteúdo de energia do alimento. Uma quilocaloria também é igual a 1.000 calorias (c minúsculo).

Muita da energia liberada durante o catabolismo é armazenada em ligações fosfato de alta energia do ATP ou em elétrons de alta energia do NADH, $FADH_2$ ou NADPH. As reações anabólicas, então, transferem energia desses transportadores temporários para as ligações covalentes das biomoléculas.

O metabolismo é uma rede extremamente coordenada de reações químicas, na qual as atividades que ocorrem em uma célula em um dado momento são adaptadas às necessidades da célula. Cada passo em uma rota metabólica é uma reação enzimática diferente, e as reações de uma rota metabólica acontecem em sequência. O substrato A é modificado em produto B, o qual, então, torna-se substrato para a próxima reação da via. O B é convertido em C, e assim por diante:

$$A \rightarrow B \rightarrow C \rightarrow D$$

Chamamos as moléculas de **intermediários** das rotas metabólicas, uma vez que os produtos de uma reação se tornam substratos para a próxima. Às vezes, você escutará vias metabólicas sendo chamadas de *vias de metabolismo intermediário*. Certos intermediários, denominados *intermediários-chave*, participam em mais de uma via metabólica e atuam como ponto de ramificação para canalizar o substrato em uma direção ou em outra. A glicose, por exemplo, é um intermediário-chave em várias rotas metabólicas.

Em muitas formas, um grupo de vias metabólicas é similar a um mapa de estradas detalhado (**FIG. 4.8**). Um mapa lhe mostra uma rede de estradas que conectam várias cidades e vilarejos. O metabolismo pode ser pensado como uma rede de reações químicas conectando vários produtos intermediários. Cada cidade ou vila é um intermediário químico diferente. Estradas de mão única são reações irreversíveis, e grandes cidades com rodovias para muitos destinos são intermediários-chave. Assim como pode haver mais de um caminho para ir de um lugar a outro, podem existir várias rotas entre um determinado par de intermediários químicos.

As células regulam as suas vias metabólicas

Como as células regulam o fluxo de moléculas em suas vias metabólicas? As células o regulam por meio de cinco modos básicos:

1. Pelo controle das concentrações das enzimas.
2. Por produzirem moduladores que alteram as taxas de reação.
3. Pelo uso de duas enzimas diferentes para catalisar reações reversíveis.
4. Compartimentalizando enzimas dentro de organelas intracelulares.
5. Pela manutenção de uma proporção ideal entre ATP e ADP.

Discutimos os efeitos de alterar a concentração de enzimas quando falamos das reações de ligação a proteínas: conforme a concentração de enzimas aumenta, a taxa da reação também aumenta (p. 51). Nas próximas seções, examinaremos os quatro itens restantes da lista.

Modulação enzimática Os moduladores, que alteram a atividade de uma proteína, foram introduzidos na discussão da ligação a proteínas (p. 49). Para as enzimas, a produção de moduladores é frequentemente controlada por hormônios e outros sinais que chegam de fora da célula. Esse tipo de regulação externa é um elemento-chave no controle integrado do metabolismo do corpo após uma refeição ou nos períodos de jejum.

Além disso, algumas vias metabólicas têm a sua própria forma de modulação, denominada **inibição por retroalimentação**. Nesta forma de modulação, o produto final da via, mostrado como Z na **FIGURA 4.9**, age como um modulador inibidor da via. À medida que a via metabólica prossegue e Z se acumula, a enzima que catalisa a conversão de A em B é inibida. A inibição da enzima diminui a produção de Z até que a célula possa consumi-lo. Uma vez que os níveis de Z diminuem, a inibição por retroalimentação sobre a enzima 1 é removida e a rota recomeça.

(a) Secção do mapa rodoviário

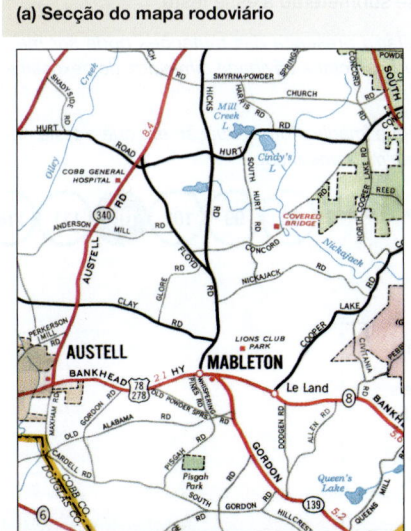

(b) Vias metabólicas desenhadas como um mapa rodoviário

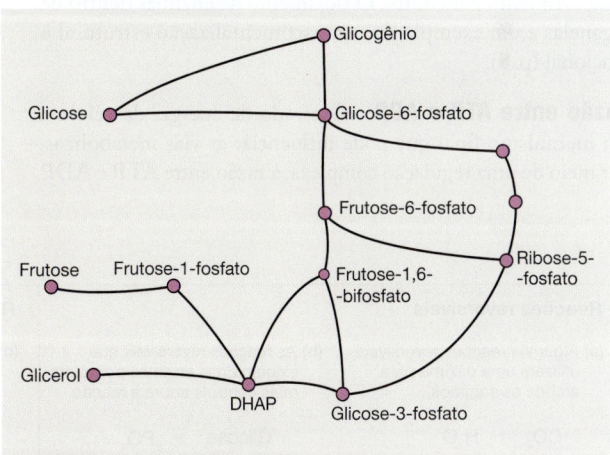

DHAP = di-hidroxiacetona-fosfato

FIGURA 4.8 **As vias metabólicas lembram um mapa rodoviário.** Cidades no mapa são equivalentes a intermediários no metabolismo. No metabolismo, há muitas formas de chegar de um intermediário em outro, assim como no mapa, há muitas formas de chegar de uma cidade até outra.

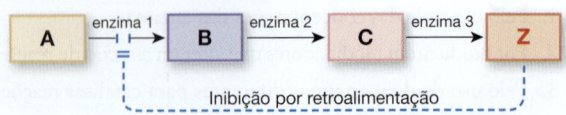

FIGURA 4.9   Inibição por retroalimentação. O acúmulo do produto final Z inibe o primeiro passo da rota. Quando a célula consome Z em outra reação metabólica, a inibição é removida e a rota recomeça.

Devido ao fato de Z ser o produto final da rota, este tipo de inibição por retroalimentação é muitas vezes denominado *inibição pelo produto final*.

Reações reversíveis   As células podem usar reações reversíveis para regular a taxa e a direção do metabolismo. Se uma enzima única pode catalisar a reação em uma direção única, a reação atingirá um estado de equilíbrio, determinado pela lei de ação das massas (**FIG. 4.10a**). Essa reação, portanto, não pode ser finamente regulada, exceto por moduladores e pelo controle da quantidade de enzima.

No entanto, se uma reação reversível necessita de duas diferentes enzimas, uma para a reação direta e outra para a reversa, a célula pode regular a reação mais finamente (Fig. 4.10b). Se não há enzima para a reação reversa presente na célula, a reação é irreversível (Fig. 4.10c).

Compartimentalizando enzimas na célula   Muitas enzimas do metabolismo são isoladas em compartimentos subcelulares específicos. Algumas, como as enzimas do metabolismo dos carboidratos, são dissolvidas no citosol, ao passo que outras são isoladas dentro de organelas específicas. A mitocôndria, o retículo endoplasmático, o aparelho de Golgi e os lisossomos contêm enzimas que não são encontradas no citosol. Essa separação de enzimas significa que as vias controladas por elas também são separadas. Isso permite que a célula controle o metabolismo pela regulação do movimento de substrato de um compartimento para outro. O isolamento de enzimas dentro de organelas é um exemplo de compartimentalização estrutural e funcional (p. 8).

Razão entre ATP e ADP   O estado de energia da célula é um mecanismo final que pode influenciar as vias metabólicas. Por meio de uma regulação complexa, a razão entre ATP e ADP na célula determina se a rota que resulta na síntese de ATP está ativada ou desativada. Quando os níveis de ATP estão altos, a produção de ATP diminui. Quando os níveis de ATP estão baixos, a célula envia substratos por rotas que resultam em mais síntese de ATP. Na próxima seção, veremos o papel do ATP no metabolismo celular.

O ATP transfere energia entre reações

A utilidade das vias metabólicas como fornecedoras de energia muitas vezes é medida em termos da quantidade líquida de ATP que as vias podem produzir. O ATP é um nucleotídeo contendo três grupamentos fosfato (p. 34). Um dos três grupos fosfato é ligado ao ADP por uma ligação covalente em uma reação que requer energia. A energia é armazenada nesta **ligação fosfato rica em energia** e, após, liberada quando a ligação é rompida durante a remoção do grupo fosfato. Essa relação é mostrada pela seguinte reação:

$$ADP + P_i + \text{energia} \rightleftharpoons ADP \sim P \; (= ATP)$$

O símbolo $\sim$ indica ligação de alta energia, e P_i é a abreviação de fosfato inorgânico. A estimativa da quantidade de energia livre liberada quando uma ligação fosfato de alta energia é rompida varia entre 7 e 12 kcal por mol de ATP.

SOLUCIONANDO O PROBLEMA

Em 1989, os pesquisadores descobriram três mutações genéticas responsáveis pela doença de Tay-Sachs. Essa descoberta abriu caminho para um teste de triagem de portadores, o qual detecta a presença de 1 das 3 mutações, em vez de testar a atividade da enzima hexosaminidase A. David e Sarah se submeterão a esse teste.

P3: *Por que testar a presença das mutações pode ser mais confiável que detectar a atividade diminuída de hexosaminidase A?*

P4: *Você consegue imaginar uma situação em que o teste enzimático seria mais adequado?*

(93)(99)(101)(**104**)(111)(118)

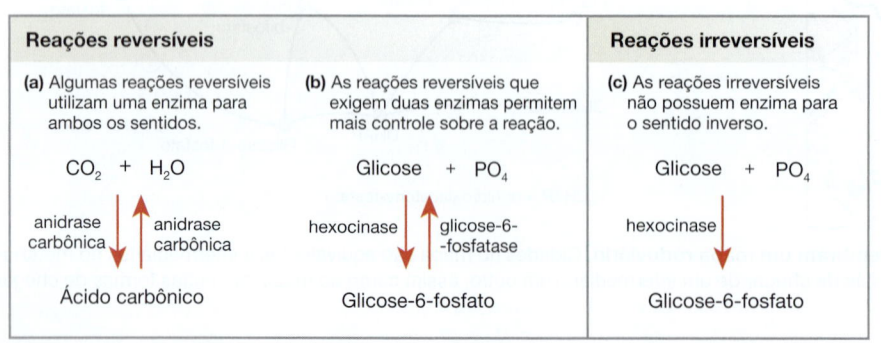

Reações reversíveis		Reações irreversíveis
(a) Algumas reações reversíveis utilizam uma enzima para ambos os sentidos.	**(b)** As reações reversíveis que exigem duas enzimas permitem mais controle sobre a reação.	**(c)** As reações irreversíveis não possuem enzima para o sentido inverso.
$CO_2 \;+\; H_2O$	Glicose $+$ PO_4	Glicose $+$ PO_4
anidrase carbônica ↓ ↑ anidrase carbônica	hexocinase ↓ ↑ glicose-6--fosfatase	hexocinase ↓
Ácido carbônico	Glicose-6-fosfato	Glicose-6-fosfato

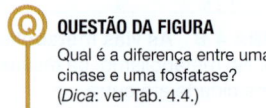

QUESTÃO DA FIGURA

Qual é a diferença entre uma cinase e uma fosfatase? (*Dica*: ver Tab. 4.4.)

FIGURA 4.10   As nzimas controlam a reversibilidade de reações metabólicas.

O ATP é mais importante como carreador de energia do que como molécula armazenadora de energia, uma vez que as células podem conter apenas uma quantidade limitada de ATP. Um ser humano adulto em repouso precisa 40 kg de ATP para suprir a energia necessária para sustentar um dia de atividade metabólica, muito mais do que as nossas células poderiam armazenar. Em vez disso, o corpo obtém a maior parte da sua necessidade diária de energia a partir das ligações químicas de biomoléculas complexas. As reações metabólicas transferem a energia da ligação química para o ATP, ou, em poucos casos, para o nucleotídeo relacionado, *trifosfato de guanosina*, **GTP**.

As vias metabólicas que rendem a maior quantidade de ATP são as que requerem oxigênio – as vias **aeróbias**, ou *oxidativas*. As vias **anaeróbias**, que são as que não precisam de oxigênio, também produzem moléculas de ATP, mas em quantidades menores. O menor rendimento de ATP das vias anaeróbias significa que a maioria dos animais (incluindo os seres humanos) é incapaz de sobreviver por longos períodos apenas com o metabolismo anaeróbio. Na próxima seção, veremos como as biomoléculas são metabolizadas para transferir energia para o ATP.

REVISANDO
CONCEITOS

12. Cite cinco maneiras pelas quais a célula regula o movimento de substratos nas vias metabólicas.

13. Em qual parte de uma molécula de ATP a energia é capturada e armazenada? Em qual parte de uma molécula de NADH a energia é armazenada?

14. Qual é a diferença entre as vias aeróbia e anaeróbia?

As vias catabólicas produzem ATP

A **FIGURA 4.11** resume as vias catabólicas que extraem energia das biomoléculas e transferem para o ATP. A produção aeróbia de ATP a partir da glicose geralmente segue duas vias: **glicólise** e o **ciclo do ácido cítrico** (também conhecido como ciclo do ácido tricarboxílico). O ciclo do ácido cítrico foi inicialmente descrito por Hans A. Krebs, de forma que, às vezes, é chamado de *ciclo de Krebs*. Uma vez que o Dr. Krebs também descreveu outros ciclos, evitaremos confusão utilizando o termo *ciclo do ácido cítrico* neste livro.

Os carboidratos entram na glicólise na forma de glicose (parte superior da Fig. 4.11). Os lipídeos são degradados, formando glicerol e ácidos graxos (p. 30), os quais, então, entram na via metabólica em diferentes pontos: o glicerol alimenta a glicólise e os ácidos graxos são metabolizados em acetil-CoA. As proteínas são degradadas em aminoácidos, que também entram na via em vários pontos. Carbonos da glicólise e outros nutrientes entram no ciclo, tornando-o infindável. A cada volta, o ciclo adiciona carbonos e produz ATP, elétrons de alta energia e dióxido de carbono.

Tanto a glicólise quanto o ciclo do ácido cítrico produzem pequenas quantidades de ATP diretamente, porém a sua maior contribuição para a síntese de ATP é armazenar energia nos elétrons carreados pelo NADH e FADH$_2$. Esses compostos transferem os elétrons para o **sistema de transporte de elétrons** (STE)

na mitocôndria.* O sistema, então, utiliza a energia desses elétrons para produzir a ligação de alta energia do ATP. Em vários pontos, o processo produz dióxido de carbono e água. A água pode ser utilizada pela célula, mas o dióxido de carbono é um produto residual e deve ser removido do corpo.

Uma vez que a glicose é a única molécula que segue ambas as vias de forma completa, neste capítulo, veremos apenas o metabolismo da glicose.

- A **FIGURA 4.12** resume os passos-chave da glicólise, a conversão da glicose a piruvato.

- A **FIGURA 4.13** mostra como o piruvato é convertido a acetil-CoA e como os carbonos de acetil-CoA atravessam o ciclo do ácido cítrico.

- A **FIGURA 4.14** ilustra a via de transferência de energia do sistema de transporte de elétrons.

Examinaremos o catabolismo de lipídeos e proteínas e as vias de síntese de lipídeos e glicose quando estudarmos o destino dos nutrientes que consumimos (Capítulo 22).

As vias aeróbias para produção de ATP são um bom exemplo de compartimentalização dentro das células. As enzimas da glicólise estão localizadas no citosol, e as enzimas do ciclo do ácido cítrico estão nas mitocôndrias. Dentro da mitocôndria, a concentração de íons H$^+$ no compartimento intermembrana armazena a energia necessária para formar a ligação do ATP.

REVISANDO
CONCEITOS

15. Relacione cada componente indicado à esquerda com a(s) molécula(s) da qual é parte:

(a) aminoácidos	1. carboidratos
(b) ácidos graxos	2. lipídeos
(c) glicerol	3. polissacarídeos
(d) glicose	4. proteínas
	5. triacilgliceróis

16. A reação endergônica libera energia ou a captura nos produtos?

Uma molécula de glicose pode produzir de 30 a 32 ATP

Lembre-se, da Figura 4.11, que o metabolismo aeróbio de uma molécula de glicose produz dióxido de carbono, água e de 30 a 32 ATPs. Revisaremos o papel da glicólise e do ciclo do ácido cítrico na produção de ATP.

Na glicólise (Fig. 4.12), o metabolismo de uma molécula de glicose $C_6H_{12}O_6$ possui um rendimento de duas moléculas de piruvato de 3 carbonos, 2 ATPs e elétrons de alta energia em 2 NADH:

$$\text{Glicose} + 2\ NAD^+ + 2\ ADP + 2\ P_i \rightarrow$$
$$2\ \text{Piruvato} + 2\ ATP + 2\ NADH + 2\ H^+ + 2\ H_2O$$

---

*N. de R.T. Também chamado de cadeia de transporte de elétrons. (ETC).

FIGURA 4.11 **CONTEÚDO ESSENCIAL**

Produção de ATP

As vias catabólicas que extraem energia de biomoléculas e transferem para o ATP são resumidas nesta figura de oxidação aeróbia da glicose.

A **glicólise** e o **ciclo do ácido cítrico** produzem pequenas quantidades de ATP diretamente, mas suas maiores contribuições para a síntese de ATP são elétrons com alta energia carreados pelo NADH e FADH2 para o sistema de transporte de elétrons na mitocôndria.

Metabolismo aeróbio da glicose

A produção de energia a partir de uma molécula de glicose pode ser resumida nas seguintes equações.

$$Glicose + O_2 + ADP + P_i \longrightarrow CO_2 + H_2O + ATP$$

$$C_6H_{12}O_6 + 6\ O_2 \xrightarrow{\substack{30\text{--}32\ ADP + P_i \quad 30\text{--}32\ ATP}} 6\ CO_2 + 6\ H_2O$$

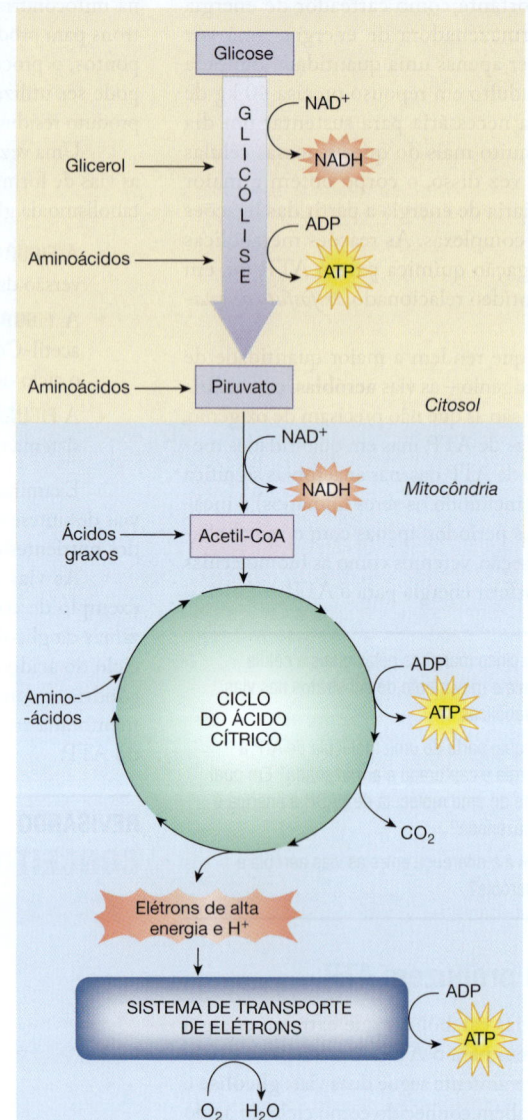

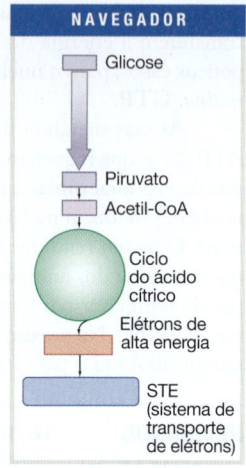

Este ícone representa os diferentes passos do resumo metabólico na figura. Localize-o nas figuras a seguir para facilitar a navegação pelo metabolismo.

Na próxima fase, a conversão do piruvato em acetil-CoA produz um NADH (Fig. 4.13). Carbonos de uma acetil-CoA através do ciclo armazenam energia em 3 moléculas de NADH, 1 FADH$_2$ e 1 ATP. Esses passos ocorrem duas vezes para cada glicose, dando um rendimento total de 8 NADH, 2 FADH$_2$ e 2 ATP para a fase do piruvato-ciclo do ácido cítrico do metabolismo da glicose.

No passo final, elétrons de alta energia do NADH e FADH$_2$ passando pelas proteínas do sistema de transporte de elétrons utilizam a sua energia para concentrar H$^+$ no compar-timento intermembrana da mitocôndria (Fig. 4.14). Quando o H$^+$ diminui seu gradiente de concentração através de um canal na ATP sintase, a energia liberada é transferida para a ligação fosfato do ATP. Em média, o NADH e FADH$_2$ de uma glicose produzem de 26 a 28 ATPs.

Quando somamos o potencial máximo de energia do catabolismo de uma molécula de glicose através de vias aeróbias, o total é de 30 a 32 ATP (**FIG. 4.15b**). Esses números são o *potencial* máximo, uma vez que comumente a mitocôndria não trabalha com toda a sua capacidade. Há muitas razões para isso, incluindo

FIGURA 4.12 CONTEÚDO ESSENCIAL

Glicólise

Durante a glicólise, uma molécula de glicose é convertida por meio de uma série de reações catalisadas enzimaticamente em duas moléculas de piruvato, produzindo uma liberação resultante de energia.

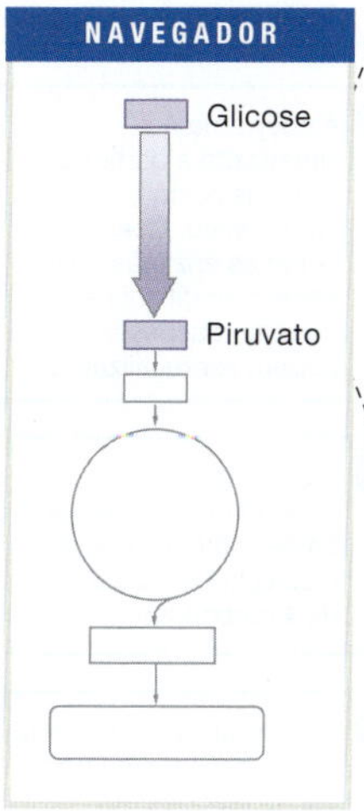

NAVEGADOR

Glicose

Piruvato

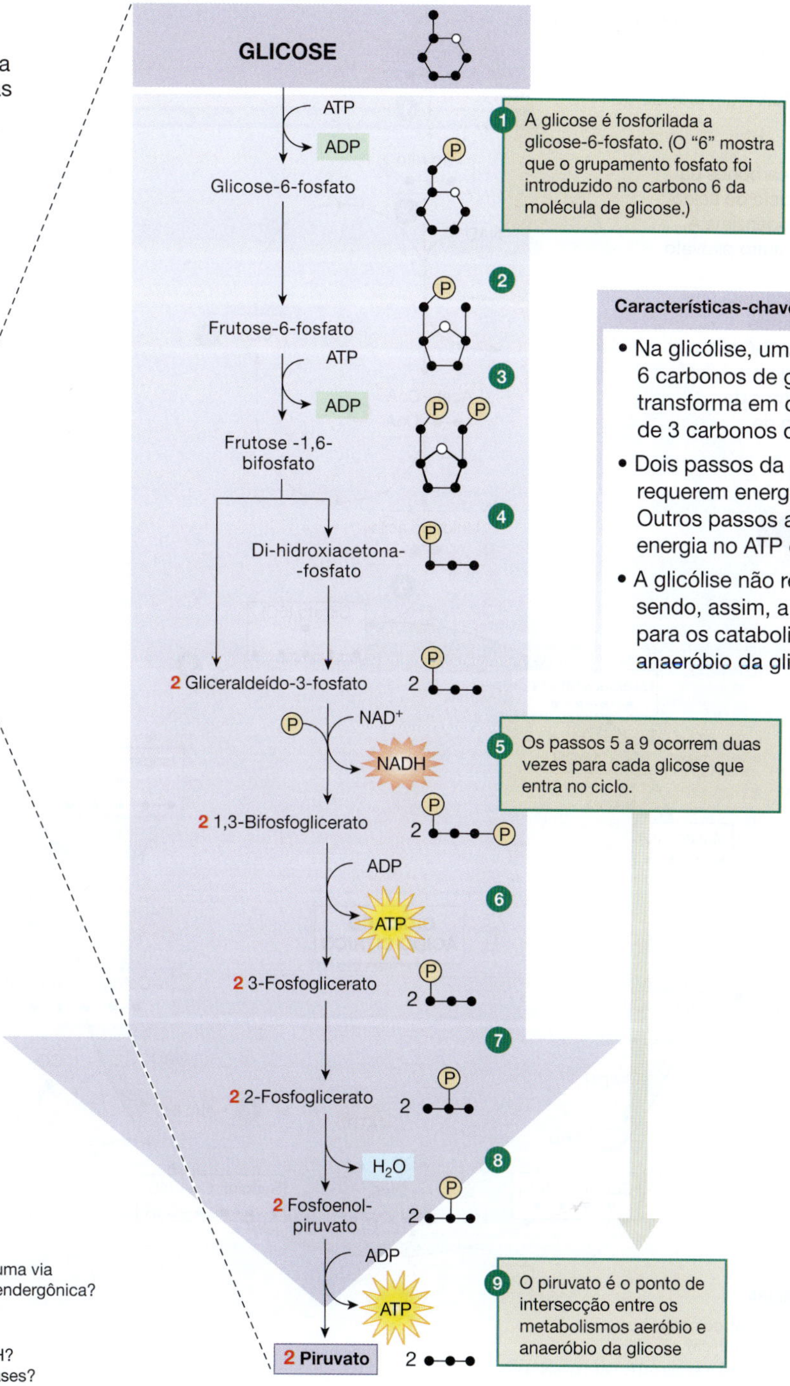

LEGENDA

● = Carbono
○ = Oxigênio
Ⓟ = Grupo fosfato

(grupos laterais não mostrados)

Ⓠ QUESTÕES DA FIGURA

1. Globalmente, a glicólise é uma via metabólica exergônica ou endergônica?
2. Que passos da glicólise
   (a) usam ATP?
   (b) produzem ATP ou NADH?
   (c) são catalisados por cinases?
   (d) são catalisados por desidrogenases?
      (Dica: ver Tab. 4.4.)
3. Qual é a energia líquida (ATP e NADH) produzida por cada glicose?

GLICOSE

ATP → ADP

Glicose-6-fosfato

Frutose-6-fosfato

ATP → ADP

Frutose -1,6-bifosfato

Di-hidroxiacetona-fosfato

2 Gliceraldeído-3-fosfato

NAD$^+$ → NADH

2 1,3-Bifosfoglicerato

ADP → ATP

2 3-Fosfoglicerato

2 2-Fosfoglicerato

H_2O

2 Fosfoenol-piruvato

ADP → ATP

2 Piruvato

1 A glicose é fosforilada a glicose-6-fosfato. (O "6" mostra que o grupamento fosfato foi introduzido no carbono 6 da molécula de glicose.)

Características-chave da glicólise

- Na glicólise, uma molécula de 6 carbonos de glicose se transforma em duas moléculas de 3 carbonos de piruvato.
- Dois passos da glicólise requerem energia do ATP. Outros passos armazenam energia no ATP e NADH.
- A glicólise não requer oxigênio, sendo, assim, a via comum para os catabolismos aeróbio e anaeróbio da glicose.

5 Os passos 5 a 9 ocorrem duas vezes para cada glicose que entra no ciclo.

9 O piruvato é o ponto de intersecção entre os metabolismos aeróbio e anaeróbio da glicose

FIGURA 4.13 **CONTEÚDO ESSENCIAL**

Piruvato, acetil-CoA e o ciclo do ácido cítrico

Se uma célula possui oxigênio, cada piruvato de 3 carbonos formado durante a glicólise reage com a coenzima (CoA) para formar uma molécula de **acetil-CoA** e um dióxido de carbono (CO_2).

A **unidade acil** de 2 carbonos da acetil-CoA entra no ciclo do ácido cítrico, permitindo à coenzima A reciclar e reagir com outro piruvato.

O ciclo do ácido cítrico gera uma rota circular, adicionando carbonos de uma acetil-CoA em cada volta do ciclo e produzindo ATP, elétrons de alta energia e dióxido de carbono.

NAVEGADOR

- Piruvato
- Acetil-CoA
- Ciclo do ácido cítrico
- Elétrons de alta energia

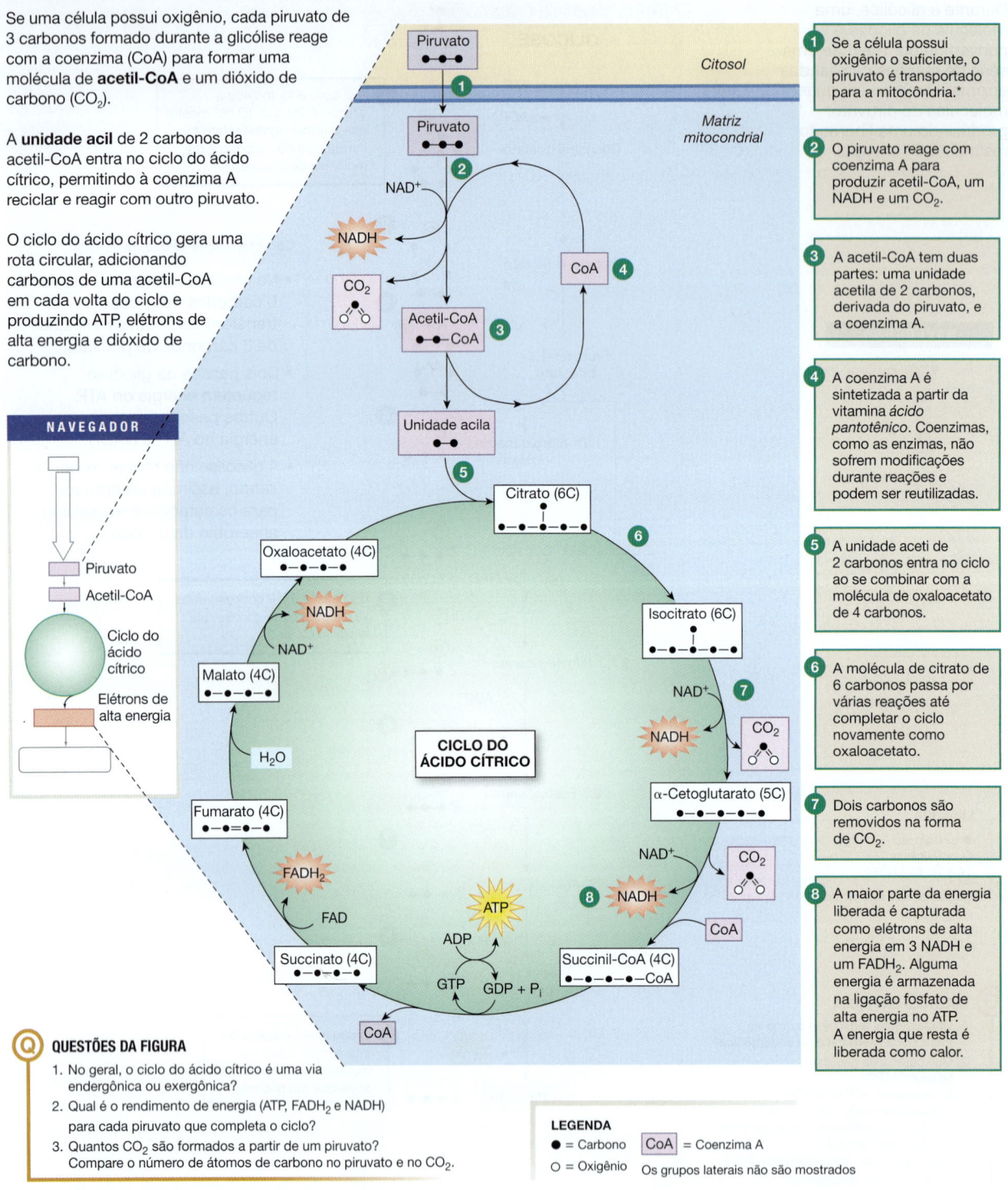

1 Se a célula possui oxigênio o suficiente, o piruvato é transportado para a mitocôndria.*

2 O piruvato reage com coenzima A para produzir acetil-CoA, um NADH e um CO_2.

3 A acetil-CoA tem duas partes: uma unidade acetila de 2 carbonos, derivada do piruvato, e a coenzima A.

4 A coenzima A é sintetizada a partir da vitamina *ácido pantotênico*. Coenzimas, como as enzimas, não sofrem modificações durante reações e podem ser reutilizadas.

5 A unidade aceti de 2 carbonos entra no ciclo ao se combinar com a molécula de oxaloacetato de 4 carbonos.

6 A molécula de citrato de 6 carbonos passa por várias reações até completar o ciclo novamente como oxaloacetato.

7 Dois carbonos são removidos na forma de CO_2.

8 A maior parte da energia liberada é capturada como elétrons de alta energia em 3 NADH e um $FADH_2$. Alguma energia é armazenada na ligação fosfato de alta energia no ATP. A energia que resta é liberada como calor.

Q **QUESTÕES DA FIGURA**

1. No geral, o ciclo do ácido cítrico é uma via endergônica ou exergônica?
2. Qual é o rendimento de energia (ATP, $FADH_2$ e NADH) para cada piruvato que completa o ciclo?
3. Quantos CO_2 são formados a partir de um piruvato? Compare o número de átomos de carbono no piruvato e no CO_2.

LEGENDA

● = Carbono   CoA = Coenzima A

○ = Oxigênio   Os grupos laterais não são mostrados

---

*N. de R.T. Na verdade, o que define a entrada do piruvato na mitocôndria é a velocidade do transportador MCT1 (que transporta ácidos monocarcoxílicos, como o piruvato. O funcionamento desse transportador depende da velocidade com que a glicólise, e, consequentemente, o piruvato, está sendo formada.

FIGURA 4.14 **CONTEÚDO ESSENCIAL**

O sistema de transporte de elétrons

O passo final na produção aeróbia do ATP é a transferência de energia dos elétrons do NADH e FADH2 para a formação do ATP. Esta transferência de energia requer proteínas mitocondriais, chamadas de **sistema de transporte de elétrons** (**STE**), localizadas na membrana mitocondrial interna. As proteínas da STE incluem enzimas e **citocromos** contendo ferro. A síntese do ATP utilizando o STE é chamada de **fosforilação oxidativa**, uma vez que o sistema requer oxigênio para agir como o aceptor final de elétrons e H^+. A **teoria quimiosmótica** diz que a energia potencial armazenada pela concentração de íons H^+ no espaço intermembrana é utilizada para construir a ligação do ATP.

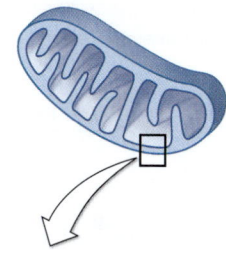

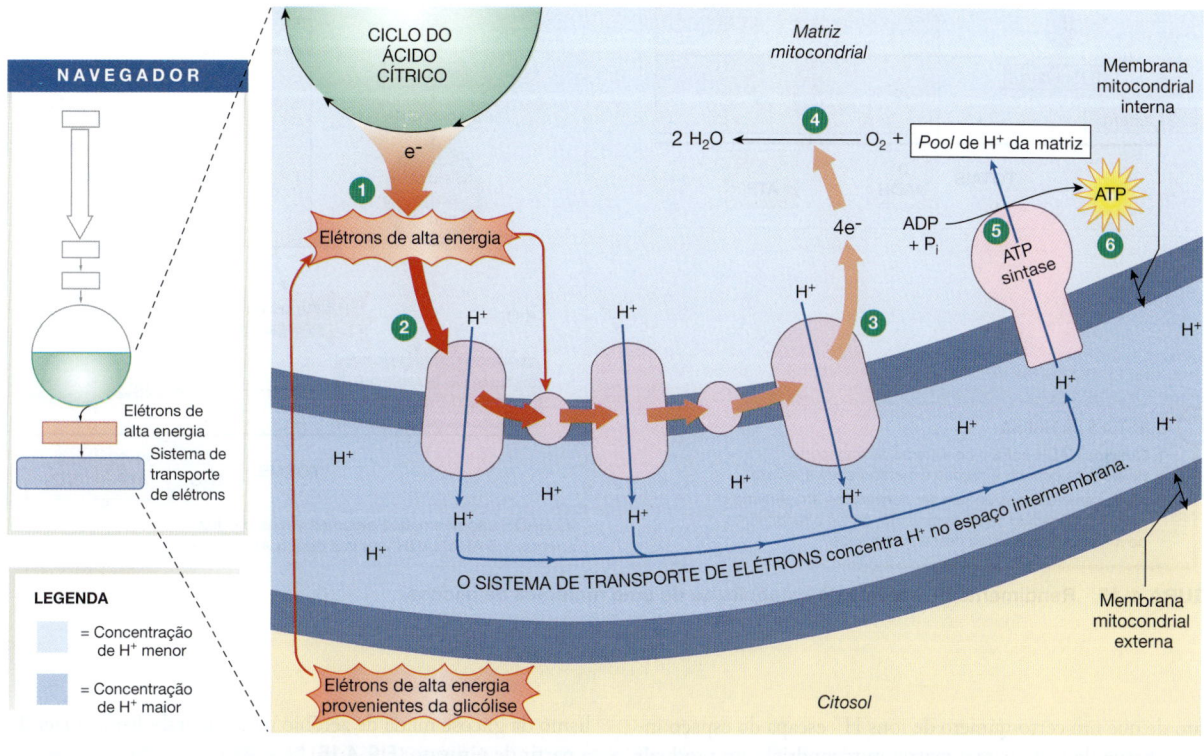

O SISTEMA DE TRANSPORTE DE ELÉTRONS concentra H^+ no espaço intermembrana.

LEGENDA

☐ = Concentração de H^+ menor

☐ = Concentração de H^+ maior

1 NADH e FADH$_2$ liberam elétrons de alta energia e H^+ para o STE. NAD$^+$ e FAD são coenzimas que reciclam.

2 A energia liberada quando pares de elétrons de alta energia passam através do sistema de transporte é utilizada para concentrar H^+ da matriz mitocondrial no espaço intermembrana. O gradiente de concentração de íons H^+ é uma fonte de energia potencial.

3 Ao final do STE, os elétrons doaram a sua energia armazenada.

4 Cada par de elétrons liberado pelo STE se combina com dois H^+ e um átomo de oxigênio, criando uma molécula de água, H_2O.

5 O H^+ flui de volta para a matriz através de uma proteína chamada de **ATP sintase**. Conforme o H^+ flui e diminui seu gradiente de concentração, a sintase transfere a sua energia cinética para a ligação fosfato do ATP. Como a conversão de energia nunca é completamente eficiente, uma porção de energia é liberada na forma de calor.

6 A cada três H^+ que passam através da ATP sintase produzem um máximo de 1 ATP.

Q QUESTÕES DA FIGURA

1. O que é fosforilação? O que é fosforilado na fosforilação oxidativa?
2. O movimento dos elétrons através do sistema de transporte de elétrons é endergônico ou exergônico?
3. Qual é o papel do oxigênio na fosforilação oxidativa?

*N. de R.T. Esse sistema é também conhecido como Cadeia de Transporte de Elétrons (ETC)

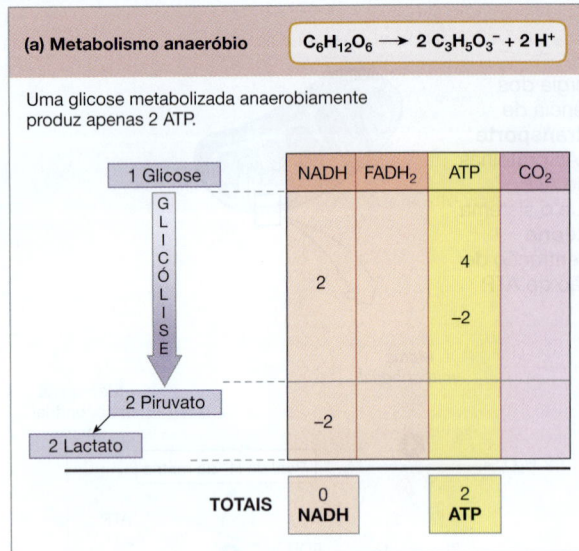

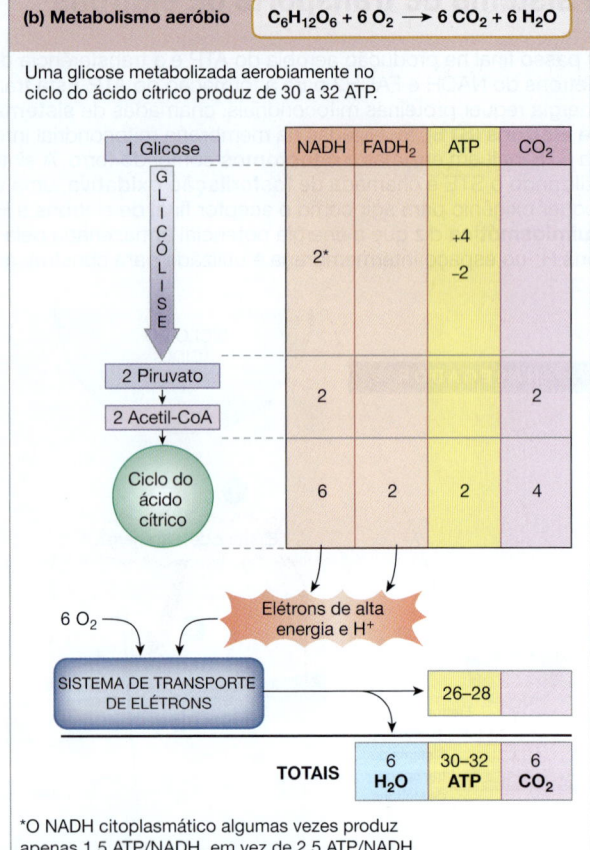

FIGURA 4.15   Rendimento de energia do catabolismo de uma molécula de glicose.

o fato de que um certo número de íons H^+ escapa do espaço intermembrana de volta para a matriz mitocondrial sem produzir ATP.

A segunda fonte de variabilidade no número de ATPs produzidos por glicose vem das duas moléculas de NADH citosólico produzidas durante a glicólise. Essas moléculas de NADH são incapazes de entrar na mitocôndria e devem transferir seus elétrons através de transportadores de membrana. Dentro de uma mitocôndria, alguns desses elétrons vão para o $FADH_2$, o qual tem uma média de rendimento de somente 1,5 ATP, em vez de 2,5 ATP obtidos pelo NADH mitocondrial. Se elétrons citosólicos vão para o NADH, eles produzem duas moléculas de ATP.

O metabolismo anaeróbio produz 2 ATP

O metabolismo da glicose que acabamos de descrever assume que as células têm oxigênio suficiente para manter o funcionamento do sistema de transporte de elétrons. Contudo, o que acontece a uma célula cujo suprimento de oxigênio não pode manter o ritmo com a sua demanda de ATP, como muitas vezes acontece durante o exercício extenuante? Nesse caso, o metabolismo da glicose muda de aeróbio para o metabolismo anaeróbio, a partir de piruvato (**FIG. 4.16**).*

No metabolismo da glicose anaeróbia, o piruvato é convertido em lactato, em vez de ser transportado para a mitocôndria:

$$\text{Piruvato} \xrightarrow[\textit{Lactato desidrogenase}]{\text{NADH} \quad \text{NAD}^+} \text{Lactato}$$

O piruvato é um ponto de intersecção das vias metabólicas, como as cidades centrais em um mapa rodoviário. Dependendo da necessidade de uma célula e do conteúdo de oxigênio, o piruvato pode ser levado ao ciclo do ácido cítrico ou para a produção de lactato até que o oxigênio aumente.

A conversão de piruvato em lactato transforma um NADH novamente em NAD^+, quando um átomo de hidrogênio e um elétron são transferidos para a molécula de lactato. Como resultado, o rendimento líquido do metabolismo anaeróbio de uma glicose é de

---

*N. de R.T. No exercício de intensidade mais alta, a taxa com que a glicólise ocorre aumenta e supera a capacidade de transporte e oxidação do piruvato.

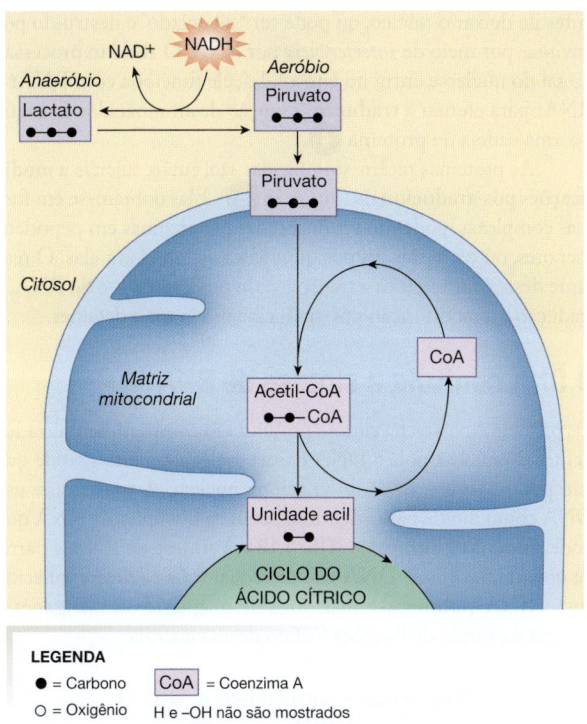

LEGENDA

● = Carbono | CoA | = Coenzima A

○ = Oxigênio   H e –OH não são mostrados

FIGURA 4.16   Os metabolismos aeróbio e anaeróbio. O piruvato é o ponto de bifurcação entre os metabolismos aeróbio e anaeróbio da glicose.

2 ATP e 0 NADH (Fig. 4.15a), um rendimento inferior, comparado aos 30 a 32 ATP/glicose que resultam do metabolismo aeróbio (Fig. 4.15b). A baixa eficiência do metabolismo anaeróbio limita bastante a sua utilidade na maioria das células dos vertebrados, cuja demanda de energia metabólica é maior do que o metabolismo anaeróbio pode fornecer. Algumas células, como as células do músculo em exercício, podem tolerar o metabolismo anaeróbio por um período limitado de tempo. Eventualmente, no entanto, elas precisam voltar ao metabolismo aeróbio. (Os metabolismos aeróbio e anaeróbio no músculo são discutidos nos Capítulos 12 e 25.)

REVISANDO CONCEITOS

17. Como a separação da mitocôndria em dois compartimentos é essencial para a síntese do ATP?

18. O lactato desidrogenase age no lactato (adicionando ou removendo?) um(a) _____ e um(a) _____. Este processo é denominado_____(oxidação ou redução?).

19. Descreva duas diferenças entre os metabolismos aeróbio e anaeróbio da glicose.

As proteínas são a chave da função das células

Como vimos, proteínas são moléculas que controlam a célula. As proteínas que são enzimas controlam a síntese e a degradação de carboidratos, de lipídeos, de proteínas estruturais e de molé-

culas sinalizadoras. As proteínas transportadoras e as que formam poros na membrana celular e na membrana das organelas regulam o movimento de moléculas para dentro e para fora dos compartimentos. Outras proteínas formam o esqueleto estrutural das células e dos tecidos. Por essas e outras razões, a síntese proteica é crucial para a função celular.

O poder das proteínas surge da sua grande variabilidade e especificidade. A síntese das proteínas utilizando 20 aminoácidos pode ser comparada à criação de uma linguagem com um alfabeto de 20 letras. As "palavras" variam em comprimento de três letras para centenas de letras, definindo a estrutura de milhares de diferentes proteínas com funções distintas. A mudança de um aminoácido, durante a síntese proteica, pode alterar a função da proteína, tal como mudar uma letra transforma a palavra "carta" para "certa".

O exemplo clássico de uma alteração na sequência de aminoácidos é a anemia falciforme. Nesta condição hereditária, quando o aminoácido valina substitui um ácido glutâmico na cadeia proteica, a alteração muda a forma da hemoglobina. Como resultado, os eritrócitos que contêm a hemoglobina anormal assumem uma forma de foice, o que permite que eles se emaranhem e bloqueiem os vasos sanguíneos.

O "alfabeto" das proteínas   Um dos mistérios da biologia até a década de 1960 foi a questão de como apenas quatro bases nitrogenadas do DNA – adenina (A), guanina (G), citosina (C) e timina (T) – poderiam codificar mais de 20 diferentes aminoácidos. Se cada base controlasse a síntese de um aminoácido, uma célula poderia sintetizar somente quatro aminoácidos diferentes. Se pares de bases representassem diferentes aminoácidos, a célula poderia produzir 4^2 ou 16 aminoácidos diferentes. Como temos 20 aminoácidos, isso ainda não é satisfatório. Entretanto, se o conjunto de três bases (trincas ou tripletes) codificam diferentes moléculas, o DNA poderia criar 4^3 ou 64 aminoácidos diferentes. Essas trincas, denominadas **códons**, são, na verdade, o modo como a informação é codificada no DNA e no RNA. A **FIGURA 4.17** apresenta o código genético, tal como aparece em um RNA. Lembre-se que o RNA substitui a base uracila (U) por timina no DNA (p. 35).

SOLUCIONANDO O **PROBLEMA**

David e Sarah coletaram seu sangue para realizar testes genéticos há várias semanas e esperaram ansiosamente o resultado. Hoje, eles voltaram ao hospital para ouvir as notícias. O teste mostrou que Sarah é portadora do gene para a doença de Tay-Sachs, mas David não. Isso significa que embora alguns dos seus filhos possam ser portadores do gene para a doença de Tay-Sachs, como Sarah, mas nenhuma delas desenvolverá a doença.

P5:   *O gene Tay-Sachs é um gene recessivo (t). Se Sarah é uma portadora do gene (Tt), mas David não o é (TT), qual é a chance de que qualquer um de seus filhos seja um portador? (Consulte um livro de biologia geral ou de genética se você precisar de ajuda para resolver este problema.)*

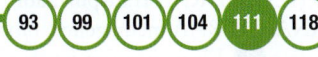

Primeira base do códon	Segunda base do códon: U	C	A	G	Terceira base do códon
U	UUU, UUC – Phe UUA, UUG – Leu	UCU, UCC, UCA, UCG – Ser	UAU, UAC – Tir UAA, UAG – Término	UGU, UGC – Cis UGA – Término UGG – Trp	U C A G
C	CUU, CUC, CUA, CUG – Leu	CCU, CCC, CCA, CCG – Pro	CAU, CAC – His CAA, CAG – Gln	CGU, CGC, CGA, CGG – Arg	U C A G
A	AUU, AUC, AUA – Ile AUG – Met Início	ACU, ACC, ACA, ACG – Thr	AAU, AAC – Asn AAA, AAG – Lis	AGU, AGC – Ser AGA, AGG – Arg	U C A G
G	GUU, GUC, GUA, GUG – Val	GCU, GCC, GCA, GCG – Ala	GAU, GAC – Asp GAA, GAG – Glu	GGU, GGC, GGA, GGG – Gli	U C A G

FIGURA 4.17 O código genético como aparece na molécula de RNAm. As abreviaturas de três letras colocadas à direita dos colchetes indicam o aminoácido que cada códon representa. Os códons de início e de término também são identificados.

Das 64 possíveis combinações de trincas, um códon de DNA (TAC) age como um iniciador ou "códon de início" que marca o início de uma sequência codificadora. Três códons servem como terminadores ou "códons de término" que indicam onde a tradução termina. Todas as 60 trincas restantes codificam aminoácidos. A metionina e o triptofano possuem um único códon cada um, mas os outros aminoácidos possuem entre 2 e 6 códons diferentes cada um. Desse modo, como letras de palavras soletradas, a sequência do DNA determina a sequência de aminoácidos das proteínas.

Desbloqueando o código do DNA Como uma célula sabe quais das milhares de bases no seu DNA deve usar para criar uma proteína? A informação que a célula precisar para criar uma proteína em particular está contida em um segmento de DNA, conhecido como gene. O que exatamente é um gene? A definição continua a mudar, mas, para este texto, diremos que um **gene** é uma região do DNA que contém as informações necessárias para fazer uma peça funcional do RNA, que, por sua vez, pode criar uma proteína.

A **FIGURA 4.18** mostra os cinco principais passos de um gene para um RNA, e de um RNA para uma proteína funcional. Primeiro, uma porção de DNA contendo um gene deve ser ativada, de modo que seu código possa ser lido (1). Os genes que estão continuamente sendo lidos e convertidos a RNAm são genes *constitutivos ativos*. Em geral, esses genes codificam proteínas que são essenciais para a continuidade das funções celulares. Outros genes são *regulados*, ou seja, sua transcrição pode ser *induzida* ou *reprimida* por proteínas reguladoras.

Uma vez que um gene é ativado, a sequência de bases do gene é utilizada para criar um pedaço de RNA no processo conhecido como **transcrição** (Fig. 4.18 (2)). As células humanas possuem três formas principais de RNA: **RNA mensageiro** (RNAm), **RNA transportador** (RNAt) e **RNA ribossomal** (RNAr). O RNA mensageiro é processado no núcleo após a sua síntese (3). Ele pode sofrer *junção alternativa* (discutida a seguir) antes de deixar o núcleo, ou pode ser "silenciado" e destruído por enzimas por meio de *interferência* por RNA. O RNAm processado sai do núcleo e entra no citosol. Lá, ele funciona com RNAt e RNAr para efetuar a **tradução**, a junção de aminoácidos formando uma cadeia de proteína (4).

As proteínas recém-sintetizadas são, então, sujeitas **a modificações pós-traducionais** (Fig. 4.18 (5)). Elas dobram-se em formas complexas, podendo ser quebradas por enzimas em peptídeos menores, ou ter vários grupos químicos adicionados a elas. O restante deste capítulo foca a transcrição, o processamento de RNA, a tradução e a modificação pós-traducionais em mais detalhes.

O DNA controla a síntese de RNA

Os primeiros passos na síntese proteica são compartimentalizados dentro do núcleo, pois o DNA é uma molécula muito grande que não pode passar através do envelope nuclear. A transcrição usa DNA como molde para criar uma pequena fita única de RNA que pode, então, sair do núcleo (**FIG. 4.19**). A síntese de RNA a partir de uma dupla-fita de DNA-molde requer uma enzima conhecida como **RNA-polimerase** mais íons de magnésio ou manganês e energia na forma de ligações fosfato de alta energia:

$$\text{DNA-molde} + \text{nucleotídeos A, U, C, G} \xrightarrow[\textit{e energia}]{\textit{RNA-polimerase, } Mg^{2+} \textit{ ou } Mn^{2+}} \text{DNA-molde} + \text{RNAm}$$

Uma região **promotora** que antecede o gene deve estar ativada para que a transcrição comece. As proteínas reguladoras, chamadas de **fatores de transcrição**, ligam-se ao DNA e ativam o promotor. O promotor ativo informa para a RNA-polimerase onde ela deve se ligar no DNA (Fig. 4.19 (1)). A polimerase move-se ao longo da molécula de DNA e "desenrola" a dupla-fita, clivando as ligações de hidrogênio entre os pares de bases (2). Uma fita do DNA, chamada de *fita-molde* (*senso**), serve como guia para sintetizar RNA (3). A região promotora não é transcrita em RNA.

Durante a transcrição, cada base no molde de DNA pareia com a base complementar do RNA (G-C, C-G, T-A, A-U). Esse pareamento de bases complementares é similar ao processo pelo qual uma dupla-fita de DNA se forma (ver Apêndice C para uma revisão da síntese de DNA). Por exemplo, um segmento de DNA contendo a sequência de bases AGTAC é transcrito na sequência UCAUG do RNA.

À medida que as bases do RNA se ligam à fita codificadora do DNA, elas também se ligam umas às outras para criar uma única fita de RNA. Durante a transcrição, as bases são ligadas em uma taxa média de 40 por segundo. Em seres humanos, os maiores RNAs podem conter até 5 mil bases, e sua transcrição pode levar mais de um minuto – um longo tempo para um processo celular. Quando a RNA-polimerase alcança o códon de término, ela para de adicionar bases à fita de RNA crescente e libera a fita (Fig. 4.19, (4)).

*N. de T. Muitos textos em Língua Portuguesa mantêm o nome das fitas codificadoras como *sense*, e não codificadoras como *antisense*.

FIGURA 4.18 **CONTEÚDO ESSENCIAL**

Resumo da síntese proteica

Os principais passos necessários para converter
material genético em uma proteína funcional.

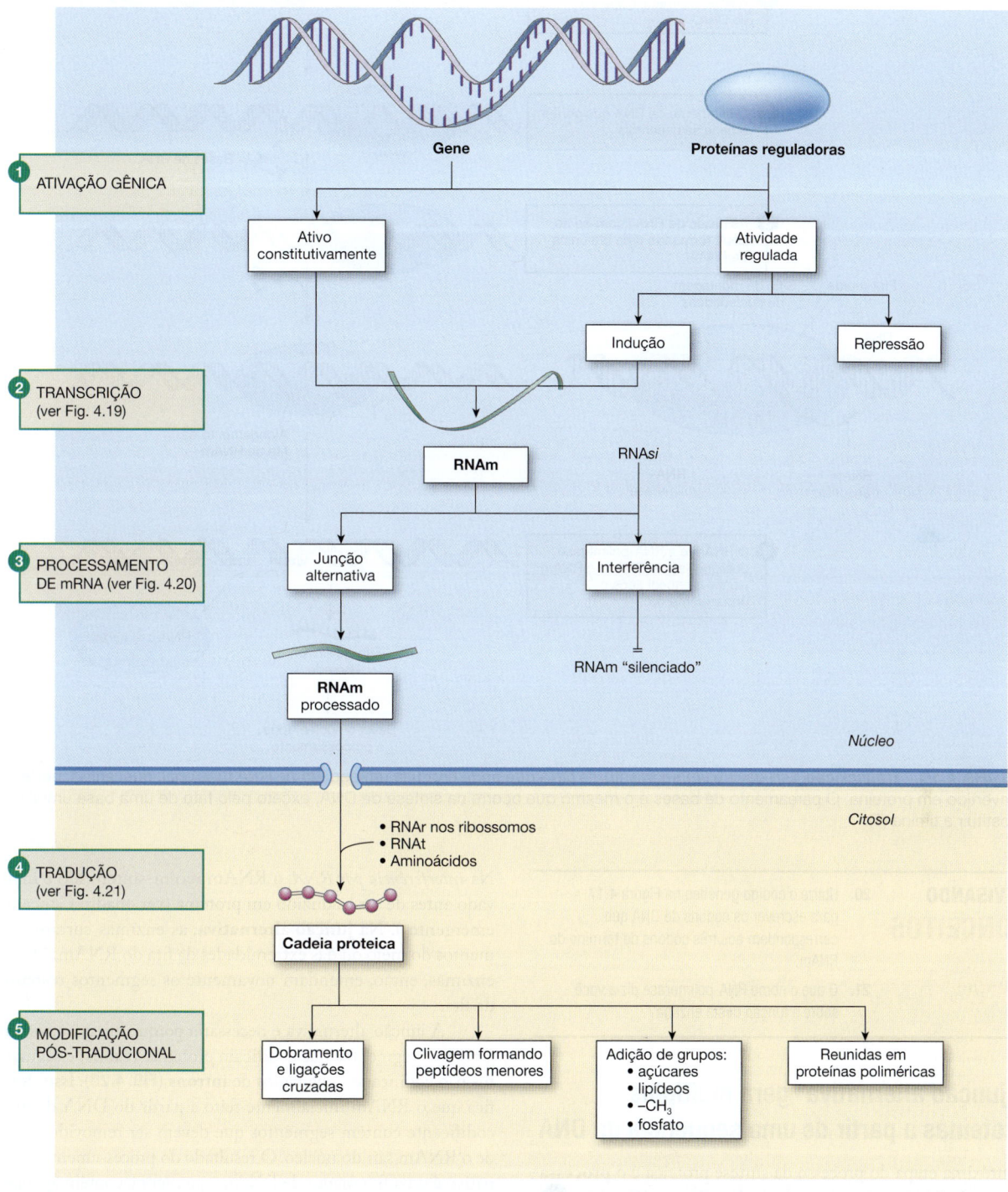

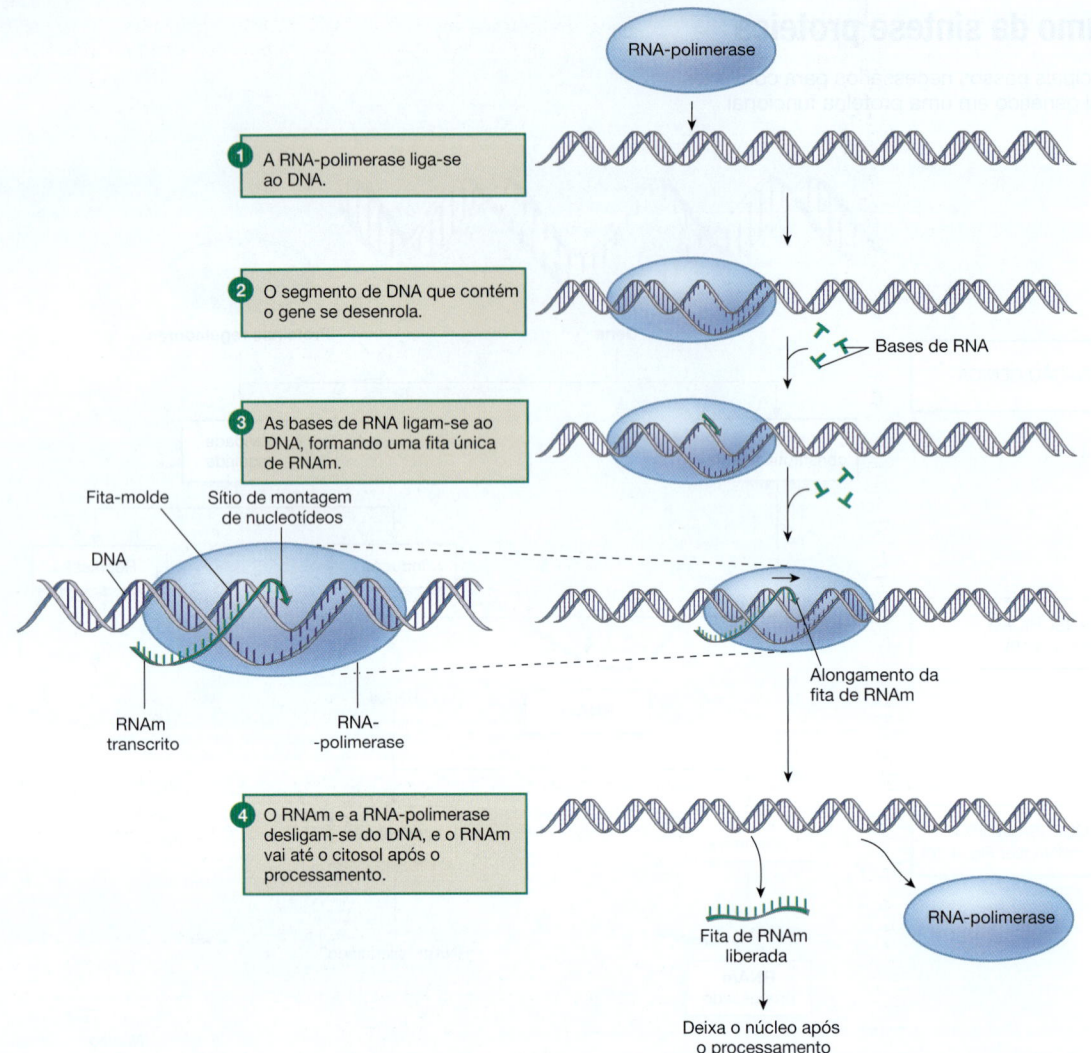

FIGURA 4.19   Transcrição. Um gene é um segmento de DNA que pode produzir um pedaço de RNA funcional, que, então, pode ser convertido em proteína. O pareamento de bases é o mesmo que ocorre na síntese de DNA, exceto pelo fato de uma base uracila (U) substituir a timina (T).

REVISANDO
CONCEITOS

20. Utilize o código genético na Figura 4.17 para escrever os códons de DNA que correspondem aos três códons de término do RNAm.

21. O que o nome RNA-polimerase diz a você sobre a função desta enzima?

A junção alternativa* gera múltiplas proteínas a partir de uma sequência de DNA

A próxima etapa do processo da síntese proteica é o **processamento do RNAm**, o qual ocorre de duas formas (Fig. 4.18 **3**).

---

*N. de R. T. Também chamada de *splicing* alternativo.

Na *interferência por RNA*, o RNAm recém-sintetizado é inativado antes de ser traduzido em proteína (ver quadro Conceitos emergentes). Na **junção alternativa**, as enzimas cortam segmentos do meio ou das extremidades da fita do RNAm. Outras enzimas, então, emendam novamente os segmentos restantes da fita.

A junção alternativa é necessária porque um gene contém ambos os segmentos que codificam proteínas (**éxons**) e segmentos não codificados, chamados de **íntrons** (**FIG. 4.20**). Isso significa que o RNAm inicialmente feito a partir do DNA do gene codificante contém segmentos que devem ser removidos antes de o RNAm sair do núcleo. O resultado do processamento alternativo é uma fita menor de RNAm, que, agora, contém apenas a sequência codificadora para uma proteína específica.

Uma vantagem da junção alternativa é que ela permite que uma única sequência de bases do DNA codifique mais de uma

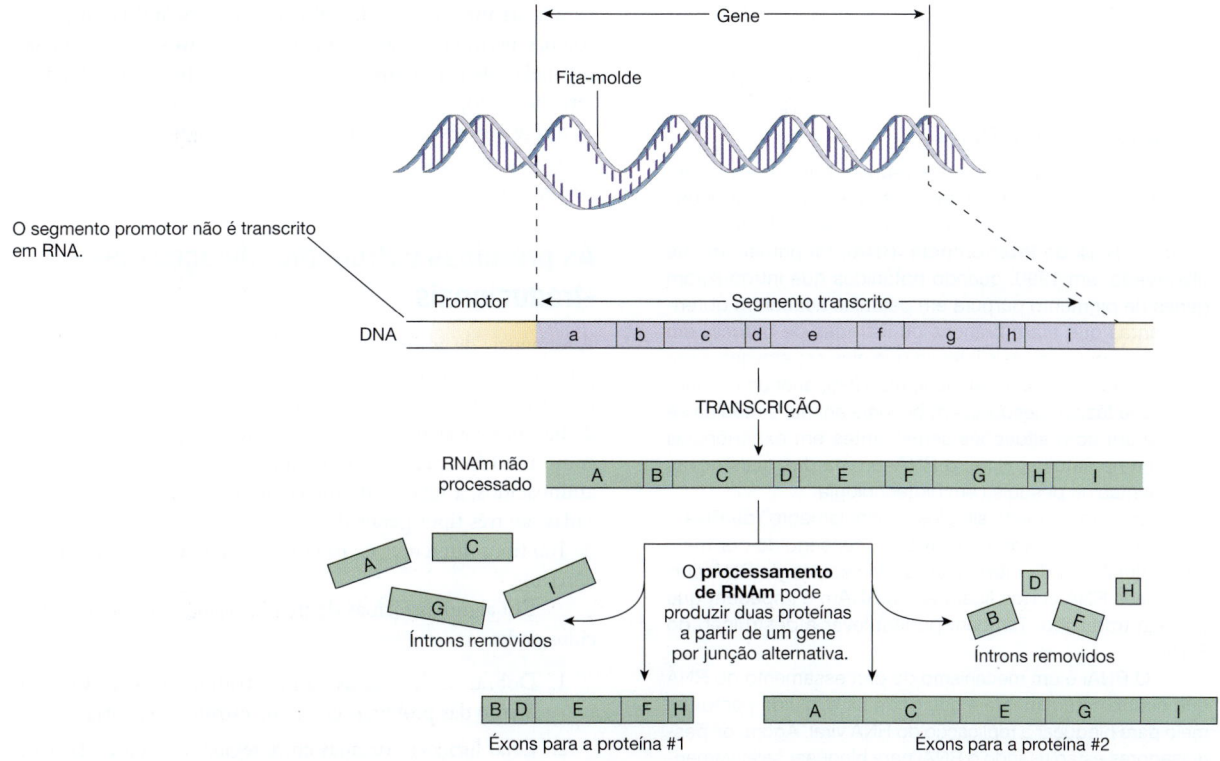

FIGURA 4.20   **Processamento de RNAm.** No processamento do RNAm, os segmentos de fitas de RNAm recém-criadas, denominados íntrons, são removidos. Os éxons restantes são novamente unidos para formar o RNAm que codifica uma proteína funcional. A remoção de íntrons diferentes do RNAm permite que um único gene codifique para múltiplas proteínas. Para a proteína 1, os íntrons A, C, G e I foram removidos. Para a proteína 2, os segmentos B, D, F e H tornaram-se os íntrons.

proteína. A designação de um segmento como codificador ou não codificador não é fixa para um determinado gene. Os segmentos de RNAm que são removidos em um momento podem ser deixados em outro, produzindo um RNAm final com uma sequência diferente. As formas estreitamente relacionadas de uma única enzima, chamadas de *isoenzimas*, geralmente são feitas por processamento alternativo de um único gene.

Após o RNAm ter sido processado, ele sai do núcleo através do poro nuclear e vai para os ribossomos no citosol. O RNAm guia a construção da proteína.

REVISANDO
CONCEITOS

22. Explique em uma ou duas frases a relação entre RNAm, bases nitrogenadas, íntrons, éxons, processamento do RNAm e proteínas.

A tradução do RNAm une aminoácidos

A síntese proteica requer cooperação e coordenação entre três tipos de RNA: RNAm, RNAr e RNAt. Chegando ao citosol, o RNAm processado liga-se aos ribossomos, que são pequenas partículas de proteína, e a vários tipos de RNAr (p. 35). Cada ribossomo possui duas subunidades, uma maior e uma menor, que se juntam quando a síntese inicia (**FIG. 4.21** ❸). A subunidade ribossomal pequena liga-se ao RNAm e, então, adiciona

a subunidade grande, de forma que o RNAm fica intercalado no meio. Agora, o complexo ribossomo-RNAm está pronto para iniciar a tradução.

Durante a tradução, os códons de RNAm são pareados aos aminoácidos apropriados. Esse pareamento é feito com o auxílio de uma molécula de RNAt (Fig. 4.21, ❹). Uma região de cada RNAt contém uma sequência de três bases, denominada **anticódon**, que é complementar a um códon do RNAm. Uma região distinta da molécula de RNAt se liga a um aminoácido específico.

Conforme a tradução inicia, os anticódons dos RNAt carregando aminoácidos se ligam aos códons complementares do RNAm ribossomal. Por exemplo, um RNAt com um anticódon de sequência UUU carrega o aminoácido lisina. O anticódon UUU pareia com o códon AAA, que codifica a lisina. O pareamento entre RNAm e RNAt coloca os aminoácidos recém-chegados em uma orientação correta para se ligarem à cadeia do peptídeo em crescimento.

A *síntese por desidratação* liga os aminoácidos, criando uma *ligação peptídica* entre o grupamento amino ($-NH_2$) do aminoácido novo adicionado e ao final carboxila ($-COOH$) da cadeia de peptídeos (p. 32). Quando isso acontece, o RNAm libera o RNAt "vazio". Esse RNAt pode, então, ser ligado à outra molécula de aminoácido com a ajuda de uma enzima citosólica e ATP.

CONCEITOS EMERGENTES

Petúnias roxas e RNAi

Quem poderia pensar que a pesquisa para desenvolver uma petúnia mais púrpura levaria ao caminho de uma das mais interessantes áreas de pesquisa da biologia molecular? O **RNA de interferência** (**RNAi**) foi primeiramente observado, em 1990, quando botânicos que introduziram genes de pigmento púrpura em petúnias acabaram obtendo plantas que eram brancas ou listradas de branco, em vez da cor púrpura mais intensa que eles esperavam. Essa observação não atraiu a atenção até 1998, quando os cientistas que faziam pesquisa em biologia animal e médica se depararam com situações semelhantes em experiências com um nematoide. Hoje, o RNAi é uma das mais novas ferramentas na pesquisa em biotecnologia.

Em termos muito simples, "silenciamento" de RNA é um evento que ocorre naturalmente, conseguido por meio da produção ou da introdução de moléculas de RNA curtas. Esses RNA curtos ligam-se ao RNAm e impedem que ele seja traduzido. Também podem levar à destruição do RNAm.

O RNAi é um mecanismo de processamento do RNA que ocorre naturalmente e que pode ter evoluído como um meio para bloquear a replicação do RNA viral. Agora, os pesquisadores estão usando o RNAi para bloquear seletivamente a produção de proteínas dentro de uma célula. O objetivo final dos cientistas é criar tecnologias que possam ser utilizadas para o diagnóstico e tratamento de doenças.

Quando o último aminoácido for adicionado à cadeia peptídica recém-sintetizada, o estágio de terminação foi alcançado (Fig. 4.21, **5**). O RNAm, o peptídeo e as subunidades ribossomais separam-se. Os ribossomos estão prontos para uma nova rodada de síntese proteica, mas o RNAm é degradado por enzimas conhecidas como *ribonucleases*. Algumas formas de RNAm são degradadas bem rapidamente, ao passo que outras podem permanecer por algum tempo no citosol e ser traduzidas várias vezes.

O direcionamento da proteína determina o seu destino

Um dos aspectos surpreendentes da síntese proteica é a maneira como as proteínas viajam dos ribossomos diretamente para onde são necessárias na célula, um processo chamado de *endereçamento de proteínas*. Muitas proteínas recém-criadas contêm um *sinal de endereçamento*, uma etiqueta de endereço que conta para a célula onde a proteína deve ir. Algumas proteínas que são sintetizadas em ribossomos citosólicos não têm esses sinais. Sem uma "marcação", eles permanecem no citoplasma quando são liberados do ribossomo (Fig. 3.7, p. 73).

O sinal é um segmento especial de aminoácidos conhecidos, como uma **sequência-sinal**. A marcação dirige a proteína

para a organela adequada, tal como a mitocôndria ou peroxissomo, e permite que seja transportado através da membrana da organela. Os peptídeos sintetizados em ribossomos ligados ao retículo endoplasmático rugoso têm uma sequência-sinal que os dirige através da membrana do RE rugoso e para dentro do lúmen da organela. Uma vez que a proteína entra no lúmen, as enzimas removem a sequência sinalizadora.

As proteínas sofrem modificações pós-traducionais

A sequência de aminoácidos que deixa o ribossomo é a estrutura primária de uma proteína sintetizada (p. 32), mas não a forma final. A proteína recém-criada pode agora formar diferentes tipos de ligações covalentes e não covalentes, um processo conhecido como **modificação pós-traducional**. A clivagem da cadeia de aminoácidos, a ligação de moléculas ou grupos e ligações cruzadas são três tipos gerais de modificação pós-traducional. Mais de 100 tipos diferentes de modificação pós-traducional já foram descritos.

Em algumas formas de modificação, a cadeia de aminoácidos pode:

1. Dobrar-se em várias formas tridimensionais. O dobramento das proteínas cria a sua estrutura terciária.
2. Criar ligações cruzadas entre regiões diferentes da sua cadeia de aminoácidos.
3. Ser quebrada em fragmentos.
4. Adicionar outras moléculas ou grupamentos.
5. Juntar-se com outras cadeias de aminoácidos em uma proteína polimérica. A união de proteínas em polímeros cria a estrutura quaternária da proteína.

Dobramento da proteína Os peptídeos liberados dos ribossomos são livres para assumir a sua forma tridimensional final. Cada peptídeo primeiro forma a sua estrutura secundária, que pode ser uma alfa-hélice ou folha beta (p. 32). A molécula, então, dobra-se em sua forma final quando ligações de hidrogênio, ligações covalentes e ligações iônicas formam-se entre os aminoácidos da cadeia. Estudos mostram que alguns dobramentos acontecem espontaneamente, mas geralmente são facilitados por proteínas acessórias, chamadas de *chaperonas moleculares*.

A forma tridimensional das proteínas muitas vezes é essencial para a sua função adequada. Proteínas mal dobradas, juntamente com outras que a célula deseja destruir, são marcadas com uma proteína chamada de *ubiquitina*, e mandadas para o *proteossomo*, um complexo enzimático citoplasmático que quebra proteínas.

Ligação cruzada Alguns dobramentos das proteínas são mantidos no lugar por ligações de hidrogênio e ligações iônicas relativamente fracas. Contudo, outras proteínas formam ligações covalentes fortes entre diferentes partes da cadeia de aminoácidos. Essas ligações são geralmente ligações dissulfeto (S—S) entre duas cisteínas que contêm enxofre. Por exemplo, as três cadeias da enzima digestória quimotripsina são unidas por ligações dissulfeto.

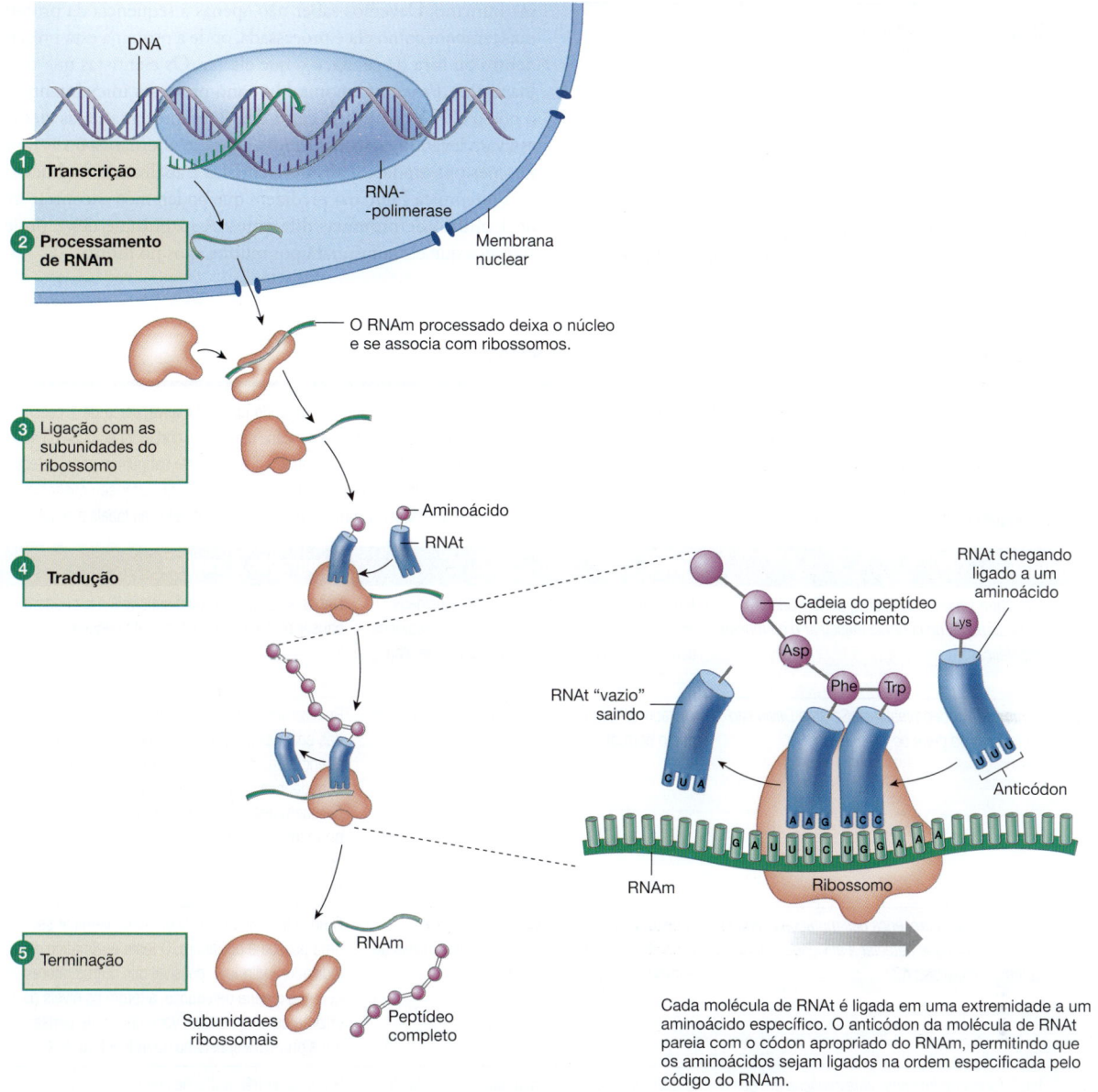

FIGURA 4.21 **Tradução.** A tradução pareia os códons do RNA com os aminoácidos para criar proteínas.

Clivagem Algumas proteínas biologicamente ativas, como enzimas e hormônios, são inicialmente sintetizadas como moléculas inativas que devem ter segmentos removidos antes de se tornarem ativas. A enzima quimotripsina deve ter dois fragmentos peptídicos removidos para catalisar uma reação (Fig. 2.12a, p. 50). As modificações pós-traducionais também ativam hormônios peptídicos.

Adição de outras moléculas ou grupamentos As proteínas podem ser modificadas pela adição de açúcares (glicosilação) para criar glicoproteínas, ou por combinação com lipídeos para criar lipoproteínas (p. 29). Os dois grupos químicos mais comuns adicionados às proteínas são grupos fosfato, PO_4^{2-}, e grupos metil, -CH3. (A adição de um grupo metil é chamada de *metilação*.)

Combinação para formar proteínas poliméricas Muitas proteínas complexas têm uma estrutura quaternária com várias subunidades, na qual as cadeias de proteínas são reunidas, formando dímeros, trímeros ou tetrâmeros. Um exemplo é a enzima lactato desidrogenase (descrita na p. 99). Outro exemplo é a hemoglobina, com quatro cadeias proteicas (Fig. 2.3, p. 32).

REVISANDO CONCEITOS

23. Como a remoção de um grupo fosfato é denominada?
24. Liste três tipos gerais de modificação pós-traducional das proteínas.
25. A hemoglobina é um monômero, dímero, trímero ou tetrâmero?

Os diversos modos pelos quais as proteínas podem ser modificadas depois da síntese aumentam a complexidade do proteoma humano. Devemos saber não apenas a sequência da proteína, mas também como ela é processada, onde a proteína está presente, dentro ou fora da célula, e o que ela faz. Os cientistas que trabalharam no Projeto Genoma Humano previram inicialmente que o nosso DNA codificaria cerca de 30 mil proteínas, mas eles não estavam levando em consideração a junção alternativa ou as modificações pós-traducionais. Os cientistas trabalhando na Iniciativa de Proteômica Humana predizem que poderemos encontrar mais de 1 milhão de proteínas diferentes. A magnitude desse projeto significa que ele continuará por muitos anos no futuro.

SOLUCIONANDO O PROBLEMA CONCLUSÃO | Doença de Tay-Sachs

No problema apresentado, você aprendeu que a doença de Tay-Sachs é um distúrbio genético recessivo incurável, no qual a enzima que degrada os gangliosídeos está ausente nas células. Um em cada 27 norte-americanos de ascendência judaica da Europa Oriental nos Estados Unidos é portador do gene para essa desordem. Outras populações de alto risco incluem os francocanadenses, "Cajuns" da Louisiana e americanos irlandeses. Segundo uma estimativa, cerca de 1 pessoa em cada 250 na população norte-americana em geral é portadora do gene da doença de Tay-Sachs. Você também aprendeu que um teste sanguíneo pode detectar a presença de mutações que causam essa doença. Para testar seu conhecimento, compare suas respostas com as informações sintetizadas na tabela a seguir.

Pergunta	Fatos	Integração e análise
P1: *Cite outro sintoma da doença de Tay-Sachs além da perda do controle muscular e da função encefálica.*	A hexosaminidase A quebra os gangliosídeos. Na doença, a enzima é ausente, e gangliosídeos acumulam na célula, incluindo células do olho, causando anormalidades funcionais.	Danos às células do olho sensíveis à luz podem causar problemas de visão e até cegueira.
P2: *Como você poderia testar se Sarah e David são portadores do gene de Tay-Sachs?*	Portadores do gene possuem níveis mais baixos que o normal da hexosaminidase A.	Realizar testes para determinar o nível médio das enzimas em portadores conhecidos da doença (i.e., pessoas que são pais de crianças com doença de Tay-Sachs) e em pessoas que possuem pequena probabilidade de serem portadores. Compare os níveis de enzima de possíveis portadores, como Sarah e David, com os valores de portadores já identificados.
P3: *Por que testar a presença das mutações pode ser mais confiável que detectar a atividade diminuída de hexosaminidase A?*	O teste genético pesquisa três mutações específicas. O teste enzimático analisa níveis de enzima produzidos pelo gene.	O novo teste é um modo direto de verificar se uma pessoa é portadora. O teste enzimático é um indicador indireto. É possível que outros fatores, que não o gene defeituoso, alterem os níveis da enzima de uma pessoa. Você consegue pensar em algum? (Resposta no Apêndice C, p. A-4.)
P4: *Você consegue imaginar uma situação em que o teste enzimático seria mais adequado?*	O teste genético procura apenas três mutações.	Há mais de três mutações no gene que podem causar a doença. Se o paciente tiver outra mutação, o teste genético como é feito nesse caso aparece como normal.
P5: *O gene Tay-Sachs é um gene recessivo (t). Se Sarah é uma portadora do gene (Tt), mas David não o é (TT), qual é a chance de que qualquer um de seus filhos seja um portador?*	Cruzamento de Tt × TT resulta no seguinte: TT, Tt, TT, Tt. Cruzamento de Tt × Tt resulta no seguinte: TT, Tt, Tt, tt.	Se apenas um dos pais é portador, cada criança tem 50% de chance de ser portador (Tt). Se ambos são portadores, há 25% de chance de o filho nascer com Tay-Sachs e 50% de chance de ser portador.

93   99   101   104   111   **118**

RESUMO DO CAPÍTULO

O tema principal deste capítulo é a *energia nos sistemas biológicos* e como ela é adquirida, transferida e utilizada para realizar trabalho biológico. A energia é armazenada em biomoléculas grandes, como as gorduras e o glicogênio, e é extraída delas por processos do metabolismo. A energia extraída muitas vezes é armazenada temporariamente nas ligações de fosfato de alta energia de ATP. As reações e os processos que necessitam de energia muitas vezes utilizam ATP como fonte. Este é um padrão que você vai ver repetidamente conforme aprender mais sobre os sistemas e órgãos do corpo.

Outros temas no capítulo envolvem dois tipos de *relação estrutura-função*: as interações moleculares e a compartimentalização. As *interações moleculares* são importantes em enzimas, em que a capacidade de uma enzima para se ligar ao seu substrato influencia a atividade enzimática, ou na síntese proteica, em que os ácidos nucleicos dirigem a montagem de aminoácidos em moléculas maiores. A *compartimentaliza*ção de enzimas permite que as células direcionem o fluxo de energia, separando as funções. A glicólise ocorre no citosol da célula, mas o ciclo do ácido cítrico é isolado dentro das mitocôndrias, requerendo o transporte de materiais através da membrana mitocondrial. A modulação da atividade enzimática e a separação das vias em compartimentos subcelulares são essenciais para a organização e a separação dos processos metabólicos.

A energia nos sistemas biológicos

1. A **energia** é a capacidade de realizar trabalho. O **trabalho químico** possibilita que as células e o organismo cresçam, reproduzam-se e realizem suas atividades normais. O **trabalho de transporte** permite que as células movimentem moléculas para criar gradientes de concentração. O **trabalho mecânico** é utilizado para o movimento. (p. 94)

2. A **energia cinética** é a energia do movimento. A **energia potencial** é a energia armazenada. (p. 95; Fig. 4.2)

Reações químicas

3. Uma **reação química** começa com um ou mais reagentes e termina com um ou mais produtos (Tab. 4.2). A **taxa da reação** é medida como a mudança na concentração dos produtos com o tempo. (p. 96)

4. A energia armazenada nas ligações químicas de uma molécula e disponível para executar o trabalho é **a energia livre** da molécula. (p. 96)

5. A **energia de ativação** é o aporte inicial de energia exigido para começar uma reação. (p. 96; Fig. 4.3)

6. As **reações exergônicas** são produtoras de energia. As **reações endergônicas** são consumidoras de energia. (p. 96; Fig. 4.3)

7. As vias metabólicas acoplam reações exergônicas às reações endergônicas. (p. 97; Fig. 4.4)

8. A energia necessária para as reações endergônicas é armazenada no ATP. (p. 97)

9. As **reações reversíveis** podem ocorrer em ambas as direções. As **reações irreversíveis** podem ir em uma direção, mas não na outra. A mudança de energia livre líquida de uma reação determina se essa reação é reversível. (p. 98)

Enzimas

10. As **enzimas** são catalisadores biológicos que aceleram a taxa das reações químicas sem serem modificadas. Em reações catalisadas por enzimas, os reagentes chamam-se **substratos** (pp. 98-99)

11. Como outras proteínas que se unem a ligantes, as enzimas exibem saturação, especificidade e competição. Isoenzimas relacionadas podem ter atividades diferentes. (p. 99)

12. Algumas enzimas são produzidas como precursores inativos e precisam ser ativadas. Isso pode requerer a presença de um **cofator**. Cofatores orgânicos são chamados de **coenzimas**. (p. 100)

13. A atividade enzimática é alterada por temperatura, pH e moléculas moduladoras. (p. 100)

14. As enzimas trabalham diminuindo a energia de ativação de uma reação. (p. 100; Fig. 4.7)

15. A maioria das reações podem ser classificadas em **oxidação-redução**, **hidrólise-desidratação**, **adição-subtração-troca** ou **reações de ligação**. (pp. 101-102; Tab. 4.4)

Metabolismo

16. Todas as reações químicas no corpo são coletivamente chamadas de **metabolismo**. As **reações catabólicas** liberam energia e degradam biomoléculas grandes. As **reações anabólicas** requerem um aporte líquido de energia e sintetizam grandes biomoléculas. (p. 102)

17. As células regulam o fluxo de moléculas em suas vias metabólicas por (1) controlar a concentração de enzimas, (2) produzir moduladores alostéricos e covalentes, (3) usar diferentes enzimas para catalisar reações reversíveis, (4) isolar enzimas em organelas intracelulares ou (5) manter uma proporção ideal entre ATP e ADP. (p. 103)

18. As **vias aeróbias** requerem oxigênio e produzem a maior parte do ATP. As **vias anaeróbias** podem ocorrer sem a presença de oxigênio, porém produzem ATP em quantidades muito menores. (p. 105)

Produção de ATP

19. Pela **glicólise**, uma molécula de glicose se converte em dois piruvatos, e rende 2 ATP, 2 NADH e 2 H^+. A glicólise não requer a presença de oxigênio. (p. 105; Fig. 4.12)

20. O **metabolismo aeróbio** do piruvato pelo ciclo do **ácido cítrico** gera ATP, CO_2 e elétrons de alta energia no NADH e $FADH_2$. (p. 108; Fig. 4.13)

21. **Elétrons de alta energia** do NADH e $FADH_2$ doam a sua energia conforme passam pelo **sistema de transporte de elétrons**. A sua energia é armazenada nas ligações de alta energia do ATP. (p. 105; Fig. 4.14)

22. O rendimento máximo de energia para o metabolismo aeróbio de uma glicose é de 30 a 32 ATP. (p. 105; Fig. 4.15)

23. No **metabolismo anaeróbio**, o piruvato converte-se em lactato, gerando 2 ATP por glicose. (p. 110; Fig. 4.15)

24. A síntese proteica ocorre a partir dos **genes** feitos de DNA. O código representado por uma sequência de bases no gene é transcrito em um código de bases complementares no **RNA** mensageiro. A **junção alternativa** do RNAm no núcleo permite que um gene codifique múltiplas proteínas. (p. 112, 114; Figs. 4.18, 4.19, 4.20)

25. O RNAm deixa o núcleo e vai até o citoplasma, onde com auxílio do **RNAt** e do **RNAr**, une aminoácidos em uma sequência designada. Este processo é chamado de **tradução**. (p. 112; Fig. 4.21)

26. A **modificação pós-traducional** converte a proteína recém-sintetizada em sua forma final. (p. 116)

QUESTOES PARA REVISÃO

Além da resolução destas questões e da checagem de suas respostas na p. A-5, reveja os Tópicos abordados e objetivos de aprendizagem, no início deste capítulo.

Nível um   Revisando fatos e termos

1. Liste as três formas básicas de trabalho e dê um exemplo fisiológico de cada uma.

2. Explique a diferença entre energia potencial e energia cinética.

3. Explique as duas leis da termodinâmica com suas próprias palavras.

4. A soma de todos os processos químicos pelos quais as células obtêm e armazenam energia é denominada _____.

5. Na reação $CO_2 + H_2O \rightarrow H_2CO_3$ água e dióxido de carbono são reagentes, e o ácido carbônico é o produto. Como essa reação é catalisada por uma enzima, também é apropriado denominar a água e o dióxido de carbono _____. A velocidade na qual essa reação ocorre é denominada _____ da reação, muitas vezes expressa como molaridade/segundo.

6. _____ são moléculas de proteína que aceleram as reações químicas por _____ (aumentar ou diminuir?) a energia de ativação da reação.

7. Relacione cada definição na coluna à esquerda com o termo correto na coluna à direita (você não usará todos os termos):

1. reação que pode ocorrer em qualquer direção	(a) exergônica
2. reação que libera energia	(b) endergônica
3. capacidade de uma enzima de catalisar uma reação, mas não outra	(c) energia de ativação
4. impulso energético necessário para que a reação inicie	(d) reversível
	(e) irreversível
	(f) especificidade
	(g) energia livre
	(h) saturação

8. Desde 1972, as enzimas têm sido designadas pela adição do sufixo _____ ao seu nome.

9. As moléculas orgânicas que devem estar presentes para que a enzima funcione são denominadas _____. Os precursores destas moléculas orgânicas vêm das _____ da nossa dieta.

10. Em uma reação de oxidação-redução, em que os elétrons são transferidos entre as moléculas, a molécula que ganha um elétron é denominada _____, e a que perde um elétron é denominada _____.

11. A remoção de H_2O de um reagente é uma _____. Utilizar H_2O para quebrar polímeros, como o amido, chama-se _____.

12. A remoção de um grupo amino $-NH_2$ de uma molécula (como um aminoácido) é chamada de _____. A transferência de um grupo amino de uma molécula para o esqueleto de carbono de uma outra molécula (para formar um aminoácido diferente) é denominada _____.

13. No metabolismo, as reações _____ liberam energia e resultam na quebra de biomoléculas grandes, e as reações _____ requerem entrada líquida de energia e resultam na síntese de biomoléculas grandes. Em que unidades podemos medir a energia do metabolismo?

14. A regulação metabólica na qual o último produto de uma via metabólica (o produto final) se acumula e reduz a velocidade ou interrompe a reação em um passo inicial da via é denominada _____.

15. Explique como o movimento do H^+ através da membrana mitocondrial interna resulta na síntese de ATP.

16. Liste duas moléculas que carreiam elétrons de alta energia para o sistema de transporte de elétrons.

Nível dois   Revisando conceitos

17. Crie mapas utilizando os seguintes termos.

Mapa 1: metabolismo

• acetil-CoA	• glicólise
• ATP	• elétrons de alta energia
• ciclo do ácido cítrico	• lactato
• CO_2	• mitocôndria
• citosol	• NADH
• sistema de transporte de elétrons	• oxigênio
• $FADH_2$	• piruvato
• glicose	• água

Mapa 2: síntese proteica

• junção alternativa	• ribossomo
• pareamento de bases	• RNA-polimerase
• bases (A, C, G, T, U)	• processamento do RNA
• DNA	• códon de início
• éxon	• códon de término
• gene	• fita-molde
• íntron	• transcrição
• promotor	• fatores de transcrição
• RNAm	• tradução
• RNAt	

18. Quando as ligações são rompidas durante uma reação química, quais são os três possíveis destinos da energia potencial encontrada nestas ligações?

19. Relacione cada processo metabólico com o tema biológico que melhor descreve o processo:

a. Uso de energia biológica	1. A glicólise ocorre no citosol; a fosforilação oxidativa ocorre na mitocôndria.
b. Compartimentalização	2. O sistema de transporte de elétrons captura energia em um gradiente de concentração do íon hidrogênio.
c. Interações moleculares	3. As proteínas são modificadas no retículo endoplasmático.
	4. As reações metabólicas geralmente são acopladas com a reação $ATP \rightarrow ADP + P_i$.
	5. Algumas proteínas possuem ligações S—S entre aminoácidos não adjacentes.
	6. As enzimas catalisam as reações biológicas.

20. Explique por que é vantajoso para uma célula armazenar ou secretar uma enzima em uma forma inativa.

21. Compare o rendimento de energia da quebra aeróbica da glicose em CO_2 e H_2O com o rendimento de uma glicose degradada pela glicólise anaeróbia terminando com lactato. Quais são as vantagens de cada rota?

22. Descreva brevemente os processos de transcrição e tradução. Quais organelas estão envolvidas em cada processo?

23. Em qual molécula aparece os anticódons? Explique o papel desta molécula na síntese proteica.

24. A energia de uma ligação fosfato de ATP é um exemplo de energia potencial ou de energia cinética?

25. Se o ATP libera energia para impulsionar uma reação química, você suspeitaria que a energia de ativação desta reação é grande ou pequena? Explique.

Nível três   Solucionando problemas

26. Dada a sequência abaixo de DNA: (1) encontre o códon de início na sequência de DNA. *Dica:* o códon de início no RNAm é o AUG. (2) Para as tríades que seguem este códon, liste a sequência de bases do RNAm formado. (3) Cite os aminoácidos que correspondem às tríades de RNAm. (Ver Fig. 4.17.)

DNA: CGCTACAAGTCACGTACCGTAACGACT

RNAm:

Aminoácidos:

Nível quatro   Problemas quantitativos

27. O gráfico mostra a variação de energia livre para a reação A + B → D. Essa é uma reação endergônica ou exergônica?

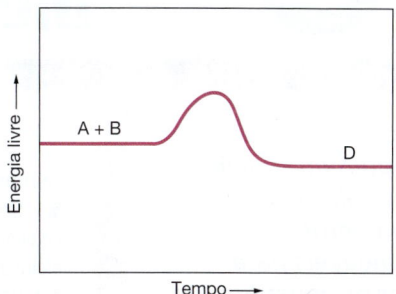

28. Se a porção codificadora de proteína de um segmento de RNAm processado tem 450 bases, quantos aminoácidos estarão no polipeptídeo correspondente? (*Dica:* o códon de início é traduzido em um aminoácido, mas o de término não.)

5

Dinâmica das Membranas

Os organismos não conseguiriam evoluir sem membranas relativamente impermeáveis para manter os constituintes intracelulares.

E. N. Harvey, em H. Davson e J. F. Danielli's *The Permeability of Natural Membranes*, 1952.

Células do intestino delgado.

Em 1992, os médicos no isolado Hospital Atoifi, nas Ilhas Salomão do Pacífico Sul, encontraram-se frente a um dilema. Um paciente estava vomitando e precisava de fluidos intravenosos (IV), porém o suprimento do hospital havia acabado e levaria vários dias antes de um avião trazer mais. A solução foi tentar algo que só se havia ouvido falar – fazer uma infusão IV de água de coco, uma solução estéril que se forma no centro oco de cocos em desenvolvimento. Durante dois dias, o paciente recebeu um gotejamento lento de líquido em suas veias diretamente de cocos novos, suspensos ao lado de sua cama. Ele logo se recuperou e foi para casa.[1]

Não se sabe quem primeiro tentou utilizar água de coco como uma solução IV, embora existam suposições de que tanto os japoneses quanto os britânicos tenham utilizado no Pacific Theater of Operations (Teatro de Operações do Pacífico), durante a Segunda Guerra Mundial. A escolha da solução IV apropriada é mais do que uma questão de sorte, ela exige uma compreensão sólida dos compartimentos do corpo e de como diferentes solutos passam entre eles.

Homeostasia não significa equilíbrio

O corpo tem dois compartimentos de fluido distintos: as células e o fluido que circunda as células (**FIG. 5.1**). O líquido extracelular (LEC) fora das células é o tampão entre as células e o meio externo do corpo. Tudo o que entra ou sai da maioria das células passa através do LEC.

A água é essencialmente a única molécula que se move livremente entre as células e o líquido extracelular. Devido ao movimento livre da água, os compartimentos intracelular e extracelular alcançam um estado de **equilíbrio osmótico**, no qual as concentrações nos líquidos são iguais dos dois lados da membrana celular. (A concentração é expressa como a quantidade de soluto por volume de solução [Fig. 2.7, p. 42].) Embora as concentrações do LIC e do LEC, no geral, sejam iguais, alguns solutos estão mais concentrados em um dos compartimentos do corpo (Fig. 5.1d). Isso significa que o corpo se encontra em um estado de **desequilíbrio químico**.

A Figura 5.1d mostra a distribuição desigual dos principais solutos nos compartimentos líquidos do corpo. Por exemplo, os íons sódio, cloreto e bicarbonato (HCO_3^-) estão mais concentrados no líquido extracelular do que no líquido intracelular. Os íons potássio estão mais concentrados dentro da célula. O cálcio (não mostrado na figura) é mais concentrado no líquido extracelular do que no citosol, embora muitas células armazenem Ca^{2+} dentro de organelas, como o retículo endoplasmático e a mitocôndria.

Mesmo o líquido extracelular não está em equilíbrio entre os seus dois subcompartimentos, o plasma e o líquido intersticial (LI) (p. 61). O plasma é a matriz líquida do sangue e se encontra dentro do sistema circulatório. As proteínas e outros ânions grandes estão concentrados no plasma, mas não podem atravessar o epitélio permeável de troca dos vasos sanguíneos (p. 76), de modo que eles são, em sua maioria, ausentes no líquido intersticial (Fig. 5.1d). Por outro lado, pequenas moléculas e íons, como Na^+ e Cl^- são suficientemente pequenas para passar livremente entre as células endoteliais e, portanto, têm as mesmas concentrações no plasma e no líquido intersticial.

As diferenças de concentração do desequilíbrio químico são uma característica de um organismo vivo, visto que apenas a entrada contínua de energia mantém o corpo nesse estado. Se escapam solutos através da membrana celular que divide os compartimentos intracelular e extracelular, é necessária energia para fazê-los retornar aos compartimentos nos quais eles estavam. Por exemplo, íons K^+ que escapam da célula e íons Na^+ que entram na célula têm as suas concentrações restabelecidas por uma enzima, chamada de *Na^+-K^+-ATPase*, ou bomba sódio-potássio, que utiliza energia. Quando as células morrem e não podem utilizar energia, elas obedecem à segunda lei da termodinâmica (p. 95), retornando a um estado de distúrbio (aleatório) marcado pela perda do desequilíbrio químico.

Muitos dos solutos do corpo mencionados até agora são íons, e, por essa razão, também devemos considerar a distribuição da carga elétrica entre os compartimentos intracelular e extracelular. Embora o corpo como um todo seja eletricamente neutro, alguns íons negativos extras são encontrados no líquido intracelular, ao passo que seus íons positivos correspondentes estão localizados no líquido extracelular. Como consequência, o interior das células é ligeiramente negativo em relação ao líquido extracelular. Este desbalanço iônico resulta em um estado de **desequilíbrio elétrico**. As mudanças nesse desequilíbrio criam sinais elétricos. Discutiremos esse assunto com mais detalhes posteriormente neste capítulo.

Em resumo, homeostasia não é o mesmo que equilíbrio. Os compartimentos intracelular e extracelular do corpo estão em equilíbrio osmótico, porém estão em desequilíbrio químico e elétrico. Além disso, o equilíbrio osmótico e os dois desequilíbrios são *estados estacionários* dinâmicos. O objetivo da homeostasia é manter os estados estacionários dinâmicos dos compartimentos do corpo.

No restante deste capítulo, discutiremos os três estados estacionários e o papel de mecanismos de transporte e da permeabilidade seletiva da membrana na manutenção desses estados.

SOLUCIONANDO O **PROBLEMA** | **Fibrose cística**

Há mais de 100 anos, parteiras realizavam um teste pouco comum em crianças recém-nascidas: elas lambiam a testa delas. Um sabor salgado significava que a criança estava destinada a morrer de uma doença misteriosa que causava emagrecimento anormal e dificultava a respiração. Hoje, um "teste de suor" parecido será realizado em um grande hospital – dessa vez com técnicas sofisticadas – em Daniel Biller, uma criança de 2 anos de idade com uma história de perda de peso e problemas respiratórios. O nome da misteriosa doença? Fibrose cística.

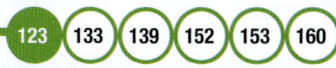

123　133　139　152　153　160

---

[1] D. Campbell-Falck et al. The intravenous use of coconut water. *Am J Emerg Med* 18: 108–111, 2000.

FIGURA 5.1 **CONTEÚDO ESSENCIAL**

Compartimentos de fluidos corporais

(a) Os fluidos corporais estão em dois compartimentos: o líquido extracelular (LEC) e o líquido intracelular (LIC). Os dois estão em equilíbrio osmótico, mas têm composições químicas bem diferentes.

COMPARTIMENTOS DE FLUIDOS CORPORAIS

Células (líquido intracelular, LIC)

O **líquido intracelular** corresponde a 2/3 do volume de água total.

Líquido extracelular (LEC)

O **líquido extracelular** corresponde a 1/3 do volume de água total do corpo. O LEC consiste em:

O **líquido intersticial** fica entre o sistema circulatório e as células.

O **plasma sanguíneo** é a porção líquida do sangue.

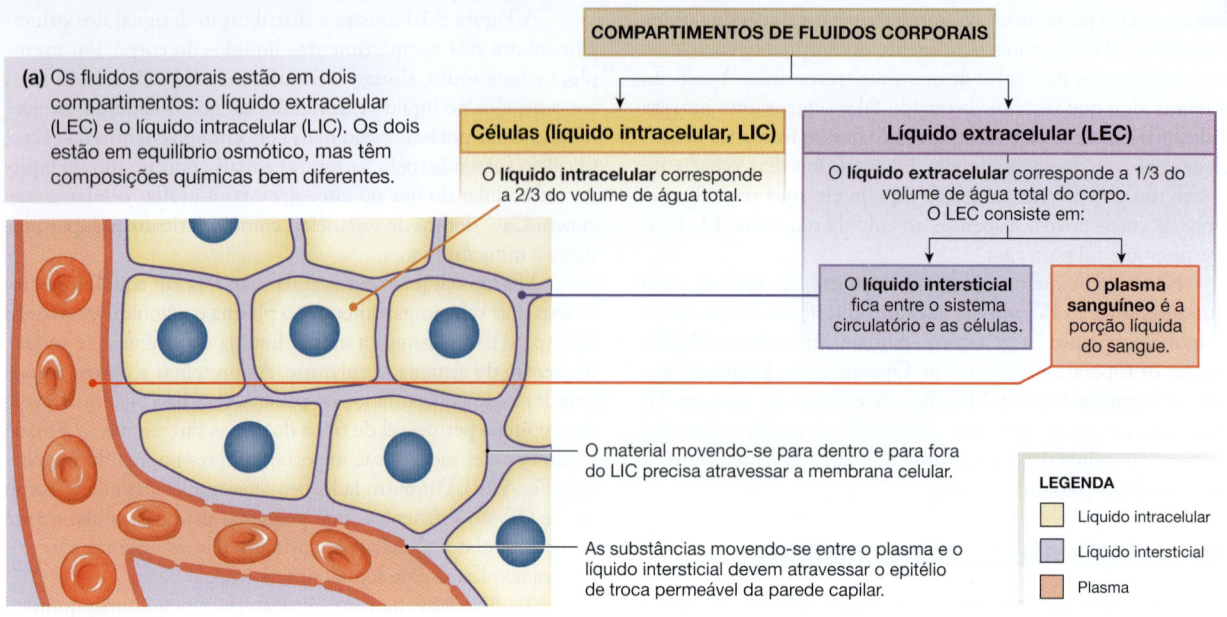

O material movendo-se para dentro e para fora do LIC precisa atravessar a membrana celular.

As substâncias movendo-se entre o plasma e o líquido intersticial devem atravessar o epitélio de troca permeável da parede capilar.

LEGENDA
- Líquido intracelular
- Líquido intersticial
- Plasma

(b) Esta figura mostra os volumes dos compartimentos para um homem de 70 kg.

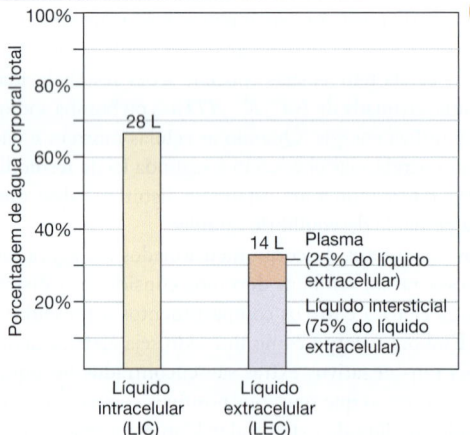

Plasma (25% do líquido extracelular)

Líquido intersticial (75% do líquido extracelular)

Q QUESTÕES DO GRÁFICO

1. Utilizando o volume de LEC mostrado em (b), calcule os volumes do plasma e do líquido intersticial.

2. Qual é o volume total de água do corpo desta pessoa?

3. Utilize as suas respostas das duas questões anteriores para calcular a porcentagem do total de água corporal presente no plasma e no líquido intersticial.

4. Uma mulher pesa 55 quilos. Utilizando as proporções-padrão para os compartimentos celulares, calcule o seu LIC, LEC e volumes de plasma.

(c) Compartimentos líquidos são geralmente ilustrados em diagramas, como o que se segue.

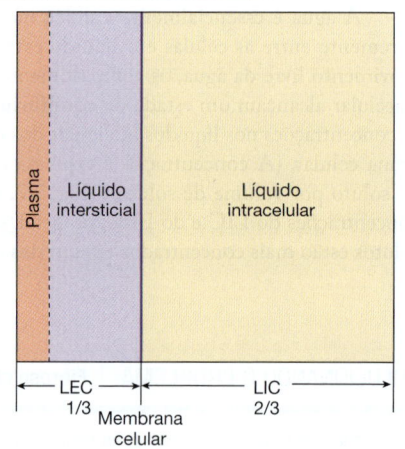

(d) Os compartimentos do corpo encontram-se em desequilíbrio químico. A membrana celular é uma barreira semipermeável entre o LIC e o LEC.

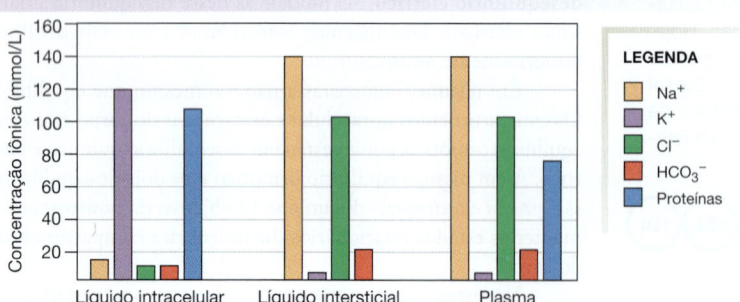

LEGENDA
- Na^+
- K^+
- Cl^-
- HCO_3^-
- Proteínas

Q QUESTÕES DO GRÁFICO

5. Como a composição de íons do plasma difere em relação à do líquido intersticial?

6. Quais íons estão mais concentrados no LIC? E no LEC?

REVISANDO CONCEITOS

1. Utilizando o que você aprendeu sobre o nome das enzimas (p. 99), explique o que o nome Na^+-K^+-*ATPase* lhe diz sobre a ação da enzima.

2. O líquido intracelular pode ser distinguido do líquido extracelular pelas suas concentrações elevadas de íons _____ e baixas concentrações de íons _____, _____ e _____.

3. Em situações clínicas, monitora-se a homeostasia de várias substâncias, como íons, gases sanguíneos e solutos orgânicos, por análise do sangue. Para cada uma das seguintes substâncias, diga se o fato de saber sua concentração plasmática também diz a você a sua concentração no LEC e no LIC. Justifique sua resposta.

   (a) Na^+.
   (b) K^+.
   (c) Água.
   (d) Proteínas.

OSMOSE E TONICIDADE

A distribuição de solutos no corpo depende do fato de uma substância poder, ou não, atravessar as membranas celulares. A água, por outro lado, é capaz de se mover livremente para dentro e para fora de quase todas as células no corpo, atravessando os canais iônicos cheios de água e os canais especiais de água, criados pela proteína *aquaporina* (AQP). Nesta seção, examinaremos a relação entre o movimento do soluto e o movimento da água através das membranas celulares. O conhecimento profundo desse tópico fornece a base para o uso clínico da terapia intravenosa (IV) de líquidos.

O corpo é constituído principalmente por água

A água é a molécula mais importante no corpo humano, uma vez que é o solvente para toda matéria viva. Quando buscamos vida em planetas distantes do sistema solar, uma das primeiras perguntas que os cientistas fazem sobre um planeta é "Ele tem água?". Sem água, a vida como conhecemos não pode existir.

Quanta água há no corpo humano? Pelo fato de um indivíduo diferir do outro, não há uma única resposta. Contudo, na fisiologia humana, muitas vezes falamos de valores-padrão para as funções fisiológicas com base em um "homem de 70 kg". Esses valores-padrão são derivados de dados publicados em meados do século XX pela Comissão Internacional de Proteção Radiológica (ICRP, International Commission on Radiological Protection). A ICRP estava definindo orientações para a exposição à radiação permitida, e eles selecionaram um homem jovem (idade 20-30), branco, europeu e que pesava 70 quilogramas (kg) como seu "homem de referência". Em 1984, o homem de referência foi seguido pela mulher de referência, uma jovem de 58 kg do sexo feminino. A população foi ficando mais alta e mais pesada, e, em 1990, o homem de referência havia crescido para 77,5 kg e tinha 8 cm a mais de altura.

Um homem com 70 kg tem 60% do seu peso corporal total, ou 42 kg, sob a forma de água. Cada quilograma de água tem o volume de 1 litro; então, seu **total de água corporal** é de 42 litros. Isso é o equivalente a 21 garrafas de dois litros!

As mulheres possuem menos água por quilograma de massa corporal do que os homens, pois têm mais tecido adiposo. Gotas de gordura no tecido adiposo ocupam a maior parte do volume celular, substituindo a água celular (ver Fig. 3.13e, p. 83). A idade também influencia o conteúdo de água corporal. Os bebês possuem relativamente mais água que os adultos, e o conteúdo de água diminui quando as pessoas ultrapassam os 60 anos.

A **TABELA 5.1** mostra o conteúdo de água como uma porcentagem do peso total do corpo em pessoas com diversas idades e em ambos os sexos. Na prática clínica, é necessário considerar a variabilidade do conteúdo de água corporal para a adequada prescrição de medicamentos. Pelo fato de mulheres e pessoas idosas possuírem menos água no corpo, elas terão uma concentração maior de um medicamento no plasma do que teriam jovens do sexo masculino se a todos fosse dada uma dose igual por quilograma de massa corporal.

A distribuição de água entre os compartimentos do corpo é menos variável. Quando checamos os volumes relativos dos compartimentos do corpo, o compartimento intracelular contém aproximadamente 2/3 (67%) da água corporal (Fig. 5.1b, c). O terço restante (33%) é dividido entre o líquido intersticial (que contém cerca de 75% da água extracelular) e o plasma (que contém cerca de 25% da água extracelular).

REVISANDO CONCEITOS

4. Se a mulher de referência com 58 kg possui 50% do peso do corpo em água, qual é (a) o seu volume total de água, (b) os seus volumes de LIC e LEC e (c) o seu volume de plasma?

O corpo está em equilíbrio osmótico

A água é capaz de se mover livremente entre as células e o líquido extracelular, distribuindo-se até as concentrações de água estarem iguais por todo o corpo – em outras palavras, até o corpo estar em um estado de equilíbrio osmótico. O movimento da água através de uma membrana em resposta a um gradiente de concentração de um soluto é denominado **osmose**. Na osmose, a água move-se para diluir a solução mais concentrada. Uma vez que as concentrações são iguais, o movimento resultante da água cessa.

Veja o exemplo da **FIGURA 5.2**, no qual uma membrana seletivamente permeável separa dois compartimentos de volumes iguais. A membrana é permeável à água, mas não permite que

TABELA 5.1	Conteúdo de água em porcentagem de peso total do corpo por idade e sexo	
Idade	**Homem**	**Mulher**
Bebê	65%	65%
1-9	62%	62%
10-16	59%	57%
17-39	61%	51%
40-59	55%	47%
60 +	52%	46%

Adaptada de I. S. Edelman e J. Leibman, Anatomy of body water and electrolytes, *Am J Med 27*(2): 256-277, 1959.

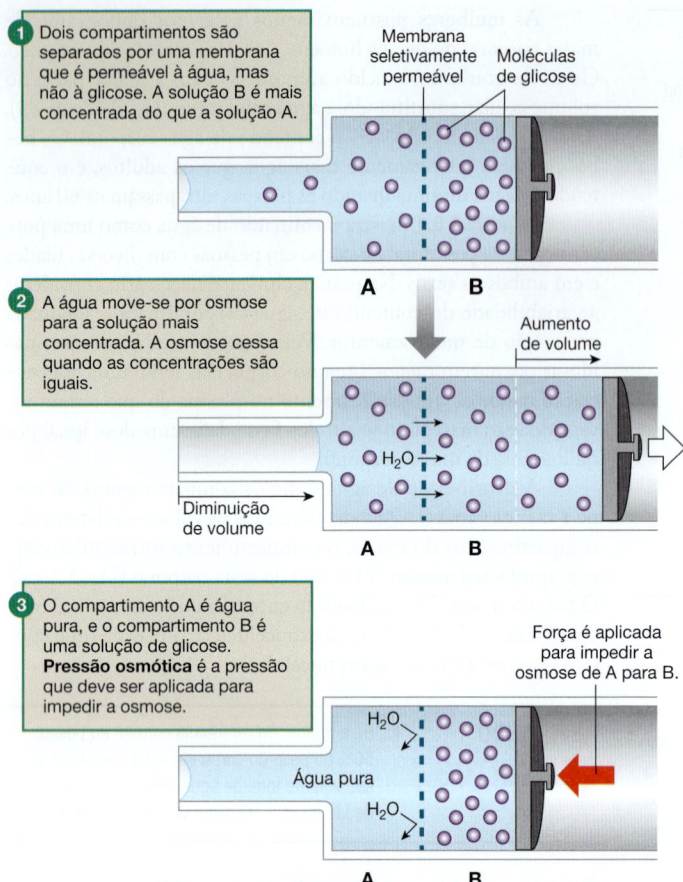

1 Dois compartimentos são separados por uma membrana que é permeável à água, mas não à glicose. A solução B é mais concentrada do que a solução A.

Membrana seletivamente permeável

Moléculas de glicose

A **B**

2 A água move-se por osmose para a solução mais concentrada. A osmose cessa quando as concentrações são iguais.

Aumento de volume

Diminuição de volume

H_2O

A **B**

3 O compartimento A é água pura, e o compartimento B é uma solução de glicose. **Pressão osmótica** é a pressão que deve ser aplicada para impedir a osmose.

Força é aplicada para impedir a osmose de A para B.

H_2O

Água pura

H_2O

A **B**

FIGURA 5.2 **Osmose e pressão osmótica.**

a glicose atravesse. Em **1**, os compartimentos A e B contêm volumes iguais da solução de glicose. O compartimento B tem mais soluto (glicose) por volume de solução e, consequentemente, é a solução mais concentrada. Um gradiente de concentração através da membrana existe para a glicose. No entanto, uma vez que a membrana não é permeável à glicose, a glucose não pode se movimentar para equalizar a sua distribuição.

A água, por outro lado, pode atravessar a membrana livremente. Ela se moverá por osmose do compartimento A, que contém a solução de glicose diluída, para o compartimento B, que contém a solução de glicose mais concentrada. Assim, a água move-se para diluir a solução mais concentrada (Fig. 5.2 **2**).

Como podemos fazer uma mensuração quantitativa da osmose? Um método é mostrado na Figura 5.2 **3**. A solução a ser mensurada é colocada no compartimento B com água pura do compartimento A. Uma vez que o compartimento B tem uma concentração de soluto mais elevada do que o compartimento A, a água fluirá a partir de A para B. No entanto, empurrando para baixo o êmbolo, é possível impedir que a água entre no compartimento B. A pressão sobre o êmbolo que se opõe exatamente ao movimento osmótico da água no compartimento B é conhecida como a **pressão osmótica** da solução B. As unidades para a pressão osmótica, assim como com outras pressões em fisiologia, são em *atmosferas* (atm) ou *milímetros de mercúrio* (mmHg). Uma pressão de 1 mmHg é equivalente à pressão exercida sobre uma área de 1 cm^2 por um 1 mm de altura de coluna de mercúrio.

A osmolaridade descreve o número de partículas em uma solução

Um outro modo de prever quantitativamente o movimento osmótico da água é conhecer as concentrações das soluções com as quais estamos lidando. Em química, concentrações são geralmente representadas como *molaridade* (*M*), que se define como o número de moles de soluto dissolvido por litro de solução (mol/L). Lembre-se que 1 *mol* é igual a $6,02 \times 10^{23}$ moléculas (Fig. 2.7, p. 42).

Contudo, usar a molaridade para descrever as concentrações biológicas pode ser um erro. O fator importante para osmose é o número de *partículas* osmoticamente ativas em um dado volume de solução, e não o número de moléculas. Pelo fato de algumas moléculas se dissociarem em íons quando se dissolvem em uma solução, o número de partículas na solução não é sempre o mesmo que o número de moléculas.

Por exemplo, uma molécula de glicose dissolvida em água produz uma partícula, porém um NaCl dissolvido em água produz dois íons (partículas): Na^+ e Cl^-. A água move-se por osmose em resposta à concentração total de todas as *partículas* na solução. As partículas podem ser íons, moléculas sem carga ou uma mistura de ambos.

Por conseguinte, para soluções biológicas expressamos a concentração como a **osmolaridade**, o número de partículas osmoticamente ativas (íons ou moléculas intactas) por litro de solução. A osmolaridade é expressa em *osmoles* por litro (osmol/L ou OsM) ou, para soluções muito diluídas, miliosmoles/litro (mOsM). Para a conversão entre molaridade e osmolaridade, utilize a seguinte equação:

$$\text{molaridade (mol/L)} \times \text{partículas/moléculas (osmol/mol)} = \text{osmolaridade (osmol/L)}$$

Vejamos dois exemplos, glicose e cloreto de sódio, e comparemos suas molaridades com suas osmolaridades.

Um mol de moléculas de glicose dissolvidas em água suficiente para preparar um litro de solução gera uma solução 1 molar (1 M). Como a glicose não se dissocia em solução, a solução possui apenas um mol de partículas osmoticamente ativas:

$$\text{1 M glicose} \times \text{1 osmol/mol glicose} = \text{1 OsM glicose}$$

No entanto, o cloreto de sódio dissocia-se quando colocado em solução. À temperatura do corpo, alguns íons de NaCl falham ao se separar, então, em vez de 2 íons de NaCl, o *fator de dissociação* é de cerca de 1,8. Assim, um mol de NaCl dissocia-se em solução para se obter 1,8 mol de partículas (Na^+, Cl^- e NaCl). O resultado é uma solução de 1,8 OsM:

$$\text{1 mol NaCl/L} \times \text{1,8 osmol/mol NaCl} = \text{1,8 osmol/L NaCl}$$

A osmolaridade descreve apenas o número de partículas em uma solução; não diz nada sobre a composição das partículas. Uma solução de 1 OsM poderia ser composta de glicose pura, ou Na^+ e Cl^- puro ou uma mistura dos três solutos.

A osmolaridade normal do corpo humano encontra-se em uma faixa entre 280 e 296 miliosmoles por litro (mOsM). Neste livro, a fim de simplificar os cálculos, arredondaremos esse número para 300 mOsM.

Um termo relacionado à osmolaridade é osmolalidade. A **osmolalidade** é a concentração expressa como osmoles de soluto por quilograma de água. Como as soluções biológicas são diluídas e pouco do seu peso vem do soluto, os fisiologistas costumam usar os termos *osmolaridade* e *osmolalidade* alternadamente. A osmolalidade geralmente é utilizada em situações clínicas, uma vez que é fácil estimar o conteúdo de água corporal da pessoa por meio do seu peso.

Os clínicos estimam a perda de líquido de uma pessoa na desidratação equiparando a perda de peso à perda de água. Uma vez que 1 litro de água pura pesa 1 kg, uma diminuição no peso corporal de 1 kg pode ser considerada equivalente à perda de 1 litro de fluido corporal. Um bebê com diarreia pode facilmente ser pesado para estimar a sua perda de líquido. Um decréscimo de 0,5 kg de peso corporal significa a perda de 500 mL de fluido. Este cálculo fornece uma rápida estimativa de quanto líquido é necessário ser reposto.

REVISANDO CONCEITOS

5. Uma mãe traz seu bebê à sala de emergência porque ele perdeu líquido por diarreia e vômito há 2 dias. A equipe pesa o bebê e percebe que ele perdeu aproximadamente 1 kg. Se assumirmos que a redução de peso seja devida à perda de água, quanto volume de água o bebê perdeu?

Comparando a osmolaridade de duas soluções A osmolaridade é uma propriedade de cada solução. Você pode comparar a osmolaridade de diferentes soluções desde que as concentrações sejam expressas na mesma unidade – por exemplo, como miliosmoles por litro. Se duas soluções contêm o mesmo número de partículas de soluto por unidade de volume, dizemos que as soluções são **isosmóticas**. Se a solução A possui uma osmolaridade maior (contém mais partículas por unidade de volume, é mais concentrada) que a solução B, dizemos que a solução A é **hiperosmótica** em relação à solução B. No mesmo exemplo, a solução B, com menos osmoles por unidade de volume, é **hiposmótica** em relação à solução A. A **TABELA 5.2** mostra alguns exemplos de osmolaridades comparativas.

A osmolaridade é uma propriedade *coligativa* das soluções, isto é, ela depende estritamente do *número* de partículas por litro de solução. A osmolaridade nada diz sobre o que as partículas são ou como se comportam. Antes de podermos dizer se a osmose vai ocorrer entre duas soluções quaisquer separadas por uma membrana, temos de saber as propriedades da membrana e dos solutos de cada lado dela.

Se a membrana é permeável apenas à água, e não aos solutos, a água mover-se-á por osmose da solução menos concentrada (hiposmótica) para a solução mais concentrada (hiperosmótica), como ilustrado na Figura 5.2. Muitos sistemas biológicos, contudo, não são tão simples assim. As membranas biológicas são seletivamente permeáveis e permitem que alguns solutos a atravessem, além da água. Para predizer o movimento da água para dentro e para fora das células, você deve saber a *tonicidade* da solução, explicada na próxima seção.

A tonicidade descreve a mudança de volume de uma célula

Tonicidade é um termo fisiológico utilizado para descrever uma solução e como esta afeta o volume de uma célula se a célula for colocada nessa solução até o equilíbrio. (**TAB. 5.3**).

- Se uma célula é colocada na solução e incha ao ganhar água em equilíbrio, a solução é **hipotônica** para a célula.
- Se a célula perde água e murcha em equilíbrio, a solução é **hipertônica**.
- Se a célula na solução não muda de tamanho em equilíbrio, a solução é **isotônica**.

Por convenção, sempre descrevemos a tonicidade da solução em relação à célula. Então, de que maneira a tonicidade difere da osmolaridade?

1. A osmolaridade descreve o número de partículas de soluto dissolvidas em um volume de solução. Ela tem unidades, como osmoles/litros. A osmolaridade pode ser medida por um aparelho, chamado de *osmômetro*. Já a tonicidade, não tem unidades; ela é apenas um termo comparativo.

2. A osmolaridade pode ser utilizada para comparar duas soluções quaisquer, e a relação é recíproca (a solução A é hiperosmótica em relação à solução B; portanto, a solução B é hiposmótica em relação à solução A). A tonicidade sempre compara uma solução e uma célula e, por convenção, a tonicidade é utilizada para descrever apenas a solução – por exemplo, "A solução A é hipotônica para os eritrócitos".

TABELA 5.2	Comparando osmolaridades	
Solução A = 1 OsM de glicose	**Solução B = 2 OsM de glicose**	**Solução C = 1 OsM de NaCl**
A é hiposmótica em relação a B	B é hiperosmótica em relação a A	C é isosmótica em relação a A
A é isosmótica em relação a C	B é hiperosmótica em relação a C	C é hiposmótica em relação a B

TABELA 5.3	A tonicidade de soluções	
Solução	**Compartimento celular na solução**	**Descrição da solução relativa à célula**
A	A célula incha	A solução A é hipotônica
B	A célula não muda de tamanho	A solução B é isotônica
C	A célula encolhe	A solução C é hipertônica

3. A osmolaridade sozinha não diz a você o que acontece com uma célula colocada em uma solução. Tonicidade, por definição, diz o que acontece com o volume celular em equilíbrio quando a célula é colocada na solução.

Este terceiro ponto é um dos que mais confundem os estudantes. Por que a osmolaridade não pode ser utilizada para predizer a tonicidade? A razão é que a tonicidade de uma solução depende não apenas de sua concentração (osmolaridade), mas também da *natureza* dos solutos na solução.

Por natureza dos solutos, queremos dizer se as partículas do soluto podem ou não atravessar a membrana celular. Se as partículas de soluto (íons ou moléculas) podem entrar na célula, são denominadas **solutos penetrantes**. As partículas que não passam a membrana são denominadas **solutos não penetrantes**. A tonicidade depende apenas da concentração de solutos não penetrantes. Vejamos por que isso é verdade.

Inicialmente, algumas informações preliminares. O soluto não penetrante mais importante na fisiologia é o NaCl. Se uma célula é colocada em uma solução de NaCl, os íons Na^+ e Cl^- não entram na célula; isso faz um soluto de NaCl ser não penetrante. (Na verdade, alguns íons Na^+ podem vazar através da membrana, mas eles são imediatamente transportados de volta para o líquido extracelular pela Na^+-K^+-ATPase. Por essa razão, o NaCl é considerado um soluto *funcionalmente* não penetrante.)

Por convenção, assumimos que as células possuem outros tipos de solutos não penetrantes. Em outras palavras, os solutos dentro das células são incapazes de sair, desde que a membrana celular permaneça intacta. Agora, estamos prontos para ver por que a osmolaridade sozinha não pode ser utilizada para predizer a tonicidade.

Suponha que você conhece a composição e a osmolaridade de uma solução. Como você pode calcular a tonicidade da solução sem colocar realmente uma célula nela? A chave está em conhecer *a concentração relativa dos solutos não penetrantes na célula e na solução*. A água sempre se moverá até que as concentrações de solutos não penetrantes na célula e na solução sejam iguais.

Estas são as regras para predizer a tonicidade:

1. *Se a célula possui uma concentração maior de solutos não penetrantes do que a solução*, haverá um movimento resultante de água para dentro da célula. A célula incha, e a solução é *hipotônica*.

2. *Se a célula tem uma concentração de solutos não penetrantes mais baixa do que a solução*, haverá um movimento resultante de água para fora da célula. A célula encolhe, e a solução é *hipertônica*.

3. *Se as concentrações de solutos não penetrantes são as mesmas na célula e na solução*, não haverá movimento resultante de água em equilíbrio. A solução é *isotônica* para a célula.

Como a tonicidade se relaciona à osmolaridade? A **FIGURA 5.3** mostra as possíveis combinações de osmolaridade e tonicidade e por que a osmolaridade por si só não pode prever a tonicidade. Há uma exceção a essa declaração: uma solução hiposmótica é sempre hipotônica, independentemente de qual seja a sua composição. A célula sempre terá uma maior concentração

TONICIDADE	OSMOLARIDADE		
	Hiposmótica	Isosmótica	Hiperosmótica
Hipotônica	√	√	√
Isotônica		√	√
Hipertônica			√

FIGURA 5.3   A relação entre osmolaridade e tonicidade. A osmolaridade de uma solução não é um preditor acurado de tonicidade.

de solutos não penetrantes do que a solução, e a água vai passar para dentro da célula (regra 1 acima).

Como você pode ver na Figura 5.3, uma solução isosmótica pode ser isotônica ou hipotônica. Ela não pode ser hipertônica porque nunca terá uma maior concentração de solutos não penetrantes do que a célula. Se todos os solutos na solução isosmótica forem não penetrantes, a solução também é isotônica. Se existirem quaisquer solutos que penetrem na solução isosmótica, a solução será hipotônica.

Soluções hiperosmóticas podem ser hipertônicas, isotônicas ou hipotônicas. A sua tonicidade depende da concentração relativa de solutos não penetrantes na solução, em comparação à célula, como descrito anteriormente.

Muitas vezes, a tonicidade é explicada utilizando-se uma célula única que é colocada dentro de uma solução, contudo, neste livro, utilizaremos um sistema mais adequado fisiologicamente: um modelo de caixa de dois compartimentos que representa o total do corpo dividido em LIC e LEC (ver Fig. 5.1c.). Para simplificar os cálculos, utilizaremos um corpo de 3 litros, com 2 litros no LIC e 1 litro no LEC. Assumiremos que a osmolaridade de partida é de 300 mOsM (0,3 OsM) e que os solutos em cada compartimento são não penetrantes (NP) e não podem se mover para o outro compartimento. Ao definir volumes e concentrações, podemos usar a equação *soluto/volume = concentração* ($S/V = C$) para determinar matematicamente as alterações em volumes e osmolaridade. A *concentração* é a osmolaridade.

Sempre comece definindo as condições de partida. Este pode ser o estado normal da pessoa ou pode ser o estado alterado que você está tentando voltar ao normal. Um exemplo disso seria tentar restaurar o volume normal e a osmolaridade de uma pessoa que se tornou desidratada através da perda de suor.

A **FIGURA 5.4** mostra as condições de partida para o corpo de 3 litros tanto no formato de diagrama dos compartimentos como em tabela. A forma de tabela permite a você lidar com um exemplo matematicamente, se você conhece os volumes e as concentrações do corpo e da solução adicionada ou perdida.

Os volumes e a concentração do corpo mudarão como resultado da adição ou perda de solutos, água, ou ambos – a lei do balanço de massas (p. 10). Adições ao corpo normalmente vêm através da ingestão de alimentos e bebidas. Em situações médicas, as soluções podem ser adicionadas diretamente ao LEC por infusões intravenosas (IV). A perda significativa de soluto e água pode ocorrer por sudorese, vômitos e diarreia ou perda de sangue.

Após ter definido as condições de partida, você adiciona ou subtrai volume e solutos para encontrar a nova osmolaridade do corpo. O passo final é determinar se os volumes do LIC e do LEC mudam como resultado do ganho ou da perda de água e soluto. Nessa última etapa, você deve separar os solutos adicionados em penetrantes e não penetrantes.

Em nossos exemplos, usamos três solutos: NaCl, ureia e glicose. NaCl é considerado não penetrante. Qualquer NaCl adicionado para o corpo permanece no LEC. A ureia penetra livremente e se comporta como se as membranas das células dividindo o LIC e LEC não existissem. Uma carga adicional de ureia se distribui até que a concentração de ureia seja a mesma em todo o corpo.

A glicose (também chamada de *dextrose*) é um soluto incomum. Como todos os solutos, ela primeiro vai para o LEC. Ao longo do tempo, no entanto, 100% da glicose adicionada entrará nas células. Quando a glicose entra nas células, é fosforilada em glicose-6-fosfato (G-6-P), e não pode deixar a célula novamente. Assim, embora a glicose entre nas células, ela não está penetrando livremente, uma vez que permanece na célula e aumenta a quantidade de solutos não penetrantes intracelulares.

Infundir uma solução de glicose é o mesmo que dar uma infusão lenta de água pura, uma vez que a glicose 6-fosfato é o primeiro passo no metabolismo da glicose aeróbia (p. 105). Os produtos finais do metabolismo da glicose aeróbia são CO_2 e água.

Os exemplos mostrados na Figura 5.4 podem orientá-lo através do processo de adição e subtração de soluções para o corpo. Faça as seguintes perguntas quando você está avaliando os efeitos de uma solução no corpo:

1. Qual é a osmolaridade desta solução em relação ao corpo? (Tab. 5.2).

2. Qual é a tonicidade desta solução? (Utilize a Fig. 5.3 para ajudar a eliminar as possibilidades.) Para determinar a tonicidade, compare a concentração dos solutos não penetrantes na solução à concentração do corpo. (Todos os solutos corporais são considerados não penetrantes.)

Por exemplo, considere uma solução que é de 300 mOsM – isosmótica a um corpo que é de 300 mOsM. A tonicidade da solução depende da concentração de solutos não penetrantes na solução. Se a solução é de 300 mOsM de NaCl, a concentração de soluto não penetrante da solução é igual à do corpo. Quando a solução se mistura com o LEC, a concentração não penetrante no LEC e a osmolaridade não mudam. Não ocorre entrada ou saída de água das células (compartimento do LIC), e a solução é isotônica. Você pode calcular isso trabalhando por meio do exemplo 1, na Figura 5.4.

Agora, suponha que a solução de 300 mOsM tem ureia como seu único soluto. A ureia é um soluto penetrante, portanto essa solução tem zero solutos não penetrantes. Quando a solução de ureia de 300 mOsM se mistura com o LEC, o volume adicional de solução de ureia dilui os solutos não penetrantes do LEC. (S/V = C: a mesma quantidade de solutos NP em um volume maior significa uma menor concentração de solutos NP.)

Agora, a concentração não penetrante da LEC é inferior a 300 mOsM. As células ainda têm uma concentração de soluto não penetrante de 300 mOsM, de modo que a água se move para dentro das células para equalizar as concentrações não penetrantes. (Regra: a água move-se para dentro do compartimento com a maior concentração de solutos NP.) As células ganham água e volume. Isso significa que a solução de ureia é hipotônica, mesmo que seja isosmótica.

O exemplo 2, na Figura 5.4, mostra como combinar solutos penetrantes e não penetrantes pode complicar a situação. Este exemplo pede para descrever a osmolaridade e a tonicidade da solução com base na sua composição antes de fazer os cálculos matemáticos. Essa habilidade é importante para situações clínicas, quando você não saberá volumes de fluidos corporais exatos para a pessoa que precisa de uma infusão IV. A **TABELA 5.4** lista algumas regras para ajudar a distinguir entre osmolaridade e tonicidade.

Entender a diferença entre osmolaridade e tonicidade é crítico para realizar decisões clínicas corretas sobre a terapia IV. A escolha do líquido depende de como o médico quer que os solutos e a água se distribuam entre os compartimentos extracelular e intracelular. Se o problema for desidratação celular, a solução IV apropriada é hipotônica, uma vez que as células necessitam de líquido. Se a situação requer líquido que permaneça no líquido extracelular para repor o sangue perdido, é utilizada uma solução IV isotônica. Em medicina, a tonicidade de uma solução é geralmente a consideração mais importante.

A **TABELA 5.5** lista algumas soluções IV comuns e a sua osmolaridade e tonicidade aproximadas em relação à célula humana normal. E sobre a água de coco descrita no início do capítulo? A análise química revela que não é uma solução ideal IV, embora seja útil para situações de emergência, pois é isosmótica com plasma humano, mas é hipotônica com concentrações de Na^+ muito mais baixas que o normal do LEC $[Na^+]$ e altas concentrações de glicose e frutose, juntamente com os aminoácidos.

TABELA 5.4	**Regras para osmolaridade e tonicidade**
1.	Assuma que todos os solutos intracelulares são não penetrantes.
2.	Compare osmolaridades antes de a célula ser exposta à solução. (Em equilíbrio, a célula e a solução são sempre isosmóticas.)
3.	A tonicidade de uma solução descreve a mudança de volume de uma célula em equilíbrio (Tab. 5.3).
4.	Determine a tonicidade comparando as concentrações dos solutos não penetrantes na célula e na solução. O movimento de água será na direção do compartimento com a concentração mais alta de solutos não penetrantes.
5.	As soluções hiposmóticas são sempre hipotônicas.

FIGURA 5.4 **CONTEÚDO ESSENCIAL**

Osmolaridade e tonicidade

Para todos os problemas, defina suas condições iniciais. Assuma que todos os solutos são não penetrantes e permanecem no LIC ou no LEC.

Use a equação

Soluto/volume = concentração
(S/V = C)

para resolver os problemas. Você terá dados de duas das três variáveis e pode calcular a terceira.

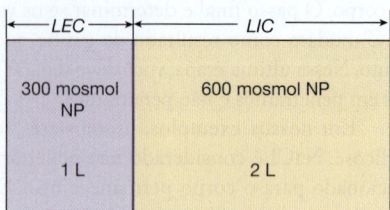

←LEC→	←────── LIC ──────→
300 mosmol NP	600 mosmol NP
1 L	2 L

Lembre-se que os compartimentos corporais estão em equilíbrio osmótico. Depois de saber a osmolaridade do total do corpo (concentração), você também sabe a osmolaridade do LIC e do LEC, uma vez que eles são os mesmos.

Condição de partida:

Temos um corpo de 3 litros que é de 300 mOsM. O LEC é de 1 litro, e o LIC, 2 litros.
Use **S/V = C** para descobrir quanto soluto existe em cada compartimento. Rearranje a equação para S: **S = CV**.

1 S_{LIC} = 300 mosmol/L × 2 L = 600 mosmol NP de soluto no LIC

2 S_{LEC} = 300 mosmol/L × 1 L = 300 mosmol NP de soluto no LEC

Também podemos realizar estes cálculos utilizando a tabela a seguir. Essa tabela foi preenchida com os valores iniciais do corpo. Lembre-se que LEC + LIC sempre será igual aos valores totais do corpo, e uma vez que você descobre a osmolaridade total do corpo, também saberá a osmolaridade do LEC e do LIC.

	Total do corpo	LEC	LIC
Soluto (mosmoles)	900 mosmol	300 mosmol	600 mosmol
Volume (L)	3 L	1 L	2 L
Osmolaridade (mOsM)	300 mOsM	300 mOsM	300 mOsM

Para ver o efeito da adição de uma solução ou perda de fluido, comece com esta tabela e adicione ou subtraia volume e soluto, conforme apropriado. *Você não pode somar e subtrair concentrações. Você deve usar volumes e quantidades de soluto.*

- Trabalhe a coluna do total do corpo em primeiro lugar, adicionando ou subtraindo solutos e volume. Uma vez que você calcular a nova osmolaridade total do corpo, transporte esse número em toda a linha inferior ao LEC e ao LIC. (Os compartimentos estão em equilíbrio osmótico.)

- Distribua solutos não penetrantes para o compartimento apropriado. O NaCl permanece no LEC; a glicose entra nas células. Use **V = S/C** para calcular os novos volumes dos compartimentos.

Nas tabelas abaixo e na página seguinte, as caixas amarelas indicam as incógnitas que devem ser calculadas.

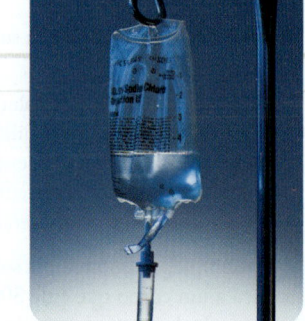

Exemplo 1

Adicione 1 litro de uma solução IV de NaCl de 300 mOsM para este corpo. Esta solução adiciona 1 litro de volume e 300 mosmoles de NaCl.

Resposta

Trabalhe no total do corpo primeiro. Adicione soluto e volume e, então, calcule a nova osmolaridade (caixa amarela).

	Total do corpo
Soluto (mosmoles)	900 + 300 = 1200 mosmol
Volume (L)	3 + 1 = 4 L
Osmolaridade (mOsM)	1200/4 = 300 mOsM

Carregue a nova osmolaridade para o LIC e LEC (setas). Todo o NaCl adicionado fica no LEC, então adicione esta quantidade de soluto para a caixa do LEC. A quantidade de soluto do LIC não se altera. Use V = S/C para calcular os novos volumes do LIC e do LEC (caixas amarelas).

	Total do corpo	LEC	LIC
Soluto (mosmoles)	1.200 mosmol	300 + 300 = 600	600 mosmol
Volume (L)	4 L	2 L	2 L
Osmolaridade (mOsM)	300 mOsM →	300 mOsM →	300 mOsM

A solução adicionada é isosmótica (300 mOsM) e a sua concentração não penetrante é a mesma que a do corpo (300 mOsM NP). Você poderia predizer que a solução era isotônica, e que isso é confirmado com estes cálculos, que não apresentam uma entrada ou saída de água das células (sem alteração no volume de LIC).

Exemplo 2

Adicione 2 litros de uma solução de 500 mOsM. A solução possui partes iguais de NaCl (não penetrante) e ureia (penetrante), portanto possui 250 mosmol/L de NaCl e 250 mosmol/L de ureia.

Resposta

Esta solução tem dois solutos, um penetrante e ouro não penetrante, mas apenas solutos não penetrantes contribuem para a tonicidade e causam deslocamento de água entre os compartimentos.

Antes de trabalhar esse problema, responda às seguintes perguntas:

(a) Esta solução é _____ osmótica para o corpo de 300 mOsM.

(b) Qual é a concentração de solutos não penetrantes [NP] na solução?_____.

(c) Qual é a [NP] no corpo? _____

(d) Utilizando as regras de tonicidade na Tabela 5.4, haverá movimento de líquido para dentro ou para fora da célula? Em que direção?

(e) Com base na sua resposta em (d), essa solução é _____ tônica para essas células.

Agora, trabalhe o problema utilizando a tabela de condições de partida como ponto de partida.

O que você acrescentaria? 2 L de (250 mosmol/L de ureia e 250 mosmol/L de NaCl) = 2 litros de volume + 500 mosmol de ureia + 500 mosmol de NaCl.

A ureia não contribui para a tonicidade, por isso vamos deixar os 500 mosmol de ureia de lado e só adicionar o volume e o NaCl na primeira etapa:

Etapa 1: adicione 2 litros e 500 mosmol de NaCl. Faça a coluna total do corpo primeiro.

	Total do corpo
Soluto (mosmoles)	900 + 500 = 1.400 mosmol
Volume (L)	3 + 2 = 5 L
Osmolaridade (mOsM)	1.400/5 = 280 mOsM

Etapa 2: carregue a nova osmolaridade para o LEC e LIC. Todo o NaCl permanece no LEC, então adicione isso na coluna correspondente. Calcule os novos volumes do LIC e do LEC.

• Perceba que o volume de LIC + LEC = total do corpo.

	Total do corpo	LEC	LIC
Soluto (mosmoles)	1.400 mosmol	300 + 500 = 800	600
Volume (L)	5 L	2.857 L	2.143 L
Osmolaridade (mOsM)	280 mOsM ⟶	280 mOsM ⟶	280 mOsM

Etapa 3: agora, adicione o soluto ureia para todo o total do corpo para obter a osmolaridade final. Essa osmolaridade se transfere para o LEC e LIC. A ureia se distribuirá por todo o corpo, até a sua concentração em todos os lugares ser igual, mas não causará qualquer mudança de água entre LEC e LIC, de modo que os volumes permanecem como estavam na Etapa 2.

	Total do corpo	LEC	LIC
Soluto (mosmoles)	1.400 + 500 = 1.900		
Volume (L)	5 L	2.857 L	2.143 L
Osmolaridade (mOsM)	1.900/5 = 380 mOsM →	380 mOsM ⟶	380 mOsM

Responda às seguintes questões a partir dos valores na tabela:

(f) O que aconteceu com a osmolaridade do corpo após a adição da solução? _____ Este resultado significa que a solução adicionada foi _____ osmótica com relação à osmolaridade inicial.

(g) O que aconteceu com o volume do LIC? _____ Isso significa que a solução adicionada foi _____ tônica para as células.

Compare as suas respostas em (f) e (g) às suas respostas para (a) a (e). Elas fazem sentido? Elas deveriam.

Se você conhece as condições de arranque do corpo e sabe a composição de uma solução que está adicionando, você deve ser capaz de descrever a solução de osmolaridade e tonicidade em relação ao corpo, fazendo as perguntas em (a) a (e). Agora, teste a si mesmo, trabalhando as perguntas 8 e 9 de Revisando conceitos.

TABELA 5.5 | Soluções intravenosas

Solução	Sinônimo	Osmolaridade	Tonicidade
Salina a 0,9%*	Salina normal	Isosmótica	Isotônica
Dextrose** a 5% em salina 0,9%	D5 – salina normal	Hiperosmótica	Isotônica
Dextrose a 5% em água	D5W	Isosmótica	Hipotônica
Salina a 0,45%	Salina meio normal	Hiposmótica	Hipotônica
Dextrose a 5% em salina 0,45%	D5 – salina meio normal	Hiperosmótica	Hipotônica

*Salina = NaCl.
**Dextrose = glicose.

REVISANDO CONCEITOS

6. Qual das seguintes soluções tem mais água por unidade de volume: 1 M de glicose, 1 M de NaCl ou 1 OsM de NaCl?

7. Dois compartimentos são separados por uma membrana que é permeável à água e à ureia, mas não ao NaCl. Para onde a água se moverá quando as seguintes soluções forem colocadas nos dois compartimentos? (*Dica*: cuidado com unidades!)

Compartimento A	Membrana	Compartimento B
(a) 1 M de NaCl	I	1 OsM de NaCl
(b) 1 M de ureia	I	2 M de ureia
(c) 1 OsM de NaCl	I	1 OsM de ureia

8. Utilize o mesmo corpo de 3 litros, 300 mOsM da Figura 5.4 para este problema.
Adicione 1 litro de glicose de 260 mOsM ao corpo e calcule o novo volume do corpo e a osmolaridade, uma vez que toda a glicose entrou nas células e foi fosforilada. Antes de fazer os cálculos, faça as seguintes previsões: Esta solução é _____ osmótica com relação ao corpo e é _____ tônica para as células.

9. Utilize o mesmo corpo de 3 litros, 300 mOsM da Figura 5.4 para este problema. Uma pessoa de 3 litros trabalha sob o sol quente e perde 500 mL de suor, que é equivalente a uma solução de NaCl de 130 mOsM. Assuma que toda a perda de NaCl vem do LEC.
   (a) A perda de suor é osmótica para o corpo. Isso significa que a osmolaridade do corpo após a perda de suor (*aumentará/diminuirá/não mudará?*).
   (b) Como resultado desta perda de suor, o volume da célula do corpo (*aumentará/diminuirá/não mudará?*).
   (c) Utilizando a tabela, calcule o que acontece com o volume e a osmolaridade em consequência desta perda de suor. Será que os resultados de seus cálculos correspondem às suas respostas em (a) e (b)?

10. Você tem um paciente que perdeu 1 litro de sangue, e você precisa repor o volume rapidamente enquanto espera que uma transfusão chegue do banco de sangue.
   (a) O que seria melhor administrar: 5% de dextrose em água ou 0,9% de NaCl em água? (*Dica*: pense na distribuição dessas moléculas pelo corpo.) Justifique a sua resposta.
   (b) Quanto da sua solução de escolha você teria de administrar para retornar o volume sanguíneo ao normal?

PROCESSOS DE TRANSPORTE

A água move-se livremente entre compartimentos no corpo, mas e os outros componentes? Os seres humanos são organismos grandes e complexos, e o movimento de material dentro e entre os compartimentos do corpo é necessário para a comunicação. Esse movimento requer vários mecanismos de transporte. Alguns necessitam de uma fonte externa de energia, como aquela armazenada nas ligações de alta energia do ATP (p. 104), ao passo que outros processos de transporte usam apenas a energia potencial ou cinética presente no sistema (p. 95). O movimento entre compartimentos geralmente significa que uma molécula deve atravessar uma ou mais membranas celulares. O movimento dentro de um compartimento é menos restrito. Por essa razão, o transporte biológico é outro tema que você encontrará muitas vezes ao estudar os sistemas de órgãos.

A forma mais geral de transporte biológico é o **fluxo de massa** (fluxo global) de fluidos dentro de um compartimento. Embora muitas pessoas equiparem **fluidos** a líquidos, na física tanto gases como líquidos são considerados fluidos porque eles fluem. A principal diferença entre os dois fluidos é que os gases são compressíveis, uma vez que as suas moléculas estão bastante afastadas no espaço. Os líquidos, sobretudo a água, não são compressíveis. (Pense em apertar um balão com água.)

No fluxo de massa, um *gradiente de pressão* faz o fluido fluir de regiões de pressão mais alta para regiões de pressão mais baixa. À medida que o fluido flui, ele carrega todas as suas partes componentes, incluindo as substâncias dissolvidas ou suspensas nele. O sangue movendo-se pelo sistema circulatório é um excelente exemplo de fluxo de massa. O coração atua como uma bomba que gera uma região de alta pressão, empurrando o plasma com seus solutos dissolvidos e as células sanguíneas suspensas pelos vasos sanguíneos. O fluxo de ar nos pulmões é outro exemplo de fluxo de massa que você encontrará ao estudar fisiologia.

Outros tipos de transporte são mais específicos que o fluxo em massa. Quando os discutirmos, devemos nomear a molécula ou moléculas que estão em movimento. Os mecanismos de transporte que você aprenderá sobre nas seções seguintes incluem difusão, transporte mediado por proteínas e transporte vesicular.

As membranas celulares são seletivamente permeáveis

Muitos materiais se movem livremente dentro de um compartimento do corpo, porém a troca entre os compartimentos intracelulares e extracelulares é restrita pela membrana celular. Se uma substância entra ou não em uma célula, depende das propriedades da membrana celular e das propriedades da substância. As membranas celulares são **seletivamente permeáveis**, o que significa que algumas moléculas podem as atravessar, mas outras não.

A composição de lipídeo e proteína de uma dada membrana da célula determina quais moléculas podem entrar na célula e quais podem sair (p. 62). Se uma membrana permite que uma substância passe através dela, a membrana é dita **permeável** à referida substância. Se uma membrana não permite que uma substância passe, a membrana é dita **impermeável** a essa substância.

A permeabilidade da membrana é variável e pode ser modificada alterando-se as proteínas ou os lipídeos da membrana. Algumas moléculas, como oxigênio, dióxido de carbono e lipídeos, movem-se facilmente através da maioria das membranas celulares. Por outro lado, os íons, a maioria das moléculas polares e as moléculas muito grandes (como as proteínas) entram nas células com mais dificuldade ou podem não entrar de modo algum.

Duas propriedades de uma molécula influenciam seu movimento através das membranas celulares: o seu tamanho e a sua solubilidade em lipídeos. As moléculas muito pequenas e aquelas que são solúveis em lipídeos podem atravessar diretamente através da bicamada fosfolipídica. Moléculas maiores ou menos solúveis em lipídeos, em geral, não entram ou saem de uma célula, a menos que a célula tenha proteínas de membrana específicas para as transportar através da bicamada lipídica. As moléculas lipofóbicas muito grandes não podem ser transportadas por proteínas e devem entrar e deixar a célula em vesículas (p. 71).

Existem várias maneiras de categorizar como as moléculas se movem através das membranas. Um esquema, que acabamos de descrever, separa movimentos de acordo com os requisitos físicos: se ele se move por difusão diretamente através da bicamada

fosfolipídica, cruza com o auxílio de uma proteína de membrana ou entra na célula em uma vesícula (**FIG. 5.5**). Um segundo sistema classifica o movimento de acordo com as suas necessidades de energia. O **transporte passivo** não requer a entrada de energia que não a energia potencial armazenada em um gradiente de concentração. O **transporte ativo** necessita da entrada de energia a partir de alguma fonte externa, como a ligação de alta energia do fosfato no ATP.

As seções a seguir focam em como as células movem o material através de suas membranas. Os princípios discutidos aqui também se aplicam ao movimento através das membranas intracelulares, quando as substâncias se movem entre organelas.

SOLUCIONANDO O PROBLEMA

O registro médico de Daniel traz uma história assustadora de problemas clínicos quase constantes desde o seu nascimento: infecções respiratórias de repetição, disfunções digestórias e, nos últimos seis meses, uma história de perda de peso. Assim, quando, na semana passada, Daniel começou a ter problemas respiratórios, a sua mãe levou-o ao hospital. Uma cultura obtida dos pulmões de Daniel levantou a suspeita de fibrose cística: o muco das suas vias aéreas é espesso e desidratado. Na fibrose cística, o muco espesso causa congestão respiratória grave e fornece um meio de cultura perfeito para as bactérias.

P1: *Em pessoas com fibrose cística, o movimento de cloreto de sódio para o lúmen das vias respiratórias é prejudicado. Por que a falha em transportar NaCl para as vias aéreas causa espessamento do muco secretado? (Dica: lembre-se que a água se move para regiões hiperosmóticas.)*

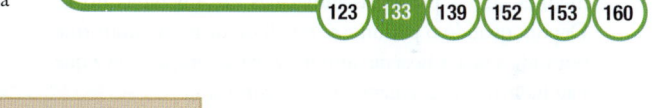

123　133　139　152　153　160

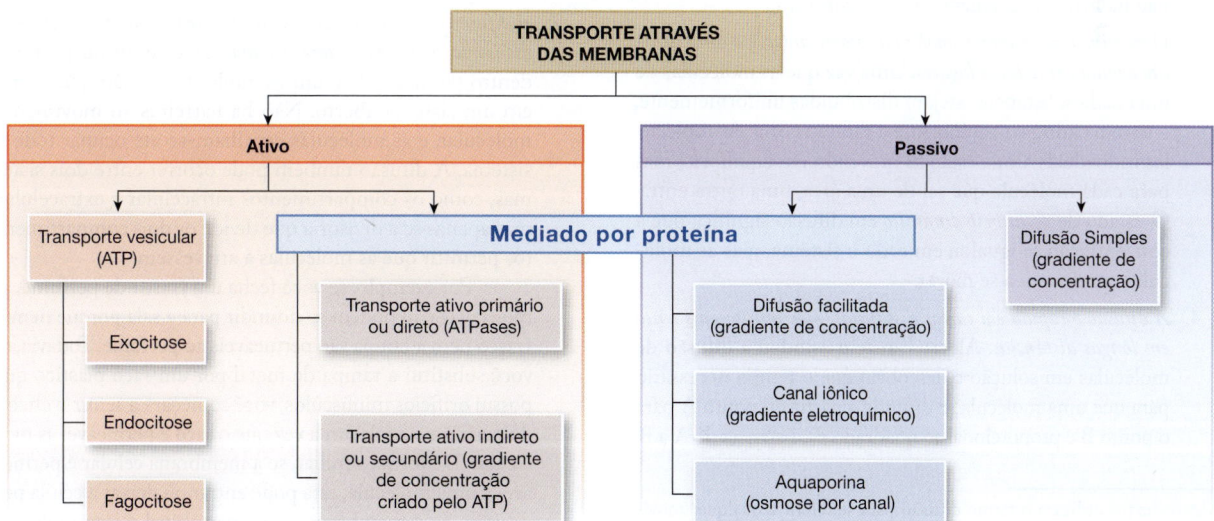

FIGURA 5.5 **Transporte através das membranas.** O movimento de substâncias através das membranas pode ser classificado pelas exigências de energia de transporte (em parênteses) ou pela via física (através da membrana, através de uma proteína de membrana ou em uma vesícula).

DIFUSÃO

O transporte passivo através das membranas utiliza a energia cinética (p. 95) inerente das moléculas e a energia potencial armazenada em gradientes de concentração. Moléculas gasosas e moléculas em solução se movem constantemente de um lugar para outro, chocando-se com outras moléculas ou com as paredes do recipiente que as contêm. Quando as moléculas estão concentradas em um espaço fechado, seus movimentos fazem elas se espalharem gradualmente até ficarem uniformemente distribuídas por todo o espaço disponível. Este processo é conhecido como difusão.

A **difusão** pode ser definida como o movimento de moléculas a partir de uma área de maior concentração para uma de baixa concentração dessas moléculas.[2] Se você deixa um frasco de perfume aberto e depois percebe sua fragrância pela sala, é porque as moléculas aromáticas do perfume se difundiram de onde estavam mais concentradas (no frasco) para onde estavam menos concentradas (na sala).

A difusão tem as seguintes propriedades:

1. *A difusão é um processo passivo.* Por *passivo,* queremos dizer que o processo não requer energia de alguma fonte externa. A difusão usa somente a energia cinética que todas as moléculas possuem.

2. *As moléculas movem-se de uma área de maior concentração para uma área de menor concentração.* A diferença na concentração de uma substância entre dois locais é chamada de **gradiente de concentração**, também conhecido como *gradiente químico*. As moléculas difundem-se da maior concentração para a menor concentração.

   A taxa de difusão depende da magnitude do gradiente de concentração. Quanto maior o gradiente, mais rápido a difusão ocorre. Por exemplo, quando você abre um frasco de perfume, a taxa de difusão é mais rápida à medida que as primeiras moléculas são liberadas no ar. Depois, quando o perfume se espalhou de modo uniforme por toda a sala, a taxa de difusão cai para zero, uma vez que não há mais um gradiente de concentração.

3. *O movimento líquido de moléculas ocorre até que a concentração é igual em todos os lugares.* Uma vez que as moléculas de uma dada substância estejam distribuídas uniformemente, o sistema atinge o equilíbrio, e a difusão cessa. As moléculas individuais ainda estão se movendo em equilíbrio, mas para cada molécula que sai de uma área, uma outra entra. O estado de *equilíbrio dinâmico* em difusão significa que a concentração se igualou em todo o sistema, mas as moléculas continuam a se mover.

4. *A difusão é rápida em curtas distâncias, mas muito mais lenta em longas distâncias.* Albert Einstein estudou a difusão de moléculas em solução e descobriu que o tempo necessário para que uma molécula se difunda a partir do ponto A para o ponto B é proporcional ao quadrado da distância de A a B.

Em outras palavras, se a distância de 1 a 2 dobra, o tempo necessário para a difusão aumenta de 1^2 para 2^2 (de 1 para 4).

O que significa para os sistemas biológicos o fato de a taxa de difusão ser lenta em longas distâncias? Em seres humanos, os nutrientes levam cinco segundos para difundirem-se do sangue para uma célula que está a 100 μm do capilar mais próximo. A essa velocidade, levaria anos para os nutrientes difundirem-se do intestino delgado até as células do primeiro dedo do pé (hálux), e as células morreriam de inanição.

Para superar as limitações da difusão à distância, os organismos usam vários mecanismos de transporte que aceleram o movimento de moléculas. A maioria dos organismos multicelulares possui alguma forma de sistema circulatório para levar o oxigênio e os nutrientes rapidamente desde o ponto no qual eles entram no corpo até as células.

5. *A difusão é diretamente relacionada à temperatura.* Nas temperaturas mais altas, as moléculas movem-se mais rapidamente. Como a difusão resulta do movimento molecular, a taxa de difusão aumenta à medida que a temperatura aumenta. Em geral, as mudanças na temperatura não afetam significativamente a taxa de difusão em seres humanos porque nós mantemos uma temperatura corporal relativamente constante.

6. *A taxa de difusão é inversamente proporcional ao peso molecular e ao tamanho.* As moléculas menores precisam de menos energia para se mover por uma distância e, portanto, difundem-se mais rápido. Einstein mostrou que o atrito entre a superfície de uma partícula e o meio através do qual a mesma se difunde é uma fonte de resistência ao movimento. Ele calculou que a difusão é inversamente proporcional ao raio da molécula: quanto maior a molécula, mais lenta será a sua difusão em um determinado meio. O experimento na **FIGURA 5.6** mostra que as moléculas de iodeto de potássio (KI) que são menores e mais leves se difundem mais rapidamente através do gel de ágar comparadas às moléculas de vermelho do Congo que são maiores e mais pesadas.

7. *A difusão pode ocorrer em um sistema aberto ou através de uma divisória que separa dois sistemas.* A difusão do perfume dentro de uma sala é um exemplo de difusão que ocorre em um sistema aberto. Não há barreiras ao movimento molecular, e as moléculas espalham-se até ocupar todo o sistema. A difusão também pode ocorrer entre dois sistemas, como os compartimentos intracelular e extracelular, mas apenas se a divisória que divide os dois compartimentos permitir que as moléculas a atravessem.

   Por exemplo, se você fecha um frasco de perfume, as moléculas não podem se difundir para a sala porque nem o frasco nem a tampa são permeáveis ao perfume. Todavia, se você substitui a tampa de metal por um saco plástico que possui orifícios minúsculos, você começará a sentir o cheiro do perfume na sala, uma vez que o saco é permeável às moléculas. De forma similiar, se a membrana celular é permeável a uma molécula, esta pode entrar ou deixar a célula por difusão. Se a membrana não é permeável a esta molécula em particular, a molécula não pode atravessar a membrana.

   A **TABELA 5.6** resume esses pontos.

---

[2]Alguns textos utilizam o termo **difusão** para se referir a qualquer movimento aleatório de moléculas, e o movimento ao longo de um gradiente de concentração é chamado de **difusão líquida**. Para simplificar, utilizaremos o termo **difusão** para indicar o movimento por um gradiente de concentração.

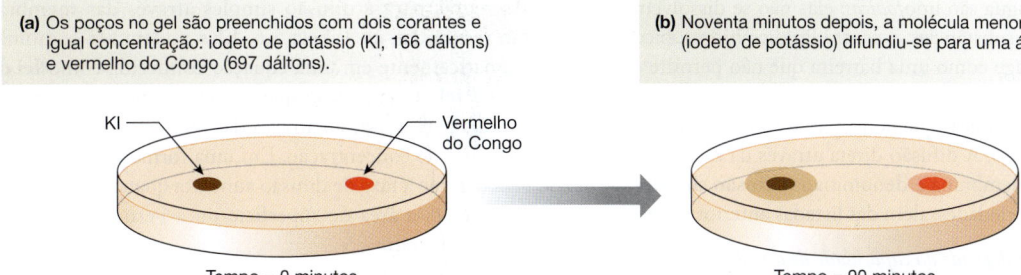

(a) Os poços no gel são preenchidos com dois corantes e igual concentração: iodeto de potássio (KI, 166 dáltons) e vermelho do Congo (697 dáltons).

(b) Noventa minutos depois, a molécula menor e mais leve (iodeto de potássio) difundiu-se para uma área maior.

KI

Vermelho do Congo

Tempo = 0 minutos

Tempo = 90 minutos

FIGURA 5.6 Experimento de difusão.

Um ponto importante a ser observado: os íons não se movem por difusão, embora você leia e ouça sobre íons "difundindo-se através das membranas". Difusão é o movimento aleatório a favor do gradiente de *concentração*. O movimento de íons é influenciado por gradientes *elétricos* pela atração de cargas opostas e repulsão de cargas similares. Por essa razão, os íons movem-se em resposta ao gradiente elétrico e de concentração combinados, ou *gradiente eletroquímico*. O movimento eletroquímico é um processo mais complexo do que a difusão, que resulta somente de um gradiente de concentração, e os dois processos não devem ser confundidos. Os íons e gradientes eletroquímicos são discutidos em mais detalhes no final deste capítulo.

Em resumo, a difusão é o movimento passivo de moléculas não carregadas a favor do seu gradiente de concentração, devido ao movimento molecular randômico. A difusão é mais lenta para longas distâncias e para moléculas grandes. Quando a concentração de moléculas a serem difundidas é a mesma ao longo de todo um sistema, o sistema está em equilíbrio químico, embora o movimento randômico das moléculas continue.

REVISANDO CONCEITOS

11. Se a distância pela qual uma molécula deve se difundir triplica de 1 para 3, a difusão levará quantas vezes mais tempo?

Moléculas lipofílicas atravessam a membrana por difusão simples

A difusão através das membranas é um pouco mais complicada do que a difusão em um sistema aberto. Apenas moléculas solúveis em lipídeos (lipofílicas) podem se difundir pela bicamada lipídica. A água e muitos nutrientes vitais, íons e outras moléculas

TABELA 5.6	Regras para a difusão de moléculas sem carga

Propriedades gerais da difusão

1. A difusão utiliza a energia cinética do movimento molecular e não necessita de uma fonte externa de energia.

2. As moléculas difundem-se de uma área de concentração mais alta para uma área de concentração mais baixa.

3. A difusão continua até as concentrações alcançarem o equilíbrio. Entretanto, o movimento molecular continua após o equilíbrio ter sido alcançado.

4. A difusão é mais rápida
   – em gradientes de concentração maiores.
   – em distâncias menores.
   – a temperaturas mais altas.
   – para moléculas menores.

5. A difusão pode ocorrer em um sistema aberto ou através de uma divisória que separa dois sistemas.

Difusão simples através de uma membrana

6. A taxa de difusão através de uma membrana é mais rápida se
   – a superfície de membrana for maior.
   – a membrana for menos espessa.
   – o gradiente de concentração for maior.
   – a membrana for mais permeável à molécula.

7. A permeabilidade da membrana a uma molécula depende
   – da sua solubilidade em lipídeos.
   – do tamanho da molécula.
   – da composição lipídica da membrana.

que se dissolvem em água são lipo*fóbicas*: elas não se dissolvem em lipídeos. Para essas substâncias, o centro lipídico hidrofóbico da membrana celular age como uma barreira que não permite a sua travessia.

As substâncias lipofílicas que podem atravessar a membrana se movem por difusão. A difusão direta através da bicamada fosfolipídica de uma membrana é denominada **difusão simples** e tem as seguintes propriedades, além das listadas anteriormente.

1. *A taxa de difusão depende da capacidade de a molécula se dissolver na bicamada lipídica da membrana.* Outra forma de dizer isso é que a taxa de difusão depende de quão permeável a membrana é a essa molécula. A maioria das moléculas em solução pode interagir com as cabeças polares do fosfolipídeo (p. 62), mas apenas moléculas apolares que são solúveis em lipídeo (lipofílicas) podem se dissolver na porção central apolar da bicamada. Em geral, apenas lipídeos, esteroides e pequenas moléculas lipofílicas podem mover-se através da membrana por difusão simples.

   Uma exceção importante para essa afirmação diz respeito à água. A água, embora seja uma molécula polar, pode difundir-se lentamente através de algumas membranas fosfolipídicas. Durante anos, pensou-se que a natureza polar da molécula de água a impedia de mover-se através do centro lipídico da bicamada, porém experimentos realizados com membranas artificiais mostraram que o pequeno tamanho da molécula de água permite que ela deslize entre as caudas lipídicas de algumas membranas.

   O quão facilmente a água passa através da membrana depende da composição da bicamada fosfolipídica. As membranas com alto conteúdo de colesterol são menos permeáveis à água do que aquelas com baixo conteúdo de colesterol, presumivelmente porque as moléculas lipossolúveis de colesterol ocupam os espaços entre as caudas dos ácidos graxos da bicamada lipídica e, desse modo, excluem a água. Por exemplo, a membrana celular de alguns segmentos dos túbulos renais é essencialmente impermeável à água, a menos que as células insiram canais proteicos de água especiais na bicamada fosfolipídica. A maior parte do movimento da água através das membranas ocorre por proteínas-canal.

2. *A taxa de difusão através da membrana é diretamente proporcional à área de superfície da membrana.* Em outras palavras, quanto maior a área da superfície da membrana, mais moléculas podem difundir-se através dela por unidade de tempo. Esse fato pode parecer óbvio, mas tem importantes implicações na fisiologia. Um exemplo notável de como uma mudança na área de superfície afeta a difusão é a doença pulmonar denominada enfisema. À medida que o tecido pulmonar é destruído, a área de superfície disponível para a difusão de oxigênio diminui. Como consequência, menos oxigênio pode mover-se para dentro do corpo. Em casos graves, o oxigênio que alcança as células não é suficiente para sustentar qualquer atividade muscular, e o paciente fica confinado à cama.

As regras para a difusão simples através das membranas estão resumidas na Tabela 5.6. Elas podem ser combinadas matematicamente em uma equação conhecida como **lei de difusão de Fick**, uma relação que envolve os fatores há pouco mencionados para a difusão através das membranas, juntamente ao gradiente de concentração. Em uma forma simplificada, a lei de Fick diz que a taxa de difusão aumenta quando o gradiente de concentração, a área de superfície ou a permeabilidade da membrana aumentam:

$$\text{taxa de difusão} \propto \text{área de superfície} \times \text{gradiente de concentração} \times \text{permeabilidade da membrana}$$

A **FIGURA 5.7** ilustra os princípios da lei de Fick.

A permeabilidade da membrana é o mais complexo dos quatro termos da lei de Fick porque vários fatores a influenciam:

1. o tamanho (e a forma, para moléculas maiores) da molécula que se difunde. À medida que o tamanho molecular aumenta, a permeabilidade da membrana diminui.

2. a solubilidade em lipídeos da molécula. À medida que a lipossolubilidade da molécula aumenta, a permeabilidade da membrana a esta molécula aumenta.

3. a composição da bicamada lipídica através da qual ela se difunde. Alterações na composição dos lipídeos da membrana mudam o quão facilmente as moléculas que estão se difundindo podem deslizar entre os fosfolipídeos individuais. Por exemplo, as moléculas de colesterol da membrana inserem-se nos espaços entre as caudas de ácidos graxos e retardam a passagem de moléculas através desses espaços (Fig. 3.2, p. 63), tornando a membrana menos permeável.

Podemos rearranjar a equação de Fick desta forma:

$$\frac{\text{taxa de difusão}}{\text{área de superfície}} = \text{gradiente de concentração} \times \text{permeabilidade da membrana}$$

Esta equação agora descreve o fluxo de uma molécula através da membrana, uma vez que o **fluxo** é definido como a taxa de difusão por unidade de área de superfície da membrana:

$$\text{fluxo} = \text{gradiente de concentração} \times \text{permeabilidade da membrana}$$

Em outras palavras, o fluxo de uma molécula através de uma membrana depende do gradiente de concentração e da permeabilidade da membrana à molécula.

Lembre-se que os princípios da difusão se aplicam a todas as membranas biológicas, não apenas à membrana celular. A difusão de materiais para dentro e para fora de organelas segue as mesmas regras.

A difusão de um soluto sem carga pela membrana é proporcional ao gradiente de concentração do soluto, à área de superfície de membrana e à permeabilidade da membrana a este soluto.

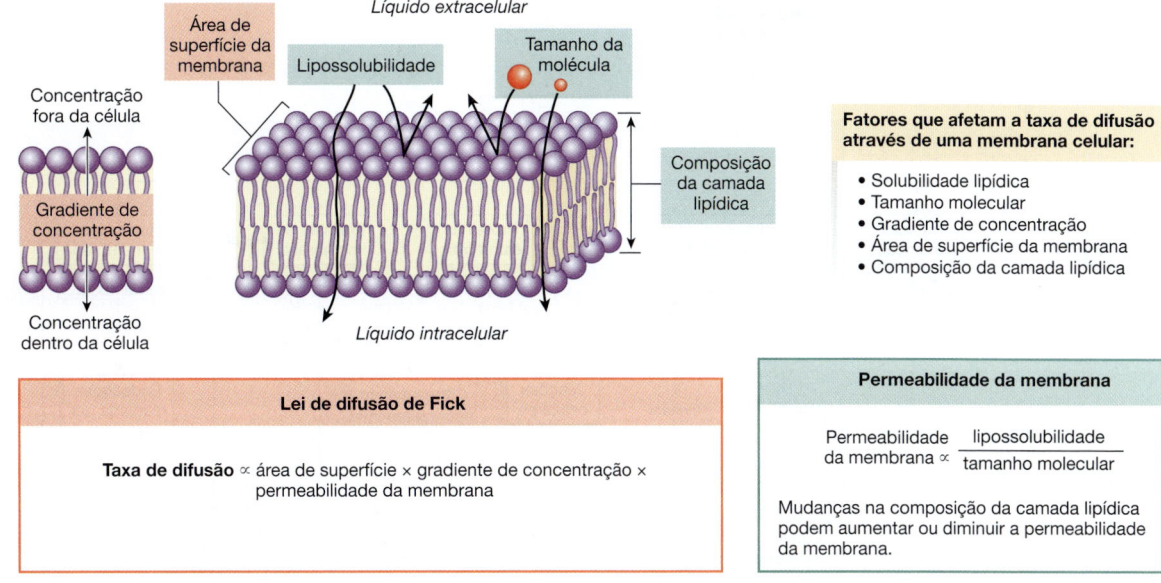

FIGURA 5.7   Lei de difusão de Fick. A difusão de um soluto sem carga pela membrana é proporcional ao gradiente de concentração do soluto, à área de superfície de membrana e à permeabilidade da membrana a este soluto.

REVISANDO CONCEITOS

12. De onde vem a energia para a difusão?

13. Qual mais provavelmente atravessa uma membrana celular por difusão simples: uma molécula de ácido graxo ou uma molécula de glicose?

14. O que acontece com o fluxo de moléculas em cada um dos seguintes casos?

    (a) O tamanho molecular aumenta.

    (b) O gradiente de concentração aumenta.

    (c) A área de superfície da membrana diminui.

15. Dois compartimentos são separados por uma membrana que é permeável apenas à água e a moléculas de tinta amarela. O compartimento A está cheio com uma solução aquosa de tinta amarela, e o compartimento B está cheio com uma solução aquosa de uma concentração igual de tinta azul. Se o sistema é deixado em repouso por um longo período, que cor terá o compartimento A: amarelo, azul ou verde? (Lembre-se, amarelo mais azul forma verde.) Que cor terá o compartimento B?

16. O que impede o oxigênio atmosférico de se difundir para dentro do nosso corpo através da pele? (*Dica*: que tipo de epitélio é a pele?)

TRANSPORTE MEDIADO POR PROTEÍNAS

No corpo, a difusão simples através das membranas é limitada a moléculas lipofílicas. Em sua maioria, as moléculas do corpo são lipofóbicas ou são eletricamente carregadas e, por isso, não podem atravessar a membrana por difusão simples. Em vez disso, a grande maioria dos solutos atravessa as membranas com a ajuda de proteínas da membrana, em um processo denominado **transporte mediado**.

Se o transporte mediado é passivo e move as moléculas a favor do gradiente de concentração, e se o transporte líquido cessa quando as concentrações são iguais em ambos os lados da membrana, o processo é chamado de **difusão facilitada** (Fig. 5.5). Se o transporte mediado por proteínas requer energia do ATP ou de outra fonte externa e transporta uma substância contra o seu gradiente de concentração, o processo é chamado de *transporte ativo*.

As proteínas de membrana possuem quatro funções principais

O transporte mediado por proteínas através da membrana é realizado por proteínas de transporte. Para os fisiologistas, classificar as proteínas da membrana de acordo com sua função é mais útil do que classifica-las por sua estrutura. Nosso esquema de classificação funcional reconhece quatro amplas categorias de proteínas da membrana: (1) proteínas estruturais, (2) enzimas, (3) receptores e (4) proteínas de transporte. A **FIGURA 5.8** é um mapa que compara as classificações estrutural e funcional das proteínas de membrana. Esses agrupamentos não são completamente distintos e, como você verá, algumas proteínas de membrana têm mais de uma função, como os receptores acoplados a canais e os receptores enzimáticos.

Proteínas estruturais   As **proteínas estruturais** das membranas possuem três papéis principais.

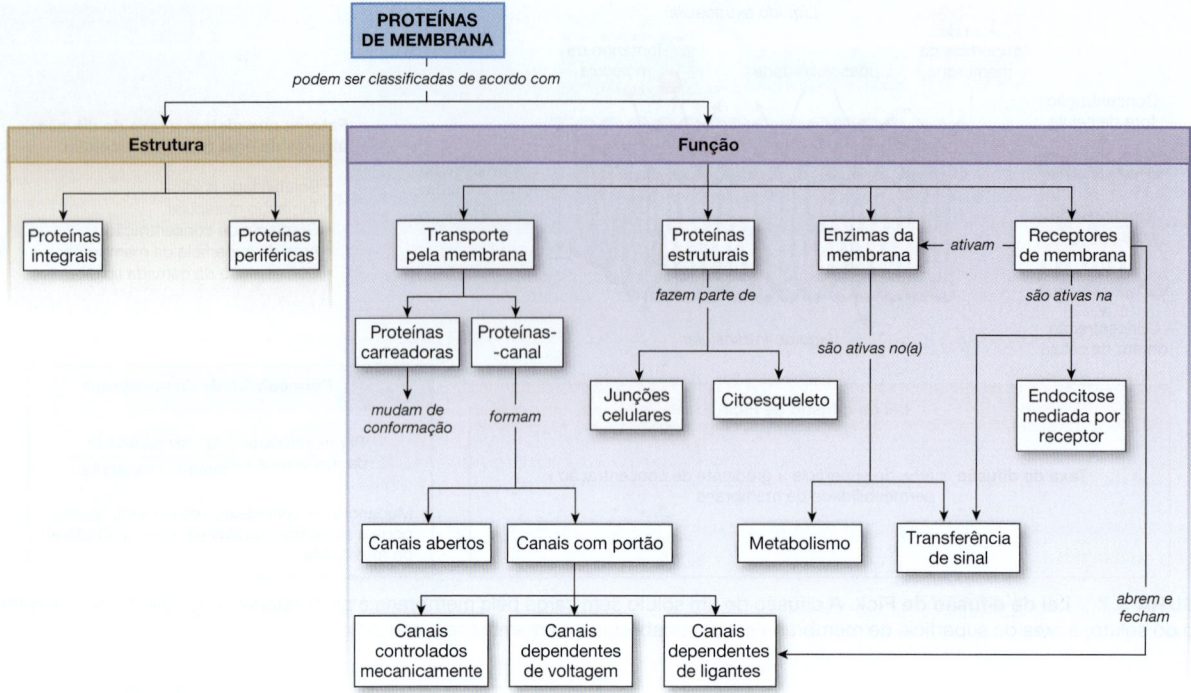

FIGURA 5.8 **Mapa das proteínas de membrana.** As categorias funcionais das proteínas de membrana incluem transportadores, proteínas estruturais, enzimas e receptores.

1. Elas ajudam a criar as junções celulares que mantêm os tecidos unidos, como as junções oclusivas e comunicantes. (Fig. 3.8, p. 75).

2. Elas conectam a membrana ao citoesqueleto para manter a forma da célula (Fig. 3.2, p. 63). As microvilosidades do epitélio de transporte são um exemplo de membrana moldada pelo citoesqueleto (Fig. 3.4b, p. 66).

3. Elas ligam as células à matriz extracelular pela ligação de fibras do citoesqueleto com colágeno extracelular ou outras proteínas (p. 72).

Enzimas As **enzimas da membrana** catalisam as reações químicas que ocorrem nas superfícies externa ou interna da célula. Por exemplo, as enzimas na superfície externa das células que revestem o intestino delgado são responsáveis pela digestão de peptídeos e carboidratos. As enzimas localizadas na superfície intracelular de muitas membranas celulares possuem um papel importante na transferência de sinais do meio extracelular para o citoplasma (ver Capítulo 6).

Receptores As **proteínas receptoras de membrana** fazem parte do sistema de sinalização celular. A ligação do receptor com o ligante geralmente desencadeia outro evento na membrana (**FIG. 5.9**). Às vezes, o ligante permanece na superfície celular, e o complexo ligante-receptor gera uma resposta intracelular. Em outros casos, o complexo receptor-ligante é internalizado em uma vesícula (p. 71). Os receptores de membrana também possuem um papel importante em algumas formas de transporte vesicular, conforme veremos adiante neste capítulo.

Proteínas de transporte O quarto grupo de proteínas de membrana – **proteínas de transporte** – move moléculas através da membrana. Existem diferentes formas de classificar proteínas de transporte. Cientistas descobriram que os genes para a maioria das proteínas de transporte pertencem a uma ou duas "superfamílias": a *superfamília com cassetes de ligação ao ATP (ABC) ou a superfamília carreadora de soluto (SLC)*. A família ABC usa a energia do ATP para transportar pequenas moléculas ou íons através das membranas. As 52 famílias de proteínas SLC incluem a maioria dos transportadores que atuam por difusão facilitada, assim como alguns transportadores ativos.

Uma segunda forma de classificar transporte[3] reconhece dois principais tipos de proteínas de transporte: canais e carreadoras (**FIG. 5.10**). As **proteínas-canal** criam passagens cheias de água que diretamente ligam o meio intracelular com o compartimento extracelular. As **proteínas carreadoras**, também chamadas de *transportadoras,* ligam-se aos substratos que são carreados por elas, porém nunca formam uma conexão direta entre os líquidos intracelular e extracelular. Como mostra a Figura 5.10, os carreadores estão abertos para um lado da membrana ou para o outro, mas não para ambos os lados simultaneamente, como nas proteínas canal.

Por que as células precisam tanto de canais quanto de carreadores? A resposta reside nas diferentes propriedades dos dois sistemas de transporte. As proteínas-canal permitem um transporte mais rápido através da membrana, mas, em geral, são limitadas a transportar pequenos íons e água.

---

[3]The Transporter Classification System, *www.tcdb.org.*

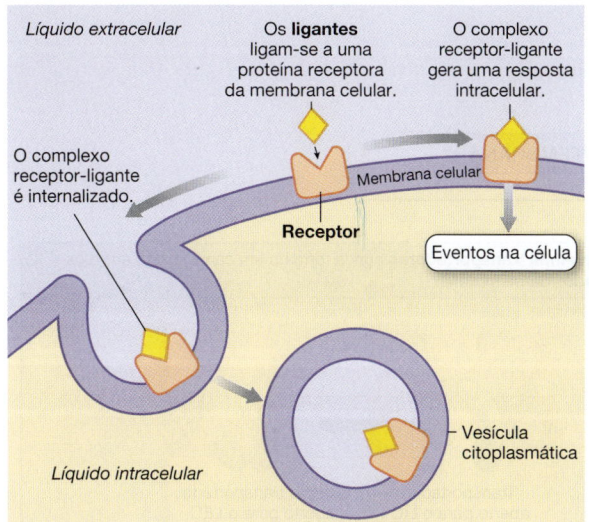

FIGURA 5.9 **Receptores de membrana ligam ligantes extracelulares.**

Os carreadores, embora mais lentos, são melhores na discriminação entre moléculas estreitamente relacionadas. Os carreadores podem transportar moléculas maiores do que os canais transportam, embora sejam mais lentos. Há alguma sobreposição entre os dois tipos, tanto estrutural quanto funcionalmente. Por exemplo, a proteína aquaporina AQP demonstrou agir tanto como um canal de água como carreador de certas moléculas orgânicas.

As proteínas-canal formam passagens abertas preenchidas com água

As proteínas-canal são proteínas com múltiplas subunidades que atravessam a membrana e criam um agregado cilíndrico com um túnel ou *poro* no centro. Os complexos dos poros nucleares (p. 72) e as junções comunicantes (Fig. 3.8b, p. 75) podem ser considerados formas muito grandes de canais. Neste livro, restringimos o uso do termo *canal* para canais menores, cujo centro é um poro fino e cheio de água (**FIG. 5.11**). O movimento através desses canais menores é limitado principalmente à água e aos íons. Quando os canais iônicos preenchidos com água são abertos, dezenas de milhões de íons por segundo podem mover-se através deles sem impedimento.

As proteínas-canal são nomeadas de acordo com as substâncias às quais elas são permissivas. A maioria das células possui **canais de água** formados por uma proteína chamada de *aquaporina*. Além disso, mais de 100 tipos de **canais iônicos** foram identificados. Os canais iônicos podem ser específicos para um íon ou podem permitir a passagem de íons com tamanho e carga similares. Por exemplo, existem canais de Na^+, canais de K^+ e canais de cátions *monovalentes* (com uma carga) inespecíficos que transportam Na^+, K^+ e íons lítio Li^+. Outros canais frequentemente mencionados são os canais de Ca^{2+} e Cl^-. Canais iônicos aparecem em vários subtipos, ou *isoformas*.

A seletividade de um canal é determinada pelo diâmetro do seu poro central e pela carga elétrica dos aminoácidos que o revestem. Se os aminoácidos do canal são carregados positiva-

mente, os íons positivos são repelidos, e os íons negativos podem passar através do canal. Por outro lado, um canal de cátions deve ter uma carga negativa que atraia cátions, mas que impeça a passagem de Cl^- ou de outros ânions.

As proteínas-canal são como portas estreitas para a célula. Se a porta está fechada, nada pode passar através dela. Se a porta está aberta, há uma contínua passagem entre as duas salas conectadas por ela. O estado aberto ou fechado de um canal é determinado por regiões das moléculas das proteínas que atuam como "portões" de vaivém.

De acordo com modelos atuais, os portões dos canais assumem várias formas. Algumas proteínas-canal têm portões no meio do poro da proteína. Outros portões são parte do lado citoplasmático da proteína de membrana. Esses portões podem ser vistos como uma bola em uma corrente que balança e bloqueia a entrada do canal. (Fig. 5.10a). Um tipo de canal nos neurônios tem dois portões diferentes.

Os canais podem ser classificados de acordo com seus portões, se estão geralmente abertos ou fechados. Os **canais abertos** passam a maior parte do tempo com o seu portão aberto, permitindo aos íons moverem-se de um lado a outro através da membrana, sem regulação. Esses portões podem, ocasionalmente, fechar, mas a maior parte desses canais se comporta como se eles não tivessem portões. Os canais abertos são também chamados de *vazamentos* ou poros, como em *poros de água*.

Os **canais com portão** passam a maior parte do tempo em um estado fechado, o que permite que esses canais regulem o movimento de íons que passam através deles. Quando um canal com portão se abre, os íons movem-se através do canal exatamente como se movem através dos canais abertos. Quando um canal com portão está fechado, o que pode ocorrer na maior parte do tempo, ele não permite o movimento de íons entre os líquidos extracelular e intracelular.

O que controla a abertura e o fechamento dos canais com portão? Para **canais com portão controlados quimicamente**, o portão é controlado por moléculas mensageiras intracelulares ou por ligantes extracelulares que se ligam ao canal proteico. Os **canais com portão dependentes de voltagem** abrem e fecham quando o estado elétrico da célula muda. Por fim, os **canais**

SOLUCIONANDO O **PROBLEMA**

A fibrose cística é uma doença debilitante causada por um defeito em uma proteína-canal de membrana que normalmente transporta íons cloreto (Cl^-). O canal, chamado de **regulador de condutância transmembrana da fibrose cística**, ou CFTR, é localizado no epitélio das vias aéreas, glândulas de suor e pâncreas. O portão no canal CFTR abre-se quando o ATP se liga a esta proteína. No pulmão, o canal aberto transporta Cl^- para fora das células epiteliais e para dentro das vias aéreas. Em pessoas com fibrose cística, o CFTR não é funcional ou está ausente. Como resultado, o transporte de cloreto pelo epitélio fica prejudicado e ocorre espessamento de muco.

P2: *O CFTR é um canal com portão dependente de ligante, dependente de voltagem ou controlado mecanicamente?*

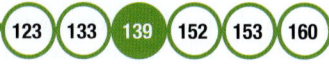

FIGURA 5.10 **CONTEÚDO ESSENCIAL**

Transportadores de membrana

Os **transportadores de membrana** são proteínas que atravessam a membrana e auxiliam o transporte de moléculas lipofóbicas.

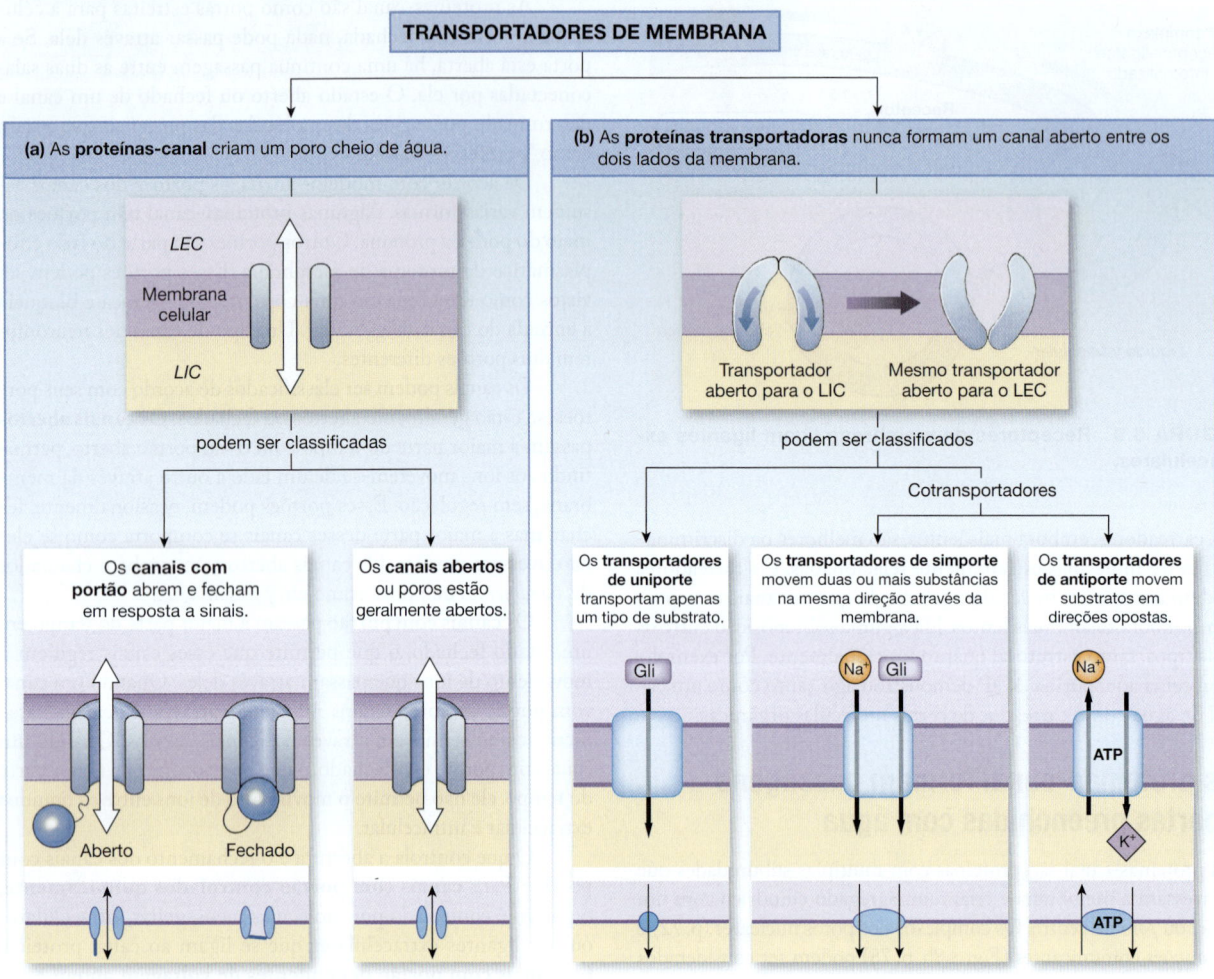

Imagem detalhada dos transportadores são mostradas nas duas primeiras fileiras, ao passo que na parte inferior uma visão mais geral pode ser vista. O transporte ativo primário é indicado pelo *ATP* sobre a proteína.

---

com portão controlados mecanicamente respondem a forças físicas, como um aumento de temperatura ou pressão que aplica tensão na membrana e faz o portão do canal se abrir. Você encontrará muitas variações desses tipos de canais à medida que estudar fisiologia.

REVISANDO CONCEITOS

17. Íons positivamente carregados são chamados de _____, e os negativamente carregados são chamados de _____.

As proteínas carreadoras mudam a sua conformação para transportar moléculas

O segundo tipo de proteína de transporte é a proteína carreadora (Fig. 5.10b). As proteínas carreadoras ligam-se com subs-

tratos específicos e os transportam através da membrana pela modificação da sua conformação. Pequenas moléculas orgânicas (como glicose e aminoácidos), que são muito grandes para passar através de canais, cruzam as membranas utilizando carreadores. Íons como Na^+ e K^+ podem se mover por carreadores, assim como por canais. As proteínas carreadoras transportam solutos e íons para dentro e para fora das células, bem como das organelas, como as mitocôndrias.

Alguns carreadores transportam apenas um tipo de molécula, sendo conhecidos como **uniportes**. Contudo, é comum encontrar carreadores que transportam dois ou até três tipos de molécula. Uma proteína carreadora que transporta mais de um tipo de molécula simultaneamente é denominada **cotransportadora**. Se as moléculas sendo transportadas se movem na mesma direção, seja para dentro ou para fora da célula, a proteína é chamada de **simporte**. (Às vezes, o termo *cotransporte* é utilizado, em vez de *simporte*.) Se

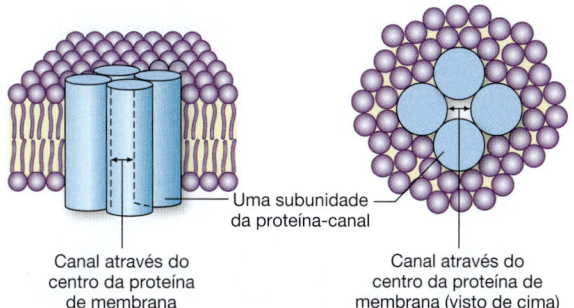

FIGURA 5.11 A estrutura das proteínas-canal. Muitos canais são constituídos de múltiplas subunidades de proteína que se reúnem na membrana. Os aminoácidos hidrofílicos na proteína se alinham, criando uma passagem cheia de água que permite o transporte de íons e água.

as moléculas estão sendo transportadas em direções opostas, as proteínas são **antiportes**, também chamados de *trocadores*. Carregadores simporte e antiporte são mostrados na Figura 5.10b.

As proteínas carreadoras são proteínas grandes e complexas, com múltiplas subunidades. A mudança de conformação requerida por uma proteína carreadora torna este modo de transporte transmembrana muito mais lento que o movimento através das proteínas canal. Somente 1.000 a 1.000.000 de moléculas por segundo podem ser transportadas por uma proteína carreadora, ao passo que dezenas de milhões de íons por segundo se movem através de uma proteína-canal.

As proteínas carreadoras diferem das proteínas-canal em outro aspecto: as proteínas carreadoras nunca criam uma passagem contínua entre o lado interno e o lado externo da célula. Se os canais são como portas, então os carregadores são como portas giratórias que permitem o movimento entre o lado interno e o lado externo sem nunca formar uma passagem aberta. As proteínas carreadoras podem transportar moléculas através da membrana em ambas as direções, como uma porta giratória de um hotel, ou elas podem restringir seu transporte a uma direção, como uma catraca em um parque de diversões que permite que você saia do parque, mas não permite que entre.

Sempre um lado da proteína carreadora cria uma barreira que impede a troca livre através da membrana. Dessa forma, as proteínas carreadoras funcionam como o canal do Panamá (**FIG. 5.12**). Imagine o canal com apenas dois portões, um para o lado do Atlântico e um para o lado do Pacífico. Apenas um portão por vez é aberto.

Quando o portão do Atlântico é fechado, o canal do Pacífico é aberto. Um barco entra no canal vindo do Pacífico, e o portão fecha atrás dele. Agora, o canal está isolado de ambos os oceanos com o barco preso no meio. Então, o portão do Atlântico abre-se, tornando o canal contínuo com o Oceano Atlântico. O barco navega para fora do portão e para dentro do Atlântico, tendo cruzado a barreira de terra sem que o canal tenha formado uma conexão contínua entre os dois oceanos.

O movimento através da membrana por uma proteína carreadora é similar (Fig. 5.12b). A molécula a ser transportada se liga ao carreador em um dos lados da membrana (o lado extracelular, no exemplo). Esta ligação muda a conformação da proteína carreadora, de forma que a abertura se fecha. Depois de uma transição breve, na qual ambos os lados são fechados, o lado oposto do carreador abre-se no outro lado da membrana. O carreador, então, libera a molécula transportada para o compartimento oposto, tendo-a trazido através da membrana sem ter criado uma conexão contínua entre os compartimentos intracelular e extracelular.

As proteínas carreadoras podem ser divididas em duas categorias, de acordo com a fonte de energia usada para o transporte. Como dito anteriormente, a difusão facilitada é um transporte mediado por proteínas no qual não existe fonte externa de energia, exceto que um gradiente de concentração é exigido para

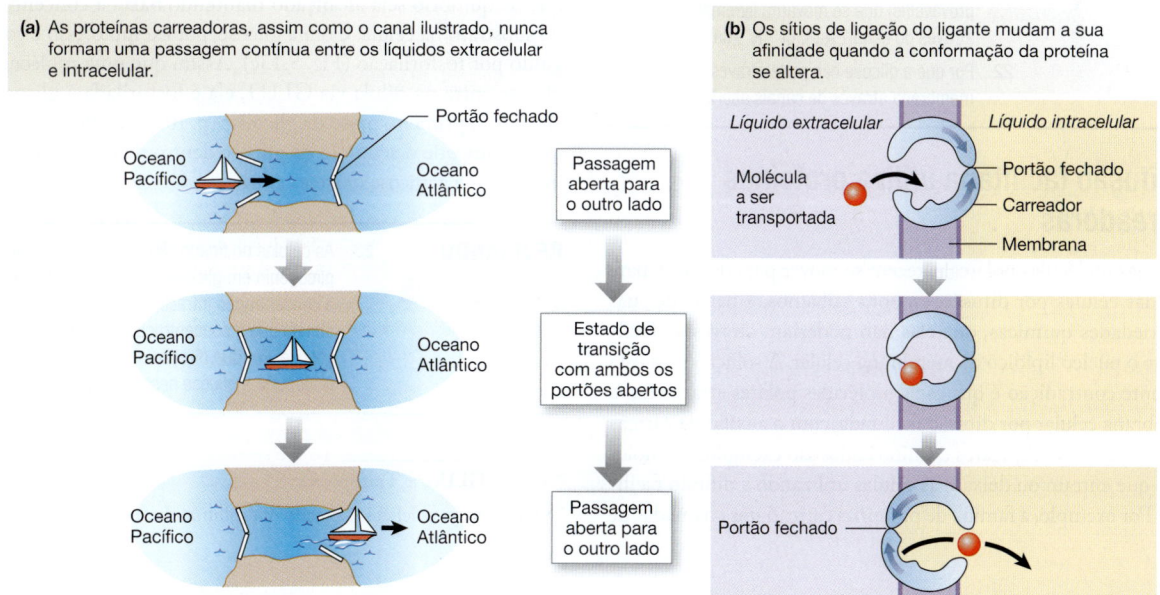

FIGURA 5.12 Proteínas carreadoras.

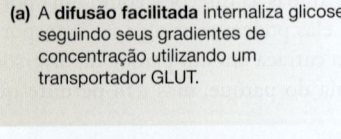

(a) A **difusão facilitada** internaliza glicose seguindo seus gradientes de concentração utilizando um transportador GLUT.

Alta concentração de glicose

GLUT

Baixa concentração de glicose

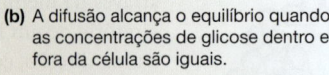

(b) A difusão alcança o equilíbrio quando as concentrações de glicose dentro e fora da célula são iguais.

[Glicose]$_{fora}$ =

[Glicose]$_{dentro}$

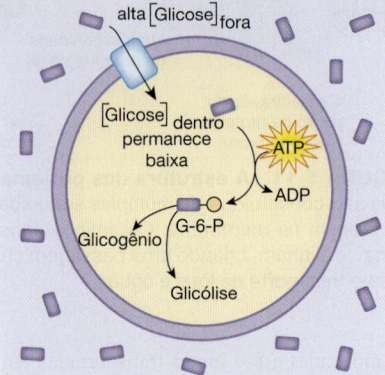

(c) Na maioria das células, a conversão da glicose intracelular em glicose 6-fosfato (G-6-P) mantém a concentração intracelular de glicose baixa, de forma que a difusão nunca atinge seu equilíbrio.

alta [Glicose]$_{fora}$

[Glicose] dentro permanece baixa

ATP

ADP

Glicogênio   G-6-P

Glicólise

FIGURA 5.13 **Difusão facilitada de glucose.**

mover moléculas através da membrana celular. O transporte ativo é um transporte mediado por proteínas que requer uma fonte externa de energia, seja ATP ou energia potencial armazenada no gradiente de concentração que foi criado pelo uso de ATP. Analisaremos primeiro a difusão facilitada.

REVISANDO CONCEITOS

18. Cite quatro funções das proteínas de membrana.

19. Quais os tipos de partículas que passam através dos canais abertos?

20. Cite dois aspectos pelos quais os canais diferem dos carreadores.

21. Se um canal é revestido com aminoácidos que possuem uma carga resultante positiva, qual(is) dos seguintes íons é(são) mais provável(is) que se mova(m) livremente através do canal? Na^+, Cl^-, K^+, Ca^{2+}.

22. Por que a glicose não pode atravessar a membrana através de canais abertos?

A difusão facilitada utiliza proteínas carreadoras

Algumas moléculas polares parecem se mover para dentro e para fora das células por difusão, embora saibamos, a partir de suas propriedades químicas, que elas não poderiam atravessar facilmente o núcleo lipídico da membrana celular. A solução para esta aparente contradição é que estas moléculas polares atravessam a membrana celular por difusão facilitada, com o auxílio de carreadores específicos. Açúcares e aminoácidos são exemplos de moléculas que entram ou deixam as células utilizando a difusão facilitada. Por exemplo, a família de proteínas carreadoras chamadas de

transportadores **GLUT*** transportam a glicose e outros açúcares pelas membranas.

A difusão facilitada possui as mesmas propriedades da difusão simples (ver Tab. 5.6). As moléculas transportadas movem-se a favor do seu gradiente de concentração, o processo não requer adição de energia externa e o movimento líquido cessa em equilíbrio, quando a concentração dentro da célula se iguala à de fora (**FIG. 5.13**):

$$[glicose]_{LEC} = [glicose]_{LIC} {}^{4}$$

A difusão facilitada sempre transporta as moléculas a favor do seu gradiente de concentração. Se o gradiente reverte, assim também o faz a direção de transporte.

As células onde ocorre a difusão facilitada podem evitar que o equilíbrio seja alcançado mantendo baixa a concentração do substrato na célula. Com a glicose, por exemplo, isso é conseguido por fosforilação (Fig. 5.13c). Assim que uma molécula de glicose entra na célula via GLUT, ela é fosforilada à glicose-6-fosfato, o primeiro passo da glicólise (p. 107). A adição do grupo fosfato impede o acúmulo de glicose dentro da célula e também impede que a glicose deixe a célula.

REVISANDO CONCEITOS

23. As células do fígado são capazes de converter glicogênio em glicose, de modo que tornam a concentração intracelular de glicose mais alta do que a concentração extracelular de glicose. Em que direção o GLUT2 hepático transporta a glicose nesta situação?

---

*N. de T. **GLU**cose **T**ransporter.

^{4}Neste livro, os colchetes isolando um soluto indicam "concentração".

O transporte ativo transporta substâncias contra os seus gradientes de concentração

O transporte ativo é um processo que transporta as moléculas *contra* os seus gradientes de concentração – isto é, de áreas de concentração mais baixa para áreas de concentração mais alta. Em vez de criar um estado de equilíbrio, quando a concentração da molécula é igual em todo o sistema, o transporte ativo cria um estado de *des*equilíbrio, tornando a diferença de concentração mais pronunciada. Transportar as moléculas contra o seu gradiente de concentração requer gasto de energia externa, assim como empurrar uma bola colina acima requer energia (Fig. 4.2, p. 95). A energia para o transporte ativo vem direta ou indiretamente das ligações fosfato ricas em energia do ATP.

O transporte ativo pode ser dividido em dois tipos. No **transporte ativo primário** (**direto**), a energia que empurra as moléculas contra os seus gradientes de concentração vem diretamente das ligações fosfato de alta energia do ATP. O **transporte ativo secundário** (**indireto**) usa a energia potencial (p. 95) armazenada no gradiente de concentração de uma molécula para empurrar outras moléculas contra os seus gradientes de concentração. Todo transporte ativo secundário depende, em última análise, do transporte ativo primário, pois o gradiente de concentração que impulsiona o transporte secundário é criado a partir da energia do ATP.

O mecanismo para ambos os tipos de transporte ativo parece ser similar ao da difusão facilitada. Para que possa ser transportado, o substrato liga-se a um carreador de membrana que, então, muda a sua conformação, liberando o substrato no compartimento oposto. O transporte ativo difere da difusão facilitada porque a mudança de conformação da proteína carreadora requer entrada de energia.

Transporte ativo primário   Já que o transporte ativo primário usa ATP como fonte de energia, muitos transportadores ativos primários são chamados de **ATPases**. Você deve lembrar que o sufixo *-ase* significa uma enzima, e o radical (ATP) é o substrato sobre o qual a enzima age (p. 101). Estas enzimas hidrolisam ATP a ADP e fosfato inorgânico (P_i), liberando energia no processo. A maioria das ATPases estão listadas na **TABELA 5.7**. As ATPases são, às vezes, chamadas de *bombas,* como na bomba sódio-potássio, ou Na^+-K^+-ATPase, mencionada anteriormente.

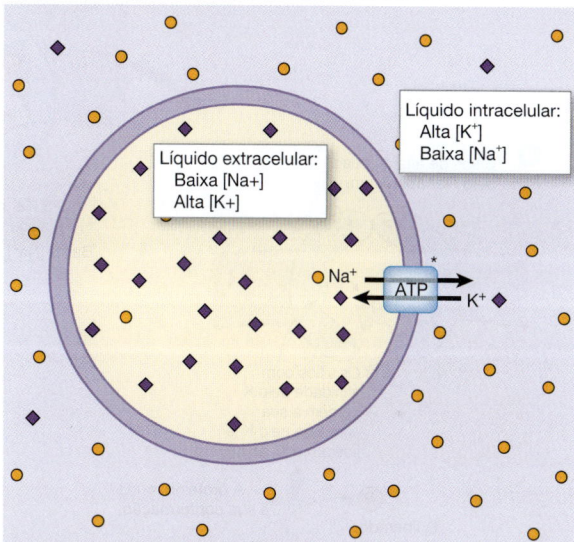

A Na^+-K^+-ATPase usa energia do ATP para bombear Na^+ para fora da célula e K^+ para dentro da célula.

FIGURA 5.14   A bomba sódio-potássio, Na^+-K^+-ATPase. Neste livro, as proteínas carreadoras que hidrolisam o ATP têm as letras ATP escritas sobre a proteína de membrana.

A bomba de sódio-potássio é provavelmente a proteína de transporte mais importante em células animais, uma vez que mantém os gradientes de concentração de Na^+ e K^+ através da membrana celular (**FIG. 5.14**). O transportador encontra-se disposto na membrana celular de modo que bombeia 3 Na^+ para fora da célula e 2 K^+ para dentro da célula para cada ATP consumido. Em algumas células, a energia necessária para mover esses íons utiliza 30% de todo o ATP produzido pela célula. A **FIGURA 5.15** ilustra o modelo atual de como a bomba funciona.

Transporte ativo secundário   O gradiente de concentração de sódio, com uma concentração alta de Na^+ no líquido extracelular e baixa no interior da célula, é uma fonte potencial de energia que a célula pode aproveitar para outras funções. Por exemplo, os neurônios utilizam o gradiente de sódio para transmitir sinais elétricos, e as células epiteliais o utilizam para captação de nutrientes, íons e água. Os transportadores de membrana que utilizam energia potencial armazenada em gradientes de concentração para transportar moléculas são denominados *transportadores ativos secundários*.

O transporte ativo secundário utiliza a energia cinética de uma molécula que se move a favor do seu gradiente de concentração para empurrar outras moléculas contra seus gradientes de concentração. As moléculas cotransportadas podem ir na mesma direção através da membrana (simporte) ou em direções opostas (antiporte). Os sistemas de transporte ativo secundário mais comuns são impulsionados pelo gradiente de concentração do sódio.

TABELA 5.7	Transportadores primários ativos
Nomes	**Tipo de transporte**
Na^+-K^+-ATPase	Antiporte
Ca^{2+}-ATPase	Uniporte
H^+-ATPase ou bomba de próton	Uniporte
H^+-K^+-ATPase	Antiporte

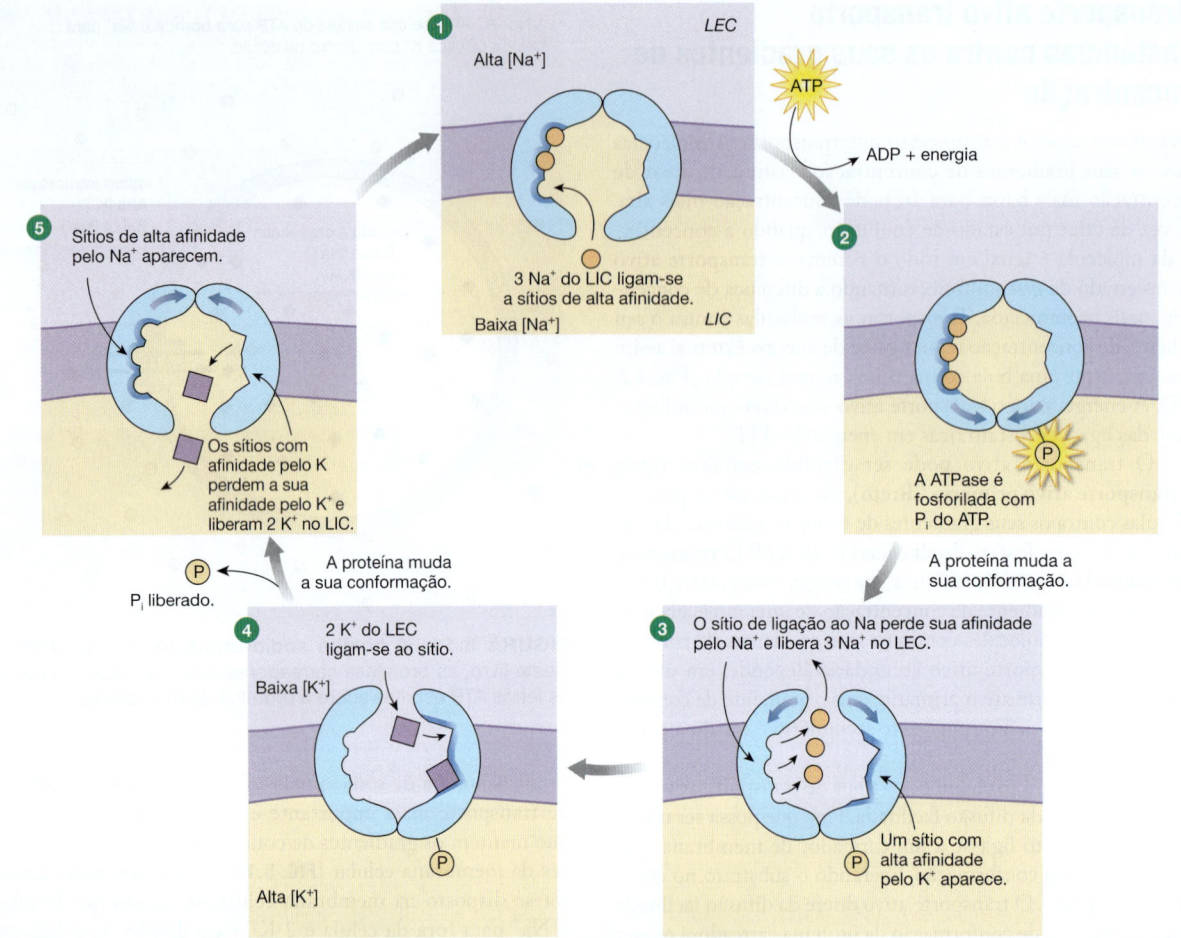

FIGURA 5.15 Mecanismo da Na$^+$-K$^+$-ATPase. Esta figura apresenta um modelo da forma como o Na$^+$-K$^+$-ATPase utiliza energia e fosfato inorgânico (Pi) a partir do ATP para mover os íons através de uma membrana. A fosforilação e a desfosforilação da ATPase alteram a sua conformação e afinidade dos sítios de ligação para íons.

Conforme um Na$^+$ entra na célula, ou ele leva uma ou mais moléculas com ele ou troca de lugar com moléculas que saem da célula. Os principais transportadores dependentes de Na$^+$ estão listadas na **TABELA 5.8**. Observe que as substâncias cotransportadas podem ser outros íons ou moléculas sem carga, como a glicose. Quando você estudar os diferentes sistemas do corpo, você encontrará estes transportadores secundários ativos participando de muitos processos fisiológicos.

O mecanismo do **cotransportador Na$^+$-glicose ativo secundário** (SGLT) é ilustrado na **FIGURA 5.16**. Tanto o Na$^+$ como a glicose se ligam à proteína SGLT no lado do líquido extracelular. O sódio liga-se primeiro, causando uma mudança conformacional na proteína que cria um sítio de ligação de alta afinidade para a glicose ❶. Quando a glicose se liga ao SGLT ❷, a proteína muda de conformação novamente e abre seu canal para o lado do líquido intracelular ❸. O sódio é liberado para o LIC enquanto se move a favor do seu gradiente de concentração. A perda de Na$^+$ a partir da proteína altera o local de ligação para a glicose, de modo que a glicose é liberada e segue o fluxo de Na$^+$ para o citoplasma ❹. O resultado final é a entrada de glicose na célula contra seu gradiente de concentração, acoplada ao movimento de Na$^+$ para a célula a favor

TABELA 5.8	Exemplos de transportadores ativos secundários	
Simporte		**Antiporte**
Transportadores dependentes de sódio		
Na$^+$-K$^+$-2Cl$^-$ (NKCC)		Na$^+$-H$^+$ (NHE)
Na$^+$-glicose (SGLT)		Na$^+$-Ca^{2+} (NCX)
Na$^+$-Cl$^-$		
Na$^+$-HCO$_3{}^-$		
Na$^+$-aminoácidos (diversos)		
Na$^+$-sais biliares (intestino delgado)		
Na$^+$-colina (célula nervosa)		
Na$^+$-neurotransmissores (célula nervosa)		
Transportadores não dependentes de sódio		
Simporte H$^+$-peptídeo (pepT)		HCO$_3{}^-$-Cl$^-$

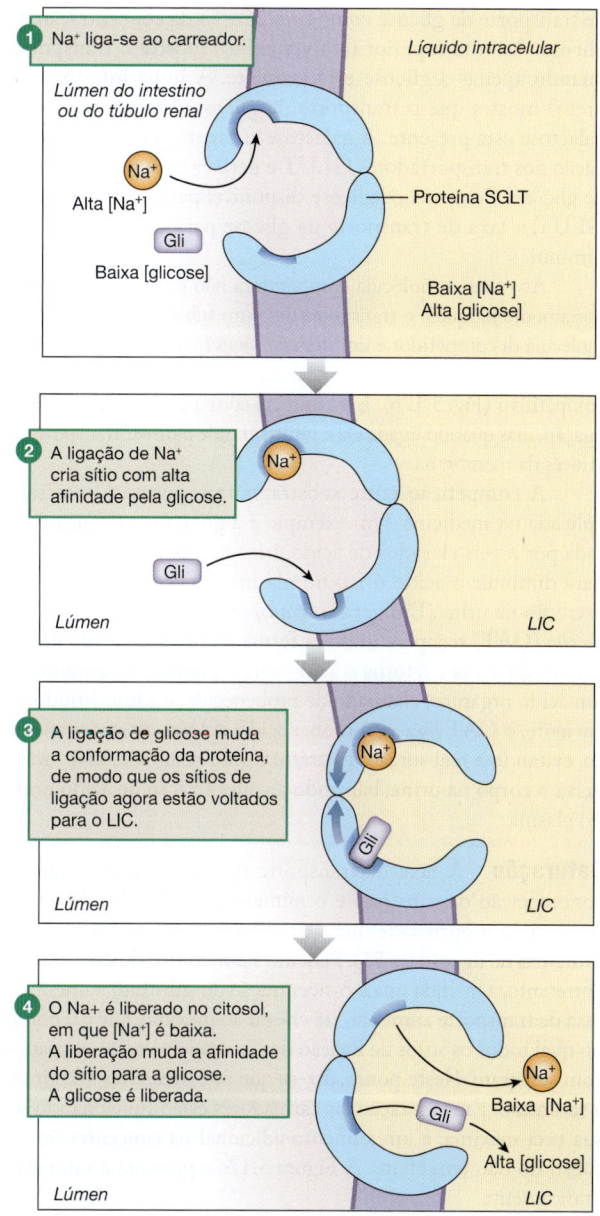

1 Na⁺ liga-se ao carreador.

Líquido intracelular

Lúmen do intestino ou do túbulo renal

Na⁺

Alta [Na⁺]

— Proteína SGLT

Gli

Baixa [glicose]

Baixa [Na⁺]
Alta [glicose]

2 A ligação de Na⁺ cria sítio com alta afinidade pela glicose.

Na⁺

Gli

Lúmen   *LIC*

3 A ligação de glicose muda a conformação da proteína, de modo que os sítios de ligação agora estão voltados para o LIC.

Na⁺

Gli

Lúmen   *LIC*

4 O Na+ é liberado no citosol, em que [Na⁺] é baixa. A liberação muda a afinidade do sítio para a glicose. A glicose é liberada.

Na⁺

Gli   Baixa [Na⁺]

Alta [glicose]

Lúmen   *LIC*

FIGURA 5.16 Cotransporte sódio-glicose. O transportador de SGLT utiliza a energia potencial armazenada no gradiente de concentração de Na+ para mover a glicose contra o seu gradiente de concentração.

do seu gradiente de concentração. O SGLT consegue mover a glicose para as células apenas porque a glicose tem de seguir o gradiente de Na⁺.

Em contrapartida, os transportadores GLUT são reversíveis e podem transportar a glicose para dentro ou para fora das células, dependendo do gradiente de concentração. Por exemplo, quando os níveis de glicose no sangue são altos, os transportadores GLUT levam a glicose para dentro das células do fígado. Durante os períodos de jejum, quando os níveis de glicose no

sangue diminuem, as células do fígado (hepatócitos) convertem o glicogênio armazenado em glicose. Quando a concentração de glicose dentro dos hepatócitos aumenta e excede a concentração plasmática de glicose, a glicose deixa os hepatócitos pelo transportador reversível GLUT. Os transportadores GLUT são encontrados em todas as células do corpo.

Se os GLUT estão em toda parte, por que, então, o corpo necessita do simporte SGLT Na⁺-glicose? A resposta é que tanto o SGLT quanto o GLUT são necessários para transportar a glicose de um lado para o outro de um epitélio. Como consequência, os transportadores SGLT são encontrados em certas células epiteliais, como as células intestinais e renais, que levam a glicose do meio externo às células. O processo do transporte transepitelial da glicose será discutido mais adiante neste capítulo.

REVISANDO CONCEITOS

24. Cite duas diferenças entre o transporte ativo pela Na⁺-K⁺-ATPase (Fig. 5.15) e o transporte ativo secundário da SGLT (Fig. 5.16).

O transporte mediado por carreadores apresenta especificidade, competição e saturação

Ambas as formas passivas e ativas de transporte mediado por transportador demonstram especificidade, competição e saturação – três propriedades que resultam da ligação de um substrato a uma proteína (p. 46).

Especificidade A especificidade refere-se à capacidade de um transportador de transportar somente uma única molécula ou um grupo de moléculas estreitamente relacionadas (p. 46). Um exemplo de especificidade é encontrado na família de transportadores GLUT, que movem açúcares de 6 carbonos (*hexoses*), como glicose, manose, galactose e frutose (p. 31), através das membranas celulares. Os transportadores GLUT possuem locais que reconhecem e transportam hexoses, mas não transportarão o dissacarídeo maltose ou qualquer forma de glicose que não é encontrada na natureza (**FIG. 5.17b**). Dessa forma, podemos dizer que os transportadores GLUT são específicos para monossacarídeos de 6 carbonos que existem naturalmente.

Por muitos anos, os cientistas acreditaram que deveria haver diferentes isoformas de carreadores de difusão facilitada da glicose, uma vez que eles haviam observado que o transporte de glicose era regulado por hormônios em algumas células, mas não em outras. Todavia, somente após 1980 que o primeiro transportador de glicose foi isolado. Até agora, 14 genes SCL2A (GLUT) foram identificados. As proteínas GLUT importantes que você encontrará neste livro incluem o GLUT1, encontrado na maioria das células do corpo; o GLUT2, encontrado no fígado e nos epitélios intestinal e renal; o GLUT3, encontrado nos neurônios; o GLUT4, o transportador regulado pela insulina do músculo esquelético; e o GLUT5, o transportador intestinal de frutose. A limitação de diferentes transportadores GLUT a diferentes tecidos é uma importante característica do metabolismo e da homeostasia da glicose.

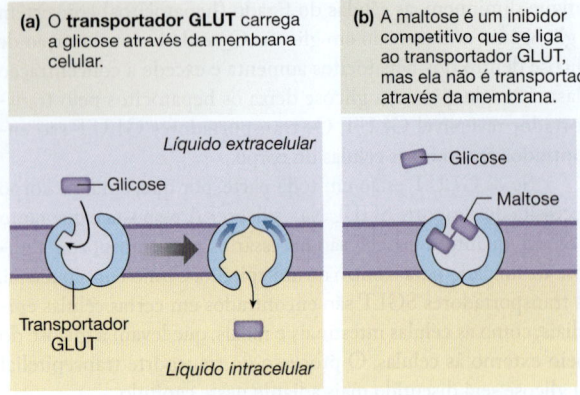

(a) O **transportador GLUT** carrega a glicose através da membrana celular.

(b) A maltose é um inibidor competitivo que se liga ao transportador GLUT, mas ela não é transportada através da membrana.

Líquido extracelular

Glicose

Glicose

Maltose

Transportador GLUT

Líquido intracelular

(c) Saturação. Este gráfico mostra que o transporte pode atingir uma taxa máxima quando todos os sítios de ligação do transportador são preenchidos com substrato.

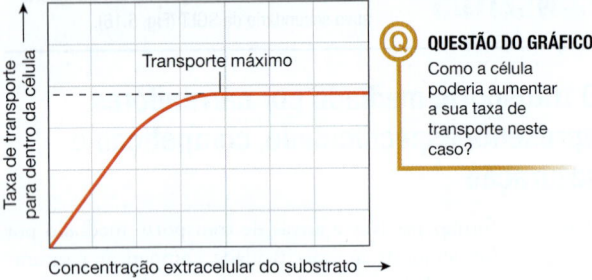

Taxa de transporte para dentro da célula

Transporte máximo

Concentração extracelular do substrato →

Q QUESTÃO DO GRÁFICO
Como a célula poderia aumentar a sua taxa de transporte neste caso?

A taxa de transporte é proporcional à concentração do substrato até que os carreadores estejam saturados.

(d) Competição. Este gráfico mostra a taxa de transporte da glicose como uma função da concentração da glicose. No primeiro experimento, apenas a glicose estava presente. No segundo experimento, uma concentração constante de galactose estava presente.

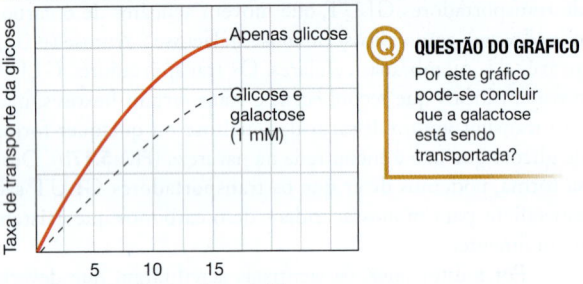

Taxa de transporte da glicose

Apenas glicose

Glicose e galactose (1 mM)

5   10   15
Concentração de glicose (mM)

Q QUESTÃO DO GRÁFICO
Por este gráfico pode-se concluir que a galactose está sendo transportada?

FIGURA 5.17 **Saturação dos transportadores e competição.**

Competição A propriedade da competição é intimamente relacionada à especificidade. Um transportador pode mover vários membros de um grupo relacionado de substratos, mas os substratos competem um com o outro por locais de ligação no transportador. Por exemplo, os transportadores GLUT transportam açúcares da família das hexoses, mas cada GLUT diferente tem uma "preferência" por uma ou mais hexoses, com base na sua afinidade de ligação.

Os resultados de um experimento demonstrando competição são mostrados na Figura 5.17d. O gráfico mostra a taxa de transporte da glicose como uma função da concentração da glicose. A linha superior (em vermelho) mostra o transporte, quando apenas a glicose está presente. A linha inferior (em preto) mostra que o transporte de glicose diminui quando a galactose está presente. A galactose compete pelos sítios de ligação nos transportadores GLUT e desloca algumas moléculas de glicose. Com menos glicose disponível para ligar à proteína GLUT, a taxa de transporte da glicose para dentro da célula diminui.

Às vezes, a molécula competidora não é transportada, mas meramente bloqueia o transporte de outro substrato. Nesse caso, a molécula di competidor é um *inibidor competitivo* (p. 49). No sistema de transporte de glicose, o dissacarídeo maltose é um inibidor competitivo (Fig. 5.17b). Ela compete com a glicose pelo sítio de ligação, mas quando ligada ela é muito grande para ser transportada através da membrana.

A competição entre substratos transportados tem sido aplicada na medicina. Um exemplo é a gota, uma doença causada por níveis elevados de ácido úrico no plasma. Um método para diminuir o ácido úrico no plasma é o de aumentar a sua excreção na urina. Em geral, o *transportador de ânions orgânicos do rim* (OAT) recupera urato (a forma aniônica do ácido úrico) a partir da urina e retorna o ácido para o plasma. No entanto, se um ácido orgânico, chamado de probenecida, é administrado ao paciente, o OAT liga-se à probenecida, em vez de ao ácido úrico, evitando a reabsorção do urato. Como resultado, mais urato deixa o corpo na urina, baixando a concentração de ácido úrico no plasma.

Saturação A taxa de transporte do substrato depende da concentração de substrato e o número de moléculas de transporte, uma propriedade que é partilhada por enzimas e outras proteínas de ligação (p. 51). Para um número fixo de carreadores, entretanto, à medida que a concentração do substrato aumenta, a taxa de transporte aumenta, até chegar ao máximo, que é o ponto no qual todos os sítios de ligação dos carreadores estão ocupados com substrato. Neste ponto, diz-se que os carreadores atingiram a saturação. Em saturação, os carreadores estão funcionando na sua taxa máxima, e um aumento adicional na concentração do substrato não tem efeito. A Figura 5.17c representa a saturação graficamente.

Como analogia, pense nos transportadores como portas de uma sala de concerto. Cada porta tem um número máximo de pessoas que ela pode permitir que entrem na sala em um dado período de tempo. Suponha que todas as portas juntas permitam que um máximo de 100 pessoas por minuto entrem na sala. Isso é a taxa de **transporte máximo**. Quando a sala de concerto está vazia, 3 pessoas da manutenção entram a cada hora. A taxa de transporte é de 3 pessoas/60 minutos, ou 0,05 pessoas/minuto, bem abaixo do máximo. Para um recital de dança local, cerca de 50 pessoas por minuto passam pelas portas, ainda bem abaixo do número máximo. Entretanto, quando o grupo de rock mais popular do momento faz um show, milhares de pessoas amontoam-se do lado de fora. Quando as portas se abrem, milhares de pessoas estão querendo entrar, mas as portas permitirão a entrada de apenas 100 pessoas/minuto. As portas estão trabalhando a uma taxa máxima, assim não importa se há 1 mil ou

3 mil pessoas tentando entrar. A taxa de transporte é saturada em 100 pessoas/minuto.

Como as células podem aumentar a sua capacidade de transporte e evitar a saturação? Uma maneira é aumentar o número de carreadores na membrana. Isso seria como a abertura de mais portas na sala de concerto. Sob algumas circunstâncias, as células são capazes de inserir carreadores adicionais em suas membranas. Sob outras circunstâncias, a célula pode retirar carreadores para diminuir o movimento de uma molécula para dentro ou para fora da célula.

Todas as formas de transporte mediado por carreadores apresentam especificidade, competição e saturação, mas como você aprendeu, elas também diferem em um aspecto importante: o transporte mediado passivo – conhecido como difusão facilitada – não requer entrada de energia de uma fonte externa. O transporte ativo requer entrada de energia do ATP, direta ou indiretamente.

TRANSPORTE VESICULAR

O que acontece às macromoléculas que são muito grandes para entrar ou deixar as células através das proteínas-canal ou dos carreadores? Elas se movem para dentro e para fora da célula com a ajuda de *vesículas* (p. 71) criadas a partir da membrana. As células utilizam dois processos básicos para importar partículas e moléculas grandes: fagocitose e endocitose. Alguns cientistas consideram a fagocitose um tipo de endocitose, mas mecanisticamente os dois processos são distintos. O material deixa a célula pelo processo conhecido como exocitose, um processo que é similar à endocitose, mas que ocorre na direção contrária.

REVISANDO CONCEITOS

25. Como você chamaria um carreador que move dois substratos em direções opostas através de uma membrana?

26. Na analogia da porta da sala de concerto, descrevemos como a taxa máxima de transporte pode ser aumentada aumentando o número de portas que conduzem para dentro da sala. Utilizando a mesma analogia, você pode pensar de que outra maneira uma célula pode aumentar a sua taxa de transporte máximo?

A fagocitose forma vesículas usando o citoesqueleto

Se você estudou uma *Amoeba* no laboratório de biologia, pode ter assistido a essas criaturas unicelulares ingerindo seu alimento circundando o alimento e o encerrando em uma vesícula que é levada para o citoplasma. A **fagocitose** é o processo mediado pela actina pelo qual uma célula engole uma bactéria ou outras partículas em uma vesícula grande ligada à membrana, chamada de **fagossomo** (**FIG. 5.18**). O fagossomo separa-se da membrana celular e move-se para o interior da célula, onde se funde com um lisossomo (p. 71), cujas enzimas digestórias destroem a bac-

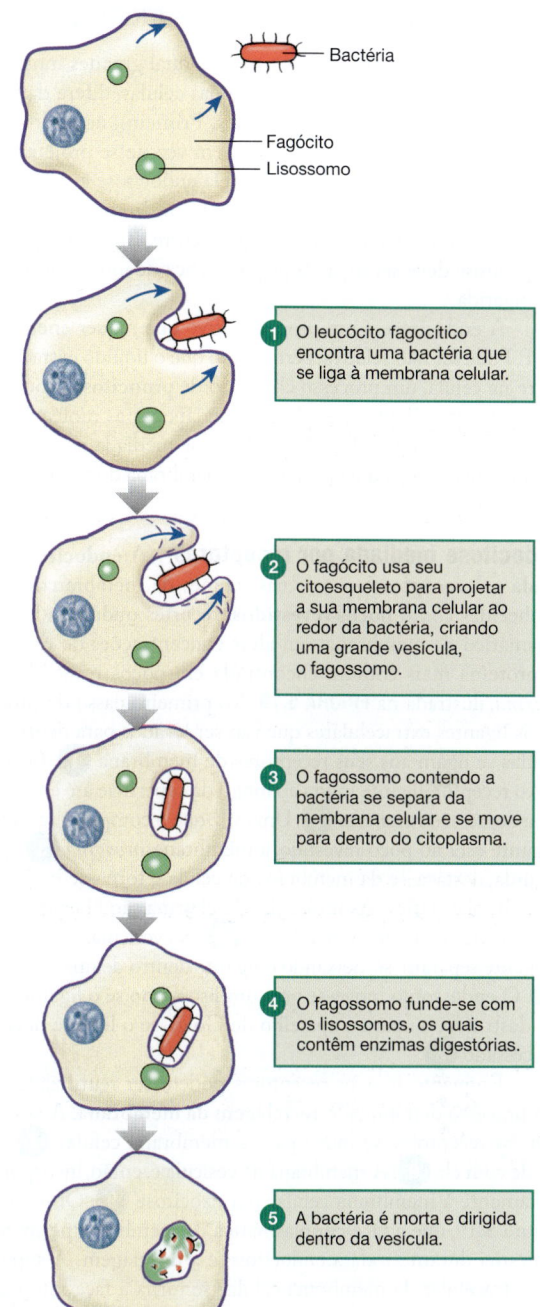

FIGURA 5.18 **Fagocitose.** A fagocitose utiliza microfilamentos de proteínas motoras de actina e miosina para engolir partículas em grandes vesículas.

téria. A fagocitose requer energia do ATP para o movimento do citoesqueleto e para o transporte intracelular das vesículas. Nos seres humanos, a fagocitose ocorre em certos tipos de leucócitos, chamados de *fagócitos*, que se especializam em "comer" bactérias e outras partículas estranhas.

A endocitose forma vesículas menores

A **endocitose**, o segundo processo pelo qual grandes moléculas ou partículas se movem para dentro das células, difere da fagocitose em dois aspectos importantes. Primeiro, na endocitose, a superfície da membrana se retrai, em vez de se projetar para fora. Segundo, a vesícula formada pela endocitose é muito menor. Além disso, algumas endocitoses são *constitutivas*; isto é, elas são uma função essencial que sempre ocorre. Em contrapartida, a fagocitose deve ser iniciada pela presença de uma substância a ser ingerida.

A endocitose é um processo ativo que requer energia do ATP. Pode ser não seletiva, permitindo que o líquido extracelular entre na célula, um processo chamado de **pinocitose** – ou pode ser altamente seletiva, permitindo que apenas as moléculas específicas entrem na célula. Na endocitose mediada por receptor, um ligante liga-se a uma proteína de membrana do receptor para ativar o processo.

Endocitose mediada por receptores

A **endocitose mediada por receptores** ocorre nas regiões da membrana celular conhecidas como **poços revestidos**, recortes onde o lado citoplasmático da membrana tem altas concentrações de proteína. A proteína mais comum encontrada em poços revestidos é a *clatrina*, ilustrada na **FIGURA 5.19**. No primeiro passo do processo, os ligantes extracelulares que vão ser levados para dentro das células se ligam aos seus receptores de membrana **1**. O complexo receptor-ligante migra ao longo da superfície até encontrar uma depressão recoberta **2**. Uma vez que o complexo receptor-ligante está no poço revestido, a membrana *invagina* **3** e, em seguida, destaca-se da membrana da célula e torna-se uma vesícula citoplasmática. As moléculas de clatrina são liberadas e recicladas de volta para a membrana **4**. Na vesícula, o receptor e o ligante separam-se, deixando o ligante dentro de um *endossomo* **5**. O endossomo move-se para um lisossomo se o ligante deve ser destruído, ou para o aparelho de Golgi, se o ligante deve ser processado **6**.

Enquanto isso, os receptores podem ser reutilizados em um processo denominado **reciclagem da membrana**. A vesícula com os receptores se move para a membrana celular **7** e se funde com ela **8**. A membrana da vesícula é, então, incorporada novamente à membrana celular por exocitose **9**. Observe, na Figura 5.19, que a face citoplasmática da membrana permanece a mesma durante toda a endocitose e a reciclagem. A superfície extracelular da membrana celular se torna a face interna da membrana da vesícula.

A endocitose mediada por receptor transporta várias substâncias para dentro da célula, incluindo hormônios proteicos, fatores de crescimento, anticorpos e proteínas plasmáticas que atuam como carreadores de ferro e colesterol. Níveis plasmáticos de colesterol elevados e doença cardiovascular estão associados com anormalidades na remoção de colesterol mediada por receptor no sangue (ver Foco clínico, LDL: a lipoproteína letal).

Cavéolas

Algumas endocitoses utilizam pequenos recortes em forma de balão, chamados de **cavéolas** ("pequenas cavernas"), em vez de poços revestidos com clatrina, para se concentrar e trazer moléculas ligadas ao receptor para a célula. Cavéolas são regiões de membrana com jangadas lipídicas (p. 64), receptores de membrana e proteínas de membrana especializadas, denominadas *caveolinas* e *cavinas*. Os receptores nas cavéolas são proteínas ancoradas a lipídeos (p. 64). Em muitas células, as cavéolas aparecem como pequenas bolsas inseridas na membrana celular, razão da origem do seu nome.

As cavéolas têm várias funções: concentrar e internalizar moléculas pequenas, ajudar na transferência de macromoléculas através do endotélio capilar e participar na sinalização celular. Elas parecem estar envolvidas em alguns processos patológicos, incluindo infecções virais e parasitárias. Duas formas de *distrofia muscular* estão associadas a alterações na proteína caveolina. Os cientistas atualmente estão tentando descobrir mais detalhes sobre o papel das cavéolas na fisiologia normal e na fisiopatologia.

A exocitose libera moléculas muito grandes para as proteínas transportadoras

A **exocitose** é o oposto da endocitose. Na exocitose, as vesículas intracelulares movem-se em direção à membrana celular, fundindo-se com ela (Fig. 5.19, **8**), e, então, liberam o seu conteúdo no líquido extracelular **9**. As células usam a exocitose para exportar grandes moléculas lipofóbicas, como as proteínas sintetizadas na

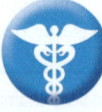

FOCO CLÍNICO

LDL: a lipoproteína letal

"Limite a quantidade de colesterol na sua dieta!" tem sido a recomendação por muitos anos. Então, por que muito colesterol é ruim para você? As moléculas de colesterol são essenciais para a estrutura da membrana e para a formação de hormônios esteroides (como os sexuais). No entanto, níveis elevados de colesterol no sangue também levam a doenças cardíacas. Uma razão pela qual algumas pessoas têm muito colesterol no sangue (*hipercolesterolemia*) não é a dieta, mas a falha das células para internalizar o colesterol. No sangue, o colesterol hidrofóbico é ligado a uma lipoproteína transportadora para torna-lo solúvel em água. A forma mais comum de transportador é a *lipoproteína de baixa densidade* (LDL). Quando o complexo LDL-colesterol (LDL-C) liga-se a receptores de LDL, este pode, então, entrar na célula por uma vesícula. Quando as pessoas não têm número suficiente de receptores de LDL em suas membranas celulares, o LDL-C permanece no sangue. A hipercolesterolemia devido aos altos níveis de LDL-C predispõe essas pessoas a desenvolver **aterosclerose**, também conhecida como o endurecimento das artérias. Nessa condição, o acúmulo de colesterol nos vasos sanguíneos bloqueia o fluxo sanguíneo e contribui para os infartos do miocárdio.

FIGURA 5.19   CONTEÚDO ESSENCIAL

Endocitose, exocitose e reciclagem da membrana

A membrana removida da superfície da célula por endocitose é reciclada de volta para a superfície da célula por exocitose.

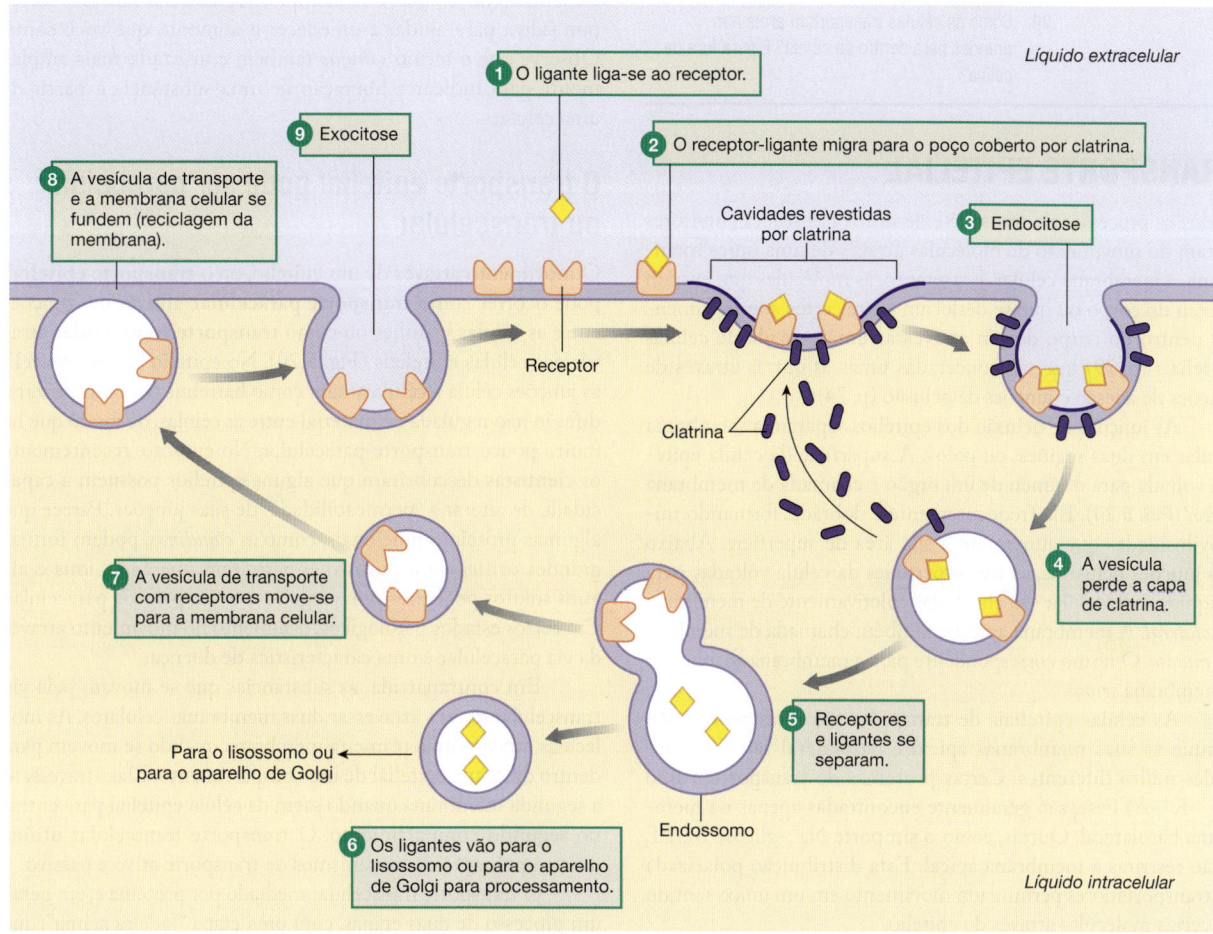

Líquido extracelular

1 O ligante liga-se ao receptor.

9 Exocitose

2 O receptor-ligante migra para o poço coberto por clatrina.

8 A vesícula de transporte e a membrana celular se fundem (reciclagem da membrana).

Cavidades revestidas por clatrina

3 Endocitose

Receptor

Clatrina

4 A vesícula perde a capa de clatrina.

7 A vesícula de transporte com receptores move-se para a membrana celular.

Para o lisossomo ou para o aparelho de Golgi

5 Receptores e ligantes se separam.

Endossomo

6 Os ligantes vão para o lisossomo ou para o aparelho de Golgi para processamento.

Líquido intracelular

célula, e para se livrar dos resíduos da digestão intracelular deixados nos lisossomos.

O processo pelo qual as membranas da célula e da vesícula se fundem é similar em vários tipos de células, de neurônios a células endócrinas. A exocitose envolve duas famílias de proteínas: *Rabs*, que ajudam as vesículas a atracar na membrana, e *SNAREs*, que facilitam a fusão à membrana. Na exocitose regulada, o processo começa geralmente com um aumento na concentração de Ca^{2+} intracelular, que atua como um sinal. O Ca^{2+} interage com uma proteína sensível ao cálcio, o que, por sua vez, inicia a ancoragem de vesículas e a fusão secretora. Quando a área fundida da membrana se abre, o conteúdo da vesícula difunde-se para o líquido extracelular, ao passo que a membrana da vesícula se torna parte da membrana celular. A exocitose, assim como a endocitose, requer energia na forma de ATP.

A exocitose ocorre de forma contínua em algumas células, o que a torna um processo *constitutivo*. Por exemplo, as células caliciformes (p. 80) do intestino liberam continuamente muco por exocitose, e os fibroblastos do tecido conectivo liberam colágeno (p. 82). Em outros tipos de células, a exocitose é um processo intermitente que é iniciado por um sinal. Em muitas células endócrinas, os hormônios são armazenados em vesículas secretoras no citoplasma e liberados em resposta a um sinal de fora da célula. As células também utilizam a exocitose para inserir proteínas na membrana celular, como mostrado na Figura 5.19. Você encontrará muitos exemplos de exocitose ao estudar fisiologia.

27. De que maneira a fagocitose difere da endocitose?

28. Cite as duas famílias de proteínas de membrana associadas à endocitose.

29. Como as células transportam proteínas grandes para dentro da célula? E para fora da célula?

TRANSPORTE EPITELIAL

Todos os processos de transporte descritos nas seções anteriores tratam do movimento de moléculas através de uma única membrana, a membrana celular. Entretanto, as moléculas que entram e saem do corpo ou que se deslocam entre certos compartimentos dentro do corpo devem atravessar uma camada de células epiteliais (p. 79) que são conectadas umas às outras através de junções de adesão e junções de oclusão (p. 74).

As junções de oclusão dos epitélios separam a membrana celular em duas regiões, ou polos. A superfície da célula epitelial voltada para o lúmen de um órgão é chamada de membrana *apical* (**FIG. 5.20**). Ela frequentemente é dobrada, formando microvilosidades que aumentam a sua área de superfície. Abaixo das junções oclusivas, as três superfícies da célula voltadas para o líquido extracelular são chamadas coletivamente de membrana *basolateral*. A membrana apical é também chamada de membrana *mucosa*. O termo correspondente para a membrana basolateral é membrana *serosa*.

As células epiteliais de transporte são ditas *polarizadas* porque as suas membranas apical e basolateral têm propriedades muito diferentes. Certas proteínas de transporte, como Na^+-K^+-ATPase, são geralmente encontradas apenas na membrana basolateral. Outras, como o simporte Na^+-glicose SGLT, estão restritas à membrana apical. Esta distribuição polarizada de transportadores permite um movimento em um único sentido de certas moléculas através do epitélio.

O transporte de material a partir do lúmen de um órgão para o líquido extracelular é chamado de **absorção** (Fig. 5.20). Por exemplo, o epitélio intestinal absorve nutrientes digeridos. Quando o material se move do LEC para o lúmen, o processo é chamado de *secreção*. Por exemplo, as glândulas salivares secretam saliva para ajudar a umedecer o alimento que você come. Observe que o termo *secreção* também é utilizado mais amplamente para indicar a liberação de uma substância a partir de uma célula.

O transporte epitelial pode ser paracelular ou transcelular

O movimento através de um epitélio, ou o **transporte epitelial**, pode ocorrer como **transporte paracelular** através das junções entre as células vizinhas ou como **transporte transcelular** através das células epiteliais (Fig. 5.20). No epitélio "impermeável", as junções célula a célula atuam como barreiras para minimizar a difusão não regulada de material entre as células, de modo que há muito pouco transporte paracelular. No entanto, recentemente os cientistas descobriram que alguns epitélios possuem a capacidade de alterar a "permeabilidade" de suas junções. Parece que algumas proteínas juncionais, como as *claudinas*, podem formar grandes orifícios ou poros que permitem que água, íons e alguns solutos pequenos sem carga se movam pela via paracelular. Em certos estados patológicos, o aumento no movimento através da via paracelular é uma característica de doença.

Em contrapartida, as substâncias que se movem pela via transcelular devem atravessar duas membranas celulares. As moléculas atravessam a primeira membrana quando se movem para dentro da célula epitelial de um compartimento. Elas atravessam a segunda membrana quando saem da célula epitelial para entrar no segundo compartimento. O transporte transcelular utiliza uma combinação de mecanismos de transporte ativo e passivo.

O transporte transcelular mediado por proteína é, em geral, um processo de duas etapas, com uma etapa "ladeira acima", que

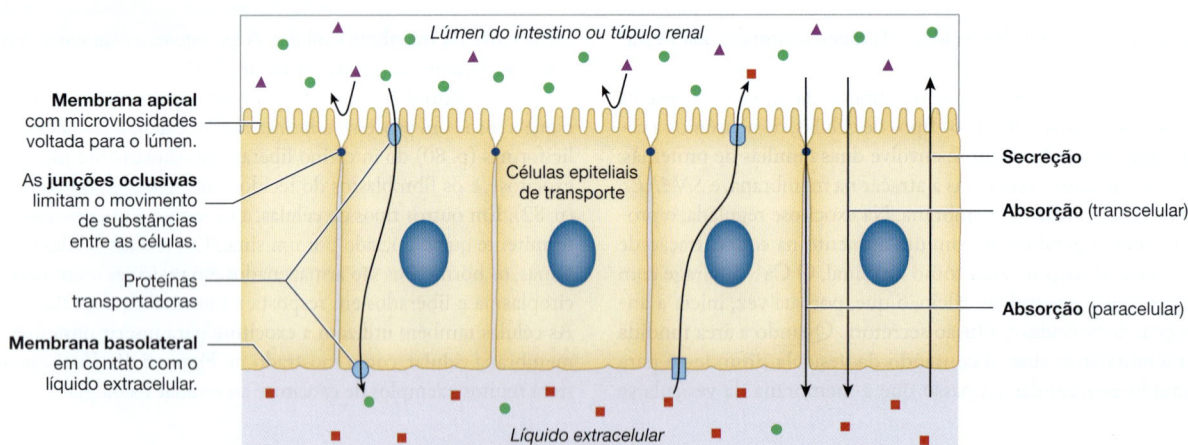

FIGURA 5.20   Os epitélios de transporte são polarizados. A membrana apical e a membrana basolateral são os dois polos da célula. O epitélio polarizado possui diferentes proteínas transportadoras nas membranas apical e basolateral. Isso permite o transporte direcional seletivo através do epitélio. O transporte do lúmen para o líquido extracelular é chamado de **absorção**. O transporte do líquido extracelular para o lúmen é chamado de **secreção**.

requer energia, e uma etapa "ladeira abaixo", na qual a molécula se move passivamente a favor do seu gradiente. Você verá essas etapas no exemplo do transporte da glicose, a seguir. As moléculas que são muito grandes para se mover pelas proteínas da membrana podem ser transportadas através da célula em vesículas.

As células do epitélio de transporte podem alterar a sua permeabilidade inserindo ou retirando seletivamente proteínas na membrana. Os transportadores retirados da membrana podem ser destruídos nos lisossomos, ou podem ser armazenados em vesículas dentro da célula, prontos para serem reinseridos na membrana em resposta a um sinal (outro exemplo de reciclagem da membrana). A maior parte do transporte epitelial que você estudará neste livro envolve os epitélios de transporte do intestino e do rim, que são especializados em transportar seletivamente moléculas para dentro e para fora do corpo.

O transporte transcelular da glicose utiliza proteínas de membrana

O movimento da glicose do lúmen dos túbulos renais ou do intestino para o líquido extracelular é um importante exemplo de movimento direcional através de um epitélio de transporte. O movimento transepitelial de glicose envolve três sistemas de transporte: (1) o transporte ativo secundário mediado por SGLT de glicose com Na^+ do lúmen para a célula epitelial de membrana apical, seguido pelo movimento de Na^+ e glicose para fora da célula e para o líquido extracelular em transportadores separados; (2) o sódio sai por transporte ativo primário através da Na^+-K^+-ATPase; e (3) a glicose deixa a célula por difusão facilitada por GLUT.

A **FIGURA 5.21** mostra o processo em detalhes. A concentração de glicose na célula epitelial de transporte é mais elevada do que a concentração de glicose no lúmen do rim ou do intestino. Por essa razão, o movimento da glicose do lúmen para dentro da célula requer entrada de energia – neste caso, a energia armazenada no gradiente de concentração de Na^+. Os íons sódio no lúmen ligam-se ao transportador SGLT, como previamente descrito (ver Fig. 5.16), levando a glicose com eles para dentro da célula. A energia necessária para mover a glicose contra o seu gradiente de concentração vem da energia cinética do movimento de Na^+ a favor do gradiente de concentração (Fig. 5.21 **1**).

Uma vez que a glicose entra na célula epitelial, ela sai das células, movendo-se a favor do seu gradiente de concentração pelo transportador GLUT por difusão facilitada na membrana basolateral (Fig. 5.21 **2**). O Na^+ é bombeado para fora da célula no lado basolateral usando a Na^+-K^+-ATPase **3**. Este passo

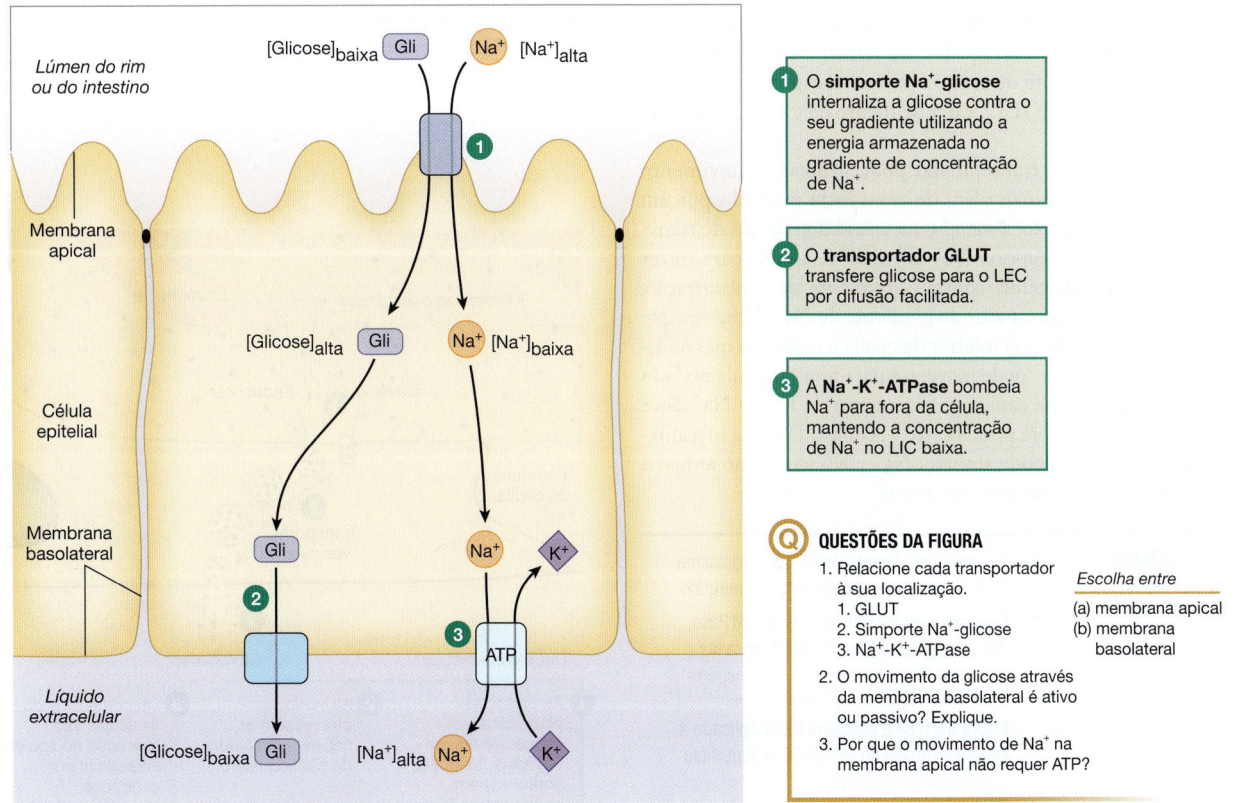

FIGURA 5.21   Absorção transepitelial de glicose. A absorção da glicose do lúmen tubular intestinal ou renal envolve transporte ativo indireto (secundário) de glicose através da membrana apical e difusão de glicose através da membrana basolateral.

O teste de suor que Daniel se submeterá analisa níveis de NaCl presentes no suor. O suor – uma mistura de íons e água – é secretado dentro dos ductos sudoríparos pelas células epiteliais das glândulas sudoríparas. À medida que o suor se move para a superfície da pele através dos ductos, os canais CFTR e os canais de Na^+ retiram Cl^- e Na^+ do suor de volta para dentro do corpo. As células do ducto não são permeáveis à água, de modo que a reabsorção de NaCl normal do suor cria suor com um baixo teor de sal. No entanto, com canais CFTR disfuncionais no epitélio, o sal não é reabsorvido. Na fibrose cística, a concentração de sal no suor pode ser quatro vezes a quantidade normal.

P3: *Com base na informação dada, o CFTR está na superfície apical ou basolateral do epitélio da glândula sudorípara?*

requer energia fornecida pelo ATP, uma vez que o sódio é mais concentrado no líquido extracelular do que na célula.

A remoção de Na^+ a partir da célula é essencial para que a glicose continue a ser absorvida a partir do lúmen. A energia potencial para o simporte SGLT vem a partir do gradiente de concentração de sódio, o qual depende de baixas concentrações intracelulares de Na^+. Se a Na^+-K^+-ATPase basolateral é inibida com *ouabaína* (composto relacionado com o fármaco cardiotônico digital), o Na^+ que entra na célula não pode ser bombeado para fora. A concentração de Na^+ no interior da célula aumenta gradualmente até que seja igual ao do lúmen. Sem um gradiente de sódio, não há fonte de energia para o transportador do simporte Na^+-glicose (SGLT), e o movimento de glicose através do epitélio cessa.

O transporte transepitelial pode utilizar o movimento de íons através de canais além do transporte mediado por um carreador. Por exemplo, a membrana apical do epitélio de transporte pode usar o simporte Na^+-K^+-$2Cl^-$ (CCAN) para trazer K^+ para dentro da célula contra o gradiente de concentração, utilizando-se energia a partir do gradiente de Na^+. Uma vez que a concentração de K^+ no interior da célula é maior do que no líquido extracelular, K^+ pode mover-se para fora da célula no lado basolateral através de canais de vazamento de K^+. O Na^+ deve ser bombeado para fora pela Na^+-K^+-ATPase. Por este mecanismo simples, o corpo pode absorver Na^+ e K^+ ao mesmo tempo a partir do lúmen do intestino ou do rim.

REVISANDO CONCEITOS

30. Por que o movimento de Na^+ do citoplasma para o líquido extracelular requer energia?

31. Ouabaína, um inibidor da Na^+-K^+-ATPase, não consegue atravessar as membranas celulares. O que aconteceria ao transporte transepitelial de glicose, mostrado na Figura 5.21, se a ouabaína fosse aplicada à superfície apical do epitélio? E à superfície basolateral do epitélio?

32. Qual transportador GLUT é ilustrado na Figura 5.21?

A transcitose utiliza vesículas para atravessar um epitélio

Algumas moléculas, como as proteínas, são muito grandes para atravessar o epitélio pelos transportadores de membrana. Em vez disso, elas são movidas entre epitélios por **transcitose**, que é uma combinação de endocitose, transporte vesicular através da célula e exocitose (**FIG. 5.22**). Nesse processo, a molécula é trazida para dentro da célula epitelial através de endocitose mediada por receptor. A vesícula resultante se liga aos microtúbulos no citoesqueleto da célula e é movida através da célula por um processo conhecido como **transporte vesicular**. No lado oposto do epitélio, o conteúdo da vesícula é liberado para o líquido intersticial por exocitose.

A transcitose torna possível que grandes proteínas se movam através de um epitélio e permaneçam intactas. Essa é a maneira pela qual os bebês absorvem os anticorpos da mãe no leite materno. Os anticorpos são absorvidos na superfície apical do epitélio intestinal da criança e depois liberados no líquido extracelular.

REVISANDO CONCEITOS

33. Se você aplicar um veneno que desmonta microtúbulos a uma célula endotelial capilar, o que acontece com a transcitose?

Agora que consideramos como solutos se deslocam entre os compartimentos do corpo, examinaremos como o transporte de íons cria um desequilíbrio elétrico entre os compartimentos intracelular e extracelular.

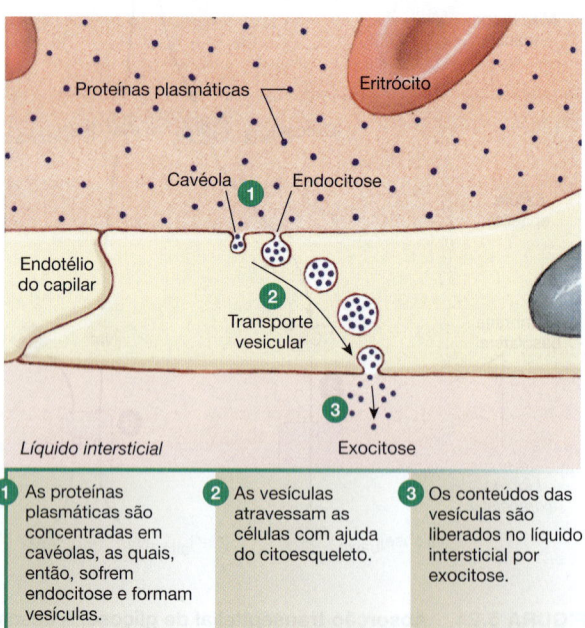

FIGURA 5.22 **Transcitose através do endotélio capilar.**

1. As proteínas plasmáticas são concentradas em cavéolas, as quais, então, sofrem endocitose e formam vesículas.

2. As vesículas atravessam as células com ajuda do citoesqueleto.

3. Os conteúdos das vesículas são liberados no líquido intersticial por exocitose.

O POTENCIAL DE MEMBRANA EM REPOUSO

Diversos solutos do corpo, incluindo componentes orgânicos, como o piruvato e o lactato, são íons e, portanto, carregam uma carga elétrica líquida. O potássio (K^+) é o principal cátion no interior das células, e o sódio (Na^+) domina o líquido extracelular (ver Fig. 5.1, p. 124). Entre os ânions, íons cloreto (Cl^-) na maior parte permanecem com Na^+ no líquido extracelular. Os íons fosfato e as proteínas negativamente carregadas são os principais ânions do líquido intracelular.

Em geral, o corpo é eletricamente neutro: para todos os cátions, há um ânion correspondente. No entanto, os íons não são distribuídos uniformemente entre o LEC e o LIC (**FIG. 5.23a**). O compartimento intracelular contém alguns ânions que não possuem cátions correspondentes, o que confere às células uma carga líquida negativa. Ao mesmo tempo, o compartimento extracelular apresenta uma carga líquida positiva: alguns cátions do LEC não possuem ânions correspondentes. Uma consequência desta distribuição desigual de íons é que os compartimentos intracelular e extracelular não estão em equilíbrio elétrico. Em vez disso, os dois compartimentos existem em um estado de *desequilíbrio elétrico* (p. 123).

O conceito de desequilíbrio elétrico, tradicionalmente, é ensinado em capítulos sobre as funções nervosa e muscular, pois esses tecidos geram sinais elétricos, conhecidos como potenciais de ação. Todavia, uma das descobertas recentes mais interessantes da fisiologia é a de que outros tipos de células também usam sinais elétricos na sua comunicação. De fato, todos os organismos vivos, incluindo as plantas, utilizam sinais elétricos. Esta seção revisa os princípios básicos da eletricidade e discute o que gera o desequilíbrio elétrico no corpo. O capítulo termina analisando como as células endócrinas beta do pâncreas usam a sinalização elétrica para acionar a secreção de insulina.

Revisão de eletricidade

Os átomos são eletricamente neutros (p. 36). Eles são compostos de prótons positivamente carregados, elétrons negativamente carregados e nêutrons sem carga, mas em proporções equilibradas, de forma que um átomo não é positivo nem negativo. A remoção ou adição de elétrons em um átomo gera partículas carregadas, denominadas íons. Discutimos vários íons que são importantes no corpo humano, como Na^+, K^+ e H^+. Para cada um desses íons positivos, em algum lugar no corpo há um elétron correspondente, geralmente encontrado como parte de um íon negativo. Por exemplo, quando o Na^+ no corpo entra sob a forma de NaCl, a "falta" de elétrons do Na^+ podem ser encontrados no Cl^-.

Lembre-se dos seguintes princípios importantes quando você tratar da eletricidade nos sistemas fisiológicos:

1. A **lei de conservação da carga elétrica** diz que a quantidade líquida de carga elétrica produzida em qualquer processo é zero. Isso significa que para cada carga positiva em um íon, há um elétron em outro íon. No total, o corpo humano é eletricamente neutro.

2. Cargas opostas (+ e −) se atraem. Os prótons e elétrons em um átomo exibem esta atração. Assim como cargas (duas cargas do mesmo tipo, como +/+, ou −/−) se repelem mutuamente.

3. Separar as cargas positivas das cargas negativas requer energia. Por exemplo, é necessária energia para separar os prótons e os elétrons de um átomo.

4. Quando as cargas positivas e negativas estão separadas, elas podem mover-se livremente uma em sentido à outra; o material através do qual elas se movem é chamado de **condutor**. A água é um bom condutor de carga elétrica. Quando cargas separadas não podem se mover através do material que as separa, o material é chamado de **isolante**. A bicamada de fosfolipídeos da membrana celular é um bom isolante, assim como uma capa de plástico em torno dos fios elétricos.

A palavra *eletricidade* vem da palavra grega *elektron*, que significa "âmbar", a resina fossilizada de árvores. Os gregos descobriram que se eles esfregassem um bastão de âmbar com um pano, o âmbar adquiria a capacidade de atrair cabelo e pó. Esta atração (chamada de eletricidade estática) surge da separação de cargas elétricas que ocorre quando os elétrons se movem dos átomos do âmbar para o pano. Para separar estas partículas carregadas, energia (trabalho) deve ser colocada no sistema. No caso do âmbar, o trabalho foi feito esfregando-se o bastão. No caso dos sistemas biológicos, o trabalho, em geral, é realizado pela energia armazenada no ATP e em outras ligações químicas.

A membrana celular permite a separação de cargas elétricas no corpo

No corpo, a separação das cargas elétricas ocorre através da membrana celular. Esse processo é mostrado na Figura 5.23b. O diagrama mostra um sistema de célula artificial. A célula é cheia com K^+ positivo e grandes íons negativos. A célula é colocada em uma solução aquosa de cloreto de sódio que foi dissociado em Na^+ e Cl^-. A bicamada fosfolipídica da célula artificial, como a membrana de uma célula real, não é permeável aos íons e,

FIGURA 5.23 **CONTEÚDO ESSENCIAL**

Potencial de membrana

O desequilíbrio elétrico que existe entre o liquido extracelular (LEC) e o líquido intracelular (LIC) de células vivas é chamado de **diferença de potencial de membrana** (V_m), ou potencial de membrana. O potencial da membrana resulta da distribuição desigual da carga elétrica (i.e., íons) entre o LEC e o LIC.

(a) Em ilustrações, esta distribuição desigual de carga é muitas vezes indicada pelos símbolos agrupados em cada lado da membrana celular.

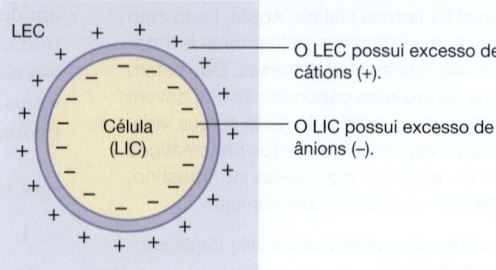

O LEC possui excesso de cátions (+).

O LIC possui excesso de ânions (–).

Criação de potencial de membrana em um sistema artificial

O que cria o potencial de membrana?

1. O gradiente de concentração de íons entre LEC e LIC.
2. A membrana celular seletivamente permeável.

Para mostrar como uma diferença de potencial de membrana pode surgir a partir de gradientes de concentração de íons e de uma membrana seletivamente permeável, utilizaremos um sistema de célula artificial em que se pode controlar a permeabilidade da membrana a íons e a composição do LEC e do LIC.

(b) Quando começamos, a célula não tem potencial de membrana: o LEC (composto de Na^+ e Cl) e o LIC (K^+ e grandes ânions, A^-) são eletricamente neutros.

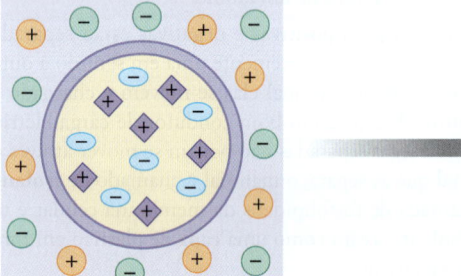

O sistema está em desequilíbrio químico, com gradientes de concentração de todos os quatro íons. A membrana celular age como um isolante para evitar a livre circulação de íons entre o LIC e o LEC.

(c) Agora, inserimos um canal de vazamento para K^+ na membrana, fazendo a célula tornar-se permeável ao K^+.

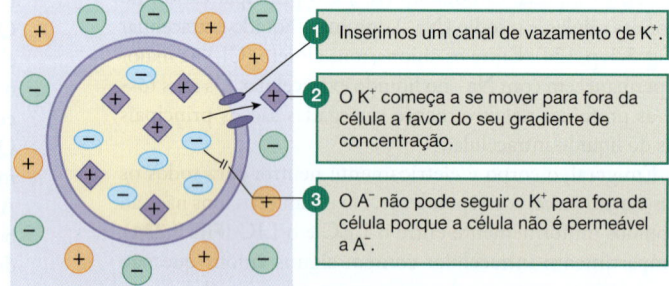

1 Inserimos um canal de vazamento de K^+.

2 O K^+ começa a se mover para fora da célula a favor do seu gradiente de concentração.

3 O A^- não pode seguir o K^+ para fora da célula porque a célula não é permeável a A^-.

A transferência de apenas um K^+ a partir da célula para o LEC cria um desequilíbrio elétrico: o LEC tem uma carga global positiva (+ 1), ao passo que o LIC tem uma carga global negativa (– 1). A célula tem agora uma diferença de potencial da membrana, com o interior da célula negativo em relação ao exterior.

Quanto K^+ vai deixar a célula?

Se o K^+ não tivesse carga, como a glicose, ele difundiria-se para fora da célula, até a concentração de potássio se igualar. Mas o K^+ é um íon, por isso temos de considerar o seu gradiente elétrico. Lembre-se a regra para o movimento por gradientes elétricos: cargas opostas se atraem, cargas iguais se repelem.

(d) Conforme os íons K^+ adicionais deixam a célula, que vai a favor do seu gradiente de concentração, o interior da célula torna-se mais negativo, ao passo que o exterior torna-se mais positivo.

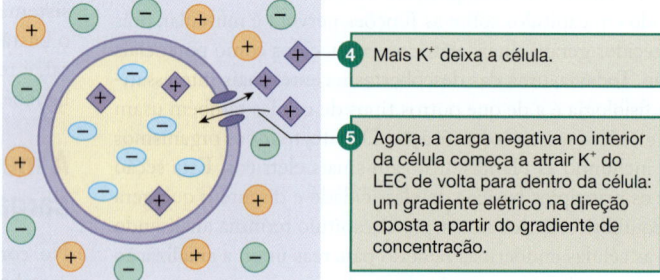

4 Mais K^+ deixa a célula.

5 Agora, a carga negativa no interior da célula começa a atrair K^+ do LEC de volta para dentro da célula: um gradiente elétrico na direção oposta a partir do gradiente de concentração.

LEGENDA

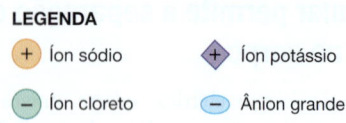

+ Íon sódio
– Íon cloreto
◆ Íon potássio
– Ânion grande

Equilíbrio eletroquímico

Para qualquer dado gradiente de concentração de [íon]$_{fora}$– [Íon]$_{dentro}$ através de uma membrana, existe uma diferença de potencial de membrana (i.e., gradiente elétrico) que se opõe ao movimento de íons a favor do gradiente de concentração. Neste potencial de membrana, a célula está em *equilíbrio eletroquímico*: não há movimento líquido de íon através da membrana celular.

 QUESTÕES DA FIGURA

1. Se a célula em (e) foi feita livremente permeável apenas para o Na⁺, como o Na⁺ se moveria? O o potencial de membrana se tornaria positivo ou negativo?

2. Se ela se tornasse livremente permeável apenas para o Cl⁻, como o Cl se moveria? O potencial de membrana se tornaria positivo ou negativo?

(e) Neste exemplo, o gradiente de concentração de envio de K⁺ para fora da célula é exatamente oposta pelo gradiente elétrico puxando K⁺ para dentro da célula. Isso é mostrado pelas setas que são iguais em comprimento, mas com direções opostas.

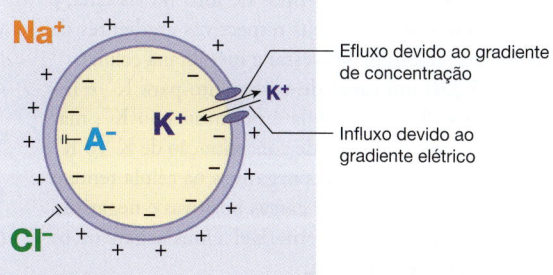

Efluxo devido ao gradiente de concentração

Influxo devido ao gradiente elétrico

Potencial de equilíbrio

Para qualquer íon, o potencial de membrana que se opõe exatamente a um determinado gradiente de concentração é denominado potencial de equilíbrio (E$_{íon}$). Para calcular o **potencial de equilíbrio** para qualquer gradiente de concentração, utilizamos a equação de Nernst:

$$\mathbf{E}_{íon} = \frac{61}{z} \log \frac{[íon]_{fora}}{[íon]_{dentro}}$$

em que z é a carga do íon (i.e., K⁺ = + 1).

A equação de Nernst é utilizada para uma célula que é livremente permeável para apenas um íon de cada vez. Células vivas, no entanto, têm permeabilidade a vários íons. Para calcular o potencial de membrana real de células, usamos uma equação multi-íon, chamada de equação de Goldman-Hodgkin-Katz (discutida no Capítulo 8).

Valores aproximados para células de mamíferos		
	LIC	**LEC**
K⁺	150	5
Na⁺	15	145
Cl⁻	10	108

Utilizando estes valores para K⁺ e a equação de Nernst, o EK é – 90 mV.

 QUESTÕES DA FIGURA (Você precisará de uma calculadora com logaritmo.)

3. Calcule o potencial de equilíbrio para o Na⁺ (E$_{Na}$).
4. Calcule o E$_{Cl}$.

Medindo o potencial de membrana

(f) No primeiro exemplo, você viu que o potencial de membrana resulta de cátions em excesso no LEC e ânions em excesso no LIC. Para medir esta diferença, podemos colocar eletrodos na celula e no líquido que o envolve (equivalente ao LEC).

Em números, o LEC seria + 1 e o LIC – 1.

Na vida real, não podemos medir números absolutos de íons. Em vez disso, medimos a diferença entre os dois eletrodos.
Por convenção, o LEC é fixado em 0 mV. Isso dá ao LIC uma carga relativa de – 2.

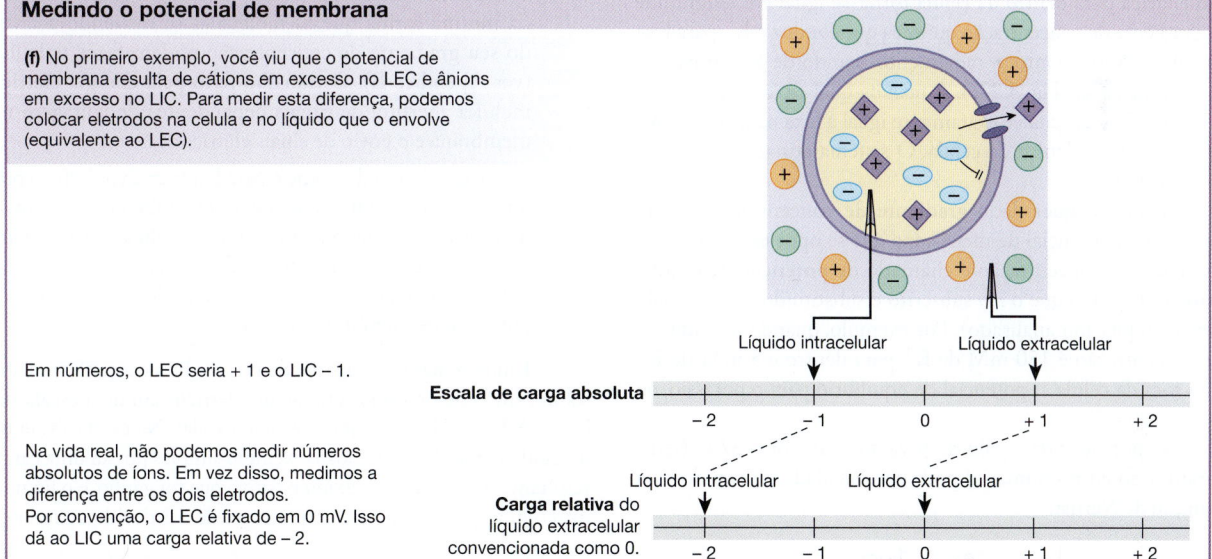

Líquido intracelular

Líquido extracelular

Escala de carga absoluta

Líquido intracelular

Líquido extracelular

Carga relativa do líquido extracelular convencionada como 0.

por isso, atua como um isolante e impede que os íons se movam. A água pode atravessar livremente essa membrana celular, igualando as concentrações extracelular e intracelular de íons.

Na Figura 5.23b, tanto a célula como a solução são eletricamente neutras, e o sistema elétrico está em equilíbrio. Contudo, ele não está em equilíbrio químico. Existem gradientes de concentração para todos os quatro tipos de íons no sistema, e todos se difundiriam a favor dos seus respectivos gradientes de concentração se eles pudessem atravessar a membrana celular.

Na Figura 5.23c, um canal de vazamento para K^+ é inserido na membrana. Agora, a célula é permeável ao K^+, mas apenas ao K^+. Devido ao gradiente de concentração de K^+, o K^+ move-se para fora da célula. Os íons negativos na célula tentam seguir o K^+ por causa da atração de cargas positivas e negativas. Todavia, porque a membrana é impermeável a íons negativos, os ânions permanecem presos na célula.

Assim que o primeiro K^+ deixa a célula, o equilíbrio elétrico entre os líquidos intracelular e extracelular é interrompido: o interior da célula desenvolveu uma carga global de -1, ao passo o exterior da célula tem uma carga líquida de $+1$. O movimento de K^+ para fora da célula a favor do seu gradiente de concentração cria um **gradiente elétrico**, isto é, uma diferença eléctrica na carga líquida entre duas regiões. Neste exemplo, o interior da célula tornou-se negativo em relação ao exterior.

Se a única força que atua sobre o K^+ fosse o gradiente de concentração, o K^+ vazaria para fora da célula até que a concentração de K^+ no interior da célula se igualasse à concentração de K^+ fora dela. Contudo, a perda de íons positivos da célula cria um gradiente elétrico. A combinação de gradientes elétricos e de concentração é chamada de **gradiente eletroquímico**.

Devido a cargas opostas se atraírem, as proteínas negativas no interior da célula tentam puxar o K^+ de volta para dentro da célula (Fig. 5.23d). Em algum ponto do processo, a força de atração elétrica para dentro da célula torna-se igual em magnitude ao gradiente de concentração química que conduz o K^+ para fora da célula. Nesse ponto, o movimento líquido de K^+ através da membrana cessa (Fig. 5.23e). A taxa na qual os íons K^+ se movem para fora da célula é exatamente igual à taxa na qual íons K^+ se movem para dentro da célula. O sistema atingiu o *equilíbrio eletroquímico*.

Para qualquer dado gradiente de concentração de um único íon, o potencial de membrana que se opõe exatamente ao gradiente de concentração é chamado de **potencial de equilíbrio**, ou E_{ion} (em que o *íon* subscrito é substituído pelo símbolo para qualquer íon analisado). Por exemplo, quando o gradiente de concentração é 150 mM de K^+ para dentro e 5 mM de K^+ para fora da célula, o potencial de equilíbrio para o potássio, ou E_K, é -90 mV.

O potencial de equilíbrio para qualquer íon a 37°C (temperatura do corpo humano) pode ser calculada utilizando-se a **equação de Nernst**:

$$E_{ion} = \frac{61}{z} \log \frac{[ion]_{fora}}{[ion]_{dentro}}$$

em que 61 é 2.303 RT/F a 37°C[5]

z é a carga elétrica do íon ($+1$ para o K^+),

$[ion]_{fora}$ e $[ion]_{dentro}$ são as concentrações fora e dentro da célula, e

E_{ion} é medido em mV.

A equação de Nernst assume que a célula em questão é livremente permeável apenas para o íon a ser estudado. Esta não é a situação normal em células vivas, no entanto, como você aprenderá em breve.

Todas as células vivas possuem potencial de membrana

Como o início deste capítulo apontou, todas as células vivas estão em desequilíbrios químico e elétrico com o seu ambiente. Este desequilíbrio elétrico, ou um gradiente elétrico entre os líquidos extracelular e intracelular, é chamado de **diferença de potencial em repouso da membrana**, ou, para abreviar, **potencial de membrana**. Apesar de o nome parecer complicado, podemos dividi-lo em partes para ver o que ele significa.

1. A parte *repouso* do nome vem do fato de que um gradiente elétrico é visto em todas as células vivas, mesmo aquelas que parecem estar sem atividade elétrica. Nestas células em "repouso", o potencial de membrana alcançou um estado estacionário e não está mudando.

2. A parte *potencial* do nome vem do fato de que o gradiente elétrico criado pelo transporte ativo de íons através da membrana celular é uma forma de energia armazenada, ou potencial, da mesma forma que os gradientes de concentração são uma forma de energia potencial. Quando as moléculas de carga oposta voltam a estar juntas, elas liberam energia que pode ser usada para fazer trabalho, da mesma forma que as moléculas se movendo a favor do seu gradiente de concentração podem fazer trabalho (ver Apêndice B). O trabalho feito pela energia elétrica inclui a abertura de canais dependentes de voltagem na membrana e o envio de sinais elétricos.

3. A parte *diferença* do nome é para lembrar a você que o potencial de membrana representa uma diferença na quantidade de carga elétrica dentro e fora da célula. A palavra *diferença* é normalmente retirada do nome, como observado anteriormente, mas é importante para lembrar o que um potencial de membrana significa.

Em sistemas vivos, não podemos medir a carga elétrica absoluta, então descrevemos gradientes elétricos em uma escala relativa. A Figura 5.23f compara as duas escalas. Na escala absoluta, o líquido extracelular em nosso exemplo simples possui uma carga resultante de $+1$ devido ao íon positivo que foi ganho, e o líquido intracelular possui uma carga resultante de -1 devido ao íon ne-

---

[5] R é a constante dos gases, T é a temperatura absoluta e F é a constante de Faraday. Para mais informações, ver Apêndice B.

gativo agora não balanceado que permaneceu na célula. Na escala de números mostrada, isso é uma diferença de duas unidades.

Na vida real, uma vez que não podemos medir a carga elétrica como números de elétrons ganhos ou perdidos, utilizamos um dispositivo que mede a *diferença* de carga elétrica entre dois pontos. Este aparelho mantém artificialmente a carga elétrica resultante de um lado da membrana em zero e mede a carga resultante do outro lado com relação ao primeiro. No exemplo, a redefinição da carga líquida do líquido extracelular para 0 dá ao líquido intracelular uma carga de – 2. Chamamos o valor de LIC de potencial em repouso da membrana da célula.

O equipamento para medir o potencial de membrana de uma célula é representado na **FIGURA 5.24**. Os *eletrodos* são produzidos a partir de tubos de vidro ocos tracionados, formando pontas muito finas. Estas *micropipetas* estão cheias com um líquido que conduz energia elétrica e, em seguida, conecta-se a um *voltímetro*, que mede a diferença elétrica entre dois pontos em unidades, seja em volts (V) ou milivolts (mV). Um *eletrodo de registo* é inserido através da membrana celular para o citoplasma da célula. Um *eletrodo de referência* é colocado no banho externo, o que representa o líquido extracelular.

Em sistema vivos, por convenção, o líquido extracelular é designado como a *base*, e a carga é considerada 0 mV (Fig. 5.23f).

Quando o eletrodo de registro é colocado dentro de uma célula viva, o voltímetro mede o potencial de membrana – em outras palavras, a diferença elétrica entre o líquido extracelular e o líquido intracelular. Um registrador de sinais conectado ao voltímetro pode fazer um registro do potencial de membrana ao longo do tempo.

Para células nervosas e musculares em repouso, o voltímetro geralmente grava um potencial de membrana entre – 40 e – 90 mV, o que indica que o líquido intracelular é negativo em relação ao líquido extracelular (0 mV). (Ao longo desta discussão, lembre-se de que o líquido extracelular não é realmente neutro, uma vez que possui cargas positivas em excesso que contrabalançam exatamente às cargas negativas em excesso dentro da célula, como mostrado na Figura 5.23. O corpo como um todo permanece sempre eletricamente neutro.)

O potencial de membrana em repouso é devido principalmente ao potássio

Quais íons geram o potencial de membrana em repouso nas células animais? A célula artificial mostrada na Figura 5.23c utiliza um canal de potássio para permitir que o K^+ vaze através de uma membrana que seria, de outro modo, impermeável aos íons.

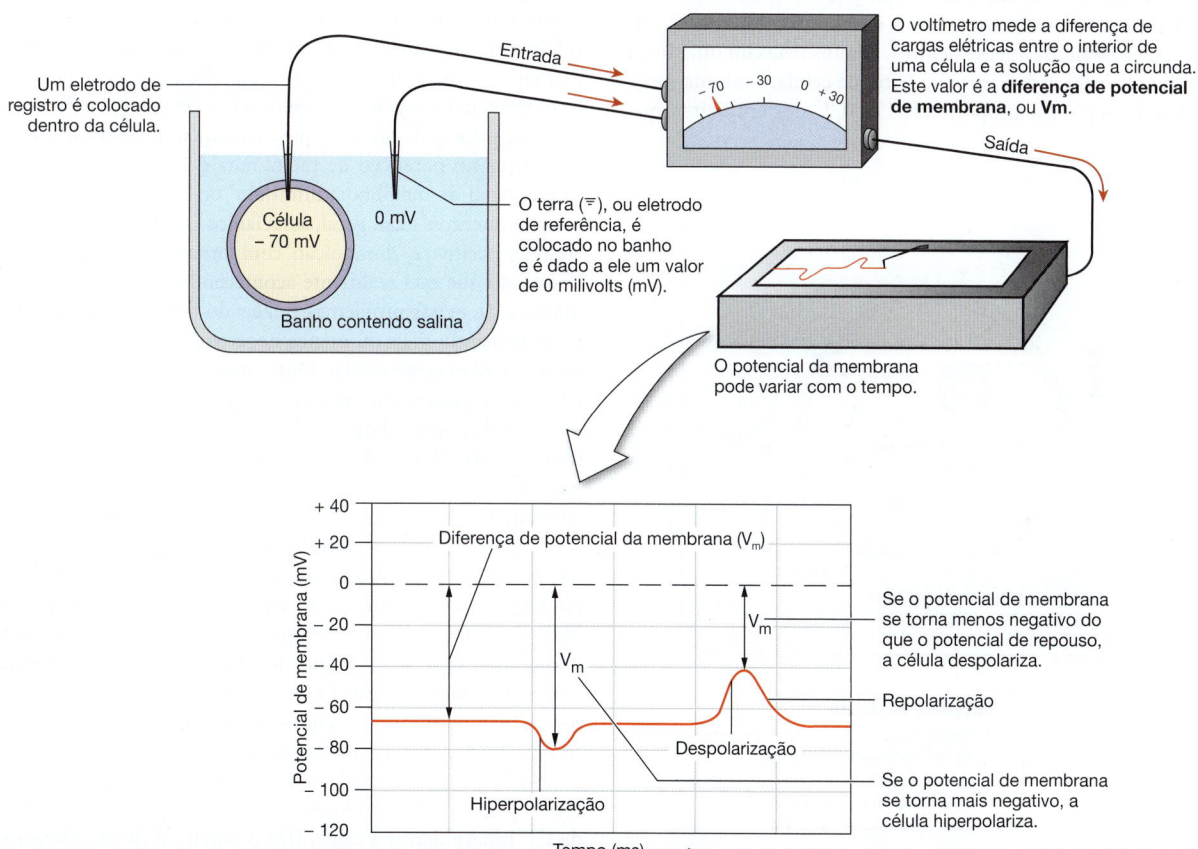

FIGURA 5.24 **Medindo o potencial de membrana.** No laboratório, o potencial da membrana da célula é medido colocando-se um eletrodo no interior da célula, e um segundo no banho extracelular.

Mas que processos ocorrem nas células vivas para criar um gradiente elétrico?

Na verdade, as células vivas não são permeáveis a somente um íon. Elas possuem canais abertos e proteínas transportadoras que permitem aos íons se moverem entre o citoplasma e o líquido extracelular. Em vez da equação de Nernst, utilizamos uma equação relacionada, chamada de *equação de Goldman*, que considera os gradientes de concentração de íons permeáveis e a permeabilidade relativa da célula para cada íon. (Para mais detalhes sobre a equação de Goldman, ver Capítulo 8.)

A célula verdadeira ilustrada na **FIGURA 5.25** apresenta um potencial de membrana em repouso de -70 mV. A maioria das células são cerca de 40 vezes mais permeável ao K^+ do que ao Na^+. Como resultado, o potencial de repouso da membrana da célula é mais perto do E_K de -90 mV do que para o E_{Na} de 60 mV. Uma pequena quantidade de Na^+ sai na célula, fazendo o interior da célula menos negativo do que seria se o Na^+ fosse totalmente excluído. O Na^+ adicional que vaza é prontamente bombeado para fora pela Na^+-K^+-ATPase. Ao mesmo tempo, os íons K^+ que vazam para fora da célula são bombeados para dentro. A bomba contribui para o potencial de membrana por bombear 3 Na^+ para fora para cada 2 K^+ bombeados para dentro. Uma vez que a Na^+-K^+-ATPase ajuda a manter o gradiente elétrico, ela é chamada de bomba eletrogênica.

Nem todo o transporte de íons cria um gradiente elétrico. Muitos transportadores, como o simporte Na^+-K^+-2 Cl^- (NKCC), são eletricamente neutros. Alguns realizam uma troca equilibrada: para cada carga que entra na célula, a mesma carga sai. Um exemplo é o antiporte HCO_3^--Cl^- dos eritrócitos, que transporta os íons um por um, em uma troca eletricamente neutra. Os transportadores eletricamente neutros têm pouco efeito no potencial de membrana em repouso da célula.

REVISANDO CONCEITOS

34. O que aconteceria com o potencial de repouso de uma célula envenenada com ouabaína (um inibidor da Na^+-K^+-ATPase)?

Mudanças na permeabilidade iônica alteram o potencial de membrana

Como você já aprendeu, dois fatores influenciam um potencial de membrana celular: (1) os gradientes de concentração de diferentes íons através da membrana e (2) a permeabilidade da membrana para estes íons. Se a permeabilidade da célula para um íon muda, o potencial de membrana da célula muda. Monitora-se as alterações no potencial de membrana utilizando os mesmos eletrodos usados para medir o potencial de repouso.

A Figura 5.24 mostra um registro do potencial de membrana ao longo do tempo. O eletrodo extracelular é ajustado em 0 mV, e o eletrodo intracelular registra a diferença de potencial da membrana. O potencial de membrana (V_m) começa com um valor de repouso de -70 mV constante. Quando o traço se move para cima (torna-se menos negativo), a diferença de potencial entre o interior e o exterior da célula (0 mV) é menor, e a célula é dita *despolarizada*. O retorno ao potencial de repouso da membrana é denominado *repolarização*. Se o potencial de repouso se torna mais negativo, dizemos que a célula *hiperpolarizou*.

A principal confusão que existe quando falamos sobre as mudanças no potencial de membrana é o uso de frases como "o potencial de membrana diminuiu" ou "o potencial de membrana aumentou". Em geral, associamos "aumento" com tornar-se mais positivo e "diminuição" com tornar-se mais negativo – o oposto do que está realmente acontecendo na célula. A melhor maneira de evitar problemas é falar do potencial de membrana se tornando mais ou menos negativo, ou em despolarização ou hiperpolarização celular. Outra maneira de evitar confusão é adicionar a palavra *diferença* antes de *potencial de membrana*. Se a *diferença* de potencial da membrana *aumenta*, o valor de V_m deve mover-se para longe do valor de 0, tornando-se *mais negativo*. Se a *diferença* de potencial está *diminuindo*, o valor da V_m está se aproximando do valor de 0 mV e está se tornando *menos negativo*.

O que causa as modificações no potencial de membrana? Na maior parte dos casos, o potencial de membrana muda em resposta ao movimento de qualquer um destes quatro íons: Na^+, Ca^{2+}, Cl^- e K^+. Os três primeiros são mais concentrados no líquido extracelular do que no citosol, e a célula em repouso é minimamente permeável a eles. Se uma célula se torna subitamente mais permeável para qualquer um desses íons, em seguida, os íons se moverão a favor do seu gradiente eletroquímico para dentro da célula. A entrada de Ca^{2+} ou de Na^+ despolariza a célula (o potencial de membrana se torna mais positivo). A entrada de Cl^- hiperpolariza a célula (faz o potencial de membrana ser mais negativo).

A maioria das células em repouso são bastante permeáveis ao K^+, mas torna-las ainda mais permeáveis permite o vazamento de ainda mais K^+. A célula hiperpolariza até que atinja o potencial de equilíbrio para K^+. Tornar a célula *menos* permeável

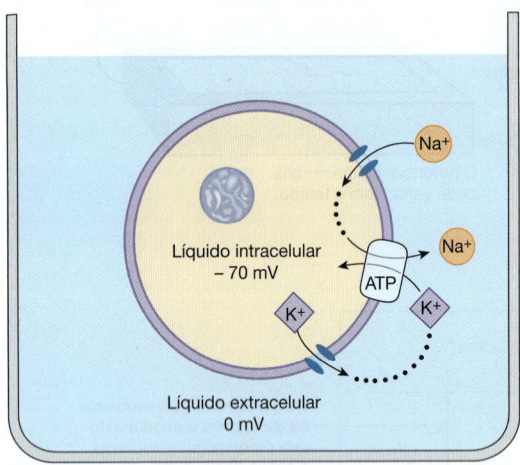

Q **QUESTÕES DA FIGURA**

1. Qual(is) força(s) promove(m) o vazamento do Na^+ para dentro da célula?

2. Qual(is) força(s) promove(m) o vazamento do K^+ para fora da célula?

FIGURA 5.25 **O potencial de repouso das células.** A maioria das células no corpo humano é cerca de 40 vezes mais permeável ao K^+ do que ao Na^+, e o potencial de membrana em repouso é de cerca de -70 mV. A Na-K-ATPase ajuda a manter o potencial de membrana em repouso, removendo o Na^+ que vaza para dentro da célula e repondo o K^+ que vazou.

ao K$^+$ permite a saída de menos íons K$^+$ para fora da célula. Quando a célula retém o K$^+$, ela torna-se mais positiva e despolariza. Você encontrará exemplos de todas estas mudanças de permeabilidade à medida que estudar fisiologia.

É importante saber que uma mudança significativa no potencial de membrana requer o movimento de poucos íons. *O gradiente de concentração não precisa reverter para mudar o potencial de membrana.* Por exemplo, para alterar o potencial de membrana por 100 mV (do tamanho de um sinal elétrico típico passando para baixo por um neurônio), apenas um de cada 100 mil K$^+$ deve entrar ou sair da célula. Isso é uma pequena fração do número total de íons K$^+$ na célula. O gradiente de concentração de K$^+$ permanece, portanto, essencialmente inalterado.

PROCESSOS INTEGRADOS DA MEMBRANA: SECREÇÃO DE INSULINA

Sabe-se que o movimento de Na$^+$ e K$^+$ através das membranas celulares desempenha um papel na geração de sinais elétricos em tecidos excitáveis por muitos anos. Você estudará estes processos em detalhes quando aprender sobre os sistemas nervoso e muscular. Recentemente, contudo, começamos a entender que pequenas mudanças no potencial de membrana atuam como sinais em tecidos não excitáveis, como as células endócrinas. Um dos exemplos mais bem estudados desse processo envolve as células β do pâncreas. A liberação do hormônio insulina pelas células β mostra como processos de membrana – como difusão facilitada, exocitose e abertura e fechamento de canais iônicos por ligantes e por potenciais de membrana – trabalham juntos para regular a função celular.

As células β do pâncreas sintetizam um hormônio peptídico, a insulina, e a armazenam em vesículas secretoras no citoplasma (p. 71). Quando os níveis de glicose no sangue aumentam, como após uma refeição, as células β liberam insulina por exocitose. A insulina, então, estimula outras células do corpo a aumentarem a captação e o uso da glicose, diminuindo a sua concentração no sangue até os níveis pré-refeição.

Uma questão-chave sobre esse processo que, até recentemente, estava sem resposta, era "Como uma célula β 'sabe' que os níveis de glicose aumentaram e que ela precisa liberar insulina?". A resposta, agora sabemos, associa o metabolismo das células β com a sua atividade elétrica.

A **FIGURA 5.26a** mostra uma célula β em repouso. Lembre-se de seções anteriores neste capítulo que os canais de membra-

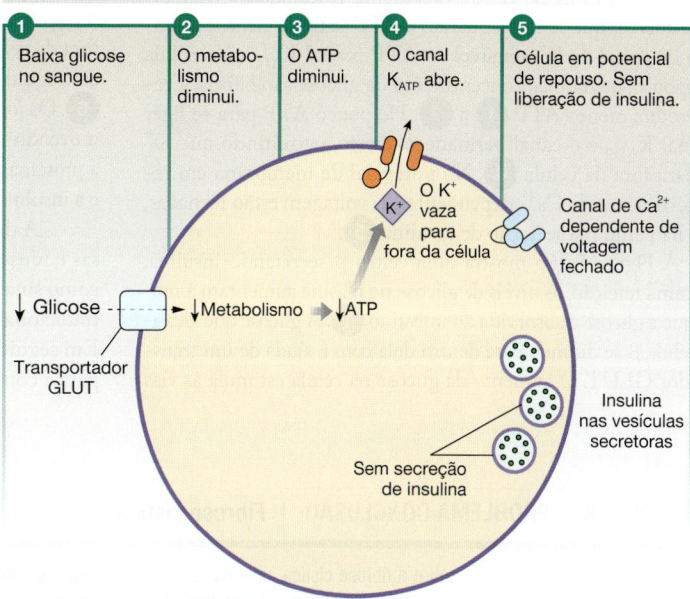

(a) Célula β em repouso. O canal KATP está aberto e a célula está no seu potencial de membrana em repouso.

1 Baixa glicose no sangue.
2 O metabolismo diminui.
3 O ATP diminui.
4 O canal K$_{ATP}$ abre.
5 Célula em potencial de repouso. Sem liberação de insulina.

O K$^+$ vaza para fora da célula

Canal de Ca^{2+} dependente de voltagem fechado

↓ Glicose — ↓Metabolismo ↓ATP

Transportador GLUT

Insulina nas vesículas secretoras

Sem secreção de insulina

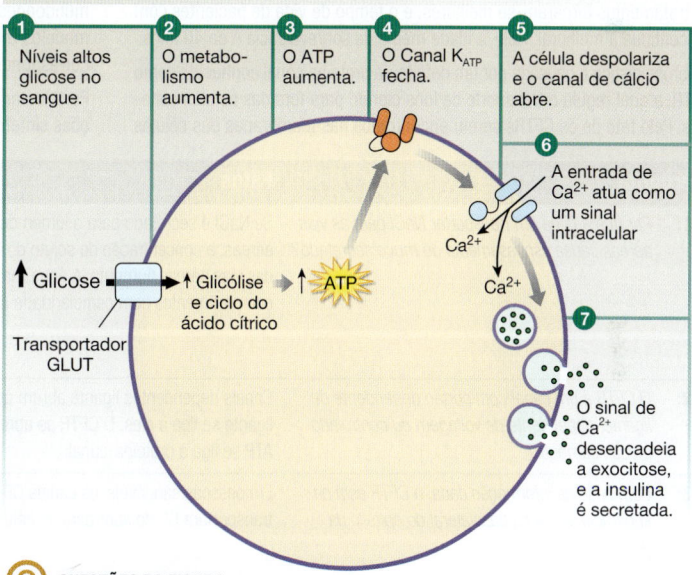

(b) A célula β secreta insulina. O fechamento do canal K$_{ATP}$ despolariza a célula, iniciando a exocitose da insulina.

1 Níveis altos glicose no sangue.
2 O metabolismo aumenta.
3 O ATP aumenta.
4 O Canal K$_{ATP}$ fecha.
5 A célula despolariza e o canal de cálcio abre.
6 A entrada de Ca^{2+} atua como um sinal intracelular

↑ Glicose ↑ Glicólise e ciclo do ácido cítrico ATP

Transportador GLUT

Ca^{2+}

Ca^{2+}

7 O sinal de Ca^{2+} desencadeia a exocitose, e a insulina é secretada.

Q QUESTÕES DA FIGURA
1. Qual passo mostra difusão facilitada?
2. Que tipo de portão os canais iônicos das células β têm?
3. A secreção de insulina em (b) requer entrada de energia do ATP?
4. Por que a insulina é liberada por exocitose e não através de um transportador ou canal?

FIGURA 5.26 **Secreção de insulina e transporte de membrana.**

na com portões podem ser abertos ou fechados por sinais químicos ou elétricos. As células β possuem dois tipos de canais que ajudam a controlar a liberação de insulina. Um deles é um **canal de Ca^{2+} dependente de voltagem**. Esse canal fica fechado no potencial de repouso da membrana da célula (❶ na Fig. 5.26a). O outro é um canal de K^+ de vazamento (o canal está normalmente aberto) que se fecha quando o ATP se liga a ele. Ele é chamado de **canal de K^+ sensível ao ATP** (**canal K_{ATP}**). Na célula em repouso, quando as concentrações de glicose são baixas, a célula produz menos ATP ❶ a ❸. Há pouco ATP para se ligar ao canal K_{ATP}, e o canal permanece aberto, permitindo que K^+ saia para fora da célula ❹. No potencial de membrana em repouso, os canais de Ca^{2+} dependentes da voltagem estão fechadas, e não há nenhuma secreção de insulina ❺.

A Figura 5.26b mostra uma célula β secretando insulina. Após uma refeição, os níveis de glicose no plasma aumentam à medida que a glicose é absorvida do intestino ❶. A glicose que alcança a célula β se difunde para dentro dela com a ajuda de um transportador GLUT. O aumento da glicose na célula estimula as vias metabólicas da glicólise e do ciclo do ácido cítrico (p. 106), aumentando a produção de ATP ❷, ❸. Quando o ATP se liga ao canal K_{ATP}, o portão para o canal é fechado, impedindo a saída de K^+ para fora da célula ❹. A retenção de K^+ despolariza a célula ❺, que, em seguida, faz os canais de Ca^{2+} sensíveis à voltagem se abrirem ❻. Os íons cálcio entram na célula a partir do líquido extracelular, movendo-se a favor do seu gradiente eletroquímico. O Ca^{2+} liga-se a proteínas que iniciam a exocitose das vesículas contendo insulina, e a insulina é libertada no espaço extracelular ❼.

A descoberta de que outras células, além das células nervosas e musculares, utilizam mudanças no potencial de membrana como sinais para respostas fisiológicas muda o nosso pensamento tradicional sobre o papel do potencial de membrana em repouso. Em seguida, analisaremos outros tipos de sinais que o corpo usa para a comunicação e coordenação.

SOLUCIONANDO O **PROBLEMA** CONCLUSÃO | Fibrose cística

Neste problema, você aprendeu sobre a fibrose cística, uma das doenças herdadas mais comuns nos Estados Unidos. Por algumas estimativas, mais de 10 milhões de pessoas são portadores assintomáticos do gene da FC. Uma pessoa deve herdar duas cópias mutadas do gene, uma de cada genitor, para desenvolver FC. Embora não haja nenhuma cura para essa doença, os tratamentos tornaram-se melhores, e o tempo de vida de pacientes com FC continua a melhorar. Hoje, a idade média de sobrevivência é de 40 anos.

A fibrose cística é causada por um defeito na proteína canal conhecida como CFTR, a qual regula o transporte de íons cloreto para fora das células epiteliais. Pelo fato de os CFTRs serem encontrados nas membranas das células epiteliais de diversos órgãos – glândulas sudoríparas, pulmões e pâncreas –, a fibrose cística pode afetar muitos processos diferentes do corpo. Curiosamente, o canal de cloreto CFTR é um membro da família de transporte ABC e é o unico canal de íons conhecido nessa superfamília de genes. Algumas das pesquisas mais interessantes em animais sobre fibrose cística utilizam camundongos geneticamente alterados, chamados de camundongos CF. Estes modelos animais são criados para ter canais CFTR com funções alteradas correspondentes às mutações do gene de CFTR em seres humanos.

Para testar seu conhecimento, compare as suas respostas com as informações sintetizadas na tabela a seguir.

Pergunta	Fatos	Integração e análise
P1: Por que a falha em transportar NaCl para as vias aéreas causa espessamento do muco secretado?	Se NaCl é secretado para o lúmen das vias aéreas, a concentração do soluto do líquido das vias aéreas aumenta. A água move-se para compartimentos com osmolaridade mais elevada.	Em geral, o movimento de NaCl cria um gradiente osmótico, de modo a que a água também entra no lúmen das vias aéreas, criando uma solução salina que dilui o muco espesso. Se o NaCl não pode ser secretado para as vias aéreas, não haverá movimento do líquido para diluir o muco.
P2: O CFTR é um canal com portão dependente de ligante, dependente de voltagem ou controlado mecanicamente?	Canais dependentes ligante abrem quando um ligante se liga a eles. O CFTR se abre quando o ATP se liga à proteína-canal.	O ATP é um ligante químico; portanto, os CFTRs são canais com portão dependentes de ligante.
P3: Com base na informação dada, o CFTR está na superfície apical ou basolateral do epitélio da glândula sudorípara?	Em pessoas saudáveis, os canais CFTR transportam Cl^- do suor para as células epiteliais.	A superfície do epitélio voltada para o lúmen da glândula sudorípara, que contém o suor, é a membrana apical. Portanto, os CFTRs estão na superfície apical.
P4: Por que Daniel morrerá de inanição se ele não tomar enzimas pancreáticas artificiais?	O pâncreas secreta muco e as enzimas digestórias dentro de ductos que desembocam no intestino delgado. Na FC, o muco nos ductos é espesso, pois falta Cl^- e secreção fluida. Este muco espesso bloqueia os ductos e impede que as enzimas digestórias alcancem o intestino delgado.	Sem as enzimas digestórias, Daniel não pode digerir a comida que ele ingere. A sua perda de peso nos últimos 6 meses sugere que isso já se tornou um problema. Ingerindo enzimas artificiais, ele será capaz de digerir a comida.

RESUMO DO CAPÍTULO

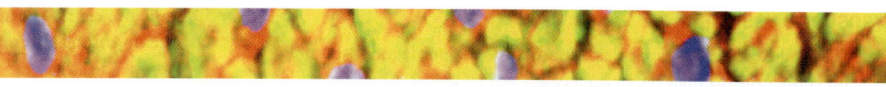

Vários temas-chave estão reunidos neste capítulo. Você aprendeu que a membrana celular cria compartimentos intracelulares e extracelulares distintos, ilustrando o tema da *compartimentalização*. Os conteúdos dos compartimentos intracelulares e extracelulares são diferentes, mas a *homeostasia* mantém isso em um estado estacionário dinâmico. A movimentação de materiais entre e dentro dos compartimentos se faz necessária para a *comunicação* e é realizada por *fluxo de massa* e *transporte biológico*. O fluxo de solutos e de água através das membranas celulares ocorre em resposta a gradientes osmóticos e elétricos, ou químicos (concentração). A membrana da célula cria a resistência ao fluxo, que pode ser superada através da inserção de proteínas de membrana que atuam como canais ou transportadores. O transporte biológico no corpo requer *energia* a partir de gradientes de concentração ou ligações químicas. Finalmente, a ligação de substratos aos transportadores que demonstra o tema das *interações de proteínas*.

Osmose e tonicidade

1. A maioria dos solutos está concentrada em um compartimento ou no outro, criando um estado de **desequilíbrio químico**. (p. 123; Fig. 5.1)

2. Os cátions e os ânions não estão distribuídos igualmente entre os compartimentos do corpo, criando um estado de **desequilíbrio elétrico**. (p. 123)

3. A água move-se livremente entre as células e o líquido extracelular, resultando em um estado de **equilíbrio osmótico**. (p. 123)

4. O movimento de água através de uma membrana em resposta a um gradiente de concentração é chamado de **osmose**. (p. 125)

5. Exprimimos a concentração de soluções biológicas em **osmolaridade**, o número de partículas por litro de solução, em unidades de miliosmoles por litro (mOsM). (p. 126)

6. A **tonicidade** de uma solução descreve a alteração de volume da célula que ocorre no estado de equilíbrio se a célula é colocada na solução. As células incham em **soluções hipotônicas** e encolhem em **soluções hipertônicas**. Se a célula não muda de tamanho em equilíbrio, a solução é **isotônica**. (p 127; Tab. 5.3)

7. A osmolaridade de uma solução não pode ser usada para determinar a tonicidade da solução. A concentração relativa de **solutos não penetrantes** na célula e na solução determinam a tonicidade. Os **solutos penetrantes** contribuem para a osmolaridade de uma solução, mas não para a sua tonicidade. (p. 128; Figs. 5.3, 5.4; Tab. 5,4)

Difusão

8. No **fluxo de massa**, um gradiente de pressão move um fluido juntamente com os seus materiais dissolvidos e suspensos. (p. 132)

9. A membrana celular é uma barreira seletivamente permeável que restringe o livre intercâmbio entre a célula e o líquido intersticial. O movimento de uma substância através da membrana depende da permeabilidade da membrana àquela substância. (p. 133)

10. O movimento de moléculas através das membranas pode ser classificado pela necessidade de energia ou pelos meios físicos que as moléculas utilizam para atravessar a membrana. (p. 133; Fig. 5.5)

11. As substâncias lipossolúveis podem difundir-se através da bicamada fosfolipídica. As moléculas menos solúveis em lipídeos exigem o auxílio de uma proteína de membrana ou de uma vesícula para atravessar a membrana. (p. 133)

12. O **transporte passivo** não necessita de entrada de energia. (p. 133)

13. A **difusão** é o movimento passivo de moléculas a favor de um gradiente químico (concentração) de uma área de concentração mais alta para uma área de concentração mais baixa. O movimento líquido cessa quando o sistema alcança o **equilíbrio**, embora o movimento de moléculas continue. (p. 134; Tab. 5.6)

14. A taxa de difusão depende da magnitude do gradiente de concentração. A difusão é lenta em longas distâncias, é diretamente relacionada à temperatura e é inversamente relacionada ao tamanho da molécula. (p. 134)

15. A **difusão simples** através de uma membrana é diretamente proporcional à área de superfície da membrana, ao gradiente de concentração e à permeabilidade da membrana e inversamente proporcional à espessura da membrana. (p. 136; Fig. 5.7)

Transporte mediado por proteínas

16. A maioria das moléculas atravessa as membranas com a ajuda das proteínas de membrana. (p. 137)

17. As proteínas de membrana têm quatro papéis funcionais: as **proteínas estruturais** mantêm a forma da célula e formam junções celulares; as **enzimas associadas a membranas** catalisam reações químicas e ajudam na transferência de sinais ao longo da membrana; as **proteínas receptoras** são parte do sistema de sinalização do corpo; e as **proteínas de transporte** movem muitas moléculas para dentro ou para fora da célula. (pp. 138, 139; Fig. 5.8)

18. As **proteínas-canal** formam canais preenchidos com água que conectam os compartimentos intracelular e extracelular. Os **canais com portão** regulam o movimento de substâncias através deles abrindo e fechando. Eles podem ser regulados por ligantes, pelo estado elétrico da célula ou por mudanças físicas, como pressão. (pp. 138, 139; Fig. 5.10)

19. As **proteínas carreadoras** nunca formam uma conexão contínua entre os líquidos extracelular e intracelular. Elas ligam-se aos substratos e mudam a conformação. (p. 138; Fig. 5.12)

20. A difusão mediada por proteínas é chamada de **difusão facilitada**. Ela tem as mesmas propriedades da difusão simples. (p. 137; Tab. 5.6; Fig. 5.13)

21. O **transporte ativo** move a molécula contra o seu gradiente de concentração e necessita de uma fonte externa de energia. No **transporte ativo primário** (**direto**), a energia vem do ATP. O **transporte ativo secundário** (**indireto**) utiliza a energia potencial armazenada em um gradiente de concentração e é impulsionado indiretamente pela energia do ATP. (pp. 133, 143)

22. O transportador ativo primário mais importante é a **sodio-potássio-ATPase** (Na^+-K^+-ATPase), que retira sódio da célula e adiciona K^+ a ela. (p. 143; Figs. 5.14, 5.15)

23. A maioria dos sistemas de transporte ativo secundário é impulsionada pelo gradiente de concentração do sódio. (p. 143; Tab. 5.8; Fig. 5.16)

24. Todos os transportes mediados por carreador demonstram **especificidade**, **competição** e **saturação**. A especificidade refere-se à habilidade de um transportador de transportar apenas uma molécula ou um grupo de moléculas estreitamente relacionadas. As moléculas relacionadas podem competir por um único transportador. A saturação ocorre quando um grupo de transportadores de membrana está trabalhando na sua taxa máxima. (pp. 145, 146; Fig. 5.17)

Transporte vesicular

25. Moléculas grandes e partículas entram na célula por fagocitose ou endocitose. O material deixa a célula por exocitose. Quando as vesículas que entram no citoplasma por endocitose voltam à membrana celular, o processo é chamado de **reciclagem da membrana**. (p. 147; Figs 5.18, 5.19)

26. Na **endocitose mediada por receptor**, os ligantes ligam-se aos receptores na membrana que se concentram nos **poços revestidos**, ou **cavéolas**. (pp. 147, 148; Fig. 5.19)

27. Na **exocitose**, a vesícula funde-se à membrana celular e libera seu conteúdo no meio extracelular. A exocitose requer ATP. (p. 148)

Transporte epitelial

28. O epitélio de transporte tem diferentes proteínas de membrana nas suas superfícies **apical** e **basolateral**. Esta polarização permite o movimento em uma única direção das moléculas que cruzam o epitélio. (p. 150; Figs. 5.20, 5.21)

29. As moléculas atravessam o epitélio se movendo pela via **paracelular** ou através das células pela via **transcelular**. (p. 150; Fig. 5.20)

30. As moléculas maiores atravessam o epitélio por **transcitoce**, que inclui o **transporte vesicular.** (pp. 151, 152; Fig. 5.22)

O potencial de membrana em repouso

30. Embora o corpo seja eletricamente neutro, a difusão e o transporte ativo de íons pela membrana criam um **gradiente elétrico**, com o lado interno das células negativo relativo ao lado externo. (p. 156; Fig. 5.23)

32. O gradiente elétrico entre os líquidos extracelular e intracelular é conhecido como a **diferença de potencial da membrana em repouso**. (p. 156)

33. O movimento de um íon pela membrana é influenciado pelo **gradiente eletroquímico** para aquele íon. (p. 156)

34. O potencial de membrana que se opõe ao gradiente de concentração de um íon é chamado de **potencial de equilíbrio** ($E_{íon}$). O potencial de equilíbrio para qualquer íon pode ser calculado com a equação de Nernst. (p. 156; Fig. 5.23)

35. Na maioria das células vivas, o K^+ é o íon primário que determina o potencial de membrana em repouso. (p. 158)

36. Mudanças na permeabilidade a íons como K^+, Na^+, Ca^{2+} ou Cl^- alteram o potencial da membrana e criam sinais elétricos. (p. 158)

Processos integrados da membrana: secreção de insulina

37. O uso de sinais elétricos para iniciar uma resposta celular é uma propriedade universal das células vivas. As células β pancreáticas liberam insulina em resposta a uma modificação no potencial de membrana. (p. 159; Fig. 5.26)

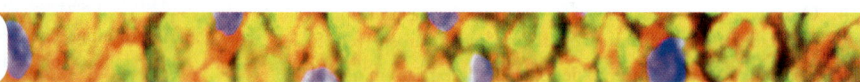

QUESTÕES PARA REVISÃO

Além da resolução destas questões e da checagem de suas respostas na p. A-6, reveja os Tópicos abordados e objetivos de aprendizagem, no início deste capítulo.

Nível um   Revisando fatos e termos

1. Liste as quatro funções das proteínas de membrana e dê um exemplo de cada uma.

2. Diferencie transporte ativo e transporte passivo.

3. Quais dos seguintes processos são exemplos de transporte ativo e quais são exemplos de transporte passivo? Difusão simples, fagocitose, difusão facilitada, exocitose, osmose, endocitose.

4. Liste quatro fatores que aumentam a taxa de difusão no ar.

5. Liste os três métodos físicos pelos quais os materiais entram nas células.

6. Um cotransportador é uma proteína que move mais de uma molécula simultaneamente. Se as moléculas são movidas na mesma direção, os cotransportadores são chamados de carreadores de _____; se as moléculas são transportadas em direções opostas, os cotransportadores são chamados de carreadores de _____. Uma proteína transportadora que move somente um substrato é chamada de carreadora de _____.

7. Os dois tipos de transporte ativo são _____, que obtém energia diretamente do ATP, e _____, que acopla a energia cinética de uma molécula se movendo a favor do seu gradiente de concentração com o movimento de outra molécula contra o seu gradiente de concentração.

8. Uma molécula que se move livremente entre os compartimentos intracelular e extracelular é conhecida como soluto _____. Uma molécula que não é capaz de entrar nas células é chamada de soluto _____.

9. Enumere os seguintes indivíduos em ordem de quanta água corporal eles contêm, em porcentagem do peso total, do maior ao menor: (a) um homem com 25 anos e 74 Kg; (b) uma mulher com 25 anos e 50 Kg; (c) uma mulher com 65 anos e 50 Kg; e (d) um menino com 1 ano e 11 kg.

10. O que determina a osmolaridade de uma solução? Em que unidade normalmente a osmolaridade do corpo é expressa?

11. O que significa dizer que uma solução é hipotônica para uma célula? E hipertônica para a mesma célula? O que determina a tonicidade de uma solução em relação a uma célula?

12. Pareie o canais com a descrição. As respostas podem ser utilizadas uma vez, mais de uma vez, ou nenhuma.

(a) canal com portão controlado por substância química (ligante)	1. canal que passa a maior parte do tempo no estado aberto
	2. canal que passa a maior parte do tempo no estado fechado
(b) poro aberto (vazante)	3. canal que se abre quando o potencial da membrana se altera
(c) canal dependente de voltagem	4. canal que se abre após ligação com ligante
(d) canal controlado mecanicamente	5. canal que se abre com o estiramento da membrana
	6. canal pelo qual a água pode passar

13. Com as suas próprias palavras, relate os quatro princípios da eletricidade importantes para a fisiologia.

14. Relacione cada um dos seguintes itens com seu papel primário na atividade celular.

(a) Na^+-K^+-ATPase	1. canal iônico
(b) proteína	2. cátion extracelular
(c) unidade de medida de potencial de membrana	3. fonte de energia
(d) K^+	4. ânion intracelular
(e) Cl^-	5. cátion intracelular
(f) ATP	6. milivolts
(g) Na^+	7. bomba eletrogênica
	8. ânion extracelular
	9. miliosmoles

15. O potencial de membrana no qual o gradiente elétrico se opõe exatamente ao gradiente de concentração para um íon é conhecido como _____.

16. Um material que permite o movimento livre de cargas elétricas é chamado de _____, ao passo que um que impede este movimento é chamado de _____.

Nível dois   Revisando conceitos

17. Crie um mapa de transporte através das membranas celulares utilizando os seguintes termos. Você pode adicionar outros termos se desejar.

• transporte ativo	• ligante
• carreador	• Na^+-K^+-ATPase
• cavéola	• osmose
• canal	• transporte passivo
• poço coberto por clatrina	• bicamada fosfolipídica
• gradiente de concentração	• endocitose mediada por receptor
• gradiente eletroquímico	• transporte ativo secundário
• exocitose	• difusão simples
• difusão facilitada	• molécula pequena polar
• glicose	• transcitose
• transportador GLUT	• vesícula
• íon	• transporte vesicular
• molécula polar grande	• água

18. Desenhe um grande retângulo para representar o volume total do corpo. Utilizando a informação da Figura 5.1b, divida o retângulo proporcionalmente em compartimentos para representar os diferentes compartimentos do corpo. Utilize a informação na Figura 5.1d e adicione solutos aos compartimentos. Use letras grandes para os solutos com altas concentrações, e letras pequenas para os solutos com baixas concentrações. Indique a membrana celular e a membrana endotelial.

19. Que fatores influenciam a taxa de difusão através de uma membrana? Explique resumidamente cada um.

20. Defina os seguintes termos e explique como eles diferem um do outro: especificidade, competição, saturação. Aplique esses termos em uma curta explicação da difusão facilitada da glicose.

21. Os eritrócitos estão suspensos em uma solução de NaCl. As células têm uma osmolaridade de 300 mOsM, e a solução tem uma osmolaridade de 250 mOsM. (a) A solução é (hipertônica, isotônica ou hipotônica) em relação às células? (b) A água se moveria (para dentro das células, para fora das células ou não se moveria?)

22. Dois compartimentos são separados por uma membrana que é permeável à glicose mas não à água. Cada compartimento é preenchido com 1 M de glicose. Após 6 horas, o compartimento A contém 1,5 M de glicose e o compartimento B contém 0,5 M de glicose. Que tipo de transporte ocorreu? Explique.

23. Uma solução de 2 M de NaCl é colocada no compartimento A e uma solução de 2 M de glicose é colocada no compartimento B. Os dois compartimentos são separados por uma membrana permeável à água, mas não ao NaCl ou à glicose. Complete as seguintes afirmações. Defenda cada resposta.

    (a) A solução salina é _____ osmótica à solução de glicose.
    (b) Verdadeiro ou falso? A água se moverá de um compartimento para o outro. Se a água se move, ela irá do compartimento _____ para o compartimento _____.

24. Explique as diferenças entre os gradientes químico, elétrico e eletroquímico.

Nível três   Solucionando problemas

25. As glândulas sudoríparas secretam dentro do seu lúmen um líquido que é idêntico ao líquido intersticial. Como o líquido se move através do lúmen no seu caminho para a superfície da pele, as células do epitélio das glândulas sudoríparas tornam o líquido hipotônico, removendo o Na^+ e deixando a água. Desenhe uma célula epitelial que reabsorverá o Na^+, mas não a água. Você pode colocar poros de água, canais de vazamento de Na^+, de K^+ e a Na^+-K^+-ATPase nas membranas apical e basolateral ou em ambas.

26. A insulina é um hormônio que promove o movimento da glicose para dentro de vários tipos de células, diminuindo, assim, a concentração de glicose no sangue. Proponha um mecanismo que explique como isso ocorre, usando seus conhecimentos sobre o transporte através da membrana celular.

27. Os seguintes termos têm sido aplicados para os transportadores de membrana: especificidade, competição, saturação. Por que esses termos podem também ser aplicados a enzimas? Qual a principal diferença na forma de funcionamento entre enzimas e carreadores?

28. As glicoproteínas integrais de membrana têm seus açúcares acrescentados à medida que as proteínas passam pelo lúmen do retículo endoplasmático e do aparelho de Golgi (p. 115). Com base nessa informação, onde você esperaria encontrar as "caudas" de açúcar das proteínas: no lado citoplasmático da membrana, no lado extracelular ou em ambos? Explique o seu raciocínio.

29. O NaCl é um soluto não penetrante e a ureia é um soluto penetrante para as células. Os eritrócitos são colocados em cada uma das soluções a seguir. A concentração intracelular do soluto não penetrante é de 300 mOsM. O que acontecerá com o volume celular em cada solução? Indique em cada solução todos os termos que se aplicam: hipertônico, isotônico, hipotônico, hiperosmótico, hiposmótico, isosmótico. Preste atenção nas unidades. Assuma que 1 M NaCl = 2 OsM, para simplificar.

    (a) 150 mM de NaCl mais 150 mM de ureia.
    (b) 100 mM de NaCl mais 50 mM de ureia.
    (c) 100 mM de NaCl mais 100 mM de ureia.
    (d) 150 mM de NaCl mais 100 mM de ureia.
    (e) 100 mM de NaCl mais 150 mM de ureia.

Nível quatro Problemas quantitativos

30. A adição de solutos dissolvidos na água baixa o ponto de congelamento da água. Uma solução 1 OsM deprime o ponto de congelamento da água em 1,86°C. Se o plasma de um paciente mostra um ponto de congelamento que reduz em 0,55°C, qual é a sua osmolaridade do plasma? (Considere que 1 kg de água = 1 L.)

31. O paciente na questão anterior se encontra com o volume total de água no corpo de 42 L, o volume do líquido extracelular de 12,5 L e o volume do plasma de 2,7 L.

   (a) Qual é o seu volume de LIC? Qual é o volume do seu líquido intersticial?
   (b) Quantos solutos (osmoles) existem em todo o seu corpo? E no LEC? E no LIC? E no plasma? (*Dica*: concentração = soluto/volume de solução)

32. Qual é a osmolaridade de salina meio normal (= 0,45% de NaCl)? (p. 126) Considere que todas as moléculas de NaCl se dissociam em dois íons.

33. Se você administra 1 L de salina meio normal (ver questão 32) para a paciente da questão 31, o que acontece com os seguintes parâmetros em equilíbrio? (*Dica*: o NaCl é um soluto não penetrante.)

   (a) O volume total do seu corpo.
   (b) A osmolaridade total do seu corpo.

   (c) Os volumes do LEC e do LIC.
   (d) As osmolaridades do LEC e LIC.

34. O seguinte gráfico mostra o resultado de um experimento em que uma célula foi colocada em uma solução de glicose. A célula não tem glicose inicialmente e sua membrana pode transportar a glicose. Qual(is) dos seguintes processos é(são) ilustrado(s) neste experimento?

   (a) Difusão.
   (b) Saturação.
   (c) Competição.
   (d) Transporte ativo.

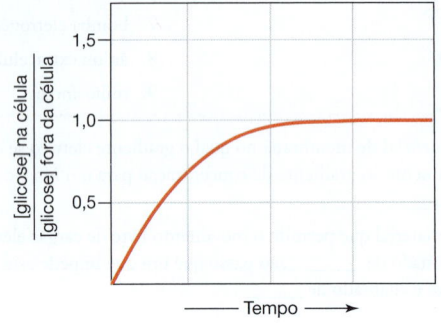

6

Comunicação, Integração e Homeostasia

O progresso futuro da medicina necessitará do conhecimento quantitativo de muitas redes de moléculas interconectadas, que constituem nossas células e tecidos, suas interações e sua regulação.

Visão geral do Roteiro do NIH, 30 de setembro, 2003. *NIH Announces Strategy to Accelerate Medical Research Progress*.

TÓPICOS ABORDADOS E OBJETIVOS DE APRENDIZAGEM

Comunicação célula a célula 166

6.1 Descrever três formas de comunicação local e duas formas de comunicação a longa distância.

Vias de sinalização 169

6.2 Explicar a sequência geral de eventos que ocorre após a ligação do ligante lipofílico aos receptores intracelulares.
6.3 Descrever a sequência de eventos que ocorre após a ligação do ligante lipofóbico (hidrofílico) a um receptor de membrana.
6.4 Citar e descrever os quatro principais grupos de receptores da membrana celular.
6.5 Explicar como a sinalização em cascata e a amplificação do sinal atuam na transdução do sinal.

Novas moléculas sinalizadoras 176

6.6 Listar cinco modos pelos quais o cálcio atua como um mensageiro intracelular.
6.7 Descrever as vantagens e desvantagens de moléculas gasosas atuando como segundos mensageiros.

Modulação das vias de sinalização 180

6.8 Aplicar os conceitos de especificidade, competição, afinidade e saturação aos receptores e seus ligantes.
6.9 Explicar o papel da regulação para cima (*up-regulation*), da regulação para baixo (*down-regulation*) e da inibição da via sobre a modulação das respostas celulares aos receptores e seus ligantes.

Vias reflexas homeostáticas 182

6.10 Listar os quatro postulados de Cannon sobre o controle homeostático e dar um exemplo de cada.
6.11 Listar os sete passos de uma via de controle reflexo na ordem em que estes ocorrem.
6.12 Comparar a velocidade, a especificidade, os tipos de sinais e a duração da ação nos reflexos neurais e endócrinos. Como a intensidade do estímulo é codificada em cada tipo de reflexo?
6.13 Descrever alguns exemplos de vias reflexas complexas com mais de um centro integrador.

CONHECIMENTOS BÁSICOS

Microarranjos de DNA.

Em 2003, o United States National Institutes of Health (NIH, Instituto Nacional de Saúde dos Estados Unidos) iniciou um projeto ambicioso para promover a conversão da pesquisa básica em novos tratamentos clínicos e estratégias para a prevenção de doenças. Colaboradores do fundo de programas comuns do NIH (*http://commonfund.nih.gov/bbpn/index*) estão compilando informações sobre as vias biológicas em um esforço para entender como as células se comunicam entre si e como mantêm o corpo em um estado saudável. Neste capítulo, apresentaremos os padrões básicos de comunicação célula a célula e veremos como a coordenação das funções reside em sinais químicos e elétricos. Cada célula do corpo pode comunicar-se com quase todas as outras células. Para manter a homeostasia, o corpo utiliza uma combinação de difusão, para pequenas distâncias; ampla distribuição de moléculas pelo sistema circulatório; e a entrega rápida e específica de mensagens pelo sistema nervoso.

COMUNICAÇÃO CÉLULA A CÉLULA

Nos anos recentes, a quantidade de informações disponíveis sobre a comunicação célula a célula tem aumentado rapidamente, como resultado dos avanços na pesquisa tecnológica. Vias de sinalização que pareciam simples e diretas agora são conhecidas por serem redes de transferência de informação incrivelmente complexas. Nas seções seguintes, comentaremos o que é conhecido sobre a comunicação célula a célula em alguns padrões básicos, os quais você poderá aprender e reconhecer quando encontrá-los novamente no seu estudo de fisiologia. Como em outros campos nos quais ocorrem rápidas mudanças, esses padrões refletem nosso conhecimento atual e estão, portanto, sujeitos a modificações à medida que os cientistas aprenderem mais sobre a incrível e complexa rede de sinais químicos que controlam os processos da vida.

De acordo com a maioria das estimativas, o corpo humano é constituído de aproximadamente 75 *trilhões* de células. Essas células enfrentam uma tarefa assustadora – comunicar-se umas com as outras de uma maneira rápida e que carregue uma quantidade enorme de informação. Surpreendentemente, existem somente dois tipos básicos de sinais fisiológicos: elétrico e químico. Os **Sinais elétricos** são mudanças no potencial de membrana da célula (p. 153). Os **sinais químicos** são moléculas secretadas pelas células no líquido extracelular. As células que respondem aos sinais elétricos ou químicos são chamadas de **células-alvo**, ou **alvos** para simplificar.

Os sinais químicos são responsáveis pela maior parte da comunicação interna do corpo e atuam como *ligantes*, os quais se ligam a proteínas para iniciarem uma resposta. A ligação dos ligantes químicos a proteínas obedece às regras gerais das interações proteicas, incluindo *especificidade, afinidade, competição e saturação* (p. 46).

Nosso corpo utiliza quatro métodos básicos de comunicação célula a célula (**FIG. 6.1**). A **comunicação local** inclui: (1) **junções comunicantes**, que permitem uma transferência direta de sinais elétricos e químicos do citoplasma entre células adjacentes; (2) **sinais dependentes de contato**, que ocorrem quando moléculas da superfície de uma membrana celular se ligam a moléculas da superfície de outra célula; e (3) substâncias químicas que se difundem pelo líquido extracelular para atuar sobre as células próximas. A **comunicação de longa distância** (4) utiliza a combinação de sinais químicos e elétricos conduzidos pelas células nervosas e sinais químicos tranportados pelo sangue. Uma dada molécula pode funcionar como um sinal químico por mais de um método. Por exemplo, uma molécula pode atuar perto da célula que a liberou (comunicação local), como também pode atuar em partes distantes do corpo (comunicação de longa distância).

Junções comunicantes criam pontes citoplasmáticas

A forma mais simples de comunicação célula a célula é a transferência direta de sinais químicos e elétricos pelas *junções comunicantes*, que são canais proteicos que criam pontes citoplasmáticas entre células adjacentes (Fig. 6.1a). A junção comunicante se forma pela união de proteínas transmembrana, chamadas de *conexinas*, em duas células adjacentes (p. 74). As conexinas unidas criam um canal proteico (*conéxon*) que pode abrir e fechar. Quando o canal está aberto, as células conectadas atuam como uma única célula que contém núcleos múltiplos (um *sincício*).

Quando as junções comunicantes estão abertas, íons e pequenas moléculas, como aminoácidos, ATP e AMP cíclico, difundem-se diretamente do citoplasma de uma célula para o citoplasma de outra. Moléculas maiores não conseguem passar através das junções comunicantes. Além disso, as junções comunicantes são o único meio pelo qual os sinais elétricos podem passar *diretamente* de célula para célula. O movimento de moléculas e sinais elétricos através das junções comunicantes pode ser modulado ou completamente impedido.

As junções comunicantes não são todas iguais. Os cientistas descobriram mais de 20 isoformas diferentes de conexinas que podem se combinar para formar junções comunicantes. A diversidade de isoformas de conexinas permite que a seletividade das junções comunicantes varie de tecido para tecido. Nos mamíferos, as junções comunicantes são encontradas em quase todos os tipos de célula, incluindo o músculo cardíaco, alguns tipos de músculo liso, o pulmão, o fígado e os neurônios do cérebro.

SOLUCIONANDO O **PROBLEMA** | **Diabetes melito: uma epidemia em crescimento**

São 8 horas da manhã e Marvin Garcia, de 20 anos, está com fome. Ele foi ao consultório médico antes do café da manhã para dosar a glicemia (glicose sanguínea) de jejum, como parte de um exame de rotina. Neste exame, o sangue é coletado depois de uma noite em jejum, e a concentração de glicose no sangue é mensurada. Como ele sabe que se encontra em boas condições de saúde, não está preocupado com o resultado. Ele é surpreendido, então, quando a enfermeira que trabalha no consultório do médico o chama dois dias depois. "Sua glicemia em jejum está um pouco elevada, Marvin. Ela está 130 miligramas por decilitro, e o normal é 100, ou menos. Alguém na sua família tem diabetes?" "Bem, sim – meu pai tem. O que exatamente é diabetes?"

166 169 182 183 187 189 192

FIGURA 6.1 **CONTEÚDO ESSENCIAL**

Comunicação no corpo

A comunicação célula a célula utiliza a sinalização química e elétrica para coordenar funções e manter a homeostasia.

COMUNICAÇÃO LOCAL

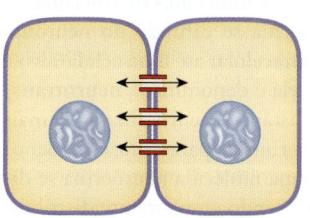

(a) Junções comunicantes formam conexões citoplasmáticas diretas entre células adjacentes.

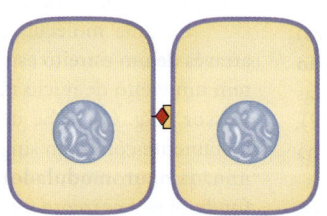

(b) Sinais dependentes de contato necessitam da interação entre moléculas da membrana de duas células.

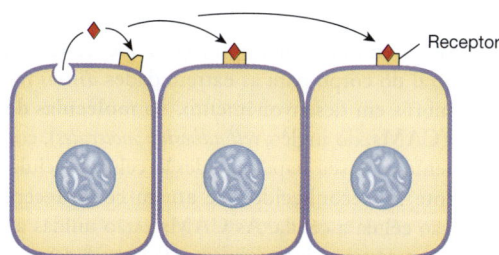

Receptor

(c) Sinais autócrinos atuam na mesma célula que os secretam. **Sinais parácrinos** são secretados por uma célula e se difundem para células adjacentes.

COMUNICAÇÃO DE LONGA DISTÂNCIA

A sinalização de longa distância pode usar sinais elétricos transmitidos pelos neurônios ou sinais químicos transportados pelo sistema circulatório.

Sistema endócrino

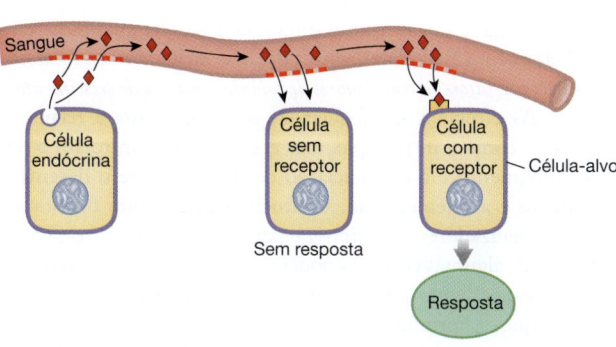

(d) Hormônios são secretados por células ou glândulas endócrinas na corrente sanguínea. Apenas células-alvo com receptores para o hormônio respondem ao sinal.

Sistema nervoso

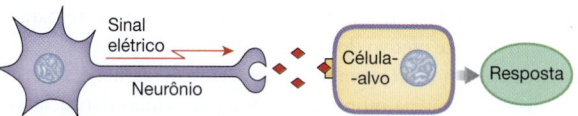

(e) Neurotransmissores são substâncias químicas secretadas por neurônios, os quais se difundem através de uma pequena fenda até a célula-alvo.

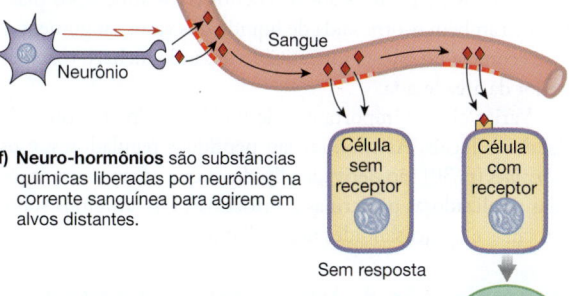

(f) Neuro-hormônios são substâncias químicas liberadas por neurônios na corrente sanguínea para agirem em alvos distantes.

Sinais dependentes de contato necessitam do contato célula a célula

Algumas formas de comunicação célula a célula necessitam que moléculas da superfície de uma membrana celular se liguem a uma proteína de membrana de outra célula (Fig. 6.1b). Essa *sinalização dependente de contato* ocorre no sistema imune e durante o crescimento e o desenvolvimento, como quando os neurônios emitem longas projeções que devem crescer do eixo central do corpo para as extremidades *distais* (distantes) dos membros em desenvolvimento. As **moléculas de adesão celular** (**CAMs**, do inglês, *cell adhesion molecules*), conhecidas inicialmente pelo seu papel na adesão célula a célula (p. 72), atualmente foi reconhecido que atuam como receptores na sinalização célula a célula. As CAMs estão unidas ao citoesqueleto ou a enzimas intracelulares. Por meio dessas ligações, as CAMs transferem sinais em ambas as direções através das membranas celulares.

A comunicação local utiliza sinais parácrinos e autócrinos

A comunicação local é realizada por meio da sinalização parácrina e autócrina. Um **sinal parácrino** é uma substância química que atua sobre as células vizinhas daquela célula que secretou o sinal. Um sinal químico que atua sobre a própria célula que o secretou é chamado de **sinal autócrino**. Em alguns casos, uma molécula pode atuar tanto como um sinal autócrino quanto parácrino.

As moléculas sinalizadoras parácrina e autócrina chegam até suas células-alvo por difusão através do líquido intersticial (Fig. 6.1c). Pelo fato de a distância ser um fator limitante para a difusão, o alcance efetivo dos sinais parácrinos é restrito às células vizinhas. Um bom exemplo de molécula parácrina é a *histamina*, uma substância química liberada por células danificadas. Quando você se arranha com um alfinete, o *vergão* vermelho que surge é devido, em parte, à liberação local de histamina a partir do tecido lesado. A histamina atua como um sinal parácrino, difundindo-se para os capilares nas áreas próximas da lesão e tornando-os mais permeáveis aos leucócitos e aos anticorpos plasmáticos. Também ocorre saída de líquido dos vasos sanguíneos, e este se acumula no espaço intersticial, causando inchaço (edema) ao redor da área lesada.

Várias classes importantes de moléculas atuam como sinalizadores locais. As *citocinas* são peptídeos reguladores, e os *eicosanoides* (p. 30) são derivados lipídicos que atuam como moléculas sinalizadoras parácrinas e autócrinas. Discutiremos sobre as citocinas e os eicosanoides mais adiante.

A comunicação de longa distância pode ser elétrica ou química

Todas as células do corpo podem liberar sinais parácrinos, mas a maior parte da comunicação de longa distância entre as células é realizada pelos sistemas endócrino e nervoso. O sistema endócrino comunica-se usando **hormônios**, sinais químicos que são secretados no sangue e distribuídos por todo o corpo pela circulação. Os hormônios entram em contato com quase todas as células do corpo, mas apenas aquelas com receptores para o hormônio são células-alvo (Fig. 6.1d).

O sistema nervoso utiliza uma combinação de sinais químicos e elétricos para a comunicação de longa distância. Um sinal elétrico percorre uma célula nervosa (*neurônio*) até que alcance a extremidade dessa célula, onde é traduzido em um sinal químico secretado pelo neurônio. Substâncias químicas secretadas pelos neurônios são chamadas de **moléculas neurócrinas**.

Se uma molécula neurócrina se difunde do neurônio através de um estreito espaço extracelular até uma célula-alvo e tem um efeito de início rápido, ela é denominada **neurotransmissor** (Fig. 6.1e). Se uma substância neurócrina atua mais lentamente como um sinal autócrino ou parácrino, ela é denominada **neuromodulador**. Se uma molécula neurócrina se difunde para a corrente sanguínea sendo amplamente distribuída pelo corpo, ela é chamada de **neuro-hormônio** (Fig. 6.1f). As similaridades entre os neuro-hormônios e os hormônios clássicos secretados pelo sistema endócrino reduzem as diferenças entre os sistemas nervoso e endócrino, tornando-os funcionalmente contínuos (um *continuum*), em vez de serem dois sistemas distintos.

As citocinas podem atuar tanto como sinalizadores locais como de longa distância

As citocinas estão entre as moléculas de comunicação identificadas mais recentemente. De início, o termo *citocina* referia-se apenas aos peptídeos que modulavam as respostas imunes, contudo, nos últimos anos, essa definição se tornou mais abrangente, incluindo vários peptídeos reguladores. A maioria desses peptídeos compartilham uma estrutura similar de feixes de quatro ou mais α-hélices (p. 32). As famílias de citocinas incluem *interferons*, *interleucinas*, *fatores estimuladores de colônia* e *fatores de crescimento*.

As citocinas são associadas principalmente a respostas imunes, como a inflamação, mas elas também controlam o desenvolvimento e a diferenciação celular. Durante o desenvolvimento e a diferenciação, as citocinas geralmente funcionam como sinalizadores autócrinos ou parácrinos. No estresse e na inflamação, algumas citocinas podem atuar em alvos relativamente distantes, podendo ser transportadas pela circulação, do mesmo modo que os hormônios.

Como as citocinas diferem dos hormônios clássicos? Diferentemente dos hormônios, as citocinas não são produzidas por células epiteliais especializadas. Em vez disso, qualquer célula nucleada pode secretar citocinas em algum momento da sua vida. As citocinas são produzidas sob demanda, de acordo com a necessidade, diferentemente de proteínas ou peptídeos hormonais, que são produzidos previamente e estocados em células endócrinas até que sejam usados. Além disso, as vias de sinalização das citocinas são geralmente diferentes daquelas dos hormônios. Contudo, a distinção entre citocinas e hormônios muitas vezes não é clara. Por exemplo, a eritropoietina, a molécula que controla a síntese dos eritrócitos, é por tradição considerada um hormônio, mas funcionalmente se encaixa na definição de uma citocina.

REVISANDO CONCEITOS

1. Relacione o modo de comunicação à esquerda com suas propriedades à direita.

   (a) sinal autócrino   A comunicação é:

   (b) citocina   1. elétrica

   (c) junção comunicante   2. química

   (d) hormônio   3. elétrica e química

   (e) neuro-hormônio

   (f) neurotransmissor

   (g) sinal parácrino

2. Quais moléculas sinalizadoras listadas na questão anterior são transportadas pelo sistema circulatório? Quais são liberadas por neurônios?

3. Um gato vê um camundongo e se lança sobre ele. Você acha que o sinal interno para se lançar pode ter sido transmitido por um sinal parácrino? Cite duas razões para explicar por que sim ou por que não.

VIAS DE SINALIZAÇÃO

As moléculas de sinalização química são secretadas pelas células para o compartimento extracelular. Esse modo não é muito específico para que os sinais encontrem seus alvos, uma vez que as substâncias que se difundem pelo líquido intersticial ou que são transportadas pela corrente sanguínea entram em contato com muitas células. Além disso, as células não respondem a todos os sinais que as atingem.

Por que algumas células respondem a um sinal químico, ao passo que outras o ignoram? A resposta está nas **proteínas receptoras** da célula-alvo (p. 138). *Uma célula pode responder a um sinal químico particular apenas se ela possuir um receptor proteico apropriado para se ligar a esse sinal* (Fig. 6.1d).

Se uma célula-alvo possuir um receptor para a molécula sinalizadora, a ligação desta molécula ao seu receptor inicia uma resposta. Todas as vias de sinalização compartilham as seguintes características (**FIG. 6.2**):

1. A molécula sinalizadora é um *ligante* que se liga à proteína receptora. O ligante é também conhecido como *primeiro mensageiro*, uma vez que carrega a informação até a célula-alvo.

2. A ligação ligante-receptor ativa o receptor.

3. O receptor, por sua vez, ativa uma ou mais moléculas sinalizadoras intracelulares.

4. A última molécula sinalizadora na via gera uma resposta, modificando proteínas existentes ou iniciando a síntese de novas proteínas.

Nas seções seguintes, descreveremos algumas vias de sinalização básicas. Elas podem parecer complexas no início, mas seguem padrões que você encontrará inúmeras vezes à medida que estudar os sistemas do corpo. A maioria dos processos fisiológicos, desde o batimento do seu coração até a aprendizagem e a memória, utiliza alguma variação dessas vias. Uma das maravilhas da fisiologia é a importância fundamental das vias de sinalização e a maneira como elas foram conservadas nos animais, desde os vermes até os seres humanos.

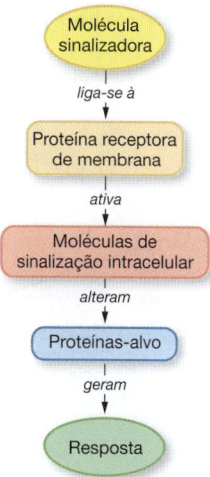

FIGURA 6.2 **Vias de sinalização.** A maioria das vias de sinalização consiste em 5 passos. Utilize as formas e cores dos passos mostrados aqui para identificar o padrão nas ilustrações seguintes.

As proteínas receptoras estão localizadas dentro da célula ou na membrana celular

As proteínas receptoras para as moléculas sinalizadoras desempenham um papel importante na fisiologia e na medicina. Atualmente, cerca de metade dos medicamentos em uso atuam em proteínas receptoras. Os receptores proteicos das células-alvo podem ser encontrados no núcleo, no citosol ou na membrana celular como proteínas integrais. O local onde o sinal químico se liga ao seu receptor depende muito de se a molécula sinalizadora é lipofílica ou lipofóbica (**FIG. 6.3**).

SOLUCIONANDO O **PROBLEMA**

Mais tarde naquele dia no consultório médico, a enfermeira explica sobre o diabetes para Marvin. O diabetes melito é uma família de distúrbios metabólicos causados por defeito nas vias homeostáticas responsáveis por regular o metabolismo da glicose. Existem várias formas de diabetes, e algumas podem ser herdadas. Uma das formas, o diabetes melito *tipo 1*, ocorre quando as células endócrinas do pâncreas deixam de produzir insulina, um hormônio proteico envolvido na homeostasia da glicose do sangue.* Em outra forma, o diabetes melito tipo 2, a insulina pode estar presente em níveis normais ou acima dos valores normais, mas as células-alvo responsivas à insulina não respondem normalmente a este hormônio.

P1: *Em qual tipo de diabetes é mais provável de haver defeito na via de sinalização da insulina na célula-alvo?*

P2: *A insulina é um hormônio proteico. Você esperaria encontrar o seu receptor na superfície celular (membrana) ou no citoplasma das células-alvo?*

---

*N. de T. As células beta são destruídas por um processo autoimune e, por isso, há uma menor secreção de insulina.

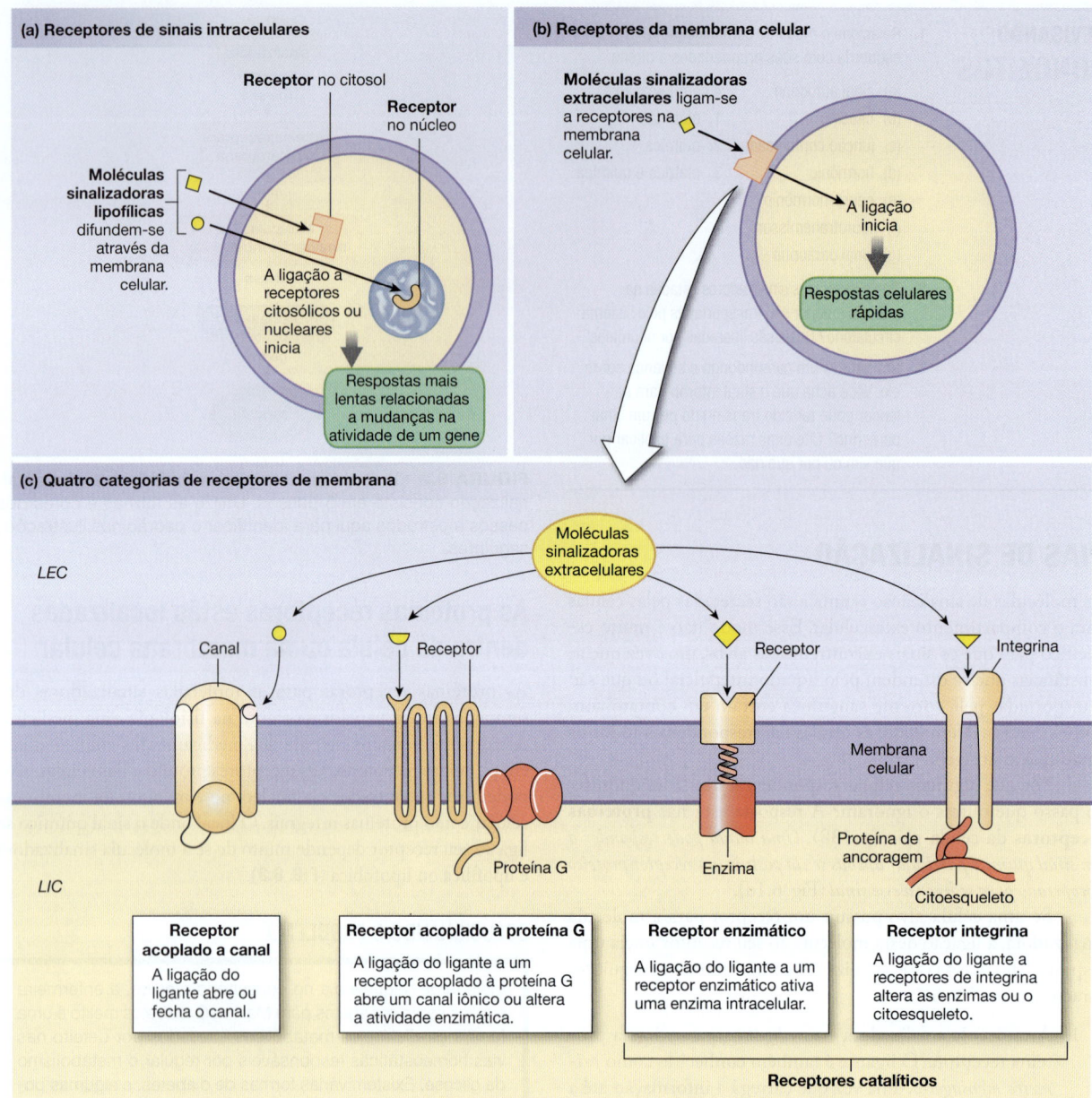

(a) Receptores de sinais intracelulares

Receptor no citosol

Receptor no núcleo

Moléculas sinalizadoras lipofílicas difundem-se através da membrana celular.

A ligação à receptores citosólicos ou nucleares inicia

Respostas mais lentas relacionadas a mudanças na atividade de um gene

(b) Receptores da membrana celular

Moléculas sinalizadoras extracelulares ligam-se a receptores na membrana celular.

A ligação inicia

Respostas celulares rápidas

(c) Quatro categorias de receptores de membrana

LEC

Moléculas sinalizadoras extracelulares

Canal

Receptor

Proteína G

Receptor

Enzima

Receptor

Integrina

Membrana celular

Proteína de ancoragem

Citoesqueleto

LIC

Receptor acoplado a canal
A ligação do ligante abre ou fecha o canal.

Receptor acoplado à proteína G
A ligação do ligante a um receptor acoplado à proteína G abre um canal iônico ou altera a atividade enzimática.

Receptor enzimático
A ligação do ligante a um receptor enzimático ativa uma enzima intracelular.

Receptor integrina
A ligação do ligante a receptores de integrina altera as enzimas ou o citoesqueleto.

Receptores catalíticos

FIGURA 6.3 **Os receptores das células-alvo podem estar na superfície ou no interior das células.**

Moléculas sinalizadoras lipofílicas entram na célula por difusão simples através da bicamada lipídica da membrana celular (p. 62). Uma vez dentro da célula, elas se ligam a *receptores citosólicos* ou *nucleares* (Fig. 6.3a). A ativação de receptores intracelulares muitas vezes ativa um gene, induzindo o núcleo a sintetizar um novo RNAm (transcrição, [p. 112]). O RNAm, então, fornece um molde para a síntese de novas proteínas (tradução [p. 112]). Esse processo é relativamente lento, e a resposta da célula pode não ser observável antes de uma hora, ou mais. Em alguns casos, o receptor ativado pode desligar ou *reprimir* a atividade de um gene. Várias moléculas sinalizadoras lipofílicas que seguem esse padrão são hormônios.

Moléculas sinalizadoras lipofóbicas são incapazes de entrar na célula por difusão simples através da membrana celular. Em vez disso, elas permanecem no líquido extracelular e ligam-se aos receptores proteicos da membrana celular (Fig. 6.3b). (Algumas moléculas sinalizadoras lipofílicas também se ligam a receptores de membrana além dos seus receptores intracelulares.) Em geral, o tempo de resposta das vias associadas às proteínas receptoras de membrana é muito rápido, e as respostas podem ser observadas dentro de milissegundos a minutos.

Nós podemos agrupar os receptores de membrana em quatro categorias, ilustradas na Figura 6.3c. Os receptores mais simples são os canais iônicos regulados quimicamente (*dependente de ligante*), chamados de *receptores-canais* (p. 139). A ligação com o ligante abre ou fecha o canal e altera o fluxo de íons através da membrana.

Outros três tipos de receptores estão mostrados na Figura 6.3c: *receptores acoplados à proteína G*, *receptores enzimáticos* e *re-*

ceptores integrinas. Para todos os três tipos, a informação da molécula sinalizadora deve passar através da membrana para iniciar uma resposta intracelular. Essa transmissão de informação de um lado da membrana para o outro utilizando proteínas de membrana é conhecida como *transdução de sinal*. Veremos mais detalhadamente a transdução do sinal antes de voltarmos para os quatro tipos de receptores que participam desse tipo de transmissão de informação.

REVISANDO CONCEITOS

4. Liste quatro componentes das vias de sinalização.
5. Cite três localizações dos receptores na célula.

As proteínas de membrana facilitam a transdução de sinal

A **transdução de sinal** é o processo pelo qual uma molécula sinalizadora extracelular ativa um receptor de membrana, que, por sua vez, altera moléculas intracelulares para gerar uma resposta. A molécula sinalizadora extracelular é o primeiro mensageiro, e as moléculas intracelulares formam um *sistema de segundo mensageiro*. O termo *transdução de sinal* vem do verbo *transduzir*, que significa "levar através de".

Um **transdutor** é um dispositivo que converte uma forma de sinal em uma forma diferente. Por exemplo, o transdutor em um rádio converte ondas de rádio em ondas sonoras (**FIG. 6.4**). Em sistemas biológicos, as proteínas de membrana atuam como transdutores; elas convertem a mensagem de sinais extracelulares em moléculas de mensageiros intracelulares que iniciam uma resposta.

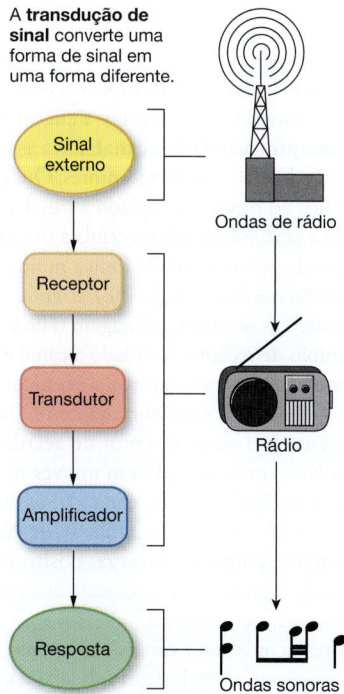

A **transdução de sinal** converte uma forma de sinal em uma forma diferente.

Sinal externo → Ondas de rádio

Receptor

Transdutor → Rádio

Amplificador

Resposta → Ondas sonoras

FIGURA 6.4 **Transdução de sinal.** O rádio possui uma antena, que recebe sinais, um transdutor, que converte as ondas de rádio em ondas sonoras, e um amplificador, que aumenta a força do sinal.

O padrão básico de uma via de transdução de sinal biológico é mostrado na **FIGURA 6.5a** e pode ser desmembrado nos seguintes eventos.

1. A molécula sinalizadora extracelular (*primeiro mensageiro*) liga-se e ativa um receptor de membrana.

2. O receptor de membrana ativado aciona suas proteínas associadas e inicia uma cascata intracelular de **segundos mensageiros**.

3. O último segundo mensageiro da cascata atua em alvos intracelulares para gerar uma resposta.

A Figura 6.5b detalha os eventos intracelulares nas vias básicas de transdução de sinal:

1. Os receptores de membrana e suas proteínas associadas podem:

   a) ativar **proteínas-cinase**, as quais são enzimas que transferem um grupo fosfato do ATP para uma proteína (p. 102). A fosforilação é um importante método bioquímico de regulação dos processos celulares.

   b) ativar enzimas amplificadoras que geram segundos mensageiros intracelulares.

2. Por sua vez, os segundos mensageiros:

   a) alteram a abertura de canais iônicos. Abrindo ou fechando os canais iônicos, são produzidos sinais elétricos pela alteração do potencial de membrana da célula (p. 158).

   b) aumentam o cálcio intracelular. A ligação do cálcio a proteínas muda sua função, gerando uma resposta celular.

   c) mudam a atividade de enzimas, principalmente das proteínas-cinase ou das **proteínas-fosfatase**, enzimas que removem o grupo fosfato. A fosforilação ou *desfosforilação* de uma proteína pode alterar a sua configuração e criar uma resposta.

3. As proteínas modificadas pela ligação do cálcio e pela fosforilação são responsáveis pela resposta da célula ao sinal. Exemplos de respostas incluem aumento ou diminuição da atividade enzimática e abertura ou fechamento de canais iônicos.

Cascatas A **FIGURA 6.6a** mostra como os passos de uma via de trandução de sinal formam uma **cascata**. Uma cascata de sinalização inicia quando um estímulo (a molécula sinalizadora) converte uma molécula inativa A (o receptor) em uma forma ativa. A molécula A ativada, então, converte a molécula B inativa em B ativa; a molécula B ativa, por sua vez, converte a molécula C inativa em C ativa, e assim por diante, até a etapa final, quando um substrato é convertido em um produto. Várias vias de sinalização intracelular são cascatas. A coagulação do sangue é um exemplo importante de uma cascata extracelular.

Amplificação Nas vias de transdução de sinal, o sinal original não é apenas transformado, mas também amplificado. Em um rádio, a onda de rádio também é amplificada. Nas células, a **amplificação do sinal** transforma uma única molécula sinalizadora em múltiplas moléculas de segundos mensageiros (Fig. 6.6b).

O processo inicia-se quando o primeiro mensageiro (ligante) se combina com o seu receptor. O complexo ligante-receptor ativa uma **enzima amplificadora**. A enzima amplifica-

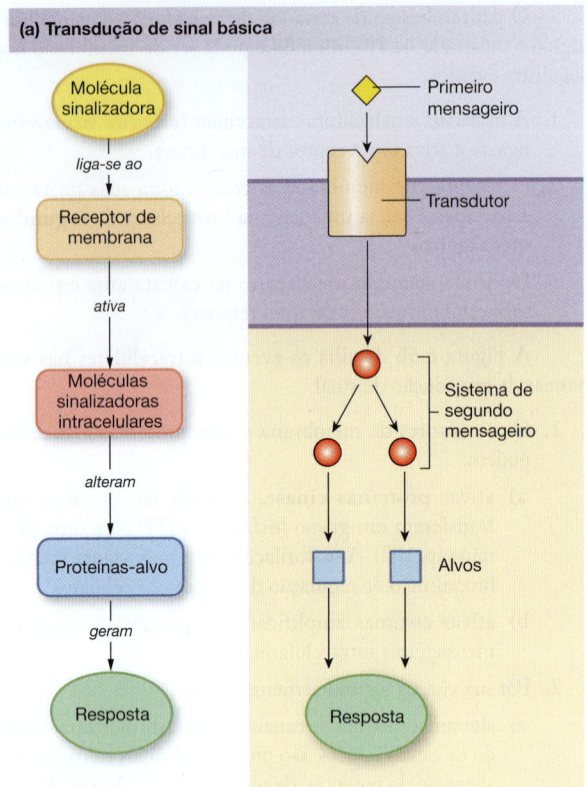

FIGURA 6.5 Transdução de sinal biológico.

dora ativa diversas moléculas, que, por sua vez, ativam diversas moléculas mais à medida que a cascata avança. Ao final do processo, os efeitos do ligante foram muito mais amplificados do que se houvesse uma razão de 1:1 em cada passo.

A amplificação dá ao corpo maior eficiência, promovendo um grande efeito a partir de uma pequena quantidade de ligante. As enzimas amplificadoras e os segundos mensageiros mais comuns estão listados na Figura 6.6c.

Nas próximas seções, examinaremos mais detalhadamente os quatro tipos principais de receptores de membrana (ver Fig. 6.3c). Tenha em mente que esses receptores podem responder a diferentes tipos de moléculas sinalizadoras – hormônios, neuro-hormônios, neurotransmissores, citocinas ou sinais parácrinos e autócrinos.

REVISANDO CONCEITOS

6. Quais são os quatro passos da transdução de sinal?

7. O que acontece durante a amplificação? Na Figura 6.6b, a amplificação do sinal de uma molécula ligada ao seu receptor resulta em quantas pequenas moléculas sinalizadoras intracelulares de cor azul-escura?

8. Por que os hormônios esteroides não necessitam de transdução de sinal e de segundos mensageiros para exercer sua ação? (*Dica:* os esteroides são lipofílicos ou lipofóbicos? [p. 30])

As vias de sinalização mais rápidas mudam o fluxo iônico através dos canais

Os receptores mais simples são canais iônicos dependentes de ligante. A maioria desses receptores são receptores de neurotransmissores encontrados em neurônios e em células musculares. A ativação do **receptor acoplado a canal** inicia as respostas intracelulares mais rápidas de todos os receptores. Quando um ligante extracelular se liga ao receptor acoplado a canal, o canal abre ou fecha, alterando a permeabilidade da célula a um íon. O aumento ou a diminuição da permeabilidade iônica rapidamente muda o potencial de membrana da célula (p. 158), criando um sinal elétrico que altera proteínas sensíveis à voltagem (**FIG. 6.7**).

Um exemplo de receptor acoplado a canal é o canal catiônico monovalente (uma carga) sensível à acetilcolina no músculo esquelético. O neurotransmissor *acetilcolina* liberado de um neurônio adjacente liga-se ao receptor de acetilcolina e abre o canal. Tanto o Na^+ como o K^+ fluem através do canal aberto; o K^+ sai da célula e o Na^+ entra na célula a favor de seus gradientes eletroquímicos. No entanto, o gradiente de Na^+ é maior, de modo que a entrada resultante de cargas positivas despolariza a célula. No músculo esquelético, essa cascata de eventos intracelulares resulta na contração muscular.

Receptores acoplados a canais são apenas uma de muitas maneiras de iniciar a sinalização celular mediada por íons. Alguns canais iônicos estão ligados a receptores acoplados à proteína G. Quando um ligante se liga ao receptor acoplado à proteína G, a via da proteína G abre ou fecha o canal.

FIGURA 6.6 **CONTEÚDO ESSENCIAL**

Transdução de sinal: cascatas e amplificação

(a) As vias de transdução de sinal formam uma **cascata**.

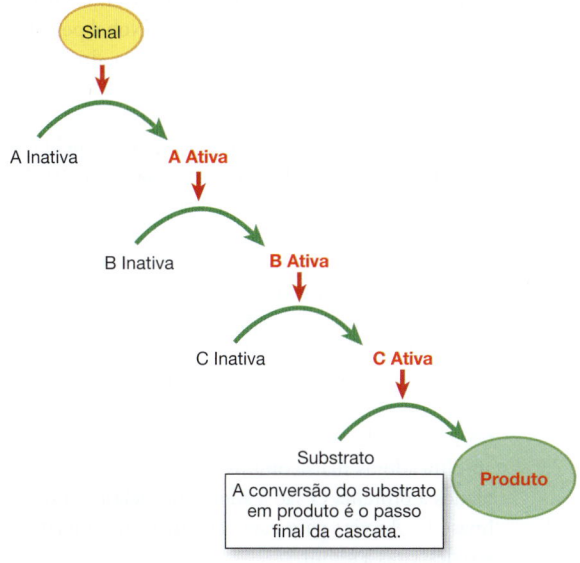

A conversão do substrato em produto é o passo final da cascata.

(b) A **amplificação do sinal** permite que uma pequena quantidade do sinal tenha um grande efeito.

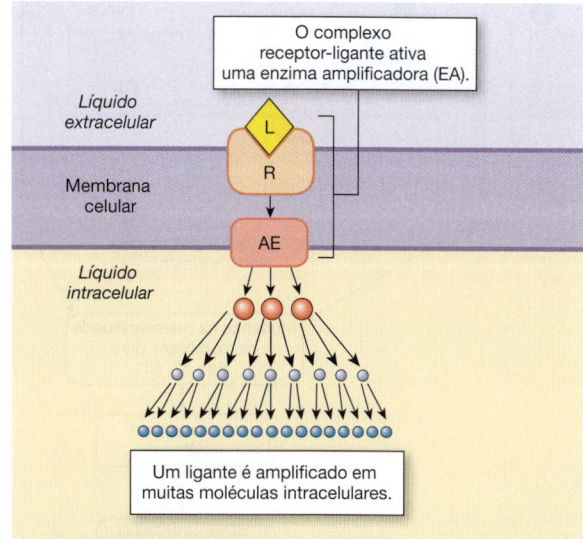

O complexo receptor-ligante ativa uma enzima amplificadora (EA).

Um ligante é amplificado em muitas moléculas intracelulares.

(c) Vias de segundos mensageiros

Segundo mensageiro	Sintetizado a partir de	Enzima amplificadora	Ligado a	Ação	Efeitos
Nucleotídeos					
AMPc	ATP	Adenilato-ciclase (membrana)	GPCR*	Ativa proteínas-cinase, sobretudo a PKA. Liga-se a canais iônicos.	Fosforila proteínas. Altera a abertura de canais.
GMPc	GTP	Guanilato-ciclase (membrana)	Receptor enzimático	Ativa proteínas-cinase, sobretudo a PKG.	Fosforila proteínas.
		Guanilato-ciclase (citosol)	Óxido nítrico (NO)	Liga-se a canais iônicos.	Altera a abertura de canais.
Derivado lipídico*					
IP$_3$	Fosfolipídeos de membrana	Fosfolipase C (membrana)	GPCR	Libera Ca^{2+} dos estoques intracelulares.	Ver efeitos do Ca^{2+} abaixo.
DAG				Ativa a proteína-cinase C.	Fosforila proteínas.
Íons					
Ca^{2+}				Liga-se à calmodulina. Liga-se a outras proteínas.	Altera a atividade enzimática. Exocitose, contração muscular, movimento do citoesqueleto, abertura de canais.

*GPCR, receptor acoplado à proteína G; IP$_3$, trifosfato de inositol; DAG, diacilglicerol.

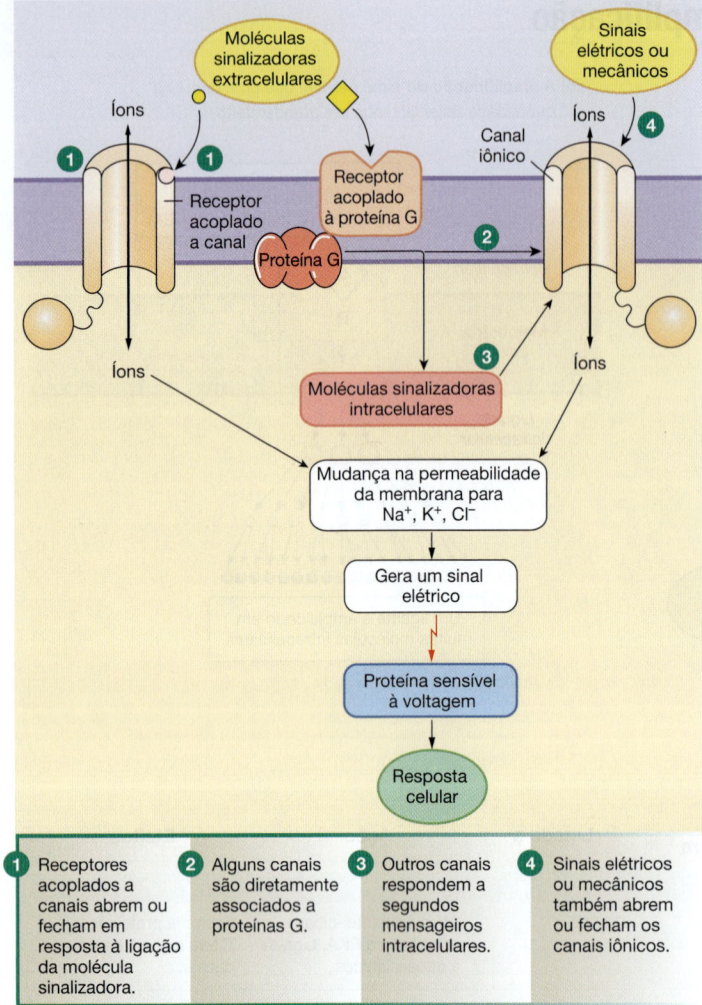

FIGURA 6.7 **Transdução de sinal por canais iônicos.**

① Receptores acoplados a canais abrem ou fecham em resposta à ligação da molécula sinalizadora.

② Alguns canais são diretamente associados a proteínas G.

③ Outros canais respondem a segundos mensageiros intracelulares.

④ Sinais elétricos ou mecânicos também abrem ou fecham os canais iônicos.

Por fim, alguns canais iônicos de membrana não estão associados com receptores de membrana. Canais dependentes de voltagem podem ser abertos diretamente por uma mudança do potencial de membrana. Canais podem ser abertos mecanicamente, com pressão ou estiramento da membrana celular (p. 139). Moléculas intracelulares, como o AMPc ou o ATP, podem abrir ou fechar canais dependentes de ligante não acoplados a receptores. Os canais de K^+ dependentes de ATP das células beta-pancreáticas são um exemplo disso (Fig. 5.26, p. 159).

A maior parte da transdução de sinal utiliza as proteínas G

Os **receptores acoplados à proteína G** (**GPCRs**) são uma família grande e complexa de proteínas transmembrana que atravessam a bicamada fosfolipídica sete vezes (ver Fig. 6.3c). A cauda citoplasmática da proteína receptora é ligada a uma molécula transdutora de membrana, com três partes, denominada **proteína G**. Centenas de receptores acoplados à proteína G têm sido

identificados, e a lista continua a crescer. Os tipos de ligantes que se ligam aos receptores acoplados à proteína G incluem: hormônios, fatores de crescimento, moléculas olfatórias (odorantes), pigmentos visuais e neurotransmissores. Em 1994, Alfred G. Gilman e Martin Rodbell receberam o Prêmio Nobel pela descoberta das proteínas G e seu papel na sinalização celular (ver *http://nobelprize.org/nobel_prizes/medicine/laureates/1994*).

As proteínas G receberam seu nome pelo fato de se ligarem aos nucleotídeos da guanosina (p. 34). As proteínas G inativas estão ligadas ao difosfato de guanosina (GDP). A troca de GDP pelo trifosfato de guanosina (GTP) ativa a proteína G. Quando as proteínas G são ativadas, estas (1) abrem um canal iônico na membrana ou (2) alteram a atividade enzimática no lado citoplasmático da membrana.

As proteínas G ligadas às enzimas amplificadoras constituem a maior parte dos mecanismos de transdução de sinal conhecidos. As duas enzimas amplificadoras mais comuns para os receptores acoplados à proteína G são a adenilato-ciclase e a fosfolipase C. As vias para essas enzimas amplificadoras são descritas a seguir.

Muitos hormônios hidrofílicos (lipofóbicos) usam vias GPCR-AMPc

O **sistema adenilato-ciclase-AMPc acoplado à proteína G** foi a primeira via de transdução de sinal identificada (**FIG. 6.8a**). Ela foi descoberta nos anos de 1950 por Earl Sutherland, quando ele estudava os efeitos dos hormônios no metabolismo de carboidratos. Essa descoberta foi tão significativa para o nosso entendimento sobre a transdução de sinal que, em 1971, Sutherland recebeu o Prêmio Nobel por seu trabalho.

O sistema adenilato-ciclase-AMPc acoplado à proteína G é o sistema de transdução de sinal utilizado por muitos hormônios proteicos. Nesse sistema, a *adenilato-ciclase* é a enzima amplificadora que converte o ATP em uma molécula de segundo mensageiro, o *AMP cíclico* (AMPc). O AMPc, então, ativa a *proteína-cinase A* (PKA), que, por sua vez, fosforila outras proteínas intracelulares como parte da cascata de sinalização.

Os receptores acoplados à proteína G também usam segundos mensageiros derivados de lipídeos

Alguns receptores acoplados à proteína G estão ligados a uma enzima amplificadora diferente: a fosfolipase C (Fig. 6.8b). Quando uma molécula sinalizadora ativa a via acoplada à proteína G, a **fosfolipase C** (**PLC**) converte um fosfolipídeo de membrana (*bifosfato de fosfatidilinositol*) em duas moléculas de segundos mensageiros derivados de lipídeos: o diacilglicerol e o trifosfato de inositol.

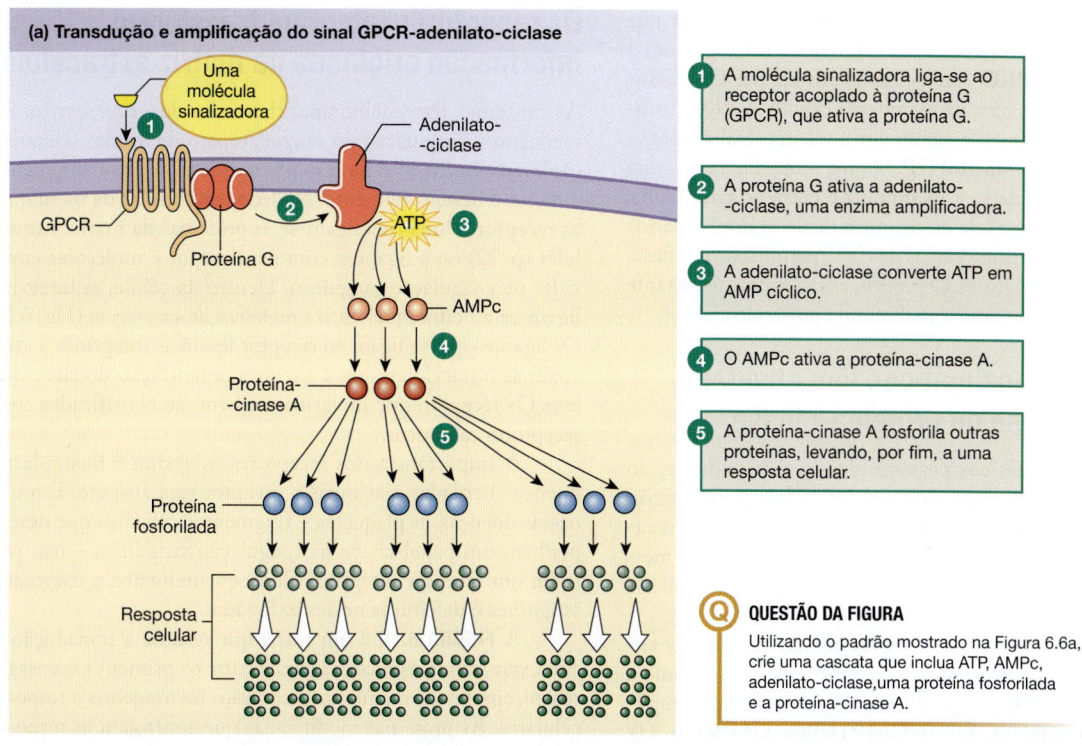

(a) Transdução e amplificação do sinal GPCR-adenilato-ciclase

1 A molécula sinalizadora liga-se ao receptor acoplado à proteína G (GPCR), que ativa a proteína G.

2 A proteína G ativa a adenilato-ciclase, uma enzima amplificadora.

3 A adenilato-ciclase converte ATP em AMP cíclico.

4 O AMPc ativa a proteína-cinase A.

5 A proteína-cinase A fosforila outras proteínas, levando, por fim, a uma resposta celular.

Q QUESTÃO DA FIGURA

Utilizando o padrão mostrado na Figura 6.6a, crie uma cascata que inclua ATP, AMPc, adenilato-ciclase, uma proteína fosforilada e a proteína-cinase A.

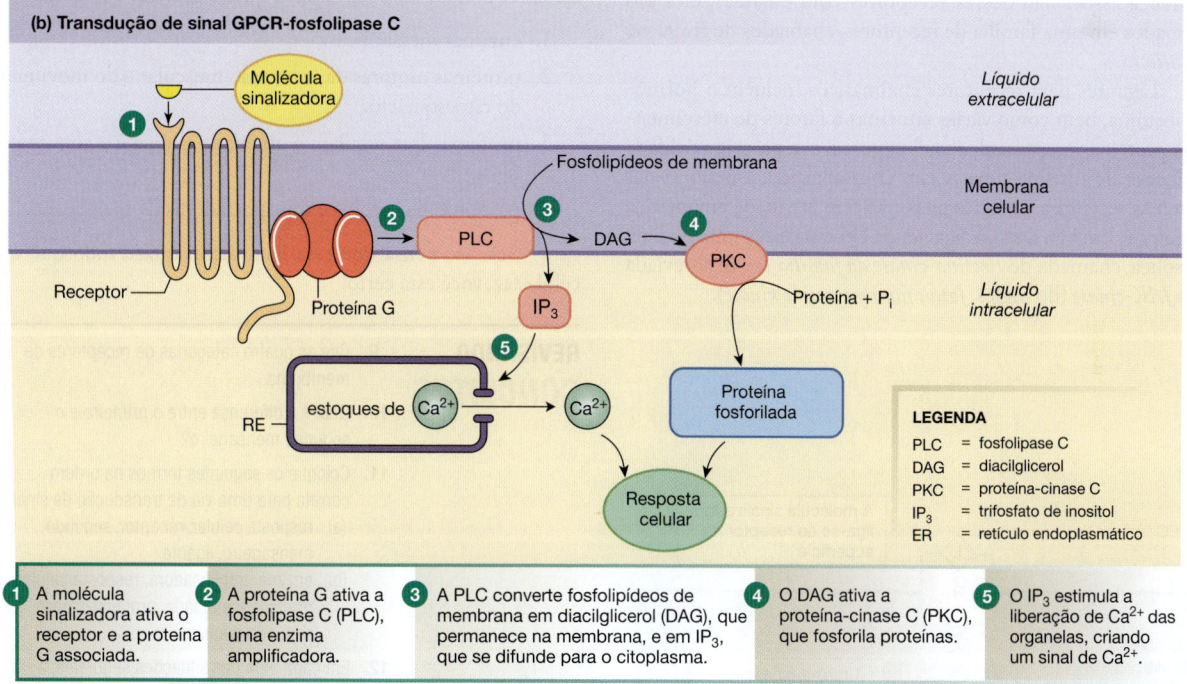

(b) Transdução de sinal GPCR-fosfolipase C

LEGENDA

PLC	=	fosfolipase C
DAG	=	diacilglicerol
PKC	=	proteína-cinase C
IP_3	=	trifosfato de inositol
ER	=	retículo endoplasmático

1 A molécula sinalizadora ativa o receptor e a proteína G associada.

2 A proteína G ativa a fosfolipase C (PLC), uma enzima amplificadora.

3 A PLC converte fosfolipídeos de membrana em diacilglicerol (DAG), que permanece na membrana, e em IP_3, que se difunde para o citoplasma.

4 O DAG ativa a proteína-cinase C (PKC), que fosforila proteínas.

5 O IP_3 estimula a liberação de Ca^{2+} das organelas, criando um sinal de Ca^{2+}.

FIGURA 6.8 Transdução de sinal acoplada à proteína G.

O **diacilglicerol** (**DAG**) é um diglicerídeo apolar que permanece na porção lipídica da membrana e interage com a **proteína-cinase C** (**PKC**), uma enzima ativada por Ca^{2+} associada à face citoplasmática da membrana celular. A PKC fosforila proteínas citosólicas que continuam a cascata sinalizadora.

O **trifosfato de inositol** (**IP_3**) é uma molécula mensageira solúvel em água que deixa a membrana e entra no citoplasma, onde se liga a um canal de cálcio no retículo endoplasmático (RE). A ligação do IP_3 abre canais de Ca^{2+}, permitindo a difusão de Ca^{2+} do RE para o citosol. O próprio cálcio é uma importante molécula sinalizadora, como será discutido posteriormente.

Os receptores enzimáticos têm atividade guanilato-ciclase ou proteína-cinase

Os **receptores enzimáticos** possuem duas regiões: uma região receptora, na face extracelular da membrana celular, e uma região enzimática, na face citoplasmática (ver Fig. 6.3c). Em alguns casos, a região receptora e a região enzimática são partes da mesma molécula de proteína. Em outros casos, a região enzimática é uma proteína separada.

A ligação do ligante ao receptor ativa a enzima. As enzimas dos receptores enzimáticos são proteínas-cinase, como a *tirosina-cinase* (**FIG. 6.9**), ou *guanilato-ciclase*, uma enzima amplificadora que converte o GTP em **GMP cíclico** (**GMPc**) (p. 34). Devido à associação desses receptores com enzimas, eles são agrupados em uma família de receptores, chamados de *receptores catalíticos*.

Ligantes para receptores enzimáticos incluem o hormônio insulina, bem como várias citocinas e fatores de crescimento. A proteína receptora de insulina possui sua própria atividade intrínseca de tirosina-cinase. Em contrapartida, a maioria das proteínas receptoras das citocinas não tem atividade enzimática intrínseca. Em vez disso, a ligação da citocina ativa uma enzima citosólica, chamada de *tirosina-cinase da família Janus*, abreviada para *JAK-cinase* (do inglês, *Janus family tyrosine kinase*).

Os receptores integrina transferem informação originada na matriz extracelular

As proteínas transmembrana, chamadas de *integrinas* (p. 74), medeiam a coagulação do sangue, reparo de feridas (cicatrização), reconhecimento na resposta imune e o movimento celular durante o desenvolvimento. No lado extracelular da membrana, os receptores integrina ligam-se às proteínas da matriz extracelular (p. 72) ou a ligantes, como anticorpos e moléculas envolvidas na coagulação sanguínea. Dentro da célula, as integrinas ligam-se ao citoesqueleto via *proteínas de ancoragem* (Fig. 6.3c). Os ligantes que se ligam ao receptor levam as integrinas a ativar enzimas intracelulares ou a alterar a organização do citoesqueleto. Os receptores de integrina também são classificados como receptores catalíticos.

A importância dos receptores integrina é ilustrada por doenças herdadas, nas quais o receptor está ausente. Em uma dessas doenças, as plaquetas – fragmentos celulares que desempenham um papel-chave na coagulação sanguínea – não possuem um receptor integrina. Consequentemente, a coagulação sanguínea é defeituosa nesses indivíduos.

A **FIGURA 6.10** é um mapa que resume a transdução de sinal, mostrando as relações gerais entre os primeiros mensageiros, receptores de membrana, segundos mensageiros e respostas celulares. As proteínas modificadas que controlam as respostas celulares podem ser divididas em quatro grandes categorias:

1. enzimas metabólicas.
2. proteínas motoras da contração muscular e do movimento do citoesqueleto.
3. proteínas que regulam a atividade gênica e a síntese proteica.
4. proteínas receptoras e transportadoras de membrana.

Se você pensa que essa lista inclui quase tudo que uma célula faz, você está certo!

REVISANDO
CONCEITOS

9. Cite as quatro categorias de receptores de membrana.

10. Qual é a diferença entre o primeiro e o segundo mensageiro?

11. Coloque os seguintes termos na ordem correta para uma via de transdução de sinal:
    (a) resposta celular, receptor, segundo mensageiro, ligante
    (b) enzima amplificadora, resposta celular, proteína fosforilada, proteína-cinase, segundo mensageiro

12. Em cada uma das situações seguintes, a célula será despolarizada ou hiperpolarizada?
    (a) canal de Cl^- se abre
    (b) canal de K^+ se abre
    (c) canal de Na^+ se abre

NOVAS MOLÉCULAS SINALIZADORAS

As próximas seções apresentam algumas moléculas sinalizadoras incomuns que são importantes na fisiologia e na medicina. Estas

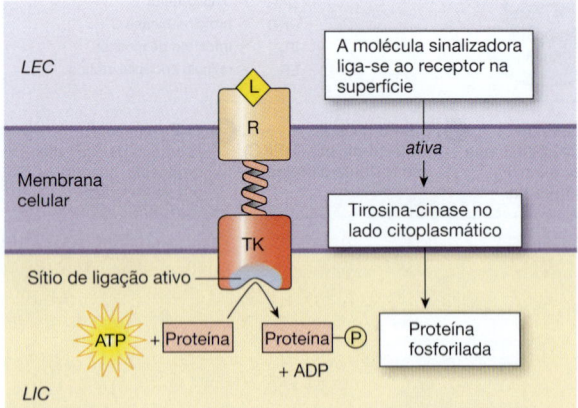

FIGURA 6.9 **Receptores enzimáticos: o receptor tirosina--cinase.** A tirosina-cinase (TK) transfere um grupo fosfato do ATP para uma tirosina (um aminoácido) de uma proteína.

FIGURA 6.10 **CONTEÚDO ESSENCIAL**

Mapa resumido da transdução de sinal

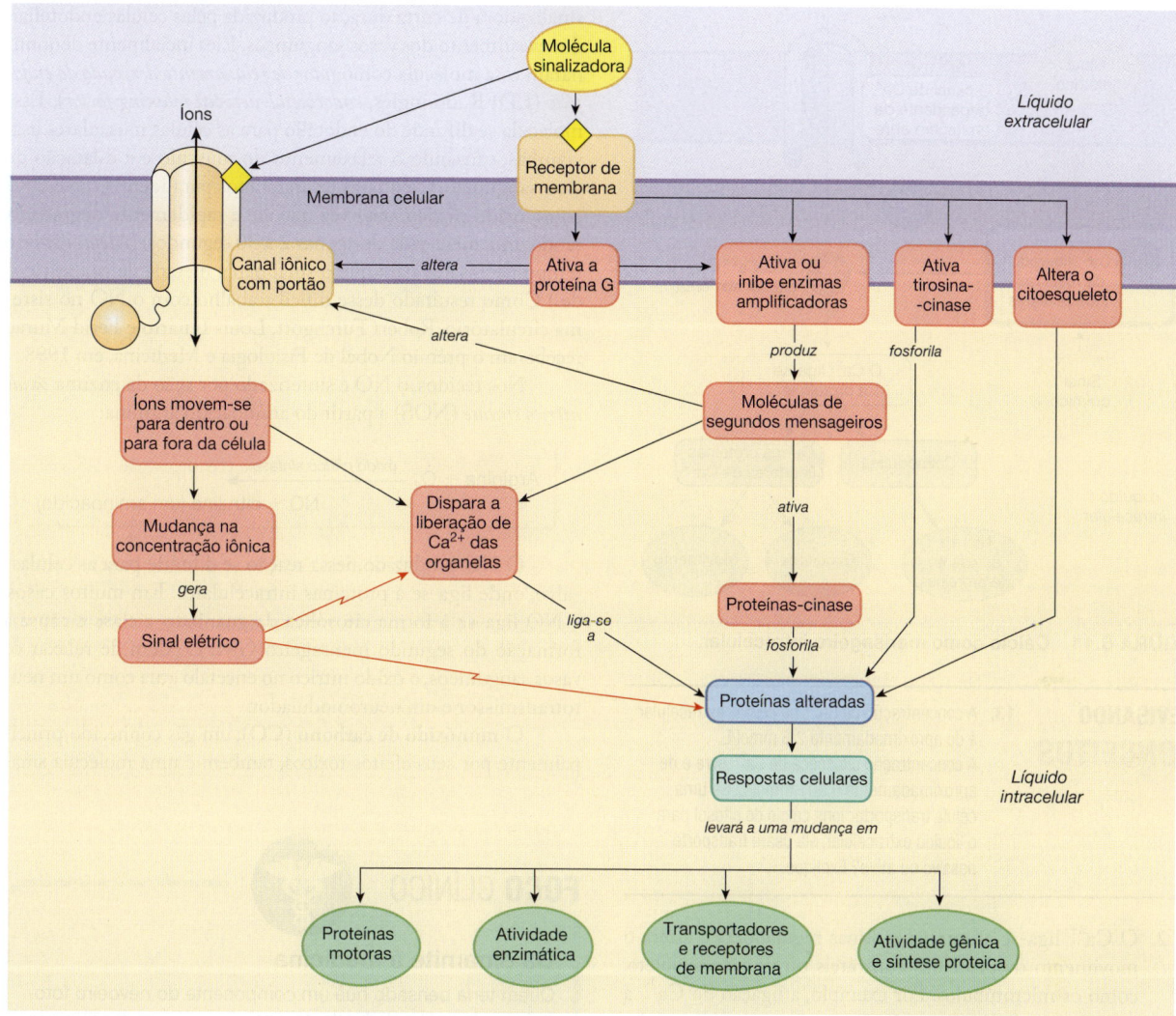

incluem um íon (Ca^{2+}), três gases e uma família de mensageiros derivados de lipídeos. Os processos controlados por essas moléculas sinalizadoras são conhecidos há anos, mas os próprios sinais de controle foram descobertos recentemente.

O cálcio é um importante sinalizador intracelular

Os íons cálcio são os mensageiros iônicos mais versáteis (**FIG. 6.11**). O cálcio entra na célula através de canais de Ca^{2+}, que podem ser dependentes de voltagem, dependentes de ligantes ou controlados mecanicamente. O cálcio também pode ser liberado de compartimentos intracelulares por segundos mensageiros,

como o IP_3. A maior parte do Ca^{2+} intracelular está armazenada no retículo endoplasmático (p. 71), onde ele é concentrado por transporte ativo.

A liberação de Ca^{2+} para o citosol (a partir de qualquer uma das fontes mencionadas anteriormente) cria um sinal de Ca^{2+} ou uma "faísca" de Ca^{2+} que pode ser observada utilizando técnicas de imagem especiais (ver o quadro Biotecnologia: sinais de cálcio brilham no escuro). Os íons cálcio combinam-se com proteínas citoplasmáticas ligadoras de cálcio para exercer diversos efeitos. Vários tipos de eventos dependentes de cálcio ocorrem na célula:

1. O Ca^{2+} liga-se à proteína **calmodulina**, encontrada em todas as células. A ligação com o cálcio altera a atividade enzimática, transportadora ou a abertura de canais iônicos.

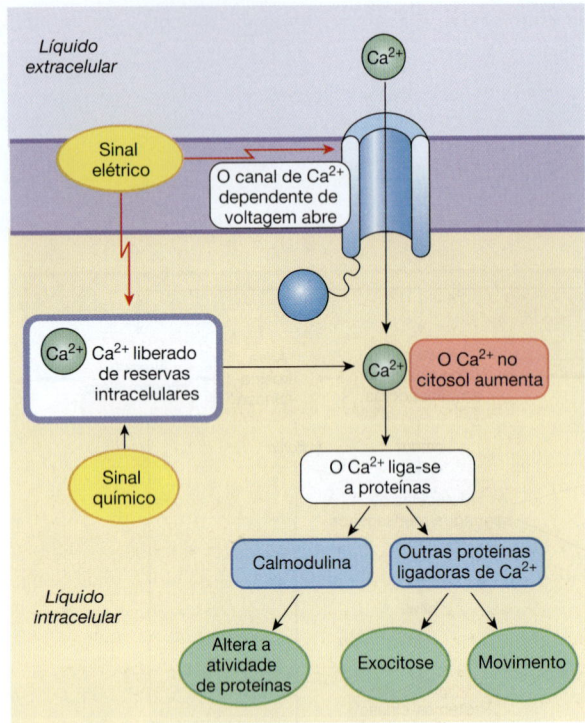

FIGURA 6.11 **Cálcio como mensageiro intracelular.**

REVISANDO CONCEITOS

13. A concentração de Ca^{2+} no líquido extracelular é de aproximadamente 2,5 mmol/L. A concentração citosólica de Ca^{2+} livre é de aproximadamente 0,001 mmol/L. Se uma célula transportar íons cálcio do citosol para o líquido extracelular, ela usará transporte passivo ou ativo? Explique.

2. O Ca^{2+} liga-se a outras proteínas reguladoras e altera o movimento de proteínas contráteis ou do citoesqueleto, como os microtúbulos. Por exemplo, a ligação do Ca^{2+} à proteína reguladora *troponina* inicia a contração muscular na célula musculesquelética.

3. O Ca^{2+} liga-se a proteínas reguladoras para desencadear a exocitose de vesículas secretoras (p. 148). Por exemplo, a liberação de insulina pelas células beta-pancreáticas ocorre em resposta a um sinal de cálcio.

4. O Ca^{2+} liga-se diretamente a canais iônicos, alterando a abertura destes. Um exemplo desse alvo é o canal de K$^+$ ativado por Ca^{2+}, encontrado nos neurônios.

5. A entrada de Ca^{2+} em um óvulo fecundado inicia o desenvolvimento do embrião.

Os gases são moléculas sinalizadoras efêmeras

Os gases solúveis são moléculas sinalizadoras de curta duração autócrinas/parácrinas que atuam próximo de onde são produzidas. A molécula sinalizadora gasosa mais conhecida é o **óxido nítrico** (**NO**, do inglês *nitric oxide*), mas o monóxido de carbono

e o sulfeto de hidrogênio, dois gases mais conhecidos pelos seus efeitos tóxicos, podem também atuar como sinalizadores locais.

Durante anos, os pesquisadores conheciam uma molécula sinalizadora de curta duração produzida pelas células endoteliais do revestimento dos vasos sanguíneos. Eles incialmente denominaram essa molécula como *fator de relaxamento derivado do endotélio* (EDFR, do inglês, *endothelial-derived relaxing factor*). Essa molécula se difunde do endotélio para as células musculares lisas vizinhas, causando o relaxamento do músculo e a dilatação do vaso sanguíneo. Cientistas levaram anos para identificar EDRF como óxido nítrico, uma vez que ele é rapidamente degradado, tendo uma meia-vida de apenas 2 a 30 segundos. (*Meia-vida* é o tempo necessário para que o sinal perca metade de sua atividade.) Como resultado desse difícil trabalho com o NO no sistema circulatório, Robert Furchgott, Louis Ignarro e Ferid Murad receberam o prêmio Nobel de Fisiologia e Medicina, em 1998.

Nos tecidos, o NO é sintetizado por ação da enzima *óxido nítrico sintase* (NOS) a partir do aminoácido arginina:

$$\text{Arginina} + \text{O}_2 \xrightarrow{\text{óxido nítrico sintase}} \text{NO} + \text{citrulina (um aminoácido)}$$

O NO produzido nessa reação se difunde para as células-alvo, onde liga-se a proteínas intracelulares. Em muitos casos, o NO liga-se à forma citosólica da guanilato-ciclase e causa a formação do segundo mensageiro GMPc. Além de relaxar os vasos sanguíneos, o óxido nítrico no encéfalo atua como um neurotransmissor e um neuromodulador.

O **monóxido de carbono** (**CO**), um gás conhecido principalmente por seus efeitos tóxicos, também é uma molécula sina-

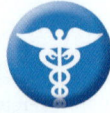

FOCO CLÍNICO

Da dinamite à medicina

Quem teria pensado que um componente do nevoeiro fotoquímico (*smog*) e derivado da dinamite seria um mensageiro biológico? Certamente, não seriam os revisores que rejeitaram inicialmente o trabalho de Louis Ignarro, que tentava publicar seus achados sobre o elusivo gás óxido nítrico (NO). Contudo, a capacidade de compostos que contêm nitrato de relaxar os vasos sanguíneos é conhecida há mais de 100 anos, desde que os trabalhadores da fábrica de dinamite de Alfred Nobel se queixaram de dores de cabeça, causadas pelo nitrato que induzia vasodilatação. Desde os anos 1860, os médicos têm usado a nitroglicerina para aliviar os efeitos da *angina*, uma dor no coração que resulta da constrição dos vasos sanguíneos. Mesmo hoje, pacientes cardíacos carregam tabletes de nitroglicerina, que são colocados sob a língua quando a angina ocorrer. Ainda assim, foram anos de trabalho para isolar o óxido nítrico, um gás de vida curta que é uma molécula biologicamente ativa derivada da nitroglicerina. Apesar da nossa tecnologia moderna, a pesquisa direta sobre o NO ainda é difícil de ser realizada. Muitos estudos investigam sua influência indiretamente, pesquisando, por exemplo, a localização e a atividade da óxido nítrico sintase (NOS), a enzima que produz o NO.

lizadora produzida em quantidades mínimas por certas células. Assim como o NO, o CO ativa a guanilato-ciclase e o GMPc, mas também pode atuar independentemente para exercer seus efeitos. Os alvos do monóxido de carbono são o músculo liso e o tecido neural.

A mais nova molécula sinalizadora gasosa a ser descrita é o **sulfeto de hidrogênio** (H_2S). O sulfeto de hidrogênio (gás sulfídrico) também atua no sistema circulatório, relaxando os vasos sanguíneos. O alho é a fonte dietética principal de precursores contendo enxofre, o que pode explicar os resultados de estudos que sugerem que comer alho tem efeitos protetores sobre o coração.

Alguns lipídeos são sinalizadores parácrinos importantes

Um dos avanços mais interessantes a partir do sequenciamento do genoma humano e do uso de genes para encontrar proteínas tem sido a identificação dos *receptores órfãos*, que são receptores que não possuem ligante conhecido. Os cientistas estão tentando investigar retrogradamente, a partir das vias de sinalização, para encontrar os ligantes que se ligam a esses receptores órfãos. Foi a partir desse tipo de pesquisa que os investigadores reconheceram a importância e a universalidade dos *eicosanoides*, sinalizadores parácrinos derivados de lipídeos que exercem papéis importantes em muitos processos fisiológicos.

Todas as moléculas sinalizadoras eicosanoides são derivadas do ácido araquidônico, um ácido graxo de 20 carbonos. O processo de síntese é uma via chamada de *cascata do ácido araquidônico* (**FIG. 6.12**). Para simplificar, dividiremos a cascata em etapas.

O ácido araquidônico é produzido a partir de fosfolipídeos de membrana pela ação da enzima **fosfolipase A2** (**PLA2**, do inglês, *phospholipase A2*). A atividade da PLA2 é controlada por hormônios e outros sinais. O ácido araquidônico pode agir diretamente como um segundo mensageiro, alterando a atividade de canais iônicos e de enzimas intracelulares. Ele também pode ser convertido em uma das várias classes de eicosanoides parácrinos. Essas moléculas solúveis em lipídeos podem se difundir para fora

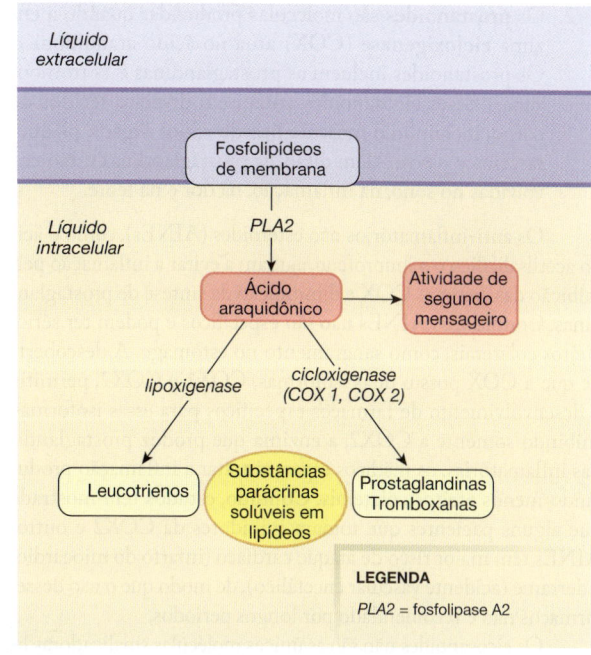

FIGURA 6.12 **A cascata do ácido araquidônico.**

da célula e se combinar com receptores nas células vizinhas para exercer sua ação.

Existem dois grandes grupos de moléculas parácrinas derivadas do ácido araquidônico:

1. Os **leucotrienos** são moléculas produzidas pela ação da enzima *lipoxigenase* sobre o ácido araquidônico. Os leucotrienos são secretados por certos tipos de leucócitos. Eles têm um papel importante na asma, uma condição respiratória na qual o músculo liso das vias aéreas se contrai, dificultando a respiração, e em reações alérgicas graves, como a *anafilaxia*. Por essa razão, a indústria farmacêutica tem desenvolvido fármacos que bloqueiam a síntese de leucotrienos ou a sua ação.

BIOTECNOLOGIA

Sinais de cálcio brilham no escuro

Se alguma vez você colocou sua mão na água de um oceano tropical à noite e viu o brilho de bioluminescência da água-viva, você viu um sinal de cálcio. A aquorina, uma proteína complexa isolada de águas-vivas, como a *Chrysaora fuscescens* mostrada aqui, é uma molécula que os cientistas usam para monitorar a presença de íons cálcio. Quando a aquorina se combina com o cálcio, ela libera luz, que pode ser medida por um sistema de detecção eletrônica. Desde o primeiro uso da aquorina, em 1967, os pesquisadores têm desenvolvido indicadores cada vez mais sofisticados que permitem seguir o sinal do cálcio nas células. Com o auxílio de moléculas, denominadas Fura, Oregon Green, BAPTA e chameleon, podemos agora observar os íons cálcio se difundirem através das junções comunicantes e saírem das organelas intracelulares.

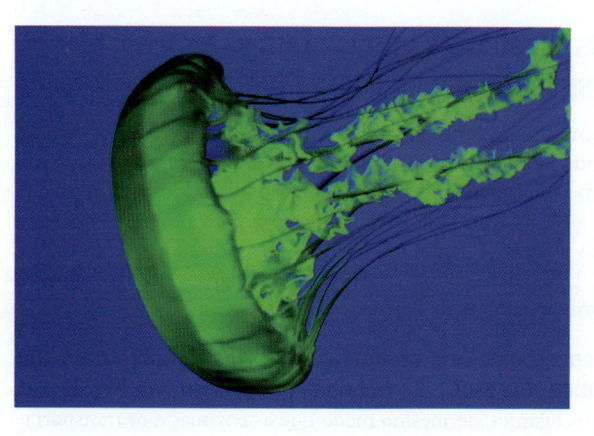

2. Os **prostanoides** são moléculas produzidas quando a enzima **cicloxigenase** (**COX**) atua no ácido araquidônico. Os prostanoides incluem as prostaglandinas e as tromboxanas. Esses eicosanoides atuam em diversos tecidos do corpo, incluindo o músculo liso de vários órgãos, plaquetas, rins e ossos. Além disso, as prostaglandinas estão envolvidas no sono, na inflamação, na dor e na febre.

Os anti-inflamatórios não esteroides (AINEs), como o ácido acetilsalicílico e o ibuprofeno, ajudam a evitar a inflamação pela inibição das enzimas COX e diminuição da síntese de prostaglandinas. Contudo, os AINEs não são específicos e podem ter sérios efeitos colaterais, como sangramento no estômago. A descoberta de que a COX possui duas isoformas, COX1 e COX2, permitiu o desenvolvimento de fármacos específicos para essas isoformas. Inibindo somente a COX2, a enzima que produz prostaglandinas inflamatórias, os médicos esperam tratar a inflamação produzindo menos efeitos colaterais. Contudo, estudos têm mostrado que alguns pacientes que tomam inibidores da COX2 e outros AINEs têm maior risco de ataque cardíaco (infarto do miocárdio) e derrame (acidente vascular encefálico), de modo que o uso desses fármacos não é recomendado por longos períodos.

Os eicosanoides não são as únicas moléculas sinalizadoras lipídicas. Lipídeos chamados de *esfingolipídeos* também atuam como sinalizadores extracelulares, ajudando a regular a inflamação, a adesão e a migração celular, e o crescimento e a morte celulares. Assim como os eicosanoides, os esfingolipídeos combinam-se com receptores acoplados à proteína G nas membranas de suas células-alvo.

REVISANDO CONCEITOS

14. Um fármaco bloqueia a ação de leucotrienos nas suas células-alvo. Um fármaco diferente bloqueia a síntese de leucotrienos. Use o que você aprendeu sobre leucotrienos, moléculas sinalizadoras e transdução de sinal para dizer como esses fármacos estão atuando para causarem esses efeitos.

MODULAÇÃO DAS VIAS DE SINALIZAÇÃO

Como você já aprendeu, as vias de sinalização na célula podem ser bem complexas. Variações entre famílias relacionadas de receptores adicionam complexidade.

Os receptores apresentam saturação, especificidade e competição

Como os receptores são proteínas, a ligação receptor-ligante apresenta as características gerais das ligações às proteínas, como especificidade, competição e saturação (discutidos no Capítulo 2, p. 46). Reações similares às ligações com proteínas ocorrem nas enzimas (Capítulo 4, p. 99) e transportadores (Capítulo 5, p. 138). Os receptores, as enzimas e os transportadores também posuem famílias de *isoformas* (p. 49).

Especificidade e competição: vários ligantes para um único receptor
Os receptores possuem sítios de ligação para seus ligantes, do mesmo modo que as enzimas e os transportadores. Assim, diferentes moléculas de ligantes com estruturas similares podem se ligar ao mesmo receptor. Um exemplo clássico deste princípio envolve duas moléculas neurócrinas, responsáveis pelas respostas de luta ou fuga: o neurotransmissor *noradrenalina* e seu primo, o neuro-hormônio *adrenalina* (também chamado de *epinefrina*). Ambas as moléculas ligam-se a uma classe de receptores, chamados de *receptores adrenérgicos*. (*Adrenérgico* é o adjetivo relacionado à adrenalina.) A capacidade dos receptores adrenérgicos de se ligarem a essas duas moléculas sinalizadoras, mas não a outras, demonstra a especificidade dos receptores.

A adrenalina e a noradrenalina também competem entre si pelos sítios de ligação no receptor. Os receptores adrenérgicos possuem duas importantes isoformas, denominadas alfa (α) e beta (β). A isoforma α possui maior afinidade de ligação pela noradrenalina, e a isofroma β_2 possui afinidade maior pela adrenalina.

Agonistas e antagonistas Quando um ligante se combina com um receptor, um dos dois eventos seguintes ocorre. O ligante ativa o receptor e inicia uma resposta, ou o ligante ocupa o sítio de ligação e impede o receptor de responder (**FIG. 6.13**). Um ligante competidor que se liga ao receptor e produz uma resposta é conhecido como **agonista** do ligante primário. O ligante competidor que se liga e bloqueia a atividade do receptor é conhecido como **antagonista** do ligante primário.

Os farmacologistas utilizam o princípio dos agonistas competidores (p. 48) para desenvolver fármacos de ação mais longa e mais resistentes à degradação do que os ligantes *endógenos* produzidos pelo corpo. Um exemplo é a família de estrogênios modificados (hormônios sexuais femininos) utilizada nos anticoncepcionais. Eles são agonistas de estrogênios que existem naturalmente, mas possuem grupos químicos adicionais para protegê-los da degradação e prolongar sua vida ativa.

Um ligante pode ter muitos receptores

Para complicar a situação, células diferentes podem responder diferentemente a um tipo de molécula sinalizadora. Como uma molécula pode desencadear uma resposta A no tecido 1 e uma resposta B no tecido 2? Para a maioria das moléculas sinalizadoras, *a resposta da célula-alvo depende de seu receptor ou de suas vias intracelulares associadas, e não do ligante.*

Por muitos anos, os fisiologistas foram incapazes de explicar a observação de que uma única molécula sinalizadora pudesse ter

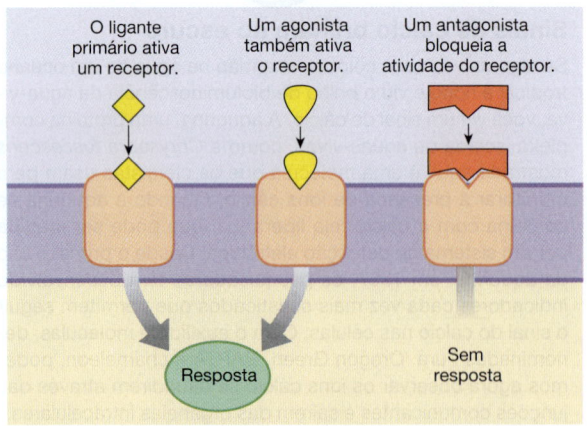

FIGURA 6.13 Agonistas e antagonistas do receptor.

diferentes efeitos em diferentes tecidos. Por exemplo, o neuro-hormônio adrenalina dilata os vasos sanguíneos no músculo esquelético, mas contrai os vasos sanguíneos do intestino. Como uma substância química pode ter efeitos opostos? A resposta foi esclarecida quando os cientistas descobriram que a adrenalina estava se ligando a diferentes isoformas do receptor adrenérgico nos dois tecidos.

A resposta celular que segue a ativação do receptor depende de qual isoforma do receptor está envolvida. Por exemplo, os receptores α e β_2-adrenérgicos para a adrenalina são isoformas. Quando a adrenalina se liga aos receptores α dos vasos sanguíneos do intestino, os vasos se contraem (**FIG. 6.14**). Quando a adrenalina se liga a receptores β_2 de certos vasos do músculo esquelético, estes se dilatam. As respostas dos vasos sanguíneos dependem das isoformas dos receptores e de suas vias de tradução de sinal, e não da adrenalina. Muitos fármacos são desenvolvidos para serem específicos apenas para uma isoforma do receptor.

REVISANDO CONCEITOS

15. O que receptores, enzimas e transportadores têm em comum para explicar por que todos eles apresentam saturação, especificidade e competição?

16. A insulina aumenta o número de transportadores de glicose na célula do músculo esquelético, mas não na membrana de um hepatócito (célula do fígado). Liste dois possíveis mecanismos que poderiam explicar como esse único hormônio pode ter dois efeitos diferentes.

A regulação para cima e a regulação para baixo permitem que as células modulem as respostas

A saturação das proteínas refere-se ao fato de que a atividade da proteína alcança uma taxa máxima, uma vez que as células

contêm número limitado de moléculas de proteína (p. 51). A saturação pode ser observada em enzimas, transportadores e receptores. Portanto, a capacidade da célula para responder a um sinal químico pode ser limitada pelo número finito de receptores para aquele sinal.

Uma única célula contém entre 500 e 100 mil receptores na superfície de sua membrana celular, com receptores adicionais no citosol e no núcleo. Em qualquer célula, o número de receptores muda ao longo do tempo. Receptores velhos são retirados da membrana por endocitose e são degradados nos lisossomos. Novos receptores são inseridos na membrana por exocitose. Os receptores intracelulares também são produzidos e degradados. Essa flexibilidade permite a uma célula mudar suas respostas aos sinais químicos, dependendo das condições extracelulares e das necessidades internas da célula.

O que acontece quando uma molécula sinalizadora está presente em concentrações anormalmente altas mantidas por um período contínuo de tempo? Inicialmente, o aumento nos níveis do sinal gera uma resposta aumentada. À medida que essa resposta aumentada continua, as células-alvo podem tentar fazer sua resposta retornar ao normal por regulação para baixo (*down-regulation*) ou por dessensibilização dos receptores para o sinal (p. 51).

A **regulação para baixo** é uma diminuição do número de receptores. A célula pode remover fisicamente receptores da membrana por endocitose (Fig. 5.19, p. 149). Um modo mais facilmente reversível e mais rápido de diminuir a resposta da célula é a *dessensibilização*, a qual pode ocorrer pela ligação de um modulador químico ao receptor. Por exemplo, os receptores β-adrenérgicos descritos na seção anterior podem ser dessensibilizados pela fosforilação do receptor.

O resultado da diminuição do número de receptores ou da dessensibilização é uma redução da resposta da célula-alvo, mesmo que a concentração da molécula sinalizadora permaneça alta. A regulação para baixo e a dessensibilização são uma explicação para o desenvolvimento da *tolerância a fármacos*, uma condição na qual a resposta a uma determinada dose diminui apesar da contínua exposição ao medicamento.

Na situação oposta, quando a concentração de um ligante diminui, a célula-alvo pode usar a regulação para cima para tentar manter sua resposta em um nível normal. Na **regulação para cima**, a célula-alvo insere mais receptores em sua membrana. Por exemplo, se um neurônio está lesado e incapaz de liberar quantidades normais do neurotransmissor, a célula-alvo pode regular para cima seus receptores. Mais receptores fazem a célula-alvo ficar mais responsiva ao neurotransmissor que estiver presente. A regulação para cima também é programada durante o desenvolvimento como um mecanismo que permite que as células mudem sua responsividade aos fatores de crescimento e a outras moléculas sinalizadoras.

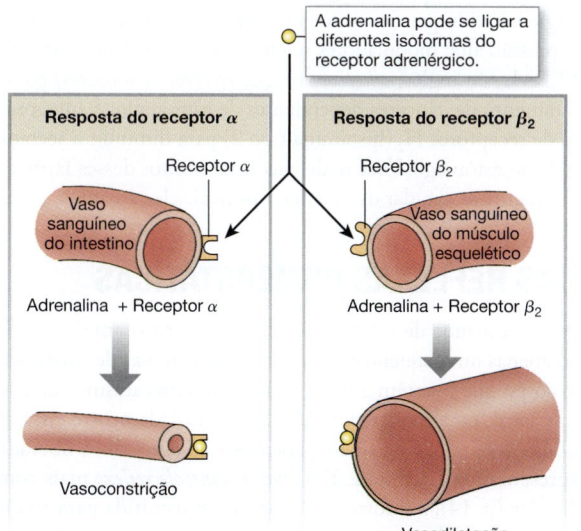

FIGURA 6.14   A resposta do alvo depende do receptor do alvo. Neste exemplo, os vasos sanguíneos contraem ou dilatam dependendo do tipo de receptor.

REVISANDO CONCEITOS

17. Para diminuir a afinidade da ligação a um receptor, uma célula pode (selecione tudo que for aplicável):
    (a) sintetizar uma nova isoforma do receptor
    (b) retirar receptores da membrana
    (c) inserir novos receptores na membrana
    (d) usar um modulador covalente (*Dica:* p. 49)

SOLUCIONANDO O **PROBLEMA**

"Meu pai se aplica injeções de insulina para o seu diabetes", diz Marvin. "O que a insulina faz?" A enfermeira explica que a insulina normalmente ajuda a maioria das células a captar e utilizar a glicose. Em ambos os tipos de diabetes, contudo, as concentrações de glicose no sangue em jejum estão elevadas, uma vez que as células não captam e não usam a glicose normalmente. Se são aplicadas injeções de insulina em pacientes com diabetes tipo 1, os seus níveis de glicose no sangue baixam. Se são aplicadas injeções de insulina em pacientes com diabetes tipo 2, o nível de glicose no sangue pode mudar muito pouco.

P3: *Em qual forma de diabetes os receptores de insulina estão mais provavelmente regulados para cima?*

166   169   **182**   183   187   189   192

As células devem ser capazes de finalizar as vias de sinalização

Os sinais são iniciados e finalizados, portanto, as células devem ser capazes de informar quando um sinal finalizou. Isso requer que o processo de sinalização inclua mecanismos de finalização. Por exemplo, para cessar a resposta a um sinal de cálcio, uma célula remove Ca^{2+} do citosol bombeando-o de volta ao retículo endoplasmático ou para o líquido extracelular.

A atividade de um receptor pode ser interrompida de várias maneiras. O ligante extracelular pode ser degradado por enzimas presentes no espaço extracelular. Um exemplo disso é a degradação do neurotransmissor acetilcolina. Outros mensageiros químicos, particularmente os neurotransmissores, podem ser removidos do líquido extracelular sendo transportados para células vizinhas. Uma classe amplamente utilizada de antidepressivos, denominados *inibidores seletivos da recaptação da serotonina*, ou SSRIs, prolonga a vida ativa do neurotransmissor serotonina, tornando mais lenta sua remoção do líquido extracelular.

Uma vez que o ligante esteja ligado ao seu receptor, sua atividade pode também ser finalizada por endocitose do complexo ligante-receptor (Fig. 5.19, p. 149). Depois que a vesícula está dentro da célula, o ligante é removido e os receptores podem voltar para a membrana por exocitose.

Diversas doenças e medicamentos têm como alvo as proteínas da transdução de sinal

À medida que aprendem mais sobre a sinalização celular, os cientistas estão percebendo como muitas doenças estão associadas a problemas com as vias de sinalização. As doenças podem ser causadas por alterações nos receptores ou por problemas nas proteínas G ou nos segundos mensageiros (ver **TAB. 6.1** para alguns exemplos). Uma única troca na sequência de aminoácidos de uma proteína receptora pode alterar a forma do sítio de ligação do receptor, destruindo ou modificando sua atividade.

Os farmacologistas estão utilizando informações sobre os mecanismos de sinalização para desenvolver medicamentos e tratar as doenças. Alguns dos medicamentos amplamente usados

TABELA 6.1	**Algumas doenças ou condições associadas com mecanismos de sinalização anormais**

Receptores anormais geneticamente adquiridos

Receptor	Alteração fisiológica	Doença ou condição resultante
Receptor de vasopressina (defeito ligado ao X)	Diminui a meia-vida do receptor	Diabetes insípido congênito
Sensor de cálcio na glândula paratireoide	Incapacidade de responder ao aumento do Ca^{2+} no plasma	Hipercalcemia familiar
Receptor de rodopsina na retina	Dobramento inadequado da proteína	Retinite pigmentosa

Toxinas que afetam vias de sinalização

Toxina	Efeito fisiológico	Condição resultante
Toxina *Bordetella pertussis*	Bloqueia a inibição da adenilato-ciclase (i.e., mantém ativa)	Coqueluche
Toxina do cólera	Bloqueia a desativação da proteína G; a célula continua produzindo AMPc	Íons secretados no lúmen do intestino, causando intensa diarreia

são os "beta-bloqueadores" (bloqueadores de receptores β-adrenérgicos) e bloqueadores de canais de cálcio para o tratamento da pressão alta; moduladores seletivos do receptor de estrogênio (SERMs, do inglês, *selective estrogen receptor modulators*) para o tratamento de cânceres dependentes de estrogênio; e antagonistas de receptores H_2 (histamina tipo 2) para diminuir a secreção ácida no estômago. Você pode encontrar muitos desses fármacos novamente se estudar os sistemas nos quais eles atuam.

VIAS REFLEXAS HOMEOSTÁTICAS

Os mecanismos de sinalização celular descritos anteriormente são apenas um pequeno componente dos sistemas de sinalização do corpo que mantêm a homeostasia. Para mecanismos de controle local, uma mudança relativamente isolada ocorre em uma célula ou tecido, e os sinais parácrinos ou autócrinos liberados representam a via inteira. Em *vias de controle reflexo* mais complicadas (p. 14), a informação deve ser transmitida para todo o corpo, utilizando sinais químicos ou uma combinação de sinais químicos e elétricos. Na última seção deste capítulo, estudaremos alguns padrões de vias de controle reflexo que você encontrará quando estudar os diferentes sistemas de órgãos do corpo.

O postulado de Cannon descreve as variáveis reguladas e os sistemas de controle fisiológicos

Walter Cannon, o pai da fisiologia norte-americana, descreveu várias propriedades dos sistemas de controle homeostático, nos anos de 1920, baseado em suas observações do corpo nos estados saudável e doente.* Isso ocorreu décadas antes de os cientistas terem qualquer ideia de como esses sistemas de controle funcionam nos níveis celular e subcelular.

Os quatro postulados de Cannon são:

1. **O sistema nervoso tem um papel na preservação da "aptidão" do meio interno**. A *aptidão*, nesse caso, significa condições que são compatíveis com a função normal. O sistema nervoso coordena e integra o volume sanguíneo, a osmolaridade do sangue, a pressão sanguínea e a temperatura do corpo, entre outras variáveis reguladas. (Na fisiologia, uma variável regulável é também conhecida como **parâmetro**.

2. **Alguns sistemas do corpo estão sob controle tônico**. Para citar Cannon, "Um agente pode existir desde que tenha uma atividade moderada que possa ser modificada para cima e para baixo". *O controle tônico* é como se fosse o controle do volume de um rádio. O rádio está ligado, mas ao virar o botão você pode fazer o nível do som se tornar mais alto ou mais baixo. Esse é um dos conceitos mais difíceis da fisiologia porque temos sempre a tendência de pensar que as respostas estão sendo "ligadas" ou "desligadas", em vez de pensarmos que uma resposta sempre ligada pode aumentar ou diminuir.

   Um exemplo fisiológico de um sistema tonicamente controlado é a regulação minuto a minuto do diâmetro dos vasos sanguíneos pelo sistema nervoso. Um aumento do sinal emitido pelo sistema nervoso diminui o diâmetro do vaso e uma diminuição desse sinal aumenta o diâmetro (**FIG. 6.15a**). Neste exemplo, é a quantidade de neurotransmissor que determina a resposta do vaso: quanto mais neurotransmissor maior a resposta constritora.

3. **Alguns sistemas corporais estão sob controle antagonista**. Cannon escreveu, "Quando se sabe que um fator pode modificar um estado homeostático em uma direção, é razoável procurar um fator ou fatores que tenham um efeito oposto". Os sistemas que não estão sob controle tônico geralmente estão sob *controle antagonista*, realizado por hormônios ou pelo sistema nervoso.

   Em vias controladas pelo sistema nervoso, neurônios de diferentes divisões do sistema nervoso podem ter efeitos opostos. Por exemplo, sinais químicos da divisão simpática aumentam a frequência cardíaca, mas sinais químicos provenientes da divisão parassimpática a diminuem (Fig. 6.15b).

   Quando sinalizadores químicos possuem efeitos opostos, eles são chamados de antagonistas. Por exemplo, a insulina e o glucagon são hormônios antagonistas. A insulina diminui a concentração de glicose no sangue, e o glucagon a aumenta.

---

*W. B. Cannon. Organization for physiological homeostasis. *Physiological Reviews* 9: 399-443, 1929.

4. **Um sinal químico pode ter efeitos diferentes em tecidos diferentes**. Cannon observou corretamente que "agentes homeostáticos antagonistas em uma região do corpo podem ser cooperativos em outra". Contudo, a base para as ações aparentemente contraditórias de alguns hormônios ou nervos não se esclareceu até os cientistas aprenderem mais sobre os receptores celulares. Como você aprendeu anteriormente neste capítulo, um único sinal químico pode ter diferentes efeitos dependendo do receptor e da via intracelular de sua célula-alvo. Por exemplo, a adrenalina contrai ou dilata os vasos sanguíneos, dependendo de se estes vasos possuem receptores adrenérgicos α ou β_2 (Fig. 6.14).

A incrível precisão dos postulados de Cannon, agora confirmados com dados celulares e moleculares, é um tributo à capacidade de observação dos cientistas do século XIX e início do século XX.

REVISANDO CONCEITOS

18. Qual é a diferença entre controle tônico e controle antagonista?

19. Como um sinal químico pode ter efeitos opostos em dois tecidos diferentes?

Vias de longa distância mantêm a homeostasia

Considera-se tradicionalmente que as vias reflexas de longa distância envolvem dois sistemas de controle: o sistema nervoso e o sistema endócrino. Entretanto, as citocinas (p. 168) podem participar em algumas vias de longa distância. Durante o estresse e em respostas inflamatórias sistêmicas, as citocinas trabalham em conjunto com os sistemas nervoso e endócrino para integrar as informações de todo o corpo.

As **respostas em alça** das vias reflexas possuem três grandes componentes: *entrada*, *integração* e *saída* (p. 14). Esses três componentes podem ser subdivididos em mais sete passos detalhados, como mostrados a seguir (**FIG. 6.16**):

> Estímulo → sensor ou receptor → sinal de entrada → centro integrador → sinal de saída → alvo → resposta

SOLUCIONANDO O PROBLEMA

"Por que a elevação da glicose no sangue é ruim?" Marvin pergunta. "A elevação da glicose no sangue após a refeição não é ruim por si mesma," diz a enfermeira, "mas quando está elevada após o jejum, sugere que alguma coisa esteja errada na forma de o seu corpo lidar com o metabolismo da glicose". Quando uma pessoa normal ingere alimentos contendo carboidratos, os níveis de glicose no sangue aumentam e estimulam a liberação da insulina. Quando as células captam a glicose e o nível de glicose no sangue cai, a secreção de outro hormônio pancreático, o glucagon, aumenta. O glucagon aumenta a concentração de glicose no sangue para mantê-la na faixa homeostática.

P4: *A regulação homeostática dos níveis de glicose do sangue pelos hormônios insulina e glucagon é um exemplo de qual postulado de Cannon?*

166   169   182   **183**   187   189   192

CONTROLE TÔNICO

(a) O **controle tônico** regula os parâmetros fisiológicos em um padrão aumenta-diminui (*up-down*). O sinal está sempre presente, mas sua intensidade muda.

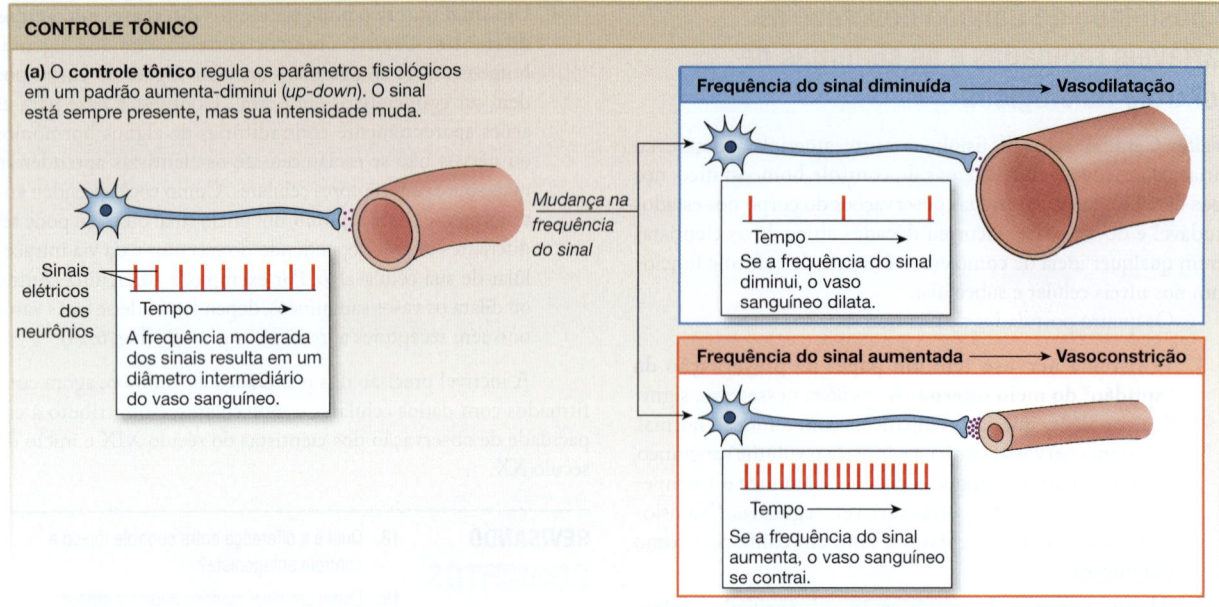

Frequência do sinal diminuída ——→ **Vasodilatação**

Tempo ——→
Se a frequência do sinal diminui, o vaso sanguíneo dilata.

Frequência do sinal aumentada ——→ **Vasoconstrição**

Tempo ——→
Se a frequência do sinal aumenta, o vaso sanguíneo se contrai.

Sinais elétricos dos neurônios

Tempo ——→
A frequência moderada dos sinais resulta em um diâmetro intermediário do vaso sanguíneo.

Mudança na frequência do sinal

CONTROLE ANTAGONISTA

(b) O **controle antagonista** utiliza diferentes sinais para regular um parâmetro em direções opostas. Neste exemplo, neurônios antagonistas controlam a frequência cardíaca: alguns aumentam, enquanto outros diminuem.

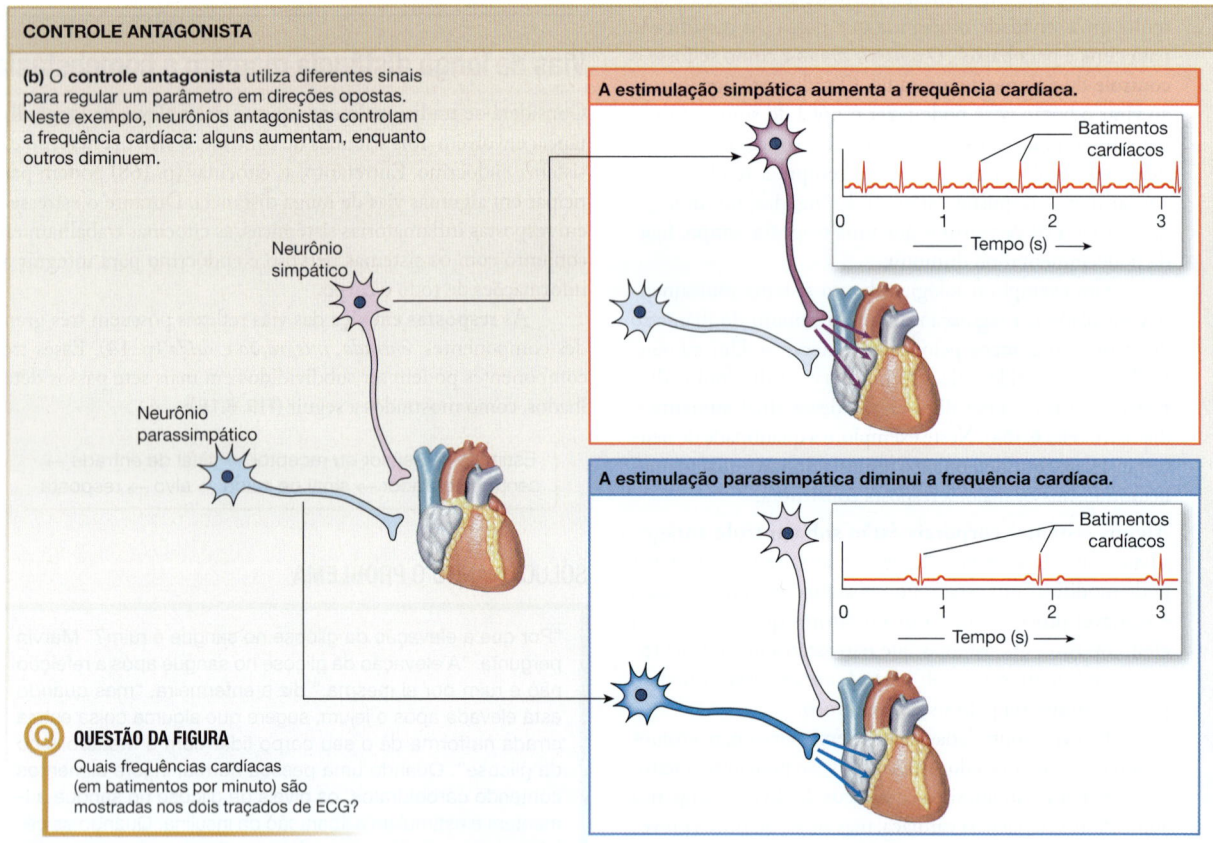

A estimulação simpática aumenta a frequência cardíaca.

Batimentos cardíacos

0   1   2   3
Tempo (s) ——→

A estimulação parassimpática diminui a frequência cardíaca.

Batimentos cardíacos

0   1   2   3
Tempo (s) ——→

Neurônio simpático

Neurônio parassimpático

Q **QUESTÃO DA FIGURA**
Quais frequências cardíacas (em batimentos por minuto) são mostradas nos dois traçados de ECG?

FIGURA 6.15   **Padrões de controle tônico e antagonista.**

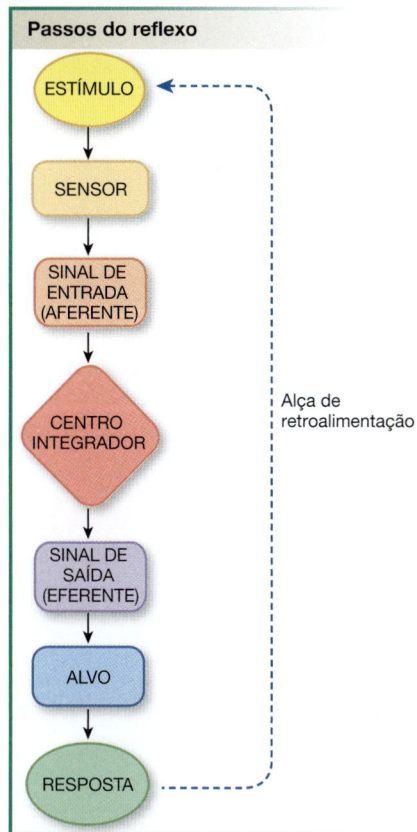

Passos do reflexo

ESTÍMULO

SENSOR

SINAL DE ENTRADA (AFERENTE)

CENTRO INTEGRADOR

SINAL DE SAÍDA (EFERENTE)

ALVO

RESPOSTA

Alça de retroalimentação

FIGURA 6.16 **Passos de uma via reflexa.**

ENTRADA:

Um **estímulo** é o distúrbio ou mudança que ativa a via. O estímulo pode ser uma mudança na temperatura, no conteúdo de oxigênio, na pressão sanguínea, ou qualquer uma de uma miríade de outras variáveis reguladas.

Um **sensor** ou um receptor sensorial monitora continuamente uma determinada variável no seu ambiente.

Quando ativado por uma alteração, o sensor envia um **sinal de entrada** (**aferente**) para o centro integrador do reflexo.

INTEGRAÇÃO:

O **centro integrador** compara o sinal de entrada com o **ponto de ajuste**, ou o valor desejável da variável. Se a variável se moveu para um valor fora da faixa aceitável, o centro integrador dá início a um sinal de saída.

SAÍDA:

O **sinal de saída** (**eferente**) é um sinal elétrico e/ou químico que se dirige ao alvo.

O **alvo**, ou **efetor**, é a célula ou tecido que efetua a **resposta** apropriada para que se consiga trazer de volta a variável aos valores normais.

Você encontrará muitas variações no número de passos mostrados. Por exemplo, alguns reflexos endócrinos não possuem um sensor e um sinal de entrada. Algumas vias neurais possuem múltiplos sinais de saída. Muitos reflexos possuem múltiplos alvos e respostas.

Agora, olharemos mais detalhadamente para cada passo do reflexo.

Sensores No primeiro passo de uma alça de resposta fisiológica, um estímulo ativa um sensor ou receptor. Observe que essa é uma aplicação nova e diferente da palavra *receptor*. Como muitos outros termos usados na fisiologia, *receptor* pode ter diferentes significados (**FIG. 6.17**). Os receptores sensoriais de um reflexo neural não são receptores proteicos que se ligam a moléculas sinalizadoras, como os envolvidos na transdução de sinais. Em vez disso, os receptores neurais são células especializadas, partes de células ou receptores multicelulares complexos (como os do olho), que respondem a mudanças em seu ambiente.

Existem muitos receptores sensoriais no corpo, cada um localizado nas melhores posições para monitorar as variáveis detectadas por eles. Os olhos, as orelhas e o nariz contêm receptores que detectam a luz, o som e o movimento e os odores, respectivamente. A pele é coberta com receptores menos complexos, que detectam o tato, a temperatura, a vibração e a dor. Outros receptores sensoriais são internos: receptores nas articulações do esqueleto, que enviam informações para o encéfalo sobre a posição do corpo, ou receptores de pressão sanguínea e de oxigênio nos vasos sanguíneos, que monitoram as condições no sistema circulatório.

Os receptores sensoriais envolvidos em reflexos neurais são divididos em receptores centrais e receptores periféricos. *Receptores centrais* estão localizados no encéfalo ou intimamente ligados a ele. Um exemplo são os quimiorreceptores para o dióxido de carbono no encéfalo. *Receptores periféricos* residem em qualquer lugar do corpo e incluem os receptores da pele e os receptores internos descritos anteriormente.

Todos os sensores possuem um **limiar**, o mínimo estímulo necessário para dar início à resposta reflexa. Se um estímulo está abaixo do limiar, nenhuma alça de resposta será iniciada.

Você pode demonstrar facilmente o limiar em um receptor sensorial ao tocar as costas de sua mão com um objeto pontudo e afiado, como um alfinete. Se você toca a ponta em sua pele suavemente, você pode ver o contato entre a ponta e sua pele, ainda que você não sinta nada. Nesse caso, o estímulo (a pressão da ponta do alfinete) está abaixo do limiar, e os receptores de pressão na pele não estão respondendo. Ao pressionar com mais força, o estímulo alcança o limiar e os receptores respondem enviando um sinal ao cérebro, fazendo você sentir a ponta do alfinete.

Os reflexos endócrinos que não estão associados com o sistema nervoso não usam os receptores sensoriais para iniciarem suas vias. Em vez disso, as células endócrinas atuam como sensor e como centro integrador do reflexo. Por exemplo, a célula beta-pancreática detecta mudanças na concentração de glicose do sangue e responde diretamente a essas mudanças. Portanto, a célula beta é uma célula endócrina que é tanto um sensor como um centro integrador (Fig. 5.26, p. 159).

FIGURA 6.17 **CONTEÚDO ESSENCIAL**

Vários significados para a palavra *receptor*

A palavra *receptor* pode significar uma proteína que se liga a um ligante. Receptor também pode significar uma célula ou estrutura especializada na transdução de estímulos em sinais elétricos (um *receptor sensorial* ou *sensor*).
Os receptores sensoriais são classificados como central ou periférico, dependendo de se são encontrados no encéfalo ou fora dele.

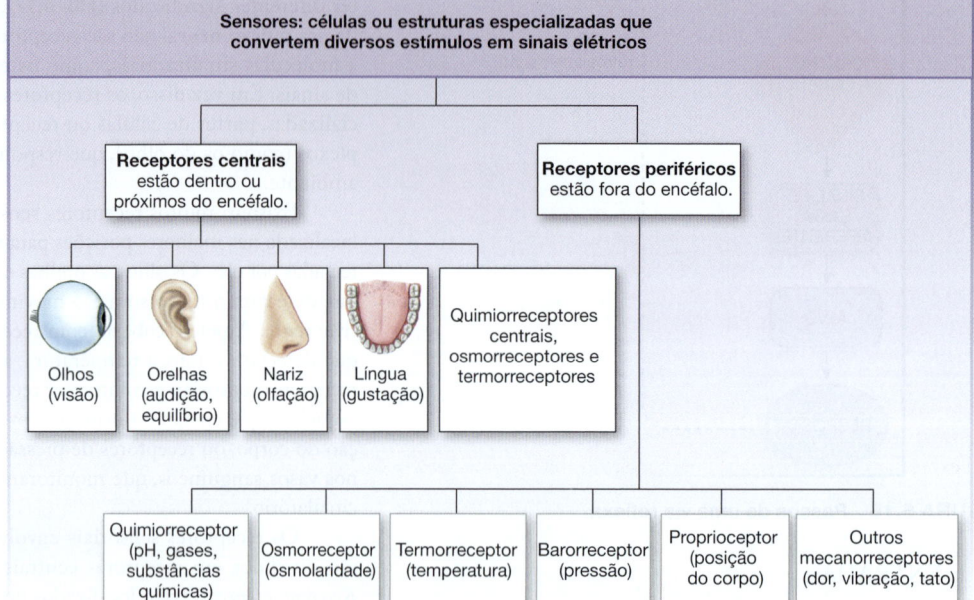

RECEPTORES

podem ser

Proteínas receptoras de membrana ou intracelulares

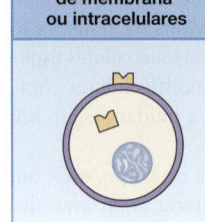

Sensores: células ou estruturas especializadas que convertem diversos estímulos em sinais elétricos

Receptores centrais estão dentro ou próximos do encéfalo.

Receptores periféricos estão fora do encéfalo.

Olhos (visão)

Orelhas (audição, equilíbrio)

Nariz (olfação)

Língua (gustação)

Quimiorreceptores centrais, osmorreceptores e termorreceptores

Quimiorreceptor (pH, gases, substâncias químicas)

Osmorreceptor (osmolaridade)

Termorreceptor (temperatura)

Barorreceptor (pressão)

Proprioceptor (posição do corpo)

Outros mecanorreceptores (dor, vibração, tato)

Sinal de entrada O sinal de entrada de um reflexo varia dependendo do tipo de reflexo. Em uma via neural, como o exemplo do alfinete, o sinal de entrada é uma informação química e elétrica transmitida por um neurônio sensorial. Em um reflexo endócrino não há uma via de entrada porque o estímulo atua diretamente sobre a célula endócrina que atua como sensor e como centro integrador.

Centro integrador O centro integrador em uma via reflexa é a célula que recebe a informação sobre as variáveis reguladas e pode iniciar uma resposta apropriada. Em reflexos endócrinos, o centro integrador é a célula endócrina. Em reflexos neurais, o centro integrador normalmente está dentro do *sistema nervoso central* (SNC), que é constituído de encéfalo e medula espinal.

Se a informação é proveniente de um único estímulo, compará-la com o ponto de ajuste e iniciar uma resposta (se necessário) é uma tarefa relativamente simples para um centro integrador. Contudo, os centros integradores realmente "merecem

seu pagamento" quando recebem dois ou mais sinais conflitantes provenientes de fontes diferentes. O centro deve avaliar cada sinal com base em sua intensidade e importância e desencadear uma resposta apropriada, que integra a informação de todos os receptores contribuintes. Isso parece com o tipo de decisão que você deve tomar quando em uma noite seus pais querem levar você para jantar, seus amigos estão fazendo uma festa, há um programa de televisão que você quer assistir e você tem uma prova importante de fisiologia dentro de três dias. Cabe a você ranquear esses itens em ordem de importância e decidir o que irá fazer.

Sinais de saída As vias do sinal de saída (eferentes) são relativamente simples. No sistema nervoso, os sinais de saída são sempre os sinais elétricos e químicos transmitidos por um neurônio eferente. Como todos os sinais elétricos propagados pelos neurônios são idênticos, a característica que distingue o sinal é a via anatômica do neurônio – a rota através da qual os neurônios enviam seu sinal. Por exemplo, o nervo vago carrega sinais neurais ao coração e o nervo frênico ao diafragma. As vias de saída no sistema nervoso são denominadas de acordo com o nome anatômico do nervo que carrega o sinal. Por exemplo, dizemos controle vagal dos batimentos cardíacos (*vagal* é o adjetivo para *vago*).

No sistema endócrino, a rota anatômica do sinal de saída é sempre a mesma – todos os hormônios são transportados pelo sangue até o seu alvo. As vias eferentes hormonais são distinguidas pela natureza química do sinal e, portanto, são denominadas de acordo com o hormônio que carrega a mensagem. Por exemplo, o sinal de saída de um reflexo integrado no pâncreas endócrino será ou o hormônio insulina ou o hormônio glucagon, dependendo do estímulo e da resposta apropriada.

Alvos Os alvos das vias de controle reflexo são as células ou tecidos que efetuam a resposta. Os alvos das vias neurais podem ser qualquer tipo de músculo, glândulas endócrinas e exócrinas ou tecido adiposo. Os alvos de uma via endócrina são as células que possuem o receptor apropriado para o hormônio.

Respostas Existem múltiplos níveis de resposta para as vias de controle reflexo. Usaremos o exemplo de um neurotransmissor atuando sobre um vaso sanguíneo, como mostrado na Figura 6.15a. A *resposta celular* ocorre na célula-alvo. Neste exemplo, o músculo liso do vaso se contrai em resposta à ligação do neurotransmissor. O próximo nível é a *resposta tecidual ou do órgão*. Em nosso exemplo, a contração do músculo liso da parede do vaso sanguíneo diminui o diâmetro do vaso sanguíneo e diminui o fluxo sanguíneo pelo vaso. Por fim, a *resposta sistêmica* mais geral expressa o que aqueles eventos celulares e teciduais específicos significam para o organismo como um todo. Neste exemplo, quando os vasos sanguíneos contraem, a resposta sistêmica é um aumento da pressão sanguínea.

Agora que você foi apresentado às partes básicas de uma via de controle reflexo, podemos partir para a análise dos dois sistemas de controle principais, o sistema nervoso e o sistema endócrino.

REVISANDO CONCEITOS

20. Qual é a diferença entre controle local e controle reflexo?

21. Cite os sete passos de uma via de controle reflexo na sua ordem correta.

SOLUCIONANDO O PROBLEMA

Marvin fica fascinado pela habilidade do corpo de controlar a glicemia. "Como o pâncreas sabe qual hormônio secretar?", ele pergunta. Células especiais no pâncreas, chamadas de células beta, monitoram a concentração de glicose sanguínea e liberam insulina quando a glicose sanguínea aumenta após uma refeição. A insulina atua sobre os tecidos do corpo para que estes captem e utilizem a glicose.

P5: *Na via reflexa da insulina, cite o estímulo, o sensor, o centro integrador, o sinal de saída, o(s) alvo(s) e a(s) resposta(s).*

Os sistemas de controle variam em sua velocidade e especificidade

As vias fisiológicas de controle reflexo são mediadas pelo sistema nervoso, pelo sistema endócrino ou por uma combinação de ambos (**FIG. 6.18**). Reflexos mediados apenas pelo sistema nervoso ou apenas pelo sistema endócrino são relativamente simples, mas algumas vias combinam reflexos neurais e endócrinos e podem ser muito complexas. Nas vias mais complexas, os sinais passam através de três centros integradores diferentes antes de finalmente alcançarem o tecido-alvo. Com tanta sobreposição entre as vias controladas pelos sistemas nervoso e endócrino, faz sentido

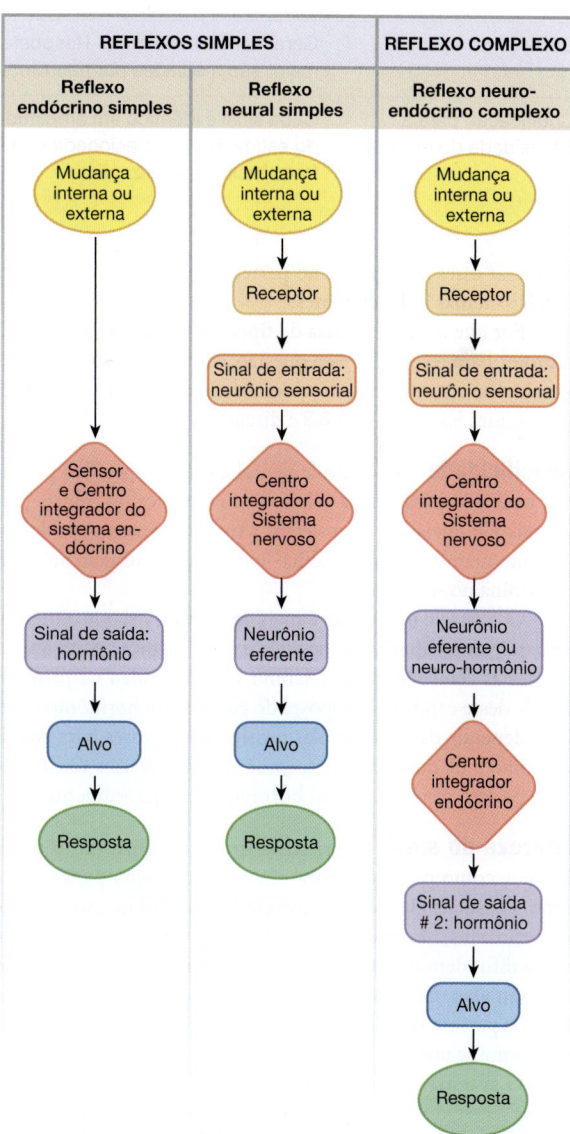

FIGURA 6.18 Reflexos simples e complexos. Esta figura compara reflexos simples com um centro integrador a uma via complexa com dois centros integradores.

TABELA 6.2	Comparação entre controle neural e endócrino	
Propriedade	**Reflexo neural**	**Reflexo endócrino**
Especificidade	Cada neurônio se limita a apenas uma célula-alvo ou a um número limitado de células-alvo vizinhas.	A maioria das células do corpo são expostas a um hormônio. A resposta depende de quais células possuem receptores para o hormônio.
Natureza do sinal	Sinal elétrico que passa através do neurônio e, depois, neurotransmissores químicos que carregam o sinal de uma célula para outra. Em poucos casos, os sinais passam de uma célula a outra através de junções comunicantes.	Sinais químicos secretados no sangue para a distribuição por todo o corpo.
Velocidade	Muito rápida.	A distribuição do sinal e o início da ação são bem mais lentas do que nas respostas neurais.
Duração da ação	Geralmente muito curta. Respostas de duração maior são mediadas por neuromoduladores.	As respostas geralmente duram mais tempo do que as respostas neurais.
Codificação para a intensidade do estímulo	Cada sinal é idêntico em amplitude. A intensidade do estímulo é correlacionada com o aumento da frequência da sinalização.	A intensidade do estímulo é correlacionada com a quantidade de hormônio secretada.

considerar esses sistemas como partes de um *continuum*, em vez de dois sistemas independentes.

Por que o corpo precisa de tipos diferentes de sistemas de controle? Para responder essa questão, compararemos o controle neural com o controle endócrino. As cinco maiores diferenças estão resumidas na **TABELA 6.2** e discutidas a seguir.

Especificidade　O controle neural é muito específico porque cada neurônio possui uma célula-alvo específica ou células para as quais ele envia sua mensagem. Anatomicamente, podemos isolar um neurônio e acompanhá-lo desde a sua origem até onde ele termina no seu alvo.

O controle endócrino é mais geral, uma vez que o mensageiro químico é liberado no sangue e pode alcançar praticamente todas as células do corpo. Como você aprendeu na primeira metade deste capítulo, a resposta do corpo a um hormônio específico depende de quais células possuem receptores para aquele hormônio e de que tipo de receptor elas têm. Vários tecidos do corpo podem responder a um hormônio simultaneamente.

Natureza do sinal　O sistema nervoso utiliza tanto sinais elétricos como químicos para enviar informação para todo o corpo. Os sinais elétricos percorrem longas distâncias ao longo dos neurônios, liberando sinais químicos (neurotransmissores) que se difundem através de um pequeno espaço entre o neurônio e seu alvo. Em um número limitado de ocasiões, os sinais elétricos passam diretamente de célula a célula através das junções comunicantes.

O sistema endócrino utiliza apenas sinais químicos: hormônios secretados no sangue por células ou gândulas endócrinas. Vias neuroendócrinas representam um híbrido dos reflexos neural e endócrino. Em uma via neuroendócrina, um neurônio gera um sinal elétrico, mas a substância química liberada pelo neurônio é um neuro-hormônio que entra na circulação sanguínea para ser distribuída.

REVISANDO CONCEITOS

22. No reflexo neural simples, mostrado na Figura 6.18, qual caixa, ou caixas, representam o encéfalo e a medula espinal? (b) Qual caixa, ou caixas, representam os órgãos sensoriais centrais e periféricos? (c) No reflexo neural simples, adicione uma linha pontilhada conectando as caixas para mostrar como uma alça de retroalimentação negativa poderia interromper o reflexo.

Velocidade　Os reflexos neurais são muito mais rápidos do que os reflexos endócrinos. Os sinais elétricos do sistema nervoso percorrem grandes distâncias muito rapidamente, com velocidades de até 120 m/s. Os neurotransmissores também geram respostas muito rápidas, na ordem de milissegundos.

Os hormônios são muito mais lentos do que os reflexos neurais. Sua distribuição pelo sistema circulatório e sua difusão dos capilares para os receptores tomam um tempo consideravelmente maior do que os sinais nos neurônios. Além disso, os hormônios apresentam um início de ação mais lento. Nos tecidos-alvo, a resposta pode demorar de minutos a horas antes de poder ser mensurada.

Por que precisamos dos reflexos velozes do sistema nervoso? Considere este exemplo. Um camundongo sai da sua toca e vê um gato pronto para saltar sobre ele e comê-lo. Um sinal deve ir dos olhos do camundongo e do seu cérebro até suas patas, dizendo a elas para correr de volta para a toca. Se o seu cérebro e suas patas estivessem separados por somente 5 micrômetros (5 μm = 1/200 milímetros), um sinal químico levaria 20 milissegundos (ms) para se difundir nesse espaço e o camundongo poderia escapar. Se o cérebro e as patas estivessem afastados um do outro 50 μm (1/20 milímetros), a difusão levaria 2 segundos e o camundongo poderia ser pego. Todavia, como a cabeça e a cauda de um camundongo estão separados por *centímetros*, levaria *três semanas* para que um sinal químico se difundisse da cabeça do camundongo para sua pata. Pobre camundongo!

Mesmo se a distribuição da substância química fosse acelerada pela ajuda do sistema circulatório, a mensagem química ainda levaria 10 segundos para chegar até suas patas, e o camundongo se tornaria comida de gato. A moral dessa história é que os reflexos que necessitam de uma resposta rápida são mediados pelo sistema nervoso porque eles são muito mais rápidos.

Duração da ação   O controle neural é de duração mais curta do que o controle endócrino. O neurotransmissor liberado por um neurônio se combina com um receptor na célula-alvo e inicia uma resposta. Contudo, a resposta normalmente é muito breve, pelo fato de o neurotransmissor ser removido rapidamente da proximidade do receptor por vários mecanismos. Para obter uma resposta sustentada, múltiplos sinais repetidos devem ser enviados pelo neurônio.

Os reflexos endócrinos são mais lentos para iniciar, mas duram mais tempo. Muitas das funções contínuas e de longa duração do corpo, como o metabolismo e a reprodução, estão sob o controle do sistema endócrino.

Codificação para a intensidade do estímulo   Quando um estímulo aumenta de intensidade, os sistemas de controle devem ter um mecanismo para transmitir esta informação para o centro integrador. A amplitude do sinal de qualquer neurônio é constante em magnitude e, por essa razão, não pode refletir a intensidade do estímulo. Em vez disso, a frequência de sinalização através do neurônio aferente aumenta. No sistema endócrino, a intensidade do estímulo é refletida pela quantidade de hormônio liberada: quanto maior o estímulo, mais hormônio é liberado.

As vias de controle reflexo complexas possuem vários centros integradores

A **FIGURA 6.19** resume as variações das vias de controle reflexo neural, neuroendócrino e endócrino.

Em um reflexo neural simples, todos os passos da via reflexa estão presentes, do sensor ao alvo (Fig. 6.19 **①**). O reflexo neural é representado em sua forma mais simples pelo reflexo da percussão do joelho (ou reflexo do tendão patelar). A percussão no joelho (o estímulo) ativa um receptor de estiramento. O sinal percorre um neurônio sensorial aferente até a medula espinal (o centro integrador). Se a percussão é forte o bastante

SOLUCIONANDO O **PROBLEMA**

"Ok, só mais uma pergunta", diz Marvin. "Você disse que pessoas com diabetes têm níveis altos de glicose no sangue. Se a glicose é tão alta, por que ela não pode simplesmente entrar nas células?"

P6: *Por que a glicose não consegue simplesmente entrar nas células quando a concentração de glicose no sangue é maior que a concentração intracelular?*

P7: *O que você acha que acontece com a secreção de insulina quando o nível de glicose do sangue cai? Que tipo de alça de retroalimentação está atuando aqui?*

(excedendo o limiar), o sinal trafega através de um neurônio eferente da medula espinal para músculos da coxa (o alvo ou efetor). Em resposta, o músculo contrai, causando a extensão da perna.

Em uma via de reflexo endócrino simples (Fig. 6.19 **⑥**), alguns passos da via reflexa são combinados. A célula endócrina atua tanto como sensor como centro integrador; não há uma via de entrada. A própria célula endócrina monitora a variável regulada e é programada para iniciar a resposta quando a variável ultrapassa o limite aceitável. A via de saída é o hormônio e o alvo é qualquer célula que tenha o receptor hormonal apropriado.

Um exemplo de um reflexo endócrino simples é a secreção do hormônio insulina em resposta às mudanças no nível de glicose no sangue. A célula beta-pancreática, que secreta insulina, monitora a concentração de glicose do sangue usando a produção de ATP na célula como um indicador da disponibilidade de glicose (Fig. 5.26, p. 159). Quando a glicose no sangue aumenta, a produção intracelular de ATP excede o nível limiar e as células beta respondem, secretando insulina no sangue.* Qualquer célula-alvo no corpo que tenha receptores de insulina responde ao hormônio e inicia processos que removem a glicose do sangue. A remoção do estímulo atua como retroalimentação negativa, e a alça de resposta é interrompida quando os níveis de glicose no sangue diminuem abaixo de uma certa concentração.

REVISANDO CONCEITOS   **23.** Relacione os seguintes termos de partes do reflexo patelar com as partes do reflexo neural simples, mostrado na Figura 6.19 **①**: percussão no joelho, músculos da coxa, neurônios que se dirigem para os músculos da coxa, neurônio sensorial, encéfalo e medula espinal, receptor de estiramento, contração muscular.

O reflexo neuroendócrino, mostrado na Figura 6.19 **②**, é idêntico ao reflexo neural, exceto pelo neuro-hormônio liberado pelo neurônio que vai pela corrente sanguínea até seu alvo, como um hormônio. Um exemplo de reflexo neuroendócrino simples é a liberação do leite da mama em resposta à sucção do mamilo pelo bebê. A boca do bebê pressionando o mamilo gera sinais sensoriais, os quais percorrem o neurônio sensorial até o encéfalo (centro integrador). Um sinal elétrico no neurônio eferente estimula a liberação do neuro-hormônio ocitocina na circulação. A ocitocina é transportada até a mama, onde causa a contração de músculos lisos (o alvo), resultando na ejeção do leite.

Em vias complexas, pode haver mais de um centro integrador. A Figura 6.19 mostra três exemplos de vias neuroendócrinas complexas. A mais simples delas, Figura 6.19 **③**, combina um reflexo neural com um reflexo endócrino clássico. Um exemplo desse padrão pode ser encontrado no contole da secreção de insulina.

As células beta-pancreáticas monitoram a concentração sanguínea de glicose diretamente (Fig. 6.19 **⑥**), mas essas células também são controladas pelo sistema nervoso. Durante uma refeição, a presença de comida no estômago distende suas paredes e manda sinais de entrada (aferentes) ao encéfalo. O encé-

---

*N. de T. Não é o ATP, mas sim a entrada de Ca^{2+} na **célula**, que dispara a secreção de insulina por exocitose. O ATP fecha os canais de K^+, o que despolariza a célula, abrindo canais de Ca^{2+} dependentes de voltagem.

FIGURA 6.19 **CONTEÚDO ESSENCIAL**

Padrões de vias reflexas

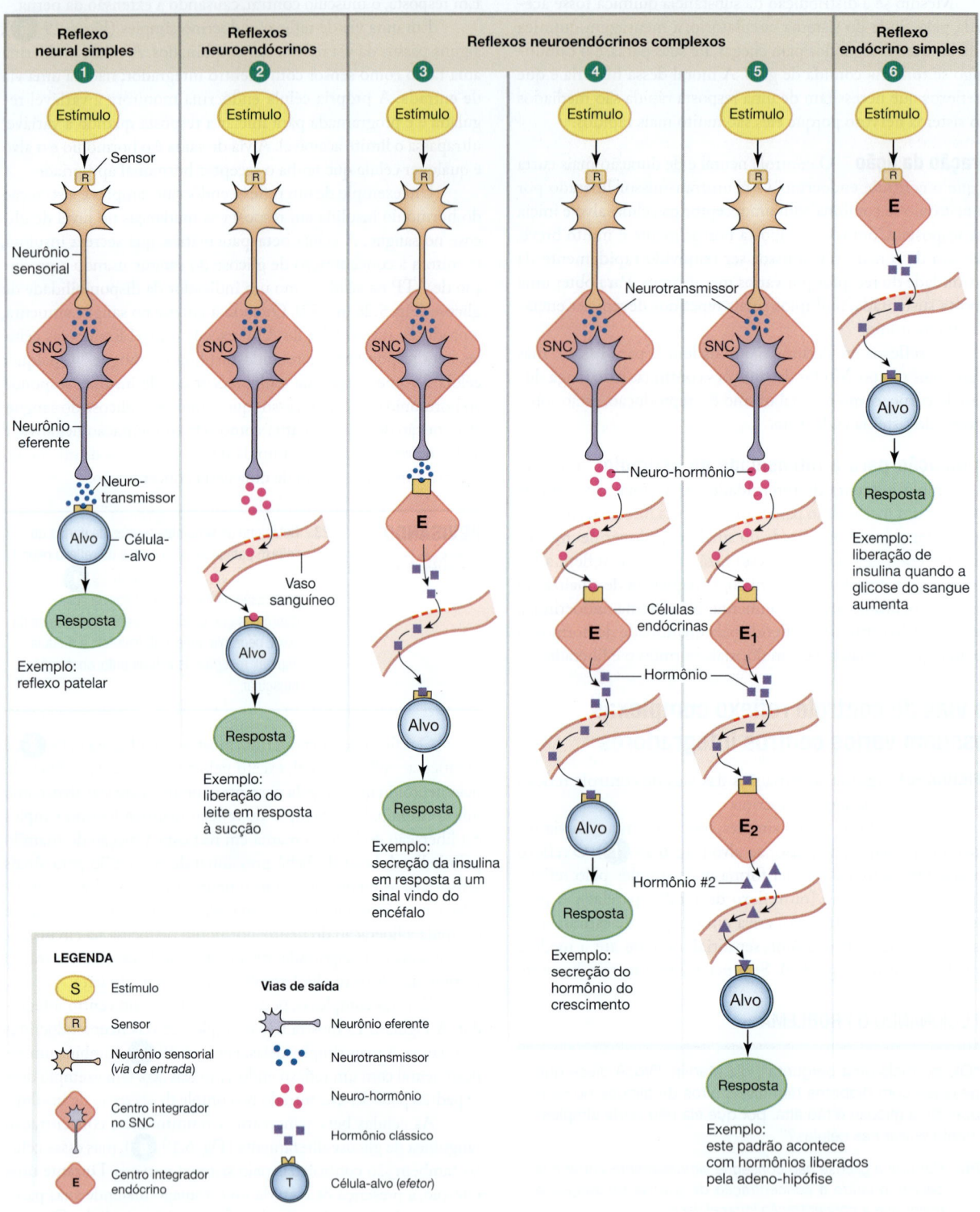

Reflexo neural simples ❶
Exemplo: reflexo patelar

Reflexos neuroendócrinos ❷
Exemplo: liberação do leite em resposta à sucção

Reflexos neuroendócrinos complexos ❸ ❹ ❺
Exemplo: secreção da insulina em resposta a um sinal vindo do encéfalo

Exemplo: secreção do hormônio do crescimento

Exemplo: este padrão acontece com hormônios liberados pela adeno-hipófise

Reflexo endócrino simples ❻
Exemplo: liberação de insulina quando a glicose do sangue aumenta

LEGENDA
- S Estímulo
- R Sensor
- Neurônio sensorial (*via de entrada*)
- Centro integrador no SNC
- E Centro integrador endócrino

Vias de saída
- Neurônio eferente
- Neurotransmissor
- Neuro-hormônio
- Hormônio clássico
- T Célula-alvo (*efetor*)

TABELA 6.3	Comparação dos reflexos neural, neuroendócrino e endócrino		
	Neural	**Neuroendócrino**	**Endócrino**
Sensor	Receptores sensoriais especiais e somáticos	Receptores sensoriais especiais e somáticos	Célula endócrina
Sinal de entrada	Neurônio sensorial	Neurônio sensorial	Nenhum
Centro integrador	Encéfalo ou medula espinal	Encéfalo ou medula espinal	Célula endócrina
Sinal de saída	Neurônio eferente (sinal elétrico e neurotransmissor)	Neurônio eferente (sinal elétrico e neuro-hormônio)	Hormônio
Alvo(s)	Músculos e glândulas, parte do tecido adiposo	A maioria das células do corpo	A maioria das células do corpo
Resposta	Principalmente contração e secreção; pode ter alguns efeitos metabólicos	Mudança nas reações enzimáticas, transporte de membrana ou proteínas celulares	Mudança nas reações enzimáticas, transporte de membrana ou proteínas celulares

falo, por sua vez, envia sinais de saída (eferentes) excitatórios às células beta, para que estas liberem insulina. Esses sinais ocorrem bem antes que a comida seja absorvida e o nível de glicose do sangue tenha aumentado (um *reflexo antecipatório* [p. 17]). Essa via, portanto, possui dois centros integradores (o encéfalo e as células beta-pancreáticas).

Existem várias vias de reflexos complexas, e nem todas estão mostradas na Figura 6.19. Uma via (Fig. 6.19 **4**) utiliza um neuro-hormônio para controlar a liberação de um hormônio clássico. A secreção do hormônio do crescimento é um exemplo dessa via. A via neuroendócrina mais complexa, mostrada na Figura 6.19 **5**, inclui um neuro-hormônio e dois hormônios clássicos. Esse padrão é típico de alguns hormônios liberados pela adeno-hipófise, uma glândula endócrina localizada logo abaixo do encéfalo (ver Capítulo 7 para detalhes).

Na descrição das vias dos reflexos neuroendócrinos complexos, identificamos apenas um receptor e uma via aferente, como indicado na Figura 6.19 **5**. Nas três vias complexas mostradas, o encéfalo é o primeiro centro integrador e o neuro-hormônio é a primeira via eferente. Na Figura 6.19 **5**, o alvo endócrino (E_1) do neuro-hormônio é o segundo centro integrador e seu hormônio é a segunda via de saída. A segunda glândula endócrina na via (E_2) é o terceiro centro integrador e seu hormônio é a terceira via de saída. O alvo do último sinal na sequência é o efetor.

A **TABELA 6.3** compara os vários passos dos reflexos neural, nuroendócrino e endócrino. No restante do texto, usaremos os padrões gerais mostrados na Figura 6.19 como uma ferramenta para classificar as vias reflexas complexas. As vias endócrinas e neurais exercem papel-chave na manutenção da homeostasia.

REVISANDO CONCEITOS

24. Compare os seguintes termos com as partes apropriadas do reflexo neuroendócrino simples, mostrado na Figura 6.19 (os termos podem ser usados mais de uma vez): alimento no estômago após uma refeição, encéfalo e medula espinal, células endócrinas do pâncreas, receptores de estiramento, neurônio eferente para o pâncreas, insulina, célula adiposa, sangue, neurônio sensorial.

SOLUCIONANDO O **PROBLEMA** CONCLUSÃO | Diabetes melito

Marvin submeteu-se a mais exames e foi diagnosticado com diabetes tipo 2. Com uma atenção cuidadosa na sua dieta e com um programa regular de exercícios, ele conseguiu manter seus níveis de glicose sanguínea sob controle. O diabetes é uma epidemia que vem crescendo em todo o mundo. Nos Estados Unidos, por exemplo, havia quase 26 milhões de diabéticos em 2013 (em torno de 8% da população). Mais preocupante é o fato de que outras 79 milhões de pessoas são consideradas "pré-diabéticas" – em risco significativo de se tornarem diabéticas. Você aprenderá mais sobre diabetes ao longo dos capítulos deste livro.

Neste solucionando o problema, você aprendeu sobre a homeostasia da glicose e como ela é mantida pela insulina e pelo glucagon. A doença diabetes melito é uma indicação de que a homeostase da glicose foi alterada. Para testar seu conhecimento sobre esse problema, compare suas respostas com as informações sintetizadas na tabela a seguir.

Pergunta	Fatos	Integração e análise
P1: Em qual tipo de diabetes é mais provável de haver defeito na via de sinalização para a insulina?	A insulina é um hormônio peptídico que utiliza receptores de membrana ligados a segundos mensageiros para transmitir o seu sinal às células. Pessoas com diabetes tipo 1 não têm insulina; pessoas com diabetes tipo 2 têm níveis de insulina normais a elevados.	Níveis altos ou normais de insulina sugerem que o problema não é com a quantidade de insulina, mas sim com a ação da insulina na célula. O problema no diabetes tipo 2 pode ser um defeito no mecanismo de transdução de sinal.
P2: Insulina é um hormônio proteico. Você esperaria encontrar o seu receptor na superfície da célula ou no citoplasma das células-alvo?	Moléculas sinalizadoras lipofílicas possuem receptores intracelulares. Moléculas lipofóbicas possuem receptores de membrana.	Proteínas são lipofóbicas (hidrofílicas) e, portanto, hormônios proteicos, como a insulina, possuem receptores de membrana.
P3: Em qual tipo de diabetes os receptores de insulina estão mais provavelmente regulados para cima?	A regulação para cima dos receptores geralmente ocorre se uma molécula sinalizadora está presente em concentrações anormalmente baixas (p. 51). No diabetes tipo 1, a insulina não é secretada pelo pâncreas.	No diabetes tipo 1, os níveis de insulina são baixos. Por essa razão, o tipo 1 é mais provável de causar regulação para cima dos receptores de insulina.
P4: A regulação homeostática dos níveis de glicose do sangue pelos hormônios insulina e glucagon é um exemplo de qual postulado de Cannon?	Os postulados de Cannon descrevem o papel do sistema nervoso na manutenção da homeostasia, e os conceitos de atividade tônica, controle antagonista e diferentes efeitos dos sinais em diferentes tecidos.	A insulina diminui os níveis de glicose no sangue, e o glucagon os aumenta. Por essa razão, os dois hormônios são um exemplo de controle antagonista.
P5: Na via da insulina, cite o estímulo, o sensor, o centro integrador, o sinal de saída, o(s) alvo(s) e a(s) resposta(s).	Veja os passos das vias reflexas (p. 183).	Estímulo: aumento do nível de glicose do sangue; sensor: células beta-pancreáticas que detectam a mudança; centro integrador: células beta; sinal de saída: insulina; alvos: qualquer tecido do corpo que responda à insulina; respostas: captação e utilização da glicose.
P6: Por que a glicose não consegue simplesmente entrar nas células quando a concentração de glicose no sangue é maior que a concentração de glicose intracelular?	A glicose é lipofóbica. A difusão simples acontece através da bicamada fosfolipídica. A difusão facilitada utiliza proteínas carreadoras (p. 142).	Como a glicose é lipofóbica, ela não consegue atravessar a membrana por difusão simples. Ela deve atravessar por difusão facilitada. Se a célula não tem os carreadores necessários, a difusão facilitada não ocorre.
P7: O que você acha que acontece com a taxa de secreção da insulina quando o nível de glicose do sangue cai? Que tipo de alça de retroalimentação está atuando aqui?	O estímulo para a liberação de insulina é um aumento dos níveis de glicose no sangue. Na retroalimentação negativa, a resposta contrabalança ou compensa o estímulo. Na retroalimentação positiva, a resposta aumenta o estímulo.	O aumento na concentração de glicose no sangue estimula a liberação de insulina; portanto, uma diminuição da glicose no sangue deverá diminuir a liberação de insulina. Neste exemplo, a resposta (glicose no sangue diminuída) contrabalança o estímulo (glicose no sangue aumentada), de modo que está atuando uma alça de retroalimentação negativa.

166 169 182 183 187 189 192

RESUMO DO CAPÍTULO

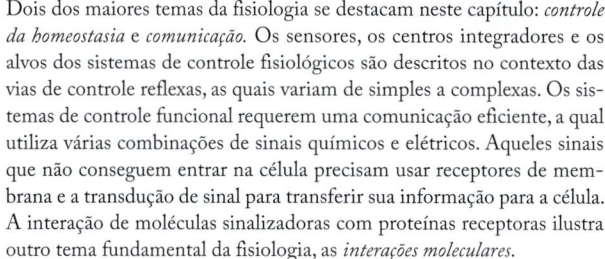

Dois dos maiores temas da fisiologia se destacam neste capítulo: *controle da homeostasia* e *comunicação*. Os sensores, os centros integradores e os alvos dos sistemas de controle fisiológicos são descritos no contexto das vias de controle reflexas, as quais variam de simples a complexas. Os sistemas de controle funcional requerem uma comunicação eficiente, a qual utiliza várias combinações de sinais químicos e elétricos. Aqueles sinais que não conseguem entrar na célula precisam usar receptores de membrana e a transdução de sinal para transferir sua informação para a célula. A interação de moléculas sinalizadoras com proteínas receptoras ilustra outro tema fundamental da fisiologia, as *interações moleculares*.

Comunicação célula a célula

1. Há dois tipos básicos de sinais fisiológicos: químicos e elétricos. Os sinais químicos são a base para a maior parte da comunicação dentro do corpo. (p. 166)

2. Há quatro métodos de comunicação célula a célula: (1) transferência citoplasmática direta através de junções comunicantes, (2) sinalização dependente de contato, (3) comunicação química local e (4) comunicação de longa distância. (p. 166; Fig. 6.1)

3. **Junções comunicantes** são canais proteicos que conectam duas células vizinhas. Quando estão abertas, sinais químicos e elétricos passam diretamente de uma célula para a outra. (p. 166)

4. **Sinais dependentes de contato** requerem contato direto entre as moléculas da superfície de duas células. (p. 166)

5. A comunicação local utiliza **sinais parácrinos**, substâncias químicas que atuam sobre células próximas daquelas que secretaram o sinal parácrino. Uma substância química que atua na própria célula que a secretou é chamada de **sinal autócrino**. A atividade de sinais parácrinos e autócrinos é limitada pela distância da difusão. (p. 168)

6. A comunicação de longa distância utiliza **moléculas neurócrinas** e sinais elétricos no sistema nervoso e **hormônios** no sistema endócrino. Apenas células que possuem receptores para um hormônio serão **células-alvo**. (pp. 166, 168)

7. **Citocinas** são peptídeos reguladores que controlam o desenvolvimento, a diferenciação celular e a resposta imune. Elas atuam tanto como sinais locais como de longa distância. (p. 168)

Vias de sinalização

8. Sinais químicos ligam-se a **receptores** e alteram moléculas sinalizadoras intracelulares que determinam a resposta. (p. 169)

9. Moléculas sinalizadoras lipofílicas entram na célula e se combinam com receptores citoplasmáticos ou nucleares. Moléculas sinalizadoras lipofóbicas e algumas moléculas lipofílicas se combinam com receptores de membrana. (p. 169; Fig. 6.3)

10. As vias de **transdução de sinal** usam proteínas receptoras de membrana e moléculas de segundos mensageiros intracelulares para traduzir a informação do sinal em uma resposta intracelular. (p. 171; Fig. 6.5a)

11. Algumas vias de transdução de sinal ativam **proteínas-cinase**. Outras ativam **enzimas amplificadoras** que geram moléculas de **segundos mensageiros**. (p. 171; Fig. 6.5b)

12. Vias de sinalização ativam **cascatas** intracelulares, que amplificam o sinal original. (p. 171; Fig. 6.6a)

13. Os **canais iônicos dependentes de ligante** se abrem ou fecham, produzindo sinais elétricos. (p. 170; Fig. 6.7)

14. **Proteínas G** associadas a enzimas amplificadoras são o sistema de transdução de sinal mais prevalente. Os **receptores acoplados à proteína G** também alteram canais iônicos. (p. 174; Fig. 6.8)

15. A via da **proteína G acoplada à adenilato-ciclase-AMPc-proteína-cinase A** é a via mais comum para hormônios peptídicos e proteicos. (p. 174; Fig. 6.8a)

16. Na via da **fosfolipase C acoplada à proteína G**, a enzima amplificadora **fosfolipase C (PLC)** gera dois segundos mensageiros: **trisfosfato de inositol (IP$_3$)** e **diacilglicerol (DAG)**. O IP$_3$ induz a liberação de Ca^{2+} de estoques intracelulares. O DAG ativa a **proteína-cinase C**. (pp. 174, 176; Fig. 6.8b)

17. **Receptores enzimáticos** ativam proteínas-cinase, como a **tirosina-cinase** (Fig. 6.9), ou a enzima amplificadora **guanilato-ciclase**, que produz o segundo mensageiro **GMPc**. (p. 176)

18. Os receptores **integrina** ligam a matriz extracelular ao citoesqueleto. (p. 176; Fig. 6.3c)

Novas moléculas sinalizadoras

19. O cálcio é uma importante molécula sinalizadora que se liga à **calmodulina**, alterarando a atividade enzimática desta. Ele também se liga a outras proteínas celulares para alterar o movimento e iniciar a exocitose. (p. 177; Fig. 6.11)

20. **Óxido Nítrico (NO)**, **monóxido de carbono (CO)** e **sulfeto de hidrogênio (H$_2$S)** são moléculas sinalizadoras gasosas de vida curta. O NO ativa a guanilato-ciclase diretamente. (pp. 178, 179)

21. A cascata do ácido araquidônico produz moléculas sinalizadoras lipídicas, como **leucotrienos**, **prostaglandinas** e **tromboxanas**. (p. 179; Fig. 6.12)

Modulação das vias de sinalização

22. A resposta de uma célula a uma molécula sinalizadora é determinada pelo receptor da célula para esse sinal. (p. 180)

23. Os receptores possuem formas relacionadas denominadas **isoformas**. Um ligante pode ter efeitos diferentes quando ligado a diferentes isoformas. (p. 180; Fig. 6.13)

24. Um receptor pode ter múltiplos ligantes. **Agonistas** de receptores imitam a ação de uma molécula sinalizadora. **Antagonistas** de receptores bloqueiam a via de sinalização. (p. 180; Fig. 6.14)

25. As proteínas receptoras apresentam especificidade, competição e saturação. (p. 180)

26. Células expostas a concentrações muito altas de um sinalizador por um período prolongado de tempo tentam trazer sua resposta a valores normais por meio de mecanismos de regulação para baixo ou dessensibilização. Na **regulação para baixo**, a célula diminui o número de receptores. Na *dessensibilização*, a célula diminui a afinidade de ligação do receptor. A **regulação para cima** é o oposto da regulação para baixo e envolve o aumento do número de receptores para um sinal. (p. 181)

27. As células possuem mecanismos para finalizar as vias de sinalização, como a remoção da molécula sinalizadora ou a degradação do complexo receptor-ligante. (p. 182)

28. Muitas doenças têm sido associadas a defeitos em vários pontos das vias de sinalização, como a falta de receptores ou receptores defeituosos. (p. 182; Tab. 6.1)

Vias reflexas homeostáticas

29. Walter Cannon foi o primeiro a estabelecer os quatro postulados básicos da homeostase: (1) o sistema nervoso desempenha um importante papel na manutenção da homeostasia. (2) Alguns parâmetros estão sob **controle tônico**, o que permite que o parâmetro seja aumentado ou diminuído por um único sinal (Fig. 6.15a). (3) Outros parâmetros estão sob **controle antagônico**, no qual um hormônio ou neurônio aumenta o parâmetro enquanto outro o diminui. (Fig. 6.15b). (4) Os sinais químicos podem ter efeitos diferentes em diferentes tecidos do corpo, dependendo do tipo de receptor presente na célula-alvo. (p. 183; Fig. 6.14)

30. Nas **vias de controle reflexo**, um centro integrador toma a decisão de responder a uma mudança. Um sinal elétrico ou químico enviado à célula ou tecido-alvo inicia a resposta. As vias reflexas de longa distância envolvem os sistemas nervoso e endócrino e as citocinas. (p. 182)

31. O controle neural é mais rápido e mais específico do que o controle endócrino, mas geralmente tem menor duração. O controle endócrino é menos específico e mais lento para iniciar, mas dura mais tempo e é geralmente amplificado. (p. 187; Tab. 6.2)

32. Muitas vias reflexas são combinações complexas de mecanismos de controle neural e endócrino. (p. 189; Figs. 6.18, 6.19)

QUESTÕES PARA REVISÃO

Além da resolução destas questões e da checagem de suas respostas na p. A-7, reveja os Tópicos abordados e objetivos de aprendizagem, no início deste capítulo.

Nível um   Revisando fatos e termos

1. Quais os dois caminhos se pode seguir para enviar sinais de longa distância no corpo?

2. Quais os dois sistemas do corpo mantêm a homeostasia monitorando e respondendo às mudanças do ambiente?

3. Quais os dois tipos de sinais fisiológicos que o corpo utiliza para mandar mensagens? Destes dois tipos, qual está disponível para todas as células?

4. Em uma via de transdução de sinal, o sinal ligante, também chamado de primeiro mensageiro, liga-se a um _____, que ativa e altera a _____ intracelular.

5. As três enzimas amplificadoras principais são (a) _____, que forma AMPc; (b) _____, que forma GMPc; e (c) _____, que converte um fosfolipídeo da membrana celular em duas moléculas diferentes de segundos mensageiros.

6. Uma enzima conhecida como proteína-cinase adiciona o grupo funcional _____ ao seu substrato, transferindo-o a partir de uma molécula de _____.

7. Diferencie receptor central de receptor periférico.

8. Os receptores para as vias de sinalização podem ser encontrados no _____, no _____, ou na _____ da célula.

9. A regulação para baixo resulta em um(a) _____ (aumento ou redução?) no número de receptores em resposta a um sinal prolongado.

10. Liste duas maneiras pelas quais uma célula pode diminuir sua resposta a um sinal.

11. Em uma alça de retroalimentação negativa, a resposta move o sistema na direção _____ (contrária/mesma) daquela do estímulo.

Nível dois   Revisando conceitos

12. Explique as relações dos termos em cada um dos seguintes conjuntos de palavras. Dê um exemplo fisiológico ou a localização, se aplicável.
    (a) junções comunicantes, conexinas, conéxon.
    (b) sinal autócrino, sinal parácrino.
    (c) citocina, neurotransmissor, neuro-hormônio, neuromodulador, hormônio.
    (d) agonista do receptor, antagonista do receptor, vias de controle antagonista.
    (e) transdução, amplificação, cascata.

13. Liste e compare as quatro classes de receptores de membrana a partir das vias de sinalização. Dê um exemplo de cada uma.

14. Quem foi Walter Cannon? Relate os quatro postulados de Cannon com suas próprias palavras.

15. Organize os seguintes termos na ordem de um reflexo e dê um exemplo anatômico de cada passo quando aplicável: sinal de entrada (aferente), centro integrador, sinal de saída (eferente), resposta, sensor, estímulo, alvo.

16. Compare as vantagens e desvantagens dos mecanismos de controle endócrino e neural.

17. Os seguintes reflexos teriam retroalimentação negativa ou positiva?
    (a) secreção de glucagon em resposta à diminuição de glicose no sangue.
    (b) aumento da liberação de leite em resposta à sucção do mamilo pelo bebê.
    (c) urgência de um sujeito em esvaziar a bexiga urinária.
    (d) suar em resposta ao aumento da temperatura corporal.

18. Identifique o tecido ou órgão-alvo para cada exemplo da questão 17.

19. Identifique o centro integrador para os exemplos (a), (c), (d) da questão 17.

Nível três   Solucionando problemas

20. Em cada uma das seguintes situações, identifique os componentes do reflexo.
    (a) Você está sentado calmamente a sua mesa, estudando, quando se dá conta do vento frio soprando lá fora a 48 km/h e começa a sentir um pequeno arrepio. Você começa a girar o termostato, lembra-se da conta de luz do último mês e acaba decidindo usar um cobertor. Logo você está aquecido novamente.
    (b) Enquanto você está passeando no centro comercial, o aroma de pão de canela lhe alcança. Você inala com prazer, mas lembra-se de que não está com fome porque você almoçou há uma hora. Você vai fazer suas coisas, mas 20 minutos mais tarde está de volta à padaria, com o pão na mão, devorando vorazmente sua doçura, com a saliva umedecendo sua boca.

21. Uma pesquisadora está estudando o músculo liso das vias aéreas do sistema respiratório. Quando ela expõe as vias aéreas ao

neurotransmissor acetilcolina, o músculo liso contrai. Quando expõe as vias aéreas ao neuro-hormônio adrenalina, a via aérea relaxa.

(a) O fenômeno descrito é um exemplo de controle _____.

(b) O que distingue um neurotransmissor de um neuro-hormônio?

(c) Qual mensageiro químico é secretado em concentrações mais altas: acetilcolina ou adrenalina? Justifique a sua resposta.

Nível quatro   Problemas quantitativos

22. Em uma cascata de sinalização para a rodopsina, uma molécula fotorreceptora, cada rodopsina ativa mil moléculas de transducina, a próxima molécula na cascata de sinalização. Cada transducina ativa uma fosfodiesterase, e cada fosfodiesterase converte 4 mil GMPc em GMP.

(a) Qual é o nome do fenômeno descrito neste parágrafo?

(b) A ativação de uma rodopsina resultará na produção de quantas moléculas de GMP?

As respostas para as questões de Revisando conceitos, Figuras, Questões gráficas e Questões para revisão ao final do capítulo podem ser encontradas no Apêndice A (p. A-1).

7

Introdução ao Sistema Endócrino

A divisão do sistema endócrino em subsistemas isolados deve ser reconhecida como artificial, conveniente apenas do ponto de vista pedagógico, pois não mostra a natureza interligada de todos esses sistemas.

Howard Rasmussen, em *Williams' Textbook of Endocrinology*, 1974.

Escaneamento gama de um bócio da glândula tireoide.

avid tinha 7 anos de idade quando os primeiros sintomas apareceram. Seu apetite nas refeições aumentou e ele sempre parecia estar com fome. Entretanto, apesar de comer mais, ele estava perdendo peso. Quando começou a pedir água, em vez de refrigerante, a mãe de David ficou preocupada, e quando ele urinou na cama três noites seguidas, ela soube que algo estava errado. O médico ouviu os sintomas de David e pediu os exames para determinar a concentração de glicose no sangue e na urina. Os resultados dos exames confirmaram o diagnóstico: David tinha diabetes melito. No caso de David, a doença era devida à falta de insulina, um hormônio produzido pelo pâncreas. David começou a receber injeções de insulina, um tratamento que continuaria pelo resto de sua vida.

Há 100 anos, David teria morrido logo após o início dos sintomas. O campo da **endocrinologia**, o estudo dos hormônios, ainda estava na sua infância. A maioria dos hormônios não havia sido descoberta, e as funções dos hormônios conhecidos não eram bem compreendidas. Não havia tratamento para diabetes, nem anticoncepcionais. Bebês que nasciam com secreção inadequada do hormônio da tireoide não cresciam ou não se desenvolviam normalmente.

Hoje, tudo isso mudou. Uma longa e crescente lista de hormônios já foi identificada. As doenças endócrinas que no passado matavam ou mutilavam, agora podem ser controladas por hormônios sintéticos ou procedimentos médicos sofisticados. Apesar de os médicos não hesitarem em utilizar esses tratamentos, ainda estamos descobrindo como os hormônios agem exatamente nas suas células-alvo. Este capítulo traz uma introdução aos princípios básicos da estrutura e da função dos hormônios. Você aprenderá mais sobre hormônios específicos à medida que os encontrar no estudo dos vários sistemas.

HORMÔNIOS

Como você já aprendeu, os hormônios são mensageiros químicos secretados para o sangue por células epiteliais especializadas. Os hormônios são responsáveis por diversas funções corporais consideradas contínuas e de longo prazo. Processos que estão principalmente sob controle hormonal incluem metabolismo, regulação do meio interno (temperatura, balanço hídrico e de íons), reprodução, crescimento e desenvolvimento. Os hormônios agem nas suas células-alvo de três maneiras básicas: (1) controlando a taxa de reações enzimáticas, (2) controlando o transporte de íons ou moléculas através de membranas celulares ou (3) controlando a expressão gênica e a síntese proteica.

SOLUCIONANDO O **PROBLEMA** | **Doença de Graves**

A bola deslizou pelo buraco e saiu do campo: outro *bogey*. O jogo de golfe de Ben Crenshaw estava mesmo muito ruim. O profissional de 33 anos tinha vencido o torneio de golfe Masters Tournament há apenas um ano, mas agora algo estava errado. Ele estava fraco e cansado, havia perdido peso e sentia calor o tempo todo. Ele atribuiu seus sintomas ao estresse, mas a sua família tinha outra opinião. Ele, então, consultou um médico. O diagnóstico? Doença de Graves, a qual resulta em uma hiperatividade da glândula tireoide.

197 206 215 216 218 220 222

Os hormônios são conhecidos desde a antiguidade

Apesar de o campo científico da endocrinologia ser relativamente jovem, as doenças do sistema endócrino foram documentadas por milhares de anos. Evidências de anormalidades endócrinas podem ser observadas até mesmo na arte antiga. Por exemplo, uma estátua pré-colombiana de uma mulher mostra uma massa na frente de seu pescoço (**FIG. 7.1**). Essa massa representa a glândula tireoide aumentada, ou *bócio*, uma condição comum no alto dos Andes, onde a dieta não continha iodo necessário para produzir os hormônios da tireoide.

A primeira associação entre estrutura e função endócrina provavelmente foi a associação entre os testículos e a sexualidade masculina. A castração de animais e do homem era uma prática comum tanto em culturas ocidentais como em orientais, uma vez que diminuía a libido e resultava em machos inférteis.

Em 1849, A. A. Berthold utilizou esse conhecimento para realizar o primeiro experimento clássico na endocrinologia. Ele removeu os testículos de galos e observou que as aves castradas tinham cristas menores, eram menos agressivas e tinham menos apetite sexual do que as aves não castradas. Se os testículos fossem cirurgicamente recolocados no galo doador ou em outro galo castrado, o comportamento masculino normal e o crescimento da crista eram retomados. Como os testículos reimplantados não eram conectados a nervos, Berthold concluiu que as glândulas deviam estar secretando algo no sangue que afetava o corpo todo.

Contudo, a endocrinologia experimental não recebeu muita atenção até 1889, quando o médico francês de 72 anos, Charles Brown-Séquard, anunciou seu rejuvenescimento sexual após injetar em si mesmo extratos de testículos de touro macerados em água. Seguiu-se um grande entusiasmo internacional e médicos dos dois lados do Atlântico começaram a injetar em seus

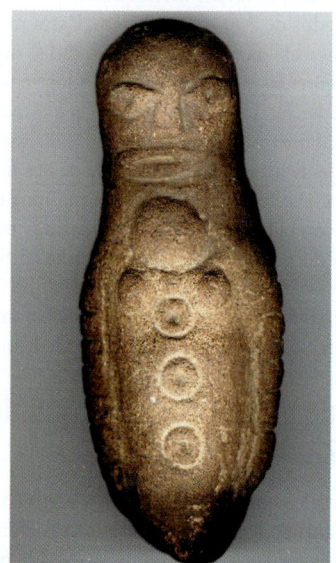

FIGURA 7.1 Um distúrbio endócrino na arte antiga. Esta escultura pré-colombiana de pedra de uma mulher mostra uma massa no seu pescoço. Essa massa é a glândula tireoide aumentada, condição conhecida como bócio. O bócio era considerado um sinal de beleza entre as pessoas que viviam no alto das montanhas dos Andes.

pacientes extratos de vários diferentes órgãos endócrinos, uma prática conhecida como *organoterapia*.

Hoje, sabemos que a virilidade aumentada de Brown-Séquard provavelmente era um efeito placebo, uma vez que a testosterona é um esteroide hidrofóbico que não pode ser extraído por uma preparação aquosa. Entretanto, sua pesquisa abriu o caminho para a terapia hormonal e, em 1891, a organoterapia teve seu primeiro sucesso verdadeiro: uma mulher com baixo nível de hormônio tireoideano foi tratada com extratos glicerínicos da glândula tireoide de carneiros.

Com o crescimento do estudo das "secreções internas", os experimentos de Berthold se tornaram a base para a pesquisa endócrina. Uma vez que uma glândula ou estrutura fosse suspeita de produzir hormônios, os passos clássicos para se identificar uma glândula endócrina incluíam:

1. **Remover a glândula suspeita.** Isso é o equivalente a induzir um estado de *deficiência hormonal*. Se a glândula produz hormônios, o animal deveria começar a exibir anormalidades anatômicas, comportamentais ou fisiológicas.

2. **Substituir o hormônio.** Isso pode ser feito ao se colocar a glândula de volta ao animal ou administrar um extrato da glândula. A *terapia de substituição* deveria eliminar os sintomas da deficiência hormonal.

3. **Criar um estado de excesso hormonal.** Implantar uma glândula extra ou admininstrar um extrato da glândula a um animal normal e observar se aparecem sintomas característicos de *excesso hormonal.*

Uma vez que uma glândula era identificada como potencial fonte de hormônios, os cientistas purificavam os extratos da glândula para isolar a substância ativa. A atividade do hormônio era testada ao se injetar o extrato purificado em animais e monitorando as respostas.

Hormônios que foram identificados por essa técnica são também chamados de *hormônios clássicos*. Estes incluem os hormônios do pâncreas, da tireoide, das glândulas suprarrenais, da hipófise e das gônadas, todas glândulas endócrinas independentes que podem ser facilmente identificadas e removidas cirurgicamente. No entanto, nem todos os hormônios são provenientes de glândulas identificáveis, e a descoberta desses hormônios tem sido mais lenta. Por exemplo, muitos hormônios envolvidos na digestão são secretados por células endócrinas espalhadas por toda a parede do estômago ou do intestino, dificultando sua identificação e isolamento. O resumo anatômico na **FIGURA 7.2** lista os principais hormônios do corpo, as glândulas ou células que os secretam e os principais efeitos de cada hormônio.

O que faz de uma substância química um hormônio?

Em 1905, o termo *hormônio* foi cunhado a partir da palavra grega *hormon* que significa "excitar". A definição tradicional de **hormônio** é a de uma substância química produzida por uma célula ou um grupo de células e liberada no sangue para o seu transporte até um alvo distante, onde exerce seu efeito em concentrações muito baixas. Entretanto, à medida que os cientistas descobrem mais sobre a comunicação química no corpo, essa definição está sendo questionada continuamente.

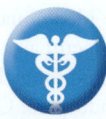

FOCO CLÍNICO

Diabetes: a descoberta da insulina

O diabetes melito – condição metabólica associada com alterações da função da insulina – é conhecido desde os tempos antigos. Descrições clínicas detalhadas do diabetes por deficiência de insulina estavam disponíveis aos médicos, mas estes não tinham meios de tratar a doença. Os pacientes inevitavelmente morriam em decorrência da doença. Entretanto, em uma série de experimentos clássicos, Oskar Minkowski, na University of Strasbourg (Alemanha), apontou a relação entre o diabetes e o pâncreas. Em 1889, Minkowski removeu cirurgicamente o pâncreas de cães (*pancreatectomia*) e notou que os cães desenvolviam sintomas de diabetes. Ele também descobriu que ao implantar segmentos de pâncreas debaixo da pele dos cães, não ocorria o desenvolvimento do diabetes. Subsequentemente, em 1921, Frederick G. Banting e Charles H. Best (Toronto, Canadá) identificaram uma substância antidiabética nos extratos do pâncreas. Banting, Best e outros pesquisadores injetaram extratos pancreáticos em animas diabéticos e descobriram que os extratos revertiam a elevação dos níveis de glicose sanguínea causada pela doença. A partir de então, o processo foi relativamente rápido, até que, em 1922, a insulina purificada foi utilizada nos primeiros ensaios clínicos. A ciência descobriu um tratamento para uma doença que era fatal.

Os hormônios são secretados por uma célula ou um grupo de células
Tradicionalmente, o campo da endocrinologia tem se concentrado em mensageiros químicos secretados por *glândulas* endócrinas, tecidos distintos e rapidamente identificáveis, derivados do tecido epitelial (p. 80). Contudo, agora sabemos que moléculas que atuam como hormônios são secretadas não apenas por glândulas endócrinas clássicas, mas também por células endócrinas isoladas (hormônios do *sistema endócrino difuso*), por neurônios (*neuro-hormônios*) e, ocasionalmente, por células do sistema imune (*citocinas*).

Hormônios são secretados na corrente sanguínea
Secreção é o movimento de uma substância de dentro das células para o líquido extracelular ou diretamente para o meio externo. De acordo com a definição tradicional de hormônio, hormônios são secretados no sangue. Entretanto, o termo *ecto-hormônio* foi dado a moléculas sinalizadoras secretadas no meio externo.

Feromônios são ecto-hormônios especializados que atuam sobre outros organismos da mesma espécie para provocar uma resposta fisiológica ou comportamental. Por exemplo, as anêmonas marinhas secretam feromônios de alarme quando estão em perigo, e as formigas deixam rastros de feromônios para atrair as operárias para as fontes de alimento. Feromônios também são utilizados para atrair membros do sexo oposto para o acasalamento. Feromônios sexuais são encontrados por todo o reino animal, desde a mosca-da-fruta a cachorros.

Todavia, os seres humanos têm feromônios? Essa é uma questão ainda em debate. Alguns estudos têm mostrado que as glândulas sudoríparas das *axilas* secretam esteroides voláteis relacionados aos hormônios sexuais, que podem atuar como feromônios sexuais humanos. Em um estudo, mulheres estudantes foram solicitadas a dar uma pontuação ao cheiro de camisetas usadas por estudantes do sexo masculino. Cada uma preferiu o cheiro do homem que era geneticamente diferente dela. Em outro estudo, a secreção axilar de algumas mulheres foi coletada e aplicada no lábio superior de outras mulheres jovens, as quais apresentaram alterações nos ciclos menstruais. Atualmente, supostos feromônios humanos são vendidos e divulgados como perfume para atrair o sexo oposto, como você encontrará ao realizar uma rápida busca na internet pelo termo *feromônio humano*. Como os seres humanos podem sentir os feromônios será discutido mais adiante (ver Capítulo 10).

Os hormônios são transportados para alvos distantes

Segundo a definição tradicional, um hormônio deve ser transportado pelo sangue até uma célula-alvo distante. Experimentalmente, essa propriedade é algumas vezes difícil de ser demonstrada. Moléculas que são suspeitas de serem hormônios, mas não são inteiramente aceitas como tal, são chamadas de *candidatos a hormônios*. Em geral, eles são identificados pela palavra *fator*. Por exemplo, no início dos anos 1970, os hormônios reguladores hipotalâmicos eram conhecidos como "fatores liberadores" e "fatores inibidores", em vez de hormônios liberadores e hormônios inibidores.

Atualmente, os **fatores de crescimento**, que são um grande grupo de substâncias que influenciam o crescimento e a divisão celular, estão sendo estudados com o objetivo de determinar se preenchem todos os critérios para serem considerados hormônios. Ainda que muitos fatores de crescimento atuem localmente como *sinais parácrinos* ou *autócrinos* (p. 168), a maioria não parece ser amplamente distribuída pela circulação. Uma situação similar ocorre com as moléculas sinalizadoras derivadas de lipídeos, chamadas de *eicosanoides* (p. 30).

Para complicar a classificação das moléculas sinalizadoras, existe o fato de que uma molécula pode atuar como hormônio quando secretada a partir de um local, ou como uma substância parácrina ou autócrina quando secretada a partir de um local diferente. Por exemplo, nos anos 1920, cientistas descobriram que a *colecistocinina* (CCK, do inglês, *cholecystokinin*) obtida de extratos de intestino causa a contração da vesícula biliar. Desse modo, por muitos anos a CCK foi conhecida apenas como um hormônio intestinal. Então, em meados de 1970, a CCK foi encontrada em neurônios do encéfalo, onde ela age como neurotransmissor ou neuromodulador. Mais recentemente, a CCK ganhou maior atenção devido ao seu possível papel no controle do apetite.

Hormônios exercem seus efeitos em concentrações muito baixas

Uma característica dos hormônios é a sua habilidade de atuar em concentrações na faixa de nanomolar (10^{-9} M) a picomolar (10^{-12} M). Alguns sinalizadores químicos transportados no sangue para alvos distantes não são considerados hormônios, pois têm de estar presentes em concentrações relativamente altas antes que seu efeito possa ser observado. Por exemplo, a histamina liberada durante as reações alérgicas graves pode atuar em células em todo o corpo, mas sua concentração excede os níveis aceitos para um hormônio.

À medida que os pesquisadores descobrem novas moléculas sinalizadoras e novos receptores, o limite entre hormônios e moléculas sinalizadoras não hormonais continua a ser questionado, da mesma maneira que a distinção entre os sistemas nervoso e endócrino tem se tornado menos nítida. Muitas *citocinas* (p. 168) parecem cumprir os critérios de definição de um hormônio. Entretanto, especialistas em pesquisa sobre citocinas não as consideram hormônios, uma vez que as citocinas são sintetizadas e liberadas conforme a demanda, em contraste com os hormônios peptídicos clássicos, que são produzidos previamente e armazenados na célula endócrina. Algumas citoninas – por exemplo, a *eritropoietina*, a molécula que controla a produção de eritrócitos – foram classificadas como hormônios antes de o termo *citocina* ter sido cunhado, contribuindo para a sobreposição entre estes dois grupos de moléculas sinalizadoras.

Os hormônios agem se ligando a receptores

Todos os hormônios se ligam a receptores na célula-alvo e iniciam respostas bioquímicas. Essas respostas são o **mecanismo de ação celular** do hormônio. Como você pode ver na Figura 7.2, um único hormônio pode atuar em múltiplos tecidos. Para complicar ainda mais, os efeitos podem variar em diferentes tecidos ou nos diferentes estágios de desenvolvimento, ou, ainda, um hormônio pode não ter efeito em uma célula em particular. A insulina é um exemplo de hormônio com efeitos variados. Nos tecidos adiposo e muscular, ela altera as proteínas transportadoras da glicose e as enzimas do metabolismo da glicose. No fígado, ela modula a atividade enzimática, mas não tem efeito direto nas proteínas transportadoras da glicose. No encéfalo e em alguns outros tecidos, o metabolismo da glicose é totalmente independente de insulina.

REVISANDO CONCEITOS

1. Cite o processo de transporte através da membrana pelo qual a glicose se move do líquido extracelular para dentro das células.

A responsividade variável de uma célula a um hormônio depende principalmente dos receptores e das vias de transdução de sinal da célula (p. 180). Se não há receptores hormonais em um tecido, as suas células não podem responder a este hormônio. Se os tecidos possuem diferentes receptores e vias associadas aos receptores para o mesmo hormônio, eles responderão de maneira diferente.

A ação hormonal precisa ser finalizada

A atividade sinalizadora dos hormônios e de outros sinais químicos deve ter duração limitada para o corpo poder responder às mudanças em seu estado interno. Por exemplo, a insulina é secretada quando as concentrações de glicose no sangue aumentam após uma refeição. Enquanto a insulina está presente, a glicose sai do sangue e entra nas células. Entretanto, se a atividade da insulina continuar por muito tempo, o nível de glicose do sangue pode cair a um nível tão baixo que o sistema nervoso se torna incapaz de funcionar apropriadamente – uma situação potencialmente fatal. Normalmente, o organismo evita essa situação de diversas maneiras: limitando a secreção de insulina, removendo ou inativando a insulina circulante e finalizando a atividade da insulina nas células-alvo.

Em geral, os hormônios circulantes são *degradados* em metabólitos inativos por enzimas encontradas principalmente no fígado e nos rins. Os metabólitos são então excretados pela bile ou na urina. A taxa de degradação hormonal é indicada pela **meia-vida** do hormônio na circulação, ou seja, o tempo necessário para reduzir a

FIGURA 7.2 **RESUMO ANATÔMICO**

Hormônios

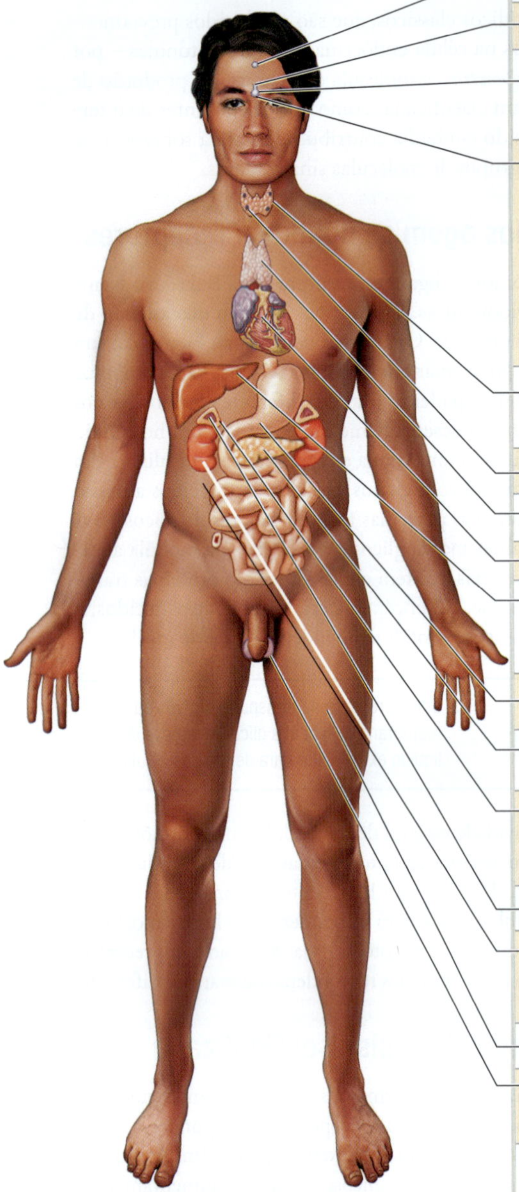

Localização	Hormônio	Alvo(s) primário(s)	
Glândula pineal	Melatonina [A]	Encéfalo, outros tecidos	
Hipotálamo (N)	Hormônios tróficos [P, A] (ver Fig. 7.9)	Adeno-hipófise	
Neuro-hipófise (N)	Ocitocina [P]	Mama e útero	
	Vasopressina (ADH) [P]	Rim	
Adeno-hipófise (G)	Prolactina [P]	Mamas	
	Hormônio do crescimento (GH, somatotrofina) [P]	Fígado Vários tecidos	
	Corticotrofina (ACTH) [P]	Córtex da glândula suprarrenal	
	Tireotrofina (TSH) [P]	Glândula tireoide	
	Hormônio folículo-estimulante (FSH) [P]	Gônadas	
	Hormônio luteinizante (LH) [P]	Gônadas	
Glândula tireoide	Tri-iodotironina e tiroxina [A]	Vários tecidos	
	Calcitonina (CT) [P]	Osso	
Paratireoide (G)	Hormônio da paratireoide (PTH) [P]	Ossos, rins	
Timo	Timosina, timopoietina [P]	Linfócitos	
Coração (C)	Peptídeo atrial natriurético [P]	Rins	
Fígado (C)	Angiotensinogênio [P]	Córtex da glândula suprarrenal, vasos sanguíneos	
	Fatores de crescimento semelhantes à insulina (IGFs) [P]	Vários tecidos	
Estômago e intestino delgado (C)	Gastrina, colecistocinina (CCK), secretina e outros [P]	Trato gastrintestinal e pâncreas	
Pâncreas (G)	Insulina, glucagon, somatostatina, polipeptídeo pancreático [P]	Vários tecidos	
Córtex da glândula suprarrenal (G)	Aldosterona [E]	Rins	
	Cortisol [E]	Vários tecidos	
	Androgênios [E]	Vários tecidos	
Medula da glândula suprarrenal (N)	Adrenalina, noradrenalina [A]	Vários tecidos	
Rins (C)	Eritropoietina [P]	Medula óssea	
	1,25-Di-hidroxivitamina D_3 (calciferol) [E]	Intestino	
Pele (C)	Vitamina D_3 [E]	Forma intermediária do hormônio	
Testículos (homens) (G)	Androgênios [E]	Vários tecidos	
	Inibina [P]	Adeno-hipófise	
Ovários (mulheres) (G)	Estrogênios e progesterona [E]	Vários tecidos	
	Inibina [P]	Adeno-hipófise	
	Relaxina (gestação) [P]	Músculo uterino	
Tecido adiposo (C)	Leptina, adiponectina, resistina [P]	Hipotálamo, outros tecidos	
Placenta (apenas mulheres grávidas) (C)	Estrogênios e progesterona [E]	Vários tecidos	
	Somatomamotrofina coriônica [P]	Vários tecidos	
	Gonadotrofina coriônica [P]	Corpo lúteo	

LEGENDA

G = glândula
C = células endócrinas
N = neurônios

P = peptídeo
S = esteroide
A = derivado de aminoácidos

Efeito(s) principal(is)
Ritmos circadianos; função imune; antioxidante
Liberar ou inibir hormônios da adeno-hipófise
Ejeção do leite; trabalho de parto e expulsão do feto; comportamento
Reabsorção de água
Produção de leite
Secreção de fatores de crescimento
Crescimento e metabolismo
Liberação de cortisol
Síntese dos hormônios da tireoide
Produção de ovócito ou espermatozoide; produção de hormônios sexuais
Produção de hormônios sexuais; produção de ovócito ou espermatozoide
Metabolismo; crescimento e desenvolvimento
Níveis plasmáticos de cálcio (efeito mínimo em seres humanos)
Regula os níveis plasmáticos de Ca^{2+} e fosfato
Desenvolvimento dos linfócitos
Aumenta a excreção de Na^+
Secreção de aldosterona; aumento da pressão sanguínea
Crescimento
Auxílio na digestão e na absorção de nutrientes
Metabolismo da glicose e de outros nutrientes
Homeostasia de Na^+ e K^+
Resposta ao estresse
Apetite sexual feminino
Resposta de luta ou fuga
Produção de eritrócitos
Aumento da absorção de cálcio
Precursor da 1,25-di-hidroxivitamina D_3
Produção de espermatozoides, características sexuais secundárias
Inibe a produção de FSH
Produção de ovócitos; características sexuais secundárias
Inibe a produção de FSH
Relaxa o músculo
Ingestão alimentar, metabolismo, reprodução
Desenvolvimento fetal e materno
Metabolismo
Secreção hormonal

concentração do hormônio pela metade. Portanto, a meia-vida é um indicador de quanto tempo um hormônio fica ativo no corpo.

Os hormônios ligados aos receptores de membrana da célula-alvo têm a sua atividade finalizada de diversas maneiras. Enzimas que estão sempre presentes no plasma podem degradar hormônios peptídicos ligados aos receptores da membrana celular. Em alguns casos, o complexo hormônio-receptor é levado para dentro da célula por endocitose e o hormônio é, então, digerido pelos lisossomos (Fig. 5.19, p. 149). As enzimas intracelulares metabolizam os hormônios que entram nas células.

REVISANDO CONCEITOS

2. Qual é o sufixo do nome de uma substância química que indica que esta molécula é uma enzima? (*Dica:* p. 101) Utilize esse sufixo para denominar uma enzima que digere peptídeos.

A CLASSIFICAÇÃO DOS HORMÔNIOS

Os hormônios podem ser classificados de acordo com diferentes esquemas. O esquema utilizado na Figura 7.2 os agrupa de acordo com a sua origem. Um esquema diferente divide os hormônios entre aqueles cuja liberação é controlada pelo encéfalo e aqueles cuja liberação não é controlada por ele. Outro esquema agrupa hormônios de acordo com a sua capacidade de se ligar a receptores acoplados a proteínas G, receptores ligados a tirosinas-cinase ou a receptores intracelulares, e assim por diante.

Um esquema final divide os hormônios em três principais classes químicas: hormônio peptídico/proteico, hormônios esteroides e hormônios derivados de aminoácidos/amínicos (**TAB. 7.1**). Os hormônios peptídicos/proteicos são compostos de aminoácidos unidos. Os hormônios esteroides são todos derivados do colesterol (p. 30). Os hormônios derivados de aminoácidos, também chamados de *hormônios amínicos*, são modificações em um único aminoácido, triptofano ou tirosina.

REVISANDO CONCEITOS

3. Qual é a definição clássica de hormônio?

4. Com base no que você sabe sobre as organelas envolvidas na síntese de proteínas e de esteroides (p. 71), quais seriam as principais diferençasna composição das organelas de células que produzem esteroides e de células que produzem proteínas?

A maioria dos hormônios é peptídeo ou proteína

Os hormônios peptídicos/proteicos variam desde pequenos peptídeos de apenas três aminoácidos até grandes proteínas e glicoproteínas. Apesar da variabilidade de tamanho entre os hormônios deste grupo, em geral, eles são denominados hormônios peptídicos para simplificar. Você pode lembrar quais hormônios entram nesta categoria por exclusão: se um hormônio não é um hormônio esteroide e nem um derivado de aminoácidos, então deve ser um peptídeo ou uma proteína.

Síntese, armazenamento e liberação dos hormônios peptídicos A síntese e o empacotamento dos hormônios peptídicos em vesículas secretoras delimitadas por membranas

TABELA 7.1	Comparação entre hormônios peptídicos, esteroides e derivados de aminoácidos			
	Hormônios peptídicos	**Hormônios esteroides**	**Hormônios amínicos (derivados da tirosina)**	
			Catecolaminas	**Hormônios da tireoide**
Síntese e armazenamento	Síntese prévia; armazenamento em vesículas secretoras	Sintetizados a partir de precursores, de acordo com a demanda	Síntese prévia; armazenamento em vesículas secretoras	Síntese prévia; precursor armazenado em vesículas secretoras
Liberação pela célula-mãe	Exocitose	Difusão simples	Exocitose	Proteínas transportadoras
Transporte no sangue	Dissolvidos no plasma	Ligados a proteínas carreadoras	Dissolvidos no plasma	Ligados a proteínas carreadoras
Meia-vida	Curta	Longa	Curta	Longa
Localização do receptor	Membrana celular	Citoplasma ou núcleo; alguns também têm receptor na membrana	Membrana celular	Núcleo
Resposta da ligação ligante-receptor	Ativação de sistemas de segundo mensageiro; pode ativar genes	Ativação de genes para a transcrição e tradução; pode ter efeitos não genômicos	Ativação de sistemas de segundo mensageiro	Ativação de genes para a transcrição e tradução
Resposta geral do alvo	Modificação de proteínas existentes e indução da síntese de novas proteínas	Indução da síntese de novas proteínas	Modificação de proteínas existentes	Indução da síntese de novas proteínas
Exemplos	Insulina, hormônio da paratireoide	Estrogênio, androgênios, cortisol	Adrenalina, noradrenalina, dopamina	Tiroxina (T_4)

são similares aos de outras proteínas. O peptídeo inicial originado de um ribossomo é uma proteína grande e inativa, conhecida como pré-pró-hormônio (**FIG. 7.3 ❶**). Os **pré-pró-hormônios** contêm uma ou mais cópias de um hormônio peptídico, uma *sequência-sinal* que direciona a proteína ao lúmen do retículo endoplasmático rugoso e outras sequências de peptídeos que podem ou não possuir atividade biológica.

À medida que o pré-pró-hormônio inativo se move através do retículo endoplasmático, a sequência-sinal é removida, criando uma molécula menor, ainda inativa, chamada de **pró-hormônio** (Fig. 7.3 ❹). No aparelho de Golgi, o pró-hormônio é empacotado em vesículas secretoras junto com enzimas *proteolíticas*, que cortam o pró-hormônio, originando hormônios ativos e outros fragmentos. Esse processo é chamado de *modificação pós-traducional* (p. 115).

As vesículas secretoras contendo os peptídeos são armazenadas no citoplasma da célula endócrina até que a célula receba um sinal que estimule a secreção. Neste momento, as vesículas se movem para a membrana celular e liberam o seu conteúdo por exocitose dependente de cálcio (p. 148). Todos os fragmentos peptídicos criados a partir do pró-hormônio são liberados juntos no líquido extracelular, em um processo denominado *cossecreção* (Fig. 7.3 ❺).

Modificação pós-traducional de pró-hormônios
Estudos sobre o processamento do pró-hormônio levaram a algumas descobertas interessantes. Alguns pró-hormônios, como o *hormônio liberador de tireotrofina* (TRH, do inglês, *thyrotropin-releasing hormone*), contêm múltiplas cópias do hormônio (Fig. 7.3a).

Outro pró-hormônio interessante é a *pró-opiomelanocortina* (Fig. 7.3b). Esse pró-hormônio é clivado, originando três peptídeos ativos e um fragmento inativo. Em alguns casos, até mesmo os fragmentos são clinicamente úteis. Por exemplo, a pró-insulina é clivada em insulina ativa e em um fragmento inativo, denominado *peptídeo C* (Fig. 7.3c). Os médicos medem os níveis do peptídeo C no sangue de diabéticos para monitorar quanta insulina o pâncreas do paciente está produzindo.

Transporte no sangue e meia-vida dos hormônios peptídicos
Os hormônios peptídicos são solúveis em água e, portanto, geralmente se dissolvem com facilidade no líquido extracelular ao serem transportados por todo o corpo. A meia-vida dos hormônios peptídicos normalmente é bastante curta, na faixa de alguns minutos. Se a resposta a um hormônio peptídico deve ser mantida por um período de tempo maior, o hormônio deve ser secretado de forma contínua.

Mecanismo celular de ação dos hormônios peptídicos
Como os hormônios peptídicos são lipofóbicos, eles geralmente não conseguem entrar na célula-alvo. Em vez disso, ligam-se a receptores presentes na superfície da membrana. O complexo hormônio-receptor inicia a resposta celular por meio de um sistema de *transdução de sinal* (**FIG. 7.4**). Muitos hormônios peptídicos utilizam o sistema de segundo mensageiro do AMPc (p. 173). Alguns receptores de hormônios peptídicos, como os da insulina, têm atividade tirosina-cinase (p. 176) ou utilizam outras vias de transdução de sinal.

FIGURA 7.3 **CONTEÚDO ESSENCIAL**

Síntese e processamento de hormônios peptídicos

Hormônios peptídeos são produzidos como pré-pró-hormônios grandes e inativos, que incluem uma sequência-sinal, uma ou mais cópias do hormônio e fragmentos peptídicos adicionais.

(a) Pré-pró-hormônios

O pré-pró-TRH (hormônio liberador da tireotrofina) possui seis cópias do hormônio TRH de três aminoácidos.

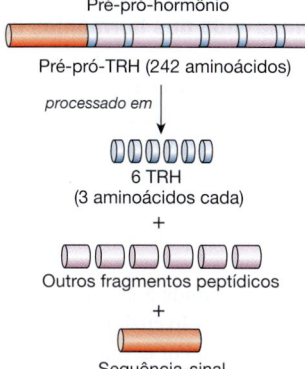

Pré-pró-hormônio

Pré-pró-TRH (242 aminoácidos)

processado em

6 TRH
(3 aminoácidos cada)

+

Outros fragmentos peptídicos

+

Sequência-sinal

(b) Pró-hormônios

Pró-hormônios, como a pró-opiomelanocortina, o pró-hormônio para o ACTH, podem conter diversas sequências de peptídeos com atividade biológica.

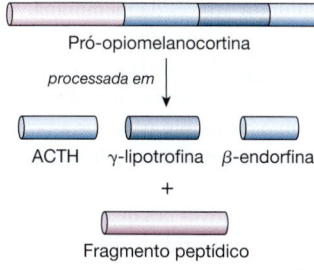

Pró-opiomelanocortina

processada em

ACTH   γ-lipotrofina   β-endorfina

+

Fragmento peptídico

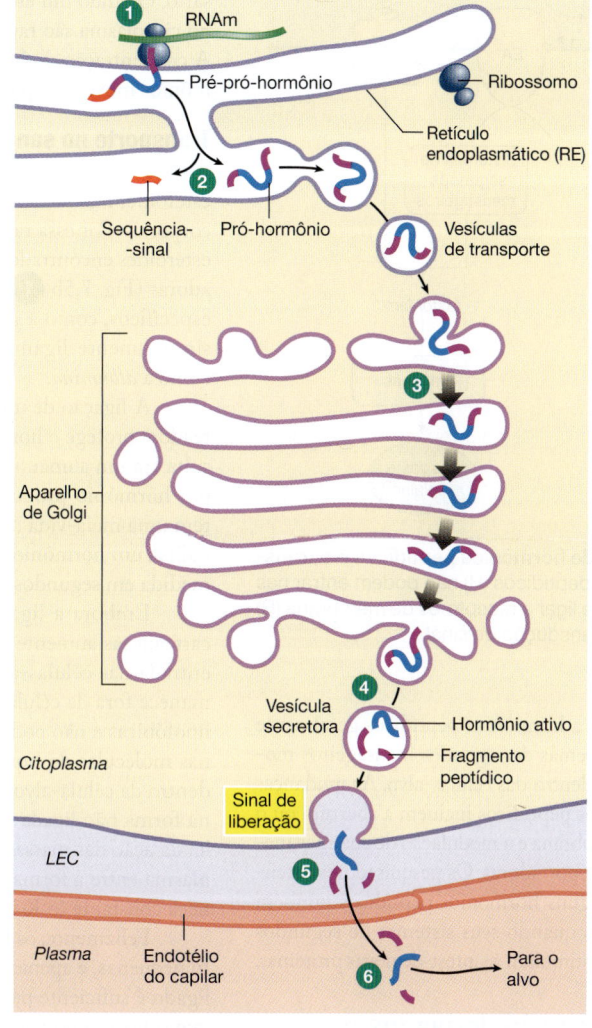

1 RNAm
Pré-pró-hormônio
Ribossomo
Retículo endoplasmático (RE)
2 Sequência-sinal   Pró-hormônio
Vesículas de transporte
Aparelho de Golgi
3
4 Vesícula secretora
Hormônio ativo
Fragmento peptídico
Citoplasma
Sinal de liberação
LEC
5
Plasma   Endotélio do capilar
6   Para o alvo

1 O RNA mensageiro nos ribossomos une aminoácidos, formando uma cadeia peptídica, chamada de **pré-pró-hormônio**. A cadeia é direcionada para dentro do lúmen do RE por uma **sequência-sinal** de aminoácidos.

2 As enzimas no RE retiram a sequência-sinal, gerando um **pró-hormônio** inativo.

3 O pró-hormônio passa do RE para o aparelho de Golgi.

4 Vesículas secretoras contendo enzimas e o pró-hormônio brotam do aparelho de Golgi. As enzimas clivam o pró-hormônio, formando um ou mais peptídeos ativos mais os fragmentos peptídicos adicionais.

5 As vesículas secretoras liberam o seu conteúdo por exocitose no espaço extracelular.

6 O hormônio entra na circulação para ser transportado até o seu alvo.

(c) Pró-hormônios são processados em hormônio ativo e fragmentos peptídicos

A cadeia peptídica do pró-hormônio da insulina dobra-se sobre si mesma com o auxílio de ligações dissulfeto (S—S). O pró-hormônio é clivado, originando insulina e peptídeo C.

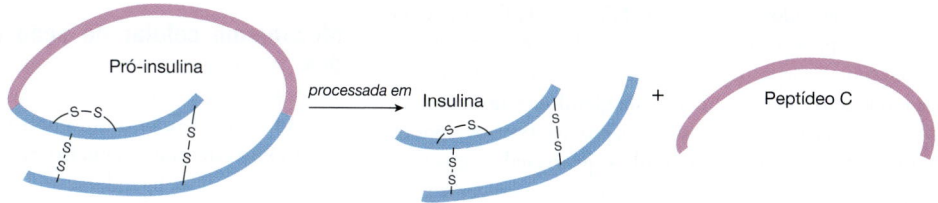

Pró-insulina   *processada em*   Insulina   +   Peptídeo C

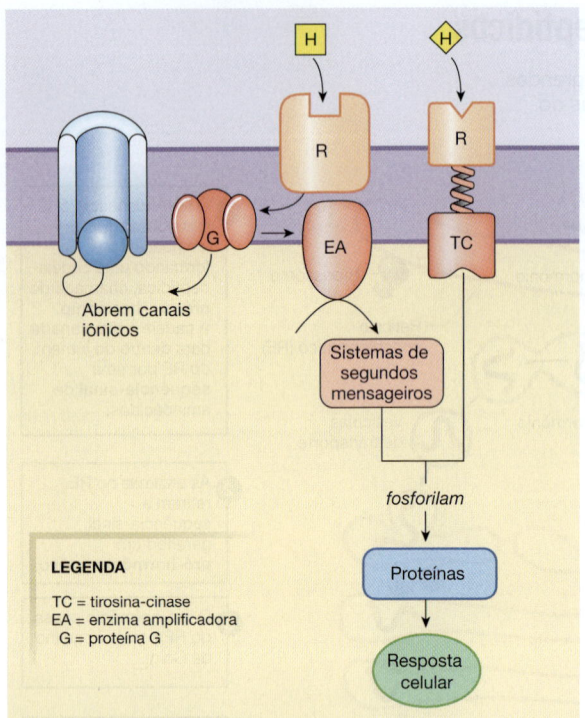

FIGURA 7.4   **Receptores de hormônios peptídicos e a transdução de sinal.** Hormônios peptídicos (H) não podem entrar nas suas células-alvo e devem se ligar a receptores de membrana (R) para iniciar o processo de transdução de sinal.

A resposta das células a hormônios peptídicos geralmente é rápida, uma vez que os sistemas de segundos mensageiros modificam proteínas existentes dentro das células-alvo. As mudanças desencadeadas por hormônios peptídicos incluem a abertura ou o fechamento de canais da membrana e a modulação de enzimas metabólicas ou de proteínas transportadoras. Os pesquisadores recentemente descobriram que alguns hormônios peptídicos também têm efeitos mais duradouros quando seus sistemas de segundos mensageiros ativam genes e estimulam a síntese de novas proteínas.

Hormônios esteroides são derivados do colesterol

Os hormônios esteroides possuem estrutura química similar porque são todos derivados do colesterol (**FIG. 7.5a**). Diferentemente dos hormônios peptídicos, que são produzidos em tecidos distribuídos por todo o corpo, os hormônios esteroides são produzidos apenas em alguns órgãos. O **córtex da glândula suprarrenal**, a porção externa da glândula suprarrenal, produz diversos tipos de hormônios esteroides. Cada **glândula suprarrenal** situa-se sobre o topo de cada rim. As gônadas produzem esteroides sexuais (estrogênio, progesterona e androgênio), e a pele pode produzir vitamina D. Em mulheres grávidas, a placenta é também uma fonte de hormônios esteroides.

Síntese e liberação de hormônios esteroides   As células que secretam hormônios esteroides possuem uma grande quantidade de retículo endoplasmático liso, a organela na qual os esteroides são sintetizados. Os esteroides são lipofílicos e se difundem facilmente através de membranas, tanto para fora da sua célula secretora quanto para dentro das células-alvo. Essa propriedade também indica que as células que secretam esteroides não podem armazenar esses hormônios em vesículas secretoras. Em vez disso, elas sintetizam seu hormônio quando ele é necessário. Quando um estímulo ativa a célula endócrina, precursores no citoplasma são rapidamente convertidos em hormônio ativo. A concentração do hormônio no citoplasma aumenta, e os hormônios movem-se para fora da célula por difusão simples.

Transporte no sangue e meia-vida dos hormônios esteroides   Assim como o seu precursor, o colesterol, os hormônios esteroides não são muito solúveis no plasma e em outros líquidos corporais. Por essa razão, a maioria das moléculas de hormônios esteroides encontrados no sangue estão ligadas a proteínas carreadoras (Fig. 7.5b ❶). Alguns hormônios possuem carreadores específicos, como a *globulina ligadora de corticosteroides*. Outros simplesmente ligam-se a proteínas plasmáticas inespecíficas, como a *albumina*.

A ligação de um hormônio esteroide a uma proteína carreadora protege o hormônio da degradação enzimática, o que resulta em um aumento da sua meia-vida. Por exemplo, o **cortisol**, um hormônio produzido pelo córtex da glândula suprarrenal, tem uma meia-vida de 60 a 90 minutos. (Comparar com a adrenalina, um hormônio derivado de aminoácidos, cuja meia-vida é medida em segundos.)

Embora a ligação de hormônios esteroides a proteínas carreadoras aumente a sua meia-vida, isso também bloqueia sua entrada nas células-alvo. O complexo esteroide-carreador permanece fora da célula, uma vez que as proteínas carreadoras são lipofóbicas e não podem se difundir através da membrana. Apenas moléculas do hormônio não ligado podem se difundir para dentro da célula-alvo (Fig. 7.5b ❷). À medida que o hormônio na forma não ligada deixa o plasma, os carreadores obedecem à lei da ação das massas e liberam o hormônio para que a razão no plasma entre a forma não ligada do hormônio e a ligada permaneça constante (o K_d; p. 48).

Felizmente, os hormônios são ativos em quantidades muito pequenas, e apenas uma pequena quantidade de esteroide não ligado é suficiente para que se produza uma resposta. À medida que o hormônio não ligado deixa o sangue e entra nas células, mais carreadores liberam seus esteroides ligados, de modo que sempre há uma certa quantidade de hormônio não ligado no sangue pronto para entrar em uma célula.

Mecanismo celular de ação de hormônios esteroides   Os receptores de hormônios esteroides mais bem estudados são os encontrados dentro das células, tanto no citoplasma quanto no núcleo. O último destino dos complexos receptor-hormônio esteroide é o núcleo, onde o complexo atua como um *fator de transcrição*, ligando-se ao DNA e ativando ou *reprimindo* (desligando) um ou mais genes (Fig. 7.5b ❸). Os genes ativados geram um novo RNAm, que determina a síntese de novas proteínas. Qualquer hormônio que altera a atividade gênica exerce *efeito genômico* sobre a célula-alvo.

Quando os hormônios esteroides ativam genes para a produção de novas proteínas, normalmente existe um intervalo de tempo entre a ligação hormônio-receptor e o primeiro efeito

FIGURA 7.5 **CONTEÚDO ESSENCIAL**

Hormônios esteroides

A maioria dos hormônios esteroides são produzidos no córtex da glândula suprarre-nal e nas gônadas (ovários e testículos). Os hormônios esteroides não são estoca-dos nas células endócrinas, devido à sua natureza lipofílica. Estes são produzidos sob demanda e se difundem para fora da célula endócrina.

(a) O **colesterol** é a molécula precursora de todos os hormônios esteroides.

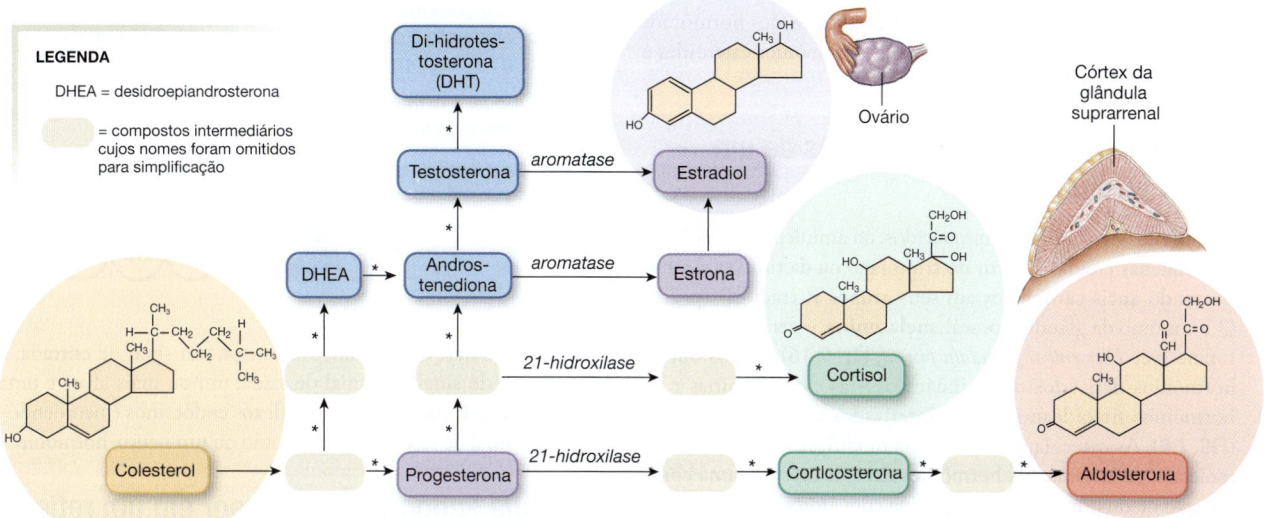

*Cada passo é catalisado por uma enzima, mas apenas duas enzimas são mostradas nesta figura.

(b) Os **hormônios esteroides** atuam principalmente em receptores intracelulares.

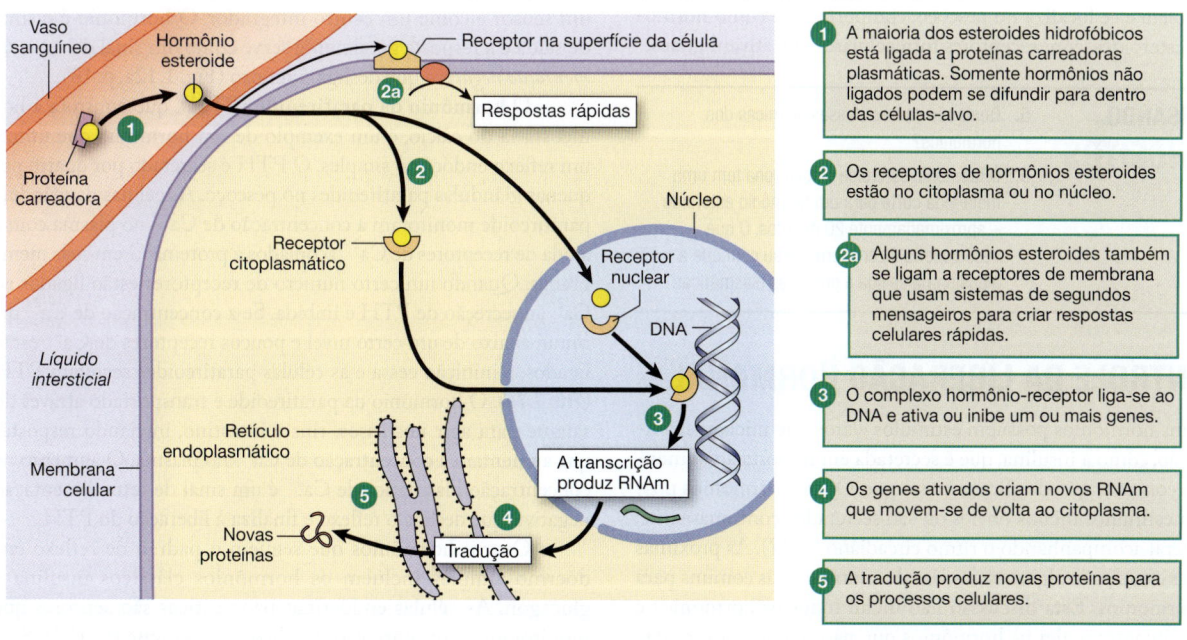

1. A maioria dos esteroides hidrofóbicos está ligada a proteínas carreadoras plasmáticas. Somente hormônios não ligados podem se difundir para dentro das células-alvo.

2. Os receptores de hormônios esteroides estão no citoplasma ou no núcleo.

2a. Alguns hormônios esteroides também se ligam a receptores de membrana que usam sistemas de segundos mensageiros para criar respostas celulares rápidas.

3. O complexo hormônio-receptor liga-se ao DNA e ativa ou inibe um ou mais genes.

4. Os genes ativados criam novos RNAm que movem-se de volta ao citoplasma.

5. A tradução produz novas proteínas para os processos celulares.

biológico observável. Esse intervalo pode ser de até 90 minutos. Consequentemente, os hormônios esteroides não medeiam vias reflexas que requerem respostas rápidas.

Recentemente, os pesquisadores descobriram que diversos hormônios esteroides, incluindo estrogênio e aldosterona, têm receptores na membrana celular associados a vias de transdução de sinal, assim como os hormônios peptídicos. Esses receptores permitem que os hormônios esteroides iniciem **respostas não genômicas** rápidas, além dos seus efeitos genômicos mais lentos. Com a descoberta de efeitos não genômicos dos hormônios esteroides, as diferenças funcionais entre hormônios esteroides e peptídicos quase desapareceram.

Alguns hormônios são derivados de um único aminoácido

Hormônios derivados de aminoácidos, ou amínicos, são moléculas pequenas criadas a partir do triptofano ou da tirosina, ambos contendo anéis carbônicos em seus grupos R (radical) (p. 32). O hormônio da glândula pineal, **melatonina**, é derivado do triptofano (ver *Foco em: A glândula pineal*, Fig. 7.16) mas os outros hormônios derivados de aminoácidos – as catecolaminas e os hormônios tireoideanos – são sintetizados a partir da tirosina (**FIG. 7.6**). As catecolaminas são uma modificação de uma única molécula de tirosina. Os hormônios tireoideanos são uma combinação de duas moléculas de tirosina com átomos de iodo.

Apesar do precursor comum, os dois grupos de hormônios derivados da tirosina têm pouco em comum. As **catecolaminas** (adrenalina, noradrenalina e dopamina) são neuro-hormônios que se ligam a receptores na membrana das células, assim como ocorre com os hormônios peptídicos. Os **hormônios da tireoide**, produzidos pela glândula tireoide, a qual tem o formato de uma borboleta e se localiza no pescoço, comportam-se como hormônios esteroides, com receptores intracelulares que ativam genes.

REVISANDO CONCEITOS	5. Quais são as três classes químicas dos hormônios?
	6. O hormônio esteroide aldosterona tem uma meia-vida curta para um hormônio esteroide – aproximadamente 20 minutos. O que você poderia dizer sobre o grau com que a aldosterona se liga a proteínas plasmáticas?

CONTROLE DA LIBERAÇÃO HORMONAL

Alguns hormônios possuem estímulos claros que iniciam sua liberação, como a insulina, que é secretada em resposta ao aumento da concentração de glicose no sangue. Outros hormônios possuem estímulos menos óbvios ou são secretados continuamente, em geral acompanhando o rítmo circadiano (p. 17). As próximas seções examinam algumas das vias de controle mais comuns para os hormônios. Esta discussão não inclui todos os hormônios e você encontrará alguns hormônios que não se encaixam exatamente nesses padrões.

Vias reflexas são uma alternativa conveniente para classificar os hormônios e simplificar o aprendizado dos passos que regulam suas secreções. Todas as vias reflexas possuem compo-

SOLUCIONANDO O PROBLEMA

A glândula tireoide, que tem o formato de uma borboleta, está localizada sobre a traqueia, logo abaixo do pomo de Adão. A glândula tireoide concentra iodo, um elemento encontrado na alimentação (é um dos ingredientes acrescentado ao sal de cozinha), e o combina com o aminoácido tirosina para produzir dois hormônios tireoideanos – tiroxina e tri-iodotironina. Esses hormônios da tireoide realizam diversas funções importantes no corpo, incluindo a regulação do crescimento e do desenvolvimento, do consumo de oxigênio e a manutenção da temperatura corporal.

P1: *A qual das três classes de hormônios pertencem os hormônios da tireoide?*

P2: *Se a dieta de uma pessoa é pobre em iodo, o que acontece com a produção de tiroxina?*

197 206 215 216 218 220 222

nentes similares: o estímulo, um sensor, um sinal de entrada, a integração do sinal, um sinal de saída, um ou mais alvos e uma resposta (Fig. 6.16, p. 185). Nos reflexos endócrinos e neuroendócrinos, o sinal de saída é um hormônio ou um neuro-hormônio.

A célula endócrina é o sensor em um reflexo endócrino simples

As vias de controle reflexo mais simples do sistema endócrino são aquelas em que uma célula endócrina detecta um estímulo diretamente e responde secretando o seu hormônio (Fig. 6.19, via 6, p. 190). Nesse tipo de via, a célula endócrina atua como um sensor e como um centro integrador. O hormônio é o sinal de saída e a resposta geralmente serve como um sinal de *retroalimentação negativa* que desliga o reflexo (Fig. 1.12a, p. 16).

O **hormônio da paratireoide** (PTH), que controla a homeostasia do cálcio, é um exemplo de um hormônio que utiliza um reflexo endócrino simples. O PTH é secretado por quatro pequenas glândulas paratireoides no pescoço. As células da glândula paratireoide monitoram a concentração de Ca^{2+} no plasma com a ajuda de receptores de Ca^{2+} acoplados à proteína G em suas membranas. Quando um certo número de receptores estão ligados ao Ca^{2+}, a secreção de PTH é inibida. Se a concentração de Ca^{2+} diminui abaixo de um certo nível e poucos receptores de Ca^{2+} estão ligados, a inibição cessa e as células paratireoides secretam PTH (**FIG. 7.7a**). O hormônio da paratireoide é transportado através do sangue para agir nos ossos, rins e intestino, iniciando respostas que aumentam a concentração de Ca^{2+} no plasma. O aumento na concentração plasmática de Ca^{2+} é um sinal de retroalimentação negativa, que desliga o reflexo e finaliza a liberação do PTH.

Outros hormônios que seguem o padrão de reflexo endócrino simples incluem os hormônios clássicos insulina e glucagon. As células endócrinas pancreáticas são sensores que monitoram a concentração de glicose no sangue (p. 159). Se a concentração de glicose no sangue aumenta, as células β-pancreáticas respondem, secretando insulina (Fig. 7.7b). A insulina viaja através do sangue até seus tecidos-alvo, que aumentam a captação da glicose e seu metabolismo. O movimento de glico-

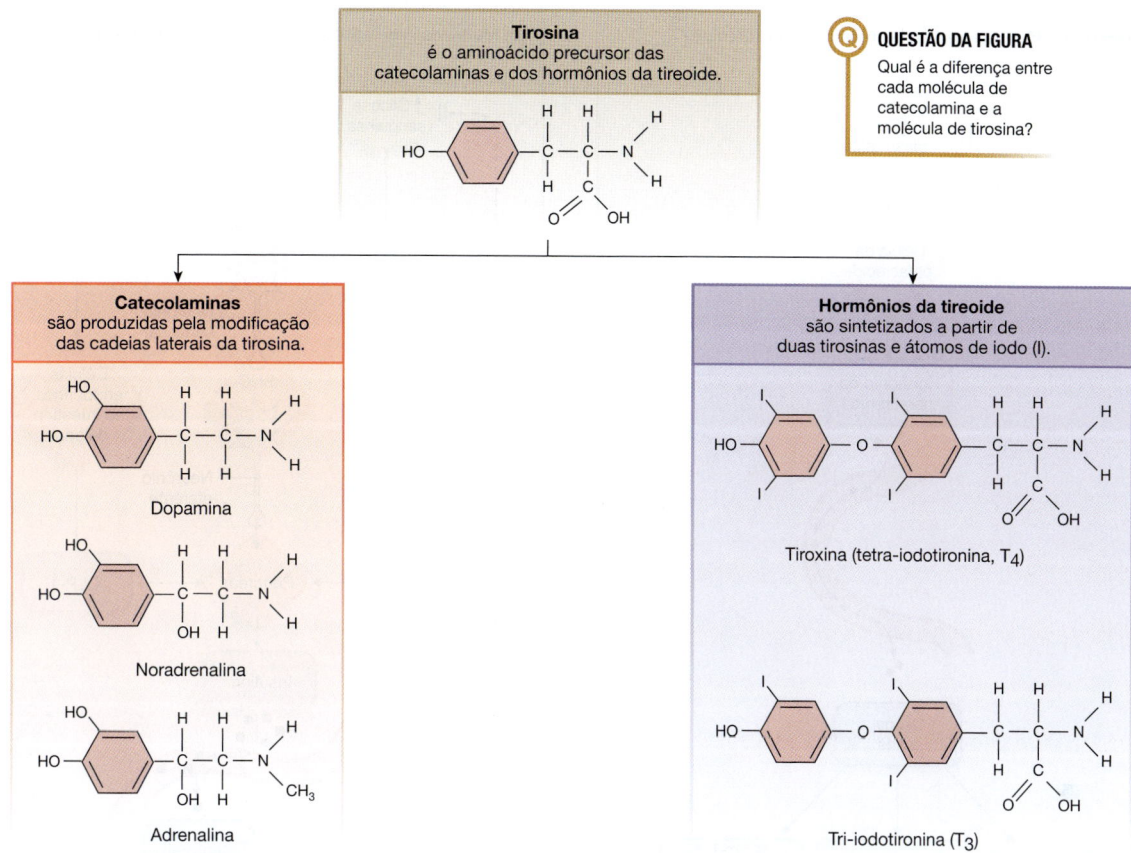

Tirosina
é o aminoácido precursor das catecolaminas e dos hormônios da tireoide.

QUESTÃO DA FIGURA
Qual é a diferença entre cada molécula de catecolamina e a molécula de tirosina?

Catecolaminas
são produzidas pela modificação das cadeias laterais da tirosina.

Dopamina

Noradrenalina

Adrenalina

Hormônios da tireoide
são sintetizados a partir de duas tirosinas e átomos de iodo (I).

Tiroxina (tetra-iodotironina, T_4)

Tri-iodotironina (T_3)

FIGURA 7.6 **Hormônios amínicos.** A maioria dos hormônios amínicos são derivados do aminoácido tirosina.

se para dentro das células diminui a concentração de glicose no sangue, atuando como um sinal de retroalimentação negativa, que desliga o reflexo e finaliza a liberação de insulina.

Entretanto, os hormônios podem ser regulados por mais de uma via. Por exemplo, a secreção de insulina pode ser iniciada por sinais provenientes do sistema nervoso ou por um hormônio secretado pelo trato digestório após uma refeição (Fig. 7.7b). As células β-pancreáticas – o centro integrador para essas vias reflexas – devem, portanto, avaliar sinais de entrada vindos de múltiplas fontes quando "decidirem" secretar insulina.

REVISANDO CONCEITOS

7. No exemplo da glicose, o aumento da glicose no sangue corresponde a qual passo de uma via reflexa? A secreção de insulina e a diminuição da glicose no sangue correspondem a quais passos?

8. Qual via de liberação de insulina na Figura 7.7b é um reflexo endócrino simples? Qual é a via de reflexo endócrino complexo? Qual é a via de reflexo neuroendócrino combinado?

9. O glucagon é liberado pelas células α-pancreáticas quando a concentração de glicose no sangue diminui. O glucagon atua em vários tecidos-alvo para aumentar a glicose no sangue. Desenhe uma via reflexa que corresponda a essa descrição.

Muitos reflexos endócrinos envolvem o sistema nervoso

O sistema nervoso e o sistema endócrino se sobrepõem tanto em estrutura como em função (ver Fig. 6.19, vias 3-5, p. 190). Os estímulos integrados pelo sistema nervoso central influenciam a liberação de diversos hormônios através de neurônios eferentes, como descrito anteriormente para a insulina. Além disso, grupos especializados de neurônios secretam neuro-hormônios, e duas estruturas endócrinas são incorporadas à anatomia do encéfalo: a glândula pineal (ver Fig. 7.16, p. 221) e a glândula hipófise.

Uma das associações mais fascinantes entre o encéfalo e o sistema endócrino é a influência das emoções sobre a secreção e a função de hormônios. Por séculos, médicos têm relatado situações em que o estado emocional influencia a saúde ou os processos fisiológicos normais. Hoje em dia, as mulheres sabem que seus períodos menstruais podem ser alterados por fatores estressores, como viagens ou provas finais. A condição conhecida como "falha no crescimento", que ocorre em crianças pequenas, pode muitas vezes estar associada a estresse ambiental ou emocional, o que aumenta a secreção de alguns hormônios da hipófise e diminui a secreção de outros. As interações entre estresse, sistema endócrino e sistema imune estão sendo muito estudadas pelos cientistas (Capítulo 24).

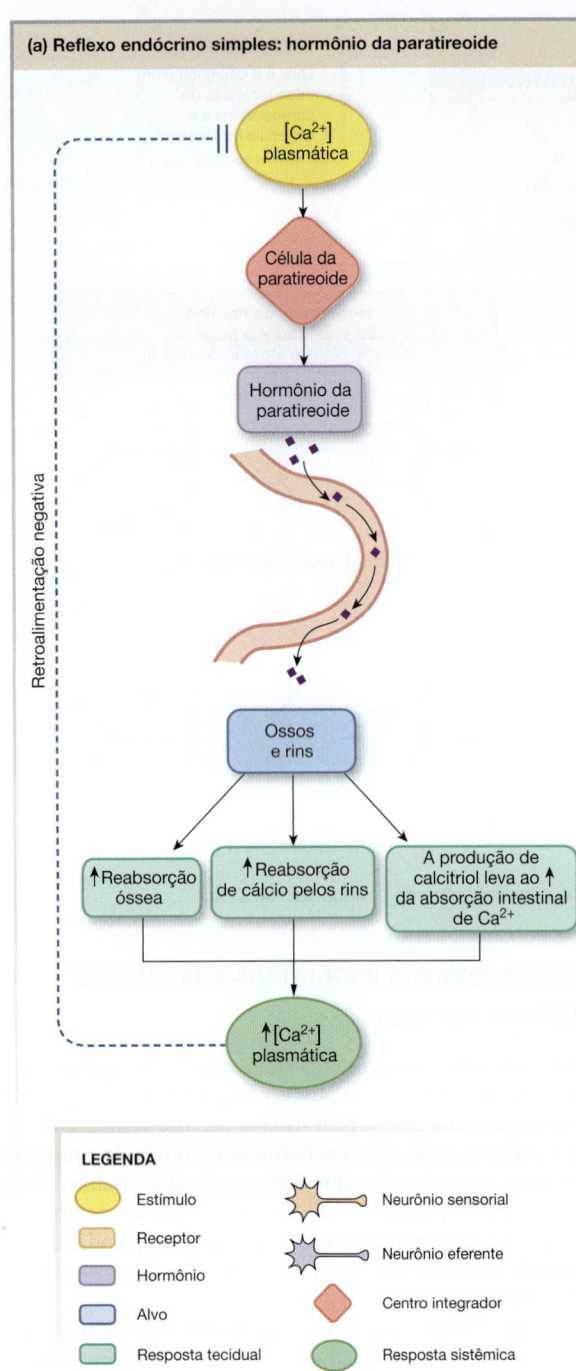

(a) Reflexo endócrino simples: hormônio da paratireoide

Retroalimentação negativa

[Ca²⁺] plasmática

Célula da paratireoide

Hormônio da paratireoide

Ossos e rins

↑Reabsorção óssea

↑Reabsorção de cálcio pelos rins

A produção de calcitriol leva ao ↑ da absorção intestinal de Ca²⁺

↑[Ca²⁺] plasmática

LEGENDA

- Estímulo
- Receptor
- Hormônio
- Alvo
- Resposta tecidual
- Neurônio sensorial
- Neurônio eferente
- Centro integrador
- Resposta sistêmica

(b) Múltiplas vias reguladoras da secreção de insulina

Retroalimentação negativa

↑Glicose sanguínea

Ingerir uma refeição

Glicose no lúmen

Receptores de estiramento no trato digestório

Neurônio sensorial

SNC

Neurônio eferente

Células endócrinas no intestino delgado

Pâncreas

GLP-1

Insulina

Tecidos-alvo

↑ Captação e utilização de glicose

↓Glicose no sangue

Q QUESTÃO DA FIGURA

O que interrompe a via que inicia com o estímulo "ingerir uma refeição"?

FIGURA 7.7 Vias endócrinas simples.

Os neuro-hormônios são secretados no sangue por neurônios

Como observado anteriormente, os neuro-hormônios são sinais químicos liberados para o sangue por um neurônio (p. 168). O sistema nervoso humano produz três principais grupos de neuro-hormônios: (1) catecolaminas (descritas anteriormente),

produzidas por neurônios modificados da medula da glândula suprarrenal, (2) neuro-hormônios hipotalâmicos secretados pela neuro-hipófise e (3) neuro-hormônios hipotalâmicos que controlam a liberação de hormônios da adeno-hipófise. Devido ao fato de os dois últimos grupos de neuro-hormônios estarem associados à glândula hipófise, descrevemos esta importante estrutura endócrina primeiro.

10. As catecolaminas pertencem a qual classe química de hormônios?

A glândula hipófise é na verdade duas glândulas fundidas

A **glândula hipófise** é uma estrutura do tamanho de um feijão-de-lima, que se projeta do encéfalo para baixo, conectada a ele por uma fina haste e que repousa em uma cavidade óssea protetora (**FIG. 7.8a**). A primeira descrição precisa da função da hipófise foi feita por Richard Lower (1631-1691), um fisiologista experimental da Oxford University. Utilizando-se de observações e de alguns experimentos, ele formulou a hipótese de que substâncias produzidas no encéfalo desciam pela haste até a glândula, e de lá para o sangue.

O que Lower não percebeu é que a glândula hipófise é, na verdade, dois tipos diferentes de tecido, os quais se uniram durante o desenvolvimento embrionário. A **adeno-hipófise** é uma verdadeira glândula endócrina de origem epitelial, derivada do tecido embrionário que forma o teto da cavidade oral (palato) (Fig. 3.11, p. 80). Ela também é chamada de *hipófise anterior*. A **neuro-hipófise**, ou *hipófise posterior*, é uma extensão do tecido neural do encéfalo. Ela secreta neuro-hormônios produzidos no hipotálamo, uma região do encéfalo que controla diversas funções homeostáticas.

A neuro-hipófise armazena e libera dois neuro-hormônios

A neuro-hipófise é o local de armazenamento e liberação de dois neuro-hormônios: ocitocina e vasopressina (Fig. 7.8c). Os neurônios que produzem a ocitocina e a vasopressina estão agrupados em áreas do hipotálamo, conhecidas como: *núcleo paraventricular* e *núcleo supraóptico*. (Um agrupamento de corpos celulares de neurônios no sistema nervoso central é chamado de núcleo.) Cada neuro-hormônio é produzido em tipos celulares separados, e a síntese e o processamento seguem o padrão dos hormônios peptídicos, descrito anteriormente neste capítulo.

Uma vez que os neuro-hormônios são empacotados em vesículas secretoras, eles são transportados para a neuro-hipófise por longas projeções de neurônios, chamadas de *axônios*. Após a chegada das vesículas nos terminais axonais, os neuro-hormônios são estocados ali e esperam um sinal para serem liberados.

Quando um estímulo chega ao hipotálamo, um sinal elétrico passa do corpo celular do neurônio no hipotálamo para a extremidade *distal* (distante) da célula na neuro-hipófise. A despolarização do terminal axonal abre canais de Ca^{2+} dependentes de voltagem, e o Ca^{2+} entra na célula. A entrada de cálcio inicia a exocitose, e os conteúdos das vesículas são liberados na circulação. (Comparar com a liberação de insulina, Fig. 5.26, p. 159.) Uma vez no sangue, os neuro-hormônios viajam até os seus alvos.

Os dois neuro-hormônios da neuro-hipófise são compostos de nove aminoácidos cada. A **vasopressina**, também chamada de *hormônio antidiurético* (do inglês, *antidiuretic hormone*) ou *ADH*, atua sobre os rins para regular o balanço hídrico do corpo. Nas mulheres, a **ocitocina** liberada pela neuro-hipófise controla a ejeção de leite durante a amamentação e as contrações do útero durante o trabalho de parto e a expulsão do feto.

Alguns neurônios liberam ocitocina como um neurotransmissor ou neuromodulador em neurônios de outras partes do encéfalo. Inúmeros experimentos realizados em animais e em seres humanos indicam que a ocitocina possui um importante papel no comportamento social, sexual e maternal. Um estudo recente sugere que o *autismo*, um distúrbio do desenvolvimento no qual os pacientes são incapazes de formar relações sociais normais, pode estar relacionado com defeitos nas vias moduladas pela ocitocina no encéfalo.

11. Qual estrutura intracelular é utilizada para o transporte de vesículas secretoras dentro da célula?
12. Cite o processo de membrana pelo qual o conteúdo das vesículas secretoras é liberado no líquido extracelular.

A adeno-hipófise secreta seis hormônios

Em meados de 1889, as revisões sobre funções fisiológicas diziam que a hipófise era de pouca ou nenhuma utilidade para vertebrados superiores. Entretanto, no início dos anos 1900, os pesquisadores descobriram que os animais que tinham sua glândula adeno-hipófise removida cirurgicamente não sobreviviam mais do que um ou dois dias. Essa observação, combinada com os sinais clínicos associados a tumores da hipófise, fez os cientistas perceberem que a adeno-hipófise é uma glândula endócrina muito importante que secreta não um, mas seis hormônios fisiologicamente importantes: prolactina (PRL), tireotrofina (TSH), adrenocorticotrofina (ACTH), hormônio do crescimento (GH), hormônio folículo-estimulante (FSH) e hormônio luteinizante (LH) (Fig. 7.8b).

A secreção de todos os hormônios da adeno-hipófise é controlada por neuro-hormônios hipotalâmicos. As vias de regulação podem se tornar um tanto complexas, uma vez que alguns neuro-hormônios hipotalâmicos alteram a secreção de diversos hormônios da adeno-hipófise. Neste livro, enfocaremos apenas os alvos principais dos hormônios hipotalâmicos.

Os hormônios da adeno-hipófise, seus neuro-hormônios hipotalâmicos e seus alvos estão ilustrados na **FIGURA 7.9**. Os neuro-hormônios hipotalâmicos que controlam a liberação dos hormônios da adeno-hipófise são geralmente identificados como *hormônios liberadores* (p. ex., hormônio liberador de tireotrofina) ou *hormônios inibidores* (p. ex., hormônio inibidor do hormônio de crescimento). Por muitos anos após a sua descoberta, os hormônios hipotalâmicos foram chamados de *fatores*, como o fator liberador de corticotrofina.

Observe que, dos seis hormônios da adeno-hipófise, somente a prolactina atua sobre um alvo não-endócrino (a mama). Os cinco hormônios remanescentes possuem outra glândula ou célula endócrina como um de seus alvos. Os hormônios que controlam a secreção de outros hormônios são denominados **hormônios tróficos**.

O adjetivo *trófico* vem da palavra grega *trophikós*, que significa "pertencente à comida ou nutrição" e se refere à maneira pela qual o hormônio trófico "nutre" ou "alimenta" a célula-alvo. Os hormônios tróficos muitas vezes possuem nomes que termi-

FIGURA 7.8 **CONTEÚDO ESSENCIAL**

A glândula hipófise

A hipófise é constituída de duas glândulas com origens embrionárias diferentes, as quais se fundiram durante o desenvolvimento.

(a) A hipófise situa-se em uma cavidade óssea protetora, conectada ao encéfalo por uma fina haste ou pedúnculo.

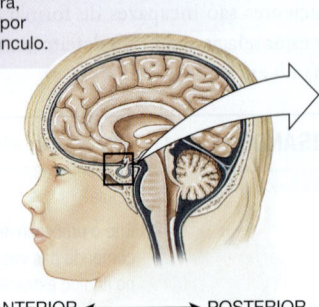

ANTERIOR ←——→ POSTERIOR

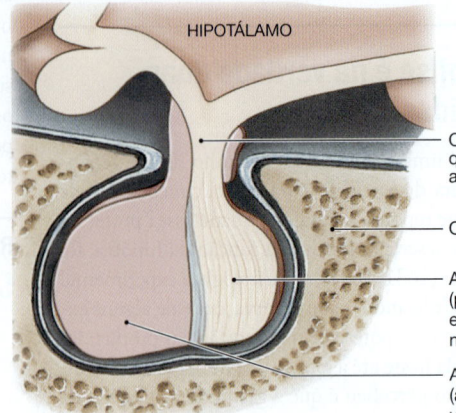

HIPOTÁLAMO

O **infundíbulo** é a haste que conecta a hipófise ao encéfalo.

Osso esfenoide

A **neuro-hipófise** (posterior) é uma extensão do tecido neural.

A **adeno-hipófise** (anterior) é uma verdadeira glândula endócrina de origem epitelial.

(b) A **adeno-hipófise** é uma verdadeira glândula endócrina que secreta seis hormônios clássicos. Os neuro-hormônios do hipotálamo controlam a liberação de hormônios da adeno-hipófise. Os hormônios hipotalâmicos alcançam a adeno-hipófise através de uma região especializada da circulação, chamada de sistema porta.

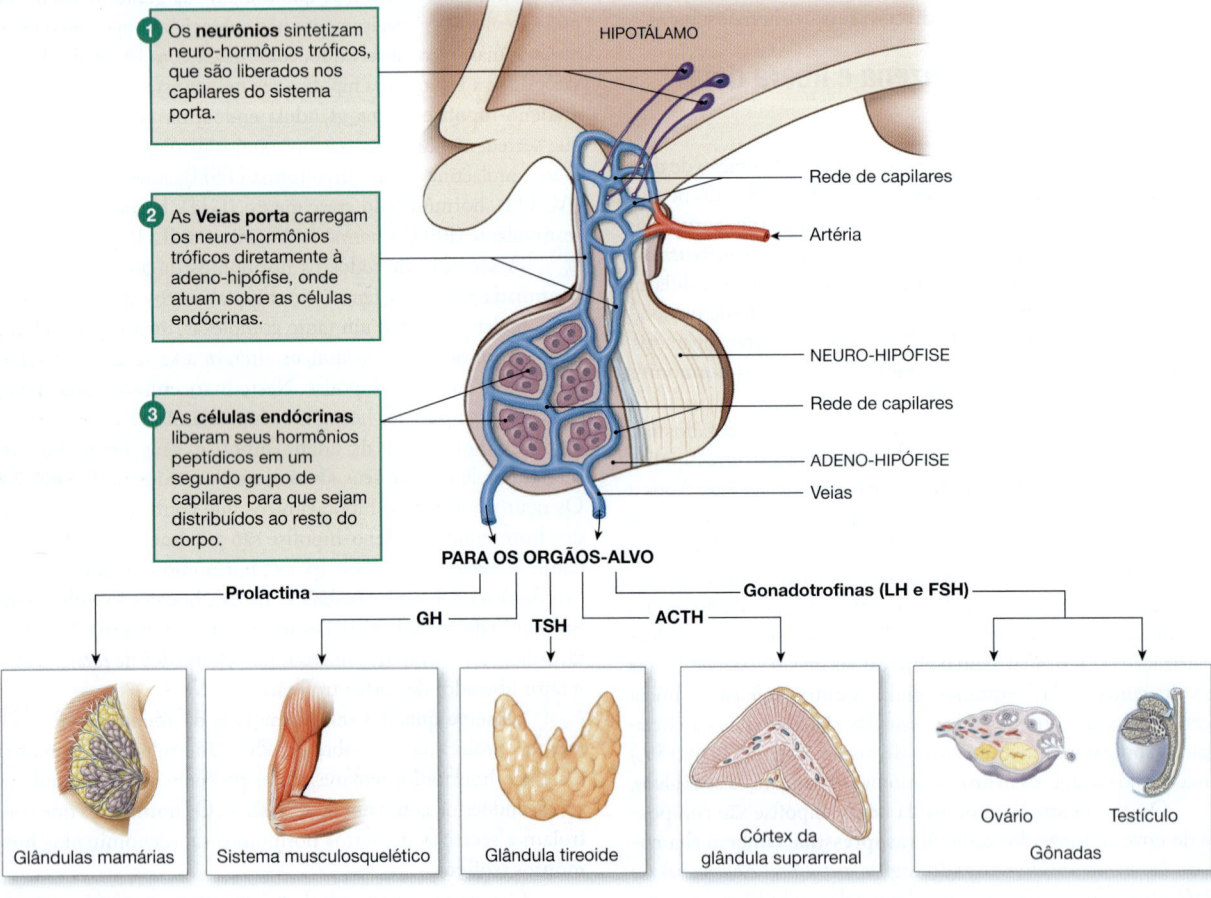

1 Os **neurônios** sintetizam neuro-hormônios tróficos, que são liberados nos capilares do sistema porta.

2 As **Veias porta** carregam os neuro-hormônios tróficos diretamente à adeno-hipófise, onde atuam sobre as células endócrinas.

3 As **células endócrinas** liberam seus hormônios peptídicos em um segundo grupo de capilares para que sejam distribuídos ao resto do corpo.

HIPOTÁLAMO

Rede de capilares

Artéria

NEURO-HIPÓFISE

Rede de capilares

ADENO-HIPÓFISE

Veias

PARA OS ÓRGÃOS-ALVO

Prolactina

GH

TSH

ACTH

Gonadotrofinas (LH e FSH)

Glândulas mamárias

Sistema musculosquelético

Glândula tireoide

Córtex da glândula suprarrenal

Ovário   Testículo

Gônadas

(c) A **neuro-hipófise** é uma extensão do encéfalo que secreta neuro-hormônios produzidos no hipotálamo.

HIPOTÁLAMO

1 O neuro-hormônio é produzido e armazenado nos corpos celulares dos neurônios.

2 As vesículas são transportadas ao longo do axônio.

3 As vesículas contendo neuro-hormônios são armazenadas na neuro-hipófise.

NEURO-HIPÓFISE

Veia

4 Os neuro-hormônios são liberados no sangue.

Ocitocina

Ile — Gln
Tir — Asp
Cis ··· Cis
Pro — Leu — Gli

Vasopressina

Phe — Gln
Tir — Asp
Cis ··· Cis
Pro — Arg — Gli

Glândulas mamárias e útero

Rins

nam com o sufixo *trofina,* como em *gonadotrofina.** A raiz da palavra em que o sufixo é colocado é o tecido-alvo: as gonadotrofinas são hormônios que são tróficos para as gônadas.

Você já deve saber que muitos dos hormônios do hipotálamo e da adeno-hipófise possuem múltiplas denominações, assim como abreviações padronizadas. Por exemplo, a **somatostatina** hipotalâmica (SS) é também chamada de *hormônio inibidor do hormônio de crescimento* (GHIH, do inglês, *growth hormone-inhibiting hormone*) ou, em artigos científicos mais antigos, de *hormônio inibidor da liberação de somatotrofina* (SRIH, do inglês, *somatotropin release-inhibiting hormone*). A tabela na Figura 7.9 lista as abreviações e as denominações atuais dos hormônios hipotalâmicos e da adeno-hipófise.

Um sistema porta conecta o hipotálamo à adeno-hipófise

A maioria dos hormônios do corpo são secretados no sangue e se tornam rapidamente diluídos quando distribuídos pelo volume sanguíneo de 5L. Para evitar a diluição, os neuro-hormônios hipotalâmicos destinados à adeno-hipófise entram em uma modificação especial do sistema circulatório, chamada de sistema porta. O **sistema porta** consiste em dois grupos de capilares conectados em série (um em seguida do outro) por um grupo de pequenas veias (Fig. 7.8b). Os neuro-hormônios hipotalâmicos entram no sangue no primeiro grupo de capilares e vão diretamente através das *veias porta* até o segundo grupo de capilares na adeno-hipófise, onde se difundem para alcançarem as células-alvo. Dessa forma, uma pequena quantidade de hormônios permanece concentrada em um pequeno volume sanguíneo portal, enquanto se dirigem diretamente para seus alvos. Esse arranjo permite que um pequeno número de neurônios secretores do hipotálamo controlem a adeno-hipófise.

As quantidades extremamente pequenas de hormônios secretados no sistema porta hipotálamo-hipofisário foram um grande desafio para os pesquisadores que primeiro isolaram estes hormônios. Roger Guillemin e Andrew Schally tiveram de trabalhar com enormes quantidades de tecido para obter uma quantidade de hormônio suficiente para ser analisada. Guillemin e colaboradores processaram mais de 50 toneladas de hipotálamos de ovelhas e um grande frigorífico doou mais de 1 milhão de hipotálamos de porcos para Shalley e seus associados. Na análise final, eles precisaram de 25 mil hipotálamos para isolar e identificar a sequência de aminoácidos de apenas 1 mg do hormônio liberador da tireotrofina (TRH), um pequeno peptídeo que possui apenas três aminoácidos (ver Fig. 7.3a). Por essa descoberta, Guillemin e Schally dividiram o Prêmio Nobel de 1977 (ver *http://nobelprize.org/nobel_prizes/medicine/laureates/1977*).

O sistema porta hipotálamo-adeno-hipófise é formalmente conhecido como *sistema porta-hipotalâmico-hipofisário.* Existem dois outros sistemas porta no corpo, os quais você encontrará ao estudar fisiologia: um nos rins e o outro no trato digestório.

---

*Poucos hormônios cujos nomes terminam em *-trofina* não possuem células endócrinas como alvos. Por exemplo, a melanotrofina age em células que contêm pigmento em muitos animais.

FIGURA 7.9 **CONTEÚDO ESSENCIAL**

Hormônios da via hipotálamo-adeno-hipófise

O hipotálamo secreta hormônios liberadores (-RH) e hormônios inibidores (-IH) que agem nas células endócrinas da adeno-hipófise influenciando a secreção de seus hormônios. Nomenclaturas e abreviações alternativas para os hormônios estão mostradas na tabela abaixo da figura.

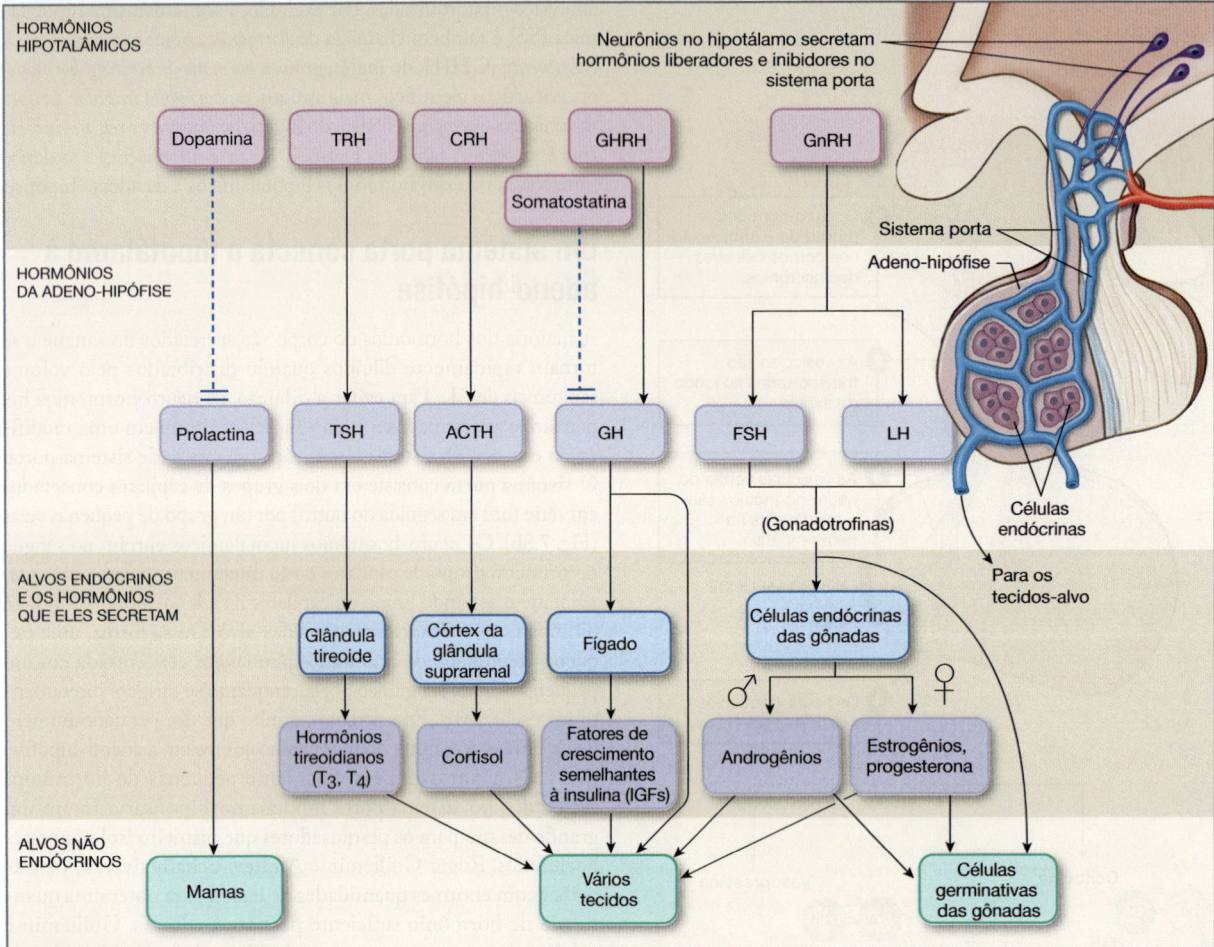

Hormônios da adeno-hipófise	Hormônios hipotalâmicos liberadores	Hormônios hipotalâmicos inibidores
Prolactina (PRL)		Dopamina (PIH)
Tireotrofina, Hormônio estimulador da tireoide (TSH)	Hormônio liberador de tireotrofina (TRH)	
Adrenocorticotrofina, Hormônio adrenocorticotrófico (ACTH)	Hormônio liberador de corticotrofina (CRH)	
Hormônio do crescimento (GH), Somatotrofina	GHRH (dominante)	Somatostatina (SS), também chamada de hormônio inibidor do hormônio de crescimento (GHIH)
Gonadotrofinas: Hormônio folículo-estimulante (FSH) Hormônio luteinizante (LH)	Hormônio liberador de gonadotrofinas (GnRH)	

Os hormônios da adeno-hipófise controlam o crescimento, o metabolismo e a reprodução

Os hormônios da adeno-hipófise controlam tantas funções vitais que frequentemente a glândula hipófise é chamada de glândula mestra do organismo. Em geral, podemos dizer que os hormônios da adeno-hipófise controlam o metabolismo, o crescimento e a reprodução, todos processos muito complexos.

Um hormônio da adeno-hipófise, a **prolactina** (PRL), controla a produção de leite (*lactação*) nas mamas femininas. O **hormônio do crescimento** (GH, *growth hormone*; também chamado de *somatotrofina*) afeta o metabolismo de diversos tecidos, além de estimular a produção hormonal pelo fígado (**FIG. 7.10**). A prolactina e o hormônio de crescimento são os únicos dois hormônios da adeno-hipófise que possuem hormônios hipotalâmicos inibidores, como você pode ver na Figura 7.9. Discutiremos a prolactina e o hormônio do crescimento em detalhes mais adiante (Capítulos 26 e 23, respectivamente).

Os outros quatro hormônios da adeno-hipófise possuem outra glândula endócrina como seu alvo primário. O **hormônio folículo-estimulante** (**FSH**) e o **hormônio luteinizante** (**LH**), conhecidos coletivamente como **gonadotrofinas**, foram originalmente assim denominados em razão de seus efeitos sobre os ovários, mas ambos atuam também sobre os testículos. O **hormônio estimulante da tireoide** (**TSH**) (ou *tireotrofina*) controla a síntese e a secreção hormonal da glândula tireoide. O **hormônio adrenocorticotrófico** (**ACTH**) (ou *adrenocorticotrofina*) atua em certas células do córtex da glândula suprarrenal para controlar a síntese e a liberação do hormônio esteroide cortisol.

REVISANDO CONCEITOS

13. A qual padrão de via reflexa mostrado na Figura 6.19 (p. 190) corresponde:
    (a) o eixo neuro-hormônio hipotalâmico-prolactina-mamas descrito anteriormente.
    (b) a via do hormônio do crescimento mostrado na Figura 7.10.

14. Qual é o tecido-alvo de um hormônio hipotalâmico secretado no sistema porta hipotálamo-hipofisário?

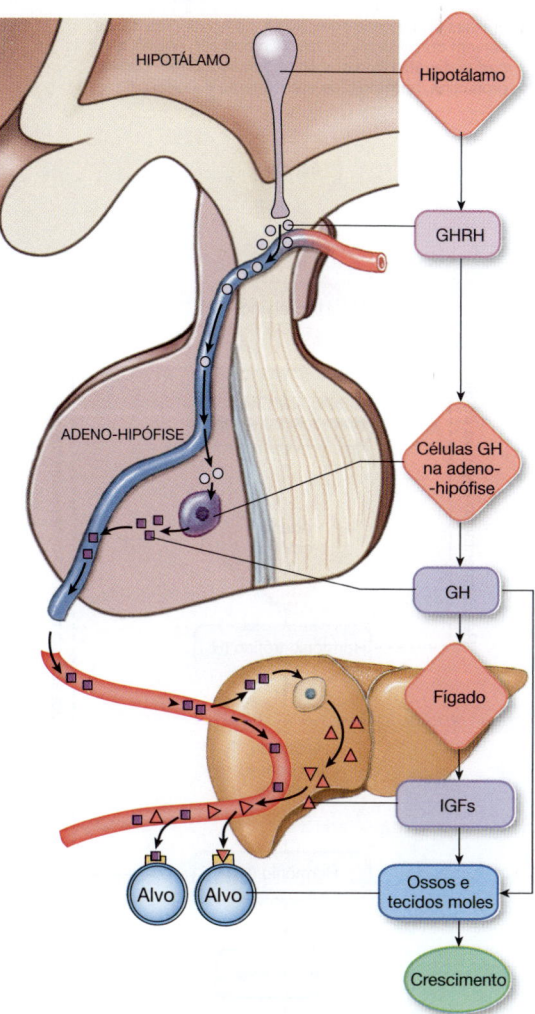

FIGURA 7.10 Via do hormônio do crescimento. O hormônio liberador do hormônio do crescimento (GHRH) estimula a secreção do hormônio do crescimento (GH). O hormônio do crescimento age diretamente em muitos tecidos do corpo, mas também influencia a produção hepática de fatores de crescimento semelhantes à insulina (IGFs ou somatomedinas), outro grupo de hormônios que regulam o crescimento.

As alças de retroalimentação são diferentes no eixo hipotálamo-hipófise

As vias nas quais os hormônios da adeno-hipófise atuam como hormônios tróficos estão entre os reflexos endócrinos mais complexos, uma vez que envolvem três centros integradores: o hipotálamo, a adeno-hipófise e o alvo endócrino do hormônio hipofisário (**FIG. 7.11a**). A retroalimentação nessas vias seguem um padrão diferente. Em vez de a resposta agir como um sinal de retroalimentação negativa, os próprios hormônios são o sinal de retroalimentação.

Nos eixos hipotálamo-adeno-hipófise, a forma dominante de retroalimentação é a **retroalimentação negativa de alça longa**, em que o hormônio secretado pela glândula endócrina

periférica "retroalimenta" a própria via inibindo a secreção dos seus hormônios hipotalâmicos e adeno-hipofisários (Fig. 7.11a). Em vias com dois ou três hormônios em sequência, o hormônio seguinte na sequência normalmente retroalimenta para suprimir o(s) hormônio(os) que controla(m) a sua secreção. A grande exceção à via de retroalimentação negativa de alça longa são os hormônios ovarianos, estrogênio e progesterona, em que a retroalimentação é alternada entre positiva e negativa (Capítulo 26).

Alguns hormônios da hipófise também exibem retroalimentação negativa de alça curta e ultracurta. Em uma **retroalimentação negativa de alça curta**, o hormônio da hipófise retroalimenta a via, diminuindo a secreção hormonal pelo hipotálamo. A prolactina, o GH e o ACTH apresentam retroalimentação

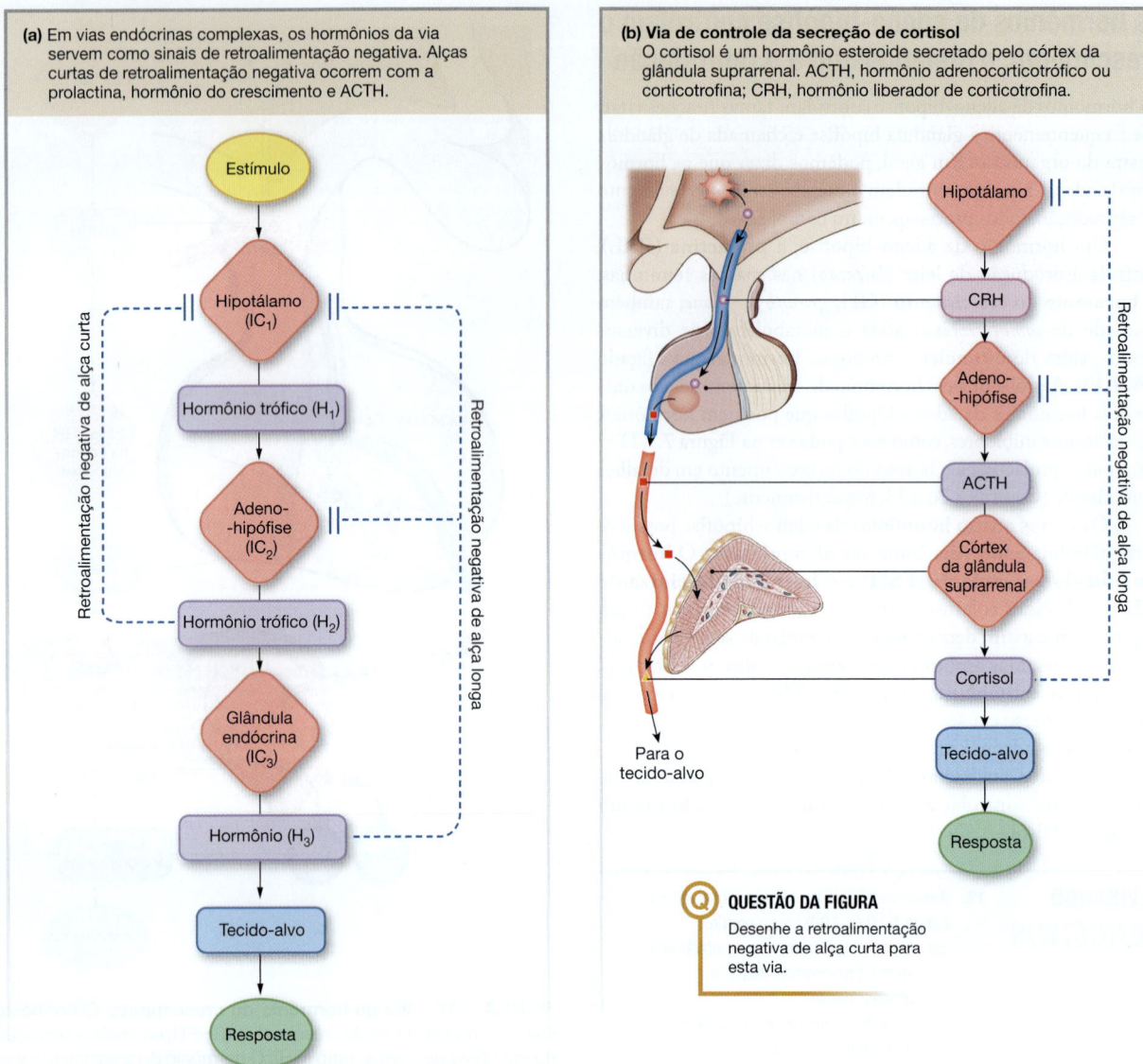

(a) Em vias endócrinas complexas, os hormônios da via servem como sinais de retroalimentação negativa. Alças curtas de retroalimentação negativa ocorrem com a prolactina, hormônio do crescimento e ACTH.

(b) Via de controle da secreção de cortisol
O cortisol é um hormônio esteroide secretado pelo córtex da glândula suprarrenal. ACTH, hormônio adrenocorticotrófico ou corticotrofina; CRH, hormônio liberador de corticotrofina.

QUESTÃO DA FIGURA
Desenhe a retroalimentação negativa de alça curta para esta via.

FIGURA 7.11   **Retroalimentação negativa em vias endócrinas complexas.**

negativa de alça curta. Também pode haver *retroalimentação de alça ultracurta* na hipófise e no hipotálamo, onde um hormônio atua como um sinal autócrino ou parácrino para influenciar a célula que o secreta. As vias de retroalimentação de alça curta são normalmente secundárias às vias de alças longas que são mais significantes.

Os hormônios do eixo *hipotálamo–hipófise–suprarrenal* (*HPA*) fornecem um bom exemplo de alças de retroalimentação (Fig. 7.11b). O cortisol é secretado pelo córtex da glândula suprarrenal e retroalimenta inibindo a secreção do hormônio hipotalâmico liberador de corticotrofina (CRH) e da adrenocorticotrofina (ACTH) pela adeno-hipófise. O ACTH também exerce retroalimentação negativa de alça curta sobre a secreção de CRH.

Uma razão pela qual os hormônios devem ser o sinal de retroalimentação nestes reflexos endócrinos complexos é que, na maioria das vias hormonais da adeno-hipófise, não existe uma resposta única que o corpo consiga monitorar facilmente. Os hormônios atuam sobre múltiplos tecidos e possuem efeitos diferentes, às vezes sutis, em diferentes tecidos. Não existe um único parâmetro, como a concentração de glicose no sangue, que possa ser utilizado como o sinal de retroalimentação negativa.

Com um sistema de retroalimentação negativa baseado em hormônios, os hormônios de uma via normalmente permanecem dentro de uma faixa necessária e apropriada para gerar a resposta. Os padrões de retroalimentação são importantes no diagnóstico de doenças endócrinas, que serão discutidas mais adiante neste capítulo.

SOLUCIONANDO O **PROBLEMA**

A produção dos hormônios da tireoide é regulada pelo hormônio estimulador da tireoide (TSH), um hormônio secretado pela adeno-hipófise. A produção do TSH, por sua vez, é regulada pelo neuro-hormônio chamado de hormônio liberador de tireotrofina (TRH) do hipotálamo.

P3: *Em uma pessoa saudável, quando os níveis sanguíneos de hormônios da tireoide aumentam, a retroalimentação negativa aumenta ou diminui a secreção do TSH?*

P4: *Em uma pessoa com uma glândula hiperativa, a qual produz muito hormônio da tireoide, você esperaria que os níveis de TSH estivessem mais altos ou mais baixos do que em uma pessoa saudável?*

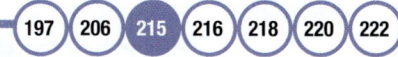 (197)(206)(**215**)(216)(218)(220)(222)

INTERAÇÕES HORMONAIS

Um dos aspectos mais complicados na endocrinologia é a maneira pela qual os hormônios interagem nas suas células-alvo. Seria simples se cada reflexo endócrino fosse uma entidade separada e se cada célula estivesse sob influência de apenas um hormônio. Entretanto, muitas vezes as células e os tecidos são controlados por vários hormônios que podem estar presentes ao mesmo tempo. Além disso, múltiplos hormônios que atuam em uma mesma célula podem interagir de um modo que não pode ser previsível apenas conhecendo os efeitos individuais dos hormônios. Nesta seção, examinamos três tipos de interação hormonal: sinergismo, permissividade e antagonismo.

No sinergismo, o efeito da interação dos hormônios é maior do que sua soma

Algumas vezes, hormônios diferentes possuem o mesmo efeito no corpo, embora eles possam atingir esse efeito por meio de diferentes mecanismos celulares. Um exemplo é o controle hormonal dos níveis de glicose no sangue. O glucagon sintetizado no pâncreas é o principal hormônio responsável pela elevação dos níveis de glicose no sangue, mas não é o único hormônio que tem esse efeito. O cortisol aumenta a concentração de glicose no sangue, assim como a adrenalina.

O que acontece se dois destes hormônios estão presentes em uma célula-alvo ao mesmo tempo, ou se todos os três hormônios são secretados ao mesmo tempo? Você poderia supor que seus efeitos sejam aditivos. Em outras palavras, se uma determinada quantidade de adrenalina aumenta a glicose no sangue em 5 mg/100 mL de sangue, e o glucagon eleva a glicose em 10 mg/100 mL, você poderia esperar que ambos os hormônios atuando ao mesmo tempo aumentariam a glicose no sangue em 15 mg/100 mL (5 + 10).

Contudo, frequentemente dois (ou mais) hormônios interagem em seus alvos para que a sua combinação gere um resultado que seja maior que o aditivo (1 + 2 > 3). Esse tipo de inte-

ração é chamado de **sinergismo**. Em nosso exemplo, adrenalina/glucagon, uma reação sinérgica seria:

- adrenalina   eleva a glicose   5 mg/100 mL
  no sangue
- glucagon   eleva a glicose   10 mg/100 mL
  no sangue
- adrenalina + glucagon   eleva a glicose   22 mg/100 mL
  no sangue

Em outras palavras, o efeito combinado dos dois hormônios é maior do que a soma dos efeitos dos dois hormônios individualmente.

Um exemplo de sinergismo envolvendo adrenalina, glucagon e cortisol é mostrado na **FIGURA 7.12**. Os mecanismos celulares que determinam os efeitos sinérgicos nem sempre são claros, mas quando o sinergismo envolve hormônios peptídicos, muitas vezes está relacionado à sobreposição dos efeitos dos sistemas de segundos mensageiros na célula-alvo.

O sinergismo não está limitado aos hormônios. Ele pode ocorrer com quaisquer duas (ou mais) substâncias químicas no corpo. Os farmacologistas têm desenvolvido medicamentos com componentes sinérgicos. Por exemplo, a eficácia do antibiótico penicilina é aumentada pela presença de ácido clavulânico no mesmo comprimido.

Um hormônio permissivo permite que outro hormônio exerça todo o seu efeito

Na **permissividade**, um hormônio não consegue exercer por completo seus efeitos a menos que um segundo hormônio esteja presente, mesmo que este não tenha ação aparente (2 + 0 > 2).

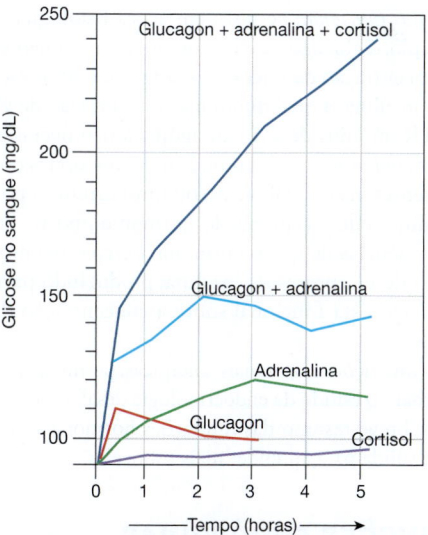

FIGURA 7.12 **Sinergismo.** No sinergismo, o efeito combinado dos hormônios é maior do que o aditivo.

Por exemplo, a maturação do sistema genital é controlada pelo hormônio liberador de gonadotrofinas do hipotálamo, pelas gonadotrofinas da adeno-hipófise e pelos hormônios esteroides das gônadas. Entretanto, se o hormônio da tireoide não estiver presente em quantidades suficientes, a maturação do sistema genital é atrasada. Como o hormônio da tireoide por si só não consegue estimular a maturação do sistema genital, considera-se que este hormônio tem um efeito permissivo na maturação sexual.

Os resultados dessa interação podem ser resumidos da seguinte maneira:

- hormônio da tireoide sozinho = sem desenvolvimento do sistema genital
- hormônios sexuais sozinhos = atraso na maturação do sistema genital
- hormônios da tireoide com hormônios sexuais = desenvolvimento normal do sistema genital

Os mecanismos moleculares responsáveis pela permissividade ainda não são bem compreendidos na maioria dos casos.

Hormônios antagonistas têm efeitos opostos

Em algumas situações, duas moléculas trabalham uma contra a outra, uma diminuindo a eficácia da outra. Esta tendência de uma substância se opor à ação de outra é chamada de *antagonismo*. O antagonismo pode ocorrer quando duas moléculas competem por um mesmo receptor (p. 49). Quando uma molécula se liga a um receptor, mas não o ativa, esta molécula atua como um *inibidor competitivo*, ou antagonista, para a outra molécula. Esse tipo de antagonismo de receptor tem sido utilizado no desenvolvimento de compostos farmacêuticos, como o antagonista do receptor de estrogênio, denominado *tamoxifeno*, o qual é usado para tratar o câncer de mama que é estimulado pelo estrogênio.

Na endocrinologia, dois hormônios são considerados *antagonistas funcionais* se possuem ações fisiológicas opostas. Por exemplo, o glucagon e o hormônio do crescimento aumentam a concentração de glicose no sangue e ambos são antagonistas da insulina, a qual diminui a concentração de glicose no sangue. Hormônios de ação antagonista não necessariamente competem pelo mesmo receptor. Em vez disso, eles podem agir por diferentes vias metabólicas, ou um hormônio pode diminuir o número de receptores do hormônio oposto. Por exemplo, há evidências de que o hormônio do crescimento diminui o número de receptores da insulina, produzindo parte de seu efeito antagonista funcional sobre a concentração de glicose no sangue.

As interações hormonais sinérgicas, permissivas e antagonistas tornam o estudo da endocrinologia desafiador e fascinante. Com este breve resumo das interações hormonais, você possui uma base sólida para aprender mais sobre elas.

DISFUNÇÕES ENDÓCRINAS

Como disse um endocrinologista, "Não existem hormônios bons ou ruins. Um equilíbrio dos hormônios é importante para uma

SOLUCIONANDO O PROBLEMA

Ben Crenshaw foi diagnosticado com doença de Graves, uma forma de hipertireoidismo. O objetivo do tratamento é reduzir a atividade do hormônio da tireoide, e o médico de Ben ofereceu a ele diversas alternativas. Um tratamento envolve medicamentos que impedem a glândula tireoide de usar o iodo. Outro tratamento envolve uma única dose de iodo radioativo que destrói o tecido tireoidiano. Um terceiro tratamento seria a remoção cirúrgica de toda ou de parte da glândula tireoide. Inicialmente, Ben escolheu o uso de fármacos bloqueadores da tireoide. Alguns meses depois ele recebeu iodo radioativo.

P5: *Por que o iodo radioativo (em vez de algum outro elemento radioativo, como o cobalto) é usado para destruir o tecido da tireoide?*

197 206 215 **216** 218 220 222

vida saudável... O desequilíbrio leva a doenças".[*] Nós podemos aprender muito sobre as funções normais de um hormônio estudando as doenças causadas pelo desequilíbrio hormonal. Existem três padrões básicos de disfunções endócrinas: excesso hormonal, deficiência hormonal e resposta anormal dos tecidos-alvo a um hormônio.

Para ilustrar as disfunções endócrinas, usaremos um único exemplo, o da produção de cortisol no córtex da glândula suprarrenal (ver Fig. 7.11b). Essa é uma via reflexa complexa que inicia com a secreção do hormônio liberador da corticotrofina (CRH) pelo hipotálamo. O CRH estimula a liberação da adrenocorticotrofina (ACTH) pela adeno-hipófise. O ACTH, por sua vez, controla a síntese e a liberação do cortisol do córtex da glândula suprarrenal. Como em outras vias reflexas homeostáticas, a retroalimentação negativa desliga a via. À medida que o cortisol aumenta, ele age como um sinal de retroalimentação negativa, fazendo a hipófise e o hipotálamo diminuírem a secreção de ACTH e CRH, respectivamente.

A hipersecreção exagera os efeitos do hormônio

Se um hormônio está presente em quantidades excessivas, os efeitos normais desse hormônio serão exagerados. A maioria dos casos de excesso de hormônios deve-se à **hipersecreção**. Existem diversas causas de hipersecreção, incluindo tumores benignos (*adenomas*) e tumores cancerosos de glândulas endócrinas. Ocasionalmente, tumores não endócrinos secretam hormônios.

Qualquer substância proveniente do exterior do corpo é referida como *exógena*, e algumas vezes um paciente pode exibir sinais de hipersecreção como resultado de um tratamento realizado com um hormônio exógeno ou agonista. Nesse caso, a condição é chamada de *iatrogênica*, ou causada pelo médico.

---

[*]W. König, prefácio de *Peptide and Protein Hormones*, New York: VCH Publishers, 1993.

Pode parecer simples corrigir o desequilíbrio hormonal apenas parando o tratamento com o hormônio exógeno, mas nem sempre esse é o caso.

Em nosso exemplo, o cortisol exógeno, administrado como um fármaco, atua como um sinal de retroalimentação negativa, da mesma forma que o cortisol produzido no corpo atuaria, inibindo a produção de CRH e ACTH (**FIG. 7.13**). Sem a influência trófica "alimentadora" do ACTH, a produção do cortisol do próprio corpo para. Se a hipófise permanecer inibida e o córtex da glândula suprarrenal for privado do estímulo do ACTH por um tempo suficientemente longo, as células de ambas as glândulas diminuem de tamanho e perdem sua capacidade de produzir ACTH e cortisol. A perda de massa celular é conhecida como **atrofia**. Se as células de uma glândula endócrina atrofiam devido à administração de hormônio exógeno, elas podem se tornar muito lentas ou totalmente impossibilitadas de retomar a sua função normal quando termina o tratamento com o hormônio exógeno.

Como você deve saber, hormônios esteroides, como o cortisol, podem ser utilizados para tratar envenenamento com hera venenosa e alergias graves. Entretanto, quando o tratamento termina, a dosagem deve ser diminuída gradativamente, a fim de permitir que a hipófise e a glândula suprarrenal possam voltar à sua produção normal de hormônios. Como resultado, as caixas de comprimidos esteroides orientam os pacientes que estão terminando o tratamento a tomarem seis comprimidos em um dia, cinco no próximo, e assim por diante. Cremes com baixa dosagem de esteroides normalmente não trazem risco de supressão por retroalimentação quando usados corretamente.

A hipossecreção diminui ou elimina os efeitos do hormônio

Os sintomas da deficiência hormonal ocorrem quando muito pouco de um dado hormônio é secretado (**hipossecreção**). A hipossecreção pode ocorrer devido à alteração em qualquer ponto da via de controle endócrino, no hipotálamo, na hipófise, ou em outras glândulas endócrinas. Por exemplo, a hipossecreção dos hormônios da tireoide pode ocorrer se não há iodo o suficiente na dieta para a glândula tireoide produzir seus hormônios iodados. A causa mais comum de hipossecreção é a atrofia de uma glândula devida a algum processo patológico.

As vias de retroalimentação negativa são afetadas pela hipossecreção, mas na direção oposta do que ocorria com a hipersecreção. A falta de retroalimentação negativa estimula o aumento do nível do hormônio trófico à medida que este hormônio tenta estimular a glândula defeituosa a aumentar a sua produção hormonal. Por exemplo, se o córtex da glândula suprarrenal atrofia como resultado da tuberculose, a produção de cortisol diminui. O hipotálamo e a adeno-hipófise percebem que os níveis de cortisol estão abaixo do normal e aumentam a produção de CRH e ACTH, respectivamente, em uma tentativa de estimular a glândula suprarrenal a produzir mais cortisol.

Problemas no receptor ou no segundo mensageiro causam responsividade anormal do tecido

Doenças endócrinas nem sempre surgem devido a problemas com as glândulas endócrinas. Elas também podem ser desencadeadas por mudanças na responsividade do tecido-alvo aos hormônios. Nessas situações, o tecido-alvo apresenta respostas anormais, mesmo que os níveis hormonais estejam dentro da faixa normal. As mudanças nas respostas do tecido-alvo geralmente são causadas por interações anormais entre o hormônio e seu receptor, ou por alterações nas vias de transdução de sinal.

Regulação para baixo (*down-regulation*) Se a secreção de um hormônio é anormalmente alta por um período extenso de tempo, as células-alvo podem *regular para baixo* (diminuir o número de) os receptores desse hormônio, em um esforço para diminuir sua resposta ao hormônio em excesso. A **hiperinsulinemia** é um exemplo clássico de regulação para baixo no sistema endócrino. Nessa doença, os altos níveis sustentados de insulina no sangue fazem as células-alvo removerem seus receptores de insulina da membrana celular. Pacientes que apresentam hiperinsulinemia podem apresentar sinais de diabetes, apesar de seus altos níveis de insulina no sangue.

Anormalidades do receptor e da transdução de sinal Muitas formas de doenças endócrinas hereditárias podem estar relacionadas a problemas com a ação hormonal na célula-alvo. Os endocrinologistas acreditavam que esses problemas eram raros, mas eles estão sendo cada vez mais reconhecidos, à medida que os cientistas aumentam seu conhecimento sobre os receptores e os mecanismos de transdução de sinal.

Algumas alterações ocorrem devido a problemas com o receptor do hormônio (Tab. 6.1, p. 182). Se uma mutação altera a sequência proteica do receptor, a resposta celular à ligação hormônio-receptor pode ser alterada. Em outras mutações, os receptores podem estar ausentes, ou serem completamente não funcionais. Por exemplo, na *síndrome de insensibilidade androgência*, os receptores androgênicos não são funcionais no feto

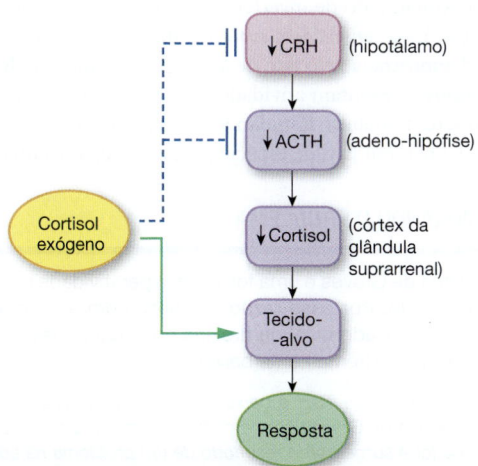

FIGURA 7.13 **Retroalimentação negativa a partir de um hormônio exógeno.** O hormônio exógeno possui o mesmo efeito de retroalimentação negativa de um hormônio endógeno.

masculino devido a uma mutação gênica. Como resultado, os androgênios produzidos pelo feto em desenvolvimento são incapazes de influenciar o desenvolvimento da genitália. O resultado é uma criança que aparenta ser mulher, mas não possui útero nem ovários.

Alterações genéticas nas vias de transdução de sinal podem levar a sintomas de excesso ou deficiência hormonal. Na doença chamada *pseudo-hipoparatireoidismo*, os pacientes mostram sinais de baixo nível de hormônio da paratireoide, mesmo que os níveis do hormônio no sangue estejam baixos ou elevados. Esses pacientes herdaram um defeito na proteína G que acopla o receptor do hormônio à enzima amplificadora do AMPc, a adenilato-ciclase. Como a via de transdução de sinal não funciona, as células-alvo são incapazes de responder ao hormônio da paratireoide, e os sinais de deficiência hormonal aparecem.

O diagnóstico de disfunções endócrinas depende da complexidade do reflexo

O diagnóstico das disfunções endócrinas pode ser simples ou complicado, dependendo da complexidade do reflexo. Por exemplo, considere um reflexo endócrino simples, como o do hormônio da paratireoide. Se há muito ou pouco hormônio, o problema pode surgir em apenas um local: as glândulas paratireoides (ver Fig. 7.7a). Entretanto, com os reflexos endócrinos complexos hipotálamo-hipófise-glândula, o diagnóstico pode ser muito mais difícil.

Se a disfunção (deficiência ou excesso) surge na última glândula da via reflexa complexa, o problema é considerado como **disfunção primária**. Por exemplo, se um tumor no córtex da glândula suprarrenal começa a produzir quantidade excessiva de cortisol, resulta em uma condição chamada de *hipersecreção primária*. Se a disfunção ocorre na adeno-hipófise, o problema é uma **disfunção secundária**. Por exemplo, se a hipófise é danificada por um trauma na cabeça e a secreção do ACTH diminui, a deficiência de cortisol resultante é considerada uma *hipossecreção secundária* de cortisol. Doenças de hormônios tróficos hipotalâmicos são raras; estas são consideradas como hipossecreção ou hipersecreção *terciárias*.

O diagnóstico das disfunções nas vias endócrinas complexas depende do entendimento da retroalimentação negativa na via de controle. A **FIGURA 7.14** mostra três possíveis causas para o excesso de secreção de cortisol. Para determinar qual a *etiologia* (causa) correta da doença de um paciente em particular, o médico deve verificar os níveis dos três hormônios da via de controle.

Se o nível de cortisol está alto, mas o nível de ambos os hormônios tróficos estão baixos, o problema é uma disfunção primária (Fig. 7.14a). Existem duas possíveis explicações para o cortisol elevado: a hipersecreção de cortisol endógeno ou a administração de cortisol exógeno por razões terapêuticas (ver Fig. 7.13). Em ambos os casos, os altos níveis de cortisol agem como um sinal de retroalimentação negativa, que interrompe a produção de CRH e ACTH. O padrão de cortisol alto com baixos níveis de hormônios tróficos indica uma disfunção primária.

Quando o problema é endógeno – um tumor suprarrenal que está secretando cortisol de maneira não regulada – as vias de controle normais são totalmente ineficazes. Apesar de a retroalimentação negativa desativar a produção dos hormônios tróficos, o tumor não depende deles para a produção de cortisol, de modo que a secreção de cortisol continua mesmo na ausência deles. Para que a secreção de cortisol possa ser controlada, o tumor deve ser removido ou suprimido.

A Figura 7.14b mostra uma hipersecreção secundária de cortisol, causada por um tumor na hipófise, que secreta ACTH. O nível alto de ACTH induz uma alta produção de cortisol, mas, neste exemplo, o alto nível de cortisol tem um efeito de retroalimentação negativa sobre o hipotálamo, diminuindo a produção de CRH. A combinação de baixos níveis de CRH e altos níveis de ACTH localiza o problema na hipófise. Esta disfunção é responsável por quase dois terços das *síndromes* de hipersecreção de cortisol.

Se o problema é a superprodução de CRH pelo hipotálamo (Fig. 7.14a), os níveis de CRH estarão acima do normal. Os altos níveis de CRH causam a produção aumentada de ACTH, que, por sua vez, causa o aumento do cortisol. Existe, portanto, uma hipersecreção terciária, que surge a partir de um problema no hipotálamo. Na prática clínica, as hipersecreções hipotalâmicas são raras.

A **FIGURA 7.15** mostra duas possíveis etiologias para a hipossecreção do cortisol. Você pode aplicar seu conhecimento sobre a retroalimentação negativa na via de controle hipotálamo-hipófise para prever se os níveis de CRH, ACTH e cortisol estarão altos ou baixos em cada caso.

EVOLUÇÃO HORMONAL

A sinalização química é um método antigo de comunicação e manutenção da homeostasia. À medida que os cientistas sequenciam o genoma de diversas espécies, eles estão descobrindo que, em muitos casos, a estrutura e a função dos hormônios mudaram muito pouco desde os vertebrados mais primitivos até os mamíferos. Na verdade, as vias de sinalização hormonal que antes eram consideradas exclusivas dos vertebrados, como as do hormônio da tireoide e da insulina, também exercem papéis fisiológicos ou no desenvolvimento de invertebrados, como os equinodermos e os insetos. Essa *conservação evolutiva* da função hormonal também é demonstrada pelo fato de que alguns hormônios de outros organismos apresentam atividade biológica quando administrados em seres humanos. Estudando quais partes de uma molécula hormonal não mudam de espécie para espécie, os cientistas têm

SOLUCIONANDO O **PROBLEMA**

A doença de Graves é uma forma de hiperatividade da glândula tireoide. Por essa razão, pessoas com essa doença possuem elevado nível de tiroxina no sangue. Seus níveis de TSH são extremamente baixos.

P6: *Se o nível de TSH é baixo e o nível de tiroxina é alto, a doença de Graves é uma disfunção primária ou secundária (que surge como resultado de um problema na adeno-hipófise)? Explique a sua resposta.*

197   206   215   216   218   220   222

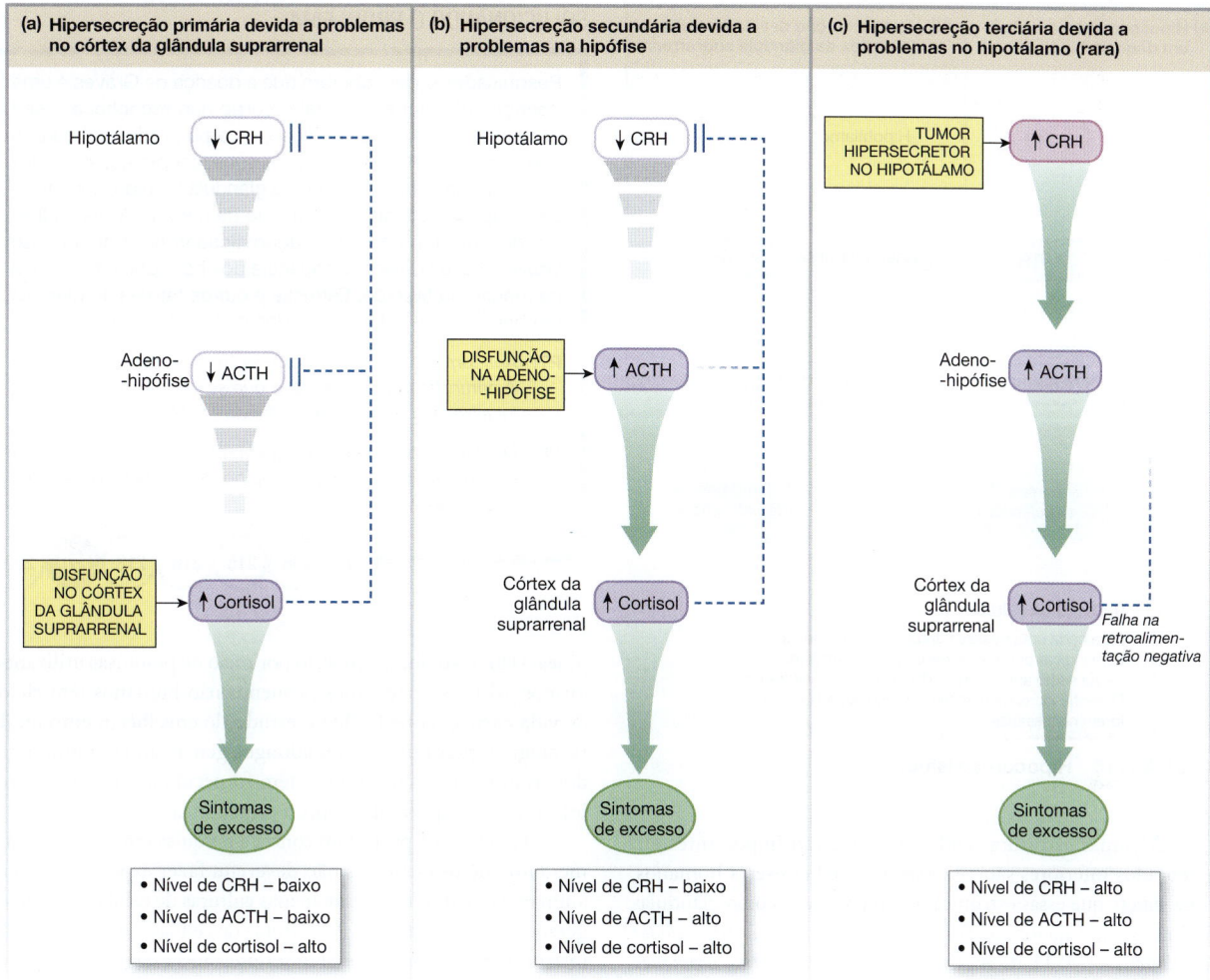

(a) **Hipersecreção primária devida a problemas no córtex da glândula suprarrenal**

Hipotálamo · ↓ CRH

Adeno-hipófise · ↓ ACTH

DISFUNÇÃO NO CÓRTEX DA GLÂNDULA SUPRARRENAL · ↑ Cortisol

Sintomas de excesso

- Nível de CRH – baixo
- Nível de ACTH – baixo
- Nível de cortisol – alto

(b) **Hipersecreção secundária devida a problemas na hipófise**

Hipotálamo · ↓ CRH

DISFUNÇÃO NA ADENO-HIPÓFISE · ↑ ACTH

Córtex da glândula suprarrenal · ↑ Cortisol

Sintomas de excesso

- Nível de CRH – baixo
- Nível de ACTH – alto
- Nível de cortisol – alto

(c) **Hipersecreção terciária devida a problemas no hipotálamo (rara)**

TUMOR HIPERSECRETOR NO HIPOTÁLAMO · ↑ CRH

Adeno-hipófise · ↑ ACTH

Córtex da glândula suprarrenal · ↑ Cortisol · *Falha na retroalimentação negativa*

Sintomas de excesso

- Nível de CRH – alto
- Nível de ACTH – alto
- Nível de cortisol – alto

FIGURA 7.14 **Hipercortisolismo.** Os níveis de hormônios tróficos ajudam a isolar a origem da disfunção no hipercortisolismo.

descoberto pistas importantes para ajudar no desenvolvimento de fármacos agonistas e antagonistas.

A capacidade de os hormônios não humanos funcionarem em seres humanos foi um fator decisivo para o nascimento da endocrinologia. Quando Best e Banting descobriram a insulina, em 1921, e os primeiros pacientes diabéticos foram tratados com o hormônio, a insulina era extraída do pâncreas de vacas, de porcos e de ovelhas. Até meados de 1980, os açougues eram a principal fonte de insulina para uso clínico. Hoje, com a engenharia genética, o gene humano da insulina é inserido em bactérias, as quais, então, sintetizam o hormônio, fornecendo, assim, uma fonte inesgotável de insulina humana.

Apesar de muitos hormônios terem a mesma função na maioria dos vertebrados, alguns hormônios que têm um papel fundamental na fisiologia dos vertebrados inferiores parecem ser evolutivamente "inúteis" em seres humanos. A calcitonina é um bom exemplo desses hormônios. Esta exerce um papel no metabolismo de cálcio em peixes, mas aparentemente não

possui uma influência significativa no balanço diário de cálcio em seres humanos adultos. Nem a deficiência nem o excesso de calcitonina estão associados a qualquer condição ou sintoma patológico.

Embora a calcitonina não seja um hormônio significativo em seres humanos, o gene da calcitonina codifica uma proteína biologicamente ativa. No encéfalo, as células processam o RNAm do gene da calcitonina para produzirem um peptídeo, denominado *peptídeo relacionado ao gene da calcitonina* (do inglês, *calcitonin gene-related peptide*) (CGRP), que atua como um neurotransmissor. O CGRP pode atuar como um potente dilatador dos vasos sanguíneos, e antagonistas dos receptores do CGRP estão sendo estudados pela sua capacidade de tratar enxaquecas, que ocorrem quando os vasos sanguíneos centrais se dilatam (vasodilatação). A habilidade de um gene de produzir vários peptídeos é uma das razões pelas quais as pesquisas têm mudado o foco da genômica para a fisiologia e a *proteômica* (estudo do papel de novas proteínas na função fisiológica).

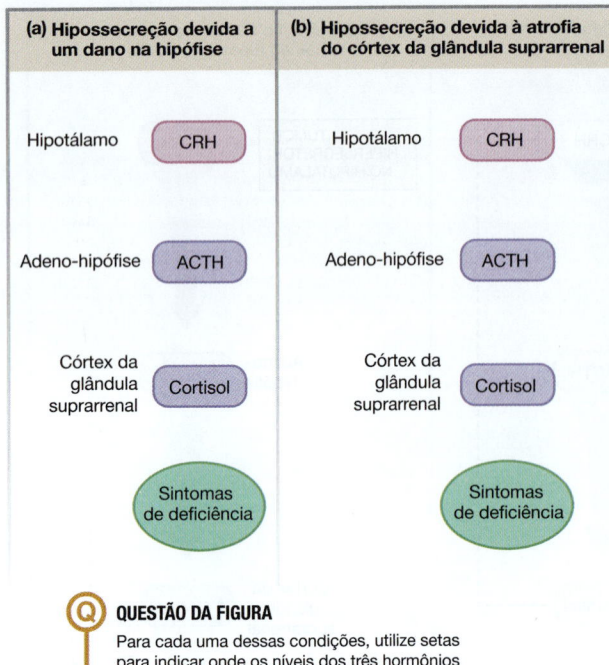

(a) Hipossecreção devida a um dano na hipófise	(b) Hipossecreção devida à atrofia do córtex da glândula suprarrenal
Hipotálamo CRH	Hipotálamo CRH
Adeno-hipófise ACTH	Adeno-hipófise ACTH
Córtex da glândula suprarrenal Cortisol	Córtex da glândula suprarrenal Cortisol
Sintomas de deficiência	Sintomas de deficiência

Q QUESTÃO DA FIGURA

Para cada uma dessas condições, utilize setas para indicar onde os níveis dos três hormônios na via serão aumentados, diminuídos ou inalterados. Desenhe alças de retroalimentação negativa onde forem necessárias.

FIGURA 7.15 Hipocortisolismo.

Algumas estruturas endócrinas que são importantes em vertebrados inferiores são *vestigiais* (traços) em seres humanos, o que sugere que essas estruturas estão presentes como glândulas minimamente funcionais. Por exemplo, o *hormônio estimulador de melanócitos* (MSH, do inglês, *melanocyte-stimulating hormone*), do lobo intermediário da hipófise, controla a pigmentação em répteis e anfíbios. Entretanto, os seres humanos adultos têm apenas um lobo intermediário vestigial, e, em geral, não têm níveis mensuráveis de MSH no sangue.

Na área da pesquisa, a *endocrinologia comparada* – o estudo da endocrinologia em organismos não humanos – tem feito contribuições significativas para a busca de compreender o corpo humano. Muitos dos modelos da fisiologia humana são fundamentados em pesquisas realizadas em peixes, sapos, ratos, entre outros. Por exemplo, o hormônio *melatonina* da glândula

SOLUCIONANDO O **PROBLEMA**

Pesquisadores descobriram que a doença de Graves é uma doença autoimune, na qual o corpo não reconhece o seu próprio tecido. Nessa condição, o corpo produz anticorpos que imitam o TSH e se ligam aos seus receptores, ativando--os. Esse sinal falso "engana" a glândula tireoide, causando uma superprodução do hormônio da tireoide. Mais mulheres do que homens são diagnosticadas com doença de Graves, talvez devido à influência dos hormônios femininos na função da tireoide. Estresse e outros fatores ambientais também podem estar implicados no hipertireoidismo.

P7: *Anticorpos são proteínas que se ligam ao receptor do TSH. A partir dessa informação, o que se pode concluir sobre a localização celular do receptor do TSH?*

P8: *Na doença de Graves, por que a retroalimentação negativa não interrompe a produção do hormônio da tireoide antes que ele se torne excessivo?*

197 206 215 216 218 **220** 222

pineal (**FIG. 7.16**) foi descoberto por meio de pesquisas utilizando girinos. Muitos vertebrados pequenos não humanos têm ciclos de vida curtos, o que facilita o estudo do envelhecimento ou da fisiologia reprodutiva. Camundongos geneticamente modificados (transgênicos ou nocaute) têm fornecido aos pesquisadores informações importantes sobre a proteômica.

Grupos que protestam contra a pesquisa em animais argumentam que os cientistas não deveriam fazer experimentos em animais e que deveriam usar apenas culturas de células e modelos gerados por computador. As culturas de células e os modelos são instrumentos valiosos e podem ser úteis nos estágios iniciais das pesquisas, porém, em algum momento, os novos medicamentos e procedimentos devem ser testados em organismos intactos, antes da realização dos ensaios clínicos em seres humanos. Cientistas responsáveis seguem regulamentações para o uso apropriado de animais e limitam o número de animais sacrificados ao mínimo necessário para conseguir dados válidos.

Neste capítulo, aprendemos como o sistema endócrino ajuda a regular os processos mais lentos no corpo. Como você verá, o sistema nervoso fica responsável por respostas mais rápidas, necessárias para a manutenção da homeostasia.

FIGURA 7.16 **FOCO EM...**

A glândula pineal

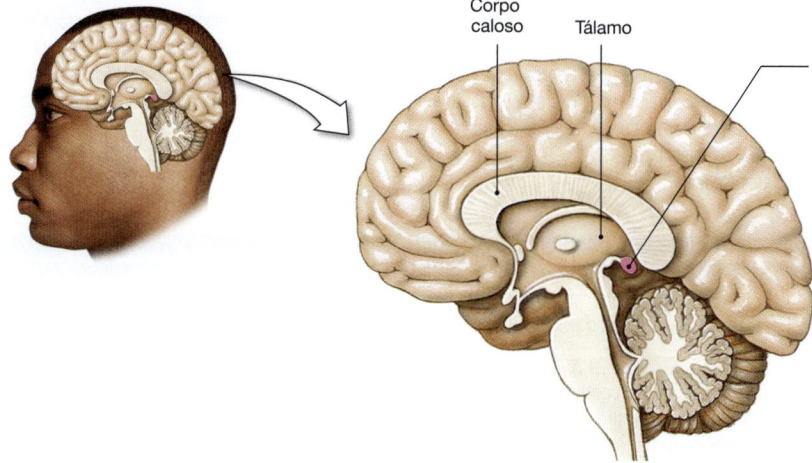

Corpo caloso

Tálamo

A **glândula pineal** é uma estrutura do tamanho de uma ervilha, localizada profundamente no encéfalo de seres humanos. Há aproximadamente 2 mil anos, considerava-se que este "trono da alma" agisse como uma válvula que regulava o fluxo de espíritos vitais e de conhecimento para o encéfalo. Em 1950, entretanto, os cientistas concluíram que ela era uma estrutura vestigial sem função conhecida.

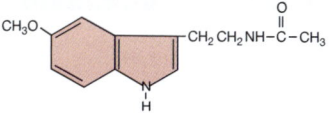

A **melatonina** é um hormônio derivado de aminoácidos sintetizada a partir do triptofano.

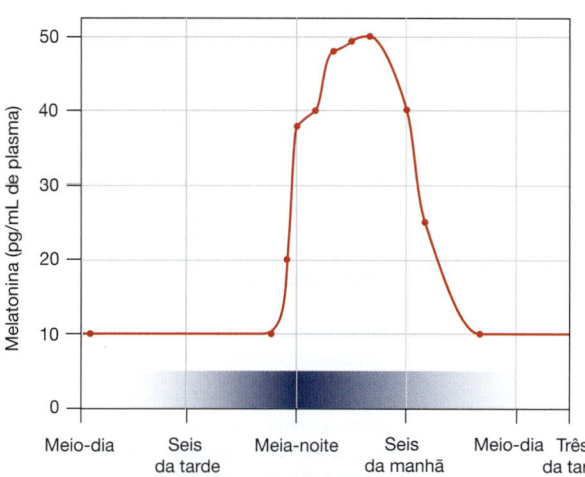

A melatonina é o "hormônio da escuridão", secretado à noite, enquanto dormimos. É o mensageiro químico que transmite informação sobre os ciclos claro-escuro para o centro encefálico que governa o relógio biológico do corpo.

(Baseada em J. Arendt, Melatonin, *Clin Endocrinol* 29: 205-229, 1988.)

Em meados de 1957, aconteceu uma das surpreendentes coincidências que ocorrem na pesquisa científica. Um investigador ouviu falar de um fator da glândula pineal dos bovinos que deixava a pele mais clara em anfíbios. Usando a metodologia clássica da endocrinologia, ele obteve glândulas pineais de um açougue e começou a fazer extratos. Seu ensaio biológico consistia em colocar extratos da glândula pineal em bacias com girinos vivos para ver se sua pele ficava mais clara. Muitos anos e centenas de milhares de glândulas pineais depois, ele tinha isolado uma pequena quantidade de melatonina.

Cinquenta anos depois, ainda estamos aprendendo sobre as funções da melatonina em seres humanos. Além do seu papel nos ciclos sono-vigília e no relógio interno do corpo, os cientistas têm evidências de que a melatonina é um poderoso antioxidante. Alguns estudos utilizando-se modelos de doença de Alzheimer em camundongos sugerem que a melatonina pode ajudar a retardar a progressão da doença. A melatonina foi também relacionada à função sexual, ao início da puberdade e à depressão dos meses mais escuros do inverno (transtorno afetivo sazonal, TAS). Em 2011, nos Estados Unidos, mais de 100 pesquisas clínicas foram realizadas para testar a eficácia da melatonina no tratamento de transtornos associados a distúrbios do sono e depressão.

Em 2009, autoridades europeias autorizaram o uso do agonista do receptor da melatonina, a *agomelatina*, para o tratamento da depressão maior. Nos Estados Unidos, o Food and Drug Administration tem sido lento na aprovação do fármaco, a qual atualmente está em testes clínicos na fase II e III. Os testes na fase II são normalmente estudos placebo-controlados e duplo-cegos. A fase III inclui mais pacientes e alguns estudos não controlados. Alguns estudos da fase III são "abertos", nos quais tanto os pacientes como os médicos sabem que o fármaco-teste está sendo administrado.

SOLUCIONANDO O **PROBLEMA** CONCLUSÃO | Doença de Graves

Neste solucionando o problema, você aprendeu que na doença de Graves os níveis dos hormônios da tireoide estão elevados porque uma proteína do sistema imune imita o TSH. Você também aprendeu que a glândula tireoide concentra iodo para a síntese dos hormônios da tireoide e que o iodo radioativo pode se concentrar na glândula e destruir as células da tireoide. O tratamento de Ben Crenshaw para a doença de Graves foi um sucesso. Ele conseguiu ganhar o Torneio de Masters pela segunda vez, em 1995, e continua a jogar golfe profissionalmente até hoje.

A doença de Graves é a forma mais comum de hipertireoidismo. Pessoas famosas que já sofreram dessa doença incluem o ex-presidente dos Estados Unidos, George H. W. Bush, e a Primeira Dama, Barbara Bush. Verifique suas respostas das perguntas do problema comparando-as com as informações na tabela resumida a seguir.

Pergunta	Fatos	Integração e análise
P1: A qual das três classes de hormônios pertencem os hormônios da tireoide?	As três classes são peptídeos, esteroides e derivados de aminoácidos.	Os hormônios da tireoide são sintetizados a partir do aminoácido tirosina, o que os torna derivados de aminoácidos.
P2: Se a dieta de uma pessoa é pobre em iodo, o que acontece com a produção de tiroxina?	A glândula tireoide concentra iodo e o combina com o aminoácido tirosina para produzir os hormônios da tireoide.	Se a dieta é pobre em iodo, a pessoa é incapaz de produzir os hormônios da tireoide.
P3: Em uma pessoa saudável, quando os níveis dos hormônios da tireoide no sangue aumentam, a retroalimentação negativa aumenta ou diminui a secreção do TSH?	A retroalimentação negativa interrompe as alças de resposta.	Normalmente, a retroalimentação negativa diminui a secreção de TSH.
P4: Em uma pessoa com uma glândula tireoide hiperativa, a qual produz muito hormônio, você esperaria que os níveis de TSH estivessem maiores ou menores do que em uma pessoa saudável?	O hormônio da tireoide é o sinal de retroalimentação negativa.	Se os níveis dos hormônios da tireoide estão altos, pode-se esperar uma retroalimentação negativa intensa e até níveis mais baixos de TSH do que o normal.
P5: Por que o iodo radioativo (em vez de algum outro elemento radioativo, como o cobalto) é usado para destruir o tecido da tireoide?	A glândula tireoide concentra iodo para produzir os hormônios da tireoide.	O iodo radioativo se concentra na glândula tireoide e seletivamente destrói esse tecido. Outros elementos radioativos se distribuem mais amplamente pelo corpo e podem prejudicar tecidos normais.
P6: Se os níveis de TSH são baixos e os de tiroxina são altos, a doença de Graves é uma disfunção primária ou secundária (é resultado de um problema na adeno-hipófise)? Explique a sua resposta.	Na hipersecreção secundária, você deve esperar que os níveis de hormônios tróficos da adeno-hipófise estejam elevados.	Na doença de Graves, o TSH da adeno-hipófise está extremamente baixo. Então, a hipersecreção dos hormônios da tireoide não é resultado de um aumento de TSH. Isso significa que a doença de Graves é uma disfunção primária, causada por problemas na própria glândula tireoide.
P7: Anticorpos são proteínas que se ligam ao receptor do TSH. A partir dessa informação, o que se pode concluir sobre a localização celular do receptor do TSH?	Os receptores podem ser receptores de membrana ou receptores intracelulares. Proteínas não conseguem atravessar a membrana celular.	O receptor de TSH é um receptor de membrana. Ele usa a via de segundo mensageiro do AMPc para a transdução de sinal.
P8: Na doença de Graves, por que a retroalimentação negativa não interrompe a produção do hormônio da tireoide antes que ele se torne excessivo?	Na retroalimentação negativa normal, o aumento dos níveis de hormônios da tireoide interrompe a secreção de TSH. Sem o estímulo do TSH, a tireoide para de produzir os hormônios.	Na doença de Graves, os altos níveis de hormônios da tireoide interrompem a produção do TSH endógeno. Entretanto, a glândula tireoide continua produzindo hormônios, em resposta à ligação dos anticorpos aos receptores do TSH. Nessa situação, a retroalimentação negativa não corrige o problema.

197 206 215 216 218 220 **222**

RESUMO DO CAPÍTULO

Este capítulo apresentou a você o sistema endócrino e o papel que este tem sobre a *comunicação* e o *controle* dos processos fisiológicos. Como você observou anteriormente, a *compartimentalização do corpo* em compartimentos intracelular e extracelular indica que são necessários mecanismos especiais para que os sinais passem de um compartimento a outro. Este capítulo também apresentou padrões básicos, que serão encontrados no estudo de vários sistemas de órgãos: as diferenças entre as três classes químicas dos hormônios, as vias reflexas dos hormônios, os tipos de interação hormonal e as disfunções endócrinas.

Hormônios

1. A especificidade de um hormônio depende de seus receptores e de suas vias de transdução de sinal associadas. (p. 199)

2. Um **hormônio** é uma substância química secretada no sangue por uma célula, ou por um grupo de células, para o transporte até um alvo distante, onde é eficaz em concentrações muito baixas. (p. 198)

3. **Feromônios** são sinais químicos liberados no meio externo. (p. 198)

4. Os hormônios se ligam a receptores para iniciar respostas, conhecidas como **mecanismo de ação celular**. (p. 199)

5. A atividade hormonal é limitada pelo término da secreção, pela remoção do hormônio do sangue ou pelo término da atividade na célula-alvo. (p. 199)

6. A taxa de degradação de um hormônio é indicada pela **meia-vida** do hormônio. (p. 201)

A classificação dos hormônios

7. Existem três tipos de hormônios: **hormônios peptídicos/ proteicos**, compostos de três ou mais aminoácidos; **hormônios esteroides**, derivados do colesterol; e **hormônios derivados de aminoácidos**, derivados tanto da tirosina (p. ex., catecolaminas e hormônios da tireoide) como do triptofano (p. ex., melatonina). (p. 201; Tab. 7.1.)

8. Os hormônios peptídicos são produzidos como **pré-pró--hormônios** inativos e processados em **pró-hormônios**. Os pró--hormônios são clivados formando hormônios ativos e fragmentos peptídicos, os quais são cossecretados (p. 202; Fig. 7.3)

9. Os hormônios peptídicos dissolvem-se no plasma e têm uma meia-vida curta. Eles ligam-se a receptores na membrana das células-alvo e iniciam respostas celulares rápidas pela transdução de sinal. Em alguns casos, os hormônios peptídicos também estimulam a síntese de novas proteínas. (p. 202; Fig. 7.4)

10. Os hormônios esteroides são sintetizados à medida que são necessários. Eles são hidrofóbicos, e a maior parte dos hormônios esteroides presente no sangue está ligada a proteínas carreadoras. Esteroides têm uma meia-vida prolongada. (p. 204; Fig. 7.5)

11. Os receptores esteroides clássicos estão dentro das células, onde eles ativam e desativam genes e regulam a síntese de novas proteínas. A resposta celular é mais lenta do que com os hormônios peptídicos. Os hormônios esteroides podem se ligar a receptores na membrana e ter efeitos não genômicos. (p. 204; Fig. 7.5)

12. Os hormônios amínicos podem se comportar como hormônios peptídicos típicos ou como uma combinação de hormônio esteroide e hormônio peptídico. (p. 207; Fig. 7.6)

Controle da liberação hormonal

13. As células endócrinas clássicas agem tanto como sensor quanto como centro integrador na via reflexa simples. (p. 206; Fig. 7.7)

14. Muitos reflexos endócrinos envolvem o sistema nervoso, tanto por meio de **neuro-hormônios** como por meio de neurônios que influenciam a liberação de hormônios. (p. 207)

15. A glândula hipófise é composta pela adeno-hipófise (uma glândula endócrina verdadeira) e pela neuro-hipófise (uma extensão do encéfalo). (p. 209; Fig. 7.8a)

16. A neuro-hipófise libera dois neuro-hormônios, a ocitocina e a vasopressina, que são produzidos no hipotálamo. (p. 209; Fig. 7.8c)

17. Os **hormônios tróficos** controlam a secreção de outros hormônios. (p. 209)

18. Os hormônios hipotalâmicos liberadores e inibidores controlam a secreção de hormônios da adeno-hipófise. (p. 209; Fig. 7.9)

19. Os hormônios tróficos hipotalâmicos alcançam a hipófise pelo **sistema porta hipotálamo-hipofisário**. (p. 211; Fig. 7.9)

20. Existem seis hormônios da adeno-hipófise: prolactina, hormônio do crescimento, hormônio folículo-estimulante, hormônio luteinizante, hormônio estimulador da tireoide e hormônio adrenocorticotrófico. (p. 213; Fig. 7.9)

21. Nos reflexos endócrinos complexos, os hormônios da via agem como sinais de retroalimentação negativa. (p. 213; Fig. 7.11)

Interações hormonais

22. Se a combinação de dois ou mais hormônios produz um resultado que é maior que o aditivo, esta interação é o **sinergismo**. (p. 215; Fig. 7.12)

23. Se um hormônio não pode exercer completamente seu efeito a menos que um segundo hormônio esteja presente, o segundo hormônio tem um efeito **permissivo** em relação ao primeiro. (p. 216)

24. Se um hormônio se opõe à ação de um outro, os dois são **antagonistas** um do outro. (p. 216)

Disfunções endócrinas

25. Doenças relacionadas ao excesso de hormônios são normalmente devidas à **hipersecreção**. Os sintomas da deficiência hormonal ocorrem quando muito pouco de um dado hormônio é secretado (**hipossecreção**). A **responsividade anormal dos tecidos** pode resultar de problemas com os receptores do hormônio ou com as vias de transdução de sinal. (pp. 216, 217)

26. As **disfunções primárias** surgem na última glândula endócrina da via reflexa. A **disfunção secundária** é um problema com os hormônios tróficos da adeno-hipófise. (p. 218; Fig. 7.14)

Evolução Hormonal

27. Muitos hormônios humanos são similares a hormônios encontrados em outros vertebrados. (p. 220)

QUESTÕES PARA REVISÃO

Além da resolução destas questões e da checagem de suas respostas na p. A-9, reveja os Tópicos abordados e objetivos de aprendizagem, no início deste capítulo.

Nível um   Revisando fatos e termos

1. O estudo dos hormônios é chamado de _____.

2. Liste as três maneiras básicas pelas quais os hormônios agem nas suas células-alvo.

3. Liste cinco glândulas endócrinas e cite um hormônio que cada uma secreta. Diga um efeito de cada hormônio citado.

4. Relacione os seguintes pesquisadores com seus experimentos:

(a) Lower	1. isolou hormônios tróficos do hipotálamo de porcos e ovelhas
(b) Berthold	
(c) Guillemin e Schally	2. relatou o rejuvenescimento sexual após a injeção de extratos testiculares
(d) Brown-Séquard	
(e) Banting e Best	3. isolou a insulina
	4. descreveu com acurácia a função da hipófise
	5. estudou o desenvolvimento da crista em galos castrados

5. Coloque em ordem os seguintes passos para se identificar uma glândula endócrina:

   (a) Purificar os extratos e separar as substâncias ativas.

   (b) Realizar a terapia de substituição com a glândula ou seus extratos e observar se as anormalidades desaparecem.

   (c) Implantar a glândula ou administrar o extrato da glândula em um animal normal e observar se aparecem sintomas característicos dos hormônios em excesso.

   (d) Colocar o animal em um estado de deficiência hormonal removendo a glândula suspeita e monitorar o desenvolvimento de anormalidades.

6. Para uma substância química ser definida como um hormônio, ela tem de ser secretada no _____ para ser transportada a um _____ e ter efeito em concentrações _____.

7. Qual o significado do termo *meia-vida* em relação à atividade de moléculas hormonais?

8. Metabólitos são moléculas de hormônio inativadas, degradadas por enzimas encontradas principalmente no _____ e _____, para serem excretadas na _____ e _____, respectivamente.

9. Hormônios candidatos muitas vezes possuem a palavra _____ como parte de seus nomes.

10. Liste e defina as três classes químicas dos hormônios. Cite um hormônio de cada classe.

11. Decida se cada uma das características a seguir se aplica melhor a hormônios peptídicos, hormônios esteroides, ambos, ou nenhum deles.

    (a) São lipofóbicos e devem utilizar um sistema de transdução de sinal.

    (b) Possuem uma meia-vida curta, medida em minutos.

    (c) Muitas vezes possuem um atraso de 90 minutos antes que os efeitos sejam observados.

    (d) São hidrossolúveis e, portanto, dissolvem-se facilmente no líquido extracelular para o transporte.

    (e) A maioria dos hormônios pertence a esta classe.

    (f) Todos são derivados do colesterol.

    (g) Consiste em três ou mais aminoácidos ligados entre si.

    (h) São liberados no sangue para viajar até órgãos-alvo distantes.

    (i) São transportados no sangue ligados a moléculas proteicas carreadoras.

    (j) Todos são lipofílicos e, portanto, difundem-se facilmente através das membranas.

12. Por que os hormônios esteroides geralmente levam muito mais tempo para agir do que os hormônios peptídicos?

13. Quando os hormônios esteroides agem no núcleo celular, o complexo hormônio-receptor atua como um fator _____, liga-se ao DNA e ativa um ou mais _____, que produzem RNAm para determinar a síntese de novas _____.

14. Os pesquisadores descobriram que algumas células têm receptores para hormônios esteroides adicionais na sua _____, permitindo uma resposta mais rápida.

15. A melatonina é sintetizada a partir do aminoácido _____, e as catecolaminas e hormônios da tireoide são sintetizados a partir do aminoácido _____.

16. Um hormônio que controla a secreção de outro hormônio é conhecido como um hormônio _____.

17. Em vias de controle reflexo envolvendo hormônios tróficos e múltiplos centros integradores, os próprios hormônios agem como sinais de _____, suprimindo a secreção do hormônio trófico inicial do reflexo.

18. Que característica define os neuro-hormônios?

19. Liste os dois hormônios secretados pela glândula neuro-hipófise. A qual classe química eles pertencem?

20. O que é o sistema porta hipotálamo-hipofisário? Por que ele é tão importante?

21. Liste os seis hormônios da glândula adeno-hipófise; cite uma ação de cada hormônio. Quais deles são hormônios tróficos?

22. Explique a retroalimentação negativa de alça longa.

23. Quando dois hormônios trabalham juntos para criar um efeito que é maior do que a simples adição dos seus efeitos, essa interação é chamada de _____. Quando um hormônio A deve estar presente para que o hormônio B consiga exercer todo o seu efeito, essa interação é chamada de _____. Quando as atividades hormonais se opõem uma à outra, esse efeito é chamado de _____.

Nível dois   Revisando conceitos

24. Compare e diferencie os seguintes termos:

    (a) sinal parácrino, hormônio, citocina.

    (b) disfunções endócrinas primária e secundária.

    (c) hipersecreção e hipossecreção.

    (d) adeno-hipófise e neuro-hipófise.

25. Compare e diferencie as três classes químicas de hormônios.

26. Relacione os seguintes grupos de termos. Você pode adicionar outros se desejar.

Lista 1

• cossecreção	• pré-pró-hormônio
• retículo endoplasmático	• pró-hormônio
• exocitose	• vesícula secretora
• aparelho de Golgi	• sequência-sinal
• receptor hormonal	• síntese
• hormônio peptídico	• resposta da célula-alvo

Lista 2

• ACTH	• ocitocina
• adeno-hipófise	• peptídeo/proteína
• sangue	• sistema porta
• célula endócrina	• neuro-hipófise
• gonadotrofinas	• prolactina
• hormônio do crescimento	• hormônio liberador
• hipotálamo	• hormônio trófico
• hormônio inibidor	• TSH
• neuro-hormônio	• vasopressina
• neurônio	

Nível três   Solucionando o problema

27. Os termos *especificidade*, *receptores* e *regulação para baixo* podem ser aplicados em diversas situações fisiológicas. Os seus significados mudam quando aplicados ao sistema endócrino? Que características químicas e físicas hormônios, enzimas, proteínas de transporte e receptores têm em comum que tornam a especificidade tão importante?

28. A dexametasona é utilizada para suprimir a secreção do hormônio adrenocorticotrófico (ACTH) da adeno-hipófise. Dois pacientes com hipersecreção de cortisol receberam dexametasona. A secreção de cortisol do paciente A diminui para níveis normais, mas a secreção de cortisol do paciente B continua elevada. Desenhe mapas das vias reflexas para estes dois pacientes (ver Fig. 7.11b para um modelo) e use esses mapas para determinar qual paciente tem hipercortisolismo primário. Explique seu raciocínio.

29. Alguns dos primeiros experimentos com pílulas anticoncepcionais masculinas utilizavam fármacos que suprimiam a liberação de gonadotrofinas (FSH e LH). Entretanto, os homens paravam de tomá-las porque elas diminuíam a secreção de testosterona, o que diminuía a libido e causava impotência.

(a) Utilize a informação dada na Figura 7.9 para desenhar a via reflexa GnRH-FSH/LH-testosterona. Utilize essa via para mostrar como a supressão das gonadotrofinas diminui a produção de espermatozoides e a secreção de testosterona.

(b) Outros pesquisadores sugerem que um tratamento mais eficiente seria a administração de testosterona extra aos homens. Desenhe outra cópia da via reflexa para mostrar como a testosterona pode suprimir a produção de espermatozoides sem o efeito colateral da impotência.

Nível quatro   Problemas quantitativos

30. O seguinte gráfico representa o desaparecimento de um fármaco do sangue, à medida que ele é metabolizado e excretado. Com base no gráfico, qual é a meia-vida do fármaco?

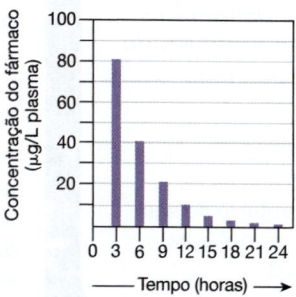

31. O gráfico a seguir mostra as concentrações plasmáticas de TSH em três grupos de pacientes. Qual padrão seria consistente com as seguintes disfunções? Explique seu raciocínio.

(a) hipotireoidismo primário.

(b) hipertireoidismo primário.

(c) hipertireoidismo secundário.

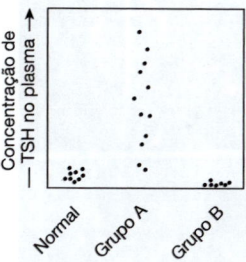

32. Com base no que você aprendeu sobre a via reguladora da secreção da insulina, desenhe um gráfico mostrando o efeito que a concentração de glicose plasmática tem sobre a secreção da insulina.

As respostas para as questões de Revisando conceitos, Figuras, Questões gráficas e Questões para revisão ao final do capítulo podem ser encontradas no Apêndice A (p. A-1).

8

Neurônios: propriedades celulares e de rede

> *O futuro da neurologia clínica e da psiquiatria está intimamente ligado ao da neurociência molecular.*
>
> Eric R. Kandel, James H. Schwartz e Thomas M. Jessell, no prefácio do seu livro, *Principles of Neural Science*, 2000.

TÓPICOS ABORDADOS E OBJETIVOS DE APRENDIZAGEM

Organização do sistema nervoso 227

8.1 Mapear detalhadamente a organização do sistema nervoso.

Células do sistema nervoso 229

8.2 Desenhar e descrever as partes de um neurônio e citar as suas funções.
8.3 Descrever as partes de uma sinapse e as suas funções.
8.4 Citar os tipos e as funções das células da glia.

Sinalização elétrica nos neurônios 236

8.5 Explicar com as suas palavras como a equação de Goldman-Hodgkin-Katz se relaciona com o potencial de membrana de uma célula.
8.6 Explicar as relações entre os seguintes termos: fluxo corrente, condutância, resistência, lei de Ohm.
8.7 Comparar e diferenciar os potenciais graduados e os potenciais de ação.
8.8 Explicar as mudanças na permeabilidade iônica e no fluxo de íons que ocorrem durante um potencial de ação.
8.9 Descrever e comparar os períodos refratários absoluto e relativo.
8.10 Explicar o papel da mielina na condução de potenciais de ação.

Comunicação célula a célula no sistema nervoso 253

8.11 Caracterizar as diferenças entre as sinapses elétrica e química.
8.12 Listar e dar exemplos dos sete grupos de secreções neurócrinas.

8.13 Descrever os diferentes padrões de síntese, reciclagem, liberação e término da ação dos neurotransmissores.

Integração da transferência de informação neural 260

8.14 Descrever o papel dos seguintes termos na comunicação sináptica: receptores ionotrópicos e metabotrópicos, neurotransmissores e neuromoduladores, potenciais sinápticos rápidos e lentos, potenciais pós-sinápticos excitatórios e inibidores.
8.15 Comparar as somações espacial e temporal.
8.16 Comparar as inibições pré-sináptica e pós-sináptica.
8.17 Explicar o mecanismo de potenciação de longa duração mediada pelos receptores AMPA e NMDA.

Células de Purkinje e células da glia (em verde) no cerebelo.

Em uma cena misteriosa de um filme de ficção científica, técnicos vestidos de branco movem-se silenciosamente por uma sala repleta de tanques cilíndricos borbulhantes para peixes. À medida que a câmera se aproxima de um dos tanques, nenhum peixe é visto se movimentando entre as plantas aquáticas. O solitário ocupante do tanque é uma massa cinzenta com uma superfície convoluta como uma noz e que possui uma longa cauda que parece ter contas nas bordas. A partir das contas, flutuam centenas de fibras finas que ondulam suavemente à medida que as bolhas de oxigênio passam entre elas. Essa não é uma criatura marinha... É um encéfalo e uma medula espinal, removidos do seu proprietário original, aguardando transplante para outro corpo. Isso pode ser real? Esse cenário é possível? Ou isso é apenas uma criação de um roteirista de cinema criativo?

O encéfalo é considerado a sede da alma, a fonte misteriosa das características que nós acreditamos que distinguem os seres humanos dos outros animais. O encéfalo e a medula espinal são também centros integradores da homeostasia, do movimento e de muitas outras funções corporais. Eles são o centro de controle do **sistema nervoso**, uma rede de bilhões ou trilhões de células nervosas ligadas umas às outras de modo extremamente organizado para formar o sistema de controle rápido do corpo.

As células nervosas, ou **neurônios**, conduzem rapidamente sinais elétricos e, em alguns casos, por longas distâncias. Eles têm um formato único e muitos têm extensões longas e finas, ou **processos**, que podem se estender até um metro de comprimento. Na maioria das vias, os neurônios liberam sinais químicos, denominados **neurotransmissores**, no líquido extracelular, para gerar a comunicação com células vizinhas. Em algumas vias, os neurônios estão interligados pelas *junções comunicantes* (p. 74), que permitem a passagem de sinais elétricos diretamente de uma célula à outra.

O uso de sinais elétricos para a liberação de compostos químicos de uma célula não é exclusivo dos neurônios. Por exemplo, as células β pancreáticas geram um sinal elétrico para iniciar a exocitose das vesículas armazenadoras de insulina (p. 159). Protozoários unicelulares e plantas também utilizam mecanismos de sinalização elétrica, em muitos casos usando os mesmos tipos de canais iônicos que os vertebrados. Sequenciando as proteínas dos canais iônicos, os cientistas descobriram que muitas dessas proteínas foram conservadas durante a evolução, indicando a sua importância fundamental.

SOLUCIONANDO O **PROBLEMA** | Paralisia misteriosa

"Como uma enfermaria de pólio dos anos 1950" foi como o neurologista Guy McKhann, da Johns Hopkins School of Medicine, descreveu uma ala do Hospital de Beijing que ele visitou quando viajou para a China, em 1986. Dezenas de crianças paralisadas, algumas usando respiradores artificiais, lotavam a enfermaria. Os médicos chineses pensavam que as crianças tinham a síndrome de Guillain-Barré, uma condição rara de paralisia, mas o Dr. Mckhann não estava convencido. Existia simplesmente um número muito grande de crianças para ser uma doença rara como a síndrome de Guillain-Barré. Seria alguma poliomielite, como parte da equipe de médicos de Beijing temia? Ou seria outra doença talvez ainda não descoberta?

227 229 231 251 253 257 267 268

Embora a sinalização elétrica seja universal, as redes neurais sofisticadas são exclusivas do sistema nervoso animal. As vias reflexas no sistema nervoso não seguem necessariamente uma linha reta de um neurônio para o outro. Um neurônio pode influenciar múltiplos neurônios, ou muitos neurônios podem afetar a função de um único neurônio. A complexidade da rede neural e de seus componentes determina as propriedades emergentes do sistema nervoso. As **propriedades emergentes** são processos complexos, como: consciência, inteligência e emoções, que não podem ser previstos a partir do conhecimento que temos sobre as propriedades individuais das células nervosas e suas conexões específicas. A busca para explicar as propriedades emergentes torna a neurociência uma das áreas de estudo mais ativas da fisiologia atual.

A neurociência, assim como várias outras áreas da ciência, tem sua linguagem especializada própria. Em muitos casos, vários termos descrevem uma única estrutura ou função, o que, potencialmente, pode levar à confusão. A **TABELA 8.1** lista alguns termos utilizados na neurociência citados neste livro, juntamente com os seus sinônimos mais comuns, que você pode encontrar em outras publicações.

ORGANIZAÇÃO DO SISTEMA NERVOSO

O sistema nervoso pode ser dividido em duas partes (**FIG. 8.1**). O **sistema nervoso central** (**SNC**) consiste no **encéfalo** e na **medula espinal**. O **sistema nervoso periférico** (**SNP**) é composto por **neurônios sensoriais** (**aferentes**) e **neurônios eferentes**. O fluxo da informação pelo sistema nervoso central segue um padrão de reflexo básico. Estímulo → receptor sensorial → sinal

TABELA 8.1	**Sinônimos na neurociência**
Termo utilizado neste livro	**Sinônimo(s)**
Potencial de ação	Impulso nervoso, potencial em ponta, sinal conduzido, PA
Sistema nervoso autônomo	Sistema nervoso visceral
Axônio	Fibra nervosa
Transporte axonal	Fluxo axoplasmático
Terminal axonal	Botão sináptico, terminal axonal, terminal pré-sináptico
Axoplasma	Citoplasma do axônio
Corpo celular	Soma celular, corpo do neurônio
Membrana celular do axônio	Axolema
Células da glia	Neuroglia, glia
Interneurônio	Neurônio de associação
Retículo endoplasmático rugoso	Substância de Nissl, corpo de Nissl
Neurônio sensorial	Neurônio aferente, aferente

FIGURA 8.1 **CONTEÚDO ESSENCIAL**

A organização do sistema nervoso

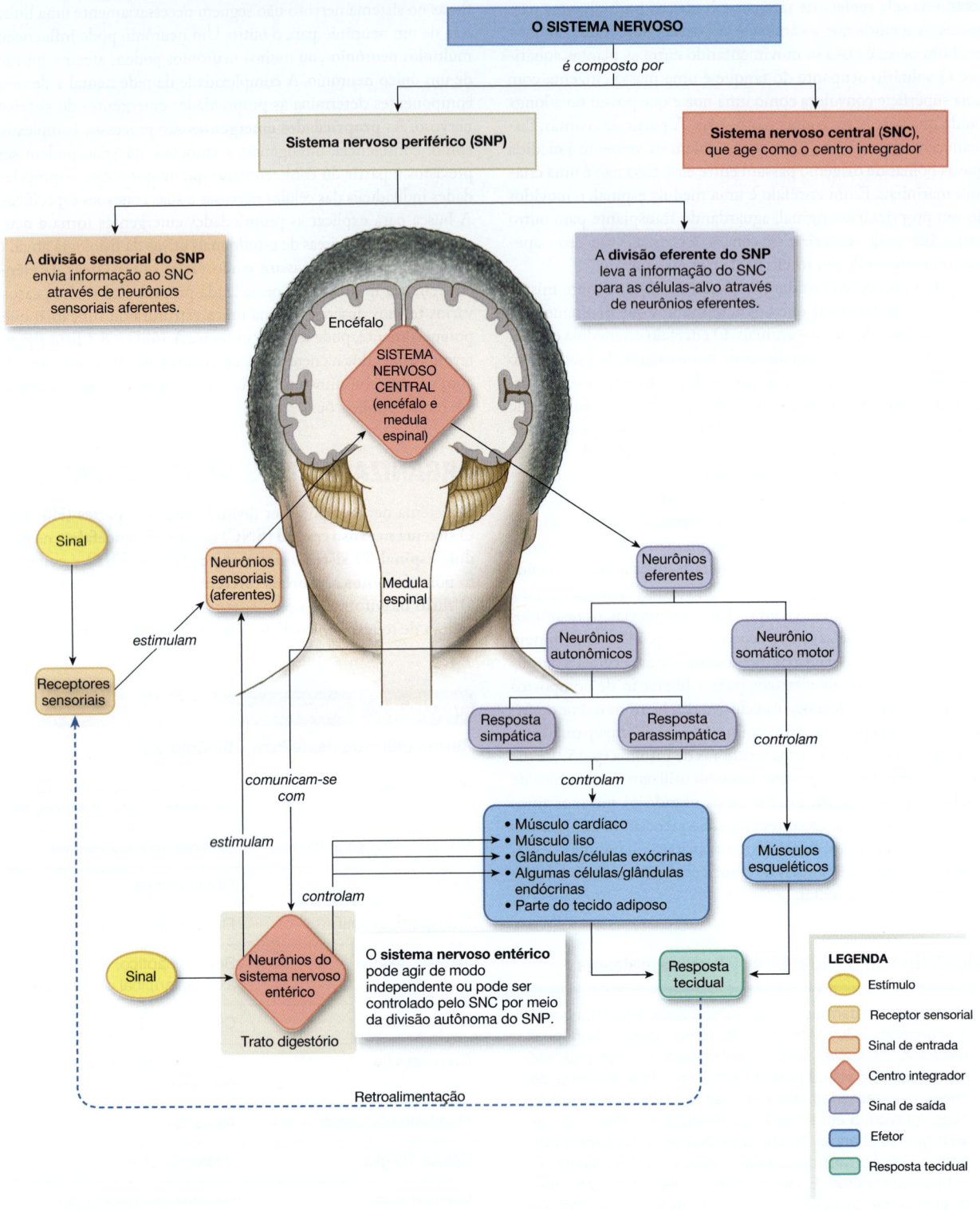

de entrada → centro integrador → sinal de saída → efetor → resposta (p. 183).

Os receptores sensoriais espalhados pelo corpo monitoram continuamente as condições dos meios interno e externo. Esses receptores enviam informação ao longo dos neurônios sensoriais para o SNC, que é o centro integrador dos reflexos neurais. Os neurônios do SNC integram a informação proveniente da divisão sensorial do SNP e determinam se uma resposta é necessária ou não.

Se uma resposta for necessária, o SNC envia sinais de saída via neurônios eferentes, até as células-alvo, que geralmente são músculos e glândulas. Os neurônios eferentes se subdividem em **divisão motora somática**, que controla os músculos esqueléticos, e **divisão autônoma**, que controla os músculos liso e cardíaco, as glândulas exócrinas, algumas glândulas endócrinas e alguns tipos de tecido adiposo. A terminologia utilizada para descrever neurônios eferentes pode ser confusa. A expressão *neurônio motor*, às vezes, é utilizada como referência a todos os neurônios eferentes. Entretanto, clinicamente, o termo *neurônio motor* (ou *motoneurônio*) é frequentemente utilizado para descrever neurônios motores somáticos que controlam os músculos esqueléticos.

A divisão autônoma do SNP também é chamada de *sistema nervoso visceral*, uma vez que controla a contração e a secreção em vários órgãos internos. Os neurônios autonômicos são subdivididos em **ramos simpático** e **parassimpático**, os quais podem ser distinguidos por sua organização anatômica e pelas substâncias químicas que eles utilizam para se comunicar com as suas células-alvo. Muitos órgãos internos recebem inervação de ambos os tipos de neurônios autonômicos, sendo comum as duas divisões exercerem *controle antagonista* sobre uma única célula-alvo (p. 184).

Em anos recentes, uma terceira divisão do sistema nervoso recebeu considerável atenção. O **sistema nervoso entérico** é uma rede de neurônios presente na parede do trato digestório. Ele frequentemente é controlado pela divisão autônoma do sistema nervoso, mas também é capaz de funcionar de maneira independente como seu próprio centro integrador. Você aprenderá mais sobre o sistema nervoso entérico quando estudarmos o sistema digestório.

É importante citar que o SNC pode iniciar uma atividade sem nenhum sinal sensorial de entrada, como, por exemplo, quando você decide enviar uma mensagem de texto a um amigo. Além disso, o SNC não precisa criar um sinal de saída mensurável para as divisões eferentes. Por exemplo, os pensamentos e os sonhos são funções encefálicas superiores complexas que podem ocorrer totalmente dentro do SNC.

REVISANDO CONCEITOS

1. Organize em um mapa ou esquema os seguintes termos que descrevem tipos funcionais de neurônios: aferente, autonômico, encefálico, central, eferente, entérico, parassimpático, periférico, sensorial, somático motor, espinal, simpático.

CÉLULAS DO SISTEMA NERVOSO

O sistema nervoso é constituído primariamente por dois tipos de células: os neurônios – as unidades sinalizadoras básicas do sistema nervoso – e as células de suporte, conhecidas como *células da glia* (glia ou neuroglia).

SOLUCIONANDO O **PROBLEMA**

A síndrome de Guillain-Barré é uma condição relativamente rara de paralisia que ocorre após uma infecção viral ou uma imunização. Não existe cura, mas, em geral, a paralisia desaparece lentamente, e a sensibilidade perdida retorna aos poucos, conforme o corpo vai se recuperando. Na síndrome clássica de Guillain-Barré, os pacientes perdem a sensibilidade e não podem mexer os músculos.

P1: *Qual(is) divisão(ões) do sistema nervoso pode(m) estar envolvida(s) na síndrome de Guillain-Barré?*

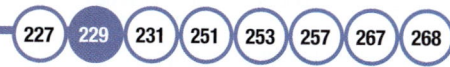

227 229 231 251 253 257 267 268

Os neurônios conduzem sinais elétricos

O neurônio, ou a célula nervosa, é a unidade funcional do sistema nervoso. (Uma *unidade funcional* é a menor estrutura que pode realizar as funções de um sistema.) Os neurônios possuem uma estrutura celular única, com longos processos que se estendem para longe do *corpo celular*.

Esses processos geralmente são classificados como **dendritos**, que recebem sinais de entrada, ou **axônios**, que conduzem informações de saída. A forma, o número e o comprimento dos axônios e dendritos variam de um neurônio para o outro, mas essas estruturas são uma característica essencial dos neurônios, permitindo que eles se comuniquem entre si e com outras células. Os neurônios podem ser classificados tanto estrutural quanto funcionalmente (**FIG. 8.2**).

Estruturalmente, os neurônios são classificados pelo número de processos originados no corpo celular. O neurônio modelo comumente utilizado para ensinar o funcionamento do neurônio é *multipolar*, com vários dendritos e axônios ramificados (Fig. 8.2e). Os neurônios multipolares no SNC possuem uma estrutura diferente do que a dos neurônios multipolares eferentes (Fig. 8.2d). Em outros tipos estruturais de neurônios, os axônios e os dendritos podem estar ausentes ou modificados. Os neurônios *pseudounipolares* possuem o corpo celular localizado lateralmente em um único processo longo, denominado axônio (Fig. 8.2a). (Durante o desenvolvimento, os dendritos fundiram-se, tornando-se parte do axônio.) Os neurônios *bipolares* possuem apenas um axônio e um dendrito estendendo-se do corpo celular (Fig. 8.2b). Os neurônios *anaxônicos* não possuem um axônio identificável, mas possuem inúmeros dendritos ramificados (Fig. 8.2c).

Entretanto, como a principal preocupação da fisiologia é a função, classificaremos os neurônios de acordo com as suas funções: neurônios sensoriais (aferentes), interneurônios e neurônios eferentes (motor somático e autonômico). Os neurônios sensoriais conduzem informação sobre temperatura, pressão, luz e outros estímulos dos receptores sensoriais para o SNC. Os neurônios sensoriais periféricos são pseudounipolares, com corpos celulares localizados próximo ao SNC e com longos processos que se estendem até os receptores localizados nos membros e órgãos internos. Nesses neurônios, o corpo celular está fora da via direta de sinais que passam ao longo do axônio (Fig. 8.2a). Em contrapartida, os neurônios sensoriais no nariz e nos olhos são neurônios bipolares muito pequenos. Os sinais que iniciam nos dendritos viajam através do corpo celular para o axônio (Fig. 8.2b).

FIGURA 8.2 **CONTEÚDO ESSENCIAL**

Anatomia do neurônio

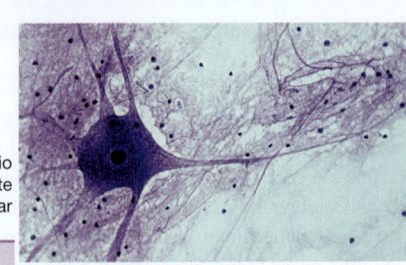

Neurônio
eferente
multipolar

Categorias funcionais

Neurônios sensoriais

Sentidos somáticos

Neurônios da olfação ou da visão

— Dendritos —

Células de Schwann

Axônio

Interneurônios do SNC

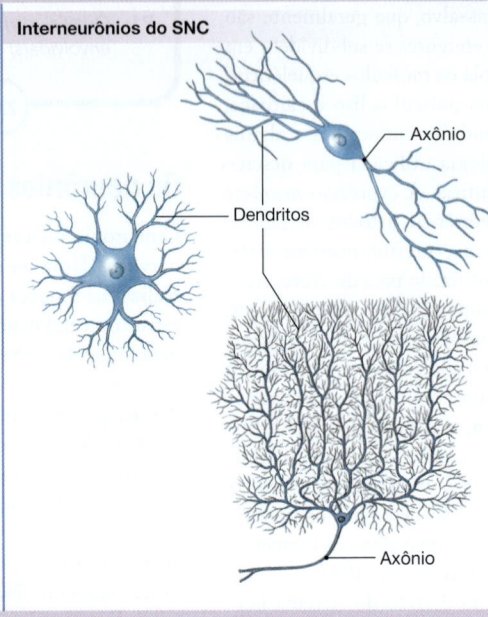

Axônio

Dendritos

Axônio

Neurônios eferentes

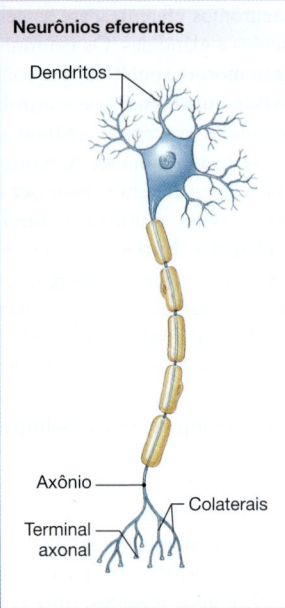

Dendritos

Axônio

Colaterais

Terminal axonal

Categorias estruturais

Pseudounipolar	Bipolar	Anaxônico	Multipolar	
(a) Os neurônios pseudounipolares têm um único processo, chamado de axônio. Durante o desenvolvimento, o dendrito fundiu-se com o axônio.	**(b)** Os neurônios bipolares têm duas fibras relativamente iguais se estendendo a partir do corpo celular central.	**(c)** Os interneurônios anaxônicos do SNC não têm nenhum axônio aparente.	**(d)** Os interneurônios multipolares do SNC são muito ramificados, mas não têm extensões longas.	**(e)** Um neurônio eferente multipolar típico tem de 5 a 7 dendritos, cada um se ramificando de 4 a 6 vezes. Um único axônio longo pode ramificar-se diversas vezes e terminar nos terminais axonais alargados.

(f) Partes de um neurônio

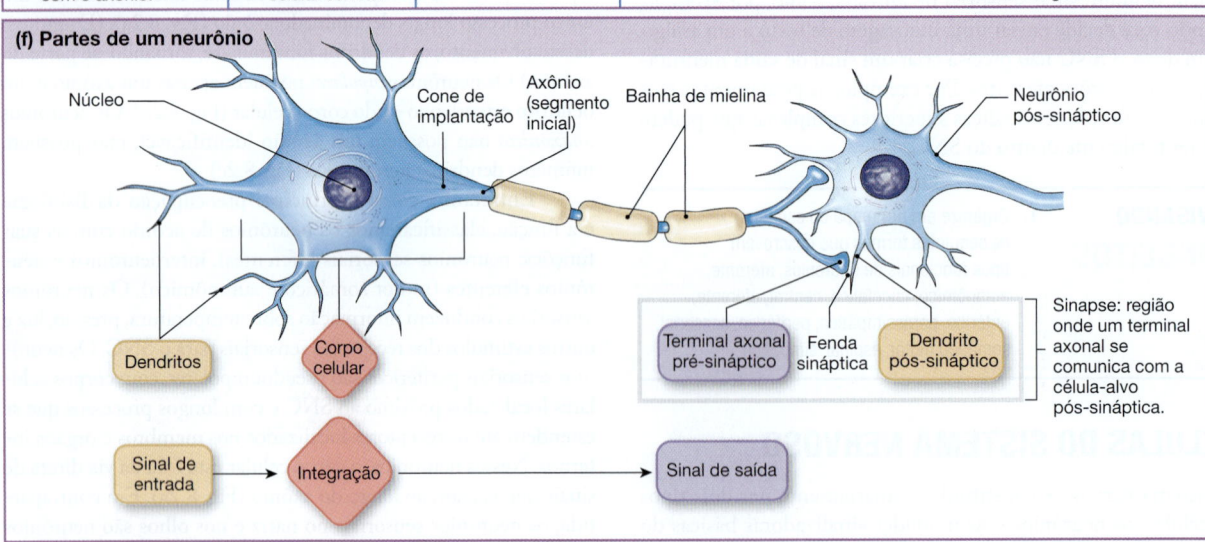

Núcleo

Cone de implantação

Axônio (segmento inicial)

Bainha de mielina

Neurônio pós-sináptico

Dendritos

Corpo celular

Terminal axonal pré-sináptico

Fenda sináptica

Dendrito pós-sináptico

Sinapse: região onde um terminal axonal se comunica com a célula-alvo pós-sináptica.

Sinal de entrada → Integração → Sinal de saída

Os neurônios localizados apenas dentro do SNC são chamados de **interneurônios** (abreviação para *neurônios interconectores*). Eles têm diversas formas, mas frequentemente possuem ramificação bastante complexa dos processos, o que permite que se comuniquem com muitos outros neurônios (Fig. 8.2c, d). Alguns interneurônios são bastante pequenos, se comparados com o neurônio modelo.

Os neurônios eferentes, tanto motores somáticos quanto autonômicos, são frequentemente bastante similares, se comparados com o neurônio mostrado na Figura 8.2e. Os axônios podem se dividir várias vezes em ramos denominados **colaterais**. Os neurônios eferentes possuem terminações espessas, chamadas de **terminal axonal**. Muitos neurônios autônomos também possuem regiões espessas ao longo do axônio, denominadas **varicosidades** (ver Fig. 11.7; p. 365). Tanto o terminal axonal quanto as varicosidades armazenam e liberam os neurotransmissores.

Os axônios longos dos neurônios periféricos aferentes e eferentes são agrupados junto com tecido conectivo, formando fibras que parecem cordas, denominadas **nervos**, que se estendem a partir do SNC para os alvos desses neurônios. Os nervos que conduzem apenas sinais aferentes são chamados de **nervos sensoriais**, e aqueles que conduzem apenas sinais eferentes são chamados de **nervos motores**. Os nervos que conduzem o sinal em ambas as direções são chamados de **nervos mistos**. Muitos nervos são grandes o suficiente para serem vistos a olho nu e recebem nomes anatômicos. Por exemplo, o *nervo frênico* percorre da medula espinal até o diafragma.

O corpo celular é o centro de controle

O **corpo celular** (*soma celular*) de um neurônio é semelhante a uma célula típica, com um núcleo e as organelas necessárias para direcionar a atividade celular (p. 65). Um citoesqueleto extenso se estende para o interior do axônio e dos dendritos. A posição do corpo celular varia nos diferentes tipos de neurônios, mas, na maioria deles, o corpo celular é pequeno, geralmente tendo um décimo ou menos do volume celular total. Apesar do tamanho pequeno, o corpo celular com o seu núcleo é essencial para o bem-estar da célula, pois ele contém o DNA que é o molde para a síntese proteica (p. 112).

Os dendritos recebem os sinais de chegada

Dendritos são processos finos e ramificados que recebem a informação proveniente de células vizinhas (Fig. 8.2f). Os dendritos aumentam a área de superfície de um neurônio, permitindo que este se comunique com muitos outros neurônios. Os neurônios mais simples têm apenas um dendrito. No outro extremo, os neurônios no encéfalo podem ter múltiplos dendritos com uma incrível complexidade de ramificação (Fig. 8.2d). A área de superfície do dendrito pode se expandir ainda mais pela presença de **espinhos dendríticos**, que podem variar de espinhos finos até botões com formato de cogumelo (ver Fig. 8.24c, p. 264).

A função primária dos dendritos no sistema nervoso periférico é receber a informação de entrada e transferi-la para uma região integradora dentro do neurônio. Dentro do SNC, a função dos dendritos é mais complexa. Os espinhos dendríticos podem funcionar como compartimentos independentes, enviando sinais de ida e volta para outros neurônios no encéfalo. Muitos espinhos dendríticos contêm polirribossomos e podem produzir suas próprias proteínas.

Os espinhos dendríticos podem alterar o seu tamanho e seu formato em resposta a um sinal de uma célula vizinha.

SOLUCIONANDO O PROBLEMA

Na síndrome clássica de Guillain-Barré, a doença afeta tanto os neurônios sensoriais quanto os neurônios motores somáticos. O Dr. McKhann observou que, apesar das crianças de Beijing não poderem mover seus músculos, elas podiam sentir uma picada de agulha.

P2: *Você acha que a paralisia observada nas crianças chinesas afetou tanto os neurônios sensoriais (aferentes) quanto os neurônios motores somáticos? Justifique a sua resposta.*

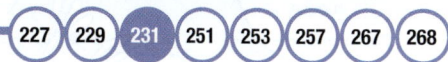
227 229 **231** 251 253 257 267 268

As alterações na morfologia dos espinhos são associadas tanto a processos de aprendizagem e memória quanto a várias patologias, incluindo alterações genéticas que ocasionam deficiência intelectual e doenças neurodegenerativas, como a doença de Alzheimer. Devido a essas associações, os espinhos dendríticos são um tema atual na pesquisa de neurociência.

Os axônios conduzem os sinais de saída A maioria dos neurônios periféricos possui um único axônio que se origina de uma região especializada do corpo celular, denominada **cone axonal** (Fig. 8.2f). Os axônios variam em comprimento de mais de um metro até apenas alguns micrometros. Eles geralmente se ramificam de maneira esparsa para as laterais, formando os neurônios colaterais. No nosso neurônio modelo, cada neurônio colateral termina em uma região arredondada do terminal axonal contendo mitocôndrias e vesículas membranosas que armazenam as moléculas *neurócrinas* (p. 168).

A função primária de um axônio é a de transmitir sinais elétricos de saída do centro integrador do neurônio para as células-alvo, localizadas no final do axônio. Na porção distal do axônio, o sinal elétrico geralmente ocasiona a secreção de uma molécula química mensageira. Em alguns neurônios do SNC, os sinais elétricos passam de um neurônio para o outro diretamente através das junções comunicantes que conectam as duas células.

REVISANDO CONCEITOS

2. Onde terminam os neurônios que secretam os neuro-hormônios?

3. Qual é a diferença entre um nervo e um neurônio?

Os axônios são especializados em conduzir sinais químicos e elétricos. O citoplasma do axônio é composto por vários tipos de fibras e filamentos, mas não possui ribossomos e retículo endoplasmático. Por essa razão, qualquer proteína destinada ao axônio ou ao terminal axonal deve ser sintetizada no retículo endoplasmático rugoso do corpo celular. As proteínas são, então, transportadas através do axônio por um processo chamado de **transporte axonal**.

O **transporte axonal lento** transporta o material através do **fluxo axoplasmático ou citoplasmático** do corpo celular para o terminal axonal. O material é transportado em uma velocidade de apenas 0,2 a 2,5 mm/dia, ou seja, o transporte lento pode ser utilizado apenas por componentes que não são consumidos rapidamente pela célula, como as enzimas e proteínas do citoesqueleto.

O **transporte axonal** rápido transporta organelas em velocidades de até 400 mm (aproximadamente 15,75 polegadas)

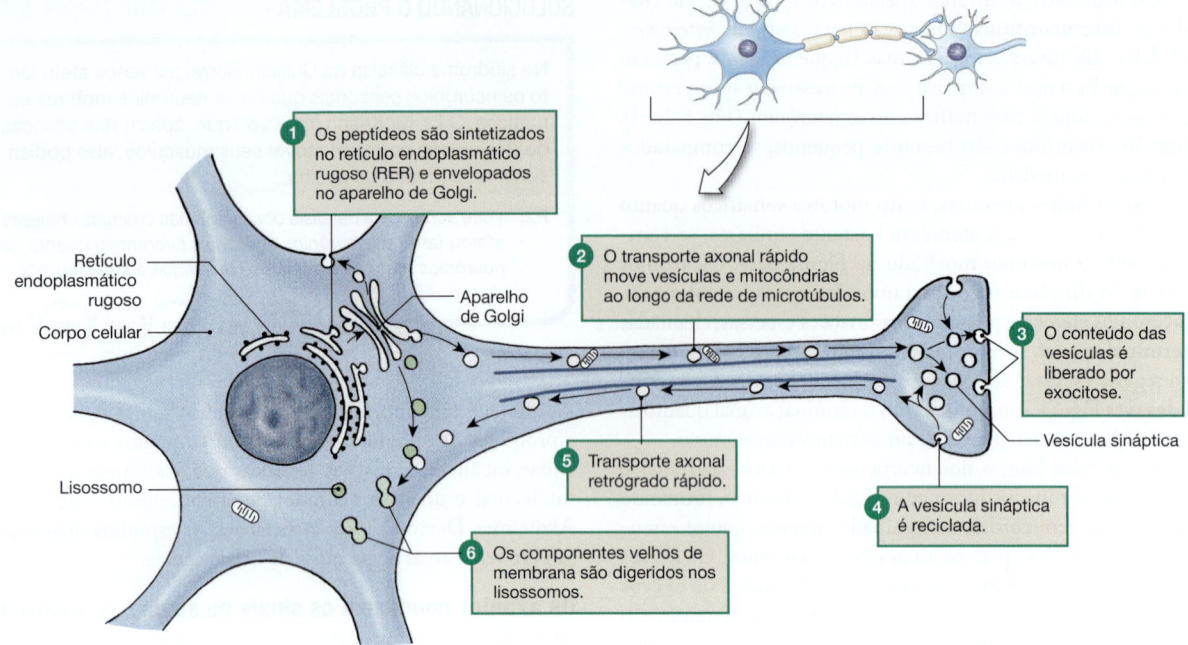

① Os peptídeos são sintetizados no retículo endoplasmático rugoso (RER) e envelopados no aparelho de Golgi.

② O transporte axonal rápido move vesículas e mitocôndrias ao longo da rede de microtúbulos.

③ O conteúdo das vesículas é liberado por exocitose.

④ A vesícula sináptica é reciclada.

⑤ Transporte axonal retrógrado rápido.

⑥ Os componentes velhos de membrana são digeridos nos lisossomos.

Retículo endoplasmático rugoso

Corpo celular

Aparelho de Golgi

Lisossomo

Vesícula sináptica

FIGURA 8.3 **Transporte axonal rápido.** O transporte axonal move proteínas e organelas entre o corpo celular e o terminal axonal.

por dia (**FIG. 8.3**). Os neurônios utilizam microtúbulos estacionários como trilhos, ao longo dos quais as vesículas e as mitocôndrias transportadas "caminham" com a ajuda de proteínas motoras semelhantes a "pés" (p. 69). Essas proteínas motoras alternadamente se ligam e se desligam dos microtúbulos com a ajuda do ATP, transportando as suas organelas ao longo do axônio passo a passo (param e se deslocam, param e se deslocam). O transporte axonal rápido ocorre em duas direções. O transporte *anterógrado* (para a frente) transporta vesículas e mitocôndrias do corpo celular para o terminal axonal. O transporte *retrógrado* (para trás) transporta componentes celulares velhos para reciclagem, do terminal axonal para o corpo celular. Existem evidências de que fatores de crescimento neuronal e alguns vírus também chegam ao corpo celular por transporte retrógrado.

Estabelecer sinapses depende de sinais químicos

A região onde o terminal axonal encontra a sua célula-alvo é chamada de **sinapse**. O neurônio que transmite um sinal para a sinapse é denominado **célula pré-sináptica**, e o neurônio que recebe o sinal é chamado de **célula pós-sináptica** (Fig. 8.2f). O espaço estreito entre duas células é a **fenda sináptica**. Apesar de as ilustrações caracterizarem a fenda sináptica como um espaço vazio, ela é preenchida por uma matriz extracelular com fibras que ancoram as células pré e pós-sinápticas no lugar.

A grande maioria das sinapses no corpo são *sinapses químicas*, em que a célula pré-sináptica libera sinais químicos que se difundem através da fenda sináptica e se ligam a um receptor de membrana localizado na célula pós-sináptica. O SNC humano também possui **sinapses elétricas**, em que a célula pré-sináp-

tica e a célula pós-sináptica estão conectadas através de junções comunicantes (p. 74). As junções comunicantes permitem que correntes elétricas fluam diretamente de uma célula à outra. A transmissão de uma sinapse elétrica além de ser bidirecional também é mais rápida do que uma sinapse química.

Durante o desenvolvimento embrionário, como podem os bilhões de neurônios do cérebro encontrarem seus alvos corretos e fazerem sinapses? Como um neurônio motor somático na medula espinal encontra o caminho correto para formar uma sinapse com o seu músculo-alvo no dedão do pé? A resposta encontra-se nos sinais químicos utilizados pelo embrião em desenvolvimento, que vão desde fatores que controlam a diferenciação de células-tronco em neurônios e células da glia até aqueles que direcionam um longo axônio ao seu alvo.

Os axônios das células nervosas embrionárias enviam pontas especializadas, denominadas **cones de crescimento**, que se estendem pelo compartimento extracelular até encontrarem as suas células-alvo (**FIG. 8.4**). Em experimentos em que as células-alvo foram transferidas para regiões incomuns do embrião, inúmeras vezes os axônios foram capazes de encontrar o seu alvo "farejando" o odor químico da célula. Os cones de crescimento dependem de muitos tipos diferentes de sinalização para encontrar seu caminho: fatores de crescimento, moléculas na matriz extracelular e proteínas da membrana nos cones de crescimento e nas células ao longo do caminho. Por exemplo, as *integrinas* (p. 74) presentes na membrana do cone de crescimento ligam-se às *lamininas*, que são fibras proteicas presentes na matriz extracelular. As *moléculas de adesão de células nervosas* (NCAMs) (p. 72) interagem com proteínas de membrana de outras células.

Uma vez que um axônio alcança a sua célula-alvo, uma sinapse é formada. Entretanto, a formação das sinapses deve ser

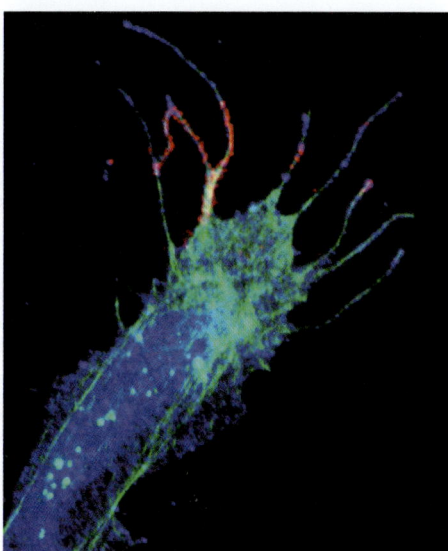

FIGURA 8.4 **O cone de crescimento de um axônio em desenvolvimento.** A extremidade em desenvolvimento do axônio (em azul) é uma região achatada, repleta de microtúbulos (em verde) e filamentos de actina (em vermelho e amarelo), que, continuamente, une as suas porções distais, estendendo a ponta do axônio enquanto ele procura o seu alvo.

seguida de atividades elétrica e química, ou a sinapse desaparecerá. A sobrevivência das vias neuronais depende de **fatores neurotróficos** secretados pelos neurônios e pelas células da glia. Ainda há muito para aprender sobre esse processo complicado, e esta é uma área ativa da pesquisa fisiológica.

Este cenário de "use ou perca" é bem representado pelo fato de o encéfalo do bebê ter apenas um quarto do tamanho do encéfalo adulto. O desenvolvimento adicional do encéfalo não é resultante do aumento no número de células, mas sim da maior quantidade e tamanho de axônios, dendritos e sinapses. Esse desenvolvimento depende da sinalização elétrica entre as vias sensoriais, interneurônios e neurônios eferentes.

Os bebês que são negligenciados ou privados de informações sensoriais podem sofrer um retardo no desenvolvimento ("*failure to thrive*"), devido à falta de estímulos no sistema nervoso. Por outro lado, não existem evidências de que a estimulação extra na infância melhore o desenvolvimento intelectual, apesar do movimento popular de expor bebês à arte, à música e a línguas estrangeiras antes mesmo de eles aprenderem a andar.

Uma vez que as sinapses se formam, elas não são fixas por toda a vida. Variações na atividade elétrica podem ocasionar o rearranjo das conexões sinápticas, um processo que continua ao longo da vida. A manutenção das sinapses é uma das razões pela qual pessoas idosas são incentivadas a desenvolver novas habilidades e aprender novas informações.

REVISANDO CONCEITOS

4. Desenhe uma cadeia de três neurônios que fazem sinapse um com o outro em sequência. Identifique as extremidades pré e pós-sinápticas de cada neurônio, seus corpos celulares, dendritos, axônios e terminais axonais.

As células da glia dão suporte aos neurônios

As **células da glia** são os heróis não reconhecidos do sistema nervoso, ultrapassando o número de neurônios de 10 a 50 para 1. Durante muitos anos, os cientistas acreditaram que a função da glia era fornecer suporte físico, e que as células da glia possuíam baixa influência no processamento das informações. Essa visão mudou. Apesar de as células da glia não participarem diretamente na transmissão dos sinais elétricos por longas distâncias, elas comunicam-se com os neurônios e fornecem um importante suporte físico e bioquímico.

O sistema nervoso periférico possui dois tipos de células da glia – as células de Schwann e as células satélite –, já o SNC possui quatro tipos de células diferentes: oligodendrócitos, microglia, astrócitos e células ependimárias (**FIG. 8.5a**).

Glia produtora de mielina O tecido neural secreta pouca quantidade de matriz extracelular (p.72), então as células da glia se amarram aos neurônios, fornecendo, assim, estabilidade estrutural. As **células de Schwann** no SNP e os **oligodendrócitos** no SNC mantêm e isolam os axônios por meio da formação da **mielina**, uma substância composta por várias camadas concêntricas de fosfolipídeos de membrana (Fig. 8.5c). Além de fornecer suporte, a mielina atua como isolante em torno dos axônios e acelera a sua transmissão de sinais.

A mielina é formada quando a célula da glia se enrola ao redor do axônio, espremendo o citoplasma glial para fora da célula, de modo que cada local enrolado se transforme em duas camadas de membrana (Fig. 8.5d). Como uma analogia, pense em enrolar um balão desinflado bem apertado ao redor de um lápis. Alguns neurônios possuem até 150 envoltórios (300 camadas de membrana) na bainha de mielina que circunda seus axônios. As junções comunicantes conectam as camadas da membrana e permitem o fluxo de nutrientes e de informações de uma camada à outra.

Uma diferença entre oligodendrócitos e células de Schwann é o número de axônios que cada célula envolve. No SNC, um oligodendrócito ramifica-se e forma mielina ao redor de uma porção contendo vários axônios (Fig. 8.5b). No sistema nervoso periférico, uma célula de Schwann associa-se com um axônio.

Células de Schwann Um único axônio pode possuir mais de 500 células de Schwann diferentes ao longo do seu comprimento. Cada célula de Schwann envolve um segmento de cerca de 1 a 1,5 mm, deixando espaços muito pequenos, chamados de **nódulos de Ranvier**, entre as áreas isoladas com mielina (Fig. 8.5c). Em cada nódulo, uma pequena porção da membrana axonal permanece em contato direto com o líquido extracelular. Os nódulos possuem um papel importante na transmissão de sinais elétricos ao longo do axônio, algo que você aprenderá depois.

Células satélite O segundo tipo de célula glial no SNP, a **célula satélite**, é uma célula de Schwann não mielinizadora (Fig. 8.5a). As células satélites formam cápsulas de suporte ao redor dos corpos dos neurônios localizados nos gânglios. Um **gânglio** é um agrupamento de corpos celulares dos neurônios encontrado fora do SNC. Os gânglios aparecem como nódulos ou dilatações ao longo de um nervo. (O agrupamento de células nervosas dentro do SNC, equivalente a um gânglio periférico, é chamado de **núcleo**.)

FIGURA 8.5 **CONTEÚDO ESSENCIAL**

Células da glia

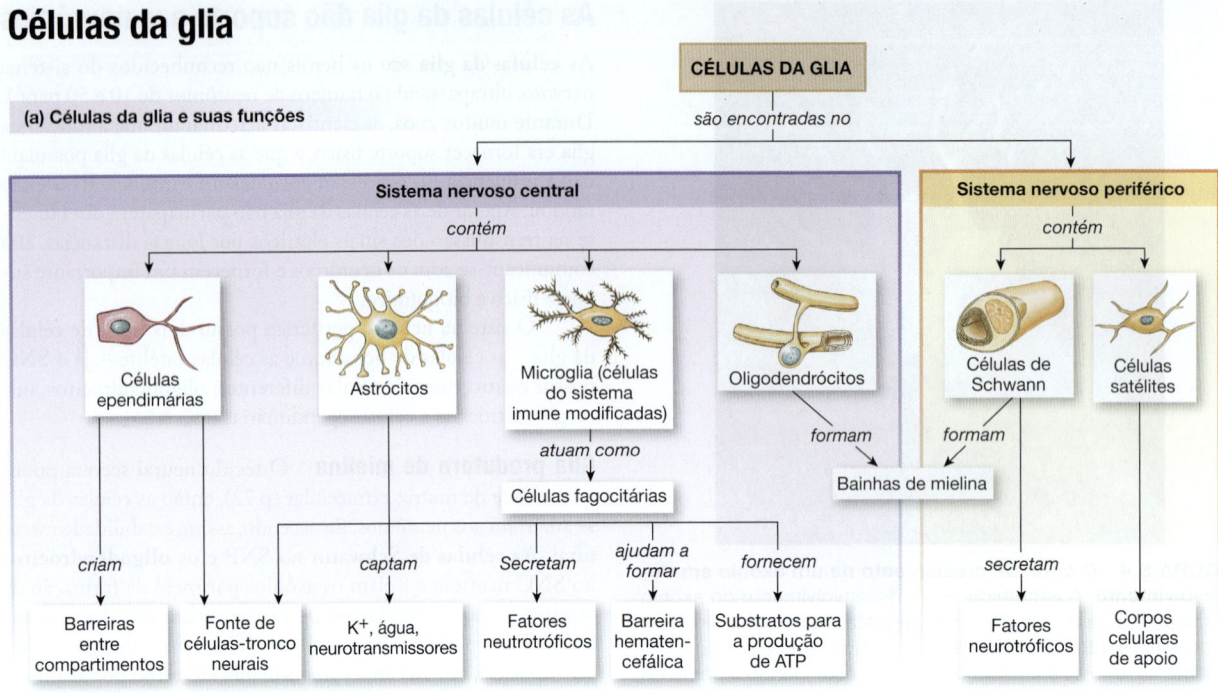

(a) Células da glia e suas funções

CÉLULAS DA GLIA

são encontradas no

Sistema nervoso central — *contém*

- Células ependimárias
- Astrócitos
- Microglia (células do sistema imune modificadas)
- Oligodendrócitos

atuam como → Células fagocitárias

Oligodendrócitos *formam* → Bainhas de mielina

- Células ependimárias *criam* → Barreiras entre compartimentos
- Astrócitos → Fonte de células-tronco neurais
- *captam* → K⁺, água, neurotransmissores
- *Secretam* → Fatores neurotróficos
- *ajudam a formar* → Barreira hematen-cefálica
- *fornecem* → Substratos para a produção de ATP

Sistema nervoso periférico — *contém*

- Células de Schwann
- Células satélites

Células de Schwann *formam* → Bainhas de mielina

- Células de Schwann *secretam* → Fatores neurotróficos
- Células satélites → Corpos celulares de apoio

(b) Células da glia do sistema nervoso central

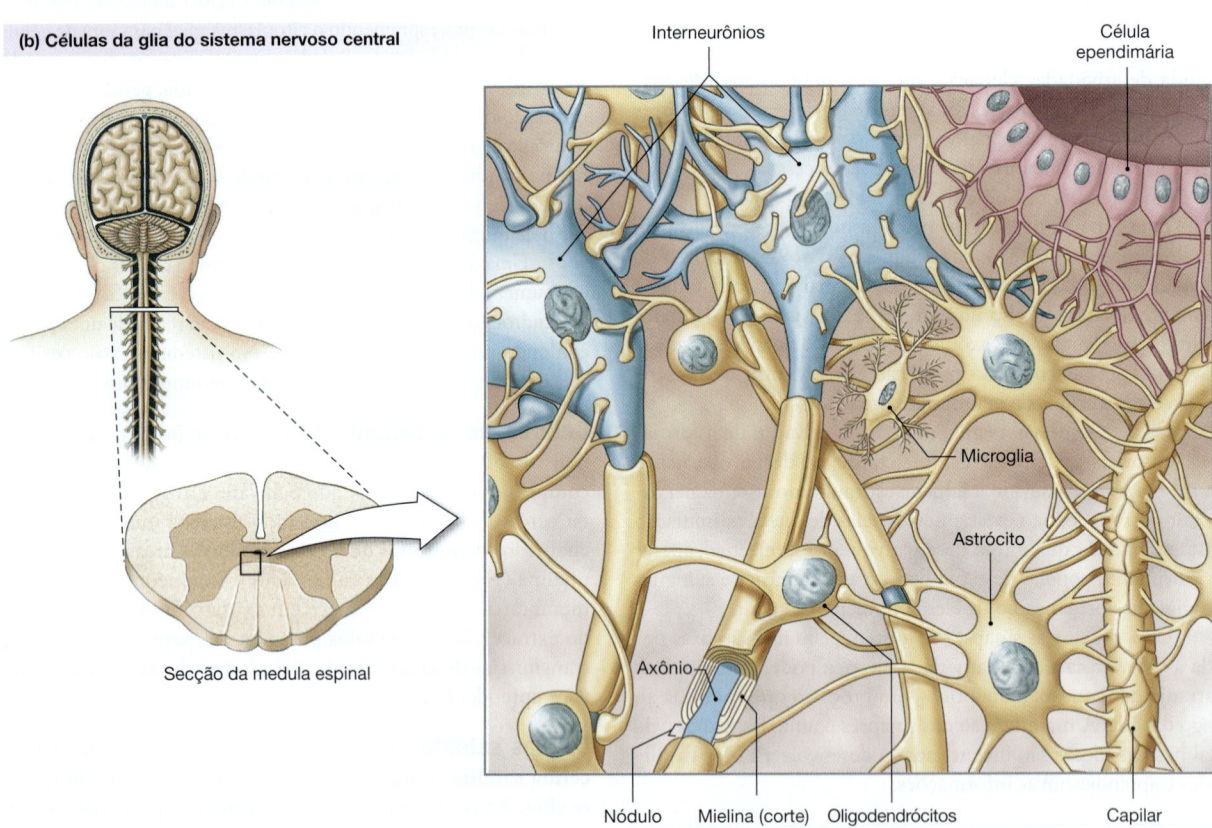

Secção da medula espinal

Interneurônios

Célula ependimária

Microglia

Astrócito

Axônio

Nódulo   Mielina (corte)   Oligodendrócitos   Capilar

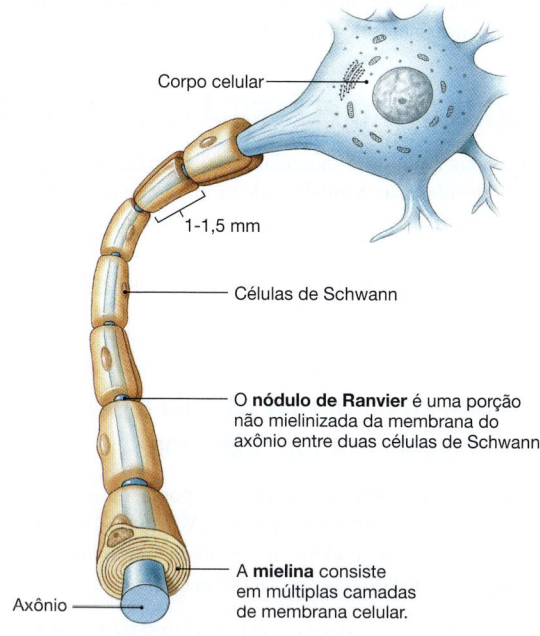

(c) Cada célula de Schwann forma mielina ao redor de um pequeno segmento de um axônio.

Corpo celular

1-1,5 mm

Células de Schwann

O **nódulo de Ranvier** é uma porção não mielinizada da membrana do axônio entre duas células de Schwann.

A **mielina** consiste em múltiplas camadas de membrana celular.

Axônio

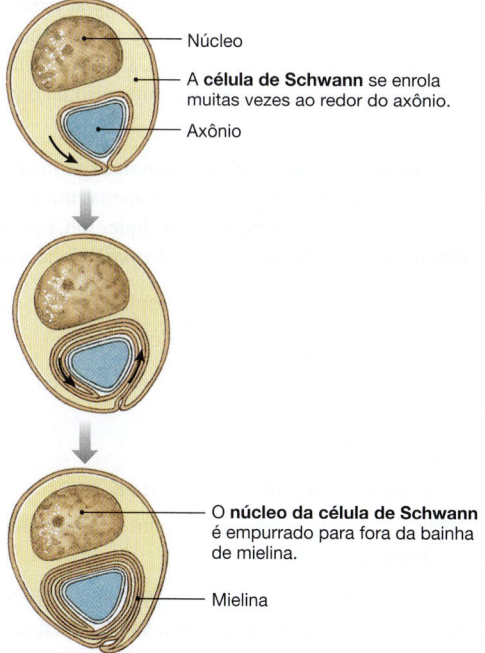

(d) Formação de mielina no sistema nervoso periférico

Núcleo

A **célula de Schwann** se enrola muitas vezes ao redor do axônio.

Axônio

O **núcleo da célula de Schwann** é empurrado para fora da bainha de mielina.

Mielina

Astrócitos

Os **astrócitos** são células da glia altamente ramificadas, e estima-se que eles constituam cerca de metade das células do encéfalo (Fig. 8.5a, b). Eles têm vários subtipos e formam uma rede funcional, comunicando-se uns com os outros através de junções comunicantes. Os astrócitos desempenham vários papéis. Alguns astrócitos são fortemente associados às sinapses, onde eles capturam e liberam substâncias químicas. Os astrócitos também abastecem os neurônios com substratos para a produção de ATP, e ajudam a manter a homeostasia do líquido extracelular do SNC captando K^+ e água. Por fim, as extremidades de alguns processos astrocitários cercam os vasos sanguíneos e fazem parte da *barreira hematencefálica*, que regula o transporte de materiais entre o sangue e o líquido extracelular.

Microglia

As células da glia, conhecidas como **microglia**, na verdade, não são tecidos neurais. Elas são células especializadas do sistema imune que residem permanentemente no SNC (Fig. 8.5a, b). Quando ativadas, elas removem células danificadas e invasores. Entretanto, parece que a microglia nem sempre é útil. Às vezes, quando ativada, a microglia libera *espécies reativas de oxigênio* (*ERO*) danosas, pois elas formam radicais livres. Acredita-se que o estresse oxidativo causado pelas ERO contribui para o desenvolvimento de doenças neurodegenerativas, como a *esclerose lateral amiotrófica* (*ELA*, também conhecida como doença de Lou Gehrig).

Células ependimárias

A última classe de células da glia é composta pelas **células ependimárias**, um tipo celular especializado que cria uma camada epitelial com permeabilidade seletiva, o *epêndima*, o qual separa os compartimentos líquidos do SNC (Fig. 8.5a, b). O epêndima é uma fonte de **células-tronco neurais** (p. 85), células imaturas que podem diferenciar-se em neurônios e em células da glia.

Todas as células da glia se comunicam com os neurônios e uma com as outras, principalmente por sinais químicos. Os fatores de crescimento e *tróficos* (nutritivos), derivados de células da glia, auxiliam na manutenção dos neurônios e os guiam durante o seu reparo e desenvolvimento. As células da glia, por sua vez, respondem aos neurotransmissores e neuromoduladores secretados pelos neurônios. As funções das células da glia são uma área de pesquisa ativa em neurociências, e os cientistas ainda estão investigando o papel que essas importantes células desempenham no sistema nervoso.

REVISANDO CONCEITOS

5. Qual é a função principal da mielina, da microglia e das células ependimárias?

6. Cite os dois tipos de células da glia que formam a mielina. Como elas diferem entre si?

As células-tronco podem reparar neurônios danificados?

Os neurônios crescem quando somos jovens, mas o que acontece quando os neurônios adultos são lesionados? As respostas dos neurônios maduros ao dano são similares em muitos aspectos ao crescimento dos neurônios durante o desenvolvimento. Ambos os processos dependem de uma combinação de sinais químicos e elétricos.

Quando um neurônio é lesionado, caso todo o corpo celular morrer, todo o neurônio morre. Entretanto, se o corpo celular estiver intacto e apenas o axônio foi rompido, tanto o corpo celular quanto o segmento axonal ligado a ele sobrevivem (**FIG. 8.6**). A porção do axônio que foi separada do corpo celular normalmente se degenera lentamente e morre, uma vez que os axônios não apresentam as organelas celulares necessárias para a síntese de proteínas essenciais.

Quais são os eventos celulares que seguem após um neurônio ser lesionado? Primeiramente, o citoplasma axonal vaza no local da lesão para o meio externo, até que a membrana seja recrutada para fechar a abertura. O segmento do axônio que ainda está conectado ao corpo celular começa a ficar inchado, conforme organelas e filamentos transportados via transporte axonal se acumulam. As células de Schwann próximas ao local da lesão enviam sinais químicos para o corpo celular, informando que ocorreu um dano à célula.

No segmento distal do axônio, as transmissões sinápticas encerram-se quase imediatamente. O axônio, privado de fontes proteicas, começa a colapsar lentamente. A bainha de mielina ao redor da porção distal do axônio também começa a se desfazer. Células fagocíticas da microglia ou fagócitos ingerem e limpam os detritos celulares. Esse processo pode demorar um mês ou mais.

Se o neurônio danificado for um neurônio motor somático, a morte da porção distal do axônio resulta em paralisia permanente dos músculos esqueléticos *inervados* por esse neurônio. (O termo *inervado* significa "controlado por um neurônio".) Se o neurônio danificado é um neurônio sensorial, o sujeito pode apresentar perda da sensibilidade (insensibilidade ou formigamento) na região previamente inervada pelo neurônio.

Sob algumas condições, os axônios no SNP podem se regenerar e restabelecer suas conexões sinápticas. As células de Schwann secretam fatores neurotróficos que mantêm o corpo celular vivo e que estimulam o crescimento do axônio. A porção em crescimento do neurônio se comporta, de maneira muito similar, como o cone de crescimento de um axônio em desenvolvimento, seguindo sinais químicos na matriz extracelular ao longo do seu caminho anterior até o axônio formar uma nova sinapse com a sua célula-alvo. Entretanto, algumas vezes, a perda do axônio distal é permanente, e a via é destruída.

É menos provável que a regeneração de axônios no SNC ocorra naturalmente. As células da glia do SNC tendem a selar e a cicatrizar a região danificada, e as células danificadas do SNC secretam fatores que inibem o novo crescimento axonal. Muitos cientistas estão estudando estes mecanismos de crescimento e inibição axonal na esperança de encontrar tratamentos que possam restaurar as funções de vítimas de danos na medula espinal e de doenças neurodegenerativas.

Os cientistas costumavam acreditar que, quando um neurônio morria, ele nunca poderia ser substituído. A descoberta das células-tronco neurais mudou essa visão. Durante o desenvolvimento inicial, uma camada de células indiferenciadas, chamada de *neuroepitélio*, reveste o lúmen do tubo neural, uma estrutura que, posteriormente, formará o encéfalo e a medula espinal. À medida que o desenvolvimento continua, algumas células migram para fora do neuroepitélio e se diferenciam em neurônios. Entretanto, algumas células-tronco neurais permanecem não especializadas, aguardando até que sejam recrutadas para reparar células lesionadas. As células-tronco neurais se demonstram mais concentradas em áreas específicas do encéfalo (hipocampo e paredes dos ventrículos laterais).

Quando as células-tronco neurais recebem os sinais corretos, elas transformam-se em neurônios e em células da glia. Os cientistas estão trabalhando intensamente para aprender como controlar essa transformação, na esperança de que o transplante de células-tronco possa reverter a perda de função associada a doenças neurodegenerativas.

SINALIZAÇÃO ELÉTRICA NOS NEURÔNIOS

As células nervosas e musculares são descritas como *tecidos excitáveis* devido à sua habilidade de propagar sinais elétricos rápidos como resposta a um estímulo. Agora, sabemos que muitos outros tipos de células geram sinais elétricos para iniciar processos celulares (ver secreção da insulina, p. 159), mas a habilidade das células musculares e neurônios de enviar um sinal elétrico constante por uma longa distância é característico da sinalização elétrica nesses tecidos.

A equação de Nernst calcula o potencial de membrana para um único íon

Lembre-se que todas as células vivas possuem uma diferença de potencial de membrana de repouso (V_m) (p. 154) que representa a separação de cargas elétricas através da membrana celular. Dois fatores influenciam o potencial de membrana:

1. *A distribuição desigual de íons através da membrana celular.* Em geral, o sódio (Na^+), o cloreto (Cl^-) e o cálcio (Ca^{2+}) estão mais concentrados no líquido extracelular do que no citosol. O potássio (K^+) é mais concentrado no citosol do que no líquido extracelular.

2. *Diferenças de permeabilidade de membrana para esses íons.* A membrana celular em repouso é muito mais permeável ao K^+ do que ao Na^+ ou ao Ca^{2+}. Isso torna o K^+ o íon que mais contribui para a manutenção do potencial de membrana em repouso.

A *equação de Nernst* descreve o potencial de membrana resultante, se a membrana for permeável a apenas um íon (p. 156). Para o gradiente de concentração de qualquer íon, esse potencial de membrana é chamado de *potencial de equilíbrio* do íon ($E_{íon}$):

$$E_{íon \, (em \, mV)} = \frac{61}{z} \log \frac{[íon]_{fora}}{[íon]_{dentro}}$$

em que:

61 é 2,303 RT/F a 37°C

z é a carga elétrica no íon (+ 1 para K^+), e

$[íon]_{fora}$ e $[íon]_{dentro}$ são as concentrações dos íons fora e dentro da célula.

(R é a constante ideal do gás, T é a temperatura absoluta e F é a constante de Faraday. Para informação adicional sobre esses valores, ver Apêndice B.)

Quando utilizamos as concentrações estimadas de K^+, tanto intracelular quanto extracelularmente na equação de Nernst, a equação prevê um potencial de equilíbrio para o potássio (**TAB. 8.2**), ou E_K de – 90 mV. Entretanto, o valor médio do potencial de membrana em repouso dos neurônios é de – 70 mV

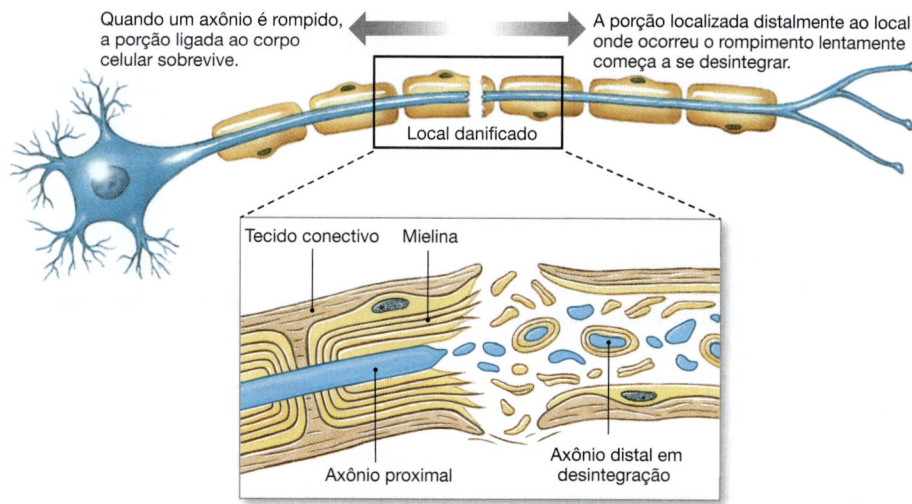

Quando um axônio é rompido, a porção ligada ao corpo celular sobrevive.

A porção localizada distalmente ao local onde ocorreu o rompimento lentamente começa a se desintegrar.

Local danificado

Tecido conectivo   Mielina

Axônio proximal

Axônio distal em desintegração

FIGURA 8.6   Lesões dos neurônios. Sob algumas circunstâncias, o coto proximal pode voltar a crescer através da bainha existente de células de Schwann e reformar a sinapse com seu alvo adequado.

(dentro da célula, em relação ao lado externo), sendo mais positivo do que o previsto pelo potencial de equilíbrio do potássio. Isso significa que outros íons devem estar contribuindo para o potencial de membrana. Os neurônios em repouso são levemente permeáveis ao Na^+, e o vazamento de íons positivos de Na^+ torna o potencial de repouso um pouco mais positivo, em relação ao o que aconteceria caso a célula fosse permeável apenas ao K^+.

REVISANDO CONCEITOS

7. Utilizando os valores da Tabela 8.2, use a equação de Nernst para calcular o potencial de equilíbrio para o Ca^{2+}. Expresse as concentrações como poderes de 10 e use o seu conhecimento sobre logaritmos (p. A-38) para tentar realizar os cálculos sem o uso de uma calculadora.

A equação de GHK calcula o potencial de membrana utilizando vários íons

Em sistemas vivos, vários íons diferentes contribuem para o potencial de membrana da célula. A equação de **Goldman-Hodgkin-Katz** (**GHK**) calcula que o potencial de membrana é resultante da contribuição de todos os íons que podem atravessar a membrana. A equação de GHK inclui os valores de permeabilidade da membrana, uma vez que a permeabilidade de um íon influencia a sua contribuição para o potencial de membrana. Se a

membrana não é permeável a um íon em particular, esse íon não afeta o potencial de membrana.

Nas células de mamíferos, presumimos que Na^+, K^+ e Cl^- são os três íons que influenciam o potencial de membrana das células em repouso. A contribuição de cada íon para o potencial de membrana é proporcional à sua habilidade de cruzar a membrana. A equação GHK para células que são permeáveis a Na^+, K^+ e Cl^- é:

$$V_m = 61 \log \frac{P_k [K^+]_{fora} + P_{Na} [Na^+]_{fora} + P_{Cl} [Cl^-]_{dentro}}{P_K [K^+]_{dentro} + P_{Na} [Na^+]_{dentro} + P_{Cl} [Cl^-]_{fora}}$$

em que:

V_m é o potencial de membrana em repouso em mV a 37°C

61 é 2,303 RT/F a 37°C

P é a permeabilidade relativa da membrana ao íon subscrito, e

$[íon]_{fora}$ e $[íon]_{dentro}$ são as concentrações dos íons fora e dentro da célula.

Apesar de essa equação parecer bastante intimidadora, ela pode ser simplificada em palavras para dizer que: o potencial de membrana em repouso (V_m) é determinado pela contribuição combinada do (gradiente de concentração $\times$ permeabilidade da membrana) para cada íon.

TABELA 8.2	Concentração iônica e potenciais de equilíbrio		
Íon	**Líquido extracelular (mM)**	**Líquido intracelular (mM)**	**E_{ion} a 37°C**
K^+	5 mM (normal: 3,5-5)	150 mM	− 90 mV
Na^+	145 mM (normal: 135-145)	15 mM	+ 60 mV
Cl^-	108 mM (normal: 100-108)	10 mM (normal: 5-15)	− 63 mV
Ca^{2+}	1 mM	0,0001 mM	Ver Revisando conceitos, questão 7

Se a membrana não é permeável a um íon, o valor de permeabilidade daquele íon é zero, e o íon sai da equação. Por exemplo, células em repouso normalmente não são permeáveis ao Ca^{2+} e, portanto, o cálcio não faz parte da equação GHK.

A equação prevê que o potencial de membrana em repouso é baseado em determinadas concentrações iônicas e permeabilidades de membrana. Observe que, se as permeabilidades para o Na^+ e o Cl^- forem 0, a equação reverte novamente à equação de Nernst para o K^+. A equação de GHK explica como a leve permeabilidade da célula ao sódio torna o potencial de membrana em repouso mais positivo do que o E_K determinado com a equação de Nernst. A equação de GHK também pode ser usada para prever o que acontece com o potencial de membrana quando as concentrações dos íons ou a permeabilidade da membrana mudam.

O movimento dos íons gera sinais elétricos

O potencial de membrana em repouso das células vivas é determinado primeiramente pelo gradiente de concentração do K^+ e a permeabilidade em repouso da célula ao K^+, Na^+ e Cl^-. Uma mudança tanto no gradiente de concentração de K^+ como na permeabilidade iônica altera o potencial de membrana. Se você sabe os valores numéricos para as concentrações e permeabilidades iônicas, pode utilizar a equação de GHK para calcular o novo potencial de membrana.

Na medicina, você normalmente não terá os valores numéricos, contudo, é importante conseguir pensar conceitualmente sobre a relação entre as concentrações e permeabilidades iônicas e o potencial de membrana. Por exemplo, em repouso, a membrana celular de um neurônio é levemente permeável ao Na^+. Se a membrana aumentar subitamente a sua permeabilidade ao Na^+, o sódio entra na célula, a favor do seu gradiente eletroquímico (p. 156). A adição do Na^+ positivamente carregado ao líquido intracelular *despolariza* a membrana celular e gera um sinal elétrico.

Gráfico de alterações do potencial de membrana

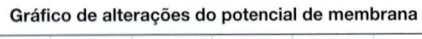
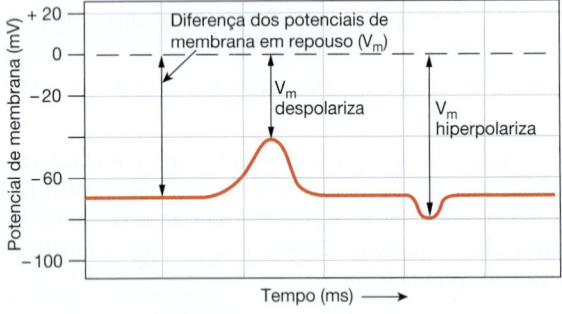

O movimento de íons através da membrana também pode *hiperpolarizar* a célula. Se a membrana celular subitamente se torna mais permeável ao K^+, sua carga positiva é perdida de dentro da célula e esta se torna mais negativa (hiperpolariza). Uma célula também pode hiperpolarizar, se íons carregados negativamente, como o Cl^-, entrarem na célula a partir do líquido extracelular.

REVISANDO CONCEITOS

8. Uma célula com potencial de membrana em repouso de − 70 mV seria despolarizada ou hiperpolarizada nos seguintes casos? (Você deve considerar tanto o gradiente de concentração quanto o gradiente elétrico do íon para determinar o movimento resultante do íon.)

   (a) A célula fica mais permeável ao Ca^{2+}.

   (b) A célula fica menos permeável ao K^+.

9. A membrana celular despolarizaria ou hiperpolarizaria se uma pequena quantidade de Na^+ vazasse para dentro da célula?

É importante saber que uma mudança no potencial de membrana de − 70 mV para um valor positivo, como + 30 mV, *não significa que os gradientes de concentração dos íons se inverteram*. Uma mudança significativa no potencial de membrana ocorre com o movimento de pouquíssimos íons. Por exemplo, para mudar o potencial de membrana em 100 mV, apenas 1 de cada 100 mil íons K^+ precisam entrar ou sair da célula. Essa é uma fração muito pequena do número total de K^+ presente na célula, que a concentração intracelular de potássio permanece essencialmente inalterada mesmo com a alteração do potencial de membrana em 100 mV.

Para conseguir avaliar como uma mudança tão pequena pode ter um efeito tão grande, imagine um grão de areia entrando no seu olho. Existem milhares de grãos de areia na praia, então a perda de um grão não é significativa, assim como a movimentação de um único K^+ através da membrana não altera significativamente a concentração de potássio. Entretanto, o sinal elétrico criado pelo movimento de poucos íons K^+ através da membrana tem um efeito significativo no potencial de membrana da célula, assim como um único grão de areia em seu olho causa um desconforto significante.

Canais com portão controlam a permeabilidade iônica do neurônio

Como uma célula muda a sua permeabilidade iônica? A maneira mais simples é abrir ou fechar canais existentes na membrana. Os neurônios contêm uma grande variedade de canais iônicos com portão que alternam entre os estados aberto e fechado, dependendo das condições intracelulares e extracelulares (p. 139). Um método mais lento de mudar a permeabilidade da membrana é inserir novos canais na membrana ou remover alguns canais existentes.

Os canais iônicos, em geral, são denominados de acordo com os principais íons que passam através deles. Existem quatro tipos principais de canais iônicos seletivos no neurônio: (1) canais de Na^+, (2) canais de K^+, (3) canais de Ca^{2+} e (4) canais de Cl^-. Outros canais são menos seletivos, como, por exemplo, os *canais catiônicos monovalentes* que permitem a passagem de Na^+ e K^+.

A facilidade com que os íons fluem através um canal é denominada **condutância** do canal (G). A condutância de um canal varia com o estado de abertura deste e com a isoforma da proteína do canal. Alguns canais iônicos, como os *canais de vazamento* de potássio, que são o maior determinante do potencial de membrana em repouso, permanecem a maior parte do tempo abertos. Outros canais têm portões que abrem ou fecham em resposta a um estímulo em particular. A grande maioria dos canais com portão é classificada dentro de uma destas três categorias (p. 139):

1. Os **canais iônicos controlados mecanicamente** são encontrados em neurônios sensoriais e se abrem em resposta a forças físicas, como pressão ou estiramento.

2. Os **canais iônicos dependentes de ligante** da maioria dos neurônios respondem a uma grande variedade de ligantes, como neurotransmissores e neuromoduladores extracelulares ou moléculas sinalizadoras intracelulares.

3. Os **canais iônicos dependentes de voltagem** respondem a mudanças no potencial de membrana da célula. Os canais de Na^+ e K^+ dependentes de voltagem possuem um importante papel na inicialização e na condução dos sinais elétricos ao longo do axônio.

Nem todos os canais dependentes de voltagem se comportam da mesma forma. A voltagem necessária para a abertura do canal varia de um tipo de canal para outro. Por exemplo, alguns canais que pensamos ser canais de vazamento são, na verdade, canais com portão dependentes de voltagem que permanecem abertos na faixa de voltagem do potencial de membrana em repouso.

A velocidade com que o portão de um canal abre e fecha também difere entre os diferentes tipos de canais. A abertura de canal que permite a passagem do fluxo de íons é chamada de *ativação* do canal. Por exemplo, os canais de Na^+ e K^+ presentes nos axônios são ambos ativados pela despolarização celular. O canal de Na^+ se abre rapidamente, mas os canais de K^+ são mais lentos. O resultado é um fluxo inicial de Na^+ pela membrana, posteriormente seguido pelo fluxo de K^+.

Muitos canais que abrem em resposta à despolarização se fecham somente quando a célula repolariza. O portão da proteína canal tem uma carga elétrica que muda as posições do portão entre aberto e fechado quando o potencial de membrana é modificado. É como se fosse uma porta com mola: ela se abre quando você empurra e, então, se fecha quando você larga.

Alguns canais também são *inativados* espontaneamente. Mesmo que o estímulo ativador que os abriu continue, o canal "pausa" e fecha-se. Esse processo é similar a uma porta com um mecanismo abre e fecha cronometrado. A porta abre quando você pressiona o botão, e ela fecha após um certo período de tempo, se você ainda estiver parado na soleira da porta ou não. Um canal inativado retorna ao seu estado normal fechado rapidamente após a membrana repolarizar. Os mecanismos específicos de inativação do canal variam com os diferentes tipos de canal.

Cada tipo principal de canal tem vários subtipos com propriedades variadas, e a lista de subtipos torna-se mais longa a cada ano. Dentro de cada subtipo podem existir múltiplas isoformas que expressam diferentes *cinéticas* de abertura e fechamento, bem como diferentes proteínas associadas que modificam as propriedades do canal. Além disso, a atividade do canal pode ser modulada por fatores químicos que se ligam à proteína canal, como os grupamentos fosfato.

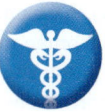

FOCO CLÍNICO

Canais mutantes

Os canais iônicos são proteínas e, como as outras proteínas, eles podem perder ou alterar a sua função se sua sequência de aminoácidos for alterada. As **canalopatias** são doenças hereditárias ocasionadas por mutações nas proteínas dos canais iônicos. A canalopatia mais comum é a fibrose cística, que resulta de defeitos na função de canais de cloreto (ver Solucionando o problema, Capítulo 5). Como os canais iônicos estão intimamente associados à atividade elétrica das células, muitas canalopatias se manifestam como disfunções nos tecidos excitáveis (nervo e músculo). Ao estudar canais iônicos defeituosos, os cientistas demonstraram que algumas doenças são, na verdade, famílias de doenças relacionas com diferentes causas, mas sintomatologia similar. Por exemplo, a condição conhecida como *síndrome do Q-T Longo* (LQTS; nomeada por alterações no exame de eletrocardiograma), é um problema cardíaco caracterizado por batimentos cardíacos irregulares, desmaios e, às vezes, morte súbita. Os cientistas identificaram oito mutações gênicas diferentes em canais de K^+, Na^+ ou Ca^{2+} que resultam em vários subtipos de LQTS. Outras canalopatias bem conhecidas incluem algumas formas de epilepsia e a hipertermia maligna.

O fluxo corrente obedece à lei de Ohm

Quando os canais iônicos se abrem, os íons podem mover-se para dentro ou para fora da célula. O fluxo de carga elétrica carregada por um íon é chamado de **corrente** de um íon, abreviada como $I_{íon}$. A direção do movimento iônico depende do gradiente *eletroquímico* do íon (combinação do elétrico com a concentração). Íons potássio, em geral, movem-se para fora da célula. O Na^+, o Cl^- e o Ca^{2+} geralmente fluem para dentro da célula. O fluxo de íons através da membrana despolariza ou hiperpolariza a célula, gerando um sinal elétrico.

O fluxo corrente, seja através de uma membrana ou dentro de uma célula, obedece a uma regra, chamada de **lei de Ohm**. A lei de Ohm diz que o fluxo corrente (I) é diretamente proporcional à diferença do potencial elétrico (em volts, V) entre dois pontos e inversamente proporcional à resistência (R) do sistema ao fluxo corrente: $I = V \times 1/R$ ou $I = V/R$. Em outras palavras, conforme a resistência R aumenta, o fluxo corrente I diminui. (Você encontrará uma variação da lei de Ohm quando estudar o fluxo de fluidos nos sistemas circulatório e respiratório.)

A **resistência** em fluxos biológicos é a mesma resistência do dia a dia: uma força que se opõe ao fluxo. A eletricidade é uma forma de energia e, como todas as outras formas de energia, ela se dissipa conforme encontra resistência. Como uma analogia, imagine uma bola rolando pelo chão. Uma bola que rola em um piso liso de maneira encontra menos resistência do que uma bola rolando em um piso com carpete. Se você jogar a bola com a mesma quantidade de energia, aquela que encontrar menor resistência retém energia por mais tempo e percorre uma distância maior.

Na eletricidade biológica, a resistência ao fluxo corrente possui duas fontes: a resistência da membrana celular (R_m) e a resistência interna do citoplasma (R_i). A bicamada fosfolipídica da membrana celular geralmente é um ótimo isolante, e a membrana sem nenhum canal iônico aberto possui alta resistência e baixa condutância. Se os canais iônicos abrirem, íons (corrente) fluem através da membrana se houver um gradiente eletroquímico para eles. Portanto, a abertura dos canais iônicos reduz a resistência da membrana.

A resistência interna da maioria dos neurônios é determinada pela composição do citoplasma e pelo diâmetro da célula. A composição citoplasmática é relativamente constante. A resistência interna diminui conforme o diâmetro da célula aumenta. Juntamente, a resistência da membrana e a resistência interna determinam o quão longe a corrente fluirá através de uma célula, antes que a energia se dissipe e a corrente morra. A combinação dessas duas resistências é chamada de *constante de comprimento* para um determinado neurônio.

As alterações de voltagem ao longo da membrana podem ser classificadas em dois tipos básicos de sinais elétricos: potenciais graduados e potenciais de ação (**TAB. 8.3**). Os **potenciais graduados** são sinais de força variável que percorrem distâncias curtas e perdem força à medida que percorrem a célula. Eles são utilizados para a comunicação por distâncias curtas. Se um potencial graduado despolarizante é forte o suficiente quando atinge a região integradora de um neurônio, ele inicia um potencial de ação. Os **potenciais de ação** são grandes despolarizações muito breves que percorrem longas distâncias por um neurônio sem perder força. A sua função é a rápida sinalização por longas distâncias, como do seu dedo do pé até o seu cérebro.

Os potenciais graduados refletem a intensidade do estímulo

Os potenciais graduados nos neurônios são despolarizações ou hiperpolarizações que ocorrem nos dendritos e no corpo celular, ou, menos frequentemente, perto dos terminais axonais. Essas mudanças no potencial de membrana são denominadas "graduadas" devido ao fato de que seu tamanho, ou *amplitude*, é diretamente proporcional à força do estímulo. Um grande estímulo causa um grande potencial graduado, e um estímulo pequeno vai resultar em um potencial graduado fraco.

Nos neurônios do SNC e da divisão eferente, os potenciais graduados ocorrem quando sinais químicos de outros neurônios abrem canais iônicos dependentes de ligante, permitindo que os íons entrem ou saiam do neurônio. Estímulos mecânicos (como estiramento) ou estímulos químicos ocasionam a abertura de canais iônicos em alguns neurônios sensoriais. Os potenciais graduados também podem ocorrer quando um canal aberto se fecha, diminuindo o movimento de íons através da membrana celular. Por exemplo, se os canais de vazamento de K^+ se fecharem, menos potássio sai da célula. A retenção de K^+ despolariza a célula.

REVISANDO CONCEITOS

10. Relacione o movimento de cada íon com o tipo de potencial graduado que ele cria.

   (a) Na^+ entra   1. despolarização

   (b) Cl^- entra   2. hiperpolarização

   (c) K^+ sai

   (d) Ca^{2+} entra

A **FIGURA 8.7a** mostra um potencial graduado que inicia quando um estímulo resulta na abertura de canais de cátions monovalentes, presentes no corpo celular de um neurônio. Os íons sódio movem-se para dentro do neurônio, introduzindo energia elétrica. A carga positiva levada para dentro pelo Na^+ se espalha como uma onda de despolarização através do citoplasma, do mesmo modo que uma pedra jogada na água cria ondas que se espalham a partir do seu ponto de entrada. A onda de despo-

TABELA 8.3	Comparação entre os potenciais graduados e os potenciais de ação	
	Potencial graduado	**Potencial de ação**
Tipo de sinal	Sinal de entrada	Sinal de condução regenerativo
Onde ocorre?	Geralmente nos dendritos e no corpo celular	Zona de gatilho no axônio
Tipos de canais iônicos envolvidos	Canais controlados mecanicamente, dependentes de ligante ou de voltagem	Canais dependentes de voltagem
Íons envolvidos	Em geral, Na^+, K^+, Ca^{2+}	Na^+ e K^+
Tipo de sinal	Despolarizante (p. ex., Na^+) ou hiperpolarizante (p. ex., Cl^-)	Despolarizante
Força do sinal	Depende do estímulo inicial; pode ser somado	Fenômeno tudo ou nada; não pode ser somado
O que inicia o sinal?	Entrada de íons através de canais dependentes	Potenciais graduados supralimiares na zona de gatilho abrem os canais iônicos
Características únicas	Não há nível mínimo necessário para iniciar	Estímulo acima do limiar é necessário para iniciar
	Dois sinais que chegam ao mesmo tempo vão se somar	Período refratário: dois sinais que chegam quase ao mesmo tempo não podem se somar
	A intensidade do estímulo inicial é indicada pela frequência de uma série de potenciais de ação	

FIGURA 8.7 **CONTEÚDO ESSENCIAL**

Potencial graduado

(a) Potenciais graduados perdem força ao se distanciarem do ponto de origem.

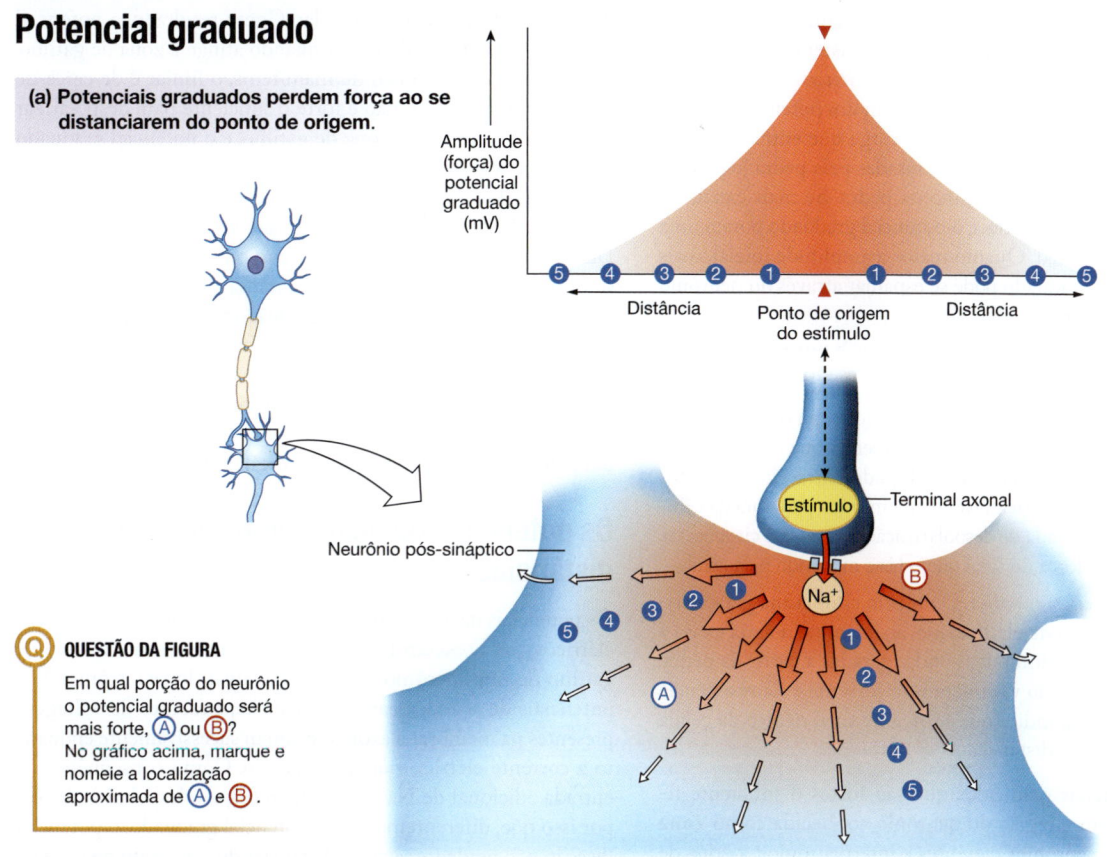

Q **QUESTÃO DA FIGURA**

Em qual porção do neurônio o potencial graduado será mais forte, Ⓐ ou Ⓑ? No gráfico acima, marque e nomeie a localização aproximada de Ⓐ e Ⓑ.

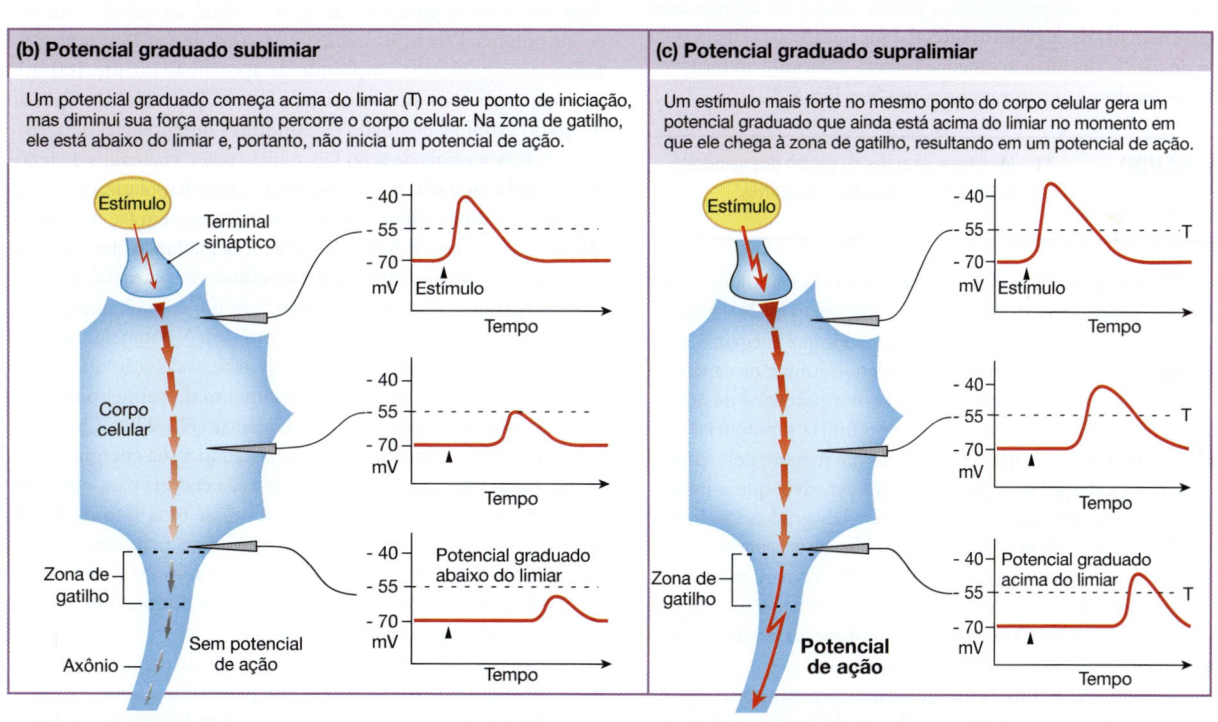

(b) Potencial graduado sublimiar

Um potencial graduado começa acima do limiar (T) no seu ponto de iniciação, mas diminui sua força enquanto percorre o corpo celular. Na zona de gatilho, ele está abaixo do limiar e, portanto, não inicia um potencial de ação.

(c) Potencial graduado supralimiar

Um estímulo mais forte no mesmo ponto do corpo celular gera um potencial graduado que ainda está acima do limiar no momento em que ele chega à zona de gatilho, resultando em um potencial de ação.

larização que se move através da célula é chamada de **fluxo de corrente local**. Por convenção, o fluxo nos sistemas biológicos é o movimento líquido de cargas elétricas *positivas*.

A força da despolarização inicial em um potencial graduado é determinada pela quantidade de carga que entra na célula, assim como o tamanho das ondas causadas pela pedra jogada na água é determinado pelo tamanho da pedra. Se mais canais de Na^+ abrirem, mais Na^+ entra, e o potencial graduado possui uma maior amplitude inicial. Quanto maior a amplitude inicial, mais longe o potencial graduado pode se espalhar através do neurônio antes de se extinguir.

Por que os potenciais graduados perdem força à medida que se movem através do citoplasma? Dois fatores são importantes:

1. *Vazamento de corrente.* A membrana do corpo celular do neurônio possui canais de vazamento abertos que permitem que cargas positivas saiam para o líquido extracelular. Alguns íons positivos vazam através da membrana para fora da célula enquanto a onda de despolarização atravessa o citoplasma, reduzindo a força do sinal que está se movendo pela célula.

2. *Resistência citoplasmática.* O próprio citoplasma gera resistência ao fluxo de eletricidade, assim como a água causa a resistência que diminui as ondas geradas a partir da pedra. A combinação do vazamento de corrente e da resistência citoplasmática indica que a força do sinal dentro da célula diminui com a distância.

Os potenciais graduados que são fortes o suficiente finalmente atingem a região do neurônio conhecida como **zona de gatilho**. Nos neurônios eferentes e interneurônios, a zona de gatilho é o *cone de implantação* e a porção inicial do axônio, uma região chamada de **segmento inicial**. Nos neurônios sensoriais, a zona de gatilho localiza-se imediatamente adjacente ao receptor, onde os dendritos encontram o axônio (ver Fig. 8.2).

REVISANDO CONCEITOS

11. Identifique as zonas de gatilho dos neurônios ilustrados na Figura 8.2, se possível.

A zona de gatilho é o centro integrador do neurônio, e a sua membrana possui uma alta concentração de canais de Na^+ dependentes de voltagem. Se os potenciais graduados que chegam à zona de gatilho despolarizarem a membrana até o limiar, os canais de Na^+ dependentes de voltagem abrem-se, e o potencial de ação é iniciado. Se a despolarização não atinge o limiar, o potencial graduado simplesmente desaparece à medida que se move pelo axônio.

Como a despolarização torna mais provável que o neurônio dispare um potencial de ação, os potenciais graduados despolarizantes são considerados *excitatórios*. Um potencial graduado hiperpolarizante move o potencial de membrana para mais longe do valor limiar, tornando menos provável que o neurônio dispare um potencial de ação. Como resultado, potenciais graduados hiperpolarizantes são considerados *inibidores*.

A Figura 8.7b mostra um neurônio com três eletrodos de registro colocados em intervalos ao longo do corpo celular e na zona de gatilho. Um único estímulo dispara um potencial graduado *sublimiar*, que é abaixo do limiar, quando chega à zona de gatilho. Apesar de a célula ser despolarizada até – 40 mV no lugar onde o potencial graduado inicia, a corrente diminui à me-

dida que percorre o corpo celular. Como resultado, o potencial graduado está abaixo do limiar quando atinge a zona de gatilho. (Para um neurônio típico de mamíferos, o limiar é de cerca de – 55 mV.) O estímulo não é forte o suficiente para despolarizar a célula até o limiar na zona de gatilho, e o potencial graduado desaparece sem desencadear um potencial de ação.

A Figura 8.7c representa um potencial graduado *supralimiar*, que é suficientemente forte para ocasionar um potencial de ação. Um estímulo inicial mais forte no corpo celular do neurônio resulta em uma despolarização mais intensa e no aumento do fluxo corrente. Apesar desse potencial graduado também perder força ao longo do trajeto pelo neurônio, a sua força inicial maior garante que ele chegue à zona de gatilho com um valor acima do limiar. Nesse exemplo, o potencial graduado dispara um potencial de ação. A habilidade de um neurônio de responder ao estímulo e disparar um potencial de ação é chamada de **excitabilidade** celular.

Os potenciais de ação percorrem longas distâncias

Os potenciais de ação, também conhecidos como *picos*, são sinais elétricos que possuem força uniforme e atravessam da zona de gatilho de um neurônio até a porção final do seu axônio. Nos potenciais de ação, os canais iônicos dependentes de voltagem presentes na membrana axonal se abrem sucessivamente enquanto a corrente elétrica viaja pelo axônio. Como consequência, a entrada adicional de Na^+ na célula reforça a despolarização, e é por isso que, diferentemente do potencial graduado, o potencial de ação não perde força ao se distanciar do seu ponto de origem. Pelo contrário, o potencial de ação no final do axônio é idêntico ao potencial de ação iniciado na zona de gatilho: uma despolarização com uma amplitude de aproximadamente 100 mV. O movimento em alta velocidade de um potencial de ação ao longo do axônio é chamado de **condução** do potencial de ação.

Os potenciais de ação são, muitas vezes, chamados de fenômenos **tudo ou nada**, pois ou ocorrem como despolarização máxima (se o estímulo atinge o limiar) ou não ocorrem (se o estímulo está abaixo do limiar). A força do potencial graduado que inicia um potencial de ação não influencia a amplitude do potencial de ação.

Quando falamos em potenciais de ação, é importante compreender que não se trata de um único potencial de ação que se move ao longo da célula. O potencial de ação que ocorre na zona de gatilho é similar ao movimento do primeiro dominó de vários dominós alinhados em sequência (**FIG. 8.8a**). Quando o primeiro cai, ele atinge o próximo, passando a sua energia cinética. Quando o segundo cai, este passa a sua energia para o terceiro dominó, e assim por diante. Se você tirasse uma foto da fila de dominós em queda, você veria que quando o primeiro dominó está caído, o segundo está quase deitado, o terceiro está no meio da queda, e assim por diante, até chegar ao dominó que acabou de ser atingido e está começando a cair.

Em um potencial de ação, uma onda de energia elétrica se move ao longo do axônio. Em vez de perder força com o aumento da distância, os potenciais de ação são reabastecidos ao longo do caminho, de modo que eles consigam manter uma amplitude constante. Conforme o potencial de ação passa de uma parte do axônio para a próxima, o estado energético da membrana é refletido no potencial de membrana de cada região. Se nós inserísse-

(a) A condução de um potencial de ação ao longo do axônio é similar à energia que passa através da série de dominós que estão caindo. Nesta imagem, cada dominó está caindo em diferentes etapas. No axônio, cada seção da membrana está em diferentes fases do potencial de ação.

(b) Uma onda de corrente elétrica passa pelo axônio.

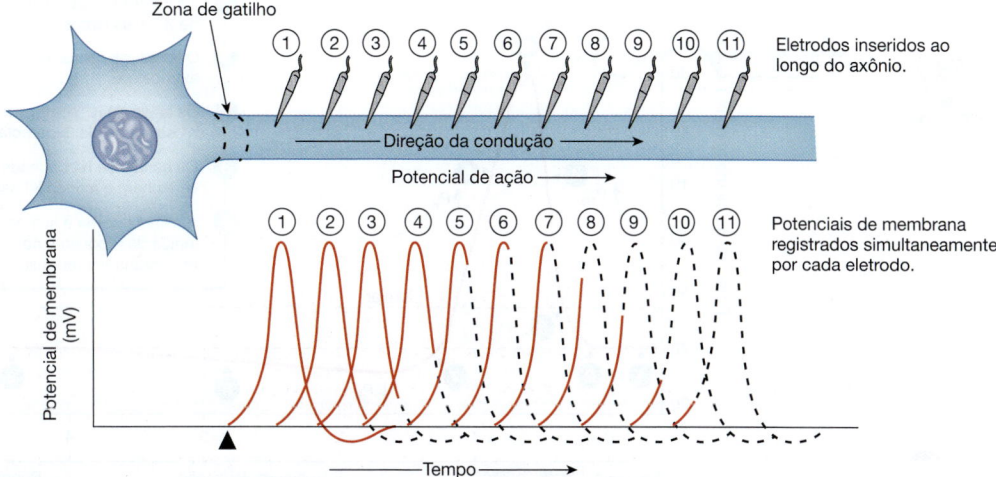

FIGURA 8.8 **Condução de um potencial de ação.** Registros simultâneos mostram que cada segmento do axônio está em uma fase diferente do potencial de ação.

mos uma série de eletrodos de registro ao longo do comprimento do axônio e iniciássemos um potencial de ação na zona de gatilho, observaríamos uma série de potenciais de ação sobrepostos, cada um em uma parte diferente da onda, assim como os dominós que estão congelados em posições diferentes (Fig. 8.8b).

REVISANDO CONCEITOS

12. Qual é a diferença entre condutância e condução nos neurônios?

O Na⁺ e o K⁺ movem-se através da membrana durante os potenciais de ação

O que está acontecendo na membrana axonal quando um potencial de ação ocorre? Como você pode observar na Figura 8.8b, um estímulo supralimiar (acima do limiar) na zona de gatilho inicia o potencial de ação. A condução do impulso elétrico ao longo do axônio requer apenas alguns tipos de canais iônicos: canais Na⁺ dependentes de voltagem e canais de K⁺ dependentes de voltagem mais alguns canais de vazamento que auxiliam na manutenção do potencial de repouso da membrana. A próxima explicação sobre a geração de um potencial de ação é baseada nas características de um neurônio não mielinizado do SNP. Em 1963, A. L. Hodkin e A. F. Huxley receberam um Prêmio Nobel pela descrição desse mecanismo simples, mas elegante.

Os potenciais de ação iniciam quando os canais iônicos dependentes de voltagem se abrem, alterando a permeabilidade da membrana (P) para NA⁺ (P_{Na}) e K⁺ (P_K). A **FIGURA 8.9** mostra as mudanças na voltagem e na permeabilidade iônica que ocorrem em um segmento da membrana durante um potencial de ação. Antes e depois do potencial de ação, em **1** e **2**, o neurônio está no potencial de membrana em repouso de – 70 mV. O potencial de ação propriamente dito pode ser dividido em três fases: ascendente, descendente e pós-hiperpolarização.

Fase ascendente do potencial de ação A fase ascendente ocorre devido a um aumento súbito e temporário da permeabilidade da célula para Na⁺. Um potencial de ação inicia quando um potencial graduado que atinge a zona de gatilho despolariza a membrana até o limiar (– 55 mV) **3**. Conforme a célula despolariza, canais de Na⁺ dependentes de voltagem abrem-se, tornando a membrana muito mais permeável ao sódio. Então, Na⁺ flui para dentro da célula, a favor do seu gradiente de concentração e atraído pelo potencial de membrana negativo dentro da célula.

O aumento de cargas positivas no líquido intracelular despolariza ainda mais a célula (representado no gráfico pelo aumento abrupto da fase ascendente **4**). No terço superior da fase ascendente, o interior da célula tornou-se mais positivo do que o exterior, e o potencial de membrana reverteu a sua polaridade. Essa reversão é representada no gráfico pelo *overshoot* (ultrapassagem), a porção do potencial de ação acima de 0 mV.

FIGURA 8.9 **CONTEÚDO ESSENCIAL**

O potencial de ação

Alterações na permeabilidade iônica (P_{ion}) ao longo do axônio geram um fluxo iônico e ocasionam mudanças na voltagem.

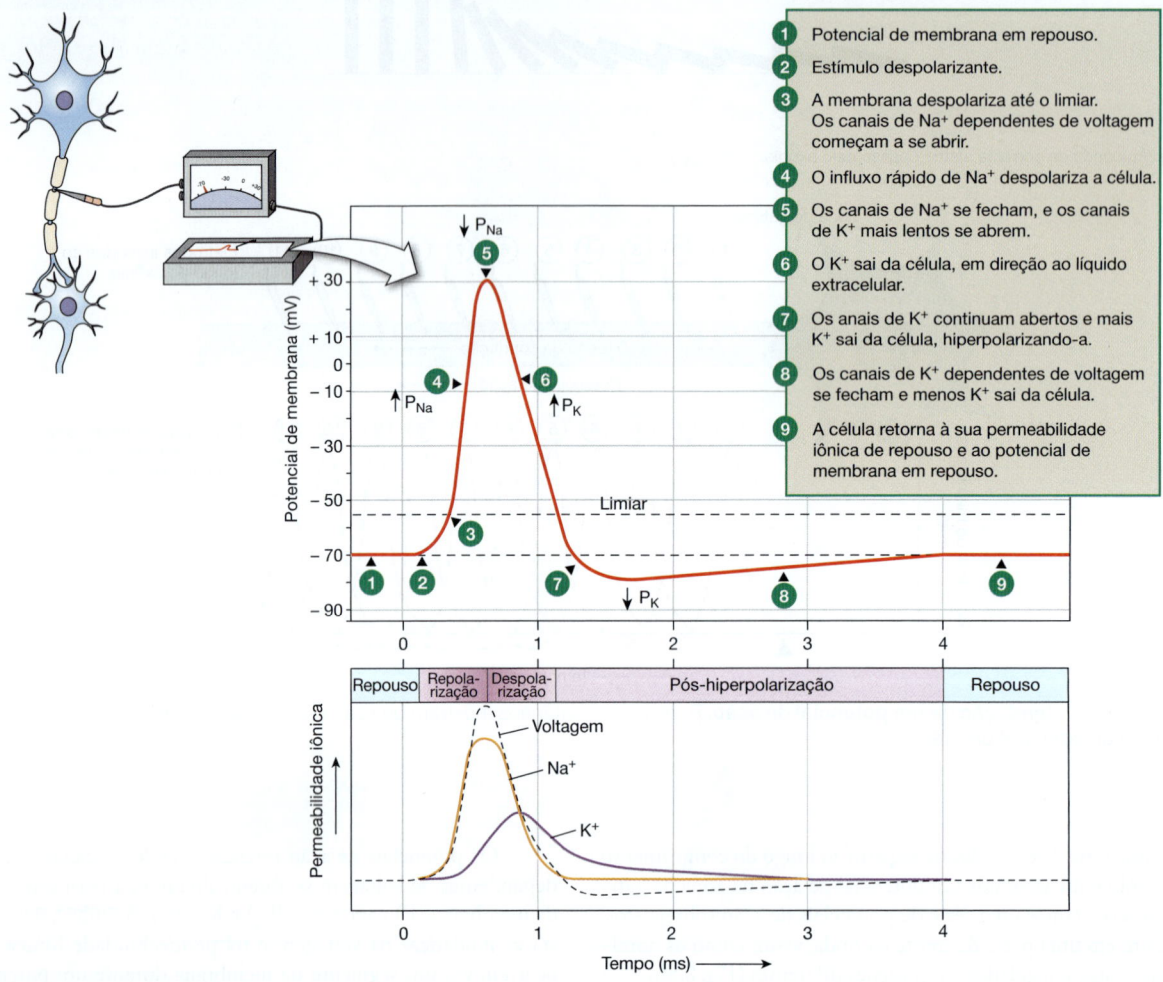

1. Potencial de membrana em repouso.
2. Estímulo despolarizante.
3. A membrana despolariza até o limiar. Os canais de Na^+ dependentes de voltagem começam a se abrir.
4. O influxo rápido de Na^+ despolariza a célula.
5. Os canais de Na^+ se fecham, e os canais de K^+ mais lentos se abrem.
6. O K^+ sai da célula, em direção ao líquido extracelular.
7. Os anais de K^+ continuam abertos e mais K^+ sai da célula, hiperpolarizando-a.
8. Os canais de K^+ dependentes de voltagem se fecham e menos K^+ sai da célula.
9. A célula retorna à sua permeabilidade iônica de repouso e ao potencial de membrana em repouso.

Assim que o potencial de membrana da célula fica positivo, a força elétrica direcionando o Na^+ para dentro da célula desaparece. Entretanto, o gradiente de concentração do Na^+ se mantém, e o sódio continua se movendo para dentro da célula. Enquanto a permeabilidade ao Na^+ continuar alta, o potencial de membrana desloca-se na direção do *potencial de equilíbrio* do sódio (E_{Na}) de + 60 mV. (Lembre-se que o E_{Na} é o potencial de membrana no qual o movimento de Na^+ para dentro da célula a favor do seu gradiente de concentração é contraposto pelo potencial de membrana positivo (p. 155)). O potencial de ação atinge seu pico em + 30 mV quando os canais de Na^+ presentes no axônio se fecham e os canais de potássio se abrem 5.

Fase descendente do potencial de ação A fase descendente corresponde ao aumento da permeabilidade ao K^+. Canais de K^+ dependentes de voltagem, semelhantes aos canais de Na^+, abrem-se em resposta à despolarização. Contudo, os canais de K^+ abrem-se muito mais lentamente, e o pico da permeabilidade ocorre mais tarde do que o do sódio (Fig. 8.9, gráfico inferior). No mo-

mento em que os canais de K^+ finalmente se abrem, o potencial de membrana da célula já alcançou + 30 mV, devido ao influxo de sódio através de canais de Na^+ que se abrem muito mais rapidamente.

Quando os canais de Na^+ se fecham durante o pico do potencial de ação, os canais de K^+ recém se abriram, tornando a membrana altamente permeável ao potássio. Em um potencial de membrana positivo, os gradientes de concentração e elétrico do K^+ favorecem a saída do potássio da célula. À medida que o K^+ se move para fora da célula, o potencial de membrana rapidamente se torna mais negativo, gerando a fase descendente do potencial de ação 6 e levando a célula em direção ao seu potencial de repouso.

Quando o potencial de membrana atinge − 70 mV, a permeabilidade ao K^+ ainda não retornou ao seu estado de repouso. O potássio continua saindo da célula tanto pelos canais de K^+ dependentes de voltagem quanto pelos canais de vazamento de potássio, e a membrana fica hiperpolarizada, aproximando-se do E_K de − 90 mV. Essa pós-hiperpolarização 7 também é chamada de *undershoot* (subpassagem).

Por fim, os canais de K^+ controlados por voltagem lentos se fecham, e uma parte do vazamento de potássio para fora da célula cessa **8**. A retenção de K^+ e o vazamento de Na^+ para dentro do axônio faz o potencial de membrana retornar aos -70 mV **9**, valor que reflete a permeabilidade da célula em repouso ao K^+, Cl^- e Na^+.

Em resumo, o potencial de ação é uma alteração no potencial de membrana que ocorre quando canais iônicos dependentes de voltagem se abrem, inicialmente aumentando a permeabilidade da célula ao Na^+ (que entra) e posteriormente ao K^+ (que sai). O *influxo* (movimento para dentro da célula) de Na^+ despolariza a célula. Essa despolarização é seguida pelo *efluxo* (movimento para fora da célula) de K^+, que restabelece o potencial de membrana de repouso da célula.

Um potencial de ação não altera os gradientes de concentração iônica

Como você já aprendeu, um potencial de ação resulta do movimento de íons através da membrana de um neurônio. Inicialmente, o Na^+ move-se para dentro da célula e, então, o K^+ sai. Entretanto, é importante entender que poucos íons se movem através da membrana em um único potencial de ação, logo, as *concentrações relativas de Na^+ e K^+ dentro e fora da célula continuam essencialmente inalteradas.* Por exemplo, apenas 1 em cada 100 mil íons K^+ precisa sair da célula para trocar o potencial de membrana de $+30$ para -70 mV, equivalente à fase descendente do potencial de ação. O pequeno número de íons que atravessa a membrana durante um potencial de ação não interrompe os gradientes de concentração do Na^+ e do K^+.

Em geral, os íons que se movem para dentro ou para fora da célula durante os potenciais de ação são rapidamente transportados para seus compartimentos originais pela Na^+-K^+ATPase (também conhecida como bomba Na^+-K^+). A bomba utiliza a energia proveniente do ATP para trocar o Na^+ que entra na célula pelo K^+ que vazou para fora (p. 143). *Entretanto, esta troca não precisa ocorrer antes que o próximo potencial de ação dispare, uma vez que o gradiente de concentração iônica não foi significativamente alterado por um potencial de ação!* Um neurônio sem uma bomba Na^+-K^+ funcional poderia disparar mil ou mais potenciais de ação antes que ocorresse uma alteração significativa nos gradientes iônicos.

Os canais de Na^+ no axônio possuem dois portões

Uma questão que intrigou os cientistas durante muitos anos era como os canais de Na^+ dependentes de voltagem conseguiam se fechar durante o pico do potencial de ação, quando a célula estava despolarizada. Por que esses canais deveriam se *fechar* quando a despolarização era o estímulo para a *abertura* dos canais de Na^+? Após muitos anos de estudo, eles encontraram a resposta. Esses canais de Na^+ dependentes de voltagem possuem não apenas um, mas dois portões envolvidos na regulação do transporte de íons. Esses dois portões, conhecidos como **portões de ativação** e **inativação**, movem-se para a frente e para trás para abrir e fechar o canal de Na^+.

Quando um neurônio está no seu potencial de membrana em repouso, o portão de ativação do canal de Na^+ fecha-se e nenhum íon Na^+ consegue atravessar pelo canal (**FIG. 8.10a**). O portão de inativação é formado por uma sequência de aminoácidos que se comporta como uma bola ligada a uma corrente ancorada na porção citoplasmática do canal, está aberto. Quando a membrana celular próxima ao canal despolariza, o portão de ativação abre-se (Fig. 8.10b). Isso abre o canal e permite que o Na^+ seja transportado para dentro da célula em favor do seu gradiente de concentração (Fig. 8.10c).

O aumento de mais cargas positivas despolariza o interior da célula ainda mais e inicia um *ciclo de retroalimentação positiva* (p.16) (**FIG. 8.11**). Mais canais de Na^+ se abrem, e mais sódio entra na célula, despolarizando-a mais. Enquanto a célula estiver despolarizada, os portões de ativação dos canais de Na^+ continuarão abertos.

O ciclo de retroalimentação positiva necessita de uma intervenção externa para ser finalizado. Nos axônios, os portões de inativação dos canais lentos de Na^+ são a intervenção externa que encerra a despolarização celular em ascensão. Tanto os portões de ativação quanto os de inativação se movem em reposta à despolarização, porém os portões de inativação retardam o seu movimento durante 0,5 ms. Durante o retardo, o canal de Na^+ está aberto, permitindo que o influxo de sódio gere a fase ascendente do potencial de ação. Quando os portões lentos de inativação finalmente se fecham, o influxo de Na^+ cessa, e o potencial de ação atinge o seu ápice (Fig. 8.10d).

Enquanto o neurônio repolariza durante o efluxo de K^+, os portões dos canais de Na^+ retornam à sua conformação original, para que eles possam responder à próxima despolarização (Fig. 8.10e). A presença desse mecanismo com dois portões nos canais de Na^+ dependentes de voltagem dos axônios permite que os sinais elétricos sejam transportados apenas em uma direção, como você verá na próxima seção.

REVISANDO CONCEITOS

13. Se você colocar ouabaína, um inibidor da bomba Na^+/K^+, em um neurônio e, então, estimulá-lo repetidamente, o que você espera que acontecerá aos potenciais de ação gerados nesse neurônio?

    (a) Eles cessam imediatamente.

    (b) Não ocorre nenhum efeito imediato, mas eles diminuem com a estimulação repetida e, eventualmente, desaparecem.

    (c) Eles diminuem imediatamente, e então se estabilizam com uma menor amplitude.

    (d) A ouabaína não possui nenhum efeito sobre os potenciais de ação.

14. Os inseticidas piretroides, derivados dos crisântemos, deixam os portões de inativação dos canais de Na^+ incapacitados, de modo que eles permaneçam abertos. Em neurônios intoxicados com piretrinas, o que acontece com o potencial de membrana? Justifique a sua resposta.

15. Quando portões dos canais de Na^+ estão retornando à sua conformação original, o portão de ativação está se abrindo ou se fechando? E o portão de inativação, está aberto ou fechado?

(a) Durante o potencial de membrana em repouso, o portão de ativação fecha o canal.

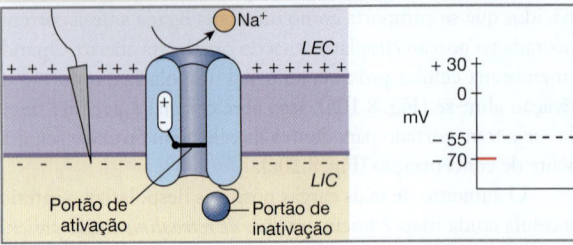

(b) O estímulo despolarizante chega ao canal. O portão de ativação abre.

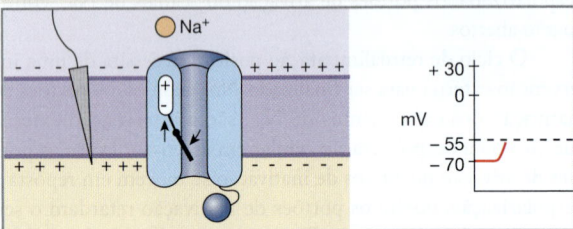

(c) Com o portão de ativação aberto, o Na⁺ entra na célula.

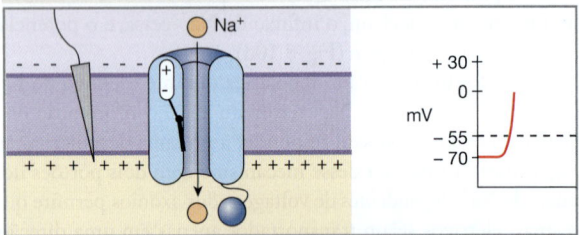

(d) O portão de inativação se fecha, e a entrada de Na⁺ cessa.

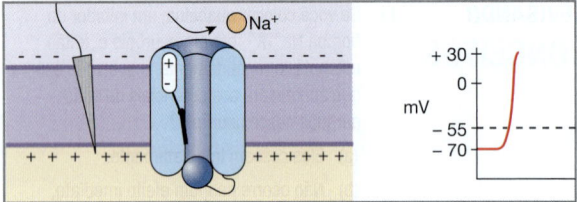

(e) Durante a repolarização causada pela saída do K⁺ da célula, os dois portões voltam às suas posições originais.

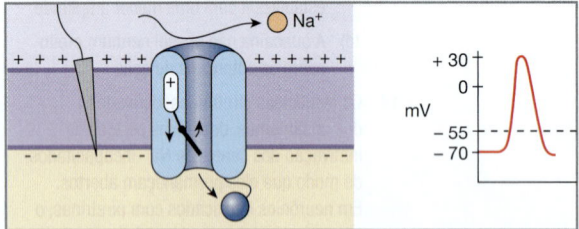

FIGURA 8.10 O canal de Na⁺ dependente de voltagem. A característica distinta desse canal é a presença de dois portões: um portão de ativação que se abre rapidamente, e um portão de inativação que demora a se fechar.

Os potenciais de ação não são disparados durante o período refratário absoluto

A presença de dois portões nos canais de Na⁺ possui um importante papel no fenômeno conhecido como **período refratário**. O adjetivo *refratário* provém de uma palavra em Latim que significa "teimoso". A inflexibilidade do neurônio refere-se ao fato de que, uma vez que um potencial de ação tenha iniciado, um segundo potencial de ação não pode ser disparado durante cerca de – 2 ms, independentemente da intensidade do estímulo. Esse retardo, denominado **período refratário absoluto**, representa o tempo necessário para os portões do canal de Na⁺ retornarem à sua posição de repouso (**FIG. 8.12**). Devido ao período refratário absoluto, um segundo potencial de ação não ocorrerá antes de o primeiro ter terminado. Como consequência, *os potenciais de ação não podem se sobrepor e não podem se propagar para trás*.

O **período refratário relativo** segue o período refratário absoluto. Durante o período refratário relativo, alguns dos portões dos canais de Na⁺ já retornaram à sua posição original. Além disso, durante o período refratário absoluto, os canais de K⁺ ainda estão abertos.

Os canais de Na⁺ que ainda não retornaram completamente à posição de repouso podem ser reabertos por um potencial graduado mais intenso do que o normal. Em outras palavras, o valor do limiar temporariamente se moveu próximo a zero, o que requer uma despolarização mais forte para atingi-lo. Apesar de o Na⁺ entrar através de canais de sódio recentemente reabertos, a despolarização decorrente do influxo de Na⁺ é contrabalanceada pela perda de K⁺ pelos canais de potássio que ainda estão ativados. Como resultado, qualquer potencial de ação disparado durante o período refratário relativo possuirá uma amplitude menor do que o normal.

O período refratário é uma característica-chave que distingue os potenciais de ação dos potenciais graduados. Se dois estímulos alcançam os dendritos de um neurônio em um curto espaço de tempo, os potenciais graduados sucessivos criados por esses estímulos podem ser somados. Se, entretanto, dois potenciais graduados supralimiares alcançarem a zona de gatilho durante o período refratário absoluto do potencial de ação, o segundo potencial graduado não tem efeito, uma vez que os canais de Na⁺ estão inativados e não podem abrir de novo tão rapidamente.

Os períodos refratários limitam a velocidade com que os sinais podem ser transmitidos em um neurônio. O período refratário absoluto também garante o trajeto unidirecional de um potencial de ação do corpo celular para o terminal axonal, impedindo o potencial de ação de retornar.

Os potenciais de ação são conduzidos

Uma característica distinta dos potenciais de ação é que eles podem percorrer distâncias iguais ou maiores que um metro sem perder energia, um processo chamado de *condução*. O potencial de ação que atinge o final do neurônio é idêntico ao potencial de ação que iniciou na zona de gatilho. Para visualizar como isso ocorre, consideraremos a condução do potencial de ação a nível celular.

A despolarização de um segmento do axônio faz uma corrente elétrica positiva se espalhar pelo citoplasma, em todas as direções, via fluxo de corrente local (**FIG. 8.13**). Simultaneamente, do lado externo da membrana do axônio, a corrente flui de volta, em direção ao segmento despolarizado. O fluxo corrente local

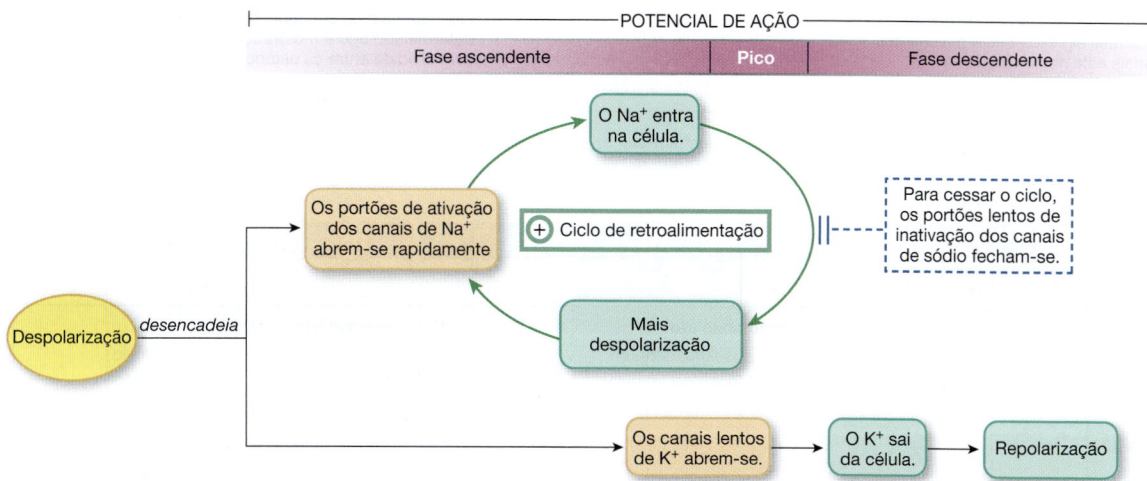

FIGURA 8.11 **Retroalimentação positiva.** A entrada de sódio durante um potencial de ação cria um ciclo de retroalimentação positiva. Esse ciclo positivo cessa quando os portões de inativação dos canais de Na$^+$ se fecham.

no citoplasma reduz em distância, conforme a energia se dissipa. O fluxo corrente para a frente ao longo do axônio eventualmente morreria se não fosse pelos canais dependentes de voltagem.

O axônio possui um grande número de canais de Na$^+$ dependentes de voltagem. Sempre que uma despolarização atinge esses canais, eles abrem-se, permitindo que mais sódio entre na célula e reforce a despolarização – o ciclo de retroalimentação positiva demonstrado na Figura 8.11. Veremos como isso funciona quando um potencial de ação começa na zona de gatilho do axônio.

Inicialmente, um potencial graduado acima do limiar chega à zona de gatilho (**FIG. 8.14** **1**). A despolarização abre os canais de Na$^+$ dependentes de voltagem, o sódio entra no axônio e o segmento inicial do axônio despolariza **2**. As cargas positivas provenientes da zona de gatilho despolarizada se espalham por um fluxo corrente local para porções adjacentes da membrana **3**, repelidas pelos íons Na$^+$ que entraram no citoplasma e atraídas pelas cargas negativas do potencial de membrana em repouso.

O fluxo corrente local em direção ao terminal axonal (à direita na Fig. 8.14) inicia a condução do potencial de ação. Quando a membrana localizada distalmente à zona de gatilho despolariza devido ao fluxo de corrente local, os seus canais de Na$^+$ abrem-se, permitindo a entrada de sódio na célula **4**. Isso inicia o ciclo de retroalimentação positiva: a despolarização abre os canais de sódio, Na$^+$ entra na célula, ocasionando uma maior despolarização e abrindo mais canais de Na$^+$ na membrana adjacente.

A entrada contínua de Na$^+$ durante a abertura dos canais de sódio ao longo do axônio significa que a força do sinal não reduzirá enquanto o potencial de ação se propaga. (Em contrapartida com os potenciais graduados na Fig. 8.7, em que o Na$^+$ entra apenas no local do estímulo, resultando em uma alteração no potencial de membrana que perde força ao distanciar-se do ponto de origem.)

Quando cada segmento do axônio atinge o pico do potencial de ação, os seus canais de Na$^+$ são inativados. Durante a fase descente do potencial de ação, os canais de K$^+$ estão abertos, permitindo que o potássio deixe o citoplasma. Por fim, os canais de K$^+$ fecham-se, e a membrana desse segmento axonal retorna ao seu potencial de repouso.

Apesar de a carga positiva de um segmento despolarizado da membrana poder voltar em direção à zona de gatilho **5**, a despolarização nessa direção não tem efeito no axônio. A porção do axônio que recentemente finalizou um potencial de ação está no período refratário absoluto, com os seus canais de Na$^+$ inativados. Por essa razão, o potencial de ação não pode se mover para trás.

O que acontece com o fluxo de corrente retrógrado que vem da zona de gatilho para o corpo celular? Os cientistas acreditavam que apenas poucos canais iônicos dependentes de voltagem existiam no corpo celular, de modo que os fluxos de corrente retrógrados eram ignorados. Todavia, hoje se sabe que o corpo celular e os dendritos possuem canais iônicos dependentes de voltagem e podem responder a fluxos de corrente local originados na zona de gatilho. Esses sinais retrógrados podem influenciar e modificar o próximo sinal que atingir a célula. Por exemplo, a despolarização fluindo retrogadamente no axônio poderia abrir canais dependentes de voltagem nos dendritos, tornando o neurônio mais excitável.

REVISANDO CONCEITOS

16. Um eletrodo estimulador posicionado na metade do axônio artificialmente despolariza a célula acima do limiar. Em qual direção o potencial de ação percorrerá: para o terminal axonal, para o corpo celular ou em ambas as direções? Justifique a sua resposta.

Neurônios maiores conduzem potenciais de ação mais rapidamente

Dois parâmetros-chave físicos influenciam a velocidade de condução de potenciais de ação em um neurônio de mamífero: (1) o diâmetro do axônio e (2) a resistência do axônio ao vazamento de íons para fora da célula (a constante de comprimento). Quanto maior o diâmetro do axônio ou maior a resistência da membrana ao vazamento, mais rápido um potencial de ação se moverá.

Para compreender a relação entre o diâmetro e a condução, pense em um cano com água fluindo por ele. A água que toca as paredes do cano encontra resistência devido à fricção das moléculas de água em movimento e as paredes imóveis. A água

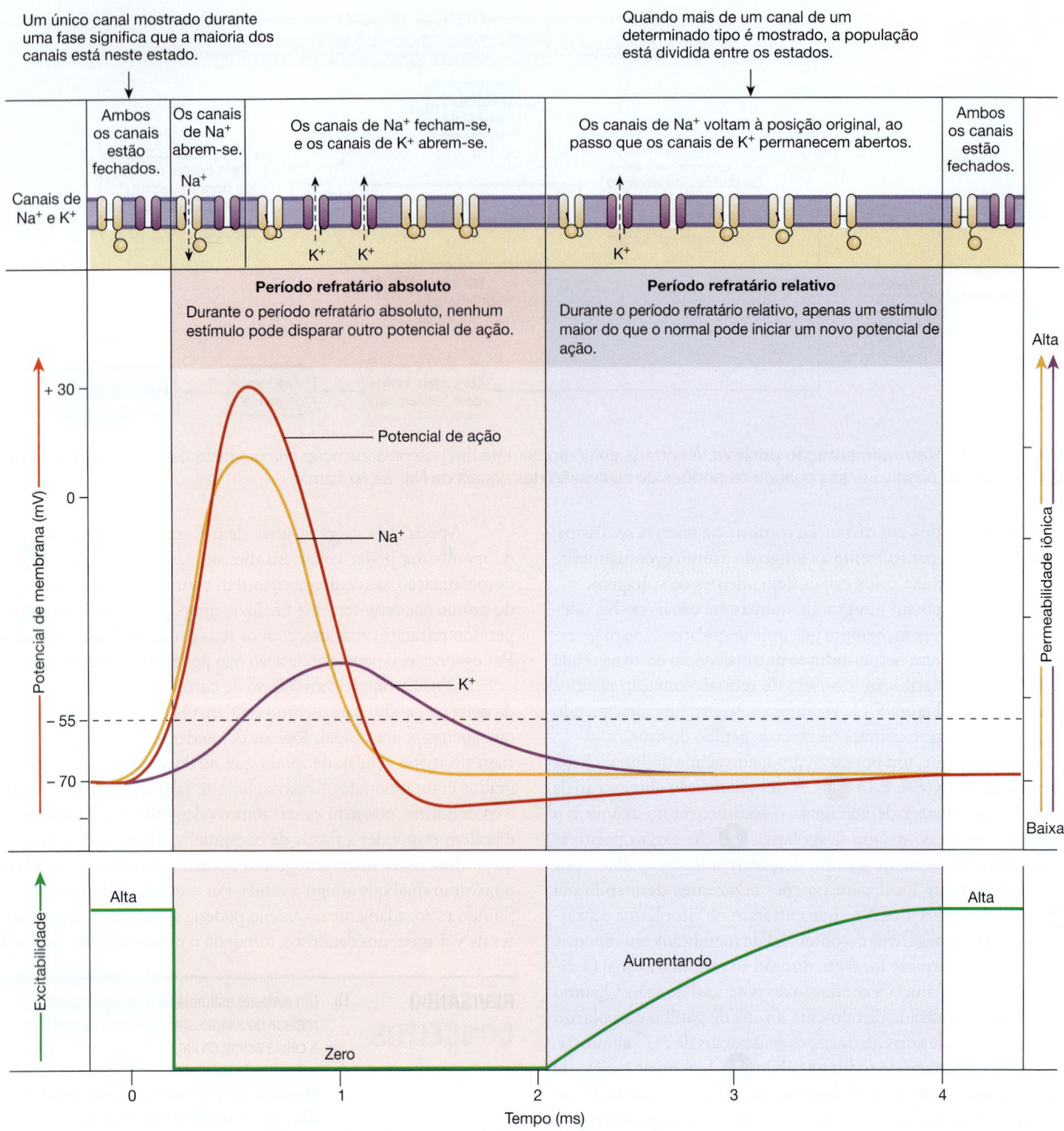

Um único canal mostrado durante uma fase significa que a maioria dos canais está neste estado.

Quando mais de um canal de um determinado tipo é mostrado, a população está dividida entre os estados.

Canais de Na⁺ e K⁺

Ambos os canais estão fechados.

Os canais de Na⁺ abrem-se.

Os canais de Na⁺ fecham-se, e os canais de K⁺ abrem-se.

Os canais de Na⁺ voltam à posição original, ao passo que os canais de K⁺ permanecem abertos.

Ambos os canais estão fechados.

Período refratário absoluto

Durante o período refratário absoluto, nenhum estímulo pode disparar outro potencial de ação.

Período refratário relativo

Durante o período refratário relativo, apenas um estímulo maior do que o normal pode iniciar um novo potencial de ação.

Potencial de ação

Na^+

K^+

Excitabilidade

Alta

Zero

Aumentando

Alta

Tempo (ms)

FIGURA 8.12 Os períodos refratários que seguem um potencial de ação.

no centro do cano não encontra resistência direta das paredes e, portanto, flui mais rápido. Em um cano de diâmetro maior, uma fração menor de água está em contato com as paredes, tornando a resistência total menor.

Da mesma maneira, as cargas fluindo dentro de um axônio encontram resistência da membrana. Assim, quanto maior o diâmetro do axônio, menor sua resistência ao fluxo de íons. A conexão entre o diâmetro do axônio e a velocidade de condução é especialmente evidente nos axônios gigantes que certos organismos, como lulas, minhocas e peixes, usam para respostas rápidas de fuga. Esses axônios gigantes podem ter um diâmetro

de até 1 mm. Devido ao seu grande diâmetro, eles podem ser facilmente perfurados com eletrodos (**FIG. 8.15**). Por esse motivo, essas espécies são muito importantes para a pesquisa de sinalização elétrica.

Se você comparar uma secção transversal de um axônio de uma lula gigante a uma secção transversal de um nervo mamífero, saberá que o nervo de mamífero possui aproximadamente 200 axônios na mesma área do corte. Sistemas nervosos complexos contêm mais axônios em um nervo pequeno, utilizando axônios de menor diâmetro envoltos por membranas isolantes de mielina no lugar de axônios de grande diâmetro não mielinizados.

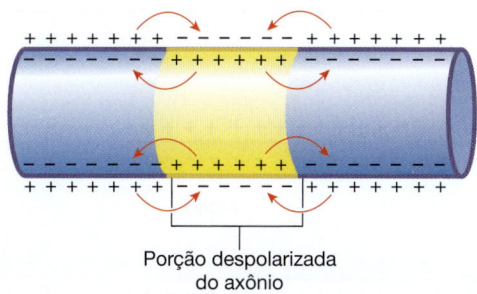

Porção despolarizada do axônio

FIGURA 8.13 **Fluxo corrente local.** Quando uma porção do axônio despolariza, cargas positivas movem-se pelo fluxo de corrente local para as porções adjacentes do citoplasma. Na superfície extracelular, a corrente flui em direção à região despolarizada.

A condução é mais rápida em axônios mielinizados

A condução dos potenciais de ação ao longo do axônio é mais rápida em fibras nervosas que possuem membranas altamente resistentes, assim minimizando o vazamento do fluxo corrente para fora da célula. O axônio não mielinizado mostrado na Figura 8.14 possui uma baixa resistência ao vazamento de corrente, uma vez que toda a membrana do axônio está em contato com o líquido extracelular e contém canais iônicos pelos quais a corrente pode vazar.

Em contrapartida, os axônios mielinizados limitam a quantidade de membrana em contato com o líquido extracelular. Nesses axônios, pequenas porções da membrana exposta – os nódulos de Ranvier – alternam-se com segmentos mais longos envoltos por múltiplas camadas de membrana (bainha de mielina). A bainha de mielina cria uma barreira de alta resistência que impede o fluxo de íons para fora do citoplasma. As membranas de mielina são análogas às capas de plástico que envolvem os fios elétricos, uma vez que elas aumentam a espessura efetiva da membrana do axônio em até 100 vezes.

Quando um potencial de ação viaja ao longo do axônio da zona de gatilho até o terminal axonal, ele passa alternando entre os axônios mielinizados e os nódulos de Ranvier (**FIG. 8.16a**). O processo de condução é similar ao descrito anteriormente para o axônio não mielinizado, exceto que ele ocorre apenas nos nódulos dos axônios mielinizados. Cada nó possui uma grande concentração de canais de Na^+ dependentes de voltagem, que se abrem com a despolarização e permitem a entrada de sódio no axônio. Os íons de sódio que entram em um nódulo reforçam a despolarização e restabelecem a amplitude do potencial de ação quando ele passa de nódulo em nódulo. O salto visível do potencial de ação que ocorre quando ele passa de um nódulo para o outro é chamado de **condução saltatória**, proveniente da palavra em Latim *saltare*, que significa "pular".

O que torna a condução mais rápida em axônios mielinizados? Parte dessa resposta se encontra nas *propriedades de cabo* dos neurônios (ver Biotecnologia, p. 251). Além disso, a abertura lenta dos canais reduz levemente a condução. Em axônios não mielinizados, os canais devem abrir-se sequencialmente em toda

a membrana do axônio para manter a amplitude do potencial de ação. Um estudante comparou esse processo com o ato de pressionar repetidamente a barra de espaço do teclado para mover o cursor pela tela do computador.

Entretanto, em neurônios mielinizados, apenas os nódulos necessitam de canais de Na^+, devido às propriedades isolantes da bainha de mielina. Assim, quando o potencial de ação passa pelos segmentos mielinizados, a sua condução não é retardada pela abertura de canais. Na analogia do estudante, isso é como percorrer rapidamente a tela do computador usando a tecla TAB.

A condução saltatória é, então, uma alternativa eficaz para os axônios de grande diâmetro e permite a condução rápida de potenciais de ação nos axônios pequenos. Um axônio mielinizado de rã com 10 μm de diâmetro conduz potenciais de ação na mesma velocidade que um axônio não mielinizado de lula que tem 500 μm de diâmetro. Um neurônio mielinizado de um mamífero com 8,6 μm de diâmetro conduz potenciais de ação em uma velocidade de 120 m/s (432 km//hr ou 268 milhas por hora), ao passo que o potencial de ação em uma fibra de dor não mielinizada e pequena de 1,5 μm em diâmetro a velocidade é de apenas 2 m/s (7,2 km/h ou 4,5 milhas por hora). Em resumo, os potenciais de ação percorrem diferentes axônios a velocidades diferentes, dependendo dos dois parâmetros de diâmetro do axônio e mielinização.

REVISANDO CONCEITOS

17. Coloque os seguintes neurônios em ordem de velocidade de condução, do mais rápido para o mais lento:

(a) axônio mielinizado, diâmetro de 20 μm.

(b) axônio não mielinizado, diâmetro de 20 μm.

(c) axônio não mielinizado, diâmetro de 200 μm.

Em *doenças desmielinizantes*, a perda da mielina dos neurônios dos vertebrados pode ter efeitos devastadores na sinalização neural. Nos sistemas nervosos central e periférico, a perda da mielina retarda a condução dos potenciais de ação. Além disso, quando a corrente extravasa pelas regiões da membrana que agora estão sem isolamento, entre os nódulos de Ranvier repletos de canais de Na^+, a despolarização que chega ao nódulo talvez não esteja mais acima do limiar, e a condução pode falhar (Fig. 8.16b).

A **esclerose múltipla** é a doença desmielinizante mais comum e mais conhecida. É caracterizada por uma grande variedade de queixas neurológicas, incluindo fadiga, fraqueza muscular, dificuldade ao caminhar e perda de visão. A síndrome de Guillain-Barré, descrita no "Solucionando o problema" deste capítulo, também é caracterizada pela destruição da mielina. Hoje em dia, pode-se tratar alguns dos sintomas, mas não as causas das doenças desmielinizantes, que são principalmente doenças hereditárias ou autoimunes. Atualmente, os pesquisadores estão utilizando a tecnologia do DNA recombinante para estudar as doenças desmielinizantes em camundongos.

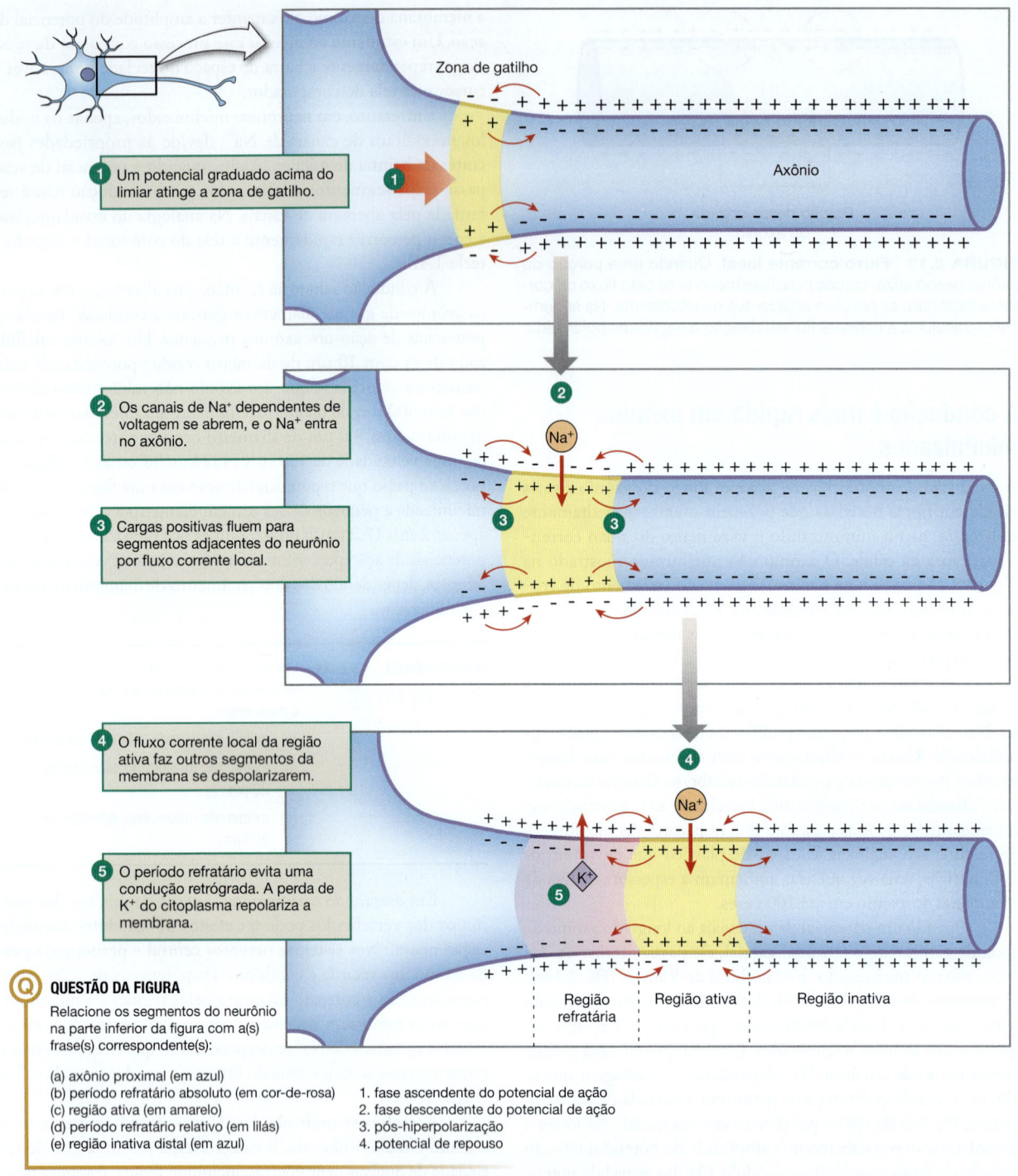

Zona de gatilho

Axônio

1 Um potencial graduado acima do limiar atinge a zona de gatilho.

2 Os canais de Na⁺ dependentes de voltagem se abrem, e o Na⁺ entra no axônio.

3 Cargas positivas fluem para segmentos adjacentes do neurônio por fluxo corrente local.

4 O fluxo corrente local da região ativa faz outros segmentos da membrana se despolarizarem.

5 O período refratário evita uma condução retrógrada. A perda de K⁺ do citoplasma repolariza a membrana.

Região refratária

Região ativa

Região inativa

Q QUESTÃO DA FIGURA

Relacione os segmentos do neurônio na parte inferior da figura com a(s) frase(s) correspondente(s):

(a) axônio proximal (em azul)
(b) período refratário absoluto (em cor-de-rosa)
(c) região ativa (em amarelo)
(d) período refratário relativo (em lilás)
(e) região inativa distal (em azul)

1. fase ascendente do potencial de ação
2. fase descendente do potencial de ação
3. pós-hiperpolarização
4. potencial de repouso

FIGURA 8.14 **Condução de potenciais de ação.** Durante a condução, a entrada constante de Na+ ao longo do axônio enquanto os canais de sódio se abrem cria um sinal elétrico cuja força permanece constante em relação à distância.

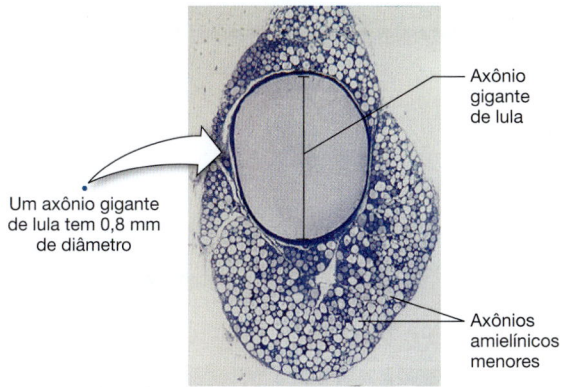

Axônio gigante de lula

Um axônio gigante de lula tem 0,8 mm de diâmetro

Axônios amielínicos menores

Q QUESTÃO DA FIGURA

O axônio de uma lula gigante possui um diâmetro de 0,8 mm. Um axônio mielínico de um mamífero tem um diâmetro de 0,002 mm. Qual seria o diâmetro de um nervo mamífero caso ele contivesse 100 axônios, cada um com o tamanho de um axônio de lula? (Dica: a área do círculo é $\pi \times raio^2$ e $\pi = 3,1459$.)

FIGURA 8.15 Diâmetro e resistência. Axônios com maior diâmetro oferecem menor resistência para a corrente de fluxo.

Fatores químicos alteram a atividade elétrica

Várias substâncias químicas alteram a condução do potencial de ação ao se ligarem aos canais de Na^+, K^+ ou Ca^{2+} presentes na membrana neuronal. Por exemplo, algumas *neurotoxinas* se ligam e bloqueiam os canais de Na^+. Os anestésicos locais, como a procaína, que bloqueiam a sensibilidade, funcionam da mesma maneira. Se os canais de Na^+ não estiverem funcionais, o sódio não consegue entrar na célula. Consequentemente, uma despolarização que se inicia na zona de gatilho não pode ser restaurada e perde força à medida que se move pelo axônio, semelhante ao que ocorre com um potencial graduado normal. Se a onda de despolarização consegue alcançar o terminal axonal, ela pode ser fraca demais para liberar neurotransmissores. Como resultado,

SOLUCIONANDO O **PROBLEMA**

A síndrome de Guillian-Barré clássica, encontrada na Europa e na América do Norte, é uma doença em que a mielina que isola os axônios é destruída. Uma maneira de diagnosticar a síndrome de Guillain-Barré, a esclerose múltipla e outras doenças desmielinizantes é pelo teste de condução nervosa. Esse teste mede a força combinada dos potenciais de ação de muitos neurônios e a velocidade em que são conduzidos quando percorrem os axônios.

P3: *Na síndrome de Guillain-Barré, qual é o resultado esperado de um teste de condução nervosa?*

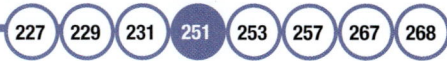
227 229 231 **251** 253 257 267 268

BIOTECNOLOGIA

A fiação do corpo

Vários aspectos da sinalização celular no corpo possuem paralelos com o mundo da física. O fluxo de eletricidade ao longo do axônio ou através de uma fibra muscular é similar ao fluxo de eletricidade dos cabos de energia. Tanto nas células quanto nos cabos, o fluxo de corrente elétrica é influenciado pelas propriedades físicas do material, também conhecidas como *propriedades de cabo*. Nas células, dois fatores alteram o fluxo corrente: a resistência (discutida no texto) e a capacitância.

A *capacitância* refere-se à habilidade da membrana celular de armazenar cargas (como uma bateria). Um sistema com alta capacitância requer mais energia para o fluxo corrente, pois uma parte da energia é desviada e "armazenada" no *capacitor* do sistema. Na física, um capacitor é composto por duas placas de material condutor separadas por uma camada isolante. No organismo, os líquidos extracelular e intracelular são os materiais condutores, e os fosfolipídeos da membrana celular são os isolantes.

Então, o que isso tem a ver com a sinalização elétrica no corpo? Uma resposta simples é que as propriedades de cabo das membranas celulares determinam o quão rapidamente a voltagem pode mudar ao longo de um segmento de membrana (a *constante de tempo*). Por exemplo, as propriedades de cabo influenciam a velocidade na qual um neurônio se despolariza para iniciar um potencial de ação. A constante de tempo τ (tau) é diretamente proporcional à resistência da membrana celular R_m e à capacitância da membrana C_m, em que $\tau = R_m \times C_m$. Antes que a corrente possa fluir pela membrana para alterar a voltagem, o capacitor precisa estar totalmente carregado. O tempo gasto carregando ou descarregando o capacitor diminui as mudanças de voltagem pela membrana.

A capacitância da membrana geralmente é constante em membranas biológicas. Entretanto, a capacitância torna-se importante para a comparação entre a sinalização elétrica de axônios mielinizados e não mielinizados. A capacitância é inversamente relacionada à distância: quando a distância entre os compartimentos condutores aumenta, a capacitância diminui. A sobreposição de camadas de mielina aumenta a distância entre o LEC e o LIC e, portanto, reduz a capacitância naquela região do axônio. A redução da capacitância da membrana faz as mudanças de voltagem ao longo da membrana tornarem-se mais rápidas – parte do motivo de a condução ser mais rápida nos axônios mielinizados. Quando a mielina é destruída nas doenças desmielinizantes, a capacitância da membrana aumenta e as mudanças de voltagem ao longo da membrana celular são mais demoradas. Isso contribui para redução da condução do potencial de ação, algo que ocorre na doença da esclerose múltipla.

a mensagem do neurônio pré-sináptico não é repassada para a célula pós-sináptica, e a comunicação falha.

As alterações nas concentrações de K^+ e Ca^{2+} no líquido extracelular também são associadas a atividades elétricas anormais no sistema nervoso. A relação entre os níveis do líquido extrace-

(a) Os potenciais de ação aparentemente saltam de um nódulo de Ranvier para o outro. Apenas os nódulos possuem canais de Na⁺ dependentes de voltagem.

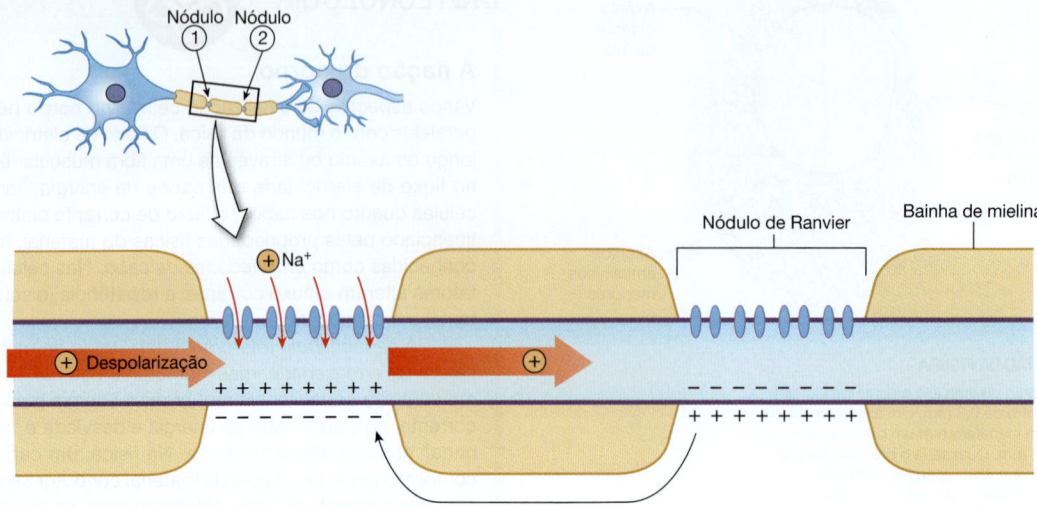

(b) Doenças desmielinizantes reduzem ou bloqueiam a condução quando a corrente vaza para fora das regiões previamente isoladas entre os nódulos.

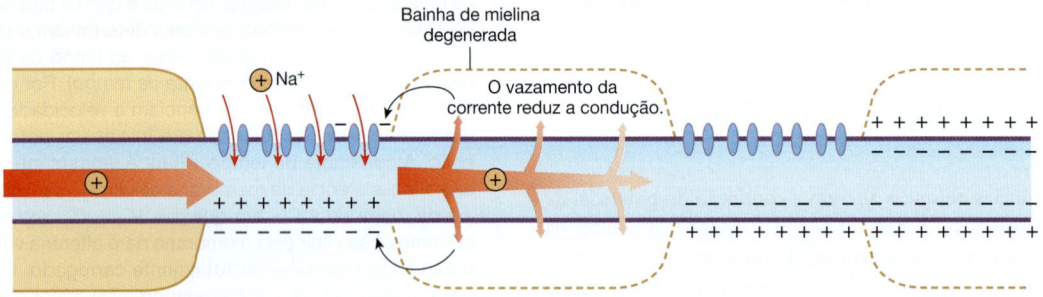

FIGURA 8.16 **Condução saltatória.**

lular de potássio e a condução de um potencial de ação é a mais direta e fácil de entender, além de possuir alta significância clínica.

A concentração sanguínea e intersticial de K^+ é o maior determinante do potencial de membrana em repouso de todas as células (p. 158). Se a concentração sanguínea de K^+ sair do seu valor de referência de 3,5 a 5 mmol/L, o resultado é a alteração do potencial de membrana em repouso das células (**FIG. 8.17**). Essa mudança não é importante para a maioria das células, mas pode ter consequências sérias para o corpo como um todo devido à relação entre o potencial de repouso e a excitabilidade dos tecidos nervoso e muscular.

Em níveis normais de K^+, potenciais graduados sublimiares não disparam um potencial de ação, mas os potenciais supralimiares, sim (Fig. 8.17a, b). Um aumento na concentração sanguínea de potássio – **hipercalemia** – altera o potencial de membrana em repouso de um neurônio a valores próximos ao limiar e faz a célula disparar potenciais de ação em resposta a potenciais graduados menores (Fig. 8.17c).

Se a concentração plasmática de K^+ ficar muito baixa – uma condição denominada **hipocalemia** – o potencial de mem-

brana em repouso da célula hiperpolariza, distanciando-se do limiar. Nesse caso, um estímulo forte o suficiente para disparar um potencial de ação quando o potencial de repouso é o normal de − 70 mV não alcança o valor limiar (Fig. 8.17d). Essa condição se apresenta como fraqueza muscular, pois os neurônios que controlam os músculos esqueléticos não estão disparando potenciais de ação normalmente.

A hipocalemia e a redução da força muscular, como consequência, são o motivo pelo qual as bebidas suplementadas com Na^+ e K^+ foram desenvolvidas. Quando as pessoas suam excessivamente, elas perdem sais e água. Se elas repuserem essa perda de líquidos com água pura, o K^+ remanescente no organismo é diluído, ocasionando a hipocalemia.

Ao repor a perda de líquidos com uma solução salina diluída, o indivíduo pode prevenir potenciais reduções perigosas dos níveis de potássio no sangue. Devido à importância do K^+ para o funcionamento normal do sistema nervoso, os mecanismos da homeostasia do potássio mantêm os níveis sanguíneos de K^+ dentro de valores de referência estreitos.

Q **QUESTÃO DA FIGURA**

O E_K de – 90 mV é baseado em LEC [K^+] = 5 mM e LIC [K^+] = 150 mM. Utilize a equação de Nernst para calcular o EK quando LEC [K^+] é (a) 2,5 mM e (b) 6 mM.

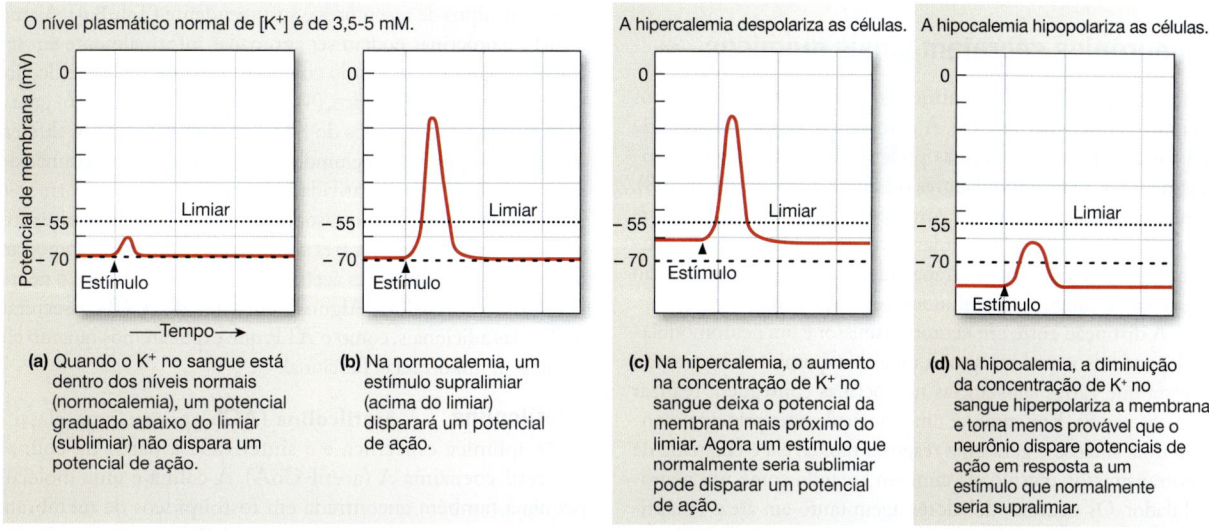

FIGURA 8.17 **Potássio e excitabilidade celular.** O potássio é o principal responsável pelo potencial de membrana em repouso.

COMUNICAÇÃO CÉLULA A CÉLULA NO SISTEMA NERVOSO

O fluxo de informação pelo sistema nervoso utilizando as sinalizações elétrica e química é uma das áreas de pesquisa mais ativas da neurociência atualmente, uma vez que muitas doenças devastadoras afetam esse processo. A especificidade da comunicação neural depende de vários fatores: as moléculas sinalizadoras secretadas pelos neurônios, os receptores nas células-alvo para estas substâncias químicas e as conexões anatômicas entre os neurônios e seus alvos, as quais ocorrem em regiões conhecidas como sinapses.

Os neurônios comunicam-se nas sinapses

Cada sinapse tem duas partes: (1) o terminal axonal da *célula pré-sináptica* e (2) a membrana da *célula pós-sináptica* (Fig. 8.2f). Em um reflexo neural, a informação move-se da célula pré-si-

SOLUCIONANDO O PROBLEMA

O Dr. McKhann decidiu realizar testes de condução nervosa em algumas das crianças paralisadas no Hospital de Beijing. Ele descobriu que, apesar da velocidade de condução ao longo dos nervos das crianças ser normal, a força somada dos potenciais de ação que percorriam o nervo estavam bastante diminuídas.

P4: *A doença paralítica que afetava as crianças chinesas é uma condição desmielinizante? Justifique a sua resposta.*

227 229 231 251 **253** 257 267 268

náptica à célula pós-sináptica. As células pós-sinápticas podem ser neurônios ou não. Na maioria das sinapses entre neurônios, os terminais axonais pré-sinápticos estão próximos dos dendritos ou do corpo celular do neurônio pós-sináptico.

Em geral, neurônios pós-sinápticos com muitos dendritos também têm muitas sinapses. Um número moderado de sinapses é 10 mil, mas estima-se que algumas células no encéfalo possuam mais de 150 mil sinapses em seus dendritos. As sinapses também podem ocorrer no axônio ou até mesmo no terminal axonal da célula pós-sináptica.

As sinapses são classificadas como químicas ou elétricas dependendo do tipo de sinal que passa da célula pré-sináptica à célula pós-sináptica.

Sinapses elétricas As **sinapses elétricas** transmitem um sinal elétrico, ou corrente, diretamente do citoplasma de uma célula para outra através de poros presentes nas proteínas das junções comunicantes. A informação pode fluir em ambas as direções em quase todas as junções comunicantes, porém, em alguns casos, a corrente pode fluir em apenas uma direção (uma *sinapse retificadora*).

As sinapses elétricas existem principalmente em neurônios do SNC. Elas também são encontradas nas células da glia, em músculos cardíaco e liso e em células não excitáveis que usam sinais elétricos, como a célula β-pancreática. A principal vantagem das sinapses elétricas é a condução rápida e bidirecional dos sinais célula a célula para sincronizar as atividades de uma rede celular. As junções comunicantes também permitem que as moléculas sinalizadoras químicas se difundam entre células vizinhas.

Sinapses químicas A maior parte das sinapses no sistema nervoso são **sinapses químicas**, as quais utilizam moléculas neurócrinas para transportar a informação de uma célula à outra. Nas sinapses químicas, o sinal elétrico da célula pré-sináptica é convertido em um sinal neurócrino que atravessa a fenda sináptica e se liga a um receptor na sua célula-alvo.

Os neurônios secretam sinais químicos

O número de moléculas identificadas como sinais neurócrinos é grande e cresce diariamente. A composição química neurócrina é variada, e essas moléculas podem funcionar como neurotransmissores, neuromoduladores ou neuro-hormônios (p. 168). Os neurotransmissores e os neuromoduladores atuam como *sinais parácrinos*, com as suas células-alvo localizadas perto do neurônio que as secreta. Em contrapartida, os neuro-hormônios são secretados no sangue e distribuídos pelo organismo.

A distinção entre um neurotransmissor e um neuromodulador depende de a qual receptor a molécula química se liga, tendo em vista que várias substâncias neurócrinas conseguem realizar ambos os papéis. Em geral, se uma molécula atua principalmente em uma sinapse e gera uma resposta rápida, ela é chamada de neurotransmissor, mesmo ela também atuando como um neuromodulador. Os neuromoduladores agem tanto em áreas sinápticas quanto em áreas não sinápticas e produzem ação mais lenta. Alguns neuromoduladores também agem nas células que os secretam, tornando-os tanto sinais *autócrinos* quanto sinais parácrinos.

Receptores neurócrinos Os receptores neurócrinos encontrados nas sinapses químicas podem ser divididos em duas categorias: receptores de canal, que são canais iônios dependentes de ligante, e receptores acoplados à proteína G (RPG) (p. 174). Os receptores de canais medeiam a reposta rápida, alterando o fluxo de íons através da membrana, por isso eles são chamados de **receptores ionotrópicos**. Alguns receptores ionotrópicos são específicos para apenas um íon, como o Cl⁻, mas outros podem ser menos específicos, como, por exemplo, os *canais catiônicos monovalentes inespecíficos*.

Os receptores acoplados à proteína G medeiam uma resposta mais lenta, pois é necessária uma transdução do sinal mediada por um sistema de segundos mensageiros. Os RPGs para os neuromoduladores são descritos como **receptores metabotrópicos**. Alguns dos RPGs metabotrópicos regulam a abertura ou o fechamento de canais iônicos.

Todos os neurotransmissores, exceto o óxido nítrico, ligam-se a tipos específicos de receptores. Cada tipo de receptor pode ter múltiplos subtipos, permitindo que um neurotransmissor tenha efeitos diferentes em tecidos diferentes. Os subtipos de receptores são distinguidos pela combinação de letras e números subscritos. Por exemplo, a serotonina (5-HT) possui, no mínimo, 20 subtipos de receptores que já foram identificados, incluindo o 5-HT$_{1A}$ e o 5-HT$_4$.

O estudo dos neurotransmissores e de seus receptores tem sido bastante simplificado por dois avanços da biologia molecular. Os genes de muitos subtipos de receptores foram clonados, permitindo aos pesquisadores construir receptores mutantes e estudar as suas propriedades. Além disso, os pesquisadores já descobriram ou sintetizaram uma gama de moléculas agonistas e antagonistas (p. 49) que mimetizam ou inibem a atividade dos neurotransmissores ao se ligarem aos seus receptores (**TAB. 8.4**).

Os neurotransmissores possuem grande variedade

A gama de moléculas neurócrinas presentes no organismo e seus principais tipos de receptores é surpreendente (Tab. 8.4). As moléculas neurócrinas podem ser agrupadas informalmente em sete classes diferentes, de acordo com a sua estrutura: (1) acetilcolina, (2) aminas, (3) aminoácidos, (4) peptídeos, (5) purinas, (6) gases e (7) lipídeos. Os neurônios do SNC liberam vários tipos diferentes de sinais químicos, incluindo alguns polipeptídeos conhecidos principalmente pela sua atividade hormonal, como os hormônios hipotalâmicos ocitocina e vasopressina (p. 209). Em contrapartida, o SNP secreta apenas três substâncias neurócrinas importantes: os neurotransmissores acetilcolina e noradrenalina e o neuro-hormônio adrenalina. Alguns neurônios do SNP cossecretam moléculas adicionais, como o ATP, que explicaremos quando eles possuírem importância funcional.

Acetilcolina A **acetilcolina (ACh)** possui uma classificação química específica e é sintetizada a partir da colina e da acetil-coenzima A (acetil-CoA). A colina é uma molécula pequena também encontrada em fosfolipídeos de membrana. A acetil-CoA é o intermediário metabólico que liga a glicólise ao ciclo do ácido cítrico (p. 108). A síntese de ACh a partir desses dois precursores é realizada em uma reação enzimática simples, que ocorre no terminal axonal. Os neurônios que secretam ACh e os receptores que se ligam à ACh são descritos como **colinérgicos**.

Os **receptores colinérgicos** possuem dois subtipos principais: **nicotínicos**, assim denominados porque a *nicotina* é um agonista, e **muscarínicos**, da palavra *muscarina*, um composto agonista encontrado em alguns tipos de fungos. Os receptores colinérgicos nicotínicos são encontrados no músculo esquelético, na divisão autônoma do SNP e no SNC. Os receptores nicotínicos são canais de cátions monovalentes, pelos quais tanto Na⁺ quanto K⁺ atravessam. A entrada de sódio na célula excede a saída de K⁺, uma vez que o gradiente eletroquímico para o Na⁺ é mais forte. Como resultado, a quantidade de Na⁺ que entra despolariza a célula pós-sináptica e a probabilidade de ocorrer um potencial de ação é maior.

Os receptores colinérgicos muscarínicos possuem cinco subtipos relacionados. Todos são receptores acoplados à proteína G ligados a sistemas de segundos mensageiros. A resposta do tecido à ativação dos receptores muscarínicos varia conforme o subtipo do receptor. Esses receptores estão presentes no SNC e em células-alvo da divisão autônoma do SNP.

Aminas Os neurotransmissores do tipo aminas são todos ativos no SNC. Assim como os hormônios aminas (p. 206), esses neurotransmissores são derivados de um único aminoácido. A **serotonina**, também chamada de *5-hidroxitriptamina* ou 5-HT, é derivada do aminoácido triptofano. A *histamina*, sintetizada a partir da histidina, possuiu um papel nas respostas alérgicas, além de atuar como um neurotransmissor.

O aminoácido tirosina é convertido em **dopamina**, **noradrenalina** e **adrenalina**. A noradrenalina é o principal neurotransmissor da divisão simpática autônoma do SNP. Todas as três moléculas derivadas do aminoácido **tirosina** podem agir como neuro-hormônios.

TABELA 8.4	Principais substâncias neurócrinas*			
Composto químico	**Receptor**	**Tipo**	**Localização do receptor**	**Principais agonistas, antagonistas e potenciadores****
Acetilcolina (ACh)	Colinérgico			
	Nicotínico (nAChR)	RCI‡ (Na^+, K^+)	Músculos esqueléticos, neurônios autonômicos, SNC	**Agonista:** nicotina **Antagonistas:** curare, α-bungarotoxina
	Muscarínico (M)	RPG	Músculos liso e cardíaco, glândulas endócrinas e exócrinas, SNC	**Agonista:** muscarina **Antagonista:** atropina
Aminas				
Noradrenalina (NA) Adrenalina (A)	Adrenérgico (α, β)	RPG	Músculos lisos e cardíaco, glândulas, SNC	**Antagonistas:** receptores α: ergotamina, fentolamina receptores β: propranolol
Dopamina (DA)	Dopamina (D)	RPG	SNC	**Agonista:** bromocriptina **Antagonistas:** fármacos antipsicóticos
Serotonina (5-hidroxitriptamina, 5-HT)	Serotonérgico (5-HT)	RCI (Na^+, K^+), RPG	SNC	**Agonista:** sumatriptano **Antagonista:** LSD
Histamina	Histamina (H)	RPG	SNC	**Antagonistas:** riantidina (Zantac®) e cimetidina (Tagamet®)
Aminoácidos				
Glutamato	Glutaminérgico ionotrópico (iGluR)			
	AMPA	RCI (Na^+, K^+)	SNC	**Agonista:** quisqualato
	NMDA	RCI (Na^+, K^+)	SNC	**Potenciador:** serina
	Glutaminérgico metabotrópico (mGluR)	RPG	SNC	**Potenciador:** glicina
GABA (ácido γ-aminobutírico)	GABA	RCI (Cl^-), RPG	SNC	**Antagonista:** picrotoxina **Potenciadores:** álcool, barbitúricos
Glicina	Glicina (GlyR)	RCI (Cl^-)	SNC	**Antagonista:** estriquinina
Purinas				
Adenosina	Purina (P)	RPG	SNC	
Gases				
Óxido nítrico (NO)	Nenhuma	N/A	N/A	

*Esta tabela não inclui os inúmeros peptídeos que atuam como neurócrinos.
**Esta lista não inclui muitas substâncias químicas que são utilizadas como agonistas e antagonistas em pesquisas fisiológicas.
‡RCI, receptor de canal iônico; RPG, receptor acoplado à proteína G; AMPA, ácido propriônico α-amino-3-hidroxi-5-metil-isoxazol-4;
NMDA, N-metil-D-aspartato; LSD, ácido lisérgico dietilamina; N/A = não aplicável.

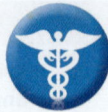

FOCO CLÍNICO

Miastenia grave

O que haveria de errado se, de repente, as suas pálpebras começassem a cair, você começasse a ter dificuldade em acompanhar objetos em movimento e ficasse com dificuldade de mastigar, engolir e falar? Que doença ataca estes músculos esqueléticos, mas não ataca os músculos maiores dos braços e das pernas? A resposta é miastenia grave, uma doença autoimune na qual o corpo deixa de reconhecer os receptores de acetilcolina da musculatura esquelética como "seus". Então, o sistema imune produz anticorpos contra os receptores. Os anticorpos ligam-se às proteínas dos receptores de ACh e os alteram, de modo que as células musculares removam os receptores da membrana e os destruam. Essa destruição deixa o músculo com menos receptores de ACh na membrana. Mesmo que a liberação de neurotransmissor seja normal, o músculo-alvo tem uma resposta diminuída, que se apresenta como fraqueza muscular. Atualmente, a ciência médica não possui cura para a miastenia grave, apesar de vários fármacos ajudarem a controlar os sintomas. Para aprender mais sobre essa doença, visite o website da Mysthenia Gravis Foundation of America (Fundação Americana de miastenia grave) no *site www.myasthenia.org*.

Os neurônios que secretam a noradrenalina são denominados **neurônios adrenérgicos**, ou **neurônios noradrenérgicos**. O adjetivo *adrenérgico* não possui a mesma relação lógica com o neurotransmissor da mesma forma que *colinérgico* tem em relação à *acetilcolina*. Em vez disso, o adjetivo deriva do nome britânico para epinefrina, *adrenalina*. No início do século XX, os pesquisadores britânicos pensavam que os neurônios simpáticos secretavam adrenalina (epinefrina), daí o nome *adrenérgico*. Apesar de o nosso entendimento ter mudado, o nome persiste. Sempre que encontrar referências ao "controle adrenérgico" de uma função, você deve pensar em um neurônio secretando noradrenalina.

Os **receptores adrenérgicos** são divididos em duas classes: α (alfa) e β (beta), cada uma com vários subtipos. Como os receptores muscarínicos, os receptores adrenérgicos são acoplados à proteína G. Cada subtipo dos receptores adrenérgicos atua por meio de diferentes cascatas de segundos mensageiros. A ação da adrenalina nos receptores β em fígado de cães foi o que levou E. W. Sutherland à descoberta do AMP cíclico e do conceito de sistemas de segundo mensagens como transdutores de mensageiros extracelulares (p. 173).

REVISANDO CONCEITOS

18. Quando as indústrias farmacêuticas criam medicamentos, elas tentam produzir um dado fármaco o mais específico possível para um determinado subtipo de receptor tido como alvo. Por exemplo, um fármaco pode ter como alvo os receptores β_1-adrenérgicos, em vez de todos os receptores α e β. Qual a vantagem dessa especificidade?

Aminoácidos   Vários aminoácidos atuam como neurotransmissores no SNC. O **glutamato** é o principal neurotransmissor

excitatório do SNC, já o **aspartato** é um neurotransmissor excitatório apenas em algumas regiões do cérebro. Os *neurotransmissores excitatórios* despolarizam as suas células-alvo, geralmente abrindo canais iônicos que permitem a entrada de íons positivos na célula.

O principal neurotransmissor inibidor no encéfalo é o **ácido gama-aminobutíruco** (**GABA**). Os *neurotransmissores inibidores* hiperpolarizam as suas células-alvo, abrindo canais de Cl^- e permitindo a entrada de cloreto na célula.

O glutamato também age como um neuromodulador. A ação do glutamato em uma sinapse em particular depende dos tipos de receptores presentes na célula-alvo. Os receptores glutamatérgicos metabotrópicos atuam por meio de RPGs. Dois receptores ionotrópicos para o glutamato são receptores-canais.

Os **receptores AMPA** são canais de cátions monovalentes dependentes de ligante similares aos receptores-canais nicotínicos de acetilcolina. A ligação do glutamato abre o canal, e a célula despolariza devido ao influxo de Na^+. Os receptores AMPA levam o nome do seu agonista, o *ácido propriônico α-amino-3--hidroxi-5-metil-isoxazol-4*.

Os **receptores NMDA** têm o nome do seu agonista, o glutamatérgico *N-metil-D-aspartato*. Eles são incomuns por várias razões. Primeiro, eles são receptores catiônicos não seletivos que permitem a passagem de Na^+, K^+ e Ca^{2+} pelo canal. Segundo, a abertura do canal requer a ligação do glutamato e uma mudança no potencial de membrana. A ação do canal-receptor de NMDA é descrita na seção de potenciação de longa duração, mais adiante neste capítulo.

A glicina e o aminoácido *D-serina* potencializam, ou aumentam, os efeitos excitatórios do glutamato em um dos receptores glutamatérgicos. A D-serina é sintetizada e liberada tanto pelas células da glia quanto pelos neurônios, ilustrando o papel que a glia pode ter na alteração da comunicação sináptica.

Peptídeos   O sistema nervoso secreta uma grande variedade de peptídeos que atuam como neurotransmissores e neuromoduladores, além de funcionar como neuro-hormônios. Entre esses peptídeos existe a **substância P**, envolvida em algumas vias da dor, e os **peptídeos opioides** (**encefalina** e **endorfinas**), substâncias que medeiam o alívio da dor, ou *analgesia*. Os peptídeos que agem tanto como neuro-hormônios quanto como neurotransmissores incluem a *colecistocinina* (*CCK*), a *arginina vasopressina* (*AVP*) e o *peptídeo natriurético atrial* (*ANP*). Muitos peptídeos neurotransmissores são cossecretados com outros neurotransmissores.

Purinas   A *adenosina*, a *adenosina monofosfato* (AMP) e a *adenosina trifosfato* (ATP) podem atuar como neurotransmissores. Essas moléculas, conhecidas coletivamente como *purinas* (p. 35), ligam-se a receptores *purinérgicos* no SNC e a outros tecidos excitáveis, como o coração. Todas as purinas se ligam a receptores acoplados à proteína G.

Gases   Um dos neurotransmissores mais interessantes é o *óxido nítrico* (NO), um gás instável sintetizado a partir do oxigênio e do aminoácido L-arginina. O óxido nítrico quando atua como neurotransmissor se difunde livremente para a célula-alvo, em vez de ligar-se a um receptor na membrana (p. 178). Uma vez dentro da célula-alvo, o óxido nítrico liga-se a proteínas-alvo. Com uma meia-vida de apenas 2 a 30 segundos, o óxido nítrico é difícil de ser estudado. Ele também é liberado de outras células que não os neurônios e muitas vezes age como uma substância parácrina.

BIOTECNOLOGIA

Sobre cobras, caracóis, aranhas e sushi

O que cobras, caracóis marinhos e aranhas têm a ver com neurofisiologia? Todos esses animais fornecem aos cientistas substâncias para o estudo da transmissão sináptica, extraídos dos venenos neurotóxicos que eles utilizam para matar suas presas. A cobra asiática *Bungarus multicinctus* nos fornece a α-bungarotoxina, um veneno de longa duração que se liga fortemente aos receptores nicotínicos para a acetilcolina. O caracol cone caçador de peixes, *Conus geographus,* e a aranha teia-de-funil, *Agelenopsis aperta,* utilizam toxinas que bloqueiam diferentes tipos de canais de Ca^{2+} dependentes de voltagem. Entretanto, um dos venenos mais potentes conhecidos vem do peixe baiacu japonês, uma iguaria muito apreciada, cuja carne é consumida como sushi. O baiacu possui tetrodotoxina (TTX) em suas gônadas. Essa neurotoxina bloqueia os canais de Na^+ nos axônios e impede a transmissão de potenciais de ação, de modo que a ingestão de apenas uma quantidade muito pequena pode ser fatal. Os chefes japoneses que preparam o peixe baiacu, ou *fugu*, para consumo são cuidadosamente treinados para evitar que a pele do peixe não seja contaminada enquanto eles removem as gônadas. No entanto, sempre existe algum risco envolvido ao comer *fugu* – uma das razões é que, tradicionalmente, a pessoa mais jovem da mesa é a primeira a experimentar o prato.

Estudos recentes sugerem que o *monóxido de carbono* (CO) e o sulfito de hidrogênio (H_2S), ambos conhecidos como gases tóxicos, são produzidos pelo organismo em pequenas quantidades para serem utilizados como neurotransmissores.

Lipídeos   As moléculas lipídicas neurócrinas incluem vários eicosanoides (p. 30), que são ligantes endógenos para *receptores canabinoides*. O receptor canabinoide CB_1 é encontrado no cérebro, e o CB_2 é localizado nas células imunes. Esses receptores possuem esse nome devido a um dos seus ligantes externos, Δ^9*-tetra-hidrocanabinol* (THC), proveniente da planta *Cannabis sativa*, mais conhecida como maconha. Todos os sinais lipídicos neurócrinos se ligam a receptores acoplados à proteína G.

Os neurotransmissores são liberados de vesículas

Quando examinamos o terminal axonal de uma célula pré--sináptica com um microscópio eletrônico, encontrados várias **vesículas sinápticas** pequenas preenchidas com neurotransmissores, que são liberadas quando necessário (**FIG. 8.18**). Algumas vesículas estão "ancoradas" às zonas ativas ao longo da membrana mais próxima da fenda sináptica, esperando por um sinal para liberar seu conteúdo. Outras vesículas atuam como um reservatório, aglomerando-se perto dos sítios de ancoragem. Os terminais axonais também possuem mitocôndrias que produzem ATP para o metabolismo e transporte. Nesta seção, discutiremos os padrões gerais de síntese, armazenamento, liberação e término da ação dos neurotransmissores.

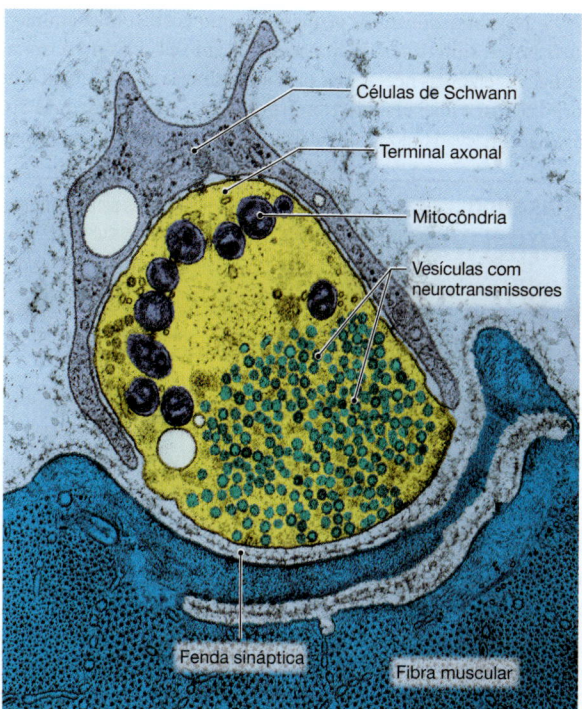

Células de Schwann
Terminal axonal
Mitocôndria
Vesículas com neurotransmissores
Fenda sináptica
Fibra muscular

FIGURA 8.18   Uma sinapse química.

Síntese de neurotransmissores   A síntese de neurotransmissores ocorre tanto no corpo celular quanto no terminal axonal. Os polipeptídeos devem ser sintetizados no corpo celular, pois os terminais axonais não possuem as organelas necessárias para a síntese proteica. A síntese proteica segue as vias tradicionais (p. 112). O grande *propeptídeo* resultante é empacotado em vesículas, juntamente às enzimas necessárias para o modificar. As vesículas, então, movem-se do corpo celular para o terminal axonal via transporte axônico rápido. Dentro da vesícula, o propeptídeo é clivado em peptídeos ativos de menor tamanho – um padrão similar ao processo pré-pró-hormônio-pró-hormônio ativo das células endócrinas (p. 202) Por exemplo, um propeptídeo contém a sequência de aminoácidos para três peptídeos ativos que são cossecretados: ACTH, (γ)-lipotrofina e (β)-endorfina.

SOLUCIONANDO O **PROBLEMA**

O Dr. McKhann, então, pediu para ver os relatórios das autópsias de algumas das crianças que morreram de paralisia no Hospital de Beijing. Os patologistas perceberam que os pacientes possuíam a mielina normal, porém os axônios estavam danificados. Em alguns casos, o axônio foi completamente destruído, deixando apenas uma casca vazia de mielina.

P5:   *Os resultados da investigação do Dr. McKhann sugerem que as crianças chinesas possuíam a síndrome de Guillian-Barré clássica? Justifique a sua resposta.*

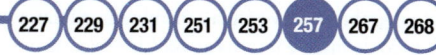

227   229   231   251   253   257   267   268

Neurotransmissores pequenos, como acetilcolina, aminas e purinas, são sintetizados e empacotados em vesículas no terminal axonal. As enzimas necessárias para a sua síntese são produzidas no corpo celular e liberadas no citosol. Posteriormente, as enzimas dissolvidas são levadas ao terminal axonal via transporte axonal lento.

REVISANDO
CONCEITOS

19. Quais organelas são necessárias para sintetizar proteínas e armazená-las em vesículas?
20. Qual é a função das mitocôndrias nas células?
21. Como as mitocôndrias chegam ao terminal axonal?

Liberação dos neurotransmissores

Os neurotransmissores no terminal axonal são armazenados em vesículas, então sua liberação para a fenda sináptica ocorre via exocitose (p. 14). Até onde conseguimos observar, a exocitose nos neurônios é similar à exocitose em outros tipos celulares, porém ocorre mais rapidamente. As neurotoxinas que bloqueiam a liberação de neurotransmissores, incluindo as toxinas botulínica e tetânica, exercem a sua ação inibindo proteínas específicas do mecanismo de exocitose da célula.

A **FIGURA 8.19a** demonstra como os neurotransmissores são liberados via exocitose. Quando a despolarização de um potencial de ação alcança o terminal axonal, a mudança no potencial de membrana dá início a uma sequência de eventos ❶. A membrana do terminal axonal possui canais de Ca^{2+} dependentes de voltagem que se abrem em resposta à despolarização ❷. Como os íons cálcio são mais concentrados no líquido extracelular do que no citosol, eles movem-se para dentro da célula.

O Ca^{2+} entrando na célula se liga a proteínas reguladoras e inicia a exocitose ❸. A membrana da vesícula sináptica funde-se à membrana celular, com o auxílio de várias proteínas de membrana. A área fundida abre-se, e os neurotransmissores movem-se de dentro da vesícula sináptica para a fenda sináptica ❹. As moléculas do neurotransmissor difundem-se através da fenda para se ligarem com receptores na membrana da célula pós-sináptica. Quando os neurotransmissores se ligam aos seus receptores, uma resposta é iniciada na célula pós-sináptica ❺. Cada vesícula sináptica contém a mesma quantidade de neurotransmissor, logo, mensurar a magnitude da resposta da célula-alvo é um indicativo de quantas vesículas liberaram o seu conteúdo.

No modelo clássico de exocitose, a membrana da vesícula torna-se parte da membrana do terminal axonal (Fig. 5.19, p. 149). Para prevenir um grande aumento da área de superfície da membrana, ela é reciclada via endocitose das vesículas em regiões distantes das zonas ativas (Fig. 8.3). As vesículas recicladas, então, são recarregadas com neurotransmissores recém-sintetizados.

Os neurotransmissores são concentrados nas vesículas sinápticas por um antiporte dependente de H^+ (p. 141). As vesículas usam H^+-ATPases para concentrar o H^+ dentro das vesículas e, então, trocam o hidrogênio pelo neurotransmissor.

Recentemente, foi descoberto um segundo modelo de secreção. Nesse modelo, denominado "*kiss and rum pathway*", as vesículas sinápticas fundem-se à membrana pré-sináptica e formam um complexo, denominado **poro de fusão**. Esta fusão abre um pequeno canal que é grande o suficiente apenas para a passagem do neurotransmissor. Então, em vez de a área fundida se ampliar e incorporar a membrana da vesícula à membrana celular, a vesícula separa-se do poro de fusão e retorna ao *pool* de vesículas no citoplasma.

REVISANDO
CONCEITOS

22. Em um experimento sobre transmissão sináptica, uma sinapse foi colocada em um meio equivalente ao líquido extracelular, mas que não possuía Ca^{2+}. Um potencial de ação foi iniciado no neurônio pré-sináptico. Apesar de o potencial de ação ter alcançado o terminal axonal na sinapse, a resposta normal da célula pós-sináptica não ocorreu. Qual conclusão os pesquisadores obtiveram a partir desses resultados?
23. Classifique a troca do H^+-neurotransmissor como difusão facilitada, transporte ativo primário ou transporte ativo secundário. Explique o seu raciocínio.

Término da atividade dos neurotransmissores

Uma característica-chave da sinalização neural é a sua curta duração, devido à rápida remoção ou à inativação dos neurotransmissores na fenda sináptica. Lembre-se que a ligação do ligante com uma proteína é reversível e atinge um estado de equilíbrio, com uma razão constante entre neurotransmissor ligado e não ligado (p. 47). Se o neurotransmissor não ligado é removido da sinapse, os receptores liberam o neurotransmissor ligado, finalizando a sua atividade e mantendo constante a razão neurotransmissor não ligado/neurotransmissor ligado.

A remoção de neurotransmissores não ligados da fenda sináptica pode ser realizada de várias maneiras (Fig. 8.19b). Algumas moléculas neurotransmissoras simplesmente se difundem para longe da sinapse, separando-se dos seus receptores. Outros neurotransmissores são inativados por enzimas na fenda sináptica. Por exemplo, a acetilcolina (ACh) presente no líquido extracelular é rapidamente clivada em colina e acetil-CoA pela enzima **acetilcolinesterase** (**AChE**) na matriz extracelular e na membrana da célula pós-sináptica (**FIG. 8.20**). A colina proveniente da degradação da ACh é transportada de volta para o terminal axonal da membrana pós-sináptica através de um cotransportador dependente de Na^+. Uma vez de volta ao terminal axonal, ela pode ser reutilizada na formação de uma nova molécula de acetilcolina.

Muitos neurotransmissores são removidos do líquido extracelular por transporte de volta para a célula pré-sináptica, ou para neurônios adjacentes ou para a glia. Por exemplo, a ação da noradrenalina é encerrada quando o neurotransmissor intacto é transportado de volta para o terminal axonal pré-sináptico. A recaptação da noradrenalina utiliza um cotransportador dependente de Na^+. Uma vez de volta ao terminal axonal, ou a noradrenalina é transportada para uma vesícula sináptica, ou é clivada por enzimas intracelulares, como a *monoaminaoxidase* (*MAO*), localizada nas mitocôndrias. Os neurotransmissores e seus componentes podem ser reciclados para reabastecer vesículas sinápticas vazias.

REVISANDO
CONCEITOS

24. Uma das classes de antidepressivos são os inibidores seletivos da recaptação de serotonina (SSRIs). O que eles fazem com a atividade da serotonina na sinapse?
25. Como o terminal axonal produz a acetil-CoA para a síntese de acetilcolina? (*Dica*: p. 108.)
26. A recaptação de neurotransmissores dependentes de Na^+ ocorre via difusão facilitada, transporte ativo primário ou transporte ativo secundário? Explique o seu raciocínio.

FIGURA 8.19 **CONTEÚDO ESSENCIAL**

Comunicação sináptica

A comunicação célula a célula utiliza sinalização química e elétrica para coordenar a função e manter a homeostasia.

(a) Liberação de neurotransmissores

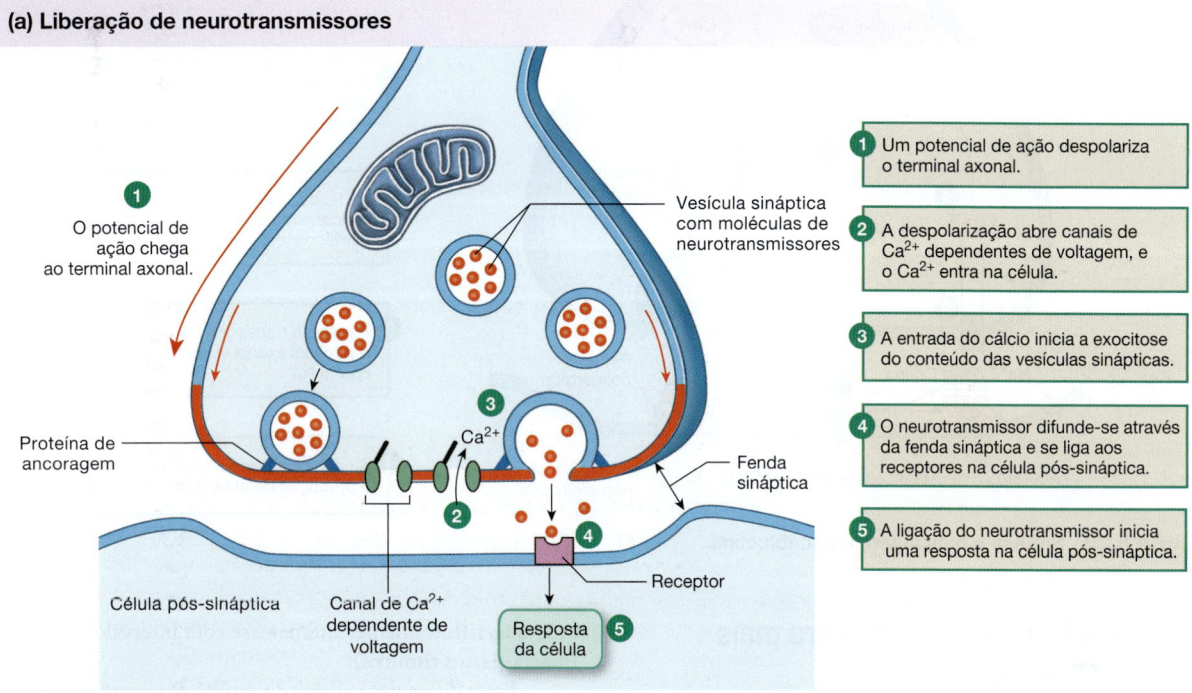

O potencial de ação chega ao terminal axonal.

Vesícula sináptica com moléculas de neurotransmissores

Proteína de ancoragem

Ca^{2+}

Fenda sináptica

Célula pós-sináptica

Canal de Ca^{2+} dependente de voltagem

Receptor

Resposta da célula

1. Um potencial de ação despolariza o terminal axonal.

2. A despolarização abre canais de Ca^{2+} dependentes de voltagem, e o Ca^{2+} entra na célula.

3. A entrada do cálcio inicia a exocitose do conteúdo das vesículas sinápticas.

4. O neurotransmissor difunde-se através da fenda sináptica e se liga aos receptores na célula pós-sináptica.

5. A ligação do neurotransmissor inicia uma resposta na célula pós-sináptica.

(b) Término da ação dos neurotransmissores

A ação neurotransmissora encerra quando os compostos químicos são clivados, recaptados para dentro da célula ou se difundem para longe da sinapse.

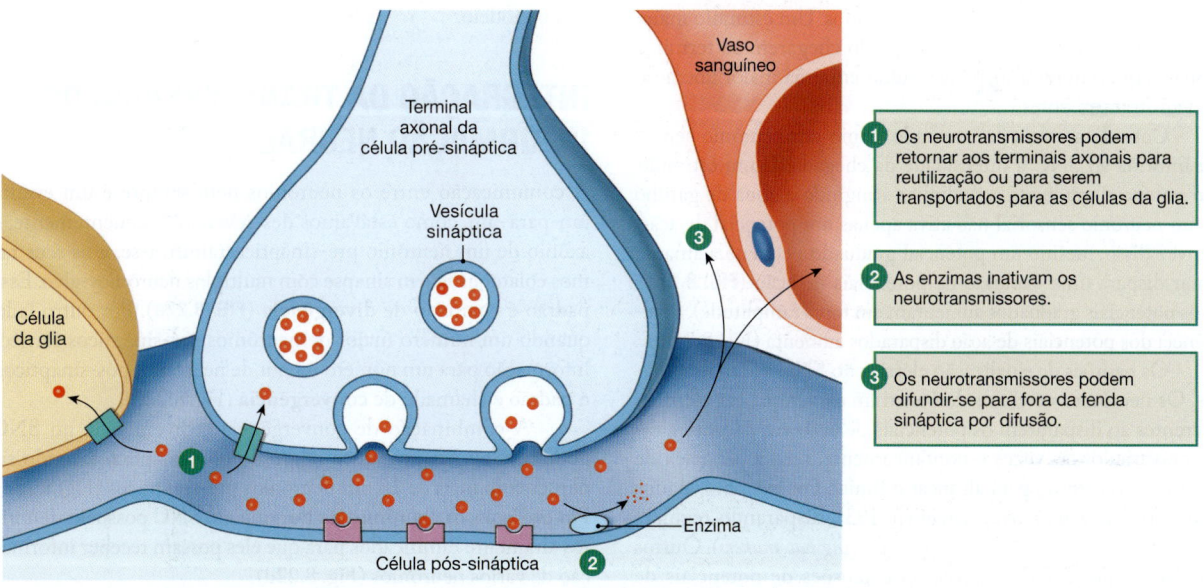

Vaso sanguíneo

Terminal axonal da célula pré-sináptica

Vesícula sináptica

Célula da glia

Enzima

Célula pós-sináptica

1. Os neurotransmissores podem retornar aos terminais axonais para reutilização ou para serem transportados para as células da glia.

2. As enzimas inativam os neurotransmissores.

3. Os neurotransmissores podem difundir-se para fora da fenda sináptica por difusão.

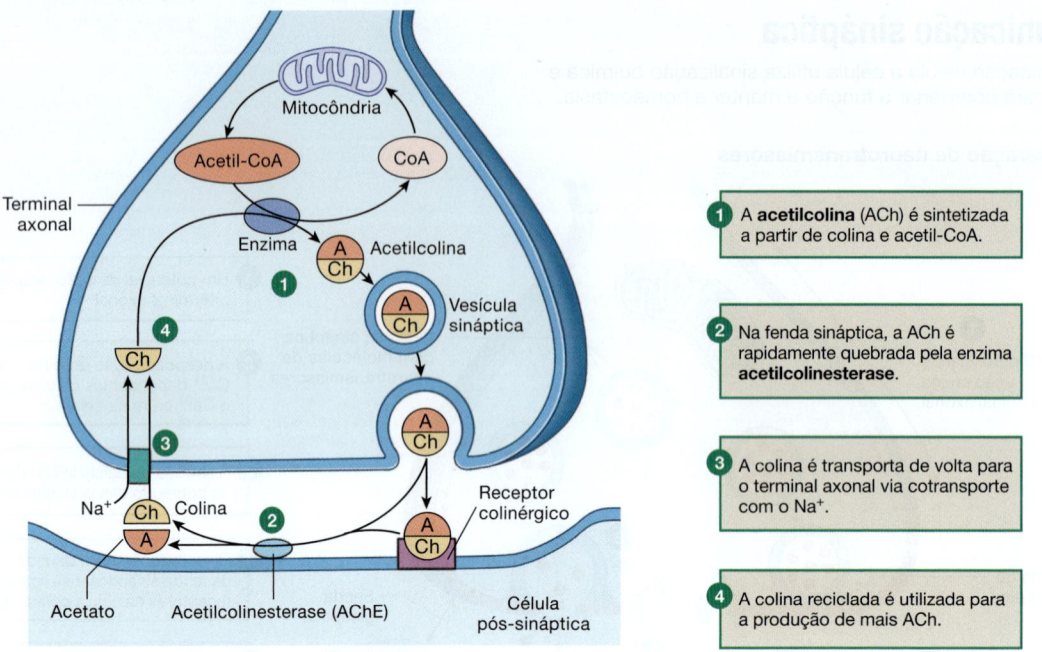

A **acetilcolina** (ACh) é sintetizada a partir de colina e acetil-CoA.

Na fenda sináptica, a ACh é rapidamente quebrada pela enzima **acetilcolinesterase**.

A colina é transporta de volta para o terminal axonal via cotransporte com o Na⁺.

A colina reciclada é utilizada para a produção de mais ACh.

FIGURA 8.20   **Síntese e reciclagem da acetilcolina.**

Um estímulo mais intenso libera mais neurotransmissor

Um único potencial de ação que chega ao terminal axonal libera uma quantidade constante de neurotransmissores. Portanto, os neurônios podem utilizar a frequência dos potenciais de ação para transmitir informações sobre a duração e força do estímulo que os ativou. A duração do estímulo é codificada pela duração de uma série de potenciais de ação repetidos. Um estímulo maior faz mais potenciais de ação por segundo chegarem ao terminal axonal, o que, em retorno, pode resultar em uma maior liberação de neurotransmissores.

Consideraremos, por exemplo, como um neurônio sensorial informa ao SNC a intensidade da chegada de um estímulo. Um potencial graduado supralimiar atingindo a zona de gatilho de um neurônio sensorial não ativa apenas um potencial de ação. Em vez disso, mesmo um potencial graduado pequeno acima do limiar dispara uma explosão de potenciais de ação (**FIG. 8.21a**). Se os potenciais graduados aumentam em força (amplitude), a frequência dos potenciais de ação disparados aumenta (Fig. 8.21b).

Os padrões de sinalização elétrica no SNC são mais variados. Os neurônios cerebrais demonstram características elétricas diferentes ao dispararem os potenciais de ação em padrões altamente variados, às vezes espontaneamente, sem a presença de um estímulo externo para alcançar o limiar. Por exemplo, alguns neurônios são *tonicamente ativos* (p. 183), disparando regularmente potenciais de ação sucessivos (*beating pacemakers*). Outros neurônios apresentam *erupções*, ou explosões de potenciais de ação que, ritmicamente, alternam-se com intervalos de silêncio (marca-passos rítmicos).

Esses diferentes padrões de gatilho nos neurônios do SNC são criados por variantes dos canais iônicos que se diferem na sua voltagem de ativação e inativação, velocidade de abertura e fechamento e sensibilidade a neuromoduladores. Essa variabilidade faz os neurônios cerebrais serem mais dinâmicos e complexos do que o neurônio motor somático simples que utilizamos como modelo.

INTEGRAÇÃO DA TRANSFERÊNCIA DE INFORMAÇÃO NEURAL

A comunicação entre os neurônios nem sempre é um evento um-para-um, como estávamos descrevendo. Frequentemente, o axônio de um neurônio pré-sináptico ramifica-se, e os seus ramos colaterais fazem sinapse com múltiplos neurônios-alvo. Esse padrão é chamado de **divergência** (**FIG. 8.22a**). Por outro lado, quando um número maior de neurônios pré-sinápticos fornece informação para um número menor de neurônios pós-sinápticos, o padrão é chamado de **convergência** (Fig. 8.22d).

A combinação de convergência e divergência no SNC pode resultar em um único neurônio pós-sináptico fazendo sinapses com mais de 10 mil neurônios pré-sinápticos (Fig. 8.22c). Por exemplo, os neurônios de Purkinje no SNC possuem dendritos altamente ramificados para que eles possam receber informação de vários neurônios (Fig. 8.22d).

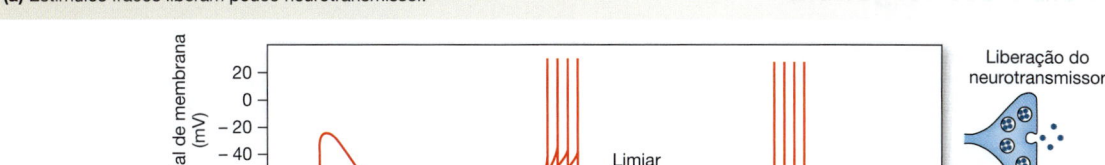

(a) Estímulos fracos liberam pouco neurotransmissor.

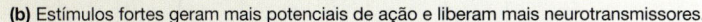

(b) Estímulos fortes geram mais potenciais de ação e liberam mais neurotransmissores.

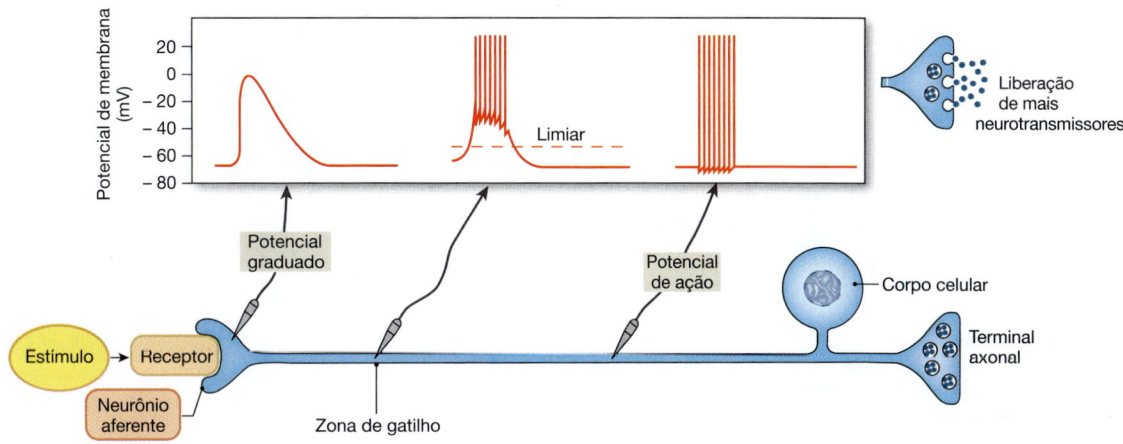

FIGURA 8.21 **Codificando a força de um estímulo.** A frequência de disparos dos potenciais de ação indica a força de um estímulo.

Além disso, agora sabemos que a visão tradicional das sinapses químicas como locais de comunicação unidirecional, com todas as mensagens movendo-se de uma célula pré-sináptica para uma pós-sináptica, não está sempre correta. No encéfalo, existem algumas sinapses em que as células de ambos os lados da fenda sináptica liberam neurotransmissores que agem na célula oposta. Talvez mais importante ainda foi a descoberta de que muitas células pós-sinápticas se comunicam com seus neurônios pré-sinápticos enviando neuromoduladores que se ligam a receptores pré-sinápticos. Variações na atividade sináptica têm um papel importante para determinar como a comunicação ocorre no sistema nervoso.

A habilidade do sistema nervoso de mudar a atividade nas sinapses é denominada **plasticidade sináptica**. A plasticidade de curta duração pode aumentar a atividade na sinapse (facilitação) ou reduzi-la (depressão). Por exemplo, em alguns casos de atividade prolongada em uma sinapse, a liberação de neurotransmissores diminui ao longo do tempo porque o axônio não consegue reabastecer o seu estoque de moléculas neurotransmissoras tão rapidamente, resultando em depressão sináptica.

Às vezes, mudanças na sinapse persistem por um período de tempo significativo (depressão de longa duração ou potenciação

de longa duração). Nas próximas seções, examinaremos algumas formas de como a comunicação nas sinapses pode ser modificada.

A resposta pós-sináptica pode ser rápida ou lenta

A ligação do neurotransmissor ao seu receptor inicia uma série de respostas na célula pós-sináptica (**FIG. 8.23**). Os neurotransmissores que se ligam a receptores acoplados à proteína G associados a sistemas de segundos mensageiros iniciam respostas pós-sinápticas lentas.

Alguns tipos de segundos mensageiros atuam do lado citoplasmático da membrana celular, para abrir ou fechar canais iônicos. As mudanças no potencial de membrana, resultantes dessas alterações no fluxo de íons, são chamadas de **potenciais sinápticos lentos**, pois a resposta da via dos segundos mensageiros leva mais tempo para direcionar a abertura ou o fechamento do canal. Além disso, a resposta dura mais, geralmente de segundos a minutos.

As respostas pós-sinápticas lentas não estão limitadas a alterar o estado de abertura dos canais iônicos. Os neurotransmissores que atuam em RPGs também podem modificar proteínas celulares existentes ou regular a produção de novas

FIGURA 8.22 **CONTEÚDO ESSENCIAL**

Divergência e convergência

(a) Em uma **via divergente**, um neurônio pré-sináptico ramifica-se para afetar um maior número de neurônios pós-sinápticos.

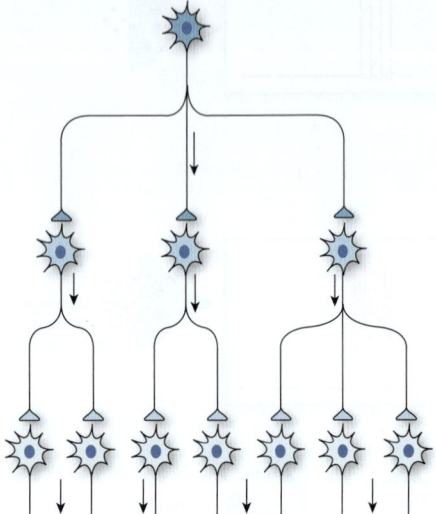

(b) Em uma **via convergente**, muitos neurônios pré-sinápticos fornecem sinais de entrada para influenciar um número menor de neurônios pós-sinápticos.

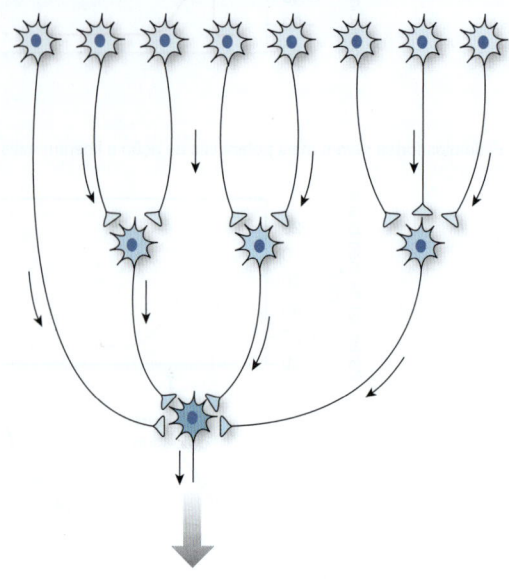

QUESTÃO DA FIGURA

O padrão da divergência é similar à _____ em um sistema de segundo mensageiro.

(c) O corpo celular de um neurônio motor somático é revestido com sinapses que fornecem sinais de entrada de outros neurônios.

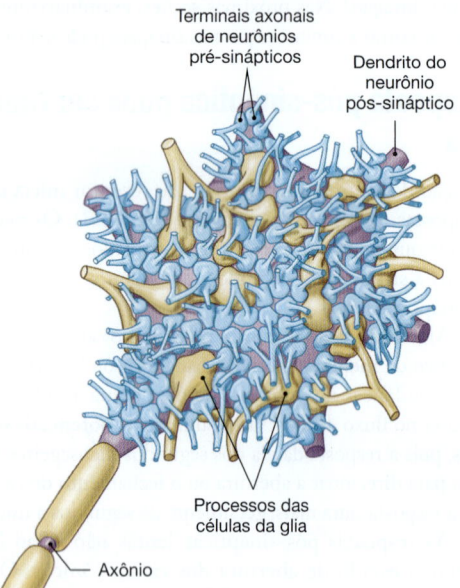

Terminais axonais de neurônios pré-sinápticos

Dendrito do neurônio pós-sináptico

Processos das células da glia

Axônio

(d) Os dendritos altamente ramificados das células de Purkinje (neurônio) demonstram sinais de convergência de várias sinapses em um corpo celular.

Dendritos altamente ramificados se projetando para a substância cinzenta do cerebelo

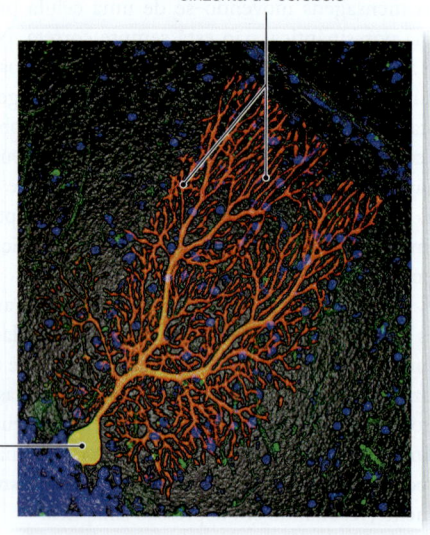

Corpo celular da célula de Purkinje

Microscopia óptica de células de Purkinje no cerebelo

FIGURA 8.23 **CONTEÚDO ESSENCIAL**

Respostas pós-sinápticas rápidas e lentas

As respostas rápidas são mediadas por canais iônicos.

As respostas lentas são mediadas por receptores acoplados à proteína G.

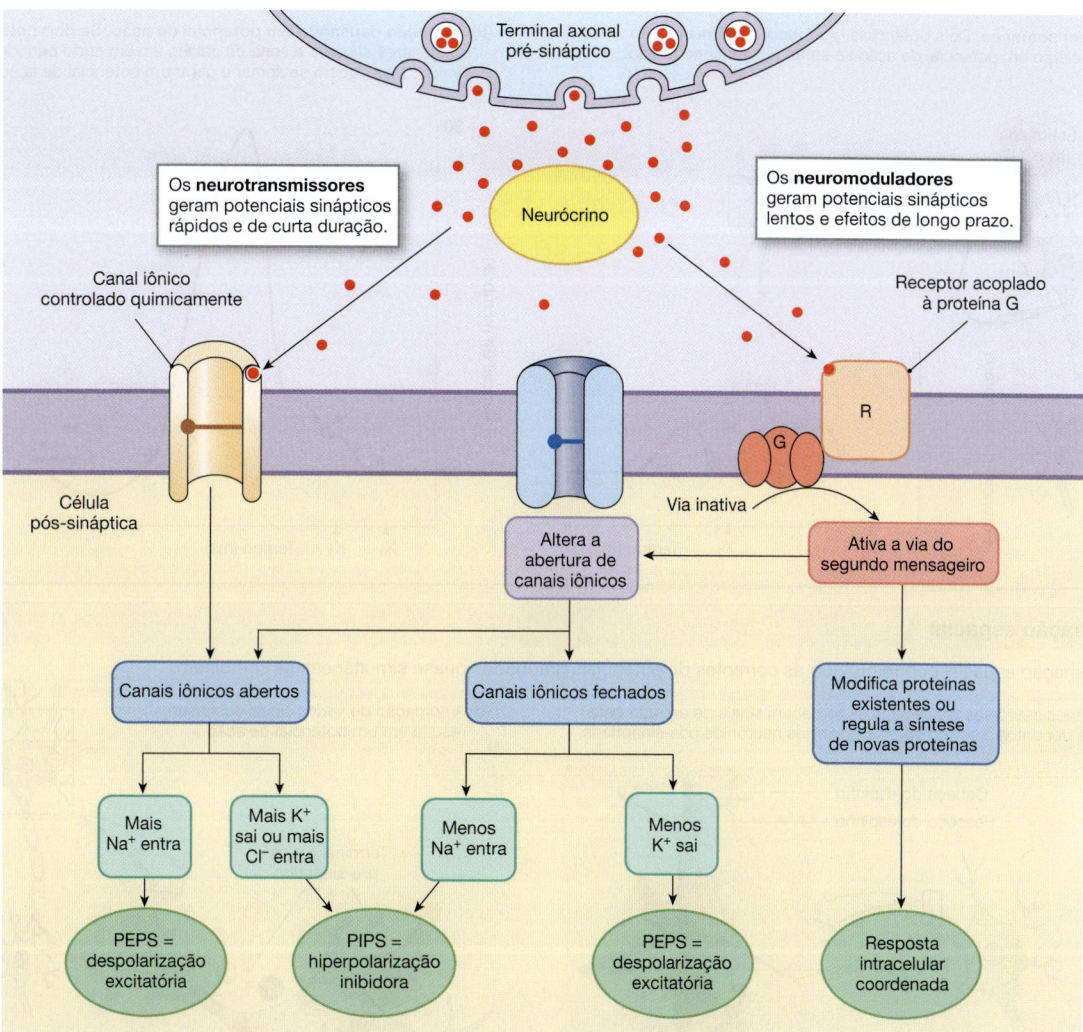

proteínas celulares. Esses tipos de resposta lenta foram relacionados com o crescimento e desenvolvimento dos neurônios e com os mecanismos básicos da memória de longo prazo.

As respostas sinápticas rápidas sempre são associadas à abertura de um canal iônico. Na resposta mais simples, o neurotransmissor liga-se e abre um receptor-canal na célula pós-sináptica, permitindo que os íons se movam entre a célula pós-sináptica e o líquido extracelular. A mudança resultante no potencial de membrana é chamada de **potencial sináptico rápido**, uma vez que inicia rapidamente e dura apenas alguns milissegundos.

Se o potencial sináptico é despolarizante, ele é chamado de **potencial excitatório pós-sináptico** (**PEPS**), uma vez que aumenta as chances de a célula disparar um potencial de ação. Se o potencial sináptico é hiperpolarizante, ele é chamado de **potencial inibidor pós-sináptico** (**PIPS**), uma vez que a hiperpo-

larização move o potencial de membrana para longe do limiar e torna menos provável que a célula dispare um potencial de ação.

As vias integram informações de múltiplos neurônios

Quando dois ou mais neurônios pré-sinápticos convergem nos dendritos ou no corpo celular de uma única célula pós-sináptica, a resposta da célula é determinada pela soma dos sinais de entrada dos neurônios pré-sinápticos. A **FIGURA 8.24c** demonstra uma reconstrução tridimensional de espinhos dendríticos de um neurônio pós-sináptico, com numerosas sinapses excitatórias e inibidoras fornecendo sinais de entrada. Os sinais de entrada dessas sinapses somados determinam a atividade do neurônio pós-sináptico.

FIGURA 8.24 **CONTEÚDO ESSENCIAL**

Integração da sinalização sináptica

Somação temporal

A somação temporal ocorre quando dois potenciais de ação de um neurônio pré-sináptico ocorrem em um curto intervalo de tempo.

(a) Sem somação. Dois potenciais graduados sublimiares não iniciarão um potencial de ação se estão distantes no tempo.

(b) Somação causando um potencial de ação. Se dois potenciais sublimiares atingem a zona de gatilho em um curto período de tempo, eles podem se somar e gerar um potencial de ação.

Somação espacial

A somação espacial ocorre quando as correntes de potenciais graduados quase simultâneas se combinam.

(c) Vários neurônios pré-sinápticos fornecem sinais de entrada para os dendritos e para o corpo celular dos neurônios pós-sinápticos.

(d) A somação de vários sinais sublimiares resulta em um potencial de ação.

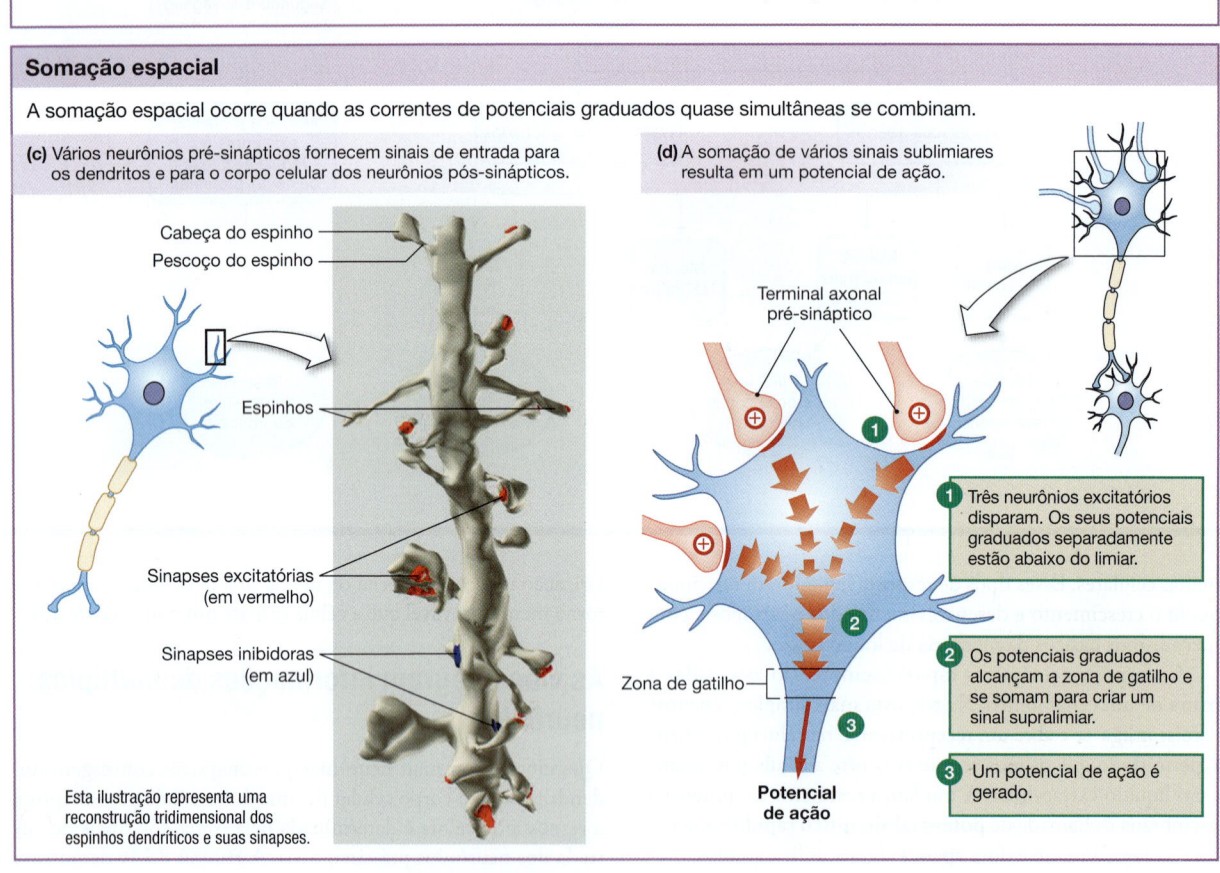

Cabeça do espinho
Pescoço do espinho
Espinhos
Sinapses excitatórias (em vermelho)
Sinapses inibidoras (em azul)

Esta ilustração representa uma reconstrução tridimensional dos espinhos dendríticos e suas sinapses.

Terminal axonal pré-sináptico

Zona de gatilho

Potencial de ação

1 Três neurônios excitatórios dispararam. Os seus potenciais graduados separadamente estão abaixo do limiar.

2 Os potenciais graduados alcançam a zona de gatilho e se somam para criar um sinal supralimiar.

3 Um potencial de ação é gerado.

Inibição sináptica

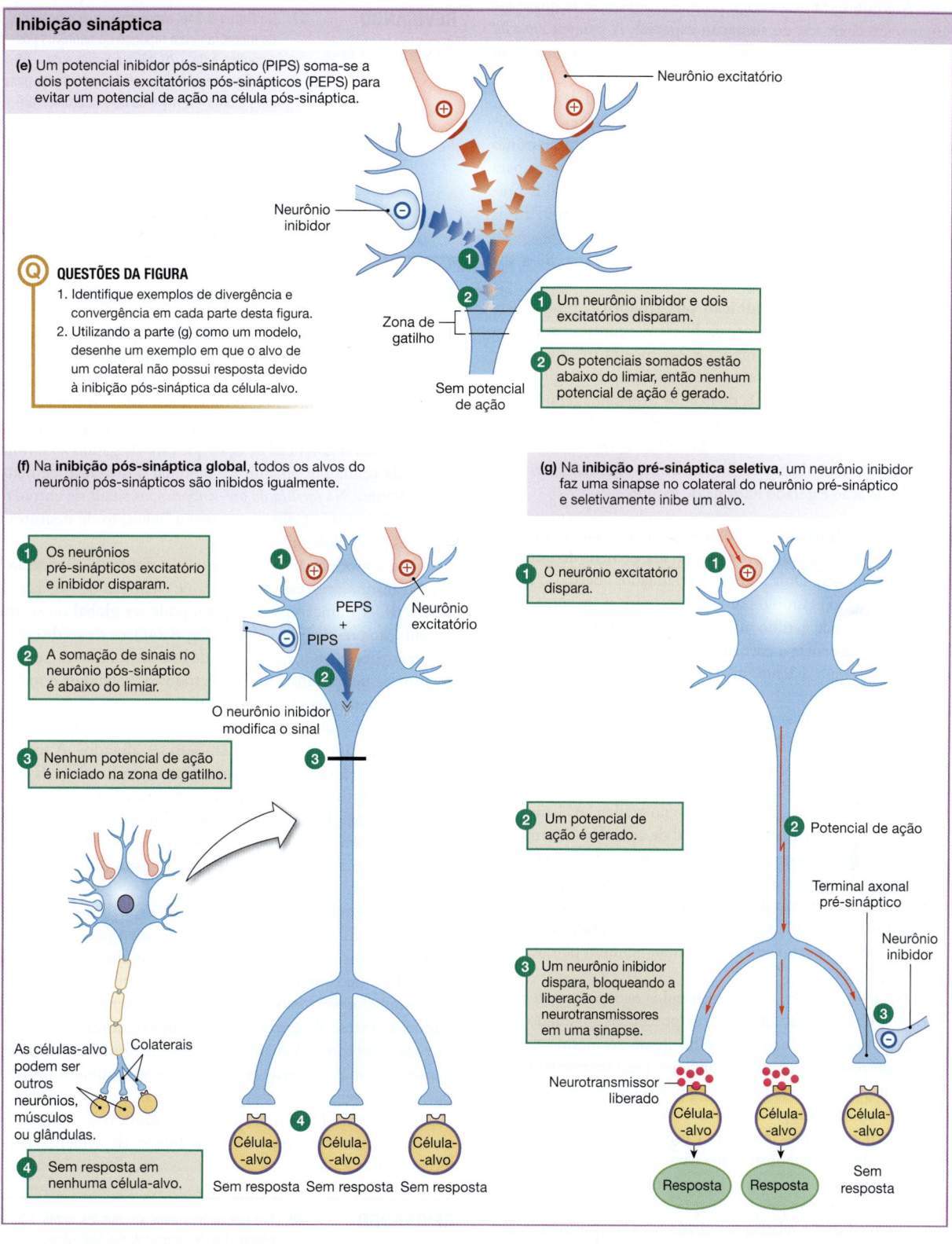

(e) Um potencial inibidor pós-sináptico (PIPS) soma-se a dois potenciais excitatórios pós-sinápticos (PEPS) para evitar um potencial de ação na célula pós-sináptica.

Neurônio excitatório

Neurônio inibidor

Q QUESTÕES DA FIGURA
1. Identifique exemplos de divergência e convergência em cada parte desta figura.
2. Utilizando a parte (g) como um modelo, desenhe um exemplo em que o alvo de um colateral não possui resposta devido à inibição pós-sináptica da célula-alvo.

Zona de gatilho

Sem potencial de ação

1 Um neurônio inibidor e dois excitatórios disparam.

2 Os potenciais somados estão abaixo do limiar, então nenhum potencial de ação é gerado.

(f) Na **inibição pós-sináptica global**, todos os alvos do neurônio pós-sinápticos são inibidos igualmente.

1 Os neurônios pré-sinápticos excitatório e inibidor disparam.

2 A somação de sinais no neurônio pós-sináptico é abaixo do limiar.

3 Nenhum potencial de ação é iniciado na zona de gatilho.

PEPS + PIPS

Neurônio excitatório

O neurônio inibidor modifica o sinal

As células-alvo podem ser outros neurônios, músculos ou glândulas.

Colaterais

4 Sem resposta em nenhuma célula-alvo.

Célula-alvo   Célula-alvo   Célula-alvo

Sem resposta   Sem resposta   Sem resposta

(g) Na **inibição pré-sináptica seletiva**, um neurônio inibidor faz uma sinapse no colateral do neurônio pré-sináptico e seletivamente inibe um alvo.

1 O neurônio excitatório dispara.

2 Um potencial de ação é gerado.

2 Potencial de ação

Terminal axonal pré-sináptico

Neurônio inibidor

3 Um neurônio inibidor dispara, bloqueando a liberação de neurotransmissores em uma sinapse.

Neurotransmissor liberado

Célula-alvo   Célula-alvo   Célula-alvo

Resposta   Resposta   Sem resposta

A combinação de vários potenciais graduados quase simultâneos é chamada de **somação espacial**. A palavra *espacial* refere-se ao fato de que os potenciais graduados se originam em locais (espaços) diferentes no neurônio.

A Figura 8.24d ilustra uma somação espacial de três neurônios pré-sinápticos que liberam neurotransmissores excitatórios ("neurônios excitatórios") e se convergem em um neurônio pós-sináptico. Os PEPSs de cada neurônio são muito fracos para iniciar um potencial de ação, porém se os três neurônios pré-sinápticos dispararem ao mesmo tempo, a soma dos três PEPSs é supralimiar e gera um potencial de ação.

A somação espacial nem sempre é excitatória. Se a somação evitar um potencial de ação na célula pós-sináptica, essa somação é denominada **inibição pós-sináptica**. Isso ocorre quando neurônios pré-sinápticos liberam neurotransmissores inibidores. Por exemplo, a Figura 8.24e mostra três neurônios pré-sinápticos, dois excitatórios e um inibidor, convergindo em uma célula pós-sináptica. Os neurônios disparam, gerando um PIPS e dois PEPSs, que se somam quando eles chegam à zona de gatilho. O PIPS neutraliza os dois PEPSs, criando um sinal integrado que está abaixo do limiar. Como resultado, nenhum potencial de ação é gerado na zona de gatilho.

Somação temporal A somação de potenciais graduados nem sempre necessita de sinais de entrada de mais de um neurônio pré-sináptico. Dois potenciais graduados abaixo do limiar vindos do mesmo neurônio pré-sináptico podem ser somados se chegarem à zona de gatilho suficientemente próximos no tempo. A somação que ocorre a partir de potenciais de ação que se sobrepõem no tempo é denominada **somação temporal**. Veremos como isso ocorre.

A Figura 8.24a mostra o registro obtido de um eletrodo colocado na zona de gatilho de um neurônio. Um estímulo (X_1) inicia no corpo celular, um potencial graduado sublimiar no tempo marcado no eixo x. O potencial graduado alcança a zona de gatilho e a despolariza, como mostrado no gráfico (A1), mas não o suficiente para disparar um potencial de ação. Posteriormente, ocorre um segundo estímulo (X_2), e o seu potencial graduado sublimiar (A_2) atinge a zona de gatilho um tempo após o primeiro potencial. O intervalo entre os dois estímulos é tão grande que os dois potenciais graduados não se sobrepõem. Nenhum dos potenciais está acima do limiar, então nenhum potencial de ação é disparado.

Na Figura 8.24b, os dois estímulos ocorrem em tempos próximos. Como resultado, os dois potenciais graduados sublimiares atingem a zona de gatilho quase ao mesmo tempo. O segundo potencial graduado adiciona a sua despolarização à do primeiro, fazendo a zona de gatilho despolarizar até o limiar.

Em muitas situações, os potenciais graduados em um neurônio incorporam somas temporais e espaciais. A somação de potenciais graduados demonstra uma característica-chave dos neurônios: a *integração pós-sináptica*. Quando múltiplos sinais atingem um neurônio, a integração pós-sináptica gera um sinal com base na força e na duração relativa dos sinais. Se o sinal integrado está acima do limiar, o neurônio dispara um potencial de ação. Se o sinal integrado está abaixo do limiar, o neurônio não dispara.

REVISANDO CONCEITOS

27. Na Figura 8.24e, assumimos que o potencial de membrana em repouso do neurônio pós-sináptico é de – 70 mV, e o limiar é de – 55 mV. Se o neurônio pré-sináptico inibidor gera um PIPS de – 5 mV e os dois neurônios pré-sinápticos excitatórios geram PEPSs de 10 e 12 mV, o neurônio pós-sináptico vai ou não disparar um potencial de ação?

28. Nos gráficos da Figura 8.24a, b, por que o potencial da membrana não se altera no mesmo momento do estímulo?

A atividade sináptica pode ser modificada

Todos os exemplos de integração sináptica que acabamos de discutir aconteceram no lado pós-sináptico de uma sinapse, porém a atividade das células pré-sinápticas também pode ser alterada, ou *modulada*. Quando um neurônio modulador termina em uma célula pré-sináptica, os PIPSs ou PEPSs gerados pelo neurônio podem alterar o potencial de ação que está chegando ao terminal axonal da célula pré-sináptica e modular a liberação de neurotransmissores. Na *facilitação pré-sináptica*, os sinais de entrada de um neurônio excitatório aumentam a liberação de neurotransmissores pela célula pré-sináptica.

Se a modulação de um neurônio diminui a liberação de neurotransmissores, essa modulação é chamada de *inibição pré-sináptica*. A inibição pré-sináptica pode ser global ou seletiva. Na inibição pré-sináptica global (Fig. 8.24f), os sinais de entrada nos dendritos e no corpo celular de um neurônio reduzem a liberação de neurotransmissores de todos os colaterais e todas as células-alvo são afetadas igualmente.

Já na modulação seletiva, um colateral pode ser inibido, ao passo que outros permanecem sem ser afetados. A modulação da liberação dos neurotransmissores realizada pela inibição pré-sináptica seletiva fornece um controle mais preciso do que a inibição global. Por exemplo, a Figura 8.24g demonstra uma modulação pré-sináptica seletiva de um único terminal axonal de um colateral, em que apenas a sua célula-alvo falha em responder.

A atividade sináptica também pode ser alterada através da modificação da responsividade da célula-alvo pós-sináptica aos neurotransmissores. Isso pode ser feito ao se alterar a identidade, a afinidade ou o número de receptores de neurotransmissores. Os moduladores podem alterar todos esses parâmetros, influenciando a síntese de enzimas, de transportadores de membrana e de receptores. A maior parte dos neuromoduladores atua usando sistemas de segundo mensageiro que alteram proteínas existentes, e seus efeitos duram muito mais do que os dos neurotransmissores. Uma molécula sinalizadora pode atuar como neurotransmissor ou como neuromodulador dependendo do seu receptor (Fig. 8.23).

REVISANDO CONCEITOS

29. Por que os terminais axonais, às vezes, são chamados de "transdutores biológicos"?

SOLUCIONANDO O **PROBLEMA**

O Dr. McKhann suspeita que a doença que afetou as crianças chinesas – a qual ele denominou polineuropatia axonal motora aguda (AMAN) – pode ter sido causada por uma infecção bacteriana. Ele também inferiu que a doença iniciou os danos aos axônios na junção neuromuscular, que são as sinapses entre os neurônios motores somáticos e músculos esqueléticos.

P6: *Com base nas informações disponibilizadas neste capítulo, cite outras doenças que envolvem alterações na transmissão sináptica.*

227 — 229 — 231 — 251 — 253 — 257 — **267** — 268

A potenciação de longa duração altera as sinapses

Atualmente, dois "assuntos importantes" para a neurobiologia são a **potenciação de longa duração** (LTP) e a *depressão de longa duração* (LTD), processos nos quais a atividade em uma sinapse ocasiona mudanças permanentes na qualidade ou na quantidade de conexões sinápticas. Muitas vezes, as alterações da transmissão sináptica, como a facilitação e a inibição, previamente discutidas, são de duração limitada. Contudo, se a atividade sináptica persiste por períodos maiores, os neurônios podem se adaptar por meio da LTP e da LTD. Nosso conhecimento sobre a LTP e a LTD está mudando rapidamente, e os mecanismos podem não ser os mesmos em diferentes regiões do encéfalo. As descrições a seguir mostram um pouco do que atualmente conhecemos sobre as adaptações de longo prazo da transmissão sináptica.

Um elemento-chave nas alterações de longo prazo no SNC é o aminoácido glutamato, o principal neurotransmissor excitatório no SNC. Como você aprendeu anteriormente, o glutamato possui dois receptores-canal: os receptores AMPA e os receptores NMDA. O receptor NMDA possui uma propriedade incomum. Primeiro, em potenciais de membrana de repouso, o canal do NMDA está bloqueado por um portão e um íon Mg^{2+}. A ligação do glutamato com o receptor abre o portão dependente de ligante, mas os íons não conseguem fluir além do Mg^{2+}. Todavia, se a célula despolarizar, o Mg^{2+} que está bloqueando o canal é expelido, e, então, os íons conseguem fluir pelo o canal. Portanto, o canal NMDA abre-se apenas quando o receptor está ligado ao glutamato *e* a célula está despolarizada.

Na potenciação de longa duração, quando neurônios pré-sinápticos liberam glutamato, o neurotransmissor pode ligar-se tanto ao receptor AMPA quanto ao NMDA da célula pós-sináptica (**FIG. 8.25 1**). A ligação a receptores AMPA abre um canal catiônico, e a entrada de Na^+ despolariza a célula **2**. De forma simultânea, a ligação do glutamato ao receptor NMDA abre o portão do canal, e a despolarização da célula gera uma repulsão elétrica que expulsa o Mg^{2+} do canal NMDA **3**. Uma vez que o canal NMDA está aberto, Ca^{2+} entra no citosol **4**.

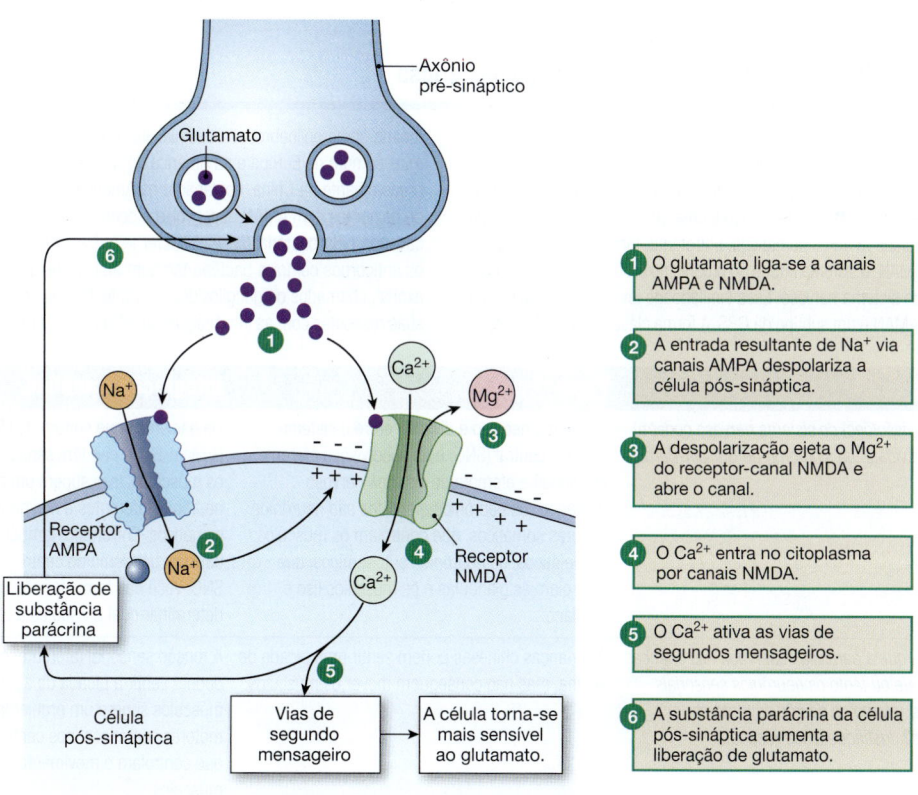

1 O glutamato liga-se a canais AMPA e NMDA.

2 A entrada resultante de Na^+ via canais AMPA despolariza a célula pós-sináptica.

3 A despolarização ejeta o Mg^{2+} do receptor-canal NMDA e abre o canal.

4 O Ca^{2+} entra no citoplasma por canais NMDA.

5 O Ca^{2+} ativa as vias de segundos mensageiros.

6 A substância parácrina da célula pós-sináptica aumenta a liberação de glutamato.

FIGURA 8.25 **Potenciação de longa duração.**

O sinal gerado pelo Ca^{2+} inicia as vias de segundos mensageiros ⑤. Como resultado dessas vias intracelulares, a célula pós-sináptica fica mais sensível ao glutamato, possivelmente pela inserção de mais receptores glutamatérgicos na membrana pós-sináptica (regulação para cima, p. 51). Além disso, a célula pós-sináptica libera uma substância parácrina que age na célula pré-sináptica para aumentar a liberação de glutamato ⑥.

A depressão de longa duração parece ter dois componentes: uma alteração no número de receptores pós-sinápticos e uma alteração nas isoformas das proteínas do receptor. Diante da liberação continuada de neurotransmissor dos neurônios pré-sinápticos, os neurônios pós-sinápticos removem receptores AMPA da membrana da célula por endocitose (p. 148), um processo similar à regulação para baixo de receptores, discutida no sistema endócrino (p. 51). Além disso, diferentes subunidades proteicas são inseridas nas proteínas do receptor AMPA, alterando o fluxo corrente através dos canais iônicos.

Os pesquisadores acreditam que a potenciação e a depressão de longa duração estão relacionadas aos processos neurais da aprendizagem e da memória e às alterações encefálicas que ocorrem durante a depressão clínica e outras doenças mentais. A associação clínica torna a LTP e a LTD temas "quentes" na pesquisa em neurociência.

REVISANDO
CONCEITOS

30. Por que a despolarização da membrana remove o Mg^{2+} do canal para o líquido extracelular?

As alterações na transmissão sináptica são responsáveis por muitas doenças

A transmissão sináptica é o passo mais vulnerável no processo de sinalização através do sistema nervoso. É o ponto onde muitas coisas dão errado, levando à perda da função normal. Contudo, ao mesmo tempo, os receptores nas sinapses estão expostos ao líquido extracelular, sendo mais acessíveis a fármacos do que os receptores intracelulares. Recentemente, foi descoberto que várias doenças do sistema nervoso são relacionadas a problemas na transmissão sináptica. Estas doenças incluem a doença de Parkinson, a esquizofrenia e a depressão. As doenças sinápticas mais bem compreendidas são aquelas que envolvem a *junção neuromuscular* entre os neurônios motores somáticos e os músculos esqueléticos. Um exemplo de patologia da junção neuromuscular é a *miastenia grave*. As doenças resultantes de problemas na transmissão sináptica dentro do SNC são mais difíceis de serem estudadas, uma vez que são mais difíceis de serem isoladas anatomicamente.

Os fármacos que atuam na atividade sináptica, particularmente nas sinapses do SNC, são os mais antigos e mais amplamente utilizados de todos os agentes farmacológicos. A cafeína, a nicotina e o álcool são drogas comuns em muitas culturas. Algumas drogas que utilizamos para tratar distúrbios, como esquizofrenia, depressão, ansiedade e epilepsia, agem influenciando eventos na sinapse. Em muitas doenças que afetam o SNC, ainda não compreendemos completamente a causa da doença ou o mecanismo de ação do fármaco. Esse assunto é uma das principais áreas da pesquisa farmacológica, e novas classes de fármacos estão sendo formuladas e aprovadas a cada ano.

SOLUCIONANDO O PROBLEMA CONCLUSÃO | **Paralisia misteriosa**

Neste Solucionando o problema, você aprendeu sobre a polineuropatia axonal motora aguda (AMAN), uma paralisia desconcertante que os médicos pensam ser uma nova doença. Apesar de os seus sintomas serem parecidos com a síndrome de Guillian-Barré clássica, AMAN não é uma doença desmielinizante. Ela afeta apenas neurônios motores somáticos. Entretanto, tanto na forma clássica da GSB como na AMAN, o sistema imune do organismo produz anticorpos contra os componentes do sistema nervoso. Essa similaridade levou os especialistas a concluírem que a AMAN é um subtipo da GBS. A forma clássica da GBS foi reno-

meada como polineuropatia desmielinizante inflamatória aguda (AIDP). A AIDP é mais comum na Europa e na América do Norte, ao passo que a AMAN é a forma predominante na China, no Japão e na América do Sul. Um número significativo de pacientes com AMAN desenvolve a doença após uma doença gastrintestinal causada pela bactéria *Campylobacter jejuni*, e os especialistas suspeitam que os anticorpos contra a bactéria também atacam os glicolipídeos da membrana axonal, chamados de gangliosídeos. Para testar seu conhecimento, compare as suas respostas com as informações sintetizadas na tabela a seguir.

Pergunta	Fatos	Integração e análise
P1: *Qual(is) divisão(ões) do sistema nervoso pode(m) estar envolvida(s) na síndrome de Guillain-Barré?*	O sistema nervoso é dividido entre o sistema nervoso central (SNC) e as subdivisões aferente (sensorial) e eferente do sistema nervoso periférico. Os neurônios eferentes são neurônios motores somáticos, que controlam os músculos esqueléticos, ou neurônios autonômicos, que controlam as glândulas e os músculos liso e cardíaco.	Os pacientes que sofrem da síndrome de Guillain-Barré não têm sensibilidade nem movem os músculos. Isso sugere um problema nos neurônios aferentes e nos neurônios motores somáticos. Entretanto, também é possível que haja um problema no centro integrador do SNC. Você não tem informação suficiente para determinar qual divisão está afetada.
P2: *Você acha que a paralisia observada nas crianças chinesas afetou tanto os neurônios sensoriais (aferentes) quanto os neurônios motores somáticos? Justifique a sua resposta.*	As crianças chinesas podem sentir uma picada de agulha, mas não conseguem mover os músculos.	A função sensorial (aferente) é normal se elas podem sentir a picada da agulha. A paralisia dos músculos sugere um problema nos neurônios motores somáticos, nos centros do SNC que controlam o movimento ou nos próprios músculos.

(continua)

SOLUCIONANDO O **PROBLEMA** CONCLUSÃO	*Continuação*

Pergunta	Fatos	Integração e análise
P3: *Na síndrome de Guillain-Barré, qual é o resultado esperado de um teste de condução nervosa?*	Testes de condução nervosa medem a velocidade e a força da condução. Na síndrome de Guillain-Barré, a mielina ao redor dos neurônios é destruída.	A mielina isola os axônios e aumenta a velocidade de condução. Sem a mielina, os íons vazam para fora dos axônios. Portanto, na síndrome de Guillain-Barré, você esperaria uma redução na velocidade de condução ou um bloqueio na condução.
P4: *A doença paralítica que afetava as crianças chinesas é uma condição desmielinizante? Justifique a sua resposta.*	Os testes de condução evidenciaram velocidade normal de condução, porém redução na força dos potenciais de ação que foram somados.	A perda de mielina deveria não só reduzir a velocidade de condução, mas também ocasionar bloqueio na condução. Assim, esta doença provavelmente não é uma doença desmielinizante.
P5: *Os resultados da investigação do Dr. McKhann sugerem que as crianças chinesas possuíam a síndrome de Guillian-Barré clássica? Justifique a sua resposta.*	Os dados das autópsias das crianças que morreram da doença mostraram que os axônios estavam danificados, mas a mielina estava normal.	A síndrome de Guillain-Barré clássica é uma doença desmielinizante que afeta tanto os neurônios sensoriais quanto os motores. As crianças chinesas possuíam funções sensoriais normais, e os testes de condução nervosa e os estudos histológicos indicavam mielina normal. Portanto, foi racional concluir que a doença não era a síndrome de Guillian-Barré clássica.
P6: *Com base nas informações disponibilizadas neste capítulo, cite outras doenças que envolvem alterações na transmissão sináptica.*	A transmissão sináptica pode ser alterada bloqueando a liberação de neurotransmissor da célula pré-sináptica, interferindo na ação do neurotransmissor na célula-alvo, ou removendo o neurotransmissor da sinapse.	Doença de Parkinson, depressão, esquizofrenia e miastenia grave são doenças relacionadas a problemas na transmissão sináptica.

(227)(229)(231)(251)(253)(257)(267)(**268**)

RESUMO DO CAPÍTULO

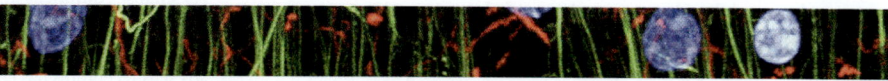

Este capítulo apresenta o sistema nervoso, um dos principais sistemas de controle responsáveis pela manutenção da *homeostasia*. As divisões do sistema nervoso estão correlacionadas com os passos em uma via reflexa. Os receptores sensoriais monitoram variáveis reguladas e enviam sinais de entrada para o SNC pelos neurônios sensoriais (aferentes). Os sinais de saída, tanto elétricos quanto químicos, percorrem as divisões eferentes (motora somática e autônoma) até os seus alvos em todo o corpo. A transferência da informação e *comunicação* dependem de sinais elétricos que passam ao longo dos neurônios, de *interações moleculares* entre moléculas sinalizadoras e seus receptores e da transdução do sinal nas células-alvo.

1. O **sistema nervoso** é uma rede complexa de neurônios que compõe o controle rápido dos sistemas do corpo. (p. 227)

2. As **propriedades emergentes** do sistema nervoso incluem a consciência, a inteligência e a emoção. (p. 227)

Organização do sistema nervoso

3. O sistema nervoso é dividido em **sistema nervoso central** (**SNC**), composto pelo **encéfalo** e pela **medula espinal**, e em **sistema nervoso periférico** (**SNP**). (p. 227; Fig. 8.1)

4. O sistema nervoso periférico possui **neurônios sensoriais** (**aferentes**), que trazem a informação para o SNC, e **neurônios eferentes**,

que levam a informação do SNC de volta para várias outras partes do corpo. (p. 227)

5. Os neurônios eferentes são compostos pelos **neurônios motores somáticos**, que controlam a musculatura esquelética, e pelos **neurônios autonômicos**, que controlam os músculos liso e cardíaco, glândulas e alguns tecidos adiposos. (p. 229)

6. Os neurônios autonômicos são subdivididos em ramificações **simpáticas** ou **parassimpáticas**. (p. 229)

Células do sistema nervoso

7. Os neurônios possuem um **corpo celular** composto por um núcleo e organelas que direcionam a atividade celular, **dendritos** para receber sinais de chegada e um **axônio** para transmitir sinais elétricos do corpo celular para o **terminal axonal**. (pp. 229, 231; Fig. 8.2)

8. Os **interneurônios** são neurônios que se encontram inteiramente dentro do SNC. (p. 229; Fig. 8.2c, d)

9. O material é transportado entre o corpo celular e o terminal axonal via **transporte axonal**. (p. 232; Fig. 8.3)

10. A região onde o terminal axonal encontra a sua célula-alvo é chamada de **sinapse**. A célula-alvo é chamada de **célula pós-sináptica**, e o neurônio que libera o sinal químico é chamado de

célula pré-sináptica. A região entre as duas células é chamada de **fenda sináptica**. (p. 232; Fig. 8.2f)

11. Os neurônios em desenvolvimento encontram o seu caminho para os seus alvos utilizando sinais químicos. (p. 232)

12. As **células da glia** fornecem suporte físico e se comunicam com os neurônios. As **células de Schwann** e as **células satélite** são células da glia associadas ao sistema nervoso periférico. **Oligodendrócitos, astrócitos, microglia** e **células ependimais** são células da glia encontradas no SNC. A microglia são células imunes modificadas que agem como fagócitos. (pp. 233, 235; Fig. 8.5)

13. As células de Schwann e os oligodendrócitos formam uma camada isolante de **bainha de mielina** ao redor do neurônio. Os **nódulos de Ranvier** são as partes não isoladas da membrana que ocorrem em intervalos ao longo do axônio. (p. 233; Fig. 8.5c)

14. As **células-tronco neurais** que podem formar novos neurônios e glia são encontradas na camada ependimária, bem como em outras partes do sistema nervoso. (p. 235)

Sinalização elétrica nos neurônios

15. A **equação de Nernst** descreve o potencial de membrana de uma célula que é permeável apenas a um íon. (p. 236)

16. O potencial de membrana é influenciado pelos gradientes de concentração de íons através da membrana e pela permeabilidade da membrana a esses íons. (p. 237)

17. A **equação de Goldman-Hodgkin-Katz (GHK)** prevê o potencial de membrana baseando-se nos gradientes de concentração iônica e permeabilidade da membrana a múltiplos íons. (p. 237)

18. A permeabilidade iônica de uma célula muda quando os canais iônicos na membrana se abrem ou fecham. O movimento de apenas alguns íons altera de forma significativa o potencial de membrana. (p. 238)

19. Os canais iônicos com portão se abrem ou fecham em resposta a sinais químicos ou mecânicos ou em resposta à despolarização da membrana celular. Os canais também se fecham via inativação. (p. 238)

20. O fluxo corrente (I) obedece à **lei de Ohm**: I = voltagem/resistência. A **resistência** ao fluxo corrente provém do corpo celular, que é um bom isolante, e do citoplasma. A **condutância** (G) é recíproca da resistência: G = 1/R. (pp. 238, 239)

21. Os **potenciais graduados** são despolarizações ou hiperpolarizações, cuja força (amplitude) é diretamente proporcional à intensidade do evento que os inicia. Os potenciais graduados perdem força à medida que se movem pela célula. (p. 240; Tab. 8.3; Fig. 8.7)

22. A onda de despolarização que se move através da célula é chamada de **fluxo corrente local**. (p.240)

23. **Potenciais de ação** são sinais elétricos rápidos que viajam sem perder a sua amplitude (força) enquanto se movem do corpo celular, ao longo do axônio, até os terminais axonais. (p. 240)

24. Os potenciais de ação iniciam da **zona de gatilho** se um único potencial graduado ou a soma de vários potenciais excederem a voltagem do **limiar**. (p. 242; Fig. 8.7c)

25. Os potenciais graduados despolarizantes tornam mais provável que o neurônio dispare um potencial de ação. Os potenciais graduados hiperpolarizantes tornam menos provável que o neurônio dispare um potencial de ação. (p. 242)

26. Os potencias de ação são uniformes, despolarizações **tudo ou nada** que conseguem percorrer longas distâncias sem perder a sua força. (p. 242)

27. A fase ascendente do potencial de ação ocorre devido ao aumento da permeabilidade do Na^+. A fase descendente do potencial de ação ocorre devido ao aumento da permeabilidade do K^+. (p. 243; Fig. 8.9)

28. Os canais de Na^+ dependentes de voltagem do axônio possuem um **portão de ativação** rápido e um **portão de inativação** lento. (p. 245; Fig. 8.10)

29. Poucos íons atravessam a membrana durante um potencial de ação. A Na^+-K^+-ATPase eventualmente devolve o Na^+ e o K^+ para os seus compartimentos de origem. (p. 245)

30. Uma vez que um potencial de ação iniciou, existe um curto período de tempo, chamado de **período refratário absoluto**, durante o qual um segundo potencial de ação não pode ser iniciado, independentemente da intensidade do estímulo. Devido a isso, os potenciais de ação não podem ser somados. (p. 246; Fig. 8.12)

31. Durante o **período refratário relativo**, um potencial graduado com força acima do normal é necessário para disparar um potencial de ação. (p. 246)

32. A bainha de mielina em torno de um axônio acelera a condução, aumentando a resistência da membrana e diminuindo o vazamento de corrente. Os axônios de diâmetro maior conduzem mais rapidamente os potenciais de ação do que os axônios de diâmetro menor (p. 249).

33. Os saltos visíveis dos potenciais de ação de um nó para outro são chamados de **condução saltatória**. (p. 249; Fig. 8.16)

34. Alterações nas concentrações sanguíneas de K^+ afetam o potencial de membrana em repouso e a condução dos potenciais de ação. (p. 252; Fig. 8.17)

Comunicação célula a célula no sistema nervoso

35. Nas **sinapses elétricas**, um sinal elétrico passa diretamente do citoplasma de uma célula à outra através de junções comunicantes. As **sinapses químicas** utilizam neurotransmissores para transmitir a informação de uma célula à outra, uma vez que os neurotransmissores se difundem através da fenda sináptica para se ligarem aos seus receptores nas células-alvo. (pp. 253, 254)

36. Há vários tipos de neurotransmissores. Os neurônios **colinérgicos** secretam **acetilcolina**. Os **neurônios adrenérgicos** secretam **noradrenalina. Glutamato, GABA, serotonina, adenosina** e **óxido nítrico** são outros neurotransmissores importantes. (pp. 254, 255, 256; Tab. 8.4.)

37. Os receptores para neurotransmissores são ou canais iônicos dependente de ligante (receptores ionotrópicos) ou receptores acoplados à proteína G (receptores metabotrópicos). (p. 254)

38. Os neurotransmissores são sintetizados no corpo celular ou no terminal axonal. Eles são armazenados nas **vesículas sinápticas** e liberados por exocitose quando um potencial de ação chega ao terminal axonal. (p. 257; Fig. 8.19a)

39. A ação dos neurotransmissores é rapidamente finalizada pela recaptação dos mesmos pela célula, pela difusão para longe da sinapse ou pela degradação enzimática. (p. 258; Fig. 8.19b)

40. A informação sobre a força e a duração de um estímulo é expressa pela quantidade de neurotransmissores que é liberada. O aumento da frequência dos potenciais de ação libera mais neurotransmissores. (p. 206; Fig. 8.21)

Integração da transferência de informação neural

41. Quando um neurônio pré-sináptico faz sinapse com um número maior de neurônios pós-sinápticos, o padrão é chamado de **divergência**. Quando vários neurônios pré-sinápticos fazem sinapse com um número menor de neurônios pós-sinápticos, o padrão é chamado de **convergência**. (p. 260; Fig. 8.22)

42. A transmissão sináptica pode ser modificada em resposta à atividade na sinapse, um processo denominado **plasticidade sináptica**. (p. 261)

43. Os receptores acoplados à proteína G ou geram **potenciais sinápticos lentos** ou modificam o metabolismo celular. Os canais iônicos geram **potencias sinápticos rápidos**. (pp. 261, 263; Fig. 8.23)

44. A somação de potenciais graduados simultâneos de diferentes neurônios é denominada **somação espacial**. A somação de potenciais graduados que ocorrem em um curto intervalo de tempo é denominada de **somação temporal**. (p. 266; Fig. 8.24).

45. A **modulação pós-sináptica** de um terminal axonal permite a modulação seletiva dos colaterais e seus alvos. A **modulação pós-sináptica** ocorre quando um neurônio modulador faz sinapse com um corpo celular ou com dendritos pós-sinápticos. (p. 266; Fig. 8.24)

46. A **potenciação de longa duração** e a **depressão de longa duração** são mecanismos pelos quais os neurônios alteram a força das suas conexões sinápticas. (p. 267; Fig. 8.25)

QUESTÕES PARA REVISÃO

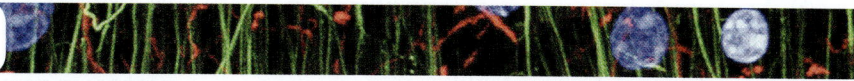

Além da resolução destas questões e da checagem de suas respostas na p. A-10, reveja os Tópicos abordados e objetivos de aprendizagem, no início deste capítulo.

Nível um   Revisando fatos e termos

1. Liste as três classes funcionais de neurônios e explique como eles diferem estrutural e funcionalmente.

2. Os neurônios motores somáticos controlam _____, e os neurônios _____ controlam as musculaturas lisa e cardíaca, as glândulas e alguns tecidos adiposos.

3. Os neurônios autonômicos são classificados como neurônios _____ ou neurônios _____.

4. Relacione cada termo à sua descrição:

(a) axônio	1. processo neuronal que recebe sinais de entrada
(b) dendrito	2. neurônio sensorial, transmite informação ao SNC
(c) aferente	3. processo longo que transmite sinais às células-alvo
(d) eferente	4. região do neurônio onde inicia o potencial de ação
(e) zona de gatilho	5. neurônio que transmite informação do SNC para as demais partes do corpo

5. Cite os dois tipos principais de células encontradas no sistema nervoso.

6. Desenhe um neurônio típico e indique o corpo celular, o axônio, os dendritos, o núcleo, a zona de gatilho, o cone axônico, os colaterais e os terminais axonais. Desenhe as mitocôndrias, o retículo endoplasmático rugoso, o aparelho de Golgi e as vesículas nas partes apropriadas do neurônio.

7. O transporte axonal se refere a:
   (a) liberação de neurotransmissores na fenda sináptica.
   (b) utilização de microtúbulos para enviar secreções do corpo celular para o terminal axonal.
   (c) movimento de organelas e de citoplasma para cima e para baixo do axônio.
   (d) movimento do terminal axonal para a sinapse com uma nova célula pós-sináptica.
   (e) nenhuma das anteriores.

8. Relacione as características apropriadas com os dois tipos de potenciais. As características podem se aplicar a um ou a ambos os tipos.

(a) potencial de ação	1. tudo ou nada
(b) potencial graduado	2. pode ser somado
	3. a amplitude diminui com a distância
	4. apresenta período refratário
	5. a amplitude depende da intensidade do estímulo
	6. não possui limiar

9. Organize os seguintes eventos na ordem correta:
   (a) o neurônio eferente atinge o limiar e dispara um potencial de ação.
   (b) o neurônio aferente atinge o limiar e dispara um potencial de ação.
   (c) o órgão efetor responde, gerando um sinal de saída.
   (d) o centro integrador chega à decisão sobre a resposta.
   (e) o órgão sensorial detecta alterações no ambiente.

10. Liste os quatro principais tipos de canais iônicos encontrados nos neurônios. Eles são dependentes de ligante, dependentes de voltagem ou controlados mecanicamente?

11. Relacione a(s) célula(s) da glia à direita às funções à esquerda. Pode haver mais de uma resposta correta para cada função.

(a) células imunes modificadas	1. astrócitos
(b) ajudam a formar a barreira hematencefálica	2. células ependimárias
(c) forma mielina	3. microglia
(d) separa os compartimentos líquidos no SNC	4. oligodendrócitos
(e) encontrado(a) no sistema nervoso periférico	5. células satélite
(f) encontrado(a) nos gânglios	6. células de Schwann

12. Um potencial de ação é (marque todas as respostas corretas):

    (a) uma inversão das concentrações de Na^+ e K^+ dentro e fora do neurônio.

    (b) mesmo tamanho e forma no início e no final do axônio.

    (c) iniciado por potenciais pós-sinápticos inibidores graduados.

    (d) transmitido até a região distal do neurônio, ocasionando a liberação de neurotransmissores.

13. Escolha entre os seguintes íons e preencha as lacunas corretamente: Na^+, K^+, Ca^{2+}, Cl^-.

    (a) A membrana celular em repouso é mais permeável ao _____ do que ao _____. Apesar de o _____ contribuir pouco para o potencial de membrana em repouso, ele tem um papel-chave na geração de sinais elétricos em tecidos excitáveis.

    (b) A concentração de _____ é 12 vezes maior no lado externo do que do lado interno da célula.

    (c) A concentração de _____ é 30 vezes maior do lado interno do que no lado externo da célula.

    (d) Um potencial de ação ocorre quando _____ entra na célula.

    (e) O potencial de membrana em repouso ocorre devido à alta permeabilidade da célula ao _____.

14. O que é a bainha de mielina?

15. Liste dois fatores que aumentam a velocidade de condução.

16. Liste três maneiras pelas quais um neurotransmissor pode ser removido da sinapse.

17. Desenhe um gráfico de um potencial de ação. Abaixo do gráfico, desenhe a posição dos canais de K^+ e Na^+ durante cada fase.

Nível dois   Revisando conceitos

18. O que causa a fase de despolarização de um potencial de ação? (Marque todas as que se aplicarem.)

    (a) Saída do K^+ da célula através dos canais dependentes de voltagem.

    (b) Bombeamento do K^+ para dentro da célula pela Na^+-K^+-ATPase.

    (c) Bombeamento do Na^+ para dentro da célula pela Na^+-K^+-ATPase.

    (d) Entrada do Na^+ na célula através dos canais dependentes de voltagem.

    (e) Abertura do portão de inativação do canal de Na^+.

19. Liste quatro neurotransmissores, seu(s) receptor(es) e diga se o receptor é um canal iônico ou um receptor acoplado à proteína G.

20. Crie um mapa mostrando a organização do sistema nervoso utilizando os seguintes termos mais quaisquer termos que você quiser adicionar:

• alvo	• estímulo
• astrócito	• glândulas
• célula ependimal	• integração
• células da glia	• interneurônio
• células de Schwann	• medula espinal
• células satélite	• microglia
• cérebro	• músculos
• divisão autônoma	• neurônio
• divisão motora somática	• neurônio eferente
• divisão parassimpática	• neurotransmissor
• divisão periférica	• oligodendrócito
• divisão sensorial	• sinais aferentes
• divisão simpática	• SNC

21. Organize os seguintes termos para descrever a sequência de eventos após a ligação de um neurotransmissor ao seu receptor no neurônio pós-sináptico. Os termos podem ser utilizados mais de uma vez ou nenhuma vez.

    (a) O potencial de ação é disparado no cone axônico.

    (b) A zona de gatilho atinge o limiar.

    (c) Despolarização da célula.

    (d) Exocitose.

    (e) Ocorre potencial graduado.

    (f) Abertura dos canais iônicos dependentes de ligante.

    (g) Ocorre fluxo corrente local.

    (h) Ocorre condução saltatória.

    (i) Abertura dos canais de Ca^{2+} dependentes de voltagem.

    (j) Abertura dos canais de K^+ dependentes de voltagem.

    (k) Abertura dos canais de Na^+ dependentes de voltagem.

22. Relacione o melhor termo (hiperpolariza, despolariza, repolariza) aos seguintes eventos. A célula em questão possui um potencial de membrana em repouso de – 70 mV.

    (a) O potencial de membrana muda de – 70 mV para – 50 mV.

    (b) O potencial de membrana muda de – 70 mV para – 90 mV.

    (c) O potencial de membrana muda de + 20 mV para – 60 mV.

    (d) O potencial de membrana muda de – 80 mV para – 70 mV.

23. Um neurônio possui um potencial de membrana em repouso de – 70 mV. Este neurônio hiperpolarizará ou despolarizará quando cada um dos eventos a seguir ocorrer? (Mais de uma resposta pode se aplicar; liste todas as que estão corretas.)

    (a) Na^+ entra na célula.

    (b) K^+ sai da célula.

    (c) Cl^- entra na célula.

    (d) Ca^{2+} entra na célula.

24. Se todos os potenciais de ação em um determinado neurônio são idênticos, como o neurônio transmite informação sobre a intensidade e a duração do estímulo?

25. A presença de mielina permite que o axônio (escolha todas as respostas corretas):

    (a) produza potenciais de ação mais frequentes.

    (b) conduza os impulsos mais rapidamente.

    (c) produza potenciais de ação com maior amplitude.

    (d) produza potenciais de ação com maior duração.

26. Defina, compare e diferencie os seguintes conceitos:

    (a) limiar, sublimiar, supralimiar, tudo ou nada, ultrapassagem (*overshoot*) e subpassagem (*undershoot*).

    (b) potencial graduado, PIPS, PEPS.

    (c) período refratário absoluto, período refratário relativo.

    (d) neurônio aferente, neurônio eferente, interneurônio.

    (e) neurônio sensorial, neurônio motor somático, neurônio simpático, neurônio autonômico, neurônio parassimpático.

    (f) potencial sináptico rápido, potencial sináptico lento.

    (g) somação temporal, somação espacial.

    (h) convergência, divergência.

Nível três   Solucionando problemas

27. Se os músculos e os neurônios dos bebês estão completamente funcionais e desenvolvidos ao nascimento, por que eles não conseguem focar os olhos, sentar ou aprender a engatinhar dentro de horas após o nascimento? (*Dica*: o problema não é a força muscular.)

28. Os canais de Na^+ dependentes de voltagem de um neurônio se abrem quando a célula despolariza. Se a despolarização abre os canais, o que faz eles se fecharem quando o neurônio está na fase máxima da despolarização?

29. Um dos medicamentos que Jim toma para pressão alta faz o seu nível de K^+ no sangue diminuir de 4,5 mM para 2,5 mM. O que acontece com o potencial de membrana em repouso de suas células do fígado (hepatócitos)? (Marque todas as alternativas que estiverem corretas.)

    (a) Reduz.
    (b) Aumenta.
    (c) Sem alteração.
    (d) Fica mais negativo.
    (e) Fica menos negativo.
    (f) Dispara um potencial de ação.
    (g) Despolariza.
    (h) Hiperpolariza.
    (i) Repolariza.

30. Caracterize cada um dos seguintes estímulos como mecânico, químico ou térmico:

    (a) água do banho a 41°C.
    (b) acetilcolina.
    (c) um leve cheiro de perfume.
    (d) adrenalina.
    (e) suco de limão.
    (f) um soco no braço.

31. Um axônio não mielinizado tem necessidades de ATP muito maiores do que um axônio mielinizado de mesmo diâmetro e comprimento. Você pode explicar por quê?

Nível quatro   Problemas quantitativos

32. A equação de GHK muitas vezes é abreviada para excluir o cloreto, que tem um papel mínimo no potencial de membrana na maioria das células. Além disso, devido ao fato de que é difícil determinar os valores da permeabilidade absoluta da membrana para os íons Na^+ e K^+, a equação é revisada para que se possa utilizar a razão da permeabilidade de ambos os íons, expressa como $\alpha = P_{Na}/P_K$:

$$V_m = 61 \log \frac{[K^+]_{fora} + \alpha [Na^+]_{fora}}{[K^+]_{dentro} + \alpha [Na^+]_{dentro}}$$

Assim, se você souber as permeabilidades relativas da membrana para estes dois íons e suas concentrações intracelular (LIC) e extracelular (LEC), você poderá calcular o potencial de membrana de uma célula.

(a) Uma célula em repouso possui um valor de alfa de 0,025 e as seguintes concentrações iônicas:

$$Na^+: LIC = 5\ mM, LEC = 135\ mM$$
$$K^+: LIC = 150\ mM, LEC = 4\ mM$$

Qual é o potencial de membrana da célula?

(b) A permeabilidade da célula em (a), aumenta subitamente, em que $\alpha = 20$. Agora, qual é o potencial de membrana da célula?

(c) A Sra. Nguyen tem pressão alta, e sua médica inicia um tratamento com um fármaco que, como efeito colateral, reduz as concentrações plasmáticas de K^+ de 4 mM para 2,5 mM. Utilizando os outros valores em (a), qual é o potencial de membrana?

(d) A médica receita um suplemento de potássio para a Sra. Nguyen, que decide que duas pílulas fazem bem, mas quatro são melhores. A sua concentração plasmática de K^+ agora é de 6 mM. O que acontece com o potencial de membrana?

33. Em cada um dos seguintes cenários, um potencial de ação será produzido? O neurônio pós-sináptico tem um potencial de membrana em repouso de -70 mV.

(a) Quinze neurônios fazem sinapse com um neurônio pós-sináptico. Na zona de gatilho, 12 dos neurônios produzem PEPSs de 2 mV cada, e os outros três produzem PIPSs de 3 mV cada. O limiar da célula pós-sináptica é de -50 mV.

(b) Quatorze neurônios fazem sinapse com um neurônio pós-sináptico. Na zona de gatilho, 11 dos neurônios produzem PEPSs de 2 mV cada, e os outros três produzem PIPSs de 3 mV cada. O limiar da célula pós-sináptica é de -60 mV.

(c) Quinze neurônios fazem sinapse com um neurônio pós-sináptico. Na zona de gatilho, 14 dos neurônios produzem PEPSs de 2 mV cada, e um outro produz um PIPS de 9 mV. O limiar da célula pós-sináptica é de -50 mV.

9

O Sistema Nervoso Central

As redes neuronais possuem importantes propriedades que não são explicadas pela soma das qualidades de cada neurônio.

O. Hechter, em *Biology and Medicine into the 21st Century*, 1991.

TÓPICOS ABORDADOS E OBJETIVOS DE APRENDIZAGEM

Propriedades emergentes das redes neurais 275

9.1 Explicar e dar exemplos de propriedades emergentes de sistemas neurais em seres humanos e em outros organismos.

Evolução do sistema nervoso 275

9.2 Descrever como o sistema nervoso aumenta em complexidade dos cnidários aos mamíferos.

Anatomia do sistema nervoso central 277

9.3 Descrever como um tubo neural oco se desenvolve, transformando-se nos ventrículos e nas sete principais divisões do SNC.
9.4 Definir substância cinzenta, substância branca, tratos e núcleos no SNC.
9.5 Nomear as membranas e outras estruturas que envolvem o encéfalo, iniciando pelo crânio, de fora para dentro.
9.6 Explicar a formação, a distribuição e as funções do líquido cerebrospinal.
9.7 Descrever a estrutura e as funções da barreira hematencefálica.

A medula espinal 284

9.8 Explicar como as seguintes estruturas são organizadas na medula espinal: tratos ascendente e descendente, colunas, gânglios da raiz dorsal, cornos dorsais e ventrais, raízes dorsais e ventrais, tratos propriospinais e nervos espinais.

O encéfalo 285

9.9 Nomear as principais subdivisões do cérebro, do cerebelo, do diencéfalo e do tronco encefálico e descrever as suas principais funções.

Função encefálica 290

9.10 Nomear os quatro lobos do córtex cerebral e explicar quais áreas sensoriais, motoras ou associativas estão relacionadas a cada lobo.
9.11 Explicar o sistema de estado comportamental e como ele é relacionado aos sistemas moduladores difusos e ao sistema ativador reticular.
9.12 Descrever os estágios do sono.
9.13 Descrever motivação e emoção e como elas são relacionadas à função encefálica.
9.14 Explicar o papel dos seguintes processos na aprendizagem e na memória: memória de curto prazo, traços de memória, memória de trabalho, aprendizagens associativa e não associativa, habituação e sensibilização.
9.15 Explicar o papel das áreas de Wernicke e de Broca nas linguagens escrita e falada.

CONHECIMENTOS BÁSICOS

Neurônios de camundongos geneticamente modificados.

BRAIN (encéfalo, em inglês) não é apenas um órgão. Em 2013, BRAIN tornou-se a sigla de uma iniciativa para uma nova e ambiciosa investigação, Brain Research through Advancing Innovative Neurotechnologies (Pesquisa Sobre o Encéfalo Através de Avanços em Neurotecnologias Inovadoras), financiado pelo Instituto Nacional de Saúde (NIH, National Institutes of Health) dos Estados Unidos. BRAIN, em conjunto ao Projeto Conectoma Humano, também financiado pelo NIH (*www.humanconnectomeproject.org*), são programas de investigação em grande escala, cujo objetivo é mapear a organização estrutural e funcional do encéfalo humano saudável e também do encéfalo doente. Ao entendermos melhor o funcionamento do encéfalo humano, as possibilidades para o tratamento de distúrbios encefálicos tornam-se ilimitadas. Os pesquisadores criaram eletrodos implantáveis que podem reduzir a depressão grave e até mesmo permitir que indivíduos paralisados controlem objetos externos. Por que não inventar dispositivos sem fio para restaurar a perda de memória ou para apagar memórias angustiantes no transtorno de estresse pós-traumático? Esses projetos estão anos no futuro, mas, à medida que os cientistas trabalham em sua direção, estamos aprendendo mais e mais sobre os complexos circuitos encefálicos e como eles funcionam.

PROPRIEDADES EMERGENTES DAS REDES NEURAIS

Os neurônios no sistema nervoso se conectam, formando circuitos para funções específicas. Os circuitos mais complexos são os do encéfalo, nos quais bilhões de neurônios são conectados em intrincadas redes que convergem e divergem, criando um número infinito de vias possíveis. A sinalização nessas vias produz o pensamento, a linguagem, o sentimento, o aprendizado e a memória – os comportamentos complexos que nos tornam seres humanos. Alguns neurocientistas têm proposto que a unidade funcional do sistema nervoso mudou de um único neurônio para redes neurais, uma vez que mesmo a função mais básica requer circuitos de neurônios.

SOLUCIONANDO O PROBLEMA | Espasmos infantis

Aos 4 meses de idade, Ben conseguia rolar, sustentar a sua cabeça e alcançar as coisas. Aos 7 meses, ele estava quase paralisado e completamente apático, deitado em seu berço. Ben havia perdido as suas habilidades de forma tão gradual que era difícil lembrar quando cada uma foi se perdendo, mas a sua mãe podia lembrar exatamente quando tudo começou. Um dia, ela estava preparando o alimento para seu filho, quando ouviu um choro que vinha da cadeirinha onde Ben estava sentado. Ela observou a cabeça de Ben cair sobre o peito, voltar e, então, mover-se rapidamente para a frente, em direção ao colo, chocando-se com a mesa da sua cadeirinha. A mãe de Ben o apanhou em seus braços, sentindo que ele ainda convulsionava contra o seu ombro. Essa foi a primeira de muitas convulsões que aconteceram com frequência e duração crescentes.

275 **283** **298** **300** **302** **304**

Como é possível que combinações de neurônios que se interconectam, formando coletivamente cadeias ou redes, possuam propriedades emergentes não encontradas em um único neurônio? Ainda não temos uma resposta a essa pergunta. Alguns cientistas buscam respondê-la, tentando comparar o sistema nervoso com circuitos integrados de computadores.

Programas computacionais tentam simular os processos do pensamento humano. Este campo de estudo, chamado de *inteligência artificial*, tem desenvolvido alguns programas interessantes, como o "psiquiatra" programado para responder a queixas específicas, com comentários e sugestões apropriadas a esse propósito. No entanto, não estamos nem perto de criar um encéfalo tão complexo como o humano, ou mesmo um tão complexo como o de Hal, o computador do clássico filme, *2001: Uma Odisseia no Espaço*.

Provavelmente, uma razão dos computadores ainda não poderem modelar, com precisão, a função encefálica é a sua falta de *plasticidade*, a capacidade de modificar as conexões e as funções de circuitos em resposta a estímulos sensoriais e às experiências do passado (p. 261). Embora, em condições restritas, alguns programas computacionais possam modificar as suas respostas, nem de longe se aproximam da plasticidade das redes do encéfalo humano, que facilmente se reestrutura em função de estímulos sensoriais, da aprendizagem, da emoção e da criatividade. Além disso, agora sabemos que o encéfalo pode acrescentar novas conexões a partir da diferenciação das células-tronco neurais. Já os computadores, no entanto, não podem adicionar novos circuitos em si.

Como neurônios ligados entre si podem simplesmente criar **comportamentos afetivos**, os quais estão vinculados a sentimentos e emoções, e **comportamentos cognitivos** relacionados ao pensamento? Na busca de princípios organizacionais que levam a esses comportamentos, os cientistas procuram por pistas nos mais simples sistemas nervosos de animais.

EVOLUÇÃO DO SISTEMA NERVOSO

Todos os animais possuem a capacidade de detectar e responder a mudanças no seu hábitat. Mesmo organismos unicelulares, como o *Paramecium*, têm a capacidade de realizar tarefas básicas da vida: achar comida, evitar tornar-se comida e encontrar um parceiro. No entanto, esses organismos unicelulares não possuem um encéfalo ou um centro de integração evidente. Eles utilizam o potencial de membrana em repouso existente em células vivas e muitos dos mesmos canais iônicos de animais mais complexos para coordenar as suas atividades diárias.

Alguns dos primeiros animais multicelulares a desenvolverem neurônios foram os membros do filo Cnidaria, as águas-vivas e as anêmonas-do-mar. O sistema nervoso deles é uma *rede de nervos*, formada por neurônios sensoriais, interneurônios de conexão e neurônios motores que inervam músculos e glândulas (**FIG. 9.1a**). Esses animais respondem a estímulos, apresentando comportamentos complexos, sem, contudo, haver um comando de um centro de controle identificável. Se você observar uma mãe-d'água nadando ou uma anêmona-do-mar manejando um pedaço de camarão em sua boca, é difícil imaginar como uma rede difusa de neurônios pode criar movimentos coordenados tão complexos. Contudo, os mesmos princípios básicos de

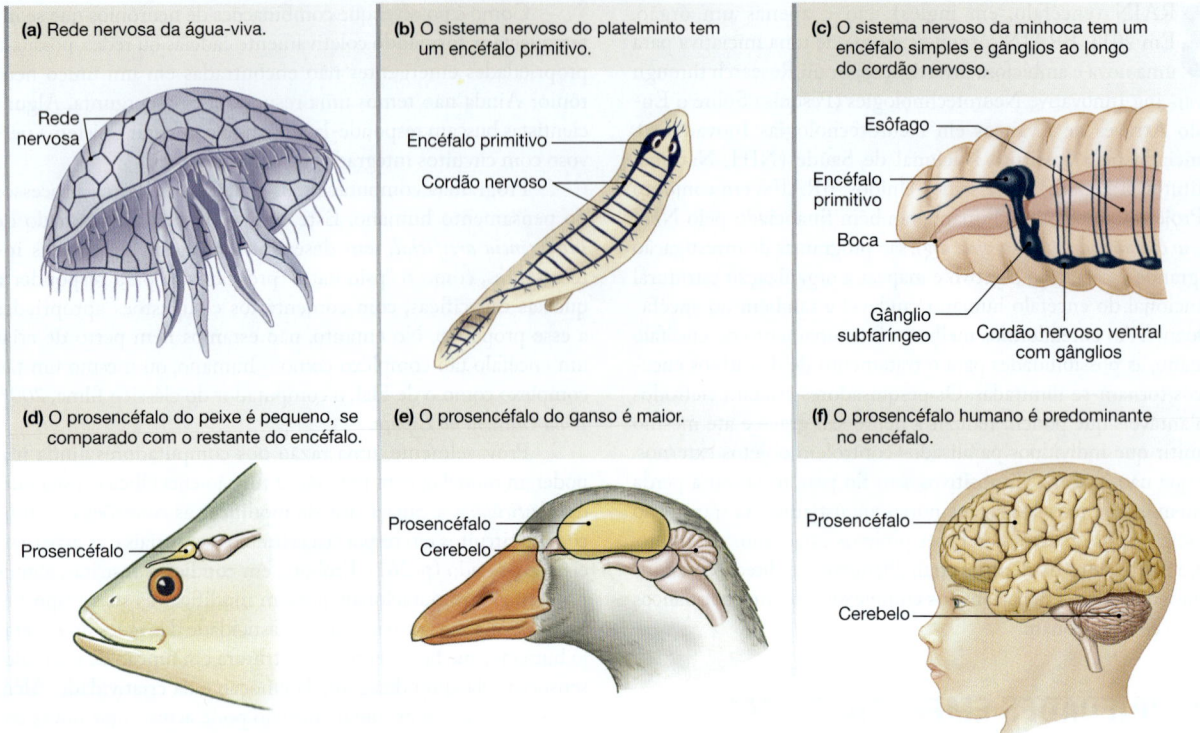

(a) Rede nervosa da água-viva.

Rede nervosa

(b) O sistema nervoso do platelminto tem um encéfalo primitivo.

Encéfalo primitivo
Cordão nervoso

(c) O sistema nervoso da minhoca tem um encéfalo simples e gânglios ao longo do cordão nervoso.

Esôfago
Encéfalo primitivo
Boca
Gânglio subfaríngeo
Cordão nervoso ventral com gânglios

(d) O prosencéfalo do peixe é pequeno, se comparado com o restante do encéfalo.

Prosencéfalo

(e) O prosencéfalo do ganso é maior.

Prosencéfalo
Cerebelo

(f) O prosencéfalo humano é predominante no encéfalo.

Prosencéfalo
Cerebelo

FIGURA 9.1 **Evolução do sistema nervoso.**

comunicação neural aplicam-se à mãe-d'água e a seres humanos. Sinais elétricos na forma de potenciais de ação e sinais químicos que atravessam as sinapses são os mesmos em todos os animais; é apenas no número e na organização dos neurônios que uma espécie difere de outra.

REVISANDO CONCEITOS

1. Relacione cada um dos seguintes termos com o(s) tipo(s) de neurônio correspondentes:

   (a) neurônio aferente   1. interneurônio
   (b) sinal eferente   2. neurônio
   (c) centro integrador   3. neurônio sensorial
   (d) sinal aferente
   (e) sinal eferente

Nos platelmintos primitivos, observamos os primórdios de um sistema nervoso como o conhecemos nos animais superiores, embora naqueles a distinção entres os sistemas nervosos central e periférico não seja clara. Os platelmintos possuem um cérebro rudimentar que consiste em um conjunto de corpos de células nervosas concentrados na cabeça, ou região *cefálica*. Dois grandes nervos, chamados de *cordões nervosos*, saem do cérebro primitivo, direcionando-se a uma rede de nervos das regiões distais do corpo do verme (Fig. 9.1b).

Os vermes segmentados, ou anelídeos, como as minhocas, têm um sistema nervoso central mais avançado (Fig. 9.1c). Aglomerados de corpos celulares não são restritos à região da cabeça, como nos platelmintos, mas também ocorrem em pares fundidos, denominados *gânglios* (p. 233), ao longo de um cordão nervoso. Como cada segmento do verme contém um gânglio, reflexos simples podem ser integrados dentro de um segmento sem sinais enviados do encéfalo. Os reflexos que não requerem integração no encéfalo também ocorrem em animais superiores e são chamados de **reflexos espinais** nos seres humanos e em outros vertebrados.

Os anelídeos e os invertebrados superiores têm reflexos complexos controlados por redes neurais. Os pesquisadores utilizam sanguessugas, um tipo de anelídeo, e a *Aplysia*, um tipo de molusco sem concha, para estudar as redes neurais e a formação de sinapses, pois os neurônios nessas espécies são 10 vezes maiores do que os neurônios do encéfalo humano, e a organização de neurônios nas redes é a mesma de um animal para outro. A função neural desses invertebrados fornece um modelo simples que pode ser aplicado para redes mais complexas de vertebrados.

Os agrupamentos de corpos neuronais no encéfalo persistem ao longo da filogenia e se tornam cada vez mais complexos. Uma vantagem do encéfalo na posição cefálica é que, na maioria dos animais, a cabeça é a parte do corpo que primeiro estabelece contato com o ambiente à medida que o animal se move. Por isso, com a evolução do encéfalo, receptores cefálicos especializados foram anexados ao encéfalo, como os olhos para a visão e os quimiorreceptores para a olfação e a gustação.

Nos artrópodes superiores, como os insetos, regiões específicas do encéfalo estão associadas a funções específicas. Os encéfalos mais complexos estão associados a comportamentos complexos, como a capacidade dos insetos sociais, como formigas e abelhas, de organizar-se em colônias, dividir o trabalho e comunicar-se entre si. O polvo (um molusco cefalópode) tem o desenvolvimento encefálico mais sofisticado entre os invertebrados, assim como seu comportamento.

Na evolução do encéfalo de vertebrados, a alteração mais impactante é vista na região do *prosencéfalo*, o qual inclui o **cérebro**. Nos peixes, o prosencéfalo é uma pequena saliência destinada principalmente ao processamento de informações olfatórias do ambiente (Fig. 9.1d). Em pássaros e roedores, parte do prosencéfalo sofreu um aumento, formando um cérebro de superfície lisa (Fig. 9.1e).

Nos seres humanos, o cérebro é a parte mais desenvolvida e diferenciada do encéfalo, com sulcos e dobras profundas (Fig. 9.1f). Acima de tudo, o cérebro é o que nos faz humanos. Todas as evidências indicam que ele é a parte do encéfalo que permite o raciocínio e a cognição.

Outra estrutura encefálica nos vertebrados cuja evolução é marcante, é o *cerebelo*, uma região do *rombencéfalo* dedicada a coordenar os movimentos e o equilíbrio. Os pássaros (Fig. 9.1e) e os seres humanos (Fig. 9.1f) possuem estruturas cerebelares bem desenvolvidas. O cerebelo, assim como o cérebro, é facilmente identificado nesses animais por suas dobras e sulcos.

Neste capítulo, começamos com uma visão geral anatômica e funcional do sistema nervoso central. A seguir, veremos como as redes neurais geram as funções encefálicas superiores do pensamento e das emoções.

ANATOMIA DO SISTEMA NERVOSO CENTRAL

O sistema nervoso central (SNC) dos vertebrados consiste no encéfalo e na medula espinal. Como você aprendeu na seção anterior, o encéfalo aumenta em complexidade e grau de especialização à medida que sobe na árvore filogenética, desde os peixes até os seres humanos. No entanto, se observarmos o sistema nervoso dos vertebrados durante o desenvolvimento, um padrão anatômico básico emerge. Em todos os vertebrados, o SNC consiste em camadas de tecido nervoso que circundam uma cavidade central preenchida por um líquido e revestida por um epitélio.

O sistema nervoso central desenvolve-se a partir de um tubo oco

Em um período embrionário muito precoce, as células que formarão o sistema nervoso se dispõem em uma região achatada, chamada de **placa neural**. À medida que o desenvolvimento prossegue (em torno do 20º dia de gestação), as células da placa neural ao longo da borda migram em direção à linha central (**FIG. 9.2a**).

Aproximadamente no 23° dia do desenvolvimento humano, as células da placa neural fundem-se, formando o **tubo neural** (Fig. 9.2b). As *células da crista neural* originadas nas bordas laterais da placa neural agora se situam na superfície dorsal do tubo neural. O lúmen do tubo neural permanecerá oco e se tornará a cavidade central do SNC.

As células que revestem o tubo neural ou se diferenciarão em epitélio *ependimário* (p. 235) ou permanecerão *células-tronco neurais* indiferenciadas. As células das camadas externas do tubo neural se tornam os neurônios e a glia do SNC. As células da crista neural se tornam neurônios sensoriais e motores do sistema nervoso periférico.

Na 4ª semana do desenvolvimento humano, a porção apical do tubo neural começa a se especializar nas regiões do encéfalo (Fig. 9.2c). Três divisões se destacam: o **prosencéfalo**, o **mesencéfalo** e o **rombencéfalo**. O tubo posterior ao rombencéfalo originará a medula espinal. Neste estágio, a porção do prosencéfalo que originará o cérebro não é muito maior do que as outras regiões do encéfalo.

Com o desenvolvimento, o crescimento do cérebro ultrapassa o de outras regiões (Fig. 9.2d). Na 6ª semana, o SNC já formou as sete principais subdivisões presentes no nascimento. Seis dessas regiões estão no encéfalo – (1) telencéfalo, (2) *diencéfalo*, (3) mesencéfalo, (4) cerebelo, (5) *ponte* e (6) *bulbo* – e a sétima é a medula espinal. O telencéfalo e o diencéfalo desenvolvem-se a partir do prosencéfalo. O cerebelo, a ponte e o bulbo são divisões do rombencéfalo.

Na 6ª semana, a cavidade central (lúmen) do tubo neural começa a aumentar, formando os **ventrículos** ocos do cérebro. Há dois *ventrículos laterais* (o primeiro e o segundo) e dois *ventrículos descendentes* (o terceiro e o quarto). A cavidade central do tubo neural também se torna o *canal central* da medula espinal.

Na 11ª semana, o telencéfalo está visivelmente expandido (Fig. 9.2e) e, ao nascimento, é a maior e mais evidente estrutura do encéfalo humano (Fig. 9.2f). O telencéfalo completamente desenvolvido circunda o diencéfalo, o mesencéfalo e a ponte, restando somente o cerebelo e o bulbo visíveis abaixo dele. Devido à flexão (dobra) do tubo neural em um período precoce do desenvolvimento (ver Fig. 9.2c), alguns termos direcionais têm significados diferentes quando aplicados ao encéfalo (Fig. 9.2g).

O SNC é dividido em substância cinzenta e substância branca

O sistema nervoso central, assim como o sistema nervoso periférico, é composto de neurônios e células da glia de sustentação. Os interneurônios são os neurônios inteiramente contidos no SNC. Os neurônios sensoriais (aferentes) e neurônios eferentes ligam interneurônios a receptores periféricos e a órgãos efetores, respectivamente.

Observando-se macroscopicamente, os tecidos do SNC são divididos em substância cinzenta e substância branca (**FIG. 9.3c**). A **substância cinzenta** consiste em corpos, dendritos e axônios de células nervosas não mielinizadas. Os corpos celulares estão reunidos de maneira organizada tanto no encéfalo como na medula espinal. Em algumas regiões do encéfalo, eles formam camadas e, em outras, formam grupos de neurônios com funções similares. Conjuntos de corpos celulares no encéfalo e na medula espinal são chamados de *núcleos*. Os núcleos são geralmente identificados por nomes específicos – por exemplo, o *núcleo geniculado lateral*, onde a informação visual é processada.

A **substância branca** é constituída principalmente por axônios mielinizados e contém poucos corpos celulares. A sua cor pálida é devida às bainhas de mielina que envolvem os neurônios. Os feixes de axônios que conectam diferentes regiões do

FIGURA 9.2 **CONTEÚDO ESSENCIAL**

Desenvolvimento do sistema nervoso humano

(a) 20° Dia

Pelo 20° dia embrionário (visão dorsal) as células da placa neural (em roxo) migram em direção à linha média. As células da crista neural migram com as células da placa neural.

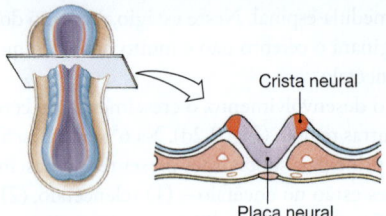

Crista neural

Placa neural

(b) 23° Dia

Pelo 23° dia do desenvolvimento embrionário, a formação do tubo neural está quase completa.

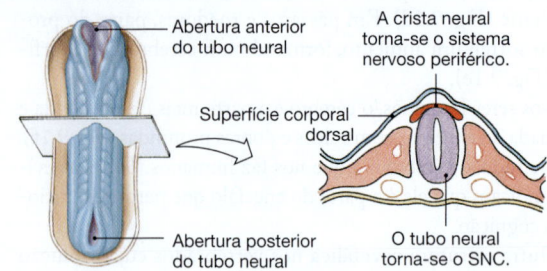

Abertura anterior do tubo neural

A crista neural torna-se o sistema nervoso periférico.

Superfície corporal dorsal

Abertura posterior do tubo neural

O tubo neural torna-se o SNC.

(c) 4ª Semana

Um embrião humano de quatro semanas mostrando a extremidade anterior do tubo neural, a qual se especializou em três regiões encefálicas.

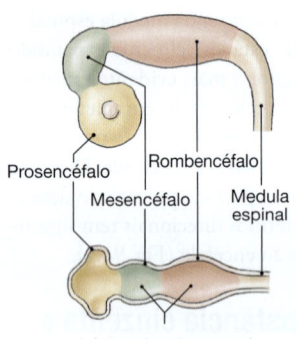

Prosencéfalo

Rombencéfalo

Mesencéfalo

Medula espinal

Lúmen do tubo neural

(d) 6ª Semana

Na 6ª semana, o tubo neural diferenciou-se nas regiões do encéfalo presentes no nascimento. A cavidade central (lúmen), mostrada em secção transversal, tornar-se-á os ventrículos encefálicos (ver Fig. 9.4).

| **Rombencéfalo** |
| Bulbo |
| Cerebelo e ponte |
| **Mesencéfalo** |
| **Prosencéfalo** |
| Diencéfalo |
| Cérebro |

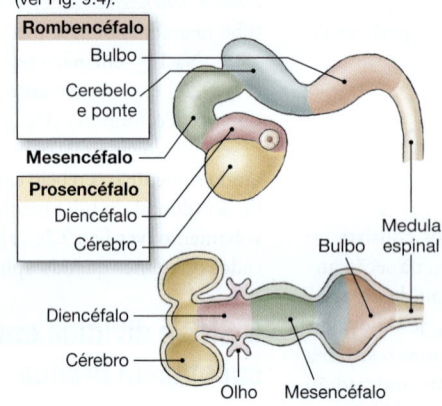

Medula espinal

Bulbo

Diencéfalo

Cérebro

Olho   Mesencéfalo

(e) 11ª Semana

Pela 11ª semana do desenvolvimento embrionário, o crescimento do cérebro é marcadamente mais rápido que o das outras divisões do encéfalo.

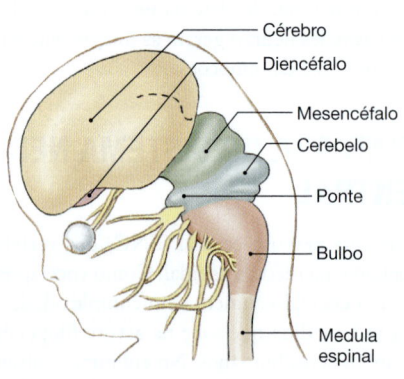

Cérebro

Diencéfalo

Mesencéfalo

Cerebelo

Ponte

Bulbo

Medula espinal

(f) 40ª Semana

No nascimento, o cérebro já encobriu a maior parte das outras regiões do encéfalo. O seu crescimento rápido dentro dos limites rígidos do crânio força o desenvolvimento de uma superfície convoluta e com sulcos.

Cérebro

Ponte
Cerebelo

Bulbo

Nervos cranianos

Medula espinal

(g) Criança

As direções "dorsal" e "ventral" são diferentes no encéfalo devido à flexão do tubo neural durante o desenvolvimento.

Dorsal (superior)

Rostral

Caudal

Rostral

Ventral (inferior)

Ventral (anterior)

Dorsal (posterior)

Caudal

FIGURA 9.3 **RESUMO ANATÔMICO**

O sistema nervoso central

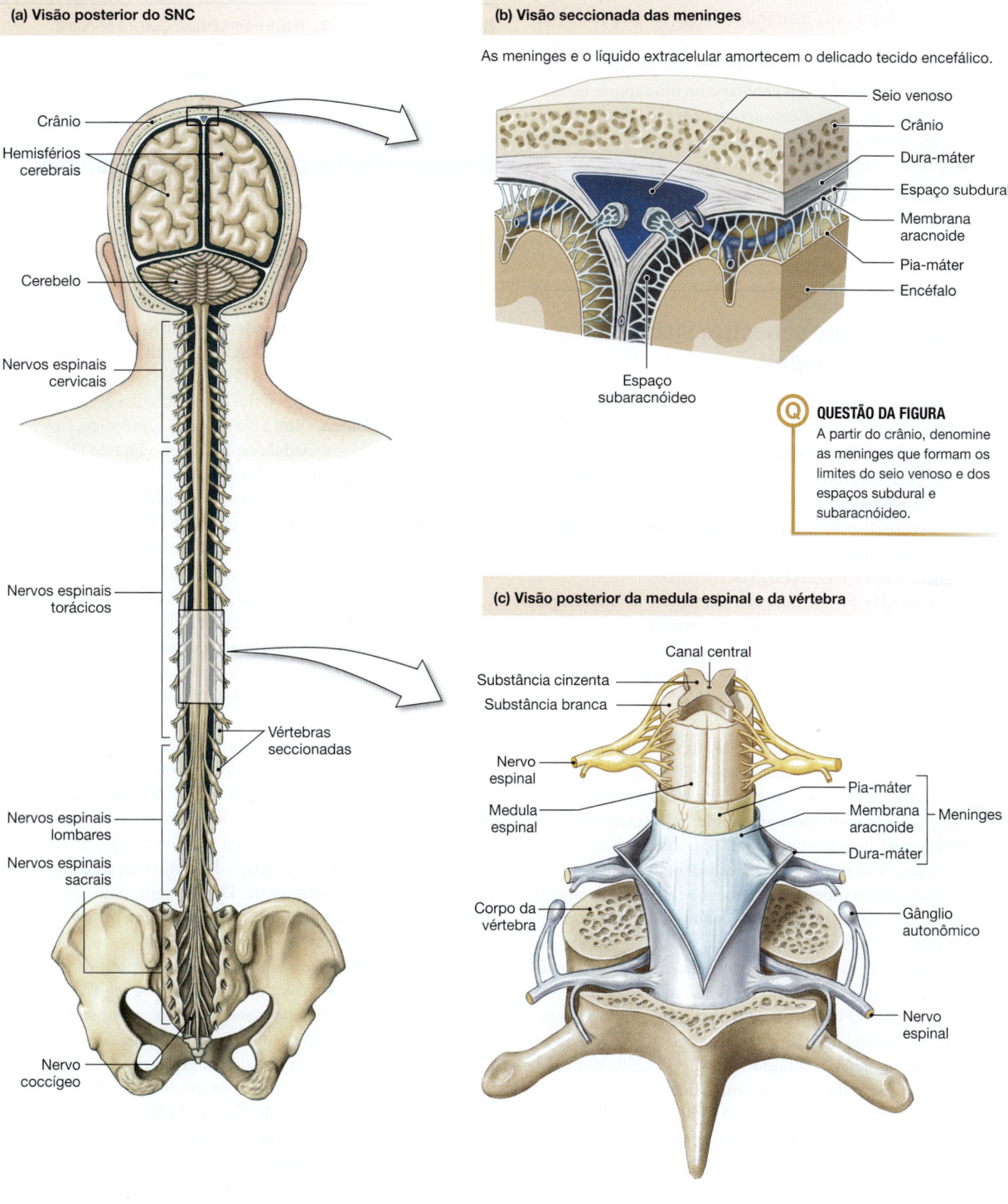

(a) Visão posterior do SNC

Crânio
Hemisférios cerebrais
Cerebelo
Nervos espinais cervicais
Nervos espinais torácicos
Vértebras seccionadas
Nervos espinais lombares
Nervos espinais sacrais
Nervo coccígeo

(b) Visão seccionada das meninges

As meninges e o líquido extracelular amortecem o delicado tecido encefálico.

Seio venoso
Crânio
Dura-máter
Espaço subdural
Membrana aracnoide
Pia-máter
Encéfalo
Espaço subaracnóideo

Q QUESTÃO DA FIGURA
A partir do crânio, denomine as meninges que formam os limites do seio venoso e dos espaços subdural e subaracnóideo.

(c) Visão posterior da medula espinal e da vértebra

Canal central
Substância cinzenta
Substância branca
Nervo espinal
Medula espinal
Corpo da vértebra
Pia-máter
Membrana aracnoide
Dura-máter
Meninges
Gânglio autonômico
Nervo espinal

SNC são chamados de **tratos**. Os tratos no sistema nervoso central são equivalentes aos nervos no sistema nervoso periférico.

A consistência do encéfalo e da medula espinal é macia e gelatinosa. Embora cada neurônio e célula da glia tenha um citoesqueleto interno extremamente organizado que mantém a forma e a orientação da célula, o tecido neural possui uma matriz extracelular mínima e precisa contar com um suporte externo para se proteger de traumas. Esse suporte vem sob a forma de um invólucro exterior de osso, três camadas de membrana de tecido conectivo e fluido entre as membranas (Fig. 9.3b, c).

REVISANDO CONCEITOS

2. Cite o nome dos quatro tipos de células da glia do SNC e descreva a(s) função(ões) de cada uma (p. 233).

Os ossos e o tecido conectivo sustentam o sistema nervoso central

Nos vertebrados, o encéfalo está guardado em uma **caixa óssea**, o **crânio** (Fig. 9.3a), e a medula espinal segue ao longo do canal da **coluna vertebral**. A segmentação do corpo, característica de alguns invertebrados, ainda pode ser observada nas **vértebras**, as quais estão empilhadas umas sobre as outras e separadas por discos de tecido conectivo. Os nervos do sistema nervoso periférico entram e saem da medula espinal, passando através de forames localizados entre as vértebras (Fig. 9.3c).

Três camadas de membranas, chamadas de **meninges**, situam-se entre os ossos e os tecidos do sistema nervoso central. Estas membranas ajudam a estabilizar o tecido neural e a protegê-lo do impacto contra os ossos. A partir do osso até o tecido nervoso, as membranas são (1) a dura-máter, (2) a aracnoide e (3) a pia-máter (Fig. 9.3b, c).

A **dura-máter** é a mais grossa das três membranas (pense em *durável*). Ela está associada a veias que drenam o sangue do encéfalo através de vasos ou cavidades, chamadas de *seios*. A camada do meio, a **membrana aracnoide**, é frouxamente ligada à membrana mais interna, deixando um *espaço subaracnóideo* entre as duas camadas. A membrana interna, a **pia-máter**, é uma membrana fina que adere à superfície do cérebro e da medula espinal. As artérias que suprem o encéfalo estão associadas a essa camada.

O último componente protetor do SNC é o líquido extracelular, o qual ajuda a acolchoar o delicado tecido neural. O crânio tem um volume interno de 1,4 L, sendo cerca de 1 L ocupado por células. O volume restante é dividido em dois compartimentos extracelulares distintos: o sangue (100-150 mL), o *líquido cerebrospinal* e o líquido intersticial (250-300 mL). O líquido cerebrospinal e o líquido intersticial, juntos, formam o meio extracelular dos neurônios. O líquido intersticial circula abaixo da pia-máter. O líquido cerebrospinal é encontrado nos ventrículos e no espaço entre a pia-máter e a membrana aracnoide. Os compartimentos dos líquidos cerebrospinal e intersticial comunicam-se entre si através de junções permeáveis da membrana pial e pela camada de células ependimárias que revestem os ventrículos.

REVISANDO CONCEITOS

3. O que é um gânglio? Qual é a estrutura equivalente no SNC?

4. Os nervos periféricos são equivalentes a qual estrutura do SNC?

O cérebro flutua no líquido cerebrospinal

O **líquido cerebrospinal** (**LCS**) é uma solução salina secretada continuamente pelo **plexo coroide**, uma região especializada nas paredes dos ventrículos (**FIG. 9.4b**). O plexo coroide é muito similar ao tecido renal e consiste em capilares e um epitélio de transporte (p. 79) derivado do epêndima. As células do plexo coroide bombeiam seletivamente sódio e outros solutos do plasma para dentro dos ventrículos, criando um gradiente osmótico que puxa água junto com os solutos (Fig. 9.4c).

O líquido cerebrospinal flui dos ventrículos para dentro do **espaço subaracnóideo**, entre a pia-máter e a aracnoide, envolvendo todo o encéfalo e a medula espinal com o líquido (Fig. 9.4b). O líquido cerebrospinal flui ao redor do tecido neural e, por fim, é absorvido de volta para o sangue por **vilosidades** especializadas na membrana aracnoide, dentro do crânio (Fig. 9.4d). A taxa de fluxo do líquido cerebrospinal no SNC é suficiente para renovar todo o seu volume cerca de três vezes ao dia.

O LCS serve a duas funções: proteção física e proteção química. O encéfalo e a medula espinal flutuam na delgada camada de líquido entre as membranas. A flutuabilidade do LCS reduz o peso do encéfalo em cerca de 30 vezes. Menos peso implica menos pressão sobre os vasos sanguíneos e os nervos conectados ao SNC.

O líquido cerebrospinal também promove proteção por amortecimento. Quando ocorre um choque na cabeça, o LCS deve ser comprimido antes que o encéfalo bata na parte interna do crânio. Entretanto, a água é minimamente compressível, o que ajuda o LCS a acolchoar o encéfalo. Como exemplo do poder de proteção do LCS, agite um pedaço de queijo tofu (representando o encéfalo) em uma jarra vazia. Depois agite outro pedaço de tofu em uma jarra completamente cheia de água para ver como o LCS protege o encéfalo.

Além da proteção física aos delicados tecidos do SNC, o LCS cria um meio extracelular rigidamente regulado para os neurônios. O plexo coroide é seletivo para as substâncias que transporta aos ventrículos, o que resulta em uma composição do LCS diferente do plasma. A concentração de K^+ é menor no líquido cerebrospinal, e a concentração de H^+ é maior do que no plasma. A concentração de Na^+ no LCS é semelhante à do sangue. O líquido cerebrospinal normalmente contém pouca proteína e não há células sanguíneas.

O líquido cerebrospinal troca solutos com o líquido intersticial do SNC e fornece uma rota pela qual os resíduos

FIGURA 9.4 **RESUMO ANATÔMICO**

Líquido cerebrospinal

(a) Os ventrículos do encéfalo

Os ventrículos laterais são constituídos pelos primeiro e segundo ventrículos. O terceiro e o quarto ventrículos estendem-se através do tronco encefálico e unem-se ao canal central da medula espinal. Compare a visão frontal à secção transversal da Figura 9.10a.

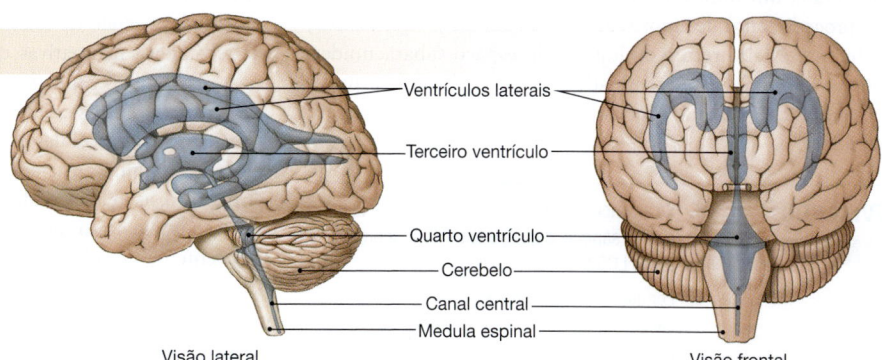

Ventrículos laterais
Terceiro ventrículo
Quarto ventrículo
Cerebelo
Canal central
Medula espinal

Visão lateral

Visão frontal

(b) Secreção do líquido cerebrospinal

O líquido cerebrospinal é secretado nos ventrículos e flui por todo o espaço subaracnóideo, onde acolchoa o sistema nervoso central.

Vilosidades aracnoides

Plexo coroide do terceiro ventrículo

Pia-máter

Membrana aracnoide

Seio

Plexo coroide do quarto ventrículo

Medula espinal

Canal central

Espaço subaracnóideo

Membrana aracnoide

Dura-máter

(c) Plexo coroide

O plexo coroide transporta íons e nutrientes do sangue para o líquido cerebrospinal.

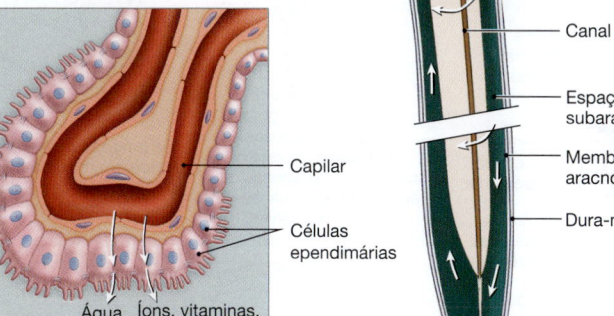

Capilar

Células ependimárias

Água   Íons, vitaminas, nutrientes

Líquido cerebrospinal no terceiro ventrículo

(d) Reabsorção do líquido cerebrospinal

O líquido cerebrospinal é reabsorvido pelo sangue por projeções digitiformes da membrana aracnoide, chamadas de vilosidades.

Líquido cerebrospinal

Osso do crânio
Dura-máter
Revestimento endotelial
Sangue no seio venoso
Movimento do líquido
Vilosidade aracnoide
Dura-máter (camada interna)
Espaço subdural

Córtex cerebral

Pia-máter   Espaço subaracnóideo   Membrana aracnoide

Q QUESTÕES DA FIGURA

1. Os médicos podem coletar uma amostra do LCS quando suspeitam de uma infecção no encéfalo. Qual é o local menos arriscado e mais fácil de inserir uma agulha através das meninges? (Ver Fig. 9.4b.)
2. O aqueduto do mesencéfalo (aqueduto de Sylvius) é uma passagem estreita entre o 3° e o 4° ventrículos. O que acontece ao fluxo do LCS se o aqueduto for bloqueado por um tumor ou por uma infecção, condição conhecida por estenose aquedutal? Em um estudo de imageamento tridimensional do encéfalo, como você distinguiria uma estenose aquedutal de um bloqueio do fluxo do LCS no espaço subaracnóideo, próximo ao lobo frontal?

podem ser removidos. Clinicamente, uma amostra do LCS é considerada um indicador do ambiente químico do encéfalo. Este procedimento de amostragem, chamado de *punção lombar*, geralmente é feito retirando líquido do espaço subaracnóideo entre as vértebras, na extremidade inferior da medula espinal. A presença de proteínas ou células sanguíneas no LCS sugere uma infecção.

5. Se a concentração de H^+ no LCS é mais alta que no sangue, o que pode se dizer sobre o pH do LCS?

6. Por que o rompimento de um vaso sanguíneo localizado entre as meninges é potencialmente uma emergência cirúrgica?

7. O LCS é mais parecido com o plasma ou com o líquido intersticial? Justifique a sua resposta.

A barreira hematencefálica protege o encéfalo

A última camada de proteção do encéfalo é uma barreira funcional entre o líquido intersticial e o sangue. Essa barreira é necessária para isolar o principal centro de controle corporal de substâncias potencialmente nocivas do sangue e de patógenos circulantes, como bactérias. Para ativar essa proteção, a maior parte das 640 km de capilares encefálicos cria uma **barreira hematencefálica** funcional (**FIG. 9.5**). Embora não seja uma barreira literal, a grande seletividade da permeabilidade dos capilares protege o encéfalo de toxinas e flutuações hormonais, de íons e de substâncias neuroativas, como neurotransmissores circulantes.

Por que os capilares do encéfalo são muito menos permeáveis do que outros capilares? Em sua maioria, junções e poros permeáveis entre células permitem livre troca de solutos entre o plasma e o líquido intersticial (p. 76). Nos capilares do encéfalo, entretanto, as células endoteliais formam junções oclusivas entre si, o que evita o movimento de solutos por entre as células. Aparentemente, a formação das junções oclusivas é induzida por sinais parácrinos provenientes de astrócitos adjacentes, cujos pés envolvem os capilares. Portanto, é o próprio tecido encefálico que cria a barreira hematencefálica.

A permeabilidade seletiva da barreira hematencefálica pode ser atribuída às suas propriedades de transporte. O endotélio capilar usa transportadores e canais de membrana específicos para transportar os nutrientes e outras substâncias úteis do sangue para o líquido intersticial do encéfalo. Outros transportadores de membrana levam os resíduos do líquido intersticial para o plasma. Qualquer molécula solúvel em água que não seja transportada por estes carreadores não pode atravessar a barreira hematencefálica.

Uma ilustração interessante de como a barreira hematencefálica funciona é encontrada na *doença de Parkinson* – um distúrbio neurológico em que os níveis do neurotransmissor dopamina no encéfalo são muito baixos, uma vez que os neurônios dopaminérgicos ou estão danificados ou estão mortos. A dopa-

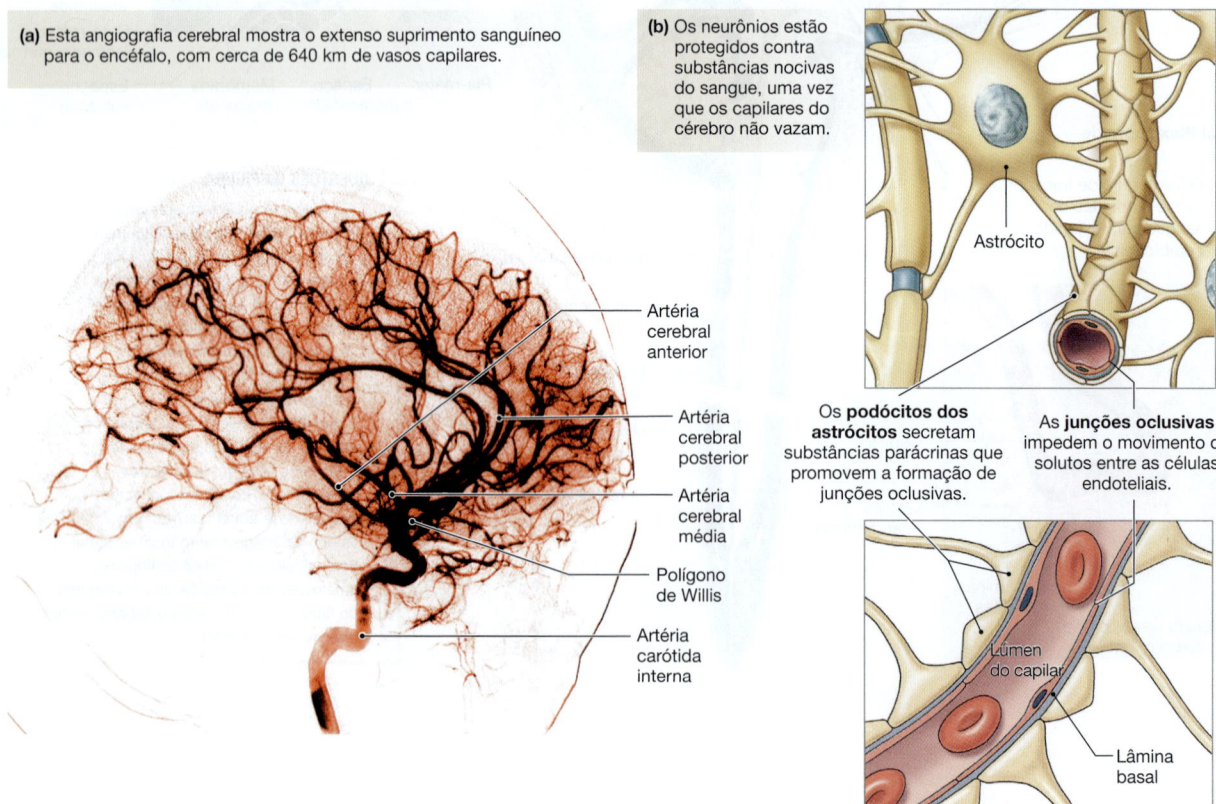

(a) Esta angiografia cerebral mostra o extenso suprimento sanguíneo para o encéfalo, com cerca de 640 km de vasos capilares.

(b) Os neurônios estão protegidos contra substâncias nocivas do sangue, uma vez que os capilares do cérebro não vazam.

Artéria cerebral anterior

Artéria cerebral posterior

Artéria cerebral média

Polígono de Willis

Artéria carótida interna

Astrócito

Os **podócitos dos astrócitos** secretam substâncias parácrinas que promovem a formação de junções oclusivas.

As **junções oclusivas** impedem o movimento de solutos entre as células endoteliais.

Lúmen do capilar

Lâmina basal

FIGURA 9.5 **A barreira hematencefálica.**

mina administrada por via oral ou por injeção é ineficaz, pois não atravessa a barreira hematencefálica. O precursor da dopamina, L-*dopa*, no entanto, é transportado através das células da barreira hematencefálica por um transportador de aminoácidos (p. 138). Tendo acesso à L-dopa no líquido intersticial, os neurônios metabolizam-na à dopamina, permitindo, assim, que a deficiência seja tratada.

Embora a barreira hematencefálica exclua muitas substâncias hidrossolúveis, pequenas moléculas lipossolúveis podem difundir-se através da membrana de suas células (p. 136). Essa é uma das razões de por que alguns anti-histamínicos dão sono, e outros, não. Os anti-histamínicos mais antigos eram aminas lipossolúveis que facilmente atravessavam a barreira hematencefálica, agindo nos centros encefálicos que controlam a vigília. Os novos fármacos são menos lipossolúveis e, por isso, não têm o mesmo efeito sedativo.

Algumas poucas áreas do encéfalo não possuem uma barreira hematencefálica funcional, e seus capilares têm um endotélio permeável, como a maioria dos capilares do resto do corpo. Nessas áreas do encéfalo, a função dos neurônios adjacentes depende, de alguma forma, do contato direto com o sangue. Por exemplo, o hipotálamo libera hormônios neurossecretores que devem passar para os capilares do *sistema porta hipotalâmico-hipofisário* e ser distribuídos à adeno-hipófise (p. 211).

Outra região que não apresenta barreira hematencefálica é o centro do vômito no bulbo. Esses neurônios monitoram a presença de substâncias estranhas no sangue, possivelmente tóxicas,

SOLUCIONANDO O **PROBLEMA**

Ben foi diagnosticado com espasmos infantis, ou síndrome de West, uma forma de epilepsia caracterizada pelo aparecimento, entre os 4 e 7 meses de idade, de crises do tipo *head drops* (flexão atônica da cabeça) e por interrupção ou deterioração do desenvolvimento mental. Ben iniciou um tratamento com injeções de adrenocorticotrofina (ACTH) (p. 213) durante um mês, além de um medicamento antiepiléptico, chamado de vigabatrina, para controlar as convulsões. Os cientistas não têm certeza do porquê a ACTH é tão eficaz em controlar este tipo de convulsão. Eles descobriram que, entre os seus efeitos, ela aumenta a formação de mielina, aumenta a integridade da barreira hematencefálica e aumenta a ligação do neurotransmissor GABA à sinapse. A vigabatrina prolonga a atividade sináptica de GABA, retardando a sua degradação. Como esperado, as convulsões de Ben desapareceram completamente antes do final do mês de tratamento e seu desenvolvimento retornou ao nível normal.

P1: *Como uma barreira hematencefálica permeável pode levar a uma cascata de potenciais de ação que desencadeiam uma convulsão?*

P2: *O GABA abre canais de Cl⁻ na célula pós-sináptica. O que isso causa no potencial de membrana da célula? O GABA torna mais ou menos provável que a célula dispare potenciais de ação?*

P3: *Por que é importante limitar a duração do tratamento, particularmente em pacientes muito jovens? (p. 217)*

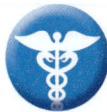

FOCO CLÍNICO

Diabetes: hipoglicemia e o encéfalo

Os neurônios são chatos em relação à sua comida. Na maior parte das circunstâncias, a única biomolécula que os neurônios utilizam para obter energia é a glicose. De modo surpreendente, isso pode representar um problema para pacientes diabéticos, cujo distúrbio leva a um excesso de glicose no sangue. Em face da hiperglicemia (elevação da glicose no sangue) sustentada, as células da barreira hematencefálica regulam para baixo (p. 51) os seus transportadores de glicose. Então, se o nível de glicose no sangue do paciente diminui abaixo do normal devido ao excesso de insulina ou pelo fato de não se alimentar, os neurônios do encéfalo podem não ser capazes de captar glicose com rapidez suficiente para manter a sua atividade elétrica. O sujeito pode apresentar confusão, irritabilidade e fala arrastada, pois o funcionamento do cérebro começa a falhar. A administração imediata de açúcar, seja por via oral ou infusão intravenosa, é necessária para evitar danos permanentes. Em casos extremos, a hipoglicemia pode causar coma ou até mesmo morte.

como as drogas. Caso detectem algo nocivo, eles desencadeiam o reflexo do vômito. O vômito remove o conteúdo do sistema digestório e ajuda a eliminar as toxinas ingeridas.

O tecido neural tem necessidades metabólicas especiais

Uma propriedade comum do sistema nervoso central é o seu metabolismo especializado. Os neurônios necessitam de um suprimento constante de oxigênio e glicose para produzir o ATP utilizado no transporte ativo de íons e neurotransmissores. O oxigênio passa livremente através da barreira hematencefálica, e os transportadores de membrana conduzem a glicose do plasma para o líquido intersticial do encéfalo. Níveis muito baixos de qualquer um dos substratos podem levar a um resultado devastador na sua função encefálica.

Devido à sua alta demanda de oxigênio, o encéfalo recebe cerca de 15% do sangue bombeado pelo coração. Se o fluxo sanguíneo do encéfalo for interrompido, o dano ocorre em apenas poucos minutos sem oxigênio. Os neurônios são igualmente sensíveis à falta de glicose. Em circunstâncias normais, a glicose é a única fonte de energia dos neurônios.

Algumas estimativas revelam que o encéfalo é responsável por aproximadamente metade do consumo de glicose do corpo. Como consequência, o organismo utiliza diversas vias homeostáticas para assegurar que a concentração de glicose no sangue permaneça sempre adequada para atender à demanda do encéfalo. Se a homeostasia falhar, uma **hipoglicemia** progressiva (baixo nível de glicose no sangue) leva à confusão, à inconsciência e, por fim, à morte.

Agora que você tem uma ampla visão geral do sistema nervoso central, examinaremos as estruturas e as funções da medula espinal e do encéfalo com mais detalhes.

REVISANDO CONCEITOS

8. A fosforilação oxidativa ocorre em qual organela?

9. Cite as duas vias metabólicas para o metabolismo aeróbio da glicose. O que acontece com o NADH produzido nestas vias?

10. No final dos anos de 1800, o cientista Paul Ehrlich injetou corante azul na circulação sanguínea de animais. Ele observou que todos os tecidos se tingiram de azul, exceto o encéfalo. Ele não estava ciente da barreira hematencefálica. Então, que conclusão você acha que ele tirou de seus resultados?

11. Em um experimento subsequente, um aluno de Ehrlich injetou o corante no LCS de alguns animais. O que você acha que ele observou sobre a coloração do encéfalo e de outros tecidos do corpo?

A MEDULA ESPINAL

A medula espinal é a principal via para o fluxo de informações em ambos os sentidos entre o encéfalo e a pele, as articulações e os músculos do corpo. Além disso, a medula espinal contém redes neurais responsáveis pela locomoção. Se for seccionada, há perda da sensibilidade da pele e dos músculos, bem como *paralisia*, a perda da capacidade de controlar os músculos voluntariamente.

A medula espinal é dividida em quatro regiões: *cervical*, *torácica*, *lombar* e *sacra*, nomes que correspondem às vértebras adjacentes (ver Fig. 9.3a). Cada região é subdividida em segmentos, e de cada segmento surge um par bilateral de **nervos espinais**. Pouco antes de um nervo espinal se juntar à medula espinal, ele divide-se em dois ramos, chamados de **raízes** (**FIG. 9.6a**).

A **raiz dorsal** de cada nervo espinal é especializada em conduzir a entrada de informações sensoriais. Os **gânglios da raiz dorsal**, dilatações encontradas na raiz dorsal antes de entrar na medula (Fig. 9.6b), contêm os corpos celulares dos neurônios sensoriais. A **raiz ventral** carrega informações provenientes do SNC para músculos e glândulas.

Em uma secção transversal, a medula espinal tem um centro de substância cinzenta, em forma de borboleta ou da letra H, rodeado de substância branca. As fibras sensoriais da raiz dorsal fazem sinapse com interneurônios dos **cornos dorsais** da substância cinzenta. Os corpos celulares dos cornos dorsais estão organizados em dois núcleos distintos, um para informações somáticas, e o outro para informações viscerais (Fig. 9.6b).

Os **cornos ventrais** da substância cinzenta contêm corpos celulares de neurônios motores que conduzem sinais eferentes para músculos e glândulas. Estão organizados em núcleos motores somáticos e autonômicos. As fibras eferentes deixam a medula espinal pela raiz ventral.

A substância branca da medula espinal é o equivalente biológico a cabos de fibra óptica que as companhias telefônicas utilizam para conduzir os nossos sistemas de comunicação. A substância branca pode ser dividida em diversas **colunas** compostas de tratos de axônios que transferem informações para cima e para baixo na medula. Os **tratos ascendentes** conduzem informações sensoriais para o encéfalo. Eles ocupam as porções

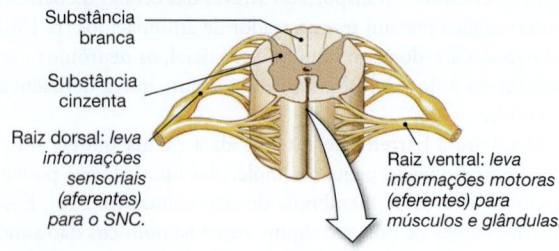

(a) Um segmento da medula espinal em visão ventral, mostrando os seus pares de nervos.

Substância branca
Substância cinzenta
Raiz dorsal: *leva informações sensoriais (aferentes) para o SNC.*
Raiz ventral: *leva informações motoras (eferentes) para músculos e glândulas.*

(b) A **substância cinzenta** consiste em núcleos sensoriais e motores.

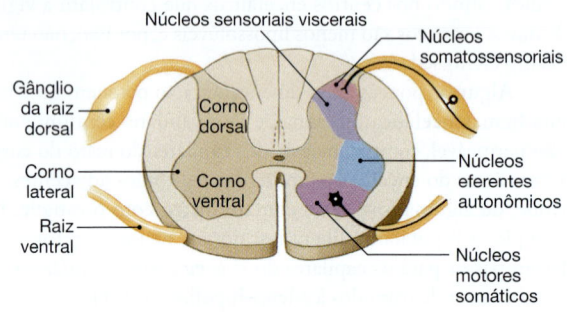

Núcleos sensoriais viscerais
Núcleos somatossensoriais
Gânglio da raiz dorsal
Corno dorsal
Corno lateral
Corno ventral
Núcleos eferentes autonômicos
Raiz ventral
Núcleos motores somáticos

(c) A **substância branca** da medula espinal consiste em tratos de axônios que transportam informações para o encéfalo e a partir dele.

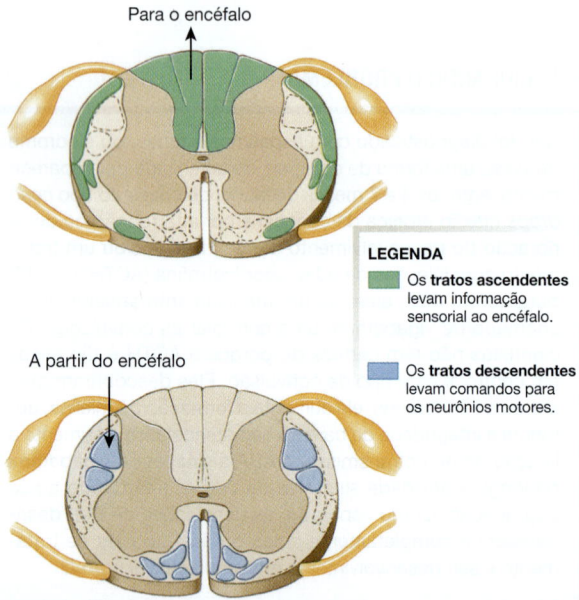

Para o encéfalo

A partir do encéfalo

LEGENDA

Os **tratos ascendentes** levam informação sensorial ao encéfalo.

Os **tratos descendentes** levam comandos para os neurônios motores.

FIGURA 9.6   Organização da medula espinal. A medula espinal contém núcleos com corpos celulares dos neurônios eferentes e tratos de axônios que vão para o encéfalo e vêm do encéfalo.

dorsal e lateral externa da medula espinal (Fig. 9.6c). Os **tratos descendentes** conduzem principalmente sinais eferentes (motores) do encéfalo para a medula. Eles ocupam as porções ventral e lateral interna da substância branca. Os **tratos propriospinais** são aqueles que permanecem dentro da medula.

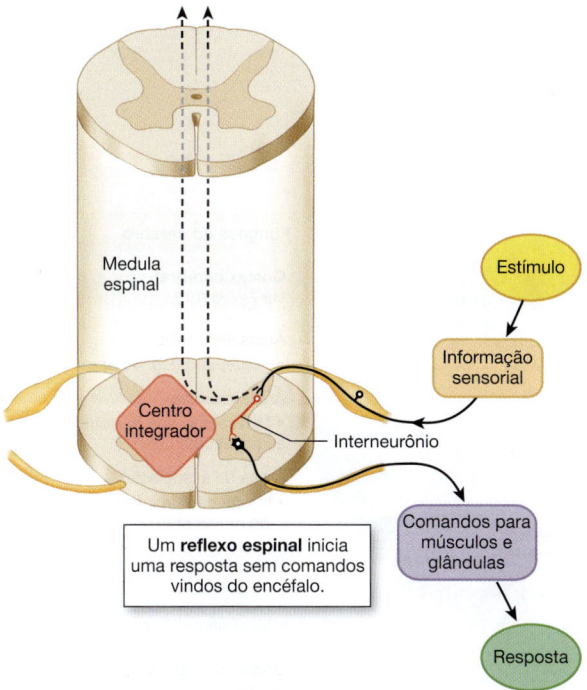

FIGURA 9.7   Reflexos espinais. Em um reflexo espinal, a informação sensorial, ao entrar na medula espinal, desencadeia uma resposta sem necessidade de comandos do encéfalo. No entanto, essas informações sensoriais sobre o estímulo podem ser enviadas para o encéfalo.

A medula espinal pode funcionar como um centro integrador próprio para *reflexos espinais* simples, cujos sinais passam de um neurônio sensorial para um neurônio eferente através da substância cinzenta (**FIG. 9.7**). Além disso, os interneurônios espinais podem direcionar informações sensoriais para o encéfalo por tratos ascendentes ou trazer comandos do encéfalo para os neurônios motores. Muitas vezes, as informações também se modificam à medida que passam pelos interneurônios. Os reflexos desempenham um papel crucial na coordenação do movimento corporal.

REVISANDO CONCEITOS

12. Quais são as diferenças entre cornos, raízes, tratos e colunas da medula espinal?

13. Se a raiz dorsal da medula espinal for seccionada, que função será interrompida?

O ENCÉFALO

Há milhares de anos, Aristóteles declarou que o coração era a sede da alma. Entretanto, a maioria das pessoas hoje concorda que o encéfalo é o órgão que dá ao ser humano os atributos únicos da espécie. O desafio que os cientistas de hoje enfrentam é entender como circuitos formados por milhões de neurônios resultam em comportamentos complexos, como falar, escrever uma sinfonia ou criar mundos imaginários para um jogo interativo de computador. Talvez a função do encéfalo seja a propriedade emergente principal (p. 2). A questão que permanece é se teremos capacidade de decifrar de que maneira surgem as emoções, como felicidade e amor, a partir de sinais químicos e elétricos conduzidos ao longo de circuitos de neurônios.

É possível estudar o encéfalo em muitos níveis de organização. As visões mais reducionistas consideram os neurônios individualmente e o que acontece a eles em resposta a estímulos químicos e elétricos. Uma abordagem mais integrada deve focar em grupos de neurônios e como estes interagem entre si em *circuitos*, *vias* ou redes. A abordagem mais complexa inicia com um comportamento ou resposta fisiológica e avança em sentido inverso para dissecar os circuitos neurais que originaram o comportamento ou a resposta.

Por séculos, os estudos da função do encéfalo ficaram restritos a descrições anatômicas. Contudo, quando estudamos o encéfalo, vemos que não há uma relação 1:1 ordenada entre estrutura e função. Um encéfalo humano adulto tem uma massa de cerca de 1.400 g e contém cerca de 85 bilhões de neurônios. Quando você considera que cada um desses bilhões de neurônios pode receber até 200 mil sinapses, o número de possíveis conexões neuronais é espantoso. Para complicar ainda mais, essas sinapses não são fixas e estão constantemente mudando.

Um princípio básico a ser lembrado ao se estudar o encéfalo é que uma função, mesmo que aparentemente simples, como dobrar os seus dedos, envolve múltiplas regiões do encéfalo (bem como da medula espinal). Do mesmo modo, uma região do encéfalo pode estar envolvida em várias funções ao mesmo tempo. Em outras palavras, entender o encéfalo não é um processo simples e direto.

A **FIGURA 9.8** apresenta um resumo anatômico para se acompanhar à medida que discutimos as principais regiões do encéfalo, da mais primitiva à mais complexa. Das seis principais divisões do encéfalo presentes no nascimento (ver Fig. 9.2e), apenas o bulbo, o cerebelo e o cérebro são visíveis quando o encéfalo intacto é visto de perfil. As outras três divisões (diencéfalo, mesencéfalo e ponte) restantes são cobertas pelo cérebro.

O tronco encefálico é a região mais antiga do encéfalo

O **tronco encefálico** é a região mais antiga e mais primitiva do encéfalo e consiste em estruturas que derivam do mesencéfalo e do rombencéfalo embrionários. O tronco encefálico pode ser dividido em substância branca e substância cinzenta, sendo que, em alguns aspectos, a sua anatomia é similar à da medula espinal. Alguns tratos ascendentes da medula espinal cruzam o tronco encefálico, ao passo que outros tratos ascendentes fazem sinapse neste ponto. Os tratos descendentes provenientes de centros superiores do encéfalo também cruzam o tronco encefálico em seu caminho para a medula espinal.

Pares de nervos periféricos partem do tronco encefálico, de maneira similar aos nervos espinais ao longo da medula espinal (Fig. 9.8f). Onze dos 12 **nervos cranianos** (números II-XII) originam-se ao longo do tronco encefálico. (O primeiro nervo craniano, o nervo olfatório, entra no prosencéfalo.) Os nervos cranianos carregam as informações sensorial e motora relativas à cabeça e ao pescoço (**TAB. 9.1**).

FIGURA 9.8 **RESUMO ANATÔMICO**

Sistema nervoso central

(a) Visão lateral do SNC

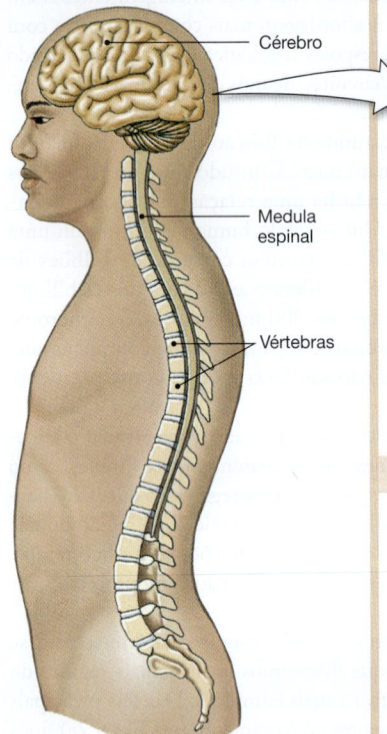

- Cérebro
- Medula espinal
- Vértebras

Anatomia do encéfalo

(b) Visão lateral do encéfalo

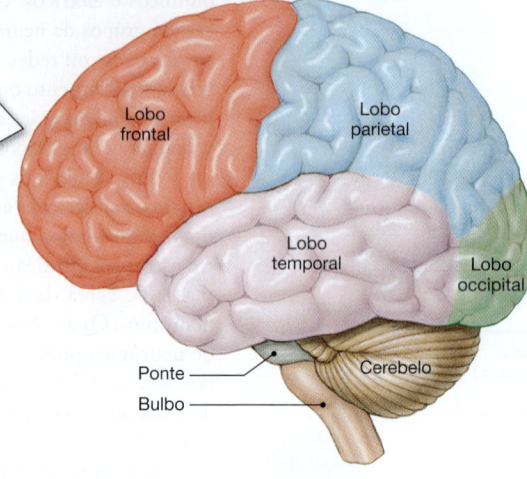

- Lobo frontal
- Lobo parietal
- Lobo temporal
- Lobo occipital
- Ponte
- Bulbo
- Cerebelo

(c) Visão sagital medial do encéfalo

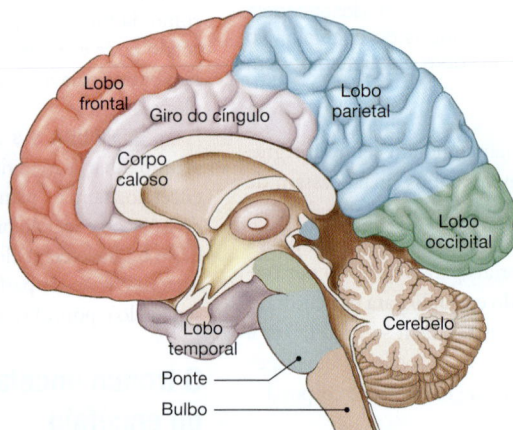

- Lobo frontal
- Giro do cíngulo
- Corpo caloso
- Lobo parietal
- Lobo occipital
- Cerebelo
- Lobo temporal
- Ponte
- Bulbo

(d) Diencéfalo

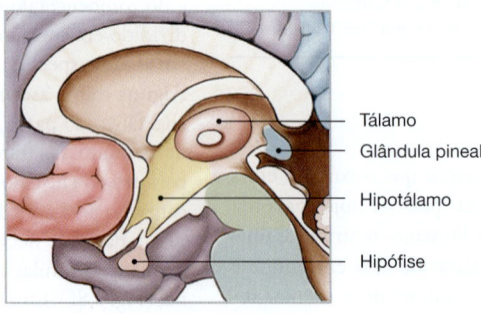

- Tálamo
- Glândula pineal
- Hipotálamo
- Hipófise

Funções do cérebro

Córtex cerebral
Ver Figura 9.13.

Áreas sensoriais
- Percepção (Fig. 10.3)

Áreas motoras
- Movimento dos músculos esqueléticos

Áreas de associação
- Integração da informação e direção do movimento voluntário (Cap. 13)

Núcleos da base (não mostrado)
Ver Figura 9.10.

- Movimento (Cap. 13)

Núcleos da base (não mostrado)
Ver Figura 9.10.

Amígdala

- Emoção
- Memória

Hipocampo

- Aprendizagem
- Memória

Funções do cerebelo

- Coordenação do movimento [Cap. 13]

Funções do diencéfalo

Tálamo

- Centro de integração e retransmissão para as informações sensorial e motora

Glândula pineal

- Secreção de melatonina (Fig. 7.16)

Hipotálamo
Ver Tabela 9.2.

- Homeostasia (Cap. 11)
- Impulsos comportamentais

Hipófise

- Secreção hormonal (Fig. 7.8)

Os nervos cranianos são descritos de acordo com a sua constituição, se incluem fibras sensoriais, fibras motoras ou ambas (nervos mistos). Por exemplo, o X nervo craniano, o **nervo vago**, é um nervo misto que transporta ambas as fibras, sensoriais e motoras, para muitos órgãos internos. Um componente importante do exame clínico neurológico é testar as funções controladas por esses nervos.

O tronco encefálico contém numerosos grupos distintos de corpos de células nervosas, ou núcleos. Muitos desses núcleos estão associados à **formação reticular**, uma coleção difusa de neurônios que se estendem por todo o tronco encefálico. O nome *reticular* significa "rede" e se origina dos entrelaçamentos de axônios que se ramificam profusamente para cima, a divisões superiores do encéfalo, e para baixo, em direção à medula espinal. Os núcleos do tronco encefálico estão envolvidos em muitos processos básicos, incluindo sono e vigília, tônus muscular e reflexos de estiramento, coordenação da respiração, regulação da pressão arterial e modulação da dor.

REVISANDO CONCEITOS

14. Os termos seguintes são constituídos de substância branca ou cinzenta? (a) Tratos ascendentes, (b) formação reticular, (c) tratos descendentes.

15. Utilizando a informação da Tabela 9.1, descreva os tipos de atividades que você deveria pedir para um paciente executar caso desejasse testar a função de cada nervo craniano.

16. Na terminologia anatômica direcional, o cérebro, localizado perto superior do crânio, é considerado _____ em relação ao tronco encefálico.

Começando na medula espinal e se deslocando para a parte superior do crânio, o tronco encefálico consiste no bulbo, na ponte e no mesencéfalo (Fig. 9.8f). Alguns especialistas incluem o cerebelo como parte do tronco encefálico. O quarto ventrículo, em forma de losango, percorre o interior do tronco encefálico e conecta-se com o canal central da medula espinal (ver Fig. 9.4a).

Bulbo A **medula oblonga**, muitas vezes chamada apenas de *bulbo*, representa a transição entre a medula espinal e o próprio encéfalo (Fig. 9.8f). A sua substância branca inclui **tratos somatossensoriais** ascendentes, que levam informação sensorial ao encéfalo, e o **trato corticospinal** descendente, que conduz informação do cérebro para a medula espinal.

Cerca de 90% das fibras dos tratos corticospinais cruzam a linha média para o lado oposto do corpo, na região do bulbo chamada de **pirâmides**. Como resultado desse cruzamento, cada lado do encéfalo controla o lado oposto do corpo. A substância cinzenta do bulbo inclui os núcleos que controlam muitas funções involuntárias, como pressão arterial, respiração, deglutição e vômito.

Ponte A **ponte** é uma saliência bulbosa na superfície ventral do tronco encefálico, acima do bulbo e abaixo do mesencéfalo. Por sua função principal de atuar como estação retransmissora de informações entre o cerebelo e o cérebro, a ponte muitas vezes é agrupada com o cerebelo. A ponte também coordena o controle da respiração junto aos centros do bulbo.

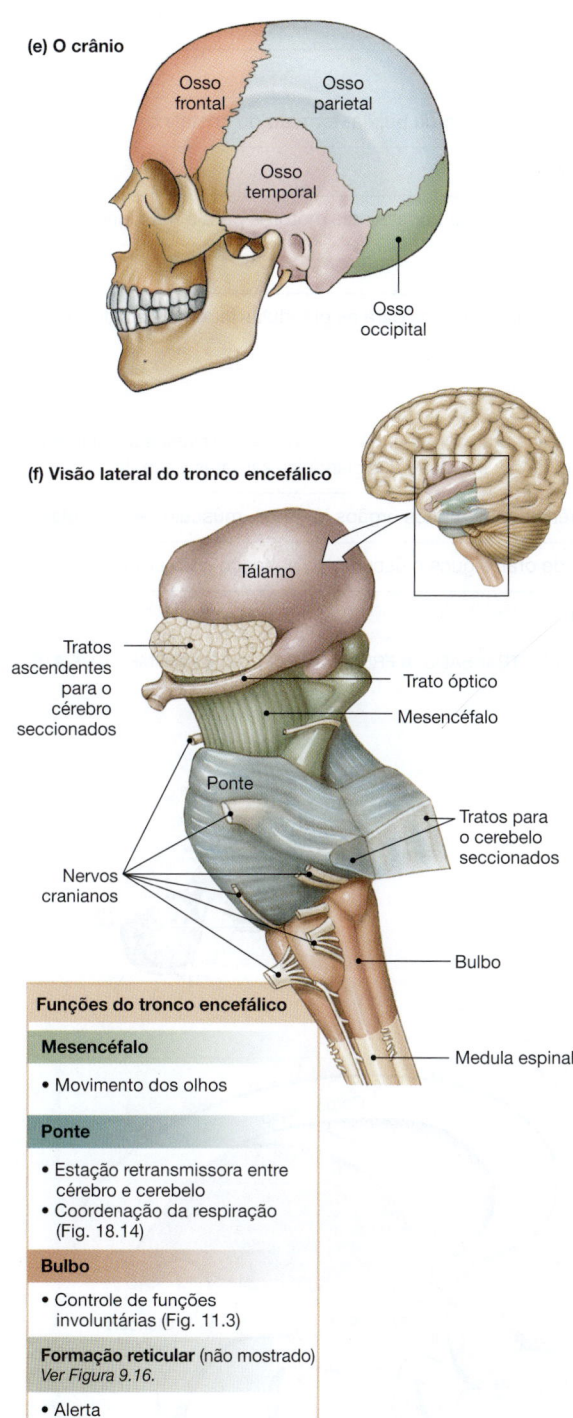

(e) O crânio

Osso frontal
Osso parietal
Osso temporal
Osso occipital

(f) Visão lateral do tronco encefálico

Tálamo
Tratos ascendentes para o cérebro seccionados
Trato óptico
Mesencéfalo
Ponte
Tratos para o cerebelo seccionados
Nervos cranianos
Bulbo
Medula espinal

Funções do tronco encefálico

Mesencéfalo
• Movimento dos olhos

Ponte
• Estação retransmissora entre cérebro e cerebelo
• Coordenação da respiração (Fig. 18.14)

Bulbo
• Controle de funções involuntárias (Fig. 11.3)

Formação reticular (não mostrado)
Ver Figura 9.16.
• Alerta
• Sono
• Tônus muscular
• Modulação da dor

TABELA 9.1	Os nervos cranianos		
Número	**Nome**	**Tipo**	**Função**
I	Olfatório	Sensorial	Informação olfatória do nariz (cheiro)
II	Óptico	Sensorial	Informação visual a partir dos olhos
III	Oculomotor	Motor	Movimento dos olhos, constrição da pupila, formato do cristalino
IV	Troclear	Motor	Movimento dos olhos
V	Trigêmeo	Misto	Informação sensorial da face, da boca; sinais motores para a mastigação
VI	Abducente	Motor	Movimento dos olhos
VII	Facial	Misto	Sensorial gustatório; sinais eferentes para as glândulas lacrimais e salivares; expressão facial
VIII	Vestibulococlear	Sensorial	Audição e equilíbrio
IX	Glossofaríngeo	Misto	Sensibilidade da cavidade oral, baro e quimiorreceptores dos vasos sanguíneos; eferências para a deglutição; secreção das glândulas salivares parótidas
X	Vago	Misto	Sensibilidade e eferência para muitos órgãos internos, músculos e glândulas
XI	Acessório espinal	Motor	Músculos da cavidade oral, alguns músculos do pescoço e do ombro
XII	Hipoglosso	Motor	Músculos da língua

Sistema mnemônico para lembrar os nervos cranianos em ordem: **O**LHA **O Ô**NIBUS **T**ÃO **T**RANSADO. **A F**RENTE **V**ERDE, **G**IDÃO **V**ERMELHO. É **A**TÉ **H**OTEL!

Mesencéfalo   A terceira região do tronco encefálico, o **mesencéfalo**, é uma área relativamente pequena, situada entre a região inferior do diencéfalo e o tronco encefálico. A principal função do mesencéfalo é controlar o movimento dos olhos, mas ele também retransmite sinais para os reflexos auditivos e visuais.

O cerebelo coordena os movimentos

O **cerebelo** é a segunda maior estrutura no encéfalo (Fig. 9.8a-c). Ele está localizado na base do crânio, logo acima da nuca. O nome *cerebelo* significa "pequeno cérebro" e, de fato, a maioria das células nervosas do encéfalo está no cerebelo. A função especializada do cerebelo é processar informações sensoriais e coordenar a execução dos movimentos. As informações sensoriais que nele chegam vêm de receptores somáticos da periferia do corpo e de receptores do equilíbrio, localizados na orelha interna. O cerebelo também recebe informações motoras de neurônios vindos do cérebro. (Ver Capítulos 10 e 13 para obter informações adicionais.)

O diencéfalo contém os centros para a homeostasia

O **diencéfalo**, ou "entre-encéfalo", situa-se entre o tronco encefálico e o cérebro. É composto de duas porções principais, o tálamo e o hipotálamo, e duas estruturas endócrinas, as glândulas hipófise e pineal (**FIG. 9.9**).

   A maior parte do diencéfalo é ocupada por diversos pequenos núcleos que compõem o **tálamo**. O tálamo recebe fibras sensoriais do trato óptico, das orelhas e da medula espinal, bem

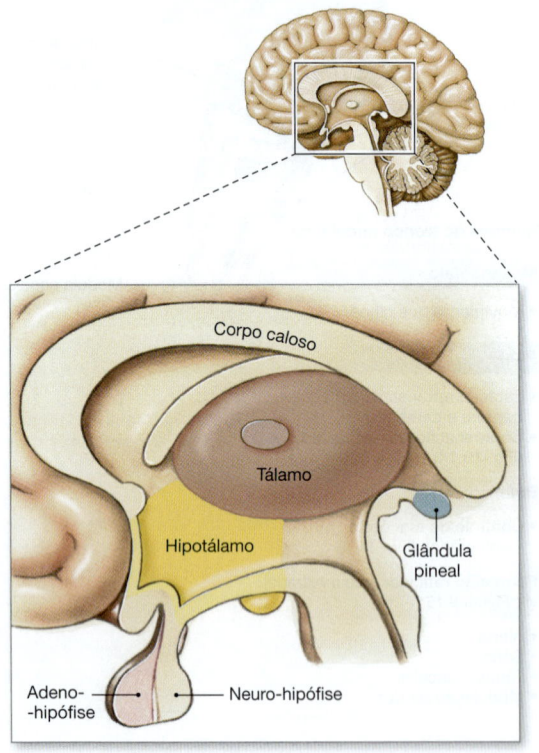

FIGURA 9.9   O diencéfalo. O diencéfalo localiza-se entre o tronco encefálico e o cérebro. Ele consiste no tálamo, hipotálamo, glândula pineal e glândula hipófise.

como informação motora do cerebelo. Ele envia fibras para o cérebro, onde a informação é processada.

O tálamo, muitas vezes, é descrito como uma estação de retransmissão, pois a maioria das informações sensoriais provenientes de partes inferiores do SNC cruza por ele. Assim como a medula espinal, o tálamo pode modificar a informação que cruza por ele, o que o torna um centro integrador, bem como uma estação de retransmissão.

O **hipotálamo** encontra-se abaixo do tálamo. Embora o hipotálamo ocupe menos de 1% do volume total do encéfalo, ele é o centro da homeostasia e contém centros que controlam vários comportamentos motivados, como fome e sede. As eferências do hipotálamo também influenciam muitas funções da divisão autônoma do sistema nervoso, bem como uma variedade de funções endócrinas (**TAB. 9.2**).

O hipotálamo recebe informações de múltiplas origens, incluindo o cérebro, a formação reticular e vários receptores sensoriais. Comandos do hipotálamo vão primeiro ao tálamo e, por fim, para múltiplas vias efetoras.

Duas estruturas endócrinas importantes estão localizadas no diencéfalo: a glândula hipófise e a glândula pineal (p. 221).

TABELA 9.2 Funções do hipotálamo

1. Ativa o sistema nervoso simpático

   - Controla a liberação de catecolaminas da medula da suprarrenal (como na reação de luta ou fuga)

   - Ajuda a manter a concentração de glicose sanguínea agindo no pâncreas endócrino

   - Estimula os tremores e a sudorese

2. Mantém a temperatura corporal

3. Controla a osmolaridade corporal

   - Estimula a sede e o comportamento de sede

   - Estimula a secreção de vasopressina (p. 209)

4. Controla as funções reprodutivas

   - Regula a secreção de ocitocina (para contração uterina e ejeção do leite)

   - Controla os hormônios tróficos da adeno-hipófise FSH e LH (p. 213)

5. Controla a ingestão alimentar

   - Estimula o centro da saciedade

   - Estimula o centro da fome

6. Interage com o sistema límbico, influenciando os comportamentos e as emoções

7. Influencia o centro de controle cardiovascular no bulbo

8. Secreta hormônios tróficos que controlam a liberação de hormônios da glândula adeno-hipófise

---

A neuro-hipófise (*hipófise posterior*) é uma expansão inferior do hipotálamo que secreta neuro-hormônios sintetizados em seus núcleos. A adeno-hipófise (*hipófise anterior*) é uma glândula endócrina verdadeira. Os seus hormônios são regulados por neuro-hormônios hipotalâmicos secretados no sistema porta hipotalâmico-hipofisário. Mais adiante neste capítulo, discutiremos a glândula pineal, que secreta o hormônio melatonina.

REVISANDO CONCEITOS

17. Iniciando pela medula espinal, cite as subdivisões do tronco encefálico.

18. Quais são as quatro estruturas principais do diencéfalo?

O cérebro é o local das funções superiores do encéfalo

Como mencionado anteriormente neste capítulo, o cérebro é a porção maior e mais evidente do encéfalo humano e preenche a maior parte da cavidade craniana. Ele é composto por dois hemisférios ligados principalmente pelo **corpo caloso** (Figs. 9.8c e 9.9), uma estrutura diferenciada, formada por axônios que cruzam de um lado do cérebro para o outro. Esta conexão assegura que os dois hemisférios se comuniquem e cooperem um com o outro. Cada hemisfério cerebral é dividido em quatro lobos, denominados pelos ossos do crânio, onde cada um está localizado: *frontal*, *parietal*, *temporal* e *occipital* (Fig. 9.8b, c, e).

A superfície do cérebro em seres humanos e em outros primatas tem uma aparência enrugada, como a de uma noz, com ranhuras, chamadas de *sulcos*, dividindo circunvoluções, chamadas de *giros*. Durante o desenvolvimento, o cérebro cresce mais rápido do que o crânio em seu entorno, forçando o tecido a dobrar-se sobre si mesmo, para se ajustar a um volume menor. O grau de dobramento é diretamente relacionado ao nível de capacidade de processamento do encéfalo. O encéfalo de mamíferos menos desenvolvidos, como os roedores, possui uma superfície relativamente lisa. O encéfalo humano, por outro lado, é tão convoluto que, se inflado o suficiente para ficar com a superfície lisa, seria três vezes maior e precisaria de uma cabeça do tamanho de uma bola de praia.

Substância cinzenta e substância branca A substância cinzenta cerebral pode ser dividida em três regiões principais: o córtex cerebral, os núcleos da base e o sistema límbico. O **córtex cerebral** é a camada externa do cérebro, com apenas alguns milímetros de espessura (**FIG. 9.10a**). Os neurônios do córtex cerebral estão dispostos em colunas verticais e em camadas horizontais, anatomicamente distintas (Fig. 9.10b). É dentro dessas camadas que se originam as nossas funções encefálicas superiores.

A segunda região da substância cinzenta cerebral consiste nos **núcleos da base** (Fig. 9.10a), que estão envolvidos no controle do movimento. Apesar do termo "*gânglios basais*" ser comumente utilizado em ambientes clínicos, os neuroanatomistas preferem reservar o termo "*gânglios*" para grupos de corpos de células nervosas fora do SNC.

A terceira região do cérebro é o **sistema límbico**, que circunda o tronco encefálico (**FIG. 9.11**). O sistema límbico representa provavelmente a região mais primitiva do cérebro. Ele age como uma ligação entre as funções cognitivas superiores, como

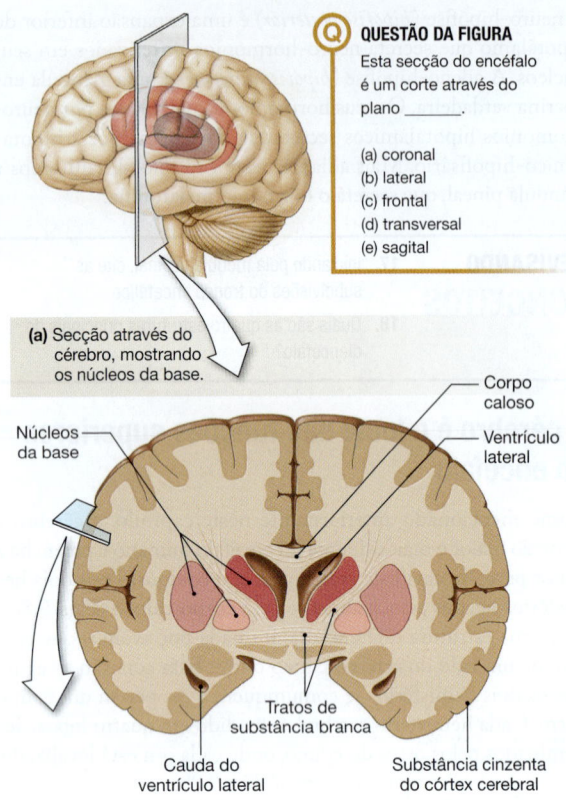

Q **QUESTÃO DA FIGURA**
Esta secção do encéfalo
é um corte através do
plano _____.

(a) coronal
(b) lateral
(c) frontal
(d) transversal
(e) sagital

(a) Secção através do cérebro, mostrando os núcleos da base.

Corpo caloso

Ventrículo lateral

Núcleos da base

Tratos de substância branca

Cauda do ventrículo lateral

Substância cinzenta do córtex cerebral

(b) Os corpos celulares no córtex cerebral formam camadas e colunas distintas.

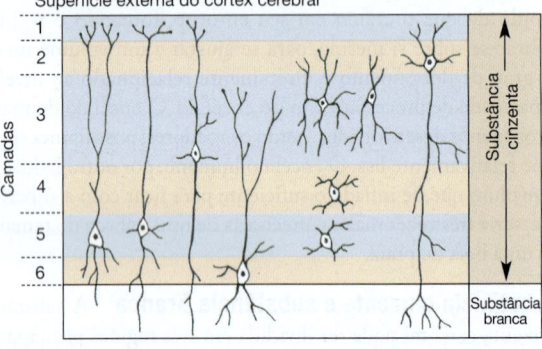

Superfície externa do córtex cerebral

Camadas

1
2
3
4
5
6

Substância cinzenta

Substância branca

FIGURA 9.10   **Substância cinzenta do cérebro.** O córtex cerebral e os núcleos da base são duas das três regiões de substância cinzenta do cérebro. A terceira região, o sistema límbico, é detalhada na Figura 9.11. A visão frontal mostrada aqui é similar à visão seccional obtida por modernas técnicas de diagnóstico por imagem.

o raciocínio, e as respostas emocionais mais primitivas, como o medo. As principais áreas do sistema límbico são a **amígdala** e o **giro do cíngulo**, relacionados à emoção e à memória, e o **hipocampo**, associado ao aprendizado e à memória.

O córtex cerebral e os núcleos da base são duas das três regiões de substância cinzenta do cérebro. A terceira região, o sistema límbico, é detalhada na Figura 9.11. A visão frontal mos-

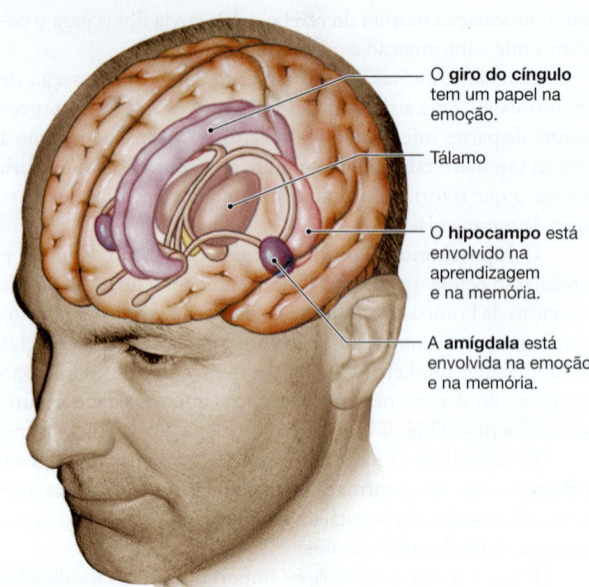

O **giro do cíngulo** tem um papel na emoção.

Tálamo

O **hipocampo** está envolvido na aprendizagem e na memória.

A **amígdala** está envolvida na emoção e na memória.

FIGURA 9.11   **O sistema límbico.** O sistema límbico inclui a amígdala, o hipocampo e o giro do cíngulo. Anatomicamente, o sistema límbico é parte da substância cinzenta do cérebro. O tálamo não é parte do sistema límbico e está representado na figura com o propósito de orientação.

trada aqui é similar à visão seccional obtida por modernas técnicas de diagnóstico por imagem.

A substância branca no cérebro é encontrada principalmente no interior (Fig. 9.10a). Feixes de fibras permitem que diferentes regiões do córtex se comuniquem entre si e transfiram informações de um hemisfério ao outro, principalmente por meio do corpo caloso. De acordo com algumas estimativas, pelo corpo caloso podem cruzar até 200 milhões de axônios. As informações que entram e saem do cérebro são conduzidas pelos tratos que passam através do tálamo (com exceção da informação olfatória, a qual vai diretamente dos receptores olfatórios para o cérebro).

REVISANDO CONCEITOS

19. Cite a localização anatômica no encéfalo onde os neurônios de um lado do corpo cruzam para o lado oposto.

20. Denomine as divisões do encéfalo em ordem anatômica, iniciando a partir da medula espinal.

FUNÇÃO ENCEFÁLICA

Em uma visão simplista, o encéfalo é um processador de informações muito semelhante a um computador. Para muitas funções, a sequência é similar à de uma via reflexa básica (p. 14). O encéfalo recebe a entrada sensorial dos ambientes interno e externo, integra e processa a informação e, se apropriado, gera uma resposta (**FIG. 9.12a**). O que torna o encéfalo mais complicado do que esta via reflexa simples, entretanto, é a sua habilidade

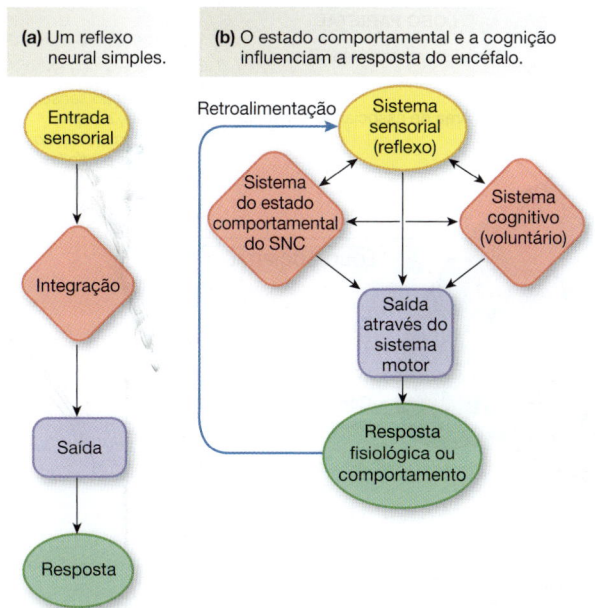

(a) Um reflexo neural simples.

- Entrada sensorial
- Integração
- Saída
- Resposta

(b) O estado comportamental e a cognição influenciam a resposta do encéfalo.

Retroalimentação

- Sistema sensorial (reflexo)
- Sistema do estado comportamental do SNC
- Sistema cognitivo (voluntário)
- Saída através do sistema motor
- Resposta fisiológica ou comportamento

FIGURA 9.12 Vias simples e complexas no encéfalo.

em gerar informações e respostas *na ausência de estímulo externo*. Modelar essa geração de estímulos intrínsecos requer um delineamento mais complexo.

Larry Swanson, da University of Southern California, apresentou uma maneira de simular as funções do encéfalo, em seu livro *Brain Architecture: Understanding the Basic Plan* (2nd edition, Oxford University Press, 2011) (A Arquitetura do Encéfalo: Compreendendo o Plano Básico. 2ª ed., Universidade de Oxford, 2011). Ele descreve três sistemas que influenciam as respostas dos sistemas motores do corpo: (1) o **sistema sensorial**, o qual monitora os meios interno e externo e inicia respostas reflexas; (2) o **sistema cognitivo**, que reside no córtex cerebral e é capaz de iniciar respostas voluntárias; e (3) o **sistema comportamental**, o qual também reside no encéfalo e controla os ciclos sono-vigília e outros comportamentos intrínsecos. As informações sobre as respostas fisiológicas e os comportamentais geradas pelo sistema motor retroalimentam o sistema sensorial que, por sua vez, comunica-se com os sistemas cognitivo e comportamental (Fig. 9.12b).

Na maioria dos sistemas fisiológicos do corpo que você estudará, as vias reflexas simples iniciadas pelo sistema sensorial e executadas pela saída motora são adequadas para explicar os mecanismos homeostáticos de controle. Entretanto, os sistemas cognitivo e comportamental sempre serão fonte potencial de influência. Em sua forma mais simples, essa influência pode ser na forma de comportamento voluntário, como prender a respiração, que supera funções automáticas. As interações mais sutis e complicadas incluem o efeito das emoções na fisiologia normal, como as palpitações cardíacas induzidas por estresse, e a importância dos ritmos circadianos no *jet lag* (mal-estar por mudança de fuso horário) e na inversão de turno de trabalho.

Nas seções seguintes, analisaremos rapidamente os sistemas sensorial e motor do encéfalo. Este capítulo conclui discutindo sobre alguns aspectos dos sistemas comportamental e

cognitivo, como ritmos circadianos, ciclos sono-vigília, emoção, aprendizagem e memória.

O córtex cerebral é organizado em áreas funcionais

O córtex cerebral atua como centro integrador para a informação sensorial e como uma região de tomada de decisões para muitos tipos de respostas motoras. Se examinarmos o córtex do ponto de vista funcional, podemos dividi-lo em três especializações: (1) **áreas sensoriais** (também chamadas de campos sensoriais), que recebem estímulos sensoriais e os traduzem em percepção (consciência); (2) **áreas motoras**, que direcionam o movimento do músculo esquelético; e (3) **áreas de associação** (córtices de associação), que integram informações de áreas sensoriais e motoras, podendo direcionar comportamentos voluntários (**FIG. 9.13**). A informação que transita por uma via é geralmente processada em mais de uma dessas áreas.

As áreas funcionais do córtex cerebral não necessariamente correspondem aos lobos anatômicos do encéfalo. Por uma razão, a especialização funcional não é simétrica no córtex cerebral: cada lobo tem funções especiais não compartilhadas com o lobo correspondente do lado oposto. Esta **lateralização cerebral** da função é muitas vezes referida como *dominância cerebral*, mais popularmente conhecida como dominância cérebro direito/cérebro esquerdo (**FIG. 9.14**). A linguagem e as habilidades verbais tendem a estar concentradas no lado esquerdo do cérebro, e as habilidades espaciais, no lado direito. O hemisfério esquerdo é o hemisfério dominante para as pessoas destras e parece que o hemisfério direito é dominante para muitas pessoas canhotas.

Todavia, até mesmo essas generalizações estão sujeitas a mudanças. As conexões neurais no cérebro, assim como em outras partes do sistema nervoso, exibem certo grau de plasticidade. Por exemplo, se uma pessoa perde um dedo, as regiões dos córtices motor e sensorial, previamente destinadas a controlar o dedo, não ficam sem função. Em vez disso, regiões adjacentes do córtex estendem os seus campos funcionais e assumem a parte do córtex que não é mais utilizada pelo dedo ausente. De maneira similar, habilidades normalmente associadas a um lado do córtex cerebral podem ser desenvolvidas pelo outro hemisfério, como ocorre quando uma pessoa destra com a mão direita quebrada aprende a escrever com a mão esquerda.

Muito do que sabemos sobre as áreas funcionais do córtex cerebral é proveniente de estudos com pacientes ou que apresentavam lesões neurológicas herdadas ou que sofreram danos por acidentes ou guerras. Em alguns casos, lesões cirúrgicas realizadas para tratar alguma condição clínica, como uma epilepsia incontrolável, acabaram revelando relações funcionais a áreas particulares do encéfalo. Técnicas de imagem, como a *tomografia por emissão de pósitrons* (TEP), fornecem meios não invasivos para que possamos observar o encéfalo humano em atividade (**TAB. 9.3**).

A medula espinal e o encéfalo integram a informação sensorial

O sistema sensorial monitora os meios interno e externo e envia informações para os centros de integração neural que, por sua vez, iniciam respostas apropriadas. A forma mais simples é

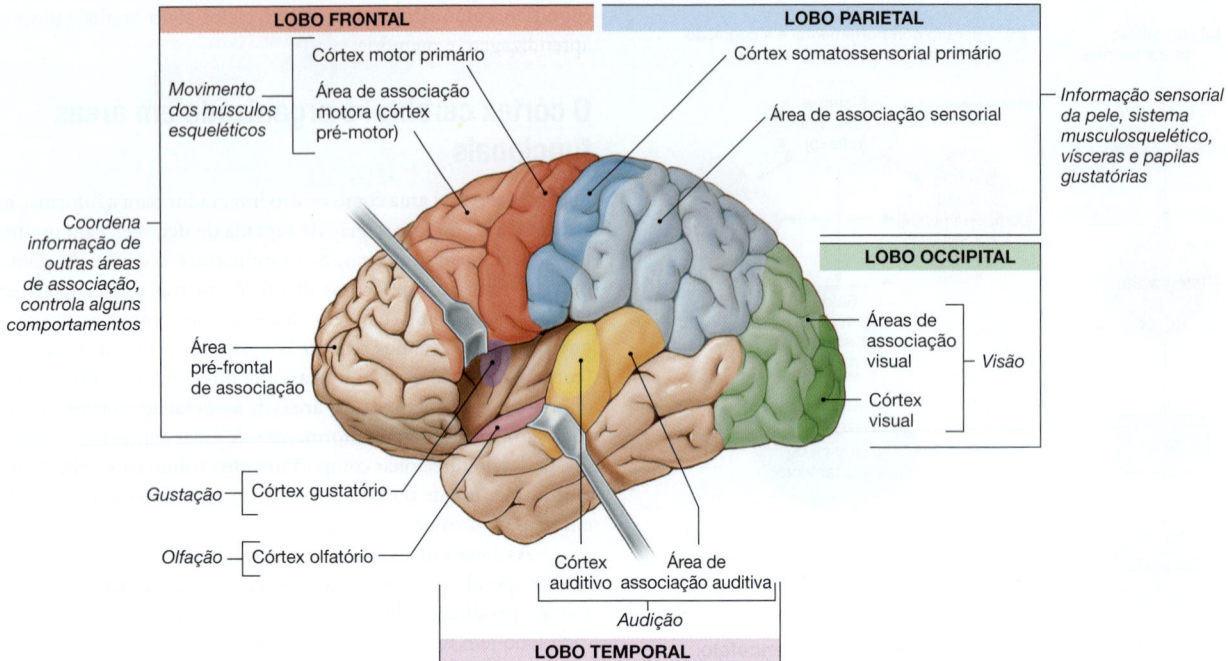

FIGURA 9.13 **Áreas funcionais do córtex cerebral.** O córtex cerebral contém áreas sensoriais para percepção, áreas motoras que coordenam os movimentos e áreas de associação que integram informações.

TABELA 9.3	Seleção de técnicas de neuroimagem
Técnicas *in vitro*	
Horseradish peroxidase (HRP)	A enzima HRP é captada pelos terminais axonais por endocitose e conduzida por transporte axonal retrógrado até o corpo celular e os dendritos. Com a reação enzima-substrato, todo o neurônio torna-se visível ao microscópio.
Camundongo com cérebro em cores de arco-íris (*brainbow*)	Camundongos transgênicos com proteínas fluorescentes inseridas em seus neurônios. Os neurônios acendem-se em um arco-íris de cores, dependendo de quais proteínas estão expressando. (Ver imagem da página inicial do capítulo.)
CLARITY: *Clear, lipid-exchanged, anatomically rigid, imaging/immunostaining-compatible tissue hydrogel* (Imagem clara, por remoção lipídica, anatomicamente rígida/ Hidrogel para tecido compatível com imunocoloração)	Amostras encefálicas intactas tornam-se transparentes por uma técnica que remove os lipídeos e incorpora a amostra em uma matriz de plástico. Permite reconstruções tridimensionais mais fáceis de redes neurais.
Imageamento da atividade encefálica *in vivo*	
Eletrencefalografia (EEG)	A atividade elétrica cerebral de várias regiões é medida por eletrodos colocados no escalpo (ver Fig. 9.17a).
Tomografia por emissão de pósitrons (TEP)	A glicose é marcada como uma substância radioativa que emite partículas carregadas positivamente. As células metabolicamente ativas que utlizam glicose ficam mais acesas (ver Fig. 9.20).
Imageamento por resonância magnética funcional (IRMf)	O tecido encefálico ativo apresenta um fluxo sanguíneo aumentado e utiliza mais oxigênio. Os núcleos de hidrogênio em água geram um sinal magnético, indicando regiões mais ativas.

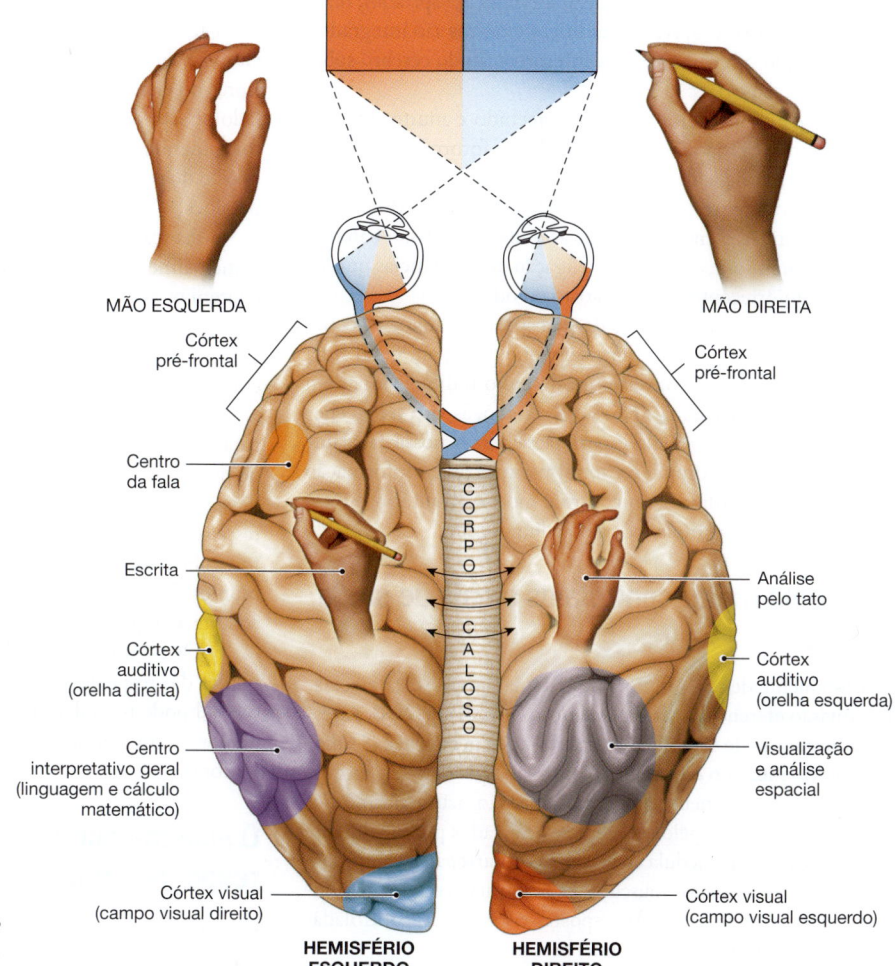

MÃO ESQUERDA

MÃO DIREITA

Córtex pré-frontal

Córtex pré-frontal

Centro da fala

Escrita

Análise pelo tato

Córtex auditivo (orelha direita)

Córtex auditivo (orelha esquerda)

Centro interpretativo geral (linguagem e cálculo matemático)

Visualização e análise espacial

Córtex visual (campo visual direito)

Córtex visual (campo visual esquerdo)

C O R P O   C A L O S O

HEMISFÉRIO ESQUERDO

HEMISFÉRIO DIREITO

Q QUESTÕES DA FIGURA

1. O que uma pessoa veria se um acidente vascular encefálico destruísse toda a função do córtex visual direito?
2. Qual é a função do corpo caloso?
3. Muitos artistas famosos, incluindo Leonardo da Vinci e Michelangelo, eram canhotos. Como isso está relacionado à lateralização cerebral?

FIGURA 9.14 **Lateralização cerebral.** A distribuição das áreas funcionais nos dois hemisférios cerebrais não é simétrica

a via do reflexo clássico, ilustrada na Figura 9.12a. Os reflexos mais simples podem ser integrados na medula espinal, sem a influência de sinais provenientes dos centros encefálicos superiores (ver Fig. 9.7). Entretanto, mesmo reflexos espinais simples geralmente enviam informações sensoriais para o encéfalo, gerando a percepção do estímulo. As funções encefálicas relacionadas à percepção são as mais difíceis de se estudar, pois exigem comunicação entre o sujeito e o investigador. O sujeito deve ser capaz de informar ao investigador o que está vendo, ouvindo ou sentindo.

As informações sensoriais do corpo percorrem vias ascendentes até o encéfalo. As informações sobre a posição e o movimento das articulações e dos músculos vão para o cerebelo, bem como para o córtex cerebral, permitindo ao cerebelo participar da coordenação automática inconsciente dos movimentos. A maioria das informações sensoriais continua até o córtex cerebral, onde cinco áreas sensoriais processam as informações.

O **córtex somatossensorial primário** no lobo parietal é o ponto de chegada de vias oriundas da pele, do sistema musculosquelético e das vísceras (Fig. 9.13). As vias somatossensoriais conduzem informações sobre tato, temperatura, dor, coceira e

posição do corpo. Os danos a essas regiões encefálicas causam redução da sensibilidade da pele no lado oposto do corpo, pois as fibras sensoriais cruzam para o outro lado da linha média ao ascenderem pela medula espinal ou bulbo.

Os sentidos especiais da visão, da audição, da gustação e da olfação (odor) possuem diferentes regiões do encéfalo dedicadas a processar os seus estímulos sensoriais (Fig. 9.13). O **córtex visual**, localizado no lobo occipital, recebe informações dos olhos. O **córtex auditivo**, localizado no lobo temporal, recebe informações das orelhas. O **córtex olfatório**, uma pequena região do lobo temporal, recebe aferências dos quimiorreceptores do nariz. O **córtex gustatório**, mais profundamente no hemisfério perto da borda do lobo frontal, recebe informações sensoriais dos botões gustatórios. (Os sistemas sensoriais são descritos em detalhes no Capítulo 10.)

A informação sensorial é processada, gerando a percepção

O processamento das informações sensoriais só inicia após alcançar as áreas corticais apropriadas. As vias neurais estendem-se desde áreas sensoriais até áreas de associação apropriadas, onde os estímulos somáticos, visuais, auditivos e outros são integrados, transformando-se em *percepção*, a interpretação do cérebro sobre os estímulos sensoriais.

Frequentemente, o estímulo percebido é muito diferente do estímulo verdadeiro. Por exemplo, os fotorreceptores nos olhos recebem ondas de luz de diferentes frequências, mas percebemos as diferentes energias de onda como cores diferentes. De modo similar, o encéfalo traduz as ondas de pressão batendo na orelha como som, e interpreta a ligação de substâncias químicas em quimiorreceptores como gosto ou odor.

Um aspecto interessante da percepção é a maneira como nosso cérebro preenche a informação que falta para gerar uma imagem completa, ou converte um desenho bidimensional em uma forma tridimensional (**FIG. 9.15**). Assim, às vezes, percebemos o que o nosso encéfalo espera perceber. A nossa transdução perceptiva do estímulo sensorial permite que a informação influencie e seja utilizada no controle motor voluntário ou nas funções cognitivas complexas, como a linguagem.

O sistema motor controla os sinais de saída do SNC

O componente de saída motora do sistema nervoso está associado à divisão eferente do sistema nervoso (Fig. 8.1, p. 228). A resposta motora pode ser dividida em três tipos principais: (1) movimento do músculo esquelético, controlado pela divisão motora somática; (2) sinais neuroendócrinos, que são neuro-hormônios secretados no sangue pelos neurônios localizados principalmente no hipotálamo e na medula da glândula suprarrenal; e (3) respostas *viscerais*, as ações dos músculos liso e cardíaco ou das glândulas exócrinas e endócrinas. As respostas viscerais são controladas pela divisão autônoma do sistema nervoso.

As informações sobre o movimento dos músculos esqueléticos são processadas em várias regiões do SNC. As vias estímulo-resposta simples, como o reflexo patelar, são processadas ou na medula espinal ou no tronco encefálico. Embora esses reflexos não exijam integração no córtex cerebral, eles podem ser modificados ou superados por sinais provenientes do sistema cognitivo.

Os movimentos voluntários, iniciados pelo sistema cognitivo, originam-se no **córtex motor primário** e na **área motora de associação**, no lobo frontal do cérebro (ver Fig. 9.13). Essas regiões recebem sinais provenientes de áreas sensoriais, bem como do cerebelo e dos núcleos da base. Longos neurônios eferentes,

chamados de *células piramidais*, projetam axônios das áreas motoras através do tronco encefálico para a medula espinal. Outras vias vão do córtex para os núcleos da base e para regiões inferiores do encéfalo. As vias motoras descendentes cruzam para o lado oposto do corpo. Por conseguinte, os danos nas áreas motoras manifestam-se como paralisia ou perda da função no lado oposto do corpo. (O Capítulo 13 discute as vias motoras em mais detalhes.)

As respostas neuroendócrinas e viscerais são coordenadas principalmente no hipotálamo e no bulbo. O tronco encefálico contém os centros de controle de muitas funções vitais automáticas, como respiração e pressão arterial. Ele recebe informações sensoriais do corpo e retransmite comandos motores para músculos e glândulas periféricos.

O hipotálamo contém centros de regulação da temperatura, do comportamento alimentar e do controle da osmolaridade do corpo, entre outros. A resposta decorrente da estimulação desses centros pode ser um reflexo neural ou hormonal ou uma resposta comportamental. O estresse, a reprodução e o crescimento também são mediados pelo hipotálamo através de vários hormônios. Você aprenderá sobre esses reflexos nos capítulos mais adiante, em que serão discutidos os vários sistemas do corpo.

Os estímulos sensoriais não são os únicos fatores determinantes das respostas motoras do encéfalo. O sistema comportamental pode modular vias reflexas, e o sistema cognitivo exerce ambos os controles, voluntário e involuntário, sobre as funções motoras.

O sistema comportamental modula as respostas motoras

O sistema comportamental é um importante modulador do processamento cognitivo e sensorial. Muitos neurônios do sistema comportamental são encontrados em regiões encefálicas fora do córtex cerebral, incluindo partes da formação reticular no tronco encefálico, o hipotálamo e o sistema límbico.

Os neurônios conhecidos coletivamente como **sistemas de moduladores difusos** se originam na formação reticular no tronco encefálico e projetam seus axônios para grandes áreas do encéfalo (**FIG. 9.16**). Existem quatro sistemas moduladores que, em geral, são classificados de acordo com os neurotransmissores que secretam: *noradrenérgico* (noradrenalina), *serotoninérgico* (serotonina), *dopaminérgico* (dopamina) e *colinérgico* (acetilcolina). Os sistemas moduladores difusos regulam as funções do encéfalo por influenciar a atenção, a motivação, a vigília, a memória, o controle motor, o humor e a homeostasia metabólica.

Uma função do sistema comportamental é controlar os níveis de consciência e os ciclos de sono-vigília. **Consciência** é o estado de alerta do corpo ou a consciência de si e do meio. Evidências experimentais mostram que o **sistema ativador reticular**, uma coleção difusa de neurônios na formação reticular, tem um papel essencial na manutenção do alerta do "encéfalo consciente".

Os neurônios conhecidos coletivamente como sistemas moduladores difusos se originam na formação reticular do tronco encefálico e projetam seus axônios para grandes áreas do encéfalo. Os quatro sistemas são denominados por seus neurotransmissores.

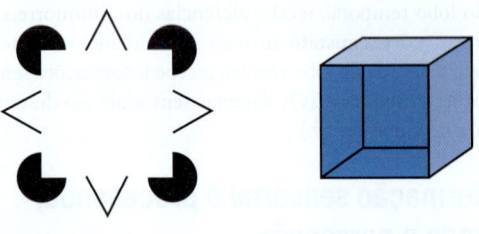

(a) Que forma você vê? **(b)** Que objeto é este?

FIGURA 9.15 Percepção. O encéfalo tem a habilidade de interpretar informações sensoriais para criar a percepção (a) de formas ou (b) de objetos tridimensionais.

(a) Noradrenérgico (noradrenalina)

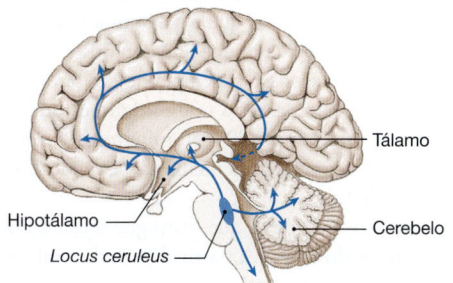

Tálamo

Hipotálamo

Locus ceruleus

Cerebelo

Funções:	Atenção, alerta, ciclos sono-vigília, aprendizado, memória, ansiedade, dor e humor
Origem dos neurônios:	*Locus ceruleus* da ponte
Alvos dos neurônios:	Córtex cerebral, tálamo, hipotálamo, bulbo olfatório, cerebelo, mesencéfalo, medula espinal

(b) Serotoninérgico (serotonina)

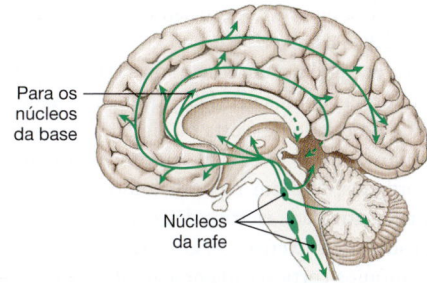

Para os núcleos da base

Núcleos da rafe

Funções:	1. Núcleos inferiores: dor, locomoção 2. Núcleos superiores: ciclo sono-vigília, comportamentos emocionais e humor, como comportamento agressivo e depressão
Origem dos neurônios:	Núcleos da rafe na linha média do tronco encefálico
Alvos dos neurônios:	1. Os núcleos inferiores projetam-se para a medula espinal 2. Os núcleos superiores projetam-se para a maior parte do encéfalo

(c) Dopaminérgico (dopamina)

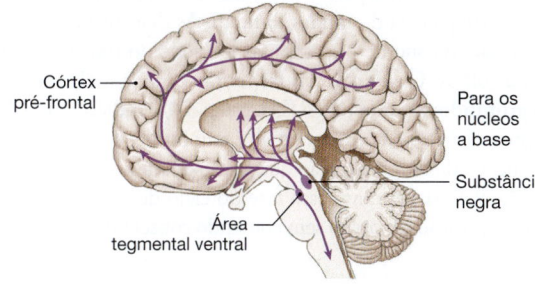

Córtex pré-frontal

Para os núcleos a base

Substância negra

Área tegmental ventral

Funções:	1. Controle motor 2. Centros de "recompensa" associados a comportamentos de adição
Origem dos neurônios:	1. Substância negra no mesencéfalo 2. Área tegmental ventral no mesencéfalo
Alvos dos neurônios:	1. Córtex 2. Córtex e parte do sistema límbico

(d) Colinérgico (acetilcolina)

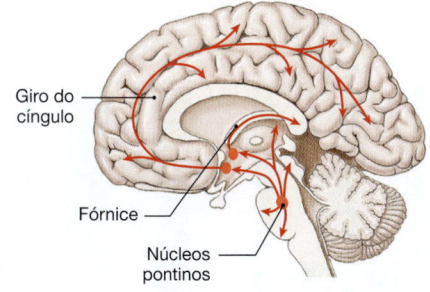

Giro do cíngulo

Fórnice

Núcleos pontinos

Funções:	Ciclos sono-vigília, alerta, aprendizado, memória, informação sensorial que passa através do tálamo
Origem dos neurônios:	Base do cérebro, mesencéfalo e ponte
Alvos dos neurônios:	Cerebelo, hipocampo e tálamo

FIGURA 9.16   Sistemas moduladores difusos. Os neurônios conhecidos coletivamente como sistemas moduladores difusos se originam na formação reticular do tronco encefálico e projetam seus axônios para grandes áreas do encéfalo. Os quatro sistemas são denominados por seus neurotransmissores.

Se as conexões entre a formação reticular e o córtex cerebral são interrompidas cirurgicamente, um animal entra em coma. Outra evidência da importância da formação reticular no estado de alerta vem de estudos mostrando que os anestésicos gerais deprimem a transmissão sináptica nesta região do encéfalo. Presumivelmente, o bloqueio das vias ascendentes entre a formação reticular e o córtex cerebral cria um estado de inconsciência.

Uma forma de definir os estados de alerta é o padrão de atividade elétrica gerado por neurônios corticais. A atividade do encéfalo é registrada por um procedimento denominado **eletrencefalografia**. Os eletrodos são colocados na superfície do couro cabeludo e detectam as despolarizações dos neurônios corticais na região logo abaixo dos eletrodos. A cessação completa das ondas do encéfalo é um dos critérios clínicos para determinar a morte do indivíduo.

Por que dormimos?

Nos seres humanos, o principal período de repouso é marcado por um comportamento conhecido como **sono**, definido como um estado facilmente reversível de inatividade e caracterizado pela falta de interação com o meio externo. A maioria dos mamíferos e pássaros apresenta os mesmos estágios do sono humano, revelando que o sono é uma propriedade muito antiga do encéfalo dos vertebrados. Dependendo de como o sono é definido, verifica-se que mesmo os invertebrados, como as moscas, passam por períodos de repouso, que podem ser descritos como sono.

Por que precisamos dormir é um dos mistérios não resolvidos na neurofisiologia, além de ser uma pergunta que pode ter mais de uma resposta. Algumas explicações propostas incluem a necessidade de conservar energia, fugir de predadores, permitir ao corpo se recompor e processar memórias. Algumas das mais recentes pesquisas indicam que o sono é importante para a limpeza de resíduos do líquido cerebrospinal, em particular algumas das proteínas que se acumulam em doenças neurológicas degenerativas, como a doença de Alzheimer.

Há boas evidências que suportam a ligação entre sono e memória. Uma série de estudos tem demonstrado que a privação de sono prejudica o nosso desempenho em tarefas e testes, uma das razões para não passar a noite inteira estudando para uma prova. Ao mesmo tempo, 20 a 30 minutos de "sestas poderosas" também mostrou melhorar a memória, podendo ajudar a recuperar o déficit de sono.

Fisiologicamente, o que distingue o estado de vigília dos vários estágios do sono? A partir de estudos, sabemos que, durante o sono, o encéfalo consome tanto oxigênio como o cérebro acordado e, por isso, o sono é um estado metabolicamente ativo. O sono é dividido em quatro estágios, cada um marcado por eventos identificáveis e previsíveis associados a alterações somáticas e padrões de EEG característicos.

Nos estados de vigília, muitos neurônios estão disparando, mas não de uma forma coordenada (**FIG. 9.17a**). Um *eletrencefalograma*, ou **EEG**, do estado de alerta ou vigília (olhos abertos) mostra um padrão rápido e irregular, sem ondas dominantes. Em estados acordados, mas em repouso (olhos fechados), no sono ou em coma, a atividade elétrica dos neurônios sincroniza em ondas com padrões característicos. Quanto mais sincrônica a atividade dos neurônios corticais, maior a amplitude das ondas. Por conseguinte, o estado acordado, mas em repouso, é caracterizado por ondas de baixa amplitude e alta frequência.

À medida que a pessoa adormece e o estado de alerta é reduzido, a frequência das ondas diminui. As duas principais fases do sono são: o sono de ondas lentas e o sono do movimento rápido dos olhos. O **sono de ondas lentas** (também chamado de **sono profundo** ou **sono não REM**, estágio 4) é indicado no EEG pela presença de *ondas delta*, de alta amplitude, ondas de baixa frequência e de longa duração que se espalham pelo córtex cerebral (Fig. 9.17a). Durante essa fase do ciclo do sono, as pessoas ajustam a posição do corpo sem comando consciente do encéfalo.

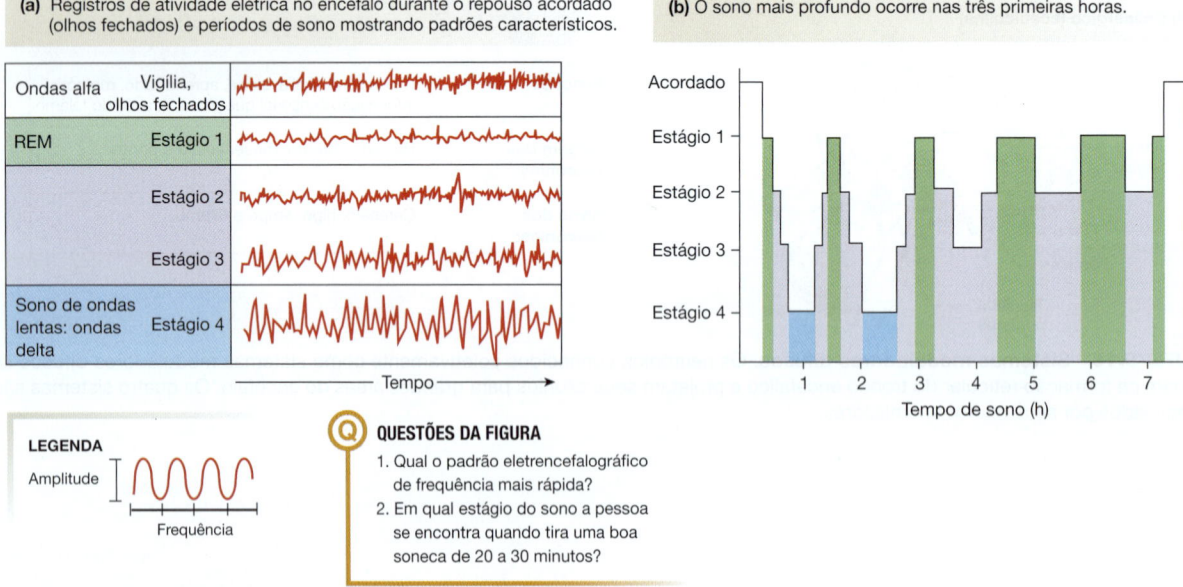

(a) Registros de atividade elétrica no encéfalo durante o repouso acordado (olhos fechados) e períodos de sono mostrando padrões característicos.

(b) O sono mais profundo ocorre nas três primeiras horas.

LEGENDA

Amplitude

Frequência

Q QUESTÕES DA FIGURA

1. Qual o padrão eletrencefalográfico de frequência mais rápida?
2. Em qual estágio do sono a pessoa se encontra quando tira uma boa soneca de 20 a 30 minutos?

FIGURA 9.17 Eletrencefalogramas (EEGs) e o ciclo do sono.

Em contrapartida, **o sono do movimento rápido dos olhos (REM)** (estágio 1) é marcado por um padrão de ECG mais próximo ao de uma pessoa acordada, com ondas de baixa amplitude e alta frequência. Durante o sono REM, a atividade do encéfalo inibe os neurônios motores que se dirigem para os músculos esqueléticos, paralisando-os. As exceções a esse padrão são os músculos que movimentam os olhos e os que controlam a respiração. O controle das funções homeostáticas é deprimido durante o sono REM, e a temperatura do corpo diminui, aproximando-se da temperatura ambiente.

O sono REM é o período durante o qual ocorre a maioria dos sonhos. Os olhos movem-se atrás das pálpebras fechadas, como se acompanhassem a ação do sonho. As pessoas são mais propensas a acordar espontaneamente nos períodos de sono REM.

Um típico período de oito horas de sono consiste em ciclos repetidos, como mostra a Figura 9.17b. Na primeira hora, a pessoa sai da vigília em sono profundo (estágio 4, primeira área azul na Fig. 9.17b). O sujeito adormecido, então, cicla entre o sono profundo e o sono REM (estágio 1), com estágios 2 a 3 ocorrendo entre eles. Próximo ao período final das oito horas de sono, a pessoa permanece a maior parte tempo no estágio 2 e no sono REM, até finalmente despertar.

Se o sono é um processo neurologicamente ativo, o que nos deixa com sono? A possibilidade de um fator indutor do sono foi proposta inicialmente em 1913, quando cientistas observaram que o líquido cerebrospinal de cães privados de sono poderia induzir o sono em animais normais. Desde então, diversos tipos de fatores indutores do sono têm sido identificados. De modo curioso, muitos deles também são substâncias que aumentam a resposta imune, como interleucina 1, interferon, serotonina e fator de necrose tumoral. A partir desses achados, alguns investigadores têm sugerido que uma resposta para o enigma da razão biológica do sono é que precisamos dormir para aumentar a nossa resposta imune. Independentemente de essa ser ou não a razão para dormirmos, a ligação entre o sistema imune e a indução do sono pode ajudar a explicar por que tendemos a dormir mais quando estamos doentes.

Outra pista que auxilia a compreender o que nos deixa sonolentos vem de estudos sobre a *cafeína* e suas primas do grupo das metilxantinas, a *teobromina* e a *teofilina* (encontradas no chocolate e no chá). Essas substâncias químicas são, provavelmente, as drogas psicoativas mais consumidas, conhecidas desde os tempos antigos por seu efeito estimulante. Pesquisas moleculares têm revelado que as metilxantinas são antagonistas do receptor da *adenosina*, uma molécula composta pela base nitrogenada adenina mais o açúcar ribose (p. 35). A descoberta de que o efeito estimulante da cafeína vem do seu bloqueio de receptores de adenosina tem levado os cientistas a investigar o papel da adenosina nos ciclos de sono-vigília. Evidências sugerem que a adenosina se acumula no líquido extracelular durante as horas de vigília, diminuindo progressivamente a atividade dos neurônios que promovem a vigília.

Transtornos do sono são relativamente comuns, o que pode ser deduzido pela variedade de agentes indutores do sono disponíveis nas farmácias. Entre os transtornos do sono mais comuns estão a *insônia* (dificuldade de iniciar o sono ou permanecer adormecido o suficiente para descansar), a apneia do sono

e o sonambulismo. A *apneia do sono* é uma condição na qual o sujeito acorda quando a respiração é interrompida, quer seja por falta de estímulo do sistema nervoso central ou pela obstrução das vias aéreas.

O *sonambulismo* é um distúrbio de comportamento do sono que, por muitos anos, pensou-se representar a ação dos sonhos. Entretanto, a maioria dos sonhos ocorre durante o sono REM (estágio 1), ao passo que o sonambulismo ocorre durante o sono profundo (estágio 4). Durante os episódios de sonambulismo, que podem durar de 30 segundos a 30 minutos, os olhos do sujeito estão abertos, registrando o ambiente. Ele tem a habilidade para desviar de objetos, pode subir escadas e, em alguns casos, há relatos de que ele executa tarefas como preparar comida ou vestir roupas. A pessoa, em geral, tem pouca ou nenhuma lembrança consciente do episódio de sonambulismo quando acorda.

O sonambulismo é mais comum em crianças, e a frequência dos episódios diminui com a idade. Existe também um componente genético quando a tendência ao sonambulismo ocorre em famílias. Para saber mais sobre os diferentes transtornos do sono, consulte o site do NIH para o National Center for Sleep Disorder Research (Centro Nacional de Pesquisa Transtorno do Sono) (*www.nhlbi.nih.gov/about/org/ncsdr*).

REVISANDO CONCEITOS

21. Durante o sono, os neurônios retransmissores do tálamo reduzem as informações que chegam ao cérebro, alterando os seus potenciais de membrana. Esses neurônios mais provavelmente estão despolarizados ou hiperpolarizados? Explique o seu raciocínio.

As funções fisiológicas apresentam ritmos circadianos

Todos os organismos (inclusive as plantas) têm um padrão diário alternado de repouso e de atividade. Esses padrões de atividade alternada, como muitos outros ciclos biológicos, geralmente seguem um ciclo claro-escuro de 24 horas e são conhecidos como *ritmos circadianos* (p. 17). Quando um organismo é colocado em condições constantes de claro ou escuro, essas atividades rítmicas persistem e, pelo que parece, são determinadas por um relógio interno.

Nos mamíferos, o "relógio" principal reside em redes de neurônios localizados no **núcleo supraquiasmático (NSQ)** do hipotálamo, com relógios secundários que influenciam o comportamento dos diferentes tecidos. Uma interpretação bem simples para explicar o funcionamento do relógio biológico é que a sua ciclagem resulta de uma complexa alça de retroalimentação, em que genes específicos ativam e direcionam a síntese proteica. As proteínas se acumulam, desativam os genes e, então, elas mesmas são degradadas. À medida que as proteínas desaparecem, os genes ligam a síntese novamente e o ciclo reinicia. O relógio do NSQ tem uma atividade intrínseca sincronizada com o meio externo, via informação sensorial sobre os ciclos de luz recebida pelos olhos.

Os ritmos circadianos nos seres humanos podem ser observados na maioria das funções fisiológicas e, em geral, correspondem às fases dos nossos ciclos sono-vigília. Por exemplo, a temperatura do corpo e a secreção de cortisol ciclam em um padrão diário (Fig. 1.14, p. 18). A melatonina da glândula pineal também está fortemente ligada à ciclagem claro-escuro: a melatonina é, às vezes, chamada de "hormônio do escuro", pois a sua secreção aumenta à noite. O núcleo supraquiasmático tem receptores de melatonina, apoiando a hipótese de que a melatonina pode modular a ciclagem do relógio.

A ruptura do ritmo circadiano, como ocorre quando há alternância de turno de trabalho ou *jet lag*, pode levar a prejuízos na saúde física e mental. Os transtornos do sono, depressão, depressão sazonal, diabetes e obesidade vêm sendo relacionados com anormalidades dos ritmos circadianos. *Jet lag*, que ocorre quando as pessoas mudam seus ciclos claro-escuro ao viajar para locais com fuso horário diferente, é uma manifestação comum do efeito dos ritmos circadianos no funcionamento diário. Tratamentos com melatonina e exposição à luz natural no novo local são os únicos tratamentos que mostram ter qualquer efeito significativo sobre o *jet lag*.

A emoção e a motivação envolvem as vias neurais complexas

A emoção e a motivação são dois aspectos das funções do encéfalo que provavelmente representam uma sobreposição do sistema comportamental e do sistema cognitivo. As vias envolvidas são complexas e formam circuitos fechados que ciclam informações através de várias partes do encéfalo, incluindo hipotálamo, sistema límbico e córtex cerebral. Ainda não entendemos os mecanismos neurais determinantes, sendo esta uma grande e ativa área de pesquisa das neurociências.

As emoções são difíceis de definir. Sabemos o que são e podemos denominá-las, mas, em muitos aspectos, elas resistem à descrição. Uma característica da emoção é que é difícil de ser ligada ou desligada voluntariamente. As emoções mais comumente descritas, as quais surgem de diferentes partes do encéfalo, são: raiva, agressividade, excitação sexual, medo, prazer, contentamento e felicidade.

SOLUCIONANDO O **PROBLEMA**

Cerca de seis meses após o início do tratamento com ACTH, as crises do tipo *head drops* de Ben retornaram e seu desenvolvimento voltou a diminuir mais uma vez. Um EEG realizado logo após a recidiva não mostrou os padrões erráticos de ondas específicos dos espasmos infantis, mas mostrou atividade anormal no córtex direito. O neurologista pediu uma tomografia por emissão de pósitrons (TEP) para determinar o foco da atividade convulsiva.

Ben recebeu uma injeção de glicose marcada radioativamente. Ele foi, então, colocado no centro da máquina de TEP, alinhado aos detectores de radiação, o que gerou um mapa de seu encéfalo, mostrando áreas de alta e baixa radioatividade. As partes do encéfalo de Ben que estavam mais ativas absorveram mais glicose e, assim, emitiram mais radiação.

P4: *Qual a razão para usar glicose (e não outro nutriente) marcada com radioatividade para o escaneamento por TEP?*

275 — 283 — **298** — 300 — 302 — 304

O sistema límbico, particularmente a região chamada de *amígdala*, é o centro da emoção no cérebro humano. Os cientistas têm estudado o papel dessa região do encéfalo por meio de experimentos realizados em animais e em seres humanos. Quando o corpo amigdaloide é estimulado artificialmente em seres humanos, que pode ser feito durante uma cirurgia de epilepsia, os pacientes relatam sentir medo e ansiedade. Lesões experimentais que destroem o corpo amigdaloide de animais os tornam mansos e hipersexuados. Assim, os neurobiólogos acreditam que o corpo amigdaloide é o centro de instintos básicos, como o medo e a agressividade.

As vias para as emoções são complexas (**FIG. 9.18**). Os estímulos sensoriais que chegam ao córtex cerebral são elaborados no encéfalo para criar uma representação (percepção) do mundo. Após, a informação é integrada por áreas de associação e passada para o sistema límbico. Uma retroalimentação do sistema límbico para o córtex cerebral gera a consciência da emoção, ao passo que as vias descendentes para o hipotálamo e para o tronco encefálico iniciam os comportamentos voluntários e as respostas inconscientes mediadas pelos sistemas autônomo, endócrino, imune e motor somático.

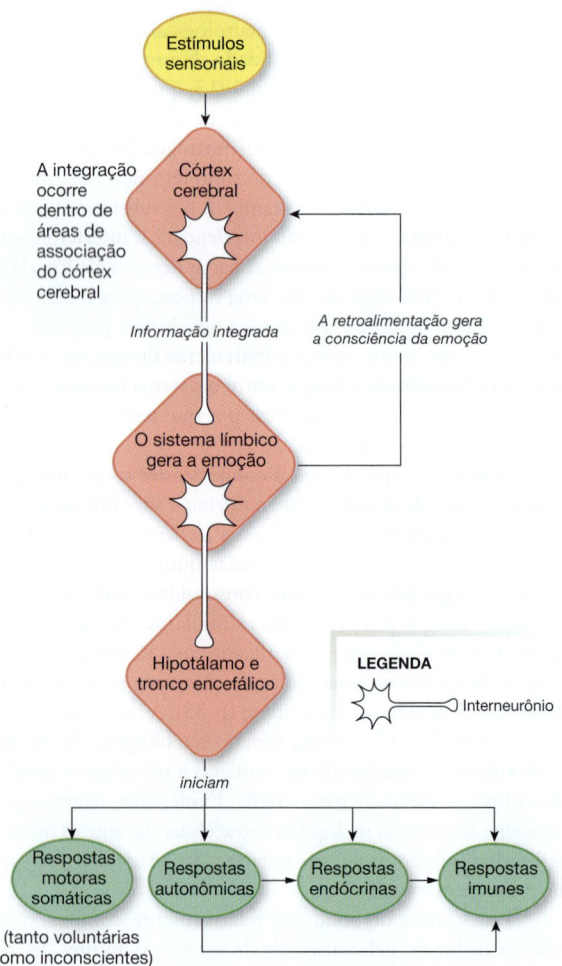

FIGURA 9.18   As emoções afetam a fisiologia. A associação entre estresse e aumento da suscetibilidade às infecções virais é um exemplo de resposta imune ligada às emoções.

O resultado físico das emoções pode ser tão drástico quanto o batimento cardíaco em uma reação de luta ou fuga, ou insidioso como o desenvolvimento de batimentos cardíacos irregulares. As conexões entre a mente e o corpo são difíceis de serem estudadas e levaremos muitos anos de pesquisa para as entender.

A **motivação** é definida como os sinais internos que determinam comportamentos voluntários. Alguns destes, como comer, beber, ter relações sexuais, estão relacionados à sobrevivência. Outros, como a curiosidade e ter relações sexuais (novamente), estão associados às emoções. Alguns estados motivacionais são conhecidos como **impulsos** e, em geral, têm três propriedades em comum: (1) aumentam o estado de alerta do SNC, (2) geram comportamentos orientados a um objetivo e (3) são capazes de coordenar comportamentos distintos para alcançar tal objetivo.

Os comportamentos motivados muitas vezes funcionam em paralelo a respostas autonômicas e endócrinas, como você esperaria com os comportamentos originados no hipotálamo. Por exemplo, se você come pipoca salgada, a osmolaridade do seu corpo aumenta. Este estímulo atua no centro da sede do hipotálamo, motivando você a procurar alguma coisa para beber. O aumento da osmolaridade também atua no centro endócrino do hipotálamo, liberando um hormônio que aumenta a retenção de água pelos rins. Desse modo, um estímulo provoca tanto um comportamento motivado como uma resposta endócrina homeostática.

Alguns comportamentos motivados podem ser ativados por estímulos internos que talvez não sejam evidentes até mesmo para a própria pessoa. O comer, a curiosidade e o impulso por sexo são três exemplos de comportamentos desencadeados por complexos estímulos subjacentes. Você pode comer, por exemplo, porque está com fome, ou porque a comida está com uma boa aparência, ou porque não quer ferir os sentimentos de alguém. Muitos comportamentos motivados cessam quando se atinge certo nível de satisfação, ou **saciedade**, mas também podem ser mantidos *apesar* disso.

O prazer é um estado motivacional que tem sido intensamente estudado devido às suas relações com *comportamentos de adição*, como o uso de drogas. Estudos em animais têm mostrado que o prazer é um estado fisiológico acompanhado pelo aumento da atividade do neurotransmissor dopamina em certas partes do encéfalo. Drogas aditivas, como a cocaína e a nicotina, atuam aumentando a efetividade da dopamina e, consequentemente, as sensações de prazer percebidas pelo encéfalo. Como resultado, o uso dessas drogas rapidamente se torna um comportamento aprendido.

É interessante que nem todos os comportamentos de adição são prazerosos. Por exemplo, há vários comportamentos compulsivos que envolvem automutilação, como arrancar o cabelo com a raiz. Felizmente, muitos comportamentos podem ser modulados pela própria motivação.

Humores são estados emocionais de longa duração

Os **humores** são similares às emoções, porém são sentimentos subjetivos relativamente estáveis, com duração mais longa, ligados à sensação de bem-estar da pessoa. O humor é difícil de se definir a nível neurobiológico, mas evidências obtidas a partir do estudo e do tratamento para os transtornos de humor sugerem que esses distúrbios refletem mudanças na atividade do SNC, como liberação ou recepção anormal de neurotransmissores em diferentes regiões do encéfalo.

Estima-se que os transtornos do humor são, hoje, a quarta maior causa de doenças no mundo. A **depressão** é um transtorno do humor que afeta, a cada ano, aproximadamente 10% da população dos Estados Unidos. Ela é caracterizada por distúrbios do sono e do apetite, alteração do humor e da libido, podendo afetar seriamente a habilidade das pessoas no desempenho na escola, no trabalho ou nas relações pessoais. Muitos não compreendem que a depressão não é um sinal de fraqueza mental ou moral e que pode ser tratada com sucesso, com medicamentos e psicoterapia. (Para mais informações sobre depressão, acesse *www.medlineplus.gov/depression.html*.)

O tratamento medicamentoso para depressão tem mudado nos últimos anos, mas todas as principais categorias de antidepressivos alteram algum aspecto da transmissão sináptica. Os *antidepressivos tricíclicos* mais antigos, como a amitriptilina, bloqueiam a recaptação da noradrenalina no neurônio pré-sináptico, aumentando, assim, a vida ativa do neurotransmissor. Os antidepressivos conhecidos como *inibidores seletivos da recaptação da serotonina* (ISRSs) e *inibidores da recaptação da serotonina e da noradrenalina* (IRSNs) retardam a remoção da serotonina e da noradrenalina da sinapse. Como resultado da inibição da recaptação, o neurotransmissor permanece na fenda sináptica mais tempo do que o normal, aumentando a atividade dependente do transmissor no neurônio pós-sináptico. Outros antidepressivos alteram os níveis encefálicos de dopamina. A eficácia dessas diferentes classes de antidepressivos sugere que a noradrenalina, a serotonina e a dopamina estão envolvidas nas vias encefálicas do humor e da emoção.

Um fato interessante é que os pacientes precisam tomar os antidepressivos por algumas semanas antes de experimentar o seu efeito completo. Isso sugere que as mudanças que ocorrem no encéfalo são modulações de longo prazo referentes às vias, e não simplesmente um aumento de respostas sinápticas rápidas. Vários estudos em modelos humanos e em animais fornecem evidências de que os antidepressivos promovem o crescimento de novos neurônios, o que também explicaria o atraso no início da sua ação plena.

As causas da depressão são complexas e provavelmente envolvem uma combinação de fatores genéticos, os sistemas moduladores difusos serotoninérgico e noradrenérgico, fatores tróficos, como o *fator neurotrófico derivado do encéfalo* (BDNF), e o estresse. Estudos para descobrir as bases biológicas dos distúrbios do funcionamento do encéfalo são os maiores focos de pesquisas em neurociências da atualidade.

Algumas pesquisas sobre o funcionamento do encéfalo têm se mostrado um tanto controversas, particularmente em relação à sexualidade e a quando o comportamento em geral é geneticamente determinado nos seres humanos. Não analisaremos de modo aprofundado nenhum desses assuntos, pois são complexos e requerem longas explicações. Em vez disso, veremos brevemente alguns dos modelos recentes propostos para explicar os mecanismos básicos das funções cognitivas superiores.

O aprendizado e a memória modificam as conexões sinápticas no encéfalo

Por muitos anos, a motivação, o aprendizado e a memória (todos são aspectos do estado cognitivo) foram considerados da área da psicologia e não da biologia. Neurobiólogos, em décadas passadas, estavam mais interessados nas redes e nos aspectos celulares da função neuronal. Recentemente, entretanto, os dois campos têm se sobreposto cada vez mais. Os cientistas descobriram que as bases da função cognitiva parecem ser explicadas em termos de eventos celulares que influenciam a plasticidade – eventos como a potenciação de longa duração (p. 267). A habilidade dos neurônios de mudar a sua capacidade de resposta ou alterar as suas conexões com a experiência é fundamental para os dois processos cognitivos de aprendizagem e memória.

O aprendizado é a aquisição do conhecimento

Como você sabe quando aprendeu alguma coisa? A aprendizagem pode ser demonstrada por mudanças de comportamento, porém essas mudanças não são necessárias para que ela ocorra. O aprendizado pode ser internalizado e nem sempre resulta em comportamento aparente enquanto a aprendizagem estiver acontecendo. Será que alguém, observando você ler seu livro ou ouvir uma palestra de um professor, seria capaz de dizer que você aprendeu alguma coisa?

O aprendizado pode ser classificado em dois tipos principais: associativo e não associativo. O **aprendizado associativo** ocorre quando dois estímulos são associados um ao outro, como o experimento clássico de Pavlov, em que ele, simultaneamente, oferecia comida aos cães e tocava uma campainha. Depois de um tempo, os cães associaram o som da campainha à comida e começaram a salivar em antecipação à comida se a campainha tocasse. Outra forma de aprendizado associativo ocorre quando o animal associa o estímulo a um determinado comportamento. Um exemplo poderia ser o comportamento de um camundongo que leva um choque cada vez que toca em uma parte de sua gaiola. Ele logo associa essa parte da gaiola a uma experiência desagradável e evita essa área.

O **aprendizado não associativo** é uma mudança de comportamento que ocorre após a exposição repetida a um único estímulo. Este tipo de aprendizagem inclui habituação e sensibilização, dois comportamentos adaptativos que nos permitem filtrar e ignorar estímulos de fundo e responder com mais sensibilidade aos estímulos potencialmente nocivos. Na **habituação**, o animal mostra uma diminuição da resposta a um estímulo irrelevante que é repetido muitas vezes. Por exemplo, um ruí-do intenso repentino pode assustá-lo, mas se o ruído é repetido novamente muitas vezes, o seu encéfalo passa a ignorá-lo. As respostas habituadas nos permitem ignorar estímulos que avaliamos e consideramos insignificantes.

A **sensibilização** é o oposto da habituação, e os dois comportamentos combinados ajudam a aumentar as chances de sobrevivência do organismo. No aprendizado da sensibilização, a exposição a um estímulo nocivo ou intenso causa um aumento da resposta na exposição subsequente. Por exemplo, pessoas que ficam doentes quando comem certa comida podem perder a vontade de comer esta comida novamente. A sensibilização é adaptativa, uma vez que nos ajuda a evitar estímulos potencialmente nocivos. Ao mesmo tempo, a sensibilização pode ser mal adaptativa se conduzir ao estado de hipervigilância, chamado de *transtorno de estresse pós-traumático* (TEPT).

A memória é a habilidade de reter e evocar informações

A **memória** é a habilidade de reter e evocar informações. A memória é uma função bastante complexa, mas os cientistas vêm tentando classificá-la de diferentes maneiras. Pensamos em vários tipos de memória: de curto prazo e de longo prazo, reflexivas e declarativas. O processamento de diferentes tipos de memória parece ocorrer por meio de diferentes vias. Com técnicas de imagem não invasivas, como a ressonância magnética e a tomografia por emissão de pósitrons, os pesquisadores têm sido capazes de rastrear a atividade do encéfalo à medida que os indivíduos aprendem a realizar tarefas.

A memória é armazenada por todo o córtex cerebral em vias conhecidas como **traços da memória**. Alguns componentes da memória são armazenados no córtex sensorial, onde são processados. Por exemplo, as imagens são armazenadas no córtex visual, e os sons no córtex auditivo.

Aprender uma tarefa ou lembrar de uma tarefa já aprendida pode envolver múltiplos circuitos encefálicos funcionando em paralelo. Este *processamento em paralelo* ajuda a fornecer um *backup* caso um dos circuitos for danificado. Acredita-se que, assim, memórias específicas são generalizadas, permitindo a comparação de novas informações às informações previamente armazenadas. Por exemplo, uma pessoa que nunca viu uma bola de vôlei a reconhecerá como bola, pois ela tem as mesmas características gerais de todas as outras bolas que a pessoa já viu.

Nos seres humanos, o hipocampo parece ser uma estrutura importante no aprendizado e na memória. Os pacientes com uma parte do hipocampo destruída para aliviar um determinado tipo de epilepsia também apresentam dificuldades para lembrar de novas informações. Quando lhes é dada uma lista de palavras para repetir, eles lembram as palavras, contanto que a sua atenção permaneça focada na tarefa. No entanto, se eles estiverem distraídos, a memória das palavras desaparece, e precisarão aprender a lista novamente. As informações armazenadas na memória de longo prazo antes da operação não são afetadas com o procedimento cirúrgico. A incapacidade de lembrar informações recém--adquiridas é um defeito chamado de **amnésia anterógrada**.

A memória tem múltiplos níveis de armazenamento, e o nosso banco de memória está em constante mutação (**FIG. 9.19**). Quando um estímulo chega ao SNC, primeiro vai para a **memória de curta duração**, uma área de armazenamento limitado

---

SOLUCIONANDO O PROBLEMA

A interrupção no desenvolvimento de Ben é uma característica típica dos espasmos infantis. As regiões anormais do encéfalo emitem contínuos potenciais de ação durante as frequentes convulsões e acabam modificando as interconexões dos neurônios do encéfalo. Essas áreas danificadas prejudicam as regiões normais, de modo que a medicação ou a cirurgia devem ser realizadas tão logo seja possível. Se a intervenção não for feita rapidamente, o encéfalo pode sofrer um dano permanente e pode nunca ocorrer a recuperação do desenvolvimento.

P5: *A habilidade do encéfalo de mudar as suas conexões sinápticas como resultado da atividade neuronal é chamada de _____.*

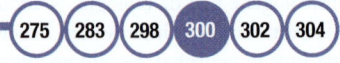

(275) (283) (298) (**300**) (302) (304)

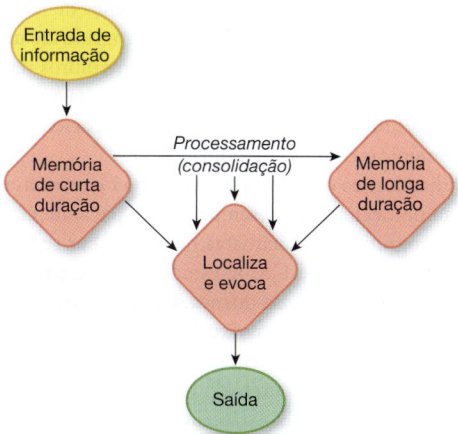

FIGURA 9.19 **Processamento da memória.** A informação nova vai para a memória de curta duração, mas é perdida, a menos que seja processada e armazenada como memória de longa duração.

que pode reter somente cerca de 7 a 12 partes da informação por vez. As informações na memória de curta duração desaparecem, a não ser que um esforço seja feito, como a repetição, para armazená-la em uma forma mais permanente.

A **memória de trabalho** é uma forma especial de memória de curta duração processada nos lobos pré-frontais. Essa região do córtex cerebral está envolvida em manter a sequência de registros da informação tempo o suficiente para ser utilizada em uma tarefa que ocorre após a aquisição da informação. A memória de trabalho nessa região é associada à memória de longa duração armazenada, de forma que a informação recém-adquirida pode ser integrada à informação armazenada, influenciando-a.

Por exemplo, suponha que você esteja tentando atravessar uma rua movimentada. Você olha para a esquerda e vê, a muitas quadras, que não há carros vindo. Olha, então, para a direita e vê que também não há carros vindo dessa direção. A memória de trabalho armazenou a informação de que a rua para a esquerda está vazia e, então, utilizando o conhecimento armazenado sobre segurança, você é capaz de concluir que não há trafego em nenhuma direção e é seguro atravessar a rua.

Nas pessoas com dano nos lobos pré-frontais do cérebro, essas tarefas se tornam mais difíceis, pois elas são incapazes de recordar se a rua está vazia no lado esquerdo enquanto avaliam o tráfego do lado direito. A memória de trabalho permite-nos coletar uma série de fatos da memória de curta duração e da memória de longa duração e conectá-los em uma ordem lógica para solucionar problemas ou planejar ações.

A **memória de longa duração** é uma área de armazenamento capaz de reter uma grande quantidade de informações. Pense em quanta informação era necessário lembrar, séculos atrás, quando os livros eram raros e grande parte da história era passada oralmente. Errantes bardos e trovadores mantinham longos poemas épicos e baladas, como *A Odisséia* e *Beowulf*, armazenados em seus bancos de memória, para serem recuperados à vontade.

O processamento da informação que converte uma memória de curta duração em memória de longa duração é chamado de **consolidação** (Fig. 9.19). A consolidação pode demorar

um período de tempo variado, de segundos até minutos. A informação passa por muitos níveis intermediários de memória durante a consolidação, e em cada um desses estágios a informação pode ser localizada e evocada.

Ao estudar sobre a consolidação da memória de curto prazo para a memória de longo prazo, os cientistas descobriram que o processo envolve alterações na excitabilidade neuronal e nas conexões sinápticas dos circuitos envolvidos na aprendizagem. Em alguns casos, formam-se sinapses novas; em outros, a eficácia da transmissão sináptica é alterada tanto pela potenciação de longa duração quanto pela depressão de longa duração. Essas mudanças são evidências da plasticidade, e mostram que o cérebro não é feito de conexões fixas.

A memória de longo prazo é dividida em dois tipos, os quais são consolidados e armazenados utilizando diferentes vias neurais (**TAB. 9.4**). A **memória reflexiva** (**implícita**), a qual é automática e não requer processos conscientes para ser formada ou evocada, envolve o corpo amigdaloide e o cerebelo. As informações armazenadas na memória reflexiva são adquiridas lentamente por meio da repetição. Habilidades motoras estão incluídas nessa categoria, assim como os procedimentos e os hábitos.

Por exemplo, você não precisa pensar para colocar um ponto no final de cada sentença ou como pegar um garfo. A memória reflexiva (não declarativa) também tem sido chamada de *memória de procedimento*, uma vez que geralmente diz respeito a como fazer as coisas. As memórias não declarativas podem ser adquiridas por meio de processos de aprendizado tanto associativos como não associativos e podem ser armazenadas.

A **memória declarativa** (**explícita**), por outro lado, requer atenção consciente para ser evocada. A sua criação geralmente depende do uso de habilidades cognitivas superiores, como inferência, comparação e avaliação. As vias neuronais envolvidas neste tipo de memória estão nos lobos temporais. A memória declarativa trata do conhecimento sobre nós mesmos e sobre o mundo ao nosso redor que pode ser relatado ou descrito verbalmente.

Às vezes, as informações podem ser transferidas da memória declarativa para a memória não declarativa. O lançador do time de futebol americano é um bom exemplo. Quando aprendeu a lançar a bola ainda menino, ele teve de prestar muita aten-

TABELA 9.4	Tipos de memória de longo prazo	
Memória reflexiva (implícita)	**Memória declarativa (explícita)**
A evocação é automática e não requer atenção consciente	A evocação requer atenção consciente
Adquirida lentamente pela repetição	Depende de habilidades cognitivas superiores, como inferência, comparação e avaliação
Inclui habilidades motoras e hábitos e procedimentos	Memórias que podem ser relatadas verbalmente
Memórias de procedimento podem ser demonstradas	

ção para segurar a bola e coordenar os músculos para lançá-la com precisão. Neste ponto da aprendizagem para lançar a bola, o processo ocorreu na memória declarativa e exigiu esforço consciente quando o menino analisava os seus movimentos.

Com a repetição, entretanto, a mecânica de lançar a bola foi transferida para a memória não declarativa: tornou-se um reflexo que pode ser executado sem pensamento consciente. Essa transferência permite ao lançador usar a sua mente consciente para analisar a trajetória e o *timing* do seu passe, ao passo que a mecânica do passe se tornou automática. Os atletas muitas vezes se referem a esta automaticidade dos movimentos corporais aprendidos como *memória muscular*.

A memória é algo individual. Processamos informações com base nas nossas experiências e percepção do mundo. Pelo fato de as pessoas terem experiências muito diferentes ao longo de suas vidas, duas pessoas não processarão uma determinada informação da mesma maneira. Se você perguntar a um grupo de pessoas sobre o que aconteceu durante um evento em particular, como uma palestra ou um acidente automobilístico, não haverá duas descrições idênticas. Cada pessoa processou o evento de acordo com suas próprias percepções e experiências. O processamento experiencial é importante para lembrar quando estudamos em grupo, uma vez que é improvável que todos os membros do grupo aprendam e recordem a informação da mesma maneira.

A perda de memória e a incapacidade de processar e armazenar novas memórias são condições clínicas devastadoras. Nas pessoas mais jovens, problemas de memória são geralmente associados a traumas do encéfalo por acidentes. Em pessoas mais velhas, derrames e *demência* progressiva são as principais causas de perda de memória.

A **doença de Alzheimer** é uma doença neurodegenerativa progressiva com déficit cognitivo, responsável por metade dos casos de demência associada à velhice. A doença de Alzheimer é caracterizada pela perda de memória que progride até um ponto em que o paciente não reconhece nem os membros da família. Com o passar do tempo, até a personalidade muda e, nos estágios finais, outras funções cognitivas falham, e os pacientes não podem se comunicar com os seus cuidadores.

O diagnóstico da doença de Alzheimer geralmente é dado em função do declínio do desempenho do paciente em exames de função cognitiva. Os cientistas buscam saber se testes para proteínas específicas no LCS, ou estudos de imagem avançados, podem revelar a presença da doença. Contudo, até o momento, os dados não são conclusivos. Atualmente, o único diagnóstico definitivo da doença de Alzheimer vem após a morte, quando o tecido cerebral pode ser examinado para a confirmação da degeneração neuronal, das placas extracelulares de *proteína β-amiloide* e dos emaranhados intracelulares de *tau*, uma proteína normalmente associada aos microtúbulos.

A presença de placas amiloides e emaranhados da tau confirma o diagnóstico, porém a causa subjacente da doença de Alzheimer não é clara. Há um componente genético conhecido, e outras teorias consideram o estresse oxidativo e a inflamação crônica. Atualmente, não há prevenção comprovada ou tratamento, embora os fármacos agonistas da acetilcolina ou inibidores da acetilcolinesterase reduzam a progressão da doença.

Segundo uma estimativa, a doença de Alzheimer afeta cerca de 5,2 milhões de norte-americanos, com uma expectativa de que o número deverá subir à medida que os *Baby Boomers* envelhecem. A previsão de que existirão 16 milhões de pessoas com Alzheimer no ano 2050 coloca essa doença na vanguarda das pesquisas neurobiológicas.

Embora a perda patológica da memória seja uma preocupação, a capacidade de esquecer também é importante para a nossa saúde mental. O transtorno do estresse pós-traumático é um exemplo em que o esquecimento seria benéfico.

A linguagem é o comportamento cognitivo mais elaborado

Uma das marcas de um sistema nervoso desenvolvido é a habilidade de um membro de uma espécie de trocar informações complexas com outros membros da mesma espécie. Apesar de ser uma característica predominantemente dos pássaros e dos mamíferos, essa habilidade também existe em certos insetos que propagam informações surpreendentemente detalhadas por meio de sons (grilos), toque e visão (abelhas) e odor (formigas). Nos seres humanos, a troca de informações complexas ocorre principalmente por meio da linguagem falada e escrita. Vista como o comportamento cognitivo mais elaborado, a linguagem tem recebido considerável atenção dos neurobiólogos.

A habilidade da linguagem requer a entrada de informações sensoriais (principalmente da audição e da visão), o processamento em vários centros do córtex cerebral e a coordenação de sinais motores para a vocalização e a escrita. Na maioria das pessoas, os centros para a habilidade da linguagem estão localizados no hemisfério esquerdo do cérebro. Até mesmo 70% das pessoas canhotas (cérebro direito dominante) ou ambidestras usam seu cérebro esquerdo para falar. A capacidade de comunicação por meio da fala tem sido dividida em dois processos: a combinação

SOLUCIONANDO O **PROBLEMA**

A tomografia por emissão de pósitrons (TEP) revelou duas manchas, ou *loci*, anormais no hemisfério direito de Ben, uma no lobo parietal e outra sobreposta a uma porção do córtex motor primário. Uma vez que os *loci* que desencadeavam os ataques de Ben foram localizados no mesmo hemisfério e estavam no córtex, Ben era um candidato para uma hemisferectomia, a remoção do córtex do hemisfério afetado. Os cirurgiões removeram 80% de seu córtex cerebral direito, poupando áreas críticas para o processamento visual, auditivo e sensorial. Em geral, o córtex motor também poderia ser poupado, mas no caso de Ben um *locus* que originava as convulsões se sobrepunha a esta região.

P6: *Em quais lobos estão localizados os centros da visão, da audição e do processamento sensorial?*

P7: *Quais habilidades de Ben poderiam ser perdidas se seu hemisfério esquerdo tivesse sido removido?*

P8: *Levando em conta que a cirurgia foi no córtex do hemisfério direito, quais partes do cérebro os cirurgiões evitam retirar?*

P9: *Por que os cirurgiões tomaram cuidado para poupar o ventrículo lateral direito de Ben?*

(275)(283)(298)(300)**(302)**(304)

de diferentes sons para formar palavras (vocalização) e a combinação de palavras em sentenças gramaticalmente corretas e com significado.

O modelo aqui apresentado é uma versão simplificada do que os cientistas atualmente sabem se tratar de uma função muito complexa, envolvendo várias regiões do córtex cerebral. Tradicionalmente, a integração da língua falada no cérebro humano tem sido atribuída a duas regiões do córtex cerebral: **área de Wernicke**, na junção do parietal, temporal e occipital, e **área de Broca**, na parte posterior do lobo frontal, próximo do córtex motor (**FIG. 9.20**). Grande parte do que sabemos sobre essas áreas vem de estudos de pessoas com lesões no encéfalo (uma vez que animais não humanos não são capazes de falar). Até mesmo os primatas, que se comunicam em nível similar ao de uma criança pequena por meio de linguagem de sinais e outros meios visuais, não têm habilidade física para vocalizar os sons da linguagem humana.

Os sinais de entrada para as áreas da linguagem vêm tanto do córtex visual (leitura) como do córtex auditivo (audição). Estes sinais sensoriais vão primeiro à área de Wernicke e depois à área de Broca. Após a integração e processamento, os sinais provenientes da área de Broca, ao chegar no córtex motor, iniciam uma ação falada ou escrita.

Em caso de dano à área de Wernicke, uma pessoa pode ter dificuldade de compreender a informação falada ou visual. Além disso, o seu próprio discurso pode não ter coerência, pois é incapaz de evocar as palavras. Esta condição é conhecida como **afasia receptiva**, pois a pessoa é incapaz de compreender a informação sensorial.

O dano à área de Broca provoca uma **afasia expressiva**, ou *afasia de Broca*. As pessoas com essa afasia entendem as linguagens falada e escrita desde que sejam simples e sem ambiguidades, mas têm dificuldade em interpretar frases complexas com vários elementos ligados entre si. Essa dificuldade parece ser um déficit de memória de curto prazo. Essas pessoas também têm dificuldade de falar ou escrever na sintaxe normal. A sua resposta a uma pergunta pode consistir em palavras apropriadas, mas em uma sequência aleatória.

Formas mecânicas de afasia ocorrem como resultado do dano ao córtex motor. Os pacientes com esse tipo de dano são

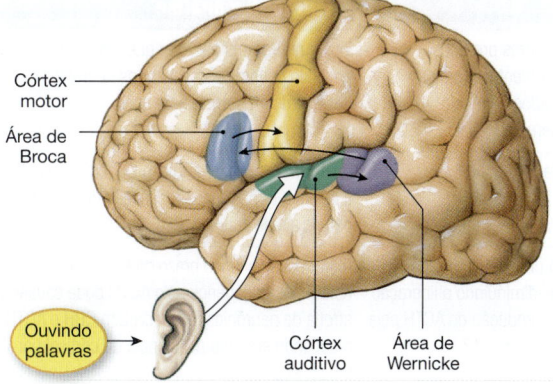

(a) Falando uma palavra escrita

Córtex motor
Área de Broca
Área de Wernicke
Lendo palavras

(b) Falando uma palavra ouvida

Córtex motor
Área de Broca
Ouvindo palavras
Córtex auditivo
Área de Wernicke

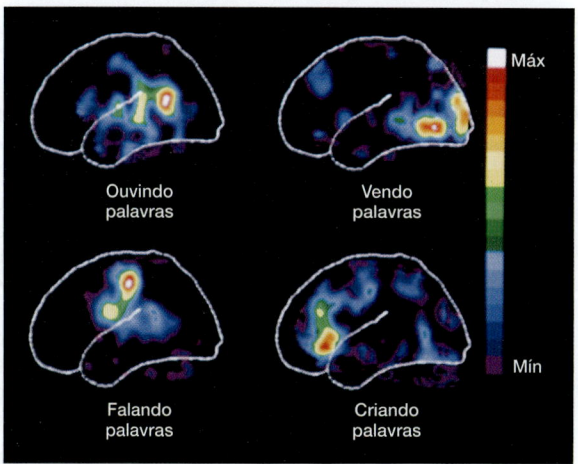

(c) Escaneamento por TEP do encéfalo em atividade

No escaneamento por TEP, os neurônios captam a glicose radioativa. As áreas mais ativas aparecem como regiões vermelhas e amarelas.

Máx

Ouvindo palavras

Vendo palavras

Mín

Falando palavras

Criando palavras

Q QUESTÃO DA FIGURA

Na imagem acima, a área do cérebro ativada ao ver palavras localiza-se no lobo _____, e a área do cérebro ativada durante a geração de palavras localiza-se no lobo _____.

FIGURA 9.20 **Processamento da linguagem.** As pessoas com dano na área de Wernicke não reconhecem a comunicação falada ou escrita. Aquelas com dano na área de Broca entendem, mas são incapazes de responder apropriadamente.

fisicamente incapazes de formar sons que constituem as palavras ou de coordenar os músculos do seu braço e mão para escrever.

A personalidade é a combinação da experiência com a hereditariedade

A combinação de atributos que chamamos de **personalidade** é um dos aspectos do funcionamento do encéfalo mais difíceis de converter do campo abstrato da psicologia em circuitos físicos da neurobiologia. O que nos faz seres individuais? Os pais com mais de um filho irão lhe dizer que seus filhos eram diferentes desde o nascimento e até mesmo no útero. Se todos temos a mesma estrutura encefálica, o que nos torna diferentes?

Essa questão fascina muita gente. A resposta que está surgindo de pesquisas na área da neurobiologia é que somos uma combinação das nossas experiências com as características genéticas que herdamos. Um fator complicador é a "experiência" durante o desenvolvimento, uma vez que os cientistas estão mostrando que a exposição do embrião a hormônios, ainda no útero, pode alterar as vias encefálicas.

O que aprendemos ou vivenciamos e o que armazenamos na memória cria um padrão único de conexões neuronais no nosso encéfalo. Algumas vezes, esses circuitos funcionam mal, causando depressão, esquizofrenia e outros inúmeros transtornos de personalidade. Os psiquiatras, por muitos anos, tentaram tratar esses transtornos como se ocorressem somente devido a eventos da vida da pessoa, mas agora sabemos que há um componente genético em muitos desses transtornos.

A **esquizofrenia** é um exemplo de transtorno encefálico com uma base tanto genética quanto ambiental. Na população norte-americana em geral, o risco do desenvolvimento de esquizofrenia é de cerca de 1%. No entanto, se um dos pais tem esquizofrenia, o risco aumenta para 10%, indicando que as pessoas podem herdar a suscetibilidade para desenvolver esse distúrbio. A causa da esquizofrenia, ainda hoje, não é conhecida. Entretanto, assim como em muitas outras condições que envolvem alteração do estado mental, a esquizofrenia pode ser tratada com medicamentos que influenciam a liberação de neurotransmissores e a atividade no encéfalo. Para saber mais sobre o diagnóstico e tratamento da esquizofrenia, ver a página do National Institute of Health (Instituto Nacional de Saúde dos Estados Unidos) *www. medlineplus.gov/schizophrenia.html.*

Ainda temos muito a aprender sobre reparação de lesões no SNC. Uma das maiores tragédias na vida é a alteração intelectual e de personalidade que às vezes acompanha uma lesão encefálica traumática. Prejuízo nos delicados circuitos encefálicos, particularmente no lobo frontal, pode criar uma personalidade totalmente nova. A pessoa que existe após a lesão pode não ter a mesma personalidade que habitava aquele corpo antes da lesão. Embora possa não ser perceptível para a pessoa afetada, a mudança pode ser devastadora para a sua família e amigos. À medida que aprendemos mais sobre como os neurônios se ligam uns aos outros, talvez sejamos capazes de encontrar um meio de restaurar as redes neurais danificadas e impedir os efeitos duradouros dos traumatismos cranianos e dos transtornos cerebrais.

SOLUCIONANDO O PROBLEMA CONCLUSÃO | **Espasmos infantis**

Ben ficou livre das convulsões com a cirurgia e retomou seu desenvolvimento normal em todas as áreas, exceto na capacidade motora. Ele continua um pouco mais fraco e menos coordenado do lado esquerdo, o lado oposto (contralateral) da cirurgia. Com o tempo, a fraqueza deve diminuir com a ajuda de fisioterapia. A recuperação de Ben é um testemunho da inacreditável plasticidade do encéfalo. Além dos danos físicos causados ao cérebro, um número de crianças com epilepsia tem atrasos de desenvolvimento que resultam dos aspectos sociais de seu transtorno. As crianças pequenas com convulsões frequentes muitas vezes têm dificuldade de socialização com os seus pares, devido à superproteção dos pais, perda de dias escolares e receio de pessoas que não entendem a epilep-

sia. Os seus problemas podem se estender até a idade adulta, como dificuldade para dirigir ou para encontrar emprego, se as convulsões não forem controladas. Existem inúmeros exemplos de adultos cuja cirurgia para a epilepsia foi um sucesso, mas ainda são incapazes de se inserir completamente na sociedade por falta de habilidade social e para o trabalho. Não surpreende que a taxa de depressão é muito mais elevada entre as pessoas com epilepsia.

Este caso foi escrito por Susan E. Johnson enquanto ela era estudante na University of Texas, em Austin, onde estudava para seguir uma carreira nas ciências biomédicas.

Pergunta	Fatos	Integração e análise
P1: *Como uma barreira hematencefálica permeável pode levar a uma cascata de potenciais de ação que desencadeiam uma convulsão?*	Os neurotransmissores e outros produtos químicos que circulam livremente no sangue estão normalmente separados do tecido encefálico pela barreira hematencefálica.	Íons e neurotransmissores que entram no encéfalo podem despolarizar os neurônios e desencadear potenciais de ação.
P2: *O que isso causa no potencial de membrana da célula? O GABA torna mais ou menos provável que a célula dispare potenciais de ação?*	O GABA abre os canais de Cl^-.	Ao entrar em um neurônio, o Cl^- hiperpolariza a célula e torna menos provável o disparo de potenciais de ação.
P3: *Por que é importante limitar a duração do tratamento com ACTH?*	O ACTH exógeno atua em uma alça curta de retroalimentação negativa, diminuindo a liberação do CRH do hipotálamo e a produção do ACTH pela adeno-hipófise. (Ver Fig. 7.13, p. 217.)	A supressão a longo prazo da secreção de hormônios endógenos pelo ACTH pode causar a atrofia de neurônios que secretam CRH e ACTH, resultando em uma deficiência de cortisol por toda a vida.

(continua)

SOLUCIONANDO O PROBLEMA CONCLUSÃO | *Continuação*

Pergunta	Fatos	Integração e análise
P4: Qual a razão para usar glicose (e não outro nutriente) marcada com radioatividade para o escaneamento por TEP?	A glicose é a principal fonte de energia para o encéfalo.	A atividade do encéfalo depende mais de glicose do que qualquer outro nutriente do corpo. Áreas com níveis anormalmente altos de consumo de glicose são sugestivas de células hiperativas.
P5: A habilidade do encéfalo de mudar as suas conexões sinápticas como resultado da atividade neuronal é chamada de _____.	As mudanças nas conexões sinápticas, como resultado da atividade neuronal, são um exemplo de plasticidade.	N/A
P6: Em quais lobos estão localizados os centros da visão, da audição e do processamento sensorial?	A visão é processada no lobo occipital, a audição, no lobo temporal, e as informações sensoriais, no lobo parietal.	N/A
P7: Quais habilidades de Ben poderiam ser perdidas se seu hemisfério esquerdo tivesse sido removido?	Na maioria das pessoas, o hemisfério esquerdo contém a área de Wernicke e a área de Broca, dois centros vitais da fala. O hemisfério esquerdo controla as funções sensoriais e motoras do lado direito.	Pacientes que foram submetidos à hemisferectomia esquerda têm dificuldade na fala (palavras abstratas, gramática e fonética). Eles apresentam perda das funções sensoriais e motoras do lado direito.
P8: Levando em conta que a cirurgia foi no córtex do hemisfério direito, quais partes do cérebro os cirurgiões evitam retirar?	O cérebro consiste em: substância cinzenta no córtex e em núcleos internos, substância branca e ventrículos.	Os cirurgiões deixaram para trás a substância branca, núcleos interiores e os ventrículos.
P9: Por que os cirurgiões tomaram cuidado para poupar o ventrículo lateral direito de Ben?	As paredes dos ventrículos contêm o plexo coroide, que secreta líquido cerebrospinal (LCS). O LCS desempenha um papel protetor vital amortecendo o cérebro.	A proteção do LCS é particularmente importante após a remoção de partes do tecido encefálico, pois o dano potencial devido a traumas na cabeça é muito maior.

275 283 298 300 302 **304**

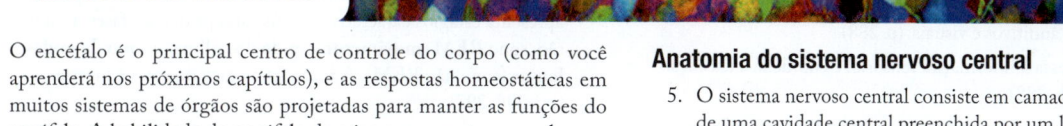

RESUMO DO CAPÍTULO

O encéfalo é o principal centro de controle do corpo (como você aprenderá nos próximos capítulos), e as respostas homeostáticas em muitos sistemas de órgãos são projetadas para manter as funções do encéfalo. A habilidade do encéfalo de criar pensamentos complexos e emoções, na ausência de estímulos externos, é uma das suas *propriedades emergentes*.

Propriedades emergentes das redes neurais

1. As redes neurais criam **comportamentos afetivos** e **cognitivos**. (p. 275)
2. O cérebro apresenta **plasticidade**, a capacidade de mudar as conexões como resultado da experiência. (p. 275)

Evolução do sistema nervoso

3. O sistema nervoso evoluiu a partir de uma rede simples de neurônios até encéfalos complexos. (p. 275; Fig. 9.1)
4. O **cérebro** é responsável por pensamentos e emoções. (p. 277)

Anatomia do sistema nervoso central

5. O sistema nervoso central consiste em camadas de células ao redor de uma cavidade central preenchida por um líquido e se desenvolve a partir do **tubo neural** do embrião. (p. 277; Fig. 9.2)
6. A **substância cinzenta** do SNC é formada por corpos de células nervosas, dendritos e terminais axonais não mielinizados. Os corpos celulares ou formam camadas em partes do cérebro, ou, então, aglomeram-se em grupos, chamados de **núcleos**. (p. 277)
7. Os axônios mielinizados formam a **substância branca** do SNC, por meio de feixes chamados de **tratos**. (p. 277)
8. O cérebro e a medula espinal são encerrados nas **meninges** e nos ossos do **crânio** e das vértebras. As meninges são a **pia-máter**, a **membrana aracnoide** e a **dura-máter**. (p. 280; A Fig. 9.3).
9. O **plexo coroide** secreta **líquido cerebrospinal** (LCS) nos **ventrículos** encefálicos. O LCS acolchoa o tecido e cria um meio controlado quimicamente. (pp. 277, 281; Fig. 9.4)

10. As junções apertadas nos capilares encefálicos criam uma **barreira hematencefálica** que impede possíveis substâncias prejudiciais do sangue entrarem no líquido intersticial. (p. 282; Fig. 9.5)

11. O combustível normal dos neurônios é a glicose, por isso o corpo regula rigorosamente a concentração de glicose no sangue. (p. 283)

A medula espinal

12. Cada segmento da medula espinal está associado a um par de **nervos espinais**. (p. 284)

13. A **raiz dorsal** de cada nervo espinal conduz a informação sensorial recebida. Os **gânglios das raízes dorsais** contêm corpos celulares de neurônios sensoriais. (p. 284; Fig. 9.6)

14. As **raízes ventrais** conduzem informações do sistema nervoso central para os músculos e as glândulas. (p. 284)

15. Os **tratos ascendentes** na substância branca carregam informações sensoriais para o encéfalo, e os **tratos descendentes** transportam sinais eferentes do encéfalo. Os **tratos propriospinais** permanecem dentro da medula espinal. (p. 284)

16. Os **reflexos espinais** são integrados na medula espinal. (p. 285; Fig. 9.7)

O encéfalo

17. O encéfalo tem seis divisões principais: cérebro, diencéfalo, mesencéfalo, cerebelo, ponte e bulbo. (p. 285; Fig. 9.8)

18. O **tronco encefálico** é dividido em bulbo, ponte e mesencéfalo. Os **nervos cranianos** II a XII se originam aqui. (p. 285; Fig. 9.8f; Tab. 9.1)

19. A **formação reticular** é um conjunto difuso de neurônios que desempenha um papel importante em muitos processos básicos. (p. 287)

20. O **bulbo** contém **tratos somatossensoriais** e **corticospinais** que conduzem informações entre o encéfalo e a medula espinal. A maioria dessas vias cruza a linha média, na região das **pirâmides**. O bulbo contém os centros de controle de muitas funções involuntárias. (p. 287)

21. A **ponte** funciona como uma estação de retransmissão de informações entre o cerebelo e cérebro. (p. 287)

22. O **mesencéfalo** controla o movimento dos olhos e retransmite sinais de reflexos auditivos e visuais. (p. 288)

23. O **cerebelo** processa a informação sensorial e coordena a execução do movimento. (p. 288)

24. O **diencéfalo** é formado pelo tálamo e o hipotálamo. O **tálamo** retransmite e modifica a informação sensorial e motora originada e direcionada ao córtex cerebral. (p. 288; Fig. 9.9)

25. O **hipotálamo** contém centros para comportamentos dos impulsos e desempenha um papel-chave na homeostasia por seu controle sobre as funções endócrinas e autonômicas. (p. 289; Tab. 9.2)

26. A **hipófise** e a **pineal** são glândulas endócrinas localizadas no diencéfalo. (p. 288)

27. O cérebro é formado por dois hemisférios ligados pelo **corpo caloso**. Cada hemisfério cerebral é dividido em **lobos frontal**, **parietal**, **temporal** e **occipital**. (p. 289)

28. A substância cinzenta cerebral inclui o **córtex cerebral**, os núcleos da base e o sistema límbico. (p. 289; Fig. 9.10)

29. Os **núcleos da base** auxiliam no controle do movimento. (p. 289)

30. O **sistema límbico** atua como o elo entre funções cognitivas e respostas emocionais. Ele inclui a **amígdala** e o **giro do cíngulo**, ligados à emoção e à memória, e o **hipocampo**, associado à aprendizagem e à memória. (p. 289; Fig. 9.11)

Função encefálica

31. Três sistemas encefálicos influenciam a saída motora: um **sistema sensorial**, um **sistema cognitivo** e um **sistema de estado comportamental**. (p. 291; Fig. 9.12).

32. As funções encefálicas superiores, como o raciocínio, originam-se no córtex cerebral. O córtex cerebral contém três especializações funcionais: **áreas sensoriais**, **áreas motoras** e **áreas de associação**. (p. 291; Fig. 9.13)

33. Cada hemisfério cerebral desenvolveu funções não compartilhadas com o outro hemisfério, uma especialização denominada **lateralização cerebral**. (p. 291; Fig. 9.14)

34. As áreas sensoriais recebem informações dos receptores sensoriais. O **córtex somatossensorial primário** processa informações sobre o tato, a temperatura e outras sensações somáticas. O **córtex visual**, o **córtex auditivo**, o **córtex gustatório** e o **córtex olfatório** recebem informações sobre a visão, o som, os sabores e os odores, respectivamente. (p. 293)

35. As **áreas de associação** integram informações sensoriais, gerando a percepção. A **percepção** é a interpretação do estímulo sensorial pelo cérebro. (p. 294)

36. As respostas motoras incluem movimentos dos músculos esqueléticos, secreção neuroendócrina e respostas viscerais. (p. 294)

37. As áreas motoras comandam os movimentos dos músculos esqueléticos. Cada hemisfério cerebral contém um **córtex motor primário** e uma **área motora de associação**. (p. 294)

38. O **sistema comportamental** controla os estados de alerta e modula os sistemas sensorial e cognitivo. (p. 294)

39. Os **sistemas moduladores difusos** da formação reticular influenciam a atenção, a motivação, a vigília, a memória, o controle motor, o humor e a homeostasia metabólica. (p. 294; Fig. 9.16)

40. O **sistema reticular ativador** mantém o encéfalo **consciente**, ou consciente de si e do meio ambiente. A atividade elétrica no encéfalo varia com o nível de alerta e pode ser registrada pelo **eletrencefalograma**. (pp. 294, 296; Fig. 9.17)

41. Os **ritmos circadianos** são controlados por um relógio interno no **núcleo supraquiasmático** do hipotálamo. (p. 297)

42. O **sono** é um estado de inatividade, facilmente reversível, que apresenta estágios característicos. As duas principais fases do sono são: sono **REM** (**movimento rápido dos olhos**) e **sono de ondas lentas** (sono não REM). A razão fisiológica do sono é incerta. (pp. 296, 297)

43. O sistema límbico é o centro da **emoção** no cérebro humano. Eventos emocionais influenciam funções fisiológicas. (p. 298; Fig. 9.18)

44. A **motivação** origina-se de sinais internos que determinam os comportamentos voluntários relacionados à sobrevivência ou às emoções. Os **impulsos** motivacionais geram comportamentos orientados por objetivos. (p. 299)

45. O **humor** é um estado emocional de longa duração. Muitos transtornos de humor podem ser tratados alterando a neurotransmissão no encéfalo. (p. 299)

46. O aprendizado é a aquisição do conhecimento sobre o mundo ao nosso redor. O **aprendizado associativo** ocorre quando dois estímulos estão associados entre si. O **aprendizado não associativo** é uma mudança de comportamento que ocorre depois da exposição repetida a um único estímulo. (p. 300)

47. Na **habituação**, um animal apresenta uma resposta diminuída a um estímulo que se repete várias vezes. Na **sensibilização**, a exposição a um estímulo nocivo ou intenso gera uma resposta aumentada na exposição subsequente. (p. 300)

48. A **memória** tem múltiplos níveis de armazenamento e é constantemente modificada. A informação é, em um primeiro momento, armazenada na **memória de curto prazo**, mas desaparece a menos que seja consolidada na memória de longo prazo. (p. 300; Fig. 9.19).

49. A **memória de longo prazo** inclui: **memória não declarativa** (reflexiva), que não requer processos conscientes para a sua criação ou evocação, e **memória declarativa**, que utiliza habilidades cognitivas de nível superior para sua formação e requer atenção consciente para a sua evocação. (p. 301; Tab. 9.4)

50. A **consolidação** da memória de curto prazo em memória de longo prazo parece envolver mudanças nas conexões sinápticas dos circuitos envolvidos na aprendizagem. (p. 301)

51. A linguagem é considerada o comportamento cognitivo mais elaborado. A integração da linguagem falada no cérebro humano envolve o processamento de informações na **área de Wernicke** e na **área de Broca**. (p. 303; Fig. 9.20)

QUESTÕES PARA REVISÃO

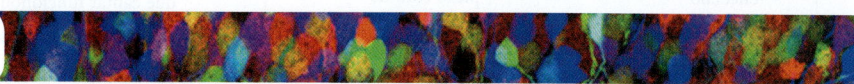

Além da resolução destas questões e da checagem de suas respostas na p. A-11, reveja os Tópicos abordados e objetivos de aprendizagem, no início deste capítulo.

Nível um Revisando fatos e termos

1. A habilidade do encéfalo humano de mudar as conexões e a função dos circuitos em resposta a estímulos sensoriais e a experiências passadas é chamada de _____.

2. Comportamentos _____ estão associados a sentimentos e à emoção. Comportamentos _____ estão relacionados ao pensamento.

3. A parte do encéfalo chamada de _____ é a que nos faz humanos, permitindo o raciocínio e a cognição.

4. Nos vertebrados, o sistema nervoso central é protegido pelos ossos do _____ e das _____.

5. Nomeie as meninges, começando com a camada mais próxima dos ossos.

6. Liste e explique os propósitos do líquido cerebrospinal (LCS). Onde o LCS é produzido?

7. Compare a concentração no LCS com as do plasma sanguíneo de cada uma das seguintes substâncias:
   (a) H^+.
   (b) Na^+.
   (c) K^+.

8. A única fonte de combustível dos neurônios em circunstâncias normais é a _____. A baixa concentração desse combustível no sangue é chamada de _____. Para sintetizar ATP suficiente para manter continuamente o transporte de íons, os neurônios consomem grande quantidade de _____. Para suprir essas necessidades, cerca de _____% do sangue bombeado pelo coração vai para o encéfalo.

9. O que é barreira hematencefálica e qual a sua função?

10. Como a substância cinzenta e a substância branca diferem entre si, anatômica e funcionalmente?

11. Denomine as áreas do córtex cerebral que (a) controlam a percepção, (b) comandam os movimentos e (c) integram informações e comandam os comportamentos voluntários.

12. A que se refere *lateralização cerebral*? Que funções tendem a ser centralizadas em cada hemisfério?

13. Relacione cada uma das seguintes áreas com suas funções:

(a) bulbo	1. coordena a execução dos movimentos
(b) ponte	2. é constituído pelo tálamo e o hipotálamo
(c) mesencéfalo	3. controla o alerta e o sono
(d) formação reticular	4. preenche a maior parte do crânio
(e) cerebelo	5. contém centros de controle da pressão arterial e da respiração
(f) diencéfalo	6. retransmite e modifica informações que vão e vêm do cérebro
(g) tálamo	7. transfere informações para o cerebelo
(h) hipocampo	8. contém centros integradores da homeostasia
(i) cérebro	9. retransmite sinais e reflexos visuais e controla o movimento dos olhos

14. Cite os 12 pares cranianos em ordem numérica e suas principais funções.

15. Cite e defina as duas principais fases do sono. Como elas diferem entre si?

16. Liste alguns reflexos e comportamentos homeostáticos influenciados pelo hipotálamo. Qual é a origem dos estímulos emocionais para essa área?

17. Acredita-se que a região _____ do sistema límbico é o centro dos instintos básicos (como o medo) e dos estados emocionais aprendidos.

18. Quais as principais categorias do aprendizado? Defina habituação e sensibilização. Qual estrutura anatômica do cérebro é importante tanto para o aprendizado como para a memória?

19. Quais os dois centros do córtex que estão envolvidos na integração da linguagem falada?

Nível dois Revisando conceitos

20. Localize os seguintes termos que descrevem a anatomia do SNC. Você pode desenhar ou adicionar termos, caso deseje.

• barreira hematencefálica	• nervos lombares
• capilares	• nervos sacrais
• coluna vertebral	• nervos torácicos
• corpos celulares	• núcleos
• dura-máter	• pia-máter
• encéfalo	• plexo coroide
• epêndima	• raiz dorsal
• gânglio da raiz dorsal	• raiz ventral
• líquido cerebrospinal	• substância branca
• medula espinal	• substância cinzenta
• membrana aracnoide	• tratos ascendentes
• meninges	• tratos descendentes
• nervos cervicais	• tratos propriospinais
• nervos cranianos	• ventrículos

21. Trace o caminho que o LCS percorre pelo sistema nervoso.

22. Quais os três sistemas encefálicos que regulam as respostas motoras do SNC?

23. Explique o papel das áreas de Wernicke e de Broca na linguagem.

24. Compare e diferencie os seguintes conceitos:

  (a) sistemas moduladores difusos, formação reticular, sistema límbico e sistema ativador reticular.

  (b) diferentes formas de memória.

  (c) núcleos e gânglios.

  (d) tratos, nervos, cornos, fibras nervosas e raízes.

25. Substitua cada interrogação da tabela a seguir com a(s) palavra(s) apropriada(s):

Área cerebral	Lobos	Funções
Córtex somatossensorial primário	?	Recebe informações sensoriais dos receptores periféricos
?	Occipital	Processa as informações provenientes dos olhos
Córtex auditivo	Temporal	?
?	Temporal	Recebe aferências de quimiorreceptores do nariz
Córtices motores	?	?
Áreas de associação	N/A	?

26. Em relação à onda mostrada a seguir, desenhe (a) uma onda com menor frequência, (b) uma onda com maior amplitude, (c) uma onda com maior frequência. (*Dica*: ver Fig. 9.17, p. 296.)

27. Que propriedades os estados motivacionais têm em comum?

28. Que mudanças ocorrem nas sinapses à medida que as memórias são formadas?

Nível três Solucionando problemas

29. O Sr. Anderson, um paciente com AVE, apresentou uma afasia de expressão. Cheryl, seu terapeuta, ensinou-o a cantar para expressar as suas necessidades. Que sinais ele apresentava antes da terapia? Como você sabe que o paciente não tem uma afasia de recepção? Pelo que você aprendeu sobre lateralização cerebral, explique por que cantar funcionou para ele.

30. Um estudo foi realizado com 40 adultos, os quais foram ensinados sobre a importância do uso do cinto de segurança em seus carros. No final da apresentação, todos os participantes alcançaram, no mínimo, 90% de compreensão em um teste sobre o material ensinado. Eles também foram filmados, secretamente, chegando e indo embora do estacionamento do local da aula. Vinte sujeitos ao entrarem usavam seus cintos de segurança; 22 usaram o cinto ao irem embora. Houve aprendizagem? Qual a relação entre aprender e realmente afivelar o cinto de segurança?

31. Em 1913, Henri Pieron manteve um grupo de cães acordados por vários dias. Antes de permitir que dormissem, ele retirou líquido cerebrospinal dos animais privados de sono e injetou esse LCS em cães normais e descansados. Estes, imediatamente, dormiram por períodos de 2 a 6 horas. Que conclusão você pode tirar sobre a possível origem de um fator indutor do sono? Quais controles Pieron deveria ter incluído?

32. Um trabalho[1] em 2002, apresentou os resultados de um estudo prospectivo (p. 23), realizado em Utah. O estudo iniciou em 1995 com a avaliação cognitiva de 1.889 mulheres, com média de idade de 74,5 anos. Os pesquisadores investigaram o uso de cálcio, suplementos vitamínicos e terapia de reposição hormonal pós-menopausa (estrogênio ou estrogênio/progesterona). Em 1998, por meio de entrevistas de acompanhamento, foi avaliado o desenvolvimento da doença de Alzheimer nessa população. Os dados mostraram que 58 entre 800 mulheres que não tinham usado a terapia de reposição hormonal desenvolveram Alzheimer, em comparação com 26 entre 1.066 mulheres que usaram hormônios.

  (a) Podem os investigadores concluir, a partir dos dados, que a terapia de reposição hormonal diminui o risco de desenvolver a doença de Alzheimer? Outras informações deveriam ser consideradas na análise dos dados?

  (b) Como esses achados se aplicam às mulheres norte-americanas em geral? Que outra informação você poderia querer saber sobre as pessoas antes de tirar alguma conclusão?

33. Ao sofrer uma convulsão, uma jovem foi levada para a emergência. A sua colega de quarto disse que, na noite anterior, ela havia usado uma droga de rua, Ecstasy, e que havia bebido muita água. Um exame de sangue mostrou que seu Na^+ plasmático estava muito baixo: 120 mM (normal 135-145), e a osmolalidade plasmática era de 250 mOsM/Kg (normal 280-296). Por que a baixa osmolalidade e concentração de Na^+ interrompe as suas funções cerebrais e causa convulsões?

---

[1]P. P. Zandi et al. Hormone replacement therapy and incidence of Alzheimer disease in older women: The Cache County study. *JAMA* 288: 2123-2129, 2002 Nov. 6.

10

Fisiologia Sensorial

A natureza não se comunica com o homem enviando mensagens codificadas.

Oscar Hechter, em *Biology and Medicine into the 21st Century*, 1991.

Vasos sanguíneos e células nervosas da retina.

Imagine que você está flutuando no escuro em um tanque com água salgada: não há sons, nem luz, nem brisa. O ar e a água estão na mesma temperatura do seu corpo. Você está em uma câmara de privação sensorial, e as únicas sensações que você tem consciência vêm do seu próprio corpo. Você se sente sem peso, a sua respiração ocorre sem esforço, e você percebe os batimentos do seu coração. Na ausência de estímulos externos, você se volta para o seu interior, a fim de ouvir o que o seu corpo tem a dizer.

Nas décadas passadas, os tanques de flutuação para privação sensorial eram métodos populares para conter o estresse de um mundo atribulado. Atualmente, estas câmaras são difíceis de serem encontradas, mas ilustram o papel da divisão aferente do sistema nervoso: fornecer informações sobre os meios interno e externo do nosso corpo. Algumas vezes, percebemos sinais sensoriais quando eles chegam ao nível de percepção consciente, mas outras vezes, eles são processados em nível completamente inconsciente (**TAB. 10.1**). Os estímulos que, em geral, não chegam à consciência, são mudanças no comprimento e na tensão muscular, bem como vários parâmetros internos que o corpo monitora para manter a homeostasia, como a pressão sanguínea e o pH. As respostas a esses estímulos constituem muitos dos reflexos inconscientes do corpo, e você os encontrará nos próximos capítulos, quando estudarmos os processos que mantêm a homeostasia fisiológica.

Neste capítulo, abordaremos principalmente os estímulos sensoriais cujo processamento chega ao nível consciente de percepção. Esses estímulos estão associados com os **sentidos especiais**, como visão, audição, gustação, olfação e equilíbrio, e com os **sentidos somáticos**, como tato, temperatura, dor, prurido e proprioceptção. A **proprioceptção**, a qual é definida como a cons-

TABELA 10.1	Processamento das informações no sistema sensorial
Estímulos com processamento consciente	
Sentidos especiais	**Sentidos somáticos**
Visão	Tato
Audição	Temperatura
Gustação	Dor
Olfação	Coceira (prurido)
Equilíbrio	Proprioceptção
Estímulos com processamento inconsciente	
Estímulos somáticos	**Estímulos viscerais**
Comprimento e tensão musculares	Pressão sanguínea
Proprioceptção	Distensão do trato gastrintestinal
	Concentração de glicose no sangue
	Temperatura corporal interna
	Osmolaridade dos líquidos corporais
	Insuflação do pulmão
	pH do líquido cerebrospinal
	Oxigênio e pH do sangue

SOLUCIONANDO O **PROBLEMA** | Doença de Ménière

Em 23 de dezembro de 1888, Vincent Van Gogh, o lendário pintor francês, retornou ao seu quarto na hospedaria em Arles, na França, pegou uma faca e cortou sua própria orelha. Um médico local, Dr. Felix Ray, examinou Van Gogh nessa noite e escreveu que o pintor tinha sido acometido por "alucinações auditivas" e que, em um esforço para livrar-se delas, "se mutilou, cortando sua orelha". Poucos meses depois, Van Gogh internou-se em um hospital psiquiátrico. Em 1890, Van Gogh foi morto pelas próprias mãos. Alguns historiadores sugerem que Van Gogh teria epilepsia, mas neurologistas norte-americanos discordam dessa sugestão. Eles acreditam que os estranhos ataques do pintor, o qual também apresentava vertigens, náuseas e tinido intolerável (zumbido ou outros sons na orelha), que ele descreveu em cartas desesperadas aos seus familiares, são mais consistentes com a doença de Ménière, uma condição que afeta a orelha interna. Hoje, Anant, um estudante universitário de 20 anos, será examinado por um otorrinolaringologista, a fim de determinar se suas crises periódicas de vertigens e náuseas intensas são causadas pela mesma condição que pode ter levado Van Gogh ao suicídio.

310 — 314 — 331 — 339 — 343 — 348 — 353

ciência do movimento e posição do corpo no espaço, é mediada por receptores sensoriais presentes nos músculos e nas articulações, chamados de **proprioceptores**, e pode ser consciente ou inconsciente. Se você fechar os olhos e erguer seu braço acima de sua cabeça, terá consciência da posição do seu braço devido à ativação de proprioceptores.

Inicialmente, veremos as propriedades gerais das vias sensoriais. Posteriormente, serão abordados os receptores e as vias sensoriais específicos que distinguem os diferentes sistemas sensoriais.

PROPRIEDADES GERAIS DOS SISTEMAS SENSORIAIS

Todas as vias sensoriais possuem certos elementos em comum. Elas começam com um estímulo, na forma de energia física, que atua em um receptor sensorial. O receptor é um *transdutor*, o qual converte o estímulo em um sinal intracelular, que normalmente é uma mudança no potencial de membrana. Se o estímulo produz uma mudança que atinge o limiar, são gerados potenciais de ação que são transmitidos de um neurônio sensorial até o sistema nervoso central (SNC), onde os sinais de entrada são integrados. Alguns estímulos chegam ao córtex cerebral, onde geram a percepção consciente, porém, outros agem inconscientemente, sem a nossa consciência. A cada sinapse ao longo da via, o sistema nervoso pode modular e ajustar a informação sensorial.

Os sistemas sensoriais do corpo humano variam amplamente em complexidade. Os sistemas mais simples são neurônios sensoriais únicos com ramificações dendríticas que funcionam como receptores, como os receptores da dor e do prurido. Os sistemas mais complexos são formados por **órgãos sensoriais** multicelulares, como a orelha e o olho. A cóclea da orelha interna contém cerca de 16 mil receptores sensoriais e mais de 1 milhão de partes associadas, e o olho humano tem cerca de 126 milhões de receptores sensoriais.

Os receptores são sensíveis a formas particulares de energia

Os receptores do sistema sensorial variam amplamente em complexidade, desde terminações ramificadas de um neurônio sensorial único até células complexas extremamente organizadas, como os fotorreceptores. Os receptores mais simples são terminações nervosas não encapsuladas ("livres") (**FIG. 10.1a**).

Nos receptores mais complexos, as terminações nervosas são envoltas por cápsulas de tecido conectivo (Fig. 10.1b). Os axônios dos receptores simples e complexos podem ser mielinizados ou não mielinizados.

Os sentidos especiais possuem os receptores mais especializados. Os receptores da olfação são neurônios, mas os outros quatro sentidos especiais utilizam células receptoras não neurais, as quais fazem sinapse com neurônios sensoriais. A *célula ciliada* (*pilosa*) da orelha, mostrada na Figura 10.1c, é um exemplo de receptor não neural. Quando ativada, essa célula libera um sinal químico que inicia um potencial de ação no neurônio sensorial associado. Os receptores neurais e os não neurais se desenvolvem a partir do mesmo tecido embrionário.

As *estruturas acessórias* não neurais são críticas para o funcionamento de muitos sistemas sensoriais. Por exemplo, a lente e a córnea do olho ajudam a focar a luz nos fotorreceptores. Os pelos de nossos braços auxiliam os **receptores somatossensoriais** a detectarem um movimento de milímetros no ar acima da superfície da pele. As estruturas acessórias frequentemente aumentam a capacidade de obtenção de informação do sistema sensorial.

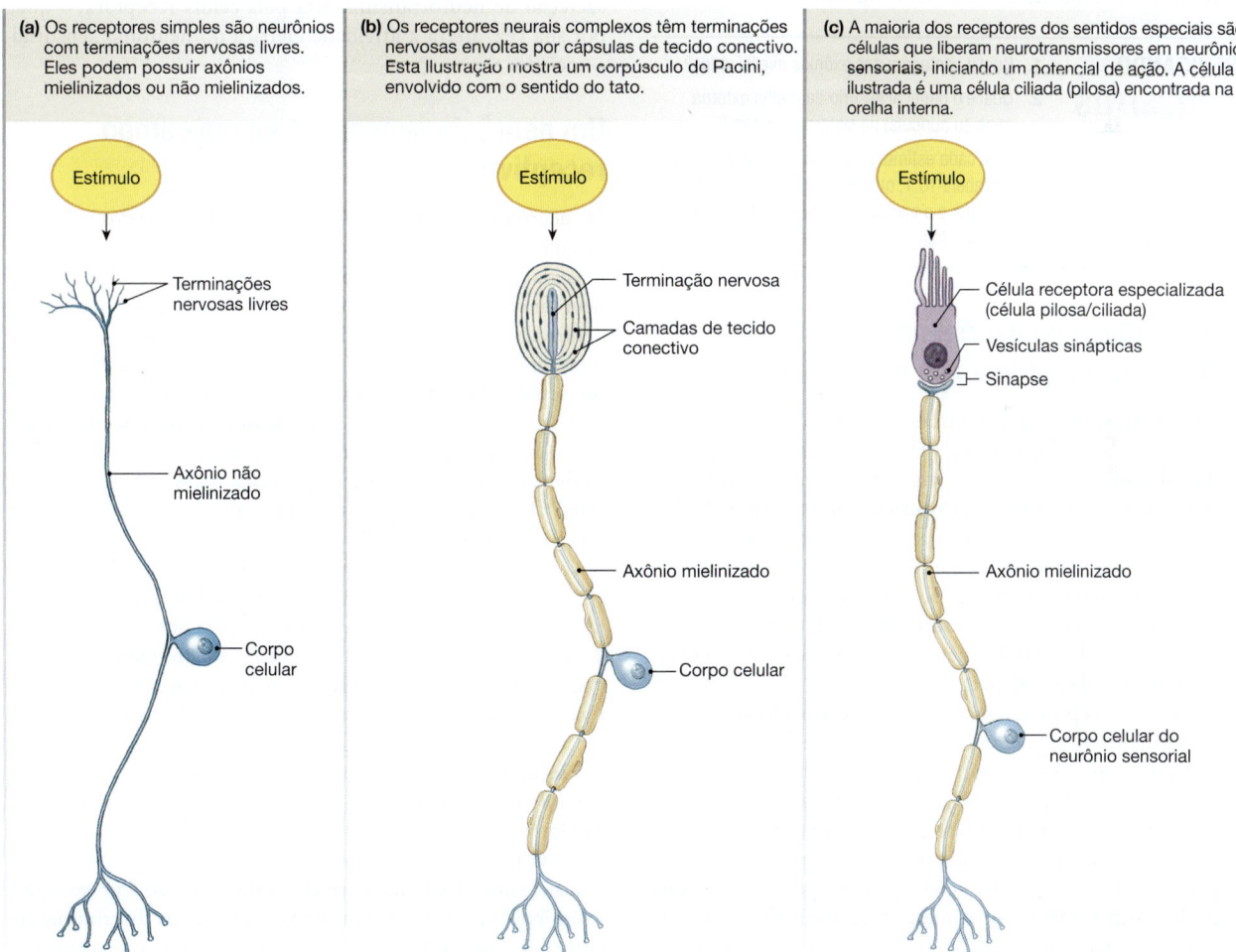

(a) Os receptores simples são neurônios com terminações nervosas livres. Eles podem possuir axônios mielinizados ou não mielinizados.

Estímulo

Terminações nervosas livres

Axônio não mielinizado

Corpo celular

(b) Os receptores neurais complexos têm terminações nervosas envoltas por cápsulas de tecido conectivo. Esta ilustração mostra um corpúsculo do Pacini, envolvido com o sentido do tato.

Estímulo

Terminação nervosa

Camadas de tecido conectivo

Axônio mielinizado

Corpo celular

(c) A maioria dos receptores dos sentidos especiais são células que liberam neurotransmissores em neurônios sensoriais, iniciando um potencial de ação. A célula ilustrada é uma célula ciliada (pilosa) encontrada na orelha interna.

Estímulo

Célula receptora especializada (célula pilosa/ciliada)

Vesículas sinápticas

Sinapse

Axônio mielinizado

Corpo celular do neurônio sensorial

FIGURA 10.1 Receptores sensoriais simples, complexo e não neural.

TABELA 10.2	Tipos de receptores sensoriais
Tipo de receptor	**Exemplos de estímulos**
Quimiorreceptores	Oxigênio, pH, diversas moléculas orgânicas, como a glicose
Mecanorreceptores	Pressão (barorreceptores), estiramento da célula (osmorreceptores), vibração, aceleração, som
Fotorreceptores	Fótons de luz
Termorreceptores	Graus variados de calor

Os receptores são divididos em quatro grupos principais, com base no tipo de estímulo a que são mais sensíveis (**TAB. 10.2**). Os **quimiorreceptores** respondem a ligantes químicos que se ligam ao receptor (p. ex., olfação e gustação). Os **mecanorreceptores** respondem a diversas formas de energia mecânica, incluindo pressão, vibração, gravidade, aceleração e som (p. ex., audição). Os **termorreceptores** respondem à temperatura, e os **fotorreceptores** da visão respondem ao estímulo luminoso.

REVISANDO CONCEITOS

1. Qual a vantagem dos axônios mielinizados?
2. Qual é o papel acessório da orelha externa (pina ou aurícula) no sistema auditivo?
3. Para cada estímulo somático e visceral listado na Tabela 10.1, qual dos seguintes tipos de receptor é o transdutor apropriado: mecano-, quimio-, foto- ou termorreceptor?

A transdução sensorial converte os estímulos em potenciais graduados

Como os receptores convertem os diversos estímulos físicos, como a luz ou o calor, em sinais elétricos? O primeiro passo é a **transdução**, a conversão da energia do estímulo em informação que pode ser processada pelo sistema nervoso (p. 171). Em muitos receptores, a abertura ou fechamento de canais iônicos converte a energia mecânica, química, térmica ou luminosa diretamente em uma mudança no potencial de membrana. Alguns mecanismos de transdução sensorial envolvem a transdução do sinal e sistemas de segundos mensageiros, que iniciam a mudança no potencial de membrana.

Cada receptor sensorial tem um **estímulo adequado**, uma forma particular de energia à qual ele é mais responsivo. Por exemplo, os termorreceptores são mais sensíveis a modificações na temperatura do que na pressão, e os mecanorreceptores respondem preferencialmente a estímulos que deformem a membrana celular. Embora os receptores sejam específicos para uma forma de energia, eles podem responder a muitas outras formas se a intensidade for suficientemente alta. Os fotorreceptores do olho respondem mais prontamente à luz, contudo, um soco no olho pode nos fazer "ver estrelas", um exemplo de energia mecânica com força suficiente para estimular os fotorreceptores.

Os receptores sensoriais podem ser inacreditavelmente sensíveis a sua forma preferencial de estímulo. Por exemplo, um único fóton de luz estimula certos fotorreceptores, e uma única molécula *odorífera* pode ativar quimiorreceptores envolvidos no sentido da olfação. O estímulo mínimo necessário para ativar um receptor é conhecido como **limiar**, assim como a despolarização mínima necessária para disparar um potencial de ação é chamada também de limiar (p. 242).

Como um estímulo físico ou químico é convertido em uma mudança no potencial de membrana? O estímulo abre ou fecha canais iônicos na membrana do receptor, direta ou indiretamente (via segundo mensageiro). Em muitas situações, a abertura de canais provoca influxo de Na^+ ou de outros cátions no receptor, despolarizando a membrana. Em alguns casos, a resposta ao estímulo é uma hiperpolarização, quando o K^+ deixa a célula. No caso da visão, o estímulo (luz) fecha canais catiônicos, hiperpolarizando a membrana do receptor.

A mudança no potencial de membrana do receptor sensorial é um potencial graduado (p. 240), chamado de **potencial receptor**. Em algumas células, o potencial receptor desencadeia um potencial de ação que percorre a fibra sensorial até o SNC. Em outras células, o potencial receptor influencia a secreção de neurotransmissores pela célula receptora, o que, por sua vez, altera a atividade elétrica do neurônio sensorial associado.

Um neurônio sensorial tem um campo receptivo

Os neurônios somatossensoriais e visuais são ativados pelos estímulos que ocorrem dentro de uma área física específica, conhecida como **campo receptivo** do neurônio. Por exemplo, um neurônio da pele sensível ao tato responde à pressão que ocorre dentro do seu campo receptivo. No caso mais simples, um campo receptivo está associado a um neurônio sensorial (o **neurônio sensorial primário** na via), o qual, por sua vez, faz sinapse com um neurônio do SNC (o **neurônio sensorial secundário**). (Os neurônios sensoriais primários e secundários são também conhecidos como *neurônios de primeira ordem* e de *segunda ordem*.) Os campos receptivos frequentemente se sobrepõem aos campos receptivos vizinhos.

Além disso, os neurônios sensoriais de campos receptivos vizinhos podem apresentar *convergência* (p. 260), ou seja, diversos neurônios pré-sinápticos enviam sinais para um menor número de neurônios pós-sinápticos (**FIG. 10.2**). A convergência permite que vários estímulos subliminares simultâneos se somem no neurônio pós-sináptico (secundário). Quando diversos neurônios sensoriais primários convergem para um único neurônio sensorial secundário, seus campos receptivos individuais fundem-se em um único grande *campo receptivo secundário*, como mostrado na Figura 10.2a.

O tamanho dos campos receptivos secundários determina o quanto uma dada área é sensível a um estímulo. Por exemplo, a sensibilidade tátil é demonstrada pelo teste da **discriminação entre dois pontos**. Em algumas regiões da pele, como os braços e as pernas, dois alfinetes colocados a uma distância de 20 mm um do outro são interpretados pelo encéfalo como uma única alfinetada. Nessas áreas, muitos neurônios primários convergem para

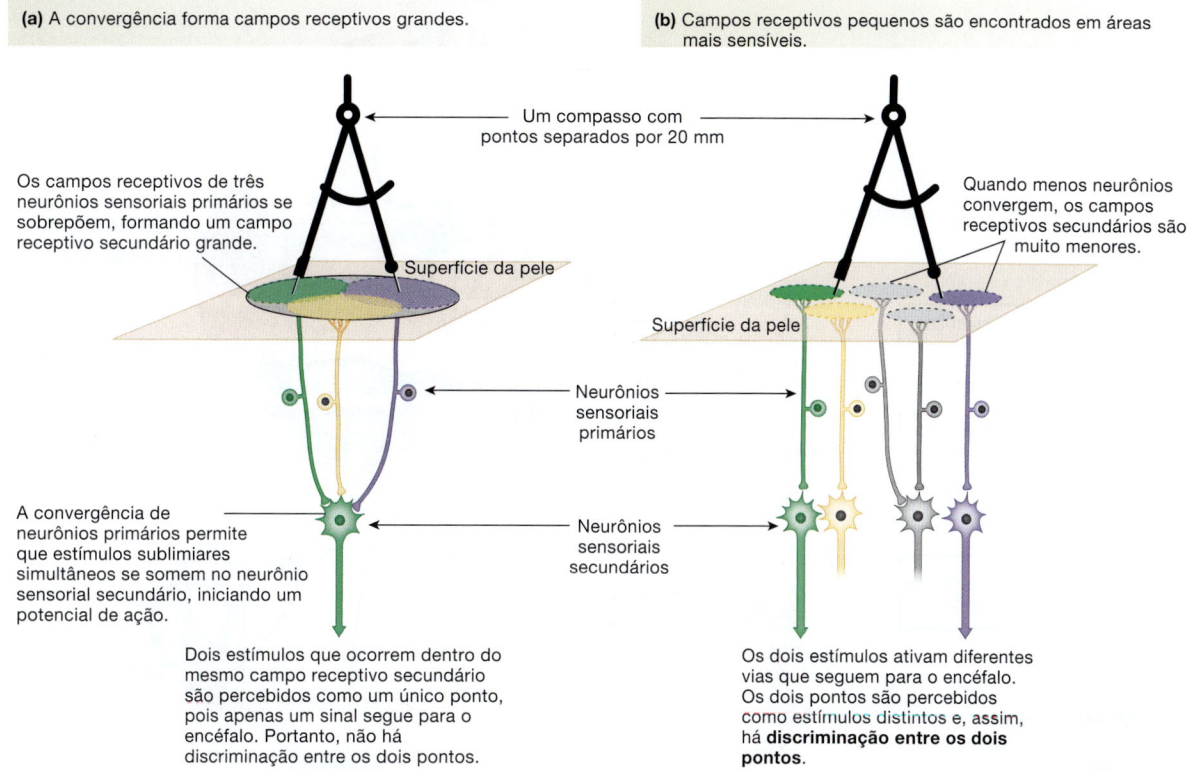

(a) A convergência forma campos receptivos grandes.

(b) Campos receptivos pequenos são encontrados em áreas mais sensíveis.

Um compasso com pontos separados por 20 mm

Os campos receptivos de três neurônios sensoriais primários se sobrepõem, formando um campo receptivo secundário grande.

Superfície da pele

Quando menos neurônios convergem, os campos receptivos secundários são muito menores.

Superfície da pele

Neurônios sensoriais primários

A convergência de neurônios primários permite que estímulos sublimiares simultâneos se somem no neurônio sensorial secundário, iniciando um potencial de ação.

Neurônios sensoriais secundários

Dois estímulos que ocorrem dentro do mesmo campo receptivo secundário são percebidos como um único ponto, pois apenas um sinal segue para o encéfalo. Portanto, não há discriminação entre os dois pontos.

Os dois estímulos ativam diferentes vias que seguem para o encéfalo. Os dois pontos são percebidos como estímulos distintos e, assim, há **discriminação entre os dois pontos**.

FIGURA 10.2 **Campos receptivos de neurônios sensoriais.**

um único neurônio secundário, de modo que o campo receptivo secundário é muito grande (Fig. 10.2a).

Em contrapartida, áreas da pele mais sensíveis, como a ponta dos dedos, possuem campos receptivos menores, com uma proporção entre neurônios sensoriais primários e secundários de 1:1 (Fig. 10.2b). Nessas áreas, dois alfinetes separados por uma distância de apenas 2 mm podem ser percebidos como dois toques separados.

O sistema nervoso central integra a informação sensorial

A informação sensorial de grande parte do corpo entra na medula espinal e segue por vias ascendentes até o encéfalo. Algumas informações sensoriais vão diretamente para o tronco encefálico pelos nervos cranianos (p. 288). As informações sensoriais que iniciam os reflexos viscerais são integradas no tronco encefálico ou na medula espinal, e, em geral, não chegam à percepção consciente. Um exemplo de reflexo visceral inconsciente é o controle da pressão sanguínea por centros do tronco encefálico.

Cada uma das principais divisões do encéfalo processa um ou mais tipos de informação sensorial (**FIG. 10.3**). Por exemplo, o mesencéfalo recebe informação visual, e o bulbo recebe aferências geradas a partir dos sons e do gosto. As informações do equilíbrio são processadas principalmente no cerebelo. Estas vias, junto àquelas que levam informações do sistema somatossensorial, projetam-se ao tálamo, o qual atua como uma estação de retransmissão e processamento antes que a informação seja repassada ao cérebro.

Apenas a informação *olfatória* não passa pelo tálamo. O sentido da olfação, um tipo de quimiorrecepção, é considerado um dos sentidos mais antigos, e mesmo os encéfalos de vertebrados mais primitivos possuem regiões bem desenvolvidas para o processamento da informação olfatória. A informação sobre o odor vai do nariz para o *bulbo olfatório*, pelo primeiro nervo craniano (p. 288), e daí ao córtex olfatório, no cérebro. É provável que essa aferência direta ao cérebro seja a causa de os odores serem tão intimamente vinculados à memória e à emoção. A maioria das pessoas já experimentou sentir um cheiro que subitamente traz à memória um fluxo de lugares ou pessoas do passado.

Um aspecto interessante do processamento da informação sensorial pelo SNC é o **limiar perceptivo**, ou seja, a intensidade do estímulo necessária para que você tome consciência de uma determinada sensação. Os estímulos bombardeiam constantemente seus receptores sensoriais, mas seu cérebro pode filtrar e "desligar" alguns estímulos. Você vivencia uma mudança no limiar de percepção quando "ignora" o rádio enquanto está estudando, ou quando você fica "desligado" durante uma palestra. Em ambos os casos, o som é adequado para estimular os neurônios sensoriais na orelha interna, porém os neurônios superiores da via bloqueiam os sinais recebidos, não deixando que cheguem à consciência.

A diminuição da percepção de um estímulo, ou *habituação*, é obtida por *modulação inibidora* (p. 263). A modulação inibidora diminui um estímulo que atingiu o limiar até que o mesmo fique

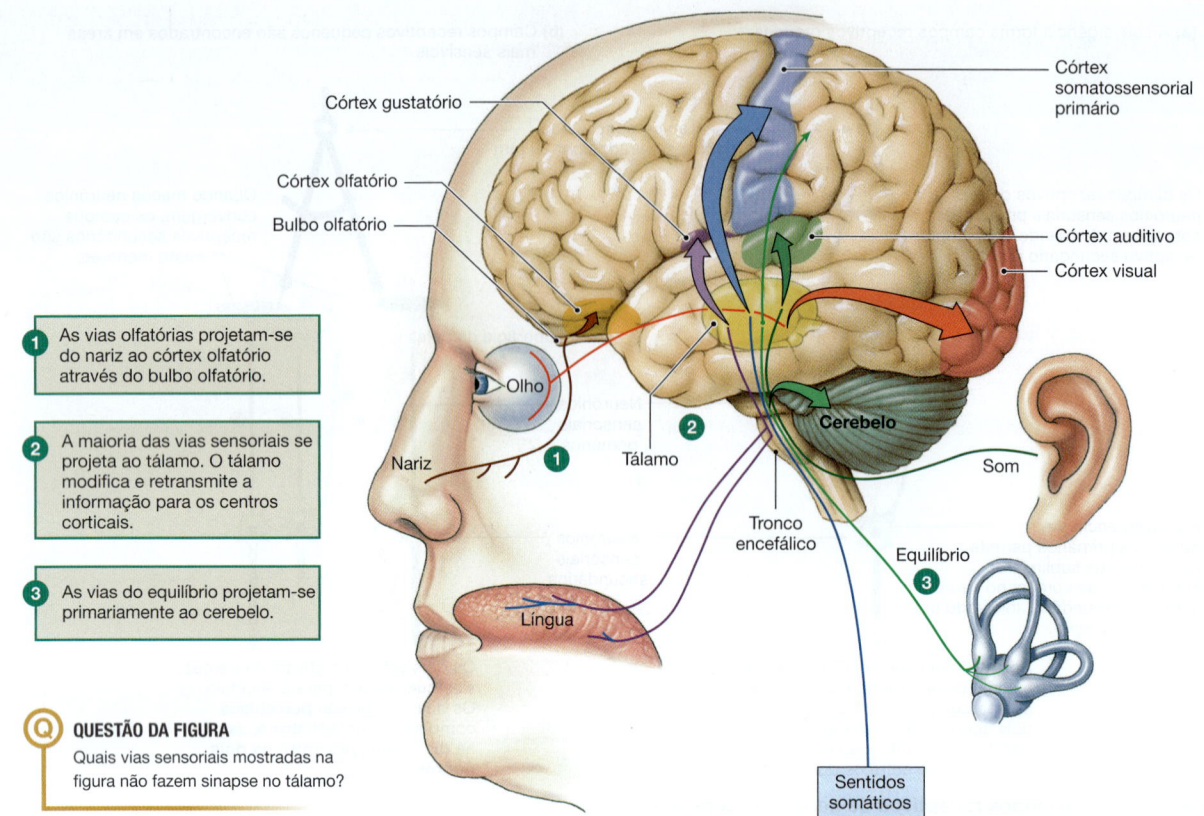

Córtex gustatório

Córtex olfatório

Bulbo olfatório

Córtex somatossensorial primário

Córtex auditivo

Córtex visual

1 As vias olfatórias projetam-se do nariz ao córtex olfatório através do bulbo olfatório.

2 A maioria das vias sensoriais se projeta ao tálamo. O tálamo modifica e retransmite a informação para os centros corticais.

3 As vias do equilíbrio projetam-se primariamente ao cerebelo.

Olho

Nariz

Tálamo

Cerebelo

Som

Tronco encefálico

Equilíbrio

Língua

Q QUESTÃO DA FIGURA
Quais vias sensoriais mostradas na figura não fazem sinapse no tálamo?

Sentidos somáticos

FIGURA 10.3   Vias sensoriais no encéfalo. A maior parte das vias sensoriais passa pelo tálamo em seu trajeto para o córtex cerebral.

abaixo do limiar perceptivo. Em geral, ela ocorre em neurônios secundários e superiores da via sensorial. Se o estímulo modulado se torna subitamente importante, como quando o professor lhe pergunta algo, você pode conscientemente focar a sua atenção e interromper a modulação inibidora. Neste ponto, seu cérebro consciente procura recuperar e lembrar o som aferente recente a partir do seu inconsciente, para que você possa responder à questão.

SOLUCIONANDO O PROBLEMA

A doença de Ménière – assim denominada por seu descobridor, o médico francês Prosper Ménière, no século XIX – apresenta acúmulo de líquido na orelha interna e é também conhecida como *hidropsia endolinfática*. Os sintomas da doença incluem crises episódicas de vertigem, náuseas e zumbidos, acompanhados por perda auditiva e sensação de plenitude nas orelhas. A *vertigem* é uma falsa sensação de movimento giratório, a qual os pacientes descrevem frequentemente como tontura.

P1: *Em que parte do encéfalo a informação sensorial do equilíbrio é processada?*

A codificação e o processamento distinguem as propriedades do estímulo

Se todos os estímulos são convertidos em potenciais de ação nos neurônios sensoriais, e todos os potenciais de ação são idênticos, como o SNC pode diferenciar, por exemplo, calor e pressão, ou uma alfinetada no dedo do pé ou da mão? Os atributos do estímulo devem ser preservados de alguma maneira quando o estímulo entra no sistema nervoso para ser processado. Isso significa que o SNC deve distinguir quatro propriedades de um estímulo: (1) sua natureza, ou **modalidade**, (2) sua localização, (3) sua intensidade e (4) sua duração.

Modalidade sensorial   A modalidade de um estímulo é indicada pelos neurônios sensoriais que são ativados e por onde as vias dos neurônios ativados terminam no encéfalo. Cada tipo de receptor é mais sensível a uma modalidade particular de estímulo. Por exemplo, alguns neurônios respondem mais fortemente ao toque; outros respondem a mudanças na temperatura. Cada modalidade sensorial pode ser subdividida em qualidades. Por exemplo, a visão colorida é dividida em vermelho, azul e verde, de acordo com o comprimento de onda que estimular mais fortemente os diferentes receptores visuais.

Além disso, o encéfalo associa um sinal proveniente de um grupo específico de receptores com uma modalidade específica. A associação 1:1 de um receptor com uma sensação é denominada **código de linha "exclusiva"**. O estímulo de um receptor para o frio sempre é percebido como frio, se o estímulo real for frio ou se ocorrer uma despolarização artificial do receptor. Uma pancada no olho que faz com que se "veja" um *flash* de luz é outro exemplo de código de linha "exclusiva".

Localização do estímulo A localização de um estímulo também é codificada de acordo com quais campos receptivos são ativados. As regiões sensoriais do cérebro são muito organizadas em relação aos sinais de entrada, e os sinais provenientes de receptores sensoriais adjacentes são processados em regiões adjacentes do córtex. Esse arranjo preserva a organização topográfica dos receptores da pele, dos olhos ou de outras regiões nos centros de processamento cerebral.

Por exemplo, receptores táteis presentes na mão projetam-se para uma área específica do córtex cerebral. A estimulação experimental dessa área do córtex durante uma cirurgia cerebral é interpretada como um toque na mão, ainda que não tenha havido contato real. De forma similar, a *dor do membro fantasma* relatada por amputados ocorre quando neurônios sensoriais secundários da medula espinal se tornam hiperativos, resultando em sensação dolorosa em um membro que não está mais lá.

Todavia, a informação auditiva é uma exceção à regra da localização. Os neurônios das orelhas internas são sensíveis a diferentes frequências sonoras, mas eles não têm campos receptivos e sua ativação não fornece informações sobre a localização do som. Em vez disso, o encéfalo utiliza a temporização da ativação do receptor para computar a localização, como mostrado na **FIGURA 10.4**.

Um som originado exatamente na frente da pessoa chega simultaneamente às duas orelhas. Um som originado em um lado do corpo chega na orelha mais próxima alguns milissegundos antes do que na outra orelha. A diferença de tempo que o estímulo sonoro leva para chegar aos dois lados do córtex auditivo é registrada pelo cérebro e essa informação é usada para determinar a origem do som.

A **inibição lateral**, a qual aumenta o contraste entre os campos receptivos ativados e seus campos receptivos vizinhos que estão inativos, é outra forma pela qual um estímulo pode ser localizado. A **FIGURA 10.5** mostra este processo para um estímulo de pressão na pele. Um toque do alfinete na pele ativa três neurônios sensoriais primários, cada um liberando neurotransmissores aos seus neurônios secundários correspondentes.

Entretanto, os três neurônios sensoriais secundários não respondem da mesma maneira. O neurônio secundário mais próximo do estímulo (neurônio B) suprime a resposta dos neurônios secundários laterais a ele (i.e., de cada lado), onde o estímulo é mais fraco, e, simultaneamente, permite que a sua própria via prossiga sem interferência. A inibição dos neurônios mais distantes do estímulo aumenta o contraste entre o centro e a periferia do campo receptivo, e, assim, a sensação é localizada mais facilmente. A inibição lateral também é utilizada no sistema visual para aguçar nossa percepção das bordas.

A via mostrada na Figura 10.5 também é um exemplo de **código populacional**, em que muitos receptores trabalham juntos para enviar ao SNC mais informação do que seria possível a partir de um único receptor. Comparando os sinais gerados a partir de diversos receptores, o SNC pode fazer cálculos complexos sobre a qualidade e as características espaciais e temporais de um estímulo.

REVISANDO CONCEITOS

4. Na Figura 10.5, que tipo(s) de canal(is) iônico(s) poderia(m) ser aberto(s) nos neurônios A e C para diminuir a sua responsividade: Na^+, K^+, Ca^{2+} ou Cl^-?

Intensidade do estímulo A intensidade de um estímulo não pode ser diretamente calculada a partir de um único potencial de ação de um neurônio sensorial, pois o potencial de ação é "tudo ou nada". Assim, a intensidade do estímulo é codificada em dois tipos de informações: o número de receptores ativados (outro exemplo de código populacional) e a frequência de potenciais de ação provenientes desses receptores, chamada de *código de frequência*.

O código populacional para intensidade ocorre pelo fato de o limiar para o estímulo preferencial não ser o mesmo para todos os receptores. Somente os receptores mais sensíveis (aqueles com limiares mais baixos) respondem a um estímulo de baixa intensidade. Quando a intensidade de um estímulo aumenta, são ativados mais receptores. Assim, o SNC traduz o número de receptores ativados em uma medida de intensidade do estímulo.

Para neurônios sensoriais individuais, a discriminação da intensidade começa no receptor. Se um estímulo está abaixo do limiar, o neurônio sensorial primário não responde. Assim que a intensidade do estímulo atinge o limiar, o neurônio sensorial primário começa a disparar potenciais de ação. À medida que a intensidade do estímulo aumenta, a amplitude do potencial receptor aumenta proporcionalmente, e a frequência de potenciais de ação no neurônio sensorial primário aumenta, até uma frequência máxima (**FIG. 10.6**).

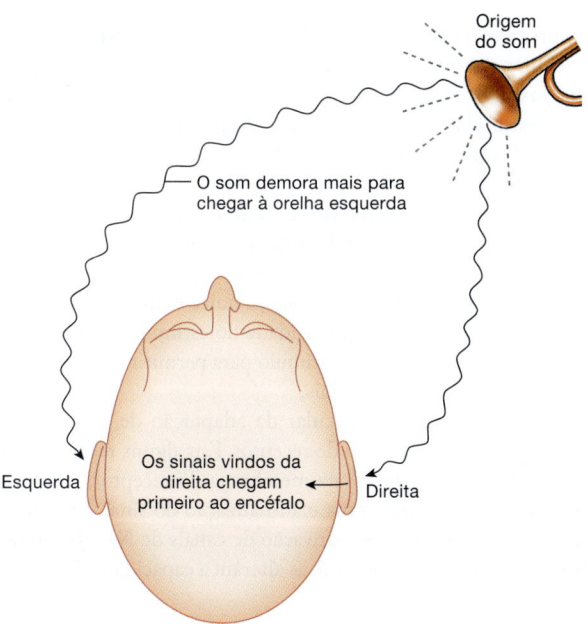

FIGURA 10.4 **Localização do som.** O encéfalo utiliza diferenças de temporização para localizar o som.

Origem do som

O som demora mais para chegar à orelha esquerda

Esquerda

Os sinais vindos da direita chegam primeiro ao encéfalo

Direita

Vista superior da cabeça

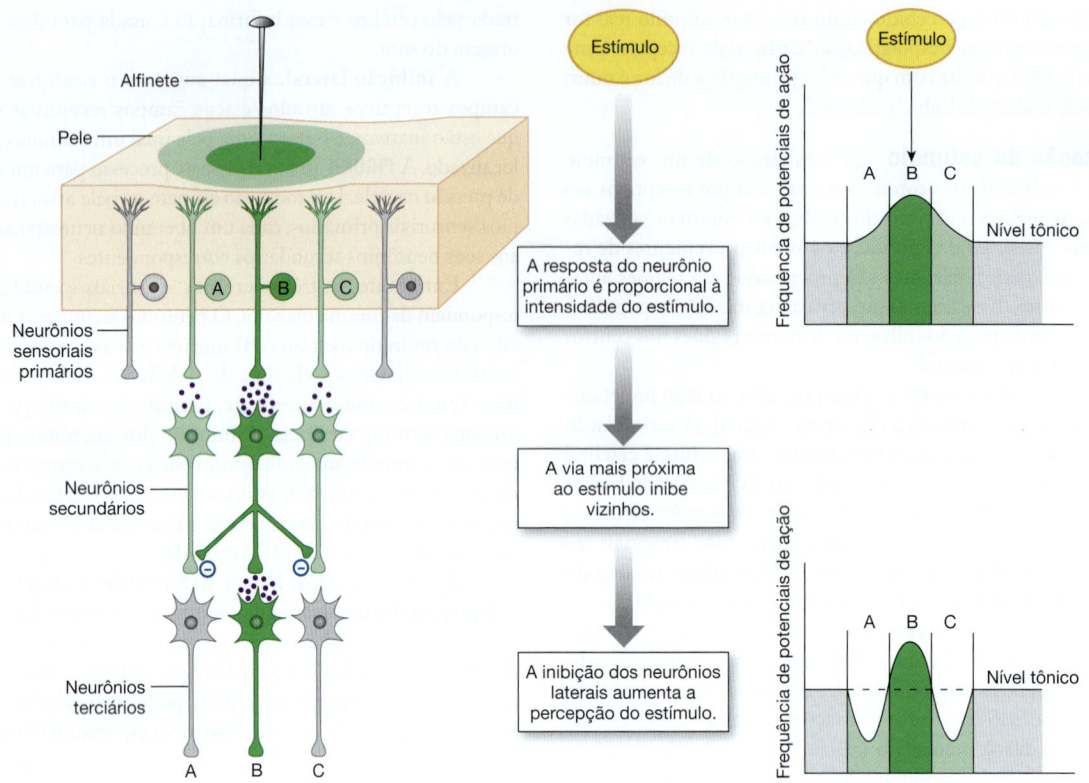

FIGURA 10.5 **Inibição lateral.** A inibição lateral aumenta o contraste e torna mais fácil a percepção de um estímulo. A resposta dos neurônios sensoriais primários A, B e C é proporcional à intensidade do estímulo em cada campo receptivo. Os neurônios sensoriais secundários A e C são inibidos pelo neurônio secundário B, criando um contraste maior entre B e seus neurônios vizinhos.

Duração do estímulo A duração do estímulo é codificada pela duração da série de potenciais de ação no neurônio sensorial. Em geral, um estímulo mais longo gera uma série mais duradoura de potenciais de ação no neurônio sensorial primário. Entretanto, se o estímulo persiste, alguns receptores se **adaptam**, ou deixam de responder. Os receptores dividem-se em duas classes, dependendo de como eles se adaptam a uma estimulação contínua ou sustentada.

Os **receptores tônicos** são receptores de adaptação lenta que disparam rapidamente no início da ativação, depois diminuem e mantêm seus disparos enquanto o estímulo estiver presente (**FIG. 10.7A**). Os barorreceptores sensíveis à pressão, os receptores de irritação e alguns receptores táteis e proprioceptores são classificados nessa categoria. Em geral, os estímulos que ativam os receptores tônicos são parâmetros que devem ser monitorados continuamente no corpo.

Já os **receptores fásicos** são receptores de adaptação rápida que disparam quando recebem um estímulo, mas param de disparar se a intensidade do estímulo permanecer constante (Fig. 10.7b). Os receptores fásicos sinalizam especificamente as *alterações* em um parâmetro. Assim que o estímulo estiver em uma intensidade estável, os receptores fásicos adaptam-se a esse novo estado e se desligam. Esse tipo de resposta permite que o corpo ignore a informação que foi avaliada e considerada como não ameaçadora à homeostasia ou ao bem-estar.

Nosso sentido da olfação é um exemplo de sentido que emprega receptores fásicos. Por exemplo, você pode sentir seu perfume quando o coloca pela manhã, mas, à medida que o dia passa, os seus receptores olfatórios se adaptam e não são mais estimulados pelas moléculas do perfume. Você não sente mais a fragrância, ainda que outras pessoas possam comentar sobre ela.

A adaptação de receptores fásicos permite que você filtre informações sensoriais irrelevantes e se concentre nas informações novas, diferentes ou essenciais. Em geral, assim que ocorre a adaptação em um receptor fásico, a única maneira de gerar um novo sinal é aumentar a intensidade do estímulo excitatório ou remover completamente o estímulo para permitir que o receptor volte às suas condições iniciais.

O mecanismo molecular da adaptação de um receptor sensorial depende do tipo de receptor. Em alguns receptores há abertura de canais de K^+ na membrana do receptor, levando à repolarização da membrana e à finalização do sinal. Em outros receptores ocorre rápida inativação de canais de Na^+. Já em outros receptores, vias bioquímicas alteram a capacidade de resposta dos receptores.

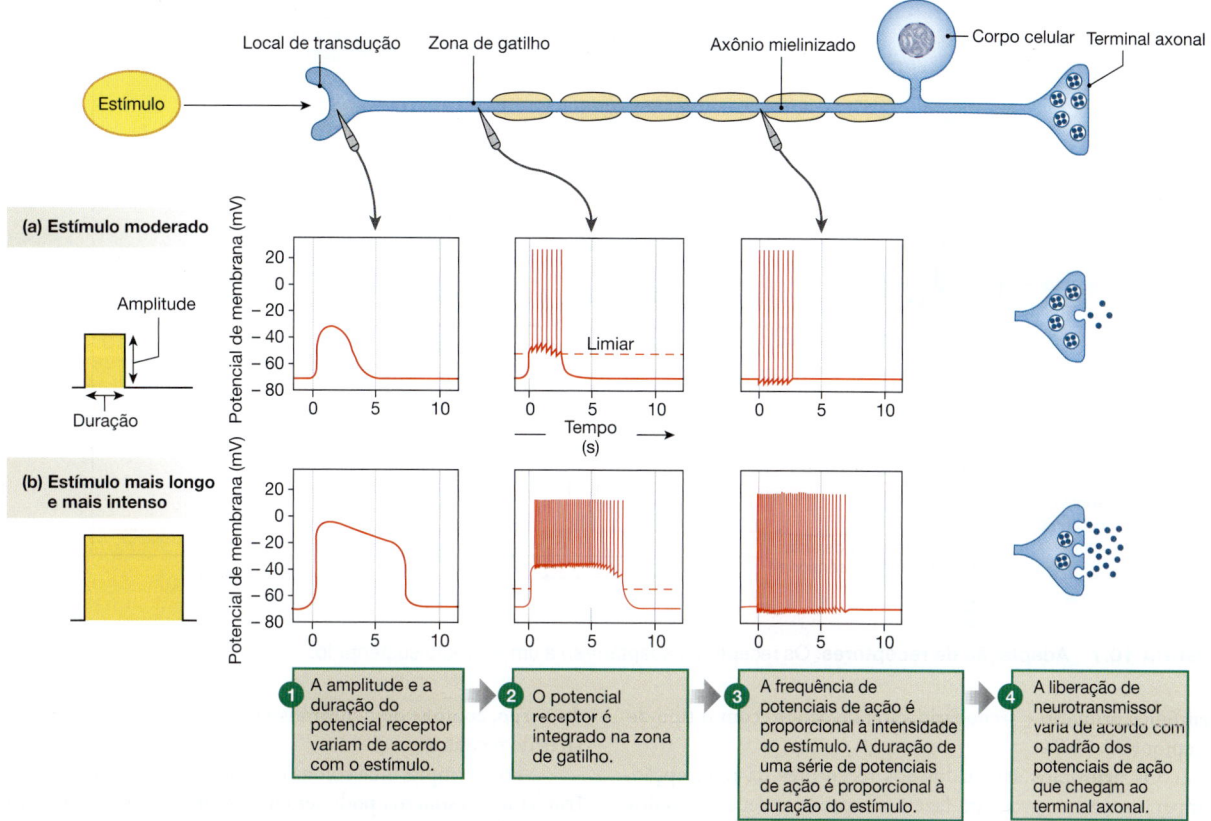

Local de transdução   Zona de gatilho   Axônio mielinizado   Corpo celular   Terminal axonal

Estímulo

(a) Estímulo moderado

Amplitude

Duração

(b) Estímulo mais longo e mais intenso

Potencial de membrana (mV)

Tempo (s)

Limiar

1. A amplitude e a duração do potencial receptor variam de acordo com o estímulo.

2. O potencial receptor é integrado na zona de gatilho.

3. A frequência de potenciais de ação é proporcional à intensidade do estímulo. A duração de uma série de potenciais de ação é proporcional à duração do estímulo.

4. A liberação de neurotransmissor varia de acordo com o padrão dos potenciais de ação que chegam ao terminal axonal.

FIGURA 10.6   Codificação da intensidade e da duração do estímulo. Estímulos mais longos ou mais intensos liberam mais neurotransmissor.

As estruturas acessórias também podem reduzir a quantidade de estímulo que chega ao receptor. Na orelha, por exemplo, músculos muito pequenos se contraem e diminuem a vibração dos ossículos em resposta a sons altos, diminuindo o sinal sonoro antes que ele chegue aos receptores auditivos.

Resumindo, a especificidade das vias sensoriais é estabelecida de diversas formas:

1. Cada receptor é mais sensível a um tipo particular de estímulo.

2. Um estímulo que atinja o limiar desencadeia potenciais de ação em um neurônio sensorial que se projeta ao SNC.

3. A intensidade e a duração do estímulo são codificadas pelo padrão de potenciais de ação que chegam ao SNC.

4. A localização e a modalidade do estímulo são codificadas de acordo com quais receptores são ativados ou (no caso do som) pela temporização da ativação do receptor.

5. Cada via sensorial se projeta para uma região específica do córtex cerebral dedicada a um campo receptivo particular. O cérebro pode, então, determinar a origem de cada sinal de entrada.

5. Como os receptores sensoriais comunicam ao SNC a intensidade de um estímulo?

6. Qual é o significado adaptativo dos receptores de irritação serem tônicos e não fásicos?

SENTIDOS SOMÁTICOS

Há quatro modalidades somatossensoriais: tato, propriocepção, temperatura e *nocicepção*, que inclui dor e prurido. (Discutiremos sobre propriocepção com mais detalhes no Capítulo 13.)

As vias da percepção somática projetam-se para o córtex e para o cerebelo

Os receptores dos sentidos somáticos são encontrados tanto na pele quanto nas vísceras. A ativação dos receptores desencadeia potenciais de ação no neurônio sensorial primário associado. Na medula espinal, muitos dos neurônios sensoriais primários fazem sinapse com interneurônios, que funcionam como neurônios sensoriais secundários. A localização da sinapse entre os

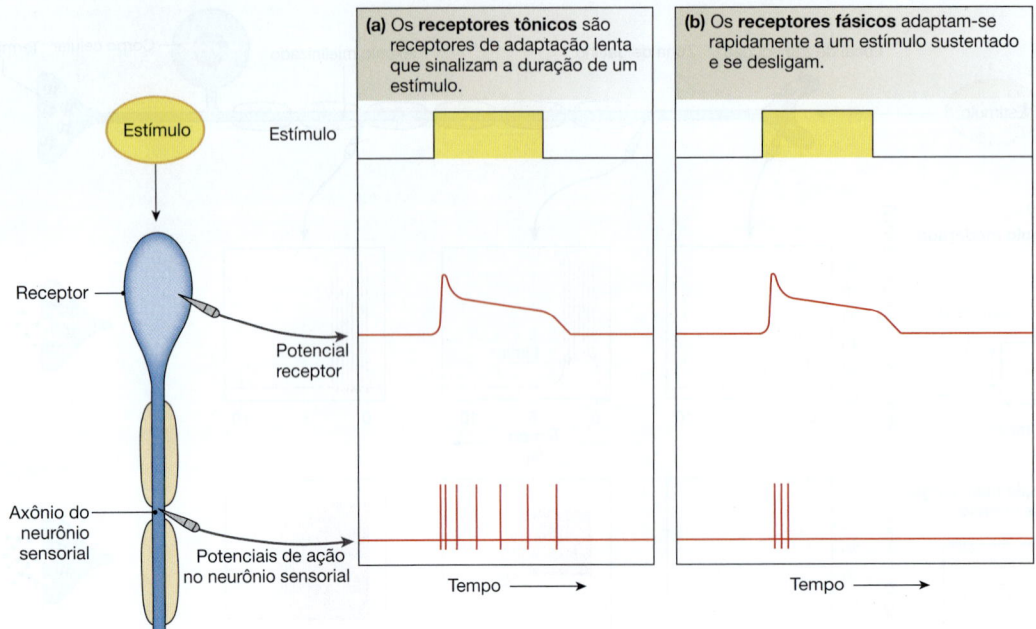

(a) Os **receptores tônicos** são receptores de adaptação lenta que sinalizam a duração de um estímulo.

(b) Os **receptores fásicos** adaptam-se rapidamente a um estímulo sustentado e se desligam.

FIGURA 10.7 **Adaptação de receptores.** Os receptores adaptam-se a um estímulo sustentado.

neurônios primário e secundário varia de acordo com o tipo de receptor (**FIG. 10.8**).

Os neurônios associados aos receptores da nocicepção, temperatura e tato grosseiro fazem sinapse com seus neurônios secundários assim que entram na medula espinal. Contudo, a maior parte dos neurônios do tato discriminativo,* da vibração e da propriocepção possuem axônios muito longos, os quais se projetam para cima, da medula espinal até o bulbo.

Todos os neurônios sensoriais secundários cruzam a linha média do corpo em algum ponto, de modo que as sensações do lado esquerdo do corpo são processadas pelo hemisfério direito do cérebro, e vice-versa. Os neurônios secundários da nocicepção, temperatura e tato grosseiro cruzam a linha média na medula espinal e se projetam para o encéfalo. Os neurônios do tato discriminativo, da vibração e da propriocepção cruzam a linha média no bulbo.

No tálamo, os neurônios sensoriais secundários fazem sinapse com os **neurônios sensoriais terciários**, os quais, por sua vez, projetam-se para a região somatossorial do córtex cerebral. Além disso, muitas vias sensoriais enviam ramos para o cerebelo, o que permite que ele possa usar a informação para coordenar equilíbrio e movimentos.

O **córtex somatossorial** (p. 293) é a parte do cérebro que reconhece de onde se originam os tratos sensoriais ascendentes. Cada um dos tratos sensoriais possui uma região correspondente no córtex, seu *campo sensorial*. Todas as vias sensoriais da mão esquerda finalizam em uma área, todas as vias do pé esquerdo finalizam em outra área, e assim por diante (**FIG. 10.9**). Na região cortical destinada a uma parte específica

do corpo, colunas de neurônios são dedicadas a tipos particulares de receptores.

Por exemplo, uma coluna cortical ativada por receptores de frio da mão esquerda pode ser encontrada próxima a uma coluna ativada por receptores de pressão localizados na pele da mão esquerda. Este arranjo colunar cria uma estrutura extremamente organizada, a qual mantém a associação entre receptores específicos e a modalidade sensorial transmitida por eles.

Algumas das pesquisas mais interessantes sobre o córtex somatossorial foram realizadas em pacientes submetidos à cirurgia cerebral para tratar epilepsia. Como o cérebro não possui fibras nervosas de dor, esse tipo de cirurgia pode ser realizada com o paciente acordado, sob anestesia local. O cirurgião estimula uma região específica do cérebro e pergunta ao paciente o que ele sente. A capacidade de o paciente se comunicar com o cirurgião durante esse processo permitiu expandir consideravelmente o nosso conhecimento sobre as regiões cerebrais.

Também podem ser realizados experimentos com animais não humanos, estimulando-se receptores periféricos e monitorando a atividade elétrica do córtex. Aprendemos, a partir desses experimentos, que quanto mais sensível for uma região do corpo aos estímulos táteis e a outros estímulos, maior será a região correspondente no córtex. De modo interessante, o tamanho das regiões não é fixo. Se uma parte do corpo em particular é mais utilizada, haverá uma expansão dessa região topográfica no córtex. Por exemplo, as pessoas com deficiência visual que aprendem a ler Braille com a ponta dos dedos ampliam a região do córtex somatossorial dedicada à ponta dos dedos.

Em contrapartida, se uma pessoa perde um dedo ou um membro, a porção do córtex somatossorial destinada à estrutura que falta começa a ser assumida pelos campos sensoriais das estruturas adjacentes. A reorganização do "mapa" do córtex

---

*N. de T. O tato discriminativo é também chamado de tato fino ou epicrítico.

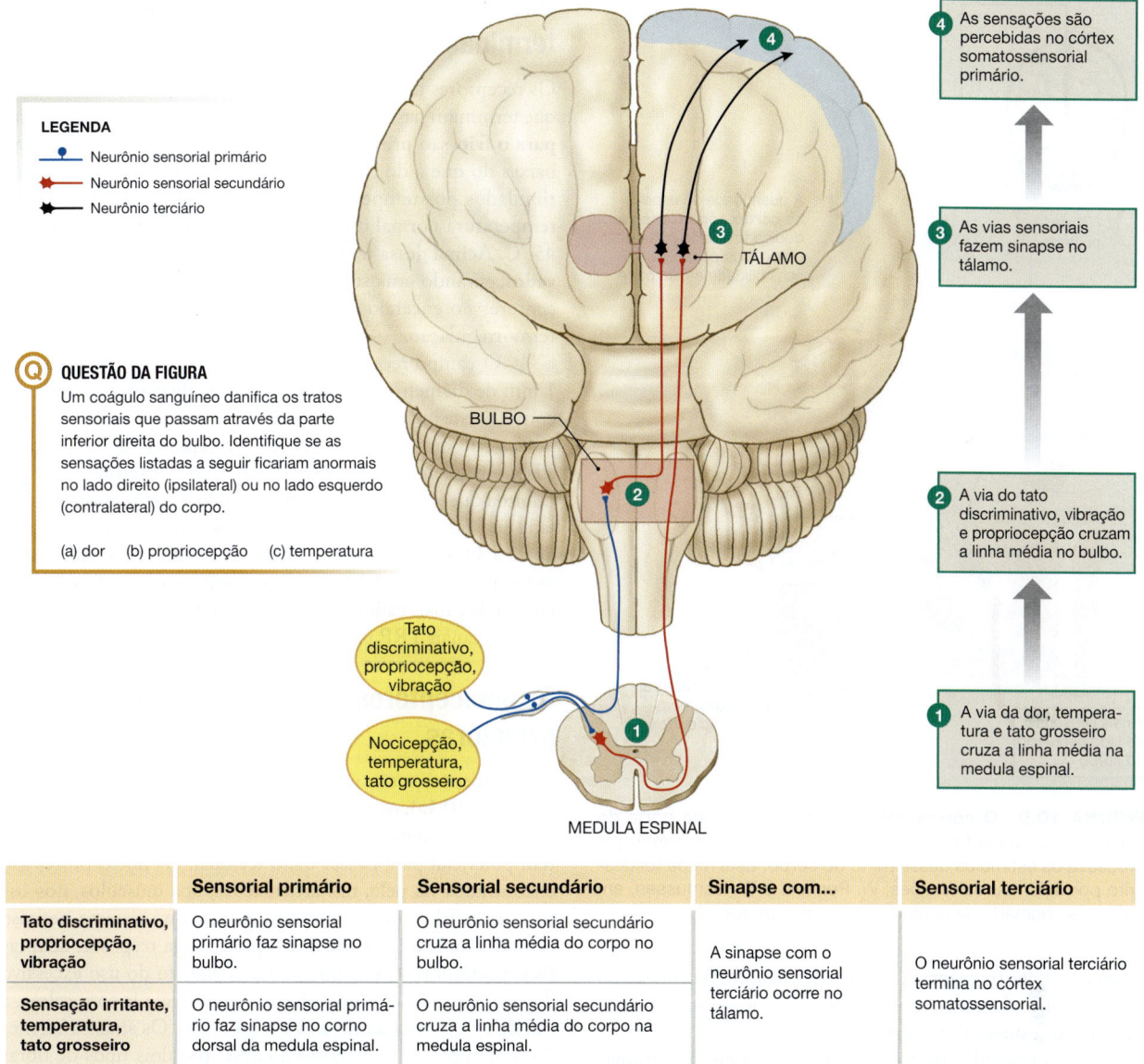

LEGENDA
- Neurônio sensorial primário
- Neurônio sensorial secundário
- Neurônio terciário

Q QUESTÃO DA FIGURA

Um coágulo sanguíneo danifica os tratos sensoriais que passam através da parte inferior direita do bulbo. Identifique se as sensações listadas a seguir ficariam anormais no lado direito (ipsilateral) ou no lado esquerdo (contralateral) do corpo.

(a) dor   (b) propriocepção   (c) temperatura

TÁLAMO

BULBO

Tato discriminativo, propriocepção, vibração

Nocicepção, temperatura, tato grosseiro

MEDULA ESPINAL

4 As sensações são percebidas no córtex somatossensorial primário.

3 As vias sensoriais fazem sinapse no tálamo.

2 A via do tato discriminativo, vibração e propriocepção cruzam a linha média no bulbo.

1 A via da dor, temperatura e tato grosseiro cruza a linha média na medula espinal.

	Sensorial primário	Sensorial secundário	Sinapse com...	Sensorial terciário
Tato discriminativo, propriocepção, vibração	O neurônio sensorial primário faz sinapse no bulbo.	O neurônio sensorial secundário cruza a linha média do corpo no bulbo.	A sinapse com o neurônio sensorial terciário ocorre no tálamo.	O neurônio sensorial terciário termina no córtex somatossensorial.
Sensação irritante, temperatura, tato grosseiro	O neurônio sensorial primário faz sinapse no corno dorsal da medula espinal.	O neurônio sensorial secundário cruza a linha média do corpo na medula espinal.		

FIGURA 10.8   Vias somatossensoriais.

somatossensorial é um exemplo da notável plasticidade (p. 261) do encéfalo. Infelizmente, algumas vezes a reorganização não é perfeita e pode resultar em sensações sensoriais, incluindo dor, que o cérebro interpreta como localizadas no membro que falta (dor do membro fantasma).

As pesquisas contemporâneas neste campo agora se utilizam de técnicas de imageamento não invasivas, como o *imageamento por ressonância magnética funcional* (fMRI) e a *tomografia por emissão de pósitrons* (PET), a fim de observar o encéfalo em atividade. Essas técnicas medem a atividade metabólica de neurônios, e as áreas mais ativas devido à atividade neuronal se destacam e podem ser associadas à sua localização. (Ver Fig. 9.20c para imagens de PET do encéfalo.)

Os receptores sensíveis ao tato respondem a muitos estímulos diferentes

Os receptores táteis estão entre os receptores mais comuns do corpo. Eles respondem a muitas formas de contato físico, como estiramento, pressão sustentada, vibração (baixa frequência) ou toque leve, vibração (alta frequência) e textura. Eles são encontrados tanto na pele (**FIG. 10.10**) como em regiões mais profundas do corpo.

Os receptores táteis da pele possuem muitas formas. Alguns são terminações nervosas livres, como os que respondem a estímulos nocivos. Outros são mais complexos. A maioria dos receptores do tato é difícil de ser estudada devido ao seu pequeno tamanho. Entretanto, os **corpúsculos de Pacini**, que respondem

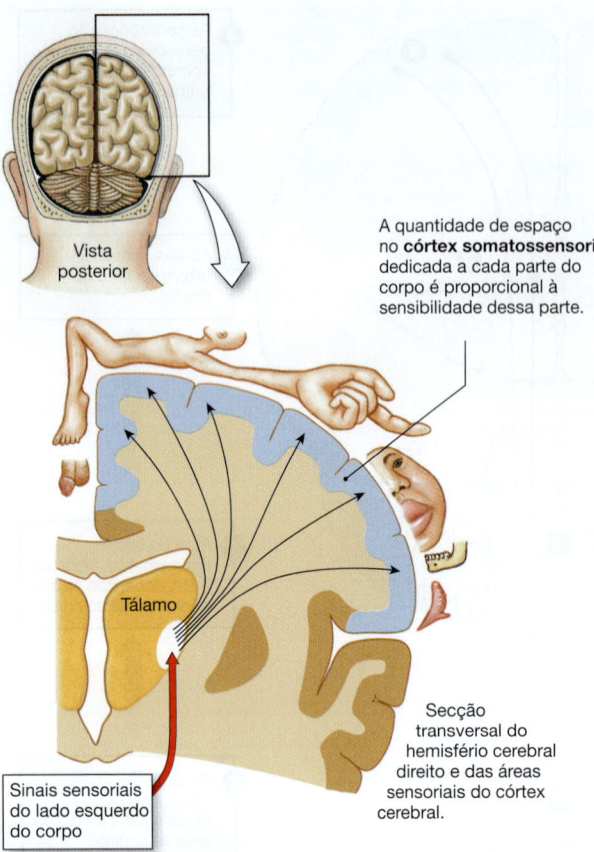

A quantidade de espaço no **córtex somatossensorial** dedicada a cada parte do corpo é proporcional à sensibilidade dessa parte.

Vista posterior

Tálamo

Secção transversal do hemisfério cerebral direito e das áreas sensoriais do córtex cerebral.

Sinais sensoriais do lado esquerdo do corpo

FIGURA 10.9 O córtex somatossensorial. Cada parte do corpo é representada próxima à área do córtex sensorial que processa os estímulos dessa parte do corpo. Este mapa foi descrito por dois neurocirurgiões, W. Penfield e T. Rasmussen, em 1950, e é chamado de homúnculo (homem pequeno).

à vibração (alta frequência), são um dos maiores receptores do corpo, e muito do que se conhece dos receptores somatossensoriais vem de estudos dessas estruturas.

Os corpúsculos de Pacini são constituídos de terminações nervosas encapsuladas em camadas de tecido conectivo (ver Fig. 10.1b). Eles são encontrados nas camadas subcutâneas da pele e nos músculos, nas articulações e nos órgãos internos. As camadas concêntricas de tecido conectivo nos corpúsculos criam campos receptivos grandes.

Os corpúsculos de Pacini respondem melhor a vibrações de alta frequência, sendo a energia transferida da cápsula de tecido conectivo para a terminação nervosa, onde abre canais iônicos controlados mecanicamente (p. 139). Pesquisas recentes, realizadas com camundongos nocaute, indicam que outro receptor sensorial, o receptor de Merkel, também utiliza canais iônicos controlados mecanicamente para responder ao tato.

Os corpúsculos de Pacini são receptores fásicos de adaptação rápida, e esta propriedade permite que eles respondam a um estímulo tátil, mas logo o ignore. Por exemplo, você sente sua camisa assim que a coloca, mas logo os receptores do tato se adaptam. As propriedades dos demais receptores táteis, mostrados na Figura 10.10 – corpúsculos de Meissner, corpúsculos de Ruffini e receptores de Merkel –, estão resumidas na tabela dessa figura.

Os receptores de temperatura são terminações nervosas livres

Os receptores de temperatura são terminações nervosas livres que terminam nas camadas subcutâneas da pele. Os **receptores para o frio** são primariamente sensíveis a temperaturas mais baixas do que a do corpo. Os **receptores para o calor** são estimulados por temperaturas na faixa que se estende desde a temperatura normal do corpo (37 °C) a até aproximadamente 45 °C. Acima dessa temperatura, os receptores de dor são ativados, gerando uma sensação de calor doloroso. Os termorreceptores no encéfalo desempenham um papel importante na termorregulação.

O campo receptivo de um termorreceptor tem cerca de 1 mm de diâmetro, e os receptores estão dispersos ao longo do corpo. Existe um número consideravelmente maior de receptores para o frio do que para o calor. Os receptores de temperatura adaptam-se lentamente entre 20 e 40 °C. Sua resposta inicial nos informa que a temperatura está mudando, e sua resposta sustentada nos informa sobre a temperatura do ambiente. Fora da faixa de 20 a 40 °C, em que a probabilidade de dano tecidual é maior, os receptores não se adaptam. Os termorreceptores utilizam uma família de canais catiônicos, chamada de *potencial receptor transitório*, ou canais TRP, para iniciar um potencial de ação.

Os nociceptores iniciam respostas protetoras

Os **nociceptores** são neurônios com terminações nervosas livres (Fig. 10.1a), os quais respondem a vários estímulos nocivos intensos (químico, mecânico ou térmico) que causam ou têm potencial para causar dano tecidual. Os nociceptores são encontrados na pele, nas articulações, nos músculos, nos ossos e em vários órgãos internos, mas não no sistema nervoso central. A ativação da via nociceptiva inicia respostas adaptativas protetoras. Por exemplo, o desconforto do uso excessivo de nossos músculos e articulações nos alerta a ir com calma, a fim de evitar mais danos a essas estruturas. Os sinais aferentes dos nociceptores são levados ao SNC por dois tipos de fibras sensoriais primárias: *fibras* Aδ (A-delta) e *fibras* C (**TAB. 10.3**). A sensação mais comum transmitida por essas vias é percebida como dor, mas quando a histamina ou algum outro estímulo ativa um subgrupo de fibras C, percebe-se a sensação chamada de prurido (coceira).

A **dor** é uma percepção subjetiva, a interpretação do encéfalo sobre a informação sensorial transmitida pelas vias que se iniciam nos nociceptores. A dor é individual e multidimensional, e pode variar de acordo com o estado emocional da pessoa. A discussão aqui se limita ao processamento sensorial da nocicepção.

A **dor rápida**, descrita como aguda e localizada, é rapidamente transmitida ao SNC por fibras finas mielinizadas do tipo Aδ. A **dor lenta**, descrita como surda e mais difusa, é transmitida por fibras finas não mielinizadas do tipo C. A distinção temporal entre as duas é mais evidente quando o estímulo se origina longe do SNC, como quando você bate seu dedo do pé. Você primeiro experimenta uma sensação aguda de fincada (dor rápida) seguida rapidamente de uma dor surda latejante (dor lenta).

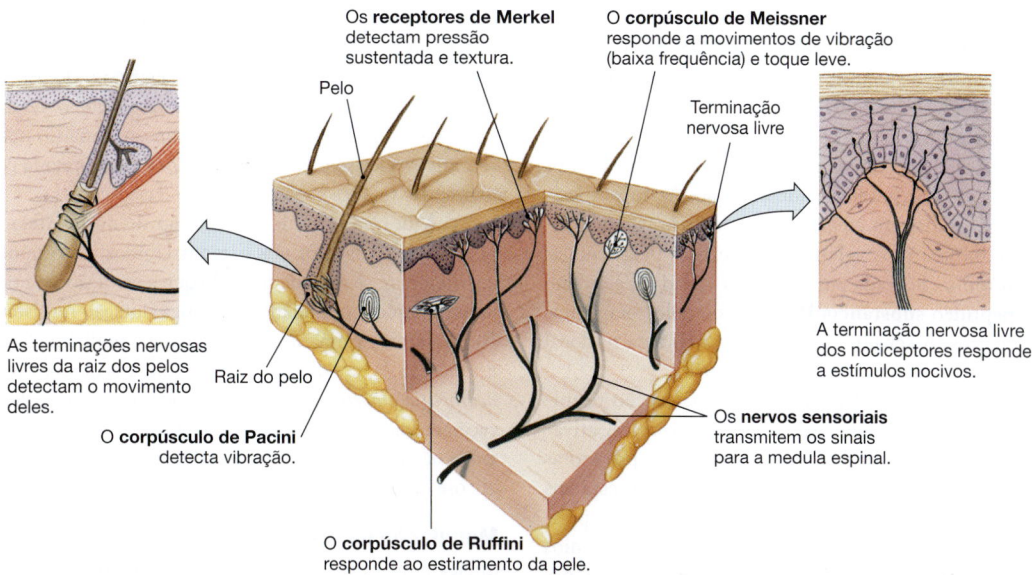

Os **receptores de Merkel** detectam pressão sustentada e textura.

O **corpúsculo de Meissner** responde a movimentos de vibração (baixa frequência) e toque leve.

Pelo

Terminação nervosa livre

As terminações nervosas livres da raiz dos pelos detectam o movimento deles.

Raiz do pelo

O **corpúsculo de Pacini** detecta vibração.

A terminação nervosa livre dos nociceptores responde a estímulos nocivos.

Os **nervos sensoriais** transmitem os sinais para a medula espinal.

O **corpúsculo de Ruffini** responde ao estiramento da pele.

Receptor	Estímulo	Localização	Estrutura	Adaptação
Terminações nervosas livres	Temperatura, estímulo nocivo, movimento do pelo	Ao redor da raiz dos pelos e sob a superfície da pele	Terminações nervosas não mielinizadas	Variável
Corpúsculos de Meissner	Vibração (baixa frequência), toque leve	Camadas superficiais da pele	Encapsulados em tecido conectivo	Rápida
Corpúsculos de Pacini	Vibração (alta frequência)	Camadas profundas da pele	Encapsulados em tecido conectivo	Rápida
Corpúsculos de Ruffini	Estiramento da pele	Camadas profundas da pele	Terminações nervosas alargadas	Lenta
Receptores de Merkel	Pressão contínua, textura	Camadas superficiais da pele	Célula epidérmica em contato sináptico com terminal nervoso alargado	Lenta

FIGURA 10.10 **Receptores sensoriais da pele.**

O **prurido** é proveniente somente de nociceptores da pele e é característico de muitas erupções cutâneas e outras doenças da pele. Contudo, a coceira também pode ser um sintoma de várias doenças sistêmicas, incluindo esclerose múltipla, hiperparatireoidismo e diabetes melito. As vias superiores da coceira não são tão bem entendidas como as vias da dor, mas há uma interação antagonista entre as duas sensações. Quando sentimos coceira (prurido), nós coçamos, gerando uma sensação dolorosa leve que parece interromper a sensação de coceira. Muitos dos analgésicos opioides, como a morfina, aliviam a dor, porém, em algumas pessoas, produzem prurido como efeito colateral.

Vias da nocicepção Os reflexos nociceptivos protetores iniciam com a ativação de terminações nervosas livres. Os canais iônicos respondem a estímulos químicos, mecânicos e térmicos dando origem a potenciais graduados, os quais disparam potenciais de ação se o estímulo for suficientemente intenso. Muitos desses canais são *canais de potencial receptor transitório* (*TRP*), da mesma família de canais dos termorreceptores.

Por exemplo, os *receptores vaniloides* (ou baunilhoides, em português) (canais $TRPV_1$) respondem ao calor de um fogão ou de outra fonte que provoque dor, bem como à *capsaicina*, o princípio ativo responsável pelas pimentas picantes queimarem sua

TABELA 10.3	Classes de fibras nervosas somatossensoriais		
Tipos de fibras	**Características das fibras**	**Velocidade de condução**	**Associada com**
Aβ (beta)	Grossas, mielinizadas	30-70 m/s	Estímulos mecânicos
Aδ (delta)	Finas, mielinizadas	12-30 m/s	Frio, dor rápida, estímulos mecânicos
C	Finas, não mielinizadas	0,5-2 m/s	Dor lenta, calor, frio, estímulos mecânicos

boca. No lado oposto do espectro de temperatura, os pesquisadores identificaram um canal relacionado, o *TRPM8*, que responde tanto ao frio quanto ao mentol, motivo que dá aos alimentos mentolados a sensação refrescante.

Os agentes químicos que desencadeiam respostas inflamatórias no local da lesão no tecido ativam nociceptores ou os sensibilizam por reduzir seu limiar de ativação. As substâncias químicas locais liberadas em consequência da lesão tecidual incluem K^+, histamina e prostaglandinas, liberadas pelas células lesionadas; serotonina liberada por plaquetas ativadas pelo dano tecidual; e o peptídeo **substância P**, secretado pelos neurônios sensoriais primários. A sensibilidade à dor aumentada no local do dano tecidual é denominada **dor inflamatória**.

Os neurônios sensoriais primários da nocicepção terminam no corno dorsal da medula espinal (ver Fig. 10.8). A ativação do nociceptor pode seguir duas vias: (1) respostas protetoras reflexas, que são integradas na medula espinal (reflexos espinais [p. 285]), e (2) vias ascendentes para o córtex cerebral, responsáveis pela sensação consciente (dor ou prurido). Os neurônios nociceptivos primários fazem sinapses com interneurônios nas respostas reflexas espinais ou em neurônios secundários que se projetam ao encéfalo.

As respostas nociceptivas integradas na medula espinal iniciam reflexos protetores inconscientes rápidos que, automaticamente, retiram a área estimulada, afastando-a da fonte do estímulo. Por exemplo, se você acidentalmente tocar em uma placa quente, um **reflexo de retirada** automático fará você tirar a mão mesmo antes que tenha consciência do calor. A falta de controle superior em muitos reflexos protetores tem sido demonstrada em uma preparação clássica, denominada "rã espinal", na qual o encéfalo do animal é destruído. Se a pata da rã for colocada em um béquer com água quente, o reflexo de retirada desencadeia a contração da perna e o movimento da pata para longe do estímulo. A rã é incapaz de sentir dor, pois o encéfalo, que traduz a entrada sensorial em percepção, não está funcional, ao passo que os reflexos espinais estão intactos.

As vias ascendentes da nocicepção são similares às outras vias somatossensoriais (ver Fig. 10.8). Os neurônios sensoriais secundários cruzam a linha média do corpo na medula espinal e ascendem ao tálamo e áreas sensoriais do córtex. As vias também enviam ramos para o sistema límbico e para o hipotálamo. Como resultado, a dor pode ser acompanhada de manifestação emocional (sofrimento) e várias reações neurovegetativas (autônomas), como náuseas, vômitos e sudorese.

A dor pode ser sentida nos músculos esqueléticos (*dor somática profunda*), assim como na pele. A dor muscular durante o exercício está associada ao início do metabolismo anaeróbio e, em geral, é percebida como uma sensação de ardência ou queimação no músculo. Alguns pesquisadores sugerem que o metabólito liberado durante o exercício, responsável pela sensação de queimação, é o K^+, conhecido por aumentar a resposta à dor. A dor muscular da **isquemia** (falta de fluxo sanguíneo adequado que reduz o teor de oxigênio) ocorre também no *infarto do miocárdio* (ataque cardíaco).

A dor no coração e em outros órgãos internos (*dor visceral*) é frequentemente mal localizada e pode ser sentida em áreas distantes do local do estímulo (**FIG. 10.11a**). Por exemplo, a dor da isquemia cardíaca pode ser sentida no pescoço e se irradiar para o ombro e o braço esquerdos. Esta **dor referida** aparente-

mente ocorre porque entradas de dor visceral e somatossensorial convergem para um único trato ascendente (Fig. 10.11b). De acordo com esse modelo, quando o estímulo doloroso se origina nos receptores viscerais, o encéfalo não é capaz de distinguir os sinais viscerais dos sinais mais comuns, originados nos receptores somáticos. Consequentemente, a dor é interpretada como proveniente das regiões somáticas, e não das vísceras.

A dor crônica, de um tipo ou de outro, afeta milhões de pessoas todos os anos nos Estados Unidos. Esse tipo de dor frequentemente se estende mais do que a ativação do nociceptor, refletindo lesões ou mudanças de longa duração no sistema nervoso. A dor crônica é uma **dor patológica** e é também chamada de *dor neuropática*.* Uma das formas mais comuns de dor neuropática é a *neuropatia diabética*, que se desenvolve como consequência da elevação crônica na concentração de glicose no sangue. Os cientistas ainda não entendem completamente a causa da neurotoxicidade da glicose ou da dor neuropática, o que torna difícil o seu tratamento.

Modulação da dor   Nossa percepção da dor está sujeita à modulação em vários níveis do sistema nervoso. Ela pode ser exacerbada por experiências passadas ou suprimida em situações de emergência, nas quais a sobrevivência depende de se ignorar a lesão. Nessas condições de emergência, vias descendentes que trafegam pelo tálamo inibem neurônios nociceptores na medula espinal. A estimulação destas vias inibidoras é uma das técnicas mais modernas que vêm sendo utilizadas para controlar a dor crônica.

A dor também pode ser suprimida no corno dorsal da medula espinal, antes que os estímulos cheguem aos tratos espinais ascendentes. Os interneurônios inibidores tonicamente ativos da medula espinal geralmente inibem as vias ascendentes da dor (**FIG. 10.12a**). As fibras C nociceptivas fazem sinapses nesses interneurônios inibidores. Quando ativadas por um estímulo doloroso, as fibras C simultaneamente excitam a via ascendente e bloqueiam a inibição tônica (Fig. 10.12b). Essa ação permite que o sinal de dor da fibra C siga para o encéfalo sem impedimento.

Na **teoria do portão** para a modulação da dor, as fibras Aβ que levam informação sensorial de estímulos mecânicos ajudam a bloquear a transmissão da dor (Fig. 10.12c). As fibras Aβ fazem sinapse com interneurônios inibidores e *aumentam* a atividade inibidora dos interneurônios. Se estímulos simultâneos de fibras C e Aβ chegam ao neurônio inibidor, a resposta integrada é a inibição parcial da via ascendente da dor, de modo que a dor percebida pelo cérebro é menor. A teoria do portão para o controle da dor explica por que esfregar um cotovelo ou uma canela esfolada diminui a dor: o estímulo tátil de esfregar ativa fibras Aβ e ajuda a diminuir a sensação de dor.

O alívio farmacológico da dor é de considerável interesse para os profissionais da área da saúde. Os **fármacos analgésicos**

---

*N. de T. A dor neuropática é definida como a dor originada como consequência direta de uma lesão ou doença que afeta o sistema somatossensorial (ver Treed R.D. et al. Neuropathic pain: redefinition and a grading system for clinical and research purposes. Neurology, 2008, 70:1630-1635). A dor crônica é subdividida em dor crônica nociceptiva, resultante de dano tecidual em curso, como no caso de câncer ou osteoartrite, e dor crônica neuropática, a dor que persiste além do tempo de cura do dano tecidual ou mesmo na ausência de uma doença ou lesão causadora (ver Wolkerstorfer A. et al. New approaches to treating pain. Bioorg. Med. Chem. Lett., 2015 – *in press*).

(a) A dor nos órgãos internos frequentemente é sentida na superfície do corpo, uma sensação conhecida como **dor referida**.

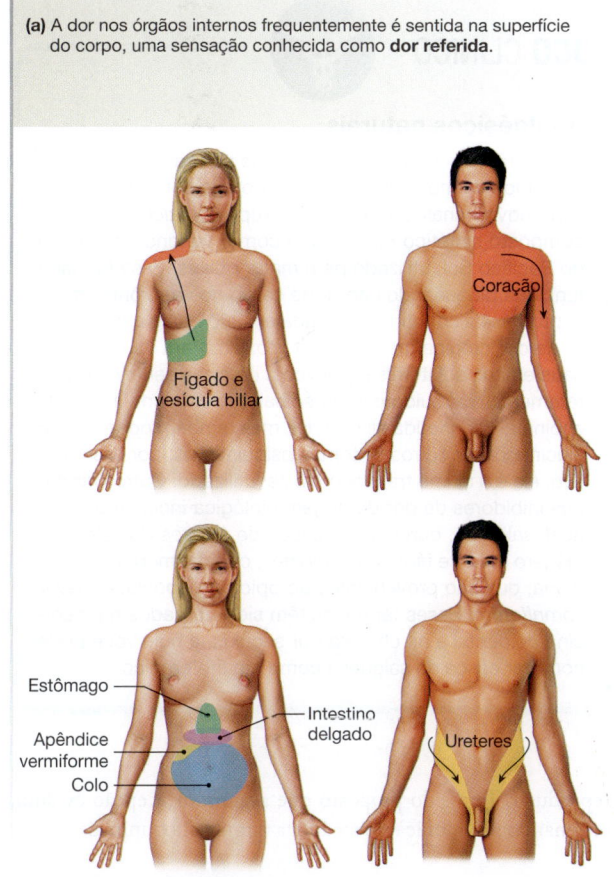

Coração

Fígado e vesícula biliar

Estômago

Apêndice vermiforme

Colo

Intestino delgado

Ureteres

(b) Uma teoria que explica a dor referida diz que nociceptores de diversas localizações convergem para um único trato ascendente na medula espinal. Os sinais de dor da pele são mais comuns do que a dor dos órgãos internos, e o encéfalo associa a ativação da via com a dor na pele. Adaptada de H.L. Fields, *Pain* (McGraw Hill, 1987).

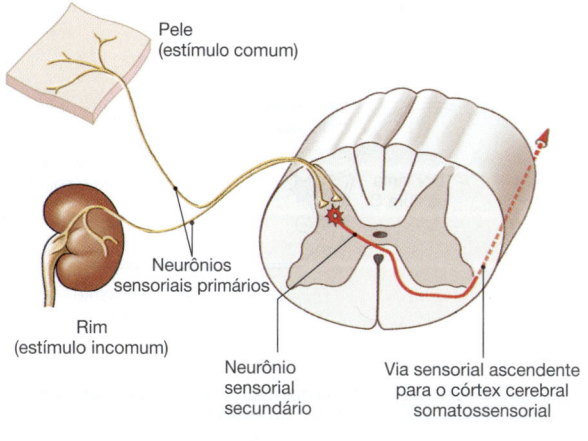

Pele (estímulo comum)

Neurônios sensoriais primários

Rim (estímulo incomum)

Neurônio sensorial secundário

Via sensorial ascendente para o córtex cerebral somatossensorial

Q **QUESTÃO DA FIGURA**

Um homem vai ao médico e se queixa de uma dor que se irradia para o braço esquerdo. Isso sugere ao médico que o homem pode ter um problema em qual órgão?

FIGURA 10.11 **Dor referida.**

variam desde o ácido acetilsalicílico a potentes opioides, como a morfina. O ácido acetilsalicílico inibe prostaglandinas, diminui a inflamação, e, presumivelmente, diminui a transmissão dos sinais de dor gerados no local da lesão. Os fármacos opioides atuam diretamente nos *receptores opioides* do SNC, os quais são parte de um sistema analgésico que responde a moléculas opioides endógenas (p. 257). A ativação de receptores opioides bloqueia a percepção da dor pela diminuição da liberação do neurotransmissor dos neurônios sensoriais primários e pela inibição pós-sináptica dos neurônios sensoriais secundários.

Os opioides endógenos incluem três famílias: endorfinas, encefalinas e dinorfinas. As **encefalinas** e as **dinorfinas** são secretadas por neurônios associados às vias da dor. O opioide endógeno **β-endorphina** é produzido a partir do mesmo pró-hormônio do ACTH (adrenocorticotrofina) nas células neuroendócrinas do hipotálamo (Fig. 7.3b, p. 213). Embora os fármacos opioides sejam eficazes no alívio da dor, uma pessoa que faça sua ingestão por período longo pode desenvolver tolerância e passar a necessitar de doses cada vez maiores para obter o mesmo efeito.

Como consequência, os cientistas estão explorando fármacos e estratégias alternativas para o alívio da dor. Parte da dor crônica pode ser provocada por sensibilização de terminações nervosas nociceptivas próximas do local da lesão quando o corpo libera mediadores químicos em resposta ao dano. Os fármacos anti-inflamatórios não narcóticos, como o ácido acetilsalicílico

e os inibidores da COX2, geralmente aliviam a dor, mas mesmo nas doses popularmente utilizadas eles podem causar efeitos colaterais adversos. Novas pesquisas estão focadas no bloqueio de canais TRP nas terminações nervosas nociceptivas sensibilizadas.

Para pessoas com dor crônica grave, possíveis tratamentos incluem a estimulação elétrica inibidora das vias da dor para o encéfalo ou, em casos extremos, a secção cirúrgica dos nervos sensoriais na raiz dorsal. A acupuntura também pode ser eficaz, embora a razão fisiológica para a sua eficácia ainda não esteja clara. A teoria mais aceita de como a acupuntura funciona propõe que as agulhas da acupuntura, quando colocadas adequadamente, induzem a liberação de endorfinas no encéfalo.

REVISANDO CONCEITOS

7. Qual é a vantagem adaptativa de um reflexo espinal?

8. Coloque em ordem de velocidade de transmissão de sinal os seguintes tipos de fibras, desde as mais rápidas até as mais lentas: (a) diâmetro fino, fibra mielinizada; (b) diâmetro grosso, fibra mielinizada; (c) diâmetro fino, fibra não mielinizada.

9. Sua olfação utiliza receptores fásicos. Quais outros receptores (sensoriais) se adaptam a um estímulo contínuo?

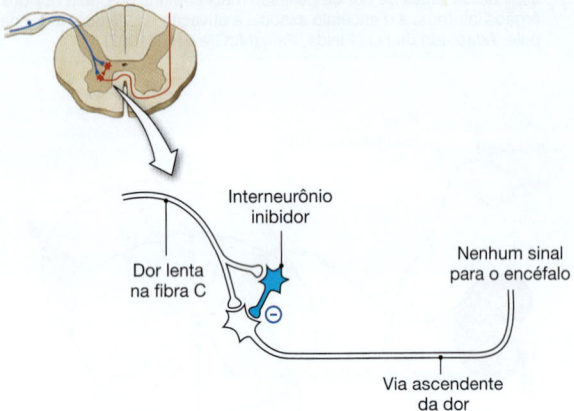

(a) Na ausência do sinal de entrada das fibras C, interneurônios inibidores tonicamente ativos inibem a via da dor.

Interneurônio inibidor

Dor lenta na fibra C

Nenhum sinal para o encéfalo

⊖

Via ascendente da dor

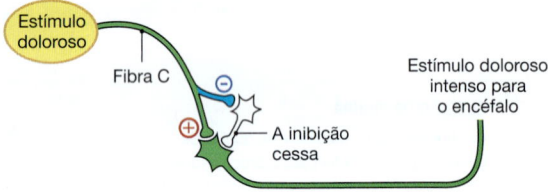

(b) Na dor intensa, a fibra C interrompe a inibição da via, permitindo que um sinal forte seja enviado ao encéfalo.

Estímulo doloroso

Fibra C

⊖

Estímulo doloroso intenso para o encéfalo

⊕

A inibição cessa

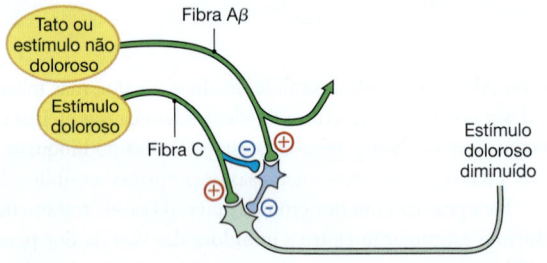

(c) A dor pode ser modulada por sinais somatossensoriais simultâneos.

Tato ou estímulo não doloroso

Fibra Aβ

Estímulo doloroso

Fibra C

⊕ ⊖ ⊕

⊖

Estímulo doloroso diminuído

FIGURA 10.12 A teoria do portão para o controle da dor. Na teoria do portão para a modulação da dor, estímulos não dolorosos podem diminuir o sinal de dor.

QUIMIORRECEPÇÃO: OLFAÇÃO E GUSTAÇÃO

Os cinco sentidos especiais – olfação, gustação, audição, equilíbrio e visão – estão concentrados na região da cabeça. Do mesmo modo que os sentidos somáticos, os sentidos especiais contam com receptores para transformar a informação do ambiente em padrões de potenciais de ação que podem ser interpretados pelo encéfalo. A olfação e a gustação são formas de *quimiorrecepção*, um dos sentidos mais antigos na perspectiva evolutiva. As bactérias unicelulares utilizam a quimiorrecepção para "sentir" o seu meio externo, e os animais primitivos sem sistema nervoso organizado utilizam a quimiorrecepção para localizar alimento e se

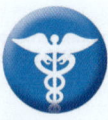

FOCO CLÍNICO

Analgésicos naturais

Muitos fármacos que utilizamos hoje para aliviar a dor são derivados de moléculas de plantas ou de animais. Um dos mais novos analgésicos nesse grupo é o *ziconotida*, um composto sintético relacionado com o veneno do caracol do Pacífico Sul, utilizado para matar peixes. Esse fármaco funciona bloqueando canais de cálcio nos neurônios nociceptores. A ziconotida, aprovada em 2004 para o tratamento da dor crônica grave, é muito tóxica. Para minimizar os seus efeitos colaterais sistêmicos, ela deve ser injetada diretamente no líquido cerebrospinal que circunda a medula espinal. A ziconotida alivia a dor, mas também pode causar alucinações e outros sintomas psiquiátricos; por esse motivo, ela é o último tratamento a ser utilizado. Outros fármacos inibidores da dor de origem biológica incluem o ácido acetilsalicílico, derivado da casca de árvores do salgueiro (gênero *Salix*), e fármacos opioides, como a morfina e a codeína, que são provenientes do ópio da papoula, *Papaver somniferum*. Esses fármacos têm sido utilizados na medicina ocidental e na chinesa por séculos, e hoje você pode comprar casca de salgueiro como um fitoterápico.

reproduzir. Tem sido proposto que a quimiorrecepção evoluiu, originando a comunicação sináptica química dos animais.

A olfação é um dos sentidos mais antigos

Imagine acordar uma manhã e descobrir um novo mundo ao seu redor, um mundo cheio de odores que você nunca sonhou que existissem – odores que dizem mais sobre o ambiente que o rodeia do que você já imaginou olhando para ele. Isso foi exatamente o que ocorreu a um jovem paciente do Dr. Oliver Sacks (história narrada no livro *O Homem que confundiu sua mulher com um chapéu e outros casos clínicos*). Ou então, imagine que você está andando de *skate* sem capacete em uma calçada e cai, batendo a cabeça. Quando retorna à consciência, o mundo não tem mais odor: você não sente o cheiro da grama, nem de perfume ou do lixo. Até a sua comida perdeu muito do gosto, e agora você só come para sobreviver porque não tem prazer em comer.

Não consideramos o papel essencial da olfação em nossas vidas até que uma lesão ou mesmo um resfriado afete a nossa capacidade olfatória. A **olfação** permite que discriminemos bilhões de diferentes odores. Ainda assim, nosso olfato não é tão sensível a esses odores como o de muitos animais que precisam do olfato para a sua sobrevivência. O **bulbo olfatório**, a extensão do prosencéfalo que recebe estímulos de neurônios olfatórios primários, é muito mais desenvolvida nos vertebrados cuja sobrevivência está mais intimamente relacionada com o monitoramento químico de seu ambiente (**FIG. 10.13a**).

Vias olfatórias O sistema olfatório humano consiste de um *epitélio olfatório* revestindo a cavidade nasal, no qual estão inseridos os neurônios sensoriais primários, chamados de **neurônios sensoriais olfatórios**. Os axônios dos neurônios sensoriais olfatórios formam o *nervo olfatório*, ou nervo craniano I (p. 288). O nervo olfatório faz sinapse com neurônios sensoriais secundários no *bulbo olfatório*, localizado na parte inferior do lobo frontal (Fig. 10.13b). Os neurônios secundários e de ordem superior se projetam do bulbo olfatório, através do *trato olfatório,* para o *córtex olfatório* (Fig. 10.13a). O trato olfatório, ao contrário da maioria das outras vias sensoriais, não passa pelo tálamo.

Esse arranjo parece muito simples, mas ocorre um processamento complexo antes de os sinais passarem para o córtex. As evidências atuais sugerem que a modulação da informação sensorial inicia no epitélio olfatório. Um processamento adicional ocorre no bulbo olfatório. Algumas vias descendentes de modulação provenientes do córtex terminam no bulbo olfatório, e existem conexões moduladoras recíprocas dentro e entre os dois bulbos olfatórios.

Vias ascendentes do bulbo olfatório também levam à amígdala e ao hipocampo, partes do sistema límbico envolvidas na emoção e na memória. Um aspecto surpreendente da olfação é a sua ligação com a gustação, a memória e a emoção. Um perfume especial ou o aroma de um alimento pode desencadear memórias e criar uma onda de nostalgia em relação ao tempo, espaço ou pessoa com quem o aroma está associado. De algum modo que não compreendemos, o processamento dos odores no sistema límbico cria memórias olfatórias profundamente escondidas. Combinações particulares de receptores olfatórios são associadas a outros padrões de experiência sensorial, de modo que, quando uma via é estimulada, todas o são.

O epitélio olfatório Em seres humanos, os neurônios sensoriais olfatórios estão concentrados em cerca de 3 cm^2 do **epitélio olfatório**, localizado na parte superior da cavidade nasal (Fig. 10.13a). Os neurônios sensoriais olfatórios possuem um único dendrito, que se estende do corpo celular para a superfície do epitélio olfatório, e um único axônio, que se estende até o bulbo olfatório. Os neurônios sensoriais olfatórios, diferentemente de outros neurônios do corpo, têm vida muito curta, sendo substituídos aproximadamente a cada dois meses (Fig. 10.13c).

As células-tronco da camada basal do epitélio olfatório se dividem continuamente para criar novos neurônios. O axônio de cada novo neurônio deve encontrar o seu caminho até o bulbo olfatório e fazer as conexões sinápticas adequadas. Os cientistas estão estudando como esses neurônios conseguem repetir toda vez a mesma conexão, a fim de aprofundar nosso conhecimento de como os neurônios em desenvolvimento encontram seus alvos.

Em roedores, uma estrutura olfatória acessória na cavidade nasal, o **órgão vomeronasal** (**OVN**), é conhecida por estar envolvida em respostas comportamentais a feromônios sexuais (p. 198). Estudos anatômicos e genéticos sugerem que não há um OVN funcional em seres humanos, porém os experimentos realizados com compostos que se acredita atuarem como feromônios humanos sugerem que os seres humanos possam se comunicar por sinais químicos.

Transdução do sinal olfatório A superfície do epitélio olfatório possui os terminais protuberantes dos dendritos dos neurônios sensoriais olfatórios, onde de cada protuberância emergem vários cílios imóveis (Fig. 10.13c). Os cílios estão embebidos em uma camada de muco, produzido pelas *glândulas olfatórias* (*glândulas de Bowman*) situadas no epitélio e na lâmina própria.

As *moléculas odoríferas* devem, inicialmente, se dissolver e penetrar no muco antes que possam se ligar a uma **proteína receptora olfatória** no cílio olfatório. Cada proteína receptora olfatória é sensível a uma faixa limitada de substâncias odoríferas.

Os receptores para substâncias odoríferas são receptores de membrana acoplados à proteína G (p. 174). Os genes dos receptores para substâncias odoríferas formam a maior família de genes nos vertebrados (cerca de 1.000 genes, ou 3-5% do genoma), mas somente cerca de 400 proteínas receptoras de substâncias odoríferas são expressas nos seres humanos. A combinação da maioria das moléculas odoríferas com seus receptores olfatórios ativa uma proteína G especial, a G_{olf}, que, por sua vez, aumenta o AMPc intracelular. O aumento na concentração de AMPc abre canais catiônicos dependentes de AMPc, despolarizando a célula. Se o potencial receptor graduado resultante for suficientemente forte, ele dispara um potencial de ação que percorre o axônio do neurônio sensorial até o bulbo olfatório.

O que ocorre em nível celular e molecular que nos permite discriminar milhares de odores diferentes? As pesquisas atuais sugerem que cada neurônio olfatório individual contém um único tipo de receptor olfatório, que responde a uma faixa limitada de moléculas odoríferas. Os axônios das células com os mesmos receptores convergem para poucos neurônios secundários do bulbo olfatório, os quais podem modificar a informação antes de enviá-la para o córtex olfatório. O cérebro utiliza informações provenientes de centenas de neurônios sensoriais olfatórios, em diferentes combinações, para criar a percepção de muitos odores diferentes, exatamente como as combinações de letras criam palavras diferentes. Esse é outro exemplo de código populacional no sistema nervoso (p. 315).

REVISANDO CONCEITOS

10. Crie um mapa ou esquema da via olfatória, desde o neurônio sensorial olfatório até o córtex olfatório.

11. Crie um mapa ou esquema que inicie com uma molécula do meio externo se ligando ao seu receptor olfatório no nariz e finalize com a liberação do neurotransmissor pelo neurônio olfatório primário.

12. Os dendritos estão em qual parte do neurônio sensorial olfatório?

13. Um neurônio olfatório é pseudounipolar, bipolar ou multipolar? (*Dica:* ver Fig. 8.2, p. 230).

A gustação é uma combinação de cinco qualidades básicas

O nosso sentido do paladar, ou **gustação**,* está intimamente relacionado com o olfato. De fato, muito do que chamamos de sabor do alimento é, na verdade, o aroma, como você pode perceber quando tem um resfriado muito forte. Embora o cheiro

---

*N. de T. Frequentemente, a gustação é pensada como sinônimo para o paladar. Contudo, gustação refere-se estritamente às cinco qualidades codificadas pelo sistema gustatório. O paladar, pelas suas qualidades ricas e variadas, origina-se de uma combinação de sinais de entrada dos sistemas gustatório, olfatório e somatossensorial.

FIGURA 10.13 **RESUMO ANATÔMICO**

O sistema olfatório

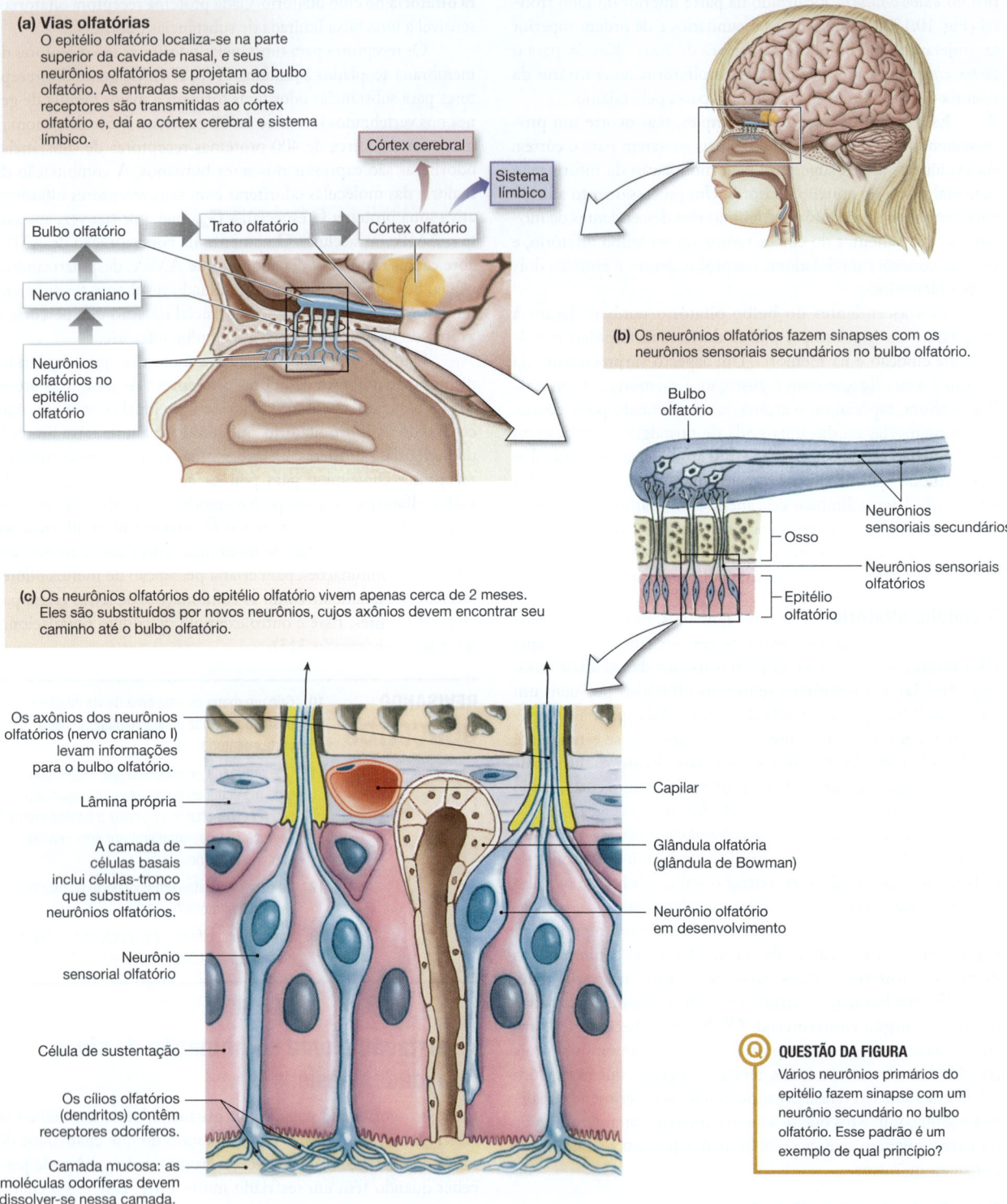

(a) Vias olfatórias
O epitélio olfatório localiza-se na parte superior da cavidade nasal, e seus neurônios olfatórios se projetam ao bulbo olfatório. As entradas sensoriais dos receptores são transmitidas ao córtex olfatório e, daí ao córtex cerebral e sistema límbico.

Córtex cerebral

Sistema límbico

Bulbo olfatório → Trato olfatório → Córtex olfatório

Nervo craniano I

Neurônios olfatórios no epitélio olfatório

(b) Os neurônios olfatórios fazem sinapses com os neurônios sensoriais secundários no bulbo olfatório.

Bulbo olfatório

Neurônios sensoriais secundários

Osso

Neurônios sensoriais olfatórios

Epitélio olfatório

(c) Os neurônios olfatórios do epitélio olfatório vivem apenas cerca de 2 meses. Eles são substituídos por novos neurônios, cujos axônios devem encontrar seu caminho até o bulbo olfatório.

Os axônios dos neurônios olfatórios (nervo craniano I) levam informações para o bulbo olfatório.

Lâmina própria

A camada de células basais inclui células-tronco que substituem os neurônios olfatórios.

Neurônio sensorial olfatório

Célula de sustentação

Os cílios olfatórios (dendritos) contêm receptores odoríferos.

Camada mucosa: as moléculas odoríferas devem dissolver-se nessa camada.

Capilar

Glândula olfatória (glândula de Bowman)

Neurônio olfatório em desenvolvimento

Q **QUESTÃO DA FIGURA**
Vários neurônios primários do epitélio fazem sinapse com um neurônio secundário no bulbo olfatório. Esse padrão é um exemplo de qual princípio?

seja detectado por centenas de tipos de receptores, acredita-se atualmente que a gustação é uma combinação de cinco qualidades: doce, azedo (ácido), salgado, amargo e **umami**, um gosto associado ao aminoácido glutamato e alguns nucleotídeos. O umami, um nome derivado da palavra japonesa para "delicioso", é um sabor básico que aumenta o gosto dos alimentos. Por essa razão, o glutamato monossódico (MSG) é utilizado como um aditivo alimentar em alguns países.

Cada uma das cinco qualidades gustatórias reconhecidas atualmente está associada a um processo fisiológico. O sabor azedo (ácido) é desencadeado pela presença de H^+, e o salgado, pela presença de Na^+. As concentrações desses dois íons nos líquidos corporais são precisamente reguladas devido à sua importância no equilíbrio do pH e no volume do líquido extracelular. As outras três qualidades gustatórias resultam de moléculas orgânicas. Os sabores doce e umami estão associados a alimentos nutritivos. O sabor amargo é reconhecido pelo corpo como um aviso da possível presença de componentes tóxicos. É por isso que para alguns sabores amargos a nossa primeira reação muitas vezes é cuspir.

Vias gustatórias

Os receptores gustatórios estão localizados primariamente nos **botões gustatórios**, agrupados na superfície da língua (**FIG. 10.14a**). Um botão gustatório é composto de 50 a 150 **células receptoras gustatórias** (**CRGs**), juntamente com células de sustentação e *células basais* regenerativas. Os receptores gustatórios também estão espalhados em outras regiões da cavidade oral, como o palato.

Para que uma substância (*gustante*) seja detectada, ela deve primeiro se dissolver na saliva e no muco da boca. Os ligantes gustatórios dissolvidos interagem com uma proteína localizada na membrana apical (receptora ou canal) da célula receptora gustatória (Fig. 10.14b). A interação do ligante gustatório com a proteína de membrana inicia uma cascata de transdução de sinal, que termina com a liberação de um mensageiro químico pela CRG. Os detalhes da transdução de sinal para as cinco sensações gustatórias ainda são controversos, devido parcialmente ao fato de que alguns dos mecanismos diferem em seres humanos e em camundongos, o principal modelo para a pesquisa gustatória de mamíferos.

Os sinais químicos liberados das células receptoras gustatórias ativam neurônios sensoriais primários (*neurônios gustatórios*), cujos axônios seguem nos nervos cranianos VII, IX e X para o bulbo, onde fazem sinapse. A informação sensorial, então, vai ao córtex gustatório através do tálamo (ver Fig. 10.3). O processamento central da informação sensorial compara a entrada de várias células receptoras gustatórias e interpreta a sensação gustatória com base nas populações neuronais com respostas mais fortes (outro exemplo de código populacional). Os sinais provenientes dos neurônios sensoriais também iniciam respostas comportamentais, como o comportamento alimentar, e respostas antecipatórias (p. 17), que ativam o sistema digestório.

A transdução gustatória usa proteínas receptoras e canais

Os detalhes da transdução de sinal da célula receptora gustatória, antes considerados relativamente simples, são mais complexos do que os pesquisadores imaginaram inicialmente. Os sabores doce, amargo e umami estão associados à ativação de receptores acopla-

dos à proteína G. Os mecanismos de transdução para o salgado e o azedo (ácido), por sua vez, parecem ser mediados por canais iônicos.

Os botões gustatórios possuem quatro tipos celulares morfologicamente distintos, denominados I, II e III, mais as *células basais*. As células tipo I são *células de sustentação* do tipo glial. As células do *tipo II*, ou *células receptoras*, e células do *tipo III*, ou *células pré-sinápticas*, são células receptoras gustatórias.

Cada célula receptora gustatória é uma célula epitelial não neural polarizada (p. 150) que está inserida dentro do epitélio, de modo que apenas uma pequena ponta de uma extremidade se estende para a cavidade oral através do *poro gustatório* (Fig. 10.14a). Em um dado botão gustatório, junções de oclusão unem as extremidades apicais de células vizinhas, o que limita o movimento de moléculas entre as células. A membrana apical da CRG é modificada em microvilosidades, as quais aumentam a área de superfície em contato com o ambiente.

Sabores doce, amargo e umami

As **células receptoras gustatórias** *tipo II* respondem aos sabores doce, amargo e umami. Essas células expressam vários receptores acoplados à proteína G (RCPG) em suas superfícies apicais (Fig. 10.14b). Os sabores doce e umami estão associados aos receptores T1R com diferentes combinações de subunidades. O sabor amargo utiliza cerca de 30 variantes de receptores T2R.

As células receptoras do tipo II ativam uma proteína G especial, chamada de **gustducina**, que, por sua vez, ativa várias vias de transdução de sinal. Algumas dessas vias liberam Ca^{2+} de estoques intracelulares, ao passo que outras abrem canais catiônicos e permitem a entrada de Ca^{2+} na célula. Os sinais de cálcio, então, iniciam a liberação de ATP das células do tipo II.

O ATP nas células do tipo II não é liberado a partir de vesículas secretoras. Em vez disso, ele deixa a célula por canais semelhantes a junções comunicantes. O ATP, então, atua como um sinal parácrino em neurônios sensoriais e células pré-sinápticas vizinhas. Esta comunicação entre células receptoras gustatórias vizinhas estabelece interações complexas.

Sabor azedo (ácido)

As *células pré-sinápticas tipo III* respondem ao sabor azedo. Os modelos de estudo dos mecanismos de transdução para o sabor azedo são complicados pelo fato de que aumentando o H^+, o sinal para o sabor ácido, o pH também é modificado. Há evidências de que o H^+ atua em canais iônicos das células pré-sinápticas, tanto na face intracelular como na extracelular da membrana. A via intracelular permanece incerta. Por fim, a despolarização mediada pelo H^+ da célula pré-sináptica resulta na liberação de serotonina por exocitose. A serotonina, por sua vez, excita o neurônio sensorial primário.

Sabor salgado

As células responsáveis pelo sabor salgado não foram ainda identificadas, mas, algumas evidências sugerem que a recepção do sabor salgado pode envolver as células de sustentação tipo I. Do mesmo modo, a transdução de sinal para o sabor salgado em seres humanos é igualmente obscura, complicada pelo fato de que os camundongos possuem dois diferentes mecanismos, ao passo que os seres humanos parecem ter apenas um. No modelo atual para o sabor salgado, o Na^+ entra na célula receptora gustatória através de canal iônico apical, como o canal de Na^+ epitelial (ENaC). A entrada de sódio despolariza a célula, desencadeando uma série de eventos que

FIGURA 10.14 **CONTEÚDO ESSENCIAL**

Gustação

(a) Botões gustatórios. Cada botão gustatório está composto por células gustatórias unidas perto da superfície apical por junções de oclusão.

Os botões gustatórios estão localizados na superfície dorsal da língua.

Poro gustatório

Micrografia óptica de um botão gustatório

Os ligantes gustatórios geram sinais de Ca^{2+} que liberam serotonina ou ATP.

Doce Umami Amargo Azedo

Junção de oclusão

As **células de sustentação tipo I** podem detectar o gosto salgado quando o Na^+ entra através dos canais.

Salgado?

(Adaptado de Tomchik *et al.*, *J Neurosci* 27(40): 10840–10848, 2007.)

Célula pré-sináptica (III)

ATP

Serotonina

Células receptoras (tipo II)

Neurônios sensoriais primários

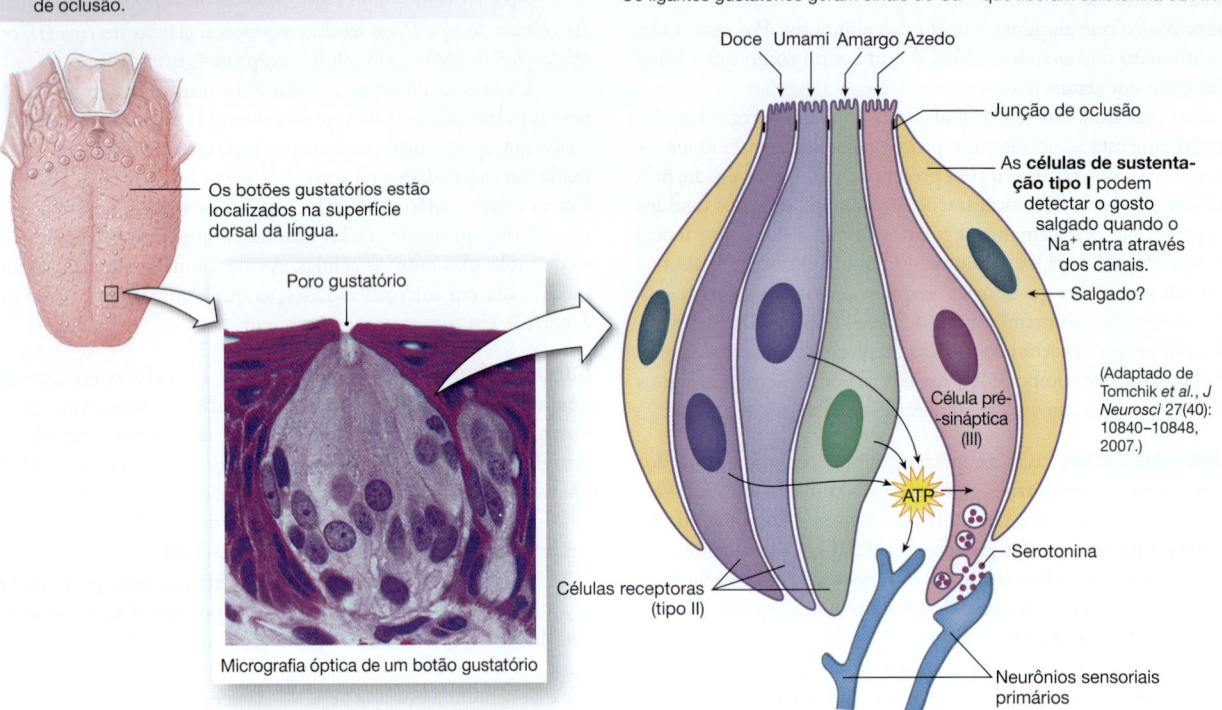

(b) Transdução gustatória. Cada célula gustatória detecta apenas um tipo de ligante.

Ligante doce, amargo ou umami

Azedo (ácido)

H^+

Gustducina — GPCR

As **células receptoras** com receptores acoplados à proteína G se ligam a um ligante amargo, doce ou umami e liberam ATP como molécula sinalizadora.

Transdução de sinal

Ca^{2+}

Ca^{2+}

$\Uparrow Ca^{2+}$

ATP

Neurônios gustatórios primários

As **células pré-sinápticas** detectam o gosto azedo (ácido) aparentemente quando o H^+ entra na célula através dos canais.

$\Uparrow H^+$

?

$\Uparrow Ca^{2+}$

Gosto	Família GPCR
Doce	T1R2 + 3 subunidades
Umami	T1R1 + 3 subunidades
Amargo	T2R

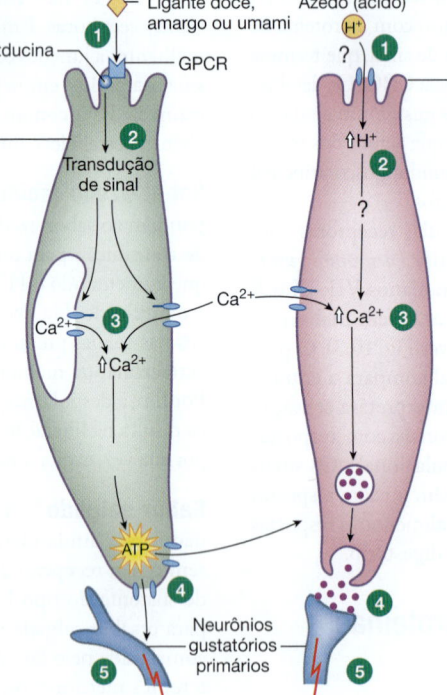

1 Os ligantes ativam a célula gustatória.

2 Várias vias intracelulares são ativadas.

3 O sinal de Ca^{2+} no citoplasma desencadeia a exocitose ou a formação de ATP.

4 O neurotransmissor ou ATP é liberado.

5 O neurônio sensorial primário dispara potenciais e os potenciais de ação são enviados ao encéfalo.

culminam no disparo de um potencial de ação no neurônio sensorial primário.

Os mecanismos de transdução da gustação são um bom exemplo de como nossos modelos de função fisiológica devem periodicamente ser revisados, à medida que novos dados de pesquisas são publicados. Por muitos anos, a visão amplamente aceita da transdução gustatória era de que uma célula gustatória individual poderia detectar mais de um sabor, sendo que as células diferiam em sua sensibilidade. Contudo, a pesquisa da gustação com técnicas de biologia molecular e camundongos nocaute atualmente indicam que cada célula receptora gustatória é sensível a apenas um sabor.

Qualidades gustatórias não tradicionais   As qualidades que nós chamamos de gustatórias não são todas mediadas por receptores gustatórios tradicionais. Durante anos, os fisiologistas pensavam que a gordura da dieta fosse atrativa por sua textura, e os especialistas usam a frase "sentir na boca" para descrever a sensação de comer algo gorduroso (oleoso), como um sorvete, que parece cobrir o interior da boca. Todavia, atualmente se acredita que a língua pode ter receptores gustatórios para a gordura.

Pesquisas realizadas em roedores identificaram um receptor de membrana, chamado de *CD36*, que se distribui nos poros gustatórios e se liga a gorduras (óleos). A ativação desse receptor ajuda a desencadear reflexos antecipatórios digestórios, os quais preparam o sistema digestório para uma refeição. Não há evidências atuais de um receptor similar em seres humanos, mas "gorduroso" pode se revelar uma sexta sensação gustatória. Outros candidatos para novas sensações gustatórias incluem carbonatação (CO_2 dissolvido) e Ca^{2+}, outro elemento essencial obtido da dieta.

Algumas qualidades gustatórias adicionais se relacionam com vias somatossensoriais, e não com células receptoras gustatórias. As terminações nervosas na boca possuem receptores TRP e transmitem o sabor apimentado ao longo do *nervo trigêmio* (NC V). A *capsaicina* das pimentas, o mentol da hortelã, moléculas da canela, óleo de mostarda e muitas especiarias indianas ativam esses receptores contribuindo para nossa apreciação do alimento que está sendo ingerido.

E o que você diria da ideia de ter botões gustatórios no seu intestino? Os cientistas sabem há anos que o estômago e o intestino possuem capacidade de identificar a composição de uma refeição e secretar hormônios e enzimas apropriados. Agora, parece que a quimiorrecepção intestinal é mediada pelos mesmos receptores e mecanismos de transdução de sinal usados nos botões gustatórios da língua. Os estudos mostraram proteínas receptoras T1R para o gosto doce e umami, bem como a proteína G gustducina, em várias células do intestino de roedores e de seres humanos.

Um aspecto fisiológico interessante da gustação é o fenômeno denominado **fome específica**. Os seres humanos e outros animais que têm falta de um nutriente específico podem desenvolver desejo por tal substância. O **apetite por sal**, que representa a falta de Na^+ no corpo, tem sido reconhecido por anos. Os caçadores usam o conhecimento dessa fome específica para caçar nos locais onde existem depósitos naturais de sal, pois eles sabem que os animais irão procurá-los. O apetite por sal está diretamente relacionado à concentração de Na^+ no corpo, e não pode ser atenuado pela ingestão de outros cátions, como Ca^{2+} ou K^+. Outros apetites, como o desejo por chocolate, são mais difíceis de serem relacionados à necessidade de nutrientes específicos, e,

provavelmente, refletem misturas complexas de influências física, psicológica, ambiental e cultural.

REVISANDO CONCEITOS

14. Com qual nutriente essencial está associado o sabor umami?

15. Faça um mapa ou desenhe a via neural desde uma célula gustatória pré-sináptica até o córtex gustatório.

A ORELHA: AUDIÇÃO

A orelha é um órgão sensorial especializado em duas funções distintas: audição e equilíbrio. Ela pode ser dividida em orelhas externa, média e interna, com os elementos neurais alojados nas estruturas da orelha interna e protegidos por elas. O aparelho vestibular da orelha interna é o sensor primário do equilíbrio. O restante da orelha é utilizado para a audição.

A *orelha externa* é constituída da orelha (aurícula), ou **pina**, e do **meato acústico externo** (canal auditivo) (**FIG. 10.15**). A orelha é outro exemplo de uma importante estrutura acessória de um sistema sensorial, e ela varia em forma e localização de espécie para espécie, dependendo das necessidades do animal para a sobrevivência. O meato acústico externo (canal auditivo) é fechado em sua extremidade interna por uma camada membranosa fina de tecido, chamada de **membrana timpânica**, ou *tímpano*.

A membrana timpânica separa a orelha externa da *orelha média*, uma cavidade preenchida com ar que se conecta com a faringe através da **tuba auditiva** (**tuba de Eustáquio**). A tuba auditiva normalmente está colapsada, isolando a orelha média, mas se abre temporariamente durante a mastigação, o bocejo e a deglutição, a fim de permitir que a pressão da orelha média se equilibre com a pressão atmosférica. Os resfriados ou outras infecções que causam inchaço (edema) podem bloquear a tuba auditiva e resultar no acúmulo de líquido na orelha média. Se bactérias ficarem retidas no líquido da orelha média, ocorrerá uma infecção, conhecida como *otite média*.

Três pequenos ossos da orelha média conduzem o som do meio externo para a orelha interna: **martelo**, **bigorna** e **estribo**. Os três ossos estão conectados um ao outro por estruturas semelhantes a dobradiças. Uma das extremidades do martelo está fixada à membrana timpânica, e a base do estribo se prende a uma fina membrana, que separa a orelha média da orelha interna.

A orelha interna possui duas estruturas sensoriais principais. O *aparelho vestibular*, com seus *canais semicirculares*, é o transdutor sensorial para o nosso sentido do equilíbrio, que será descrito na próxima seção. A **cóclea** da orelha interna possui os receptores sensoriais da audição. Em uma vista externa, a cóclea é um tubo membranoso que se enrola como uma concha de caracol dentro da cavidade óssea. Dois discos membranosos, a janela do **vestíbulo** ou **janela oval** (à qual o estribo se fixa) e a janela da **cóclea** ou **janela redonda**, separam o líquido que preenche a cóclea do ar que preenche a orelha média. Os ramos do nervo craniano VIII, o *nervo vestibulococlear*, vão da orelha interna até o encéfalo.

A audição é a nossa percepção do som

A **audição** é a nossa percepção da energia das *ondas sonoras*, que são ondas de pressão com picos de ar comprimido alternados com

FIGURA 10.15 **RESUMO ANATÔMICO**

A orelha

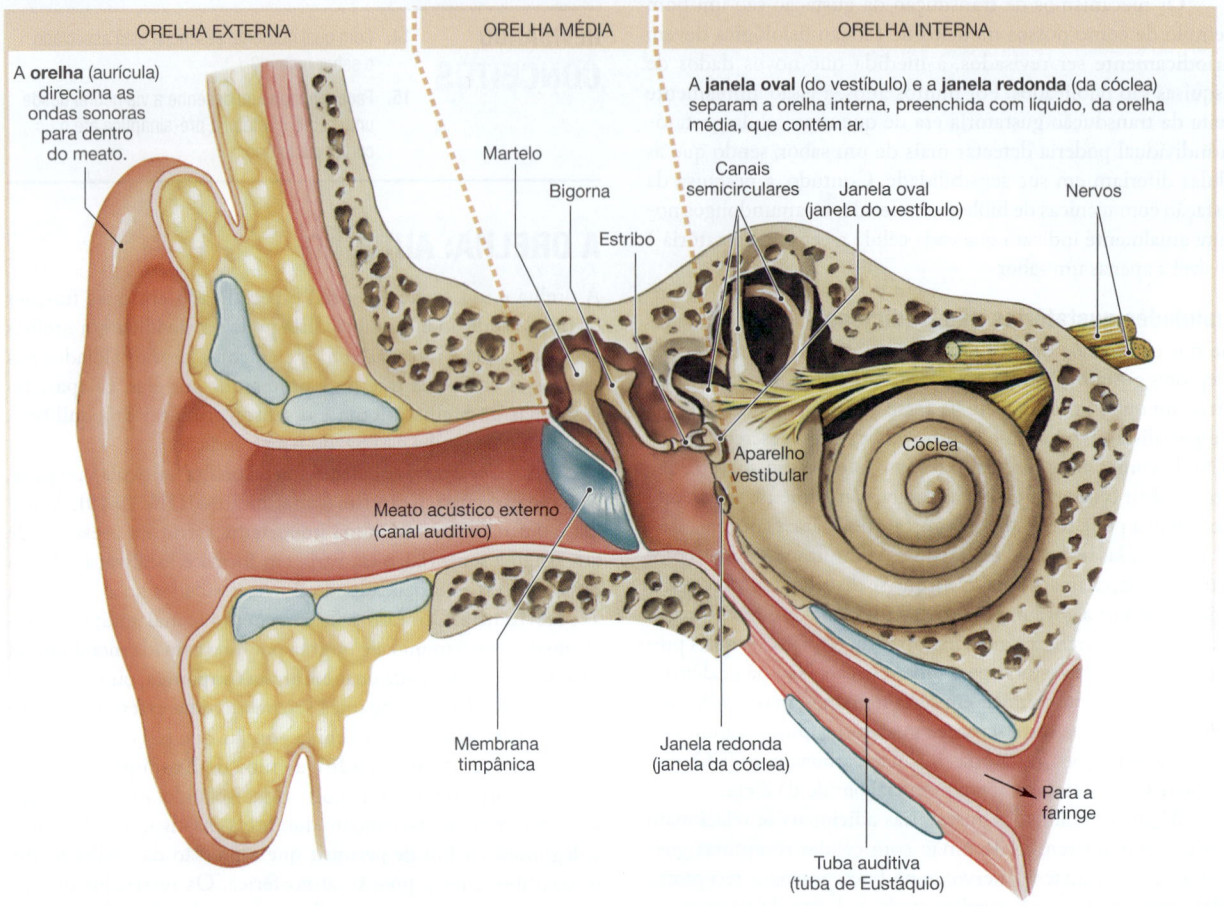

| ORELHA EXTERNA | ORELHA MÉDIA | ORELHA INTERNA |

A **orelha** (aurícula) direciona as ondas sonoras para dentro do meato.

A **janela oval** (do vestíbulo) e a **janela redonda** (da cóclea) separam a orelha interna, preenchida com líquido, da orelha média, que contém ar.

Martelo

Bigorna

Estribo

Canais semicirculares

Janela oval (janela do vestíbulo)

Nervos

Aparelho vestibular

Cóclea

Meato acústico externo (canal auditivo)

Membrana timpânica

Janela redonda (janela da cóclea)

Para a faringe

Tuba auditiva (tuba de Eustáquio)

---

vales, onde as moléculas do ar estão mais afastadas (**FIG. 10.16a**). A questão clássica sobre a audição é "Se uma árvore cai na floresta sem ninguém para ouvir, ela emite som?" A resposta fisiológica é não, pois som, assim como dor, é uma percepção que resulta do processamento do cérebro de uma informação sensorial. A queda da árvore emite ondas sonoras, mas não existe som a menos que alguém ou alguma coisa esteja presente para processar e perceber a energia da onda como um som.

O *som* é a interpretação do cérebro da frequência, amplitude e duração das ondas sonoras que chegam até as nossas orelhas. Nosso cérebro traduz a **frequência** das ondas sonoras (o número de picos das ondas que passam em um determinado ponto a cada segundo) no **tom** de um som. As ondas de baixa frequência são percebidas como sons baixos ou graves, como o estrondo de um trovão distante. As ondas de alta frequência criam sons altos ou agudos, como o som de uma unha arranhando um quadro negro.

A frequência da onda sonora (Fig. 10.16b) é medida em ondas por segundo, ou **hertz** (**Hz**). A orelha humana pode ouvir sons em uma média de frequência de 20 a 20.000 Hz, sendo a audição mais acurada entre 1.000 a 3.000 Hz. Nossa audição não é tão acurada como aquela de muitos outros animais, assim como nosso sentido da olfação não é tão apurado. Os morcegos ouvem ondas sonoras de frequência ultra-alta (na faixa de quilohertz),

que atingem objetos no escuro e voltam na forma de eco. Os elefantes e algumas aves podem escutar sons na faixa do infrassom (frequência muito baixa).

A **altura do som** é a nossa interpretação da intensidade do som e é influenciada pela sensibilidade auditiva de cada pessoa. A intensidade de uma onda sonora é uma função da altura da onda, ou **amplitude** (Fig. 10.16b). A intensidade é mensurada em uma escala logarítmica, em unidades conhecidas como **decibéis** (**dB**). Cada 10 dB de aumento representa um acréscimo de 10 vezes na intensidade do som.

Uma conversação normal está geralmente em um nível sonoro de cerca de 60 dB. Os sons de 80 dB ou mais podem causar danos nos receptores sensoriais da orelha, resultando em perda auditiva. Um típico concerto de rock *heavy metal* tem um nível de ruído de cerca de 120 dB, uma intensidade que coloca os ouvintes em perigo imediato de dano à sua audição. A extensão do dano depende da duração e da frequência do som, bem como da sua intensidade.

REVISANDO CONCEITOS

16. O que é quilohertz?

(a) As ondas sonoras alternam picos de ar comprimido e vales onde o ar é menos comprimido.

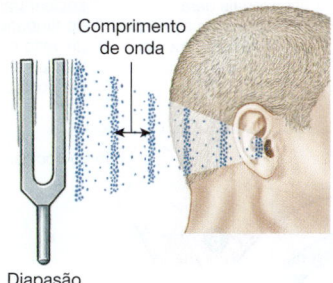

Comprimento de onda

Diapasão

(b) As ondas sonoras diferenciam-se por sua frequência, medida em hertz (Hz), e sua amplitude, medida em decibéis (dB).

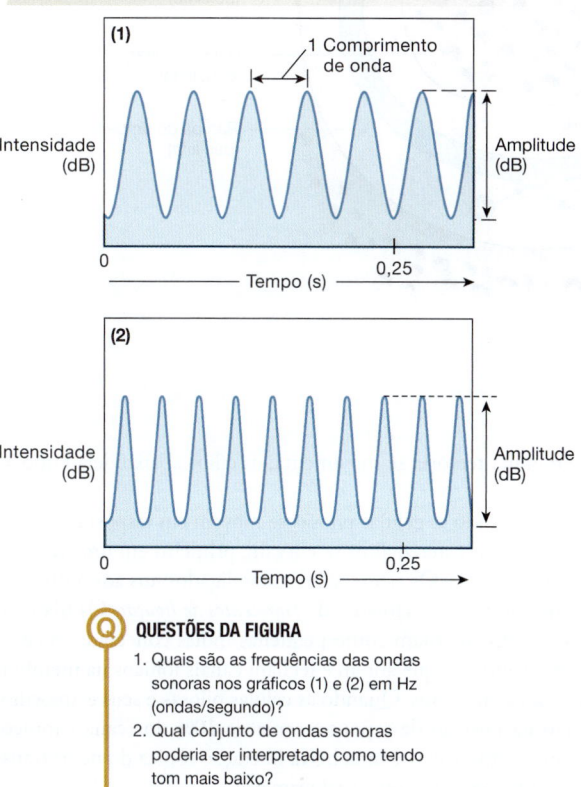

(1)

1 Comprimento de onda

Intensidade (dB)

Amplitude (dB)

0   0,25
Tempo (s)

(2)

Intensidade (dB)

Amplitude (dB)

0   0,25
Tempo (s)

Q QUESTÕES DA FIGURA

1. Quais são as frequências das ondas sonoras nos gráficos (1) e (2) em Hz (ondas/segundo)?
2. Qual conjunto de ondas sonoras poderia ser interpretado como tendo tom mais baixo?

FIGURA 10.16 Ondas sonoras.

A transdução do som é um processo com várias etapas

A audição é um sentido complexo que envolve várias transduções. A energia das ondas sonoras no ar se torna vibrações mecânicas e, depois, ondas no líquido da cóclea. As ondas do líquido abrem canais iônicos nas *células pilosas* (*ciliadas*)*, os receptores da audição. O fluxo de íons para dentro das células gera um si-

---

*N. de T. Os histologistas preferem chamar as células ciliadas de células pilosas, uma vez que seus estereocílios não apresentam características de cílios verdadeiros, e são, na verdade, microvilosidades especiais.

SOLUCIONANDO O PROBLEMA

Anant relata para o otorrinolaringologista que nunca sabe quando ocorrerão suas crises de vertigem, e que elas duram de dez minutos a uma hora. Elas frequentemente causam vômitos. Ele também relata que tem um zumbido persistente em uma orelha e que não consegue escutar tons baixos tão bem quanto antes de as crises terem começado. O zumbido (tinido) frequentemente fica pior durante as crises de vertigem.

P2: *O zumbido subjetivo ocorre quando alguma anormalidade acontece ao longo da via anatômica da audição, fazendo o cérebro perceber um som que não existe fora do sistema auditivo. Iniciando pelo canal auditivo (meato acústico externo), dê o nome de todas as estruturas auditivas nas quais podem surgir problemas.*

310 314 **331** 339 343 348 353

nal elétrico que libera um neurotransmissor (sinal químico), que, por sua vez, dispara potenciais de ação nos neurônios auditivos primários.

Esses passos da transdução são mostrados na **FIGURA 10.17**. As ondas sonoras que chegam à orelha externa são direcionadas para dentro do meato acústico externo e atingem a membrana timpânica, onde provocam vibrações na membrana (primeira transdução). As vibrações da membrana timpânica são transferidas ao martelo, à bigorna e ao estribo, nesta ordem. A disposição dos três ossos da orelha média conectados cria uma "alavanca" que multiplica a força da vibração (*amplificação*), de modo que muito pouca energia sonora é perdida devido ao atrito. Se um som é muito alto, podendo causar danos à orelha interna, os pequenos músculos da orelha média puxam os ossos para reduzir seus movimentos, diminuindo, assim, a transmissão sonora em algum grau.

Quando o estribo vibra, ele empurra e puxa a fina membrana da janela oval à qual está conectado. As vibrações da janela oval geram ondas nos canais cheios de líquido da cóclea (segunda transdução). À medida que as ondas se movem pela cóclea, elas empurram as membranas flexíveis do *ducto coclear*, curvando as **células ciliadas** sensoriais, que estão dentro do ducto. A energia da onda se dissipa de volta para o ar da orelha média na janela redonda.

O movimento do ducto coclear abre ou fecha canais iônicos na membrana das células ciliadas, gerando sinais elétricos (terceira transdução). Esses sinais elétricos alteram a liberação do neurotransmissor (quarta transdução). A ligação do neurotransmissor aos neurônios sensoriais auditivos inicia potenciais de ação (quinta transdução), que transmitem a informação codificada sobre o som pelo *ramo coclear do nervo vestibulococlear* (nervo craniano VIII) até o encéfalo.

A cóclea é preenchida por líquido

Como já mencionado, a transdução da energia sonora em potenciais de ação ocorre na cóclea da orelha interna. Desenrolada, a cóclea pode ser vista como três canais paralelos cheios de líquido: (1) a rampa do **vestíbulo**, ou *escala vestibular*; (2) o **ducto cocle-**

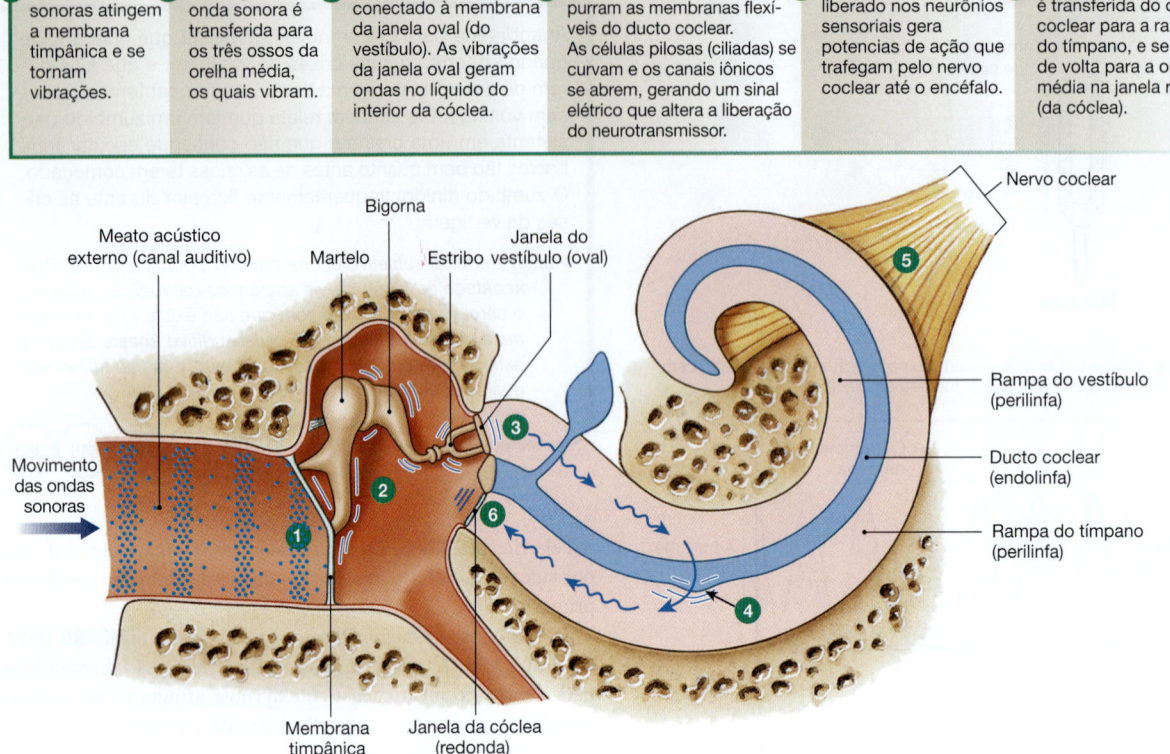

1. As ondas sonoras atingem a membrana timpânica e se tornam vibrações.

2. A energia da onda sonora é transferida para os três ossos da orelha média, os quais vibram.

3. O estribo está conectado à membrana da janela oval (do vestíbulo). As vibrações da janela oval geram ondas no líquido do interior da cóclea.

4. As ondas do líquido empurram as membranas flexíveis do ducto coclear. As células pilosas (ciliadas) se curvam e os canais iônicos se abrem, gerando um sinal elétrico que altera a liberação do neurotransmissor.

5. O neurotransmissor liberado nos neurônios sensoriais gera potencias de ação que trafegam pelo nervo coclear até o encéfalo.

6. A energia das ondas é transferida do ducto coclear para a rampa do tímpano, e se dissipa de volta para a orelha média na janela redonda (da cóclea).

FIGURA 10.17 A transmissão sonora na orelha.

ar central, ou *escala média*; e (3) a **rampa do tímpano**, ou *escala timpânica* (**FIG. 10.18**). As rampas do vestíbulo e do tímpano são contínuas uma à outra e se conectam na extremidade da cóclea por uma pequena abertura, chamada de **helicotrema**. O ducto coclear é um tubo com extremidade cega, mas que se conecta ao vestíbulo através de uma pequena abertura.

O líquido presente nas rampas do vestíbulo e do tímpano tem composição iônica similar à do plasma, sendo conhecido como **perilinfa**. O ducto coclear é preenchido com **endolinfa**, secretada pelas células epiteliais do ducto. A endolinfa é incomum por sua composição ser mais parecida à do líquido intracelular do que à do extracelular, possuindo alta concentração de K^+ e baixa concentração de Na^+.

O ducto coclear possui o **órgão espiral (órgão de Corti)**, que contém as células receptoras pilosas (ciliadas) e células de sustentação. O órgão espiral (de Corti) se situa sobre a **membrana basilar** e está parcialmente coberto pela **membrana tectória**, ambas tecidos flexíveis que se movem em resposta às ondas que percorrem a rampa do vestíbulo (Fig. 10.18). À medida que as ondas percorrem a cóclea, elas movimentam as membranas basilar e tectória, gerando oscilações para cima e para baixo, que curvam as células pilosas (ciliadas).

As células pilosas, assim como as células receptoras gustatórias, são receptores não neurais. A superfície apical de cada célula ciliada é modificada, formando de 50 a 100 cílios rígidos, chamados de **estereocílios**, os quais estão dispostos em tamanhos crescentes (**FIG. 10.19a**). Os estereocílios das células pilosas (ciliadas) estão inseridos na membrana tectória acima deles. Se a membrana tectória se movimenta, os cílios abaixo dela também se movem.

Quando as células pilosas se movem em resposta às ondas sonoras, seus estereocílios se curvam, primeiro em uma direção, depois na outra. Os estereocílios estão ligados uns aos outros por pontes proteicas, chamadas de *filamentos de ligação*. Os filamentos de ligação atuam como pequenas molas conectadas a comportas (portões) que abrem e fecham canais iônicos na membrana dos estereocílios. Quando as células pilosas e seus estereocílios estão na posição de repouso, cerca de 10% dos canais iônicos estão abertos, e existe uma baixa liberação tônica do neurotransmissor no neurônio sensorial primário.

Quando as ondas provocam uma deflexão na membrana tectória, de modo que os cílios se curvam em direção aos membros mais altos do feixe, os filamentos de ligação abrem um número maior de canais iônicos, e entram cátions (K^+ e Ca^{2+}) na célula, que, então, despolariza (Fig. 10.19b). Os canais de Ca^{2+} dependentes de voltagem se abrem, a liberação de neurotransmissor aumenta, e os neurônios sensoriais aumentam sua frequência de disparo. Quando a membrana tectória empurra os estereocílios para longe dos membros mais altos, a tensão nas molas elásticas relaxa, e todos os canais iônicos se fecham. O influxo de cátions diminui, a membrana hiperpolariza, e menos neurotransmissor é liberado, reduzindo os potenciais de ação no neurônio sensorial (Fig. 10.19c).

O padrão de vibração das ondas que chegam à orelha interna é, então, convertido em um padrão de potenciais de ação que vão para o SNC.

FIGURA 10.18 **RESUMO ANATÔMICO**

A cóclea

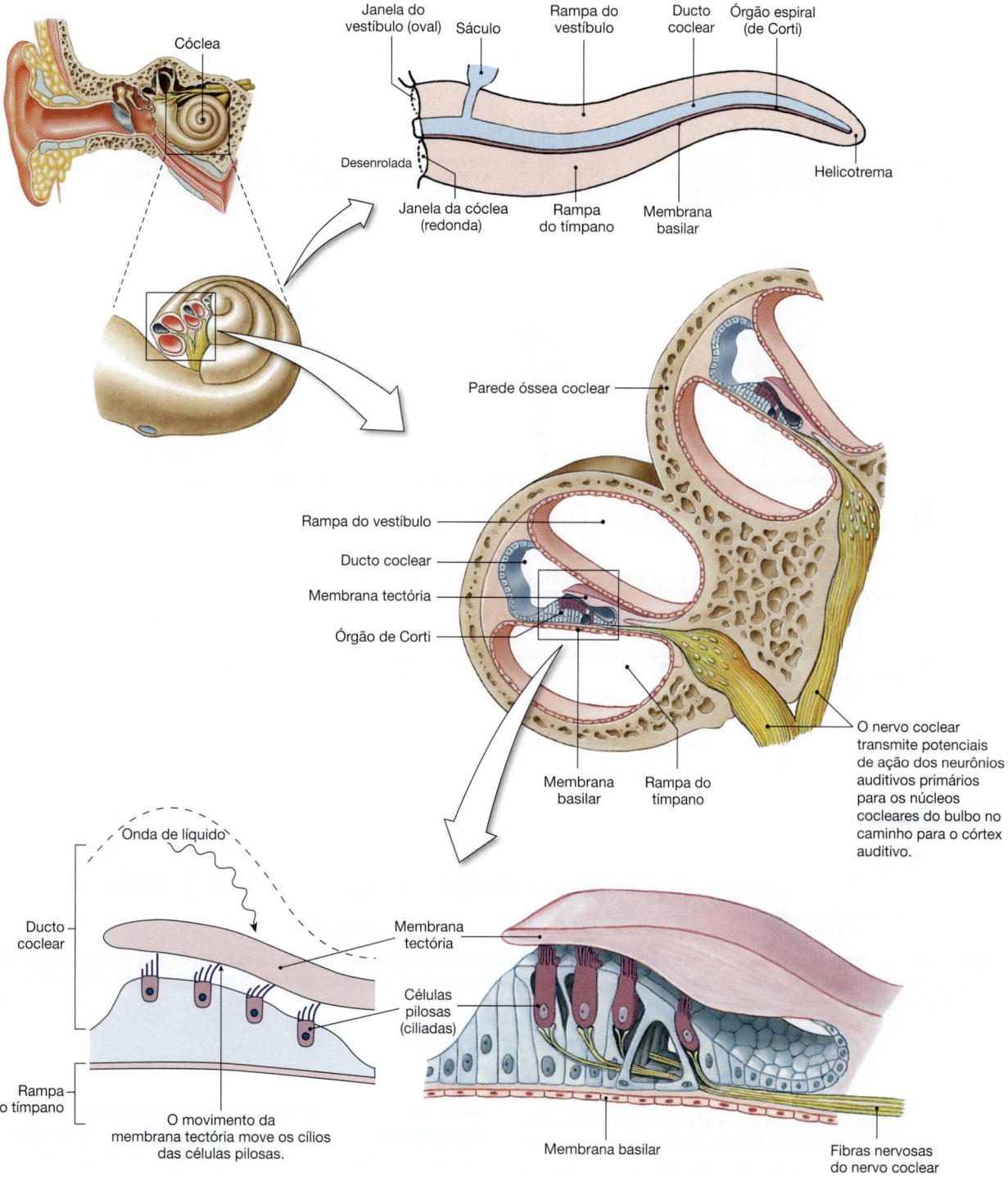

Cóclea

Janela do vestíbulo (oval) — Sáculo — Rampa do vestíbulo — Ducto coclear — Órgão espiral (de Corti)

Desenrolada

Janela da cóclea (redonda) — Rampa do tímpano — Membrana basilar — Helicotrema

Parede óssea coclear

Rampa do vestíbulo
Ducto coclear
Membrana tectória
Órgão de Corti

Membrana basilar — Rampa do tímpano

O nervo coclear transmite potenciais de ação dos neurônios auditivos primários para os núcleos cocleares do bulbo no caminho para o córtex auditivo.

Onda de líquido

Ducto coclear

Rampa do tímpano

O movimento da membrana tectória move os cílios das células pilosas.

Membrana tectória

Células pilosas (ciliadas)

Membrana basilar

Fibras nervosas do nervo coclear

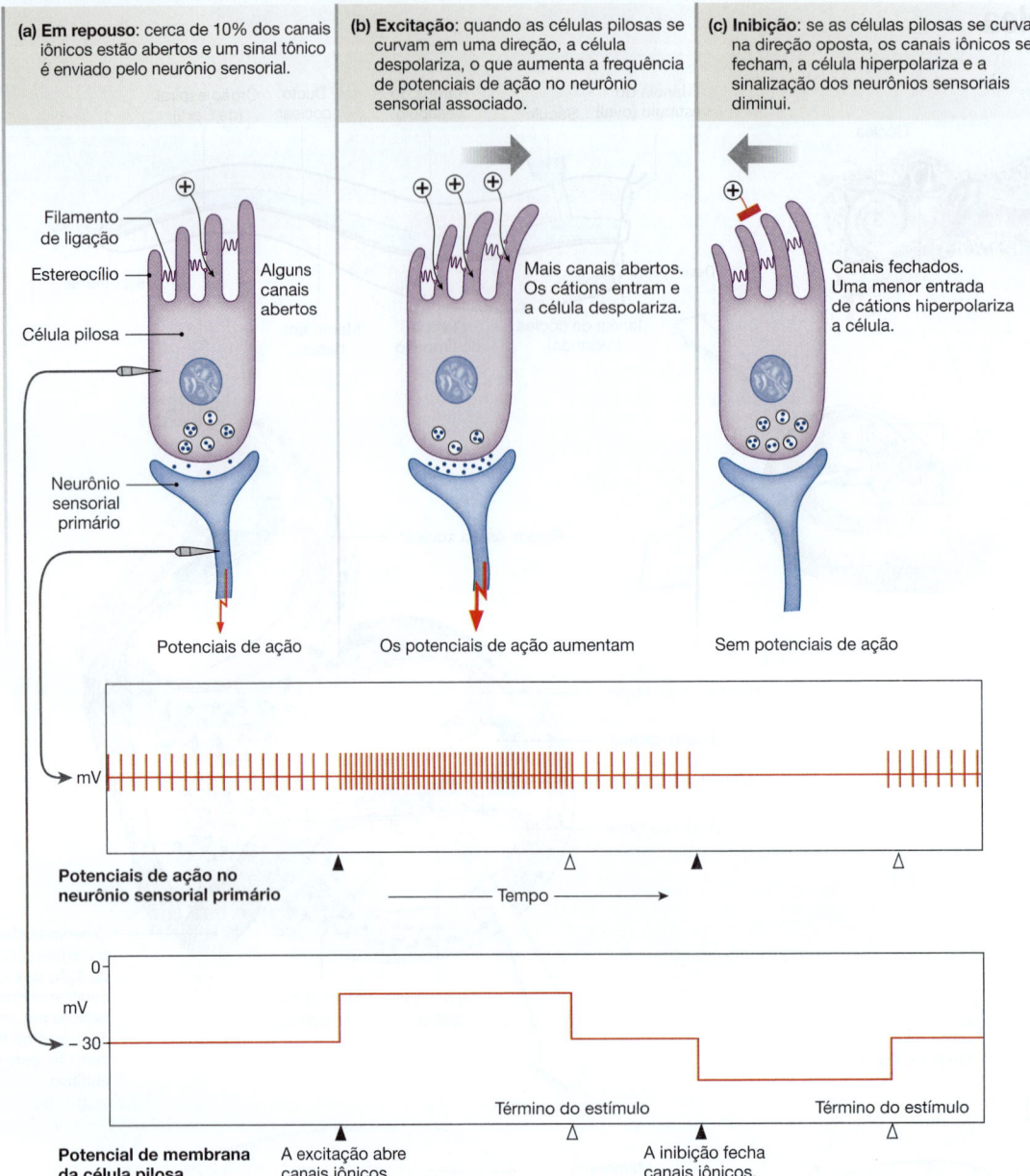

(a) **Em repouso**: cerca de 10% dos canais iônicos estão abertos e um sinal tônico é enviado pelo neurônio sensorial.

(b) **Excitação**: quando as células pilosas se curvam em uma direção, a célula despolariza, o que aumenta a frequência de potenciais de ação no neurônio sensorial associado.

(c) **Inibição**: se as células pilosas se curvam na direção oposta, os canais iônicos se fecham, a célula hiperpolariza e a sinalização dos neurônios sensoriais diminui.

Filamento de ligação

Estereocílio

Alguns canais abertos

Célula pilosa

Neurônio sensorial primário

Mais canais abertos. Os cátions entram e a célula despolariza.

Canais fechados. Uma menor entrada de cátions hiperpolariza a célula.

Potenciais de ação

Os potenciais de ação aumentam

Sem potenciais de ação

mV

Potenciais de ação no neurônio sensorial primário

Tempo

0

mV

− 30

Término do estímulo

Término do estímulo

Potencial de membrana da célula pilosa

A excitação abre canais iônicos.

A inibição fecha canais iônicos.

FIGURA 10.19 **Transdução de sinal nas células pilosas.** Os estereocílios das células pilosas possuem "molas de comportas", as quais fecham canais iônicos. Suas aberturas são controladas pelos filamentos de ligação apicais, que formam pontes proteicas que ligam cílios adjacentes.

Uma vez que as vibrações da membrana tectória refletem a frequência da onda sonora aferente, as células pilosas e os neurônios sensoriais devem ser capazes de responder a sons com cerca de 20 mil ondas por segundo, a mais alta frequência audível pelo ser humano.

REVISANDO CONCEITOS

17. Em geral, quando canais catiônicos se abrem, Na^+ ou Ca^{2+} entram na célula. Por que é o K^+, e não o Na^+, que entra na célula pilosa quando os canais catiônicos se abrem?

Os sons são processados primeiro na cóclea

O sistema auditivo processa as ondas sonoras, de modo que elas possam ser discriminadas quanto à localização, tom e altura (amplitude). A localização do som é um processo complexo que requer entrada sensorial de ambas as orelhas associada a uma computação sofisticada feita pelo encéfalo (ver Fig. 10.4). Todavia, o processamento inicial do tom e da amplitude ocorre na cóclea de cada orelha.

A codificação para o tom do som é primariamente uma função da membrana basilar. Próximo de onde se fixa, entre a janela oval e a janela redonda, essa membrana é rígida e estreita, mas se torna alargada e flexível à medida que se aproxima de sua extremidade distal (**FIG. 10.20a**).

Ondas de alta frequência, quando entram na rampa vestibular, criam um deslocamento máximo da porção da membrana basilar próxima à janela oval e, consequentemente, não são transmitidas muito longe ao longo da cóclea. As ondas de baixa frequência percorrem toda a membrana basilar e geram seu deslocamento máximo próximo à extremidade distal flexível.

Esta resposta à frequência transforma o aspecto temporal da frequência (número de ondas sonoras por segundo) em uma codificação espacial para o tom, indicada pela sua localização ao longo da membrana basilar (Fig. 10.20b). Uma boa analogia é o teclado de um piano, onde a localização de uma tecla indica seu tom. A codificação espacial da membrana basilar é preservada no córtex auditivo quando os neurônios se projetam das células pilosas às regiões cerebrais correspondentes. A amplitude do som, ou intensidade, é codificada pela orelha da mesma maneira que a intensidade do sinal é codificada pelos receptores somáticos. Quanto mais intenso o som, mais frequente o disparo de potenciais de ação no neurônio sensorial.

As vias auditivas projetam-se para o córtex auditivo

Após a cóclea transformar as ondas sonoras em sinais elétricos, os neurônios sensoriais transferem essa informação para o encéfalo. O nervo coclear (auditivo) é um ramo do nervo craniano VIII, o *nervo vestibulococlear* (p. 288). Os neurônios auditivos primários projetam-se da cóclea para os *núcleos cocleares* do bulbo (**FIG. 10.21**). Alguns desses neurônios conduzem informações que são processadas na temporização do som, e outros conduzem informações que são processadas como qualidade do som.

Do bulbo, os neurônios sensoriais secundários projetam-se para dois núcleos superiores, um *ipsilateral* (no mesmo lado do corpo) e outro *contralateral* (no lado oposto). A divisão dos sinais gerados pelo som em dois tratos ascendentes significa que cada lado do cérebro recebe informação de ambas as orelhas. Esses tratos ascendentes fazem sinapses em núcleos no mesencéfalo e no tálamo, antes de se projetarem para o córtex auditivo (ver Fig. 10.3). Vias colaterais enviam informações à formação reticular e ao cerebelo.

A localização da origem de um som é uma tarefa integrada, a qual requer a entrada simultânea dos sinais de ambas as orelhas. A não ser que o som esteja vindo diretamente da frente da pessoa, ele não chegará ao mesmo tempo nas duas orelhas (ver Fig. 10.4). O encéfalo registra a diferença no tempo de chegada do som às orelhas e usa uma computação complexa para criar uma representação tridimensional da origem do som.

A perda auditiva pode resultar de lesões mecânicas ou neurais

Existem três formas de perda auditiva: a condutiva, a central e a sensório-neural. Na *perda auditiva condutiva*, o som não pode ser transmitido a partir da orelha externa ou da orelha média. As causas da perda auditiva condutiva variam desde uma obstrução do canal auditivo com cera (*cerume*), ou líquido na orelha média devido a uma infecção, a doenças ou traumas que impedem a vibração do martelo, da bigorna ou do estribo. A correção da perda auditiva condutiva inclui técnicas microcirúrgicas, nas quais os ossos da orelha média podem ser reconstruídos.

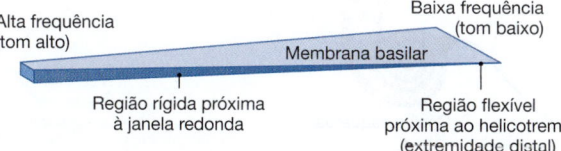

(a) A membrana basilar tem sensibilidade variável à frequência da onda sonora ao longo de seu comprimento.

Alta frequência (tom alto)

Baixa frequência (tom baixo)

Membrana basilar

Região rígida próxima à janela redonda

Região flexível próxima ao helicotrema (extremidade distal)

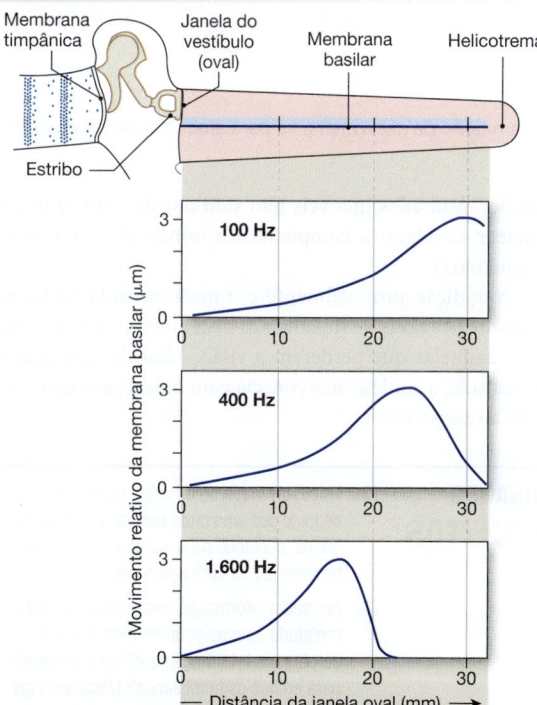

(b) A frequência das ondas sonoras determina o deslocamento da membrana basilar. A localização das células pilosas ativas gera um código que o cérebro traduz como informação sobre o tom do som.

Membrana timpânica

Janela do vestíbulo (oval)

Membrana basilar

Helicotrema

Estribo

Movimento relativo da membrana basilar (µm)

100 Hz

400 Hz

1.600 Hz

Distância da janela oval (mm)

FIGURA 10.20 **Codificação sensorial do tom.** A codificação do tom é uma função da membrana basilar.

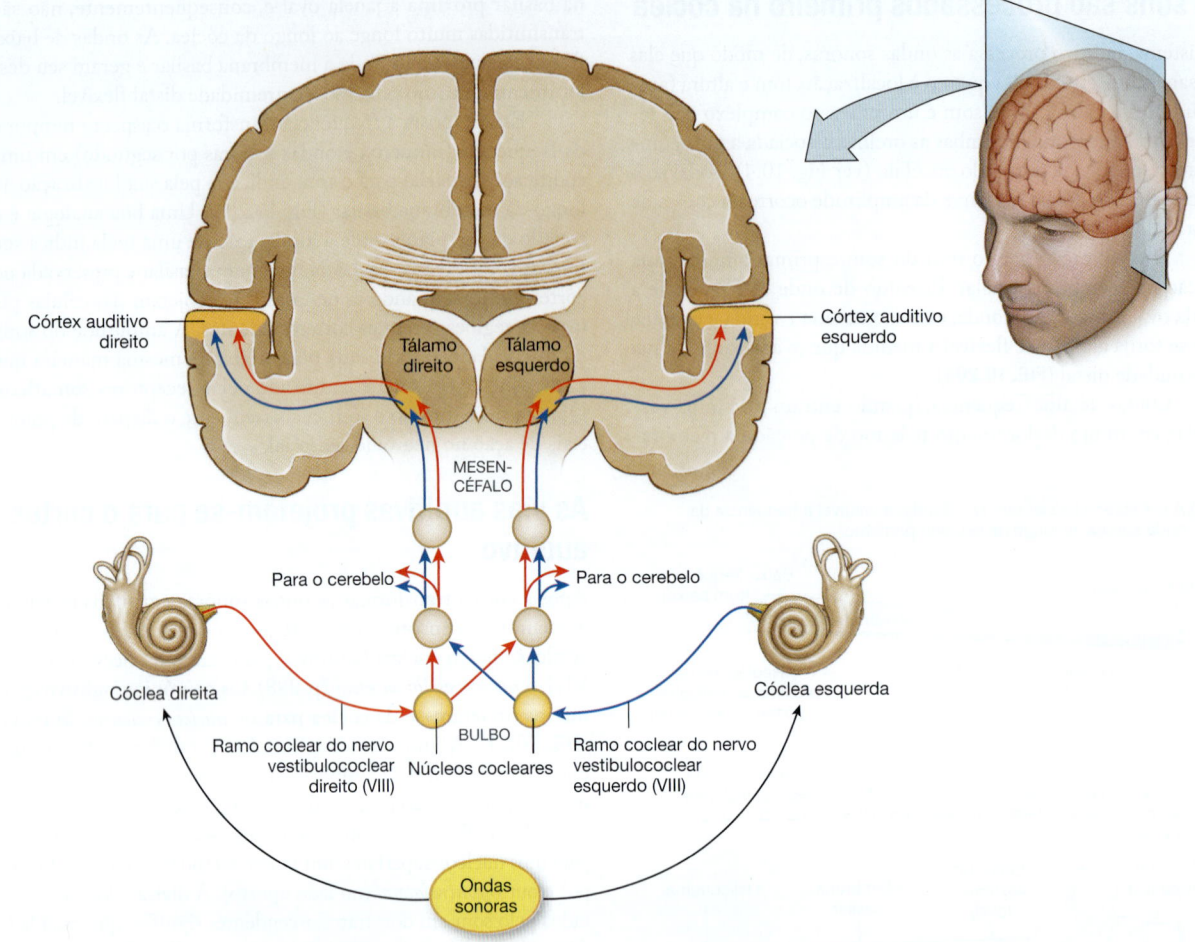

FIGURA 10.21 **As vias auditivas.** O som é processado, de modo que a informação de cada orelha vá para ambos os lados do cérebro.

A *perda auditiva central* resulta de dano nas vias neurais entre a orelha e o córtex cerebral ou de danos no próprio córtex, como poderia ocorrer em um acidente vascular encefálico. Essa forma de perda auditiva é relativamente incomum.

A *perda auditiva sensório-neural* origina-se de lesões em estruturas da orelha interna, incluindo morte de células pilosas, como resultado de exposição a sons altos. Atualmente, a perda de células pilosas é irreversível em mamíferos. As aves e os vertebrados inferiores, entretanto, são capazes de gerar células pilosas para substituir aquelas que morreram. Essa descoberta tem direcionado os pesquisadores a explorarem estratégias que reproduzam esse processo em mamíferos, incluindo o transplante de células-tronco neurais e a terapia gênica, a fim de induzir células não sensoriais a se diferenciarem em células pilosas.

Um tratamento que substituísse células pilosas seria um avanço importante. A incidência de perda auditiva em pessoas jovens está aumentando, devido à exposição prolongada a certos estilos musicais, como o rock, e a ruídos ambientais. Noventa por cento da perda auditiva em idosos, denominada *presbiacusia*, é sensório-neural. Atualmente, o tratamento primário para a perda de audição sensório-neural é o uso de aparelhos de audição.

Contudo, resultados incríveis têm sido obtidos com o implante coclear acoplado a computadores minúsculos (ver quadro Biotecnologia).

A audição provavelmente é o nosso sentido social mais importante. As taxas de suicídio são mais altas em pessoas surdas do que naquelas que perderam a visão. Mais do que qualquer outro sentido, a audição nos conecta com outras pessoas e com o mundo ao nosso redor.

REVISANDO CONCEITOS

18. Trace um mapa ou desenhe o caminho seguido por uma onda sonora ao entrar na orelha, iniciando no ar na orelha externa e terminando no córtex auditivo.

19. Por que a informação somatossensorial é projetada apenas para um hemisfério do cérebro e a informação auditiva é projetada para ambos os hemisférios? (*Dica*: ver Figs. 10.4 e 10.8.)

20. Um implante coclear ajudaria uma pessoa com surdez neural? E uma com perda auditiva condutiva?

A ORELHA: EQUILÍBRIO

O **equilíbrio** refere-se a um estado de estabilidade, quer a palavra seja utilizada para descrever as concentrações iônicas dos líquidos corporais, quer a posição do nosso corpo no espaço. O sentido especial do equilíbrio tem dois componentes: um componente dinâmico, que nos fornece informações sobre nosso movimento no espaço, e um componente estático, que nos diz se a nossa cabeça está na posição vertical normal. A informação sensorial proveniente da orelha interna e dos proprioceptores presentes nas articulações e nos músculos comunica ao nosso encéfalo a localização das diferentes partes do nosso corpo, umas em relação às outras, e em relação ao meio externo. A informação visual também tem um papel importante no equilíbrio, como pode ser observado em uma sala de cinema de 360°, em que a cena se inclina repentinamente para um lado e o público se inclina com ela.

A nossa sensação de equilíbrio é mediada por células pilosas, as quais revestem o aparelho vestibular cheio de líquido da orelha interna. Estes receptores não neurais respondem a mudanças na aceleração rotacional, vertical e horizontal, e no posicionamento. A função das células pilosas é similar à das células da cóclea, mas a gravidade e a aceleração, em vez de as ondas sonoras, é que fornecem a força que move os estereocílios. As células pilosas vestibulares possuem um único cílio longo, chamado de **cinocílio**, localizado em um lado do feixe ciliar. O cinocílio estabelece um ponto de referência para a direção da curvatura.

Quando os cílios se curvam, os filamentos de ligação entre eles abrem e fecham canais iônicos. O movimento em uma direção provoca a despolarização das células pilosas; com o movimento na direção oposta, elas hiperpolarizam. Isso é similar ao que ocorre nas células pilosas cocleares (ver Fig. 10.19).

O aparelho vestibular fornece informações sobre movimento e posição

O **aparelho vestibular**, também chamado de *labirinto membranoso*, é uma série intrincada de câmaras interconectadas cheias de líquido. (Na mitologia grega, o labirinto era uma construção com um emaranhado de caminhos entrecruzados que abrigava um monstro, chamado de Minotauro.) Em seres humanos, o aparelho vestibular é composto de dois **órgãos otolíticos** semelhantes a sacos – o **sáculo** e o **utrículo** – juntamente com três **canais semicirculares,** os quais se conectam ao utrículo em suas bases (**FIG. 10.22a**). Os órgãos otolíticos nos informam a *aceleração linear* e a posição da cabeça. Os três canais semicirculares detectam a *aceleração rotacional* em várias direções.

O aparelho vestibular, assim como o ducto coclear, é preenchido com endolinfa com alta concentração de K^+ e baixa de Na^+, secretada pelas células epiteliais. Do mesmo modo que o líquido cerebrospinal, a endolinfa é secretada continuamente e drenada da orelha interna para o seio venoso da dura-máter do encéfalo.

Se a produção de endolinfa exceder a taxa de drenagem, o acúmulo de líquido na orelha interna pode aumentar a pressão de líquido dentro do aparelho vestibular. Acredita-se que o acúmulo excessivo de endolinfa contribui para a *doença de Ménière*, uma condição marcada por episódios de vertigem e náuseas. Se o órgão espiral (de Corti) no ducto coclear é danificado pela pressão de líquido dentro do aparelho vestibular, isso pode resultar em perda auditiva.

Os canais semicirculares detectam a aceleração rotacional

Os três canais semicirculares do aparelho vestibular detectam a aceleração rotacional. Eles estão orientados em ângulos retos um ao outro, como três planos que se juntam para formar o canto de uma caixa (Fig. 10.22a). O canal horizontal (ou lateral) detecta rotações que associamos com o giro, como um rodopio de um patinador no gelo ou o balançar de sua cabeça à direita e à esquerda para dizer "não". O canal posterior detecta a rotação esquerda-direita, como a rotação que você realiza quando inclina sua cabeça em direção ao seu ombro ou realiza uma pirueta. O canal anterior detecta a rotação para a frente e para trás, como quando você balança sua cabeça para a frente e para trás ou dá uma cambalhota.

Em uma das extremidades de cada canal há uma câmara alargada, a **ampola**, a qual contém uma estrutura sensorial, chamada de **crista**. A crista é constituída de células pilosas e uma massa gelatinosa, a **cúpula**, que se estende da base ao teto da ampola, fechando-a (Fig. 10.22b). Os cílios das células pilosas são embebidos pela cúpula.

Como a rotação é detectada? Quando sua cabeça gira, o crânio ósseo e as paredes membranosas do labirinto se movem, porém, o líquido dentro do labirinto não consegue acompanhar, devido à sua *inércia* (a tendência de um corpo em repouso a permanecer em repouso). Nas ampolas, a endolinfa inclina a cúpula e suas células pilosas na direção *oposta* àquela para a qual a cabeça está girando.

Fazendo uma analogia, pense em passar um pincel (cúpula ligada à parede de um canal semicircular) com tinta molhada

FIGURA 10.22 **CONTEÚDO ESSENCIAL**

Equilíbrio

O aparelho vestibular da orelha interna responde às mudanças na posição do corpo no espaço. As cristas são receptores sensoriais para a aceleração rotacional. As máculas são receptores sensoriais para a aceleração linear e a posição da cabeça.

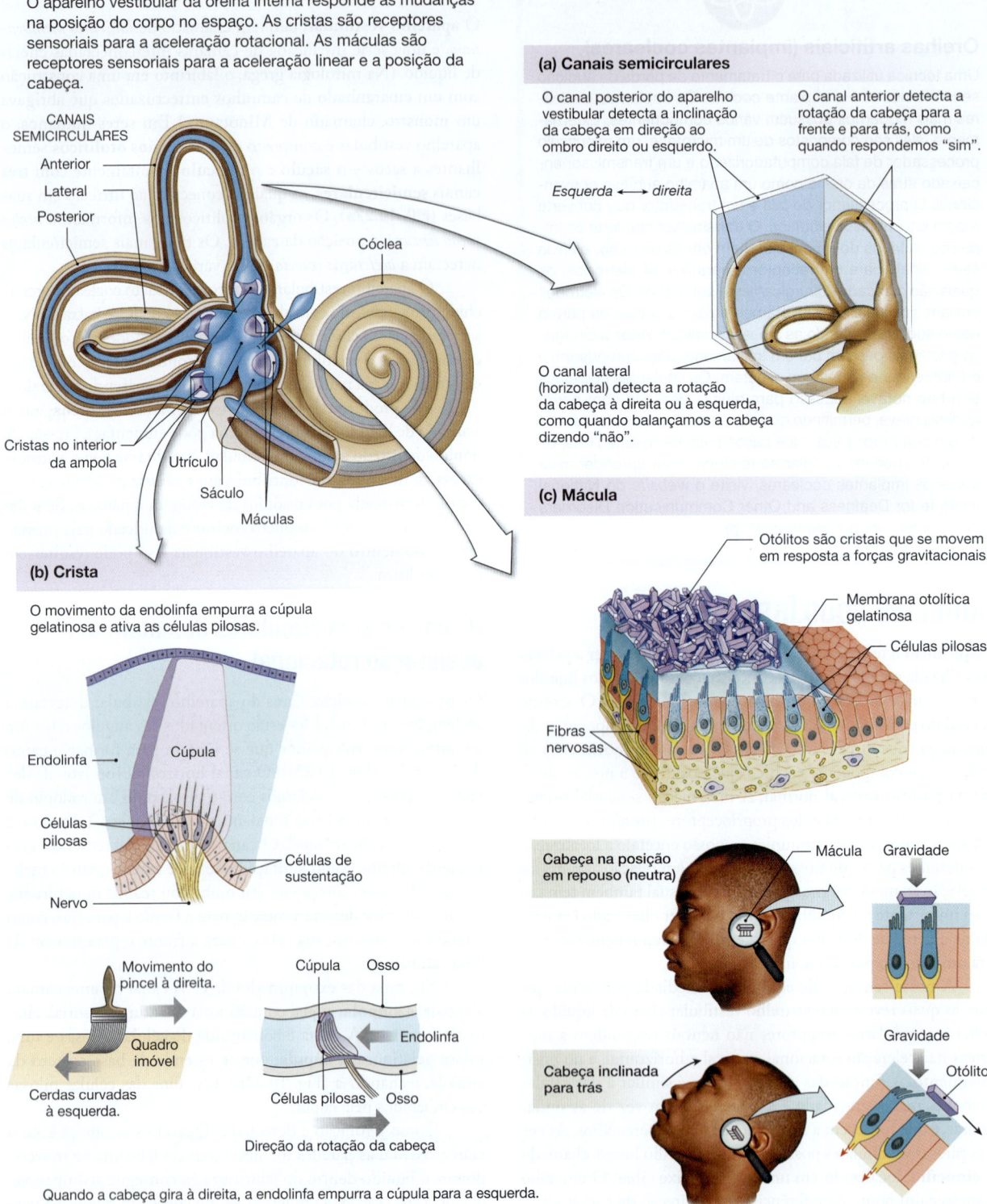

CANAIS SEMICIRCULARES
- Anterior
- Lateral
- Posterior

Cóclea

Cristas no interior da ampola

Utrículo

Sáculo

Máculas

(a) Canais semicirculares

O canal posterior do aparelho vestibular detecta a inclinação da cabeça em direção ao ombro direito ou esquerdo.

O canal anterior detecta a rotação da cabeça para a frente e para trás, como quando respondemos "sim".

Esquerda ←→ direita

O canal lateral (horizontal) detecta a rotação da cabeça à direita ou à esquerda, como quando balançamos a cabeça dizendo "não".

(b) Crista

O movimento da endolinfa empurra a cúpula gelatinosa e ativa as células pilosas.

Endolinfa

Cúpula

Células pilosas

Células de sustentação

Nervo

Movimento do pincel à direita.

Quadro imóvel

Cerdas curvadas à esquerda.

Cúpula   Osso

Endolinfa

Células pilosas   Osso

Direção da rotação da cabeça

Quando a cabeça gira à direita, a endolinfa empurra a cúpula para a esquerda.

(c) Mácula

Otólitos são cristais que se movem em resposta a forças gravitacionais.

Membrana otolítica gelatinosa

Células pilosas

Fibras nervosas

Cabeça na posição em repouso (neutra)

Mácula   Gravidade

Cabeça inclinada para trás

Gravidade

Otólito

SOLUCIONANDO O PROBLEMA

Embora muitos distúrbios vestibulares possam causar os sintomas de Anant, dois dos mais comuns são: vertigem posicional e doença de Ménière. Na *vertigem posicional*, os cristais de cálcio que geralmente estão inseridos na membrana otolítica da mácula, deslocam-se e flutuam em direção aos canais semicirculares. Os principais sintomas da vertigem posicional são episódios breves de vertigem grave, causados por uma mudança de posição, como o movimento da cabeça para baixo, chamado de "cachorro olhando para baixo", em uma aula de ioga. As pessoas com vertigem posicional frequentemente relatam que apresentam vertigem quando se deitam ou quando se viram na cama.

P3: *Quando uma pessoa com vertigem posicional muda de posição, os cristais deslocados flutuam em direção aos canais semicirculares. Por que isso causa vertigem?*

P4: *Compare os sintomas da vertigem posicional com os da doença de Ménière. Com base nos sintomas de Anant, o que você pensa que ele tem?*

310 · 314 · 331 · **339** · 343 · 348 · 353

(a endolinfa) em um quadro. Se você puxar o pincel para a direita, a tinta fará as cerdas do pincel serem inclinadas para a esquerda (Fig. 10.22b). Do mesmo modo, a inércia do líquido no canal semicircular puxa a cúpula e os cílios das células pilosas para a esquerda, quando a cabeça vira para a direita.

Se a rotação continua, o movimento da endolinfa finalmente é o mesmo da cabeça. Então, se a rotação da cabeça para abruptamente, o líquido não pode parar imediatamente. O líquido continua a girar na direção da rotação da cabeça, deixando a pessoa com uma sensação de estar girando. Se a sensação for suficientemente forte, a pessoa pode projetar o seu corpo na direção oposta à da rotação, em uma tentativa reflexa de compensar a aparente perda de equilíbrio.

Os órgãos otolíticos detectam a aceleração linear e a posição da cabeça

Os dois órgãos otolíticos, o utrículo (pequena bolsa) e o sáculo (pequeno saco), são organizados para detectar forças lineares. Suas estruturas sensoriais, chamadas de **máculas**, compreendem células pilosas, uma massa gelatinosa, conhecida como **membrana otolítica**, e partículas de proteínas e carbonato de cálcio, chamadas de **otólitos**.

Os cílios das células pilosas são inseridos na membrana otolítica, e os otólitos ligam-se à matriz de proteína na superfície da membrana (Fig. 10.22c). Se a gravidade ou a aceleração faz os otólitos deslizarem para a frente ou para trás, a membrana otolítica gelatinosa desliza com eles, curvando os cílios das células pilosas e produzindo um sinal. Por exemplo, as máculas estão horizontais quando a cabeça está em sua posição ereta normal. Se a cabeça se inclina para trás, a gravidade desloca os otólitos, e as células pilosas são ativadas.

A mácula do utrículo detecta a aceleração para a frente ou a desaceleração, bem como quando a cabeça se inclina. A mácula do sáculo está orientada verticalmente quando a cabeça está ereta, o que a torna sensível às forças verticais, como quando um elevador está descendo. O cérebro analisa o padrão das células pilosas despolarizadas e hiperpolarizadas para calcular a posição da cabeça e a direção do movimento.

As vias do equilíbrio projetam-se primariamente para o cerebelo

As células pilosas vestibulares, assim como as da cóclea, estão tonicamente ativas e liberam neurotransmissor nos neurônios sensoriais primários do **nervo vestibular** (um ramo do nervo craniano VIII, o nervo vestibulococlear). Esses neurônios sensoriais fazem sinapse nos *núcleos vestibulares* do bulbo ou vão, sem fazer sinapse, diretamente para o cerebelo, um importante local de processamento do equilíbrio (**FIG. 10.23**). Vias colaterais seguem do bulbo para o cerebelo ou ascendem através da formação reticular e do tálamo.

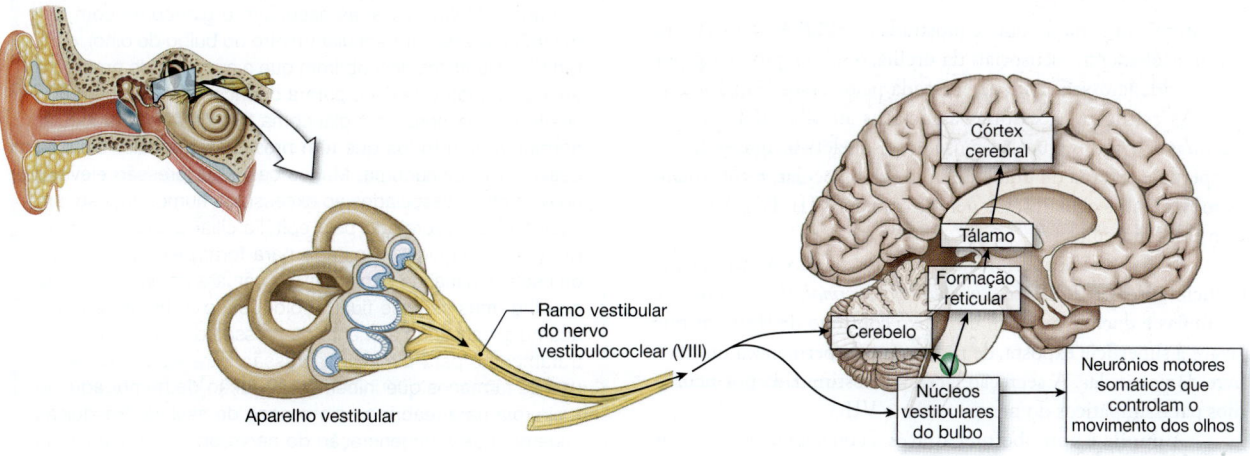

FIGURA 10.23 Vias do equilíbrio.

Existem algumas vias pouco definidas do bulbo para o córtex cerebral, entretanto a maior parte da integração do equilíbrio ocorre no cerebelo. Vias descendentes dos núcleos vestibulares seguem para neurônios motores envolvidos com a movimentação dos olhos. Essas vias ajudam a manter os olhos fixos em um objeto enquanto a cabeça gira.

REVISANDO CONCEITOS

21. Os estereocílios das células pilosas são banhados por endolinfa, a qual tem uma alta concentração de K^+ e uma baixa concentração de Na^+. Quando os canais iônicos dos estereocílios se abrem, que íons se movem, e em qual direção, para causar a despolarização?

22. Por que a audição diminui se uma infecção causa acúmulo de líquido na orelha média?

23. Quando dançarinos fazem vários giros, eles tentam manter a sua visão fixa em um único ponto. Por que fixar a visão em um único ponto impede que o bailarino fique tonto?

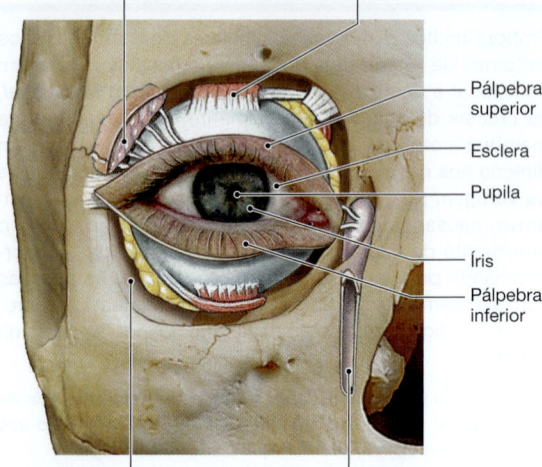

A **glândula lacrimal** secreta lágrimas.

Os músculos fixados à superfície externa do olho controlam o seu movimento.

Pálpebra superior

Esclera

Pupila

Íris

Pálpebra inferior

A **órbita** é uma cavidade óssea que protege o olho.

O **ducto lacrimonasal** drena as lágrimas para o interior da cavidade nasal.

FIGURA 10.24 Anatomia externa do olho.

O OLHO E A VISÃO

O olho é um órgão sensorial que funciona como uma câmera. Ele foca a luz sobre uma superfície sensível à luz (retina) utilizando uma lente e uma abertura (pupila), cujo tamanho pode ser ajustado para modificar a quantidade de luz que entra. A **visão** é o processo pelo qual a luz refletida pelos objetos em nosso meio externo é traduzida em uma imagem mental. Esse processo pode ser dividido em três etapas:

1. A luz entra no olho e a lente (cristalino) a focaliza na retina.

2. Os fotorreceptores da retina transduzem a energia luminosa em um sinal elétrico.

3. As vias neurais da retina para o cérebro processam os sinais elétricos em imagens visuais.

O crânio protege o olho

A anatomia externa do olho é mostrada na **FIGURA 10.24**. Assim como os elementos sensoriais da orelha, o olho é protegido por uma cavidade óssea, a *órbita*, formada pelos ossos cranianos da face. As estruturas acessórias associadas ao olho incluem seis *músculos extrínsecos*, que são músculos esqueléticos que se fixam à superfície externa do bulbo do olho (globo ocular) e controlam os movimentos oculares. Os nervos cranianos III, IV e VI inervam esses músculos.

As *pálpebras* superiores e inferiores se encontram na superfície anterior do olho, e o *aparelho lacrimal*, um sistema de glândulas e ductos, mantém um fluxo contínuo de lágrimas que lavam a superfície exposta, de modo que ela permaneça úmida e livre de partículas. A secreção lacrimal é estimulada por neurônios parassimpáticos do nervo craniano VII.

A **pupila** é uma abertura através da qual a luz pode entrar para o interior do olho. O tamanho da pupila varia com a contração e o relaxamento de *músculos lisos da pupila*. A pupila aparece como o ponto negro do interior do círculo de pigmento colorido,

denominado **íris**. Os pigmentos e outros componentes da íris determinam a cor do olho.

O olho é uma esfera oca dividida em dois compartimentos (câmaras) separados por uma lente (**FIG. 10.25**). A **lente** (cristalino), suspensa por ligamentos, denominados **zônulas ciliares**, é um disco transparente que focaliza a luz. A câmara anterior na frente da lente é preenchida com o **humor aquoso**, um líquido com baixa concentração de proteínas, similar ao plasma, que é

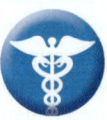

FOCO CLÍNICO

Glaucoma

A doença dos olhos *glaucoma*, caracterizada pela degeneração do nervo óptico, é a principal causa de cegueira em todo o mundo. Muitas pessoas associam o glaucoma com aumento da pressão intraocular (dentro do bulbo do olho), contudo, os cientistas descobriram que o aumento da pressão é apenas um fator de risco para a doença. Um número significativo de pessoas com glaucoma tem pressão intraocular normal, e nem todos que têm pressão intraocular elevada desenvolvem glaucoma. Muitos casos de pressão elevada no olho estão associados ao excesso de humor aquoso, um líquido que é secretado pelo epitélio ciliar próximo à lente. Em geral, o líquido é drenado para fora, pelo seio venoso da esclera (canal de Schlemm), na câmara anterior do bulbo do olho, mas se esse fluxo é bloqueado, o humor aquoso acumula, causando aumento da pressão dentro do olho. Os tratamentos para diminuir a pressão intraocular incluem o uso de fármacos que inibem a produção de humor aquoso e cirurgia para reabrir o seio venoso da esclera. Pesquisas sugerem que a degeneração do nervo óptico no glaucoma pode ocorrer devido ao óxido nítrico ou a fatores indutores de apoptose, e estudos nessa área estão em andamento.

FIGURA 10.25 **RESUMO ANATÔMICO**

O olho

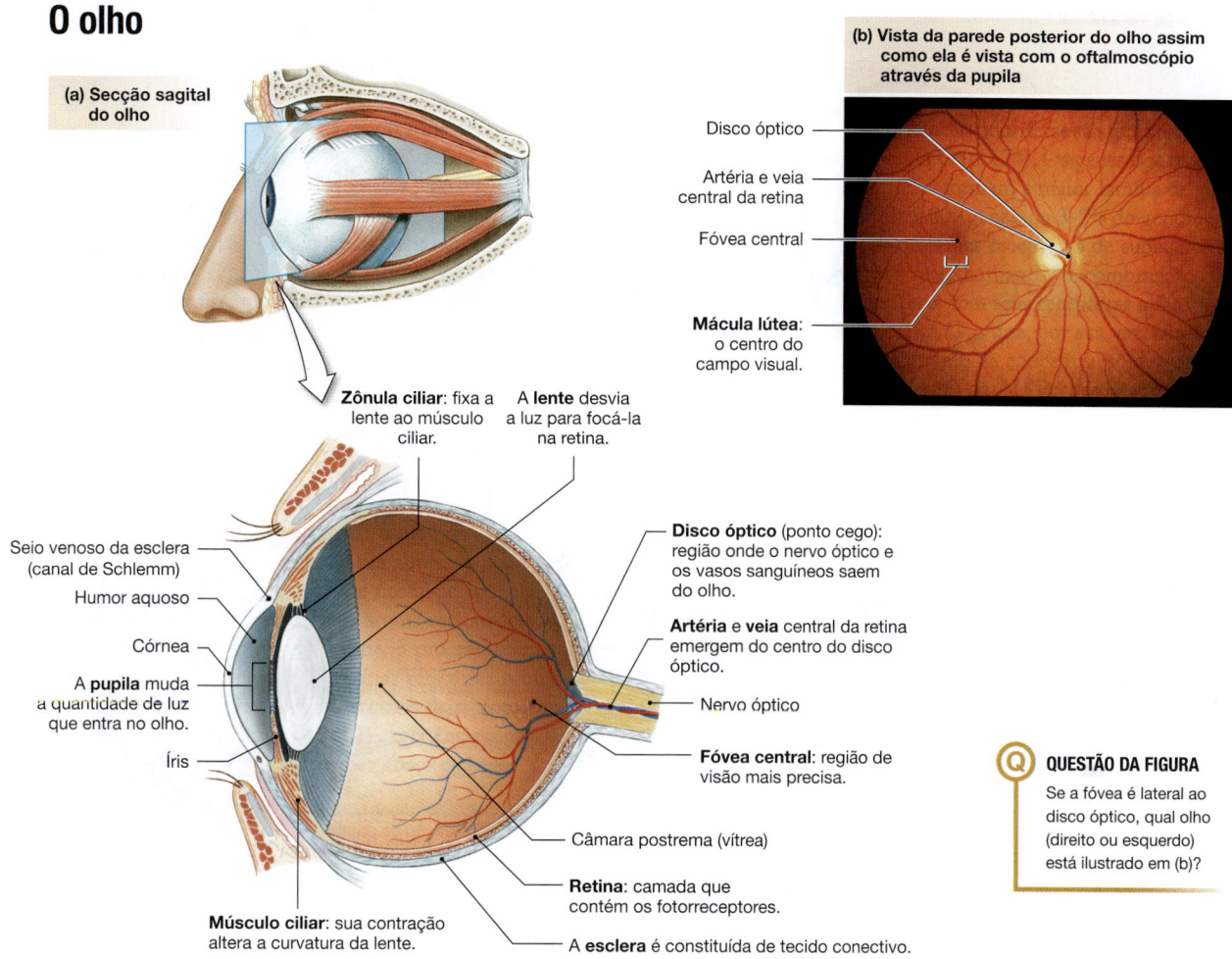

(a) Secção sagital do olho

(b) Vista da parede posterior do olho assim como ela é vista com o oftalmoscópio através da pupila

Disco óptico

Artéria e veia central da retina

Fóvea central

Mácula lútea: o centro do campo visual.

Zônula ciliar: fixa a lente ao músculo ciliar.

A **lente** desvia a luz para focá-la na retina.

Seio venoso da esclera (canal de Schlemm)

Humor aquoso

Córnea

A **pupila** muda a quantidade de luz que entra no olho.

Íris

Músculo ciliar: sua contração altera a curvatura da lente.

Disco óptico (ponto cego): região onde o nervo óptico e os vasos sanguíneos saem do olho.

Artéria e **veia** central da retina emergem do centro do disco óptico.

Nervo óptico

Fóvea central: região de visão mais precisa.

Câmara postrema (vítrea)

Retina: camada que contém os fotorreceptores.

A **esclera** é constituída de tecido conectivo.

Q QUESTÃO DA FIGURA

Se a fóvea é lateral ao disco óptico, qual olho (direito ou esquerdo) está ilustrado em (b)?

---

secretado pelo *epitélio ciliar* que sustenta a lente. Atrás da lente, está uma câmara muito maior, a **câmara postrema** (**câmara vítrea**), preenchida principalmente pelo **humor vítreo**, uma matriz clara gelatinosa que ajuda a manter a forma do bulbo do olho. A parede externa do bulbo do olho, a **esclera**, é constituída de tecido conectivo.

A luz entra na superfície anterior do olho através da **córnea**, um disco de tecido transparente que é a continuação da esclera. Após a luz passar pela abertura da pupila, ela chega à lente, que possui duas superfícies curvadas (convexas). Juntas, a córnea e a lente desviam a direção dos raios de luz que entram, para que eles sejam focalizados na **retina**, o revestimento do olho sensível à luz que possui os fotorreceptores.

Quando olhamos através da pupila com um oftalmoscópio, vemos a retina com pequenas artérias e veias entrecruzadas, que se irradiam a partir de um ponto, o **disco óptico** (Fig. 10.25b). O disco óptico é o local onde os neurônios da via visual formam

o **nervo óptico** (nervo craniano II) e, então, saem do olho. Lateral ao disco óptico está um pequeno ponto mais escurecido, a *fóvea*. A fóvea e o tecido a sua volta, a *mácula lútea*, são as regiões da retina com a visão mais acurada.

As vias neurais dos olhos são mostradas na **FIGURA 10.26**. Os nervos ópticos vão dos olhos para o **quiasma óptico**, no encéfalo, onde algumas fibras cruzam para o lado oposto. Após fazer sinapse no **corpo geniculado lateral** (*núcleo geniculado lateral*) do tálamo, os neurônios da visão finalizam seu trajeto no **córtex visual** do lobo occipital. As vias colaterais vão do tálamo para o mesencéfalo, onde fazem sinapse com neurônios eferentes do nervo craniano III, os quais controlam o diâmetro pupilar.

REVISANDO CONCEITOS

24. Quais são as funções do humor aquoso?

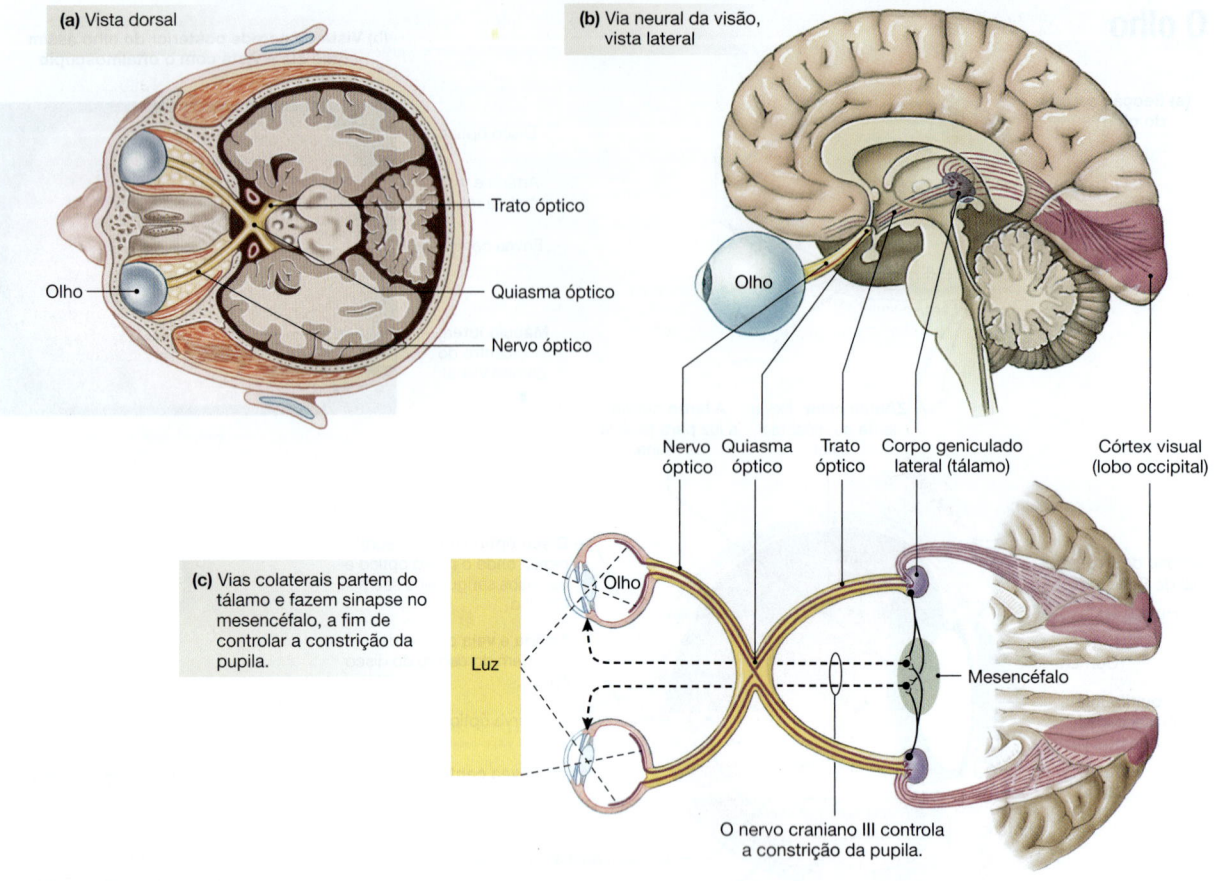

(a) Vista dorsal

Olho

Trato óptico

Quiasma óptico

Nervo óptico

(b) Via neural da visão, vista lateral

Olho

Nervo óptico | Quiasma óptico | Trato óptico | Corpo geniculado lateral (tálamo) | Córtex visual (lobo occipital)

(c) Vias colaterais partem do tálamo e fazem sinapse no mesencéfalo, a fim de controlar a constrição da pupila.

Olho

Luz

Mesencéfalo

O nervo craniano III controla a constrição da pupila.

FIGURA 10.26 **Vias da visão e o reflexo pupilar.**

A luz entra no olho através da pupila

Na primeira etapa da via visual, a luz proveniente do meio externo entra no olho. Contudo, antes de chegar à retina, a luz sofre desvio de duas maneiras. Primeiro, a quantidade de luz que chega aos fotorreceptores é modulada por modificações no diâmetro da pupila. Segundo, a luz é focalizada por meio de alterações na forma da lente.

O olho humano funciona em uma faixa de intensidade de luz de até 100 mil vezes. A maior parte desta capacidade vem da sensibilidade dos fotorreceptores, mas a pupila auxilia, regulando a quantidade de luz que chega à retina. Na luz brilhante do sol, as pupilas reduzem seu diâmetro para cerca de 1,5 mm, devido a estímulo parassimpático, que contrai o músculo esfíncter (circular) da pupila. No escuro, a abertura da pupila dilata até 8 mm, aumentando cerca de 28 vezes o diâmetro pupilar. A dilatação ocorre quando os músculos dilatadores da pupila (radiais), perpendiculares aos músculos circulares, contraem-se sob o comando de neurônios simpáticos.

Testar os **reflexos pupilares** é parte de um exame neurológico padrão. A luz que chega à retina de um olho ativa o reflexo. Os sinais são levados através do nervo óptico para o tálamo e, então, para o mesencéfalo, onde neurônios eferentes contraem as pupilas de *ambos os olhos* (Fig. 10.26c). Essa resposta é denominada **reflexo consensual** e é mediada por fibras parassimpáticas do nervo craniano III.

REVISANDO CONCEITOS

25. Utilize as vias neurais da Figura 10.26 para responder às seguintes questões.
   (a) Por que iluminar um olho provoca a constrição da pupila nos dois olhos?
   (b) Se você coloca uma luz no olho esquerdo e obtém constrição pupilar no olho direito, mas não no olho esquerdo, o que você pode concluir sobre a via aferente que sai do olho esquerdo para o encéfalo? E sobre a via eferente que chega às pupilas?

26. As fibras parassimpáticas diminuem o diâmetro das pupilas, ao passo que as fibras simpáticas as dilatam. Pode-se dizer que as duas divisões autônomas têm efeitos _____ sobre o diâmetro pupilar.

Além da regulação da quantidade de luz que chega à retina, as pupilas contribuem para o que é conhecido como **profundidade de campo**. Um exemplo simples é uma fotografia. Imagine uma foto de um filhote de cão sentado em primeiro plano no meio de um campo de flores silvestres. Se somente o filhote e as flores imediatamente em torno dele estão no foco, a foto apresentará uma profundidade de campo pequena. Se o filhote e as flores silvestres e todo o espaço até o horizonte estiverem em foco, a foto apresentará uma profundidade de campo total.

A profundidade do campo total é criada pela constrição da pupila (ou o diafragma de uma máquina fotográfica), de modo que somente um estreito feixe de luz entra no olho. Desse modo, uma maior profundidade da imagem é focalizada na retina.

A lente foca a luz na retina

O campo da física que descreve o comportamento e as propriedades da luz é chamado de **óptica**. Quando os raios de luz passam do ar para um meio com densidade diferente, como o vidro ou a água, eles sofrem encurvamento, ou seja, **refratam**. A luz que entra no olho é refratada duas vezes: primeiro quando passa pela córnea e, novamente, ao passar através da lente. Cerca de dois terços da refração total (curvatura) ocorrem na córnea, e o terço restante, na lente. Aqui, será considerada somente a refração que acontece quando a luz passa pela lente, pois a lente é capaz de mudar a sua forma para focalizar a luz.

Quando a luz passa de um meio para outro, o ângulo de refração (o quanto o raio de luz será encurvado) é influenciado por dois fatores: (1) a diferença na densidade dos dois meios e (2) o ângulo no qual o raio de luz encontra a superfície do meio em que ele está passando. Para a luz passando através da lente do olho, assumiremos que a lente tem a mesma densidade do ar, de modo que este fator será desconsiderado. O ângulo no qual a luz encontra a superfície da lente depende da curvatura da superfície da lente e da direção do feixe de luz.

Imagine raios de luz paralelos incidindo sobre a superfície de uma lente transparente. Se a superfície da lente é perpendicular aos raios, a luz passa por ela sem nenhuma curvatura. Contudo, se a superfície não é perpendicular, os raios de luz se encurvarão. Os raios de luz paralelos que chegam a uma lente *côncava*, como a mostrada na **FIGURA 10.27a**, são refratados em um feixe mais largo. Os raios paralelos que incidem em uma lente *convexa* se curvam para dentro e são focalizados em um ponto – *lentes convexas convergem* os raios de luz (Fig. 10.27b). Você pode demonstrar as propriedades de uma lente convexa utilizando uma lente de aumento para focalizar a luz solar em um pedaço de papel ou em outra superfície.

Quando raios de luz paralelos passam através de uma lente convexa, o ponto único para onde os raios convergem é denominado **ponto focal** (Fig. 10.27b). A distância do centro de uma lente até seu ponto focal é conhecida como **comprimento focal** (ou *distância focal*) da lente. Para qualquer lente, a distância focal é fixa. Para mudar a distância focal, a forma da lente deve ser alterada.

Quando a luz de um objeto passa através da lente do olho, o ponto focal e a imagem do objeto devem incidir precisamente na retina para que o objeto esteja em foco. Na Figura 10.27c, os raios de luz paralelos incidem na lente, cuja superfície é relativamente plana. Para essa lente, o ponto focal é na retina. O objeto está, portanto, em foco. Para o olho humano normal, qualquer objeto que está a 6 metros ou mais do olho emite raios de luz paralelos, que estarão em foco quando a lente estiver mais plana.

O que acontece quando um objeto está a menos de 6 metros da lente? Nesse caso, os raios luminosos do objeto não são paralelos e, por isso, incidem na lente em um ângulo oblíquo, o que muda a distância da lente até a imagem do objeto (Fig. 10.27d). O ponto focal agora está atrás da retina, e a imagem do objeto torna-se imprecisa e fora de foco.

SOLUCIONANDO O **PROBLEMA**

O otorrinolaringologista suspeita fortemente que Anant tem síndrome de Ménière, que resulta da quantidade excessiva de endolinfa no aparelho vestibular e na cóclea. Muitos tratamentos estão disponíveis, começando com uma simples mudança na dieta. Assim, o médico sugere que Anant reduza sua ingestão de sal e tome um diurético, uma medicação que faz os rins removerem o excesso de líquido do corpo.

P5: *Por que a restrição da ingestão de sal (NaCl) é sugerida como tratamento da doença de Ménière? (Dica: qual é a relação entre sal, osmolaridade e volume de líquido?)*

310 314 331 339 **343** 348 353

Para manter um objeto próximo no foco, a lente deve tornar-se mais curvada (arredondada) para aumentar o ângulo de refração (Fig. 10.27e). Ao se tornar mais convexa, sua distância focal diminui. Nesse exemplo, a lente mais encurvada faz os raios luminosos convergirem na retina, e não atrás dela, e o objeto torna-se em foco.

O processo pelo qual o olho ajusta a forma da lente para manter os objetos em foco é denominado **acomodação**, e a menor distância na qual conseguimos focalizar um objeto é denominada **ponto próximo de acomodação**. Você pode demonstrar facilmente a mudança de foco com o *reflexo de acomodação*, ao fechar um olho e suspender sua mão a cerca de 20 cm de distância do olho aberto, com os dedos bem separados.

Inicialmente, focalize seu olho em algum objeto que esteja a certa distância, mas visível, entre os seus dedos. Observe que ao fazer isso, seus dedos permanecem visíveis, mas fora de foco. Sua lente está plana, para uma visão a distância, de modo que o ponto focal para os objetos próximos está incidindo atrás da retina. O objeto ficará fora de foco. Agora, olhe fixamente para os seus dedos e observe que eles entrarão em foco. Os raios de luz refletidos dos seus dedos não mudaram seu ângulo, mas a lente se tornou mais curvada, e os raios de luz agora convergem na retina.

Como a lente, que é transparente e não possui fibras musculares, pode mudar sua forma? A resposta está no **músculo ciliar**, um anel de músculo liso que circunda a lente e está ligado a ela por ligamentos inelásticos, chamados de zônulas ciliares (Fig. 10.27f). Se os ligamentos não exercem tensão na lente, ela assume sua forma esférica natural, devido à elasticidade da sua cápsula. Se os ligamentos tensionam a lente, ela se torna mais plana e assume a forma necessária para a visão à distância.

A tensão nos ligamentos é controlada pelo músculo ciliar. Quando o músculo ciliar está relaxado, o anel muscular está mais aberto e a lente é tensionada, assumindo uma forma mais plana (Fig. 10.27g). Quando o músculo circular se contrai, o anel fica menor e libera a tensão nos ligamentos, fazendo a lente ficar encurvada (Fig. 10.27h).

Pessoas jovens podem focalizar objetos tão próximos quanto 8 cm, porém o reflexo de acomodação diminui a partir dos 10

FIGURA 10.27 **CONTEÚDO ESSENCIAL**

Óptica do olho

A luz passando através de uma superfície curva será encurvada ou refratada.

(a) Uma **lente côncava** dispersa os raios de luz.

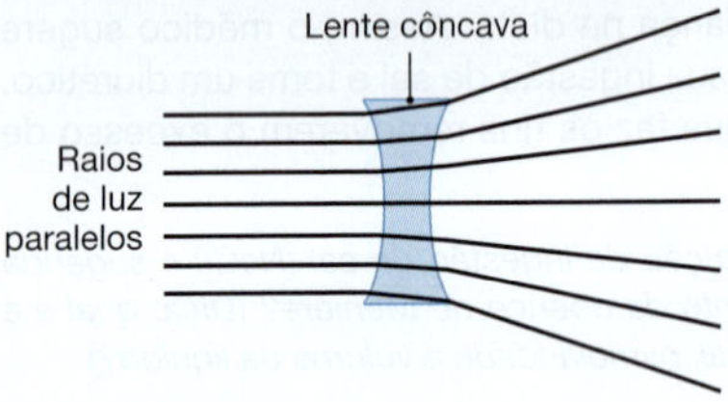

Lente côncava

Raios de luz paralelos

(b) Uma **lente convexa** provoca a convergência dos raios de luz.

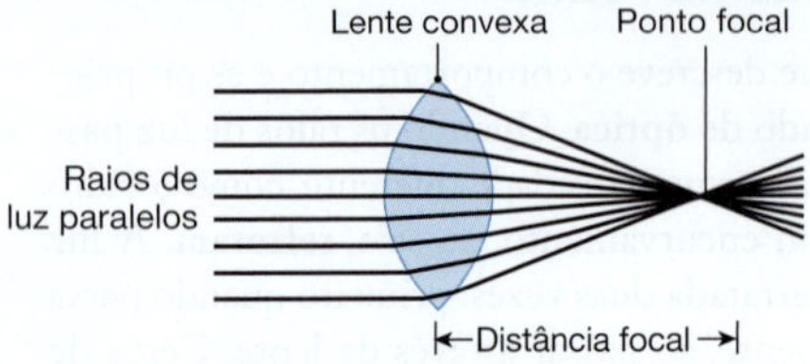

Lente convexa   Ponto focal

Raios de luz paralelos

← Distância focal →

A **distância focal** da lente é a distância do centro da lente até o **ponto focal**.

Para uma visão nítida, o ponto focal precisa incidir na retina.

(c) Raios de luz paralelos passam através da lente aplanada, e o ponto focal incide na retina.

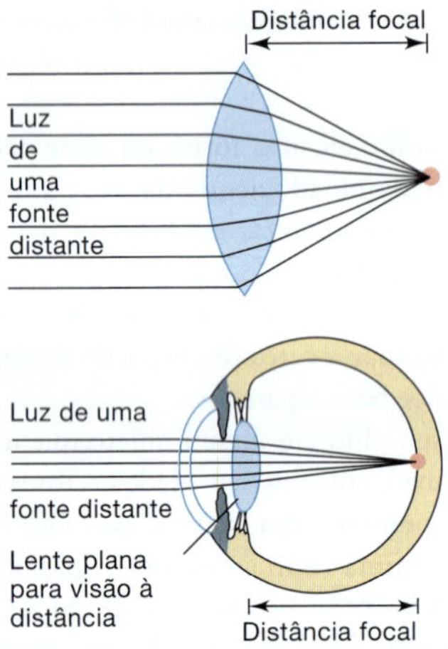

Distância focal

Luz de uma fonte distante

Luz de uma fonte distante

Lente plana para visão à distância

Distância focal

(d) Para objetos próximos, o feixe de luz não é mais paralelo. A lente e sua distância focal não mudaram, mas o objeto é visto fora de foco, uma vez que o feixe de luz não é focalizado na retina.

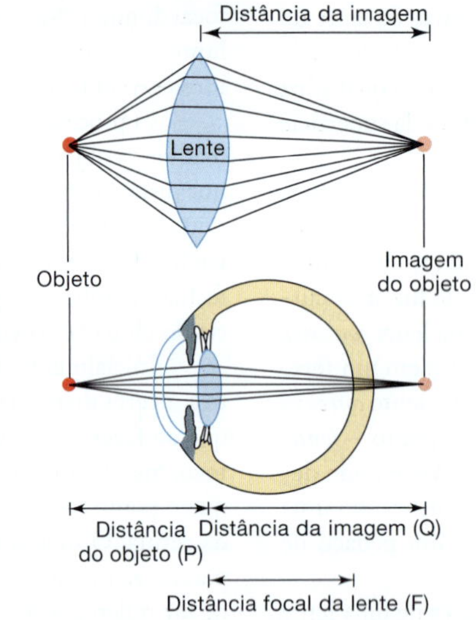

Distância da imagem

Lente

Objeto

Imagem do objeto

Distância do objeto (P)   Distância da imagem (Q)

Distância focal da lente (F)

(e) Para manter um objeto em foco à medida que ele se aproxima, a lente torna-se mais arredondada (curvada).

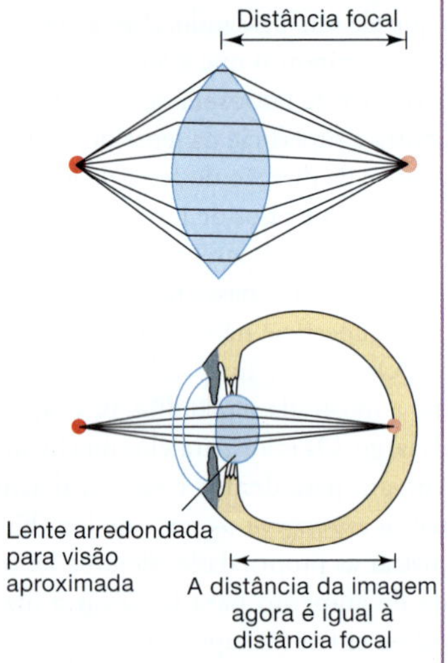

Distância focal

Lente arredondada para visão aproximada

A distância da imagem agora é igual à distância focal

Mudanças na forma da lente são controladas pelo músculo ciliar.

(f) A lente se fixa ao músculo ciliar por ligamentos inelásticos (zônulas ciliares).

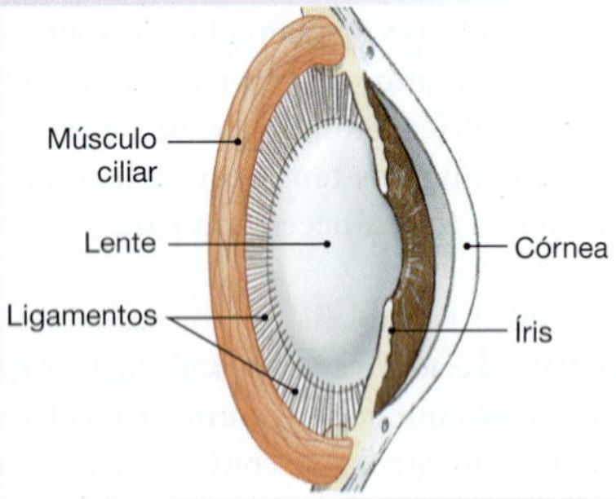

Músculo ciliar

Lente

Ligamentos

Córnea

Íris

(g) Quando o músculo ciliar está relaxado, as zônulas puxam a lente, que fica com forma mais plana.

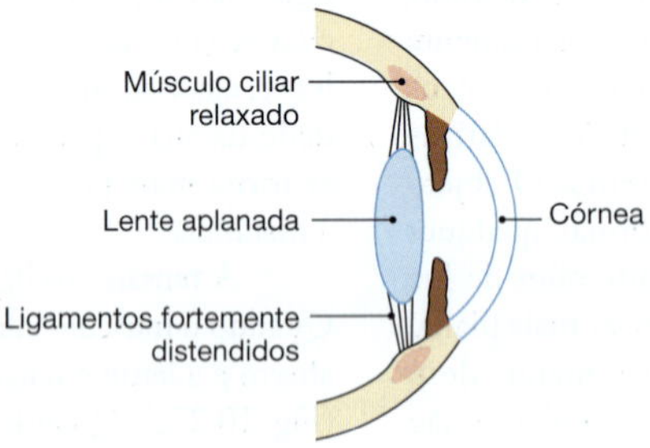

Músculo ciliar relaxado

Lente aplanada

Córnea

Ligamentos fortemente distendidos

(h) Quando o músculo ciliar contrai, ele libera a tensão dos ligamentos, e a lente torna-se mais curvada.

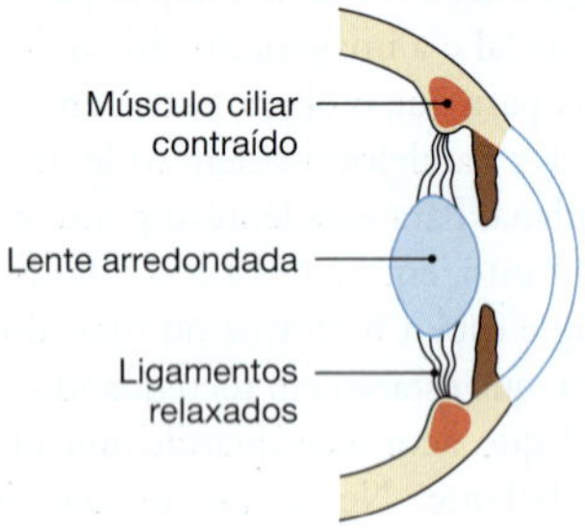

Músculo ciliar contraído

Lente arredondada

Ligamentos relaxados

anos de idade. Aos 40 anos, a acomodação é somente cerca da metade daquela que se tinha aos 10 anos. Aos 60 anos, muitas pessoas perdem completamente o reflexo, pois a lente perde sua flexibilidade e se mantém em sua forma aplanada para visão à distância. A perda da acomodação, **presbiopia**, é a razão para muitas pessoas começarem a usar óculos para leitura por volta dos 40 anos.

Dois outros problemas comuns da visão ocorrem na visão de perto e na visão de longe. O problema na visão de longe, ou **miopia**, ocorre quando o ponto focal incide à frente da retina (Fig. 10.27j). O problema na visão de perto, ou **hiperopia**, ocorre quando o ponto focal incide atrás da retina (Fig. 10.27i). Esses problemas de visão são causados por córneas anormalmente curvadas ou aplanadas, ou por bulbos dos olhos muito longos ou muito curtos. A colocação de lentes com curvatura apropriada à frente dos olhos altera a refração da luz que entra no olho e corrige o problema. Um terceiro problema frequente de visão, o **astigmatismo**, geralmente é causado por uma córnea que não possui uma curvatura perfeita, resultando em imagens distorcidas.

REVISANDO CONCEITOS

27. Se a córnea de uma pessoa, a qual ajuda a focar a luz, é mais arredondada (tem uma curvatura maior) que o normal, ela provavelmente tem miopia ou hiperopia? (*Dica*: ver Fig. 10.27.)

28. A relação entre a distância focal de uma lente (F), a distância entre um objeto e a lente (P) e a distância da lente à imagem do objeto (Q) é expressa como $1/F = 1/P + 1/Q$.
    (a) Se a distância focal de uma lente não mudar, mas o objeto se aproximar da lente, o que acontece com a distância da imagem Q?
    (b) Se um objeto se aproximar da lente e a distância da imagem Q permanecer a mesma para a imagem incidir sobre a retina, o que acontece com a distância focal F da lente? Para que ocorra essa mudança em F, a lente deve se tornar mais plana ou mais curvada?

29. (a) Explique como lentes corretivas convexa e côncava mudam a refração da luz.
    (b) Qual tipo de lente corretiva deve ser utilizada para a miopia? Por quê? E para a hiperopia?

A fototransdução ocorre na retina

Na segunda etapa da via visual, os fotorreceptores da retina convertem a energia luminosa em sinais elétricos. A energia luminosa é parte do espectro eletromagnético, o qual vai desde ondas com comprimentos de onda muito curtos e de alta energia, como os raios X e os raios gama, até micro-ondas e ondas de rádio de frequências menores e baixa energia (**FIG. 10.28**). No entanto, nosso encéfalo pode perceber apenas uma pequena porção deste amplo espectro de energia. Para os seres humanos, a **luz visível** é limitada à energia eletromagnética de ondas que têm uma frequência de 4,0 a 7,5 $\times$ 10^{14} ciclos por segundo (hertz, Hz) e comprimento de onda de 400 a 750 nanômetros (nm). A energia eletromagnética é mensurada em unidades chamadas de *fótons*.

Nossos olhos podem ver a luz visível sem ajuda, mas não respondem à luz ultravioleta e à infravermelha, cujos comprimen-

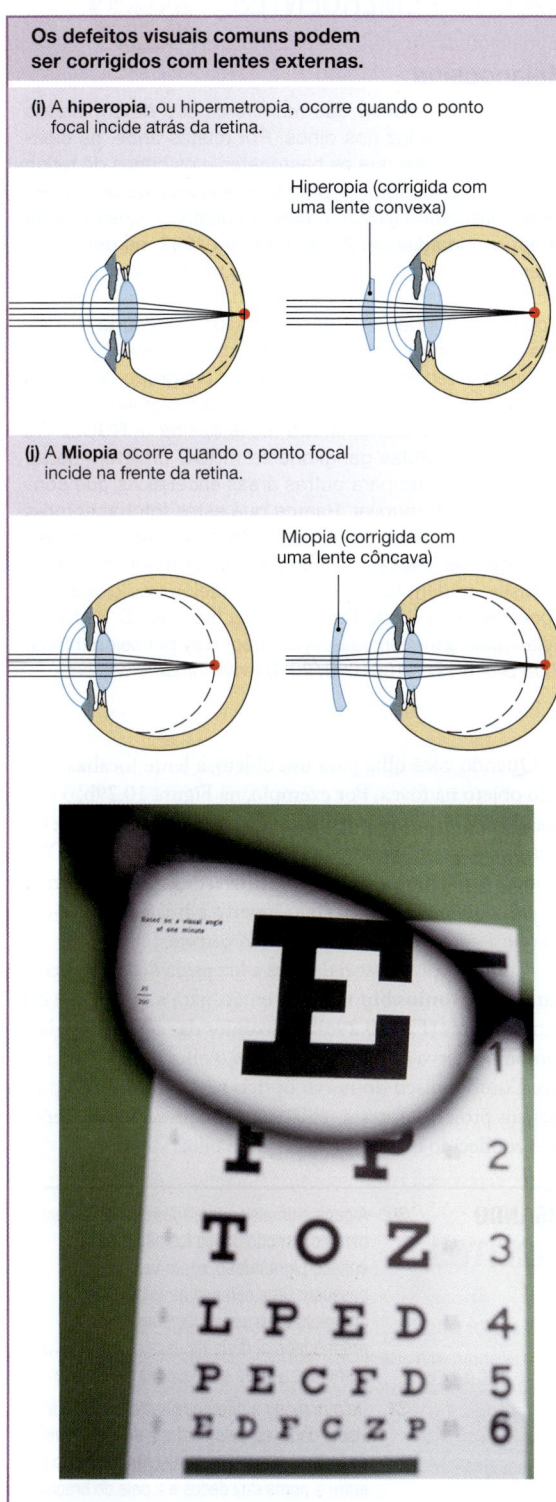

Os defeitos visuais comuns podem ser corrigidos com lentes externas.

(i) A **hiperopia**, ou hipermetropia, ocorre quando o ponto focal incide atrás da retina.

Hiperopia (corrigida com uma lente convexa)

(j) A **Miopia** ocorre quando o ponto focal incide na frente da retina.

Miopia (corrigida com uma lente côncava)

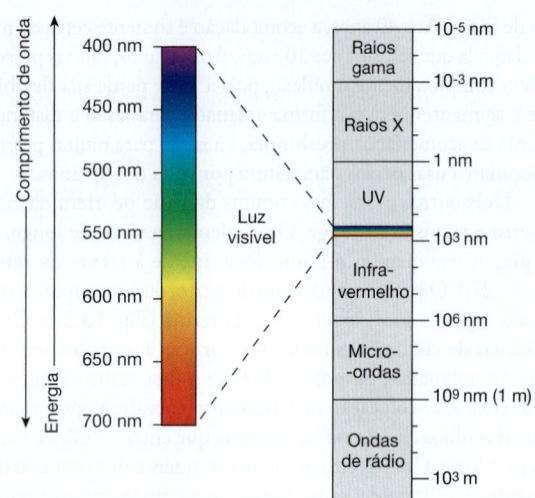

FIGURA 10.28 **O espectro eletromagnético.**

tos de onda delimitam as extremidades do nosso espectro de luz visível. Por outro lado, os olhos de alguns outros animais podem ver esses comprimentos de onda. Por exemplo, as abelhas usam "pistas" ultravioletas para guiá-las até o pólen e o néctar das flores.

A **fototransdução** é o processo pelo qual os animais convertem a energia luminosa em sinais elétricos. Nos seres humanos, a fototransdução ocorre quando a luz incide na retina, o órgão sensorial do olho (**FIG. 10.29**). A retina se desenvolve a partir do mesmo tecido embrionário que o encéfalo, e (como no córtex cerebral) os neurônios da retina estão organizados em camadas. Há cinco tipos de neurônios nas camadas da retina: fotorreceptores, células bipolares, células ganglionares, células amácrinas e células horizontais (Fig. 10.29f).

Atrás da porção fotossensível da retina humana há uma camada escura de **epitélio pigmentado** (estrato pigmentoso). Sua função é absorver qualquer raio de luz que não chegue aos fotorreceptores, evitando que essa luz seja refletida no interior do olho e provoque distorção na imagem. A cor escura das células epiteliais é devida aos grânulos do pigmento *melanina*.

Os **fotorreceptores** são os neurônios que convertem a energia luminosa em sinais elétricos. Há dois tipos principais de fotorreceptores, cones e bastonetes, bem como um fotorreceptor descoberto recentemente, que é uma célula ganglionar modificada (ver Conceitos emergentes: melanopsina). Você poderia esperar que os fotorreceptores estivessem na superfície da retina voltada para a câmara vítrea, onde a luz chegará primeiro, contudo, as camadas da retina na verdade estão em ordem inversa. Os fotorreceptores estão na última camada, com suas extremidades fotossensíveis em contato com o epitélio pigmentado. A maior parte da luz que entra no olho deve passar através das várias camadas relativamente transparentes de neurônios antes de chegarem aos fotorreceptores.

Uma exceção a este padrão organizacional ocorre na pequena região da retina conhecida como **fóvea**. Essa área é livre de neurônios e vasos sanguíneos que poderiam interferir na recepção da luz, de modo que os fotorreceptores recebem a luz diretamente, com o mínimo de distorção (Fig. 10.29d). Como mencionado anteriormente, a fóvea central e a **mácula lútea** circundante são as áreas de maior acuidade visual, e constituem o centro do campo visual.

CONCEITOS EMERGENTES

Melanopsina

Os ritmos circadianos dos mamíferos são determinados pela entrada de luz nos olhos. Por muitos anos, os cientistas acreditavam que os bastonetes e os cones da retina eram os fotorreceptores primários associados ao *núcleo supraquiasmático* (NSQ), o centro encefálico que controla os ritmos circadianos. Entretanto, em 1999, os pesquisadores mostraram que camundongos transgênicos que não possuíam cones e bastonetes ainda possuíam a capacidade de responder a mudanças na luz, sugerindo que algum outro fotorreceptor deveria existir na retina. Agora, os cientistas acreditam tê-lo encontrado: um grupo de células ganglionares da retina que possuem um pigmento semelhante à opsina, denominado *melanopsina* (mRGCs). Os axônios das células ganglionares mRGC projetam-se ao NSQ, assim como para outras áreas encefálicas que controlam o reflexo pupilar. Parece que estes fotorreceptores recém-identificados se juntam aos bastonetes e cones como células fotossensíveis na retina de mamíferos, e os cientistas podem ter de rever os modelos tradicionais de processamento visual. Para aprender mais, ver C. Sedwick, Melanopsin ganglion cells: A different way of seeing things. *PLoS Biol* 8(12): e1001003, 2010 (*www.plosbiology.org*).

Quando você olha para um objeto, a lente focaliza a imagem do objeto na fóvea. Por exemplo, na Figura 10.29b, o olho é focalizado no limite verde-amarelo da barra colorida. A luz dessa porção do campo visual incide na fóvea e o foco é nítido. Observe também que a imagem na retina é invertida. O processamento visual subsequente pelo encéfalo inverte a imagem de novo, de modo que a percebemos na orientação correta.

A informação sensorial sobre a luz passa dos fotorreceptores para os **neurônios bipolares**, e, então, para a camada de **células ganglionares** (Fig. 10.29e). Os axônios das células ganglionares formam o nervo óptico, o qual deixa o olho no disco do nervo óptico. Como o disco do nervo óptico não tem fotorreceptores, as imagens projetadas nessa região não podem ser vistas, gerando o que é conhecido como **ponto cego** do olho.

REVISANDO CONCEITOS

30. Alguns animais vertebrados que enxergam bem com muito pouca luz não possuem epitélio pigmentado, e, em vez disso, possuem uma camada atrás da retina, chamada de *tapetum lucidum*. Que propriedade poderia ter essa camada para aumentar a visão em baixa luminosidade?

31. De que modo a diferença entre a acuidade visual da fóvea e da periferia do campo visual é similar à diferença na discriminação do tato entre a ponta dos dedos e a pele do braço?

32. A degeneração macular é a principal causa de cegueira em norte-americanos com mais de 55 anos. A função prejudicada na mácula lútea da retina causa a perda da visão em que parte do campo visual?

FIGURA 10.29 **RESUMO ANATÔMICO**

A retina

(a) Vista dorsal de uma secção do olho direito.

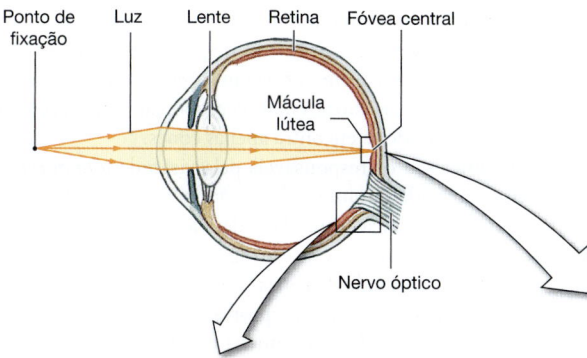

Ponto de fixação · Luz · Lente · Retina · Fóvea central

Mácula lútea

Nervo óptico

(b) A imagem projetada está de cabeça para baixo na retina. O processamento visual no encéfalo reverte a inversão da imagem.

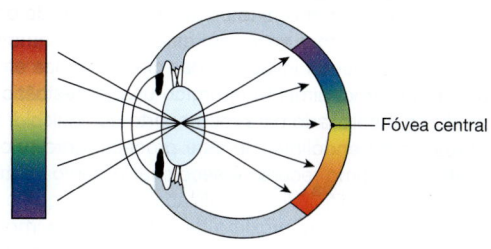

Fóvea central

(c) Axônios deixam a retina no nervo óptico.

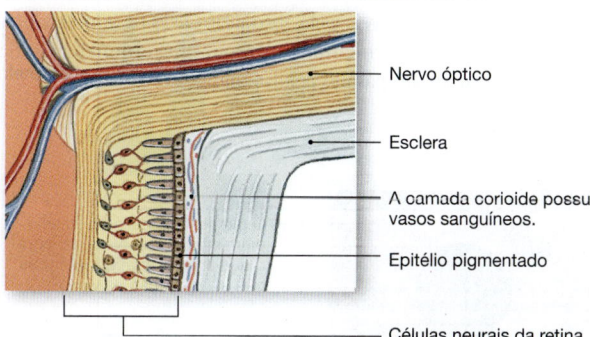

Nervo óptico

Esclera

A camada corioide possui vasos sanguíneos.

Epitélio pigmentado

Células neurais da retina

(d) A luz incide diretamente nos fotorreceptores da fóvea devido ao deslocamento lateral dos neurônios que os cobrem.

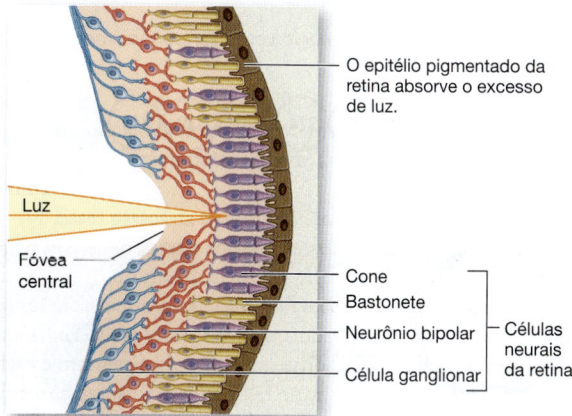

O epitélio pigmentado da retina absorve o excesso de luz.

Luz

Fóvea central

Cone
Bastonete
Neurônio bipolar
Célula ganglionar

Células neurais da retina

(e) Convergência na retina.

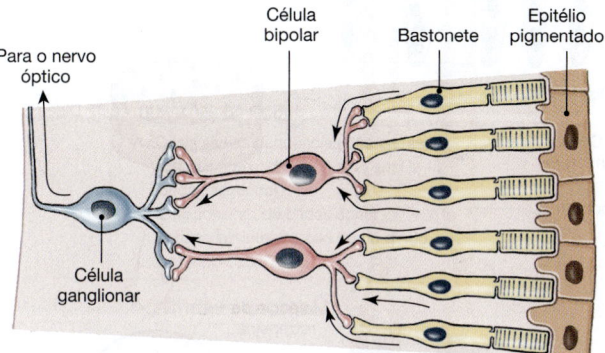

Para o nervo óptico

Célula bipolar · Bastonete · Epitélio pigmentado

Célula ganglionar

(f) Os fotorreceptores da retina estão organizados em camadas.

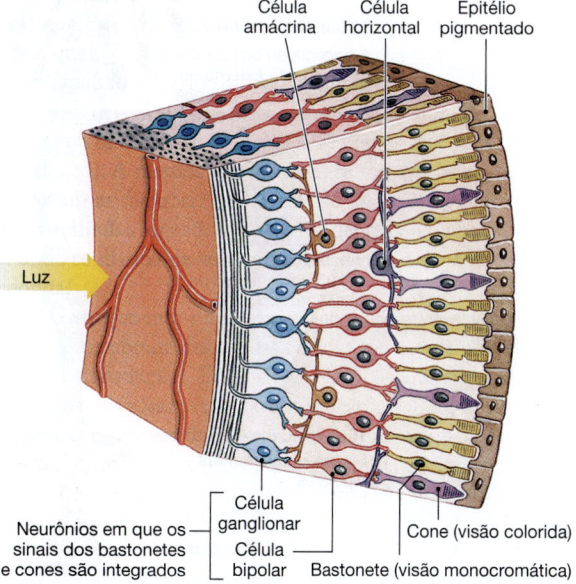

Célula amácrina · Célula horizontal · Epitélio pigmentado

Luz

Neurônios em que os sinais dos bastonetes e cones são integrados

Célula ganglionar
Célula bipolar

Cone (visão colorida)
Bastonete (visão monocromática)

Q **QUESTÃO DA FIGURA**

Quantos bastonetes convergem sobre a célula ganglionar em (e)?

SOLUCIONANDO O **PROBLEMA**

A condição de Anant não melhora com a dieta de restrição de sal e com os diuréticos, e ele continua a apresentar crises de vertigem e vômitos. Em casos graves da doença de Ménière, algumas vezes se realiza cirurgia, quando os tratamentos menos invasivos não proporcionam melhora. Em um procedimento cirúrgico usado nesta doença, um dreno é colocado para retirar parte do líquido e aliviar a pressão na endolinfa. Se este procedimento não causa alívio, o último recurso é seccionar o nervo vestibular. Essa cirurgia é difícil de ser realizada, uma vez que o nervo vestibular está muito próximo de outros nervos importantes, incluindo os nervos facial e coclear. Pacientes que se submetem a esta cirurgia são avisados de que pode haver perda auditiva caso o nervo coclear seja inadvertidamente danificado.

P6: *Por que a secção do nervo vestibular poderia melhorar a doença de Ménière?*

310 314 331 339 343 **348** 353

Os fotorreceptores transduzem a luz em sinais elétricos

Existem dois tipos principais de fotorreceptores no olho: bastonetes e cones. Os **bastonetes** funcionam na presença de pouca luz e são responsáveis pela visão noturna, em que os objetos são vistos em preto e branco, em vez de em cores. Os bastonetes são mais numerosos que os cones, em uma proporção de 20:1, exceto na fóvea central, onde se encontra apenas cones.

Os **cones** são os responsáveis pela visão de *alta acuidade* e pela visão colorida durante o dia, quando a quantidade de luz é alta. *Acuidade* significa "apurada" e deriva do latim, *acuere,* que significa "aguçar". A fóvea, que é a região de maior acuidade visual, possui alta densidade de cones.

Os dois tipos de fotorreceptores possuem a mesma estrutura básica (**FIG. 10.30**): (1) um segmento externo, cuja extremidade está em contato com o epitélio pigmentado da retina, (2) um segmento interno, onde se encontra o núcleo da célula e as organelas responsáveis pela formação de ATP e pela síntese proteica, e (3) um segmento basal, com um terminal sináptico que libera glutamato para as células bipolares.

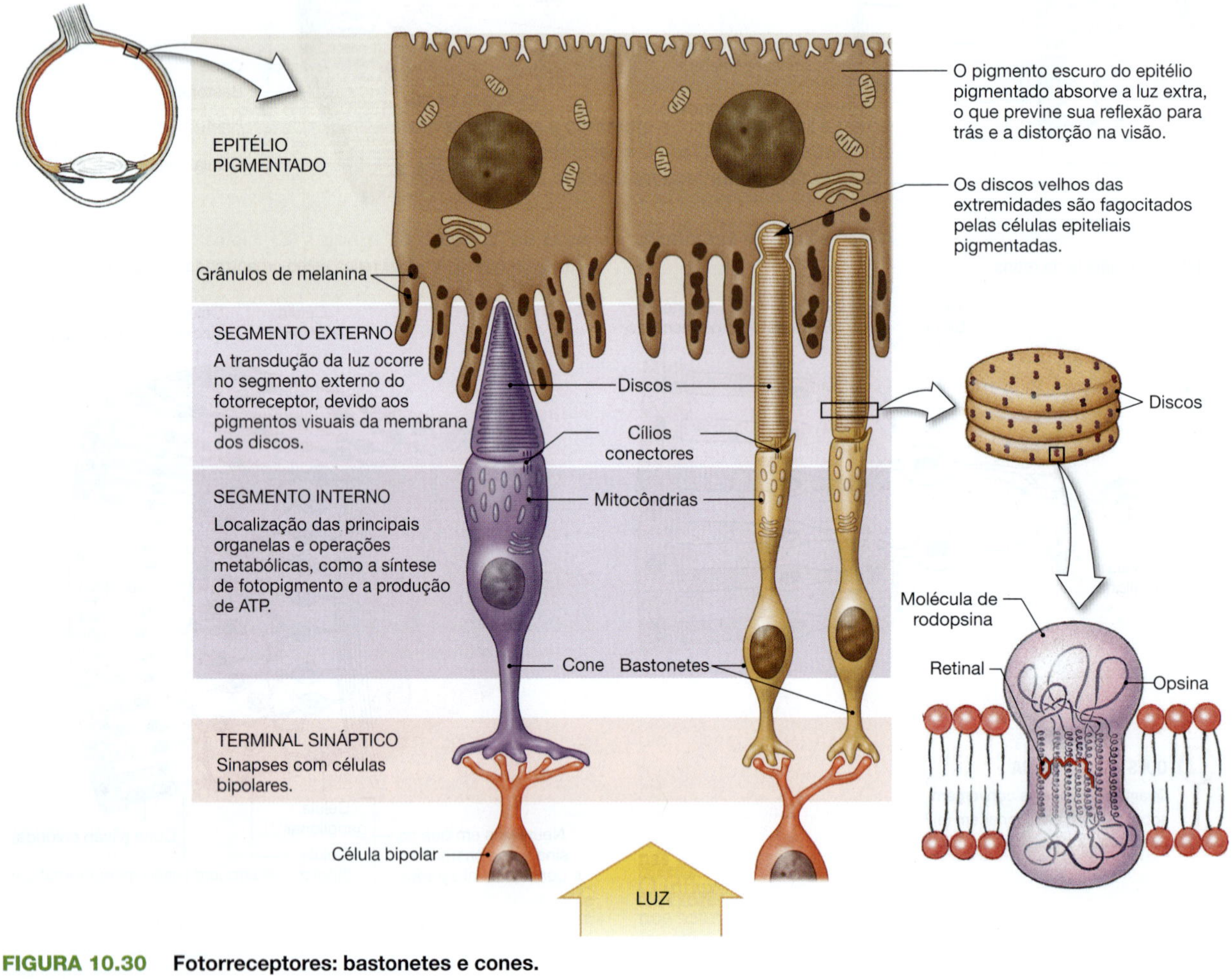

EPITÉLIO PIGMENTADO

O pigmento escuro do epitélio pigmentado absorve a luz extra, o que previne sua reflexão para trás e a distorção na visão.

Os discos velhos das extremidades são fagocitados pelas células epiteliais pigmentadas.

Grânulos de melanina

SEGMENTO EXTERNO
A transdução da luz ocorre no segmento externo do fotorreceptor, devido aos pigmentos visuais da membrana dos discos.

Discos

Cílios conectores

SEGMENTO INTERNO
Localização das principais organelas e operações metabólicas, como a síntese de fotopigmento e a produção de ATP.

Mitocôndrias

Discos

Molécula de rodopsina

Retinal

Opsina

Cone Bastonetes

TERMINAL SINÁPTICO
Sinapses com células bipolares.

Célula bipolar

LUZ

FIGURA 10.30 Fotorreceptores: bastonetes e cones.

No segmento externo, a membrana celular tem dobras profundas, as quais formam camadas semelhantes a discos. Nos bastonetes, próximo à extremidade dos segmentos externos, essas camadas estão realmente separadas da membrana celular e formam discos de membrana livres. Nos cones, os discos permanecem fixos.

Os **pigmentos visuais** sensíveis à luz estão nas membranas celulares dos discos dos segmentos externos dos fotorreceptores. Esses pigmentos visuais são transdutores que convertem a energia luminosa em uma mudança no potencial de membrana. Os bastonetes possuem um tipo de pigmento visual, a **rodopsina**. Os cones possuem três diferentes pigmentos, os quais são intimamente relacionados à rodopsina.

Os pigmentos visuais dos cones são excitados por diferentes comprimentos de onda da luz, o que nos permite a visão colorida. A luz branca é uma combinação de cores, como você pode observar quando separa a luz branca passando-a através de um prisma. O olho contém cones para as luzes vermelha, verde e azul. Cada tipo de cone é estimulado por uma faixa de comprimentos de onda, porém, é mais sensível a um comprimento de onda específico (**FIG. 10.31**). O vermelho, o verde e o azul são as três cores primárias que formam as cores da luz visível, assim como o vermelho, o azul e o amarelo são as três cores primárias que formam as diferentes cores das tintas.

A cor de qualquer objeto que você esteja olhando depende do comprimento de onda da luz refletida pelo objeto. As folhas verdes refletem a luz verde, e bananas refletem a luz amarela. Os objetos brancos refletem a maior parte dos comprimentos de onda. Os objetos pretos absorvem a maior parte dos comprimentos de onda, razão pela qual esquentam mais quando expostos à luz do sol, ao passo que objetos brancos permanecem frios.

Nosso cérebro reconhece a cor de um objeto interpretando a combinação de sinais provenientes dos três diferentes tipos de cones. Os detalhes da visão colorida ainda não estão completamente compreendidos, e existem algumas controvérsias sobre como a cor é processada no córtex cerebral. O **daltonismo** é uma condição na qual uma pessoa herda um defeito em um ou mais dos três tipos de cones e tem dificuldade em distinguir determinadas cores. Provavelmente a forma mais bem conhecida de daltonismo seja a vermelho-verde, na qual a pessoa tem dificuldade de distinguir o vermelho do verde.

REVISANDO CONCEITOS

33. Por que a nossa visão no escuro é em preto e branco, em vez de colorida?

Fototransdução O processo de fototransdução é similar para a rodopsina (nos bastonetes) e para os três pigmentos coloridos (nos cones). A rodopsina é composta por duas moléculas: a **opsina**, uma proteína inserida na membrana dos discos do bastonete, e o **retinal**, uma molécula derivada da vitamina A, que é a porção do pigmento que absorve luz (ver Fig. 10.30). Na ausência de luz, o retinal está ligado ao sítio de ligação na opsina (**FIG. 10.32**). Quando ativado, mesmo que por apenas um único fóton de luz, o retinal muda sua conformação para uma nova configuração. O retinal ativado não mais se liga à opsina e, então, é liberado do pigmento em um processo denominado **descoramento**.

Como o descoramento da rodopsina gera potenciais de ação que seguem pela via óptica? Para entendermos esse mecanismo, devemos conhecer outras propriedades dos bastonetes. Os sinais elétricos nas células ocorrem como resultado do movimento de íons entre os compartimentos intracelular e extracelular. Os bastonetes possuem três tipos principais de canais catiônicos: **canais dependentes de nucleotídeo cíclico** (**CNG**), que permitem que Na^+ e Ca^{2+} entrem no bastonete; canais de K^+, que permitem que o K^+ saia do bastonete; e canais de Ca^{2+} dependentes de voltagem no terminal sináptico, que participam na regulação da exocitose do neurotransmissor.

Quando um bastonete está no escuro e a rodopsina não está ativa, a concentração de GMP cíclico (GMPc) no bastonete é alta e ambos os canais CNG e de K^+ estão abertos (Fig. 10.32 **1**). O influxo de íons sódio e de Ca^{2+} é maior do que o efluxo de K^+, de modo que o bastonete permanece despolarizado com uma média de potencial de membrana de – 40 mV (em vez do mais frequente – 70 mV). Neste potencial de membrana levemente despolarizado, os canais de Ca^{2+} dependentes de voltagem estão abertos e há liberação tônica (contínua)

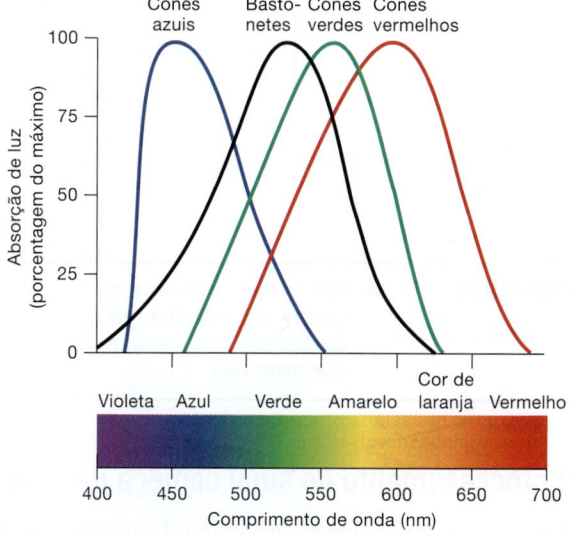

QUESTÕES DO GRÁFICO

1. Qual pigmento absorve luz no mais amplo espectro de comprimento de onda?
2. E no mais estreito?
3. Qual pigmento do cone absorve mais luz em 500 nm?

FIGURA 10.31 Absorção da luz nos pigmentos visuais. Existem três tipos de pigmentos nos cones, cada um com um espectro característico de absorção da luz. Os bastonetes são para a visão em preto e branco em pouca luz.

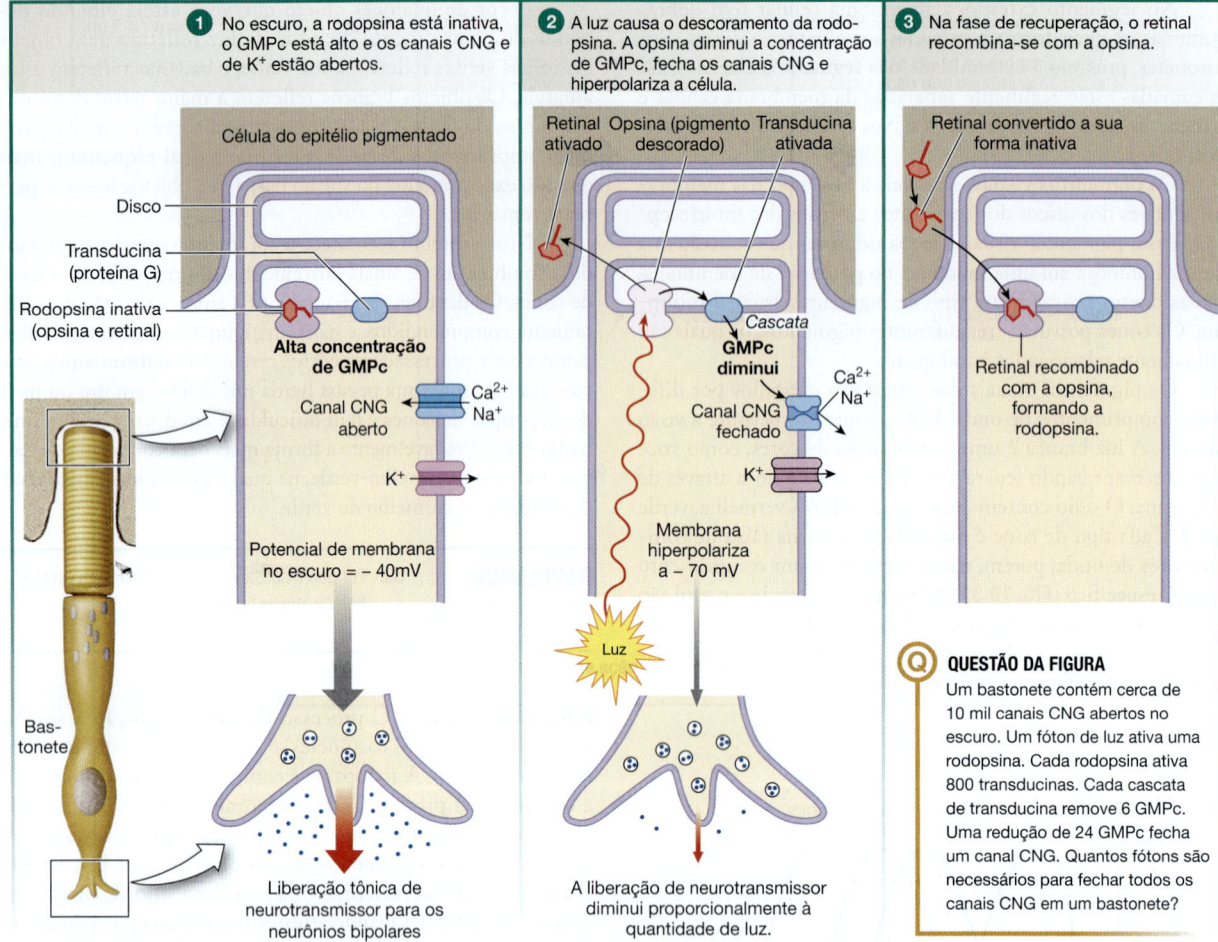

1. No escuro, a rodopsina está inativa, o GMPc está alto e os canais CNG e de K⁺ estão abertos.

2. A luz causa o descoramento da rodopsina. A opsina diminui a concentração de GMPc, fecha os canais CNG e hiperpolariza a célula.

3. Na fase de recuperação, o retinal recombina-se com a opsina.

Célula do epitélio pigmentado

Disco

Transducina (proteína G)

Rodopsina inativa (opsina e retinal)

Alta concentração de GMPc

Canal CNG aberto — Ca²⁺ Na⁺

K⁺

Potencial de membrana no escuro = – 40mV

Bas-tonete

Liberação tônica de neurotransmissor para os neurônios bipolares

Retinal ativado / Opsina (pigmento descorado) / Transducina ativada

Cascata

GMPc diminui

Canal CNG fechado — Ca²⁺ Na⁺

K⁺

Membrana hiperpolariza a – 70 mV

Luz

A liberação de neurotransmissor diminui proporcionalmente à quantidade de luz.

Retinal convertido a sua forma inativa

Retinal recombinado com a opsina, formando a rodopsina.

Q QUESTÃO DA FIGURA

Um bastonete contém cerca de 10 mil canais CNG abertos no escuro. Um fóton de luz ativa uma rodopsina. Cada rodopsina ativa 800 transducinas. Cada cascata de transducina remove 6 GMPc. Uma redução de 24 GMPc fecha um canal CNG. Quantos fótons são necessários para fechar todos os canais CNG em um bastonete?

FIGURA 10.32 Fototransdução em bastonetes. Os bastonetes possuem o pigmento visual rodopsina. Quando ativada pela luz, a rodopsina se separa em opsina e retinal.

do neurotransmissor glutamato da porção sináptica do bastonete para a célula bipolar vizinha

Quando a luz ativa a rodopsina, uma cascata de segundo mensageiro é iniciada a partir da proteína G **transducina** (Fig. 10.32 ❷). (A transducina é relacionada à gustducina, a proteína G encontrada nas células receptoras gustatórias do tipo II.) A cascata de segundo mensageiro da transducina diminui a concentração de GMPc, o que fecha os canais CNG. Consequentemente, o influxo de cátions diminui ou cessa.

Com o menor influxo de cátions e o efluxo sustentado de K⁺, o interior do bastonete se hiperpolariza, e a liberação de glutamato para os neurônios bipolares diminui. A luz intensa fecha todos os canais CNG e bloqueia a liberação de neurotransmissor. A luz fraca provoca uma resposta graduada proporcional à intensidade da luz.

Após a ativação, o retinal difunde-se para fora do bastonete e é transportado para o epitélio pigmentado. Neste local, ele é convertido a sua forma inativa antes de voltar para o bastonete e se recombinar à opsina (Fig. 10.32 ❸). A recuperação da rodopsina do descoramento pode levar algum tempo, sendo o principal motivo da adaptação lenta dos olhos quando saímos de um ambiente com luz intensa para o escuro.

REVISANDO CONCEITOS

34. Faça um mapa ou esquema para explicar a fototransdução. Comece com o descoramento e termine com a liberação do neurotransmissor.

O processamento do sinal começa na retina

Agora, passaremos do mecanismo celular da transdução da luz para o processamento dos sinais luminosos pela retina e pelo cérebro, a terceira e última etapa da nossa via visual. O processamento do sinal na retina é um excelente exemplo de convergência (p. 260), na qual vários neurônios fazem sinapse com uma única célula pós-sináptica (**FIG. 10.33a**). Dependendo da localização na retina, até 15 a 45 fotorreceptores podem convergir para um neurônio bipolar.

Vários neurônios bipolares, por sua vez, inervam uma única célula ganglionar, de modo que a informação de centenas de milhões de fotorreceptores da retina é condensada em apenas um milhão de axônios que deixam o olho em cada nervo óptico.

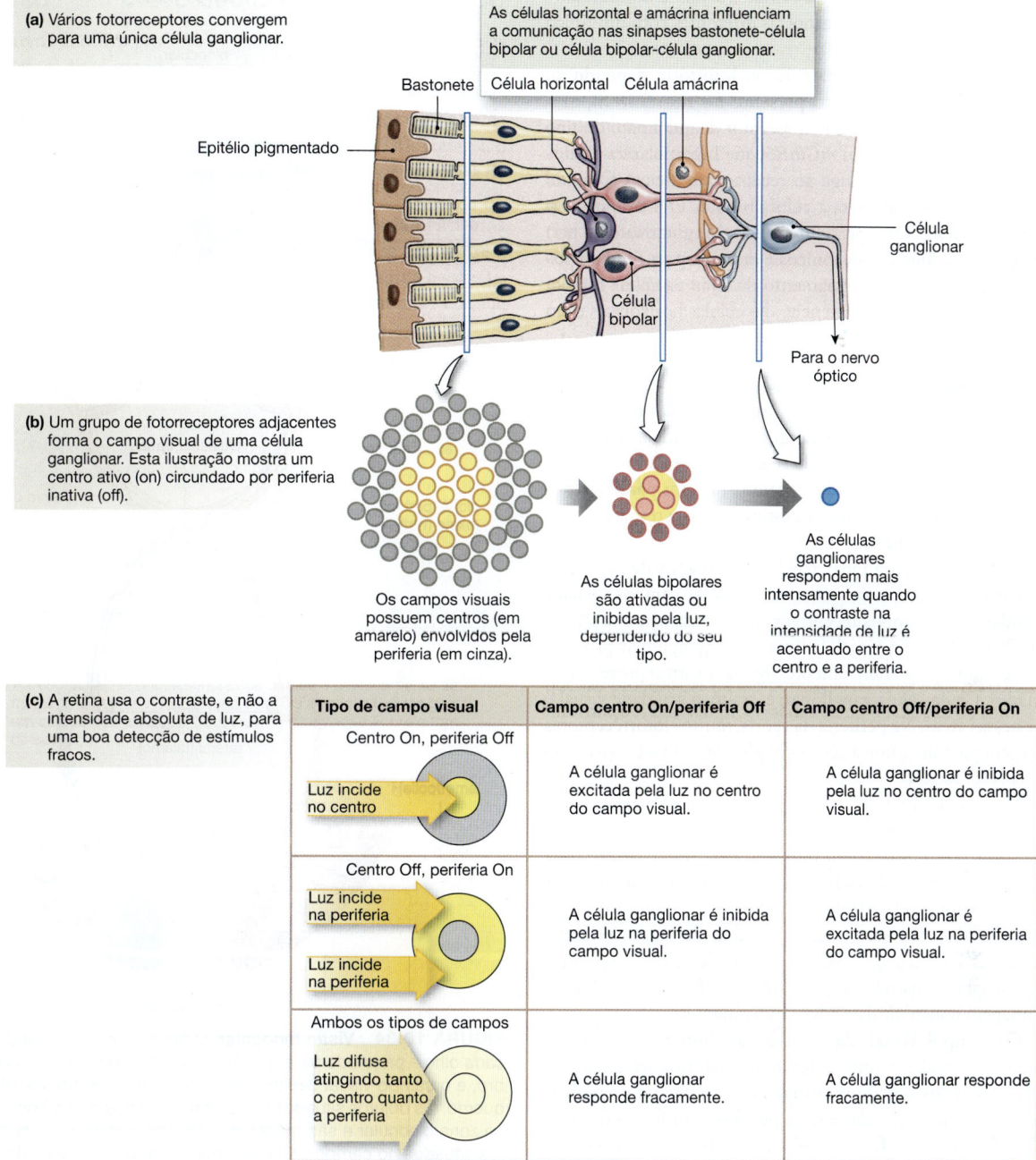

(a) Vários fotorreceptores convergem para uma única célula ganglionar.

As células horizontal e amácrina influenciam a comunicação nas sinapses bastonete-célula bipolar ou célula bipolar-célula ganglionar.

Bastonete Célula horizontal Célula amácrina

Epitélio pigmentado

Célula ganglionar

Célula bipolar

Para o nervo óptico

(b) Um grupo de fotorreceptores adjacentes forma o campo visual de uma célula ganglionar. Esta ilustração mostra um centro ativo (on) circundado por periferia inativa (off).

Os campos visuais possuem centros (em amarelo) envolvidos pela periferia (em cinza).

As células bipolares são ativadas ou inibidas pela luz, dependendo do seu tipo.

As células ganglionares respondem mais intensamente quando o contraste na intensidade de luz é acentuado entre o centro e a periferia.

(c) A retina usa o contraste, e não a intensidade absoluta de luz, para uma boa detecção de estímulos fracos.

Tipo de campo visual	Campo centro On/periferia Off	Campo centro Off/periferia On
Centro On, periferia Off Luz incide no centro	A célula ganglionar é excitada pela luz no centro do campo visual.	A célula ganglionar é inibida pela luz no centro do campo visual.
Centro Off, periferia On Luz incide na periferia Luz incide na periferia	A célula ganglionar é inibida pela luz na periferia do campo visual.	A célula ganglionar é excitada pela luz na periferia do campo visual.
Ambos os tipos de campos Luz difusa atingindo tanto o centro quanto a periferia	A célula ganglionar responde fracamente.	A célula ganglionar responde fracamente.

FIGURA 10.33 Campos visuais.

A convergência é mínima na fóvea, onde alguns fotorreceptores têm uma relação 1:1 com os neurônios bipolares, e máxima nas porções externas da retina.

O processamento do sinal na retina é modulado por sinais provenientes de dois conjuntos de células ainda não abordados aqui (Fig. 10.29f). As **células horizontais** fazem sinapse com os fotorreceptores e com as células bipolares. As **células amácrinas** modulam a informação que flui entre as células bipolares e as células ganglionares.

Células bipolares O glutamato liberado de fotorreceptores para os neurônios bipolares inicia o processamento do sinal. Há dois tipos de células bipolares, *luz-ligada* (células bipolares ON) e *luz-desligada* (células bipolares OFF). As células bipolares ON são ativadas na luz quando a secreção de glutamato pelos fotorreceptores diminui. No escuro, as células bipolares ON estão inibidas pela liberação de glutamato. As células bipolares OFF são excitadas pela liberação de glutamato no escuro. Na luz, com menos glutamato, as células bipolares OFF são inibidas. Por usar dois receptores diferentes para o glutamato, um estímulo (luz) gera duas respostas diferentes com um único neurotransmissor.

Se o glutamato é excitatório ou inibitório depende do tipo de receptor de glutamato presente no neurônio bipolar. As células bipolares ON possuem receptor de glutamato do tipo metabotrópico, denominado *mGluR6*, que hiperpolariza a célula quando o glutamato se liga ao receptor no escuro. Quando o mGluR6 não está ativado, a célula bipolar ON despolariza. As células bipolares OFF possuem receptor de glutamato do tipo ionotrópico, que abre canais iônicos e despolariza a célula bipolar OFF no escuro. O processamento do sinal na célula bipolar também é modificado por aferências das células horizontais e das células amácrinas.

Células ganglionares   As células bipolares fazem sinapse com as células ganglionares, os próximos neurônios na via. Sabemos mais sobre as células ganglionares devido à sua disposição na superfície da retina, onde seus axônios estão mais acessíveis a estudos. Muitos estudos foram realizados para avaliar a resposta das células ganglionares à estimulação da retina com luz cuidadosamente localizada.

Cada célula ganglionar recebe informação de uma área particular da retina. Essas áreas, denominadas **campos visuais**, são similares aos campos receptivos do sistema somatossensorial (p. 293). O campo visual de uma célula ganglionar próxima à fóvea é muito pequeno. Somente alguns fotorreceptores estão associados a cada célula ganglionar, e, assim, a acuidade visual é maior nessas áreas. Na periferia da retina, muitos fotorreceptores convergem para uma única célula ganglionar, e a visão não é tão acurada (Fig. 10.33a).

Uma analogia deste arranjo são os pixels da tela do seu computador. Considere que duas telas possuem o mesmo número de "fotorreceptores", como indicado pela resolução máxima da tela de 1280×1024 pixels. Se a tela A tem um fotorreceptor tornando-se um pixel de "célula ganglionar", a resolução real da tela é de 1280×1024, e a imagem é nítida. Se oito fotorreceptores na tela B convergem sobre um pixel de célula ganglionar, então a resolução da tela cai para 160×128, o que resulta em uma imagem pouco nítida e talvez indistinguível.

Os campos visuais das células ganglionares são aproximadamente circulares (diferentemente da forma irregular dos campos receptivos somatossensoriais) e estão divididos em duas porções: um centro circular e uma **periferia** em forma de "rosquinha" (Fig. 10.33b). Essa organização permite que cada célula ganglionar use o contraste entre o centro e a sua periferia para interpretar a informação visual. Um contraste forte entre o centro e a periferia produz uma resposta excitatória intensa (uma série de potenciais de ação) ou uma resposta inibidora intensa (sem potenciais de ação) na célula ganglionar. Um contraste fraco entre o centro e a periferia gera uma resposta intermediária.

Existem dois tipos de campo visual na célula ganglionar. No campo *centro on/periferia off*, a célula ganglionar responde de forma mais intensa quando a luz incide no centro do campo (Fig. 10.33c). Se a luz incidir na região periférica off do campo, a célula ganglionar centro on/periferia off é fortemente inibida e

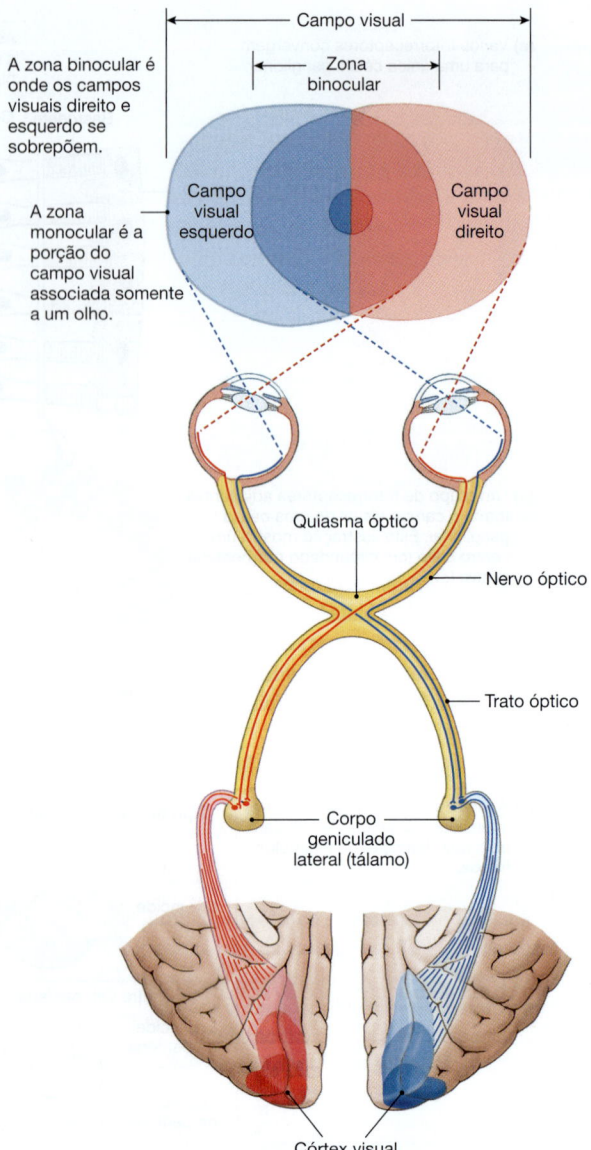

FIGURA 10.34   Visão binocular. O campo visual esquerdo de cada olho é projetado para o córtex visual do lado direito do cérebro, e o campo visual direito é projetado para o córtex visual esquerdo. Os objetos situados no campo visual dos dois olhos estão na zona binocular e são percebidos em três dimensões. Os objetos situados no campo visual de apenas um dos olhos estão fora da zona binocular e são percebidos em apenas duas dimensões.

para de disparar potenciais de ação. O inverso ocorre com campos *centro off/periferia on*.

O que acontece se a luz é uniforme no campo visual? Nesse caso, a célula ganglionar responde fracamente. Assim, a retina utiliza o *contraste*, e não a intensidade absoluta de luz, para reconhecer objetos do ambiente. A vantagem de usar o contraste é a melhor detecção de estímulos fracos.

Os cientistas identificaram vários tipos de células ganglionares na retina de primatas. Os dois tipos predominantes, que correspondem a 80% das células ganglionares da retina, são as células M e as células P. As células ganglionares *magnocelulares*, ou **células M**, são grandes e respondem à informação de movimento. As células ganglionares *parvocelulares* menores, ou **células P**, são responsivas a sinais relativos à forma e a detalhes finos, como a textura de objetos que estão no campo visual. Recentemente, foi descoberto um subtipo de célula ganglionar, a *célula ganglionar da retina que contém melanopsina*, que aparentemente também atua como um fotorreceptor que transmite informação acerca de ciclos de luz para o núcleo supraquiasmático, o qual controla ritmos circadianos (p. 17).

Processamento além da retina   Assim que os potenciais de ação emergem do corpo das células ganglionares, eles percorrem os nervos ópticos até o SNC, onde são processados. Como mencionado anteriormente, o nervo óptico penetra no encéfalo no quiasma óptico. Neste ponto, algumas fibras nervosas provenientes de cada olho cruzam para o outro lado para serem processadas no encéfalo. A **FIGURA 10.34** mostra como a informação proveniente do lado direito do campo visual de cada olho é processada no lado esquerdo do cérebro, e a informação do lado esquerdo do campo é processada no lado direito do cérebro.

A porção central do campo visual, onde os lados esquerdo e direito do campo visual de cada olho se sobrepõem, é a **zona binocular**. Os dois olhos têm visões ligeiramente diferentes dos objetos nessa região, e o cérebro processa e integra estas duas visões para criar representações tridimensionais dos objetos. Nossa percepção de profundidade – isto é, se um objeto está na frente ou atrás de outro – depende da visão binocular. Os objetos situados no campo visual de apenas um olho estão na **zona monocular** e são vistos em duas dimensões.

Assim que os axônios deixam o quiasma óptico, algumas fibras projetam-se para o mesencéfalo, onde elas participam do controle do movimento dos olhos ou, juntamente com informações somatossensoriais e auditivas, da coordenação do equilíbrio e do movimento (ver Fig. 10.26). Contudo, a maioria dos axônios se projeta para o corpo geniculado lateral do tálamo, onde as fibras visuais fazem sinapses com neurônios que vão para o córtex visual no lobo occipital.

O corpo (núcleo) geniculado lateral é organizado em camadas que correspondem às diferentes partes do campo visual, de modo que a informação de objetos adjacentes é processada junto. Esta **organização topográfica** é mantida no córtex visual, com as seis camadas de neurônios agrupadas em colunas verticais. Dentro de cada porção do campo visual, a informação é classificada adicionalmente por cor, forma e movimento.

As informações monoculares dos dois olhos se juntam no córtex para nos dar uma visão binocular do meio que nos cerca. As informações das combinações de células ganglionares on/off são traduzidas em sensibilidade à orientação de barras nas vias mais simples, ou em cor, movimento e estrutura detalhada nas vias mais complexas. Cada um desses atributos do estímulo visual é processado em uma via separada, criando uma rede cuja complexidade se está apenas começando a esclarecer.

SOLUCIONANDO O PROBLEMA CONCLUSÃO | **Doença de Ménière**

Anant foi informado das opções cirúrgicas, mas decidiu continuar o tratamento clínico por um pouco mais de tempo. Nos dois meses seguintes, sua doença de Ménière foi gradualmente se resolvendo. A causa da doença de Ménière ainda não foi identificada, o que dificulta o tratamento. Para aprender mais sobre os tratamentos que estão disponíveis para tratar a doença de Ménière, faça uma pesquisa na internet. Para testar seu conhecimento, compare suas respostas com as informações sintetizadas na tabela a seguir.

Pergunta	Fatos	Integração e análise
P1: *Em que parte do encéfalo a informação sensorial sobre o equilíbrio é processada?*	A principal via do equilíbrio projeta-se para o cerebelo. Algumas informações também são processadas no cérebro.	N/A
P2: *O zumbido subjetivo ocorre quando uma anormalidade acontece em algum local ao longo da via anatômica da audição. Iniciando pelo canal auditivo (meato acústico externo), dê o nome de todas as estruturas auditivas nas quais podem surgir problemas.*	A orelha média é formada por três ossos que vibram com o som: martelo, bigorna e estribo. A porção auditiva da orelha interna é formada por células pilosas (ciliadas) da cóclea cheia de líquido. O nervo coclear (auditivo) vai para o encéfalo.	O zumbido subjetivo poderia ser originado de problemas em qualquer uma das estruturas citadas. O crescimento ósseo anormal pode afetar os ossos da orelha média. O acúmulo excessivo de líquido na orelha interna afeta as células pilosas. Defeitos neurais podem fazer o nervo coclear disparar espontaneamente, criando a percepção de sons.
P3: *Quando uma pessoa com vertigem posicional muda de posição, os cristais deslocados flutuam em direção aos canais semicirculares. Por que isso causa vertigem?*	A extremidade dos canais semicirculares contém cristas sensoriais, cada uma consistindo em uma cúpula, com células pilosas. O deslocamento da cúpula gera uma sensação de movimento rotacional.	Se os cristais flutuantes deslocam a cúpula, o encéfalo percebe um movimento que não está associado à informação sensorial dos olhos. O resultado é a vertigem, uma ilusão de movimento.

(continua)

SOLUCIONANDO O **PROBLEMA** CONCLUSÃO | *Continuação*

Pergunta	Fatos	Integração e análise
P4: Compare os sintomas da vertigem posicional com os da doença de Mènière. Com base nos sintomas de Anant, o que você pensa que ele tem?	O sintoma primário da vertigem posicional é uma vertigem rápida após uma mudança de posição. A doença de Ménière combina vertigem com zumbido e perda da audição.	Anant queixa-se de crises de vertigem que duram até 1 hora e chegam sem aviso. É mais provável que Anant tenha doença de Ménière.
P5: Por que a restrição da ingestão de sal (NaCl) é sugerida como tratamento da doença de Ménière?	A doença de Ménière é caracterizada por quantidade excessiva de endolinfa na orelha interna. A endolinfa é um líquido extracelular.	A redução da ingestão de sal pode diminuir a quantidade de líquido no compartimento extracelular, pois o corpo reterá menos água. A redução do volume do LEC pode diminuir o acúmulo de líquido na orelha interna.
P6: Por que a secção do nervo vestibular poderia melhorar a doença de Ménière?	O nervo vestibular transmite informação sobre equilíbrio e movimento rotacional do aparelho vestibular para o encéfalo.	A secção do nervo vestibular impede que a falsa informação de rotação do corpo chegue ao encéfalo, melhorando, assim, a vertigem da doença de Ménière.

(310)(314)(331)(339)(343)(348)(**353**)

RESUMO DO CAPÍTULO

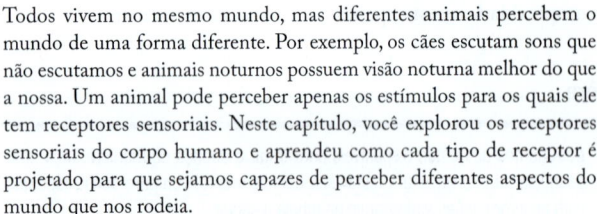

Todos vivem no mesmo mundo, mas diferentes animais percebem o mundo de uma forma diferente. Por exemplo, os cães escutam sons que não escutamos e animais noturnos possuem visão noturna melhor do que a nossa. Um animal pode perceber apenas os estímulos para os quais ele tem receptores sensoriais. Neste capítulo, você explorou os receptores sensoriais do corpo humano e aprendeu como cada tipo de receptor é projetado para que sejamos capazes de perceber diferentes aspectos do mundo que nos rodeia.

Apesar das características únicas de cada sentido, há padrões básicos de transdução sensorial e de percepção. As *interações moleculares* entre as moléculas sinalizadoras e canais iônicos ou receptores acoplados à proteína G iniciam muitas vias sensoriais. Os receptores sensoriais neurais e não neurais convertem *energia* química, mecânica, térmica e luminosa em sinais elétricos que percorrem neurônios sensoriais até os *centros de controle*, no SNC. O encéfalo processa e filtra os sinais de entrada, algumas vezes atuando sobre a *informação* sensorial antes mesmo de ela chegar à consciência. Muitos dos reflexos viscerais, que serão estudados em outros capítulos, são respostas inconscientes a entradas sensoriais.

Propriedades gerais dos sistemas sensoriais

1. Os estímulos sensoriais são divididos em **sentidos especiais**, que compreendem visão, audição, gustação, olfação e equilíbrio, e **sentidos somáticos**, que incluem tato, temperatura, dor, prurido e propriocepção. (p. 310)

2. As vias sensoriais começam com um estímulo que é convertido por um receptor em um potencial elétrico. (p. 310)

3. Se o estímulo atinge o limiar, potenciais de ação são gerados e vão do neurônio sensorial para o sistema nervoso central. Temos consciência de alguns estímulos, mas nunca chegamos a ter consciência de outros. (p. 310; Tab. 10.1)

4. Os receptores sensoriais variam desde terminações nervosas livres até terminações nervosas encapsuladas e células receptoras especializadas. (p. 311; Fig. 10.1)

5. Existem quatro tipos de receptores sensoriais, com base no estímulo ao qual eles são mais sensíveis: **quimiorreceptores, mecanorreceptores, termorreceptores** e **fotorreceptores**. (p. 312; Tab. 10.2)

6. Cada tipo de receptor possui um **estímulo adequado**, que é uma forma particular de energia para a qual o receptor é mais responsivo. (p. 312)

7. Um estímulo de intensidade que atinge o **limiar** gera um potencial graduado no receptor. (p. 312)

8. Vários neurônios sensoriais podem convergir para um único neurônio secundário, gerando um **campo receptivo** único e grande. (p. 312; Fig. 10.2)

9. A informação sensorial se projeta da medula espinal para o tálamo e, então, para áreas sensoriais do córtex cerebral. Somente a informação olfatória não passa primeiramente pelo tálamo. (p. 313; Fig. 10.3)

10. O sistema nervoso central é capaz de alterar a consciência do estímulo sensorial. O **limiar perceptivo** refere-se à intensidade do estímulo necessária para que sejamos conscientes de uma sensação particular. (p. 313)

11. A **modalidade** de um sinal e sua localização são indicadas pelos neurônios sensoriais ativados. A associação de um receptor com uma sensação específica é chamada de **código de linha exclusiva**. (p. 314)

12. A localização da informação auditiva depende da temporização da ativação do receptor em cada orelha. (p. 315; Fig. 10.4)

13. A **inibição lateral** aumenta o contraste entre o centro do campo receptivo e a sua periferia. No **código populacional**, o cérebro utiliza entradas de vários receptores para calcular a localização e a temporização de um estímulo. (p. 315; Fig. 10.5)

14. A intensidade do estímulo é codificada pelo número de receptores ativados e pela frequência dos seus potenciais de ação. (p. 315; Fig. 10.6)

15. Para **receptores tônicos**, o neurônio sensorial dispara potenciais de ação desde que o **potencial receptor** atinja o limiar. Os **receptores fásicos** respondem a mudanças na intensidade do estímulo, mas se adaptam se a intensidade do estímulo permanecer constante. (p. 316; Fig. 10.7)

Sentidos somáticos

16. Existem quatro modalidades somatossensoriais: tato, propriocepção, temperatura e nocicepção. (p. 317)

17. Os **neurônios sensoriais secundários** cruzam a linha média, de modo que um lado do encéfalo processa a informação do lado oposto do corpo. Os tratos sensoriais ascendentes finalizam no **córtex somatossensorial**. (p. 318; Fig. 10.8)

18. Os receptores táteis são de muitos tipos. Os receptores de temperatura detectam calor e frio. (p. 319; Fig. 10.10)

19. Os **nociceptores** são terminações nervosas livres que respondem a estímulos químicos, mecânicos ou térmicos. Sua ativação é percebida como dor e prurido. (p. 320)

20. Algumas respostas a estímulos nocivos, como o reflexo de retirada, são **reflexos espinais** protetores. (p. 322)

21. A **dor referida** de órgãos internos ocorre quando vários neurônios sensoriais primários convergem para um único trato ascendente. (p. 322; Fig. 10.11)

22. A **dor rápida** é transmitida rapidamente pelas fibras finas mielinizadas. A **dor lenta** é conduzida por fibras finas não mielinizadas. A dor é modulada por vias descendentes do encéfalo ou por mecanismos de controle do **portão** na medula espinal. (p. 320; Fig. 10.12, Tab. 10.3)

Quimiorrecepção: olfação e gustação

23. A quimiorrecepção compreende os sentidos especiais do olfato (**olfação**) e do paladar (**gustação**). (pp. 324, 325)

24. Os **neurônios sensoriais olfatórios** da cavidade nasal são neurônios bipolares cujos axônios se projetam ao bulbo olfatório. (p. 325; Fig. 10.13)

25. Os **receptores olfatórios** são proteínas de membrana acopladas à proteína G. (p. 325)

26. A gustação é uma combinação de cinco qualidades: doce, azedo (ácido), salgado, amargo e **umami**. (p. 327)

27. As **células receptoras gustatórias** são células não neurais com canais ou receptores na membrana que interagem com os ligantes gustatórios. Essa interação gera um sinal de Ca^{2+} intracelular que, posteriormente, ativa o neurônio sensorial primário. (p. 327; Fig. 10.14)

A orelha: audição

28. A **audição** é a nossa percepção da energia das ondas sonoras. A transdução dos sons transforma as ondas sonoras em vibrações mecânicas, depois em ondas no líquido, as quais se transformam em sinais químicos, e, por fim, em potenciais de ação. (p. 329; Fig. 10.17)

29. A **cóclea** da orelha interna possui três compartimentos paralelos preenchidos com líquido. O **ducto coclear** contém o **órgão espiral** (órgão de Corti), o qual possui as **células pilosas** receptoras. (pp. 329, 331, 332; Fig. 10.18)

30. Quando os sons curvam os cílios das células pilosas, seu potencial de membrana é alterado, mudando a liberação de neurotransmissores nos neurônios sensoriais. (p. 332; Fig. 10.19)

31. O processamento inicial para tom, intensidade e duração de um som ocorre na cóclea. A localização do som é uma função superior que requer a entrada sensorial de ambas as orelhas e de uma sofisticada computação cerebral. (p. 335; Figs. 10.20, 10.4)

32. A via auditiva vai do nervo coclear para o bulbo, a ponte, o mesencéfalo e o tálamo, antes de finalizar no córtex auditivo. A informação de ambas as orelhas vai para ambos os lados do cérebro. (p. 335; Fig. 10.21)

A orelha: equilíbrio

33. O **equilíbrio** é mediado pelas células pilosas (ciliadas) do **aparelho vestibular** e dos **canais semicirculares** da orelha interna. A gravidade e a aceleração geram a força que movimenta os cílios. (p. 337; Fig. 10.22)

O olho e a visão

34. A **visão** é a tradução da luz refletida em uma imagem mental. Os fotorreceptores da **retina** transduzem energia luminosa em sinais elétricos, os quais são enviados ao córtex visual para processamento. (pp. 340, 341)

35. A quantidade de luz que entra no olho é alterada pela mudança no diâmetro da pupila. (p. 342)

36. As ondas luminosas são focalizadas pela lente, cuja forma é ajustada pela contração ou pelo relaxamento do **músculo ciliar**. (p. 343; Fig. 10.27)

37. A energia luminosa é convertida em energia elétrica nos **fotorreceptores** da retina. Os sinais passam dos neurônios bipolares para as células ganglionares, cujos axônios formam o nervo óptico. (p. 346; Fig. 10.29)

38. A **fóvea** apresenta maior acuidade visual, em razão de seus menores campos receptivos. (p. 346)

39. Os **bastonetes** são responsáveis pela visão noturna monocromática. Os **cones** são responsáveis pela alta acuidade da visão e pela visão colorida durante o dia. (p. 348; Fig. 10.30)

40. Os **pigmentos visuais** sensíveis à luz nos fotorreceptores convertem a energia luminosa em uma mudança no potencial de membrana. O pigmento visual nos bastonetes é a **rodopsina**. Os cones possuem três diferentes pigmentos visuais. (p. 349; Fig. 10.31)

41. A rodopsina é composta por **opsina** e **retinal**. Na ausência de luz, o retinal se liga à opsina. (p. 349; Fig. 10.32)

42. Quando a luz provoca o descoramento da rodopsina, o **retinal** é liberado e a **transducina** inicia a cascata de segundo mensageiro, que hiperpolariza o bastonete, o qual libera menos glutamato nos neurônios bipolares. (p. 349)

43. Os sinais passam dos fotorreceptores para os neurônios bipolares e, destes, para células ganglionares, onde ocorre modulação das células horizontais e amácrinas. (p. 350; Fig. 10.33)

44. As células ganglionares, chamadas de **células M**, transmitem informação de movimento. As **células P** ganglionares transmitem sinais relativos à forma e à textura dos objetos no campo visual. (p. 353)

45. A informação de cada lado do campo visual é processada no lado oposto do cérebro. Os objetos devem ser vistos por ambos os olhos para que se tenha visão tridimensional. (p. 353; Fig. 10.34)

QUESTÕES PARA REVISÃO

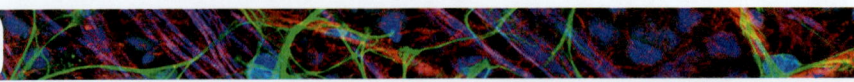

Além da resolução destas questões e da checagem de suas respostas na p. A-13, reveja os Tópicos abordados e objetivos de aprendizagem, no início deste capítulo.

Nível um   Revisando fatos e termos

1. Qual é o papel da divisão aferente do sistema nervoso?

2. Defina propriocepção.

3. Quais são os elementos comuns de todas as vias sensoriais?

4. Liste e descreva brevemente os quatro principais tipos de receptores somáticos com base no tipo de estímulo ao qual eles são mais sensíveis.

5. Os receptores de cada neurônio sensorial primário captam a informação de uma área específica, conhecida como _____.

6. Relacione a área encefálica com a informação sensorial processada nela:

(a) sons	1. mesencéfalo
(b) odores	2. cérebro
(c) informação visual	3. bulbo
(d) gustação	4. cerebelo
(e) equilíbrio	5. nenhum dos anteriores

7. A conversão da energia do estímulo em mudanças no potencial de membrana recebe o nome de _____. A forma de energia à qual o receptor responde é seu _____. O estímulo mínimo necessário para ativar um dado receptor é conhecido como _____.

8. Quando a membrana do receptor sensorial despolariza (ou hiperpolariza, em poucos casos), a mudança no potencial de membrana é chamada de potencial _____. Esse é um potencial graduado ou um potencial tudo ou nada?

9. Explique o que significa estímulo adequado para um dado receptor.

10. A organização das regiões sensoriais no _____ do cérebro preserva a organização topográfica dos receptores localizados na pele, no olho ou em outras regiões. Entretanto, existem exceções a esta regra. Quais são os sentidos nos quais o cérebro conta com a temporização do receptor para determinar a localização do estímulo?

11. O que é inibição lateral?

12. Defina receptores tônicos e cite alguns exemplos. Defina o que são receptores fásicos e cite alguns exemplos. Qual dos dois se adapta?

13. Quando uma dor cardíaca é percebida como proveniente do pescoço e do braço esquerdo, é um exemplo de dor _____.

14. Quais são as cinco qualidades básicas da gustação? Qual é o significado adaptativo de cada uma dessas qualidades gustatórias?

15. A unidade de mensuração da onda sonora é _____, que é uma medida da frequência de ondas sonoras por segundo. A altura ou intensidade do som é uma função da _____ das ondas sonoras e é medida em _____. A faixa de audição média dos seres humanos vai de _____ a _____ (unidades), com a audição mais acurada variando de _____ a _____ (unidades).

16. Qual estrutura da orelha interna codifica o tom do som? Defina codificação espacial.

17. Sons altos causam potenciais de ação que: (marque todas as respostas corretas)
    (a) disparam mais frequentemente.
    (b) possuem maiores amplitudes.
    (c) possuem períodos refratários mais longos.

18. Uma vez que as ondas sonoras tenham sido transformadas em sinais elétricos na cóclea, os neurônios sensoriais transferem a informação para o _____, com colaterais para _____ e _____. A via auditiva principal faz sinapse no _____ e _____ antes de finalmente se projetar para o _____, no _____.

19. As partes do aparelho vestibular que informam ao nosso cérebro sobre os nossos movimentos no espaço são os _____, os quais detectam a rotação, e os órgãos _____, que respondem às forças lineares.

20. Liste as seguintes estruturas na sequência na qual um feixe de luz que entra no olho as encontrará: (a) humor aquoso; (b) córnea; (c) lente; (d) pupila e (e) retina.

21. As três cores primárias da visão são _____, _____ e _____. A luz branca contendo essas cores estimula os fotorreceptores, denominados _____. A falta de capacidade para distinguir algumas cores é denominada _____.

22. Cite seis tipos celulares encontrados na retina e descreva brevemente as suas funções.

Nível dois   Revisando conceitos

23. Compare e diferencie:
    (a) sentidos somáticos e sentidos especiais.
    (b) diferentes tipos de receptores táteis em relação à sua estrutura, tamanho e localização.
    (c) a transmissão de uma dor aguda localizada e a transmissão de uma dor difusa e surda (inclua na discussão os tipos particulares de fibras envolvidas, bem como a presença ou ausência de mielina).
    (d) as formas de perda da audição.
    (e) a convergência de neurônios na retina e a convergência de neurônios somatossensoriais primários.

24. Desenhe três receptores do tato que possuam campos receptivos sobrepostos (ver Fig. 10.2) e numere os campos de 1 a 3. Desenhe um neurônio sensorial primário e um secundário para cada receptor, de modo que tenham vias ascendentes separadas para o córtex. Utilize a informação do seu esquema para responder a esta questão: quantas regiões diferentes da pele o cérebro pode distinguir usando a entrada sensorial proveniente desses três receptores?

25. Descreva as vias neurais que ligam a dor com o estresse emocional, a náusea e o vômito.

26. Trace a via neural envolvida na olfação. O que é G_{olf}?

27. Compare os modelos atuais de transdução de sinal nos botões gustatórios para ligantes salgado/ácido e ligantes doce/amargo/umami.

28. Coloque as seguintes estruturas na ordem em que uma onda sonora as encontraria: (a) aurícula (pina), (b) ducto coclear, (c) estribo, (d) canais iônicos, (e) janela oval, (f) células pilosas/estereocílios, (g) membrana timpânica, (h) bigorna, (i) rampa do vestíbulo e (j) martelo.

29. Esquematize as estruturas e os receptores para o equilíbrio do aparelho vestibular. Identifique seus componentes. Descreva brevemente como eles funcionam para informar ao cérebro o movimento.

30. Explique como ocorre a acomodação no olho. Como é chamada a perda da acomodação?

31. Liste os quatro problemas mais comuns da visão e explique como ocorrem.

32. Explique como a intensidade e a duração de um estímulo são codificadas para que o estímulo possa ser interpretado pelo cérebro. (Lembre-se, potenciais de ação são fenômenos tudo ou nada.)

33. Faça uma tabela dos sentidos especiais. Na primeira coluna, escreva estes estímulos: som, ficar em pé em um barco, luz, um sabor e um aroma. Na segunda coluna, descreva a localização do receptor de cada sentido. Na terceira coluna, descreva a estrutura e as propriedades de cada receptor. Na última coluna, cite o nome dos nervos cranianos que conduzem cada uma das sensações para o encéfalo. (p. 288)

34. Faça um mapa com os seguintes termos relacionados à visão. Se quiser, acrescente outros termos.

Mapa 1

• reflexo de aco-modação	• profundidade de campo	• lente
• visão binocular	• campo de visão	• mácula lútea
• ponto cego	• ponto focal	• quiasma óptico
• músculo ciliar	• fóvea central	• disco óptico
• córnea	• íris	• nervo óptico
• nervo craniano III	• corpo (núcleo) geniculado lateral	• fototransdução
• reflexo pupilar	• córtex visual	• zônula ciliar
• retina		• campo visual

Mapa 2: a retina

• células amácrinas	• células ganglionares	• epitélio pigmentado
• células bipolares	• células horizontais	• retinal
• descoramento	• melanina	• rodopsina
• GMPc	• melanopsina	• bastonetes
• cones	• opsina	• transducina

Nível três Solucionando problemas

35. Você está fincando duas agulhas no braço de um colega que está com os olhos vendados (com a permissão dele). Algumas vezes o seu colega diz que você está usando as duas agulhas. Contudo, em outras áreas menos sensíveis, o seu colega acha que você está usando apenas uma agulha. Que sentido você está testando? Quais receptores estão sendo estimulados? Explique por que às vezes o seu colega sente apenas uma agulha.

36. O consumo de álcool deprime o sistema nervoso e o aparelho vestibular. Em uma análise da sobriedade, policiais utilizam essa informação para determinar se um indivíduo está embriagado. Que tipo de teste você poderia sugerir para evidenciar a inibição?

37. Frequentemente, crianças são levadas ao médico por apresentar problemas de fala. Se você fosse um médico, que sentido você testaria primeiro nesses pacientes e por quê?

38. Um médico coloca luz brilhante no olho esquerdo do paciente e nenhuma pupila se contrai. Já no olho direito, a luz provoca um reflexo consensual normal. Qual problema na via reflexa poderia explicar essa observação?

39. Um optometrista quer examinar a retina de um paciente. Quais das seguintes classes de fármacos podem dilatar a pupila? Explique por que você escolheu ou não cada opção.
    (a) Um simpatomimético (mimetizar=imitar).
    (b) Um antagonista muscarínico.
    (c) Um agonista colinérgico.
    (d) Um anticolinesterásico.
    (e) Um agonista nicotínico.

40. A íris do olho tem dois grupos de músculos antagonistas, um para dilatação e outro para constrição. Um conjunto de músculos é radial (irradiando-se a partir do centro da pupila) e o outro é circular. Desenhe uma íris e uma pupila e distribua os músculos, de modo que a contração de um grupo de músculos provoque constrição pupilar e a contração do outro grupo, dilatação.

41. À medida que as pessoas envelhecem, sua habilidade de ver à noite diminui. Que alterações na retina explicariam isso?

Nível quatro Problemas quantitativos

42. A relação entre comprimento focal (F) de uma lente, distância do objeto (P) e distância da imagem ou ponto focal (Q) é $1/F = 1/P + 1/Q$. Considere que a distância da lente à retina é de 20 mm.
    (a) Para uma distância do objeto, $P = \infty$ e $1/\infty = 0$. Se Pavi vê um objeto distante em foco, qual é o comprimento focal da sua lente, em metros?
    (b) Se o objeto se move para 30,48 cm à frente da lente de Pavi, e a lente não muda sua forma, qual é a distância da imagem? O que deve acontecer com a lente de Pavi para colocar em foco a imagem mais próxima?

As respostas para as questões de Revisando conceitos, Figuras, Questões gráficas e Questões para revisão ao final do capítulo podem ser encontradas no Apêndice A (p. A-1).

11

Divisão Eferente do Sistema Nervoso: controle motor autonômico e somático

Como muitas células do sistema nervoso autônomo atuam em conjunto, elas precisam renunciar à sua independência para funcionar como um todo, de modo integrado.

Otto Appenzeller e Emilio Oribe, em *The Autonomic Nervous System*, 1997.

Fibras musculares e terminações dos neurônios motores na região das junções neuromusculares.

O piquenique estava ótimo. Você agora está sonolento, deitado na grama, sob os raios quentes do sol da primavera, digerindo a sua refeição. De repente, sente algo se movendo sobre a sua perna. Você abre os olhos e, assim que eles se ajustam ao brilho da luz, você vê uma cobra de aproximadamente 1 metro de comprimento deslizando sobre o seu pé. Mais por instinto do que por razão, você chuta a cobra para longe e pula rapidamente para cima da mesa de piquenique mais próxima, o lugar mais seguro naquele momento. Você está respirando profundamente e seu coração está acelerado.

Em menos de um segundo, o seu corpo passou de um estado tranquilo de repouso e digestão para um estado de pânico e agitação. Como isso foi possível? A resposta está na reação reflexa de luta ou fuga, integrada e coordenada pelo sistema nervoso central (SNC) e realizada pela porção eferente do sistema nervoso periférico (SNP). Os neurônios eferentes levam comandos rápidos do SNC para os músculos e glândulas do nosso corpo. Essa informação é levada pelos *nervos*, que são feixes de axônios. Alguns nervos, chamados de *nervos mistos*, também transportam informações sensoriais através das fibras aferentes (p. 231).

A porção eferente do SNP pode ser subdividida na parte composta pelos **neurônios motores somáticos**, os quais controlam os músculos esqueléticos, e na parte composta pelos **neurônios autonômicos**, os quais controlam os músculos liso e cardíaco, diversas glândulas e parte do tecido adiposo. O sistema motor somático e o sistema nervoso autônomo são algumas vezes chamados de divisões voluntária e involuntária do sistema nervoso, respectivamente. Entretanto, essa diferenciação nem sempre é verdadeira. A maior parte dos movimentos controlados pelo sistema motor somático é voluntária e consciente. No entanto, alguns movimentos reflexos que dependem da musculatura esquelética, como a deglutição e o reflexo patelar, são involuntários. Os reflexos autonômicos são, sobretudo, involuntários, mas é possível utilizar um treinamento em bioretroalimentação para aprender a modular algumas funções autonômicas, como frequência cardíaca e pressão arterial.

Iniciaremos o nosso estudo da divisão eferente do SNP examinando o sistema nervoso autônomo. A seguir, estudaremos o sistema motor somático, como preparação para o estudo dos músculos (Capítulo 12).

SOLUCIONANDO O **PROBLEMA** | Um vício poderoso

Todos os dias, mais de 1,3 bilhão de pessoas no mundo consome intencionalmente uma substância química que mata cerca de 5 milhões de pessoas por ano. Por que essas pessoas estariam se envenenando intencionalmente? Se você pensou que esta substância química é a nicotina, já acertou parte da resposta. A nicotina, uma das mais de 4 mil substâncias químicas encontradas no tabaco, tem grande poder de produzir dependência. A dependência é tão poderosa que somente 20% dos fumantes são capazes de parar de fumar na primeira tentativa. Shanika, fumante há 6 anos, está tentando parar de fumar pela segunda vez. Dessa vez, suas chances são melhores, pois ela marcou uma consulta com um médico para discutir todas as opções disponíveis para ajudá-la a vencer a dependência à nicotina e ao cigarro.

359 361 363 367 371 373

O SISTEMA NERVOSO AUTÔNOMO

A divisão autônoma do sistema nervoso eferente (sinteticamente, *sistema nervoso autônomo*) também é conhecida, na literatura mais antiga, como *sistema nervoso vegetativo*, com base na observação de que sua função não está sob controle voluntário. Os termos *autonômico* ou *autônomo* têm a mesma raiz e significam *independente ("governar a si próprio")*. O sistema nervoso autônomo também é denominado *sistema nervoso visceral*, devido ao controle que exerce sobre os órgãos internos ou vísceras.

O sistema nervoso autônomo é subdividido em **divisões simpática** e **parassimpática** (comumente chamadas de *sistema nervoso simpático* e *sistema nervoso parassimpático*). As primeiras descrições do sistema simpático foram feitas pelo médico grego Cláudio Galeno (130-200 d.C.), famoso por sua compilação de anatomia, fisiologia e medicina, como eram conhecidas na época. Como resultado de suas dissecações, Galeno propôs que os "espíritos animais" fluíam do cérebro para os tecidos através de nervos ocos, criando "simpatia" entre as diferentes partes do corpo. A "simpatia" de Galeno, posteriormente, deu origem ao nome da subdivisão simpática do sistema nervoso. O prefixo *para-*, adicionado à divisão parassimpática, significa *ao lado de* ou *junto a*.

Os sistemas simpático e parassimpático podem ser diferenciados anatomicamente, mas não há uma maneira simples de separar as ações dessas duas divisões do sistema nervoso autônomo sobre os seus órgãos-alvo. A melhor forma de distinguir as duas divisões é de acordo com o tipo de situação na qual elas estão mais ativas. A cena do piquenique, no início do capítulo, ilustra os dois extremos nos quais as divisões simpática e parassimpática atuam. Se você está descansando tranquilamente após uma refeição, o parassimpático está no comando, assumindo o controle de atividades rotineiras, como a digestão. Consequentemente, os neurônios parassimpáticos são, às vezes, considerados como controladores das funções de "repouso e digestão".

Em contrapartida, o simpático está no comando durante situações estressantes, como o aparecimento da cobra, que é uma ameaça em potencial. O exemplo mais marcante da ativação simpática é a resposta generalizada de **luta ou fuga**, na qual o encéfalo dispara uma descarga simpática maciça e simultânea em todo o corpo. Quando o corpo se prepara para lutar ou fugir, o coração acelera, os vasos sanguíneos dos músculos das pernas, dos braços e do coração dilatam, e o fígado começa a liberar glicose para fornecer energia para a contração muscular. Nessa situação, quando a vida está em perigo, a digestão torna-se um processo de menor importância, e o sangue é desviado do trato gastrintestinal para os músculos esqueléticos.

A descarga simpática maciça, que ocorre em situações de luta ou fuga, é mediada pelo hipotálamo e é uma reação corporal generalizada em resposta a um evento crítico. Se você já se assustou com o barulho de uma freada brusca ou com um barulho repentino no meio da escuridão, então você sabe muito bem o quão rapidamente o sistema nervoso pode influenciar os diversos sistemas fisiológicos. Entretanto, a maioria das respostas simpáticas não são reações generalizadas de luta ou fuga e, o que é mais importante, a ativação de uma via simpática não ativa automaticamente todas as outras.

Contudo, o papel do sistema nervoso simpático nas atividades da vida cotidiana é tão importante quanto a resposta de luta ou fuga. Por exemplo, uma função essencial do simpático é o controle do fluxo sanguíneo tecidual. Durante a maior par-

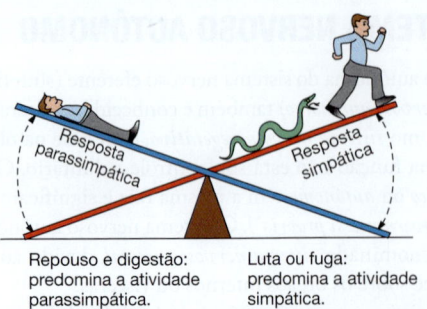

FIGURA 11.1   O sistema nervoso autônomo. A homeostasia depende de um equilíbrio dinâmico entre as divisões autônomas.

te do tempo, o controle autonômico das funções corporais atua como uma "gangorra", alternando "subidas e descidas" (aumento e redução de atividade) entre as divisões simpática e parassimpática. Dessa forma, as duas divisões cooperam para manter a sintonia-fina de diversos processos fisiológicos (**FIG. 11.1**). Apenas ocasionalmente, como no exemplo da luta ou fuga, a gangorra desloca-se apenas para um extremo ou para o outro.

REVISANDO **CONCEITOS**	1. Quais os dois componentes da divisão aferente do sistema nervoso?
	2. O sistema nervoso central é formado pelo _____ e pela _____.

Os reflexos autonômicos são importantes para a manutenção da homeostasia

O sistema nervoso autônomo trabalha em estreita colaboração com o sistema endócrino e com o sistema de controle dos comportamentos (p. 291) para manter a homeostasia no corpo. A informação sensorial proveniente do sistema somatossensorial e dos receptores viscerais segue para os centros de controle homeostático, localizados no hipotálamo, na ponte e no bulbo (**FIG. 11.2**). Esses centros monitoram e regulam funções importantes, como a pressão arterial, a temperatura corporal e o equilíbrio hídrico (**FIG. 11.3**).

O hipotálamo também contém neurônios que funcionam como sensores, como os *osmorreceptores*, que monitoram a osmolaridade, e os *termorreceptores*, que monitoram a temperatura corporal. Os impulsos motores do hipotálamo e do tronco encefálico produzem respostas autonômicas, endócrinas e comportamentais, como beber, procurar alimento e regular a temperatura (sair de um local quente, vestir um casaco). Essas respostas comportamentais são integradas em centros encefálicos responsáveis pelos comportamentos motivados e pelo controle do movimento.

Além disso, a informação sensorial integrada no córtex cerebral e no sistema límbico pode produzir emoções que influenciam as respostas autonômicas, como ilustra a Figura 11.2. Ficar vermelho de vergonha, desmaiar ao ver uma agulha de injeção e a sensação de "frio na barriga" são todos exemplos de influências emocionais sobre as funções autonômicas. A compreensão dos mecanismos de controle hormonal e autonômico dos sistemas corporais é a chave para entender a manutenção da homeostasia em praticamente todos os órgãos do corpo.

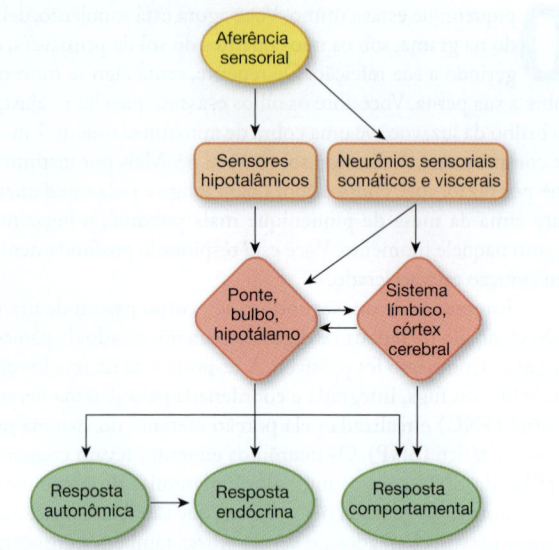

FIGURA 11.2   Integração da função autonômica. O hipotálamo, a ponte e o bulbo iniciam respostas autonômicas, endócrinas e comportamentais.

Alguns reflexos autonômicos podem ocorrer independentemente das influências encefálicas. Estes *reflexos espinais* (Fig. 9.7, p. 285) incluem a micção, a defecação e a ereção peniana – funções corporais que podem ser influenciadas por vias descendentes do encéfalo, mas não necessitam obrigatoriamente dessas informações descendentes. Por exemplo, as pessoas com lesão da medula espinal que perdem a comunicação entre o encéfalo e a medula espinal podem conservar alguns reflexos espinais, mas perdem a capacidade de percebê-los ou controlá-los.

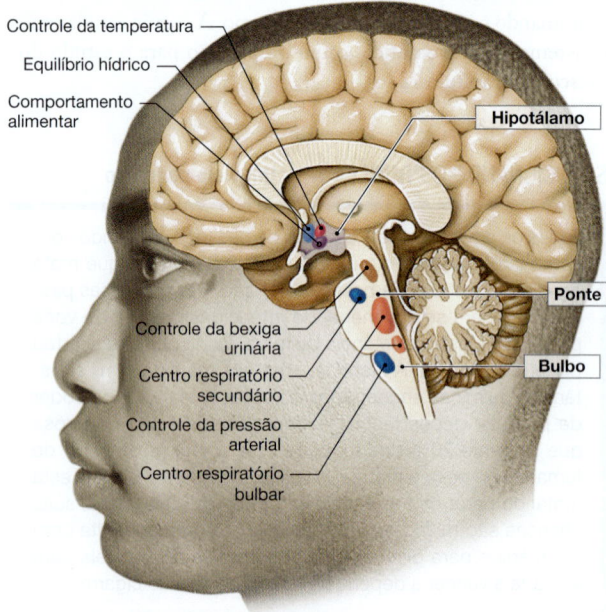

FIGURA 11.3   Centros de controle autonômico.

SOLUCIONANDO O **PROBLEMA**

Os neurocientistas aprenderam que os comportamentos aditivos se desenvolvem porque certas substâncias químicas atuam no encéfalo como reforçadores positivos, gerando dependências física e psicológica. A nicotina é uma droga de abuso que aumenta a liberação de dopamina nos centros de recompensa do cérebro, produzindo a sensação de prazer. Com o tempo, o cérebro também começa a associar os aspectos sociais do tabagismo com o prazer, uma resposta condicionada que torna difícil o abandono do vício. Se o fumante parar de fumar, ele pode sofrer os sintomas físicos desagradáveis da abstinência, incluindo letargia, fome e irritabilidade.

P1: *Para evitar os sintomas da abstinência, as pessoas não param de fumar, o que resulta em níveis sanguíneos cronicamente elevados de nicotina. A nicotina liga-se aos receptores nicotínicos da acetilcolina (nAChR). Qual é a resposta usual das células cronicamente expostas a concentrações elevadas de uma molécula sinalizadora?* (*Dica: p. 181.*)

(359) **361** (363) (367) (371) (373)

O mecanismo de controle antagonista é uma característica do sistema nervoso autônomo

As divisões simpática e parassimpática do sistema nervoso autônomo apresentam as quatro propriedades de controle da homeostasia descritas por Walter Cannon: (1) preservação das condições do meio interno, (2) regulação para cima ou para baixo (*up* ou *down-regulation*) por controle tônico, (3) controle antagonista e (4) sinais químicos com diferentes efeitos em diferentes tecidos (p. 182).

Muitos órgãos internos estão sob *controle antagonista*, no qual uma das divisões autônomas é excitatória, e a outra, inibidora (ver tabela à direita na Fig. 11.5). Por exemplo, a inervação simpática aumenta a frequência cardíaca, e a estimulação parassimpática a diminui. Consequentemente, a frequência cardíaca pode ser regulada alterando-se as proporções relativas dos controles simpático e parassimpático.

As glândulas sudoríparas e a musculatura lisa da maioria dos vasos sanguíneos são exceções à inervação antagonista dupla. Esses tecidos são inervados somente pela divisão simpática e dependem estritamente do controle tônico (aumento ou redução desse "tônus simpático").

As duas divisões autônomas normalmente atuam de modo antagônico no controle de um determinado tecido-alvo. Entretanto, às vezes, eles atuam de maneira cooperativa em diferentes tecidos para atingir um objetivo. Por exemplo, o aumento do fluxo sanguíneo necessário para a ereção peniana está sob o controle da divisão parassimpática, porém a contração muscular necessária para a ejaculação do sêmen é controlada pela divisão simpática.

Em algumas vias autônomas, a resposta do tecido-alvo é determinada pelos receptores específicos para os neurotransmissores. Por exemplo, a maior parte dos vasos sanguíneos contém apenas um tipo de *receptor adrenérgico* (p. 256), cuja ativação produz a contração da musculatura lisa (vasoconstrição). Todavia, alguns vasos sanguíneos também contêm um segundo tipo de receptor adrenérgico que produz relaxamento da musculatura lisa (vasodilatação). Os dois tipos de receptores são ativados pelas catecolaminas noradrenalina e adrenalina (p. 206). Assim, nesses vasos sanguíneos, quem determina a resposta é o tipo de receptor adrenérgico, e não o sinal químico (neurotransmissor) por si só (p. 182).

REVISANDO CONCEITOS

3. Defina homeostasia.

As vias autonômicas são formadas por dois neurônios eferentes dispostos em série

Todas as vias autonômicas (simpáticas e parassimpáticas) são formadas por dois neurônios em série (**FIG. 11.4**). O primeiro neurônio, chamado de **pré-ganglionar**, sai do sistema nervoso central (SNC) e projeta-se para um **gânglio autônomo**, localizado fora do SNC. No gânglio, o neurônio pré-ganglionar faz sinapse com um segundo neurônio, chamado de neurônio **pós-ganglionar**. O corpo celular do neurônio pós-ganglionar localiza-se no gânglio autônomo, e o seu axônio projeta-se para o tecido-alvo. (Um *gânglio* é um conjunto de corpos celulares de neurônios localizados fora do SNC. O conjunto equivalente localizado dentro do SNC é conhecido como *núcleo* [p. 233]).

A *divergência* (p. 260) é uma característica importante das vias autonômicas. Em geral, cada neurônio pré-ganglionar que chega em um gânglio faz sinapse com 8 a 9 neurônios pós-ganglionares. Alguns podem fazer sinapse com até 32 neurônios pós-ganglionares. Cada neurônio pós-ganglionar pode inervar um alvo diferente, ou seja, um único sinal do SNC pode afetar simultaneamente um grande número de células-alvo.

Na visão tradicional da divisão autônoma, os gânglios autonômicos eram considerados simplesmente uma estação de retransmissão que transferia os sinais dos neurônios pré-ganglionares para os neurônios pós-ganglionares. Contudo, hoje se sabe que os gânglios são mais do que um simples conjunto de terminais axonais e corpos neuronais: eles também contêm neurônios que se localizam completamente dentro do próprio gânglio. Esses neurônios permitem que os gânglios autonômicos atuem como minicentros de integração, recebendo sinais sensoriais da periferia do corpo e modulando sinais motores autonômicos para os tecidos-alvo. Provavelmente, essa disposição permite que um reflexo seja integrado totalmente dentro de um gânglio, sem o envolvimento do SNC. Esse padrão de controle também está presente no sistema nervoso entérico (p. 228), que será discutido no capítulo do sistema digestório (Capítulo 21).

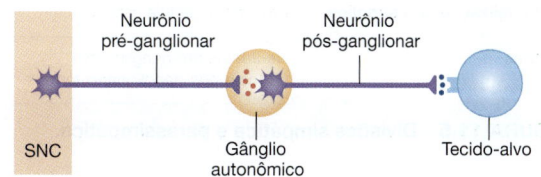

FIGURA 11.4 Vias autonômicas. As vias autonômicas são formadas por dois neurônios que fazem sinapse em um gânglio autonômico.

O sistema nervoso autônomo

O sistema nervoso autônomo possui duas
divisões: a divisão simpática e a divisão
parassimpática.

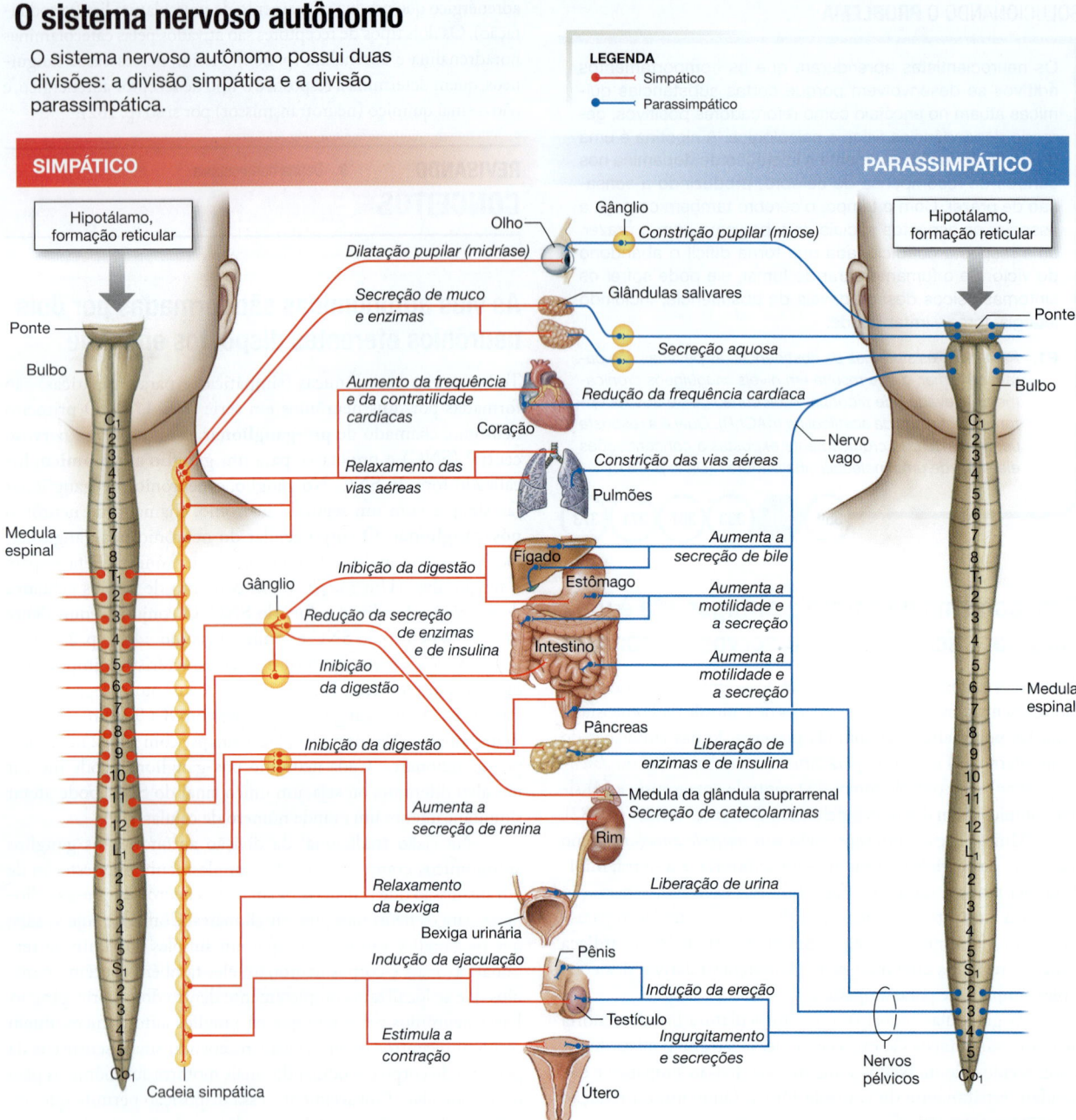

Característica	Simpático		Parassimpático
Local de origem no SNC	Segmentos torácicos e lombares da medula espinal		Tronco encefálico e segmentos sacrais da medula espinal
Localização dos gânglios	Próximo à medula espinal		Próximos ou sobre os órgãos-alvo
Vias	Neurônios pré-ganglionares curtos e pós-ganglionares longos		Neurônios pré-ganglionares longos e pós-ganglionares curtos

FIGURA 11.5 Divisões simpática e parassimpática.

Respostas simpáticas e parassimpáticas

Apesar de as divisões simpática e parassimpática normalmente inervarem os mesmos órgãos e tecidos, geralmente elas produzem efeitos opostos.

Órgão efetor	Resposta simpática	Receptor adrenérgico	Resposta parassimpática**
Pupila	Dilatação	α	Constrição
Glândulas salivares	Muco, enzimas	α e β_2	Secreção aquosa
Coração	Aumenta a frequência e a força de contração	β_1	Redução da frequência
Arteríolas e veias	Constrição Dilatação	α β_2	– –
Pulmões	Dilatação dos bronquíolos	β_2*	Constrição dos bronquíolos
Trato digestório	Diminui a motilidade e a secreção	α, β_2	Aumenta a motilidade e a secreção
Pâncreas exócrino	Diminui a secreção de enzimas	α	Aumenta a secreção de enzimas
Pâncreas endócrino	Inibe a secreção de insulina	α	Estimula a secreção de insulina
Medula da glândula suprarrenal	Secreta catecolaminas	–	– –
Rim	Aumenta a secreção de renina	β_1	– –
Bexiga urinária	Retenção da urina	α, β_2	Liberação de urina
Tecido adiposo	Mobilização dos lipídeos	β_3	– –
Órgãos sexuais masculinos e femininos	Ejaculação (homem)	α	Ereção
Útero	Depende do estágio do ciclo	α, β_2	Depende do estágio do ciclo
Tecido linfoide	Normalmente inibidora	α, β_2	– –
	*Somente adrenalina hormonal.		**Todas as respostas parassimpáticas são mediadas por receptores muscarínicos.

Q QUESTÕES DA FIGURA

1. Qual a vantagem de a cadeia simpática possuir gânglios interligados?

2. Quais são os órgãos controlados de maneira antagônica pelas divisões simpática e parassimpática? Quais são controlados de maneira cooperativa, com as duas divisões contribuindo para a mesma função?

SOLUCIONANDO O **PROBLEMA**

O médico de Shanika a parabenizou por mais uma tentativa para parar de fumar. Ele explicou que a probabilidade de sucesso é maior quando o fumante usa uma combinação de estratégias de mudança de comportamento associada ao tratamento farmacológico. Atualmente, existem três tipos de tratamentos farmacológicos utilizados no combate ao tabagismo: terapia de reposição de nicotina, bupropiona e vareniclina. A bupropiona é um inibidor da recaptação de monoaminas (dopamina, serotonina e noradrenalina) pelos neurônios, mimetizando os efeitos da nicotina. A vareniclina liga-se aos receptores colinérgicos do tipo nicotínico (nAChR). Os receptores nicotínicos são encontrados em todo o sistema nervoso, e evidências sugerem que a ativação dos nAChR pela nicotina em certas regiões do encéfalo tem um papel-chave na dependência à nicotina.

P2: *Os receptores colinérgicos são classificados como nicotínicos ou muscarínicos, com base nas moléculas agonistas que se ligam a eles. O que ocorre em uma célula pós-sináptica quando a nicotina, em vez da ACh, liga-se ao receptor colinérgico nicotínico?*

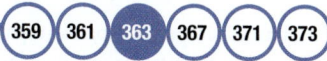 359 361 **363** 367 371 373

As divisões simpática e parassimpática originam-se em regiões diferentes

Como as duas divisões autônomas diferem anatomicamente? As principais diferenças anatômicas são (1) o ponto de origem da via no SNC e (2) a localização dos gânglios autonômicos. Como mostrado na **FIGURA 11.5**, a maioria das vias simpáticas (em vermelho) tem origem nas regiões torácica e lombar da medula espinal. Os *gânglios simpáticos* são encontrados principalmente em duas cadeias dispostas ao longo de ambos os lados da coluna vertebral, com gânglios adicionais ao longo da aorta descendente. Nervos longos (formados pelos axônios dos neurônios pós-ganglionares) projetam-se dos gânglios para os tecidos-alvo. Tendo em vista que a maior parte dos gânglios simpáticos se localiza próximo da medula espinal, as vias simpáticas normalmente possuem neurônios pré-ganglionares curtos e neurônios pós-ganglionares longos.

Muitas vias parassimpáticas (mostradas em azul na Fig. 11.5) se originam no tronco encefálico, e seus axônios deixam o encéfalo por vários nervos cranianos (p. 288). Outras vias parassimpáticas se originam na região sacral (próxima à extremidade inferior da medula espinal) e controlam os órgãos pélvicos. Em geral, os gânglios parassimpáticos estão localizados muito próximos ou sobre a parede dos órgãos-alvo. Consequentemente, os neurônios pré-ganglionares parassimpáticos possuem axônios longos, ao passo que os neurônios pós-ganglionares parassimpáticos possuem axônios curtos.

A inervação parassimpática direciona-se primariamente para a cabeça, o pescoço e os órgãos internos. O principal nervo parassimpático é o **nervo vago** (nervo craniano X), o qual contém cerca de 75% de todas as fibras parassimpáticas. Esse nervo conduz tanto informação sensorial dos órgãos internos para o encéfalo, quanto informação parassimpática eferente do encéfalo para os órgãos.

A *vagotomia* é um procedimento no qual o nervo vago é cirurgicamente seccionado. Foi uma técnica experimental utilizada no século XIX e início do século XX para estudar os efeitos do sistema nervoso autônomo sobre diferentes órgãos. Durante algum tempo, a vagotomia foi o tratamento preferencial para úlceras gástricas, uma vez que a remoção da inervação parassimpática diminui a secreção de ácido pelo estômago. Entretanto, esse procedimento tem muitos efeitos colaterais indesejáveis e foi substituído por tratamentos farmacológicos que têm ações mais específicas.

REVISANDO CONCEITOS

4. Um nervo que conduz tanto informações sensoriais quanto motoras é chamado de nervo _____.

5. Cite, em ordem, os nomes das quatro regiões da medula espinal, iniciando com a região mais próxima ao tronco encefálico.

O sistema nervoso autônomo utiliza diversos sinais químicos

As divisões simpática e parassimpática podem ser diferenciadas neuroquimicamente por seus neurotransmissores e receptores, utilizando-se as regras apresentadas abaixo e na figura **FIGURA 11.6**:

1. Tanto os neurônios pré-ganglionares simpáticos quanto os parassimpáticos liberam acetilcolina (ACh) como neurotransmissor, o qual atua sobre os *receptores colinérgicos nicotínicos* (nAChR) dos neurônios pós-ganglionares (p. 257).

2. A maioria dos neurônios pós-ganglionares simpáticos secreta noradrenalina (NA), a qual atua sobre os *receptores adrenérgicos* das células-alvo.

3. A maioria dos neurônios pós-ganglionares parassimpáticos secreta acetilcolina, a qual atua sobre os *receptores colinérgicos muscarínicos* (mAChR) das células-alvo.

No entanto, existem algumas exceções a essas regras. Alguns neurônios pós-ganglionares simpáticos, como aqueles que inervam as glândulas sudoríparas, secretam ACh, em vez de noradrenalina. Por isso, esses neurônios são chamados de *neurônios simpáticos colinérgicos*.

Um pequeno número de neurônios autonômicos não secreta nem noradrenalina, nem acetilcolina, sendo conhecidos como *neurônios não adrenérgicos não colinérgicos*. Algumas das substâncias químicas que eles utilizam como neurotransmissores incluem a substância P, a somatostatina, o peptídeo intestinal vasoativo (VIP), a adenosina, o óxido nítrico e o ATP. Os neurônios não adrenérgicos não colinérgicos são associados às divisões simpática ou parassimpática de acordo com o local onde suas fibras pré-ganglionares saem da medula espinal.

As vias autonômicas controlam os músculos liso e cardíaco e as glândulas

Os alvos dos neurônios autonômicos são os músculos liso e cardíaco, muitas glândulas exócrinas, algumas glândulas endócrinas, tecidos linfáticos e parte do tecido adiposo. A sinapse entre um neurônio pós-ganglionar autonômico e a sua célula-alvo é cha-

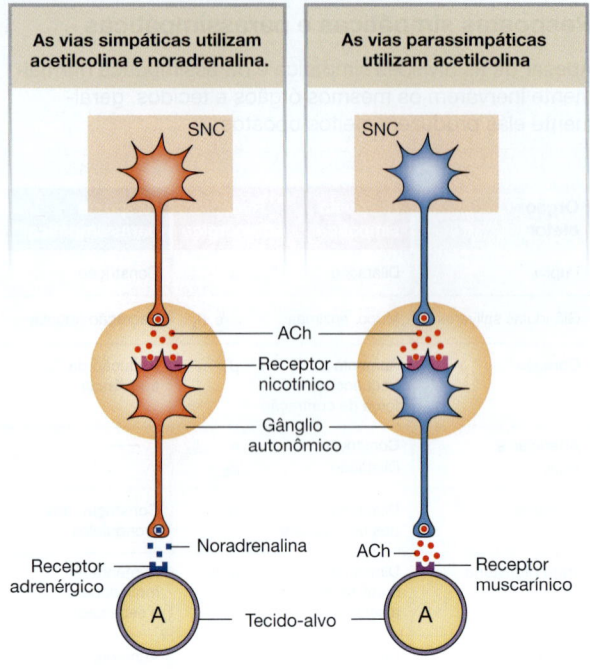

As vias simpáticas utilizam acetilcolina e noradrenalina.

As vias parassimpáticas utilizam acetilcolina

SNC — SNC — ACh — Receptor nicotínico — Gânglio autonômico — Noradrenalina — Receptor adrenérgico — ACh — Receptor muscarínico — Tecido-alvo

Q QUESTÕES DA FIGURA

1. Identifique os:
   - neurônios colinérgicos;
   - neurônios adrenérgicos;
   - neurônios pré-ganglionares;
   - neurônios pós-ganglionares.
2. Qual das vias apresenta os neurônios pré-ganglionares mais longos?
   (*Dica*: ver Fig. 11.5.)

FIGURA 11.6 Neurotransmissores e receptores simpáticos e parassimpáticos.

mada de **junção neuroefetora** (lembre-se que os alvos também são chamados de efetores).

A estrutura de uma sinapse autonômica difere daquela descrita pelo modelo clássico de sinapse (Fig. 8.2f, p. 230). As terminações distais dos axônios pós-ganglionares possuem uma série de áreas alargadas, similares às contas de um colar (**FIG. 11.7a**). Cada uma dessas dilatações bulbosas ("contas") é chamada de **varicosidade** (*varicoso*: anormalmente aumentado; inchado) e contém vesículas preenchidas com neurotransmissor.

Os terminais ramificados do axônio estendem-se ao longo da superfície do tecido-alvo, porém a membrana subjacente da célula-alvo não possui aglomerados de receptores em locais específicos. Em vez disso, o neurotransmissor é simplesmente liberado no líquido intersticial para se difundir até o local onde os receptores estiverem localizados. O resultado é uma forma de comunicação menos direta do que aquela que ocorre entre um neurônio motor somático e o músculo esquelético. A liberação difusa do neurotransmissor autonômico permite que um único neurônio pós-ganglionar possa afetar uma grande área do tecido-alvo.

A liberação dos neurotransmissores autonômicos está sujeita a diferentes tipos de modulação. Por exemplo, as varicosidades simpáticas contêm receptores para hormônios e para sinais parácrinos, como a histamina. Esses moduladores podem

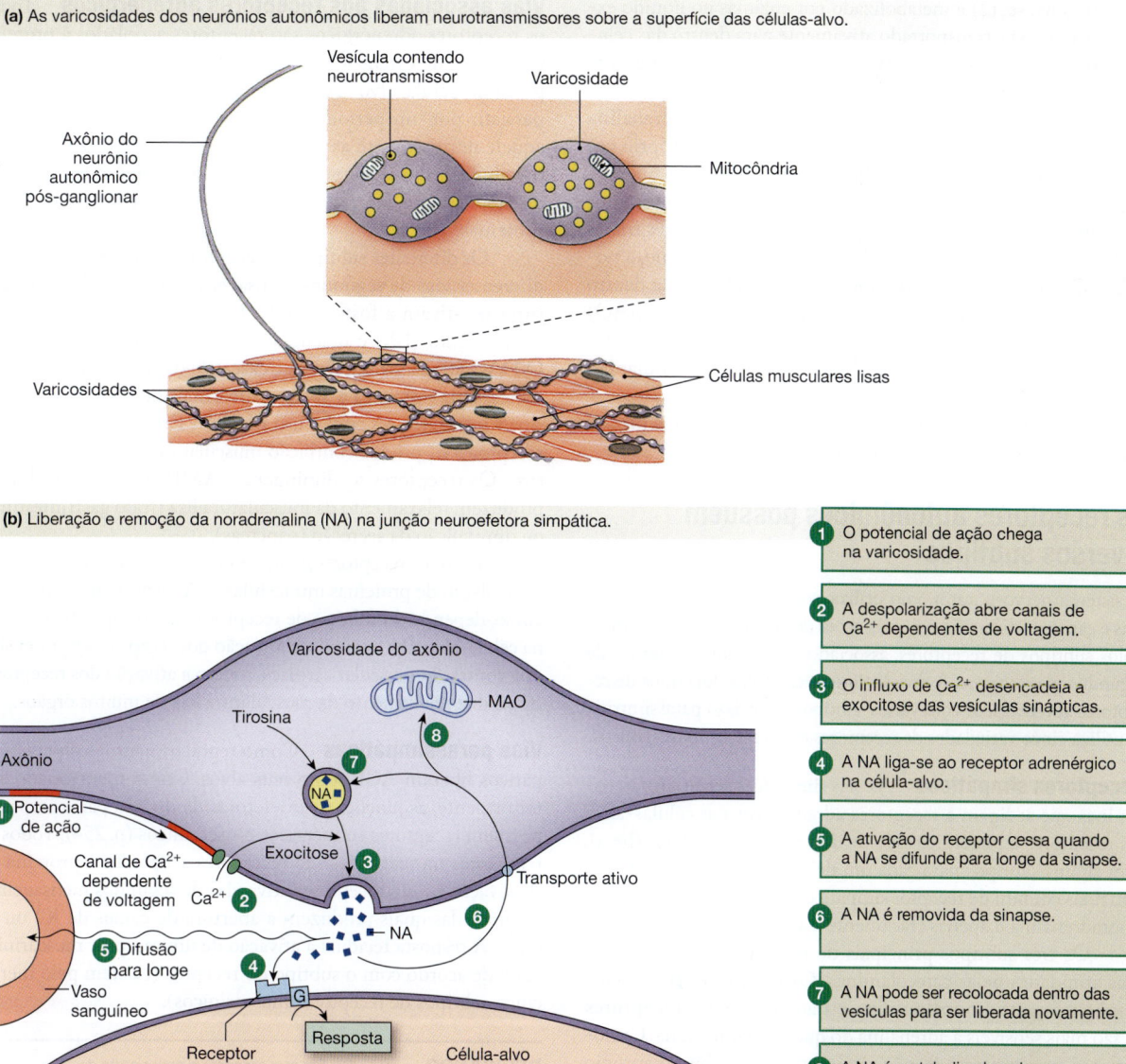

(a) As varicosidades dos neurônios autonômicos liberam neurotransmissores sobre a superfície das células-alvo.

Vesícula contendo neurotransmissor

Varicosidade

Axônio do neurônio autonômico pós-ganglionar

Mitocôndria

Varicosidades

Células musculares lisas

(b) Liberação e remoção da noradrenalina (NA) na junção neuroefetora simpática.

Varicosidade do axônio

Tirosina

MAO

Axônio

Potencial de ação

Canal de Ca^{2+} dependente de voltagem

Ca^{2+}

Exocitose

Transporte ativo

NA

Difusão para longe

Vaso sanguíneo

Receptor adrenérgico

Resposta

Célula-alvo

1. O potencial de ação chega na varicosidade.

2. A despolarização abre canais de Ca^{2+} dependentes de voltagem.

3. O influxo de Ca^{2+} desencadeia a exocitose das vesículas sinápticas.

4. A NA liga-se ao receptor adrenérgico na célula-alvo.

5. A ativação do receptor cessa quando a NA se difunde para longe da sinapse.

6. A NA é removida da sinapse.

7. A NA pode ser recolocada dentro das vesículas para ser liberada novamente.

8. A NA é metabolizada pela monoaminoxidase (MAO).

FIGURA 11.7 **Sinapses autonômicas.**

facilitar ou inibir a liberação do neurotransmissor. Alguns neurônios pré-ganglionares fazem a coliberação de neuropeptídeos e acetilcolina. Os neuropeptídeos atuam como neuromoduladores, produzindo potenciais sinápticos lentos que modificam a atividade dos neurônios pós-ganglionares (p. 261).

Os neurotransmissores autonômicos são sintetizados no axônio

Os principais neurotransmissores autonômicos, acetilcolina e noradrenalina, são sintetizados nas varicosidades do axônio (Fig. 11.7b). Ambos são moléculas pequenas, facilmente sintetizadas por enzimas citoplasmáticas. Os neurotransmissores sintetizados nas varicosidades são empacotados em vesículas sinápticas como forma de armazenamento.

A liberação de neurotransmissores segue o padrão encontrado em outras células: despolarização – sinalização pelo cálcio – exocitose (p. 159). Quando um potencial de ação atinge a varicosidade, os canais de Ca^{2+} dependentes de voltagem abrem-se, o Ca^{2+} entra no neurônio, e o conteúdo das vesículas sinápticas é liberado por exocitose. Após ser liberado na sinapse, o neurotransmissor difunde-se pelo líquido intersticial até encontrar um receptor na célula-alvo ou se afasta da sinapse.

A concentração de neurotransmissor na sinapse é um fator importante no controle autonômico de um alvo: a maior concentração de neurotransmissor está associada a uma resposta mais potente ou mais duradoura. A concentração de neurotransmissor em uma sinapse é influenciada por sua taxa de degradação ou de remoção (Fig. 11.7b). A ativação do receptor pelo neurotransmissor termina quando o neurotransmissor: (1) difunde-se para longe da sinapse, (2) é metabolizado por enzimas no líquido extracelular ou (3) é transportado ativamente para dentro das células próximas à sinapse. A recaptação pelas varicosidades permite que os neurônios reutilizem o neurotransmissor.

Esses passos estão representados para a noradrenalina na Figura 11.7b. A noradrenalina é sintetizada na própria varicosidade, a partir do aminoácido tirosina. Uma vez liberada na sinapse, a noradrenalina pode combinar-se com um receptor adrenérgico na célula-alvo, difundir-se para longe ou ser transportada de volta para a varicosidade. Dentro do neurônio, a noradrenalina reciclada pode ser novamente acondicionada dentro de vesículas ou ser degradada pela **monoaminoxidase** (MAO) – a principal enzima responsável pela degradação das catecolaminas. (Ver Fig. 8.20, p. 260 para uma representação similar em relação à acetilcolina.)

A **TABELA 11.1** compara as características dos dois principais neurotransmissores autonômicos.

Os receptores autonômicos possuem diversos subtipos

O sistema nervoso autônomo utiliza poucos neurotransmissores, mas é capaz de diversificar as suas ações devido à existência de múltiplos subtipos de receptores, associados a diferentes sistemas de segundos mensageiros. A divisão simpática utiliza dois tipos de receptores adrenérgicos com vários subtipos. A divisão parassimpática utiliza cinco variedades de receptores colinérgicos muscarínicos.

Receptores simpáticos   As vias simpáticas secretam catecolaminas que se ligam a receptores adrenérgicos nas células-alvo. Os receptores adrenérgicos são de dois tipos: α (alfa) e β (beta), com alguns subtipos para cada um deles. Os **receptores alfa** – o tipo mais comum de receptor simpático – respondem fortemente à noradrenalina e apenas fracamente à adrenalina (**TAB. 11.2**).

Os três subtipos principais de receptores β diferem em suas afinidades pelas catecolaminas. Os **receptores β_1** respondem igualmente à noradrenalina e à adrenalina. Os **receptores β_2** são mais sensíveis à adrenalina do que à noradrenalina. Curiosamente, os receptores β_2 não são inervados (nenhum neurônio simpático termina próximo a eles), o que limita a sua exposição ao neurotransmissor noradrenalina. Os **receptores β_3**, encontrados principalmente no tecido adiposo, são inervados e mais sensíveis à noradrenalina do que à adrenalina.

Vias associadas aos receptores adrenérgicos   Todos os receptores adrenérgicos são receptores acoplados à proteína G, em vez de canais iônicos (p. 174). Isso faz o início da resposta da célula-alvo ser um pouco mais lento, embora possa persistir por um período de tempo mais prolongado do que aquele normalmente associado ao sistema nervoso. Os efeitos metabólicos duradouros de algumas vias autonômicas resultam da modificação de proteínas existentes ou da síntese de novas proteínas.

Os diferentes subtipos de receptores adrenérgicos utilizam diferentes vias de segundos mensageiros (Tab. 11.2). Os **receptores α_1** ativam a fosfolipase C, levando à produção de inositol trifosfato (IP_3) e diacilglicerol (DAG) (Fig. 6.8b, p. 175). O DAG ativa uma sequência ("cascata") de fosforilações de proteínas. O IP_3 provoca a abertura de canais de Ca^{2+}, produzindo sinais intracelulares com o uso de Ca^{2+}. Em geral, a ativação de receptores α_1 produz contração muscular ou secreção por exocitose. Os receptores α_2 diminuem o AMP cíclico intracelular e produzem relaxamento da musculatura lisa (trato gastrintestinal) ou diminuição da secreção (pâncreas).

Todos os receptores β aumentam o AMP cíclico e ativam a fosforilação de proteínas intracelulares. A resposta da célula-alvo, então, depende do subtipo de receptor e da via específica ativada na célula-alvo. Por exemplo, a ativação dos receptores β_1 intensifica a contração muscular cardíaca, porém a ativação dos receptores β_2 produz relaxamento da musculatura lisa de muitos órgãos.

Vias parassimpáticas   Como regra, os neurônios parassimpáticos liberam ACh sobre seus alvos. Como mencionado anteriormente, as junções neuroefetoras da divisão parassimpática possuem receptores colinérgicos muscarínicos (p. 254). Todos os receptores muscarínicos são receptores acoplados à proteína G. A ativação desses receptores ativa vias de segundos mensageiros, algumas das quais produzem a abertura de canais de K^+ ou de Ca^{2+}. A resposta tecidual à ativação de um receptor muscarínico varia de acordo com o subtipo do receptor (existem pelo menos cinco subtipos de receptores muscarínicos).

REVISANDO CONCEITOS

6. Em que organela a maior parte do Ca^{2+} intracelular é armazenada?

7. Qual enzima (a) converte o ATP em AMPc? (b) Ativa o AMPc? (Fig. 6.8a, p. 175.)

TABELA 11.1	Neurotransmissores autonômicos pós-ganglionares	
	Divisão simpática	**Divisão parassimpática**
Neurotransmissor	Noradrenalina (NA)	Acetilcolina (ACh)
Tipos de receptores	α e β-adrenérgicos	Colinérgico muscarínico
Sintetizado a partir da	Tirosina	Acetil-CoA+colina
Enzima de inativação	Monoaminoxidase (MAO) nas mitocôndrias da varicosidade	Acetilcolinesterase (AChE) na fenda sináptica
Presença de transportadores na membrana da varicosidade para	Noradrenalina	Colina

TABELA 11.2	Propriedades dos receptores adrenérgicos		
Receptor	**Encontrado no(a)**	**Sensibilidade**	**Efeito sobre os sistemas de segundos mensageiros**
α_1	Maioria dos tecidos-alvo simpáticos	NA > A*	Ativa a fosfolipase C
α_2	Trato gastrintestinal e pâncreas	NA > A	Diminui o AMPc
β_1	Músculo cardíaco, rim	NA = A	Aumenta o AMPc
β_2	Alguns vasos sanguíneos e músculo liso de alguns órgãos	A > NA	Aumenta o AMPc
β_3	Tecido adiposo	NA > A	Aumenta o AMPc

*NA, noradrenalina; A, adrenalina.

A medula da glândula suprarrenal secreta catecolaminas

A **medula da glândula suprarrenal** (ou adrenal) é um tecido neuroendócrino associado ao sistema nervoso simpático. Durante o desenvolvimento, o tecido neural destinado a secretar as catecolaminas noradrenalina e adrenalina divide-se em duas entidades funcionais: a divisão simpática do sistema nervoso, a qual secreta noradrenalina, e a medula da glândula suprarrenal, a qual secreta principalmente adrenalina.

A medula da glândula suprarrenal forma a porção mais interna das *glândulas suprarrenais*, as quais se localizam sobre o polo apical de cada rim (**FIG. 11.8a**). Assim como a glândula hipófise, cada glândula suprarrenal é constituída, de fato, por duas glândulas com diferentes origens embrionárias que se fusionam durante o desenvolvimento (Fig. 11.8b). A porção mais externa, o *córtex da glândula suprarrenal*, é uma glândula endócrina verdadeira, com origem epitelial, que secreta hormônios esteroides (p. 80). A medula da glândula suprarrenal, que forma a pequena porção central da glândula, desenvolve-se a partir do mesmo tecido embrionário que origina os neurônios simpáticos e é uma estrutura neurossecretora.

A medula da glândula suprarrenal é descrita frequentemente como um *gânglio simpático modificado*. Os neurônios pré-ganglionares simpáticos projetam-se da medula espinal para a medula da glândula suprarrenal, onde fazem sinapse (Fig. 11.8c). Entretanto, os neurônios pós-ganglionares não possuem axônios, que normalmente se projetariam para as células-alvo. Em vez disso, esses corpos celulares sem axônios, denominados *células cromafins*, secretam o neuro-hormônio adrenalina diretamente no sangue. Em resposta a sinais de alerta provenientes do SNC, a medula da glândula suprarrenal libera grandes quantidades de adrenalina para ser distribuída por todo o corpo, como parte da resposta de luta ou fuga.

REVISANDO CONCEITOS

8. A medula da glândula suprarrenal é mais parecida com a adeno-hipófise ou com a neuro-hipófise? Explique.

9. Tente prever se as células cromafins possuem receptores de ACh nicotínicos ou muscarínicos.

Agonistas e antagonistas autonômicos são importantes na pesquisa e na medicina

O estudo das duas divisões do sistema nervoso autônomo tem se tornado mais fácil com os avanços da biologia molecular. Os genes de muitos receptores autonômicos e seus subtipos estão sendo clonados, permitindo aos pesquisadores a criação de receptores mutantes e o estudo de suas propriedades. Além disso, os pesquisadores têm descoberto ou sintetizado várias moléculas agonistas e antagonistas (**TAB. 11.3**). Agonistas e antagonistas com ação direta se combinam com o receptor-alvo para mimetizar ou bloquear a ação do neurotransmissor. Agonistas e antagonistas com ação indireta atuam alterando a secreção, a recaptação ou a degradação dos neurotransmissores.

Por exemplo, a cocaína é um agonista indireto que bloqueia a recaptação de noradrenalina nos terminais nervosos adrenérgicos, prolongando, assim, o efeito excitatório da noradrenalina na célula-alvo. Isso é demonstrado pelo efeito tóxi-

SOLUCIONANDO O PROBLEMA

A ação da nicotina sobre os nAChR (receptores colinérgicos nicotínicos) é complicada. Normalmente, a exposição crônica das células a um agonista do receptor, como a ACh ou a nicotina, faz a célula regular os seus receptores para baixo (*down-regulation*). Entretanto, um estudo que examinou encéfalos provenientes de autópsias verificou que sujeitos fumantes possuem mais receptores nAChR em suas membranas celulares do que os não fumantes. Esse aumento no número de receptores, ou regulação para cima (*up-regulation*) (p. 181), normalmente ocorre quando as células são expostas de forma crônica a antagonistas dos receptores.

P3: *Apesar de a nicotina e a ACh atuarem a curto prazo como agonistas dos receptores nicotínicos (nAChR), a exposição prolongada dos receptores à ACh fecha, ou dessensibiliza, o canal. Explique como isso poderia explicar a regulação para cima (up-regulation) dos nAChR observada em fumantes.*

P4: *Cite outro canal iônico que se abre em resposta a um estímulo, mas é inativado, fechando-se rapidamente depois disso (p. 245)?*

359 361 363 367 371 373

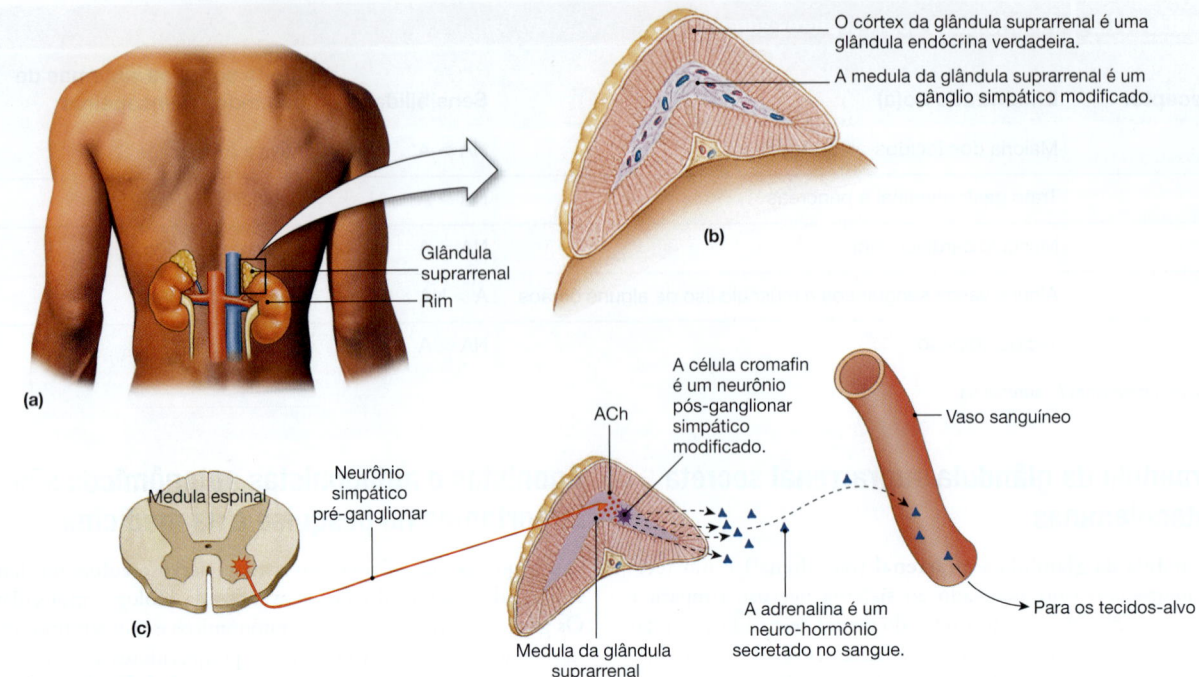

O córtex da glândula suprarrenal é uma glândula endócrina verdadeira.

A medula da glândula suprarrenal é um gânglio simpático modificado.

(b)

(a)

Glândula suprarrenal

Rim

A célula cromafin é um neurônio pós-ganglionar simpático modificado.

ACh

Vaso sanguíneo

Neurônio simpático pré-ganglionar

Medula espinal

(c)

A adrenalina é um neuro-hormônio secretado no sangue.

Para os tecidos-alvo

Medula da glândula suprarrenal

FIGURA 11.8 **A medula da glândula suprarrenal.** A medula da glândula suprarrenal secreta noradrenalina no sangue.

co da cocaína sobre o coração, pois a vasoconstrição dos vasos sanguíneos cardíacos, induzida pelo simpático, pode levar a um infarto do miocárdio. Os inibidores da colinesterase, chamados de *anticolinesterásicos*, são antagonistas indiretos que bloqueiam a degradação da ACh prolongando a meia-vida de cada molécula de ACh. Os *inseticidas organofosforados* tóxicos, como o paration

e o malation, são anticolinesterásicos. Eles matam os insetos por produzirem contração sustentada dos músculos respiratórios, impossibilitando a respiração.

Muitos fármacos utilizados no tratamento da depressão são agonistas com ação indireta que atuam nos transportadores de neurotransmissores presentes na membrana (antidepressivos

TABELA 11.3	Agonistas e antagonistas dos receptores de neurotransmissores			
Tipo de receptor	**Neurotransmissor**	**Agonista**	**Antagonista**	**Agonista/antagonista indireto**
Colinérgicos	Acetilcolina			*Inibidores* da AChE*: neostigmina
Muscarínicos		Muscarina	Atropina, escopolamina	
Nicotínicos		Nicotina	α-bungarotoxina (somente no músculo), TEA (tetra-etilamônio; somente nos gânglios), curare	
Adrenérgicos	Noradrenalina (NA), adrenalina			*Estimuladores da liberação de NA*: efedrina, anfetaminas. *Inibidor da recaptação de NA*: cocaína
Alfa (α)		Fenilefrina	"alfa-bloqueadores"	
Beta (β)		Isoproterenol, albuterol	"Beta-bloqueadores": propranolol (β_1 e β_2), metoprolol (apenas β_1)	

*AChE, acetilcolinesterase.

tricíclicos e inibidores seletivos da recaptação de serotonina) ou em sua metabolização (inibidores da monoamina oxidase). Os fármacos antidepressivos mais antigos que atuam no transporte e metabolismo da noradrenalina (antidepressivos tricíclicos e inibidores da MAO) podem ter efeitos colaterais relacionados a suas ações sobre o sistema nervoso autônomo, incluindo problemas cardiovasculares, constipação, problemas urinários e disfunção sexual. Os inibidores da recaptação de serotonina têm menos efeitos colaterais autonômicos. Alguns dos fármacos mais modernos influenciam a ação de ambos os neurotransmissores, noradrenalina e serotonina.

Muitos dos fármacos mais novos foram desenvolvidos a partir de estudos de agonistas e antagonistas. A descoberta dos receptores adrenérgicos α e β levou ao desenvolvimento de fármacos que bloqueiam apenas um dos tipos de receptores. Os fármacos conhecidos como β-bloqueadores forneceram uma poderosa ferramenta para o tratamento da hipertensão, atualmente uma das doenças mais comuns nos Estados Unidos. Os primeiros antagonistas dos receptores α-adrenérgicos tinham muitos efeitos colaterais indesejáveis, mas atualmente é possível produzir fármacos que atuam sobre subtipos específicos dos receptores. Por exemplo, a tansulosina (Flomax®) é um bloqueador dos receptores alfa-1A-adrenérgicos, encontrados principalmente na musculatura lisa da próstata e da bexiga urinária. O relaxamento desses músculos ajuda a diminuir os sintomas urinários do aumento da próstata.

Disfunções primárias do sistema nervoso autônomo são incomuns

As doenças e disfunções do sistema nervoso autônomo são relativamente raras. A lesão direta (trauma) dos centros de controle hipotalâmicos pode alterar a capacidade do corpo de manter o equilíbrio hídrico ou de regular a temperatura. A disfunção simpática generalizada, ou *disautonomia*, pode resultar de doenças sistêmicas, como câncer e diabetes melito. Há também algumas condições, como a *atrofia de múltiplos sistemas*, na qual há degeneração dos centros de controle da função autonômica, localizados no SNC.

Em muitos casos de disfunção simpática, os sintomas se manifestam principalmente no sistema circulatório, pois a redução da estimulação simpática sobre os vasos sanguíneos ("redução do tônus simpático") resulta em pressão arterial anormalmente baixa. Outros sintomas proeminentes de patologias simpáticas incluem *incontinência* urinária, que é a perda do controle sobre a bexiga, ou *impotência*, que é a incapacidade de produzir ou manter uma ereção peniana.

Ocasionalmente, os pacientes sofrem de disfunção autonômica primária quando há degeneração dos neurônios simpáticos. Em face da redução crônica dos impulsos simpáticos, os tecidos-alvo fazem uma regulação para cima (*up-regulation*) (p. 181), colocando mais receptores na membrana celular para maximizar a resposta da célula à noradrenalina disponível. Esse aumento na abundância de receptores leva à *hipersensibilidade de desnervação*, um estado em que a administração exógena de agonistas adrenérgicos produz uma resposta maior do que a esperada.

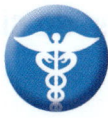

FOCO CLÍNICO

Diabetes: neuropatia autonômica

As disfunções primárias do sistema nervoso autônomo são raras, mas a condição secundária, chamada de **neuropatia autonômica diabética**, é bastante comum. Essa complicação do diabetes geralmente inicia como uma neuropatia sensorial, com formigamento e perda da sensibilidade das mãos e dos pés. Em alguns pacientes, a dor é o sintoma primário. Cerca de 30% dos pacientes diabéticos desenvolvem neuropatias autonômicas, que se manifestam por disfunções dos sistemas circulatório, digestório, urinário e genital (frequência cardíaca anormal, constipação, incontinência, impotência). A causa da neuropatia diabética ainda não está clara. Os pacientes com níveis glicêmicos cronicamente elevados estão mais propensos a desenvolver neuropatias, porém a via metabólica envolvida ainda não foi identificada. Outros fatores que contribuem para a neuropatia incluem estresse oxidativo e reações autoimunes. Atualmente, não há cura para a neuropatia diabética e a única forma de prevenção é o controle dos níveis glicêmicos. O único recurso para os pacientes é o uso de fármacos que controlam os sintomas.

Resumo das divisões simpática e parassimpática

Conforme foi discutido, as divisões do sistema nervoso autônomo possuem algumas características em comum, mas distinguem-se por outras. A maioria dessas características está resumida na **FIGURA 11.9** e comparada na **TABELA 11.4**.

1. Ambas as vias simpática e parassimpática consistem em dois neurônios (pré-ganglionar e pós-ganglionar) dispostos em série. Uma exceção a essa regra é a medula da glândula suprarrenal, na qual os neurônios simpáticos pós-ganglionares foram modificados, formando um órgão neuroendócrino.

2. Todos os neurônios autonômicos pré-ganglionares secretam acetilcolina que se liga a receptores nicotínicos. A maioria dos neurônios simpáticos secreta noradrenalina sobre receptores adrenérgicos. A maioria dos neurônios parassimpáticos secreta acetilcolina que se liga a receptores colinérgicos muscarínicos.

3. As vias simpáticas originam-se nas regiões torácica e lombar da medula espinal. As vias parassimpáticas deixam o SNC pelo tronco encefálico e pela região sacral da medula espinal.

4. A maioria dos gânglios simpáticos localiza-se próximo à medula espinal (são *paravertebrais*). Os gânglios parassimpáticos estão localizados próximos ou dentro dos órgãos-alvo.

5. A divisão simpática controla funções importantes em situações de estresse ou emergência (luta ou fuga). A divisão parassimpática predomina durante atividades de repouso e digestão.

FIGURA 11.9 **CONTEÚDO ESSENCIAL**

Divisões eferentes do sistema nervoso

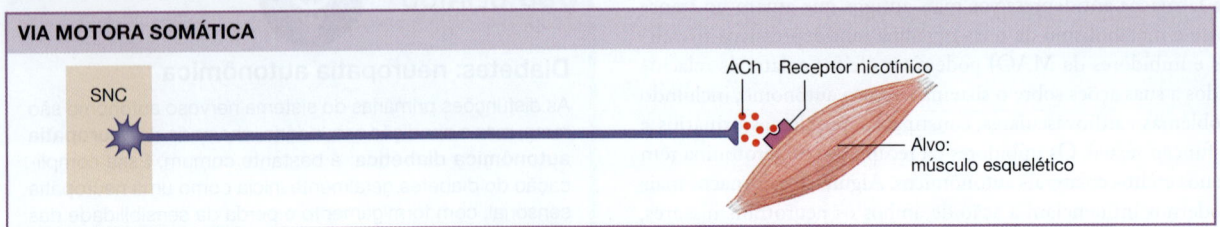

VIA MOTORA SOMÁTICA

ACh   Receptor nicotínico
SNC
Alvo:
músculo esquelético

VIAS AUTONÔMICAS

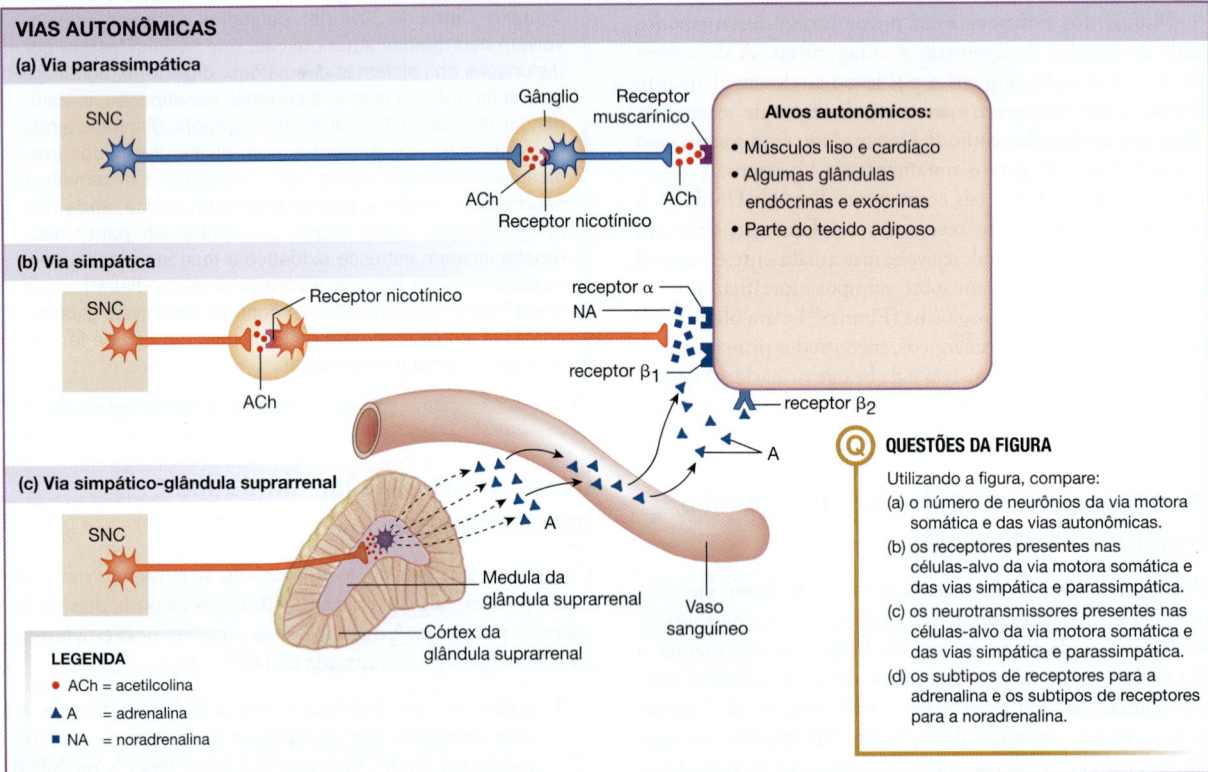

(a) Via parassimpática

Gânglio   Receptor muscarínico
SNC
ACh
Receptor nicotínico   ACh

Alvos autonômicos:
- Músculos liso e cardíaco
- Algumas glândulas endócrinas e exócrinas
- Parte do tecido adiposo

(b) Via simpática

Receptor nicotínico
SNC
ACh
receptor α
NA
receptor β₁
receptor β₂
A

(c) Via simpático-glândula suprarrenal

SNC
A
Medula da glândula suprarrenal
Córtex da glândula suprarrenal
Vaso sanguíneo

LEGENDA
- ● ACh = acetilcolina
- ▲ A = adrenalina
- ■ NA = noradrenalina

Q QUESTÕES DA FIGURA

Utilizando a figura, compare:
(a) o número de neurônios da via motora somática e das vias autonômicas.
(b) os receptores presentes nas células-alvo da via motora somática e das vias simpática e parassimpática.
(c) os neurotransmissores presentes nas células-alvo da via motora somática e das vias simpática e parassimpática.
(d) os subtipos de receptores para a adrenalina e os subtipos de receptores para a noradrenalina.

Comparação entre as divisões eferentes somática e autônoma		
	SISTEMA MOTOR SOMÁTICO	**SISTEMA NERVOSO AUTÔNOMO**
Número de neurônios na via eferente	1	2
Neurotransmissor/receptor na sinapse neurônio-alvo	ACh/nicotínico	ACh/muscarínico ou NA/α- ou β-adrenérgico
Tecido-alvo	Músculo esquelético	Músculos liso e cardíaco; algumas glândulas endócrinas e exócrinas; algum tecido adiposo
Neurotransmissor liberado a partir de	Terminais axonais	Varicosidades e terminais axonais
Efeitos no tecido-alvo	Exclusivamente excitatório: contração muscular esquelética	Excitatório ou inibidor
Componentes periféricos (encontrados fora do SNC)	Apenas os axônios	Axônios pré-ganglionares, gânglios e neurônios pós-ganglionares
Resumo da função	Postura e movimento	Funções viscerais, incluindo controle da motilidade e secreção das vísceras; controle do metabolismo

TABELA 11.4	Comparação entre as divisões simpática e parassimpática	
	Simpática	**Parassimpática**
Ponto de origem no SNC	Do primeiro segmento torácico ao segundo segmento lombar da medula espinal	Mesencéfalo, bulbo e segundo ao quarto segmentos sacrais da medula espinal
Localização dos gânglios periféricos	Basicamente na cadeia simpática paraverterbral; três gânglios mais afastados, localizados ao longo da aorta descendente	Sobre os órgãos-alvo ou próximos a eles
Estrutura da qual o neurotransmissor é liberado	Varicosidades	Varicosidades
Neurotransmissor liberado na sinapse com o órgão-alvo	Noradrenalina (neurônios adrenérgicos)	ACh (neurônios colinérgicos)
Forma de inativação do neurotransmissorna sinapse	Recaptação para a varicosidade, difusão	Degradação enzimática, difusão
Receptor presente na célula-alvo	Adrenérgico	Colinérgico muscarínico
Sinapse ganglionar (neurotransmissor e receptores)	ACh atuando em receptores nicotínicos	ACh atuando em receptores nicotínicos
Sinapse neurônio-alvo (neurotransmissor e receptores)	NA atuando em receptores α ou β-adrenérgicos	ACh atuando em receptores colinérgicos muscarínicos

O SISTEMA MOTOR SOMÁTICO

As vias motoras somáticas, que controlam a musculatura esquelética, diferem das vias autonômicas anatômica e funcionalmente (ver tabela na Fig. 11.9). As vias motoras somáticas são constituídas por um neurônio único que se origina no SNC e projeta seu axônio até o tecido-alvo, que é sempre um músculo esquelético. As vias motoras somáticas são sempre excitatórias, diferentemente das vias autonômicas, que podem ser excitatórias ou inibidoras.

A via motora somática é formada por um único neurônio

Os corpos celulares dos neurônios motores somáticos estão localizados no corno ventral da medula espinal (p. 284) ou no encéfalo. Esses neurônios possuem um axônio único e longo que se projeta até o músculo esquelético alvo (Fig. 11.9). Esses axônios mielinizados podem ter um metro de comprimento ou mais, como no caso dos neurônios motores somáticos que inervam os músculos esqueléticos dos pés e das mãos.

Os neurônios motores somáticos ramificam-se perto dos seus alvos. Cada ramo divide-se em um conjunto de terminais axonais alargados, os quais se dispõem sobre a superfície da fibra muscular esquelética (**FIG. 11.10a**). Essa estrutura ramificada permite que um único neurônio motor controle várias fibras musculares ao mesmo tempo.

A sinapse entre um neurônio motor somático e uma fibra muscular esquelética é chamada de **junção neuromuscular** (JNM) (Fig. 11.10b). Assim como todas as outras sinapses, a JNM tem três componentes: (1) o terminal axonal pré-sináptico do neurônio motor, contendo vesículas sinápticas e mitocôndrias, (2) a fenda sináptica e (3) a membrana pós-sináptica da fibra muscular esquelética.

Além disso, a junção neuromuscular inclui extensões das células de Schwann, as quais formam uma camada delgada que recobre a superfície dos terminais axonais. Durante anos, imaginou-se que essa camada de células simplesmente fornecesse isolamento para acelerar a condução do potencial de ação, mas, hoje, sabe-se que as células de Schwann secretam diversas moléculas sinalizadoras químicas. Essas moléculas sinalizadoras desempenham um papel essencial na formação e na manutenção das junções neuromusculares.

No lado pós-sináptico da junção neuromuscular, a membrana da célula muscular situada em frente ao terminal axonal se modifica formando a **placa motora terminal**, uma série de dobras

SOLUCIONANDO O **PROBLEMA**

Após discutir as opções com seu médico, Shanika decide usar os adesivos de nicotina, uma forma de terapia de reposição de nicotina. Esses adesivos permitem ao ex-fumante diminuir gradualmente os níveis de nicotina no corpo, prevenindo os sintomas de abstinência durante o período em que as células estão regulando os seus receptores para baixo (*down-regulation*), de volta ao número normal. Ao ler o folheto informativo do adesivo, Shanika percebe a advertência para manter os adesivos longe do alcance de crianças. Uma overdose de nicotina (muito improvável quando o adesivo é usado conforme indicado) pode resultar em paralisia completa dos músculos respiratórios (que são músculos esqueléticos, como o diafragma e os intercostais).

P5: *Por que a exposição a níveis elevados de nicotina pode causar paralisia dos músculos respiratórios?*

FIGURA 11.10 **CONTEÚDO ESSENCIAL**

Neurônios motores somáticos e a junção neuromuscular

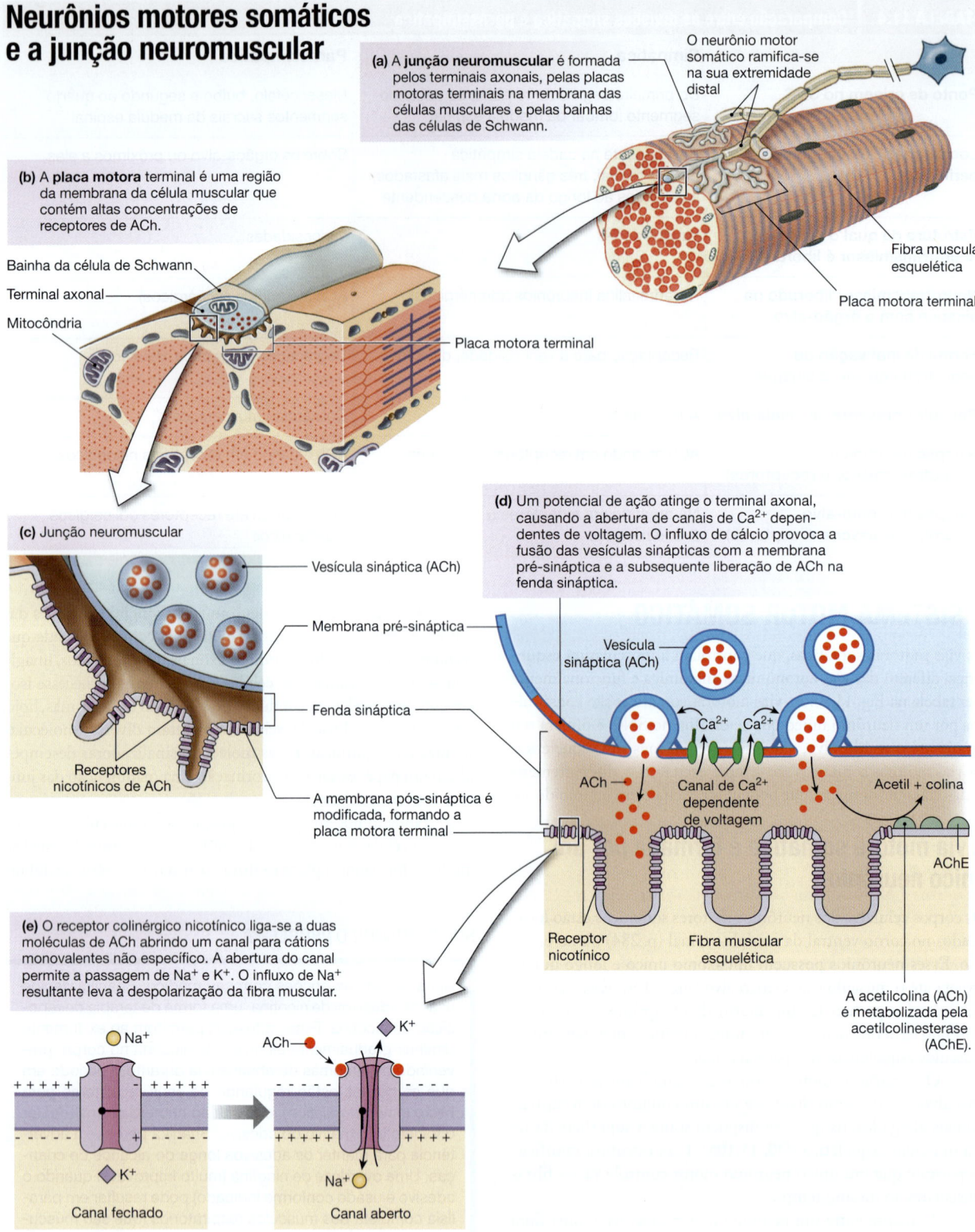

(a) A **junção neuromuscular** é formada pelos terminais axonais, pelas placas motoras terminais na membrana das células musculares e pelas bainhas das células de Schwann.

O neurônio motor somático ramifica-se na sua extremidade distal

Fibra muscular esquelética

Placa motora terminal

(b) A **placa motora** terminal é uma região da membrana da célula muscular que contém altas concentrações de receptores de ACh.

Bainha da célula de Schwann

Terminal axonal

Mitocôndria

Placa motora terminal

(c) Junção neuromuscular

Vesícula sináptica (ACh)

Membrana pré-sináptica

Fenda sináptica

Receptores nicotínicos de ACh

A membrana pós-sináptica é modificada, formando a placa motora terminal

(d) Um potencial de ação atinge o terminal axonal, causando a abertura de canais de Ca^{2+} dependentes de voltagem. O influxo de cálcio provoca a fusão das vesículas sinápticas com a membrana pré-sináptica e a subsequente liberação de ACh na fenda sináptica.

Vesícula sináptica (ACh)

Ca^{2+} Ca^{2+}

ACh

Canal de Ca^{2+} dependente de voltagem

Acetil + colina

AChE

Receptor nicotínico

Fibra muscular esquelética

A acetilcolina (ACh) é metabolizada pela acetilcolinesterase (AChE).

(e) O receptor colinérgico nicotínico liga-se a duas moléculas de ACh abrindo um canal para cátions monovalentes não específico. A abertura do canal permite a passagem de Na^+ e K^+. O influxo de Na^+ resultante leva à despolarização da fibra muscular.

Na^+

K^+

ACh

K^+

Na^+

Canal fechado

Canal aberto

ou sulcos da membrana que se parecem com calhas rasas (Fig. 11.10b, c). Ao longo da borda superior de cada dobra, os receptores nicotínicos para a ACh (nAChr) agrupam-se em uma zona ativa. Entre o axônio e o músculo, a fenda sináptica é preenchida com uma matriz fibrosa, cujas fibras colágenas mantêm o terminal axonal e a placa motora terminal no alinhamento adequado. A matriz também contém **acetilcolinesterase** (AChE), a enzima que rapidamente inativa a ACh formando acetil e colina (p. 258).

<table>
<tr><td>**REVISANDO**
CONCEITOS</td><td>10. O corno ventral da medula espinal, que contém os corpos celulares dos neurônios motores somáticos, é constituído de substância branca ou cinzenta?</td></tr>
</table>

A junção neuromuscular possui receptores nicotínicos

Como ocorre em todos os neurônios, os potenciais de ação que atingem o terminal axonal provocam a abertura de canais de Ca^{2+} dependentes de voltagem presentes na membrana plasmática. O cálcio difunde-se para o interior da célula, a favor do seu gradiente eletroquímico, desencadeando a liberação da ACh contida nas vesículas sinápticas. A acetilcolina difunde-se pela fenda sináptica e combina-se com os receptores nicotínicos (nAChR), que são canais iônicos, presentes na membrana da célula muscular esquelética (Fig. 11.10d).

Os canais nAChR do músculo esquelético são similares, mas não idênticos, aos receptores nicotínicos de ACh encontrados nos neurônios. Essa diferença é ilustrada pelo fato de que a toxina do veneno de uma serpente, conhecida como α-*bungarotoxina*, liga-se aos receptores nicotínicos dos músculos esqueléticos, mas não aos receptores presentes nos gânglios autonômicos. As proteínas que formam os nAChR musculares e neuronais possuem cinco subunidades circundando um poro central. Entretanto, o músculo esquelético tem isoformas contendo as subunidades α, β, δ, e ε, ao passo que os nAChR neuronais possuem apenas isoformas contendo as subunidades α eβ. Essas isoformas formadas pelas subunidades α e β dos nAChR podem se tornar dessensibilizadas, provocando o fechamento do canal após a exposição prolongada à ACh ou a outros agonistas.

Os receptores colinérgicos nicotínicos são canais iônicos dependentes de ligante (canais quimiossensíveis) que possuem dois sítios de ligação para a ACh (Fig. 11.10e). Quando a ACh se liga ao receptor, o portão do canal abre e permite o fluxo de cátions monovalentes através do canal. No músculo esquelético, o influxo resultante de sódio despolariza a fibra muscular, disparando um potencial de ação que leva à contração da célula muscular esquelética.

A ação da acetilcolina na placa motora terminal do músculo esquelético é sempre excitatória, produzindo contração muscular. Não há inervação antagonista com a função de relaxar os músculos esqueléticos. Em vez disso, o relaxamento ocorre quando os neurônios motores somáticos são inibidos dentro do SNC, impedindo a liberação de ACh sobre as células musculares esqueléticas. Discutiremos posteriormente como a inibição das vias motoras somáticas participa do controle dos movimentos corporais.

Os neurônios motores somáticos fazem muito mais do que simplesmente gerar contrações: eles são necessários para manter os músculos saudáveis. "Use-o ou perca-o" é um clichê bastante apropriado para a dinâmica da massa muscular, pois a interrupção da transmissão sináptica na junção neuromuscular tem efeitos devastadores sobre todo o corpo. Sem a comunicação entre o neurônio motor e o músculo, os músculos esqueléticos responsáveis pelos movimentos e pela manutenção da postura enfraquecem, da mesma forma que os músculos esqueléticos envolvidos na respiração. Nos casos mais graves, a perda da função respiratória pode ser fatal, a menos que o paciente seja colocado sob ventilação artificial. A *miastenia grave*, uma doença caracterizada pela perda dos receptores de ACh, é a doença mais comum da junção neuromuscular.

<table>
<tr><td>**REVISANDO**
CONCEITOS</td><td>11. Compare o mecanismo de abertura e a seletividade iônica dos canais receptores de acetilcolina presentes na placa motora terminal com os canais iônicos presentes ao longo do axônio dos neurônios motores somáticos.</td></tr>
<tr><td></td><td>12. Um indivíduo não fumante que mastiga um chiclete contendo nicotina pode perceber um aumento na frequência cardíaca, uma função controlada por neurônios simpáticos. Se os neurônios simpáticos pós-ganglionares secretam noradrenalina, e não ACh, como a nicotina pode afetar a frequência cardíaca?</td></tr>
<tr><td></td><td>13. Os pacientes com miastenia grave possuem deficiência de receptores de ACh em seus músculos esqueléticos e, como resultado, têm fraqueza muscular. Por que a administração de um agente anticolinesterásico (inibidor da acetilcolinesterase) melhora a função muscular desses pacientes?</td></tr>
</table>

SOLUCIONANDO O PROBLEMA CONCLUSÃO | **Um vício poderoso**

Dessa vez, Shanika está realmente determinada a parar de fumar, pois seu avô, fumante por muitos anos, acabou de ser diagnosticado com câncer de pulmão. Quando o adesivo de nicotina sozinho não é capaz de impedir o desejo de Shanika por um cigarro, ela utiliza os comprimidos de bupropiona, indicados pelo médico como parte do tratamento. Além disso, Shanika frequenta aulas de mudança comportamental, nas quais ela aprende a evitar situações que podem aumentar a probabilidade de fumar, além de aprender a substituir o cigarro por outras atividades, como mascar chiclete. Após seis meses de tratamento, Shanika orgulhosamente informa à sua família que acredita ter abandonado o hábito de fumar.

Estudos controlados com o fármaco bupropiona (Zyban®) mostraram que a sua utilização praticamente dobra a taxa de sucesso em abandonar o cigarro, em comparação com o grupo placebo. Por isso, a bupropiona tem sido considerada a primeira escolha para o tratamento. O agonista do nAChR, vareniclina (Chantix®), pode ajudar a acabar com o vício, mas acarreta um risco de sérios efeitos colaterais adversos sobre o sistema circulatório, o que tem reduzido a utilização desse fármaco. Dois fármacos que atuam sobre receptores canabinoides (p. 257) foram eficazes em ensaios clínicos, porém foram retirados do mercado após os usuários exibirem sérios efeitos colaterais psicológicos. Uma vacina contra a nicotina está atualmente sendo testada nos Estados Unidos. Para testar seu conhecimento, compare as suas respostas com as informações resumidas na tabela a seguir.

(continua)

SOLUCIONANDO O PROBLEMA CONCLUSÃO | *Continuação*

Pergunta	Fatos	Integração e análise
P1: *Qual é a resposta usual das células cronicamente expostas a concentrações elevadas de uma molécula sinalizadora?*	Uma célula exposta a concentrações elevadas de uma molécula sinalizadora fará uma regulação para baixo (*down-regulation*) de seus receptores para aquela molécula específica.	A regulação para baixo (*down-regulation*) dos receptores permite que a célula responda normalmente, mesmo que a concentração do ligante esteja elevada.
P2: *O que ocorre em uma célula pós-sináptica quando a nicotina, em vez da ACh, liga-se ao receptor colinérgico nicotínico?*	A nicotina é um agonista da ACh. Os agonistas mimetizam a atividade do ligante.	A ligação da nicotina aos nAChR abrirá esses canais iônicos na célula pós-sináptica, levando à despolarização da célula. Este é o mesmo efeito produzido pela ligação da ACh.
P3: *Apesar de a nicotina e a ACh atuarem a curto prazo como agonistas dos receptores nicotínicos (nAChR), a exposição prolongada dos receptores à ACh fecha, ou dessensibiliza, o canal. Explique como isso poderia explicar a regulação para cima (up-regulation) dos nAChR observada em fumantes.*	A exposição crônica a um agonista normalmente produz uma regulação para baixo (*down-regulation*). A exposição crônica a um antagonista normalmente produz uma regulação para cima (*up-regulation*). Os canais nAChR abrem-se quando expostos inicialmente a um agonista, mas fecham-se se a exposição for prolongada.	Embora a nicotina atue como um agonista a curto prazo, ela parece desempenhar o mesmo efeito de um antagonista após uma exposição a longo prazo. Com os dois efeitos descritos aqui, isto é, antagonismo e dessensibilização, a atividade da célula diminui. Subsequentemente, a célula regula para cima (*up-regulation*) o número de receptores, em uma tentativa de restaurar a atividade normal.
P4: *Cite outro canal iônico que se abre em resposta a um estímulo, mas é inativado, fechando-se rapidamente depois disso (p. 245)?*	Os canais de Na^+ dependentes de voltagem presentes no axônio abrem e, em seguida, são inativados, quando uma comporta de inativação fecha o poro do canal.	N/A
P5: *Por que a exposição a níveis elevados de nicotina pode causar paralisia dos músculos respiratórios?*	Os receptores nicotínicos são encontrados na junção neuromuscular, que controla a contração dos músculos esqueléticos. O diafragma e os músculos intercostais que controlam a respiração são músculos esqueléticos.	Os receptores nicotínicos da junção neuromuscular não são tão sensíveis à nicotina quanto aqueles do SNC e dos gânglios autonômicos. Entretanto, quantidades excessivamente elevadas de nicotina ativarão os nAChR da placa motora terminal, fazendo as fibras musculares despolarizarem e contraírem. A presença contínua de nicotina mantém esses canais iônicos abertos, e o músculo permanece despolarizado. Nesse estado, o músculo é incapaz de contrair novamente, resultando em paralisia.

359 **361** **363** **367** **371** **373**

RESUMO DO CAPÍTULO

O sistema nervoso autônomo e o sistema motor somático são vias eferentes do sistema nervoso periférico. A *comunicação* entre as vias sensorial e eferente como SNC depende basicamente da sinalização química e das *interações moleculares* entre os neurotransmissores e os seus receptores. A *homeostasia* requer vigilância constante dos parâmetros corporais pelo sistema nervoso, trabalhando em conjunto com os sistemas endócrino e imune. À medida que formos estudando a função dos demais sistemas corporais, continuaremos a discutir os princípios de comunicação e coordenação integrada.

O sistema nervoso autônomo

1. A porção eferente do sistema nervoso periférico consiste em **neurônios motores somáticos**, que controlam a musculatura esquelética, e **neurônios autonômicos**, que controlam a musculatura lisa, a musculatura cardíaca, muitas glândulas, o tecido linfoide e parte do tecido adiposo. (p. 359)

2. O sistema nervoso autônomo é subdividido nas **divisões simpática** e **parassimpática**. (p. 359; Tab. 11.4)

3. A manutenção da homeostasia corporal depende de um equilíbrio entre o controle autonômico, o controle endócrino e as respostas comportamentais. (p. 359; Fig. 11.2)

4. O sistema nervoso autônomo é controlado por centros superiores do hipotálamo, da ponte e do bulbo. Alguns reflexos autonômicos são reflexos espinais. Muitos desses reflexos podem ser modulados por sinais provenientes do encéfalo. (p. 360; Fig. 11.3)

5. As duas divisões autônomas demonstram as propriedades da homeostasia de Cannon: manutenção do meio interno, controle tônico, controle antagonista e respostas teciduais variáveis. (p. 361)

6. Todas as vias autonômicas são formadas por um **neurônio pré-ganglionar** que deixa o SNC e faz sinapse com um **neurônio pós-ganglionar** em um **gânglio autonômico**. O gânglio autonômico pode modular e integrar as informações que passam através dele. (p. 361; Fig. 11.4)

7. A maioria das vias simpáticas se origina nas regiões torácica e lombar da medula espinal. A maioria dos gânglios simpáticos se

localiza próximo à medula espinal ou ao longo da aorta descendente. (p. 363; Fig. 11.5)

8. As vias parassimpáticas originam-se no tronco encefálico ou na região sacral da medula espinal. Os gânglios parassimpáticos estão localizados sobre ou muito próximos de seus órgãos-alvo. (p. 363; Fig. 11.5)

9. Os neurotransmissores autonômicos principais são a **acetilcolina** e a **noradrenalina**. Todos os neurônios pré-ganglionares secretam ACh sobre **receptores colinérgicos nicotínicos**. Via de regra, os neurônios pós-ganglionares simpáticos secretam noradrenalina sobre **receptores adrenérgicos**, ao passo que os neurônios pós-ganglionares parassimpáticos secretam ACh sobre **receptores colinérgicos muscarínicos**. (p. 364; Fig. 11.6; Tab.11.1)

10. A sinapse entre um neurônio autonômico e suas células-alvo é chamada de **junção neuroefetora**. (p. 364)

11. As terminações dos axônios autonômicos pós-ganglionares possuem **varicosidades**, a partir das quais o neurotransmissor é liberado. (p. 364; Figs. 11.7, 11.8)

12. A **medula da glândula suprarrenal** secreta adrenalina e é controlada por neurônios pré-ganglionares simpáticos.(p. 367; Fig. 11.8)

13. Os receptores adrenérgicos são receptores acoplados à proteína G. Os receptoresα respondem mais fortemente à noradrenalina. Os **receptores β_1** respondem igualmente à noradrenalina e à adrenalina.

Os **receptores β_2** não estão associados a neurônios simpáticos e respondem mais fortemente à adrenalina. Os **receptores β_3** respondem mais fortemente à noradrenalina.(p. 366; Fig. 11.9; Tab. 11.2)

14. Os receptores colinérgicos muscarínicos também são receptores acoplados à proteína G.(p. 366)

O sistema motor somático

15. As vias motoras somáticas, as quais controlam os músculos esqueléticos, possuem um único neurônio que se origina no SNC e termina em um músculo esquelético. Os neurônios motores somáticos são sempre excitatórios e produzem contração muscular. (p. 371; Fig. 11.9)

16. Um único **neurônio motor somático** controla várias fibras musculares esqueléticas ao mesmo tempo. (p. 371)

17. A sinapse entre um neurônio motor e uma fibra muscular esquelética é chamada de **junção neuromuscular**. A membrana da célula muscular é modificada, formando uma **placa motora terminal** que contém altas concentrações de receptores nicotínicos de ACh. (p. 371; Fig. 11.10)

18. A ligação da ACh aos receptores nicotínicos abre canais de cátions. O influxo resultante de Na^+ despolariza a fibra muscular. A acetilcolina liberada na fenda sináptica é degradada pela enzima **acetilcolinesterase**. (p. 371; Fig. 11.10)

QUESTÕES PARA REVISÃO

Além da resolução destas questões e da checagem de suas respostas na p. A-14, reveja os Tópicos abordados e objetivos de aprendizagem, no início deste capítulo.

Nível um   Revisando fatos e termos

1. Nomeie as duas divisões eferentes do sistema nervoso periférico. Que tipo de efetores cada uma controla?

2. O sistema nervoso autônomo é algumas vezes chamado de sistema nervoso _____. Por que esse termo também é apropriado? Liste algumas funções controladas pelo sistema nervoso autônomo.

3. Quais as duas divisões do sistema nervoso autônomo? Como essas duas divisões podem ser diferenciadas anatômica e fisiologicamente?

4. Qual é a glândula endócrina neurossecretora intimamente relacionada à divisão simpática?

5. Os neurônios que secretam acetilcolina são chamados de neurônios _____, ao passo que aqueles que secretam noradrenalina são chamados de neurônios _____ ou _____.

6. Cite quatro coisas que podem ocorrer com os neurotransmissores autonômicos após serem liberados na fenda sináptica.

7. A principal enzima responsável pela degradação das catecolaminas é a _____, abreviada como _____.

8. O que é a acetilcolinesterase? Descreva a sua ação.

9. As vias motoras somáticas:
   (a) são excitatórias ou inibidoras?
   (b) são formadas por um único neurônio ou por um neurônio pré-ganglionar e um neurônio pós-ganglionar?
   (c) fazem sinapse com glândulas, com os músculos liso e cardíaco ou com a musculatura esquelética?

10. Que tipo de receptor é encontrado na célula pós-sináptica em uma junção neuromuscular?

Nível dois   Revisando conceitos

11. Qual é a vantagem da divergência das vias neurais no sistema nervoso autônomo?

12. Compare e diferencie:
   (a) junções neuroefetoras e junções neuromusculares.
   (b) receptores alfa, beta, muscarínicos e nicotínicos. Descreva onde cada um é encontrado e os ligantes que se ligam aos mesmos.

13. Compare e diferencie:
   (a) gânglios autonômicos e núcleos do SNC.
   (b) a medula da glândula suprarrenal e a glândula neuro-hipófise.
   (c) terminais axonais e varicosidades.

14. **Mapa conceitual**. Utilize os seguintes termos para fazer um mapa comparando o sistema motor somático e as divisões simpática e parassimpática do sistema nervoso autônomo. Você pode adicionar outros termos.

• acetilcolina	• tecido adiposo
• receptor alfa	• sistema nervoso autônomo
• receptor beta	• músculo cardíaco
• receptor colinérgico	• divisão eferente
• glândula endócrina	• glândula exócrina
• gânglio	• receptor muscarínico
• receptor nicotínico	• noradrenalina
• via de um neurônio	• divisão parassimpática
• músculo esquelético	• músculo liso
• sistema motor somático	• divisão simpática
• via de dois neurônios	

15. Se um receptor na célula-alvo é um receptor_____ (utilize os itens da coluna à esquerda), o(s) neurônio(s) que libera(m) neurotransmissor sobre esses receptores deve(m) ser _____ (utilize todos os itens apropriados na coluna à direita).

(a) colinérgico nicotínico	1. neurônio motor somático
(b) α-adrenérgico	2. neurônio pré-ganglionar autonômico
(c) colinérgico muscarínico	3. neurônio pós-ganglionar simpático
(d) β-adrenérgico	4. neurônio pós-ganglionar parassimpático

16. Os gânglios contêm corpos celulares de (escolha todos que se aplicam):
    (a) neurônios motores somáticos.
    (b) neurônios pré-ganglionares autonômicos.
    (c) interneurônios.
    (d) neurônios pós-ganglionares autonômicos.
    (e) neurônios sensoriais.

Nível três   Solucionando problemas

17. Se o canal do receptor nicotínico permite o fluxo tanto de Na^+ quanto de K^+, por que motivo o influxo de Na^+ excede o efluxo de K^+? (*Dica:* p. 238.)

18. Você descobriu um neurônio que inerva uma célula endócrina do intestino. Para aprender mais sobre esse neurônio, você coloca uma substância marcadora na sinapse com a célula endócrina. O marcador é captado pelo neurônio e transportado em uma vesícula, por transporte axonal retrógrado, até o corpo do neurônio.

(a) Por qual processo, provavelmente, o marcador foi captado para dentro do terminal axonal?

(b) O corpo celular do neurônio está localizado em um gânglio muito próximo à célula endócrina. A qual divisão do sistema nervoso periférico este neurônio provavelmente pertence? (Seja o mais específico possível.)

(c) Que neurotransmissor você acha que seria secretado pelo neurônio sobre a célula endócrina?

19. Os índios Huaorani da América do Sul usam zarabatanas para atirar setas envenenadas com curare em macacos. O curare é uma toxina vegetal que se liga aos receptores nicotínicos de ACh, inativando-os. O que acontece aos macacos atingidos por uma dessas setas envenenadas?

Nível quatro   Problemas quantitativos

20. Os Centers for Disease Control and Prevention dos Estados Unidos (CDC) realizam bianualmente a Pesquisa de Risco Comportamental para Jovens (YRBS, Youth Risk Behaviour Surveys), na qual pedem a estudantes do ensino médio que autorrelatem comportamentos de risco, como consumo de álcool e fumo. Os gráficos seguintes foram criados a partir de relatos sobre o fumo de cigarro entre estudantes norte-americanos do ensino médio. Um *fumante atual* é definido como aquele que fumou um cigarro por pelo menos um dia nos 30 dias anteriores à pesquisa (*http://www.cdc.gov/mmwr/pdf/ss/ss6104.pdf*)

(a) O que você pode dizer sobre o fumo de cigarro entre estudantes do ensino médio no período de 1991 a 2011?

(b) Quais são os estudantes do ensino médio com maior probabilidade de se tornarem fumantes? E os menos suscetíveis?

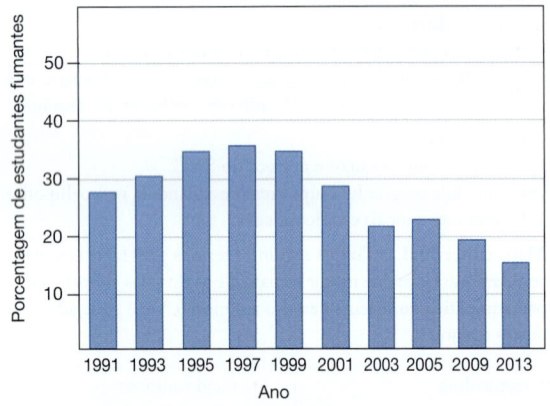

Porcentagem de estudantes que relataram fumar atualmente (1991-2013).

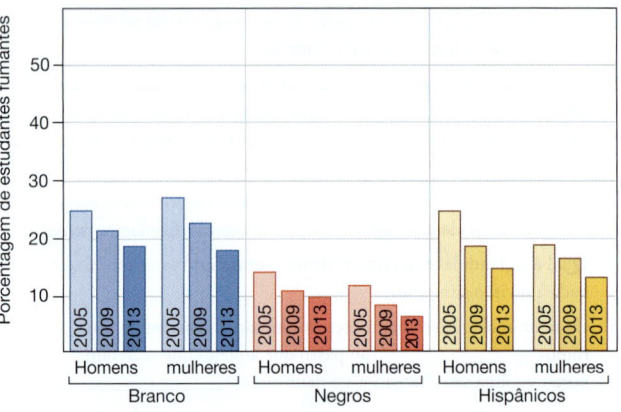

Porcentagem de estudantes em 2005, 2009 e 2013 que relataram estar fumando no período da pesquisa, separados por gênero e raça/etnia.

*Outras raças/etnias não foram mostradas devido aos números apurados serem muito baixos para uma análise estatística significativa.

As respostas para as questões de Revisando conceitos, Figuras, Questões gráficas e Questões para revisão ao final do capítulo podem ser encontradas no Apêndice A (p. A-1).

12

Músculos

*Um músculo é...
um motor capaz de
converter energia
química em energia
mecânica. É uma
estrutura de natureza
singular, pois nenhum
motor artificial foi
projetado com a incrível
versatilidade de um
músculo vivo.*

Ralph W. Stacy e John A.
Santolucito, em *Modern
College Physiology*, 1966.

TÓPICOS ABORDADOS E OBJETIVOS DE APRENDIZAGEM

Músculo esquelético 379

12.1 Desenhar um conjunto de diagramas, com as respectivas legendas, mostrando os diferentes níveis de organização do músculo esquelético.

12.2 Fazer um esquema da teoria dos filamentos deslizantes da contração muscular.

12.3 Fazer um esquema dos eventos moleculares envolvidos no acoplamento excitação-contração e no ciclo de contração.

12.4 Discutir as possíveis causas da fadiga muscular.

12.5 Discutir as diferenças entre as fibras de contração lenta, as fibras oxidativas--glicolíticas de contração rápida e as fibras glicolíticas de contração rápida.

12.6 Explicar como o comprimento muscular influencia na força contrátil.

12.7 Diferenciar somação e os diferentes tipos de tetania.

12.8 Definir unidade motora e explicar como os músculos esqueléticos utilizam essas unidades para produzir contrações graduadas.

Mecânica do movimento corporal 398

12.9 Comparar e diferenciar contrações isométricas de contrações isotônicas.

12.10 Descrever e exemplificar como os ossos e os músculos formam sistemas de fulcros e alavancas.

Músculo liso 403

12.11 Fazer um esquema da anatomia do músculo liso.

12.12 Fazer um esquema dos processos de contração e de relaxamento do músculo liso.

12.13 Explicar os potencias de ondas lentas, potenciais marca-passo e acoplamento farmacomecânico.

Músculo cardíaco 412

12.14 Comparar e diferenciar os músculos cardíaco, esquelético e liso.

CONHECIMENTOS BÁSICOS

Sarcômeros de um músculo estriado com o retículo sarcoplasmático entre as fibras.

Era a sua estreia como primeiro arremessador do time de beisebol. Ao correr para o campo, ele sentiu um nó no estômago e seu coração disparou. Pisou na área de arremesso, concentrando-se antes do primeiro arremesso de teste. Aos poucos, ao entrar na rotina de arremesso e recepção da bola de beisebol, seu coração desacelerou e o estômago relaxou. Seria um bom jogo.

O coração disparado, o desconforto no estômago e os movimentos para correr e arremessar a bola são todos resultantes de contrações musculares. Nossos músculos têm duas funções em comum: produzir movimento e gerar força. Nossos músculos esqueléticos também geram calor e contribuem de forma significativa para a homeostasia da temperatura corporal. Quando o frio ameaça a homeostasia, nosso sistema nervoso pode promover tremores musculares aumentando a produção de calor.

O corpo humano tem três tipos de tecido muscular: o músculo esquelético, o músculo cardíaco e o músculo liso. A maioria dos **músculos esqueléticos** está unida aos ossos do esqueleto, o que capacita esses músculos a controlarem os movimentos corporais. O **músculo cardíaco** é encontrado apenas no coração e movimenta o sangue pelo sistema circulatório. Os músculos esquelético e cardíaco são classificados como **músculos estriados**, devido ao padrão alternado de bandas claras e escuras observado na microscopia óptica (**FIG. 12.1a, b**).

O **músculo liso** é o principal tipo de músculo dos órgãos e das estruturas tubulares internas, como o estômago, a bexiga e os vasos sanguíneos. A sua principal função envolve o movimento de substâncias para dentro e para fora do corpo e também dentro

SOLUCIONANDO O **PROBLEMA** | **Paralisia periódica**

Esta manhã, Paulo, um garotinho de 6 anos de idade, deu o maior susto na sua mãe. Ele estava feliz, brincando no quintal com seu novo cãozinho. De repente, logo após ter sentado um pouco para descansar, Paulo não conseguia mais mover as suas pernas. A sua mãe correu devido aos gritos dele e encontrou seu filho sem conseguir caminhar. Em pânico, ela pegou-o no colo, levou-o para casa e chamou uma ambulância. Porém, logo que ela desligou o telefone, preparando-se para receber os paramédicos, Paulo levantou e saiu caminhando e dizendo: "Eu já estou bem mamãe. Vou ir lá para fora".

378   389   394   403   406   412

do próprio corpo. Um exemplo disso é a passagem de alimento pelo trato gastrintestinal. Quando observado ao microscópio óptico, o músculo liso não apresenta as bandas transversais evidentes nos músculos estriados (Fig. 12.1c). A ausência de bandas é o resultado de um arranjo menos organizado dos filamentos contráteis presentes no interior das células musculares lisas.

Os músculos esqueléticos, em geral, são descritos como músculos de contração voluntária, e os músculos liso e cardíaco, como involuntários. Entretanto, essa classificação não é precisa. Os músculos esqueléticos podem contrair-se independentemen-

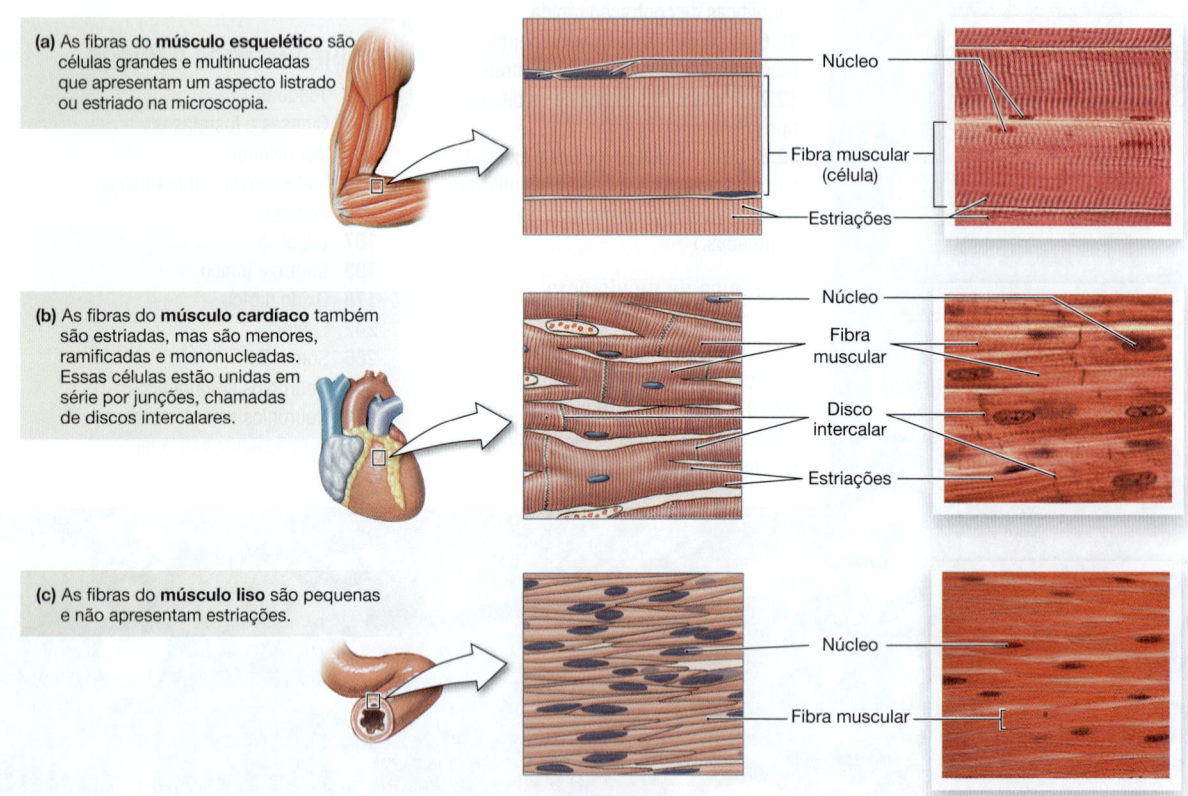

(a) As fibras do **músculo esquelético** são células grandes e multinucleadas que apresentam um aspecto listrado ou estriado na microscopia.

Núcleo
Fibra muscular (célula)
Estriações

(b) As fibras do **músculo cardíaco** também são estriadas, mas são menores, ramificadas e mononucleadas. Essas células estão unidas em série por junções, chamadas de discos intercalares.

Núcleo
Fibra muscular
Disco intercalar
Estriações

(c) As fibras do **músculo liso** são pequenas e não apresentam estriações.

Núcleo
Fibra muscular

FIGURA 12.1   Os três tipos de fibras musculares.

te do controle consciente e, além disso, pode-se aprender a ter um certo grau de controle consciente influenciando alguns músculos lisos e o músculo cardíaco.

Os músculos esqueléticos são singulares, pois contraem apenas em resposta ao sinal proveniente de um neurônio motor somático. Esse tipo de músculo é incapaz de iniciar a sua contração de maneira independente. Além disso, a contração não é influenciada diretamente por hormônios.

Em contrapartida, os músculos liso e cardíaco apresentam múltiplos níveis de controle. O principal controle extrínseco é proveniente da inervação autonômica, embora alguns tipos de músculos liso e cardíaco possam contrair de forma espontânea, independentemente dos sinais provenientes do sistema nervoso central. Além disso, a atividade do músculo cardíaco e de parte da musculatura lisa está sujeita à modulação pelo sistema endócrino. Apesar dessas diferenças, os músculos liso e cardíaco compartilham muitas propriedades com o músculo esquelético.

Neste capítulo, discutiremos a anatomia e os mecanismos de contração do músculo esquelético e do músculo liso e, por fim, compararemos as características do músculo esquelético, do músculo liso e do músculo cardíaco. Todos os tipos de músculo compartilham certas propriedades. O sinal que dá início à contração é o nível de cálcio intracelular. O movimento é produzido quando uma proteína motora, chamada de *miosina*, utiliza a energia do trifosfato de adenosina (ATP) para mudar a sua conformação. Os detalhes desses processos variam entre os distintos tipos de fibras musculares.

MÚSCULO ESQUELÉTICO

Os músculos esqueléticos constituem a maior parte da musculatura corporal e equivalem a cerca de 40% do peso corporal total. Eles são responsáveis pelo posicionamento e o movimento do esqueleto, como seu próprio nome sugere. Em geral, os músculos esqueléticos estão ligados aos ossos pelos **tendões**, estruturas constituídas por colágeno (p. 82). A **origem** de um músculo é a sua extremidade fixada mais perto do tronco ou do osso fixo. A **inserção** é a porção mais *distal* ou mais móvel do músculo.

Quando os ossos fixados a um músculo estão conectados por uma articulação móvel, a contração muscular movimenta o esqueleto. Um músculo é chamado de **flexor** se a porção central dos ossos conectados se aproximam quando o músculo contrai, e o movimento é chamado de *flexão*. Se os ossos se afastam quando o músculo contrai, o músculo é chamado de **extensor**, e o movimento associado é chamado de *extensão*.

A maioria das articulações do corpo necessita de músculos flexores e extensores, pois a contração de um desses músculos pode puxar um osso em uma direção, mas é incapaz de empurrá-lo na direção oposta. Os pares de músculos extensores e flexores são denominados **músculos antagonistas**, pois exercem efeitos opostos. A **FIGURA 12.2** mostra um par de músculos antagonistas no braço: o *bíceps braquial,* que atua como flexor, e o *tríceps braquial,* que atua como extensor. Quando você flexiona o cotovelo para levantar um haltere, o músculo bíceps braquial contrai, e a mão e o antebraço movem-se em direção ao ombro. Quando você estende o cotovelo para baixar o haltere, o músculo tríceps braquial contrai, e o antebraço se afasta do ombro. Em cada caso, quando um dos músculos contrai e encurta, o músculo antagonista precisa relaxar e alongar.

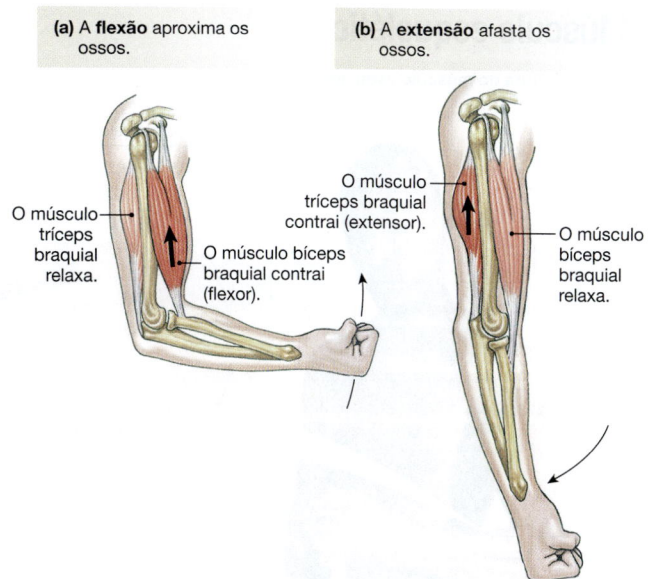

(a) A **flexão** aproxima os ossos.

O músculo tríceps braquial relaxa.

O músculo bíceps braquial contrai (flexor).

(b) A **extensão** afasta os ossos.

O músculo tríceps braquial contrai (extensor).

O músculo bíceps braquial relaxa.

FIGURA 12.2 **Músculos antagonistas.** Os músculos antagonistas movem os ossos em direções opostas. A contração muscular é capaz de puxar um osso, mas não é capaz de o empurrar.

Os músculos antagonistas movem os ossos em direções opostas. A contração muscular é capaz de puxar um osso, mas não é capaz de o empurrar.

REVISANDO CONCEITOS	1. Identifique o maior número possível de conjuntos de músculos antagonistas do corpo. Se não souber os nomear, indique a localização provável do flexor e do extensor de cada grupo.

Os músculos esqueléticos são compostos por fibras musculares

Os músculos trabalham em conjunto, como uma unidade. Um músculo esquelético é um conjunto de células musculares, ou **fibras musculares**, assim como um nervo é um conjunto de axônios. Cada fibra muscular esquelética é uma célula longa e cilíndrica, que pode possuir até várias centenas de núcleos distribuídos próximos da superfície da fibra (ver Resumo anatômico, **FIG. 12.3a**). As fibras musculares esqueléticas estão entre as maiores células do corpo e se originam da fusão de muitas células musculares embrionárias. Células-tronco comprometidas, chamadas de **células satélites**, localizam-se em justaposição à porção externa da membrana da fibra muscular. As células satélites tornam-se ativas e diferenciam-se em músculo quando necessário para o crescimento e para o reparo muscular.

As fibras de cada músculo estão organizadas com seus eixos mais longos dispostos em paralelo (Fig. 12.3a). Cada fibra muscular esquelética está envolvida por tecido conectivo. O tecido conectivo também envolve grupos de fibras musculares adjacentes, as quais formam conjuntos, chamados de **fascículos**. Fibras colágenas e elásticas, nervos e vasos sanguíneos dispõem-se entre os fascículos. O músculo como um todo também está envolvido por uma bainha de tecido conectivo, a qual é contínua com o tecido

FIGURA 12.3 **RESUMO ANATÔMICO**

Músculo esquelético

(a) Estrutura do músculo esquelético

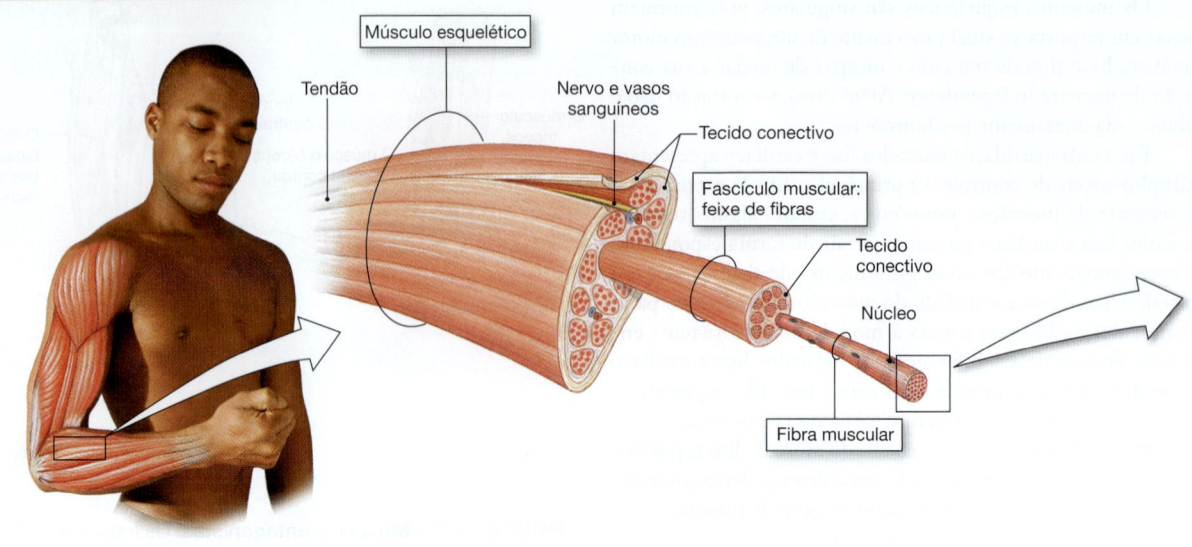

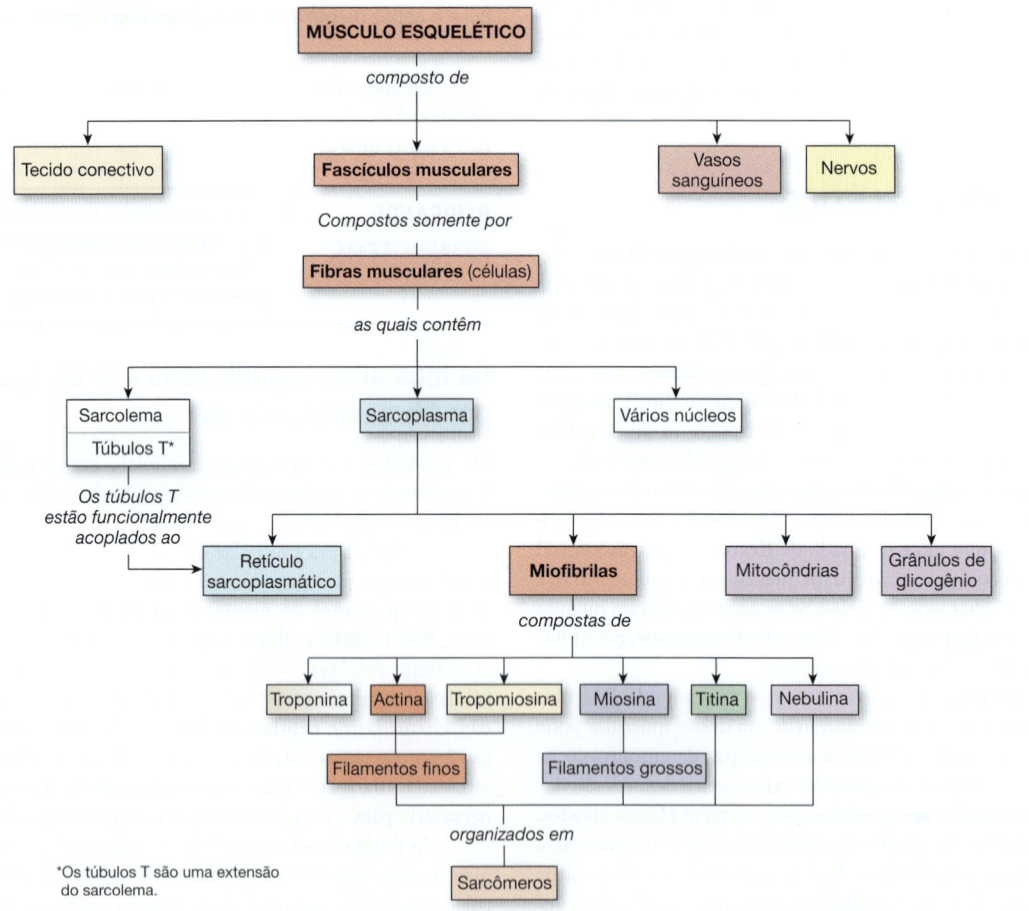

Ultraestruturado músculo

(b) Estrutura de uma fibra muscular esquelética

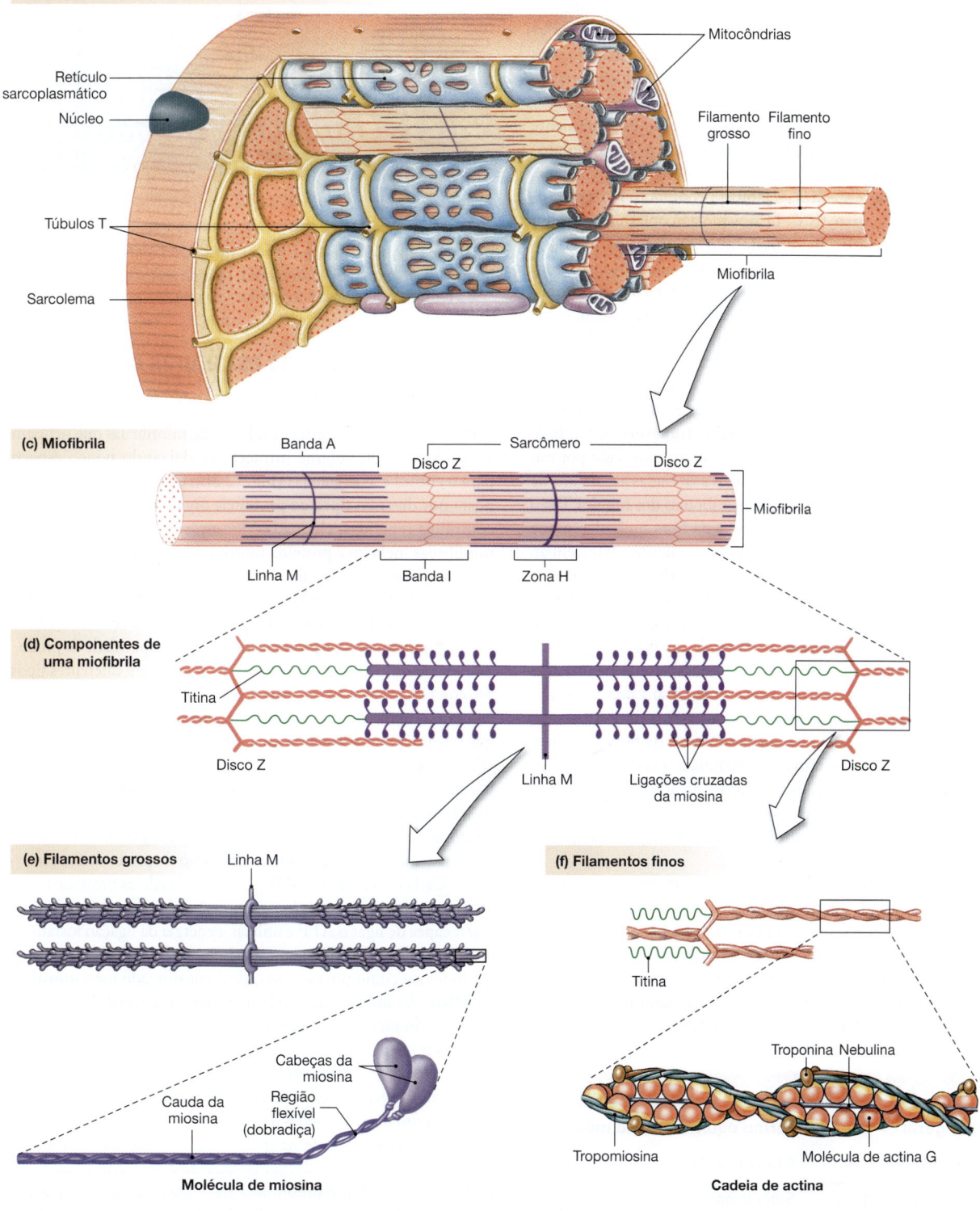

Mitocôndrias

Retículo
sarcoplasmático

Núcleo

Filamento Filamento
grosso fino

Túbulos T

Sarcolema

Miofibrila

(c) Miofibrila

Banda A

Sarcômero

Disco Z

Disco Z

Miofibrila

Linha M

Banda I

Zona H

**(d) Componentes de
uma miofibrila**

Titina

Disco Z

Linha M

Ligações cruzadas
da miosina

Disco Z

(e) Filamentos grossos

Linha M

Cabeças da
miosina

Cauda da
miosina

Região
flexível
(dobradiça)

Molécula de miosina

(f) Filamentos finos

Titina

Troponina Nebulina

Tropomiosina

Molécula de actina G

Cadeia de actina

conectivo que envolve as fibras musculares e os fascículos e também com os tendões que ligam os músculos aos ossos associados.

Anatomia da fibra muscular   Os fisiologistas que estudam os músculos, assim como os neurobiólogos, utilizam um vocabulário especializado (**TAB. 12.1**). A membrana plasmática de uma fibra muscular é chamada de **sarcolema**, e o citoplasma é chamado de **sarcoplasma**. As principais estruturas intracelulares dos músculos estriados são as **miofibrilas**, que são feixes extremamente organizados de proteínas contráteis e elásticas envolvidas no processo de contração.

Os músculos esqueléticos também contêm um extenso **retículo sarcoplasmático** (RS). O retículo sarcoplasmático é um retículo endoplasmático modificado que envolve cada miofibrila (Figs. 12.3b, 12.4) e é formado por túbulos longitudinais com porções terminais alargadas, chamadas de **cisternas terminais**. O retículo sarcoplasmático concentra e sequestra Ca^{2+} com o auxílio de uma Ca^{2+}-*ATPase* presente na membrana do RS. A liberação de cálcio do RS produz um sinal de cálcio que desempenha um papel-chave na contração de todos os tipos de músculo.

As cisternas terminais são adjacentes e intimamente associadas a uma rede ramificada de **túbulos transversos**, também chamados de **túbulos T** (**FIG. 12.4**). O conjunto formado por um túbulo T e pelas duas cisternas terminais associadas a cada um de seus lados, constitui uma *tríade*. As membranas dos túbulos T são uma extensão da membrana plasmática da fibra muscular, o que torna o lúmen dos túbulos T contínuo com o líquido extracelular.

Para compreender melhor como a rede de túbulos T do interior da fibra muscular é capaz de se comunicar com o exterior, pegue uma porção de argila e introduza seu dedo no meio dela. Observe que a superfície externa da argila (análoga à superfície da membrana plasmática da fibra muscular) é contínua às paredes do buraco que você fez na argila (a membrana do túbulo T).

Os túbulos T permitem que os potenciais de ação se movam rapidamente da superfície para o interior da fibra muscular, de forma a alcançar as cisternas terminais quase simultaneamente. Sem os túbulos T, os potenciais de ação alcançariam o centro da fibra somente pela condução do potencial de ação pelo citosol, um processo mais lento e menos direto, que retardaria o tempo de resposta da fibra muscular.

O citosol entre as miofibrilas contém muitos grânulos de glicogênio e mitocôndrias. O glicogênio, a forma de armazenamento da glicose encontrada nos animais, é uma reserva energética. A mitocôndria contém as enzimas necessárias para a fosforilação oxidativa da glicose e de outras biomoléculas, sendo a organela responsável pela produção da maior parte de ATP necessário para a contração muscular (p. 109).

TABELA 12.1	Terminologia das células musculares
Termo geral	**Termo equivalente no músculo**
Célula muscular	Fibra muscular
Membrana plasmática	Sarcolema
Citoplasma	Sarcoplasma
Retículo endoplasmático modificado	Retículo sarcoplasmático

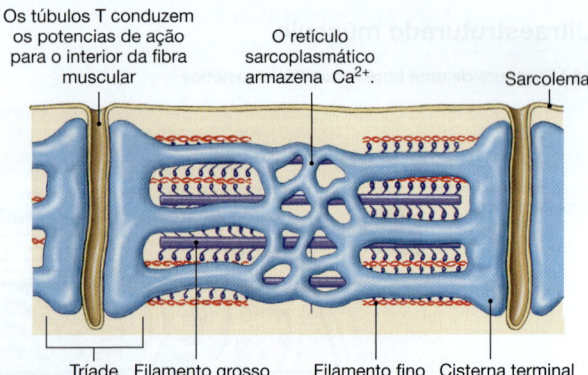

FIGURA 12.4   **Túbulos T.** Os túbulos T são extensões da membrana plasmática (sarcolema) que se associam com as porções terminais (cisternas terminais) do retículo sarcoplasmático.

As miofibrilas são as estruturas contráteis da fibra muscular

Cada fibra muscular contém milhares de miofibrilas que ocupam a maior parte do volume intracelular, deixando pouco espaço para o citosol e as organelas (Fig. 12.3b). Cada miofibrila é composta por diversos tipos de proteínas organizadas em estruturas contráteis repetidas, chamadas de *sarcômeros*. As proteínas das miofibrilas incluem a proteína motora *miosina*, que forma os filamentos grossos; os microfilamentos de *actina* (p. 68), que formam os *filamentos finos*; as proteínas reguladoras *tropomiosina* e *troponina*; e duas proteínas acessórias gigantes, a *titina* e a *nebulina*.

A **miosina** é uma proteína motora com capacidade de produzir movimento. Há várias isoformas de miosina em diferentes tipos de músculo, as quais influenciam a velocidade de contração do músculo. Cada molécula de miosina é composta de cadeias proteicas que se entrelaçam, formando uma longa cauda e um par de cabeças (Fig. 12.3e). A cauda do filamento grosso assemelha-se a um bastão de consistência rígida, mas as projeções que formam as cabeças da miosina possuem uma região elástica em dobradiça (móvel), no ponto onde as cabeças se unem à cauda. A região em dobradiça permite o movimento das cabeças em torno do ponto de fixação.

Cada cabeça de miosina possui duas cadeias proteicas: uma cadeia pesada e uma *cadeia leve*, menor. A cadeia pesada é o *domínio motor* capaz de ligar o ATP e utilizar a energia da ligação fosfato de alta energia do ATP para gerar movimento. Como o domínio motor funciona como uma enzima, ele é considerado uma **miosina-ATPase**. A cadeia pesada também contém um sítio de ligação para a actina. No músculo esquelético, cerca de 250 moléculas de miosina unem-se para formar um **filamento grosso**. Cada filamento grosso está organizado de modo que as cabeças da miosina fiquem agrupadas nas extremidades do filamento e a região central seja formada por um feixe de caudas da miosina.

A **actina** é a proteína que forma os **filamentos finos** da fibra muscular. Uma molécula isolada de actina é uma proteína globular (*actina G*), representada na Figura 12.3f por uma esfera. Normalmente, várias moléculas de actina G polimerizam para formar cadeias longas ou filamentos, chamados de *actina F*. No músculo esquelético, dois polímeros de actina F enrolam-se um no outro, como um colar de contas duplo, para formar os filamentos finos da miofibrila.

Na maior parte do tempo, os filamentos grossos e finos de cada miofibrila, dispostos em paralelo, estão conectados por **ligações cruzadas** de miosina, as quais atravessam o espaço entre os filamentos. Cada molécula de actina G tem um único *sítio de ligação* à *miosina*. Cada cabeça da miosina tem um sítio de ligação à actina e um sítio de ligação ao ATP. As ligações cruzadas formam-se quando as cabeças de miosina dos filamentos grossos se ligam à actina dos filamentos finos (Fig. 12.3d). As ligações cruzadas têm dois estados: um estado de baixa energia (músculos relaxados) e um estado de alta energia (contração muscular).

Visto ao microscópio óptico, o arranjo dos filamentos grossos e finos em uma miofibrila gera um padrão repetido de bandas claras e escuras alternadas (Figs. 12.1a, 12.3c). Uma única repetição do padrão forma um **sarcômero**, a unidade contrátil da miofibrila. Cada sarcômero é constituído pelos seguintes elementos (**FIG. 12.5**):

1. **Discos Z**. Um sarcômero é formado por dois discos Z e pelos filamentos encontrados entre eles. Os discos Z são estruturas proteicas em ziguezague que servem como pontos de ancoragem para os filamentos finos. A abreviação *Z* provém de *zwischen*, a palavra do alemão para "entre".

2. **Banda I**. É a banda de coloração mais clara do sarcômero e representa uma região ocupada apenas pelos filamentos finos. A abreviação *I* vem de *isotrópico*, uma descrição dos primeiros microscopistas, indicando que a região reflete a luz de maneira uniforme ao microscópio de polarização. Um disco Z atravessa o centro de cada banda I, de modo que cada metade de uma banda I pertence a um sarcômero diferente.

3. **Banda A**. É a banda mais escura do sarcômero e engloba todo o comprimento de um filamento grosso. Nas porções laterais da banda A, os filamentos grossos e finos estão sobrepostos. O centro da banda A é ocupado apenas por filamentos grossos. A abreviação *A* vem de *anisotrópico*, indicando que as proteínas dessa região desviam a luz de modo irregular.

4. **Zona H**. Essa região central da banda A é mais clara do que as porções laterais da banda A, uma vez que a zona H é ocupada apenas por filamentos grossos. O *H* vem de *helles*, a palavra alemã para "claro".

5. **Linha M**. Essa banda representa as proteínas que formam o sítio de ancoragem dos filamentos grossos (equivalente ao disco Z para os filamentos finos). Cada linha M divide uma banda A ao meio. *M* é a abreviação para *mittel*, a palavra alemã para "meio".

Em um arranjo tridimensional, as moléculas de actina e de miosina formam uma treliça de filamentos finos e grossos dispostos em paralelo e sobrepostos. Os filamentos são mantidos no lugar por suas ligações às proteínas do disco Z (filamentos finos) e da linha M (filamentos grossos) (Fig. 12.5b). Em uma secção transversal, observa-se que cada filamento fino está cercado por três filamentos grossos; cada filamento grosso está circundado por seis filamentos finos (Fig. 12.5c, círculo à direita).

O alinhamento adequado dos filamentos dentro de um sarcômero é assegurado por duas proteínas: titina e nebulina (**FIG. 12.6**). A **titina** é uma molécula elástica muito grande, sendo a maior proteína conhecida, composta por mais de 25 mil aminoácidos. Uma única molécula de titina se estende desde um disco Z até a linha M vizinha. Para ter uma ideia do tamanho da titina, imagine que uma molécula de titina é um pedaço de uma corda muito grossa, com cerca de 2,4 metros de comprimento, usada para amarrar navios aos ancoradouros. Para efeitos de comparação, uma única molécula de actina teria o comprimento e o peso semelhantes a um único cílio das suas pálpebras.

A titina tem duas funções: (1) estabilizar a posição dos filamentos contráteis e (2) fazer os músculos estirados retornarem ao seu comprimento de repouso, o que ocorre devido à sua elasticidade. A titina é auxiliada pela **nebulina**, uma proteína gigante não elástica que acompanha os filamentos finos e se prende ao disco Z. A nebulina auxilia no alinhamento dos filamentos de actina do sarcômero.

REVISANDO CONCEITOS

2. Por que as porções laterais da banda A formam a região mais escura do sarcômero quando observadas ao microscópio óptico?

3. Qual é a função dos túbulos T?

4. Por que os músculos esqueléticos são chamados de estriados?

A contração muscular gera força

A contração muscular é um processo extraordinário que permite a geração de força para mover ou resistir a uma carga. Em fisiologia muscular, a força produzida pela contração muscular é chamada de **tensão muscular**. A **carga** é o peso ou a força que se opõe à contração. A **contração**, a geração de tensão pelo músculo, é um processo ativo que necessita de energia fornecida pelo ATP. O **relaxamento** é a liberação da tensão que foi produzida durante a contração.

A **FIGURA 12.7** mostra os principais eventos associados ao início do processo de contração muscular esquelética.

1. Os **eventos que ocorrem na junção neuromuscular** convertem um sinal químico (a acetilcolina liberada pelo neurônio motor somático) em um sinal elétrico na fibra muscular (p. 371).

2. O **acoplamento excitação-contração (E-C)** é o processo pelo qual os potenciais de ação musculares produzem um sinal de cálcio, o qual, por sua vez, ativa o ciclo de contração-relaxamento.

3. No nível molecular, o **ciclo de contração-relaxamento** é explicado pela *teoria dos filamentos deslizantes da contração muscular*. Nos músculos intactos, um único ciclo de contração-relaxamento é chamado de *abalo* muscular.

Começaremos as próximas seções com a discussão da teoria dos filamentos deslizantes. Após, analisaremos a função de uma fibra muscular de modo integrado durante o acoplamento excitação-contração. A seção sobre o músculo esquelético termina com uma discussão sobre a inervação muscular e sobre como os músculos movem os ossos e as articulações.

REVISANDO CONCEITOS

5. Quais são os três elementos estruturais de uma junção neuromuscular?

6. Qual é o sinal químico liberado na junção neuromuscular?

FIGURA 12.5 **CONTEÚDO ESSENCIAL**

O sarcômero

Organização de um sarcômero

O disco Z (não mostrado na parte (c)) possui proteínas acessórias que unem os filamentos finos, de modo similar às proteínas acessórias mostradas na linha M. As cabeças da miosina foram omitidas para simplificação.

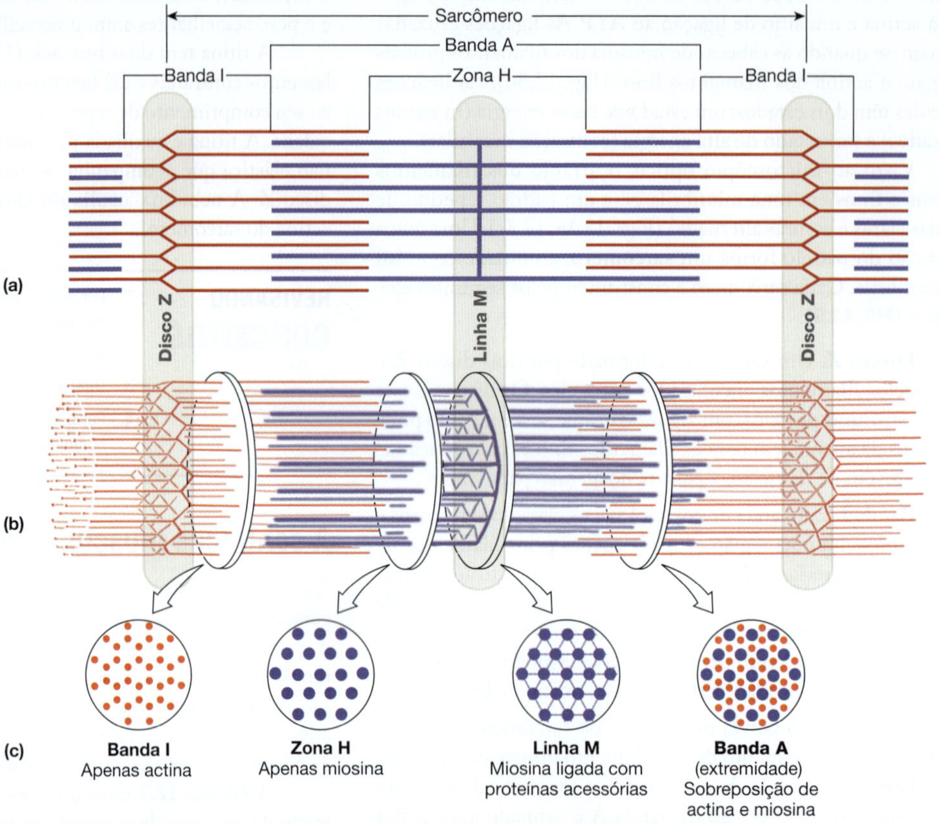

(a)

(b)

LEGENDA
— Actina
— Miosina

(c)

Banda I
Apenas actina

Zona H
Apenas miosina

Linha M
Miosina ligada com proteínas acessórias

Banda A
(extremidade)
Sobreposição de actina e miosina

O sarcômero encurta durante uma contração. Durante uma contração, as proteínas actina e miosina não modificam seu comprimento, mas deslizam uma em relação à outra.

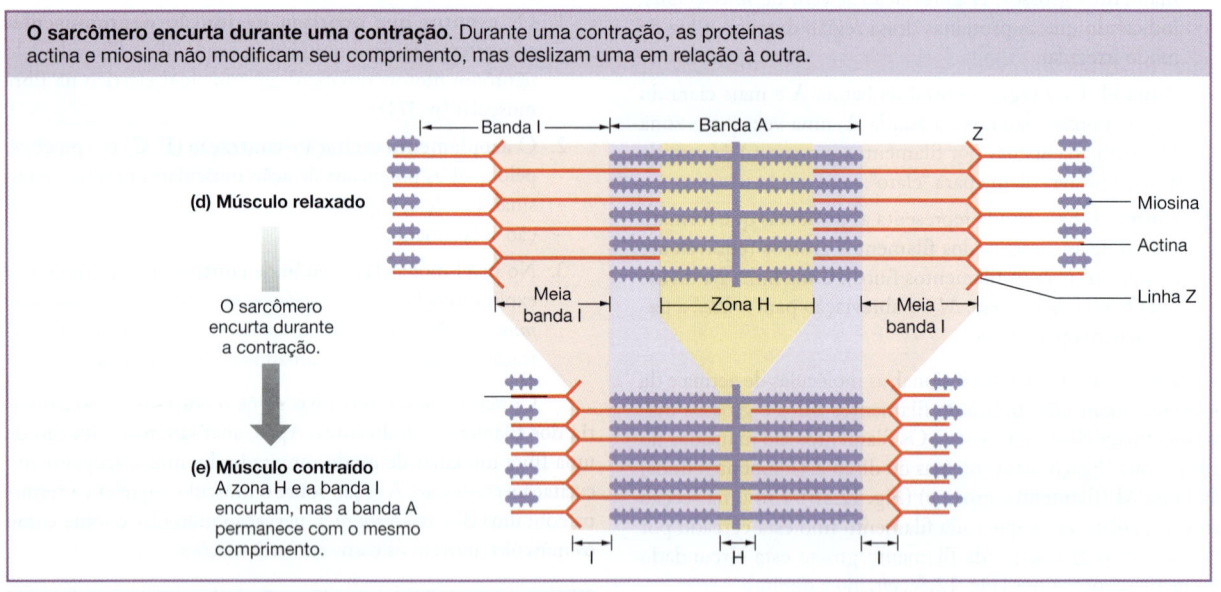

(d) Músculo relaxado

O sarcômero encurta durante a contração.

(e) Músculo contraído
A zona H e a banda I encurtam, mas a banda A permanece com o mesmo comprimento.

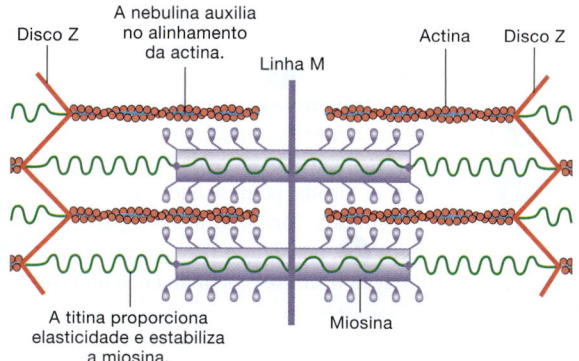

FIGURA 12.6   Titina e nebulina. A titina e a nebulina são proteínas acessórias gigantes. A titina cobre toda a distância entre um disco Z e a linha M vizinha. A nebulina acompanha o comprimento dos filamentos finos. A nebulina prende-se ao disco Z, mas não chega até a linha M.

A actina e a miosina deslizam uma sobre a outra durante a contração

No passado, os pesquisadores observaram que os músculos encurtavam quando moviam uma carga. A partir dessa observação, surgiram as primeiras teorias da contração, as quais sugeriam que os músculos eram constituídos de moléculas que se enrolavam e encurtavam quando ativadas, e que relaxavam e alongavam no estado de repouso, como um elástico ao contrário. Essa teoria foi fortalecida pela descoberta de que a miosina era uma molécula helicoidal que encurtava quando aquecida (a razão pela qual a carne encolhe quando cozida).

Entretanto, em 1954, os pesquisadores Andrew Huxley e Rolf Niedeigerke descobriram que o comprimento da banda A de uma miofibrila permanece constante durante a contração.

Como a banda A representa o filamento de miosina, Huxley e Niedeigerke perceberam que o encurtamento da molécula de miosina não poderia ser o fator determinante da contração muscular. Assim, propuseram um modelo alternativo, a **teoria dos filamentos deslizantes da contração muscular**. Nesse modelo, os filamentos sobrepostos de actina e de miosina, de comprimento fixo, deslizam uns sobre os outros em um processo que requer energia e que produz a contração muscular.

Se você observar uma miofibrila em seu comprimento de repouso, será possível perceber que, dentro de cada sarcômero, as extremidades dos filamentos grossos e finos estão levemente sobrepostas (Fig. 12.5d). No estado de relaxamento, o sarcômero possui uma banda I grande (somente filamentos finos) e uma banda A, cujo comprimento equivale ao comprimento dos filamentos grossos.

Quando o músculo contrai, os filamentos grossos e finos deslizam uns sobre os outros. Os discos Z aproximam-se à medida que o sarcômero encurta (Fig. 12.5e). A banda I e a zona H – regiões onde não há sobreposição de actina e de miosina no estado de repouso – praticamente desaparecem.

Apesar do encurtamento do sarcômero, o comprimento da banda A permanece constante. Essas modificações são consistentes com o deslizamento dos filamentos finos de actina sobre os filamentos grossos de miosina, à medida que os filamentos finos se movem em direção à linha M, no centro do sarcômero. Esse processo deu origem ao nome da teoria dos filamentos deslizantes.

A teoria dos filamentos deslizantes também explica como um músculo pode ser capaz de contrair e gerar força sem necessariamente produzir um movimento. Por exemplo, se você tentar empurrar uma parede, haverá produção de tensão em vários músculos do corpo, sem movimentar a parede. De acordo com a teoria dos filamentos deslizantes, a tensão gerada em uma fibra muscular é diretamente proporcional ao número de ligações cruzadas de alta energia formadas entre os filamentos finos e grossos.

As ligações cruzadas da miosina movem os filamentos de actina

O movimento das ligações cruzadas da miosina fornece a força que move o filamento de actina durante uma contração. O processo pode ser comparado a uma equipe participando de uma regata em um barco a vela: são necessárias muitas pessoas para segurar a corda que levanta o pesado mastro. Quando é dada a ordem para levantar o mastro, cada pessoa da equipe começa a puxar a corda de mão em mão, agarrando, puxando e soltando-a, em um ciclo que se repete à medida que a corda é movida.

No músculo, as cabeças de miosina ligam-se às moléculas de actina, que representam a "corda". Um sinal de cálcio inicia o **movimento de força**, produzido quando as ligações cruzadas da miosina mudam de conformação, movendo-se para a frente e empurrando os filamentos de actina em direção ao centro do sarcômero. Ao final do movimento de força, cada cabeça de miosina solta-se da actina, inclina-se para trás e liga-se a uma nova molécula de actina, ficando pronta para dar início a um novo ciclo. Durante a contração, nem todas as cabeças de miosina se soltam ao mesmo tempo – se isso ocorresse, as proteínas deslizariam de volta para a posição inicial, do mesmo modo que o mastro cairia se todos os velejadores soltassem a corda ao mesmo tempo.

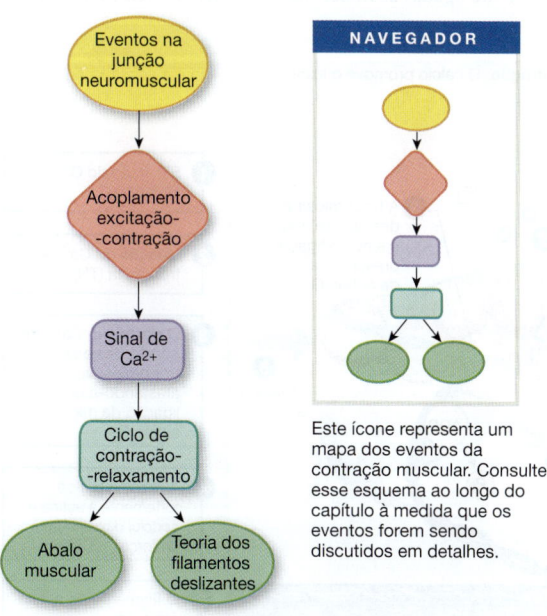

FIGURA 12.7   Mapa-resumo da contração muscular esquelética.

O movimento de força se repete muitas vezes ao longo de uma contração. As cabeças de miosina ligam-se, empurram e soltam as moléculas de actina várias vezes, à medida que os filamentos finos se movem em direção ao centro do sarcômero.

Miosina-ATPase De onde é obtida a energia necessária para a geração do movimento de força? A resposta está no ATP. A miosina converte a energia da ligação química do ATP na energia mecânica necessária para o movimento das ligações cruzadas.

A miosina é uma ATPase (*miosina-ATPase*) que hidroliza o ATP, formando ADP e fosfato inorgânico (P_i). A energia liberada nesse processo é capturada pela miosina e armazenada como energia potencial no ângulo formado entre a cabeça da miosina e seu eixo longitudinal. Nessa posição, diz-se que as cabeças da miosina estão "engatilhadas", ou prontas para disparar o movimento de força. A energia potencial armazenada nas cabeças engatilhadas transforma-se na energia cinética do movimento de força que desloca a actina.

O cálcio inicia a contração

Como o íon cálcio "liga" e "desliga" a contração muscular? A resposta está na **troponina** (TN), um complexo ligante de cálcio constituído por três proteínas. A troponina controla o posicionamento de um polímero proteico alongado, a **tropomiosina**.

Em um músculo esquelético no estado de repouso, a tropomiosina enrola-se ao redor dos filamentos de actina e cobre de forma parcial todos os sítios que permitiriam a ligação da miosina na actina (**FIG. 12.8a**). Essa é a posição de bloqueio da tropomiosina, ou posição "desligada". Ainda podem ocorrer ligações actina-miosina fracas, de pouca força, porém a miosina fica impedida de completar o seu movimento de força, do mesmo modo que a trava de segurança de um revólver impede que o gatilho seja puxado. Antes que a contração possa ocorrer, a tropomiosina deve ser deslocada para a posição "ligada", o que libera a porção restante do sítio de ligação à miosina presente na actina.

A mudança entre os estados "ligado" e "desligado" da tropomiosina é regulada pela troponina. Quando a contração é iniciada em resposta ao cálcio (**1** na Fig. 12.8b), uma das proteínas do complexo – a **troponina C** – liga-se reversivelmente ao Ca^{2+} **2**. O complexo cálcio-troponina C desloca a tropomiosina, afastando-a completamente dos sítios de ligação à miosina na actina **3**. Essa posição "ligada" permite que as cabeças da miosina formem ligações cruzadas fortes, de alta energia, e executem o movimento de força **4**, puxando o filamento de actina **5**. Esses ciclos de contração ficam se repetindo enquanto os sítios de ligação estiverem expostos.

Para que o relaxamento muscular possa ocorrer, as concentrações citoplasmáticas de Ca^{2+} precisam diminuir. Pela lei de ação das massas (p. 48), o Ca^{2+} desliga-se da troponina quando há uma redução do cálcio citosólico. Na ausência de Ca^{2+}, a troponina permite que a tropomiosina retorne para o estado "desligado", recobrindo os sítios de ligação à miosina presentes nas moléculas de actina. Durante um breve período da fase de relaxamento, no qual a actina e a miosina não estão ligadas, os filamentos do sarcômero deslizam de volta às posições originais. Esse processo conta com a ajuda da titina e de outros componentes elásticos do músculo.

A descoberta de que o Ca^{2+}, em vez do potencial de ação, é o sinal necessário para a contração muscular, foi a primeira evidência de que o cálcio atua como um mensageiro intracelular. Inicialmente, acreditava-se que os sinais dependentes de cálcio ocorriam somente nos músculos, mas, atualmente, sabe-se que o cálcio é um segundo mensageiro quase universal (p. 177).

As cabeças da miosina caminham ao longo dos filamentos de actina

A **FIGURA 12.9** mostra os eventos moleculares de um ciclo de contração em um músculo esquelético. Começaremos o ciclo com o **estado de rigor**, ou **rigidez**, no qual as cabeças da miosina estão fortemente ligadas às moléculas de actina G. Nenhum nucleotídeo

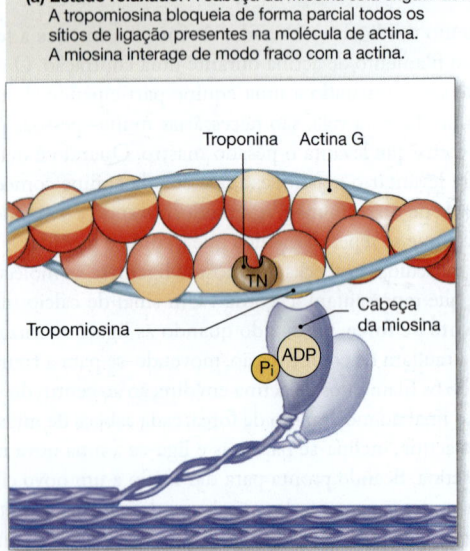

(a) Estado relaxado. A cabeça da miosina está engatilhada. A tropomiosina bloqueia de forma parcial todos os sítios de ligação presentes na molécula de actina. A miosina interage de modo fraco com a actina.

Troponina   Actina G
Tropomiosina   Cabeça da miosina
P_i ADP

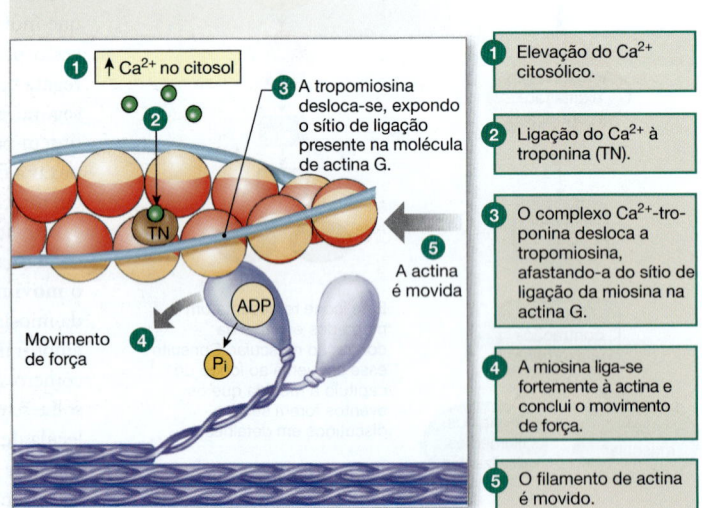

(b) Início da contração. O cálcio promove o início da contração.

1 ↑ Ca^{2+} no citosol
2
3 A tropomiosina desloca-se, expondo o sítio de ligação presente na molécula de actina G.
TN
5 A actina é movida
ADP
Movimento de força
4
P_i

1 Elevação do Ca^{2+} citosólico.

2 Ligação do Ca^{2+} à troponina (TN).

3 O complexo Ca^{2+}-troponina desloca a tropomiosina, afastando-a do sítio de ligação da miosina na actina G.

4 A miosina liga-se fortemente à actina e conclui o movimento de força.

5 O filamento de actina é movido.

FIGURA 12.8 Troponina e tropomiosina.

(ATP ou ADP) está ligado à miosina. No músculo vivo, o estado de rigidez ocorre apenas por um período muito breve de tempo. Então:

1. **Ligação do ATP e liberação da miosina**. Uma molécula de ATP liga-se à cabeça da miosina. A ligação do ATP diminui a afinidade de ligação da miosina pela actina, e a miosina acaba soltando-se da actina.

2. **A hidrólise do ATP fornece a energia necessária para a cabeça da miosina se inclinar e se ligar novamente à actina**. O sítio de ligação ao ATP envolve a molécula de ATP e converte a mesma em ADP e em fosfato inorgânico (P_i). O ADP e o P_i permanecem ligados à miosina enquanto a energia liberada pela clivagem do ATP move a cabeça da miosina até que ela forme um ângulo de 90°

com o eixo longitudinal dos filamentos. Nesta posição engatilhada, a miosina liga-se a uma nova actina, que está 1 a 3 moléculas distante da sua posição inicial.

As ligações cruzadas recém-formadas entre a miosina e a actina são fracas, uma vez que a tropomiosina está bloqueando parcialmente os sítios de ligação na actina. Entretanto, nesse estado engatilhado, a miosina estoca energia potencial, da mesma forma que uma mola esticada. A cabeça está pronta para disparar (exatamente como acontece quando alguém engatilha um revólver, puxando o martelo para trás antes de disparar). A maioria das fibras musculares em repouso encontram-se nesse estado, engatilhadas e preparadas para disparar (contrair), apenas esperando pelo sinal fornecido pelo cálcio.

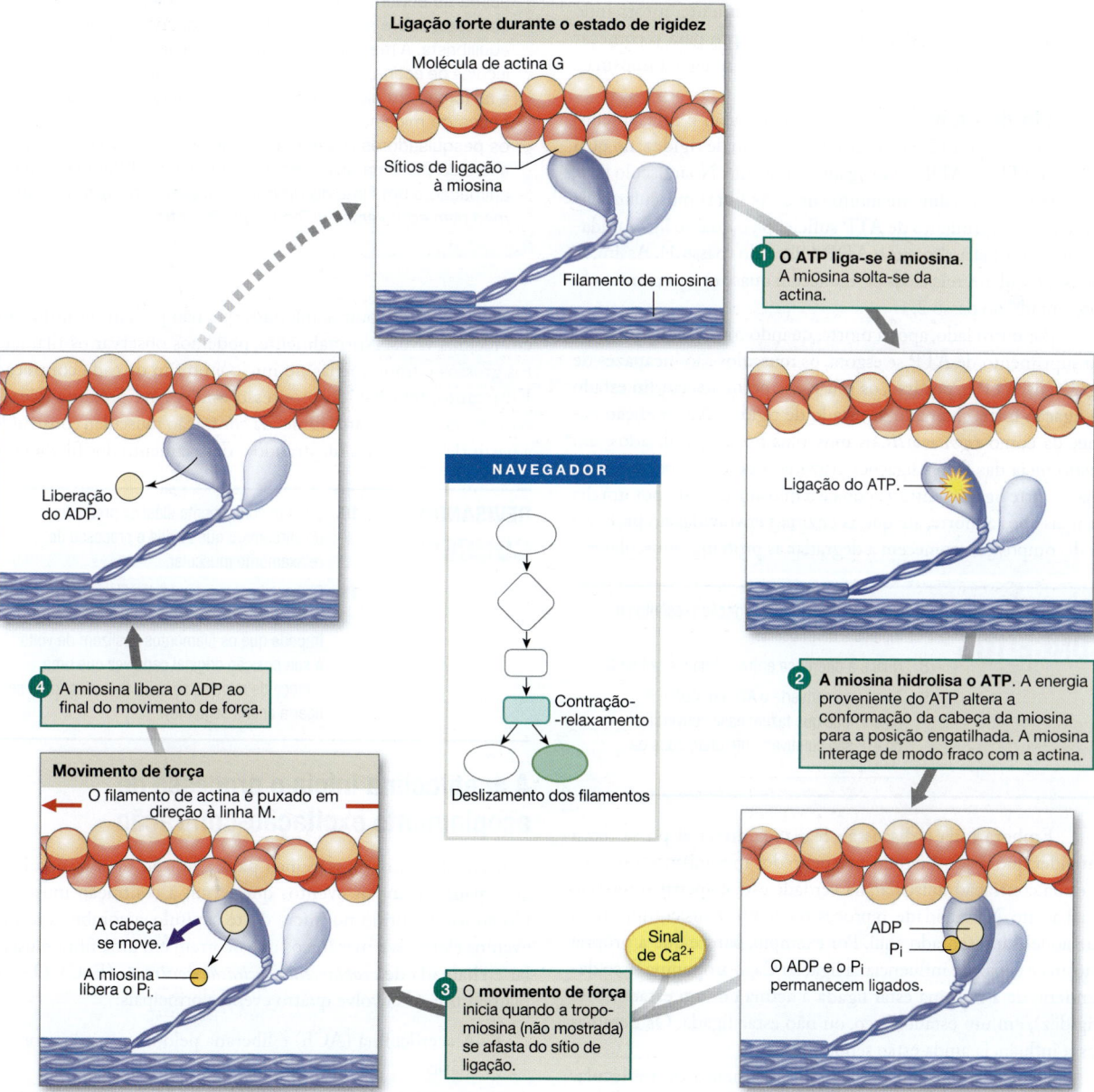

FIGURA 12.9   O ciclo de contração-relaxamento muscular.

3 **Movimento de força**. O movimento de força (*o movimento de inclinação das ligações cruzadas*) inicia após o cálcio se ligar à troponina e permite a liberação total do sítio de ligação à miosina. As ligações cruzadas, então, transformam-se em ligações fortes, de alta energia, à medida que a miosina libera o P_i. A liberação do P_i permite que a cabeça da miosina se desloque. As cabeças inclinam-se em direção à linha M, levando junto o filamento de actina. O movimento de força também pode ser chamado de *movimento de inclinação das ligações cruzadas*, pois a região da cabeça e a região de dobradiça da miosina saem de um ângulo de 90° para um ângulo 45°.

4 **A miosina libera ADP**. Ao final do movimento de força, a miosina libera ADP, o segundo produto do processo de clivagem do ATP. Com a saída do ADP, a cabeça da miosina liga-se fortemente à actina novamente, retornando ao estado de rigidez. O ciclo está pronto para recomeçar assim que uma nova molécula de ATP se ligar à miosina.

O estado de rigidez   O ciclo de contração e relaxamento ilustrado na Figura 12.9 começa com o estado de rigidez, no qual nenhum ATP ou ADP estão ligados à miosina. No músculo vivo, esse estado é normalmente muito curto. As fibras musculares vivas têm um suprimento de ATP suficiente, o qual se liga rapidamente à miosina assim que o ADP é liberado (passo 1). Assim, as fibras musculares relaxadas permanecem quase sempre no estado apresentado no passo 2.

Por outro lado, após a morte, quando o metabolismo cessa e o suprimento de ATP se esgota, os músculos são incapazes de ligar mais ATP e, por isso, os músculos permanecem no estado de ligação forte, chamado de estado de rigidez. Na condição conhecida como *rigor mortis*, os músculos ficam "paralisados" em decorrência das fortes ligações cruzadas que permanecem imóveis. A forte ligação entre a actina e a miosina persiste por um dia ou mais após a morte, até que as enzimas envolvidas no processo de decomposição comecem a degradar as proteínas musculares.

7. Quais são os sítios de ligação presentes na molécula de miosina?

8. Qual é a diferença entre actina F e actina G?

9. A miosina converte o ATP em ADP e P_i. As enzimas que fazem essa conversão do ATP são coletivamente chamadas de _____.

Embora toda a discussão realizada até aqui possa dar a entender que já se sabe tudo a respeito dos mecanismos moleculares da contração muscular, na verdade este é apenas o modelo atual aceito. Na realidade, o processo é muito mais complexo do que aquele apresentado aqui. Por exemplo, parece que a própria miosina é capaz de influenciar a ligação Ca^{2+}-troponina. Isso dependeria de a miosina estar ligada à actina em um estado forte (rigidez), em um estado fraco, ou não estar ligada. Os detalhes dessa influência ainda estão sendo estudados.

O estudo da contração e do movimento de moléculas dentro de uma miofibrila é bastante difícil. Muitas técnicas de pesquisa dependem do uso de moléculas cristalizadas, micros-

---

BIOTECNOLOGIA

Assistindo a miosina trabalhar

Um grande passo para a compreensão do movimento de força da miosina foi o desenvolvimento do ensaio de motilidade *in vitro* nos anos 1980. Nesse ensaio, moléculas isoladas de miosina são ligadas randomicamente a uma lamínula de vidro especialmente revestida. Uma molécula de actina marcada com um indicador fluorescente é colocada sobre as moléculas de miosina. Utilizando o ATP como fonte de energia, as cabeças da miosina ligam-se à actina e a deslocam sobre a lamínula, deixando um rastro fluorescente. Em experimentos ainda mais engenhosos, desenvolvidos em 1995, uma única molécula de miosina é ligada a uma microesfera que a eleva acima da superfície da lamínula. Uma molécula de actina é colocada sobre a molécula de miosina, como a vara de um equilibrista. À medida que o "motor" de miosina move as moléculas de actina, são medidos os movimentos nanométricos e as forças em piconewtons geradas por cada ciclo das cabeças de miosina, com o uso de *laser*. Com essa técnica, os pesquisadores podem agora medir o trabalho mecânico exercido por uma única molécula de miosina! Para ver uma animação e um filme do processo, acesse *http://physiology. med.uvm.edu/warshaw/TechspgInVitro.html*.

copia eletrônica e outros métodos que não podem ser utilizados em tecidos vivos. Normalmente, podemos observar os filamentos grossos e finos apenas no início e no fim de cada contração. Entretanto, tem havido progresso e talvez na próxima década você possa assistir a um "filme" da contração muscular, construído a partir de fotografias mostrando o deslizamento dos filamentos.

10. Cite um componente elástico presente no sarcômero que auxilia o processo de relaxamento muscular.

11. De acordo com a teoria dos filamentos deslizantes da contração muscular, o que impede que os filamentos deslizem de volta à sua posição original cada vez que uma cabeça de miosina se solta da actina (para se ligar à actina seguinte)?

A acetilcolina inicia o processo de acoplamento excitação-contração

A partir de agora, passaremos para a junção neuromuscular e acompanharemos os eventos que levam à contração muscular. Como foi discutido no início deste capítulo, a combinação dos eventos elétricos e mecânicos que ocorrem em uma fibra muscular é chamada de *acoplamento excitação-contração* (E-C). O acoplamento E-C envolve quatro eventos principais:

1. A acetilcolina (ACh) é liberada pelo neurônio motor somático.

2. A ACh leva à geração de um potencial de ação na fibra muscular.

3. O potencial de ação muscular desencadeia a liberação de cálcio pelo retículo sarcoplasmático.

4. O cálcio liga-se à troponina, dando início ao processo de contração.

Agora, veremos essas etapas em detalhes. A acetilcolina liberada na fenda sináptica da junção neuromuscular liga-se aos receptores ionotrópicos (canais) de ACh da placa motora terminal da fibra muscular (**FIG. 12.10a** ❶) (p. 371). Quando esses canais dependentes de ACh se abrem, ocorre o fluxo de Na^+ e K^+ através da membrana plasmática. Entretanto, o influxo de Na^+ supera o efluxo de K^+, pois a força motriz do gradiente eletroquímico é maior para o Na^+ (p. 156). A adição efetiva de carga positiva despolariza a membrana da fibra muscular, gerando um **potencial da placa motora** (**PPM**). Normalmente, os potenciais da placa motora sempre atingem o limiar, levando à geração de um potencial de ação muscular (Fig. 12.10a ❷).

O potencial de ação desloca-se pela superfície da fibra muscular, e para o interior dos túbulos T, devido à abertura sequencial de canais de Na^+ dependentes de voltagem. O processo é similar à condução dos potenciais de ação nos axônios, embora os potenciais de ação do músculo esquelético sejam conduzidos mais lentamente do que os potenciais de ação dos axônios mielínicos (p. 249).

Quando o potencial de ação penetra nos túbulos T, ocorre a liberação de Ca^{2+} a partir do retículo sarcoplasmático (Fig. 12.10b ❸, ❹). Em um músculo em repouso, os níveis citosólicos de Ca^{2+} normalmente são muito baixos. Entretanto, esses níveis aumentam cerca de 100 vezes após um potencial de ação. Como discutido anteriormente, quando os níveis citosólicos de Ca^{2+} estão altos, o Ca^{2+} liga-se à troponina, a tropomiosina move-se para a posição "ligada" ❺ e a contração ocorre ❻.

No nível molecular, a transdução do sinal elétrico em um sinal de cálcio necessita de duas proteínas de membrana. A membrana do túbulo T contém uma proteína sensível à voltagem, um **canal de cálcio do tipo L** ($Ca_v1.1$), chamado de receptor de **di-hidropiridina** (**DHP**) (Fig. 12.10b ❸). No músculo esquelético, exclusivamente, esses receptores de DHP estão acoplados mecanicamente aos canais de Ca^{2+} do retículo sarcoplasmático adjacente. Estes **canais de liberação de Ca^{2+}** do RS são conhecidos como **receptores de rianodina** (**RyR**).

Quando a despolarização produzida por um potencial de ação alcança um receptor de DHP, o receptor sofre uma alteração conformacional. Essa alteração conformacional causa a abertura dos canais RyR para a liberação de Ca^{2+} do retículo sarcoplasmático (Fig. 12.10b ❹). O Ca^{2+} armazenado flui para o citosol, a favor do seu gradiente eletroquímico, iniciando o processo de contração.

Os pesquisadores acreditam que o canal de cálcio que nós chamamos de receptor de DHP não forme um canal verdadeiro com um poro central que permita a passagem de cálcio a partir do LEC. Nos últimos anos, entretanto, tem sido descrito o movimento de uma pequena quantidade de Ca^{2+} através do receptor de DHP, chamada de *entrada de Ca^{2+} acoplada à excitação*. Apesar disso, a contração muscular esquelética ainda ocorrerá se nenhum íon Ca^{2+} do LEC atravessar o canal. Assim, o papel fisiológico da entrada de Ca^{2+} acoplada à excitação não está claro.

Relaxamento Para finalizar uma contração, o cálcio deve ser removido do citosol. O retículo sarcoplasmático bombeia o Ca^{2+} de volta para o seu lúmen utilizando uma **Ca^{2+}-ATPase** (p. 143). À medida que a concentração citosólica de Ca^{2+} livre diminui, o equilíbrio entre o cálcio ligado e o não ligado é alterado, e o cálcio desliga-se da troponina. A remoção do Ca^{2+} permite que a tropomiosina volte à sua posição inicial e bloqueie o sítio de ligação à miosina presente na molécula de actina. Com a liberação das ligações cruzadas, a fibra muscular relaxa, com a ajuda de componentes elásticos do sarcômero e do tecido conectivo do músculo.

Sincronização do acoplamento E-C Os gráficos na **FIGURA 12.11** mostram a sequência temporal dos eventos elétrico e mecânico durante o acoplamento E-C. Após o potencial de ação do neurônio motor somático, ocorre um potencial de ação muscular, seguido da contração muscular. Um único ciclo de contração-relaxamento de uma fibra muscular esquelética é denominado **abalo muscular**. Observe que há um pequeno retardo – o **período de latência** – entre o potencial de ação muscular e o início da geração de tensão muscular. Esse retardo representa o tempo necessário para a liberação do cálcio e sua ligação à troponina.

Uma vez iniciada a contração, a tensão muscular aumenta continuamente até um valor máximo, à medida que as interações entre as ligações cruzadas também aumentam. A tensão diminui na fase de relaxamento do abalo. Durante o relaxamento, os elementos elásticos do músculo fazem o sarcômero retornar ao seu comprimento de repouso.

Um único potencial de ação em uma fibra muscular provoca um único abalo (Fig. 12.11, gráfico inferior). Entretanto, os abalos musculares variam de fibra para fibra em relação à velocidade com que a tensão é desenvolvida (a inclinação da porção ascendente da curva do abalo), à tensão máxima atingida (a altura da curva do abalo) e à duração da contração (a largura da curva do abalo). Os fatores que afetam todos esses parâmetros serão detalhados em seções posteriores. Inicialmente, veremos como os músculos produzem o ATP necessário para fornecer a energia envolvida no processo de contração e relaxamento.

SOLUCIONANDO O PROBLEMA

Paulo já havia sofrido crises moderadas de fraqueza muscular em suas pernas, normalmente pela manhã. Em duas ocasiões, a fraqueza ocorreu após a exposição ao frio. Cada crise desapareceu em minutos, e Paulo não apresentou nenhuma sequela. Seguindo o conselho do médico da família, a Sra. Leong levou Paulo para consultar um especialista em disfunções musculares, que suspeitou de uma condição chamada de paralisia periódica. As paralisias periódicas são doenças causadas por mutações nos canais de Na^+ ou de Ca^{2+} presentes nas membranas das fibras musculares esqueléticas. O médico especialista acredita que Paulo tenha uma condição na qual os canais de Na^+ dependentes de voltagem tenham dificuldade para serem inativados após a abertura dos mesmos.

P1: *Quando os canais de Na^+ da membrana da célula muscular se abrem, qual é a direção do movimento do Na^+?*

P2: *De que forma um movimento contínuo do íon Na^+ afetaria o potencial de membrana das fibras musculares?*

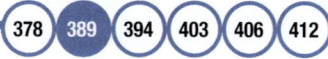

FIGURA 12.10 **CONTEÚDO ESSENCIAL**

Acoplamento excitação-contração e relaxamento

(a) Geração do potencial de ação muscular

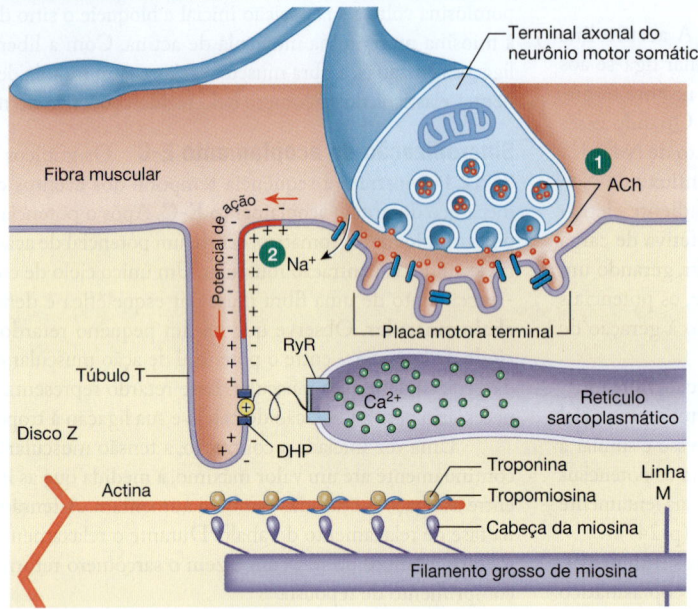

LEGENDA

DHP = receptor de di-hidropiridina
(canal de cálcio do tipo L)

RyR = receptor de rianodina (canal)

1 O neurônio somatomotor libera ACh na junção neuromuscular.

2 O influxo efetivo de Na⁺ através do receptor de ACh desencadeia um potencial de ação muscular.

(b) Acoplamento excitação-contração

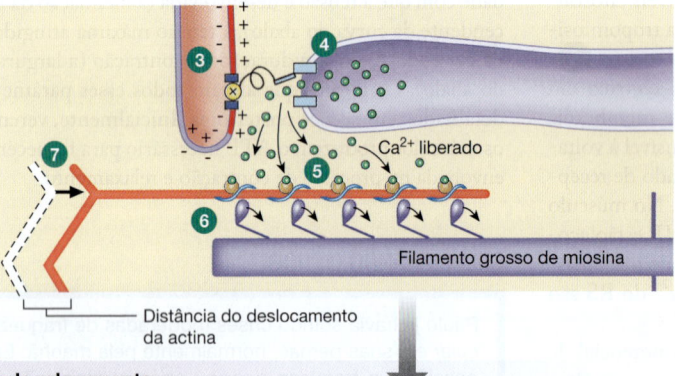

3 O potencial de ação que penetra no túbulo T produz uma alteração conformacional no receptor de DHP.

4 A mudança conformacional do receptor de DHP causa a abertura dos canais RyR de liberação de Ca^{2+} do retículo sarcoplasmático e o Ca^{2+} entra no citoplasma.

5 O Ca^{2+} liga-se à troponina e permite a ligação entre actina e miosina.

6 As cabeças da miosina executam o movimento de força.

7 O filamento de actina desliza em direção ao centro do sarcômero.

(c) Fase de relaxamento

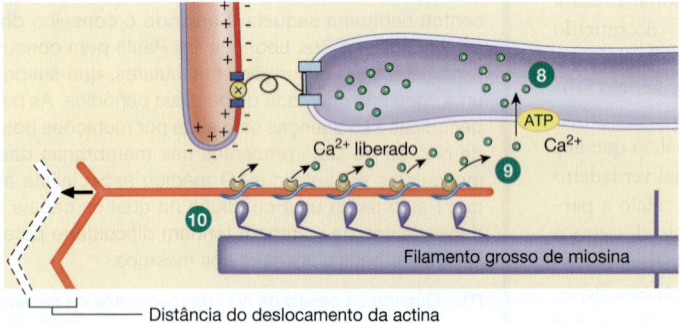

8 As bombas de cálcio (Ca^{2+}-ATPases) do retículo sarcoplasmático bombeiam o Ca^{2+} de volta ao RS.

9 A redução da $[Ca^{2+}]$ citosólico livre desfaz a ligação entre o Ca^{2+} e a troponina.

10 A tropomiosina volta a recobrir o sítio de ligação. Quando as cabeças da miosina são liberadas, os elementos elásticos puxam os filamentos de volta para a posição de repouso.

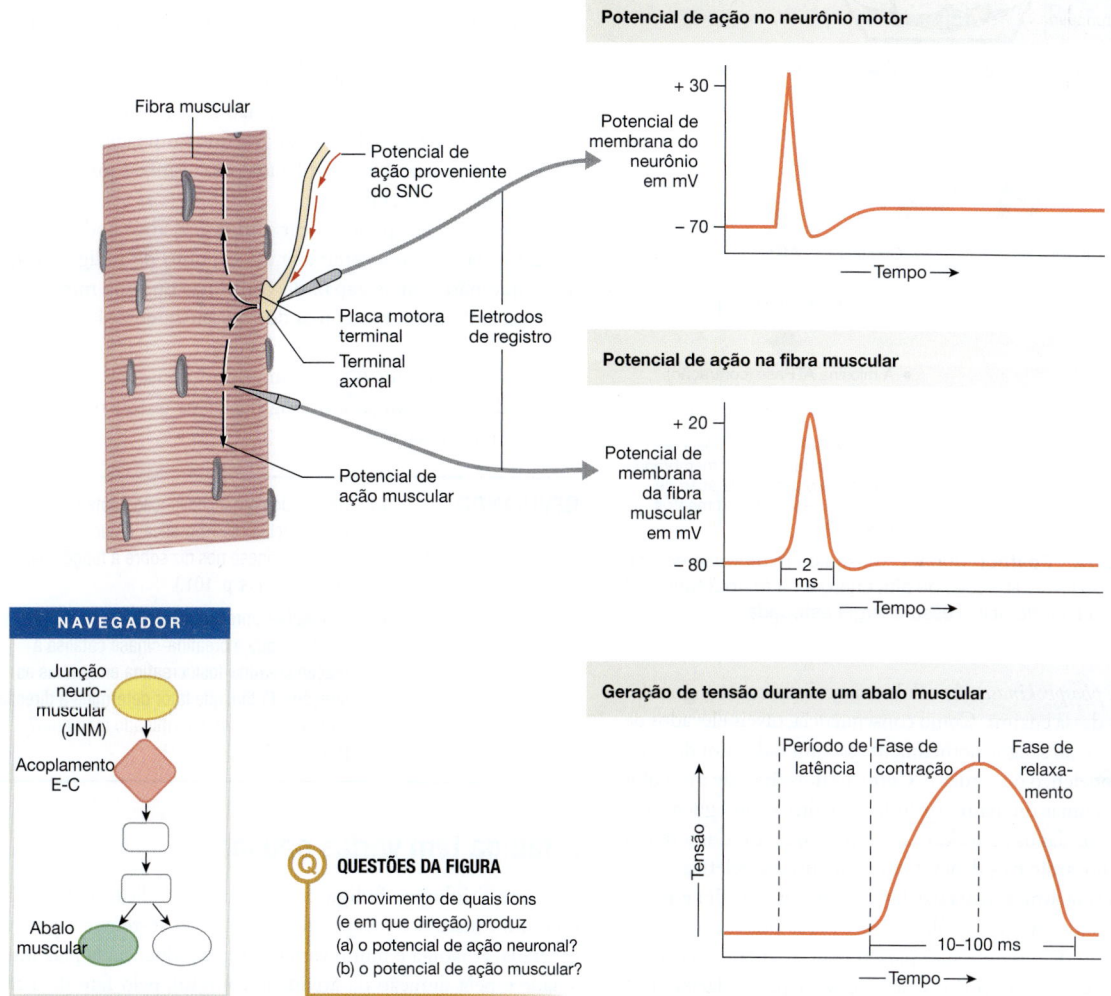

FIGURA 12.11 Sincronismo do acoplamento E-C. Os potenciais de ação no terminal axonal (gráfico superior) e na fibra muscular (gráfico do meio) são seguidos de um abalo muscular (gráfico inferior).

REVISANDO CONCEITOS

12. Qual etapa do processo de contração requer ATP? O relaxamento requer ATP?

13. Que eventos ocorrem durante o período de latência, antes do início da contração?

A contração do músculo esquelético requer um suprimento contínuo de ATP

O uso do ATP pela fibra muscular é uma característica essencial da fisiologia muscular. Os músculos necessitam de energia constantemente: durante a contração, para o movimento e a liberação das ligações cruzadas; durante o relaxamento, para bombear o Ca²⁺ de volta para o retículo sarcoplasmático; e após o acoplamento E-C, para reconduzir o Na⁺ e o K⁺ para os compartimentos extracelular e intracelular, respectivamente. De onde é obtido todo o ATP necessário para a atividade muscular?

A quantidade, ou *"pool"*, de ATP estocado em uma fibra muscular a qualquer tempo é suficiente para apenas cerca de oito contrações. À medida que o ATP é convertido em ADP e Pᵢ durante a contração, o estoque de ATP precisa ser restabelecido pela transferência de energia a partir de outras ligações fosfato de alta energia ou pela síntese de ATP utilizando processos mais lentos, como as vias metabólicas da glicólise e da fosforilação oxidativa.

A reserva energética de segurança dos músculos é a **fosfocreatina** (ou creatina-fosfato, ou ainda, fosfato de creatina). A fosfocreatina é uma molécula cujas ligações fosfato de alta energia são geradas entre a creatina e o ATP quando os músculos estão em repouso (**FIG. 12.12**). Quando os músculos entram em atividade, como durante o exercício, os grupamentos fosfato de alta energia da fosfocreatina são transferidos para o ADP, gerando mais ATP para abastecer os músculos.

A enzima que transfere o grupamento fosfato da fosfocreatina para o ADP é a **creatina-cinase** (**CK**, do inglês, *creatine kinase*), também conhecida como *creatina-fosfocinase* (CPK, do in-

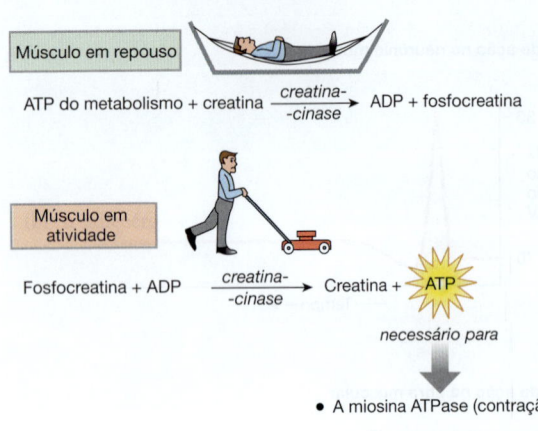

FIGURA 12.12 **Fosfocreatina.** O músculo em repouso estoca a energia do ATP nas ligações de alta energia da fosfocreatina. O músculo em atividade utiliza essa energia estocada.

glês, *creatine phosphokinase*). As células musculares contêm grandes quantidades dessa enzima. Como consequência, níveis elevados de creatina-cinase no sangue normalmente são um indicador de dano muscular esquelético ou cardíaco. Como os dois tipos de músculos contêm isoenzimas diferentes (p. 99), os médicos conseguem distinguir entre os danos ao tecido cardíaco produzidos durante um infarto do miocárdio e os danos da musculatura esquelética.

A energia armazenada nas ligações fosfato de alta energia é muito limitada. Assim, as fibras musculares precisam utilizar o metabolismo de biomoléculas para transferir energia das ligações covalentes para o ATP. Os carboidratos, particularmente a glicose, são a fonte de energia mais rápida e eficiente para a produção de ATP. A glicose é metabolizada pela glicólise a piruvato (p. 107). Na presença de quantidades adequadas de oxigênio, o piruvato entra no ciclo do ácido cítrico, produzindo cerca de 30 ATP para cada molécula de glicose.

Quando as concentrações de oxigênio caem durante um exercício intenso, o metabolismo da fibra muscular depende preferencialmente da *glicólise anaeróbia*. Nessa via metabólica, a glicose é metabolizada a lactato, com a produção efetiva de apenas 2 ATP por molécula de glicose (p. 110). O metabolismo anaeróbio da glicose é uma fonte mais rápida de geração de ATP, porém produz quantidades muito menores de ATP para cada molécula de glicose. Quando as demandas energéticas excedem a quantidade de ATP que pode ser produzida pelo metabolismo anaeróbio da glicose, os músculos conseguem trabalhar apenas por um intervalo muito curto de tempo antes de entrarem em fadiga.

As fibras musculares também obtêm energia a partir dos ácidos graxos, embora esse processo sempre necessite de oxigênio. Durante períodos de repouso ou exercícios leves, os músculos esqueléticos utilizam os ácidos graxos juntamente com a glicose, uma das razões pelas quais programas de exercícios moderados, como caminhadas, são um modo eficaz de reduzir a gordura corporal. Entretanto, o processo metabólico pelo qual os ácidos graxos são convertidos em acetil-CoA é relativamente

lento e não é capaz de produzir ATP rápido o suficiente para suprir as demandas energéticas das fibras musculares durante um exercício intenso. Sob essas condições, as fibras musculares dependem fundamentalmente da glicose.

As proteínas normalmente não são uma fonte de energia para a contração muscular. A maioria dos aminoácidos encontrados nas fibras musculares é utilizada para a síntese proteica, e não para a produção de ATP.

Os músculos podem ficar sem ATP? Você poderia pensar dessa forma caso se exercitasse até o ponto de fadiga, no qual sente que não é mais capaz de continuar ou seus membros se recusam a obedecer aos comandos do seu cérebro. Entretanto, a maioria dos estudos mostra que mesmo o exercício intenso utiliza somente 30% do ATP de uma fibra muscular. A condição conhecida como fadiga deve originar-se de outras mudanças no músculo em exercício.

REVISANDO CONCEITOS

14. De acordo com a convenção adotada para a nomenclatura enzimática, o que o nome creatina-cinase nos diz sobre a função dessa enzima? (*Dica*: p. 101.)

15. As reações apresentadas na Figura 12.12 mostram que a creatina-cinase catalisa a reação creatina-fosfocreatina em ambas as direções. Então, que fator determina a direção da reação em um determinado momento? (*Dica:* p. 48)

A fadiga tem várias causas

O termo fisiológico **fadiga** descreve uma condição reversível na qual um músculo é incapaz de produzir ou sustentar a potência esperada. A fadiga é muito variável. Ela é influenciada pela intensidade e pela duração da atividade contrátil, pelo fato de a fibra muscular estar usando o metabolismo aeróbio ou anaeróbio, pela composição do músculo e pelo nível de condicionamento do indivíduo. O estudo da fadiga é muito complexo, e a pesquisa nesta área é complicada pelo fato de que os experimentos são realizados sob uma ampla faixa de condições, utilizando desde fibras musculares isoladas "desnudas" (sarcolema removido) até seres humanos realizando exercícios. Embora muitos fatores diferentes possam estar *associados à* fadiga, os fatores que *causam* a fadiga ainda são incertos.

Os fatores que têm sido propostos como exercendo um papel crucial na fadiga estão associados aos mecanismos de **fadiga central**, originados no sistema nervoso central, e de **fadiga periférica**, que se originam em qualquer local entre a junção neuromuscular e os elementos contráteis do músculo (**FIG. 12.13**). A maior parte das evidências experimentais sugere que a fadiga muscular surge de uma falha no processo de excitação-contração da fibra muscular, mais do que de uma falha nos neurônios de controle ou na transmissão neuromuscular.

A fadiga central inclui sensações subjetivas de cansaço e um desejo de cessar a atividade. Vários estudos têm mostrado que esse tipo de fadiga psicológica precede a fadiga fisiológica que ocorre nos músculos e, portanto, pode ser um mecanismo de proteção. O baixo pH decorrente da produção de ácido durante a metabolização do ATP é mencionado frequentemente como uma possível causa de fadiga, e há algumas evidências de que a acidose possa in-

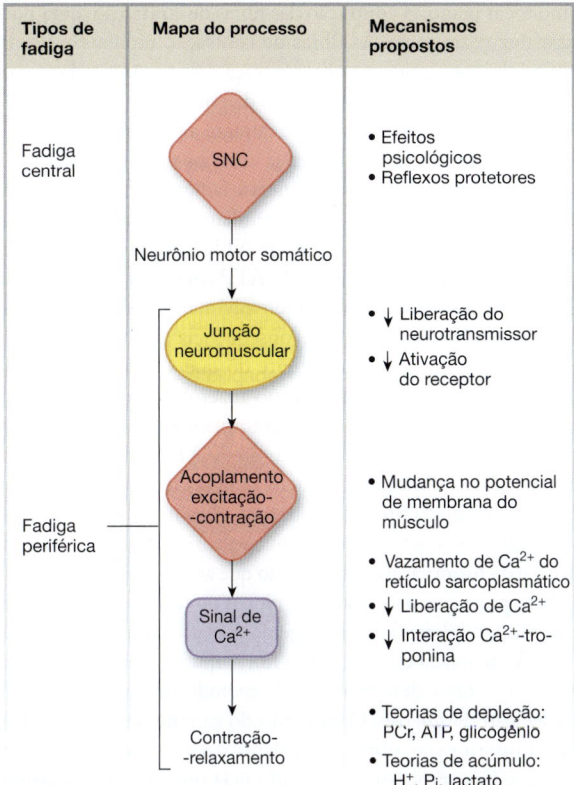

Tipos de fadiga	Mapa do processo	Mecanismos propostos
Fadiga central	SNC	• Efeitos psicológicos • Reflexos protetores
	Neurônio motor somático	
	Junção neuromuscular	• ↓ Liberação do neurotransmissor • ↓ Ativação do receptor
Fadiga periférica	Acoplamento excitação--contração	• Mudança no potencial de membrana do músculo
	Sinal de Ca²⁺	• Vazamento de Ca²⁺ do retículo sarcoplasmático • ↓ Liberação de Ca²⁺ • ↓ Interação Ca²⁺-troponina
	Contração--relaxamento	• Teorias de depleção: PCr, ATP, glicogênio • Teorias de acúmulo: H⁺, Pi, lactato

FIGURA 12.13 Fadiga muscular. A fadiga muscular tem muitas causas possíveis, porém a evidência mais forte sugere uma falha no processo de acoplamento E-C e eventos subsequentes. Nos últimos anos, a pesquisa indicou que o acúmulo de lactato não pode ser considerado como a causa mais provável da fadiga.

fluenciar a sensação de fadiga percebida pelo cérebro. Entretanto, mecanismos homeostáticos de equilíbrio do pH mantêm o pH do sangue em níveis normais até que o esforço esteja próximo do máximo; portanto, o pH como um fator envolvido na fadiga central provavelmente só se aplique em casos de esforço máximo.

As causas neurais da fadiga podem surgir tanto de falhas de comunicação na junção neuromuscular quanto de falhas dos neurônios de comando do SNC. Por exemplo, se a ACh não for sintetizada no terminal axonal rápido o suficiente para responder à taxa de disparo do neurônio, a liberação do neurotransmissor na sinapse diminuirá. Consequentemente, o potencial da placa motora do músculo não atingirá o limiar necessário para disparar um potencial de ação na fibra muscular, resultando em falha na contração. Esse tipo de fadiga está associado a algumas doenças neuromusculares, mas provavelmente não seja um fator importante durante o exercício normal.

A fadiga que ocorre dentro da fibra muscular (fadiga periférica) pode ocorrer em diferentes pontos. No exercício submáximo prolongado, a fadiga está associada à depleção das reservas de glicogênio muscular. Como a maioria dos estudos mostra que a falta de ATP não é um fator limitante, a falta de glicogênio pode afetar outros aspectos da contração, como a liberação de Ca²⁺ do retículo sarcoplasmático.

A causa da fadiga no esforço máximo de curta duração parece ser diferente. Uma das teorias baseia-se no aumento dos níveis de fosfato inorgânico (P_i) produzido quando o ATP e a fosfocreatina são utilizados como fonte de energia na fibra muscular. Concentrações citoplasmáticas elevadas de P_i podem deixar mais lenta a liberação do P_i a partir da miosina e, assim, alterar o movimento de força (ver Fig. 12.9 **4**).

Outra teoria sugere que os níveis elevados de fosfato diminuem a liberação de Ca²⁺, pois o fosfato se combina com o cálcio, formando fosfato de cálcio. Alguns pesquisadores acreditam que alterações na liberação de Ca²⁺ do retículo sarcoplasmático exerçam um papel fundamental na fadiga.

Os desequilíbrios iônicos também têm sido implicados na fadiga. Durante um exercício de intensidade máxima, o íon K⁺ deixa a fibra muscular a cada contração e, como resultado, as concentrações de K⁺ aumentam no líquido extracelular dos túbulos T. A alteração no K⁺ modifica o potencial de membrana da fibra muscular. Alterações na atividade da Na⁺-K⁺-ATPase também podem estar envolvidas. Em suma, a fadiga muscular é um fenômeno complexo, com múltiplas causas que interagem umas com as outras.

REVISANDO CONCEITOS

16. Se a concentração de K⁺ aumentar no líquido extracelular que circunda uma célula, mas não mudar significativamente no citoplasma da célula, a membrana da célula irá (*despolarizar/hiperpolarizar*) e se tornará (*mais/menos*) negativa.

Os músculos esqueléticos são classificados de acordo com a velocidade de contração e a resistência à fadiga

As fibras musculares esqueléticas têm sido tradicionalmente classificadas com base na velocidade de contração e na resistência à fadiga decorrente da estimulação repetida. Todavia, como ocorre frequentemente em fisiologia, quanto mais os pesquisadores aprendem, mais complicado se torna o quadro. A classificação atual dos tipos de fibras musculares depende da isoforma da miosina expressa na fibra (tipo 1 ou tipo 2).

Os tipos das fibras musculares não são fixos por toda a vida. Os músculos têm plasticidade e podem mudar seu tipo dependendo da atividade. A classificação atualmente aceita para os tipos de fibras musculares em seres humanos inclui as **fibras oxidativas de contração lenta** (também chamadas de *ST* – do inglês, *slow-twitch* – ou *tipo 1*), as **fibras oxidativas-glicolíticas de contração rápida** (*FOG* – do inglês, *fast-twitch oxidative-glycolytic* – ou *tipo 2A*) e as **fibras glicolíticas de contração rápida** (*FG* – do inglês, *fast-twitch-glycolytic* – ou *tipo 2B*). O tipo 2X foi previamente classificado como tipo 2B, o qual é encontrado em outros animais, mas não em seres humanos.

As fibras musculares de contração rápida (tipo 2) produzem tensão duas a três vezes mais rápido do que as fibras de contração lenta (tipo 1). A velocidade com a qual uma fibra muscular contrai é determinada pela isoforma da miosina-ATPase presente nos filamentos grossos da fibra. As fibras de contração rápida clivam o ATP mais rapidamente e, assim, podem completar múltiplos ciclos contráteis com maior velocidade do que as fibras de contração lenta. Essa velocidade é traduzida em um desenvolvimento mais rápido de tensão pelas fibras de contração rápida.

SOLUCIONANDO O **PROBLEMA**

Existem duas formas de paralisia periódica. Uma forma, chamada de *paralisia periódica hipocalêmica*, é caracterizada pela redução dos níveis sanguíneos de K⁺ durante os episódios de paralisia. A outra forma, chamada de *paralisia periódica hipercalêmica* (*hiperKPP*), é caracterizada por níveis circulantes de K⁺ normais ou elevados durante os episódios. Os resultados dos exames de sangue indicaram que Paulo tem a forma hipercalêmica.

P3: *Em pessoas com hiperKPP, as crises podem ocorrer após um período de exercício (i.e., após um período de contrações musculares repetidas). Qual é o íon responsável pela fase de repolarização do potencial de ação muscular e em que direção esse íon se move através da membrana da fibra muscular? Como isso estaria associado à hiperKPP?*

(378) (389) (**394**) (403) (406) (412)

A duração da contração também varia de acordo com o tipo de fibra. A duração da contração é determinada, em grande parte, pela velocidade com que o retículo sarcoplasmático remove o Ca^{2+} do citosol. À medida que as concentrações citosólicas de Ca^{2+} caem, o Ca^{2+} desliga-se da troponina, permitindo que a tropomiosina se mova para a posição que causa o bloqueio parcial dos sítios de ligação à miosina. Desse modo, com a inibição do movimento de força, a fibra muscular relaxa.

As fibras rápidas bombeiam Ca^{2+} para dentro do retículo sarcoplasmático de forma mais rápida do que as fibras lentas e, por isso, produzem contrações mais rápidas. Nas fibras de contração rápida, os abalos duram somente cerca de 7,5 ms, o que torna esses músculos úteis para movimentos finos e rápidos,

como tocar piano. A contração das fibras de contração lenta pode durar dez vezes mais. As fibras de contração rápida são usadas ocasionalmente, porém as de contração lenta são usadas quase constantemente para a manutenção da postura, na posição ortostática estacionária (ficar em pé) e durante a locomoção.

A segunda grande diferença entre os tipos de fibras musculares é a capacidade de resistência à fadiga. As fibras glicolíticas (contração rápida, tipo 2X) dependem principalmente da glicólise anaeróbia para a produção de ATP. Entretanto, o acúmulo de H⁺ proveniente da clivagem do ATP contribui para a acidose, uma condição associada ao desenvolvimento de fadiga, como descrito anteriormente. Como consequência as fibras glicolíticas entram em fadiga mais facilmente do que as fibras oxidativas, que não dependem do metabolismo anaeróbio.

As fibras oxidativas dependem principalmente da fosforilação oxidativa (p. 109) para a produção de ATP – daí o nome que recebem. Essas fibras, que incluem as fibras lentas do tipo 1 e as de contração rápida tipo 2A (oxidativas-glicolíticas), possuem mais mitocôndrias (a organela que contém as enzimas do ciclo do ácido cítrico e da fosforilação oxidativa) do que as fibras glicolíticas. Elas também possuem mais vasos sanguíneos no tecido conectivo adjacente, disponibilizando mais oxigênio para as células (**FIG. 12.14**).

A eficiência com a qual as fibras musculares obtêm o oxigênio é um fator determinante do método preferencial de metabolização da glicose. O oxigênio do sangue deve difundir-se para o interior das fibras musculares para chegar até as mitocôndrias. Esse processo é facilitado pela presença da **mioglobina**, um pigmento vermelho com grande afinidade pelo oxigênio. Essa alta afinidade permite que a mioglobina atue como molécula de transferência ou de transporte, levando o oxigênio mais rapidamente para o interior das fibras. Como as fibras oxidativas contêm mais mioglobina, a difusão do oxigênio é mais rápida do que nas fibras glicolíticas. As fibras oxidativas são descritas como

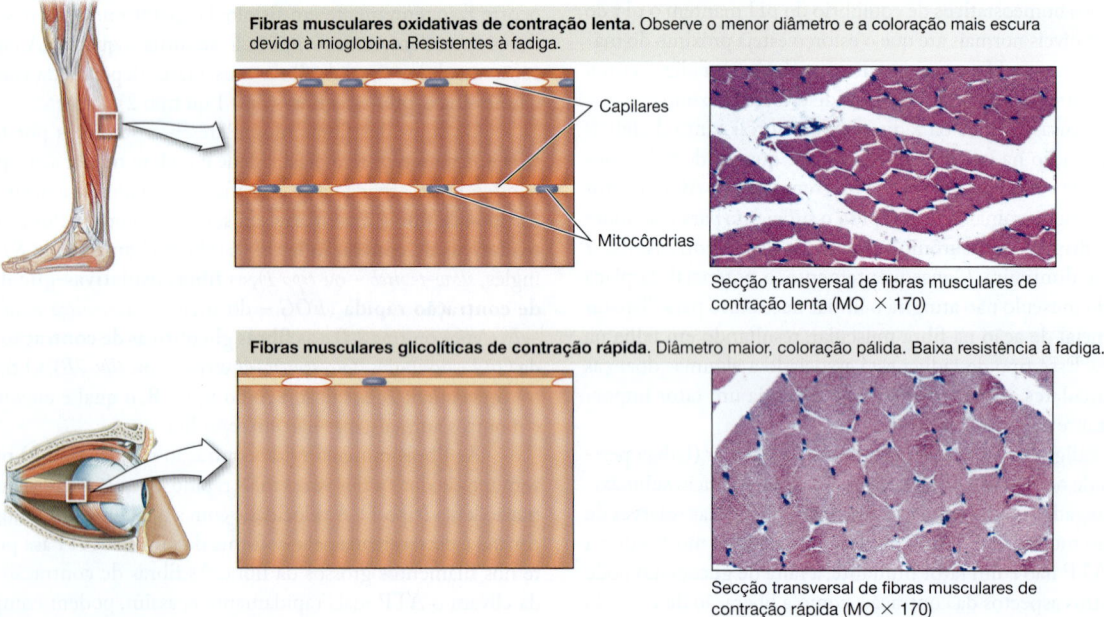

Fibras musculares oxidativas de contração lenta. Observe o menor diâmetro e a coloração mais escura devido à mioglobina. Resistentes à fadiga.

Capilares

Mitocôndrias

Secção transversal de fibras musculares de contração lenta (MO × 170)

Fibras musculares glicolíticas de contração rápida. Diâmetro maior, coloração pálida. Baixa resistência à fadiga.

Secção transversal de fibras musculares de contração rápida (MO × 170)

FIGURA 12.14 **Fibras musculares de contração rápida e lenta.** As fibras musculares oxidativas lentas possuem maiores quantidades de mioglobina (um pigmento avermelhado), numerosas mitocôndrias e um extenso suprimento capilar, em contraste com as fibras glicolíticas rápidas.

músculo vermelho, devido às grandes quantidades de mioglobina, que produzem a sua cor característica.

Além dessa diferença em relação à mioglobina, as fibras oxidativas também possuem um diâmetro menor, o que reduz a distância pela qual o oxigênio deve se difundir até as mitocôndrias. Como as fibras oxidativas possuem mais mioglobina e mais capilares para levar o sangue até as células, além de terem menor diâmetro, elas possuem um melhor suprimento de oxigênio e, assim, são capazes de usar a fosforilação oxidativa para a produção de ATP.

As fibras glicolíticas (tipo 2X), ao contrário, são descritas como um *músculo branco*, devido ao seu baixo conteúdo de mioglobina. Essas fibras musculares também possuem um diâmetro maior do que as fibras lentas (tipo 1). A combinação de um maior tamanho, uma menor quantidade de mioglobina e uma menor vascularização faz haver maior possibilidade de as fibras glicolíticas ficarem sem oxigênio após contrações repetidas. Portanto, as fibras glicolíticas dependem principalmente da glicólise anaeróbia para a síntese de ATP e, assim, entram mais rapidamente em fadiga.

As fibras oxidativas-glicolíticas rápidas (tipo 2A) exibem propriedades de fibras oxidativas e de fibras glicolíticas. Elas são menores do que as fibras glicolíticas de contração rápida e utilizam uma combinação de metabolismo oxidativo e glicolítico para produzir ATP. Devido ao seu tamanho intermediário e ao uso da fosforilação oxidativa para a síntese de ATP, as fibras do tipo 2A são mais resistentes à fadiga do que as suas primas glicolíticas rápidas (tipo 2X). As fibras do tipo 2A, assim como as lentas do tipo 1, são classificadas como músculo vermelho, devido ao seu conteúdo de mioglobina.

Os músculos humanos são formados por uma mistura dos três tipos de fibras, com a proporção entre os diferentes tipos variando de músculo para músculo e de indivíduo para indivíduo. Por exemplo, quem deveria ter mais fibras de contração rápida nos músculos da perna, um maratonista ou um atleta de salto em altura? As características dos três tipos de fibras musculares são comparadas na **TABELA 12.2**.

O comprimento de repouso da fibra afeta a tensão

Em uma fibra muscular, a tensão desenvolvida durante uma contração depende diretamente do comprimento dos sarcômeros individuais antes do início da contração (**FIG. 12.15**). Cada sarcômero contrai, desenvolvendo a força máxima se estiver no seu comprimento ideal (nem muito alongado, nem muito encurtado) antes do início da contração. Felizmente, o comprimento normal dos músculos esqueléticos em repouso garante que os sarcômeros estejam em seu comprimento ideal ao iniciar uma contração.

Em nível molecular, o comprimento do sarcômero reflete o grau de sobreposição entre os filamentos grossos e finos (Fig. 12.15). A teoria dos filamentos deslizantes diz que *a tensão gerada por um músculo é diretamente proporcional ao número de ligações cruzadas entre os filamentos grossos e finos*. Se as fibras iniciarem a contração com o sarcômero muito alongado, haverá pouca sobreposição entre os filamentos grossos e finos e, consequentemente, poucas ligações cruzadas (Fig. 12.15e). Isso significa que no início da contração haverá pouca interação entre os filamentos deslizantes, e, portanto, pouca geração de força.

No comprimento ideal do sarcômero (Fig. 12.15c), os filamentos iniciam a contração com numerosas ligações cruzadas

TABELA 12.2	Características dos tipos de fibras musculares		
	Oxidativas lentas; músculo vermelho (tipo 1)	Oxidativas-glicolíticas rápidas; músculo vermelho (tipo 2A)	Glicolíticas rápidas; músculo branco (tipo 2X)
Velocidade de desenvolvimento da tensão máxima	Mais lenta	Intermediária	Mais rápida
Atividade da miosina-ATPase	Lenta	Rápida	Rápida
Diâmetro	Pequeno	Médio	Grande
Duração da contração	Mais longa	Curta	Curta
Atividade da Ca^{2+}-ATPase do RS	Moderada	Alta	Alta
Resistência	Resistente à fadiga	Resistente à fadiga	Pouco resistente à fadiga (facilmente fatigável)
Uso	Mais utilizada: manutenção da postura	Manutenção da posição ortostática estacionária (ficar em pé) e locomoção	Menos utilizada: saltos, movimentos finos e rápidos
Metabolismo	Oxidativo, aeróbio	Glicolítico, porém se torna oxidativo com o treinamento de resistência	Glicolítico; mais anaeróbio do que nas fibras oxidativas-glicolíticas de contração rápida
Densidade capilar	Alta	Média	Baixa
Mitocôndrias	Numerosas	Quantidade moderada	Poucas
Cor	Vermelho-escuro (mioglobina)	Vermelho	Clara

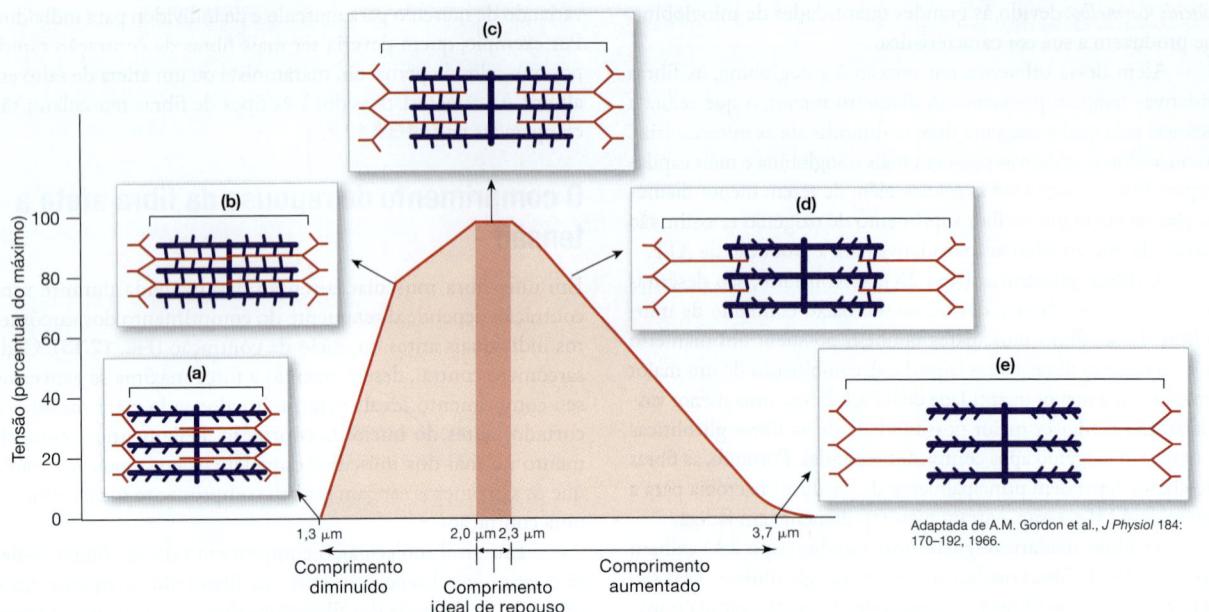

Adaptada de A.M. Gordon et al., *J Physiol* 184: 170–192, 1966.

FIGURA 12.15   **Relação comprimento-tensão.** Se a sobreposição dos filamentos grossos e finos do músculo em repouso for muito grande ou muito pequena, haverá redução da tensão desenvolvida.

formadas entre os filamentos grossos e finos, permitindo que a fibra gere a força máxima durante aquele abalo. Se o sarcômero for mais curto do que o comprimento ideal no início da contração (Fig. 12.15b), os filamentos finos e grossos estarão demasiadamente sobrepostos antes de a contração iniciar. Consequentemente, os filamentos grossos só poderão movimentar os filamentos finos por uma distância muito curta, antes que os filamentos finos de cada uma das extremidades do sarcômero comecem a se sobrepor. Essa sobreposição impede a formação das ligações cruzadas.

Se o sarcômero estiver tão encurtado a ponto de os filamentos grossos ficarem muito próximos aos discos Z (Fig. 12.15a), a miosina será incapaz de encontrar novos sítios de ligação para a formação das ligações cruzadas, e a tensão diminuirá rapidamente. Assim, o desenvolvimento de tensão de um único abalo muscular é uma propriedade passiva que depende do grau de sobreposição dos filamentos e do comprimento do sarcômero.

A força de contração aumenta com a somação

Embora tenhamos visto que a tensão produzida por um único abalo é determinada pelo comprimento do sarcômero, é importante ter em mente que um único abalo não produz a força máxima que uma fibra muscular pode desenvolver. Pode-se aumentar a força gerada pela contração de uma única fibra muscular ao aumentar a frequência de potenciais de ação sobre a fibra.

Um potencial de ação muscular típico dura de 1 a 3 ms, ao passo que a contração muscular pode durar 100 ms (ver Fig. 12.11). Se os potenciais de ação sequenciais estiverem separados por longos intervalos de tempo, haverá tempo para a fibra muscular relaxar completamente entre os dois estímulos subsequentes (**FIG. 12.16a**). Todavia, se o intervalo de tempo entre os potenciais de ação for reduzido, a fibra muscular não terá tempo para relaxar completamente entre os dois estímulos subsequentes, resultando em uma contração mais vigorosa (Fig. 12.16b). Esse processo é denominado

somação e é similar à somação temporal de potenciais graduados que ocorre nos neurônios (p. 266).

Se os potenciais de ação continuarem a estimular a fibra muscular repetidamente a curtos intervalos de tempo (alta frequência), o período de relaxamento entre as contrações diminui até que a fibra muscular atinja um estado de contração máxima, denominado **tetania**. Existem dois tipos de tetania. Na *tetania incompleta*, ou *imperfeita*, a frequência de estimulação da fibra muscular é submáxima e, consequentemente, a fibra relaxa levemente entre os estímulos (Fig. 12.16c). Na *tetania completa*, ou *perfeita*, a frequência de estimulação é alta o suficiente para que não haja tempo de a fibra relaxar. Em vez disso, a fibra atinge e mantém a tensão máxima de maneira sustentada (Fig. 12.16d).

Portanto, é possível aumentar a tensão gerada por uma única fibra muscular ao mudar a frequência dos potenciais de ação que a estimulam. Os potenciais de ação musculares são desencadeados pelo neurônio motor somático que controla a fibra muscular.

**REVISANDO
CONCEITOS**

17. O processo de somação nas fibras musculares permite que a _____ da fibra aumente à medida que os potenciais de ação são repetidos.

18. A somação temporal nos neurônios faz a _____ do neurônio aumentar quando dois estímulos despolarizantes ocorrem quase ao mesmo tempo.

Uma unidade motora é formada por um neurônio motor e suas fibras musculares

A unidade básica de contração em um músculo esquelético íntegro é a **unidade motora**, formada por um grupo de fibras muscu-

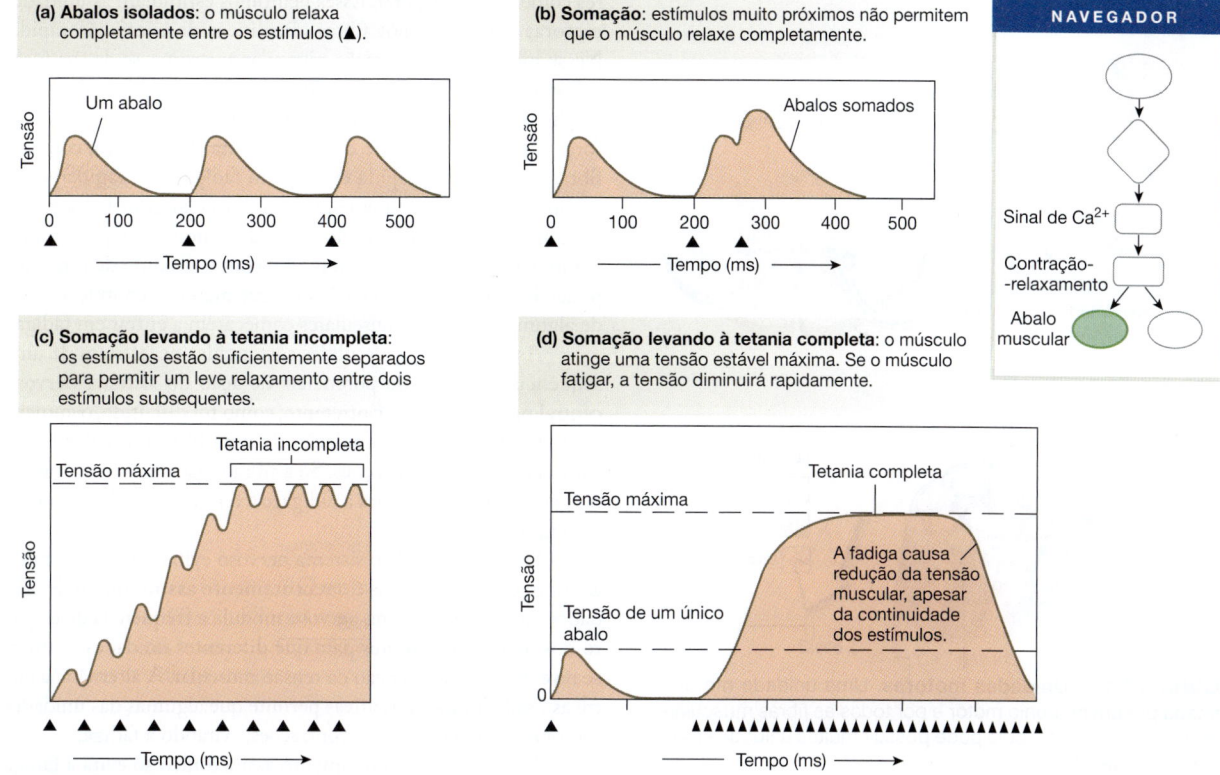

(a) Abalos isolados: o músculo relaxa completamente entre os estímulos (▲).

Um abalo

(b) Somação: estímulos muito próximos não permitem que o músculo relaxe completamente.

Abalos somados

NAVEGADOR

Sinal de Ca²⁺
Contração--relaxamento
Abalo muscular

(c) Somação levando à tetania incompleta: os estímulos estão suficientemente separados para permitir um leve relaxamento entre dois estímulos subsequentes.

Tetania incompleta
Tensão máxima

(d) Somação levando à tetania completa: o músculo atinge uma tensão estável máxima. Se o músculo fatigar, a tensão diminuirá rapidamente.

Tetania completa
Tensão máxima
A fadiga causa redução da tensão muscular, apesar da continuidade dos estímulos.
Tensão de um único abalo

FIGURA 12.16 **Somação de contrações.**

lares que trabalham em conjunto e pelo neurônio motor somático que inerva essas fibras (Fig. 12.17). Quando o neurônio motor somático dispara um potencial de ação, todas as fibras musculares daquela unidade motora se contraem. Observe que, embora um neurônio motor somático inerve diversas fibras musculares, cada fibra muscular é inervada por apenas um neurônio motor.

O número de fibras musculares em uma unidade motora é variável. Em músculos usados para atos motores finos, como os músculos *extraoculares* que movem os olhos, ou os músculos das mãos, cada unidade motora contém poucas fibras musculares, cerca de 3 a 5. Quando uma dessas unidades motoras é ativada, poucas fibras musculares contraem, e a resposta muscular é pequena. Se unidades motoras adicionais forem ativadas, a resposta aumenta mediante pequenos incrementos, uma vez que poucas fibras musculares adicionais contraem com a adição de cada unidade motora. Esse padrão de organização permite gradações finas dos movimentos.

Nos músculos usados para ações motoras mais grosseiras, como a manutenção da postura ereta ou para a caminhada, cada unidade motora pode conter centenas ou mesmo milhares de fibras musculares. O gastrocnêmio, o músculo da panturrilha, por exemplo, tem cerca de 2 mil fibras musculares em cada unidade motora. Cada vez que uma unidade motora adicional é ativada nesse músculo, muitas fibras musculares adicionais contraem, e a resposta do músculo aumenta abruptamente devido aos incrementos correspondentemente maiores.

Todas as fibras musculares de uma mesma unidade motora pertencem ao mesmo tipo de fibras musculares. Por essa razão, há unidades motoras de contração rápida e unidades motoras de contração lenta. O tipo de fibra muscular que se associa a um determinado neurônio parece ser determinado pelo próprio neurônio. Durante o desenvolvimento embrionário, cada neurônio motor somático secreta um fator de crescimento que controla a diferenciação de todas as fibras musculares de sua unidade motora, de modo que todas essas fibras musculares se diferenciam em fibras do mesmo grupo ou tipo.

De modo intuitivo, poderíamos pensar que as pessoas que herdam a predominância de um determinado tipo de fibra muscular, em relação a outro, seriam favorecidas em determinados esportes. Isso realmente ocorre em algum grau. Os atletas de resistência, como os maratonistas e os esquiadores *cross-country*, possuem uma predominância de fibras de contração lenta, ao passo que corredores de curta distância, jogadores de hóquei no gelo e levantadores de peso tendem a ter maior percentual de fibras de contração rápida.

No entanto, o fator hereditário não é o único fator determinante da composição das fibras corporais, visto que as características metabólicas das fibras musculares têm alguma plasticidade. Com o treinamento de resistência, a capacidade aeróbia de algumas fibras de contração rápida pode ser incrementada até que elas se tornem quase tão resistentes à fadiga quanto as fibras de contração lenta. Como essa conversão ocorre somente naqueles músculos que estão sendo treinados, provavelmente algum neuromodulador químico está envolvido nesse processo. Além disso, o treinamento de resistência aumenta o número de capilares e de mitocôndrias do tecido muscular, permitindo que mais sangue oxigenado chegue ao músculo, contribuindo, assim, para a ampliação da capacidade aeróbia das fibras musculares.

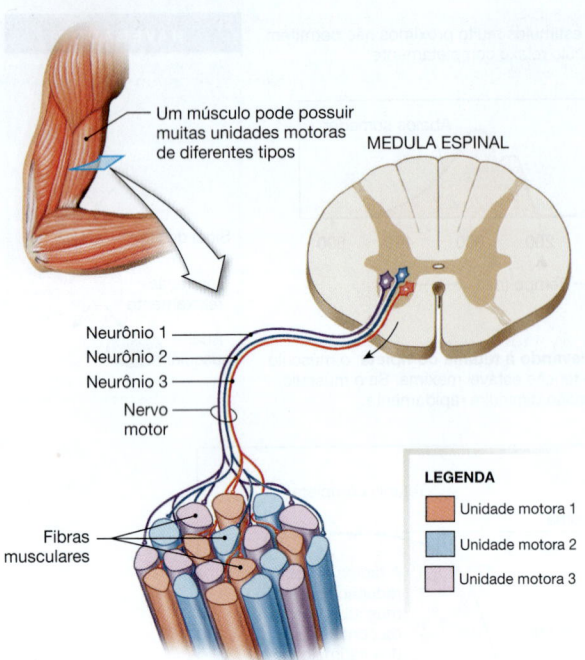

FIGURA 12.17 **Unidades motoras.** Uma unidade motora é formada por um neurônio motor e por todas as fibras musculares que ele inerva. Um músculo pode possuir muitas unidades motoras de diferentes tipos.

A força de contração depende do tipo e do número de unidades motoras

Em um músculo esquelético, cada unidade motora contrai de modo tudo ou nada. Mas, então, como os músculos conseguem gerar contrações graduadas de força e duração variáveis? A resposta reside no fato de que os músculos são compostos por múltiplas unidades motoras de diferentes tipos (Fig. 12.17). Essa diversidade permite ao músculo modular a contração, alterando (1) os tipos de unidades motoras que estão ativas ou (2) o número de unidades motoras que estão respondendo em um determinado momento.

A força da contração de um músculo esquelético pode ser aumentada pelo recrutamento de unidades motoras adicionais. O **recrutamento** é controlado pelo sistema nervoso e ocorre em uma sequência padronizada. Um estímulo fraco direcionado a um conjunto de neurônios motor somático, no sistema nervoso central, produzirá a ativação somente dos neurônios com os limiares mais baixos (p. 242). As pesquisas têm demonstrado que esses neurônios de baixo limiar controlam as fibras de contração lenta resistentes à fadiga, as quais geram força mínima.

À medida que a intensidade dos estímulos sobre o conjunto de neurônios motores aumenta, são acionados neurônios motores adicionais com limiares mais altos. Por sua vez, esses neurônios estimulam unidades motoras compostas de fibras oxidativas-glicolíticas de contração rápida resistentes à fadiga. Como mais unidades motoras (e, portanto, mais fibras musculares) estão participando da contração, a força gerada pelo músculo é maior.

Com o aumento da estimulação para níveis ainda mais elevados, os neurônios motores somáticos com os mais altos limia-res começarão a disparar. Esses neurônios estimulam as unidades motoras compostas por fibras glicolíticas de contração rápida. Nesse momento, a contração muscular aproxima-se da sua força máxima. Em decorrência de diferenças na miosina e na formação das ligações cruzadas, as fibras de contração rápida geram mais força do que as fibras de contração lenta. Entretanto, como as fibras de contração rápida entram em fadiga mais rapidamente, é impossível manter uma contração muscular com força máxima durante um período prolongado de tempo. Você pode tentar demonstrar isso cerrando seu punho com o máximo de força que puder. Por quanto tempo você consegue manter a contração antes de algumas das fibras musculares começarem a entrar em fadiga?

As contrações musculares sustentadas necessitam de uma sequência contínua de potenciais de ação do sistema nervoso central para o músculo. Entretanto, como foi discutido, o aumento da frequência de estimulação de uma fibra muscular leva à somação das suas contrações. Se a fibra muscular for facilmente fatigável, a somação levará à fadiga, e a tensão muscular diminuirá (Fig. 12.16d).

Uma maneira de o sistema nervoso evitar a fadiga durante as contrações sustentadas é o **recrutamento assincrônico** de unidades motoras. O sistema nervoso modula a frequência de disparo dos neurônios motores para que diferentes unidades motoras se revezem na manutenção da tensão muscular. A alternância entre as unidades motoras ativas permite que algumas das unidades motoras repousem entre as contrações, evitando a fadiga.

No entanto, o recrutamento assincrônico só evita a fadiga das contrações submáximas. Nas contrações sustentadas de grande tensão, as unidades motoras individuais podem atingir um estado de tetania incompleta, no qual as fibras musculares ciclam entre a contração e o relaxamento parcial. Em geral, não percebemos esse ciclo, uma vez que as diferentes unidades motoras do músculo contraem e relaxam em tempos ligeiramente diferentes. O resultado é uma média das contrações e dos relaxamentos das unidades motoras, aparentando ser uma única contração uniforme. Entretanto, à medida que as diferentes unidades motoras começam a fatigar, o músculo será incapaz de manter a mesma tensão, e a força de contração diminui gradualmente.

REVISANDO CONCEITOS

19. Que tipo de corredor você esperaria que possuísse um maior número de fibras musculares de contração lenta, um velocista ou um maratonista?

20. Qual é a resposta de uma fibra muscular a um aumento na frequência de disparos de um neurônio somatomotor?

21. Como o sistema nervoso pode aumentar a força da contração de um músculo formado por muitas unidades motoras?

MECÂNICA DO MOVIMENTO CORPORAL

Como uma das principais funções dos músculos esqueléticos é mover o corpo, estudaremos agora a mecânica do movimento corporal. O termo *mecânica* refere-se a como os músculos movem cargas e como as relações anatômicas entre músculos e ossos maximizam o trabalho que os músculos podem realizar.

As contrações isotônicas movem cargas; as contrações isométricas geram força sem movimento

Quando descrevemos o funcionamento dos músculos no início deste capítulo, mencionamos que eles podem gerar força para produzir movimento, porém os músculos também são capazes de gerar força sem movimento. Você pode observar essas duas propriedades usando um par de halteres. Pegue os halteres, um em cada mão, e flexione seus cotovelos até que os halteres toquem seus ombros. Você acabou de realizar uma **contração isotônica**. Qualquer contração que gere força e movimente uma carga é uma contração isotônica.

Quando você flexionou os cotovelos e levou os halteres até os ombros, os seus músculos bíceps braquiais encurtaram. Comece agora a estender seus cotovelos lentamente, resistindo às forças gravitacionais que puxam os halteres para baixo. Os músculos bíceps estão novamente ativos, mas agora você está realizando uma *contração em alongamento* (*excêntrica*). Acredita-se que as contrações associadas ao alongamento contribuam bastante para o dano celular verificado após o exercício e para a dor muscular tardia.

Se você segurar os halteres, mantendo-os imóveis à sua frente, os músculos dos seus braços estarão gerando tensão (força) para se opor à carga dos halteres, mas não estarão gerando movimento. As contrações que geram força sem mover uma carga são chamadas de **contrações isométricas**, ou *contrações estáticas*. As contrações isotônicas e isométricas estão ilustradas na **FIGURA 12.18**. Para demonstrar uma contração isotônica experimentalmente, pendura-se um peso (a carga) em um músculo e estimula-se o músculo. O músculo contrai, levantando o peso. O gráfico à direita mostra o desenvolvimento da força ao longo da contração.

Para demonstrar experimentalmente uma contração isométrica, pendura-se uma carga de maior peso no músculo, como mostrado na Figura 12.18b. Quando o músculo é estimulado, ele desenvolve tensão, porém a força criada não é suficiente para mover a carga. Nas contrações isométricas, os músculos geram força, sem encurtamento significativo. Por exemplo, quando seu *personal trainer* pede para você "contrair os glúteos", a ação produzirá uma contração isométrica dos músculos glúteos de suas nádegas.

Como uma contração isométrica consegue gerar força se o comprimento do músculo não muda de modo significativo? A resposta está nos elementos elásticos do músculo. Todos os músculos contêm fibras elásticas nos tendões e em outros tecidos conectivos que prendem os músculos aos ossos, e também no tecido conectivo localizado entre as fibras musculares. Nas fibras

(a) Contração Isotônica. Em uma contração isotônica, o músculo contrai, encurta e gera força o suficiente para mover a carga.

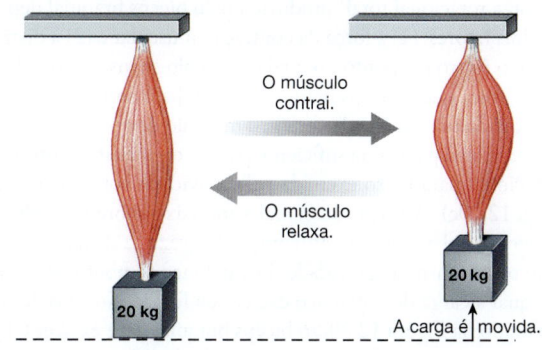

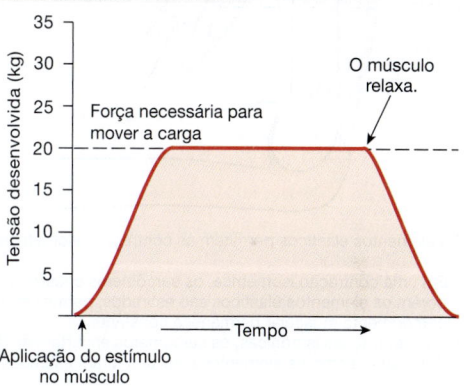

(b) Contração isométrica. Em uma contração isométrica, o músculo contrai, mas não encurta. A força produzida não é capaz de mover a carga.

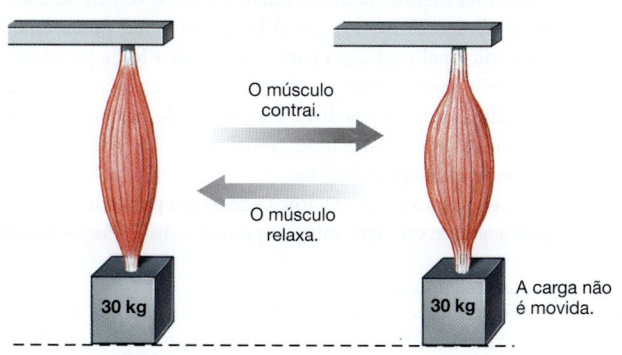

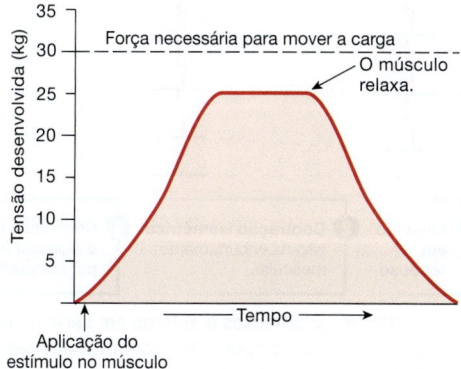

FIGURA 12.18   **Contrações isotônicas e isométricas.**

musculares, as proteínas elásticas do citoesqueleto estão presentes entre as miofibrilas e no sarcômero. Todos esses componentes elásticos se comportam coletivamente como se estivessem conectados em série (um atrás do outro) aos elementos contráteis do músculo. Por isso, eles são frequentemente chamados de **elementos elásticos em série** do músculo (**FIG. 12.19**).

Quando os sarcômeros encurtam nos primeiros estágios de uma contração, os elementos elásticos sempre são estirados. Esse estiramento dos elementos elásticos permite que as fibras mantenham um comprimento relativamente constante, mesmo quando os sarcômeros estão encurtando e gerando tensão (Fig. 12.19 **2**). Se o músculo não for capaz de produzir força adicional para mover a carga, a contração será isométrica. Após os elementos elásticos terem sido estirados ao máximo, se o sarcômero produzir uma força igual à carga, o músculo encurtará, realizando uma contração isotônica e movendo a carga.

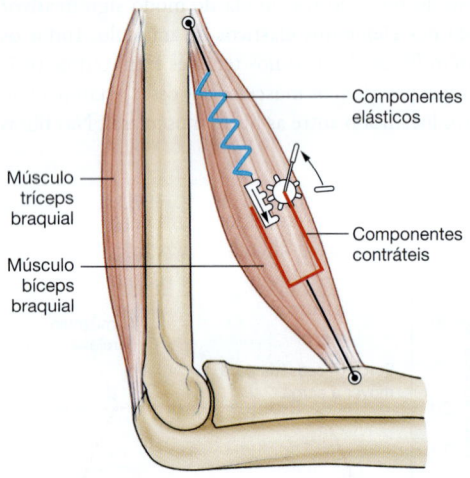

Os elementos elásticos permitem as contrações isométricas.

- Em uma contração isométrica, os sarcômeros encurtam e geram força, porém os elementos elásticos são estirados, permitindo que o comprimento muscular permaneça constante.
- Nas contrações isotônicas, os sarcômeros encurtam ainda mais. Entretanto, como os elementos elásticos foram estirados ao máximo, o músculo encurta.

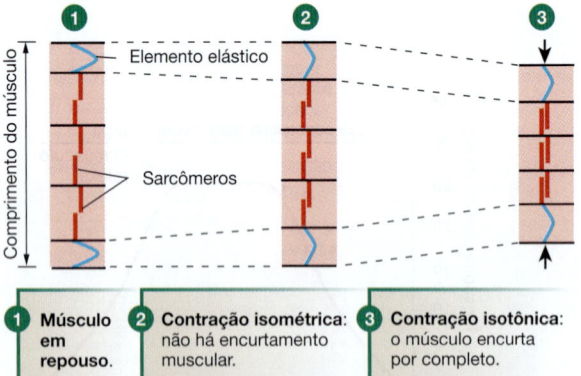

1 **Músculo em repouso.**

2 **Contração isométrica:** não há encurtamento muscular.

3 **Contração isotônica:** o músculo encurta por completo.

FIGURA 12.19 **Elementos elásticos em série de um músculo.** Um músculo possui componentes contráteis (os sarcômeros, representados aqui por uma barra e uma engrenagem) e componentes elásticos (representados por uma mola).

Os ossos e os músculos ao redor das articulações formam sistemas de alavancas e fulcros

A organização anatômica dos músculos e dos ossos no corpo relaciona-se diretamente ao modo como os músculos trabalham. O corpo utiliza os ossos e as articulações como sistemas de alavancas e fulcros sobre os quais os músculos exercem força para mover ou resistir a uma carga. Uma **alavanca** é uma barra rígida que gira ao redor de um ponto fixo, denominado **fulcro**. No corpo, os ossos formam alavancas, as articulações flexíveis formam os fulcros e os músculos presos aos ossos geram a força pela contração.

A maioria dos sistemas de alavancas do corpo são similares a uma vara de pescar, como mostrado na **FIGURA 12.20a**. Nesses sistemas de alavancas, o fulcro está localizado em uma extremidade da alavanca, a carga está próxima da outra extremidade e a força é aplicada entre o fulcro e a carga. Essa organização otimiza a distância e a velocidade com a qual a alavanca pode mover a carga, mas também requer mais força do que outros sistemas de alavancas. Veremos como a flexão do antebraço ilustra o funcionamento de um sistema de alavanca.

No sistema de alavanca do antebraço, a articulação do cotovelo atua como o fulcro sobre o qual o movimento rotacional do antebraço (a alavanca) se desenvolve (Fig. 12.20b). O músculo bíceps braquial se prende na sua origem ao ombro e se insere no osso rádio do antebraço, poucos centímetros distante da articulação do cotovelo. Quando o bíceps braquial contrai, produz uma força para cima F_1 (Fig. 12.20c) à medida que puxa o osso. A força rotacional total[1] produzida pelo bíceps braquial depende de dois fatores: (1) a força da contração muscular e (2) a distância entre o fulcro e o ponto no qual o músculo se insere no rádio.

Para que o bíceps braquial mantenha o antebraço imóvel e flexionado em um ângulo de 90°, o músculo deve exercer uma força rotacional para cima suficiente para se opor exatamente à força rotacional para baixo exercida pela gravidade sobre o antebraço (Fig. 12.20c). A força rotacional para baixo sobre o antebraço é proporcional ao peso do antebraço (F_2) vezes a distância entre o fulcro e o centro de gravidade do antebraço (o ponto na alavanca no qual a carga do antebraço exerce sua força). No caso do braço ilustrado na Figura 12.20c, o bíceps braquial deve exercer 6 kg de força para manter o braço em um ângulo de 90°. Como o músculo não está encurtando, essa é uma contração isométrica.

Mas o que aconteceria se colocássemos um peso de 7 kg na mão? Esse peso colocaria uma carga adicional sobre a alavanca que está mais distante do fulcro do que o centro de gravidade do antebraço. A menos que o bíceps braquial possa criar uma força adicional para cima para compensar a força para baixo gerada pelo peso, a mão cai. Sabendo qual a força exercida pelo peso adicionado e a sua distância em relação ao cotovelo, pode-se calcular a força muscular adicional necessária para que o braço não deixe cair o peso de 7 kg.

O que ocorre com a força necessária para que o bíceps braquial sustente um determinado peso se a distância entre o fulcro

---

[1]Em física, a força rotacional é expressa como *torque*, e a força de contração é expressa em newtons (massa × aceleração devida à gravidade). Por simplicidade, desconsideramos a contribuição da gravidade nessa discussão e usamos a unidade de massa "quilograma" para a força de contração.

(a) O sistema de alavanca do antebraço é similar ao da vara de pescar. O fulcro está em uma extremidade da alavanca e a carga está na outra extremidade. A força é aplicada entre o fulcro e a carga.

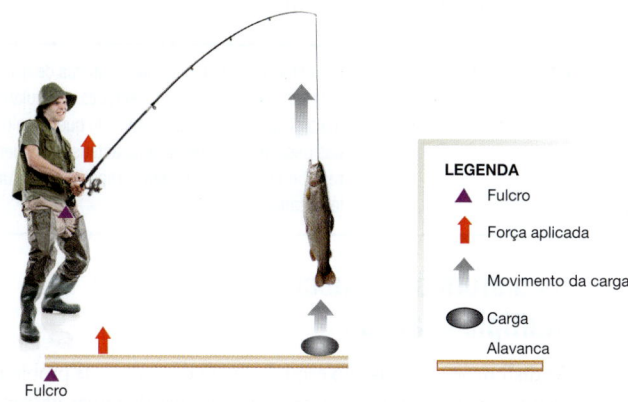

LEGENDA
▲ Fulcro
↑ Força aplicada
↑ Movimento da carga
⬭ Carga
▬ Alavanca

Fulcro

(b) O antebraço humano funciona como uma alavanca. O fulcro é a articulação do cotovelo. A carga é a gravidade atuando sobre a massa do antebraço e da mão.

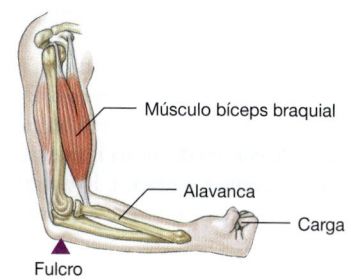

Músculo bíceps braquial

Alavanca

Carga

Fulcro

(c) Cálculos de força.

A contração do bíceps braquial gera uma força para cima F_1.

O bíceps braquial insere-se na alavanca a uma distância de 5 cm do fulcro.

Força rotacional para cima $\propto$ força do bíceps $F_1 \times$ 5 cm de distância do fulcro.

F_1

$F_2 = 2$ kg

5 cm

15 cm

O peso do antebraço exerce uma força para baixo de 2 kg no seu centro de gravidade, que fica a uma distância de 15 cm do fulcro.

Força rotacional$_{para\ baixo} \propto$ carga $F_2 \times$ 15 cm

$\propto$ 2 kg $\times$ 15 cm

Para manter o braço em um ângulo de 90°, a força rotacional criada pela contração do bíceps braquial deve opor-se exatamente à força rotacional para baixo gerada pelo peso do antebraço.

Força rotacional$_{para\ cima}$ = Força rotacional$_{para\ baixo}$

Força do bíceps braquial $\times$ 5 cm = 2 kg $\times$ 15 cm

Força do bíceps braquial = $\dfrac{30\ kg \cdot cm}{5\ cm}$

Força do bíceps braquial = 6 kg

Q **QUESTÃO DA FIGURA**
Quanta força adicional o bíceps braquial deve exercer para evitar que o peso caia?

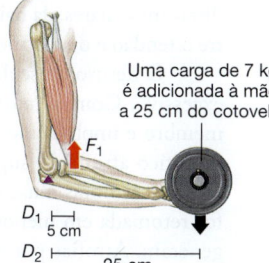

F_1

D_1 ⊢⊣ 5 cm

D_2 ⊢⎯⎯⎯⎯⎯⊣ 25 cm

Uma carga de 7 kg é adicionada à mão, a 25 cm do cotovelo.

(d) O braço amplifica a velocidade do movimento da carga.

Como a inserção do bíceps braquial se localiza próxima ao fulcro, um pequeno movimento do bíceps braquial se transforma em um movimento muito maior da mão.

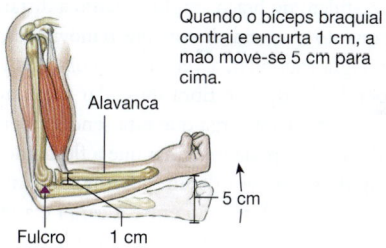

Quando o bíceps braquial contrai e encurta 1 cm, a mão move-se 5 cm para cima.

Alavanca

5 cm

Fulcro   1 cm

Q **QUESTÃO DA FIGURA**
Se o bíceps braquial encurtar 1 cm em 1 segundo, quão rápido a mão se moverá para cima?

FIGURA 12.20 **O braço forma um sistema de alavanca e fulcro.**

e o ponto de inserção do músculo mudar? A variabilidade genética do ponto de inserção do bíceps braquial pode exercer um efeito considerável sobre a força necessária para mover ou resistir a uma carga. Por exemplo, caso o bíceps braquial da Figura 12.20b estivesse inserido a 6 cm do fulcro, em vez de a 5 cm, ele necessitaria gerar apenas 5 kg de força para compensar o peso do braço. Alguns estudos têm mostrado uma correlação entre os pontos de inserção muscular e o sucesso em certas competições esportivas.

No exemplo descrito até agora, consideramos que a carga é constante e que o músculo contrai de forma isométrica. O que ocorreria se quiséssemos flexionar o braço e levantar a carga? Para mover a carga, o bíceps braquial deve exercer uma força capaz de exceder a força gerada pela carga estacionária.

A desvantagem desse tipo de sistema de alavanca, no qual o fulcro está posicionado próximo a uma extremidade da alavanca, é que o músculo precisa gerar grande quantidade de força para mover ou resistir a uma carga pequena. Entretanto, a vantagem desse tipo de sistema alavanca-fulcro é que ele maximiza a velocidade e a mobilidade. Um pequeno movimento do antebraço no ponto de inserção do músculo transforma-se em um movimento muito maior da mão (Fig. 12.20d). Além disso, os dois movimentos ocorrem no mesmo período de tempo e, assim, a velocidade da contração aplicada no ponto de inserção é amplificada na mão. Assim, o sistema alavanca-fulcro do braço amplifica tanto a distância que a carga percorre quanto a velocidade com que o movimento ocorre.

Em fisiologia muscular, a velocidade com que o músculo contrai depende do tipo de fibra muscular (contração rápida ou contração lenta) e da carga que está sendo movimentada. De modo intuitivo, você pode imaginar que a flexão do antebraço será mais rápida se, em vez de um peso de 7 kg, não houver nenhuma carga na mão. A relação entre a carga e a velocidade de contração de uma fibra muscular, determinada experimentalmente, está representada na **FIGURA 12.21**.

A contração é mais rápida quando a carga sobre o músculo é zero. Quando a carga sobre o músculo se iguala à capacidade do músculo de gerar força, o músculo é incapaz de mover a carga, e a velocidade cai para zero. O músculo ainda pode contrair, mas a contração se torna isométrica, em vez de isotônica. Como a velocidade é uma função da carga e do tipo de fibra muscular, ela não pode ser regulada pelo corpo, exceto mediante o recrutamento de

fibras musculares de tipos mais rápidos. Contudo, a organização dos músculos, dos ossos e das articulações permite que o corpo amplifique a velocidade, de modo que a regulação em nível celular se torna um fator menos importante.

REVISANDO CONCEITOS

22. Um estudo mostrou que muitos atletas de nível internacional apresentam inserções musculares mais distantes das articulações do que a maioria das pessoas. Por que essa característica poderia resultar em uma vantagem competitiva para um levantador de peso?

As disfunções musculares possuem múltiplas causas

As disfunções do músculo esquelético podem advir de problemas com os sinais emitidos pelo sistema nervoso, de falhas na comunicação da junção neuromuscular ou de defeitos no próprio músculo. Infelizmente, em muitos dos quadros de disfunção muscular, mesmo nos mais simples, não compreendemos plenamente o mecanismo causador do defeito primário. Consequentemente, podemos tratar os sintomas, mas não podemos curar o problema.

Uma disfunção muscular comum é conhecida como "Cavalo de Charley", ou *cãibra muscular* – uma contração sustentada e dolorosa da musculatura esquelética. Muitas das cãibras musculares são causadas por hiperexcitabilidade dos neurônios motores somáticos que controlam o músculo. Quando o neurônio dispara repetidamente, as fibras musculares da sua unidade motora entram em um estado de contração sustentada dolorosa. Algumas vezes, as cãibras musculares podem ser aliviadas forçando-se o alongamento do músculo. Aparentemente, o alongamento envia informação sensorial para o sistema nervoso central, que inibe o neurônio motor somático, aliviando a cãibra.

As disfunções musculares mais simples decorrem do uso excessivo. Muitos de nós já devem ter se exercitado por muito tempo ou com alta intensidade, obtendo, como resultado, fadiga ou dor. Um trauma mais grave pode resultar no rompimento das fibras musculares, da bainha de tecido conectivo ou da união entre o tendão e o músculo.

O desuso muscular pode ser tão prejudicial quanto o uso excessivo. Com a inatividade física prolongada, quando um membro é imobilizado com gesso, por exemplo, o músculo esquelético atrofia. O suprimento de sangue para o músculo diminui, e as fibras musculares tornam-se menores. Se a atividade for retomada em menos de um ano, as fibras normalmente regeneram. Atrofias por mais de um ano geralmente são permanentes. Quando a atrofia resulta de uma disfunção do neurônio somotomotor, os terapeutas tentam manter o funcionamento do músculo com a aplicação de impulsos elétricos para estimular diretamente as fibras musculares.

As doenças adquiridas que afetam o tecido muscular esquelético incluem doenças infecciosas, como a gripe, que provocam fraqueza e dores, e o envenenamento por toxinas, como as produzidas no botulismo (*Clostridium botulinus*) e no tétano (*Clostridium tetani*). A toxina botulínica atua diminuindo a liberação de acetilcolina pelo neurônio motor somático. As pesquisas clínicas vêm obtendo sucesso com a aplicação de injeções de toxina botulínica no tratamento da "cãibra de escritor", uma cãibra incapacitante da

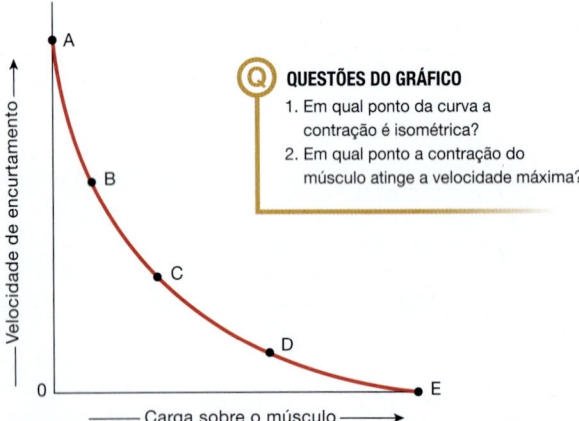

Q **QUESTÕES DO GRÁFICO**

1. Em qual ponto da curva a contração é isométrica?
2. Em qual ponto a contração do músculo atinge a velocidade máxima?

FIGURA 12.21   Relação carga-velocidade no músculo esquelético.

SOLUCIONANDO O **PROBLEMA**

O médico de Paulo explica para a Sra. Leong que os episódios associados à paralisia periódica hipercalêmica duram desde apenas poucos minutos até algumas horas e geralmente envolvem apenas a musculatura das extremidades, que se tornam fracas e incapazes de contrair (*paralisia flácida*). "Há algum tratamento?", perguntou a Sra. Leong. O médico respondeu que, embora a condição herdada não possa ser curada, as crises podem ser prevenidas com o uso de medicamentos. Os diuréticos, por exemplo, aumentam a taxa de excreção de água e íons (incluindo Na^+ e K^+), e esses medicamentos ajudam a evitar os episódios de paralisia em indivíduos com hiperKPP.

P4: *Desenhe um mapa explicando por qual motivo um canal de Na^+ que não é inativado faz um músculo ser incapaz de contrair (paralisia flácida).*

mão que aparentemente surge como resultado da hiperexcitabilidade na porção distal do neurônio motor somático. As injeções de Botox® são amplamente utilizadas para o uso cosmético na redução de rugas. A injeção subcutânea de toxina botulínica paralisa temporariamente os músculos faciais que puxam a pele e formam as rugas.

Os distúrbios musculares de origem genética (herdados) são os mais difíceis de serem tratados. Essas disfunções incluem várias formas de distrofia muscular, bem como defeitos bioquímicos de armazenamento de glicogênio e de lipídeos. Na **distrofia muscular de Duchenne**, a **distrofina**, uma proteína estrutural que liga a actina às proteínas da membrana celular, está ausente. Nas fibras musculares que não possuem distrofina, o Ca^{2+} extracelular é capaz de penetrar na fibra através de pequenas lesões na membrana ou possivelmente através de canais de cálcio ativados por estiramento. A entrada de cálcio ativa enzimas intracelulares, resultando na degradação dos componentes da fibra. O principal sintoma da distrofia de Duchenne é a fraqueza muscular progressiva, e os pacientes normalmente acabam morrendo antes dos 30 anos por insuficiência dos músculos respiratórios.

A **doença de McArdle**, também conhecida como *deficiência de miofosforilase*, é uma condição na qual a enzima que converte o glicogênio em glicose-6-fosfato está ausente no músculo. Como resultado, os músculos não têm um suprimento utilizável de energia a partir do glicogênio, resultando em tolerância limitada ao exercício.

Um modo pelo qual os fisiologistas estão tentando compreender mais a respeito das doenças musculares tem sido o emprego de modelos animais, como os camundongos geneticamente modificados sem os genes que codificam determinadas proteínas musculares. Os pesquisadores estão tentando correlacionar a ausência de uma determinada proteína a alterações específicas na função muscular.

MÚSCULO LISO

Embora a musculatura esquelética seja o principal componente da massa muscular total de nosso organismo, as musculaturas lisa e cardíaca são mais importantes para a manutenção da homeostasia. A descrição do músculo liso é desafiadora, uma vez que a musculatura lisa possui muita variabilidade funcional. Existem diversas maneiras de se categorizar os diferentes tipos de músculos lisos, mas nós utilizaremos apenas três:

1. **Pela localização**. Músculos lisos com propriedades extremamente diferentes são encontrados ao longo de todo o reino animal. Nos seres humanos, o músculo liso pode ser dividido em seis grupos principais: *vascular* (paredes dos vasos sanguíneos), *gastrintestinal* (paredes do tubo digestório e órgãos associados, como a vesícula biliar), *urinário* (paredes da bexiga e dos ureteres), *respiratório* (vias aéreas), *reprodutivo* (útero das fêmeas e outras estruturas tanto em machos quanto em fêmeas) e *ocular* (olhos). Esses músculos têm diferentes funções no corpo e sua fisiologia reflete as suas funções especializadas. Em contrapartida, o músculo esquelético é relativamente uniforme por todo o corpo.

2. **Pelo padrão de contração**. O músculo liso pode ser classificado em relação ao padrão de contração: se o músculo alterna entre estados de contração e relaxamento ou se ele se mantém continuamente contraído. Os músculos que sofrem ciclos periódicos de contração e relaxamento constituem os chamados **músculos lisos fásicos**. Um exemplo seria a parede do esôfago inferior, que contrai apenas quando o alimento passa pelo órgão (**FIG. 12.22a**). Alguns músculos lisos fásicos, como os da parede intestinal, ciclam de forma rítmica, alternando entre contração e relaxamento (Fig. 12.22b).

   Os músculos que permanecem contraídos de forma contínua são chamados de **músculos lisos tônicos**, uma vez que estão sempre mantendo algum nível de tônus muscular. Os **esfíncteres** do esôfago e da bexiga urinária são exemplos de músculos de contração tônica que fecham a abertura de uma víscera oca. Esses esfíncteres relaxam quando é necessário permitir que o conteúdo entre ou saia da víscera (Fig. 12.22c). O músculo liso tônico nas paredes de alguns vasos sanguíneos mantém um nível intermediário de contração. Sob *controle tônico* do sistema nervoso (p. 183), esse músculo liso vascular contrai ou relaxa de acordo com a demanda da situação (Fig. 12.22d).

3. **Pelo modo de comunicação entre as células vizinhas**. Em alguns músculos lisos, as células estão conectadas eletricamente por junções comunicantes e contraem como uma unidade coordenada. Esses músculos constituem o chamado **músculo liso unitário**. No **músculo liso multiunitário**, as células não estão ligadas eletricamente, e cada célula muscular funciona de modo independente.

A maior parte da musculatura lisa é do tipo unitário. O músculo liso unitário também é chamado de **músculo liso visceral**, pois compõe as paredes dos órgãos internos (vísceras), como o trato gastrintestinal. As fibras do músculo liso unitário estão conectadas umas às outras por junções comunicantes. Um sinal elétrico em uma célula se espalha rapidamente por toda a camada de tecido muscular, produzindo uma contração coordenada (**FIG. 12.23a**). Como todas as fibras sempre contraem juntas, não há unidades de reserva disponíveis para serem recrutadas e para aumentar a força de contração. Em vez disso, a quantidade de Ca^{2+} que entra na célula determina a força de contração, como discutiremos a seguir.

No músculo liso multiunitário, as células não estão conectadas eletricamente e precisam ser estimuladas indepen-

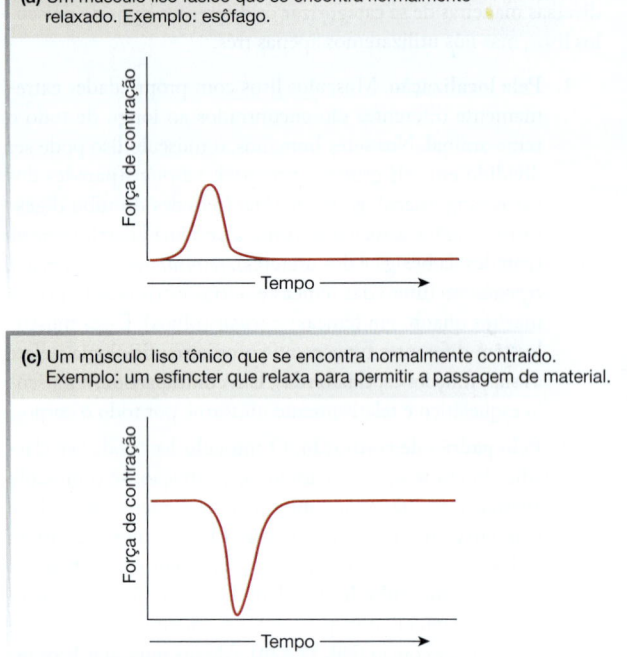

(a) Um músculo liso fásico que se encontra normalmente relaxado. Exemplo: esôfago.

(c) Um músculo liso tônico que se encontra normalmente contraído. Exemplo: um esfincter que relaxa para permitir a passagem de material.

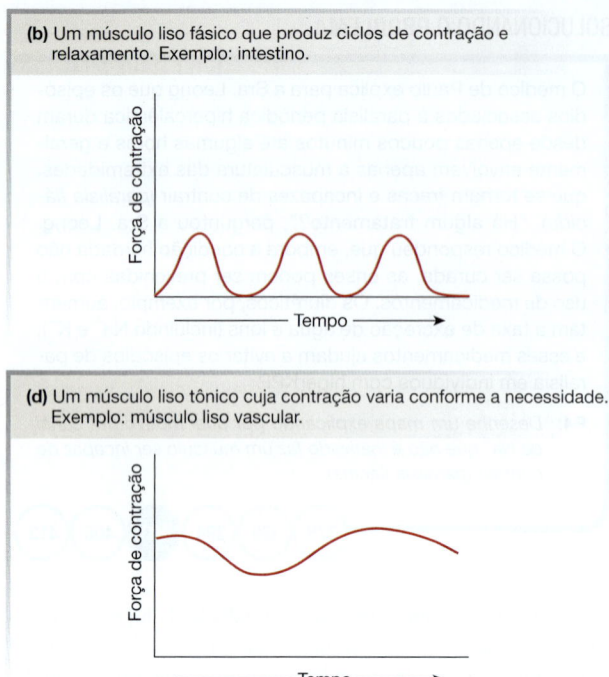

(b) Um músculo liso fásico que produz ciclos de contração e relaxamento. Exemplo: intestino.

(d) Um músculo liso tônico cuja contração varia conforme a necessidade. Exemplo: músculo liso vascular.

FIGURA 12.22   Contrações do músculo liso.

dentemente para contrair. Cada célula muscular individual está intimamente associada a um terminal axonal ou à varicosidade (Fig. 12.23b). Essa organização permite o controle fino da contração desses músculos pela ativação seletiva de células musculares individuais. Assim como no músculo esquelético, o aumento na força de contração requer o recrutamento de fibras adicionais.

O músculo liso multiunitário é encontrado na íris e no músculo ciliar do olho (p. 343) em parte do trato reprodutor masculino e no útero (exceto no período logo antes do parto). De modo surpreendente, o músculo liso multiunitário presente no útero se transforma em músculo liso unitário durante os estágios finais da gestação. Os genes que codificam as proteínas conexinas das junções comunicantes são ativados provavelmente pela influência dos hormônios da gestação. A adição de junções comunicantes às células musculares do útero permite a sincronização dos sinais elétricos, fazendo a musculatura uterina contrair de modo mais eficaz durante o trabalho de parto.

Devido à variabilidade entre os tipos de músculo liso, neste capítulo foram apresentadas apenas características gerais. As propriedades específicas de cada tipo serão apresentadas nos capítulos dos diferentes sistemas fisiológicos.

O músculo liso é mais variável do que o músculo esquelético

Dois dos princípios apresentados nas seções anteriores, relativos ao músculo esquelético, aplicam-se a todos os tipos de músculo liso. Em primeiro lugar, a força é criada pelas ligações cruzadas formadas entre actina e miosina, que permitem a interação entre os filamentos deslizantes. Em segundo lugar, a contração do músculo liso, assim como nos músculos esquelético e cardíaco, é iniciada por um aumento das concentrações citosólicas de Ca^{2+} livre. Entretan-

to, na maior parte dos demais aspectos, a função do músculo liso é mais complexa do que a função do músculo esquelético. Examinaremos algumas diferenças, em nível tecidual e celular.

1. **Os músculos lisos precisam operar em uma faixa de comprimentos**. O músculo liso é encontrado principalmente nas paredes dos órgãos ocos e dos tubos, a maioria dos quais expande e contrai durante o enchimento e o esvaziamento. A bexiga urinária, que se enche de urina, é um exemplo de um órgão distensível. O músculo liso presente em órgãos como esse precisa funcionar de maneira eficiente ao longo de uma grande faixa de comprimentos musculares. Em contrapartida, a maioria dos músculos esqueléticos está ligada aos ossos e opera com pequena variação de comprimentos.

2. **Em um mesmo órgão**, as camadas de músculo liso podem estar dispostas em diferentes direções. Por exemplo, o intestino possui uma camada muscular que circunda o lúmen e uma camada longitudinal que acompanha o comprimento do intestino. No estômago, existe uma terceira camada, orientada obliquamente em relação às outras duas. A contração de diferentes camadas modifica a forma do órgão. Às vezes, o músculo liso produz força para mover o conteúdo através do lúmen de um órgão, como as ondas sequenciais de contração muscular lisa que deslocam o conteúdo ao longo do intestino delgado. A maioria dos músculos esqueléticos, no entanto, dispõe-se de modo que sua contração encurta o músculo.

3. Quando um único abalo é comparado entre os distintos tipos de músculo, **o músculo liso contrai e relaxa muito mais lentamente** do que o músculo esquelético ou cardíaco (**FIG. 12.24**).

(a) As células do músculo liso unitário estão conectadas por junções comunicantes e contraem como uma unidade.

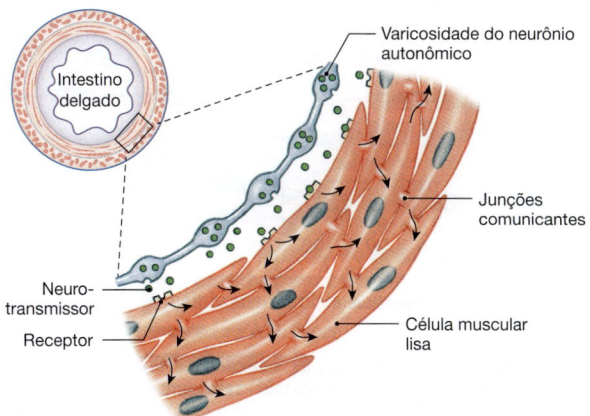

(b) As células do músculo liso multiunitário não estão conectadas eletricamente e cada célula precisa ser estimulada de modo independente.

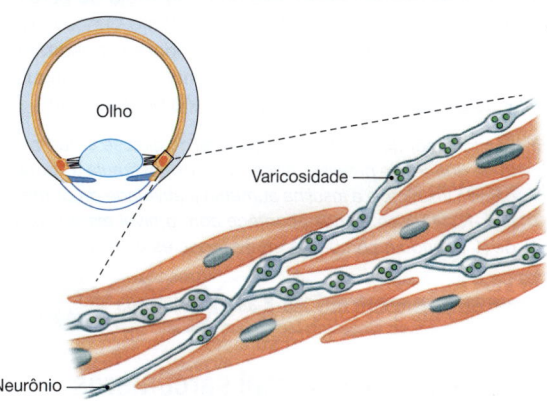

FIGURA 12.23   Coordenação do músculo liso.

4. **O músculo liso utiliza menos energia para gerar e manter um determinado grau de tensão**. Os músculos lisos podem produzir força rapidamente, mas também possuem a capacidade de reduzir a velocidade da miosina-ATPase para que as ligações cruzadas possam ciclar mais lentamente à medida que a força é mantida. Como resultado, a utilização de ATP é menor, em relação ao músculo esquelético. O músculo liso tem menos mitocôndrias do que os músculos estriados e depende mais da glicólise para a produção de ATP.

5. **O músculo liso pode manter as contrações por longos períodos sem fatigar.** Essa propriedade permite que órgãos, como a bexiga urinária, mantenham tensão em resposta a uma carga contínua; também permite que alguns músculos lisos se mantenham tonicamente contraídos, mantendo a tensão na maior parte do tempo.

6. **Os músculos lisos são formados por células fusiformes pequenas e mononucleadas,** ao contrário das grandes fibras musculares esqueléticas multinucleadas.

7. No músculo liso, **os elementos contráteis não estão organizados em sarcômeros**. Ao microscópio, o músculo liso não apresenta o padrão de bandas alternadas do músculo estriado (ver Fig. 12.1c).

8. **A contração do músculo liso pode ser iniciada por sinais elétricos, químicos ou ambos**. A contração muscular esquelética sempre começa com um potencial de ação na fibra muscular.

9. **O músculo liso é controlado pelo sistema nervoso autônomo.** O músculo esquelético é controlado pela divisão motora somática do sistema nervoso.

10. **O músculo liso não apresenta regiões receptoras especializadas,** como as placas motoras terminais, encontradas nas sinapses do músculo esquelético. Em vez disso, os receptores são encontrados sobre toda a superfície celular. O neurotransmissor é liberado pelas varicosidades (p. 364) do neurônio autonômico próximo à superfície das fibras musculares e simplesmente se difunde pela superfície celular até encontrar um receptor.

11. No músculo liso, **o Ca^{2+} necessário para a contração é proveniente do líquido extracelular e do retículo sarcoplasmático**. No músculo esquelético, todo o Ca^{2+} é proveniente do retículo sarcoplasmático.

12. No músculo liso, **o Ca^{2+} inicia uma cascata que termina com a fosforilação da cadeia leve da miosina e a ativação da miosina-ATPase**. No músculo esquelético, o Ca^{2+} liga-se à troponina para dar início à contração. (O músculo liso não tem troponina.)

Com esses pontos em mente, podemos analisar alguns detalhes da função muscular lisa.

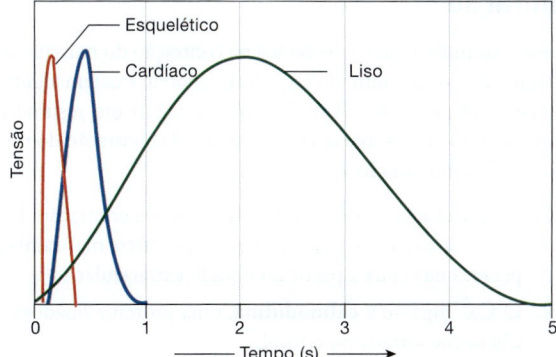

FIGURA12.24   Duração de um abalo muscular nos três tipos de músculos. Os processos de contração e relaxamento são mais lentos no músculo liso.

REVISANDO CONCEITOS

23. Qual é a diferença na forma como a força de contração varia entre as células do músculo liso unitário e do músculo liso multiunitário?

24. Quando a camada de músculo circular do intestino contrai, o que ocorre com a forma do tubo? Quando a camada longitudinal contrai, o que acontece com a forma?

SOLUCIONANDO O **PROBLEMA**

Três semanas depois, Paulo teve outro episódio de paralisia, desta vez no jardim de infância, enquanto brincava de "pega-pega". Ele foi levado às pressas para o hospital e recebeu glicose via oral. Em poucos minutos, já conseguia mover as pernas e os braços, e perguntou por sua mãe.

P5: *Explique por que a administração oral de glicose tirou Paulo do quadro de paralisia. (Dica: A glicose estimula a liberação de insulina, e a insulina aumenta a atividade da bomba Na^+-K^+-ATPase. O que acontece com o nível extracelular de K^+ quando a bomba Na^+-K^+-ATPase está mais ativa?)*

378 389 394 403 406 412

O músculo liso não possui sarcômeros

O músculo liso possui os mesmos elementos contráteis do músculo esquelético – actina e miosina, que interagem via ligações cruzadas –, além do retículo sarcoplasmático, que armazena e libera Ca^{2+}. No entanto, os detalhes dos elementos estruturais diferem entre os dois tipos musculares.

Actina e miosina A actina é mais abundante no músculo liso do que no músculo estriado, com uma razão de actina para miosina de 10 a 15 para 1, comparada com 2 a 4 para 1 no músculo estriado. A actina do músculo liso está associada à tropomiosina, como no músculo esquelético. Todavia, diferentemente do músculo esquelético, o músculo liso não contém troponina.

Os músculos lisos têm menos miosina do que o músculo esquelético. Os menos numerosos filamentos de miosina estão cercados por filamentos de actina e se organizam de modo que cada molécula de miosina está no centro de um feixe de 12 a 15 moléculas de actina. Essas unidades contráteis estão dispostas paralelamente ao maior eixo da célula.

Os filamentos de miosina do músculo liso são mais longos do que no músculo esquelético, e toda a superfície do filamento está recoberta pelas cabeças da miosina (**FIG. 12.25b**). Essa organização singular permite que o músculo liso seja mais estirado enquanto ainda mantém sobreposição suficiente para criar uma tensão ideal. Essa é uma propriedade importante para os órgãos internos, como a bexiga urinária, cujo volume varia durante o enchimento e o esvaziamento.

As células musculares lisas possuem um extenso citoesqueleto constituído por filamentos intermediários e **corpos densos** no citoplasma e ao longo da membrana celular. Os filamentos de actina ligam-se aos corpos densos (Fig. 12.25a). As fibras do citoesqueleto que ligam esses corpos densos à membrana plasmática ajudam a manter a actina em seu devido lugar. As fibras proteicas na matriz extracelular ligam as células musculares lisas de um tecido entre si e transferem a força proveniente da contração de uma célula para as células vizinhas.

Retículo sarcoplasmático A quantidade de RS no músculo liso varia de um tipo de músculo para outro. A disposição do RS do músculo liso é menos organizada do que no músculo esquelético, sendo constituída por uma rede de túbulos que se estende desde a região sob a membrana plasmática até o interior da célula. Não há túbulos T no músculo liso, mas o RS está intimamente associado a

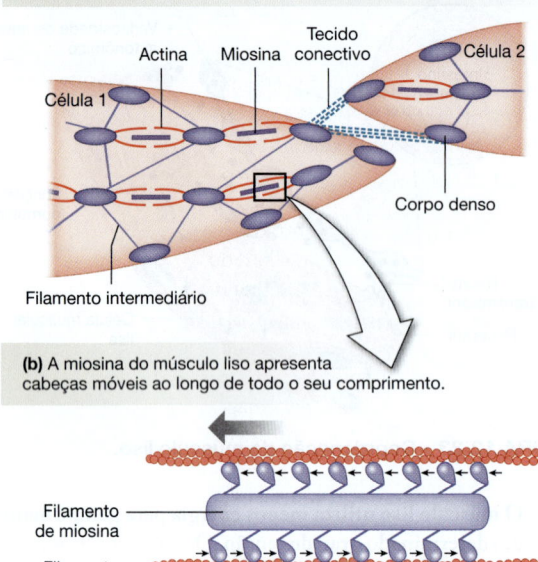

(a) Os filamentos intermediários e as proteínas dos corpos densos formam um citoesqueleto. A actina liga-se aos corpos densos. Cada molécula de miosina está circundada por filamentos de actina.

(b) A miosina do músculo liso apresenta cabeças móveis ao longo de todo o seu comprimento.

Figura por cortesia de Marion J. Siegman, Jefferson Medical College.

FIGURA 12.25 **Organização do músculo liso.**

invaginações da membrana, chamadas de *cavéolas* (p. 148), as quais aparentemente participam da sinalização celular.

REVISANDO CONCEITOS

25. Os corpos densos que ancoram a actina do músculo liso são análogos a qual estrutura do sarcômero? (*Dica:* ver Fig. 12.5.)

26. Cite duas características que diferenciam a miosina do músculo liso e a do músculo esquelético.

27. Cite um modo pelo qual a actina e suas proteínas associadas diferem entre o músculo liso e o músculo esquelético.

A fosforilação da miosina controla a contração

Os eventos moleculares envolvidos na contração do músculo liso são similares aos do músculo esquelético, porém existem algumas diferenças importantes. Apresentamos a seguir um resumo do conhecimento atual sobre os pontos-chave da contração do músculo liso. No músculo liso:

1. Uma elevação citosólica do Ca^{2+} inicia a contração. Esse Ca^{2+} é liberado do retículo sarcoplasmático, mas também penetra na célula a partir do líquido extracelular.

2. O Ca^{2+} liga-se à **calmodulina**, uma proteína ligadora de cálcio encontrada no citosol.

3. A ligação do Ca^{2+} à calmodulina é o primeiro passo de uma cascata que termina com a fosforilação das cadeias leves da miosina.

4. A fosforilação das cadeias leves da miosina intensifica a atividade da miosina-ATPase e provoca a contração. Assim, a contração do músculo liso é controlada por processos reguladores associados à miosina, e não pela tropomiosina.

Começaremos a discussão pelas etapas 2 a 4, uma vez que elas são comuns a todos os tipos de músculos lisos. Após, retornaremos e discutiremos as diferentes vias capazes de produzir um sinal de Ca^{2+}.

A **FIGURA 12.26** mostra as etapas da contração do músculo liso. A contração começa quando as concentrações citosólicas de Ca^{2+} aumentam, logo após a entrada deste íon a partir do líquido extracelular e da sua liberação pelo retículo sarcoplasmático **1**. Os íons Ca^{2+} ligam-se à calmodulina (CaM) **2**, obedecendo à lei de ação das massas (p. 48). Então, o complexo Ca^{2+}-calmodulina ativa uma enzima, chamada de **cinase da cadeia leve da miosina** (**MLCK**, do inglês, *myosin light chain kinase*) **3**.

Na base da cabeça da miosina, encontra-se uma pequena cadeia proteica reguladora, chamada de **cadeia leve da miosina**. Os processos de fosforilação e desfosforilação da cadeia leve da miosina controlam a contração e o relaxamento do músculo liso. Quando o complexo Ca^{2+}-calmodulina ativa a MLCK, a enzima ativa as cadeias proteicas leves da miosina **4**.

A fosforilação da miosina intensifica a atividade da miosina-ATPase. Quando a atividade da miosina-ATPase é alta, a ligação à actina e os ciclos das ligações cruzadas aumentam a tensão muscular **5**. A isoforma da miosina-ATPase do músculo liso é muito mais lenta do que a do músculo esquelético, o que reduz a frequência de ciclos das ligações cruzadas.

A desfosforilação da cadeia leve da miosina pela enzima **fosfatase da cadeia leve da miosina** (**MLCP**, do inglês, *myosin light chain phosphatase*) diminui a atividade da miosina-ATPase. De modo interessante, a desfosforilação da miosina não resulta automaticamente em relaxamento. Sob condições que ainda não são bem compreendidas, a miosina desfosforilada pode permanecer em um estado de contração isométrica, chamado de **estado de tranca**. Essa condição mantém a tensão muscular com um consumo mínimo de ATP. Esse é um fator importante na capacidade do músculo liso de sustentar a contração sem entrar em fadiga.

Relaxamento Como a desfosforilação da miosina não causa relaxamento automático, é a razão entre a atividade da MLCK pela MLCP que determina o estado de contração do músculo liso. A MLCP do músculo liso está sempre ativa em algum grau. Assim, a atividade da MLCK é frequentemente o fator crítico. Conforme já discutido, a atividade da MLCK depende do complexo Ca^{2+}-calmodulina.

O relaxamento de uma fibra muscular lisa é um processo de múltiplos passos (Fig. 12.26b). Assim como no músculo esquelético, o Ca^{2+} livre é removido do citosol quando a Ca^{2+}-ATPase o bombeia de volta para dentro do retículo sarcoplasmático. Além disso, parte do Ca^{2+} é bombeada para fora da célula, com o auxílio da Ca^{2+}-ATPase e do trocador Na^+-Ca^{2+} (NCX, *Na^+-Ca^{2+} exchanger*) (p. 144) **6**.

Pela lei de ação das massas, uma diminuição do Ca^{2+} citosólico livre faz o Ca^{2+} se desligar da calmodulina **7**. Na ausência do complexo Ca^{2+}-calmodulina, a cinase da cadeia leve da miosina torna-se inativada. À medida que a MLCK se torna menos ativa, a fosfatase da cadeia leve da miosina desfosforila a miosina **8**. A atividade da miosina-ATPase diminui **9**, e o músculo relaxa.

A MLCP controla a sensibilidade ao Ca^{2+}

A partir da discussão anterior, seria possível imaginar que o cálcio e sua regulação sobre a atividade da MLCK fossem os principais fatores responsáveis pelo controle da contração do músculo liso. Entretanto, sinais químicos, como neurotransmissores, hormônios e moléculas de ação parácrina, alteram a **sensibilidade** do músculo liso ao cálcio por modularem a atividade da fosfatase da cadeia leve da miosina (MLCP). Se a MLCK e o complexo Ca^{2+}-calmodulina se mantiverem constantes, mas a atividade da MLCP aumentar, a razão MLCK/MLCP muda, e a MLCP domina o cenário. A miosina-ATPase é desfosforilada, e a força contrátil diminui, mesmo que a concentração citosólica de Ca^{2+} não tenha sido modificada (**FIG. 12.27**). Costuma-se dizer que o processo de contração está *dessensibilizado* para o cálcio – o cálcio é menos efetivo para produzir a contração. Reciprocamente, moléculas sinalizadoras que *diminuem* a atividade da fosfatase da cadeia leve da miosina tornam a célula *mais sensível* ao Ca^{2+}, e a força contrátil aumenta, mesmo que a (Ca^{2+}) não tenha mudado.

O cálcio inicia o processo de contração do músculo liso

A partir de agora, voltaremos a analisar em detalhes os processos que iniciam a contração do músculo liso. A contração pode ser iniciada por sinais elétricos – mudanças no potencial de membrana – ou por sinais químicos. A contração produzida por sinalização elétrica é chamada de *acoplamento eletromecânico*. As contrações iniciadas por sinais químicos, sem uma alteração significativa do potencial de membrana, são chamadas de **acoplamento farmacomecânico**. Sinais químicos também podem diminuir a tensão muscular sem mudar o potencial de membrana. A **FIGURA 12.28** é um resumo geral dessas vias.

O Ca^{2+} que inicia a contração vem de duas fontes: o retículo sarcoplasmático e o líquido extracelular (Fig. 12.26a). Quantidades variáveis de Ca^{2+} podem entrar no citosol a partir dessas fontes, criando *contrações graduadas*, cuja força varia de acordo com a intensidade do sinal de Ca^{2+}.

Liberação de Ca^{2+} do retículo sarcoplasmático O estoque intracelular de Ca^{2+} do músculo liso está no retículo sarcoplasmático (RS). A liberação de Ca^{2+} pelo RS é mediada por um receptor de rianodina (RyR), que é um canal de liberação de cálcio, e por um **canal receptor de IP_3**. O canal RyR abre-se em resposta ao Ca^{2+} que entra na célula, um processo conhecido como **liberação de cálcio induzida por cálcio** (**LCIC**). Discutiremos mais sobre a LCIC quando estivermos estudando o músculo cardíaco.

Os canais dependentes de IP_3 abrem quando receptores acoplados à proteína G ativam as vias de transdução de sinal da fosfolipase C (p. 174). O *trifosfato de inositol* (IP_3) é um segundo mensageiro produzido nessa via. Quando o IP_3 se liga ao canal receptor de IP_3 do RS, o canal abre, e o Ca^{2+} flui do RS para o citosol.

As células musculares lisas possuem estoques de Ca^{2+} suficientes no RS para a contração. No entanto, como parte do Ca^{2+}

FIGURA 12.26 **CONTEÚDO ESSENCIAL**

Contração e relaxamento do músculo liso

Os processos de contração e relaxamento do músculo liso são similares aos do músculo esquelético, porém existem algumas diferenças importantes: (1) o Ca^{2+} é proveniente tanto do LEC quanto do retículo sarcoplasmático, (2) não é necessária a geração de potenciais de ação para a liberação do Ca^{2+}, (3) não existe troponina, então o Ca^{2+} inicia a contração, ativando uma sequência de eventos, que inclui a fosforilação das cadeias leves da miosina, e (4) um evento adicional no processo de relaxamento do músculo liso é a desfosforilação das cadeias leves da miosina pela miosina fosfatase.

(a) Contração do músculo liso

O aumento citosólico do cálcio é o sinal para a contração.

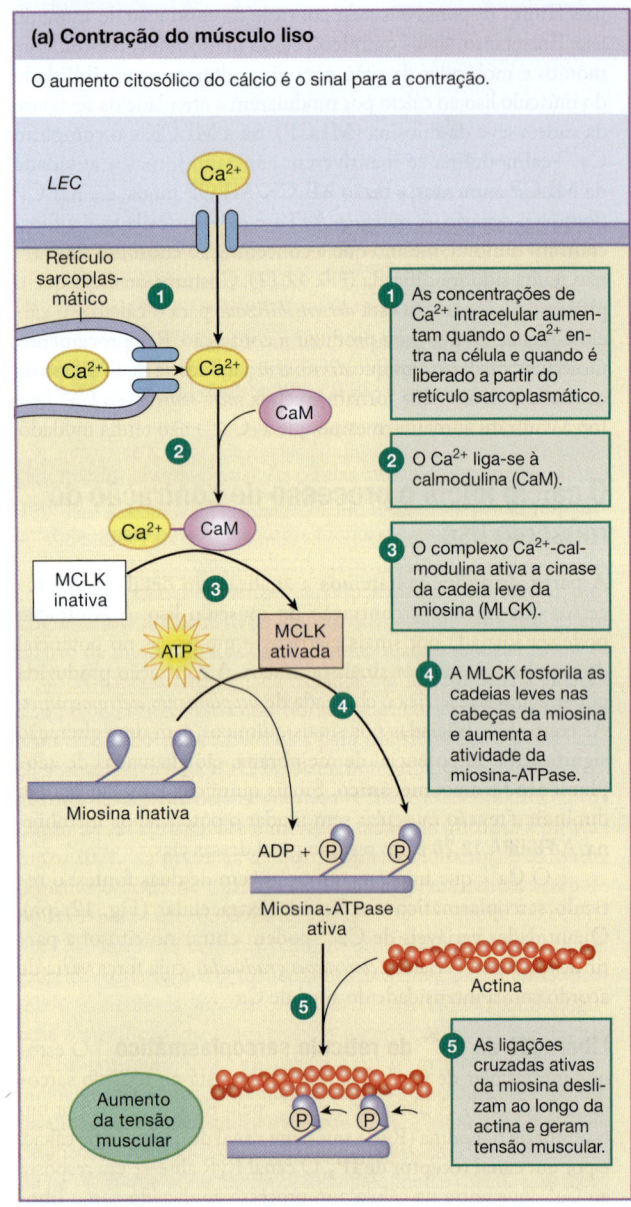

1 As concentrações de Ca^{2+} intracelular aumentam quando o Ca^{2+} entra na célula e quando é liberado a partir do retículo sarcoplasmático.

2 O Ca^{2+} liga-se à calmodulina (CaM).

3 O complexo Ca^{2+}-calmodulina ativa a cinase da cadeia leve da miosina (MLCK).

4 A MLCK fosforila as cadeias leves nas cabeças da miosina e aumenta a atividade da miosina-ATPase.

5 As ligações cruzadas ativas da miosina deslizam ao longo da actina e geram tensão muscular.

(b) Relaxamento do músculo liso

A remoção do Ca^{2+} do citosol é o primeiro passo para o relaxamento.

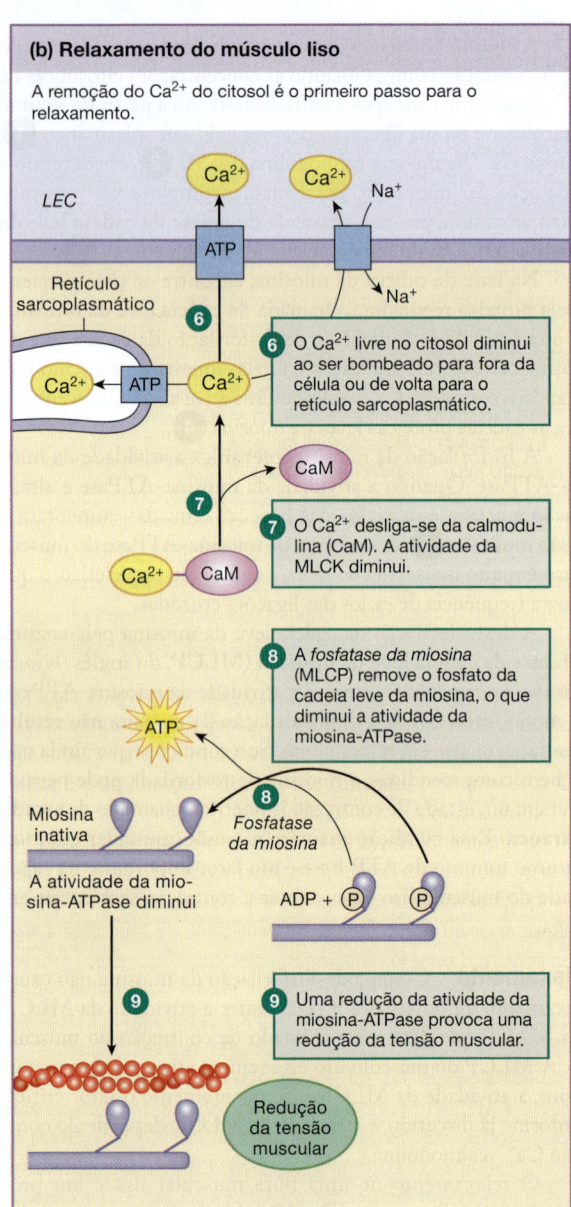

6 O Ca^{2+} livre no citosol diminui ao ser bombeado para fora da célula ou de volta para o retículo sarcoplasmático.

7 O Ca^{2+} desliga-se da calmodulina (CaM). A atividade da MLCK diminui.

8 A *fosfatase da miosina* (MLCP) remove o fosfato da cadeia leve da miosina, o que diminui a atividade da miosina-ATPase.

9 Uma redução da atividade da miosina-ATPase provoca uma redução da tensão muscular.

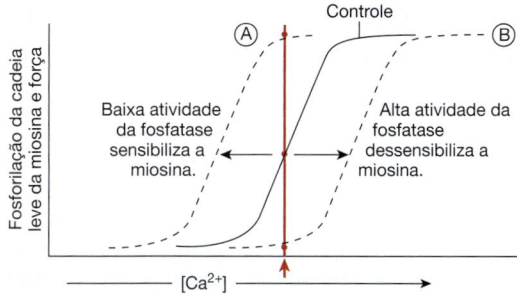

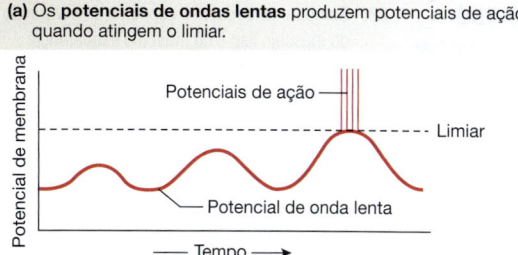

(a) Os **potenciais de ondas lentas** produzem potenciais de ação quando atingem o limiar.

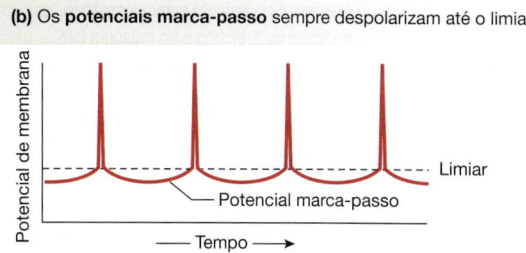

(b) Os **potenciais marca-passo** sempre despolarizam até o limiar.

Q QUESTÃO DO GRÁFICO
Na [Ca²⁺] indicada pela seta vermelha, qual das curvas mostra um aumento do estado de fosforilação da cadeia leve da miosina?

FIGURA 12.27 Sensibilidade ao Ca²⁺ mediada por fosfato. Modificações na atividade da fosfatase alteram a resposta da miosina ao Ca²⁺.

é perdida para o LEC através das bombas da membrana, a célula deve monitorar seus estoques de Ca²⁺ do RS. Quando os estoques de Ca²⁺ do RS diminuem, uma proteína-sensor (*STIM1*) presente na membrana do RS interage com os **canais de Ca²⁺ operados por estoque** presentes na membrana plasmática. Esses canais de Ca²⁺, formados pela proteína *Orai-1*, então, abrem-se para permitir a entrada de mais Ca²⁺ na célula. As bombas Ca²⁺-ATPase transportam o Ca²⁺ citosólico para dentro do RS, restabelecendo seu estoque.

Entrada de Ca²⁺ pela membrana plasmática A entrada de Ca²⁺ na célula a partir do líquido extracelular, independentemente dos estoques, ocorre com a ajuda de canais da membrana que são dependentes de voltagem, dependentes de ligante ou mecanossensíveis (p. 139).

1. Os canais de Ca²⁺ dependentes de voltagem abrem-se em resposta a um estímulo despolarizante. Os potenciais de ação podem ser produzidos naquela própria célula muscular ou podem penetrar na célula a partir de células vizinhas, via junções comunicantes. Potenciais graduados sublimiares podem causar a abertura de alguns canais de Ca²⁺, permitindo que pequenas quantidades de Ca²⁺ entrem na célula. A entrada desse cátion despolariza a célula, provocando a abertura adicional de canais de Ca²⁺ dependentes de voltagem. Às vezes, moléculas sinalizadoras químicas abrem canais de cátions, e a despolarização resultante abre os canais de Ca²⁺.

2. Os canais de Ca²⁺ dependentes de ligante também são conhecidos como *canais de cálcio operados por receptor* (ROCC, do inglês, *receptor-operated calcium channels*). Esses canais se abrem em resposta à ligação de um ligante e permitem a entrada de quantidades suficientes de Ca²⁺ na célula para induzir a liberação de cálcio pelo RS.

3. Canais ativados por estiramento: algumas células musculares lisas, como aquelas dos vasos sanguíneos, contêm canais de Ca²⁺ ativados pelo estiramento que se abrem quando uma pressão ou outra força deforma a membrana plasmática. O processo exato ainda está sendo debatido, mas a célula despolariza, abrindo canais de Ca²⁺ dependentes de voltagem próximos. Como a contração neste caso é ori-

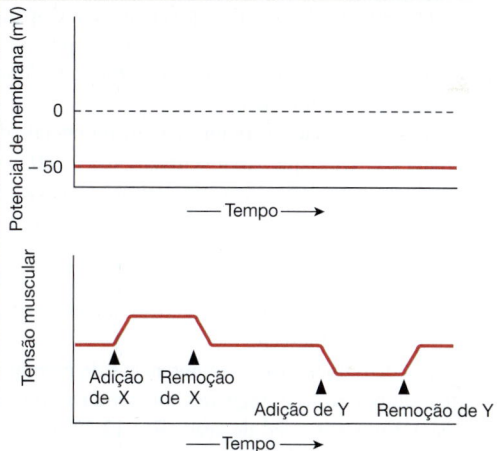

(c) O **acoplamento farmacomecânico** ocorre quando sinais químicos mudam a tensão muscular por uma via de transdução de sinal, com pouca ou nenhuma mudança no potencial de membrana.

FIGURA 12.28 Os potenciais de membrana são variáveis no músculo liso.

ginada de uma propriedade da própria fibra muscular, ela é conhecida como **contração miogênica**. As contrações miogênicas são comuns nos vasos sanguíneos que mantêm uma certa quantidade de tônus o tempo todo.

Embora o estiramento possa iniciar uma contração, alguns tipos de músculo liso se adaptam quando as células musculares permanecem estiradas por um período de tempo prolongado. À medida que o estiramento prossegue, os canais de Ca²⁺ começam a fechar de uma maneira dependente do tempo. Então, à medida que o Ca²⁺ é bombeado para fora da célula, o músculo relaxa. Essa resposta adaptativa explica por que a bexiga urinária desenvolve tensão quando enche e depois relaxa, à medida que se ajusta ao volume aumentado. (Há um limite à intensidade de estiramento que um músculo pode suportar, entretanto, e uma vez que o volume crítico é atingido, o reflexo da micção esvazia a bexiga.)

28. Compare os seguintes aspectos da contração do músculo liso e do músculo esquelético:
    (a) sinal para a ativação das ligações cruzadas.
    (b) fonte(s) de Ca^{2+}.
    (c) sinal que libera Ca^{2+} do retículo sarcoplasmático.

29. O que ocorre com a contração se um músculo liso for colocado em um banho salino do qual todo o cálcio foi removido?

30. Compare os canais de liberação de Ca^{2+} presentes no retículo sarcoplasmático, no músculo esquelético e no músculo liso.

Alguns tipos de músculo liso têm potenciais de membrana instáveis

O papel dos potenciais de membrana na contração do músculo liso é mais complexo do que no músculo esquelético, no qual a contração sempre começa em resposta a um potencial de ação. Os músculos lisos exibem uma diversidade de comportamentos elétricos: eles podem hiperpolarizar, bem como despolarizar. A hiperpolarização da célula diminui a probabilidade de contração. O músculo liso também pode despolarizar sem disparar potenciais de ação. A contração pode ocorrer após um potencial de ação, após um potencial sublimiar graduado ou sem qualquer alteração no potencial de membrana.

Muitos tipos de músculo liso apresentam potenciais de membrana durante o repouso que variam entre -40 e -80 mV. As células que exibem despolarização e repolarização cíclicas de seus potenciais de membrana têm **potenciais de ondas lentas** (Fig. 12.28a). Algumas vezes, a célula simplesmente cicla em uma série de ondas lentas sublimiares. No entanto, se o pico da despolarização atinge o limiar, potenciais de ação são disparados, seguidos pela contração do músculo.

Outros tipos de músculo liso com potenciais de membrana oscilantes têm despolarizações regulares, que sempre atingem o limiar e disparam um potencial de ação (Fig. 12.28b). Essas despolarizações são denominadas **potenciais marca-passo**, pois geram ritmos regulares de contração. Potenciais marca-passo são encontrados em algumas células musculares cardíacas, bem como no músculo liso. Tanto os potencias de ondas lentas como os potenciais marca-passo se devem a canais iônicos presentes na membrana celular que abrem e fecham espontaneamente.

No acoplamento farmacomecânico, o potencial de membrana do músculo pode não mudar. Na próxima seção, consideraremos como isso ocorre.

31. Como os potenciais marca-passo diferem dos potenciais de ondas lentas?

32. Quando tetrodotoxina (TTX), um veneno que bloqueia canais de Na^+, é aplicada sobre certos tipos de músculo liso, ela não altera a geração espontânea de potenciais de ação. A partir dessa observação, a qual conclusão você pode chegar sobre os potenciais de ação nesses tipos de músculo liso?

Os sinais químicos influenciam a atividade do músculo liso

Nesta seção, discutimos como a função do músculo liso é influenciada por neurotransmissores, hormônios ou sinais parácrinos. Esses sinais químicos podem ser tanto excitatórios como inibidores e podem modular a contração pela ação de segundos mensageiros agindo sobre a miosina ou influenciando a sinalização do Ca^{2+} (**FIG. 12.29**). Uma das propriedades interessantes do músculo liso é que a transdução de sinal pode causar tanto o relaxamento quanto a contração muscular.

Neurotransmissores autonômicos e hormônios   Muitos músculos lisos estão sob o controle antagônico das divisões simpática e parassimpática do sistema nervoso autônomo. Outros músculos, como os encontrados nos vasos sanguíneos, estão sob o *controle tônico* (p. 183) de apenas uma das divisões autonômicas. No controle tônico, a resposta é graduada, aumentando ou diminuindo a quantidade de neurotransmissor liberada sobre o músculo.

Um sinal químico pode ter diferentes efeitos em diferentes tecidos, dependendo do tipo de receptor ao qual se liga (p. 180). Por essa razão, é importante especificar a molécula sinalizadora e o tipo e subtipo do receptor quando se descreve o controle de um tecido. Por exemplo, o neuro-hormônio simpático noradrenalina, produz a contração da musculatura lisa quando se liga, aos receptores α-adrenérgicos, mas relaxamento quando se liga aos receptores β_2-adrenérgicos.

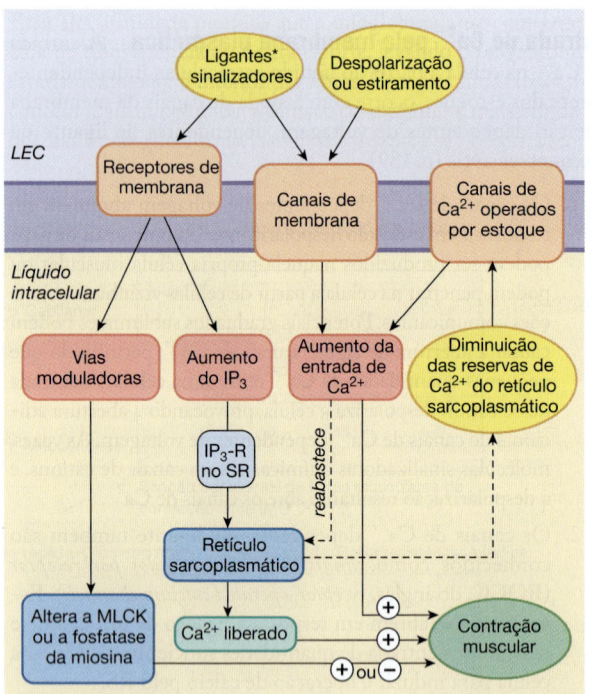

LEGENDA

IP_3-R = canal receptor de IP_3 ativado

*Os ligantes incluem a noradrenalina, a acetilcolina e outros neurotransmissores, hormônios e substâncias parácrinas.

FIGURA 12.29   Controle da contração do músculo liso.

A maioria dos neurotransmissores e hormônios que controlam o músculo liso se liga a receptores acoplados à proteína G. Os sistemas de segundos mensageiros, então, determinam a resposta muscular: o IP_3 ativa a contração, e o AMPc promove o relaxamento.

As vias que aumentam o IP_3 produzem contração de diferentes maneiras:

- O IP_3 abre canais dependentes de IP_3 da membrana do RS, levando à liberação de Ca^{2+}.

- O diacilglicerol (DAG), outro produto da via da fosfolipase C, inibe indiretamente a atividade da fosfatase da miosina. O aumento da razão MLCK/MLCP promove a atividade das ligações cruzadas e produz tensão muscular.

Os sinais que aumentam a produção de AMPc causam relaxamento muscular pelos seguintes mecanismos:

- As concentrações citosólicas de Ca^{2+} livre diminuem quando os canais dependentes de IP_3 são inibidos, e a Ca^{2+}-ATPase do RS é ativada.

- O vazamento de K^+ causa hiperpolarização da célula e diminui a probabilidade da entrada de Ca^{2+} através de canais dependentes de voltagem.

- A atividade da fosfatase da miosina aumenta, o que causa uma redução da tensão muscular.

Sinais parácrinos Sinais parácrinos liberados localmente também podem alterar a contração do músculo liso. Por exemplo, a asma é uma condição na qual a musculatura lisa das vias aéreas contrai em resposta à liberação de histamina. Essa constrição pode ser revertida pela administração de adrenalina, um neuro-hormônio que relaxa o músculo liso, dilatando as vias aéreas. Pode-se perceber, a partir desse exemplo, que nem todas as respostas fisiológicas são adaptativas ou favoráveis aos organismos: a constrição das vias aéreas ativada durante uma crise de asma, se não tratada, pode ser fatal.

Outra molécula parácrina importante, que afeta a contração do músculo liso, é o *óxido nítrico* (p. 178). Esse gás é sintetizado pelas células endoteliais dos vasos sanguíneos e relaxa a musculatura lisa adjacente, a qual regula o diâmetro dos vasos sanguíneos. Por muitos anos, a identidade deste *fator de relaxamento derivado do endotélio* (EDRF, do inglês, *endothelium-derived relaxing factor*) era desconhecida dos pesquisadores, mesmo que sua presença pudesse ser demonstrada experimentalmente. Sabemos agora, que o EDRF é o óxido nítrico, uma importante substância parácrina que atua em muitos sistemas do corpo.

Uma vez que diferentes sinais podem atuar sobre uma fibra muscular lisa simultaneamente, as células musculares lisas atuam como centros de integração. Por exemplo, algumas vezes, os vasos sanguíneos recebem mensagens opostas de duas fontes distintas: uma mensagem sinalizando a contração, e outra, o

TABELA 12.3	Comparação dos três tipos de músculo		
	Esquelético	**Liso**	**Cardíaco**
Aspecto sob o microscópio óptico	Estriado	Liso	Estriado
Arranjo das fibras	Sarcômeros	Não há sarcômeros	Sarcômeros
Localização	Ligado aos ossos; alguns esfincteres que fecham órgãos ocos	Forma a parede de órgãos ocos e os tubos; alguns esfincteres	Músculo do coração
Morfologia tecidual	Multinucleado; fibras cilíndricas grandes	Mononucleado; fibras fusiformes pequenas	Mononucleado; fibras ramificadas mais curtas
Estrutura interna	Túbulos T e retículo sarcoplasmático	Sem túbulos T; retículo sarcoplasmático	Túbulos T e retículo sarcoplasmático
Proteínas das fibras	Actina, miosina; troponina e tropomiosina	Actina, miosina; tropomiosina	Actina, miosina; troponina e tropomiosina
Controle	• Ca^{2+} e troponina • Fibras independentes umas das outras	• Ca^{2+} e calmodulina • Algumas fibras ligadas por junções comunicantes; outras independentes	• Ca^{2+} e troponina • Fibras eletricamente conectadas por junções comunicantes
Velocidade da contração	Mais rápida	Mais lenta	Intermediária
Força contrátil de um único abalo da fibra	Não graduada	Graduada	Graduada
Iniciação da contração	Requer ACh do neurônio motor somático	Estiramento, sinais químicos; pode ser autorrítmica	Autorrítmica
Controle neural da contração	Neurônio motor somático	Neurônios autonômicos	Neurônios autonômicos
Influência hormonal sobre a contração	Nenhuma	Múltiplos hormônios	Adrenalina

relaxamento. As fibras do músculo liso devem integrar esses dois sinais e produzir a resposta apropriada. A complexidade dessa sobreposição de sinais influenciando o tônus da musculatura lisa torna difícil o trabalho em laboratório envolvendo esse tipo de tecido muscular.

Embora a massa muscular lisa não chegue nem perto da massa muscular esquelética, o músculo liso desempenha um papel crucial para o funcionamento do organismo. Discutiremos mais sobre a fisiologia do músculo liso juntamente com os diferentes sistemas corporais.

REVISANDO CONCEITOS

33. Como um neurônio pode alterar a quantidade de neurotransmissor liberada por ele? (*Dica*: ver Fig. 8.21, p. 261.)

34. Explique como a hiperpolarização diminui a probabilidade de contração do músculo liso.

35. Que fatores produzem o relaxamento no músculo esquelético?

MÚSCULO CARDÍACO

O músculo cardíaco, o músculo especializado do coração, possui características tanto do músculo liso quanto do esquelético (**TAB. 12.3**). Assim como as fibras musculares esqueléticas, as fibras musculares cardíacas são estriadas e apresentam uma estrutura formada por sarcômeros. No entanto, as fibras musculares cardíacas são mais curtas do que as fibras musculares esqueléticas, podem ser ramificadas e têm um único núcleo (ao contrário das fibras musculares esqueléticas, que são multinucleadas).

Do mesmo modo que na musculatura lisa unitária, as fibras musculares cardíacas estão eletricamente conectadas umas às outras. As junções comunicantes fazem parte de junções celulares especializadas, denominadas *discos intercalares*. Algumas fibras do músculo cardíaco apresentam potenciais marca-passo, de modo similar a alguns músculos lisos. Além disso, o músculo cardíaco está sob controle simpático e parassimpático, bem como sob controle hormonal. O estudo do músculo cardíaco e o modo de funcionamento desse músculo dentro do coração será aprofundado quando estudarmos o sistema circulatório.

SOLUCIONANDO O PROBLEMA CONCLUSÃO | **Paralisia periódica**

Ao longo desse caso, discutimos sobre a paralisia periódica hipercalêmica (hiperKPP), uma condição causada por um defeito genético nos canais de Na^+ dependentes de voltagem das membranas das células musculares. A paralisia periódica inclui uma família de distúrbios relacionados, causados por mutações nos canais iônicos musculares.

Para testar seu conhecimento, compare as suas respostas com as informações sintetizadas na tabela a seguir.

Pergunta	Fatos	Integração e análise
P1: *Quando os canais de Na^+ da membrana da célula muscular se abrem, qual é a direção do movimento do Na^+?*	O íon Na^+ é mais concentrado no LEC do que no LIC, e as células têm um potencial de membrana negativo.	O gradiente eletroquímico provoca a entrada de Na^+ nas células.
P2: *De que forma um movimento contínuo do íon Na^+ afetaria o potencial de membrana das fibras musculares?*	O potencial de membrana em repouso das células é negativo em relação ao líquido extracelular.	O influxo de cargas positivas despolariza o músculo, o qual permanece despolarizado.
P3: *Qual é o íon responsável pela fase de repolarização do potencial de ação muscular e em que direção esse íon se move através da membrana da fibra muscular? Como isso estaria associado à hiperKPP?*	Na fase de repolarização do potencial de ação, o K^+ sai da célula.	Durante as contrações repetidas, o K^+ sai da fibra muscular. Isso poderia contribuir para uma elevação na (K^+) extracelular (hipercalemia).
P4: *Desenhe um mapa explicando por qual motivo um canal de Na^+ que não se torna inativado faz um músculo ser incapaz de contrair (paralisia flácida).*	Durante uma crise, os canais de Na^+ permanecem abertos e permitem a entrada contínua de Na^+, fazendo a fibra muscular permanecer despolarizada.	Se a fibra muscular for incapaz de repolarizar, o músculo não será capaz de disparar potenciais de ação adicionais. O primeiro potencial de ação causa um abalo, mas o músculo entra, então, em um estado de paralisia flácida (não contraído).
P5: *Explique por que a administração oral de glicose tirou Paulo do quadro de paralisia. (Dica: o que acontece com o nível extracelular de K^+ quando a bomba Na^+-K^+-ATPase está mais ativa?)*	A Na^+-K^+-ATPase move o íon K^+ para dentro e o íon Na^+ para fora das células.	O fornecimento de glicose para as células estimula a liberação de insulina. A insulina aumenta a atividade da Na^+-K^+-ATPase, o que remove Na^+ das células e ajuda a repolarizá-las.

RESUMO DO CAPÍTULO

Os músculos fornecem um excelente sistema para o estudo das relações *estrutura-função* em todos os níveis, desde a actina, a miosina e os filamentos deslizantes na célula até os músculos movendo os ossos e as articulações. As *propriedades mecânicas* dos músculos que influenciam a contração incluem os componentes elásticos, como a proteína titina, e os elementos elásticos em série do músculo inteiro. A *compartimentalização* também é necessária para a função muscular, como pode ser demonstrado pela concentração de Ca^{2+} no retículo sarcoplasmático e o papel-chave do Ca^{2+} na sinalização do início da contração. A *lei de ação das massas* determina a dinâmica dos processos de ligação e desligamento dos complexos Ca^{2+}-calmodulina e Ca^{2+}-troponina. Os músculos também mostram como o *uso da energia biológica* transforma a energia armazenada nas ligações químicas do ATP no movimento das proteínas motoras.

Os músculos também fornecem muitos exemplos de *comunicação* e *controle* corporal. A comunicação ocorre em uma escala tão pequena quanto a do deslocamento dos sinais elétricos entre as células do músculo liso via junções comunicantes, ou tão grande quanto a de um neurônio motor somático inervando múltiplas fibras musculares esqueléticas. Os músculos esqueléticos são controlados somente por neurônios motores somáticos, ao passo que os músculos liso e cardíaco possuem uma regulação complexa, que depende desde neurotransmissores até hormônios e substâncias parácrinas.

1. Os músculos geram movimento, força e calor. (p. 378)

2. Os três tipos de músculo são o **músculo esquelético**, o **músculo cardíaco** e o **músculo liso**. Os músculos esquelético e cardíaco são **músculos estriados**. (p. 378; Fig. 12.1)

3. Os músculos esqueléticos são controlados por neurônios motores somáticos. Os músculos cardíaco e liso são controlados pela inervação autonômica, por sinais parácrinos e por hormônios. Alguns músculos lisos e cardíacos são autorrítmicos e contraem espontaneamente. (p. 379)

Músculo esquelético

4. Os músculos esqueléticos estão geralmente fixados aos ossos pelos tendões. A **origem** é a extremidade do músculo fixada mais próximo do tronco ou do osso mais fixo. A **inserção** é a porção mais distal ou mais móvel do músculo. (p. 379)

5. Em uma articulação flexível, a contração muscular movimenta o esqueleto. Os **flexores** aproximam os ossos; os **extensores** afastam os ossos uns dos outros. Os pares flexor-extensor são exemplos de **grupos musculares antagonistas**. (p. 379; Fig. 12.2)

6. Um músculo esquelético é formado por um conjunto de **fibras musculares**, que são células grandes e multinucleadas. (p. 379; Fig. 12.3)

7. Os **túbulos T** permitem que os potenciais de ação se movam rapidamente para o interior da fibra e produzam a liberação de cálcio pelo **retículo sarcoplasmático**. (p. 382; Fig. 12.4)

8. As **miofibrilas** são feixes intracelulares compostos por proteínas contráteis e elásticas. Os **filamentos grossos** são formados por **miosina**. Os **filamentos finos** são constituídos principalmente por **actina**. A **titina** e a **nebulina** mantêm os filamentos grossos e finos na posição adequada. (p. 382, 383; Figs. 12.3, 12.6)

9. A miosina liga-se à actina, criando **ligações cruzadas** entre os filamentos grossos e finos. (p. 383; Fig. 12.3d)

10. O **sarcômero** é a unidade contrátil de uma miofibrila. Ele é formado por dois **discos Z** e pelos filamentos encontrados entre eles. O sarcômero é dividido em **bandas I** (apenas filamentos finos), uma **banda A** que tem o mesmo comprimento do filamento grosso e uma **zona H** central ocupada apenas por filamentos grossos. A **linha M** e os discos Z representam os locais de fixação da miosina e da actina, respectivamente. (p. 383; Fig. 12.5)

11. A força produzida por um músculo em contração é chamada de **tensão muscular**. A **carga** é o peso ou a força que se opõe à contração de um músculo. (p. 383)

12. A **teoria dos filamentos deslizantes da contração** propõe que durante a contração muscular os filamentos grossos e finos sobrepostos deslizam uns sobre os outros, como resultado do movimento das ligações cruzadas formadas entre actina e miosina. Esse é um processo dependente de energia. (p. 385; Fig. 12.5d, e)

13. No músculo relaxado, a **tropomiosina** cobre parcialmente e bloqueia o sítio de ligação à miosina presente na molécula de actina. O Ca^{2+} liga-se à **troponina** para dar início ao processo de contração. Essa ligação desbloqueia os sítios de ligação à miosina, permitindo que a miosina complete o movimento de força. (p. 386; Fig. 12.8)

14. Durante o relaxamento, o retículo sarcoplasmático utiliza uma Ca^{2+}-**ATPase** para bombear o íon Ca^{2+} de volta para o seu lúmen. (p. 389)

15. A miosina converte a energia do ATP em movimento. A **miosina-ATPase** converte ATP em ADP e P_i. (p. 386; Fig. 12.9)

16. Quando a miosina libera o P_i, a cabeça da miosina se move, produzindo o **movimento de força**. Ao final do movimento de força, a miosina libera o ADP. O ciclo termina com o **estado de rigidez**, no qual a miosina está firmemente ligada à actina. (pp. 385, 386; Fig. 12.9)

17. No processo de **acoplamento excitação-contração**, um neurônio motor somático libera ACh, que provoca um potencial de ação no músculo esquelético, o qual leva à contração muscular. (p. 388; Fig. 12.10a)

18. Os canais de Ca^{2+} dependentes de voltagem, chamados de **receptores DHP**, presentes na membrana dos túbulos T, induzem a abertura de **canais de liberação de Ca^{2+}** (receptores de RyR) presentes na membrana do retículo sarcoplasmático. (p. 389; Fig. 12.10b)

19. O relaxamento ocorre quando o Ca^{2+} é bombeado de volta para o RS por uma Ca^{2+}-ATPase. (p. 389; Fig. 12.10c)

20. Um único ciclo de contração-relaxamento é chamado de **abalo muscular**. O **período de latência**, entre o final do potencial de ação muscular e o início do desenvolvimento de tensão muscular, representa o tempo necessário para a liberação do Ca^{2+} e sua ligação à troponina. (p. 389; Fig. 12.11)

21. As fibras musculares armazenam energia para a contração na molécula de **fosfocreatina**. O metabolismo anaeróbio da glicose é uma fonte rápida de ATP, mas não é muito eficiente. O metabolismo aeróbio é muito eficiente, mas exige um suprimento adequado de oxigênio para os músculos. (p. 391; Fig. 12.12)

22. A **fadiga muscular** é uma condição reversível, na qual o músculo não é mais capaz de gerar ou manter a potência esperada de contração. A fadiga tem múltiplas causas. (p. 392; Fig. 12.13)

23. Os músculos esqueléticos podem ser classificados com base na velocidade de contração e na resistência à fadiga em: **fibras de contração lenta (oxidativas)**, **fibras oxidativas-glicolíticas de contração rápida** e **fibras glicolíticas de contração rápida**. As fibras oxidativas são as mais resistentes à fadiga. (p. 393; Fig. 12.14; Tab. 12.2).

24. A **mioglobina** é um pigmento ligador de oxigênio que facilita a transferência de oxigênio para o interior da fibra muscular. (p. 394)

25. A tensão produzida por uma contração muscular esquelética é determinada pelo comprimento dos sarcômeros antes do início da contração. (p. 395; Fig. 12.15)

26. O aumento na frequência de estimulação causa a somação de abalos com um concomitante aumento de tensão. O estado de contração máxima é chamado de **tetania**. (p. 396; Fig. 12.16)

27. Uma **unidade motora** é composta por um conjunto de fibras musculares e pelo neurônio motor somático que as controla. O número de fibras musculares em uma unidade motora varia, mas todas as fibras de uma mesma unidade motora são do mesmo tipo. (p. 396; Fig. 12.17)

28. A força de contração de um músculo esquelético pode ser aumentada pelo **recrutamento** de unidades motoras adicionais. (p. 398)

Mecânica do movimento corporal

29. Uma **contração isotônica** produz força à medida que o músculo encurta e move uma carga. Uma **contração isométrica** produz força sem mover a carga. As *contrações de alongamento* produzem força enquanto o músculo alonga. (pp. 398, 399; Fig. 12.18)

30. As contrações isométricas ocorrem porque os **elementos elásticos em série** permitem à fibra manter constante o seu comprimento, mesmo que os sarcômeros estejam encurtando e gerando tensão. (p. 400; Fig. 12.19)

31. O corpo utiliza os ossos e as articulações como sistemas de **alavancas** e **fulcros**. A maioria dos sistemas corporais alavanca-fulcro maximiza a distância e a velocidade com que a carga pode ser movida, mas também exige que os músculos realizem mais trabalho do que fariam sem a alavanca. (p. 400; Fig. 12.20)

32. A velocidade de contração depende do tipo de fibra muscular e da carga. A contração é mais rápida quando a carga sobre o músculo é zero. (p. 402; Fig. 12.21)

Músculo liso

33. O músculo liso é mais lento do que o músculo esquelético, mas pode manter a contração por mais tempo sem fatigar. (p. 404; Fig. 12.24)

34. Os **músculos lisos fásicos** encontram-se normalmente relaxados ou em ciclos de contrações. O **músculo liso tônico** normalmente se mantém contraído. (p. 403; Fig. 12.22)

35. O **músculo liso unitário** contrai como uma unidade única à medida que a despolarização passa de uma célula para outra através de junções comunicantes. No **músculo liso multiunitário**, as fibras musculares individuais são estimuladas de maneira independente umas das outras. (p. 403; Fig. 12.23)

36. O músculo liso tem menos miosina do que o músculo esquelético. Cada miosina está associada a cerca de 12 a 15 moléculas de actina. No filamento de actina do músculo liso, não existe troponina associada. (p. 406; Fig. 12.25)

37. O retículo sarcoplasmático do músculo liso possui canais RyR de liberação de Ca^{2+} e **canais receptores de IP$_3$**. O cálcio também entra na célula a partir do líquido extracelular. (p. 407)

38. Durante a contração do músculo liso, o Ca^{2+} liga-se à **calmodulina** e ativa a **cinase da cadeia leve da miosina** (**MLCK**, do inglês, *myosin light chain kinase*). (pp. 406, 407; Fig. 12.26a)

39. A MLCK fosforila as **cadeias proteicas leves da miosina**, o que ativa a miosina-ATPase. Esse processo desencadeia os movimentos de força das ligações cruzadas. (p. 407; Fig. 12.26a)

40. Durante o relaxamento, o Ca^{2+} é bombeado para fora do citosol, e as cadeias leves da miosina são desfosforiladas pela **fosfatase da miosina**. (p. 407; Fig. 12.26b)

41. A **sensibilidade ao cálcio** no músculo liso pode ser alterada por modificações na atividade da fosfatase da miosina. (p. 407; Fig. 12.27)

42. Na **contração miogênica**, o estiramento leva à despolarização da célula e à subsequente abertura de canais de Ca^{2+} da membrana. (p. 409)

43. No músculo liso, podem ser gerados potenciais de membrana instáveis na forma de **potenciais de ondas lentas** ou de **potenciais marca-passo**. (p. 410; Fig. 12.28a, b)

44. No **acoplamento farmacomecânico**, a contração do músculo liso iniciada por sinais químicos pode ocorrer sem uma mudança significante no potencial de membrana. (p. 407; Fig. 12.28c)

45. A contração do músculo liso é influenciada por neurônios simpáticos e parassimpáticos e uma diversidade de hormônios e sinais parácrinos. (p. 410; Fig. 12.29)

Músculo cardíaco

46. As fibras do músculo cardíaco são estriadas, possuem um único núcleo e estão acoplados eletricamente por junções comunicantes. O músculo cardíaco compartilha algumas características com o músculo esquelético e outras com o músculo liso. (p. 411; Tab. 12.3)

QUESTÕES PARA REVISÃO

Além da resolução destas questões e da checagem de suas respostas na p. A-16, reveja os Tópicos abordados e objetivos de aprendizagem, no início deste capítulo.

Nível um   Revisando fatos e termos

1. Os três tipos de tecido muscular encontrados no corpo humano são _____, _____ e _____. Qual deles se conecta aos ossos e é capaz de controlar o movimento corporal?

2. Quais são os dois tipos de músculos estriados?

3. Qual dos tipos de músculos é controlado somente por neurônios motores somáticos?

4. Organize os seguintes componentes do músculo esquelético, do mais externo ao mais interno: sarcolema, bainha de tecido conectivo, filamentos finos e grossos, miofibrilas.

5. O retículo endoplasmático modificado do músculo esquelético é denominado _____. Seu papel é sequestrar os íons _____.

6. Quais das seguintes alternativas sobre os músculos esqueléticos estão corretas?

(a) Constituem cerca de 60% do peso corporal de uma pessoa.

(b) Mantêm o posicionamento e movimentam o esqueleto.

(c) A inserção do músculo é mais distal ou mais móvel do que a origem.

(d) Estão frequentemente pareados em grupos de músculos antagonistas, chamados de flexores e extensores.

7. Os túbulos T permitem que o _____ se mova para o interior da fibra muscular.

8. Liste seis proteínas constituintes das miofibrilas. Quais proteínas realizam o movimento de força durante a contração?

9. Liste as letras utilizadas para identificar os elementos de um sarcômero. Qual banda possui o disco Z no meio? Qual é a banda mais escura? Por quê? Que elemento forma os limites de um sarcômero? Nomeie a linha que divide a banda A na metade. Qual é a função dessa linha?

10. Explique resumidamente as funções da titina e da nebulina.

11. Durante a contração, a banda _____ permanece com um comprimento constante. Essa banda é composta principalmente por moléculas de _____. Que componentes do sarcômero se aproximam durante a contração?

12. Explique a teoria dos filamentos deslizantes da contração.

13. Explique os papéis da troponina, da tropomiosina e do Ca^{2+} na contração muscular esquelética.

14. Qual é o neurotransmissor liberado pelos neurônios motores somáticos?

15. O que é a placa motora terminal e quais os tipos de receptores encontrados nela? Explique como a ligação do neurotransmissor a esses receptores gera um potencial de ação.

16. Associe as características a seguir com os tipos apropriados de fibras musculares:

(a) têm o maior diâmetro	1. fibras glicolíticas de contração rápida
(b) utilizam o metabolismo anaeróbio, por isso entram em fadiga rapidamente	2. fibras oxidativas-glicolíticas de contração rápida
(c) têm a maior quantidade de vasos sanguíneos	3. fibras oxidativas de contração lenta
(d) têm alguma mioglobina	
(e) são utilizadas para movimentos rápidos e finos	
(f) também denominadas musculatura vermelha	
(g) utilizam uma combinação de metabolismo oxidativo e glicolítico	
(h) têm a maior quantidade de mitocôndrias	

17. Um único ciclo de contração-relaxamento na fibra do músculo esquelético é denominado _____.

18. Liste as etapas da contração do músculo esquelético que exigem ATP.

19. A unidade básica da contração em um músculo esquelético intacto é a _____. A força de contração dentro do músculo esquelético é aumentada pelo _____ de unidades motoras adicionais.

20. Os dois tipos funcionais de músculo liso são _____ e _____.

Nível dois Revisando conceitos

21. Faça um mapa da estrutura da fibra muscular utilizando os termos a seguir. Adicione mais termos se desejar.

• actina	• proteína contrátil
• Ca^{2+}	• proteína elástica
• célula	• proteína reguladora
• citoplasma	• retículo sarcoplasmático
• fibra muscular	• sarcolema
• glicogênio	• sarcoplasma
• ligações cruzadas	• titina
• membrana celular	• tropomiosina
• miosina	• troponina
• mitocôndria	• túbulo T
• núcleo	

22. Como um potencial de ação em uma fibra muscular produz um aumento do Ca^{2+} intracelular na fibra?

23. As fibras musculares dependem de um suprimento contínuo de ATP. Como as fibras dos diferentes tipos musculares geram ATP?

24. Defina fadiga muscular. Resuma os fatores que poderiam desempenhar um papel no seu desenvolvimento. Como as fibras musculares podem se adaptar e resistir à fadiga?

25. Explique como você varia a força e o esforço feito por seus músculos ao pegar um lápis ou ao carregar um galão cheio de leite.

26. Compare e diferencie nos músculos esquelético e liso:

(a) anatomia celular.

(b) controle neural e químico da contração.

27. Organize os termos a seguir para criar um mapa dos processos de excitação, contração e relaxamento do músculo esquelético. Os termos podem ser utilizados mais de uma vez. Adicione termos se julgar necessário.

• acetilcolina	• Na^+
• actina	• neurônio somatomotor
• ADP	• P_i
• ATP	• placa motora terminal
• Ca^{2+}	• potencial de ação
• Ca^{2+}-ATPase	• potencial da placa motora
• canais de Ca^{2+} dependentes de voltagem	• receptor de ACh
• canais de liberação de cálcio	• receptor DHP
• contração	• relaxamento
• estado de rigidez	• retículo sarcoplasmático
• exocitose	• terminal axonal
• ligações cruzadas	• tropomiosina
• junção neuromuscular	• troponina
• miosina	• túbulos T
• movimento de força	

28. Qual é o papel do retículo sarcoplasmático na contração muscular? Como o músculo liso consegue contrair, visto que possui um retículo sarcoplasmático muito pequeno?

29. Compare e diferencie:
    (a) fibras musculares oxidativas-glicolíticas rápidas, glicolíticas rápidas e oxidativas lentas.
    (b) abalo e tetania.
    (c) potenciais de ação nos neurônios motores e potenciais de ação nos músculos esqueléticos.
    (d) somação temporal nos neurônios motores e somação nos músculos esqueléticos.
    (e) contração isotônica e contração isométrica.
    (f) potenciais de ondas lentas e potenciais marca-passo.
    (g) a fonte e o papel do Ca^{2+} na contração do músculo esquelético e do músculo liso.

30. Explique os diferentes fatores que influenciam a entrada e a liberação de Ca^{2+} nas fibras musculares lisas.

Nível três   Solucionando problemas

31. Um dos modos pelos quais os pesquisadores estudam os músculos é submetendo-os ao estado de rigidez mediante a remoção do ATP. Nesta condição, a actina e a miosina ficam fortemente ligadas, mas são incapazes de se mover. Com base no que você sabe sobre a contração muscular, diga o que ocorreria com esses músculos no estado de rigidez se você: (a) adicionasse ATP, mas não íons Ca^{2+} livres; (b) adicionasse ATP juntamente com uma concentração substancial de íons cálcio.

32. Quando o curare, um veneno usado nas flechas dos indígenas sul-americanos, é aplicado sobre uma preparação nervo-músculo, o músculo não contrai quando o nervo é estimulado, mesmo que o neurotransmissor esteja sendo liberado pelo nervo. Cite todas as possíveis explicações para a ação do curare neste caso.

33. Com base no que você aprendeu sobre os tipos de fibras musculares e sobre o metabolismo, descreva as variações estruturais que você esperaria encontrar entre os seguintes atletas.
    (a) Um jogador de basquete masculino com 2,18 m de altura e 145 kg.
    (b) Um peão de rodeio com 1,77 m de altura e 82 kg

(c) Uma patinadora artística com 1,69, de altura e 59 kg
(d) Uma ginasta com 1,49 m de altura e 40 kg

Nível quatro   Problemas quantitativos

34. Observe o gráfico a seguir, obtido a partir de dados publicados no artigo "Effect of ambient temperature on human skeletal muscle metabolism during fatiguing submaximal exercise", *J Appl Physiol* 86(3): 902-908, 1999. Que hipóteses você poderia elaborar sobre a(s) causa(s) da fadiga muscular com base nos dados do gráfico?

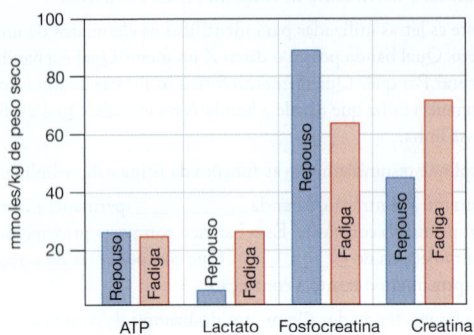

Metabólitos musculares no músculo em repouso e após exercícios cíclicos até a fadiga

35. Utilize o gráfico representado na Figura 12.20c para responder às próximas questões.
    (a) Que quantidade de força um músculo bíceps braquial inserido a 4 cm do fulcro precisaria gerar para manter o braço estacionário (imóvel) em um ângulo de 90°? Qual seria a força necessária se o ponto de inserção ficasse a 5 cm do fulcro?
    (b) Suponha que uma munhequeira pesando 7 kg seja enrolada ao redor do punho, a uma distância de 20 cm do fulcro. Que quantidade de força o músculo bíceps braquial, inserido a 5 cm do fulcro, precisaria produzir para deixar o braço em um estado estacionário em um ângulo de 90°? E para manter o braço na horizontal na situação apresentada na Figura 12.20c, com o mesmo peso na mão (a 25 cm do fulcro)?

As respostas para as questões de Revisando conceitos, Figuras, Questões gráficas e Questões para revisão ao final do capítulo podem ser encontradas no Apêndice A (p. A-1).

13

Fisiologia Integrativa I: controle do movimento corporal

Extrair sinais do encéfalo para controlar diretamente dispositivos robóticos tem sido um tema de ficção científica que parece destinado a se tornar realidade.

Dr. Eberhard E. Fetz, "Ratos Operam Braço Robótico Via Atividade Cerebral", *Science News* 156: 142, 8/28/1999.

TÓPICOS ABORDADOS E OBJETIVOS DE APRENDIZAGEM

Reflexos neurais 418
13.1 Listar quatro maneiras de classificar as vias neurais reflexas.

Reflexos autonômicos 420
13.2 Listar alguns exemplos de reflexos autonômicos.

Reflexos musculares esqueléticos 420
13.3 Fazer um esquema das etapas de um reflexo muscular esquelético, incluindo os seguintes termos: neurônio motor alfa, proprioceptor, fibras extrafusais, tônus muscular.
13.4 Fazer um esquema de um reflexo de estiramento com a coativação alfa-gama no fuso muscular.
13.5 Usar os seguintes termos para explicar o reflexo patelar: reflexo de estiramento monossináptico, inibição recíproca, unidade miotática.
13.6 Fazer um esquema de um reflexo flexor associado ao seu reflexo extensor cruzado.

O controle integrado do movimento corporal 426
13.7 Comparar e diferenciar os movimentos reflexos, rítmicos e voluntários e as suas formas de controle.

13.8 Descrever o papel das seguintes estruturas encefálicas no controle do movimento: núcleos da base, tronco encefálico, cerebelo, áreas motoras do córtex cerebral, córtex pré-frontal, tálamo, medula espinal.
13.9 Descrever a anatomia e a função do trato corticospinal.

O controle do movimento nos músculos viscerais 431

Cada ponto de um microarranjo representa um gene. Genes que estão ativos aparecem em cores brilhantes.

Pense em um arremessador de beisebol em pé sobre sua base. Quando ele olha para o primeiro rebatedor, ele recebe informações sensoriais de várias fontes: o som da multidão, a visão do rebatedor e do apanhador, o cheiro da grama, a sensação da bola em sua mão e o alinhamento do seu corpo quando inicia o movimento do arremesso. Os receptores sensoriais codificam essas informações e as enviam para o sistema nervoso central (SNC), onde são integradas.

O arremessador age conscientemente sobre algumas das informações: ele decide jogar uma bola rápida. Contudo, ele processa outras informações no subconsciente e age sobre elas inconscientemente. Por exemplo, quando ele pensa em iniciar o seu movimento, ele transfere o seu peso para compensar o movimento de seu braço que está prestes a acontecer. A integração das informações sensoriais gerando uma resposta involuntária é a característica de um *reflexo* (p. 183).

REFLEXOS NEURAIS

Todos os reflexos neurais começam com um estímulo que ativa um receptor sensorial. O receptor (sensor) envia informações sob a forma de potenciais de ação através de neurônios aferentes sensoriais para o sistema nervoso central (p. 183). O SNC é o centro integrador que avalia todas as informações que chegam e seleciona uma resposta apropriada. Em seguida, ele desencadeia potenciais de ação nos neurônios eferentes para que estes determinem a resposta dos músculos e das glândulas – os alvos efetores.

Uma característica fundamental de muitas vias reflexas é a *retroalimentação negativa* (p. 15). A sinalização de retroalimentação, originada de receptores localizados nos músculos e articulações, mantém o SNC continuamente informado da mudança de posição do corpo. Alguns reflexos possuem um componente *antecipatório* que permite que o corpo antecipe um estímulo e inicie a resposta (p. 17). A ação de você se proteger antecipadamente a uma colisão é um exemplo de resposta antecipatória.

As vias dos reflexos neurais podem ser classificadas de diferentes maneiras

As vias dos reflexos no sistema nervoso consistem em cadeias ou redes de neurônios que ligam receptores sensoriais a músculos ou glândulas. Os reflexos neurais podem ser classificados de várias formas (**TAB. 13.1**):

1. *Pela divisão eferente do sistema nervoso que controla a resposta*. Os reflexos que envolvem neurônios motores somáticos, ou somatomotores, e músculos esqueléticos são chamados de **reflexos somáticos**. Os reflexos cujas respostas são controladas por neurônios autonômicos são chamados de **reflexos autonômicos** (também chamados de autônomos ou viscerais).

2. *Pelo local onde o reflexo é integrado no SNC*. Os **reflexos espinais** são integrados na medula espinal. Esses reflexos podem ser modulados por comandos superiores do encéfalo, mas podem ocorrer sem esse estímulo. Os reflexos integrados no encéfalo são chamados de **reflexos cranianos**.

3. *Dependendo de se o reflexo for inato ou aprendido*. Muitos reflexos são **inatos**. Em outras palavras, nascemos com

SOLUCIONANDO O **PROBLEMA** | Tétano

"Ela não consegue falar conosco. Estamos com medo que ela possa ter sofrido um derrame." Foi assim como os vizinhos de Cecile Evans, de 77 anos, a descreveram quando a trouxeram para a sala de emergência. No entanto, quando os exames neurológicos não revelaram qualquer problema além da incapacidade de abrir a boca e a rigidez em seu pescoço, a médica da sala de emergência, a Dra. Doris Ling, começou a considerar outros diagnósticos. Ela notou algumas cicatrizes de arranhões nos braços e nas pernas da Sra. Evans e perguntou aos vizinhos se eles sabiam o que poderia ter sido a causa. "Ah, sim. Ela nos contou há alguns dias atrás que o seu cão pulou nela e a jogou contra a cerca de arame farpado." Nesse momento, a Dra. Ling percebeu que ela provavelmente estava lidando com seu primeiro caso de tétano.

eles e são determinados geneticamente. Um exemplo é o reflexo patelar, ou o reflexo do tendão patelar: quando o tendão patelar na borda inferior da rótula é estirado com a batida de um martelo de percussão, a perna dá um chute. Outros reflexos são adquiridos pela experiência (p. 300). O exemplo dos cães de Pavlov salivando ao ouvir um sino é o exemplo clássico de uma **resposta aprendida**, neste caso chamada de **reflexo condicionado**.

4. *Pelo número de neurônios da via do reflexo*. O reflexo mais simples é o **reflexo monossináptico**, assim denominado por envolver apenas uma sinapse, entre os dois neurônios da via: um neurônio aferente sensorial (ou apenas *aferente sensorial*) e um neurônio motor somático eferente (**FIG. 13.1a**). Esses dois neurônios fazem sinapse na medula espinal, permitindo que um sinal iniciado no receptor

TABELA 13.1	**Classificação dos reflexos neurais**
Os reflexos neurais podem ser classificados pelo(a):	

1. Divisão eferente que controla o efetor
  a. Os neurônios motores somáticos controlam os músculos esqueléticos.
  b. Os neurônios autonômicos controlam os músculos liso e cardíaco, as glândulas e o tecido adiposo.

2. Região de integração no sistema nervoso central
  a. Os reflexos espinais não requerem sinais do encéfalo.
  b. Os reflexos cranianos são integrados no encéfalo.

3. Momento do desenvolvimento do reflexo
  a. Os reflexos inatos são determinados geneticamente.
  b. Os reflexos aprendidos (condicionados) são adquiridos pela experiência.

4. O número de neurônios na via reflexa
  a. Os reflexos monossinápticos possuem apenas dois neurônios: um aferente (sensorial) e outro eferente. Somente os reflexos motores somáticos podem ser monossinápticos.
  b. Os reflexos polissinápticos incluem um ou mais interneurônios entre os neurônios aferente e eferente. Todos os reflexos autonômicos são polissinápticos, uma vez que possuem três neurônios: um aferente e dois eferentes.

FIGURA 13.1 **CONTEÚDO ESSENCIAL**

Reflexos neurais

REFLEXOS DO MÚSCULO ESQUELÉTICO

(a) Um **reflexo monossináptico** possui uma única sinapse entre os neurônios aferente e eferente.

(b) Os **reflexos polissinápticos** possuem duas ou mais sinapses. Esse reflexo motor somático tem ambas as sinapses no SNC.

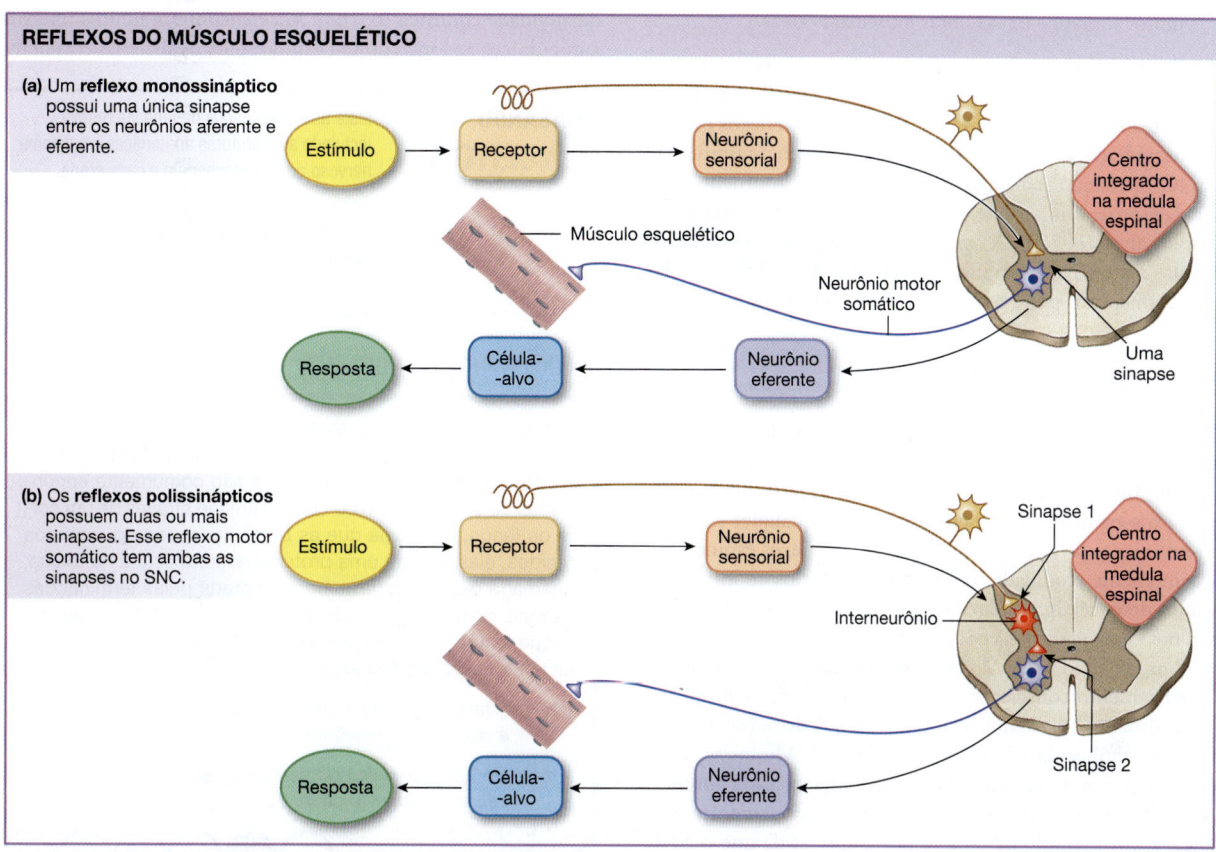

REFLEXOS AUTONÔMICOS

(c) Todos os reflexos autonômicos são polissinápticos com, pelo menos, uma sinapse no SNC e outra no gânglio autonômico.

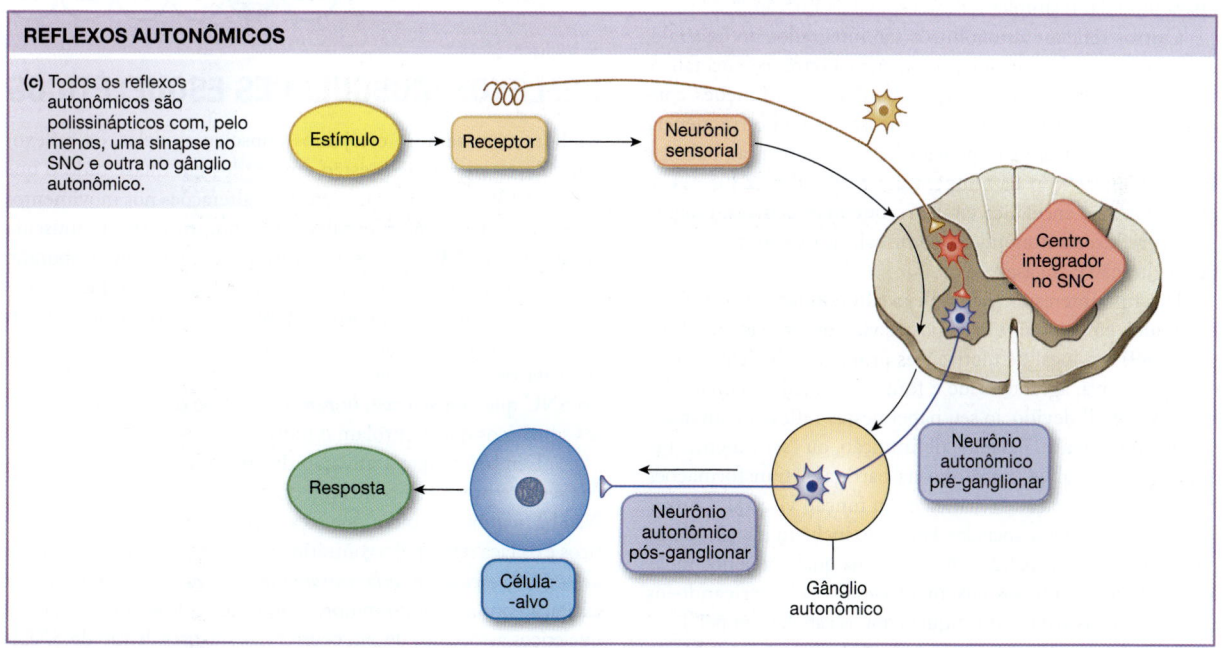

siga diretamente do neurônio sensorial ao neurônio motor. (Não se considera parte da via a sinapse entre o neurônio motor somático e suas fibras musculares alvos.)

A maioria dos reflexos possui três ou mais neurônios na via (e, pelo menos, duas sinapses), de forma que são designados como **reflexos polissinápticos** (Fig. 13.1b, c). Os reflexos polissinápticos podem ser bastante complexos, com extensa ramificação no SNC formando redes que envolvem vários interneurônios. A *divergência* de vias permite que um único estímulo possa afetar múltiplos alvos (p. 260). A *convergência* integra as aferências de múltiplas fontes para modificar a resposta. A modificação das vias polissinápticas pode envolver excitação ou inibição (p. 263).

REFLEXOS AUTONÔMICOS

Os reflexos autonômicos são também chamados de *reflexos viscerais*, uma vez que envolvem, com frequência, os órgãos internos do corpo. Alguns reflexos viscerais, como a micção e a defecação, são reflexos espinais que podem ocorrer sem qualquer sinalização proveniente do encéfalo. No entanto, os reflexos espinais são frequentemente modulados por sinais excitatórios ou inibidores oriundos do encéfalo, conduzidos por tratos descendentes originados nos centros encefálicos superiores.

Por exemplo, a micção pode ser iniciada voluntariamente pelo pensamento consciente. Ou pode ser inibida por emoção ou uma situação estressante, como a presença de outras pessoas (síndrome conhecida como "bexiga tímida"). Muitas vezes, o controle superior de um reflexo espinal é uma resposta aprendida. O treinamento de usar o toalete, que nós dominamos quando criança, é um exemplo de uma resposta aprendida que o SNC usa para modular o simples reflexo espinal da micção.

Outros reflexos autonômicos são integrados no encéfalo, principalmente no hipotálamo, no tálamo e no tronco encefálico. Essas regiões contêm centros que coordenam as funções corporais necessárias para manter a homeostasia, como frequência cardíaca, pressão arterial, respiração, ingestão alimentar, balanço hídrico e manutenção da temperatura corporal (ver Fig. 11.3, p. 360). O tronco encefálico também contém os centros integradores dos reflexos autonômicos, como salivação, vômito, espirro, tosse, deglutição e engasgo.

Um tipo interessante de reflexo autonômico é a conversão de estímulos emocionais em respostas viscerais. O sistema límbico (p. 289) – o local de motivações primitivas (básicas), como sexo, medo, raiva, agressividade e fome – tem sido chamado de "cérebro visceral" devido ao seu papel nesses reflexos comandados emocionalmente. Falamos de intuição, ou "sentimento interior" ("*gut feeling*"), e "friozinho na barriga" – transformações da emoção em sensação somática e em função visceral. Outros reflexos autonômicos associados à emoção incluem micção, defecação, ruborizar, ficar pálido e *piloereção*, na qual pequenos músculos nos folículos pilosos puxam a base dos pelos, eriçando-os ("Eu estava tão assustado que fiquei com os cabelos em pé!").

Os reflexos autonômicos são todos polissinápticos, com pelo menos uma sinapse no SNC entre o neurônio sensorial e o neurônio pré-ganglionar autonômico, e uma sinapse adicional no gânglio, entre o neurônio pré-ganglionar e o pós-ganglionar (Fig. 13.1c).

Muitos reflexos autonômicos são caracterizados por uma *atividade tônica*, um fluxo contínuo de potenciais de ação que gera uma atividade contínua no efetor. Por exemplo, o controle tônico de vasos sanguíneos é um exemplo de reflexo autonômico de atividade contínua (p. 183). Você encontrará muitos reflexos autonômicos ao longo do seu estudo sobre os sistemas corporais.

REVISANDO CONCEITOS

1. Liste as etapas gerais de uma via reflexa, incluindo as estruturas anatômicas no sistema nervoso que correspondem a cada etapa.

2. Se uma célula hiperpolariza, o seu potencial de membrana torna-se mais positivo ou negativo? O potencial se aproxima ou se afasta do limiar?

SOLUCIONANDO O **PROBLEMA**

O tétano, também conhecido como mandíbula rígida (trismo), é uma doença devastadora causada pela bactéria *Clostridium tetani*. Essas bactérias são comumente encontradas no solo e entram no corpo humano através de um corte ou ferida. À medida que as bactérias se reproduzem nos tecidos, elas liberam uma proteína neurotóxica. Esta toxina, chamada de *tetanospasmina*, é captada pelas terminações axonais de neurônios motores somáticos. A tetanospamina segue, então, ao longo dos axônios até atingir o corpo celular neuronal na medula espinal.

P1: *a. A tetanospamina é uma proteína. Por qual processo ela é captada por neurônios? (Dica: p. 148.)*

b. Por qual processo ela percorre o axônio até o corpo da célula nervosa? (Dica: p. 231.)

418 — 420 — 424 — 427 — 430 — 432

REFLEXOS MUSCULARES ESQUELÉTICOS

Embora nem sempre estejamos conscientes deles, os reflexos musculares esqueléticos estão envolvidos em quase tudo o que fazemos. Os receptores que detectam alterações nos movimentos articulares, na tensão muscular e no comprimento do músculo abastecem o SNC com essas informações, que pode responder de duas maneiras. Se a resposta apropriada for a contração muscular, o SNC ativa neurônios motores somáticos que inervam as fibras musculares. Se um músculo precisa relaxar para produzir a resposta, os estímulos sensoriais ativam interneurônios inibidores no SNC que, por sua vez, *inibem* a atividade de neurônios motores somáticos que controlam o músculo.

Lembre-se que a ativação dos neurônios motores somáticos sempre provoca a contração do músculo esquelético (p. 383). Não há neurônio inibidor que faça sinapse com músculos esqueléticos e os faça relaxar. Ao contrário, *o relaxamento resulta da ausência de estímulo excitatório pelo neurônio motor somático*. A inibição e a excitação dos neurônios motores somáticos e de seus músculos esqueléticos associados devem ocorrer nas sinapses dentro do SNC.

Os reflexos musculares esqueléticos possuem os seguintes componentes:

1. Os *receptores sensoriais*, denominados **proprioceptores**, estão localizados nos músculos esqueléticos, nas cápsulas articulares e nos ligamentos. Os proprioceptores monito-

ram a posição dos nossos membros no espaço, os nossos movimentos e a força que exercemos para levantar objetos. A sinalização originada dos proprioceptores é enviada ao SNC através de neurônios sensoriais.

2. O *sistema nervoso central* integra o sinal aferente através de redes e de vias de *interneurônios excitatórios e inibidores*. Em um reflexo, a integração da informação sensorial e a ação resultante ocorrem subconscientemente. No entanto, alguma informação sensorial pode ser integrada no córtex cerebral, tornando-se percepção, e alguns reflexos podem ser modulados por sinalização consciente.

3. Os *neurônios motores somáticos* enviam a sinalização eferente. Os neurônios motores somáticos que inervam as fibras musculares esqueléticas contráteis são chamados de **neurônios motores alfa (FIG. 13.2b)**.

4. Os efetores são fibras musculares esqueléticas contráteis, também chamadas de **fibras musculares extrafusais**. Os potenciais de ação nos neurônios motores alfa levam à contração das fibras extrafusais.

Três tipos de proprioceptores são encontrados no corpo: receptores articulares, órgãos tendinosos de Golgi e fusos musculares. Os *receptores articulares* são encontrados nas cápsulas e nos ligamentos localizados ao redor das articulações do corpo. Eles são estimulados pela distorção ou deformação mecânica decorrente das mudanças da posição relativa dos ossos unidos por articulações flexíveis. A informação sensorial de receptores articulares é integrada principalmente no cerebelo.

Nas próximas duas seções, examinaremos a função dos órgãos tendinosos de Golgi e dos fusos musculares, ambos receptores interessantes e únicos. Eles estão localizados dentro dos músculos esqueléticos e sentem variações do comprimento e da tensão do músculo. As suas sinalizações sensoriais desempenham uma importante função na manutenção da posição e do movimento do corpo.

Os órgãos tendinosos de Golgi respondem à tensão muscular

O **órgão tendinoso de Golgi (OTG)** é um tipo de receptor encontrado na junção dos tendões com as fibras musculares, posicionado em série com as fibras do músculo (Fig. 13.2a). Os OTGs respondem primariamente à tensão muscular criada durante a contração isométrica e são relativamente insensíveis ao estiramento muscular.

Os órgãos tendinosos de Golgi são compostos por terminações nervosas livres que se entrelaçam entre as fibras de colágeno dentro de uma cápsula de tecido conectivo (Fig. 13.2a). Quando um músculo contrai, os seus tendões agem como um *elemento elástico em série* durante a fase de contração isométrica (p. 400). A contração do músculo puxa as fibras de colágeno do OTG, comprimindo as terminações sensoriais dos neurônios aferentes, fazendo com que elas disparem potenciais.

A visão clássica considerava os órgãos tendinosos de Golgi como parte de um reflexo de proteção iniciado pela contração muscular, terminando com o relaxamento muscular. Pesquisas têm mostrado, atualmente, que os órgãos tendinosos de Golgi fornecem informações sensoriais para os centros integradores do

SNC. A informação sensorial dos OTGs combina-se com a retroalimentação dos fusos musculares e dos receptores articulares para permitir o controle motor ideal da postura e do movimento.

Os fusos musculares respondem ao estiramento do músculo

Os **fusos musculares** são receptores de estiramento que enviam informações para a medula espinal e o encéfalo sobre o comprimento muscular e suas alterações. Eles são estruturas pequenas, alongadas, distribuídas entre as fibras musculares contráteis extrafusais e em paralelo a essas fibras (Fig. 13.2b). Com exceção de um músculo da mandíbula, cada músculo esquelético do corpo possui muitos fusos musculares. Por exemplo, um pequeno músculo do dedo indicador de um ser humano recém-nascido tem, em média, cerca de 50 fusos.

Cada fuso muscular consiste em uma *cápsula* de tecido conectivo que engloba um conjunto de pequenas fibras musculares, denominadas **fibras intrafusais**. As fibras musculares intrafusais são diferenciadas, de modo que seus polos são contráteis, mas a região central não possui miofibrilas (Fig. 13.2b). A região central não contrátil é envolvida por terminações nervosas sensoriais que são estimuladas pelo estiramento. As extremidades contráteis das fibras intrafusais têm a sua própria inervação pelos **neurônios motores gama**.

Quando um músculo está no seu comprimento de repouso, a região central de cada fuso muscular é estirada o suficiente para ativar as fibras sensoriais (Fig. 13.2c). Desse modo, os neurônios sensoriais dos fusos mantêm-se tonicamente ativos, enviando um fluxo constante de potenciais de ação à medula espinal. Os neurônios sensoriais fazem sinapse diretamente com neurônios motores alfa que inervam o músculo no qual estes fusos se

FOCO CLÍNICO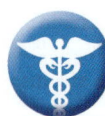

Reflexos e tônus muscular

Os médicos usam os reflexos para investigar as condições do sistema nervoso e dos músculos. Para um reflexo ser considerado normal, deve haver uma condução normal por todos os neurônios da via, transmissão sináptica normal na junção neuromuscular e contração muscular normal. Um reflexo que está ausente, anormalmente lento ou maior do que o normal (hiperativo) sugere a presença de uma patologia. Curiosamente, nem todos os reflexos anormais são causados por distúrbios neuromusculares. Por exemplo, o relaxamento lento do reflexo flexor do tornozelo sugere hipotireoidismo. (O mecanismo celular que associa os baixos níveis de hormônios da tireoide e os reflexos lentos não é conhecido.) Além dos reflexos, os médicos também testam o tônus muscular. Mesmo quando estão relaxados e em repouso, os músculos possuem certa resistência ao estiramento, devido à atividade contínua (tônica) dos neurônios motores alfa. A ausência do tônus muscular ou o aumento da resistência do músculo ao ser estirado pelo examinador (tônus aumentado) indica um problema com as vias que controlam a contração muscular.

FIGURA 13.2 **CONTEÚDO ESSENCIAL**

Fusos musculares e órgãos tendinosos de Golgi

ÓRGÃOS TENDINOSOS DE GOLGI

(a) O **órgão tendinoso de Golgi** está entre o músculo e o tendão. Ele consiste em terminações nervosas sensoriais entrelaçadas com as fibras de colágeno.

As fibras musculares extrafusais são fibras contráteis usuais.

Órgão tendinoso de Golgi

Tendão

Fibras musculares extrafusais

Cápsula

O neurônio sensorial dispara quando o músculo contrai e puxa as fibras de colágeno do tendão.

Tendão

Fibras de colágeno

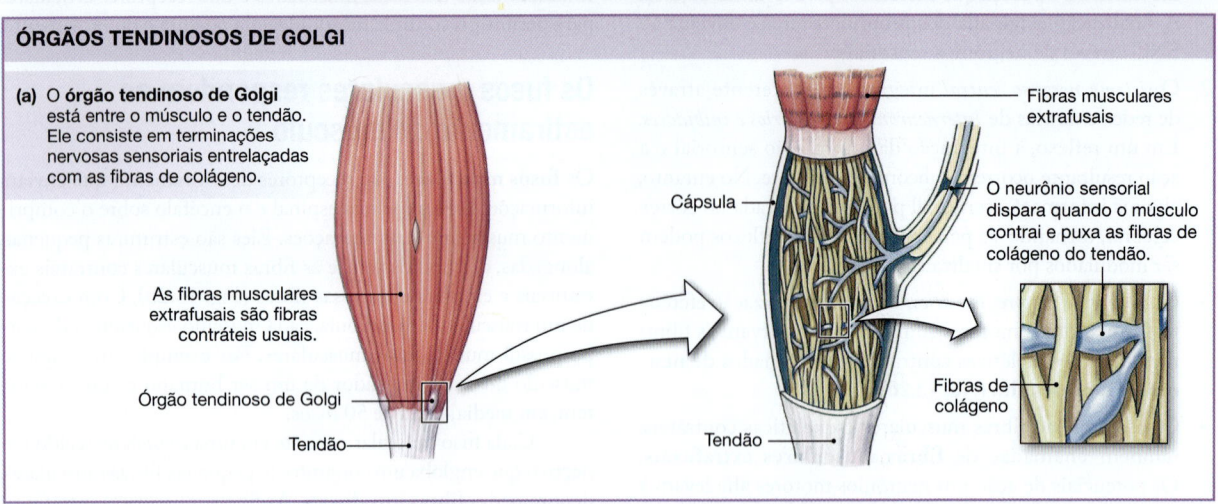

FUSOS MUSCULARES

(b) Os **fusos musculares** encontram-se entre as fibras extrafusais do músculo. Eles enviam informações sobre o estiramento muscular ao SNC.

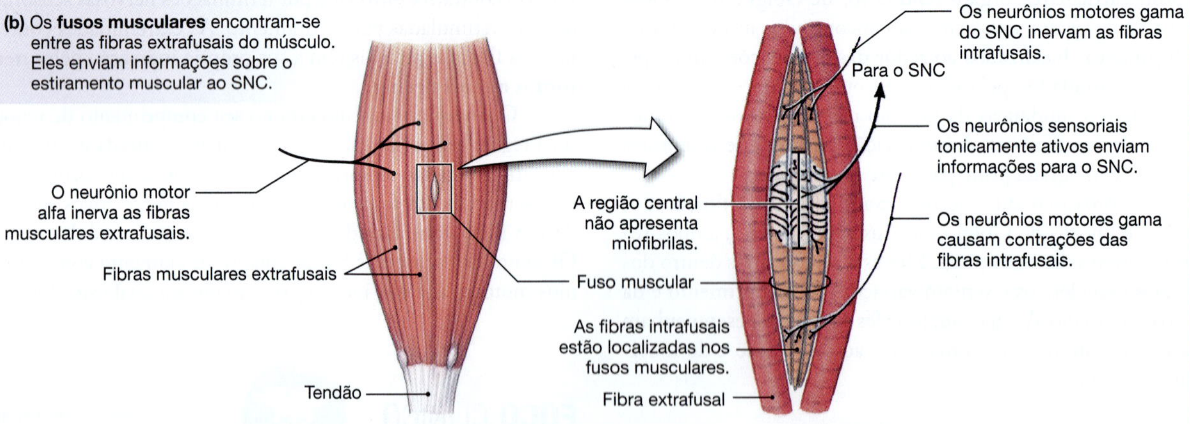

O neurônio motor alfa inerva as fibras musculares extrafusais.

Fibras musculares extrafusais

Tendão

A região central não apresenta miofibrilas.

Fuso muscular

As fibras intrafusais estão localizadas nos fusos musculares.

Fibra extrafusal

Os neurônios motores gama do SNC inervam as fibras intrafusais.

Para o SNC

Os neurônios sensoriais tonicamente ativos enviam informações para o SNC.

Os neurônios motores gama causam contrações das fibras intrafusais.

(c) Os fusos são tonicamente ativos e disparam mesmo quando o músculo está relaxado.

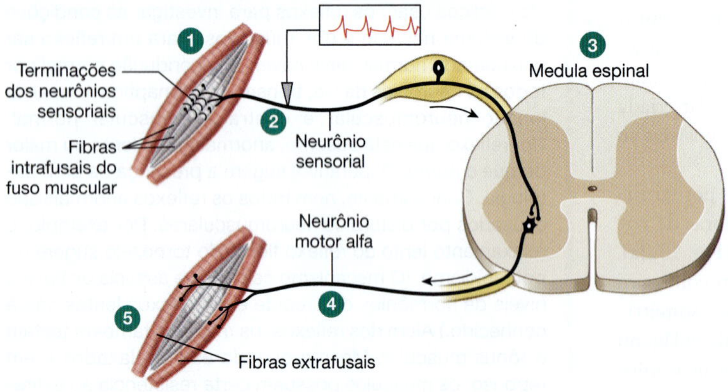

Terminações dos neurônios sensoriais

Fibras intrafusais do fuso muscular

Neurônio sensorial

Neurônio motor alfa

Fibras extrafusais

Medula espinal

1. Fibras extrafusais musculares no comprimento de repouso.

2. O neurônio sensorial está tonicamente ativo.

3. A medula espinal integra a função.

4. Os neurônios motores alfa que inervam as fibras extrafusais recebem aferências tônicas dos fusos musculares e disparam continuamente.

5. As fibras extrafusais mantêm certo nível de tensão no músculo, mesmo em repouso.

encontram, gerando um reflexo monossináptico, como mostrado na Figura 13.1a. Os neurônios sensoriais tonicamente ativos levam a uma atividade tônica dos neurônios motores alfa que mantêm a contração muscular. Com isso, mesmo um músculo em repouso apresenta um certo nível de tensão, denominada **tônus muscular**.

Os fusos musculares são ancorados em paralelo às fibras musculares extrafusais. Qualquer movimento que aumenta o comprimento do músculo também estende os fusos musculares e faz suas fibras sensoriais dispararem com maior frequência. O estiramento do músculo e do fuso gera uma contração muscular reflexa para evitar danos por estiramento excessivo (**FIG. 13.3**). A via reflexa na qual o estiramento muscular inicia uma resposta de contração é conhecida como **reflexo de estiramento**.

Na Figura 13.3, é mostrado um exemplo de como os fusos musculares funcionam durante um reflexo de estiramento. Você mesmo pode verificar com o auxílio de um amigo, sem que ele saiba o propósito. Posicione seu amigo de pé e de olhos fechados, com um braço estendido, cotovelo a 90° e a palma da mão para cima. Coloque um pequeno livro ou outro peso que seja plano na mão estendida e observe a contração dos músculos do braço para compensar o peso adicional.

Agora, coloque uma carga mais pesada, como outro livro, na mão de seu amigo. O peso adicional pressionará a mão para baixo, alongando o músculo bíceps braquial e ativando seus fusos musculares. Um estímulo sensorial enviado para a medula espinal ativa os neurônios motores alfa do músculo bíceps braquial. O bíceps braquial contrairá, trazendo o braço de volta à sua posição original.

REVISANDO CONCEITOS

3. Usando as etapas padrão de uma via reflexa (estímulo, receptor, e assim por diante), desenhe um mapa do reflexo de estiramento.

O estiramento muscular ativa os fusos musculares. Mas o que acontece com a atividade do fuso quando um músculo em repouso contrai e encurta? Você poderia prever que a redução da tensão no centro das fibras intrafusais, na ausência de atividade dos neurônios motores gama, diminuiria a frequência de disparo das fibras aferentes do fuso. No entanto, a presença de neurônios motores gama em um músculo normal mantém os fusos musculares ativos, não importando o comprimento do músculo.

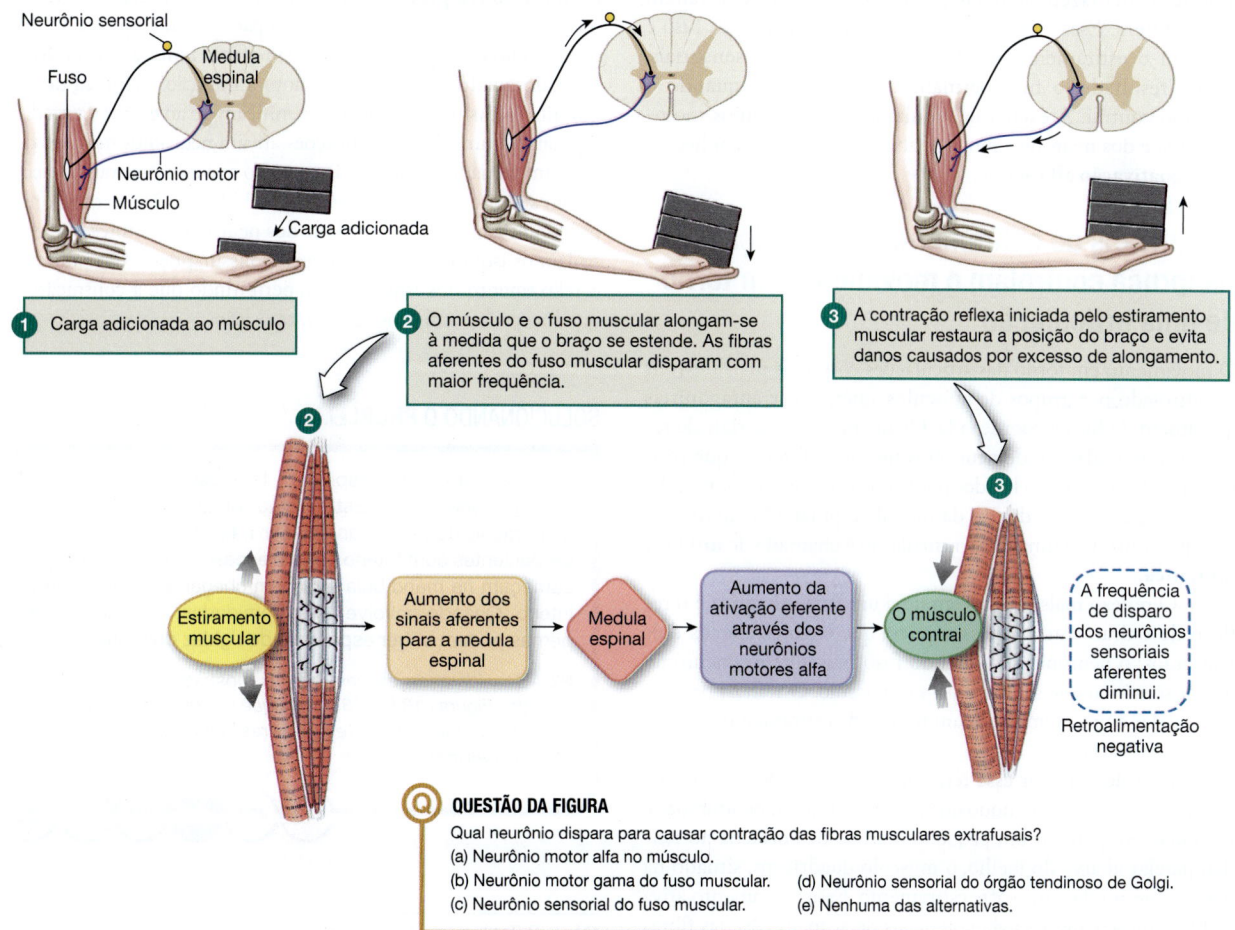

FIGURA 13.3 **O reflexo de estiramento.** O estiramento muscular pode causar um reflexo de estiramento. Como ilustrado abaixo, a adição de uma carga estira o músculo e os fusos, gerando uma contração reflexa.

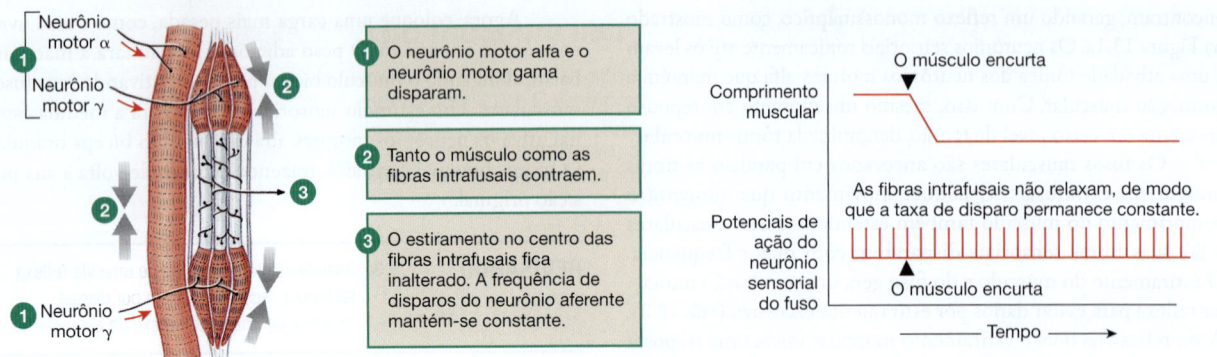

FIGURA 13.4   Coativação alfa-gama. Os neurônios motores gama inervam as fibras musculares das extremidades dos fusos musculares. A coativação alfa-gama mantém os fusos estirados, conservando a função do fuso quando o músculo contrai.

Quando os neurônios motores alfa disparam, o músculo encurta, diminuindo a tensão na cápsula do fuso muscular. Para manter o fuso funcionado normalmente, os neurônios motores gama, que inervam as extremidades contráteis do fuso muscular, também disparam ao mesmo tempo (**FIG. 13.4**). Os neurônios motores gama fazem as fibras dos fusos intrafusais contraírem e encurtarem. Essa contração alonga a região central do fuso e mantém o estiramento nas terminações nervosas sensoriais. Como resultado, o fuso permanece ativo mesmo quando o músculo contrai. A excitação simultânea dos neurônios motores gama e dos neurônios motores alfa é um processo conhecido como **coativação alfa-gama**.

Os reflexos de estiramento e de inibição recíproca controlam o movimento em torno de uma articulação

O movimento em torno das articulações corporais mais flexíveis é controlado por grupos de músculos sinérgicos e antagonistas que atuam de forma coordenada. Os neurônios sensoriais de receptores musculares e de neurônios motores eferentes que controlam o músculo estão ligados por vias divergentes e convergentes de interneurônios dentro da medula espinal. O conjunto de vias que controlam uma única articulação é chamado de **unidade miotática**.

O reflexo mais simples em uma unidade miotática é o reflexo de estiramento monossináptico, que envolve apenas dois neurônios: o neurônio sensorial do fuso muscular e o neurônio motor somático que se dirige para o músculo. O reflexo do tendão patelar é um exemplo de um reflexo de estiramento monossináptico (**FIG. 13.5**).

Para demonstrar esse reflexo, uma pessoa deve sentar na borda de uma mesa, de modo que as pernas fiquem penduradas e relaxadas. Ao percutir um pequeno martelo de borracha no tendão patelar abaixo do joelho, o músculo quadríceps, situado na região anterior da coxa, sofre estiramento. Esse estiramento ativa os fusos musculares e envia potenciais de ação através das fibras sensoriais para a medula espinal. Os neurônios sensoriais fazem sinapse diretamente com os neurônios motores que controlam a

contração do músculo quadríceps femoral (um reflexo monossináptico). A excitação dos neurônios motores faz as unidades motoras do quadríceps contraírem e a perna se move para a frente.

Para que a contração muscular estenda a perna, os músculos flexores antagonistas devem relaxar, um processo denominado **inibição recíproca**. Na perna, isso requer o relaxamento dos músculos isquiotibiais* dispostos na parte de trás da coxa. O único estímulo da percussão no tendão efetua tanto a contração do músculo quadríceps femoral quanto a inibição recíproca dos isquiotibiais. As fibras sensoriais ramificam-se ao entrar na medula espinal. Algumas das ramificações ativam neurônios motores que inervam o quadríceps femoral, ao passo que as outras ramificações fazem sinapse com interneurônios inibidores. Os interneurônios inibidores suprimem a atividade dos neurônios motores que controlam os isquiotibiais (um reflexo polissináptico). O resultado é o relaxamento dos isquiotibiais, permitindo que a contração do quadríceps femoral prossiga sem oposição.

SOLUCIONANDO O **PROBLEMA**

Uma vez na medula espinal, a tetanospamina é liberada pelo neurônio motor. Esta, então, bloqueia seletivamente a liberação de neurotransmissor nas sinapses inibidoras. Os pacientes com tétano sofrem espasmos musculares que começam na mandíbula e podem chegar a afetar o corpo inteiro. Quando envolve as extremidades, os braços e as pernas podem sofrer espasmos de rigidez dolorosos.

P2: *Considerando as vias reflexas mostradas nos diagramas das Figuras 13.5 e 13.6, explique por que a inibição de interneurônios inibidores pode resultar em espasmos musculares incontroláveis.*

---

*N. de R.T. Os músculos isquiotibiais são os principais músculos posteriores da coxa e são compostos por três músculos: bíceps femoral, semitendíneo e semimembranáceo.

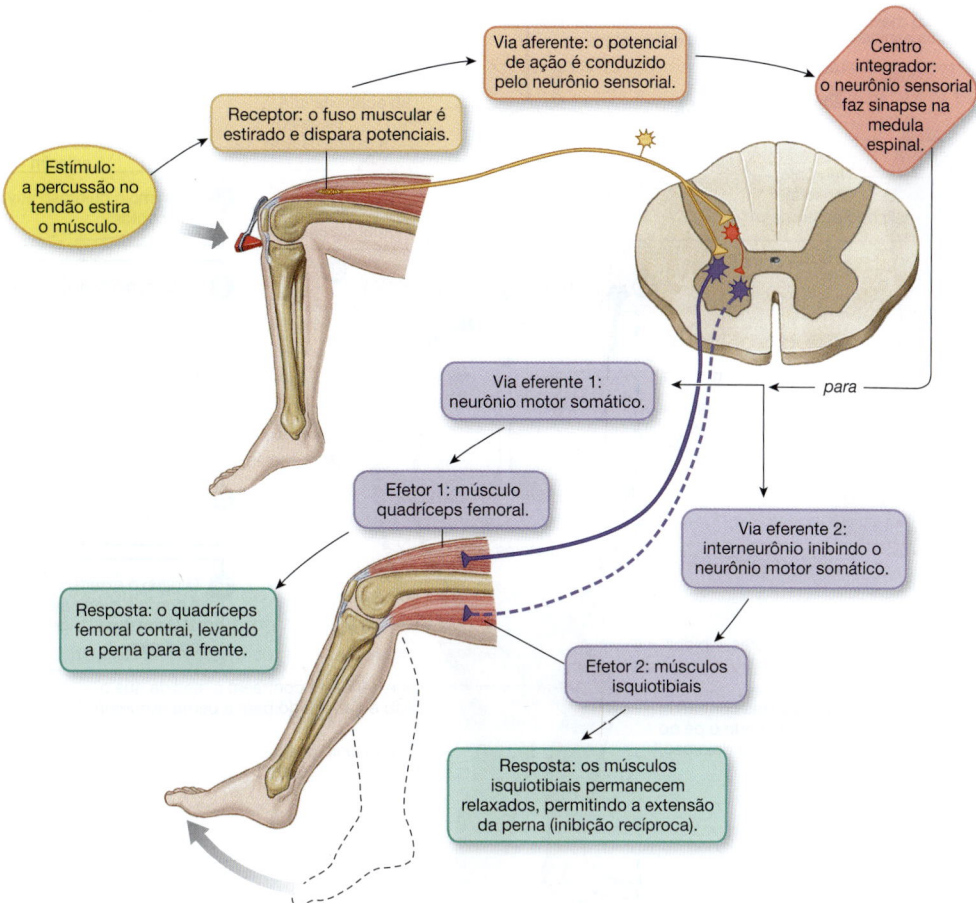

FIGURA 13.5   O reflexo do tendão patelar (reflexo do movimento do joelho). O reflexo do tendão patelar ilustra um reflexo de estiramento monossináptico e a inibição recíproca do músculo antagonista.

Os reflexos flexores retraem os membros, afastando-os de estímulos dolorosos

Os **reflexos flexores** são vias reflexas polissinápticas que puxam um braço ou uma perna, afastando-os de um estímulo nocivo, como uma picada de agulha ou um forno quente. Esses reflexos, como o reflexo de inibição recíproca que acabamos de descrever, dependem de vias divergentes na medula espinal. A **FIGURA 13.6** utiliza o exemplo de pisar em um prego para ilustrar um reflexo flexor.

Quando o pé entra em contato com a ponta de um prego, nociceptores (receptores de dor) presentes no pé enviam informação sensorial à medula espinal. Nesta, o sinal diverge, ativando vários interneurônios excitatórios. Alguns desses interneurônios excitam neurônios motores alfa, levando à contração dos músculos flexores do membro estimulado. Simultaneamente, outros interneurônios ativam interneurônios inibidores, os quais causam o relaxamento dos grupos de músculos antagonistas. Devido a essa inibição recíproca, o membro é flexionado e afastado do estímulo doloroso. Esse tipo de reflexo requer mais tempo do que

um reflexo de estiramento (reflexo patelar), porque é um reflexo polissináptico, em vez de monossináptico.

Os reflexos flexores, sobretudo nas pernas, são geralmente acompanhados pelo **reflexo extensor cruzado** (ou contralateral). O reflexo extensor cruzado é um reflexo postural que ajuda a manter o equilíbrio quando um pé é erguido do chão. A retirada rápida do pé direito de um estímulo doloroso (um prego) ocorre combinada com a extensão da perna esquerda para que esta perna possa suportar a repentina transferência de peso (Fig. 13.6). Os extensores contraem na perna esquerda (de apoio) e relaxam na perna direita, ao passo que o oposto ocorre para os músculos flexores.

Observe, na Figura 13.6, como o neurônio sensorial faz sinapse com vários interneurônios. A divergência do sinal sensorial permite que um único estímulo controle dois conjuntos de grupos musculares antagonistas, além de enviar informação sensorial para o encéfalo. Esse tipo de reflexo complexo com múltiplas interações neuronais é mais típico dos nossos reflexos do que o simples reflexo patelar de estiramento monossináptico.

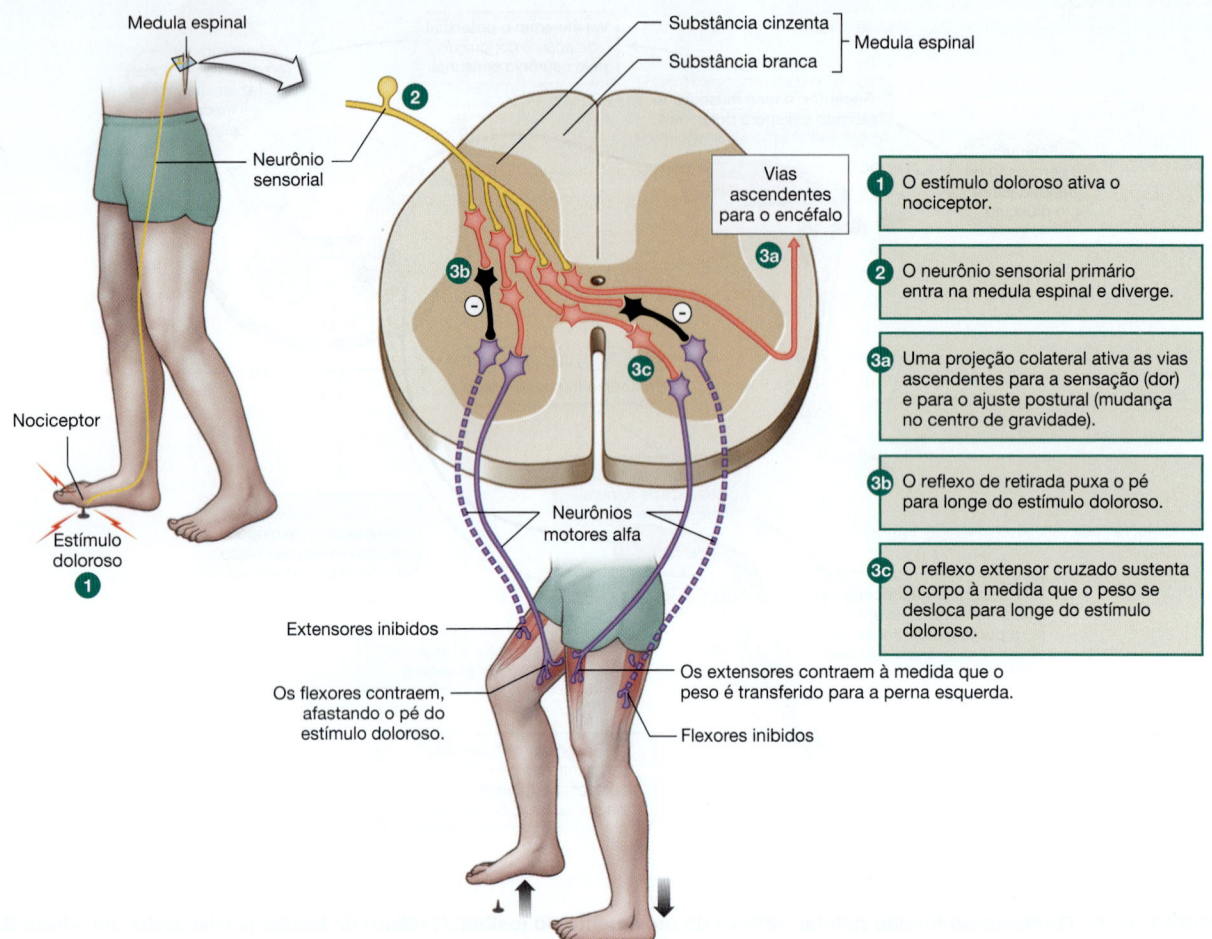

FIGURA 13.6 **O reflexo extensor cruzado.** Um reflexo flexor em um membro causa a extensão no membro oposto. A coordenação dos reflexos com os ajustes posturais é essencial para manter o equilíbrio.

Na próxima seção, veremos como o SNC controla os movimentos que vão desde reflexos involuntários até os padrões mais complexos de movimentos voluntários, como dançar, lançar uma bola ou tocar um instrumento musical.

4. Desenhe um mapa do reflexo flexor desencadeado por um estímulo doloroso na planta do pé.

5. Inclua o reflexo extensor cruzado na perna de apoio ao mapa que você criou na questão 4.

6. Quando você pega um objeto pesado, quais dos seguintes componentes são ativados no seu músculo bíceps braquial: neurônios motores alfa, neurônios motores gama, neurônios aferentes dos fusos musculares, neurônios aferentes dos órgãos tendinosos de Golgi?

7. O que distingue um reflexo de estiramento de um reflexo extensor cruzado?

CONTROLE INTEGRADO DO MOVIMENTO CORPORAL

A maioria de nós nunca pensou sobre como o nosso corpo traduz pensamentos em ações. Mesmo os movimentos mais simples requerem um ajuste temporal adequado para que os grupos musculares sinérgicos e antagonistas se contraiam em uma sequência e em grau apropriados. Além disso, o corpo deve ajustar continuamente a sua posição para compensar as diferenças entre o movimento pretendido e o movimento real. Por exemplo, o arremessador de beisebol retira o pé da base ao lançar uma bola baixa, porém, ao fazê-lo, escorrega na grama molhada. O seu encéfalo rapidamente compensa a mudança de posição inesperada por meio de uma atividade muscular reflexa e, desse modo, ele mantém-se de pé para interceptar a bola.

Os músculos esqueléticos não podem se comunicar diretamente um com o outro, então enviam mensagens para o SNC, permitindo que os centros integradores se encarreguem do controle do movimento. A maioria dos movimentos corporais envolve respostas integradas e coordenadas que necessitam de sinalização proveniente de diversas regiões do encéfalo. Exami-

SOLUCIONANDO O **PROBLEMA**

A Dra. Ling encaminha a Sra. Evans para a unidade de cuidado intensivo. Lá, ela é tratada com antitoxina tetânica para desativar qualquer toxina que ainda não tenha entrado nos neurônios motores. A paciente também recebe penicilina, um antibiótico que mata as bactérias, e fármacos que auxiliam seus músculos a relaxar. Apesar desses tratamentos, no terceiro dia, a Sra. Evans ainda tinha dificuldade para respirar em consequência dos espasmos dos músculos torácicos. A Dra. Ling chama o chefe da anestesiologia para administrar metocurina, um fármaco similar ao curare. O curare e a metocurina induzem uma paralisia temporária dos músculos, ligando-se a receptores de ACh na placa motora. Os pacientes tratados com metocurina precisam ser colocados em respiradores artificiais, que "respiram por eles". Para pessoas com tétano, entretanto, a metocurina pode temporariamente interromper os espasmos musculares, permitindo que o corpo se recupere.

P3: a. *Por que a ligação de metocurina aos receptores de ACh na placa motora induz à paralisia muscular?* (Dica: *qual é a função da ACh na transmissão sináptica?*)

b. *A metocurina é um agonista ou um antagonista de ACh?*

418 420 424 **427** 430 432

naremos alguns dos centros integradores do SNC que são responsáveis pelo controle do movimento corporal.

O movimento pode ser classificado como reflexo, voluntário ou rítmico

O movimento pode ser classificado, em termos gerais, em três categorias: reflexo, voluntário e rítmico (**TAB. 13.2**). Os **movimentos reflexos** são os menos complexos e são integrados principalmente na medula espinal (p. ex., ver reflexo patelar na Fig. 13.5). No entanto, assim como outros reflexos espinais, os movimentos reflexos podem ser modulados por informações provenientes de centros encefálicos superiores. Além disso, a aferência sensorial que inicia movimentos reflexos, como a aferência dos fusos musculares e dos órgãos tendinosos de Golgi, é enviada para o encéfalo e participa na coordenação dos movimentos voluntários e dos reflexos posturais.

Os **reflexos posturais** nos ajudam a manter a posição do corpo enquanto estamos de pé ou nos movendo. Esses reflexos são integrados no tronco encefálico. Eles requerem aferência sensorial contínua dos sistemas sensoriais visual e vestibular (orelha interna) e dos próprios músculos. Os receptores musculares, tendinosos e articulares fornecem informações sobre a *propriocepção*, as posições das várias partes do corpo e a relação entre elas. Você pode dizer se seu braço está dobrado mesmo quando seus olhos estão fechados, pois esses receptores fornecem ao encéfalo informações sobre a posição do corpo.

A informação proveniente do aparelho vestibular na orelha e dicas visuais nos auxiliam a manter a nossa posição no espaço. Por exemplo, usamos o horizonte para nossa orientação espacial em relação ao chão. Na ausência de pistas visuais, contamos com as informações táteis. As pessoas que tentam se movimentar em uma sala escura instintivamente buscam a parede ou algum móvel que as ajudem a se orientar. Sem as pistas visuais ou táteis, as nossas habilidades de orientação podem falhar. A falta dessas informações é o que faz os aviões não poderem ser pilotados sem instrumentos quando há neblina ou muitas nuvens. O efeito da gravidade sobre o sistema vestibular é um sinal bem mais fraco comparado às informações visual e tátil, tanto que os pilotos podem se sentir voando de cabeça para baixo em relação ao solo.

Os **movimentos voluntários** são o tipo mais complexo de movimento. Eles exigem integração no córtex cerebral e podem ser iniciados pela vontade, sem estímulo externo. Um movimento voluntário aprendido melhora com a prática e, algumas vezes, torna-se automático, como os reflexos. Pense sobre aprender a andar de bicicleta. Pode ter sido difícil no início, mas uma vez que você tenha aprendido a pedalar suavemente e a se equilibrar, os movimentos tornaram-se automáticos. "Memória muscular" é o nome que dançarinos e atletas dão à capacidade do encéfalo inconsciente de reproduzir posições e movimentos voluntários aprendidos.

TABELA 13.2	Tipos de movimentos		
	Reflexo	**Voluntário**	**Rítmico**
Estímulo que inicia o movimento	Principalmente externos, via receptores sensoriais; minimamente voluntário	Estímulos externos ou por motivação (vontade)	Início e finalização voluntária
Exemplo	Reflexo patelar, tosse e reflexos posturais	Tocar piano	Caminhar, correr
Complexidade	Menos complexo; integrado na medula espinal ou no tronco encefálico com modulação de centros superiores	Mais complexo; integrado no córtex cerebral	Complexidade intermediária; integrado na medula espinal, com necessidade de sinalização de centros superiores
Características	Inato, rápido	Movimentos aprendidos que melhoram com a prática; uma vez aprendidos, tornam-se subconscientes ("memória muscular")	Os circuitos espinais atuam como geradores de padrão; a ativação dessas vias exige aferências do tronco encefálico

Os **movimentos rítmicos**, como caminhar ou correr, são uma combinação de movimentos reflexos e movimentos voluntários. Esses movimentos são iniciados e terminados por sinalização oriunda do córtex cerebral, porém, uma vez ativados, redes de interneurônios do SNC, os **geradores centrais de padrão** (CPGs, do inglês, *central pattern generation*), mantêm a atividade repetitiva espontânea. Variações na atividade rítmica, como a mudança de andar para saltar, também são iniciadas por sinalização proveniente do córtex cerebral.

Pense, como analogia, em um coelho movido à bateria. Quando o controle for acionado para "ligar", o coelho começa a pular. Ele continua a saltar repetitivamente até que alguém o desligue (ou até que a bateria acabe). Em seres humanos, entre os movimentos rítmicos controlados pelos geradores centrais de padrão estão incluídos a locomoção e o ritmo inconsciente da respiração em repouso.

Um animal paralisado por uma lesão na medula espinal é incapaz de caminhar, uma vez que o dano das vias descendentes bloqueia o sinal "que inicia a marcha" proveniente do encéfalo para os neurônios motores da medula espinal que controlam as patas. Entretanto, esses animais paralisados conseguem caminhar se forem suspensos em uma esteira ergométrica e receberem um estímulo elétrico para ativar os CPGs espinais que controlam esses movimentos. Quando a esteira move as patas do animal, os CPGs, reforçados por sinais sensoriais dos fusos musculares, determinam a contração dos músculos das patas.

A habilidade dos geradores centrais de padrão de sustentar o movimento rítmico, sem contínua aferência sensorial, tem se mostrado importante na pesquisa de lesões da medula espinal. Os pesquisadores estão tentando tirar proveito dos CPGs e dos reflexos rítmicos em pessoas com lesões na medula espinal, estimulando artificialmente porções da medula espinal para restaurar o movimento dos membros que estavam paralisados.

As distinções entre movimentos reflexos, voluntários e rítmicos nem sempre são nítidas. A precisão dos movimentos voluntários pode ser aperfeiçoada com a prática, do mesmo modo que alguns movimentos reflexos. Os movimentos voluntários, uma vez aprendidos, podem tornar-se automáticos como os reflexos. Além disso, a maioria dos movimentos voluntários necessita de aferências contínuas dos reflexos posturais. Os **reflexos antecipatórios** permitem que o corpo se prepare para um movimento voluntário, e são usados mecanismos de retroalimentação para gerar movimentos contínuos uniformes. A coordenação do movimento exige a cooperação de muitas áreas do encéfalo.

O SNC integra o movimento

Três níveis do sistema nervoso controlam o movimento: (1) a medula espinal, que integra reflexos espinais e possui os geradores centrais de padrão; (2) o tronco encefálico e o cerebelo, que controlam os reflexos posturais e os movimentos das mãos e dos olhos; e (3) o córtex cerebral e os núcleos da base (p. 289), responsáveis pelos movimentos voluntários. O tálamo retransmite e modifica os sinais que chegam da medula espinal, dos núcleos da base e do cerebelo com destino ao córtex cerebral (**TAB. 13.3**).

Os movimentos reflexos não requerem aferências do córtex cerebral. Os proprioceptores, como os fusos musculares, os órgãos tendinosos de Golgi e os receptores das cápsulas articulares, fornecem informações à medula espinal, ao tronco encefálico e ao cerebelo (**FIG. 13.7**). O tronco encefálico é o encarregado dos reflexos posturais e dos movimentos das mãos e dos olhos. Ele também recebe comandos do cerebelo, a parte do encéfalo responsável pelo "ajuste fino" do movimento. O resultado é o movimento reflexo. No entanto, algumas informações sensoriais são enviadas por vias ascendentes para as áreas sensoriais do córtex, onde podem ser utilizadas para planejar os movimentos voluntários.

Os movimentos voluntários necessitam da coordenação entre o córtex cerebral, o cerebelo e os núcleos da base. O controle do movimento voluntário pode ser dividido em três etapas: (1) tomada de decisão e planejamento, (2) iniciação do movimento e (3) execução do movimento (**FIG. 13.8**). O córtex cerebral tem um papel-chave nas duas primeiras etapas. Os com-

TABELA 13.3	Controle neural do movimento		
	Função	**Recebe aferência de**	**Envia eferência integrativa para**
Medula espinal	Reflexos espinais; geradores de padrão locomotor	Receptores sensoriais e do encéfalo	Tronco encefálico, cerebelo, tálamo/córtex cerebral
Tronco encefálico	Postura, movimentos das mãos e dos olhos	Cerebelo, receptores sensoriais visuais e vestibulares	Medula espinal
Áreas motoras do córtex cerebral	Planejamento e coordenação de movimento complexo	Tálamo	Tronco encefálico, medula espinal (trato corticospinal), cerebelo, núcleos da base
Cerebelo	Monitora a sinalização eferente de áreas motoras e ajusta os movimentos	Medula espinal (sensorial), córtex cerebral (comandos)	Tronco encefálico, córtex cerebral (Nota: Todo débil é inibidor)
Tálamo	Contém núcleos de retransmissão que modulam e passam mensagens para o córtex cerebral	Núcleos da base, cerebelo, medula espinal	Córtex cerebral
Núcleos da base	Planejamento motor	Córtex cerebral	Córtex cerebral, tronco encefálico

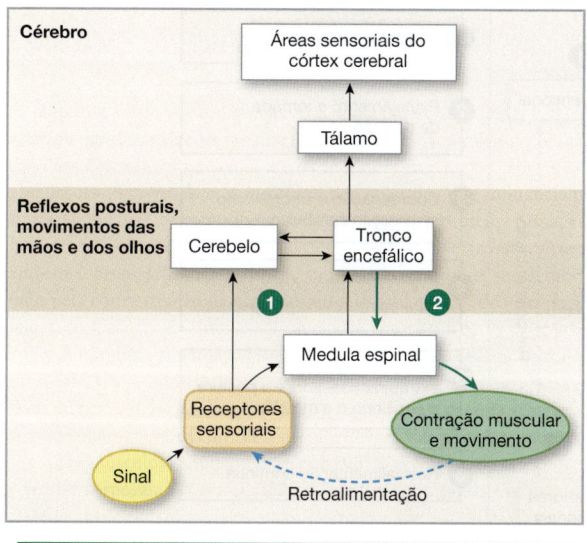

1 A aferência sensorial (⟶) segue dos receptores à medula espinal, ao córtex cerebral e ao cerebelo. As sinalizações do aparelho vestibular são transmitidas diretamente ao cerebelo.

2 Os reflexos posturais e espinais não necessitam de integração no córtex. Os sinais eferentes (⟶) iniciam o movimento sem influência de áreas superiores.

FIGURA 13.7   **Integração dos reflexos musculares.**

portamentos, como movimentos, necessitam do conhecimento da posição do corpo no espaço (onde estou?), da decisão sobre qual movimento será executado (o que farei?), de um plano para executar o movimento (como faço isso?) e da capacidade de manter o plano na memória por tempo suficiente para executá--lo (e agora, o que eu estava fazendo exatamente?). Assim como nos movimentos reflexos, a retroalimentação sensorial é utilizada para refinar o processo continuamente.

Voltaremos ao nosso jogador de beisebol e observaremos o processamento enquanto ele decide se vai lançar uma bola rápida

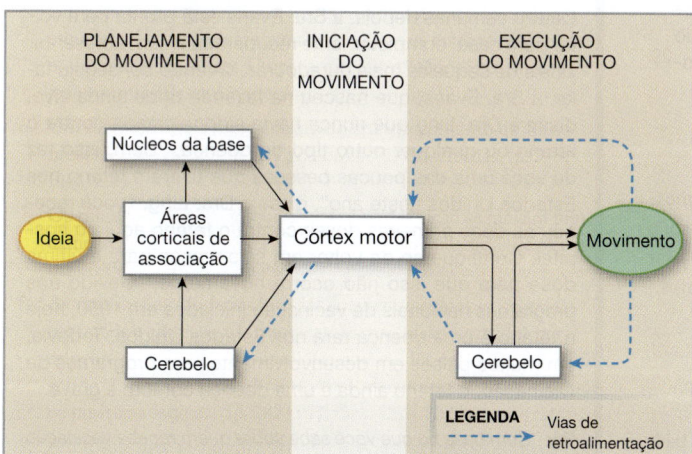

FIGURA 13.8   **Fases do movimento voluntário.** Os movimentos voluntá-rios podem ser divididos em três fases: planejamento, iniciação e execução. A retroalimentação sensorial permite que o encéfalo corrija qualquer desvio entre o movimento planejado e o movimento real.

ou uma bola lenta e em curva. Posicionado na base, o arremessa-dor está atento ao ambiente ao seu redor: os outros jogadores no campo, o rebatedor e a areia embaixo dos seus pés. Com o au-xílio dos estímulos visuais e somatossensoriais chegando às áreas sensoriais do córtex, ele está ciente de sua posição corporal à me-dida que se estabiliza para o arremesso (**FIG. 13.9** 1). A decisão sobre qual tipo de arremesso e a antecipação das consequências ocupa muitas vias no seu córtex pré-frontal e nas áreas associati-vas 2 . Essas vias formam alças, passando pelos núcleos da base e pelo tálamo para modulação antes de retornarem ao córtex.

Uma vez que o arremessador toma a decisão de lançar uma bola rápida, o córtex motor encarrega-se de organizar a execução desse movimento complexo. Para iniciar o movimento, a infor-mação descendente é transportada das áreas associativas motoras e do córtex motor para o tronco encefálico, a medula espinal e o cerebelo 3 - 4 . O cerebelo ajuda a fazer ajustes posturais, inte-grando a retroalimentação vinda de receptores sensoriais perifé-ricos. Os núcleos da base, que auxiliam as áreas do córtex motor no planejamento do arremesso, também fornecem informações ao tronco encefálico sobre postura, equilíbrio e deslocamento 5 .

A decisão do jogador em arremessar uma bola rápida agora é traduzida em potenciais de ação, conduzidos por vias descen-dentes pelo **trato corticospinal**, um grupo de neurônios de pro-jeção que controlam o movimento voluntário partindo do córtex motor para a medula espinal, onde fazem sinapse diretamente com os neurônios motores somáticos (**FIG. 13.10**). A maioria des-sas vias descendentes cruza para o lado oposto do corpo em uma região do bulbo, chamada de *pirâmides*. Como consequência, essa via é, às vezes, chamada de *trato piramidal*.

Os neurônios dos núcleos da base (p. 289) também in-fluenciam o movimento corporal. Esses neurônios têm múltiplas sinapses no SNC e compõem o que, às vezes, é chamado de *trato extrapiramidal* ou *sistema extrapiramidal*. Acreditava-se que as vias piramidais e extrapiramidais eram sistemas separados. Con-tudo, agora sabemos que elas interagem e não são tão distintas em suas funções como se acreditava.

Quando o arremessador dá início ao lançamen-to, *reflexos posturais antecipatórios* ajustam a posição do corpo, deslocando levemente o peso em antecipação às mudanças prestes a ocorrer (**FIG. 13.11**). Através das vias divergentes apropriadas, potenciais de ação dirigem-se aos neurônios motores somáticos que con-trolam os músculos que realizam o arremesso: alguns são ativados, outros são inibidos. Os circuitos neurais permitem um controle preciso sobre grupos musculares antagonistas enquanto o arremessador flexiona e retrai o seu braço direito. O seu peso se desloca sobre o pé di-reito, ao passo que o seu braço direito se move para trás.

Cada um desses movimentos ativa recepto-res sensoriais que fornecem informação que retorna à medula espinal, ao tronco encefálico e ao cerebelo, desencadeando os reflexos posturais. Esses reflexos ajustam a posição do corpo, de modo que o arremes-sador não perca o equilíbrio e caia para trás. Por fim, ele joga a bola, recuperando o seu equilíbrio em se-guida – outro exemplo de reflexo postural mediado por retroalimentação sensorial. A sua cabeça perma-nece aprumada e seus olhos seguem a bola até que ela alcance o rebatedor. O taco acerta a bola! *Home run*!

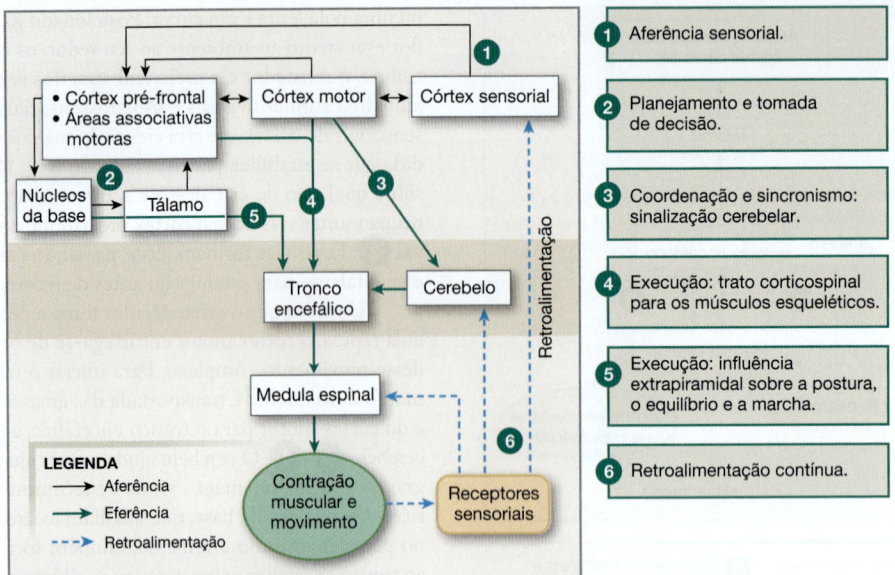

FIGURA 13.9 **Controle dos movimentos voluntários.**

CONCEITOS EMERGENTES

Técnicas de visualização nos esportes

Os pesquisadores acreditam que a *facilitação pré-sináptica*, pela qual a sinalização moduladora aumenta a liberação do neurotransmissor, é o mecanismo fisiológico subjacente ao sucesso das técnicas de visualização nos esportes. A visualização, também conhecida como *imaginação guiada*, permite aos atletas maximizar seu desempenho ao "se preparar mentalmente", retratando em suas mentes o seu salto perfeito ou a bola rápida perfeita. Por vias que ainda não compreendemos, a imagem mental construída pelo córtex cerebral é traduzida em sinais direcionados aos músculos. A imaginação guiada também está sendo usada na medicina como terapia *complementar* para o tratamento de câncer e o manejo da dor. A habilidade de alterar conscientemente funções fisiológicas é somente um exemplo das muitas conexões fascinantes entre os centros superiores do encéfalo e o corpo.

(rebatida para longe do campo). Enquanto os olhos do arremessador seguem a bola e ele avalia o resultado do seu arremesso, o seu cérebro se prepara para o próximo rebatedor, esperando usar o que aprendeu com esse arremesso para melhorar os próximos.

Os sintomas da doença de Parkinson refletem a função dos núcleos da base

O avanço de nossa compreensão do papel dos núcleos da base no controle do movimento tem sido lento porque, por muitos anos, experimentos com animais produziram pouca informação a esse respeito. A destruição aleatória de porções dos núcleos da base não parece afetar os animais experimentais. Entretanto, a

pesquisa sobre a **doença de Parkinson** (Parkinsonismo) em seres humanos tem sido mais frutífera. Estudando pacientes com doença de Parkinson, os cientistas têm aprendido que os núcleos da base possuem um papel tanto na função cognitiva e na memória quanto na coordenação do movimento.

A doença de Parkinson é um distúrbio neurológico progressivo caracterizado por movimentos anormais, dificuldades na fala e alterações cognitivas. Esses sinais e sintomas estão associados com perda de neurônios dos núcleos da base que liberam o neurotransmissor dopamina. Um sinal anormal que a maioria dos pacientes com Parkinson apresenta é tremores nas mãos, nos braços e nas pernas, sobretudo em repouso. Além disso, apresen-

SOLUCIONANDO O **PROBLEMA**

Quatro semanas depois, a Sra. Evans está pronta para voltar para casa, completamente recuperada e sem apresentar sinais de sequelas mais duradouras. Quando conseguiu falar, a Sra. Evans, que nasceu na fazenda onde ainda vive, disse à Dra. Ling que nunca havia sido vacinada contra o tétano ou qualquer outro tipo de doença. "Bem, isso fez de você uma das poucas pessoas que tiveram tétano nos Estados Unidos neste ano", disse a Dra. Ling. "Você recebeu as duas primeiras doses contra o tétano aqui no hospital. Certifique-se de voltar em seis meses para a última dose para que isso não ocorra novamente." Devido aos programas nacionais de vacinação iniciados em 1950, hoje o tétano é uma doença rara nos Estados Unidos. Todavia, em muitos países em desenvolvimento sem programas de vacinação, o tétano ainda é uma doença comum e grave.

P4: *Com base no que você sabe sobre quem recebe vacinação nos Estados Unidos, preveja a idade e o perfil das pessoas com mais probabilidade de desenvolver tétano neste ano.*

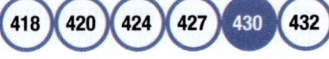

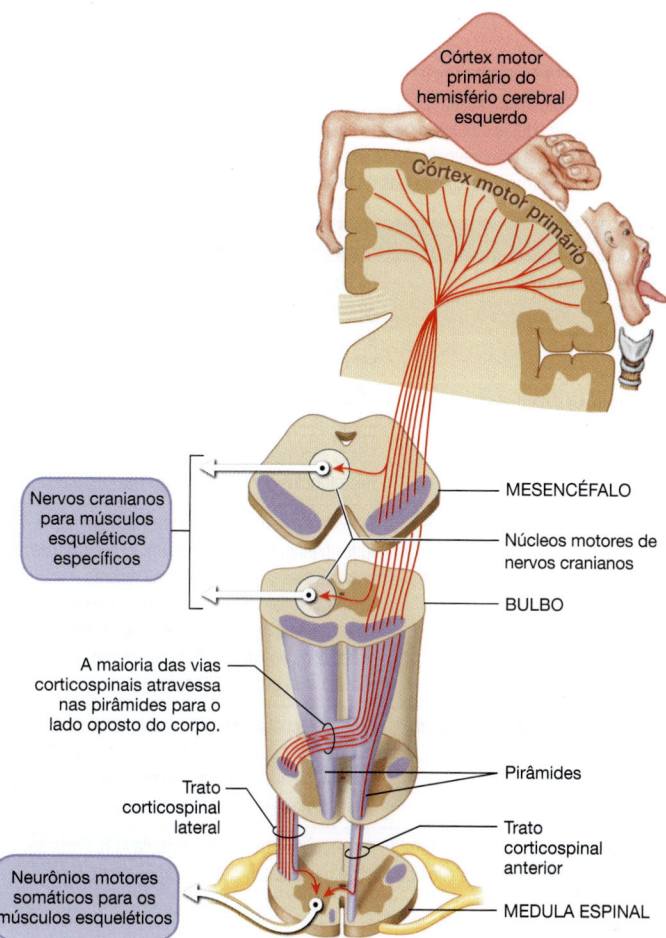

FIGURA 13.10 **O trato corticospinal.** Os neurônios de projeção seguem diretamente do córtex motor às sinapses com os neurônios motores somáticos. A maioria dos neurônios corticospinais atravessa a linha média nas pirâmides.

tam dificuldade em iniciar o movimento e andam lentamente com postura encurvada e passo curto arrastado. Eles perdem a expressão facial, piscam menos (olhar fixo reptiliano) e podem desenvolver depressão, distúrbios do sono e mudanças na personalidade.

A causa da doença de Parkinson não é bem conhecida e parece ser uma combinação de fatores ambientais e suscetibilidade genética. Todavia, em 1982, um grupo de jovens usuários de drogas foi diagnosticado com Parkinsonismo. Ao rastrearem a causa da doença nestes, verificou-se que eles consumiram heroína de produção caseira, contendo uma toxina que destruiu os neurônios *dopaminérgicos* (secretores de dopamina). Esse con-

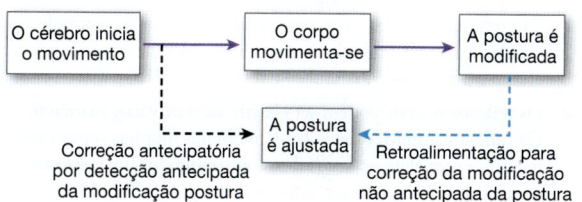

FIGURA 13.11 **Reflexos antecipatórios e retroalimentação de informações durante o movimento.**

taminante foi isolado e, a partir de então, é possível aos pesquisadores induzirem experimentalmente a doença de Parkinson em animais experimentais, criando um modelo animal em que novos tratamentos para a doença podem ser testados.

A principal forma atual de tratamento para a doença de Parkinson é a administração de fármacos que aumentam a atividade dopaminérgica no encéfalo. A dopamina não atravessa a barreira hematencefálica, de modo que os pacientes tomam *L-dopa*, um precursor dopaminérgico que atravessa a barreira hematencefálica e, em seguida, é metabolizado em dopamina. Outros tratamentos medicamentosos incluem agonistas dopaminérgicos e inibidores de enzimas que degradam dopamina, como a MAO (p. 366). Em casos graves, partes específicas do encéfalo podem ser lesionadas para reduzir os tremores e a rigidez.

Tratamentos experimentais incluem transplantes de neurônios secretores de dopamina. Os que propõem pesquisas com células-tronco acreditam que o Parkinson possa ser uma das condições que se beneficiariam com o transplante de células-tronco nas áreas afetadas do cérebro. Para mais informações sobre tratamentos para o Parkinson, acesse *http://www.parkinson.org*, a National Parkinson Foundation.

O CONTROLE DO MOVIMENTO NOS MÚSCULOS VISCERAIS

O movimento gerado pela contração dos músculos liso e cardíaco é muito diferente do produzido pelos músculos esqueléticos, em grande parte porque esses músculos não estão ligados aos ossos. Nos órgãos internos, ou vísceras, a contração muscular, em geral, muda a forma de um órgão, estreitando o lúmen de um órgão oco (com cavidade) ou encurtando o comprimento de um tubo. Em muitos órgãos internos ocos, a contração muscular empurra material ao longo do lúmen do órgão: o coração bombeia o sangue, o trato digestório move o bolo alimentar, o útero expulsa o bebê.

A contração da musculatura visceral frequentemente é controlada de forma reflexa pelo sistema nervoso autônomo, mas nem sempre. Alguns tipos de músculo liso e o músculo cardíaco são capazes de gerar seus próprios potenciais de ação, independentemente de um estímulo externo. Tanto o coração como o trato digestório apresentam fibras musculares que despolarizam espontaneamente (chamadas, em geral, de *marca-passo*) que dão origem a contrações rítmicas e regulares.

O controle reflexo do músculo liso visceral difere do controle do músculo esquelético. Os músculos esqueléticos são controlados somente pelo sistema nervoso, mas, para muitos tipos de músculo visceral, os hormônios são importantes na regulação da contração. Além disso, algumas células dos músculos viscerais estão interconectadas por junções comunicantes que permitem aos sinais elétricos passarem diretamente de célula a célula.

Pelo fato de os músculos liso e cardíaco possuírem uma grande variedade de mecanismos de controle, discutiremos o seu controle quando revisarmos o sistema orgânico correspondente para cada tipo de músculo.

SOLUCIONANDO O PROBLEMA CONCLUSÃO | Tétano

Neste solucionando o problema, você aprendeu sobre a toxina tetânica tetanospasmina, que é um veneno potente produzido pela bactéria *Clostridium tetani*. Uma quantidade mínima como 175 bilionésimos de uma grama (175 nanogramas) pode ser fatal para uma pessoa de 70 kg. Tanto a toxina tetânica quanto a botulínica causam paralisia, porém o tétano é uma paralisia rígida (músculo contraído), e o botulismo é uma paralisia flácida (músculo relaxado). Teste, agora, a sua compreensão sobre essa questão, comparando as suas respostas com as informações sintetizadas na tabela a seguir.

Pergunta	Fatos	Integração e análise
P1a: *Por qual processo a tetanospasmina é captada por neurônios?*	A tetanospasmina é uma proteína.	As proteínas são muito grandes para atravessarem as membranas celulares com transportador. Portanto, a tetanospasmina deve ser captada por endocitose (p. 148).
P1b: *Por qual processo a tetanospasmina percorre o axônio até o corpo da célula nervosa?*	As substâncias movem-se a partir do terminal axonal para o corpo celular por transporte axonal retrógrado (p. 231).	A tetanospasmina é captada por endocitose e, assim, ficará contida em vesículas endocíticas. Essas vesículas são transportadas ao longo dos microtúbulos por transporte axonal retrógrado.
P2: *Considerando as vias reflexas mostradas nos diagramas das Figuras 13.5 e 13.6, explique por que a inibição de interneurônios inibidores pode resultar em espasmos musculares incontroláveis.*	Os músculos existem comumente em pares antagonistas. Quando um músculo contrai, o outro deve ser inibido.	Se os interneurônios inibidores não estão funcionando, ambos os conjuntos de músculos antagonistas podem contrair ao mesmo tempo. Isso fará com que ocorram espasmos musculares e rigidez, uma vez que os ossos associados aos músculos não poderão ser movidos em qualquer direção.
P3a: *Por que a ligação de metocurina aos receptores de ACh na placa motora induz à paralisia muscular?*	A ACh é o neurotransmissor do neurônio motor somático que desencadeia a contração do músculo esquelético.	Se a metocurina se liga aos receptores de ACh, ela impede que a ACh se ligue. Sem a ligação da ACh, a fibra muscular não despolariza e não pode contrair, resultando em paralisia.
P3b: *A metocurina é um agonista ou um antagonista da ACh?*	Agonistas mimetizam (imitam) os efeitos de uma substância; antagonistas bloqueiam os efeitos de uma substância.	A metocurina bloqueia a ação da ACh. Portanto, ela é um antagonista.
P4: *Com base no que você sabe sobre quem recebe vacinação nos Estados Unidos, preveja a idade e o perfil das pessoas com mais probabilidade de desenvolver tétano neste ano.*	A vacinação é obrigatória para todas as crianças com idade escolar. Essa prática está em vigor desde os anos 50. Além disso, a maioria das pessoas que sofrem uma lesão com perfuração ou apresentam feridas sujas, recebe dose de reforço contra o tétano no tratamento das suas lesões.	A maioria dos casos de tétano nos Estados Unidos ocorrerá em pessoas com idade superior a 60 anos que nunca foram imunizadas, em imigrantes (particularmente em trabalhadores migrantes) e em recém-nascidos. Outra fonte da doença é heroína contaminada. A injeção da droga sob a pele pode causar tétano em usuários que não recebem as doses de reforço contra o tétano.

(418) (420) (424) (427) (430) (**432**)

RESUMO DO CAPÍTULO

Quantas vezes você já ouviu alguém dizer, "Eu fiz isso sem pensar"? De fato, estão dizendo que a sua ação foi uma resposta reflexa. Existem muitas maneiras de controlar as funções dos músculos e das glândulas do corpo, mas um reflexo neural é a mais simples e mais rápida.

Este capítulo discute como o *sistema nervoso* controla o movimento corporal. Reflexos posturais e espinais seguem o padrão básico de um reflexo: a aferência sensorial é integrada no SNC, para, então, responder quando um sinal eferente chega aos músculos esqueléticos. Os movimentos voluntários não necessitam de estímulo sensorial para serem iniciados, porém eles integram a informação sensorial de retroalimentação para assegurar uma execução motora precisa.

Reflexos neurais

1. Um reflexo neural consiste nos seguintes elementos: estímulo, receptor, neurônios sensoriais, centro integrador, neurônios eferentes, efetores (músculos e glândulas) e resposta. (p. 418)

2. Os reflexos neurais podem ser classificados de várias maneiras. Os **reflexos somáticos** envolvem neurônios motores somáticos e músculos esqueléticos. Os **reflexos autonômicos** (ou **viscerais**) são controlados por neurônios autonômicos. (p. 418; Tab. 13.1)

3. Os **reflexos espinais** são integrados na medula espinal. Os **reflexos cranianos** são integrados no tronco encefálico. (p. 418)

4. Muitos reflexos são inatos. Outros são adquiridos pela experiência. (p. 418)

5. A via reflexa mais simples é o **reflexo monossináptico** com apenas dois neurônios. Os **reflexos polissinápticos** têm três ou mais neurônios na via. (pp. 418, 420; Fig. 13.1)

Reflexos autonômicos

6. Alguns reflexos autonômicos são reflexos espinais modulados por sinais provenientes do encéfalo. Outros reflexos necessários para manter a homeostasia são integrados no encéfalo, particularmente no hipotálamo, no tálamo e no tronco encefálico. (p. 420)

7. Os reflexos autonômicos são todos polissinápticos e muitos são caracterizados por uma atividade tônica. (p. 420; Fig. 13.1c)

Reflexos musculares esqueléticos

8. O relaxamento do músculo esquelético deve ser controlado pelo SNC, uma vez que os neurônios motores somáticos sempre causam a contração do músculo esquelético. (p. 420)

9. As fibras contráteis normais de um músculo são denominadas **fibras musculares extrafusais**. A sua contração é controlada pelos **neurônios motores alfa**. (p. 421; Fig. 13.2)

10. Os **órgãos tendinosos de Golgi** são encontrados na junção entre os tendões e as fibras musculares. Eles consistem em terminações nervosas livres entrelaçadas às fibras de colágeno. Os órgãos tendinosos de Golgi fornecem informação ao SNC sobre a tensão muscular. (p. 421; Fig. 13.2a)

11. Os **fusos musculares** enviam informação ao SNC sobre o comprimento do músculo. Esses receptores consistem em **fibras intrafusais** com terminações de neurônios sensoriais enroladas em torno do centro não contrátil. Os **neurônios motores gama** inervam os polos contráteis das fibras intrafusais. (p. 421; Fig. 13.2b)

12. Os fusos musculares são receptores de estiramento tonicamente ativos. A sua ativação gera a contração tônica das fibras musculares extrafusais. Devido a essa atividade tônica, um músculo em repouso mantém certo nível de tensão, conhecida como **tônus muscular**. (p. 421; Fig. 13.2c)

13. Se um músculo sofre estiramento, as fibras intrafusais dos seus fusos estiram e desencadeiam a contração reflexa do músculo. A contração impede lesões por estiramento excessivo. Essa via reflexa é conhecida como **reflexo de estiramento**. (p. 421; Fig. 13.3)

14. Quando um músculo contrai, a **coativação alfa-gama** garante que seu fuso muscular continue ativo. A ativação dos neurônios motores gama causa contração das extremidades das fibras intrafusais. Essa contração estira a região central das fibras intrafusais, o que

mantém o estiramento nas terminações nervosas sensoriais. (p. 424; Fig. 13.4)

15. Os músculos sinérgicos e antagonistas que controlam uma única articulação são chamados de **unidade miotática**. Quando um conjunto de músculos de uma unidade miotática se contrai, os músculos antagonistas devem relaxar por um reflexo conhecido como **inibição recíproca**. (p. 424; Fig. 13.5)

16. Os **reflexos flexores** são reflexos polissinápticos que fazem um braço ou uma perna se retraírem, afastando-os de um estímulo doloroso. Os reflexos flexores que ocorrem nas pernas são, em geral, acompanhados pelo **reflexo extensor cruzado**, um reflexo postural que ajuda a manter o equilíbrio quando um pé é levantado do chão. (pp. 424, 425; Fig. 13.6)

17. Os **geradores centrais de padrão** são redes de neurônios no SNC capazes de produzir movimentos rítmicos sem retroalimentação sensorial ou comandos encefálicos superiores. (p. 428)

O controle integrado do movimento corporal

18. O movimento pode ser classificado, em geral, em três categorias: movimento reflexo, movimento voluntário e movimento rítmico. (p. 427; Tab. 13.2)

19. Os **movimentos reflexos** são integrados principalmente na medula espinal. Os **reflexos posturais** são integrados no tronco encefálico. (p. 427; Fig. 13.7; Tab. 13.3)

20. Os **movimentos voluntários** são integrados no córtex cerebral e podem ser iniciados pela vontade. Os movimentos voluntários aprendidos melhoram com a prática e podem se tornar automáticos, como os reflexos. (p. 427; Fig. 13.8)

21. Os **movimentos rítmicos**, como a marcha, são uma combinação de movimentos voluntários e reflexos. Os movimentos rítmicos podem ser mantidos por geradores centrais de padrão. (p. 428)

22. A maioria da sinalização para o movimento voluntário é transmitida do córtex à medula espinal através do **trato corticospinal**. A sinalização dos **núcleos da base** também influencia o movimento por vias extrapiramidais. (p. 429; Fig. 13.10)

23. Os **reflexos antecipatórios** permitem que o corpo se prepare para um movimento voluntário. Os mecanismos de retroalimentação são usados para criar movimentos contínuos e suaves. (p. 428; Fig. 13.11)

O controle do movimento nos músculos viscerais

24. A contração dos músculos liso e cardíaco pode ocorrer espontaneamente ou pode ser controlada por hormônios ou pela divisão autônoma do sistema nervoso. (p. 431)

QUESTÕES PARA REVISÃO

Além da resolução destas questões e da checagem de suas respostas na p. A-17, reveja os Tópicos abordados e objetivos de aprendizagem, no início deste capítulo.

Nível um Revisando fatos e termos

1. Todos os reflexos neurais começam com um _____, que ativa um receptor.

2. Os reflexos somáticos envolvem músculos _____; reflexos _____ (ou viscerais) são controlados por neurônios autonômicos.

3. O padrão de via que transmite informação de muitos neurônios para um número menor de neurônios é conhecido como _____.

4. Quando uma terminação axonal de um neurônio modulador (célula M) termina próximo a uma terminação axonal de uma célula pré-sináptica (célula P), diminuindo a quantidade de neurotransmissor liberado pela célula P, o tipo de modulação resultante é denominada _____. (*Dica*: ver p. 265.)

5. Os reflexos autonômicos também são chamados de reflexos _____. Por quê?

6. Alguns reflexos autonômicos são reflexos espinais; outros são integrados no encéfalo. Cite exemplos de cada um.

7. Qual parte do encéfalo transforma as emoções em sensações somáticas e em funções viscerais? Cite três reflexos autonômicos associados às emoções.

8. Quantas sinapses ocorrem nos reflexos autonômicos mais simples? Onde essas sinapses ocorrem?

9. Cite os três tipos de receptores sensoriais que transmitem informações para os reflexos musculares.

10. Devido à atividade tônica dos neurônios, um músculo em repouso mantém um nível basal de tensão, chamado de _____.

11. O estiramento de um músculo esquelético faz os neurônios sensoriais (aumentarem/diminuírem) sua taxa de disparo, levando à contração muscular, o que diminui o estiramento. Por que esse reflexo é útil?

12. Relacione a estrutura com todas as afirmativas corretas sobre ela:

(a) Fuso muscular	1	é estritamente um receptor sensorial
(b) Órgão tendinoso de Golgi	2.	tem neurônios sensoriais que enviam informações para o SNC
(c) Mecanorreceptor da cápsula articular	3.	está associado a dois tipos de neurônios motores
	4.	transmite informações sobre a posição relativa dos ossos
	5.	é inervado por neurônios motores gama
	6.	modula a atividade nos neurônios motores alfa

13. O órgão tendinoso de Golgi responde principalmente à _____ muscular.

14. O reflexo mais simples exige um mínimo de quantos neurônios? Quantas sinapses? Dê um exemplo.

15. Liste e diferencie as três categorias de movimento. Dê um exemplo de cada.

Nível dois Revisando conceitos

16. Qual é o propósito da coativação alfa-gama? Explique como ela ocorre.

17. O neurônio modulador M faz sinapse com a terminação axonal do neurônio P, o qual faz sinapse com o órgão efetor. Se M é um neurônio inibidor, o que ocorre com a liberação do neurotransmissor de P? Qual efeito o neurotransmissor de M tem sobre o potencial de membrana pós-sináptico de P? (*Dica*: desenhe esta via.)

18. Na sua última consulta, a médica checou o seu reflexo patelar, percutindo logo abaixo do seu joelho, enquanto você estava sentado relaxadamente na borda de uma mesa. (a) O que ela estava verificando com esse teste? (b) O que aconteceria se você estivesse preocupado em não cair da mesa e ficasse muito tenso? Onde se origina essa aferência que chega aos neurônios motores eferentes? Esses neurônios moduladores causam PIPS ou PEPS (p. 263) no neurônio motor espinal? (c) A sua médica observa que você está tenso e pede que conte a partir de 100 em ordem decrescente, de 3 em 3, enquanto ela repete o teste. Por que a realização dessa tarefa de contagem aumentaria o seu reflexo?

Nível três Solucionando o problema

19. Existem diversas teorias sobre como a inibição pré-sináptica funciona no âmbito celular. Utilize o que você aprendeu sobre potenciais de membrana e transmissão sináptica para explicar como cada um dos seguintes mecanismos pode resultar em inibição pré-sináptica:
    (a) inibição de canais de Ca^{2+} dependentes de voltagem da terminação axonal.
    (b) abertura de canais de Cl^- da terminação axonal.
    (c) abertura de canais de K^+ da terminação axonal.

20. Andy está treinando para melhorar a sua tacada no golfe. Ele deve olhar a bola, movimentar o taco para trás e depois para a frente, girar o quadril, estender seu braço esquerdo e, então, completar a tacada, com o taco fazendo uma curva à sua frente. Quais partes do encéfalo estão envolvidas no ajuste da força com a qual ele bate na bola, mantendo o movimento correto de todas as partes do corpo, olhando a bola e, então, repetindo essas ações ao constatar que sua tacada foi bem feita?

21. É *Halloween* e você está entrando na casa mais mal-assombrada da vizinhança. Assim que dobra um corredor e entra na masmorra, um esqueleto agarra seu braço. Você deixa escapar um grito. Seu coração começa a bater rapidamente e você sente os pelos do braço se arrepiarem. (a) O que aconteceu com você? (b) Em que parte do encéfalo o medo é processado? Quais as funções dessa parte do encéfalo? Qual divisão da eferência motora (somática ou autônoma) é controlada por ela? Quais os órgãos-alvo para essa resposta? (c) Como é possível o eriçamento dos pelos do seu braço se o pelo é constituído de proteínas que não contraem? (*Dica*: ver p. 86.) Considerando que o sistema nervoso autônomo é o sistema que determina essa resposta reflexa, que tipo de tecido você espera encontrar ligado aos folículos pilosos?

22. Utilizando o que você aprendeu sobre as toxinas tetânica e botulínica, faça uma tabela para comparar as duas. Em que essas toxinas se assemelham? Em que diferem?

As respostas para as questões de Revisando conceitos, Figuras, Questões gráficas e Questões para revisão ao final do capítulo podem ser encontradas no Apêndice A (p. A-1).

14

Fisiologia Cardiovascular

Somente no século XVII o cérebro substituiu o coração como o controlador das nossas ações.

Mary A. B. Brazier, *A History of Neurophysiology in the 19th Century*, 1988.

Micrografia eletrônica colorida do músculo cardíaco. Mitocôndrias ovais situam-se entre as fibras musculares estriadas em cor-de-rosa.

No clássico filme *Indiana Jones e o Templo da Perdição*, o sacerdote do mal abre o peito de uma vítima submetida a um sacrifício humano e tira o seu coração ainda pulsando. Esse ato não foi imaginado por algum roteirista de Hollywood – foi copiado de rituais dos antigos Maias, os quais documentaram essa prática horrível em suas pinturas e esculturas. O coração tem sido objeto de fascínio por séculos, mas como esse potente músculo, que bombeia 7.200 litros de sangue por dia, consegue continuar batendo mesmo fora do corpo? Para responder essa pergunta, primeiro consideraremos o papel do coração no sistema circulatório.

Com a evolução da vida, organismos unicelulares simples começaram a agregar-se, primeiro em colônias cooperativas, depois em organismos multicelulares. Na maioria dos animais multicelulares, somente a camada mais superficial está em contato direto com o ambiente, o que representa um problema, uma vez que a difusão diminui exponencialmente à medida que a distância aumenta (p. 134). Por causa disso, o consumo de oxigênio nas células mais internas de animais grandes excede a taxa pela qual o oxigênio pode se difundir desde a superfície corporal.

Uma solução para superar a difusão lenta foi o desenvolvimento evolutivo de sistemas circulatórios que transportam líquido entre a superfície corporal e as suas partes mais profundas. Em animais simples, a atividade muscular gera um fluxo de líquido quando o animal se move. Animais mais complexos possuem uma bomba muscular, denominada coração, que faz o líquido interno circular.

Nos sistemas circulatórios mais eficientes, o coração bombeia o sangue através de um sistema fechado de vasos. Este circuito unidirecional leva o sangue por uma rota específica e assegura a distribuição de gases, nutrientes, moléculas sinalizadoras e resíduos. Um sistema composto por um coração, vasos sanguíneos e sangue é conhecido como um **sistema circulatório**.

Embora a ideia de um sistema circulatório fechado que circula o sangue continuamente nos pareça óbvia hoje, nem sempre foi assim. Os **capilares**, os vasos microscópicos nos quais ocorre troca de materiais do sangue com o líquido intersticial, não eram conhecidos até que Marcello Malpighi, um anatomista italiano, observou-os em um microscópio, em meados do século XVII. Naquela época, a medicina europeia ainda era muito influenciada pela antiga ideia de que o sistema circulatório transportava sangue e ar.

Pensava-se que o sangue era produzido no fígado e distribuído para todo o corpo pelas veias. O ar ia dos pulmões até o coração, onde era digerido e os "espíritos vitais" capturados. A partir do coração, o ar era distribuído para os tecidos através de vasos, denominados artérias. Anormalidades – como o fato de uma artéria cortada jorrar sangue, em vez de ar – eram ingenuamente explicadas pela existência de ligações invisíveis, entre as artérias e as veias, que se abriam quando uma lesão ocorria.

De acordo com esse modelo de sistema circulatório, os tecidos consumiriam todo o sangue enviado até eles, cabendo ao fígado a tarefa de produzir continuamente mais sangue. Então, o médico William Harvey (1578-1657), da corte do rei Charles I da Inglaterra, calculou e demonstrou que o peso do sangue que o coração bombeia em apenas uma hora é maior que o peso de todo o corpo. Como tornou-se óbvio que o fígado não seria capaz de sintetizar sangue tão rápido quanto o coração o bombeava, Harvey procurou por uma rota anatômica que permitisse ao sangue recircular, em vez de ser consumido nos tecidos. Harvey mostrou que as valvas do coração e das veias criavam um fluxo sanguíneo unidirecional, e que as veias transportavam o sangue de volta para o coração, não para os membros. Ele também mostrou que o sangue que entrava no lado direito do coração ia para os pulmões antes de ir para o lado esquerdo do coração.

Os resultados desses estudos causaram um furor entre os seus contemporâneos, levando Harvey a dizer que ninguém com menos de 40 anos entenderia suas conclusões. Por fim, o trabalho de Harvey tornou-se a base do estudo da fisiologia cardiovascular moderna. Hoje, entendemos a estrutura do sistema circulatório em níveis microscópicos e moleculares que Harvey jamais sonhou que existissem. Ainda assim, alguns pensamentos não mudaram. Mesmo agora, com tecnologia sofisticada, estamos procurando por "espíritos" no sangue, embora hoje chamemos eles por nomes como *hormônios* e *citocinas*.

VISÃO GERAL DO SISTEMA CIRCULATÓRIO

Em termos mais simples, um sistema circulatório é uma série de tubos (vasos sanguíneos) cheios de líquido (sangue), conectados a uma bomba (o coração). A pressão gerada no coração propele o sangue continuamente pelo sistema. O sangue captura o oxigênio nos pulmões e os nutrientes no intestino e, então, entrega essas substâncias para as células corporais enquanto, simultaneamente, remove resíduos celulares e calor para serem excretados. Além disso, o sistema circulatório tem um papel importante na comunicação célula a célula e na defesa do corpo contra invasores. Este capítulo apresenta uma visão geral do sistema circulatório e do coração como bomba. Posteriormente, você aprenderá sobre as propriedades dos vasos sanguíneos e dos controles homeostáticos que regulam o fluxo e a pressão sanguínea.

SOLUCIONANDO O PROBLEMA | **Infarto do miocárdio**

Às 09h06min, um coágulo sanguíneo que tinha silenciosamente se formado na artéria coronária descendente anterior de Walter Parker revelou sua sinistra presença. O executivo de 53 anos havia chegado ao Centro de Convenções de Dallas sentindo-se bem, mas repentinamente sentiu uma dor no centro do peito e ficou nauseado. Em um primeiro momento, ele pensou ser consequência do jantar da convenção na noite anterior. Todavia, quando a dor no peito persistiu, ele pensou na sua história familiar de doenças cardíacas e tomou uma aspirina, lembrando-se de um anúncio de rádio que dizia para fazer isso se você está com sintomas de um "ataque cardíaco". Walter, então, foi até o posto de atendimento. "Eu não estou me sentindo bem", disse ele ao médico. O médico ouviu os sintomas descritos por Walter, observou que ele estava pálido e suando no rosto e imediatamente pensou que poderia ser um infarto do miocárdio. "Vamos fazer alguns exames no hospital para checar isso."

436 — 439 — 449 — 455 — 466 — 468 — 472

O sistema circulatório transporta materiais por todo o corpo

A função primária do sistema circulatório é transportar materiais para e de todas as partes do corpo. Substâncias transportadas pelo sistema circulatório podem ser divididas em: (1) nutrientes, água e gases que entram no corpo a partir do ambiente externo, (2) materiais que se movem de célula a célula no interior do corpo e (3) resíduos que as células eliminam (**TABELA 14.1**).

O oxigênio entra no corpo na superfície de troca dos pulmões. Nutrientes e água são absorvidos através do epitélio intestinal. Uma vez no sangue, todos esses materiais são distribuídos pelo sistema circulatório. Um fornecimento contínuo de oxigênio às células é particularmente importante, uma vez que muitas células, quando privadas de oxigênio, sofrem danos irreparáveis em um curto período de tempo. Por exemplo, cerca de 5 a 10 segundos depois que o fluxo sanguíneo cerebral for interrompido, a pessoa perde a consciência. Se a chegada do oxigênio parar por 5 a 10 minutos, ocorrerá dano cerebral permanente. Os neurônios encefálicos possuem uma taxa elevada de consumo de oxigênio e não podem suprir suas necessidades metabólicas de ATP utilizando vias anaeróbias, as quais têm baixa produção de ATP/glicose (p. 110). Devido à sensibilidade do encéfalo à *hipóxia*, controles homeostáticos fazem todo o possível para manter o fluxo sanguíneo cerebral, mesmo que isso signifique privar outras células de oxigênio.

A comunicação célula a célula é uma função fundamental do sistema circulatório. Por exemplo, os hormônios secreta-

dos pelas glândulas endócrinas são transportados no sangue até suas células-alvo. Nutrientes, como a glicose hepática ou ácidos graxos do tecido adiposo, também são transportados pelo sangue para as células metabolicamente ativas. Por fim, a equipe de defesa, que é constituída de leucócitos e anticorpos, patrulha a circulação para interceptar invasores.

O sistema circulatório também recolhe os resíduos metabólicos e o dióxido de carbono liberados pelas células e os transporta para os pulmões e rins, onde serão excretados. Alguns produtos residuais são transportados até o fígado para serem processados antes que sejam excretados na urina e nas fezes. O calor também circula pelo sangue, movendo-se do centro do corpo para a superfície, onde é dissipado.

O sistema circulatório é constituído por coração, vasos sanguíneos e sangue

O sistema circulatório é constituído por coração, vasos sanguíneos (também denominados *vasculatura*), células e plasma sanguíneos. Os vasos sanguíneos que carregam sangue adiante a partir do coração são chamados de **artérias**; os vasos sanguíneos que trazem sangue para o coração são chamados de **veias**.

À medida que o sangue é transportado pelo sistema circulatório, um sistema de valvas no coração e nas veias assegura que o sangue flua em apenas um sentido. Semelhante a uma roleta na entrada de um parque de diversões, as valvas impedem que o sangue inverta o sentido do seu fluxo. A **FIGURA 14.1** apresenta um diagrama esquemático que mostra estes componentes e o trajeto que o sangue segue pelo corpo. Repare nesta ilustração, bem como em outros diagramas do coração, que o lado direito do coração está no lado esquerdo da página, ou seja, o coração está desenhado como se você estivesse vendo o coração de uma pessoa que está de frente para você.

O coração está dividido por uma parede central, ou **septo**, em metades esquerda e direita. Cada metade funciona como uma bomba independente que consiste em um **átrio** e um **ventrículo**. Os átrios recebem o sangue que retorna ao coração dos vasos sanguíneos, e os ventrículos bombeiam o sangue para dentro dos vasos sanguíneos. O lado direito do coração recebe sangue a partir dos tecidos e o envia para os pulmões, onde será oxigenado. O lado esquerdo do coração recebe o sangue recém-oxigenado dos pulmões e o bombeia para os tecidos de todo o corpo.

Iniciando no átrio direito, representado na Figura 14.1, acompanhe o trajeto do sangue que flui pelo sistema circulatório. Observe que o sangue no lado direito do coração está pintado de azul. Essa é uma convenção utilizada para mostrar o sangue do qual o oxigênio foi extraído pelos tecidos. Embora esse sangue seja frequentemente descrito como *desoxigenado*, ele não está completamente desprovido de oxigênio; simplesmente tem menos oxigênio do que o sangue que sai dos pulmões e vai para os tecidos.

Em pessoas vivas, o sangue bem oxigenado é vermelho-vivo, ao passo que o sangue com pouco oxigênio é vermelho-escuro. Sob algumas condições, o sangue com baixo conteúdo de oxigênio pode conferir uma coloração azulada a certas áreas da pele, como ao redor da boca e embaixo das unhas. Essa condição, denominada *cianose*, é o motivo para se utilizar o azul em desenhos para indicar o sangue com baixos teores de oxigênio.

TABELA 14.1	Transporte no sistema circulatório	
Substância transportada	**De**	**Para**
Materiais que entram no corpo		
Oxigênio	Pulmões	Todas as células
Nutrientes e água	Trato gastrintestinal	Todas as células
Materiais transportados de célula a célula		
Resíduos	Algumas células	Fígado para serem processados
Células imunes, anticorpos, proteínas da coagulação	Presentes continuamente no sangue	Disponível para qualquer célula que precise deles
Hormônios	Células endócrinas	Células-alvo
Nutrientes armazenados	Fígado e tecido adiposo	Todas as células
Materiais que saem do corpo		
Resíduos metabólicos	Todas as células	Rins
Calor	Todas as células	Pele
Dióxido de carbono	Todas as células	Pulmões

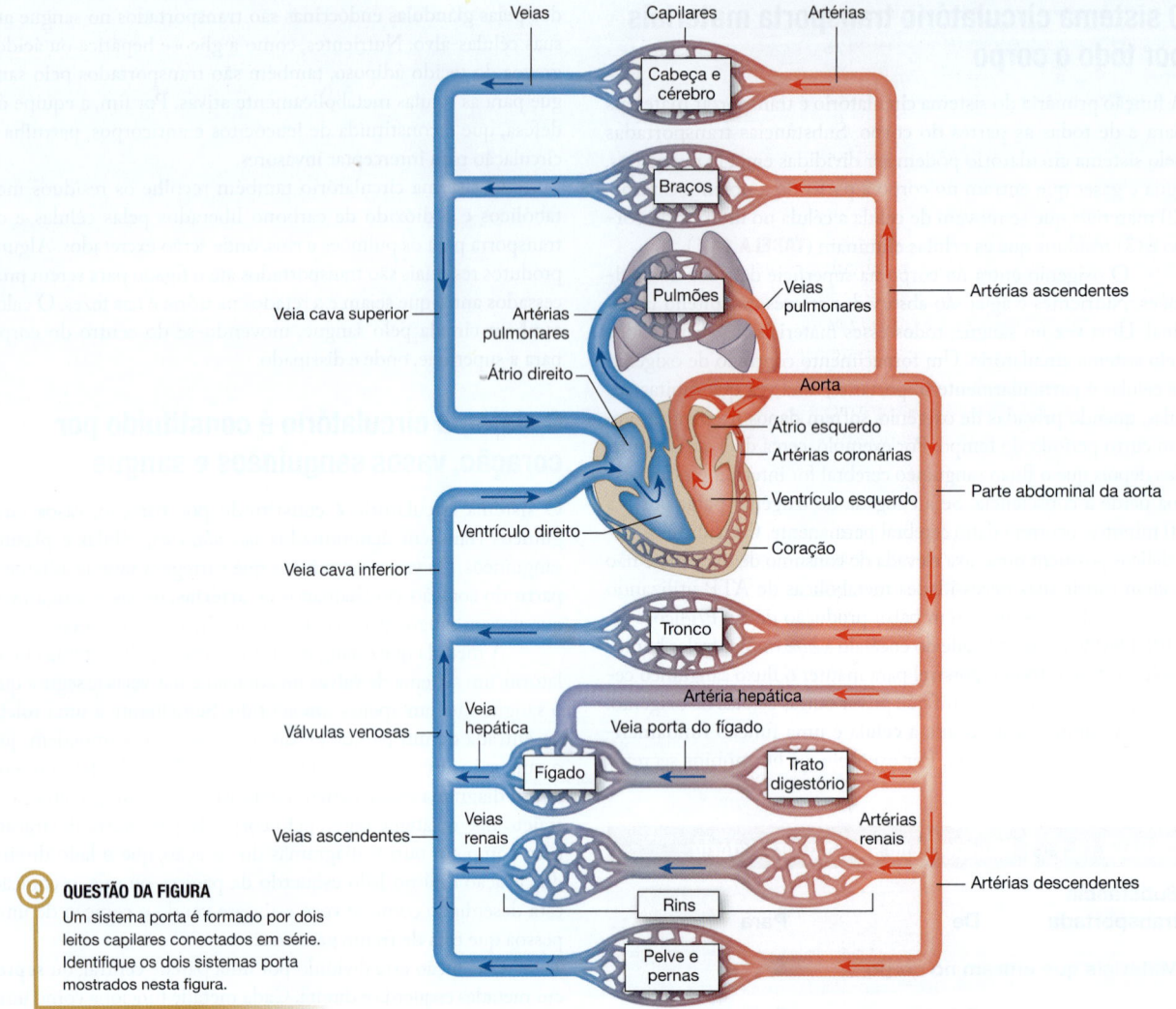

FIGURA 14.1 **O sistema circulatório.** O sistema circulatório é um circuito fechado. O coração é uma bomba que faz o sangue circular através do sistema. As artérias levam o sangue do coração, e as veias carregam o sangue de volta para ele.

QUESTÃO DA FIGURA
Um sistema porta é formado por dois leitos capilares conectados em série. Identifique os dois sistemas porta mostrados nesta figura.

A partir do átrio direito, o sangue flui para dentro do ventrículo direito do coração, de onde ele é bombeado via **artérias pulmonares** para os pulmões, onde é oxigenado. Observe a mudança de cor do azul para o vermelho na Figura 14.1, indicando conteúdo de oxigênio mais alto após o sangue deixar os pulmões. A partir dos pulmões, o sangue vai para o lado esquerdo do coração através das **veias pulmonares**. Os vasos sanguíneos que vão do ventrículo direito para os pulmões e os que voltam para o átrio esquerdo são denominados **circulação pulmonar**.

O sangue proveniente dos pulmões entra no coração no átrio esquerdo e passa para o ventrículo esquerdo. O sangue é bombeado para fora do ventrículo esquerdo e entra em uma grande artéria conhecida como **aorta**. A aorta ramifica-se em uma série de artérias menores que, por sua vez, ramificam-se em artérias ainda menores até chegarem, por fim, em uma rede de capilares. Observe, na parte superior da Figura 14.1 que a cor muda do vermelho para o azul quando o sangue passa pelos capilares, indicando que o oxigênio saiu do sangue e se difundiu para os tecidos.

Após deixar os capilares, o sangue flui para o lado venoso da circulação, movendo-se de pequenas veias para veias cada vez maiores. As veias da parte superior do corpo se juntam e formam a **veia cava superior**. As veias da parte inferior se juntam e formam a **veia cava inferior**. As duas *veias cavas* desembocam no átrio direito. Os vasos sanguíneos que levam o sangue do lado esquerdo do coração para os tecidos e de volta para o lado direito do coração são denominados **circulação sistêmica**.

Retorne à Figura 14.1 e siga as ramificações da aorta após ela deixar o ventrículo esquerdo. O primeiro ramo representa as *artérias coronárias*, que nutrem o próprio músculo cardíaco. O sangue dessas duas artérias flui para os capilares e, então, para as *veias coronárias*, as quais desaguam diretamente no *seio coronariano*, dentro do átrio direito. Ramos ascendentes da aorta vão para os braços, a cabeça e o encéfalo. A aorta abdominal supre de sangue o tronco, as pernas e os órgãos internos, como o fígado (*artéria hepática*), o trato digestório e os rins (*artéria renal*).

Observe dois arranjos especiais da circulação. Um é o suprimento sanguíneo para o trato digestório e para o fígado. Ambas as regiões recebem sangue bem-oxigenado através de suas próprias artérias, mas, além disso, o sangue deixa o trato digestório e vai diretamente para o fígado pela *veia porta do fígado*. O fígado é um órgão importante de processamento de nutrientes e tem um papel principal na destoxificação de substâncias estranhas. A maioria dos nutrientes absorvidos no intestino é levada diretamente ao fígado, permitindo que este órgão processe o material antes de ele ser liberado na circulação geral. Os dois leitos capilares do trato digestório e do fígado, unidos pela veia porta do fígado, são um exemplo de *sistema porta*.

Um segundo sistema porta existe nos rins, onde dois leitos capilares são conectados em série. Um terceiro sistema porta, discutido anteriormente, mas não mostrado aqui, é o sistema porta hipotálamo-hipofisário, que conecta o hipotálamo e a adeno-hipófise (p. 211).

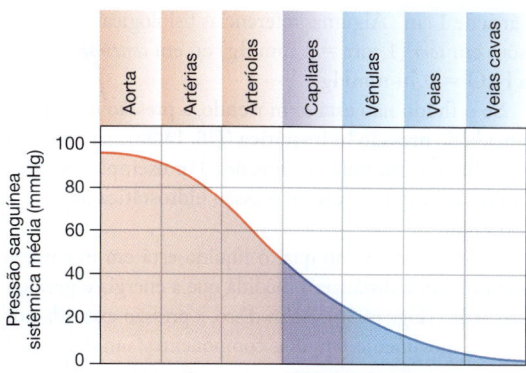

FIGURA 14.2 Gradiente de pressão na circulação sistêmica. A pressão média do sangue na circulação sistêmica varia desde 93 mmHg (milímetros de mercúrio) na aorta até poucos mmHg nas veias cavas.

REVISANDO CONCEITOS	1. Quais são os três principais componentes de um sistema circulatório?
	2. Quais as diferenças entre: (a) a circulação sistêmica e a circulação pulmonar, (b) uma artéria e uma veia, (c) um átrio e um ventrículo?

PRESSÃO, VOLUME, FLUXO E RESISTÊNCIA

Se você perguntar às pessoas por que o sangue flui pelo sistema circulatório, muitas responderão: "Para que o oxigênio e os nutrientes possam chegar a todas as partes do corpo". Isso é verdade, mas é uma resposta teleológica que descreve a finalidade do fluxo sanguíneo. Na fisiologia, também buscamos compreender como o sangue flui – em outras palavras, quais os mecanismos ou forças que geram o fluxo sanguíneo.

Uma resposta mecânica simples para "Por que o sangue flui?" é que os líquidos e os gases fluem por **gradientes de pressão** (ΔP) de regiões de alta pressão para regiões de baixa pressão. Por essa razão, o sangue pode fluir no sistema circulatório apenas se uma região desenvolver pressão mais elevada do que outras.

Nos seres humanos, o coração gera alta pressão quando se contrai. O sangue flui para fora do coração (a região de pressão mais alta) para o circuito fechado de vasos sanguíneos (uma região de menor pressão). Conforme o sangue se move pelo sistema, a pressão diminui, devido ao atrito entre o sangue e a parede dos vasos sanguíneos. Consequentemente, a pressão cai de forma contínua com o movimento do sangue para longe do coração (**FIG. 14.2**). A pressão mais alta nos vasos do sistema circulatório é encontrada na aorta e nas artérias sistêmicas, as quais recebem sangue do ventrículo esquerdo. A pressão mais baixa ocorre nas veias cavas, imediatamente antes de desembocarem no átrio direito.

Agora, revisaremos as leis da física que explicam a interação entre pressão, volume, fluxo e resistência no sistema circulatório. Muitos desses princípios são amplamente aplicados ao fluxo de todos os tipos de líquidos e gases, incluindo o fluxo do

ar no sistema respiratório. Todavia, neste capítulo, enfocaremos o fluxo sanguíneo e sua relevância para a função do coração.

A pressão do líquido em movimento diminui com o aumento da distância

A **pressão** em um líquido é a força exercida pelo líquido no seu recipiente. No coração e nos vasos sanguíneos, a pressão é normalmente mensurada em *milímetros de mercúrio* (mmHg), em que um milímetro de mercúrio equivale à pressão hidrostática exercida por uma coluna de mercúrio com 1 mm de altura sobre

SOLUCIONANDO O **PROBLEMA**

Quando as pessoas falam "ataque cardíaco", elas estão na realidade se referindo a um coágulo que interrompe o suprimento sanguíneo para uma parte do coração, criando uma condição conhecida como *isquemia*. Em termos médicos, um ataque cardíaco é chamado de *infarto do miocárdio* (IM), referindo-se a uma área do músculo cardíaco que está morrendo por falta de suprimento sanguíneo. O coágulo na artéria coronária de Walter diminuiu o fluxo sanguíneo para parte do seu ventrículo esquerdo, e suas células estavam começando a morrer por falta de oxigênio. Quando alguém tem um infarto do miocárdio, a intervenção médica imediata é crítica. Na ambulância indo para a sala de emergência, os paramédicos deram oxigênio e um comprimido de nitroglicerina para Walter, conectaram ele a um monitor cardíaco e iniciaram uma infusão intravenosa (IV) de solução salina normal (isotônica). O acesso venoso de Walter foi mantido, caso outros medicamentos precisassem ser administrados rapidamente se a situação piorasse.

P1: *Por que os paramédicos deram oxigênio e nitroglicerina para Walter?* (Dica: *p. 179.*)

P2: *Qual é o efeito da injeção de solução salina isotônica sobre o volume do líquido extracelular de Walter? E sobre o volume intracelular? E sobre sua osmolalidade total do corpo?* (Dica: *p. 127.*)

uma área de 1 cm². Algumas referências fisiológicas expressam as pressões em *torr* (1 torr = 1 mmHg) ou em *centímetros de água*: 1 cm H_2O = 0,74 mmHg.

Se o fluido não está se movendo, a pressão que ele exerce é chamada de **pressão hidrostática** (**FIG. 14.3a**), e a força é exercida igualmente em todas as direções. Por exemplo, uma coluna de líquido em um tubo exerce pressão hidrostática na base e nos lados do tubo.

Em um sistema no qual o líquido está em movimento, a pressão cai com a distância à medida que a energia é perdida devido ao atrito (Fig. 14.3b). Além disso, a pressão exercida por um líquido em movimento tem dois componentes: um dinâmico, que é o componente do movimento e que representa a energia cinética do sistema, e um componente lateral, que representa a pressão hidrostática (energia potencial) exercida sobre as paredes do sistema. A pressão dentro do nosso sistema circulatório geralmente é denominada pressão hidrostática, embora se saiba que é um sistema no qual o líquido está em movimento. Alguns livros-texto estão começando a substituir o termo *pressão hidrostática* pelo termo *pressão hidráulica*. A hidráulica é o estudo do líquido em movimento.

A pressão nos líquidos pode mudar sem uma alteração no volume

Se as paredes de um recipiente cheio de líquido se contraem, a pressão exercida sobre o líquido no recipiente aumenta. Você pode demonstrar este princípio enchendo um balão com água e apertando-o com a mão. A água é minimamente compressível, de modo que a pressão aplicada ao balão será transmitida para todo o líquido. À medida que você aperta, a pressão mais alta no líquido faz as partes do balão tornarem-se salientes. Se a pressão for elevada o suficiente, a tensão nas paredes do balão faz ele se romper. O volume de água dentro do balão não se alterou, mas a pressão no líquido aumentou.

No coração humano, a contração dos ventrículos cheios de sangue é similar a apertar um balão com água: a pressão gerada pela contração do músculo ventricular é transferida para o sangue. O sangue sob alta pressão flui para fora do ventrículo, para os vasos sanguíneos, deslocando o sangue sob baixa pressão que já está nos vasos. A pressão criada dentro dos ventrículos é denominada **pressão propulsora**, pois é a força que impulsiona o sangue pelos vasos sanguíneos.

Quando as paredes de um recipiente preenchido com líquido se expandem, a pressão exercida sobre o líquido diminui. Por isso, quando o coração relaxa e se expande, a pressão dentro das câmaras cheias de líquido cai.

Variações na pressão também podem ocorrer nos vasos sanguíneos. Se os vasos sanguíneos dilatarem, a pressão dentro do sistema circulatório cai. Se os vasos sanguíneos contraírem, a pressão sanguínea no sistema aumenta. As mudanças no volume dos vasos sanguíneos e no coração são os principais fatores que influenciam a pressão sanguínea no sistema circulatório.

O sangue flui de uma área de maior pressão para uma área de menor pressão

Como citado, o fluxo sanguíneo pelo sistema circulatório requer um gradiente de pressão. Esse gradiente de pressão é análogo à diferença na pressão entre as extremidades de um tubo através do qual o líquido flui (Fig. 14.3c). O fluxo pelo tubo é diretamente proporcional ao (α) gradiente de pressão (ΔP):

$$\text{Fluxo} \propto \Delta P \qquad (1)$$

em que $\Delta P = P_1 - P_2$. Essa relação significa que quanto maior o gradiente de pressão, maior é o fluxo de líquido.

Um gradiente de pressão não é a mesma coisa que a pressão absoluta no sistema. Por exemplo, o tubo na Figura 14.3c tem uma pressão absoluta de 100 mmHg em cada extremidade. Entretanto, como não existe gradiente de pressão entre as duas extremidades, não há fluxo pelo tubo.

Por outro lado, dois tubos idênticos podem apresentar pressões absolutas muito diferentes, mas o mesmo fluxo. O tubo superior na Figura 14.3c tem uma pressão hidrostática de 100 mmHg em uma extremidade e 75 mmHg na outra, assim, o gradiente de pressão entre as duas extremidades do tubo é igual a 25 mmHg. O tubo idêntico na parte inferior tem uma pressão hidrostática de 40 mmHg em uma extremidade e 15 mmHg na outra. Esse tubo tem pressão absoluta menor ao longo de todo o seu comprimento, mas o mesmo gradiente de pressão que o tubo acima: 25 mmHg. Uma vez que a diferença de pressão é igual nos dois tubos, o fluxo é o mesmo.

A resistência se opõe ao fluxo

Em um sistema ideal, uma substância em movimento permaneceria em movimento. Contudo, nenhum sistema é ideal, pois qualquer movimento gera atrito. Assim como uma bola rolando em um gramado perde energia devido ao atrito, o sangue que flui pelos vasos sanguíneos gera atrito com a parede dos vasos e entre as próprias células do sangue.

A tendência de o sistema circulatório se opor ao fluxo sanguíneo é denominada **resistência** ao fluxo. A *resistência* (R) é um termo que a maioria de nós entende a partir da nossa vida cotidiana. Falamos de pessoas que resistem a mudanças ou escolhem caminhos que ofereçam menor resistência. Esse conceito se adapta bem ao sistema circulatório, visto que o fluxo sanguíneo também escolhe o caminho com menor resistência. Um aumento na resistência de um vaso sanguíneo resulta em redução do fluxo por ele. Podemos expressar essa relação da seguinte forma:

$$\text{Fluxo} \propto 1/R \qquad (2)$$

Essa expressão diz que o fluxo é inversamente proporcional à resistência; se a resistência aumenta, o fluxo diminui; se a resistência diminui, o fluxo aumenta.

Quais parâmetros determinam a resistência? Para um líquido que flui por um tubo, a resistência é influenciada por três componentes: o raio do tubo (r), o comprimento do tubo (L) e a **viscosidade** ("espessura") do líquido (η, a letra grega eta). A seguinte equação, derivada pelo médico francês Jean Leonard Marie Poiseuille e conhecida como **lei de Poiseuille**, mostra a relação entre esses fatores:

$$R = 8L\eta/\pi r^4 \qquad (3)$$

FIGURA 14.3 **CONTEÚDO ESSENCIAL**

A física do fluxo de líquidos

Pressão nos líquidos estáticos e em movimento.

(a) A pressão hidrostática é a pressão exercida nas paredes de um recipiente por um líquido que se encontra dentro dele. A pressão hidrostática é proporcional à altura da coluna de água.

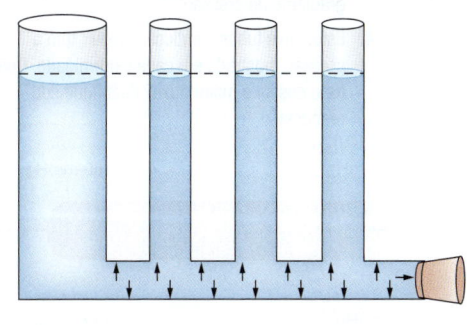

(b) Quando o líquido começa a fluir pelo sistema, a pressão cai com a distância, em decorrência da perda de energia causada pelo atrito. Essa é a situação que ocorre no sistema circulatório.

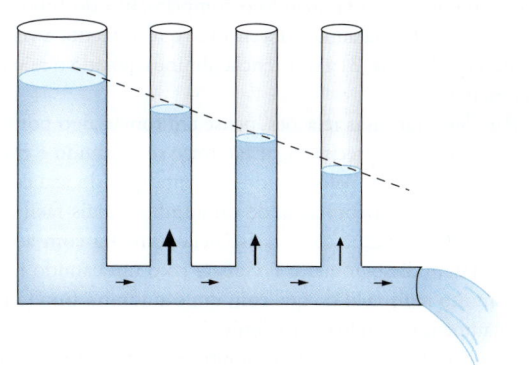

O fluxo de líquido através de um tubo depende do gradiente de pressão.

(c) O líquido flui somente se existir um gradiente de pressão positivo (ΔP).

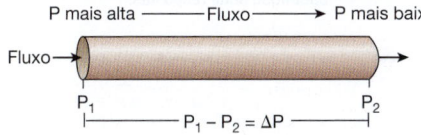

P mais alta ———— Fluxo ————→ P mais baixa

Fluxo→

P_1 — — $P_1 - P_2 = \Delta P$ — — P_2

Esse tubo não tem gradiente de pressão, ou seja, não tem fluxo.

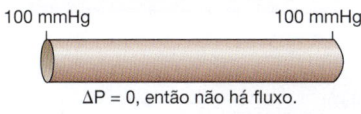

100 mmHg   100 mmHg

$\Delta P = 0$, então não há fluxo.

(d) (d) O fluxo depende do gradiente de pressão (ΔP), não da pressão absoluta (P). ΔP é igual nestes tubos, portanto o fluxo é semelhante.

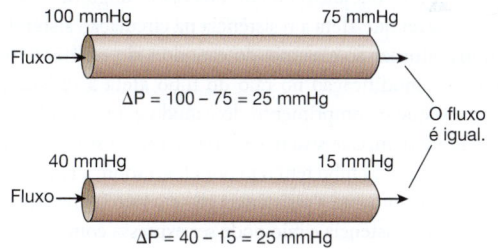

100 mmHg   75 mmHg

Fluxo→

$\Delta P = 100 - 75 = 25$ mmHg

O fluxo é igual.

40 mmHg   15 mmHg

Fluxo→

$\Delta P = 40 - 15 = 25$ mmHg

À medida que o raio do tubo diminui, a resistência ao fluxo aumenta.

(e)

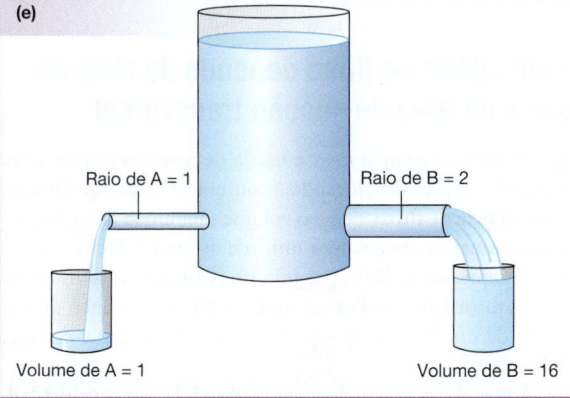

Raio de A = 1

Raio de B = 2

Volume de A = 1

Volume de B = 16

Resistência $\propto \dfrac{1}{raio^4}$	
Tubo A	Tubo B
$R \propto \dfrac{1}{1^4}$	$R \propto \dfrac{1}{2^4}$
$R \propto 1$	$R \propto \dfrac{1}{16}$

Fluxo $\propto \dfrac{1}{resistance}$	
Tubo A	Tubo B
Fluxo $\propto \dfrac{1}{1}$	Flow $\propto \dfrac{1}{\frac{1}{16}}$
Fluxo $\propto 1$	Flow $\propto 16$

Ⓠ QUESTÃO DA FIGURA

Se o raio de A mudar para 3, o fluxo através de A será cerca de ____ vezes o fluxo de B.

Como o valor de $8/\pi$ é uma constante, este fator pode ser removido da equação, e a relação pode ser reescrita como:

$$R \propto L\eta/r^4 \qquad (4)$$

Essa expressão diz que (1) a resistência oferecida por um tubo ao fluxo do líquido aumenta quando o comprimento do tubo aumenta, (2) a resistência aumenta à medida que aumenta a viscosidade do líquido, mas (3) a resistência diminui quando o raio do tubo aumenta.

Para lembrar essas relações, pense em tomar algo por um canudinho. Você não precisa sugar tão forte se o canudo é curto (a resistência oferecida pelo canudo aumenta quando seu comprimento aumenta). Beber água de canudinho é mais fácil que beber um *milkshake* espesso (a resistência aumenta com a viscosidade). Além disso, tomar o *milkshake* com um canudo mais grosso é muito mais fácil do que com um canudinho fino (a resistência aumenta quando o raio diminui).

O quão significantes são o comprimento do tubo, a viscosidade do líquido e o raio do tubo para o fluxo sanguíneo em um indivíduo normal? O comprimento da circulação sistêmica é determinado pela anatomia do sistema e é essencialmente constante. A viscosidade do sangue é determinada pela razão entre os eritrócitos e o plasma, bem como pela quantidade de proteínas plasmáticas. Em geral, a viscosidade é constante, e pequenas mudanças no comprimento ou na viscosidade causam poucos efeitos na resistência. Isso faz as mudanças no raio dos vasos sanguíneos serem a principal variável que afeta a resistência na circulação sistêmica.

Vamos retornar ao exemplo do canudo e do *milkshake* para ilustrar como a modificação no raio do tubo afeta a resistência. Se assumirmos que o comprimento do canudo e a viscosidade do *milkshake* não mudam, este sistema é semelhante ao sistema circulatório – onde o raio do tubo tem o maior efeito sobre a resistência. Se considerarmos somente a resistência (R) e o raio (r) na equação 4, a relação entre resistência e raio pode ser expressa como:

$$R \propto 1/r^4 \qquad (5)$$

Se o raio do canudo fino é 1, sua resistência é proporcional a $1/1^4$, ou 1. Se o canudo grosso tem um raio igual a 2, a resistência que ele oferece é $\frac{1}{2}^4$, ou 1/16, da oferecida pelo canudo fino (Fig. 14.3e). Como o fluxo é inversamente proporcional à resistência, o fluxo aumenta 16 vezes quando o raio duplica.

Como você pode ver a partir deste exemplo, uma pequena mudança no raio do tubo tem um grande efeito sobre o fluxo de um líquido pelo tubo. Do mesmo modo, uma pequena mudança no raio de um vaso sanguíneo terá um grande efeito na resistência desse vaso ao fluxo sanguíneo. A diminuição no diâmetro de um vaso sanguíneo é chamada de **vasoconstrição**. O aumento no diâmetro de um vaso sanguíneo é chamado de **vasodilatação**. A vasoconstrição diminui o fluxo sanguíneo pelo vaso, e a vasodilatação o aumenta.

Em resumo, a combinação das equações 1 e 2 nos dá a equação:

$$\text{Fluxo} \propto \Delta P/R \qquad (6)$$

que, traduzida em palavras, diz que o fluxo sanguíneo no sistema circulatório é diretamente proporcional ao gradiente de pressão

no sistema e inversamente proporcional à resistência do sistema ao fluxo. Se o gradiente de pressão permanece constante, então o fluxo varia inversamente à resistência.

REVISANDO CONCEITOS

3. O que é mais importante para a determinação do fluxo por um tubo: a pressão absoluta ou o gradiente de pressão?

4. Estes dois tubos idênticos a seguir têm a pressão mostrada em cada extremidade. Qual tubo possui o maior fluxo? Justifique sua resposta.

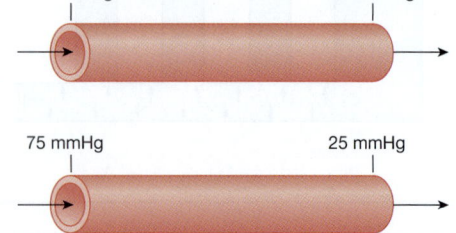

5. Os quatro tubos apresentados a seguir têm a mesma pressão propulsora. Qual tubo tem o fluxo maior? Qual tem o fluxo menor? Justifique suas respostas.

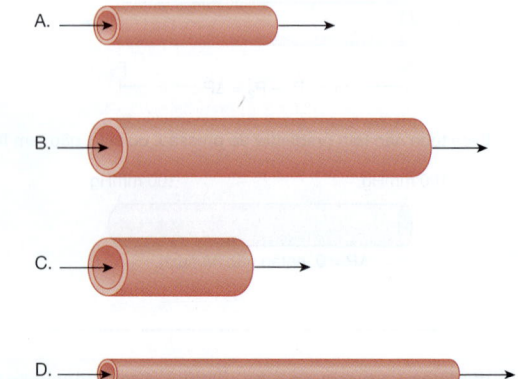

A velocidade de fluxo depende da taxa de fluxo e da área de secção transversal

Algumas vezes a palavra *fluxo* é usada de maneira imprecisa na fisiologia cardiovascular, levando à confusão. O fluxo geralmente significa a **taxa de fluxo**, que é o volume sanguíneo que passa em um dado ponto do sistema por unidade de tempo. Na circulação, o fluxo é expresso em litros por minuto (L/min) ou em mililitros por minuto (mL/min). Por exemplo, o fluxo sanguíneo através da aorta de um homem que pesa 70 kg em repouso é de cerca de 5 L/min.

A taxa de fluxo não deve ser confundida com a **velocidade de fluxo** (ou simplesmente *velocidade*), que é a distância que um dado volume sanguíneo percorre em um dado período de tempo. A velocidade de fluxo é uma medida de o *quão rápido* o sangue flui ao passar por um ponto. Em contrapartida, a taxa de fluxo mensura *quanto sangue* (volume) passa por um ponto em um dado período de tempo. Por exemplo, olhe para a porta aberta da sua sala de aula. O número de pessoas que passam pela porta em um minuto é a taxa de fluxo de pessoas. O quão rápido essas pessoas estão passando pela porta é a sua velocidade.

A relação entre a velocidade de fluxo (v), a taxa de fluxo (Q) e a área de secção transversal do tubo (A) é expressa pela equação

$$v = Q/A \qquad (7)$$

que diz que a velocidade de fluxo por um tubo é igual à taxa de fluxo dividida pela área de secção transversal do tubo. Em um tubo com diâmetro fixo (e, portanto, uma área de secção transversal fixa), a velocidade de fluxo é diretamente relacionada à taxa de fluxo. Em um tubo com diâmetro variável, se a taxa de fluxo é constante, a velocidade de fluxo varia inversamente ao diâmetro. Em outras palavras, a velocidade é maior em partes mais estreitas e mais lenta em partes mais largas.

A **FIGURA 14.4** mostra como a velocidade de fluxo varia de acordo com as mudanças na área da secção transversal de um tubo. O vaso na figura tem espessura variável, de estreito, com uma área de secção transversal de 1 cm², para largo, com uma área de secção transversal de 12 cm². A taxa de fluxo é idêntica ao longo da extensão do vaso: 12 cm³ por minuto (1 cm³ = 1 centímetro cúbico [cc] = 1 mL). Essa taxa de fluxo significa que em 1 minuto, 12 cm³ do líquido passam pelo ponto X na parte estreita, e 12 cm³ do líquido passam pelo ponto Y na parte larga.

Contudo, *quão rápido* o líquido precisa fluir para atingir essa taxa? De acordo com a equação 7, a velocidade do fluxo no ponto X é 12 cm/min, mas no ponto Y é de apenas 1 cm/min. Como você pode ver, o líquido flui mais rapidamente nas partes estreitas do que nas partes largas.

Para ver este princípio em ação, observe uma folha que flutua em uma correnteza. Onde o rio se estreita, a folha se move mais rapidamente, carregada pela maior velocidade da água. Nas partes onde o rio é mais largo, a velocidade da água diminui e a folha é levada mais lentamente.

Neste capítulo e no seguinte, aplicamos a física do fluxo dos líquidos ao sistema circulatório. O coração gera pressão quando se contrai e bombeia o sangue para o lado arterial da circulação. As artérias atuam como um reservatório de pressão durante a fase de relaxamento do coração, mantendo a *pressão arterial média* (PAM), que é a força impulsora do fluxo sanguíneo. A pressão arterial média é influenciada por dois parâmetros: o *débito cardíaco* (volume sanguíneo que o coração bombeia por minuto) e a *resistência periférica* (resistência dos vasos sanguíneos ao fluxo sanguíneo por eles):

$$\text{Pressão arterial média} \; \alpha \\ \text{débito cardíaco} \times \text{resistência periférica} \qquad (8)$$

Voltaremos a discutir a resistência periférica e o fluxo sanguíneo mais adiante. No restante deste capítulo, examinaremos a função do coração e os parâmetros que influenciam o débito cardíaco.

O MÚSCULO CARDÍACO E O CORAÇÃO

Para as antigas civilizações, o coração era mais do que uma bomba – era a *sede da mente*. Quando os antigos egípcios mumificavam seus mortos, eles removiam a maior parte das vísceras, mas deixavam o coração no lugar para que os deuses pudessem pesá-lo como um indicador do mérito da pessoa. Aristóteles caracterizou o coração como o órgão mais importante do corpo, e como a *sede da inteligência*. Ainda podemos encontrar evidências dessas crenças antigas em expressões modernas como "emoções sinceras". A associação entre o coração e a mente ainda é explorada hoje por cientistas que estudam os efeitos do estresse e da depressão no desenvolvimento de doenças cardiovasculares.

O coração é a usina de força do corpo, um músculo que contrai continuamente, descansando somente nas pausas que duram milissegundos entre os batimentos. Estima-se que o trabalho do coração, em um minuto, seja equivalente a levantar 3 kg a uma altura de 30 cm. A energia necessária para esse trabalho requer um suprimento contínuo de nutrientes e oxigênio para o músculo cardíaco.

O coração tem quatro câmaras

O coração é um órgão muscular, com tamanho aproximado de um punho. Ele está localizado no centro da *cavidade torácica* (ver Resumo anatômico, **FIG. 14.5a, b, c**). O ápice pontiagudo do coração está voltado para baixo e para o lado esquerdo do corpo, ao passo que a sua base mais larga fica bem atrás do osso *esterno*. Como em geral associamos a palavra base com a parte de baixo,

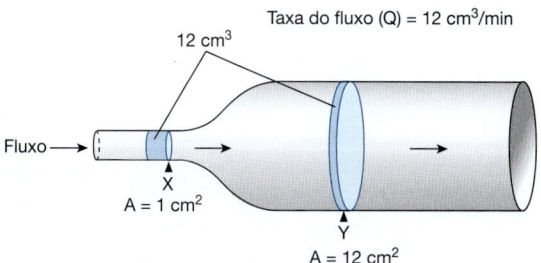

Taxa do fluxo (Q) = 12 cm³/min

Fluxo →

12 cm³

X
A = 1 cm²

Y
A = 12 cm²

Quanto mais estreito o vaso, maior é a velocidade do fluxo.

Velocidade (v) = $\dfrac{\text{Taxa do fluxo (Q)}}{\text{Área de secção transversal (A)}}$	
No ponto X	**No ponto Y**
$v = \dfrac{12 \text{ cm}^3/\text{min}}{1 \text{ cm}^2}$	$v = \dfrac{12 \text{ cm}^3/\text{min}}{12 \text{ cm}^2}$
$v = 12 \text{ cm/min}$	$v = 1 \text{ cm/min}$

Q **QUESTÃO DA FIGURA**
Se a área de secção transversal deste cano é de 3 cm², qual é a velocidade de fluxo?

FIGURA 14.4 **A taxa de fluxo não é o mesmo que a velocidade de fluxo.**

FIGURA 14.5 **RESUMO ANATÔMICO**

O coração

(a) O coração dispõe-se no centro do tórax.

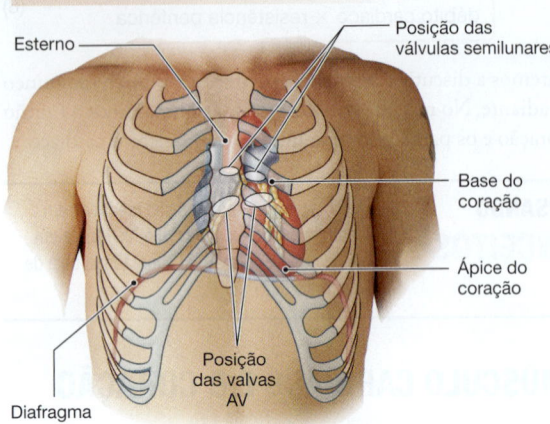

Esterno

Posição das válvulas semilunares

Base do coração

Ápice do coração

Posição das valvas AV

Diafragma

Anatomia da cavidade torácica

(c) O coração está no lado ventral da cavidade torácica, entre os pulmões.

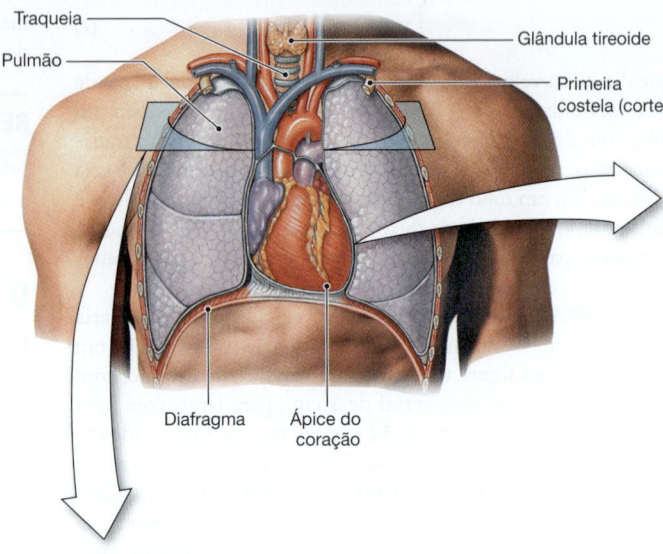

Traqueia

Pulmão

Glândula tireoide

Primeira costela (corte)

Diafragma

Ápice do coração

(b) Os vasos que carregam sangue mais oxigenado são vermelhos; aqueles com sangue menos oxigenado são azuis.

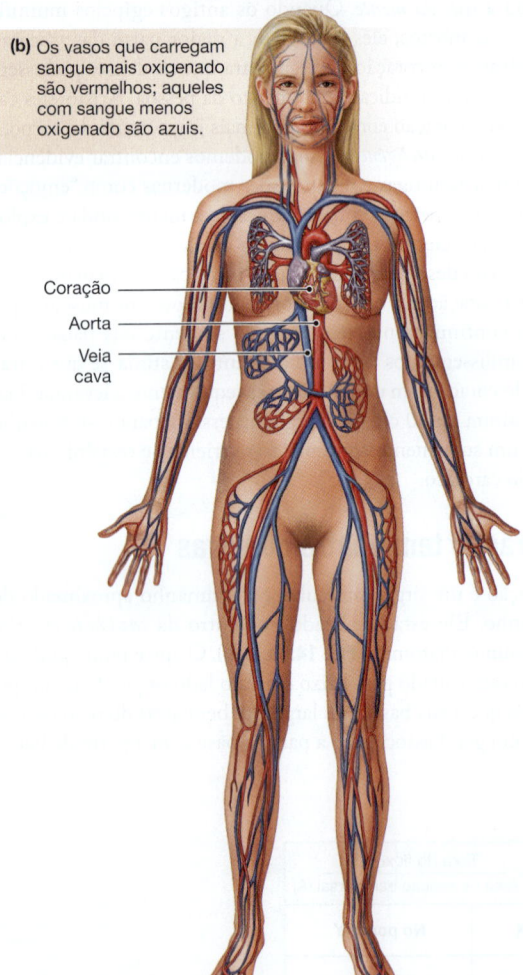

Coração

Aorta

Veia cava

(d) Visão superior do plano transverso em (c).

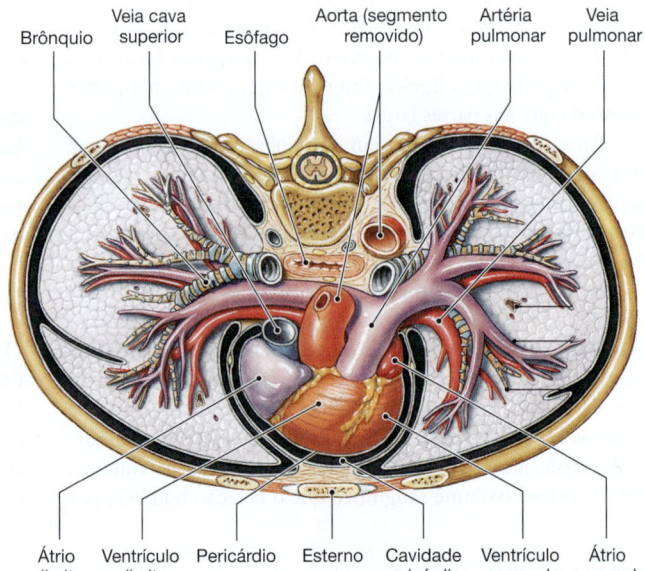

Brônquio

Veia cava superior

Esôfago

Aorta (segmento removido)

Artéria pulmonar

Veia pulmonar

Átrio direito

Ventrículo direito

Pericárdio

Esterno

Cavidade pericárdica

Ventrículo esquerdo

Átrio esquerdo

Estrutura do coração

(e) O coração é envolvido por um saco membranoso cheio de líquido, o pericárdio.

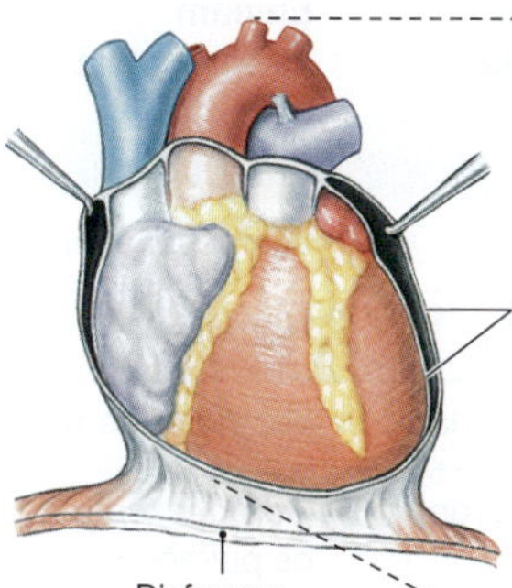

(f) Os ventrículos ocupam a maior parte do coração. Todas as artérias e veias se fixam à base do coração.

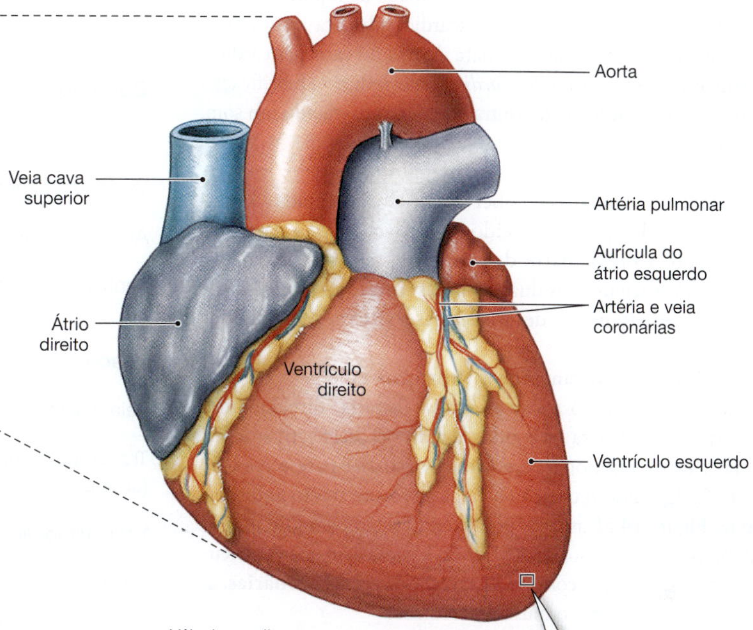

Pericárdio

Diafragma

Aorta

Veia cava superior

Artéria pulmonar

Aurícula do átrio esquerdo

Átrio direito

Artéria e veia coronárias

Ventrículo direito

Ventrículo esquerdo

(g) O fluxo unidirecional pelo coração é assegurado por dois conjuntos de valvas.

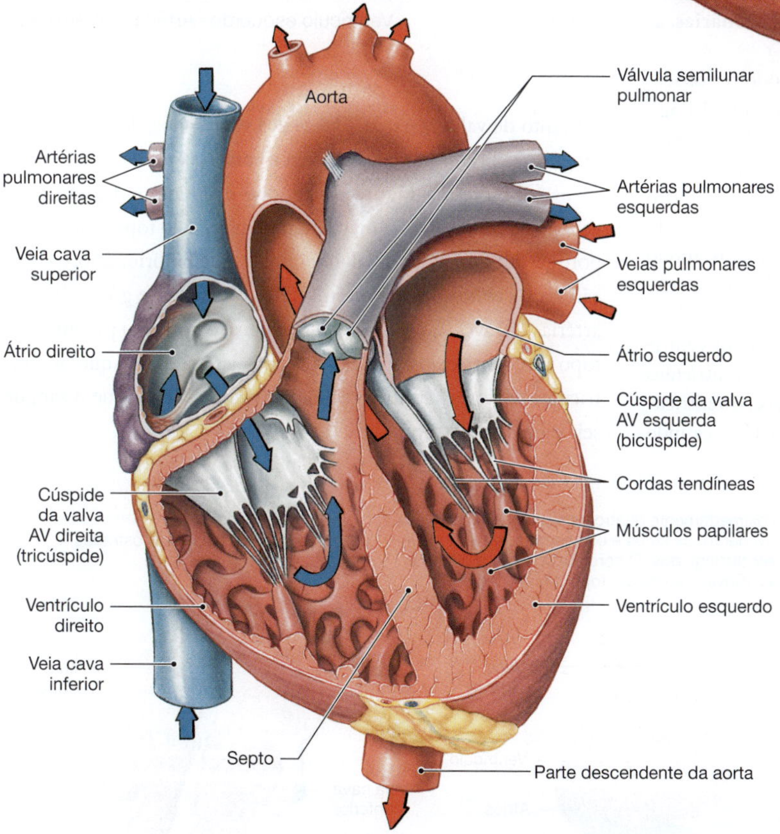

Aorta

Válvula semilunar pulmonar

Artérias pulmonares direitas

Artérias pulmonares esquerdas

Veia cava superior

Veias pulmonares esquerdas

Átrio direito

Átrio esquerdo

Cúspide da valva AV esquerda (bicúspide)

Cordas tendíneas

Cúspide da valva AV direita (tricúspide)

Músculos papilares

Ventrículo direito

Ventrículo esquerdo

Veia cava inferior

Septo

Parte descendente da aorta

(h) As células musculares miocárdicas são ramificadas, têm um único núcleo e são ligadas umas às outras por junções especializadas, conhecidas como discos intercalares.

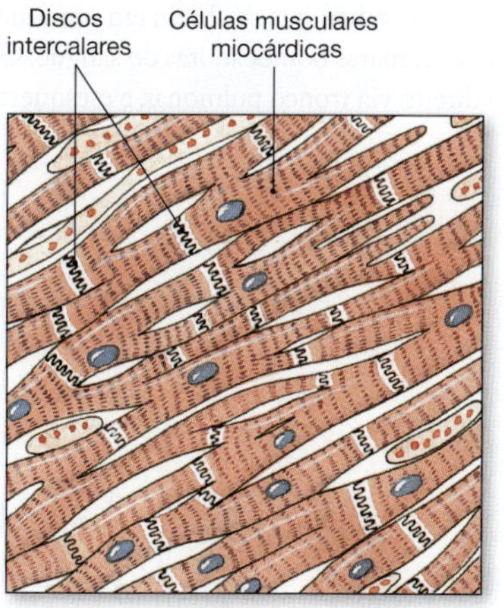

Discos intercalares

Células musculares miocárdicas

lembre-se de que a base de um cone é a parte mais larga, e o ápice é a mais pontiaguda. Podemos pensar no coração como um cone invertido com o ápice para baixo e a base para cima. Dentro da cavidade torácica, o coração situa-se na parte ventral entre os dois pulmões, com seu ápice sobre o diafragma (Fig. 14.5c).

O coração é envolvido por um saco membranoso resistente, o **pericárdio** (Fig. 14.5d, e). Uma fina camada de líquido pericárdico claro, localizada dentro do pericárdio, lubrifica a superfície externa do coração, visto que ele bate dentro do saco pericárdico. A inflamação do pericárdio (*pericardite*) pode reduzir a lubrificação ao ponto que o coração atrite contra o pericárdio, criando um som, chamado de *atrito pericárdico*.

O coração é composto principalmente pelo músculo cardíaco, ou **miocárdio**, coberto por finas camadas internas e externas de epitélio e tecido conectivo. Visto a partir do lado externo, a maior parte do coração é a parede muscular espessa dos ventrículos, as duas câmaras inferiores (Fig. 14.5f). Os átrios apresentam paredes mais finas e situam-se acima dos ventrículos.

Todos os vasos sanguíneos principais emergem da base do coração. A aorta e o *tronco pulmonar* (artéria) direcionam o sangue do coração para os tecidos e pulmões, respectivamente. As veias cavas e pulmonares retornam o sangue para o coração (**TAB. 14.2**). Quando o coração é visto de frente (visão anterior), como na Figura 14.5f, as veias pulmonares estão escondidas atrás dos demais grandes vasos. Percorrendo a superfície dos ventrículos, estão os sulcos que contêm as **artérias** e **veias coronárias**, as quais suprem de sangue o músculo cardíaco.

A relação entre os átrios e os ventrículos pode ser observada em uma visão de secção transversal do coração (Fig. 14.5g). Como mencionado anteriormente, os lados esquerdo e direito do coração são separados pelo septo interventricular, de modo que o sangue de um lado não se mistura com o sangue do outro lado. Embora o fluxo sanguíneo no lado esquerdo seja separado do fluxo do lado direito, os dois lados contraem-se de um modo coordenado. Primeiro os átrios contraem juntos e depois os ventrículos contraem juntos.

O sangue flui das veias para os átrios e segue para os ventrículos por valvas que se abrem em um único sentido. Os ventrículos são as câmaras bombeadoras do sangue. O sangue deixa o ventrículo direito via tronco pulmonar, e o esquerdo via aorta. Um segundo conjunto de valvas guarda a saída dos ventrículos, de modo que o sangue não possa fluir de volta para o coração após ter sido ejetado.

Observe, na Figura 14.5g, que o sangue entra em cada ventrículo no topo da câmara e também sai pelo topo. Isso ocorre porque, durante o desenvolvimento do tubo embrionário, o coração gira e volta sobre si mesmo (**FIG. 14.6b**). Esse giro coloca as artérias (através das quais o sangue deixa o coração) próximas ao topo dos ventrículos. Funcionalmente, isso significa que os ventrículos devem se contrair de baixo para cima para que o sangue seja ejetado pelo topo.

TABELA 14.2	O coração e os principais vasos sanguíneos	
O azul indica estruturas que contêm sangue com baixo conteúdo de oxigênio; o vermelho indica sangue bem-oxigenado.		
	Recebem sangue de	**Enviam sangue para**
Coração		
Átrio direito	Veia cavas	Ventrículo direito
Ventrículo direito	Átrio direito	Pulmões
Átrio esquerdo	Veias pulmonares	Ventrículo esquerdo
Ventrículo esquerdo	Átrio esquerdo	Corpo, exceto para os pulmões
Vasos		
Veia cavas	Veias sistêmicas	Átrio direito
Tronco pulmonar (artéria)	Ventrículo direito	Pulmões
Veia pulmonar	Veias dos pulmões	Átrio esquerdo
Aorta	Ventrículo esquerdo	Artérias sistêmicas

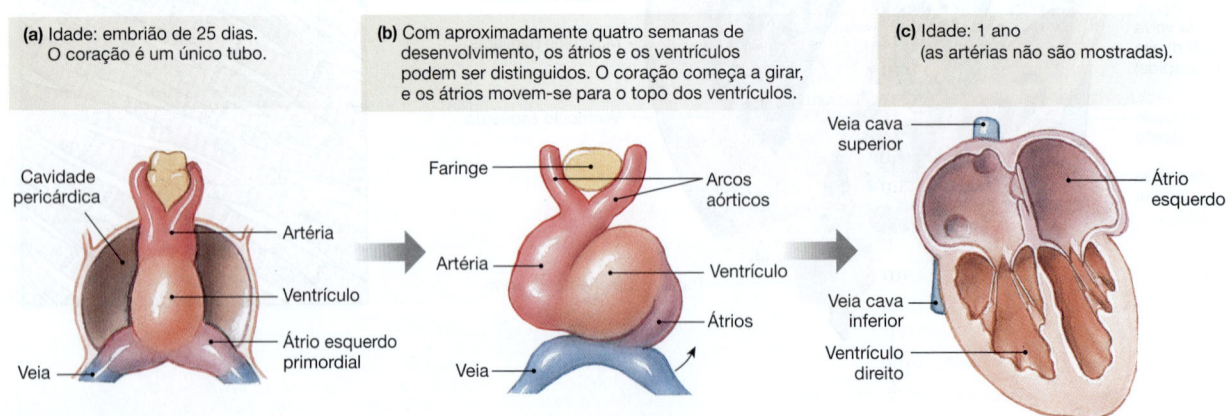

(a) Idade: embrião de 25 dias.
O coração é um único tubo.

Cavidade pericárdica
Artéria
Ventrículo
Átrio esquerdo primordial
Veia

(b) Com aproximadamente quatro semanas de desenvolvimento, os átrios e os ventrículos podem ser distinguidos. O coração começa a girar, e os átrios movem-se para o topo dos ventrículos.

Faringe
Arcos aórticos
Artéria
Ventrículo
Átrios
Veia

(c) Idade: 1 ano
(as artérias não são mostradas).

Veia cava superior
Átrio esquerdo
Veia cava inferior
Ventrículo direito

FIGURA 14.6   No embrião, o coração desenvolve-se a partir de um único tubo.

Quatro anéis de tecido conectivo fibroso circundam as quatro valvas cardíacas (Fig. 14.5g). Esses anéis formam a origem e a inserção do músculo cardíaco, um arranjo que traciona ao mesmo tempo o ápice e a base do coração quando os ventrículos se contraem. Além disso, o tecido conectivo fibroso atua como isolante elétrico, bloqueando a maior parte da transmissão de sinais elétricos entre os átrios e os ventrículos. Esse arranjo assegura que os sinais elétricos possam ser conduzidos por um sistema de condução especializado para o ápice do coração, gerando uma contração do ápice do coração para a base.

As valvas cardíacas asseguram um fluxo unidirecional no coração

Como indicado pelas setas na Figura 14.5g, o sangue flui através do coração em um único sentido. Dois conjuntos de valvas cardíacas asseguram este fluxo unidirecional: as **valvas atrioventriculares**, localizadas entre os átrios e os ventrículos, e as **válvulas semilunares** (assim denominadas por sua forma parecida com uma lua crescente), localizadas entre os ventrículos e as artérias. Embora estes dois conjuntos de valvas sejam muito diferentes em termos estruturais, eles têm a mesma função: impedir o fluxo sanguíneo para trás.

Na abertura entre cada átrio e seu ventrículo há uma valva atrioventricular (AV) (Fig. 14.5g). A valva AV é formada por finos folhetos unidos na base a um anel de tecido conectivo. Os folhetos são ligeiramente mais espessos nas bordas e se conectam aos ventrículos por tendões colagenosos, as **cordas tendíneas** (**FIG. 14.7a, c**).

A maior parte das cordas está fixada às bordas dos folhetos das valvas. As extremidades opostas das córdas estão fixadas em uma extensão de músculo ventricular semelhante a um monte, denominada **músculos papilares**. Esses músculos fornecem estabilidade para as cordas, contudo, eles não podem abrir e fechar as valvas AV ativamente. As valvas movem-se passivamente quando o fluxo sanguíneo as empurra.

Quando um ventrículo contrai, o sangue é empurrado contra o lado de baixo da valva AV, empurrando-a para cima para assumir a posição fechada (Fig. 14.7b). As cordas tendíneas impedem que a valva seja empurrada para dentro do átrio, do mesmo modo que as varetas de um guarda-chuva impedem que ele vire do avesso quando há um vento muito forte. Ocasionalmente, as cordas falham, e a valva é empurrada para dentro do átrio durante a contração ventricular. Essa condição anormal é conhecida como *prolapso*.

As duas valvas AV não são idênticas. A valva que separa o átrio direito do ventrículo direito tem três folhetos e é chamada de **válvula tricúspide** (Fig. 14.7b). A valva entre o átrio esquerdo e o ventrículo esquerdo tem somente dois folhetos e é chamada de **válvula bicúspide**. A valva AV esquerda também é chamada de **valva mitral**, pois se assemelha a um chapéu alto, denominado mitra, que os papas e bispos usam.

As válvulas semilunares separam os ventrículos das grandes artérias. A **valva aórtica** está entre o ventrículo esquerdo e a aorta, e a **valva pulmonar**, entre o ventrículo direito e a tronco pulmonar. Cada válvula semilunar tem três folhetos semelhantes a uma taça, os quais se fecham rapidamente quando o sangue tenta voltar para dentro do ventrículo (Fig. 14.7c, d). Por causa da sua forma, as válvulas semilunares não necessitam de tendões de conexão, como as valvas AV.

REVISANDO CONCEITOS

7. O que impede os sinais elétricos de passarem através do tecido conectivo do coração?

8. Faça um esquema do trajeto do sangue desde a veia cava superior até a aorta, dando o nome de todas as estruturas encontradas ao longo do seu caminho.

9. Qual é a função das valvas AV? O que acontece com o fluxo sanguíneo se uma dessas valvas falha?

Células musculares cardíacas contraem-se sem inervação

A maior parte do coração é composta por células musculares cardíacas, ou miocárdio. A maioria das células musculares cardíacas é contrátil, mas cerca de 1% delas são especializadas em gerar potenciais de ação espontaneamente. Essas células são responsáveis por uma propriedade única do coração: sua capacidade de se contrair sem qualquer sinal externo. Como mencionado na introdução deste capítulo, há registros de que os exploradores espanhóis testemunharam sacrifícios humanos quando chegaram ao Novo Mundo, nos quais os corações eram retirados do peito das vítimas e continuavam a bater por minutos. O coração pode se contrair sem uma conexão com outras partes do corpo, pois o sinal para a contração é *miogênico*, ou seja, é originado dentro do próprio músculo cardíaco.

O sinal para a contração miocárdica não é proveniente do sistema nervoso central, mas de células miocárdicas especializadas, denominadas **células autoexcitáveis**. As células autoexcitáveis são também denominadas **células marca-passo**, uma vez que elas determinam a frequência dos batimentos cardíacos. As células autoexcitáveis miocárdicas são anatomicamente distintas das células contráteis: elas são menores e contêm poucas fibras contráteis. Como elas não têm sarcômeros organizados, as células autoexcitáveis não contribuem para a força contrátil do coração.

Entretanto, as células contráteis são células típicas de músculo estriado, com fibras contráteis organizadas em sarcômeros (p. 383). O músculo cardíaco difere de forma significativa do músculo esquelético e compartilha algumas propriedades com o músculo liso:

1. As fibras musculares cardíacas são muito menores do que as fibras musculares esqueléticas e, em geral, possuem um núcleo por fibra.

2. As células musculares cardíacas individuais ramificam-se e juntam-se com as células vizinhas, criando uma rede complexa (Fig. 14.5h e **FIG. 14.8b**). As junções celulares, conhecidas como **discos intercalares**, consistem em membranas interligadas. Os discos intercalares têm dois componentes: os *desmossomos* e as junções comunicantes (p. 74). Os desmossomos são conexões fortes que mantêm as células vizinhas unidas, permitindo que a força criada em uma célula seja transferida para a célula vizinha.

3. As *junções comunicantes* nos discos intercalares conectam eletricamente as células musculares cardíacas umas às outras. Elas permitem que as ondas de despolarização se espalhem rapidamente de célula a célula, de modo que todas as células do músculo cardíaco se contraem quase simulta-

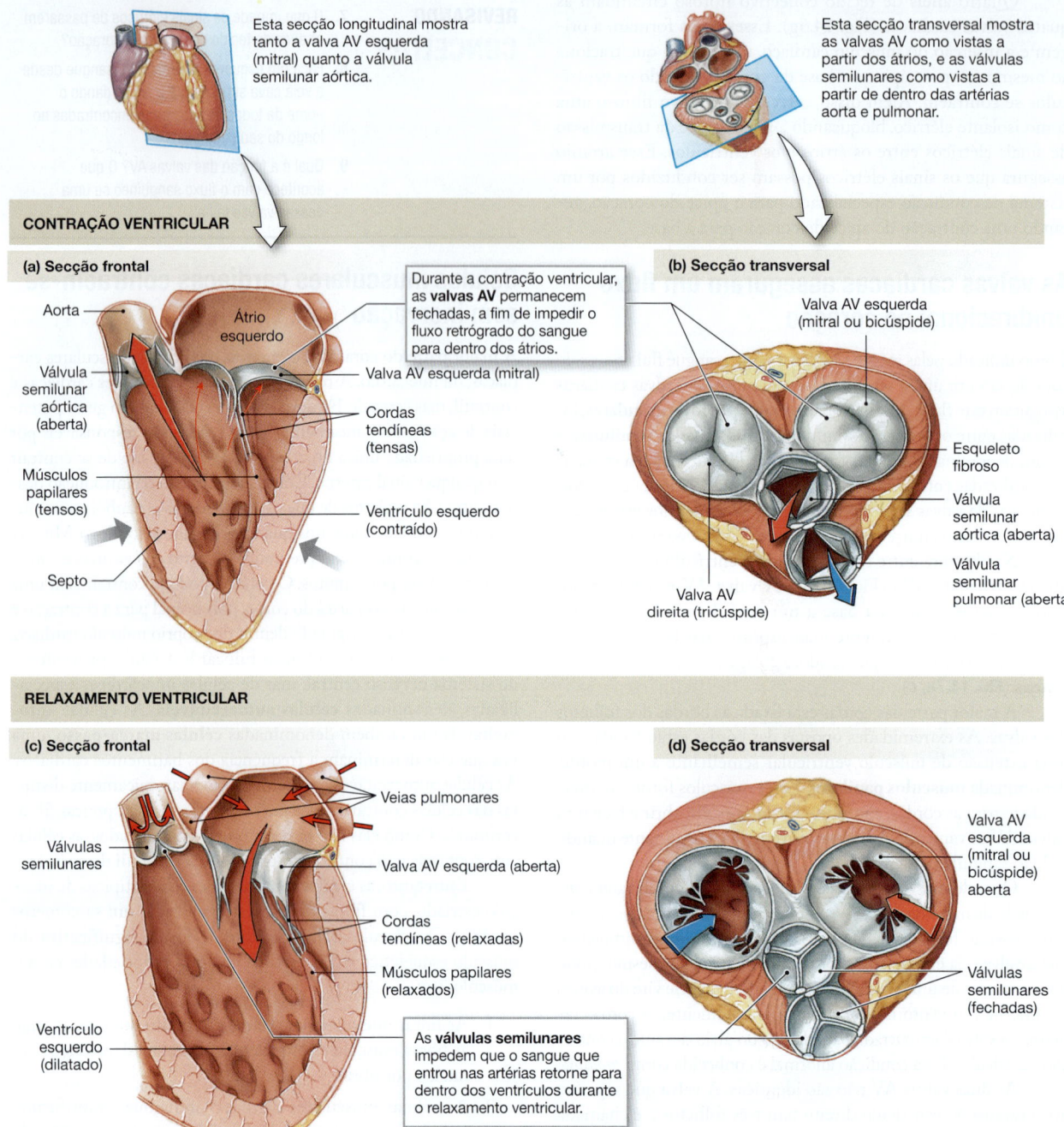

Esta secção longitudinal mostra tanto a valva AV esquerda (mitral) quanto a válvula semilunar aórtica.

Esta secção transversal mostra as valvas AV como vistas a partir dos átrios, e as válvulas semilunares como vistas a partir de dentro das artérias aorta e pulmonar.

CONTRAÇÃO VENTRICULAR

(a) Secção frontal

Aorta
Átrio esquerdo
Válvula semilunar aórtica (aberta)
Músculos papilares (tensos)
Septo

Durante a contração ventricular, as **valvas AV** permanecem fechadas, a fim de impedir o fluxo retrógrado do sangue para dentro dos átrios.

Valva AV esquerda (mitral)
Cordas tendíneas (tensas)
Ventrículo esquerdo (contraído)

(b) Secção transversal

Valva AV esquerda (mitral ou bicúspide)
Esqueleto fibroso
Válvula semilunar aórtica (aberta)
Válvula semilunar pulmonar (aberta)
Valva AV direita (tricúspide)

RELAXAMENTO VENTRICULAR

(c) Secção frontal

Válvulas semilunares
Ventrículo esquerdo (dilatado)

Veias pulmonares
Valva AV esquerda (aberta)
Cordas tendíneas (relaxadas)
Músculos papilares (relaxados)

As **válvulas semilunares** impedem que o sangue que entrou nas artérias retorne para dentro dos ventrículos durante o relaxamento ventricular.

(d) Secção transversal

Valva AV esquerda (mitral ou bicúspide) aberta
Válvulas semilunares (fechadas)

FIGURA 14.7   As valvas cardíacas criam um fluxo unidirecional através do coração.

neamente. Neste aspecto, o músculo cardíaco assemelha-se ao músculo liso unitário.

4. Os túbulos T das células miocárdicas são maiores do que os do músculo esquelético e se ramificam dentro das células miocárdicas.

5. O retículo sarcoplasmático miocárdico é menor que o do músculo esquelético; por isso, o músculo cardíaco depende, em parte, do Ca^{2+} extracelular para iniciar a contração.

Nesse aspecto, o músculo cardíaco assemelha-se ao músculo liso.

6. As mitocôndrias ocupam cerca de um terço do volume celular de uma fibra contrátil cardíaca, devido à grande demanda energética dessas células. Estima-se que o músculo cardíaco consome de 70 a 80% do oxigênio levado a ele pelo sangue, mais do que duas vezes a quantidade extraída por outras células do corpo.

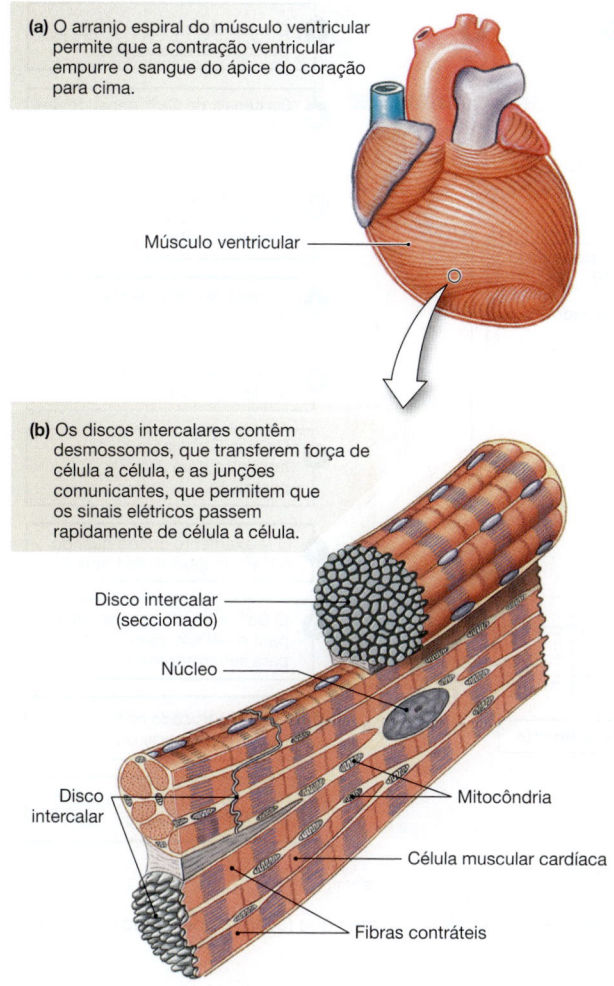

(a) O arranjo espiral do músculo ventricular permite que a contração ventricular empurre o sangue do ápice do coração para cima.

Músculo ventricular

(b) Os discos intercalares contêm desmossomos, que transferem força de célula a célula, e as junções comunicantes, que permitem que os sinais elétricos passem rapidamente de célula a célula.

Disco intercalar (seccionado)

Núcleo

Disco intercalar

Mitocôndria

Célula muscular cardíaca

Fibras contráteis

FIGURA 14.8   Músculo cardíaco.

Durante períodos de aumento de atividade, o coração utiliza quase todo o oxigênio trazido pelas artérias coronárias. Assim, a única maneira de conseguir mais oxigênio para o músculo cardíaco no exercício é aumentando o fluxo sanguíneo. A redução do fluxo sanguíneo miocárdico por estreitamento de um vaso coronariano, por um coágulo ou por depósito de gordura pode causar danos ou até mesmo levar células miocárdicas à morte.

(Ver Tab. 12.3, p. 411, para uma comparação resumida dos três tipos musculares.)

A entrada do cálcio é uma característica do acoplamento excitação-contração cardíaco

No músculo esquelético, a acetilcolina do neurônio motor somático estimula um potencial de ação e dá início ao acoplamento excitação-contração (acoplamento EC) (p. 383). No músculo cardíaco, um potencial de ação também inicia o acoplamento EC, contudo, o potencial de ação origina-se espontaneamente nas células marca-passo do coração e se propaga para as células

SOLUCIONANDO O **PROBLEMA**

Os paramédicos foram hábeis ao enviar o eletrocardiograma (ECG) de Walter para o médico da sala de emergência. "Ele definitivamente teve um IM", disse o médico, referindo-se ao infarto do miocárdio. "Eu quero que você comece o t-PA nele." o t-PA (abreviatura para ativador do plasminogênio tecidual) ativa o plasminogênio, substância produzida no corpo que dissolve coágulos sanguíneos. Administrado dentro de poucas horas após o infarto do miocárdio, o t-PA pode ajudar a dissolver os coágulos que estão bloqueando o fluxo para o músculo cardíaco. Essa ajuda limita a extensão do dano isquêmico.

Quando Walter chegou à sala de emergência, um técnico coletou seu sangue para a análise enzimática dos níveis de *creatina-cinase* (CK-MB). Quando as células do músculo cardíaco morrem, elas liberam várias enzimas, como a creatina-cinase, que servem como marcadores de um infarto do miocárdio. Um segundo tubo de sangue foi enviado para a análise dos seus níveis de troponina I. A *troponina I* (TnI) é um bom indicador de dano ao coração seguido a um infarto do miocárdio.

P3: *Uma forma semelhante de creatina-cinase, CK-MB, é encontrada no músculo esquelético. Como são chamadas as formas relacionadas de uma enzima?* (Dica p. 99.)

P4: *O que é troponina e por que seus níveis sanguíneos elevados indicam dano cardíaco?* (Dica: p. 386.)

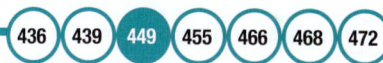

436   439   449   455   466   468   472

contráteis através das junções comunicantes. Outros aspectos do acoplamento EC cardíaco são similares aos processos encontrados na contração dos músculos esquelético e liso.

A **FIGURA 14.9** ilustra o acoplamento EC e o relaxamento do músculo cardíaco. Um potencial de ação que entra em uma célula contrátil se move pelo sarcolema e entra nos túbulos T **1**, onde abre os canais de Ca^{2+} dependentes de voltagem tipo L na membrana das células **2**. O Ca^{2+} entra nas células através desses canais, movendo-se a favor do seu gradiente eletroquímico. A entrada de cálcio abre os *canais liberadores de cálcio do tipo rianodínico (RyR)* no retículo sarcoplasmático **3**. Esse processo do acoplamento EC no músculo cardíaco é também chamado de **liberação de Ca^{2+}-induzida pelo Ca^{2+}** (LCIC). Quando os canais RyR se abrem, o cálcio estocado flui para fora do retículo sarcoplasmático e entra no citosol **4**, criando uma fagulha que pode ser vista utilizando-se métodos bioquímicos especiais (p. 178). A abertura múltipla de diferentes canais RyR se somam para criar o sinal de Ca^{2+} **5**.

A liberação de cálcio do retículo sarcoplasmático fornece, aproximadamente, 90% do Ca^{2+} necessário à contração muscular, sendo que os 10% restantes entram na célula a partir do líquido extracelular. O cálcio difunde-se pelo citosol para os elementos contráteis, onde se liga à troponina e inicia o ciclo de formação de pontes cruzadas e o movimento **6**. A contração ocorre pelo mesmo tipo de movimento de deslizamento de filamentos que ocorre no músculo esquelético (p. 385).

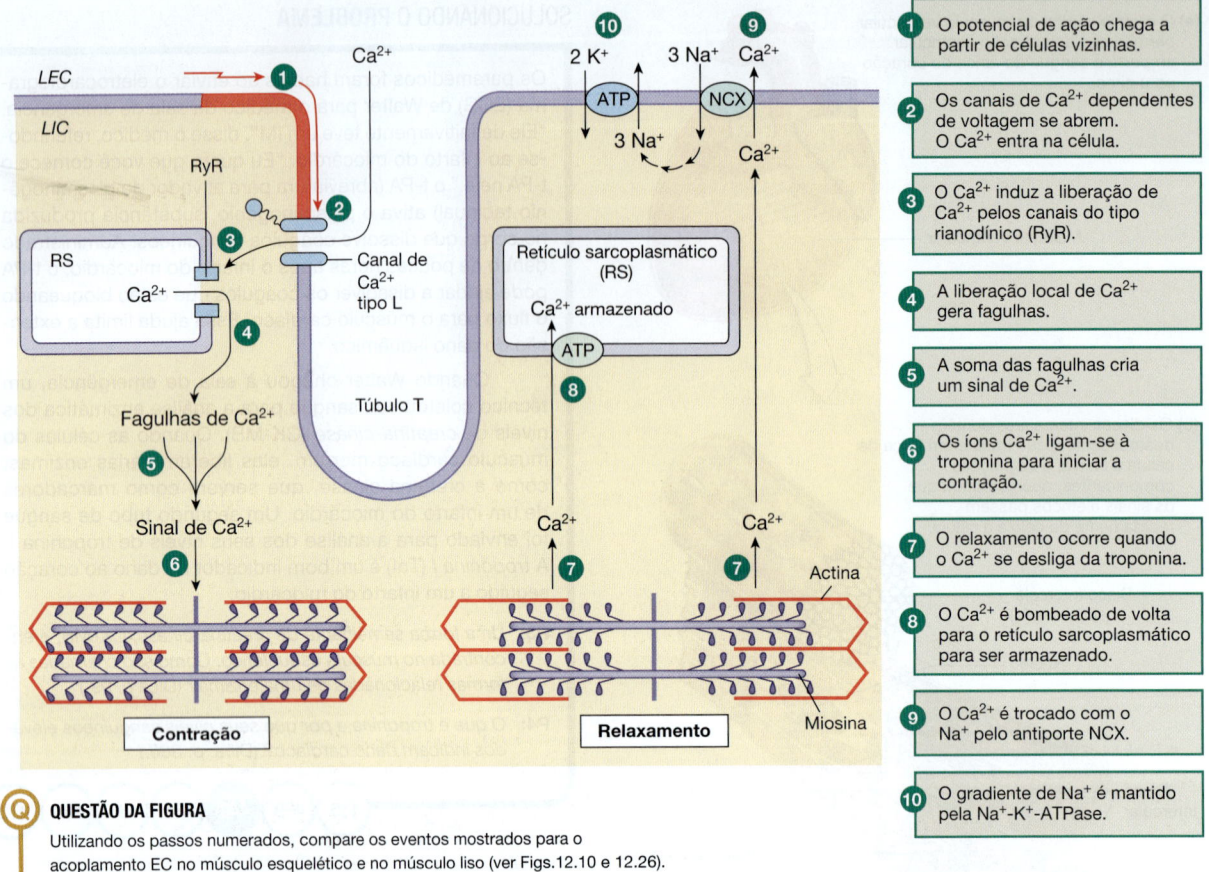

LEC

LIC

RyR

RS

Ca²⁺

Canal de
Ca²⁺
tipo L

Fagulhas de Ca²⁺

Túbulo T

Sinal de Ca²⁺

Contração

2 K⁺   3 Na⁺   Ca²⁺

ATP   NCX

3 Na⁺   Ca²⁺

Retículo sarcoplasmático
(RS)

Ca²⁺ armazenado

ATP

Ca²⁺   Ca²⁺

Actina

Relaxamento

Miosina

1. O potencial de ação chega a partir de células vizinhas.

2. Os canais de Ca²⁺ dependentes de voltagem se abrem. O Ca²⁺ entra na célula.

3. O Ca²⁺ induz a liberação de Ca²⁺ pelos canais do tipo rianodínico (RyR).

4. A liberação local de Ca²⁺ gera fagulhas.

5. A soma das fagulhas cria um sinal de Ca²⁺.

6. Os íons Ca²⁺ ligam-se à troponina para iniciar a contração.

7. O relaxamento ocorre quando o Ca²⁺ se desliga da troponina.

8. O Ca²⁺ é bombeado de volta para o retículo sarcoplasmático para ser armazenado.

9. O Ca²⁺ é trocado com o Na⁺ pelo antiporte NCX.

10. O gradiente de Na⁺ é mantido pela Na⁺-K⁺-ATPase.

Q QUESTÃO DA FIGURA

Utilizando os passos numerados, compare os eventos mostrados para o acoplamento EC no músculo esquelético e no músculo liso (ver Figs.12.10 e 12.26).

FIGURA 14.9   Acoplamento EC no músculo cardíaco. Esta figura mostra os eventos celulares que levam à contração e ao relaxamento nas células cardíacas contráteis.

O relaxamento no músculo cardíaco geralmente é similar ao do músculo esquelético. Com a diminuição das concentrações citoplasmáticas de Ca^{2+}, o Ca^{2+} desliga-se da troponina, liberando a actina da miosina, e os filamentos contráteis deslizam de volta para sua posição relaxada **7**. Como no músculo esquelético, o Ca^{2+} é transportado de volta para o retículo sarcoplasmático com a ajuda da Ca^{2+}-ATPase **8**. Entretanto, no músculo cardíaco, o Ca^{2+} também é removido de dentro da célula pelo *trocador Na⁺-Ca²⁺* (NCX) **9**. Um Ca^{2+} é movido para fora da célula contra o seu gradiente eletroquímico em troca de 3 Na⁺ para dentro da célula a favor do seu gradiente eletroquímico. O sódio que entra na célula durante essa troca é removido pela Na^+-K^+-ATPase **10**.

A contração do músculo cardíaco pode ser graduada

Uma propriedade-chave das células musculares cardíacas é a habilidade de uma única fibra muscular executar *contrações gra-duadas*, nas quais a fibra varia a quantidade de força que gera. (Lembre-se que a contração de uma fibra no músculo esquelético, independentemente do seu comprimento, é tudo ou nada.) A força gerada pelo músculo cardíaco é proporcional ao número de ligações cruzadas que estão ativas. O número de ligações cruzadas é determinado pela quantidade de Ca^{2+} ligado à troponina.

Se a concentração citosólica de Ca^{2+} está baixa, algumas ligações cruzadas não são ativadas e a força de contração é menor. Se Ca^{2+} extracelular for adicionado à célula, mais Ca^{2+} será liberado do retículo sarcoplasmático. Esse Ca^{2+} adicional se liga à troponina, aumentando a habilidade da miosina de formar as ligações cruzadas com a actina, gerando mais força.

Outro fator que afeta a força de contração no músculo cardíaco é o comprimento do sarcômero no início da contração. Em um coração sadio, o estiramento de fibras individuais depende da quantidade de sangue existente no interior das câmaras cardíacas. A relação entre a força e o volume ventricular é uma propriedade importante da função cardíaca e é discutida em detalhes mais adiante neste capítulo.

**REVISANDO
CONCEITOS**

10. Compare os receptores e os canais envolvidos no acoplamento EC cardíaco com os envolvidos no acoplamento EC no músculo esquelético. (*Dica:* p. 383.)

11. Se uma célula contrátil miocárdica é colocada no líquido intersticial e despolarizada, ela se contrai. Se o Ca^{2+} for removido do líquido em torno das células miocárdicas e a célula for despolarizada, ela não se contrai. Se esse experimento for repetido com fibras do músculo esquelético, ele contrai quando despolarizado, se o Ca^{2+} estiver presente ou não no líquido circundante. Qual a conclusão que você pode extrair dos resultados desses experimentos?

12. Um fármaco que bloqueia os canais de Ca^{2+} da membrana da célula miocárdica é colocado na solução em torno dela. O que acontece à força de contração nessa célula?

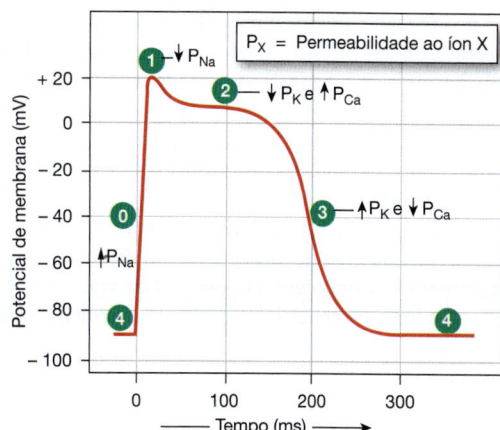

Fase	Canais de membrana
0	Os canais de Na^+ se abrem
1	Os canais de Na^+ se fecham
2	Canais de Ca^{2+} abertos; canais de K^+ rápidos fechados
3	Canais de Ca^{2+} fechados; canais de K^+ lentos abertos
4	Potencial de repouso

*Os números das fases são uma convenção.

 QUESTÃO DA FIGURA

Compare o movimento dos íons durante esse potencial de ação com o potencial de ação dos neurônios (Fig. 8.9).

FIGURA 14.10 **Potencial de ação das células cardíacas contráteis.**

Os potenciais de ação no miocárdio variam

O músculo cardíaco, assim como o músculo esquelético e os neurônios, é um tecido excitável com a capacidade de gerar potenciais de ação. Cada um dos dois tipos de células musculares cardíacas tem um potencial de ação distinto, que varia um pouco no formato, dependendo do local do coração onde ele é medido. Tanto no miocárdio autoexcitável quanto no contrátil, o Ca^{2+} desempenha um papel importante no potencial de ação, em contraste com os potenciais de ação do músculo esquelético e dos neurônios.

Células miocárdicas contráteis Os potenciais de ação das células cardíacas contráteis são similares, de diversas maneiras, aos dos neurônios e dos músculos esqueléticos (p. 240). A fase de despolarização rápida do potencial de ação é resultado da entrada de Na^+, e a fase de repolarização rápida é devida à saída de K^+ da célula (**FIG. 14.10**). A principal diferença entre o potencial de ação das células miocárdicas contráteis daqueles das fibras musculares esqueléticas e dos neurônios é que as células miocárdicas têm um potencial de ação mais longo, devido à entrada de Ca^{2+}. Analisaremos esses potenciais de ação mais longos. Por convenção, as fases do potencial de ação iniciam com zero.

Fase 4: potencial de membrana em repouso. As células miocárdicas contráteis têm um potencial de repouso estável de aproximadamente $-90\ mV$.

Fase 0: despolarização. Quando a onda de despolarização entra na célula contrátil através das junções comunicantes, o potencial de membrana torna-se mais positivo. Os canais de Na^+ dependentes de voltagem se abrem, permitindo que a entrada de Na^+ despolarize rapidamente a célula. O potencial de membrana atinge cerca de $+20\ mV$ antes de os canais de Na^+ se fecharem. Estes são canais de Na^+ com duas comportas, similares aos canais de Na^+ dependentes de voltagem do axônio (p. 245).

Fase 1: repolarização inicial. Quando os canais de Na^+ se fecham, a célula começa a repolarizar à medida que o K^+ deixa a célula pelos canais de K^+ abertos.

Fase 2: o platô. A repolarização inicial é muito breve. O potencial de ação, então, se achata e forma um platô como resultado de dois eventos: uma diminuição na permeabilidade ao K^+ e um aumento na permeabilidade ao Ca^{2+}. Os canais de Ca^{2+} dependentes de voltagem ativados pela despolarização foram abertos lentamente durante as fases 0 e 1. Quando eles finalmente abrem, o Ca^{2+} entra na célula. Ao mesmo tempo, alguns canais "rápidos" de K^+ se fecham. A combinação do influxo de Ca^{2+} com a diminuição do efluxo de K^+ faz o potencial de ação se achatar e formar um platô.

Fase 3: repolarização rápida. O platô termina quando os canais de Ca^{2+} se fecham e a permeabilidade ao K^+ aumenta mais uma vez. Os canais lentos de K^+, responsáveis por essa fase, são similares aos dos neurônios: eles são ativados pela despolarização, mas são abertos lentamente. Quando os canais lentos de K^+ se abrem, o K^+ sai rapidamente e a célula retorna para seu potencial de repouso (fase 4).

O influxo de Ca^{2+} durante a fase 2 prolonga a duração total do potencial de ação do miocárdio. Um potencial de ação típico em um neurônio ou fibra muscular esquelética dura entre 1 e 5 ms. Em uma célula miocárdica contrátil, o potencial de ação dura geralmente 200 ms ou mais.

O potencial de ação miocárdico mais longo ajuda a impedir a contração sustentada, chamada de *tétano*. A prevenção do tétano no coração é importante porque o músculo cardíaco deve relaxar entre as contrações, de modo que os ventrículos possam encher-se com sangue. Para entender como um potencial de ação mais comprido previne o tétano, compararemos a relação entre os potenciais de ação, os períodos refratários (p. 245) e a contração em células dos músculos cardíaco e esquelético (**FIG. 14.11**).

Como você pode lembrar, o *período refratário* é o período após um potencial de ação durante o qual um estímulo normal não pode desencadear um segundo potencial de ação. No músculo cardíaco, o longo potencial de ação (curva vermelha) faz o período refratário (fundo amarelo) e a contração (curva azul) terminarem simultaneamente (Fig. 14.11a). Quando um segundo potencial de ação pode ocorrer, a célula miocárdica está quase completamente relaxada. Consequentemente, não ocorre somação (Fig. 14.11b).

Em contrapartida, o potencial de ação e o período refratário do músculo esquelético terminam justamente com o início da contração (Fig. 14.11c). Por esse motivo, o disparo de um segundo potencial de ação imediatamente após o período refratário causa a somação das contrações (Fig. 14.11d). Se uma série de potenciais de ação ocorrer em rápida sucessão, resultará em uma contração sustentada, conhecida como tétano.

REVISANDO CONCEITOS

13. Quais íons se movendo em qual direção causam as fases de despolarização e repolarização de um potencial de ação neuronal?

14. No nível molecular, o que está acontecendo durante o período refratário em neurônios e fibras musculares?

15. A lidocaína é uma molécula que bloqueia a ação dos canais de Na^+ dependentes de voltagem do coração. O que acontecerá ao potencial de ação das células contráteis miocárdicas se a lidocaína for aplicada à célula?

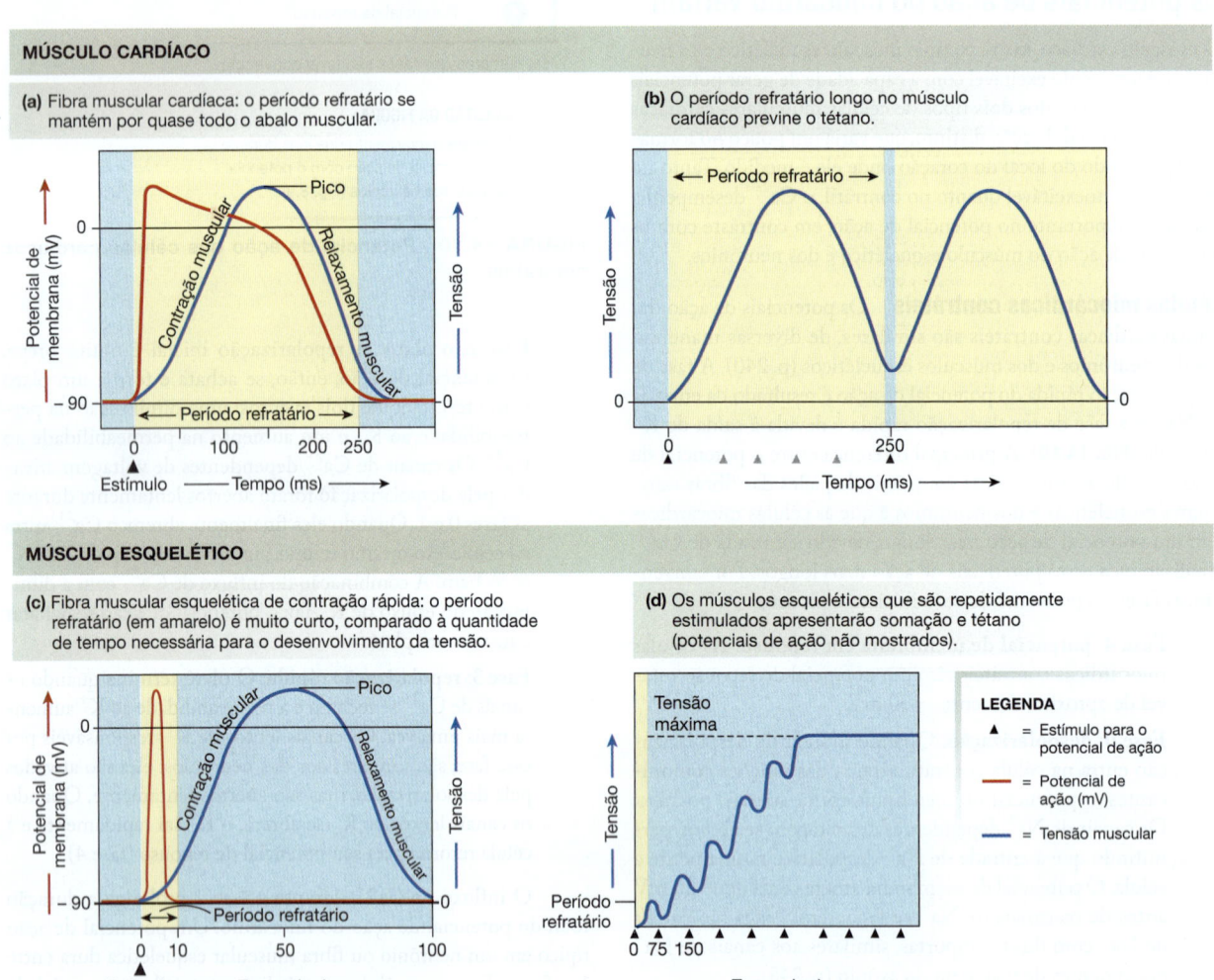

FIGURA 14.11 **Períodos refratários e somação.** A somação no músculo esquelético leva ao tétano, o qual pode ser fatal se ocorrer no coração.

Células miocárdicas autoexcitáveis

O que confere às células miocárdicas autoexcitáveis a capacidade única de gerar potenciais de ação espontaneamente na ausência de um sinal do sistema nervoso? Essa habilidade resulta do seu potencial de membrana instável, o qual inicia em − 60 mV e lentamente ascende em direção ao limiar (**FIG. 14.12a**). Este potencial de membrana instável é chamado de **potencial marca-passo**, em vez de potencial de membrana em repouso, uma vez que ele nunca permanece em um valor constante. Sempre que o potencial marca-passo despolariza até o limiar, as células autoexcitáveis disparam um potencial de ação.

O que causa a instabilidade do potencial de membrana dessas células? O nosso conhecimento atual é de que as células autoexcitáveis contêm canais que são diferentes dos canais de outros tecidos excitáveis. Quando o potencial de membrana da célula é − 60 mV, os **canais I_f**, que são permeáveis tanto ao K^+ quanto ao Na^+, estão abertos (Fig. 14.12c). Os canais If são assim denominados porque eles permitem o fluxo da corrente (I) e devido às suas propriedades não usuais. Os pesquisadores que primeiro descreveram a corrente iônica através desses canais não entenderam, naquele momento, o seu comportamento e a denominaram corrente *funny* (engraçada), e, portanto, utilizaram o subscrito *f*. Os canais I_f pertencem à família dos *canais HCN*, ou *canais dependentes de nucleotídeos cíclicos ativados por hiperpolarização*. Outros membros da família HCN são encontrados em neurônios.

Quando os canais I_f se abrem em potenciais de membrana negativos, o influxo de Na^+ excede o efluxo de K^+. (Isso é similar ao que acontece na junção neuromuscular quando um canal catiônico não específico se abre [p. 371].) O influxo resultante de carga positiva despolariza lentamente a célula autoexcitável (Fig. 14.12b). À medida que o potencial de membrana se torna mais positivo, os canais de I_f fecham-se gradualmente, e alguns canais de Ca^{2+} se abrem. O resultante influxo de Ca^{2+} continua a despolarização, e o potencial de membrana move-se continuamente em direção ao limiar.

Quando o potencial de membrana atinge o limiar, canais adicionais de Ca^{2+} dependentes de voltagem se abrem. O cálcio entra rapidamente na célula, gerando a fase de despolarização rápida do potencial de ação. Observe que esse processo é diferente daqueles em outras células excitáveis, no qual a fase de despolarização é devida à abertura de canais de Na^+ dependentes de voltagem.

Quando os canais de Ca^{2+} se fecham no pico do potencial de ação, os canais lentos de K^+ estão abrindo (Fig. 14.12c). A fase de repolarização do potencial de ação autoexcitável é devida ao resultante efluxo de K^+ (Fig. 14.12b). Essa fase é similar à repolarização em outros tipos de células excitáveis.

A velocidade na qual as células marco-passo despolarizam determina a frequência com que o coração contrai (a frequência cardíaca). O intervalo entre os potenciais de ação pode ser modificado pela alteração da permeabilidade das células autoexcitáveis para diferentes íons, o que, por sua vez, modifica a duração do potencial marca-passo. Esse tópico é discutido em detalhes no final do capítulo.

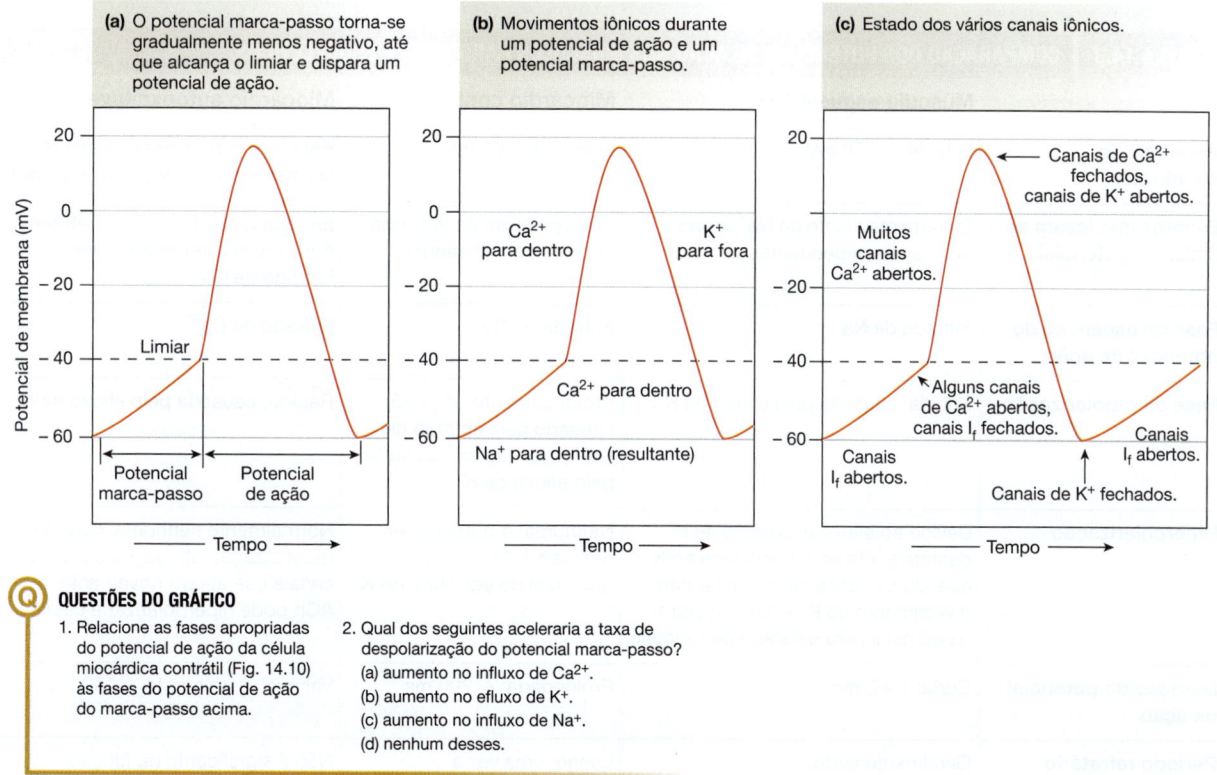

(a) O potencial marca-passo torna-se gradualmente menos negativo, até que alcança o limiar e dispara um potencial de ação.

(b) Movimentos iônicos durante um potencial de ação e um potencial marca-passo.

(c) Estado dos vários canais iônicos.

QUESTÕES DO GRÁFICO

1. Relacione as fases apropriadas do potencial de ação da célula miocárdica contrátil (Fig. 14.10) às fases do potencial de ação do marca-passo acima.

2. Qual dos seguintes aceleraria a taxa de despolarização do potencial marca-passo?
   (a) aumento no influxo de Ca^{2+}.
   (b) aumento no efluxo de K^+.
   (c) aumento no influxo de Na^+.
   (d) nenhum desses.

FIGURA 14.12 **Potenciais de ação nas células autoexcitáveis cardíacas.** As células autoexcitáveis têm potenciais de membrana instáveis, chamados de potenciais marca-passo.

A **TABELA 14.3** compara os potenciais de ação dos dois tipos de músculos cardíacos com os do músculo esquelético. Em seguida, veremos como o potencial de ação das células autoexcitáveis se propaga pelo coração para coordenar a contração.

REVISANDO
CONCEITOS

16. O que o aumento da permeabilidade ao K^+ faz com o potencial de membrana da célula?

17. Um novo medicamento cardíaco, chamado de *ivabradina*, bloqueia seletivamente os canais I_f no coração. Qual efeito ele teria na frequência cardíaca e para qual condição médica ele pode ser utilizado?

18. Você pensa que os canais de Ca^{2+} nas células autoexcitáveis e nas células contráteis são os mesmos? Justifique sua resposta.

19. O que acontece ao potencial de ação de uma célula miocárdica autoexcitável se for aplicada à célula a tetrodotoxina, a qual bloqueia os canais de Na^+ dependentes de voltagem?

20. Em uma experiência, o nervo vago, o qual conduz sinais parassimpáticos para o coração, foi cortado. Os investigadores observaram que a frequência cardíaca aumentou. O que você pode concluir a respeito dos neurônios vagais que inervam o coração?

O CORAÇÃO COMO UMA BOMBA

Agora, vamos das células miocárdicas para o coração como um todo. Como pode uma minúscula célula autoexcitável não contrátil fazer todo o coração bater? E por que aqueles médicos que aparecem em programas de TV dão choques elétricos em seus pacientes com pás elétricas quando seus corações não funcionam? Você está prestes a aprender as respostas para essas perguntas.

Sinais elétricos coordenam a contração

Uma maneira simples de pensar no coração é imaginar um grupo de pessoas paradas ao redor de um carro. Uma pessoa pode empurrar o carro, mas ele provavelmente não irá muito longe, a menos que outras pessoas o empurrem também. Da mesma forma, as células miocárdicas individuais devem despolarizar e contrair de modo coordenado para o coração gerar força suficiente para o sangue circular.

A comunicação elétrica no coração começa com um potencial de ação em uma célula autoexcitável. A despolarização se propaga rapidamente para as células vizinhas através das junções comunicantes nos discos intercalares (**FIG. 14.13**). A onda de despolarização é seguida por uma onda de contração, que passa pelo átrio e depois vai para os ventrículos.

A despolarização inicia no **nó sinoatrial (nó SA)**, as células autoexcitáveis no átrio direito que servem como o principal marca-passo do coração (**FIG. 14.14**). A onda de despolarização, então, propaga-se rapidamente por um sistema especializado de

TABELA 14.3	COMPARAÇÃO DOS POTENCIAIS DE AÇÃO NOS MÚSCULOS CARDÍACOS E ESQUELÉTICOS		
	Músculo esquelético	**Miocárdio contrátil**	**Miocárdio autoexcitável**
Potencial de membrana	Estável a − 70 mV	Estável a − 90 mV	Potencial marca-passo instável; normalmente começa em − 60 mV
Eventos que levam ao limiar do potencial	Entrada resultante de Na^+ através dos canais dependentes de ACh	A despolarização entra via junções comunicantes	Entrada resultante de Na^+ através dos canais I_f; reforçada pela entrada de Ca^{2+}
Fase de ascensão do potencial de ação	Entrada de Na^+	Entrada de Na^+	Entrada de Ca^{2+}
Fase de repolarização	Rápida; causada pelo efluxo de K^+	Prolongamento do platô, causado pela entrada de Ca^{2+}; fase rápida, causada pelo efluxo de K^+	Rápida; causada pelo efluxo de K^+
Hiperpolarização	Devido ao efluxo excessivo de K^+ durante a alta permeabilidade ao K^+; quando os canais de K^+ se fecham, o vazamento de K^+ e Na^+ restaura o potencial para o estado de repouso	Nenhuma; o potencial em repouso é de − 90 mV, o potencial de equilíbrio do K^+	Normalmente nenhuma; quando a repolarização atinge − 60 mV, os canais I_f se abrem novamente; a ACh pode hiperpolarizar a célula
Duração do potencial de ação	Curta: 1 a 2 ms	Prolongada: + 200 ms	Variável; geralmente + 150 ms
Período refratário	Geralmente curto	Longo, uma vez a restauração dos portões dos canais de Na^+ persiste até o fim do potencial de ação	Não é significativo na função normal

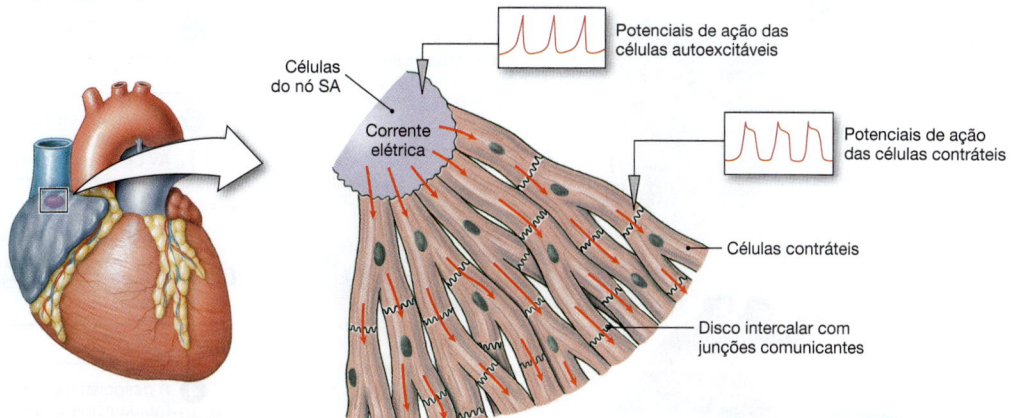

Células do nó SA

Corrente elétrica

Potenciais de ação das células autoexcitáveis

Potenciais de ação das células contráteis

Células contráteis

Disco intercalar com junções comunicantes

FIGURA 14.13 **Condução elétrica das células do miocárdio.** As células autoexcitáveis disparam potenciais de ação espontaneamente. As despolarizações das células autoexcitáveis propagam-se rapidamente para as células contráteis vizinhas através das junções comunicantes.

condução, constituído de fibras autoexcitáveis não contráteis. Uma **via internodal** ramificada conecta o nó SA com o **nó atrioventricular (nó AV)**, um grupo de células autoexcitáveis perto do assoalho do átrio direito.

Do nó AV, a despolarização move-se para os ventrículos. As **fibras de Purkinje**, células de condução especializada dos ventrículos, transmitem os sinais elétricos muito rapidamente para baixo pelo **fascículo atrioventricular**, ou **feixe AV**, também chamado de **feixe de His** ("hiss"), no septo ventricular. Percorrido um curto caminho no septo, o fascículo se divide em **ramos** esquerdo e direito. Esses ramos continuam se deslocando para o ápice do coração, onde se dividem em pequenas fibras de Purkinje, que se espalham lateralmente entre as células contráteis. (As fibras de Purkinje do miocárdio não devem ser confundidas com as chamadas células de Purkinje dos neurônios cerebrais.)

O sinal elétrico para a contração começa quando o nó SA dispara um potencial de ação e a despolarização se propaga para as células vizinhas através das junções comunicantes (Fig. 14.14, ❶). A condução elétrica é rápida através das vias de condução internodais ❷, porém mais lenta através das células contráteis do átrio ❸.

Quando os potenciais de ação se espalham pelos átrios, eles encontram o esqueleto fibroso do coração na junção entre os átrios e os ventrículos. Esta barreira impede que os sinais elétricos sejam transferidos dos átrios para os ventrículos. Consequentemente, o nó AV é o único caminho através do qual os potenciais de ação podem alcançar as fibras contráteis dos ventrículos.

O sinal elétrico passa do nó AV para o fascículo AV e seus ramos até o ápice do coração (Fig. 14.14, ❹). Os ramos subendocárdicos (fibras de Purkinje) transmitem os impulsos muito rapidamente, com velocidades de até 4 ms, de modo que todas as células contráteis do ápice se contraem quase ao mesmo tempo ❺.

Por que é necessário direcionar os sinais elétricos através do nó AV? Por que não permitir que eles se espalhem dos átrios para os ventrículos? A resposta reside no fato de que o sangue é bombeado para fora dos ventrículos através de aberturas localizadas na porção superior dessas câmaras (ver Fig. 14.7a). Se o impulso elétrico vindo dos átrios fosse conduzido diretamente para os ventrículos, estes iniciariam a contração pela parte superior. Logo, o sangue seria impulsionado para baixo e ficaria

represado na parte inferior dos ventrículos (pense em espremer um tubo de creme dental começando pelo lado em que o creme sai). A contração do ápice para a base empurra o sangue para as aberturas das artérias situadas na base do coração.

A ejeção do sangue dos ventrículos é ajudada pelo arranjo em espiral dos músculos nas paredes (Fig. 14.8a). Quando esses músculos contraem, eles aproximam o ápice da base, impulsionando o sangue para fora através das aberturas no topo dos ventrículos.

Uma segunda função do nó AV é atrasar um pouco a transmissão do potencial de ação. Esse atraso permite que os átrios completem suas contrações antes do início da contração ventricular. O **atraso no nó AV** ocorre devido à diminuição na velocidade de condução dos sinais através das células nodais. Os potenciais de ação aqui se movem com somente 1/20 da velocidade dos potenciais de ação na via internodal atrial.

Os marca-passos determinam a frequência cardíaca

As células do nó SA determinam o ritmo dos batimentos cardíacos. Outras células do sistema de condução, como as do nó AV e as fibras de Purkinje, têm potenciais de repouso instáveis e podem também agir como marca-passos sob algumas condições.

SOLUCIONANDO O **PROBLEMA**

Quando uma artéria coronária é bloqueada, o dano ao músculo cardíaco pela falta de oxigênio pode causar a morte das células do miocárdio. A condução elétrica através do miocárdio deve, então, desviar das células mortas ou que estão morrendo. Para tentar minimizar tanto dano, o médico da sala de emergência adiciona um β-bloqueador aos outros tratamentos de Walter.

P5: *Como os sinais elétricos passam de célula a célula no miocárdio?*

P6: *O que acontece com a contração de uma célula miocárdica contrátil se a onda de despolarização desviar dela?*

436 439 449 **455** 466 468 472

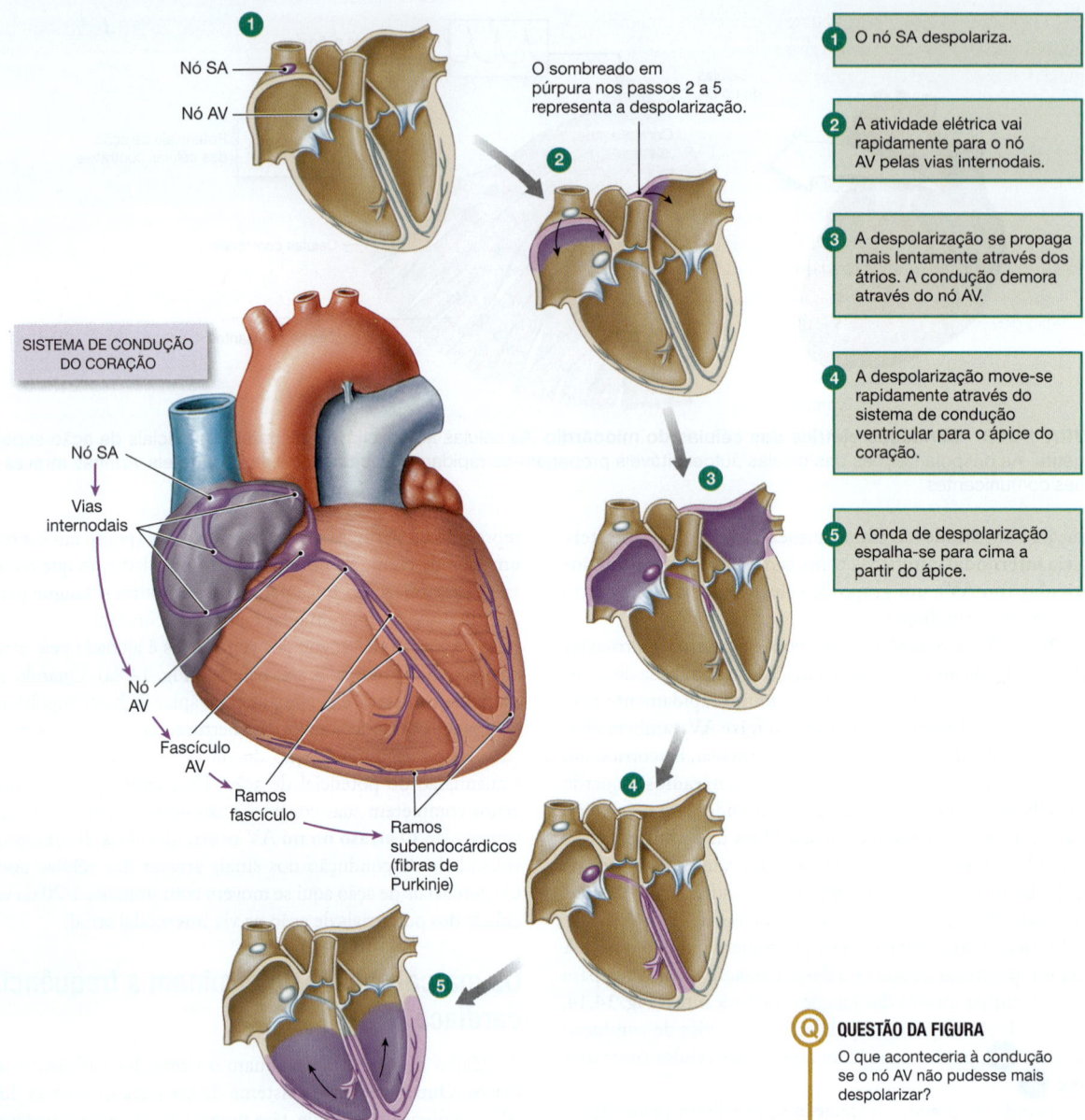

1 O nó SA despolariza.

2 A atividade elétrica vai rapidamente para o nó AV pelas vias internodais.

3 A despolarização se propaga mais lentamente através dos átrios. A condução demora através do nó AV.

4 A despolarização move-se rapidamente através do sistema de condução ventricular para o ápice do coração.

5 A onda de despolarização espalha-se para cima a partir do ápice.

O sombreado em púrpura nos passos 2 a 5 representa a despolarização.

SISTEMA DE CONDUÇÃO DO CORAÇÃO

Nó SA
Vias internodais
Nó AV
Fascículo AV
Ramos fascículo
Ramos subendocárdicos (fibras de Purkinje)

Nó SA
Nó AV

Ⓠ QUESTÃO DA FIGURA
O que aconteceria à condução se o nó AV não pudesse mais despolarizar?

FIGURA 14.14   O sistema de condução do coração. A sinalização elétrica começa no nó SA.

Entretanto, devido ao fato de seus ritmos serem mais lentos do que o do nó SA, elas normalmente não têm a oportunidade de determinar o ritmo dos batimentos cardíacos. As fibras de Purkinje, por exemplo, podem disparar espontaneamente potenciais de ação, mas sua frequência é muito baixa, entre 25 e 40 batimentos por minuto.

Por que o marca-passo mais rápido determina a frequência cardíaca? Considere a seguinte analogia: um grupo de pessoas está brincando de "siga o chefe" enquanto andam. Inicialmente, cada um caminha a uma velocidade diferente – uns mais rápido, outros mais devagar. Quando o jogo começa, todos devem ajustar seu passo de acordo com aquele que está caminhando mais rapidamente. A pessoa mais rápida do grupo é o nó SA, andando a 70 passos por minuto. Todos do grupo (células autoexcitáveis e contráteis) sabem que o nó SA é mais rápido e, então, eles acompanham seu ritmo e

seguem o chefe. No coração, a ordem para seguir o chefe é o sinal elétrico enviado pelo nó SA para as outras células.*

Agora, suponha que o nó SA se sinta cansado e resolva sair do grupo. O papel de chefe ficará com a próxima pessoa mais rápida, o nó AV, que está caminhando em um ritmo de 50 passos por minuto. O grupo passa a caminhar mais devagar para acompanhar o nó AV, mas todos continuam a seguir a pessoa mais rápida.

O que acontece se o grupo se dividir? Imagine que quando eles chegam a um cruzamento, o chefe nó AV vai para a esquerda, mas um grupo de fibras de Purkinje renegadas resolve ir para a direita. Aqueles que seguem o nó AV continuarão a andar a 50 passos

*N. de T. O nó SA determina a frequência cardíaca porque é o marca--passo mais rápido, ou seja, dispara potenciais de ação antes que os outros marca-passos.

por minuto, mas os que seguirem as fibras de Purkinje andarão mais devagar, a fim de se ajustarem ao seu ritmo de 35 passos por minuto. Agora há dois chefes, cada um caminhando em um ritmo diferente.

No coração, o nó SA é o marca-passo mais rápido e normalmente determina a frequência cardíaca. Contudo, se ele estiver danificado e não funcionar, um dos marca-passos mais lentos do coração deverá assumir o ritmo. A frequência cardíaca então se ajustará ao ritmo do novo marca-passo. Ainda existe a possibilidade de que diferentes partes do coração sigam marca-passos diferentes, exatamente como o grupo que se dividiu no cruzamento.

Em uma condição conhecida como *bloqueio cardíaco completo*, a condução dos sinais elétricos dos átrios para os ventrículos através do nó AV está bloqueada. O nó SA dispara na sua frequência de 70 impulsos por minuto, porém, esses sinais jamais chegarão aos ventrículos. Os ventrículos, então, adaptam-se ao seu marca-passo mais rápido. Como as células autoexcitáveis dos ventrículos disparam aproximadamente 35 vezes por minuto, os ventrículos contraem em uma frequência muito menor do que a dos átrios. Se as contrações ventriculares são muito lentas para manter um fluxo sanguíneo adequado, pode ser necessário manter o ritmo cardíaco artificialmente por um marca-passo mecânico implantado cirurgicamente. Estes aparelhos alimentados por bateria estimulam artificialmente o coração em uma frequência predeterminada.

REVISANDO CONCEITOS

21. Indique duas funções do nó AV. Qual é o propósito do atraso do nó AV?

22. Onde está localizado o nó SA?

23. Ocasionalmente, um marca-passo ectópico se desenvolve em partes do sistema de condução do coração. O que acontece com a frequência cardíaca se um marca-passo atrial ectópico despolarizar a uma frequência de 120 vezes por minuto?

FOCO CLÍNICO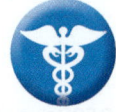

Fibrilação

A condução coordenada dos sinais elétricos através do sistema de condução do coração é essencial para a função cardíaca normal. Em casos extremos, as células do miocárdio perdem toda a coordenação e contraem de maneira desorganizada, uma condição chamada de *fibrilação*. A fibrilação atrial é uma condição comum, frequentemente sem sintomas, que pode ter consequências graves (como o AVE) se não for tratada. A fibrilação ventricular, por outro lado, é uma ameaça imediata à vida, pois sem a contração coordenada das fibras musculares, os ventrículos não conseguem bombear sangue suficiente para suprir adequadamente oxigênio para o encéfalo. Uma forma de corrigir esse problema é administrar um choque elétrico no coração. O choque cria uma despolarização que dispara um potencial de ação em todas as células simultaneamente, coordenando-as novamente. Você provavelmente assistiu a este procedimento em programas de televisão sobre medicina de emergência, quando o médico coloca as pás sobre o peito do paciente e diz para todos ao redor se afastarem ("afasta!"), enquanto as pás (eletrodos) passam uma corrente elétrica através do corpo.

O eletrocardiograma reflete a atividade elétrica do coração

No final do século XIX, os fisiologistas descobriram que poderiam colocar eletrodos na superfície da pele e registrar a atividade elétrica do coração. É possível utilizar eletrodos na superfície para registrar a atividade elétrica interna porque as soluções salinas, como o nosso líquido extracelular à base de NaCl, são bons condutores de eletricidade. Esses registros, chamados de **eletrocardiogramas** (ECGs ou, algumas vezes, EKGs – do grego, *kardia* [coração]) mostram a soma da atividade elétrica gerada pelas células do coração (**FIG. 14.15a**).

O primeiro ECG humano foi registrado em 1887, contudo, o procedimento não foi adaptado para uso clínico até os primeiros anos do século XX. O pai do ECG moderno foi o fisiologista holandês Walter Einthoven. Ele nomeou as partes do ECG como as conhecemos hoje e criou o "triângulo de Einthoven", um triângulo hipotético criado ao redor do coração quando os eletrodos são colocados nos braços e na perna esquerda (Fig. 14.15b). Os lados do triângulo são numerados para corresponder às três *derivações*, ou pares de eletrodos, usados para obter o registro.

Um ECG registra uma derivação de cada vez. Um eletrodo atua como eletrodo positivo da derivação, e um segundo eletrodo atua como o eletrodo negativo da derivação. (O terceiro eletrodo é inativo.) Por exemplo, na derivação I, o eletrodo do braço esquerdo é definido como positivo, e o eletrodo do braço direito é definido como negativo. Quando uma onda elétrica se move através do coração diretamente para o eletrodo positivo, a onda do ECG ascende da linha de base. (Fig. 14.15d). Se o movimento resultante de cargas pelo coração dirigir-se para o eletrodo negativo, o traçado move-se para baixo.

Um ECG não é a mesma coisa que um único potencial de ação. (Fig. 14.15e). Um potencial de ação é um evento elétrico em uma única célula, registrado por um eletrodo intracelular. O ECG é um registro extracelular que representa a soma de múltiplos potenciais de ação ocorrendo em muitas células musculares cardíacas. Além disso, as amplitudes do potencial de ação e do registro do ECG são muito diferentes. O potencial de ação ventricular tem uma variação de voltagem de 110 mV, por exemplo, mas o sinal do ECG tem uma amplitude de somente 1 mV no momento em que ele atinge a superfície do corpo.

Ondas do ECG Existem dois componentes principais em um ECG: as ondas e os segmentos (Fig. 14.15f). As *ondas* fazem parte do traçado que sobe e desce a partir da linha de base. Os *segmentos* são partes da linha de base entre duas ondas. Os *intervalos* são combinações de ondas e segmentos. Diferentes componentes do ECG refletem a despolarização ou a repolarização dos átrios e dos ventrículos.

As três principais ondas podem ser vistas na derivação I de um registro eletrocardiográfico normal (Fig. 14.15f). A primeira onda é a **onda P**, a qual corresponde à despolarização atrial. O próximo trio de ondas, o **complexo QRS**, representa a onda progressiva da despolarização ventricular. Por vezes, a onda Q está ausente em um ECGs normal. A onda final, a **onda T**, representa a repolarização dos ventrículos. A repolarização atrial não é representada por uma onda especial, mas está incorporada no complexo QRS.

FIGURA 14.15 **CONTEÚDO ESSENCIAL**

O eletrocardiograma

(a) O eletrocardiograma (ECG) representa a soma da atividade elétrica de todas as células do coração registradas na superfície corporal.

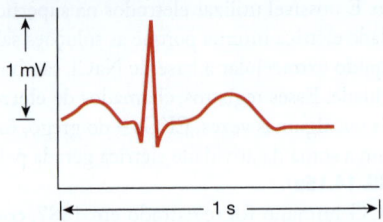

1 mV

1 s

(b) Triângulo de Einthoven. Os eletrodos do ECG são fixados nos braços e na perna, formando um triângulo. Uma derivação consiste em um par de eletrodos, um positivo e um negativo. Um ECG registra uma derivação de cada vez.

A derivação I, por exemplo, tem o eletrodo negativo colocado no braço direito e o eletrodo positivo no braço esquerdo.

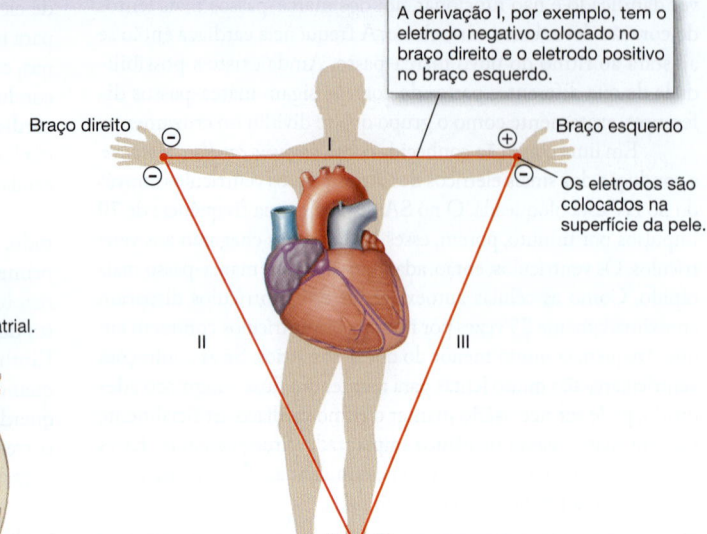

Braço direito

Braço esquerdo

Os eletrodos são colocados na superfície da pele.

I

II

III

Perna esquerda

(c) A atividade elétrica de todas as células do coração em um determinado momento pode ser representada por um vetor elétrico resultante, como mostrado aqui pela despolarização atrial.

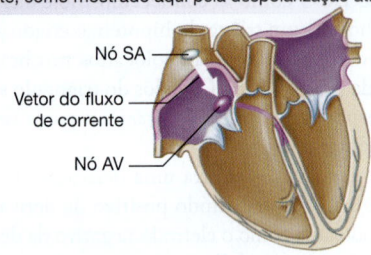

Nó SA

Vetor do fluxo de corrente

Nó AV

(d) A direção da deflexão no traçado do ECG indica a relação entre a direção do vetor do fluxo de corrente elétrica e o eixo da derivação.

Uma deflexão para cima no ECG significa que o fluxo de corrente está indo em direção ao eletrodo positivo.

Derivação 1

mV

O ECG sobe.

Tempo

Uma deflexão para baixo significa que o vetor do fluxo de corrente está indo em direção ao eletrodo negativo.

Derivação 1

mV

O ECG desce.

Tempo

Um vetor que está perpendicular ao eixo do eletrodo não causa deflexão (linha de base).

Derivação 1

mV

O ECG permanece em linha de base.

Tempo

(e) Compare o ECG em (a) com um único potencial de ação do miocárdio contrátil.

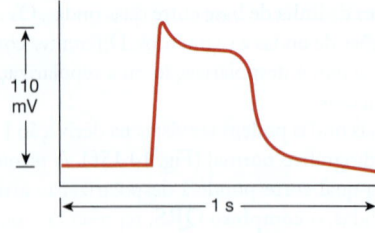

110 mV

1 s

- O potencial de ação dessa célula ventricular é um registro intracelular feito colocando um eletrodo no interior da célula e outro eletrodo no exterior da célula. (Fig. 5.23, p.155)

- Uma deflexão para cima representa uma despolarização e uma deflexão para baixo representa uma repolarização.

- O potencial de ação tem amplitude muito maior porque está sendo registrado perto da fonte do sinal.

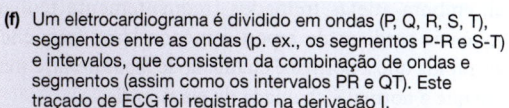

5 mm   **25 mm = 1 s**

(f) Um eletrocardiograma é dividido em ondas (P, Q, R, S, T), segmentos entre as ondas (p. ex., os segmentos P-R e S-T) e intervalos, que consistem da combinação de ondas e segmentos (assim como os intervalos PR e QT). Este traçado de ECG foi registrado na derivação I.

Onda P: despolarização atrial

Segmento P-R: condução através do nó AV e do fascículo AV

Complexo QRS: despolarização ventricular

Onda T: repolarização ventricular

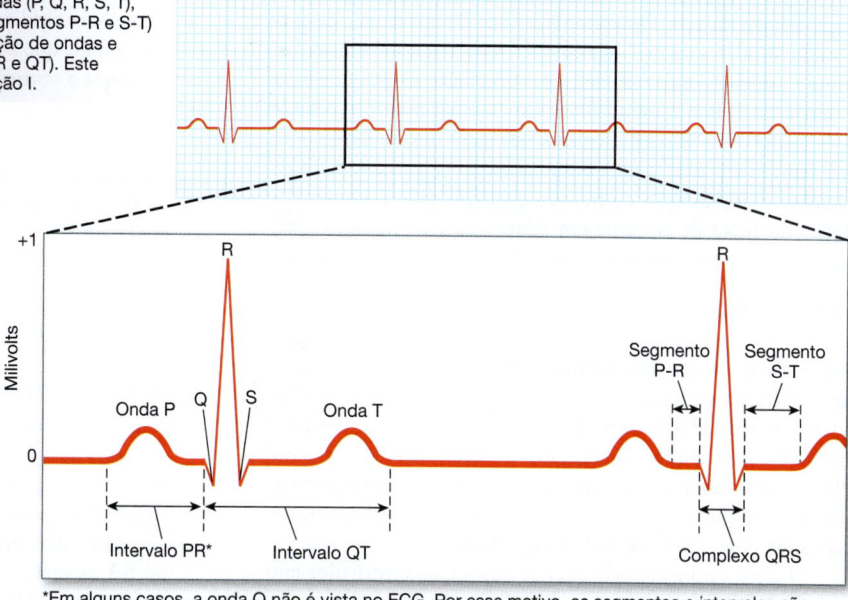

Q **QUESTÃO DA FIGURA**

1. Se a velocidade do registro do ECG é de 25 mm/s, qual é a frequência cardíaca da pessoa? (1 quadradinho = 1 mm)

*Em alguns casos, a onda Q não é vista no ECG. Por esse motivo, os segmentos e intervalos são nomeados usando-se a onda R, porém inicam com a primeira onda do complex QRS.

(g) Análise do ECG.

QUESTÕES PARA FAZER QUANDO SE ANALISA UM TRAÇADO DE ECG:

1. Qual é a frequência? Está dentro da faixa normal de 60 a 100 batimentos por minuto?

2. O ritmo é regular?

3. Todas as ondas normais estão presentes em uma forma reconhecível?

4. Existe um complexo QRS para cada onda P? Se sim, o comprimento do segmento P-R é constante? Se não existe um complexo QRS para cada onda P, mensure a frequência cardíaca usando as ondas P, depois mensure usando as ondas R. As frequências são iguais? Qual onda está de acordo com o pulso palpado no punho?

Q **QUESTÕES DA FIGURA**

2. Três ECGs anormais são mostrados à direita. Estude-os e veja se você pode relacionar as mudanças no ECG com a alteração do padrão de condução elétrica normal no coração.

3. Identifique as ondas em partes do ECG (5). Procure o padrão da ocorrência dessas ondas e descreva o que aconteceu com a condução elétrica no coração.

(h) ECGs normal e anormal. Todos os traçados representam registros de 10 segundos.

10 s

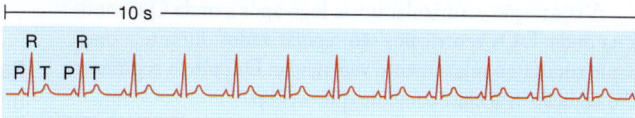

(1) ECG normal

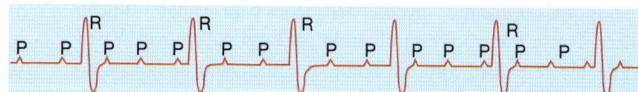

(2) Bloqueio de terceiro grau

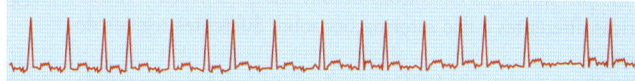

(3) Fibrilação atrial

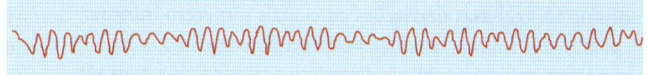

(4) Fibrilação ventricular

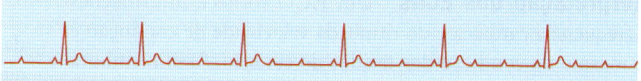

(5) Analise este ECG anormal.

Uma coisa que muitas pessoas acham confusa é que você não pode dizer se um ECG representa a despolarização ou a repolarização simplesmente olhando para a forma das ondas em relação à linha de base. Por exemplo, a onda P representa a despolarização atrial, e a onda T representa a repolarização ventricular, contudo, ambas as ondas são deflexões para baixo na linha de base da derivação I. Isso é muito diferente dos registros intracelulares de neurônios e fibras musculares, nos quais uma deflexão para cima sempre representa uma despolarização (Fig. 5.24, p. 157). Relembre que a direção do traçado do ECG reflete somente a direção do fluxo de corrente em relação ao eixo da derivação. Algumas ondas até mesmo mudam de direção em diferentes eixos.

O ciclo cardíaco   Agora, seguiremos com um ECG através de um único ciclo contração-relaxamento, também conhecido como **ciclo cardíaco** (**FIG. 14.16**). Devido à despolarização iniciar a contração muscular, os *eventos elétricos* (ondas) de um ECG podem ser associados à contração ou ao relaxamento (conhecidos como *eventos mecânicos* no coração). Os eventos mecânicos do ciclo cardíaco ocorrem logo após os sinais elétricos, exatamente como a contração de uma única célula do músculo cardíaco ocorre após seu potencial de ação (ver Fig. 14.11a).

O ciclo cardíaco inicia com os átrios e os ventrículos em repouso. O ECG começa com a despolarização atrial. A contração atrial inicia durante a parte final da onda P e continua durante o segmento P-R. Durante o segmento P-R, o sinal elétrico desacelera quando passa através do nó AV (atraso do nó AV) e do fascículo AV.

A contração ventricular inicia logo após a onda Q e continua na onda T. Os ventrículos são repolarizados durante a onda T, o que resulta no relaxamento ventricular. Durante o segmento T-P o coração está eletricamente quiescente.

Um ponto importante a ser lembrado é que o ECG é uma "visão" elétrica de um objeto tridimensional. Esse é um dos motivos pelos quais utilizamos diversas derivações para avaliar a função cardíaca. Pense que você está olhando para um automóvel. Visto de cima, ele se parece com um retângulo, mas visto de lado e de frente ele tem formas diferentes. Nem tudo o que você vê olhando o carro de frente pode ser observado pela visão lateral, e vice-versa. Do mesmo modo, as derivações de um ECG fornecem "visões" elétricas diferentes e dão informações sobre diferentes regiões do coração.

Atualmente, um ECG com doze derivações é o padrão no uso clínico. Ele é registrado utilizando-se várias combinações com os eletrodos dos três membros, mais outros seis eletrodos colocados no tórax. Essas derivações adicionais fornecem informações detalhadas sobre a condução elétrica no coração. Os ECGs são importantes ferramentas de diagnóstico na medicina, pois são rápidos, indolores e não invasivos (i.e., não se perfura a pele).

Interpretação dos ECGs   Um ECG fornece informações da frequência cardíaca e do ritmo, da velocidade de condução e até mesmo da condição dos tecidos do coração. Assim, embora seja simples obter um ECG, sua interpretação pode ser muito complicada. A interpretação de um ECG inicia com as seguintes questões (Fig. 14.15g).

1. *Qual é a frequência cardíaca?* A frequência cardíaca é normalmente cronometrada do início de uma onda P até o início da próxima onda P, ou do pico de uma onda R até o pico da onda R seguinte. Uma frequência cardíaca de 60 a 100 batimentos por minuto é considerada normal, embora atletas treinados frequentemente tenham frequência cardíaca de repouso menor. Uma frequência mais rápida que a normal é chamada de *taquicardia*, e mais baixa que a normal é chamada de *bradicardia*.

2. *O ritmo dos batimentos cardíacos é regular (i.e., ocorre em intervalos regulares) ou irregular?* Um ritmo irregular, ou *arritmia*, pode ser resultado de um batimento extra benigno ou de condições mais sérias, como a fibrilação atrial, na qual o nó SA perde o controle de marca-passo.

3. *Todas as ondas normais estão presentes em uma forma reconhecível?* Após determinar a frequência cardíaca e o ritmo, o próximo passo ao analisar um ECG é olhar as ondas individuais. Para ajudar na sua análise, você pode precisar escrever as letras sobre as ondas P, R e T.

4. *Existe um complexo QRS para cada onda P? Se sim, o comprimento do segmento P-R é constante?* Em caso negativo, pode haver um problema de condução dos sinais no nó AV. No bloqueio cardíaco (o problema de condução mencionado anteriormente), os potenciais de ação vindos do nó SA às vezes não são transmitidos para os ventrículos através do nó AV. Nessas condições, uma ou mais ondas P podem ocorrer sem iniciar um complexo QRS. Na forma mais severa de bloqueio cardíaco (terceiro grau), os átrios despolarizam regularmente em um determinado ritmo, ao passo que os ventrículos contraem em um ritmo muito mais lento (Fig. 14.15h [2]).

Patologias e ECGs   Dos aspectos mais difíceis de serem interpretados em um ECG está a procura por alterações sutis na forma, na cronometragem ou na duração de várias ondas ou segmentos. Um clínico experiente pode achar sinais indicando alterações na velocidade de condução, no alargamento do coração ou no dano tecidual resultante de um período de *isquemia* (ver Solucionando o problema, p. 439). Um número espantoso de conclusões sobre o funcionamento do coração pode ser obtido pela simples observação das alterações na atividade elétrica cardíaca registradas em um ECG.

As arritmias cardíacas são uma família de disfunções cardíacas que vão desde as benignas até aquelas com consequências potencialmente fatais. As arritmias são problemas elétricos que surgem durante a geração ou condução de potenciais de ação através do coração e, em geral, podem ser observados em um ECG. Algumas arritmias ocorrem quando o ventrículo não recebe o seu sinal normal para contrair (batimento ausente). Outras arritmias, como as *contrações ventriculares prematuras* (*CVPs*), são batimentos extras que ocorrem quando uma célula autoexcitável, que não as do nó SA, dispara um potencial de ação fora da sequência.

Uma condição interessante do coração que pode ser observada em um ECG é a *síndrome do QT longo* (*SQTL*), nome dado para alterações no intervalo QT. A SQTL tem diversas formas. Algumas são *canalopatias* herdadas, nas quais ocorrem mutações nos canais de Na^+ ou K^+ do miocárdio (p. 239). Em outra forma de SQTL, os canais iônicos são normais, mas a proteína *anquirina-B*, que ancora os canais na membrana celular, é anormal.

Formas *iatrogênicas* de SQTL (causadas pelo médico) podem ocorrer como efeito colateral de certos medicamentos.

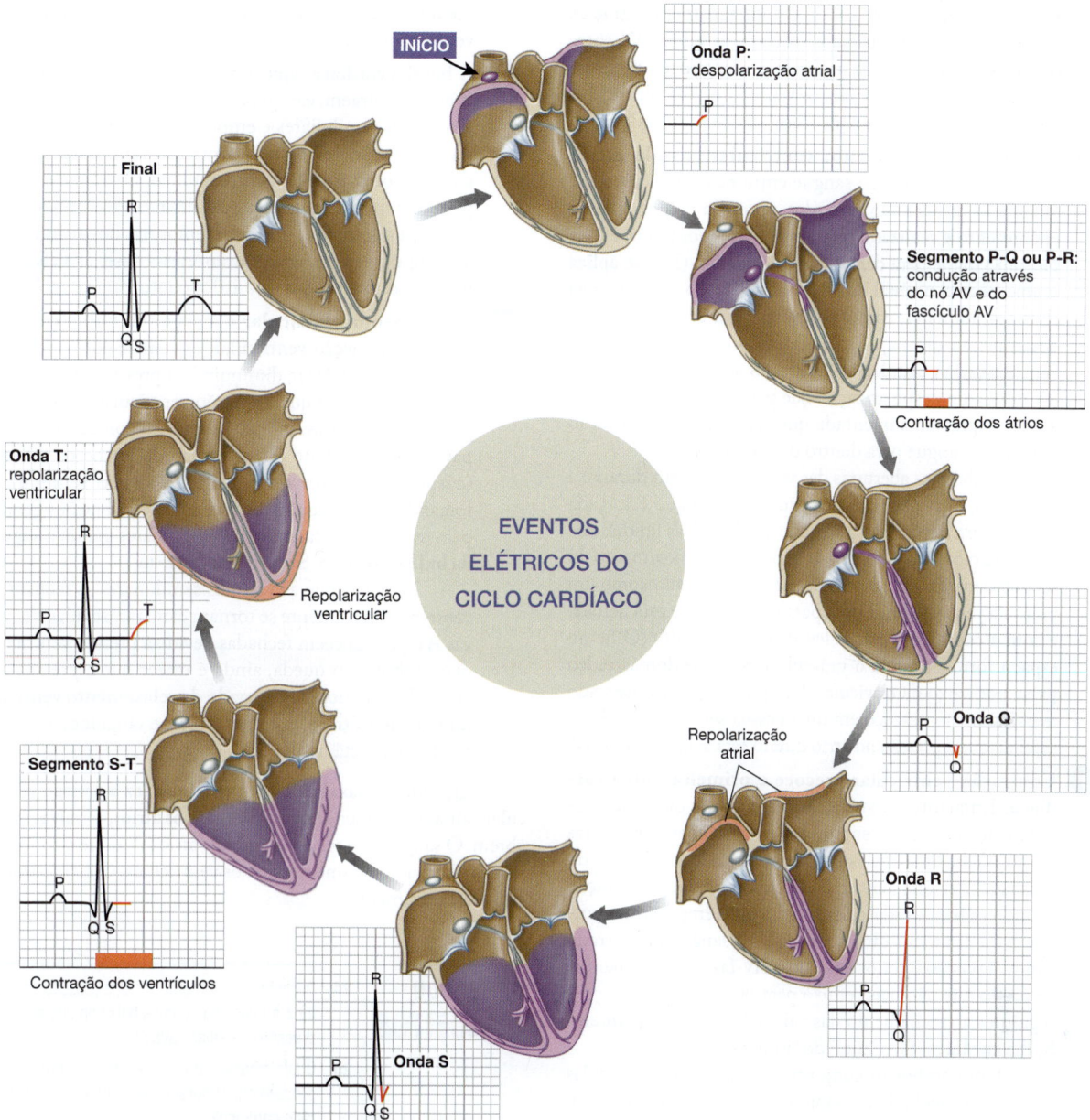

Onda P: despolarização atrial

Segmento P-Q ou P-R: condução através do nó AV e do fascículo AV

Contração dos átrios

Repolarização atrial

Onda Q

Onda R

Onda S

Segmento S-T

Contração dos ventrículos

Onda T: repolarização ventricular

Repolarização ventricular

Final

INÍCIO

EVENTOS ELÉTRICOS DO CICLO CARDÍACO

FIGURA 14.16   Correlação entre um ECG e os eventos elétricos do coração. A figura mostra a correlação entre os eventos elétricos de um ECG e as regiões do coração despolarizadas (em roxo) e repolarizadas (em cor de laranja).

Um incidente bem divulgado ocorreu na década de 1990, quando pacientes foram medicados com um anti-histamínico não sedativo, chamado terfenadina (Seldane), o qual se liga aos canais de K^+ repolarizantes. Após, no mínimo, oito mortes atribuídas a esse medicamento, o FDA (Food and Drug Administration) removeu o Seldane do mercado.

O coração contrai e relaxa durante um ciclo cardíaco

Cada ciclo cardíaco possui duas fases: **diástole**, o tempo durante o qual o músculo cardíaco relaxa, e **sístole**, período durante o qual o músculo contrai. Uma vez que os átrios e os ventrículos não contraem e relaxam simultaneamente, discutiremos os eventos atriais e ventriculares separadamente.

Pensando sobre o fluxo sanguíneo durante o ciclo cardíaco, lembre-se de que o sangue flui de uma área de maior pressão para uma de menor pressão, e que a contração aumenta a pressão, ao passo que o relaxamento a diminui. Nessa discussão, dividimos o ciclo cardíaco em cinco fases, mostradas na **FIGURA 14.17a**:

1 **O coração em repouso: diástole atrial e ventricular**. Começamos o ciclo cardíaco no breve momento durante o qual tanto os átrios como os ventrículos estão relaxados. Os átrios estão se enchendo com o sangue vindo das veias

e os ventrículos acabaram de completar uma contração. À medida que os ventrículos relaxam, as valvas AV entre os átrios e os ventrículos se abrem e o sangue flui por ação da gravidade dos átrios para os ventrículos. Os ventrículos relaxados expandem-se para acomodar o sangue que entra.

2 **Término do enchimento ventricular: sístole atrial**. A maior quantidade de sangue entra nos ventrículos enquanto os átrios estão relaxados, mas pelo menos 20% do enchimento é realizado quando os átrios contraem e empurram sangue para dentro dos ventrículos. (Isso se aplica a uma pessoa normal em repouso. Quando a frequência cardíaca aumenta, como no exercício, a contração atrial desempenha um papel mais importante no enchimento ventricular.) A sístole, ou contração atrial, inicia seguindo a onda de despolarização que percorre rapidamente os átrios. A pressão aumentada que acompanha a contração empurra o sangue para dentro dos ventrículos.

Embora as aberturas das veias se estreitem durante a contração, uma pequena quantidade de sangue é forçada a voltar para as veias, uma vez que não há valvas unidirecionais para bloquear o refluxo do sangue. Esse movimento do sangue de volta para as veias pode ser observado como um pulso na veia jugular de uma pessoa normal que está deitada e com a cabeça e o peito elevados cerca de 30°. (Olhe no espaço formado onde o músculo esternocleidomastóideo passa por baixo da clavícula.) Um pulso jugular observado mais acima no pescoço em uma pessoa sentada ereta é um sinal de que a pressão no átrio direito está acima do normal.

3 **Contração ventricular precoce e primeira bulha cardíaca**. Enquanto os átrios se contraem, a onda de despolarização se move lentamente pelas células condutoras do nó AV e, então, pelas fibras de Purkinje até o ápice do coração. A sístole ventricular inicia no ápice do coração quando as bandas musculares em espiral empurram o sangue para cima em direção à base. O sangue empurrado contra a porção inferior das valvas AV faz elas se fecharem, de modo que não haja refluxo para os átrios. As vibrações seguintes ao fechamento das valvas AV geram a **primeira bulha cardíaca**, S$_1$, o "tum" do "tum-tá".

Com ambos os conjuntos de valvas AV e válvulas semilunares fechadas, o sangue nos ventrículos não tem para onde ir. Entretanto, os ventrículos continuam a se contrair, comprimindo o sangue da mesma forma que você apertaria um balão cheio de água com as mãos. Isso é similar a uma contração isométrica, na qual as fibras musculares geram força sem produzir movimento (p. 398). Retomando a analogia do tubo de creme dental, é como apertá-lo ainda com a tampa: alta pressão é gerada no interior do tubo, mas o creme dental não tem por onde sair. Essa fase é chamada de **contração ventricular isovolumétrica**, a fim de destacar o fato de que o volume sanguíneo no ventrículo não está variando.

Enquanto os ventrículos iniciam sua contração, as fibras musculares atriais estão repolarizando e relaxando. Quando as pressões no átrio atingem valores inferiores às pressões nas veias, o sangue volta a fluir das veias para os átrios. O fechamento das valvas AV isola as câmaras cardíacas superiores das inferiores e, dessa forma, o enchi-

mento atrial é independente dos eventos que ocorrem nos ventrículos.

4 **A bomba cardíaca: ejeção ventricular**. Quando os ventrículos contraem, eles geram pressão suficiente para abrir as válvulas semilunares e empurrar o sangue para as artérias. A pressão gerada pela contração ventricular torna-se a força motriz para o fluxo sanguíneo. O sangue com alta pressão é forçado pelas artérias, deslocando o sangue com baixa pressão que as preenche, empurrando-o ainda mais adiante na vasculatura. Durante essa fase, as valvas AV permanecem fechadas e os átrios continuam se enchendo.

5 **Relaxamento ventricular e a segunda bulha cardíaca**. No final da ejeção ventricular, os ventrículos começam a repolarizar e a relaxar, diminuindo a pressão dentro dessas câmaras. Uma vez que a pressão ventricular cai abaixo da pressão nas artérias, o fluxo sanguíneo começa a retornar para o coração. Este fluxo retrógrado enche os folhetos (cúspides) em forma de taça das válvulas semilunares, forçando-os para a posição fechada,. As vibrações geradas pelo fechamento das válvulas semilunares geram a **segunda bulha cardíaca**, S$_2$, o "tá" do "tum-tá".

Uma vez que as válvulas semilunares se fecham, os ventrículos novamente se tornam câmaras isoladas. As valvas AV permanecem fechadas devido à pressão ventricular que, embora em queda, ainda é maior que a pressão nos átrios. Esse período é chamado de **relaxamento ventricular isovolumétrico**, porque o volume sanguíneo nos ventrículos não está mudando.

Quando o relaxamento do ventrículo faz a pressão ventricular cair até ficar menor que a pressão nos átrios, as valvas AV se abrem. O sangue que se acumulou nos átrios durante a contração ventricular flui rapidamente para os ventrículos. O ciclo cardíaco começou novamente.

REVISANDO CONCEITOS

24. Durante o enchimento atrial, a pressão no átrio é mais alta ou mais baixa do que a pressão nas veias cavas?

25. Qual câmara – átrio ou ventrículo – tem pressão maior durante as seguintes fases do ciclo cardíaco?
(a) ejeção ventricular.
(b) relaxamento ventricular isovolumétrico.
(c) diástole atrial e diástole ventricular.
(d) contração ventricular isovolumétrica.

26. *Sopros* são sons anormais do coração devidos à passagem forçada do sangue por uma valva aberta estreitada ou ao refluxo (regurgitação) de sangue através de uma valva que não se fecha completamente. A *estenose valvar* pode ser uma condição herdada, resultar de um processo inflamatório ou de outras doenças. Em qual(is) etapa(s) do ciclo cardíaco (Fig. 14.17a) você esperaria ouvir um sopro causado pelas seguintes disfunções?
(a) estenose da valva aórtica.
(b) regurgitação da valva mitral.
(c) regurgitação da valva aórtica.

(a) O ciclo cardíaco entre contração (sístole) e relaxamento (diástole).

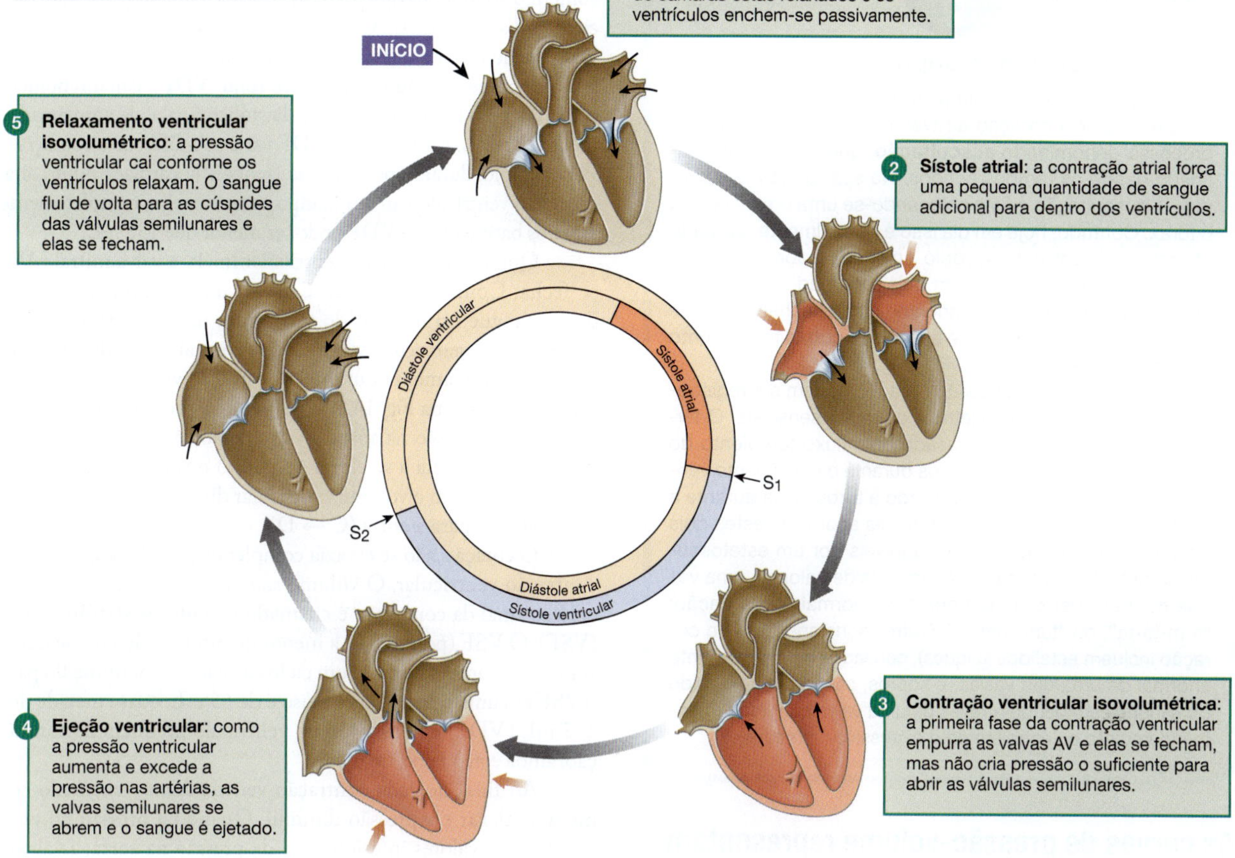

1 **Final da diástole**: ambos os conjuntos de câmaras estão relaxados e os ventrículos enchem-se passivamente.

INÍCIO

5 **Relaxamento ventricular isovolumétrico**: a pressão ventricular cai conforme os ventrículos relaxam. O sangue flui de volta para as cúspides das válvulas semilunares e elas se fecham.

2 **Sístole atrial**: a contração atrial força uma pequena quantidade de sangue adicional para dentro dos ventrículos.

Diástole ventricular

Sístole atrial

S1

S2

Diástole atrial

Sístole ventricular

4 **Ejeção ventricular**: como a pressão ventricular aumenta e excede a pressão nas artérias, as valvas semilunares se abrem e o sangue é ejetado.

3 **Contração ventricular isovolumétrica**: a primeira fase da contração ventricular empurra as valvas AV e elas se fecham, mas não cria pressão o suficiente para abrir as válvulas semilunares.

(b) As mudanças na pressão-volume do ventrículo esquerdo durante o ciclo cardíaco. Essa curva pressão-volume representa um ciclo cardíaco. Movendo-se em torno da curva de A para B, C e D e retornando para A, temos a representação do enchimento do coração com sangue ao longo do tempo; em seguida, ele contrai.

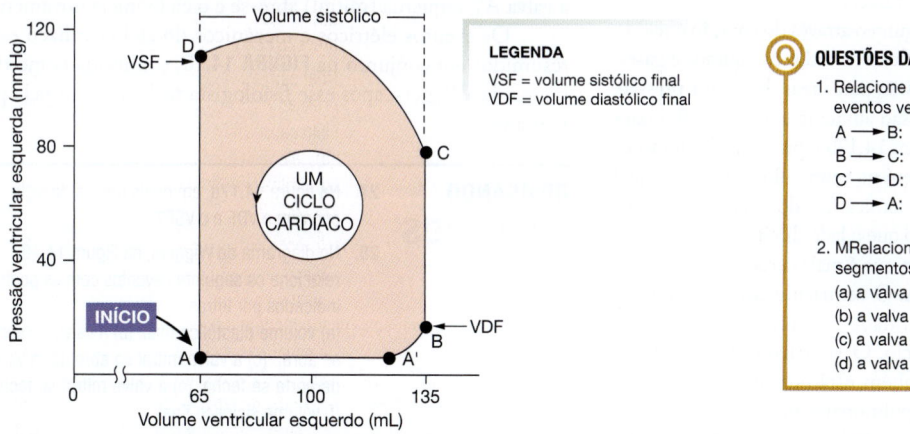

LEGENDA

VSF = volume sistólico final
VDF = volume diastólico final

QUESTÕES DA FIGURA

1. Relacione os segmentos a seguir aos eventos ventriculares correspondentes:

   A → B: (a) Ejeção de sangue na aorta.
   B → C: (b) Contração isovolumétrica.
   C → D: (c) Relaxamento isovolumétrico.
   D → A: (d) Enchimento passivo e contração atrial.

2. MRelacione os eventos a seguir com os segmentos de A a D:

   (a) a valva da aorta se abre.
   (b) a valva mitral se abre.
   (c) a valva da aorta se fecha.
   (d) a valva mitral se fecha.

FIGURA 14.17 **Eventos mecânicos do ciclo cardíaco.**

FOCO CLÍNICO

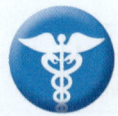

Galopes, estalidos e sopros

A avaliação direta mais simples da função cardíaca consiste em ouvir o coração através da parede torácica, um processo denominado **auscultação**, que vem sendo praticado desde os tempos antigos. Na sua forma mais simples, a auscultação é feita colocando-se uma orelha contra o tórax. Contudo, hoje em dia isso é normalmente realizado utilizando-se um estetoscópio colocado sobre o tórax e nas costas. Em geral, existem dois sons audíveis no coração. O primeiro ("tum") é associado com o fechamento das valvas AV. O segundo ("tá") é associado com o fechamento das válvulas semilunares.

Dois sons adicionais do coração podem ser registrados com estetoscópios eletrônicos muito sensíveis. O terceiro som do coração é causado pelo fluxo turbulento do sangue entrando nos ventrículos durante o enchimento ventricular, e o quarto som é associado à turbulência durante a contração atrial. Em certas condições anormais, estes dois últimos sons podem tornar-se audíveis por um estetoscópio comum. Esses sons são chamados de galopes, uma vez que ocorrem perto de um dos sons normais do coração: "tum-tá-tá", ou "tum-tum-tá". Outros sons anormais do coração incluem estalidos (cliques), causados pelo movimento anormal de uma das valvas, e sopros, causados pelo ruído do sangue escapando através de uma valva com fechamento incompleto ou estreitamento excessivo (*estenose*).

As curvas de pressão-volume representam o ciclo cardíaco

Uma outra maneira de descrever o ciclo cardíaco é com um gráfico pressão-volume, mostrado na Figura 14.17b. Esta figura representa as mudanças no volume (eixo x) e na pressão (eixo y) que ocorrem durante um ciclo cardíaco.

Lembre-se que o fluxo sanguíneo através do coração é regido pelo mesmo princípio que rege o fluxo de todos os líquidos e gases: o fluxo vai de áreas de maior pressão para áreas de menor pressão. Quando o coração contrai, a pressão aumenta e o sangue flui para as áreas de menor pressão. A Figura 14.17b representa as alterações na pressão e no volume que ocorrem no ventrículo esquerdo, o qual envia o sangue para a circulação sistêmica. O lado esquerdo do coração gera pressões mais elevadas do que o lado direito, o qual envia o sangue para a circulação pulmonar, que é mais curta.

O ciclo inicia no ponto A. O ventrículo completou a sua contração e contém uma quantidade mínima de sangue, que ele manterá durante todo o ciclo. O ventrículo está relaxado e a pressão no seu interior também está em seu menor valor. O sangue está fluindo das veias pulmonares para o átrio.

Quando a pressão no átrio ultrapassa a pressão do ventrículo, a valva mitral (AV esquerda), localizada entre o átrio e o ventrículo, abre-se, (Fig. 14.17b, ponto A). Agora, o sangue flui do átrio para o ventrículo, aumentando seu volume (do ponto A para o ponto A'). À medida que o sangue entra, o ventrículo que está relaxando se expande para acomodar o sangue que está entrando. Consequentemente, o volume do ventrículo aumenta, porém a pressão do ventrículo aumenta muito pouco.

A última etapa do enchimento ventricular é concluída pela contração atrial (do ponto A' para o ponto B). O ventrículo agora contém o volume máximo de sangue que ele manterá durante este ciclo cardíaco (ponto B). Como o enchimento máximo do ventrículo ocorre no final do relaxamento ventricular (diástole), este volume recebe o nome de **volume diastólico final** (**VDF**). Em um homem com 70 kg em repouso, o volume diastólico final é de aproximadamente 135 mL. Entretanto, o VDF varia sob diferentes condições. Por exemplo, durante períodos de frequência cardíaca muito alta, quando o ventrículo não tem tempo para se encher completamente entre os batimentos, o VDF pode ser menor que 135 mL.

Quando a contração ventricular inicia, a valva mitral (AV) se fecha. Com as valvas AV e as válvulas semilunares fechadas, o sangue no interior do ventrículo não tem para onde ir. Entretanto, o ventrículo continua a se contrair, fazendo a pressão aumentar rapidamente durante a contração ventricular isovolumétrica (B → C na Fig. 14.17b). Quando a pressão no ventrículo ultrapassa a pressão na aorta, a valva da aorta se abre (ponto C). A pressão continua a se elevar enquanto o ventrículo se contrai ainda mais, porém o volume ventricular diminui conforme o sangue é ejetado para a aorta (C → D).

O coração não se esvazia completamente de sangue a cada contração ventricular. O volume sanguíneo deixado no ventrículo ao final da contração é chamado de **volume sistólico final** (**VSF**). O VSF (ponto D) é a menor quantidade de sangue que o ventrículo contém durante um ciclo cardíaco. O valor médio para o VSF em uma pessoa em repouso é de 65 mL, quase metade dos 135 mL (VDF) que estavam no ventrículo no início da contração, ainda estão lá no final dela.

Ao final de cada contração ventricular, o ventrículo começa a relaxar e a pressão diminui. Quando a pressão no ventrículo cai a valores inferiores aos da pressão na aorta, a válvula semilunar se fecha, e o ventrículo mais uma vez se torna uma câmara isolada. O restante do relaxamento ocorre sem alteração no volume sanguíneo e, portanto, essa fase é chamada de *relaxamento isovolumétrico* (Fig. 14.17b, D → A). Quando finalmente a pressão ventricular cai a níveis inferiores aos da pressão atrial, a valva AV esquerda (mitral) abre-se e o ciclo inicia novamente.

Os eventos elétricos e mecânicos do ciclo cardíaco estão resumidos em conjunto na **FIGURA 14.18**, conhecida como diagrama de Wiggers, após esse fisiologista tê-la descrito pela primeira vez.

REVISANDO CONCEITOS

27. Na figura 14.17a, em quais pontos do ciclo ocorrem o VDF e o VSF?

28. No diagrama de Wiggers, na Figura 14.18, relacione os seguintes eventos com os pontos indicados por letras:
    (a) volume diastólico final, (b) a valva da aorta se abre, (c) a valva mitral se abre, (d) a valva da aorta se fecha, (e) a valva mitral se fecha, (f) volume sistólico final.

29. Por que a pressão atrial aumenta exatamente à direita do ponto C na Figura 14.18?
    Por que essa pressão diminui durante o início da sístole ventricular e depois aumenta?
    Por que ela diminui à direita do ponto D?

30. Por que a pressão ventricular aumenta subitamente no ponto C na Figura 14.18?

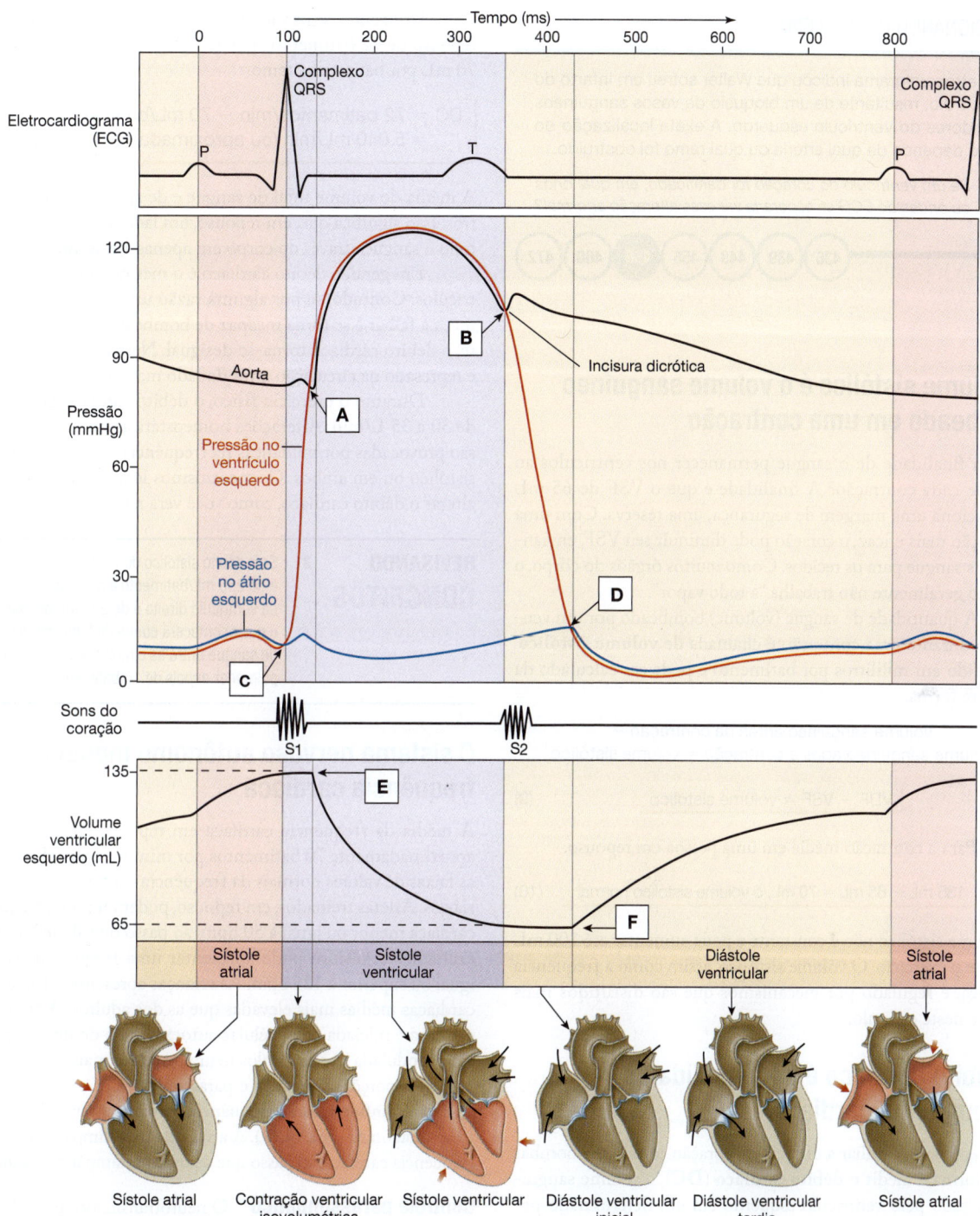

FIGURA 14.18 O diagrama de Wiggers. Este diagrama relaciona as pressões do coração à esquerda e da aorta com o volume sanguíneo do coração à esquerdae o ECG em um ciclo cardíaco. As letras dentro das caixas referem-se aos itens 28 a 30 de "Revisando conceitos".

SOLUCIONANDO O **PROBLEMA**

O eletrocardigrama indicou que Walter sofreu um infarto do miocárdio, resultante de um bloqueio de vasos sanguíneos nutridores do ventrículo esquerdo. A exata localização do dano depende de qual artéria ou qual ramo foi obstruído.

P7: *Se um ventrículo do coração for danificado, em qual onda ou ondas do ECG se esperaria ver essa alteração anormal?*

436   439   449   455   **466**   468   472

O volume sistólico é o volume sanguíneo bombeado em uma contração

Qual a finalidade de o sangue permanecer nos ventrículos ao final de cada contração? A finalidade é que o VSF de 65 mL proporciona uma margem de segurança, uma reserva. Com uma contração mais eficaz, o coração pode diminuir seu VSF, enviando mais sangue para os tecidos. Como muitos órgãos do corpo, o coração geralmente não trabalha "a todo vapor".

A quantidade de sangue (volume) bombeado por um ventrículo durante uma contração é chamada de **volume sistólico**. É medido em mililitros por batimento e pode ser calculado da seguinte forma:

Volume sanguíneo antes da contração −
volume sanguíneo após a contração = volume sistólico

$$VDF − VSF = volume\ sistólico \qquad (9)$$

Para a contração média em uma pessoa em repouso:

$$135\ mL − 65\ mL = 70\ mL, o\ volume\ sistólico\ normal \qquad (10)$$

O volume sistólico não é constante e pode aumentar até 100 mL durante o exercício. O volume sistólico, assim como a frequência cardíaca, é regulado por mecanismos que são discutidos mais adiante neste capítulo.

O débito cardíaco é uma medida do desempenho cardíaco

Como podemos avaliar a eficácia do coração como uma bomba? Uma forma é medir o **débito cardíaco** (**DC**), o volume sanguíneo ejetado pelo ventrículo esquerdo em um determinado período de tempo. Uma vez que todo o sangue que deixa o coração flui através dos tecidos, o débito cardíaco é um indicador do fluxo sanguíneo total do corpo. Entretanto, o débito cardíaco não nos informa como o sangue é distribuído aos vários tecidos. Esse aspecto do fluxo sanguíneo é regulado nos tecidos.

O débito cardíaco (DC) pode ser calculado multiplicando-se a frequência cardíaca (batimentos por minuto) pelo volume sistólico (mL por batimento, ou por contração):

$$Débito\ cardíaco\ (DC) = frequência\ cardíaca − volume\ sistólico$$

$$(11)$$

Utilizando-se os valores médios da frequência cardíaca em repouso de 72 batimentos por minuto e do volume sistólico de 70 mL por batimento, temos:

$$DC = 72\ batimentos/min − 70\ mL/batimento$$
$$= 5.040\ mL/min\ (ou\ aproximadamente\ 5\ L/min) \qquad (12)$$

A média do volume total de sangue é de aproximadamente 5 litros. Isso significa que, em repouso, um lado do coração bombeia todo o sangue através do corpo em apenas 1 minuto.

Em geral, o débito cardíaco é o mesmo em ambos os ventrículos. Contudo, se por alguma razão um lado do coração começa a falhar e se torna incapaz de bombear de maneira eficiente, o débito cardíaco torna-se desigual. Nessa situação, o sangue é represado na circulação atrás do lado mais fraco do coração.

Durante o exercício físico, o débito cardíaco pode chegar de 30 a 35 L/min. Alterações homeostáticas no débito cardíaco são provocadas por mudanças na frequência cardíaca, no volume sistólico ou em ambos. Os mecanismos locais e reflexos podem alterar o débito cardíaco, como você verá nas seções seguintes.

REVISANDO CONCEITOS

31. Se o débito sistólico do ventrículo esquerdo é de 250 mL/batimento e o débito sistólico do ventrículo direito é de 251 mL/batimento, o que acontecerá com a distribuição relativa de sangue entre as circulações sistêmica e pulmonar depois de 10 batimentos?

O sistema nervoso autônomo modula a frequência cardíaca

A média da frequência cardíaca em repouso em adultos é de aproximadamente 70 batimentos por minuto (bpm). Entretanto, as faixas de valores normais da frequência cardíaca são muito variáveis. Atletas treinados, em repouso, podem ter uma frequência cardíaca menor ou igual a 50 bpm, ao passo que alguém que está excitado ou ansioso pode apresentar uma frequência cardíaca igual ou superior a 125 bpm. As crianças apresentam frequências cardíacas médias mais elevadas que as dos adultos. A frequência cardíaca é iniciada pelas células autoexcitáveis do nó SA, porém, ela é modulada por estímulos neurais e hormonais.

As porções simpática e parassimpática do sistema nervoso autônomo influenciam a frequência cardíaca através de um controle antagônico (**FIG. 14.19**). A atividade parassimpática diminui a frequência cardíaca, ao passo que a atividade simpática a aumenta.

Controle parassimpático   O neurotransmissor parassimpático acetilcolina (ACh) diminui a frequência cardíaca. A acetilcolina ativa os receptores colinérgicos muscarínicos que influenciam os canais de K^+ e Ca^{2+} nas células marca-passo (Fig. 14.19c). A permeabilidade ao K^+ aumenta, hiperpolarizando a célula, de modo que o potencial marca-passo inicia em um valor mais negativo (Fig. 14.19d). Ao mesmo tempo, a permeabilidade ao Ca^{2+} diminui nas células marca-passo. A diminuição da permeabilidade ao Ca^{2+} retarda a taxa em que o potencial marca-passo despolariza. A combinação dos dois efeitos faz a célula levar mais tempo para alcançar o limiar, atrasando o início do potencial de ação no marca-passo e diminuindo a frequência cardíaca.

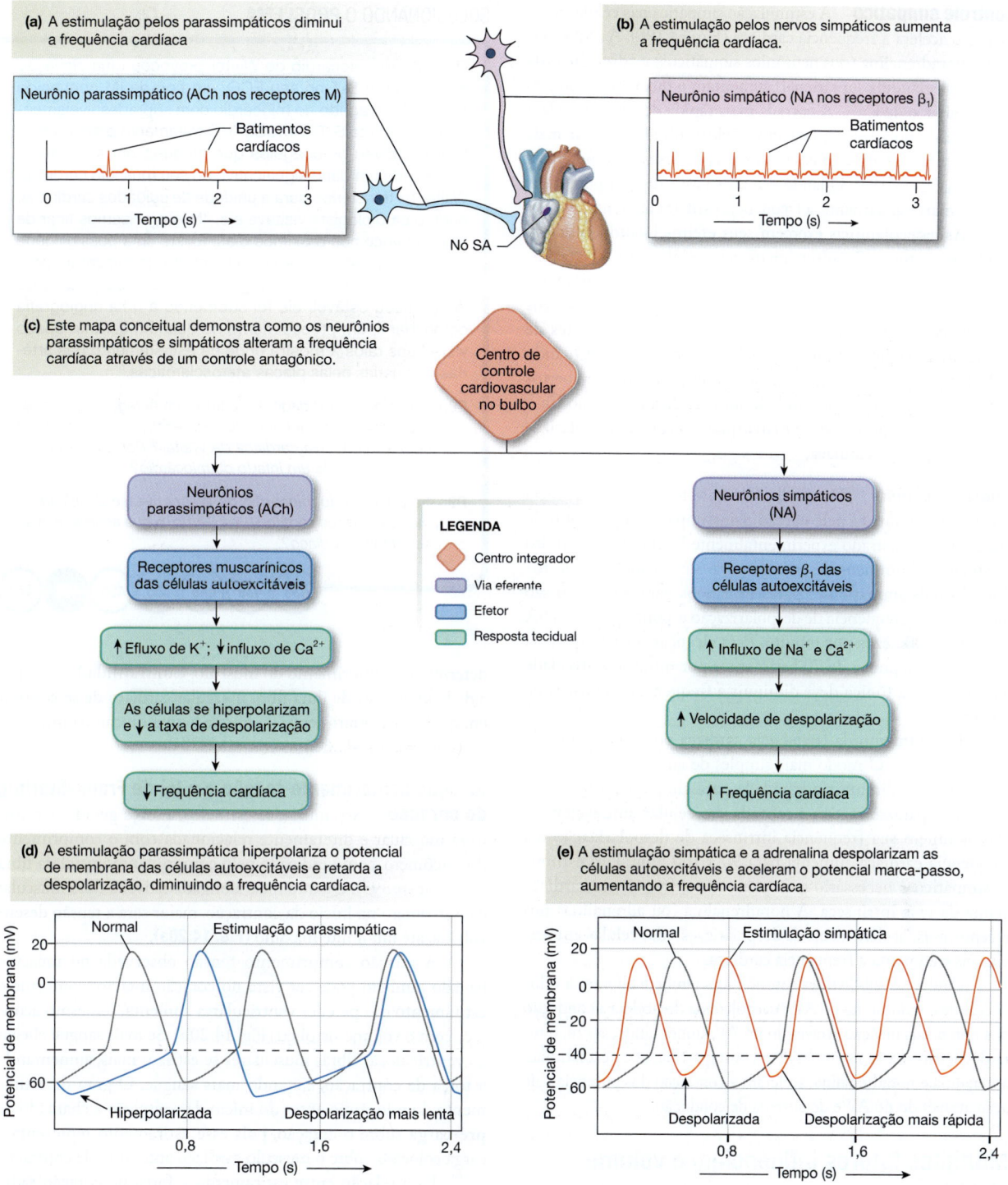

(a) A estimulação pelos parassimpáticos diminui a frequência cardíaca

Neurônio parassimpático (ACh nos receptores M)

Batimentos cardíacos

0   1   2   3

Tempo (s)

(b) A estimulação pelos nervos simpáticos aumenta a frequência cardíaca.

Neurônio simpático (NA nos receptores β_1)

Batimentos cardíacos

0   1   2   3

Tempo (s)

Nó SA

(c) Este mapa conceitual demonstra como os neurônios parassimpáticos e simpáticos alteram a frequência cardíaca através de um controle antagônico.

Centro de controle cardiovascular no bulbo

Neurônios parassimpáticos (ACh)

Receptores muscarínicos das células autoexcitáveis

↑Efluxo de K$^+$; ↓influxo de Ca^{2+}

As células se hiperpolarizam e ↓ a taxa de despolarização

↓Frequência cardíaca

LEGENDA

◇ Centro integrador

▭ Via eferente

▭ Efetor

▭ Resposta tecidual

Neurônios simpáticos (NA)

Receptores β_1 das células autoexcitáveis

↑ Influxo de Na$^+$ e Ca^{2+}

↑ Velocidade de despolarização

↑ Frequência cardíaca

(d) A estimulação parassimpática hiperpolariza o potencial de membrana das células autoexcitáveis e retarda a despolarização, diminuindo a frequência cardíaca.

Potencial de membrana (mV)

Normal   Estimulação parassimpática

20

0

−60

Hiperpolarizada   Despolarização mais lenta

0,8   1,6   2,4

Tempo (s)

(e) A estimulação simpática e a adrenalina despolarizam as células autoexcitáveis e aceleram o potencial marca-passo, aumentando a frequência cardíaca.

Potencial de membrana (mV)

Normal   Estimulação simpática

20

0

−20

−40

−60

Despolarizada   Despolarização mais rápida

0,8   1,6   2,4

Tempo (s)

FIGURA 14.19 **Controle autonômico da frequência cardíaca.**

Controle simpático A estimulação simpática nas células marca-passo acelera a frequência cardíaca (Fig. 14.19b). As catecolaminas noradrenalina (dos neurônios simpáticos) e adrenalina (da medula da glândula suprarrenal) aumentam o fluxo iônico através dos canais I_f e de Ca^{2+}. A entrada mais rápida de cátions acelera a taxa de despolarização, fazendo a célula atingir o limiar mais rapidamente e, assim, aumentando a taxa de disparo do potencial de ação (Fig. 14.19e). Quando o marca-passo dispara potenciais de ação mais rapidamente, a frequência cardíaca aumenta.

As catecolaminas exercem seus efeitos ligando-se e ativando receptores β_1-adrenérgicos nas células autoexcitáveis. Os receptores β_1 utilizam o sistema de segundo mensageiro AMPc para alterar as propriedades de transporte dos canais iônicos. No caso dos canais I_f, que são canais dependentes de nucleotídeos cíclicos, o próprio AMPc é o mensageiro. Quando o AMPc se liga para abrir os canais I_f, eles permanecem abertos por mais tempo. A permeabilidade aumentada ao Na^+ e ao Ca^{2+} durante as fases do potencial marca-passo acelera a despolarização e a frequência cardíaca.

Controle tônico Em geral, o controle tônico da frequência cardíaca é dominado pela porção parassimpática. Esse controle pode ser demonstrado experimentalmente bloqueando-se todos os sinais autonômicos de entrada para o coração. Quando todos os sinais simpáticos e parassimpáticos para o coração são bloqueados, a frequência de despolarização espontânea do nó SA é de 90 a 100 vezes por minuto. Para alcançar uma frequência cardíaca em repouso de 70 batimentos por minuto, a atividade parassimpática tônica deve diminuir a frequência intrínseca de 90 bpm.

Um aumento da frequência cardíaca pode ser alcançado de duas formas. O modo mais simples de aumentar a frequência cardíaca é diminuir a atividade parassimpática. Quando a influência parassimpática é retirada das células autoexcitáveis, elas assumem sua frequência intrínseca de despolarização e a frequência cardíaca aumenta para 90 a 100 bpm. Um estímulo simpático é necessário para aumentar a frequência cardíaca acima da taxa intrínseca. A noradrenalina (ou adrenalina) nos receptores β_1 acelera a taxa de despolarização das células autoexcitáveis e aumenta a frequência cardíaca.

Ambas as subdivisões autonômicas também alteram a velocidade de condução no nó AV. A acetilcolina desacelera a condução dos potenciais de ação através do nó AV, aumentando, assim, o retardo elétrico nessa estrutura. Em contrapartida, as catecolaminas, adrenalina e noradrenalina, aceleram a condução dos potenciais de ação através do nó AV e do sistema de condução.

Múltiplos fatores influenciam o volume sistólico

O débito sistólico, o volume sanguíneo bombeado por cada ventrículo em cada contração, está diretamente relacionado à força gerada pelo músculo cardíaco durante uma contração. Em geral, quando a força de contração aumenta, o volume sistólico aumenta. No coração isolado, a força de contração ventricular é afetada por dois parâmetros: o comprimento da fibra muscular no início da contração e a contratilidade do coração. O volume sanguíneo no ventrículo no início da contração (o volume diastólico final)

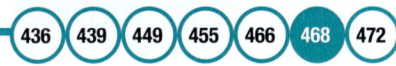
determina o comprimento do músculo. **Contratilidade** é a capacidade intrínseca de uma fibra muscular cardíaca de se contrair em qualquer comprimento da fibra e é uma função da interação do Ca^{2+} com os filamentos contráteis.

Relação comprimento-tensão e a lei de Frank-Starling do coração

Nos músculos estriados, a força gerada por uma fibra muscular é diretamente relacionada com o comprimento do sarcômero, como indicado pelo comprimento inicial da fibra muscular (p. 395). Quanto mais alongada estiver a fibra muscular e o sarcômero no início da contração, maior será a tensão desenvolvida, até um limite máximo (**FIG. 14.20a**).

A relação comprimento-tensão observada no músculo isolado também pode ser vista no coração intacto: conforme o estiramento das paredes ventriculares aumenta, o mesmo acontece com o volume sistólico (Fig. 14.20b). Se mais sangue chegar ao ventrículo, as fibras musculares se estiram mais, aumentando a força de contração, ejetando mais sangue. O grau de estiramento do miocárdio antes do início da contração é chamado de **pré-carga** sobre o coração, pois esse estiramento representa a carga colocada sobre o músculo cardíaco antes que ele contraia.

Essa relação entre estiramento e força no coração sadio foi primeiramente descrita pelo fisiologista alemão Otto Frank. Um fisiologista britânico, Ernest Starling, expandiu o trabalho de Frank. Starling associou uma preparação pulmão-coração isolados de um cão a um reservatório, de forma que pudesse regular a quantidade de sangue que retornava para o coração. Ele descobriu que, na ausência de qualquer controle nervoso ou hormonal, o coração bombeava todo o sangue que retornava até ele.

A relação entre estiramento e força no coração intacto é plotada na *curva de Starling* (Fig. 14.20b). O eixo *x* representa

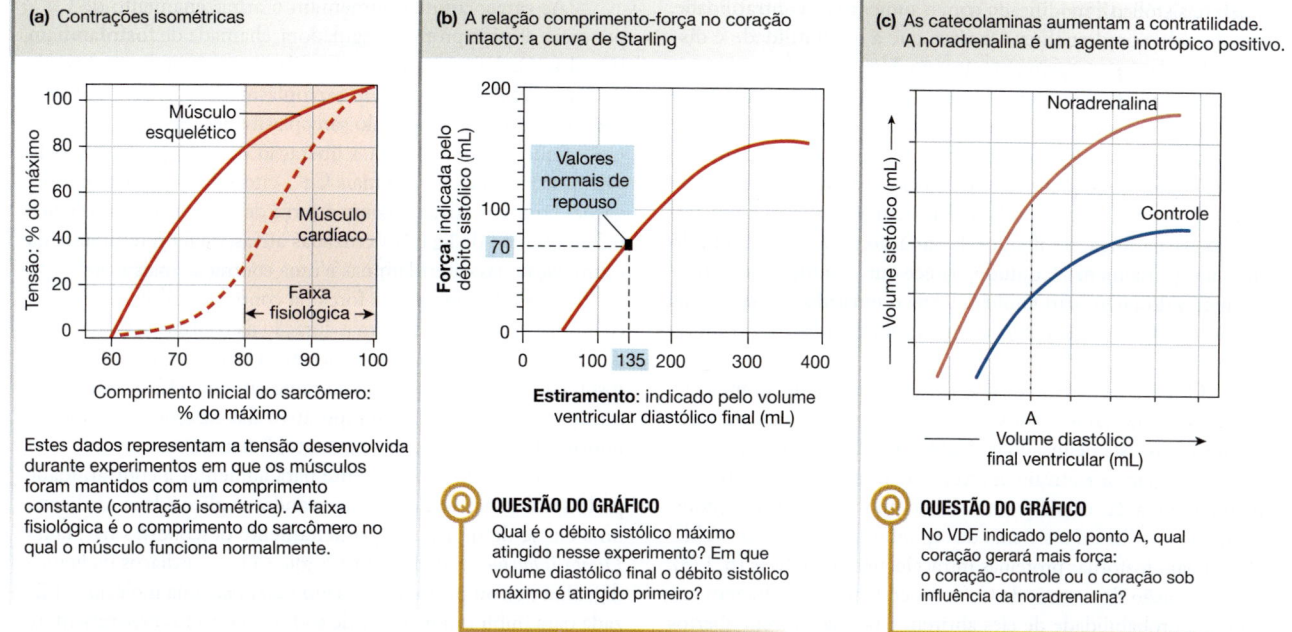

(a) Contrações isométricas

Estes dados representam a tensão desenvolvida durante experimentos em que os músculos foram mantidos com um comprimento constante (contração isométrica). A faixa fisiológica é o comprimento do sarcômero no qual o músculo funciona normalmente.

(b) A relação comprimento-força no coração intacto: a curva de Starling

QUESTÃO DO GRÁFICO
Qual é o débito sistólico máximo atingido nesse experimento? Em que volume diastólico final o débito sistólico máximo é atingido primeiro?

(c) As catecolaminas aumentam a contratilidade. A noradrenalina é um agente inotrópico positivo.

QUESTÃO DO GRÁFICO
No VDF indicado pelo ponto A, qual coração gerará mais força: o coração-controle ou o coração sob influência da noradrenalina?

FIGURA 14.20   Relação comprimento-tensão. A força (tensão) gerada por um músculo estriado é diretamente relacionada ao comprimento inicial do sarcômero.

o volume diastólico final. Esse volume é uma medida do estiramento dos ventrículos, o qual, por sua vez, determina o comprimento do sarcômero. O eixo *y* da curva de Starling representa o volume sistólico e é um indicador da força de contração.

O gráfico mostra que o débito sistólico é proporcional ao volume diastólico final. Quando mais sangue chega ao coração, ele se contrai com mais força e ejeta mais sangue. Essa relação é conhecida como **lei de Frank-Starling do coração**. Isso significa que, dentro dos limites fisiológicos, o coração ejeta todo o sangue que chega até ele.

Volume sistólico e retorno venoso   De acordo com a lei de Frank-Starling, o volume sistólico aumenta quando o volume diastólico final aumenta. O volume diastólico final é, em geral, determinado pelo **retorno venoso**, que é a quantidade de sangue que retorna ao coração pela circulação venosa. Três fatores afetam o retorno venoso: (1) a contração ou compressão das veias que levam o sangue para o coração (bomba do músculo esquelético), (2) a mudança na pressão no abdome e no tórax durante a respiração (a bomba respiratória) e (3) a inervação simpática das veias.

A **bomba do músculo esquelético** é assim denominada devida às contrações do músculo esquelético que espremem as veias (particularmente nas pernas), comprimindo-as e empurrando o sangue em direção ao coração. Durante exercícios que envolvem os membros inferiores, o músculo esquelético ajuda a bombear o sangue de volta para o coração. Durante os períodos em que se está imóvel, sentado ou em pé, a bomba do músculo esquelético não auxilia no retorno venoso.

A **bomba respiratória** é criada pelo movimento do tórax durante a inspiração. Como o tórax se expande e o diafragma se move em direção ao abdome, a cavidade torácica se amplia e

desenvolve uma pressão subatmosférica. Essa baixa pressão diminui a pressão na veia cava inferior, que passa através do tórax, permitindo que mais sangue das veias abdominais entre na veia cava. A bomba respiratória é auxiliada pelo aumento da pressão exercida no lado de fora das veias abdominais quando o conteúdo abdominal é comprimido durante a inspiração. A combinação do aumento da pressão sobre as veias abdominais e da diminuição da pressão sobre as veias torácicas aumenta o retorno venoso durante a inspiração.

A constrição das veias devida à atividade simpática é o terceiro fator que afeta o retorno venoso. Quando ocorre constrição das veias, seu volume diminui, empurrando mais sangue para dentro do coração. Com um volume ventricular maior no início da próxima contração, o ventrículo contrai com mais força, enviando mais sangue para o lado arterial da circulação. Desse modo, a inervação simpática das veias permite que o corpo redistribua parte do sangue venoso para a parte arterial da circulação.

A contratilidade é controlada pelos sistemas nervoso e endócrino

Toda substância química que afeta a contratilidade é chamada de **agente inotrópico**, e sua influência é chamada de **efeito inotrópico**. Se uma substância química aumenta a força de contração, ela possui um efeito inotrópico positivo. Por exemplo, as catecolaminas adrenalina e noradrenalina e fármacos, como os digitálicos, aumentam a contratilidade e, portanto, possuem efeitos inotrópicos positivos. Substâncias químicas com efeito inotrópico negativo diminuem a contratilidade.

A Figura 14.20c ilustra uma curva de Starling normal (a curva-controle) juntamente com uma curva mostrando como o débito sistólico é modificado com o aumento da contratilidade, gerado pela noradrenalina. Observe que a contratilidade é distinta da relação comprimento-tensão. Um músculo pode permanecer com um determinado comprimento (p. ex., o volume diastólico final representado pelo ponto A na Figura 14.20c), e apresentar uma contratilidade aumentada. A contratilidade aumenta conforme a quantidade de cálcio disponível para a contração aumenta. A contratilidade foi considerada distinta das mudanças na força, resultantes da variação no comprimento do músculo (sarcômero). Contudo, parece que o aumento do comprimento do sarcômero também torna o músculo cardíaco mais sensível ao Ca^{2+}, associando, assim, a contratilidade ao comprimento muscular.

O mecanismo pelo qual as catecolaminas aumentam a entrada e o armazenamento de Ca^{2+}, e exercem seus efeitos inotrópicos positivos, está delineado na **FIGURA 14.21**. As moléculas sinalizadoras ligam-se e ativam os receptores β_1-adrenérgicos (p. 366) na membrana das células contráteis do miocárdio. Os receptores β_1 ativados utilizam o sistema de segundo mensageiro do AMP cíclico para fosforilar proteínas intracelulares específicas (p. 173). A fosforilação dos canais de Ca^{2+} dependentes de voltagem aumenta a probabilidade de eles abrirem e permanecerem abertos por mais tempo. Mais canais abertos permitem que mais Ca^{2+} entre na célula.

As catecolaminas aumentam o armazenamento de Ca^{2+} por meio de uma proteína reguladora, chamada de **fosfolambam** (Fig. 14.21). A fosforilação do fosfolambam aumenta a atividade da Ca^{2+}-ATPase no retículo sarcoplasmático. A Ca^{2+}-ATPase concentra o Ca^{2+} no retículo sarcoplasmático, fazendo que mais Ca^{2+} fique disponível para a liberação de cálcio induzida pelo cálcio extracelular. Como mais Ca^{2+} citosólico significa mais ligações cruzadas ativas, e como a força de contração é proporcional ao número de ligações cruzadas ativas, o efeito resultante da estimulação das catecolaminas é uma contração mais forte.

Além de aumentar a força da contração cardíaca, as catecolaminas também encurtam a duração da contração. O aumento da atividade da Ca^{2+}-ATPase acelera a remoção do Ca^{2+} do citosol. Isso, por sua vez, reduz o tempo em que o Ca^{2+} fica ligado à troponina e diminui o tempo ativo das ligações cruzadas de miosina. O abalo muscular, portanto, é mais curto.

Um mecanismo diferente para aumentar a contratilidade pode ser desencadeado administrando-se glicosídeos cardíacos, uma classe de moléculas primeiramente descobertas na planta *Digitalis purpurea* (dedaleira). Os glicosídeos cardíacos incluem a digoxina e o composto relacionado *ouabaína*, uma molécula utilizada para inibir o transporte de sódio em estudos experimentais. Os glicosídeos aumentam a contratilidade por retardar a remoção de Ca^{2+} do citosol (em contraste com as catecolaminas, as

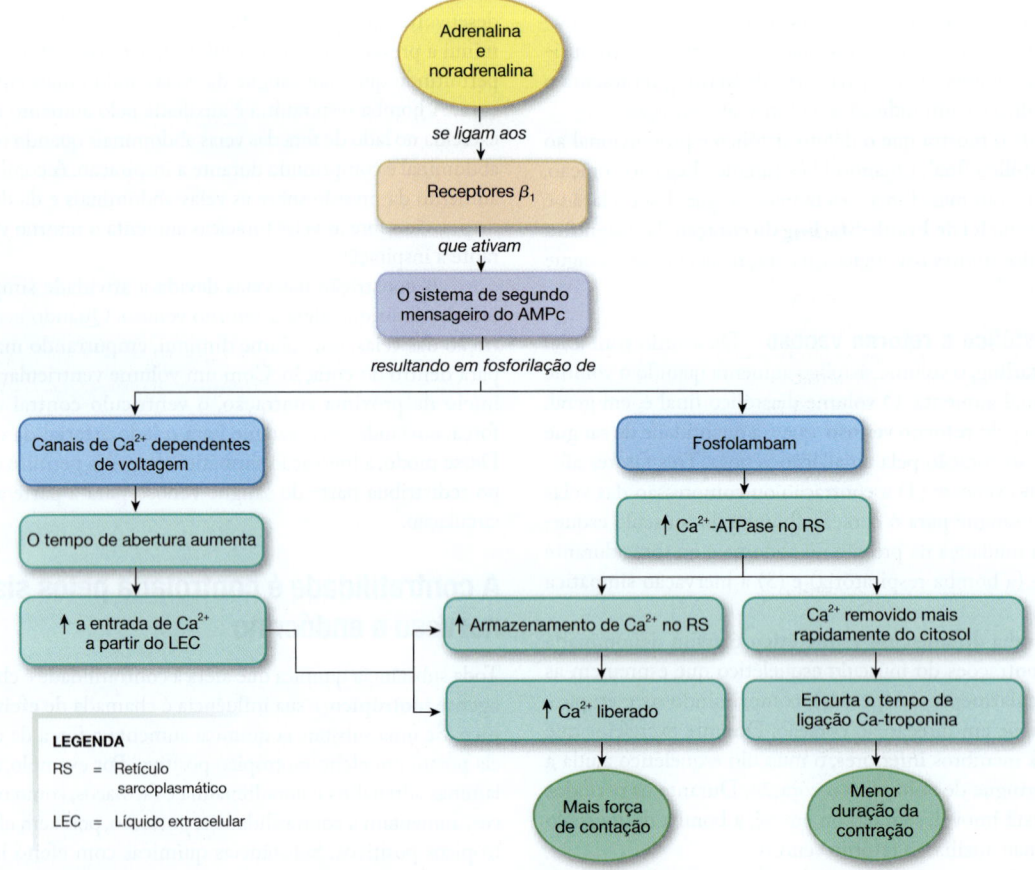

FIGURA 14.21   As catecolaminas aumentam a contração cardíaca. O fosfolambam é uma proteína reguladora quealtera a atividade do transportador Ca2+-ATPaseno retículo sarcoplasmático.

quais aceleram a remoção de Ca^{2+}). Esse mecanismo é um efeito farmacológico e não ocorre na ausência do fármaco.

Os glicosídeos cardíacos têm sido utilizados desde o século XVIII como tratamento da *insuficiência cardíaca*, uma condição patológica na qual o coração é incapaz de contrair de forma eficaz. Esses fármacos altamente tóxicos deprimem a atividade da Na^+-K^+-ATPase em todas as células, não somente naquelas do coração. Com a depressão da atividade da Na^+-K^+-ATPase, o Na^+ acumula-se no citosol e seu gradiente de concentração através da membrana celular diminui. Isso, por sua vez, diminui a energia potencial disponível para o transporte ativo secundário (p. 143). Na célula miocárdica, os glicosídeos cardíacos diminuem a capacidade para remoção do Ca^{2+} pelo trocador Na^+-Ca^{2+}. O aumento resultante de Ca^{2+} citosólico gera contrações miocárdicas mais eficazes.

REVISANDO CONCEITOS

32. Utilizando como modelo a célula miocárdica na Figura 14.9, desenhe uma célula contrátil e mostre como as catecolaminas aumentam a contratilidade miocárdica.

O volume diastólico final e a pressão sanguínea arterial determinam a pós-carga

Muitos dos experimentos que descobriram a relação entre o estiramento do miocárdio e a força contrátil foram realizados utilizando-se corações isolados. Em um animal sadio, a força ventricular deve ser usada para vencer a resistência criada pelo enchimento de sangue no sistema arterial. Em outras palavras, para ejetar sangue do ventrículo, o coração deve gerar força para deslocar o sangue para a aorta, empurrando-o ainda mais adiante. A carga combinada do sangue no ventrículo (o VDF) e da resistência durante a contração ventricular é chamada de **pós-carga**.

Uma analogia pode ser feita com garçons que atravessam uma porta giratória carregando bandejas de comida. A bandeja é a carga equivalente ao sangue nos ventrículos no início da contração. A porta é uma carga adicional que o garçom deve empurrar para sair da cozinha. Em geral, essa carga adicional é relativamente menos importante. Se alguém resolver fazer uma travessura e decidir empilhar mobílias contra o outro lado da porta (aumento da pós-carga), o garçom precisará gastar consideravelmente mais força para empurrar a porta. De forma similar, a contração ventricular deve empurrar uma carga de sangue através da valva semilunar e para dentro de artérias cheias de sangue.

O aumento da pós-carga é visto em várias situações patológicas, incluindo a pressão sanguínea arterial elevada e a perda da distensibilidade (*complacência*) da aorta. Para manter constante o volume sistólico quando a pós-carga aumenta, o ventrículo deve aumentar sua força de contração. Isso, então, aumenta a necessidade de oxigênio e de produção de ATP para o músculo cardíaco. Se o aumento da pós-carga se torna uma situação crônica, as células miocárdicas hipertrofiam, resultando em um aumento da espessura da parede ventricular.

Clinicamente, a pressão sanguínea arterial é usada com frequência como um indicador indireto da pós-carga. Outros aspectos da função ventricular podem ser avaliados de modo não invasivo por ecocardiografia, um procedimento de ultrassom no qual as ondas sonoras são refletidas no tecido cardíaco. Um índice funcional derivado desse procedimento é a **fração de ejeção**, ou porcentagem de VDF ejetado em uma contração (débito sistólico/VDF). Utilizando nossos valores-padrão para um homem de 70 kg, a fração de ejeção em repouso é de 70 mL/135 mL, ou 52%. Se o débito sistólico aumenta para 100 mL com o exercício, a fração de ejeção aumenta para 74%.

REVISANDO CONCEITOS

33. A abertura da valva da aorta de uma pessoa tornou-se constrita, levando a uma condição conhecida como *estenose aórtica*. Qual ventrículo é afetado por essa alteração? O que acontece com a pós-carga nesse ventrículo?

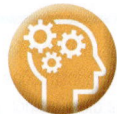

CONCEITOS EMERGENTES

Células-tronco para doenças cardíacas

Transformar a pesquisa científica básica em tratamentos médicos é o principal objetivo para muitos cientistas biomédicos. Um exemplo é a utilização de células-tronco que podem reparar o dano cardíaco. Depois de um infarto do miocárdio, porções do miocárdio podem ser danificadas devido à falta de oxigênio e não podem mais contrair e contribuir para a função cardíaca. Uma terapia que pudesse substituir células mortas ou danificadas e restaurar a sua função seria um sonho tornando-se realidade. Em 2001, um grupo de pesquisadores relatou que as células-tronco injetadas nos corações danificados de camundongos se diferenciaram em novas células miocárdicas. Esse resultado induziu a rápida transferência da pesquisa básica para estudos clínicos em seres humanos. Em 2008, foram realizados mais de 251 estudos clínicos, a fim de descobrir se injeções de células-tronco poderiam ajudar a melhorar a função cardíaca. Todavia, os resultados têm sido decepcionantes e o tópico é controverso. Alguns cientistas relataram serem incapazes de reproduzir os achados de 2001, em que as células-tronco se diferenciaram em células miocárdicas, e vários artigos publicados foram retratados. A partir de 2014, as evidências sugerem que embora o coração possa ser hábil para se reparar utilizando células-tronco, o processo é tão lento que é pouco provável que seja usado na terapêutica.

Os fatores que determinam o débito cardíaco estão resumidos na **FIGURA 14.22**. O débito cardíaco varia de acordo com a frequência cardíaca e com o volume sistólico. A frequência cardíaca é modulada pela porção autonômica do sistema nervoso e pela adrenalina. O volume sistólico é uma função da relação intrínseca comprimento-tensão da lei de Frank-Starling, como indicado pelo volume diastólico final mais as alterações mediadas pelas catecolaminas na contratilidade. O retorno venoso é o principal determinante do VDF e do estiramento.

O coração é um órgão complexo, com muitas partes que podem não ter um bom funcionamento. A seguir, examinaremos como o débito cardíaco exerce um papel-chave no fluxo sanguíneo através da circulação. Você aprenderá sobre pressão sanguínea alta e aterosclerose, e como essas condições podem prejudicar o coração no seu papel como bomba.

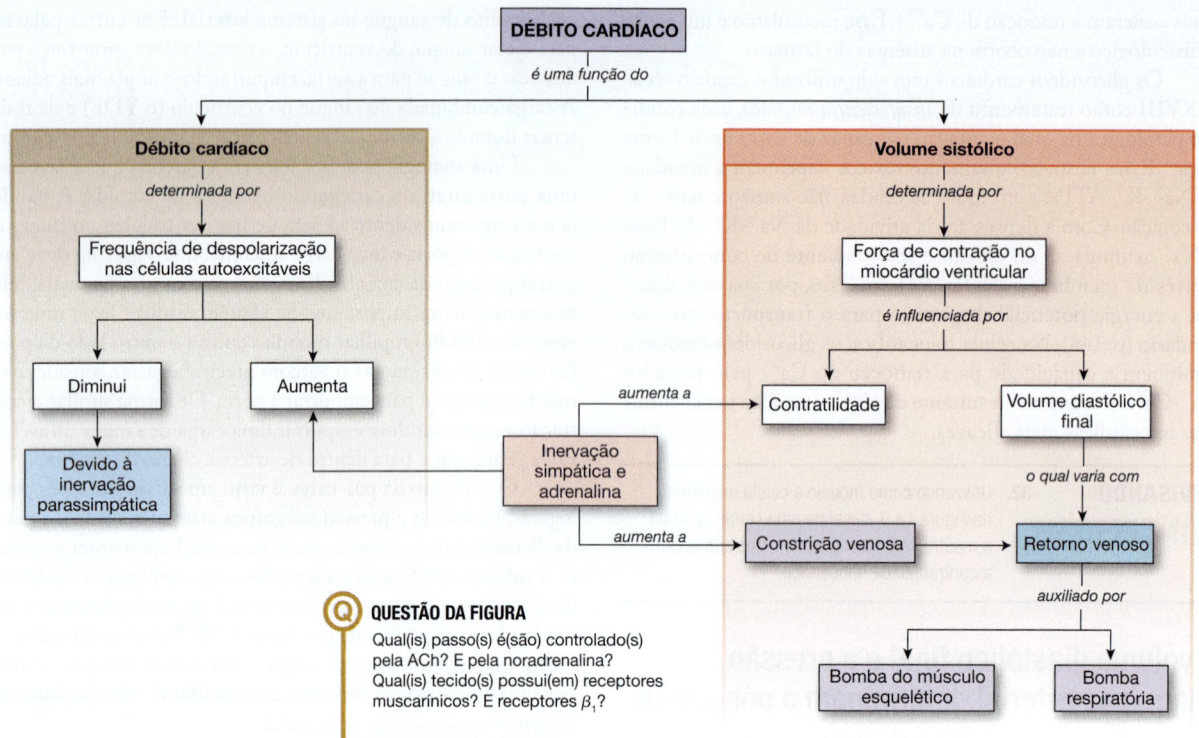

FIGURA 14.22 O volume sistólico e a frequência cardíaca determinam o débito cardíaco.

SOLUCIONANDO O **PROBLEMA** CONCLUSÃO | Infarto do miocárdio

O angiograma de Walter mostrou o bloqueio de duas pequenas artérias pelo depósito de colesterol. Artérias bloqueadas como essas podem ser tratadas tanto com angioplastia como com cirurgia de *bypass*. Na angioplastia, um balão ligado a um tubo é passado pela artéria coronária e inflado para abrir o bloqueio. Um pequeno tudo de malha, chamado de *stent*, é deixado dentro da artéria para ajudar a mantê-la aberta e evitar que ela volte a se fechar novamente. Na cirurgia de *bypass*, veias de outras partes do corpo são enxertadas nas artérias do coração para fornecer um canal de passagem em torno das regiões bloqueadas.

Os bloqueios de Walter foram abertos pela angioplastia com balão. Ele retornou para casa com instruções de seu médico para modificar seu estilo de vida, incluindo uma dieta melhor, praticar exercícios regulares e não fumar.

Neste problema, você aprendeu sobre algumas técnicas atuais para o diagnóstico e o tratamento de infartos do miocárdio. Os sintomas de Walter são clássicos, mas muitas mulheres têm sintomas diferentes. Para testar seu conhecimento, compare suas respostas com as informações sintetizadas na tabela a seguir.

Pergunta	Fatos	Integração e análise
P1: *Por que os paramédicos deram oxigênio e nitroglicerina para Walter?*	Em um infarto do miocárdio, o fluxo sanguíneo e o suprimento de oxigênio para o músculo cardíaco podem ser bloqueados. Se o coração não está bombeando de forma eficaz, o encéfalo pode não receber oxigênio adequadamente.	A administração de oxigênio aumenta a quantidade de oxigênio que chega ao coração e ao encéfalo. A nitroglicerina é metabolizada em óxido nítrico, o qual dilata os vasos sanguíneos e melhora o fluxo por eles.
P2: *Qual é o efeito da injeção de solução salina isotônica sobre o volume do líquido extracelular de Walter? E sobre o volume intracelular? E sobre sua osmolalidade total do corpo?*	Uma solução isotônica é aquela que não muda o volume celular (p. 127). A solução isotônica salina (NaCl) é isosmótica para o corpo.	O volume extracelular aumentará, pois toda a solução salina administrada permanecerá nesse compartimento. O volume intracelular e a osmolalidade total do corpo não mudará.
P3: *Uma forma semelhante de creatina-cinase, CK-MB, é encontrada no músculo esquelético. Como são chamadas as formas relacionadas de uma enzima?*	As formas relacionadas de uma enzima são chamadas de isoenzimas.	Embora as isoenzimas sejam variantes de uma mesma enzima, sua atividade pode variar sob diferentes condições, e suas estruturas são ligeiramente diferentes. As isoenzimas dos músculos cardíaco e esquelético podem ser distinguidas por suas diferentes estruturas.

(continua)

SOLUCIONANDO O PROBLEMA CONCLUSÃO | *Continuação*

Pergunta	Fatos	Integração e análise
P4: *O que é troponina e por que seus níveis sanguíneos elevados indicam dano cardíaco?*	A troponina é uma proteína reguladora ligada à tropomiosina (p. 386). A ligação do Ca^{2+} à troponina expõe o sítio de ligação da actina para permitir a interação com a miosina e a contração.	A troponina faz parte do aparato contrátil das células musculares. Se a troponina escapa da célula e entra no sangue, é um indicativo de que a célula está sofrendo dano ou está morta.
P5: *Como os sinais elétricos passam de célula a célula no miocárdio?*	Os sinais elétricos passam através das junções comunicantes nos discos intercalares (p. 74).	As células do coração são eletricamente acopladas pelas junções comunicantes.
P6: *O que acontece com a contração de uma célula miocárdica contrátil se a onda de despolarização desviar dela?*	A despolarização em uma célula muscular é o sinal para a contração.	Se a célula miocárdica não é despolarizada, ela não se contrairá. A falha na contração cria uma região não funcional no músculo cardíaco e prejudica a função de bomba do coração.
p7: *Se um ventrículo do coração for danificado, em qual onda ou ondas do ECG se esperaria ver essa alteração anormal?*	A onda P representa a despolarização atrial. O complexo QRS e a onda T representam a despolarização e a repolarização ventricular, respectivamente.	O complexo QRS e a onda T são as que mais provavelmente mostram as alterações depois de um infarto do miocárdio. Alterações indicativas de dano miocárdico incluem alargamento da onda Q, deslocamento do segmento S-T da linha de base (elevação ou depressão) e inversão da onda T.
P8: *O β_1-bloqueador dado a Walter é um antagonista dos receptores β_1-adrenérgicos. O que esse medicamento fez com a frequência cardíaca de Walter? Por que essa resposta é útil após um infarto do miocárdio?*	O β-bloqueador é um antagonista dos receptores β_1-adrenérgicos. A ativação dos receptores β_1 aumenta a frequência cardíaca.	O β-bloqueador, portanto, diminui a frequência cardíaca e reduz a demanda por oxigênio. As células com menor necessidade de oxigênio terão menos chances de morrer se o seu suprimento de sangue diminuir.
P9: *Se o infarto do miocárdio de Walter tivesse danificado o músculo de seu ventrículo esquerdo, o que aconteceria ao seu débito cardíaco?*	O débito cardíaco é igual ao débito sistólico multiplicado pela frequência cardíaca.	Se o miocárdio ventricular está enfraquecido, o volume sistólico pode diminuir. A diminuição do débito sistólico, por sua vez, diminui o débito cardíaco.

(436) (439) (449) (455) (466) (468) (**472**)

RESUMO DO CAPÍTULO

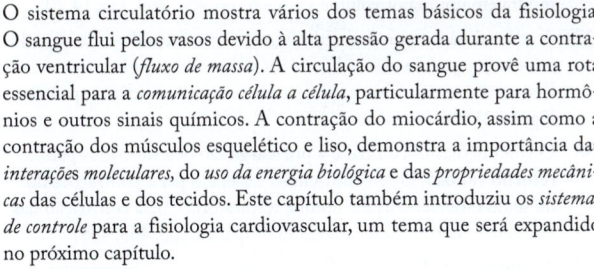

O sistema circulatório mostra vários dos temas básicos da fisiologia. O sangue flui pelos vasos devido à alta pressão gerada durante a contração ventricular (*fluxo de massa*). A circulação do sangue provê uma rota essencial para a *comunicação célula a célula*, particularmente para hormônios e outros sinais químicos. A contração do miocárdio, assim como a contração dos músculos esquelético e liso, demonstra a importância das *interações moleculares*, do *uso da energia biológica* e das *propriedades mecânicas* das células e dos tecidos. Este capítulo também introduziu os *sistemas de controle* para a fisiologia cardiovascular, um tema que será expandido no próximo capítulo.

Visão geral do sistema circulatório

1. O **sistema circulatório** humano consiste em um **coração** que bombeia **sangue** por um sistema fechado de **vasos sanguíneos**. (p. 436; Fig. 14.1)

2. A função primária do sistema circulatório é o transporte de nutrientes, água, gases, resíduos e sinais químicos de e para todas as partes do corpo. (p. 437; Tab. 14.1)

3. Os vasos sanguíneos que carregam sangue para longe do coração são chamados de **artérias**. Os vasos sanguíneos que levam o sangue de volta para o coração são chamados de **veias**. As **valvas** no coração e nas veias asseguram um fluxo sanguíneo unidirecional. (p. 437; Fig. 14.1)

4. O coração tem quatro câmaras: dois **átrios** e dois **ventrículos**. (p. 437; Fig. 14.1)

5. A **circulação pulmonar** vai do lado direito do coração para os pulmões e retorna ao coração. A **circulação sistêmica** vai do lado esquerdo do coração para os tecidos e retorna ao coração. (p. 438; Fig. 14.1)

Pressão, volume, fluxo e resistência

6. O sangue flui por **gradiente de pressão** (ΔP), da **aorta** e artérias com alta pressão para a **veia cava** e para as **veias pulmonares** com menor pressão. (pp. 438, 439; Fig. 14.2)

7. Em um sistema no qual um líquido está fluindo, a pressão diminui com a distância. (p. 439; Fig. 14.3)

8. A pressão gerada quando os ventrículos contraem é chamada de **pressão propulsora** do fluxo sanguíneo. (p. 440)

9. A **resistência** de um líquido que flui através de um tubo aumenta com o aumento do seu comprimento, com o aumento da **viscosidade** (espessura) do líquido e com a diminuição do raio do tubo.

Desses três fatores, o raio do tubo tem o maior efeito sobre a resistência. (p. 440)

10. Se a resistência aumenta, a taxa de fluxo diminui. Se a resistência diminui, a taxa de fluxo aumenta. (p. 440; Fig. 14.3)

11. O fluxo de líquido através de um tubo é proporcional ao gradiente de pressão (**ΔP**). Um gradiente de pressão não é a mesma coisa que a pressão absoluta no sistema. (p. 439; Fig. 14.3)

12. A **taxa de fluxo** é o volume sanguíneo que passa em um ponto do sistema por unidade de tempo. (p. 442)

13. **Velocidade** de fluxo é a distância que um volume sanguíneo percorre em um dado período de tempo. Em uma taxa de fluxo constante, a velocidade de fluxo em um tubo pequeno é mais rápida que a velocidade de fluxo em um tubo maior. (p. 442; Fig. 14.4)

O músculo cardíaco e o coração

14. O coração é constituído, em sua maior parte, pelo músculo cardíaco, ou **miocárdio**. A maior parte do músculo cardíaco é constituída por músculo estriado típico. (p. 446; Fig. 14.5h)

15. O sinal para a contração tem origem nas **células autoexcitáveis** do coração. As células autoexcitáveis são células não contráteis do miocárdio. (p. 447)

16. As células do miocárdio são ligadas uma à outra pelos **discos intercalares**, os quais contêm junções comunicantes. As junções permitem que a despolarização se propague rapidamente de célula a célula. (p. 447; Fig. 14.8)

17. No acoplamento excitação-contração das células contráteis, um potencial de ação abre os canais de Ca^{2+}. O Ca^{2+} entra na célula e dispara a liberação de Ca^{2+} adicional do retículo sarcoplasmático através da **liberação de cálcio induzida pelo cálcio**. (p. 449; Fig. 14.9)

18. A força da contração do músculo cardíaco pode ser graduada de acordo com a quantidade de Ca^{2+} que entra na célula. (p. 450)

19. Os potenciais de ação das células contráteis do miocárdio têm uma fase de despolarização rápida gerada pelo influxo de Na^+ e uma fase de repolarização rápida pelo efluxo de K^+. O potencial de ação também tem uma fase de platô gerada pelo influxo de Ca^{2+}. (p. 451; Fig. 14.10)

20. As células autoexcitáveis têm um potencial de membrana instável, chamado de **potencial marca-passo**. O potencial marca-passo ocorre devido aos **canais I_f**, os quais permitem um influxo resultante de carga positiva. (p. 453; Fig. 14.12)

21. A fase de despolarização rápida do potencial de ação das células autoexcitáveis é gerado pelo influxo de Ca^{2+}. A fase de repolarização ocorre devido ao efluxo de K^+. (p. 453; Fig. 14.12)

O coração como uma bomba

22. Os potencias de ação são originados no **nó sinoatrial** (**nó SA**) e se espalham rapidamente de célula à célula no coração. Os potenciais de ação são seguidos por uma onda de contração. (p. 454; Fig. 14.14)

23. Os sinais elétricos se movem do nó SA para o **nó atrioventricular** (**nó AV**) pela **via internodal** e, então, para o **fascículo AV**, **ramos do fascículo**, **fibras de Purkinje** terminais e células contráteis do miocárdio. (p. 454; Fig. 14.14)

24. O nó SA determina o ritmo dos batimentos cardíacos. Se o nó SA não funciona bem, outras células autoexcitáveis no nó AV ou ventrículos assumirão o controle da frequência cardíaca. (p. 457)

25. Um **eletrocardiograma** (ECG) é um registro de superfície da atividade elétrica do coração. A **onda P** representa a despolarização atrial. O **complexo QRS** representa a despolarização ventricular.

A **onda T** representa a repolarização ventricular. A repolarização atrial é incorporada no complexo QRS. (p. 457; Fig. 14.15)

26. Um ECG fornece informações sobre a frequência e o ritmo cardíacos, a velocidade de condução e a condição dos tecidos cardíacos. (p. 460)

27. Um **ciclo cardíaco** contém um ciclo de contração e relaxamento. A **sístole** é a fase de contração; a **diástole** é a fase de relaxamento. (pp. 460, 461; Fig. 14.17)

28. A maior parte do sangue entra nos ventrículos enquanto os átrios estão relaxados. Somente 20% do enchimento ventricular em repouso é devido à contração atrial. (p. 462)

29. As **valvas AV** evitam o refluxo de sangue para os átrios. O fechamento das valvas AV durante a contração ventricular causa vibrações, as quais geram a **primeira bulha cardíaca**. (p. 462; Figs. 14.7 e 14.18)

30. Durante a **contração ventricular isovolumétrica**, o volume sanguíneo ventricular não se modifica, mas a pressão aumenta. Quando a pressão ventricular excede a pressão arterial, as **válvulas semilunares** abrem-se e o sangue é ejetado nas artérias. (p. 462; Fig. 14.18)

31. Quando os ventrículos relaxam e a pressão ventricular cai, as válvulas semilunares fecham-se, criando a **segunda bulha cardíaca**. (p. 462; Fig. 14.18)

32. A quantidade de sangue bombeado por um ventrículo durante uma contração é chamada de **volume sistólico**. (p. 466)

33. **Débito cardíaco** é o volume sanguíneo bombeado por um ventrículo por unidade de tempo. O débito cardíaco é igual à frequência cardíaca vezes o volume sistólico. O débito cardíaco médio em repouso é 5 L/min. (p. 466)

34. Alterações homeostáticas no débito cardíaco são produzidas por variações na frequência cardíaca, no volume sistólico, ou em ambos. (p. 466; Fig. 14.22)

35. A atividade parassimpática diminui a frequência cardíaca; a atividade simpática a aumenta. A adrenalina e a noradrenalina atuam nos receptores β_1 para acelerar a taxa de despolarização do marca-passo. A acetilcolina ativa os receptores muscarínicos para hiperpolarizar os marca-passos. (p. 466; Fig. 14.19)

36. Quanto maior o comprimento da fibra muscular quando ela começa a contrair, maior a força de contração. A **lei de Frank-Starling do coração** diz que um aumento no **volume diastólico final** (**VDF**) resulta em um maior volume sistólico (pp. 464, 469; Fig. 14.20)

37. A adrenalina e a noradrenalina aumentam a força de contração do miocárdio quando elas se ligam aos receptores β_1-adrenérgicos. Elas também encurtam a duração da contração cardíaca. (p. 468; Fig. 14.21)

38. O volume diastólico final e a **pré-carga** são determinados pelo **retorno venoso**. O retorno venoso é afetado pelas contrações do músculo esquelético, pela bomba respiratória e pela constrição das veias em decorrência da atividade simpática. (pp. 468, 469)

39. A **contratilidade** do coração é aumentada pelas catecolaminas e por certos fármacos. As substâncias químicas que alteram a contratilidade são ditas como tendo um **efeito inotrópico**. (pp. 468, 469; Fig. 14.20c)

40. A **pós-carga** é a carga colocada sobre o ventrículo quando ele contrai. A pós-carga reflete a pré-carga e o esforço requerido para empurrar o sangue para dentro do sistema arterial. A pressão arterial média é um indicador clínico da pós-carga. (p. 471)

41. A **fração de ejeção**, a porcentagem do VDF ejetada em uma contração (débito sistólico/VDF), é uma medida para avaliar a função ventricular. (p. 471)

QUESTÕES DE REVISÃO

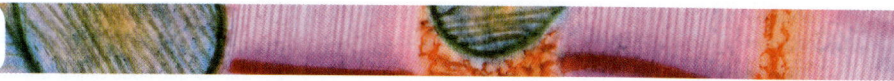

Além da resolução destas questões e da checagem de suas respostas na p. A-19, reveja os Tópicos abordados e objetivos de aprendizagem, no início deste capítulo.

Nível um   Revisando fatos e termos

1. Quais contribuições para o entendimento do sistema circulatório cada uma das pessoas a seguir deu?
   (a) William Harvey.
   (b) Otto Frank e Ernest Starling.
   (c) Marcello Malpighi.

2. Liste três funções do sistema circulatório.

3. Coloque as seguintes estruturas na ordem pela qual o sangue passa através delas, começando e terminando com o ventrículo esquerdo:
   (a) ventrículo esquerdo.
   (b) veias sistêmicas.
   (c) circulação pulmonar.
   (d) artérias sistêmicas.
   (e) aorta.
   (f) ventrículo direito.

4. O principal fator que faz o sangue fluir pelo corpo é um gradiente _____. Em seres humanos, o valor desse gradiente é mais alto na _____ e nas _____. Ele é menor nas _____. Em um sistema, no qual o líquido está fluindo, a pressão diminui com a distância porque _____.

5. Se ocorre vasodilatação em um vaso sanguíneo, a pressão (aumenta/diminui).

6. As junções celulares especializadas entre as células do miocárdio são chamadas de _____. Essas áreas contêm _____, o que permite a rápida condução dos sinais elétricos.

7. Trace o trajeto de um potencial de ação pelo sistema de condução do coração desde o nó SA.

8. Diferencie os dois membros de cada um dos pares seguintes:
   (a) volume sistólico final e volume diastólico final.
   (b) controle simpático e parassimpático da frequência cardíaca.
   (c) diástole e sístole.
   (d) circulação sistêmica e pulmonar.
   (e) nó AV e nó SA.

9. Relacione as descrições com os termos anatômicos corretos. Nem todos os termos são usados ou podem ser usados mais de uma vez. Dê uma definição para os termos não usados.

(a) saco membranoso resistente que envolve o coração	1. aorta
(b) valva entre o ventrículo e a principal artéria	2. ápice
(c) um vaso que carrega sangue a partir do coração	3. artéria
(d) menor câmara do coração	4. átrios
(e) valva entre o átrio esquerdo e o ventrículo esquerdo	5. átrio
(f) principal artéria da circulação sistêmica	6. miocárdio
	7. base
	8. valva bicúspide
	9. endotélio
	10. miocárdio

(g) camada muscular do coração	11. pericárdio
(h) extremidade estreita do coração; aponta para baixo	12. válvula semilunar
(i) valva com músculos papilares	13. valva AV direita (tricúspide)
(j) câmaras superiores do coração	14. ventrículo

10. Quais eventos causam os dois principais sons do coração?

11. Qual é o termo apropriado para cada uma das definições a seguir?
   (a) Número de contrações do coração por minuto.
   (b) Volume sanguíneo no ventrículo antes da contração do coração.
   (c) Volume sanguíneo que entra na aorta em cada contração.
   (d) Volume sanguíneo que deixa o coração em 1 minuto.
   (e) Volume sanguíneo em todo o corpo.

Nível dois   Revisando conceitos

12. Liste os eventos do ciclo cardíaco em sequência, começando com a diástole atrial e ventricular. Anote quando as valvas abrem e fecham. Descreva o que acontece à pressão e ao fluxo sanguíneo em cada câmara em cada etapa do ciclo.

13. Mapas conceituais:
   (a) Crie um mapa mostrando o fluxo sanguíneo através do coração e do corpo. Inclua quantas estruturas você puder.
   (b) Crie um mapa para o controle do débito cardíaco usando os seguintes termos. Você pode adicionar outros se desejar.

• ACh	• medula da glândula suprarrenal
• bomba muscular esquelética	• miocárdio contrátil
• bomba respiratória	• neurônios parassimpáticos
• Ca^{2+}	• neurônios simpáticos
• células autoexcitáveis	• noradrenalina
• contratilidade	• receptor β_1
• débito cardíaco	• receptor muscarínico
• força de contração	• relação comprimento-tensão
• frequência cardíaca	• retorno venoso
• liberação de Ca^{2+} induzida por Ca^{2+}	• volume sistólico

14. Compare e contraste a estrutura de uma célula do músculo cardíaco com a de uma célula do músculo esquelético. Quais propriedades únicas do músculo cardíaco são essenciais para a sua função?

15. Explique por que as contrações do músculo cardíaco não podem se somar ou produzir tétano.

16. Correlacione as ondas de um ECG com os eventos mecânicos que ocorrem nos átrios e nos ventrículos. Por que existem somente três eventos elétricos, mas quatro eventos mecânicos?

17. Relacione os movimentos dos íons com a fase apropriada. Mais de um íon em movimento pode ser empregado em uma única fase. Algumas escolhas podem não ser usadas.

(a) fase ascendente lenta das células autoexcitáveis	1. K^+ do LEC para o LIC
(b) fase de platô das células contráteis	2. K^+ do LIC para o LEC
(c) fase ascendente rápida das células contráteis	3. Na^+ do LEC para o LIC
(d) fase ascendente rápida das células autoexcitáveis	4. Na^+ do LIC para o LEC
(e) fase descendente rápida das células contráteis	5. Ca^{2+} do LEC para o LIC
(f) fase descendente rápida das células autoexcitáveis	6. Ca^{2+} do LIC para o LEC
(g) contração muscular cardíaca	
(h) relaxamento muscular cardíaco	

18. Liste e explique resumidamente quatro tipos de informação que um ECG fornece sobre o coração.

19. Defina efeito inotrópico. Cite dois fármacos que têm efeito inotrópico positivo sobre o coração.

Nível três   Solucionando problemas

20. Dois medicamentos utilizados para reduzir o débito cardíaco são os bloqueadores de canais de cálcio e os bloqueadores de receptores β. Que efeitos estes medicamentos têm sobre o coração que expliquem como eles diminuem o débito cardíaco?

21. Jeffers, um capitão da polícia, sofreu um infarto do miocárdio.
    (a) Explique para a família dele (sem orientação médica) o que aconteceu com o coração dele.
    (b) Quando você analisou o ECG dele, você se referiu a diferentes derivações, como a derivação I e a derivação III. O que são derivações?

(c) Por que é possível registrar um ECG na superfície corporal sem acessar diretamente o coração?

22. O que pode causar um intervalo PR mais longo que o normal em um ECG?

23. O parágrafo a seguir é um resumo de um artigo de jornal:

    Um novo tratamento para a fibrilação atrial, devido a uma excessiva frequência no nó SA, envolve a administração de descargas elétricas com alta voltagem para destruir as células autoexcitáveis do nó AV. Um marca-passo ventricular é, então, implantado no paciente.

    Explique brevemente qual o fundamento fisiológico para esse tratamento. Por que uma alta frequência de despolarização atrial é perigosa? Por que o nó AV é destruído nesse procedimento? Por que deve ser implantado um marca-passo?

Nível quatro   Problemas quantitativos

24. Jeffers, o capitão da polícia da questão 21, tem uma fração de ejeção (VS dividido pelo VDF) de somente 25%. Seu débito sistólico é de 40 mL/batimento e sua frequência cardíaca é de 100 bpm. Qual é o seu VDF, VSF e DC? Mostre seus cálculos.

25. Se 1 cm de água = 0,74 mmHg:
    (a) Converta a pressão de 120 mmHg para cm H_2O.
    (b) Converta a pressão de 90 cm H_2O para mmHg.

26. Calcule o débito cardíaco considerando que o débito sistólico é de 65 mL/batimento e a frequência cardíaca é de 80 batimentos/min;

27. Calcule o volume sistólico final considerando que o volume diastólico final é de 150 mL e o débito sistólico é de 65 mL/batimento.

28. Uma pessoa tem um volume sanguíneo total de 5 L. Desse total, se assume que 4 L está contido na circulação sistêmica e 1L na circulação pulmonar. Se a pessoa tem um débito cardíaco de 5 L/min, quanto tempo levará (a) para uma gota de sangue deixar o ventrículo esquerdo e retornar ao ventrículo esquerdo e (b) para uma gota de sangue ir do ventrículo direito para o ventrículo esquerdo?

As respostas para as questões de Revisando conceitos, Figuras, Questões gráficas e Questões para revisão ao final do capítulo podem ser encontradas no Apêndice A (p. A-1).

15

Fluxo Sanguíneo e Controle da Pressão Arterial

Desde 1900, as doenças cardiovasculares têm sido a causa número 1 de mortes nos Estados Unidos, exceto no ano de 1918.

American Heart Association, *Heart Disease and Stroke Statistics* – atualização em 2006, *A Report From the American Heart Association Statistics Committee and Stroke Statistics Subcommittee.*

TÓPICOS ABORDADOS E OBJETIVOS DE APRENDIZAGEM

Vasos sanguíneos 479
15.1 Comparar e contrastar estrutura, propriedades mecânicas e funções dos cinco principais tipos de vasos sanguíneos.

Pressão arterial 482
15.2 Explicar o que cria pressão arterial e como a pressão arterial muda à medida que o sangue flui através da circulação sistêmica.
15.3 Explicar a relação entre fluxo sanguíneo, gradientes de pressão e a resistência do sistema ao fluxo. Usar a lei de Poiseuille para explicar os fatores que influenciam na resistência.
15.4 Descrever como a pressão arterial é estimada utilizando esfigmomanometria.
15.5 Explicar as contribuições do débito cardíaco e da resistência periférica para a pressão arterial. Calcular a pressão arterial média.
15.6 Explicar como mudanças no volume sanguíneo afetam a pressão arterial.

Resistência nas arteríolas 486
15.7 Definir autorregulação miogênica e explicar seu papel na alteração do fluxo sanguíneo local.
15.8 Listar e descrever as principais moléculas parácrinas envolvidas no controle do fluxo sanguíneo local.
15.9 Descrever o controle hormonal e neural do diâmetro dos vasos sanguíneos, incluindo neurotransmissores significativos e seus tipos de receptores.

Distribuição de sangue para os tecidos 492
15.10 Explicar como o corpo pode usar a sinalização local e a de longa distância para direcionar o fluxo sanguíneo para órgãos ou tecidos específicos ou para longe dos mesmos.

Regulação da função cardiovascular 492
15.11 Descrever detalhadamente os passos do reflexo barorreceptor, incluindo o estímulo, receptor, via aferente, centro(s) integrador(es), vias eferentes, efetor(es), resposta(s) celular(es), resposta(s) tecidual(is) e resposta(s) sistêmica(s). Incluir todas as moléculas de sinalização química e seus receptores, assim como as alças de retroalimentação.

Trocas nos capilares 496
15.12 Descrever os diferentes tipos de capilares e onde eles são encontrados no corpo.
15.13 Explicar por que a velocidade do fluxo sanguíneo é a mais baixa nos capilares.
15.14 Explicar o papel da difusão e transcitose na troca capilar.
15.15 Explicar as forças que influenciam a filtração e reabsorção capilar.

Sistema linfático 498
15.16 Descrever a anatomia e as funções do sistema linfático e como os linfáticos estão relacionados aos sistemas circulatório e imune.
15.17 Explicar os fatores patológicos que podem alterar a troca capilar e resultar em edema.

Doença cardiovascular 501
15.18 Listar os fatores de risco controláveis e incontroláveis para doença cardiovascular.
15.19 Descrever a progressão dos eventos que resultam na aterosclerose.
15.20 Explicar por que a hipertensão representa uma falha na homeostasia.

CONHECIMENTOS BÁSICOS
- **76** Lâmina basal
- **178** Óxido nítrico
- **152** Transcitose
- **359** Resposta de luta ou fuga
- **76** Epitélio de troca
- **206** Catecolaminas
- **148** Cavéolas
- **35** Difusão
- **183** Controle tônico
- **403** Músculo liso

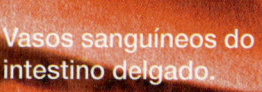
Vasos sanguíneos do intestino delgado.

Antônio tinha certeza de que seria um médico, até o dia em que, no laboratório de fisiologia, ele estudou os tipos sanguíneos. Quando a lanceta perfurou a ponta do seu dedo e ele viu uma gota de sangue vermelho-brilhante, a sala começou a girar e, então, tudo ficou escuro. Ele acordou muito constrangido, à vista de seus colegas e do professor, que se curvava sobre ele.

Antônio sofreu uma *síncope vasovagal* (síncope = desmaio), uma reação benigna e emocional comum ao sangue, agulhas hipodérmicas ou outras visões desagradáveis. Em geral, a regulação homeostática do sistema circulatório mantém o fluxo sanguíneo, ou *perfusão*, para o coração e o encéfalo. Na síncope vasovagal, sinais oriundos do sistema nervoso causam uma súbita queda da pressão arterial e a pessoa desmaia por falta de oxigênio no encéfalo. Neste capítulo, você aprenderá como o coração e os vasos sanguíneos trabalham juntos, na maior parte do tempo, para impedir esses problemas.

Um modelo simplificado do sistema circulatório (**FIG. 15.1**) ilustra os pontos-chave que discutiremos neste capítulo. Esse modelo mostra o coração como duas bombas separadas, com o coração direito bombeando sangue para os pulmões e de volta

SOLUCIONANDO O **PROBLEMA** | Hipertensão essencial

"Doutor, eu tenho uma saúde de ferro", disse Kurt, 56 anos, durante o seu exame físico anual atrasado. "Eu não quero desperdiçar seu tempo. Vamos acabar logo com isto." Contudo, para o Dr. Arthur Cortez, Kurt não parece estar bem de saúde: ele está 14 kg acima do peso. Quando o Dr. Cortez pergunta sobre a sua dieta, Kurt responde, "Bem, eu gosto de comer." "Faz exercícios?" "Quem tem tempo?", responde Kurt. O Dr. Cortez mede a pressão arterial de Kurt e diz "Sua pressão arterial está 164 por 100". "Eu a medirei novamente em 15 minutos. Se permanecer alta, precisaremos discutir isso depois." Kurt, pasmo, olha fixamente para seu médico e protesta "Mas como pode a minha pressão estar tão alta? Eu me sinto bem!".

para o coração esquerdo. O coração esquerdo bombeia, então, o sangue através do resto do corpo e de volta ao coração direito.

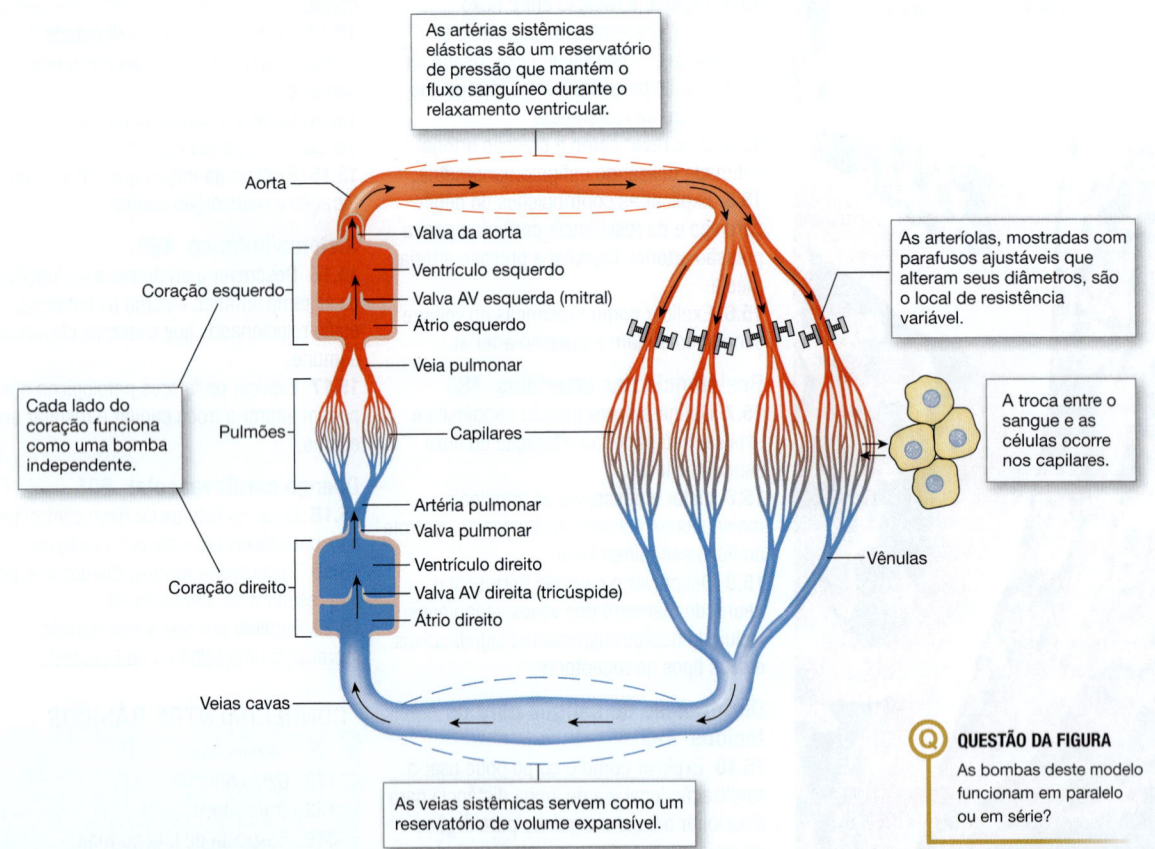

FIGURA 15.1   Um modelo funcional do sistema circulatório. Este modelo funcional do sistema circulatório mostra o coração e os vasos sanguíneos como uma única alça fechada.

O sangue sai do coração esquerdo e entra nas artérias sistêmicas, mostradas aqui como uma região elástica expansível. A pressão produzida pela contração do ventrículo esquerdo é estocada nas paredes elásticas das artérias e, lentamente, liberada através da *retração elástica*. Esse mecanismo mantém uma pressão propulsora contínua para o fluxo sanguíneo durante o período em que os ventrículos estão relaxados. Por esta razão, as artérias são conhecidas como um *reservatório de pressão* do sistema circulatório.

Os vasos que partem das artérias, pequenos vasos denominados **arteríolas**, criam uma alta resistência de saída para o fluxo sanguíneo arterial. As arteríolas distribuem diretamente o fluxo sanguíneo aos tecidos individuais por contraírem e dilatarem, de forma que elas são conhecidas como locais de *resistência variável*. O diâmetro arteriolar é regulado por fatores locais, como a concentração de oxigênio nos tecidos, pelo sistema nervoso autônomo e por hormônios.

Quando o sangue flui para dentro dos capilares, seu epitélio permeável permite a troca de materiais entre o plasma, o líquido intersticial e as células do corpo. Na extremidade distal dos capilares, o sangue flui para o lado venoso da circulação. As veias atuam como um *reservatório de volume*, do qual o sangue pode ser enviado para o lado arterial da circulação se a pressão cair muito. Das veias, o sangue flui de volta para o coração direito.

O fluxo sanguíneo total, em qualquer nível da circulação, é igual ao débito cardíaco. Por exemplo, se o débito cardíaco for de 5 L/min, o fluxo sanguíneo ao longo de todos os capilares sistêmicos é de 5 L/min. Da mesma maneira, o fluxo sanguíneo no lado pulmonar da circulação é igual ao fluxo sanguíneo na circulação sistêmica.

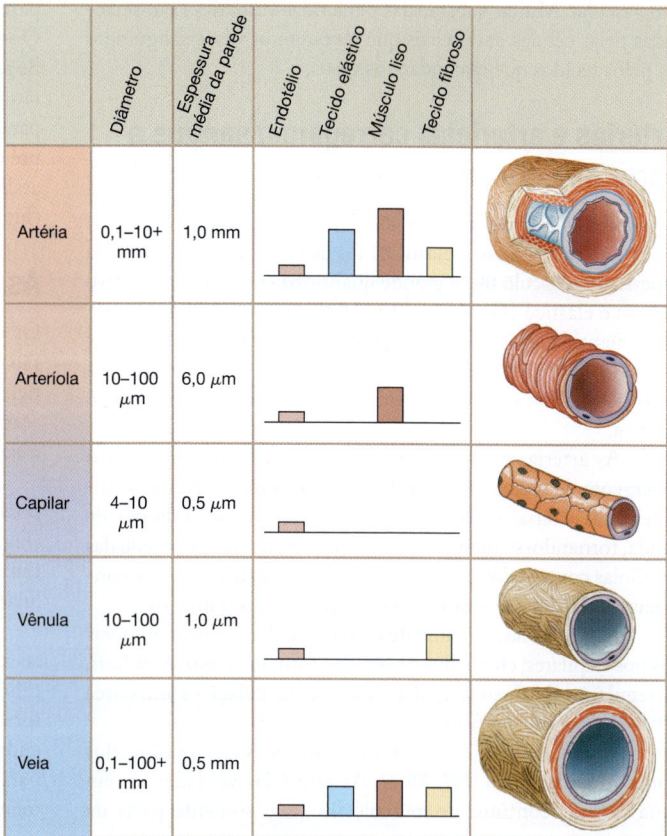

FIGURA 15.2   Estrutura dos vasos sanguíneos. A parede dos vasos sanguíneos varia em diâmetro e composição. As barras mostram as proporções relativas dos diferentes tecidos. O endotélio e seu tecido elástico subjacente formam juntos a túnica íntima. (Baseado em A. C. Burton, *Physiol Rev* 34: 619-642, 1954.)

VASOS SANGUÍNEOS

As paredes dos vasos sanguíneos são compostas por camadas de músculo liso, tecido conectivo elástico e tecido conectivo fibroso (**FIG. 15.2**). O revestimento interno de todos os vasos sanguíneos é uma camada fina de **endotélio**, um tipo de epitélio. Por anos, imaginou-se que o endotélio era simplesmente uma barreira passiva. Contudo, agora sabemos que as células endoteliais secretam muitas substâncias parácrinas e desempenham um papel importante na regulação da pressão arterial, no crescimento dos vasos sanguíneos e na absorção de materiais. Alguns biólogos até propuseram que o endotélio seja considerado um sistema orgânico fisiológico separado.

Na maioria dos vasos, as camadas de tecido conectivo e músculo liso circundam o endotélio. Juntos, o endotélio e seu tecido conectivo elástico adjacente formam a *túnica íntima*, frequentemente chamada apenas de *íntima*. A espessura do músculo liso e das camadas de tecido conectivo varia em diferentes vasos. As descrições a seguir aplicam-se aos vasos da circulação sistêmica, embora os da circulação pulmonar sejam, em geral, similares.

Os vasos sanguíneos contêm músculo liso vascular

O músculo liso dos vasos sanguíneos é conhecido como **músculo liso vascular**. A maioria dos vasos sanguíneos possui músculo liso, arranjado em camadas circulares ou espirais. A *vasoconstrição* estreita o diâmetro do lúmen vascular, e a *vasodilatação* o alarga.

Na maioria dos vasos sanguíneos, as células musculares lisas mantêm sempre um estado de contração parcial, criando a condição denominada *tônus muscular* (p. 421). A contração do músculo liso, como a do músculo cardíaco, depende da entrada de Ca^{2+} a partir do líquido extracelular, através de canais de Ca^{2+} (p. 407). Moléculas sinalizadoras, incluindo neurotransmissores, hormônios e sinais parácrinos, influenciam o tônus do músculo liso vascular. Muitas substâncias parácrinas vasoativas são secretadas pelas células endoteliais que revestem os vasos sanguíneos ou pelos tecidos que circundam os vasos.

Artérias e arteríolas carregam o sangue a partir do coração

A aorta e as grandes artérias são caracterizadas por terem paredes que são rígidas e elásticas. As artérias têm uma camada espessa de músculo liso e grande quantidade de tecido conectivo fibroso e elástico (Fig. 15.2). Devido à rigidez do tecido fibroso, uma quantidade significativa de energia é necessária para estirar a parede de uma artéria, contudo, essa energia pode ser armazenada pelas fibras elásticas estiradas e liberada durante a retração elástica.

As artérias e arteríolas são caracterizadas por um padrão divergente de fluxo sanguíneo. Quando as grandes artérias se dividem em artérias cada vez menores, a característica da parede muda, tornando-se menos elástica e mais muscular. A parede das arteríolas contém diversas camadas de músculo liso, as quais contraem e relaxam sob a influência de vários sinais químicos.

As arteríolas, juntamente com os capilares e pequenos vasos pós-capilares, chamados de vênulas, formam a *microcirculação*. A regulação do fluxo sanguíneo na microcirculação é uma área ativa da pesquisa em fisiologia.

Algumas arteríolas se ramificam em vasos conhecidos como **metarteríolas** (**FIG. 15.3**). As arteríolas verdadeiras têm uma camada contínua de músculo liso, mas somente parte da parede de uma metarteríola é circundada por músculo liso. O sangue que flui pelas metarteríolas pode seguir dois caminhos. Se anéis de músculo, denominados **esfíncteres pré-capilares**, estão relaxados, o sangue que flui pela metarteríola é direcionado para os leitos capilares adjacentes (Fig. 15.3b). Se os esfíncteres pré-capilares estão todos constritos, o sangue da metarteríola atalha os capilares e vai diretamente para a circulação venosa (Fig. 15.3c).

As trocas ocorrem nos capilares

Os capilares são os menores vasos do sistema circulatório. Eles são o principal local de troca entre o sangue e o líquido intersticial. Uma pequena parte das trocas ocorre nas vênulas pós-capilares, nas extremidades distais dos capilares, mas isso não é significativo.

Para facilitar as trocas de materiais, os capilares não possuem o reforço de músculo liso e tecido elástico ou fibroso (Fig. 15.2). Em vez disso, suas paredes consistem em uma única camada achatada de endotélio esustentada por uma matriz acelular, chamada de *lâmina basal* (membrana basal) (p. 76).

Muitos capilares estão intimamente associados às células conhecidas como **pericitos**. Na maioria dos tecidos, essas células contráteis altamente ramificadas envolvem os capilares, formando uma camada externa semelhante a uma rede entre o endotélio capilar e o líquido intersticial. Os pericitos contribuem para diminuir a permeabilidade capilar: quanto mais pericitos, menos permeável é o endotélio capilar. Os capilares cerebrais,

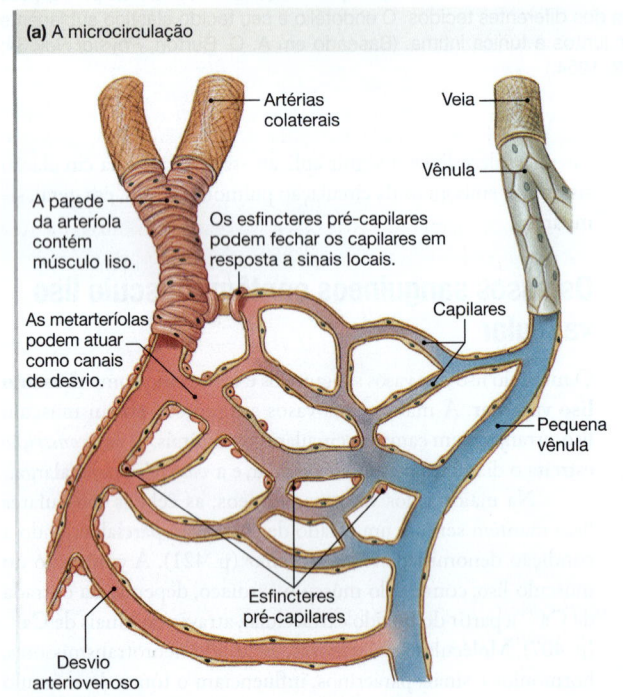

(a) A microcirculação

Artérias colaterais

Veia

Vênula

A parede da arteríola contém músculo liso.

Os esfíncteres pré-capilares podem fechar os capilares em resposta a sinais locais.

As metarteríolas podem atuar como canais de desvio.

Capilares

Pequena vênula

Esfíncteres pré-capilares

Desvio arteriovenoso

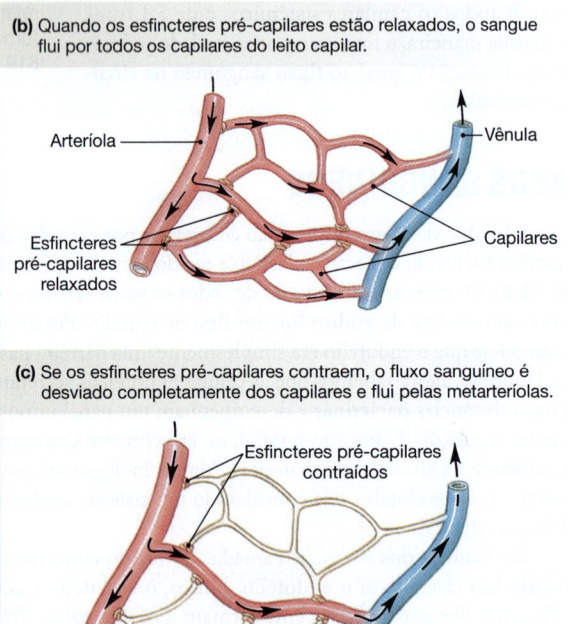

(b) Quando os esfíncteres pré-capilares estão relaxados, o sangue flui por todos os capilares do leito capilar.

Arteríola

Vênula

Esfíncteres pré-capilares relaxados

Capilares

(c) Se os esfíncteres pré-capilares contraem, o fluxo sanguíneo é desviado completamente dos capilares e flui pelas metarteríolas.

Esfíncteres pré-capilares contraídos

FIGURA 15.3 Leitos capilares.

por exemplo, são rodeados por pericitos e células gliais e têm junções apertadas (do inglês, *tight junctions*), que criam a *barreira hematencefálica* (p. 282).

Os pericitos secretam fatores que influenciam o crescimento capilar e eles podem se diferenciar, transformando-se em novas células endoteliais ou células de músculo liso. A perda de pericitos ao redor dos capilares da retina é uma característica da *retinopatia diabética*, principal causa de cegueira. Os cientistas agora estão tentando determinar se a perda de pericitos é causa ou consequência da retinopatia.

O fluxo sanguíneo converge nas vênulas e nas veias

O sangue flui dos capilares para pequenos vasos, chamados de **vênulas**. As menores vênulas são semelhantes aos capilares, tendo um fino epitélio de troca e pouco tecido conectivo (Fig. 15.2). As vênulas distinguem-se dos capilares pelo seu padrão convergente de fluxo.

O músculo liso começa a aparecer na parede das vênulas maiores. O sangue flui das vênulas para as veias, que aumentam de diâmetro à medida que se dirigem para o coração. Por fim, as veias maiores – as veias cavas – desembocam no átrio direito. Para auxiliar o fluxo venoso, algumas veias têm valvas internas unidirecionais (**FIG. 15.4**). Essas valvas, assim como as do coração, garantem que o sangue, passando pela valva, não possa retornar. Quando o sangue alcança a veia cava, as valvas desaparecem.

As veias são mais numerosas do que as artérias e têm um diâmetro maior. Como resultado de seu grande volume, as veias contêm mais da metade do sangue do sistema circulatório, o que as torna o *reservatório de volume* do sistema circulatório. Elas se situam mais próximas à superfície do corpo do que as artérias, formando os vasos azulados que você vê debaixo da pele. As veias têm paredes mais finas que as artérias e com menos tecido elástico. Como consequência, elas expandem-se mais facilmente quando se enchem de sangue.

Para coletar o sangue do seu braço (*venopunção*), o técnico usa um torniquete para exercer pressão nos vasos sanguíneos. O fluxo sanguíneo nas artérias profundas de alta pressão do braço não é afetado, mas a pressão exercida pelo torniquete interrompe o fluxo nas veias de baixa pressão. Como resultado, o sangue acumula-se nas veias superficiais, tornando-as salientes sobre o tecido muscular subjacente.

A angiogênese cria novos vasos sanguíneos

Um tópico de grande interesse para os pesquisadores é a **angiogênese**, o processo pelo qual novos vasos sanguíneos se desenvolvem, sobretudo após o nascimento. Em crianças, o crescimento de vasos sanguíneos é necessário para o desenvolvimento normal. Em adultos, a angiogênese ocorre durante a cicatrização de um ferimento e no crescimento do revestimento uterino após a menstruação. A angiogênese também ocorre com a prática regular de exercícios, aumentando o fluxo sanguíneo para o músculo cardíaco e para os músculos esqueléticos.

As valvas nas veias impedem o refluxo do sangue.

Valva fechada

Quando os músculos esqueléticos comprimem as veias, eles forçam o sangue em direção ao coração (bomba musculosquelética).

Valva aberta

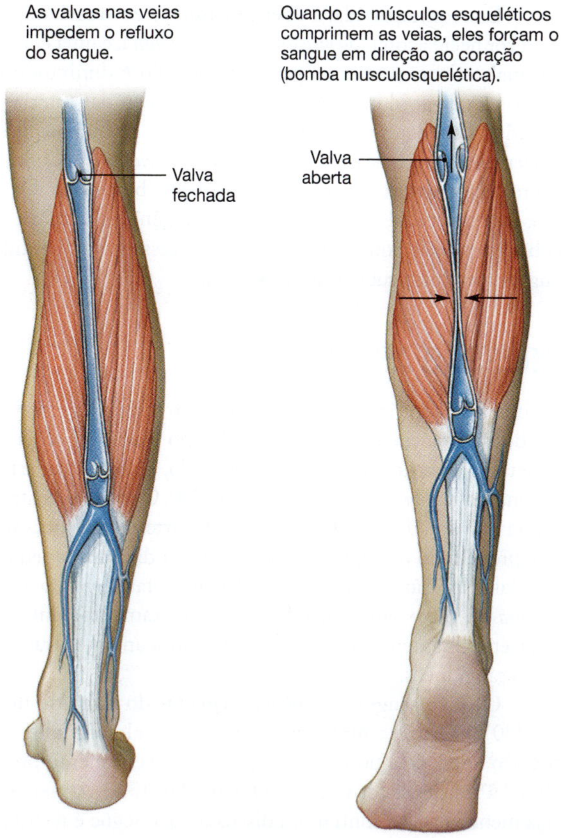

FIGURA 15.4   As valvas garantem fluxo unidirecional nas veias.

O crescimento de tumores malignos é um estado patológico que requer angiogênese. Quando as células cancerígenas invadem os tecidos e se multiplicam, elas instruem o tecido hospedeiro a desenvolver novos vasos sanguíneos para "alimentar" o tumor em crescimento. Sem esses novos vasos, as células do interior de uma massa tumoral seriam incapazes de obter oxigênio e nutrientes adequadamente, e morreriam.

A partir dos estudos de vasos sanguíneos normais e células tumorais, os cientistas descobriram que a angiogênese é controlada por um balanço entre citocinas angiogênicas e antiangiogênicas. Um número de fatores de crescimento relacionados, incluindo o *fator de crescimento vascular endotelial* (VEGF) e o *fator de crescimento de fibroblastos* (FGF), promovem angiogênese. Esses fatores são mitógenos, ou seja, eles promovem mitose ou divisão celular. Eles são geralmente produzidos por células musculares lisas e pericitos.

As citocinas que inibem a angiogênese incluem *angiostatina*, feita a partir da proteína plasmática plasminogênio, e *endostatina*. Atualmente, os cientistas estão testando citocinas antiangiogênicas e inibidores de citocinas angiogênicas como tratamento para o câncer, a fim de descobrirem se podem parar a angiogênese e, literalmente, matar os tumores de fome.

Em contrapartida, a **doença cardíaca coronariana**, também conhecida como *doença arterial coronariana*, é uma condição na qual o fluxo sanguíneo para o miocárdio é diminuído pela deposição de gordura, o qual diminui o lúmen das artérias coronárias. Em alguns indivíduos, novos vasos sanguíneos desenvolvem-se espontaneamente e formam a *circulação colateral*, que supre o fluxo através da artéria parcialmente bloqueada. Os pesquisadores estão testando citocinas angiogênicas, a fim de descobrirem se elas podem duplicar este processo natural e induzir angiogênese para substituir vasos *ocluídos*.

PRESSÃO ARTERIAL

A contração ventricular é a força que cria o fluxo sanguíneo através do sistema circulatório (p. 436). Como o sangue sob pressão é ejetado a partir do ventrículo esquerdo, a aorta e as artérias expandem-se para acomodá-lo (**FIG. 15.5a**). Quando o ventrículo relaxa e a valva da aorta fecha, as paredes arteriais elásticas retraem, propelindo o sangue para a frente, em direção às pequenas artérias e arteríolas (Fig. 15.5b). Por sustentar a *pressão direcionadora* do fluxo sanguíneo durante o relaxamento ventricular, as artérias mantêm o sangue fluindo continuamente através dos vasos sanguíneos.

O fluxo sanguíneo obedece a regras do fluxo de fluidos (p. 440). O fluxo é diretamente proporcional ao gradiente de pressão entre dois pontos quaisquer, e é inversamente proporcional à resistência dos vasos ao fluxo (**TAB. 15.1**). A menos que seja mencionado o contrário, a discussão que segue é restrita aos eventos que ocorrem na circulação sistêmica. Você aprenderá sobre o fluxo sanguíneo pulmonar quando você estudar o sistema respiratório.

TABELA 15.1	**Pressão, fluxo e resistência no sistema circulatório**

Fluxo ΔP/R

1. O sangue flui se há um gradiente de pressão (ΔP).

2. O sangue flui de áreas de maior pressão para áreas de menor pressão.

3. O fluxo sanguíneo é contraposto pela resistência (R) do sistema.

4. Três fatores afetam a resistência: o raio dos vasos sanguíneos, o comprimento dos vasos sanguíneos e a viscosidade do sangue. (p. 440)

5. O fluxo é geralmente expresso em litros ou mililitros por minuto (L/min ou mL/min).

6. A velocidade do fluxo é, em geral, expressa em centímetros por minuto (cm/min) ou milímetros por segundo (mm/s).

7. O determinante principal da velocidade de fluxo (quando a taxa de fluxo é constante) é a área de secção transversal total do(s) vaso(s). (p. 442)

A pressão arterial é maior nas artérias e menor nas veias

A pressão arterial é maior nas artérias e diminui continuamente à medida que o sangue flui através do sistema circulatório (**FIG. 15.6**). A diminuição da pressão ocorre porque é perdida energia, como consequência da resistência ao fluxo oferecida pe-

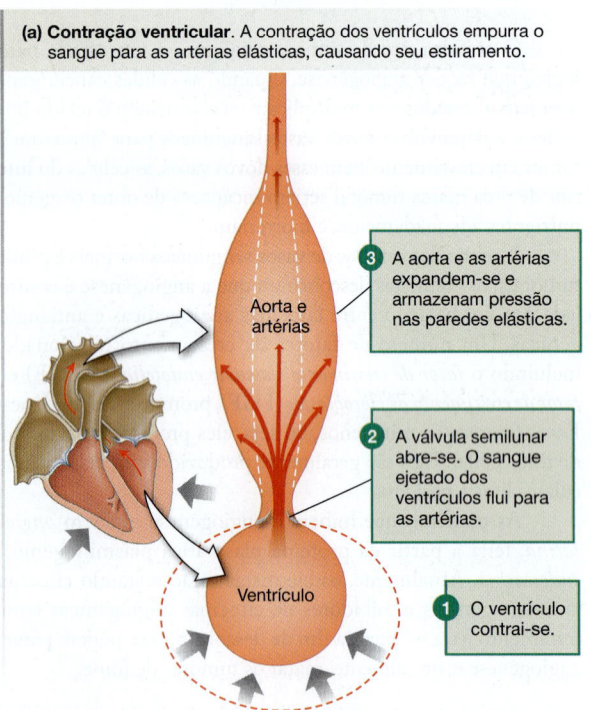

(a) Contração ventricular. A contração dos ventrículos empurra o sangue para as artérias elásticas, causando seu estiramento.

Aorta e artérias

❸ A aorta e as artérias expandem-se e armazenam pressão nas paredes elásticas.

❷ A válvula semilunar abre-se. O sangue ejetado dos ventrículos flui para as artérias.

Ventrículo

❶ O ventrículo contrai-se.

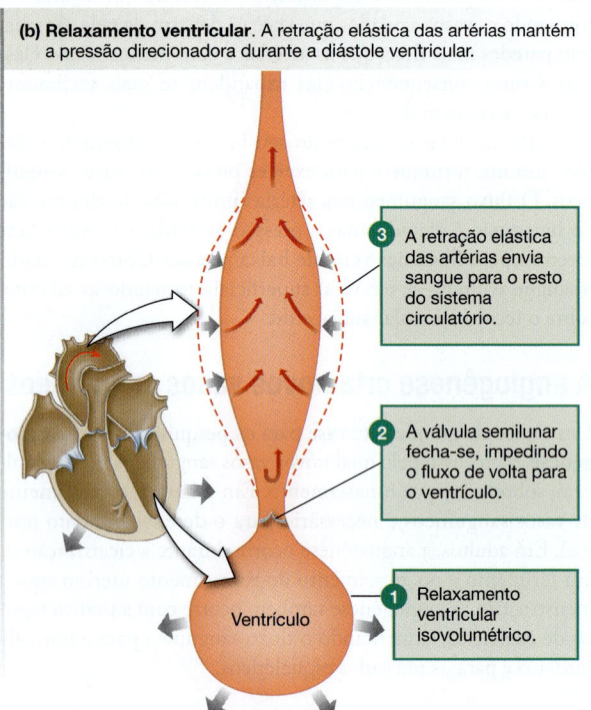

(b) Relaxamento ventricular. A retração elástica das artérias mantém a pressão direcionadora durante a diástole ventricular.

❸ A retração elástica das artérias envia sangue para o resto do sistema circulatório.

❷ A válvula semilunar fecha-se, impedindo o fluxo de volta para o ventrículo.

Ventrículo

❶ Relaxamento ventricular isovolumétrico.

FIGURA 15.5   As artérias são um reservatório de pressão.

Pressão de pulso = pressão sistólica – pressão diastólica

Pressão arterial média = pressão diastólica + 1/3 (pressão de pulso)

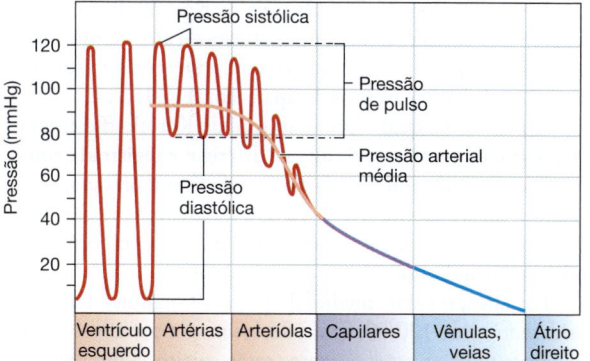

FIGURA 15.6 **Pressões na circulação sistêmica.** As ondas de pressão geradas pela contração ventricular percorrem os vasos sanguíneos. A pressão no lado arterial da circulação varia, mas as ondas de pressão diminuem em amplitude com a distância e desaparecem nos capilares.

los vasos. A resistência ao fluxo sanguíneo também resulta do atrito entre as células sanguíneas.

Na circulação sistêmica, a maior pressão ocorre na aorta e resulta da pressão gerada pelo ventrículo esquerdo. A pressão aórtica alcança uma média de 120 mmHg durante a sístole ventricular (**pressão sistólica**) e, após, cai constantemente até 80 mmHg durante a diástole ventricular (**pressão diastólica**). Observe que a pressão no ventrículo cai para apenas alguns poucos mmHg quando o ventrículo relaxa, mas a pressão diastólica nas grandes artérias permanece relativamente alta. A pressão diastólica alta nas artérias é decorrente da capacidade desses vasos de capturar e armazenar energia nas suas paredes elásticas.

O rápido aumento da pressão que ocorre quando o ventrículo esquerdo empurra o sangue para dentro da aorta pode ser percebido como um **pulso**, ou onda de pressão, transmitido ao longo das artérias preenchidas com líquido. A onda de pressão viaja cerca de 10 vezes mais rápido que o próprio sangue. Mesmo assim, o pulso que é percebido no braço ocorre um pouco depois da contração ventricular que gerou a onda.

Devido ao atrito, a amplitude da onda de pressão diminui com a distância e, por fim, desaparece nos capilares (Fig. 15.6). A **pressão de pulso**, uma medida de amplitude da onda de pressão, é definida como a pressão sistólica menos a pressão diastólica:

Pressão sistólica − pressão diastólica = pressão de pulso   (1)

Por exemplo, na aorta:

120 mmHg − 80 mmHg = 40 mmHg de pressão   (2)

Quando o sangue alcança as veias, a pressão diminui devido ao atrito e não há mais uma onda de pressão. O fluxo sanguíneo venoso é mais estável do que *pulsátil* (em pulsos), empurrado pelo movimento contínuo do sangue para os capilares.

O sangue sob baixa pressão das veias localizadas abaixo do coração precisa fluir "morro acima", ou contra a gravidade, para retornar ao coração. Tente manter o seu braço para baixo, junto ao corpo, sem movê-lo por alguns minutos e observe como as veias do dorso da sua mão começam a se tornar salientes à medida que se enchem de sangue. (Esse efeito pode ser mais evidente em pessoas idosas, devido à perda da elasticidade do tecido conectivo subcutâneo.) Depois, levante sua mão para que a gravidade auxilie o fluxo venoso e observe as veias salientes desaparecerem.

O retorno de sangue ao coração, conhecido como *retorno venoso*, é auxiliado pelas valvas, pela *bomba musculesquelética* e pela *bomba respiratória* (p. 469). Quando os músculos contraem, como os da panturrilha, eles comprimem as veias, forçando o sangue para cima, passando pelas valvas. Enquanto sua mão estiver pendurada para baixo, abra e feche o punho para ver o efeito da contração muscular sobre a distensão das veias.

REVISANDO CONCEITOS

1. Você esperaria encontrar valvas nas veias que levam sangue do encéfalo para o coração? Justifique sua resposta.

2. Se você verificasse em uma pessoa o pulso na artéria carótida e no punho esquerdo ao mesmo tempo, as ondas de pressão ocorreriam simultaneamente? Explique.

3. Quem tem uma pressão de pulso mais alta, alguém com pressão arterial de 90/60 ou alguém com pressão arterial de 130/95?

A pressão sanguínea arterial reflete a pressão de propulsão do fluxo sanguíneo

A pressão sanguínea arterial, ou simplesmente "pressão arterial", reflete a pressão de propulsão criada pela ação de bombeamento do coração. Já que a pressão ventricular é difícil de ser medida, é comum assumir que a pressão sanguínea arterial reflete a pressão ventricular. Como você aprendeu, a pressão arterial é pulsátil, então usamos um único valor – a **pressão arterial média** (**PAM**) – para representar a pressão direcionadora. A PAM está representada graficamente na Figura 15.6.

A PAM é estimada somando-se a pressão diastólica mais um terço da pressão de pulso:

PAM = P diastólica + 1/3 (P sistólica − P diastólica)   (3)

Para uma pessoa cuja pressão sistólica é de 120 e a pressão diastólica é de 80:

PAM = 80 mmHg + 1/3 (120 − 80 mmHg)
    = 93 mmHg   (4)

A pressão arterial média é mais próxima da pressão diastólica do que da pressão sistólica, uma vez que a diástole dura o dobro do tempo da sístole.

Pressão sanguínea arterial muito alta ou muito baixa pode ser um indicativo de problemas no sistema circulatório. Se a pressão arterial cai muito baixo (*hipotensão*), a força direcionadora do fluxo sanguíneo é incapaz de superar a oposição da gravidade. Nesse caso, o fluxo sanguíneo e a oferta de oxigênio para o encéfalo são prejudicados e podem causar tontura ou desmaio.

Por outro lado, se a pressão arterial estiver cronicamente elevada (uma condição conhecida como *hipertensão*, ou pressão sanguínea alta), a alta pressão sobre a parede dos vasos sanguíneos pode fazer as áreas enfraquecidas sofrerem rupturas e pode ocorrer sangramento nos tecidos. Se a ruptura ocorre no encéfalo, esta é chamada de *hemorragia cerebral*, e pode causar a perda da função neurológica, comumente chamada de *derrame* (*AVE*). Se a ruptura ocorrer em uma artéria grande, como a aorta descendente, a perda rápida de sangue para dentro da cavidade abdominal causará queda da pressão sanguínea para abaixo do mínimo crítico. Sem tratamento imediato, a ruptura de uma artéria grande é fatal.

REVISANDO CONCEITOS	4. A fórmula dada para calcular a PAM se aplica para uma frequência cardíaca típica de repouso de 60 a 80 bpm. Se a frequência cardíaca aumentasse, a PAM aumentaria ou diminuiria? E a contribuição da pressão sistólica para a PAM, aumentaria ou diminuiria? 5. A pressão sistólica de Pedro é de 112 mmHg e sua pressão diastólica é de 68 mmHg (escreve-se 112/68). Qual é a sua pressão de pulso? E a sua PAM?

A pressão sanguínea arterial é estimada por esfigmomanometria

Estimamos a pressão arterial na artéria radial do braço utilizando um *esfigmomanômetro*, um instrumento que consiste em um manguito inflável e um manômetro de pressão. Um manguito envolve o braço e é inflado até exercer uma pressão mais alta do que a pressão sistólica que impulsiona o sangue arterial. Quando a pressão do manguito excede a pressão arterial, o fluxo sanguíneo para a porção inferior do braço é interrompido (**FIG. 15.7a**).

SOLUCIONANDO O **PROBLEMA**

A segunda aferição da pressão sanguínea de Kurt foi de 158/98. O Dr. Cortez solicitou que ele verificasse sua pressão arterial diariamente, em casa, por duas semanas, e depois retornasse ao consultório. Quando Kurt retornou com seu diário, a história foi a mesma: sua pressão sanguínea arterial continuava com uma média de 160/100. Após conduzir alguns testes, o Dr. Cortez concluiu que Kurt tem pressão arterial alta, ou *hipertensão*, como quase um de cada três norte-americanos adultos. Se a hipertensão não for controlada, pode levar à insuficiência cardíaca, ao acidente vascular encefálico e à insuficiência renal.

P1: *Por que as pessoas com pressão sanguínea alta têm maior risco de ter um AVE hemorrágico (sangramento)?*

Agora, a pressão no manguito é gradualmente diminuída. Quando a pressão no manguito cai abaixo da pressão sanguínea arterial sistólica, o sangue começa a fluir novamente. Quando o sangue passa na artéria ainda comprimida, um ruído bem definido, chamado de **som de Korotkoff**, pode ser escutado a cada onda de pressão (Fig. 15.7b). Os sons de Korotkoff são causados pelo fluxo turbulento do sangue através da área comprimida. Quando o manguito de pressão não comprime mais a artéria, o fluxo fica mais lento e os sons desaparecem (Fig. 15.7c).

A pressão na qual o primeiro som de Korotkoff é escutado representa a pressão mais alta na artéria e é registrada como pressão sistólica. O ponto no qual o som de Korotkoff desaparece é a pressão mais baixa na artéria e é registrada como pressão diastólica. Por convenção, a pressão arterial é escrita como pressão sistólica sobre a diastólica.

Por anos, o valor "médio" da pressão sanguínea tem sido considerado como 120/80. Contudo, assim como muitos valores fisiológicos médios, esses números estão sujeitos a uma grande variabilidade de uma pessoa para outra, e mesmo em um único indivíduo, de um momento para outro. Uma pressão sistólica que está constantemente acima de 140 mmHg no indivíduo em repouso ou uma pressão diastólica que está cronicamente acima de 90 mmHg são consideradas sinal de hipertensão, em uma pessoa saudável sob outros aspectos.

Além disso, as *guidelines* publicadas em 2003 JNC 7 Report[1] recomendaram que as pessoas mantenham sua pressão arterial *abaixo* de 120/80. Pessoas com pressão sistólica constantemente entre 120 e 139 ou diastólica entre 80 e 89 agora são consideradas como pré-hipertensas e devem ser aconselhadas a modificarem seu estilo de vida, a fim de reduzir sua pressão arterial.

O débito cardíaco e a resistência periférica determinam a pressão arterial média

A PAM é a força propulsora do fluxo sanguíneo, mas o que a determina? A pressão arterial é um balanço entre o fluxo sanguíneo para dentro das artérias e o fluxo sanguíneo para fora das artérias. Se o fluxo para dentro excede o fluxo para fora, o volume sanguíneo nas artérias aumenta e a pressão arterial média também. Se o fluxo para fora excede o para dentro, o volume diminui e a pressão arterial média cai.

O fluxo sanguíneo para dentro da aorta é igual ao débito cardíaco do ventrículo esquerdo. O fluxo sanguíneo para fora das artérias é influenciado principalmente pela **resistência periférica**, definida como a resistência ao fluxo oferecida pelas arteríolas (**FIG. 15.8a**). Então, a PAM é proporcional ao débito cardíaco (DC) vezes a resistência (R) das arteríolas:

$$PAM \propto DC \times R_{arteríolas} \tag{5}$$

Veremos como isso funciona. Se o débito cardíaco aumenta, o coração bombeia mais sangue para dentro das artérias por

---

[1] Seventh Report of the Joint National Committee on Prevention. Detection, Evaluation, and Treatment of High Blood Pressure, National Institutes of Health. *www.nhlbi.nih.gov/files/docs/guidelines/express.pdf*. JNC 8 was published in early 2014 and its guidelines can be accessed at *JAMA* 311(5): 507-520, 2014.

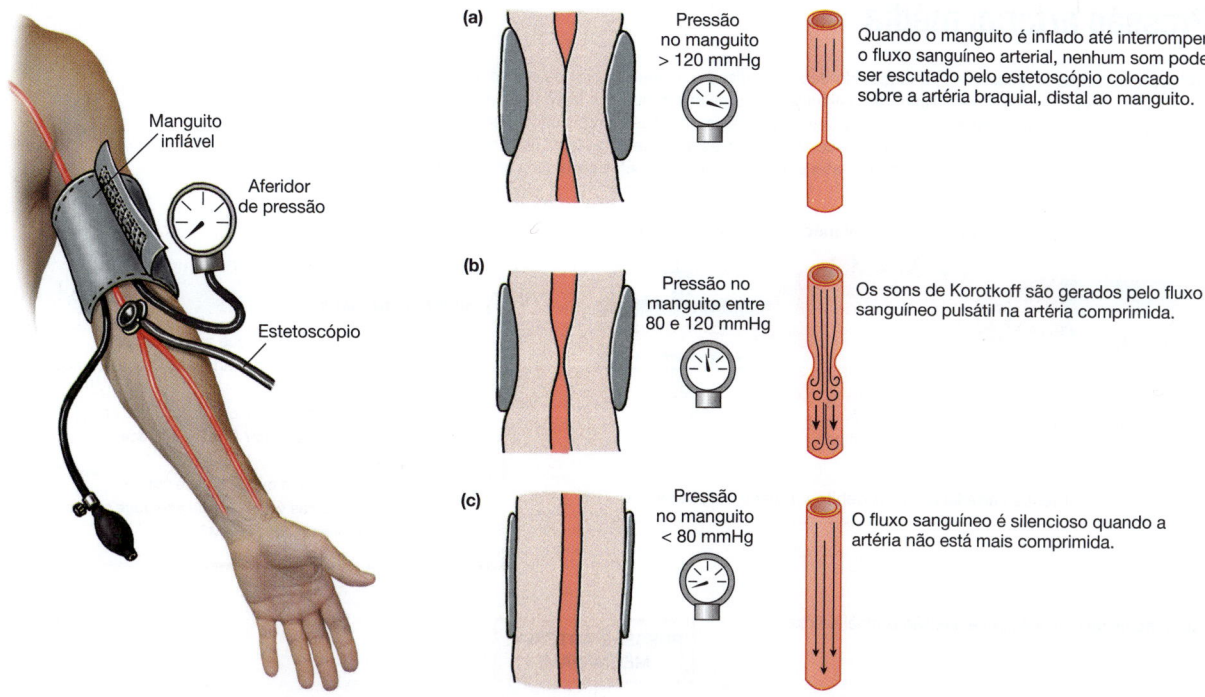

(a) Pressão no manguito > 120 mmHg

Quando o manguito é inflado até interromper o fluxo sanguíneo arterial, nenhum som pode ser escutado pelo estetoscópio colocado sobre a artéria braquial, distal ao manguito.

(b) Pressão no manguito entre 80 e 120 mmHg

Os sons de Korotkoff são gerados pelo fluxo sanguíneo pulsátil na artéria comprimida.

(c) Pressão no manguito < 80 mmHg

O fluxo sanguíneo é silencioso quando a artéria não está mais comprimida.

Manguito inflável

Aferidor de pressão

Estetoscópio

FIGURA 15.7 **Esfigmomanometria.** A pressão sanguínea arterial é mensurada com um esfigmomanômetro (uma bolsa inflável mais um aferidor de pressão, o manômetro) e um estetoscópio. A pressão no manguito mostrada é de uma pessoa cuja pressão arterial é de 120/80.

unidade de tempo. Se a resistência ao fluxo sanguíneo para fora das artérias não mudar, o fluxo para dentro das artérias fica maior que o fluxo para fora, o volume sanguíneo nas artérias aumenta, e a pressão sanguínea arterial sobe.

Em outro exemplo, considere que o débito cardíaco permanece inalterado, mas a resistência periférica aumenta. O fluxo para dentro das artérias está inalterado, mas o fluxo para fora diminui. O sangue novamente se acumula nas artérias e a pressão arterial aumenta outra vez. Na maioria dos casos de hipertensão, acredita-se que ela seja causada pelo aumento da resistência periférica sem que ocorram alterações no débito cardíaco.

Dois fatores adicionais podem influenciar a pressão sanguínea arterial: a distribuição de sangue na circulação sistêmica e o volume total de sangue. A distribuição relativa de sangue entre os lados arterial e venoso da circulação pode ser um fator importante para manter a pressão sanguínea arterial. As artérias são vasos que contêm pouco volume sanguíneo e contêm somente cerca de 11% do volume total de sangue em qualquer momento. As veias, ao contrário, são vasos com grande volume sanguíneo, que contêm cerca de 60% do volume sanguíneo circulante em qualquer momento.

As veias atuam como um *reservatório de volume* para a circulação sistêmica, armazenando sangue, que pode ser redistribuído para as artérias se necessário. Se a pressão arterial cai, a aumentada atividade simpática constringe as veias, diminuindo sua capacidade de reter volume. O retorno venoso aumenta, enviando sangue para o coração, o qual, de acordo com a lei de Frank-Starling do coração, bombeia todo o retorno venoso para

o lado sistêmico da circulação (p. 469). Assim, a constrição das veias redistribui sangue para o lado arterial da circulação e eleva a pressão arterial média.

Alterações no volume sanguíneo afetam a pressão arterial

Embora o volume sanguíneo na circulação seja relativamente constante, mudanças no volume sanguíneo podem afetar a pressão arterial (Fig. 15.8b). Se o volume sanguíneo aumenta, a pressão arterial aumenta. Quando o volume sanguíneo diminui, a pressão arterial diminui.

Para entender a relação entre volume sanguíneo e pressão, pense no sistema circulatório como um balão elástico cheio de água. Se o balão tem apenas uma pequena quantidade de água, pouca pressão é exercida sobre as paredes, e o balão fica mole e murcho. Quanto mais água for adicionada ao balão, mais pressão é exercida sobre as paredes elásticas. Se você encher excessivamente o balão, arrisca estourá-lo. A melhor maneira de reduzir essa pressão é remover um pouco de água.

Pequenos aumentos no volume sanguíneo ocorrem durante o dia, devido à ingestão de alimentos e líquidos, contudo, em geral, esses aumentos não geram mudanças duradouras na pressão sanguínea, devido às compensações homeostáticas. Ajustes ao volume sanguíneo aumentado são de responsabilidade dos rins. Se o volume sanguíneo aumenta, os rins restabelecem o volume normal por excretar o excesso de água na urina (**FIG. 15.9**).

FIGURA 15.8 **CONTEÚDO ESSENCIAL**

Pressão arterial média

(a) A pressão arterial média (PAM) é função do débito cardíaco e da resistência nas arteríolas (resistência periférica). A PAM ilustra um balanço: o volume sanguíneo nas artérias é determinado pela entrada (débito cardíaco) e pela saída (alterada pelas mudanças de resistência periférica). Quando o volume arterial aumenta, a pressão aumenta. Nesse modelo, o ventrículo é representado por uma seringa. O diâmetro variável das arteríolas é representado pelos parafusos ajustáveis.

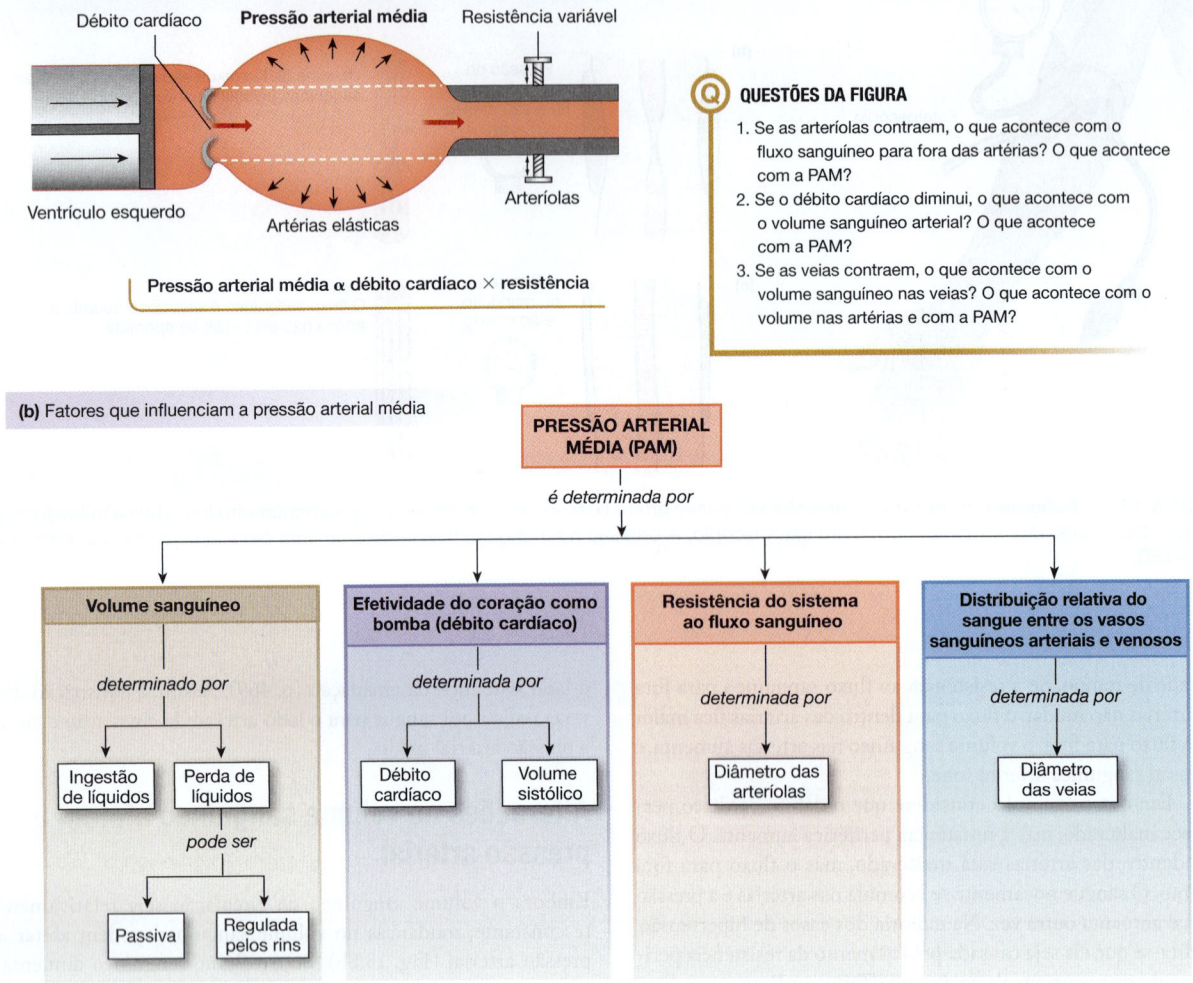

Pressão arterial média α débito cardíaco × resistência

Q QUESTÕES DA FIGURA

1. Se as arteríolas contraem, o que acontece com o fluxo sanguíneo para fora das artérias? O que acontece com a PAM?
2. Se o débito cardíaco diminui, o que acontece com o volume sanguíneo arterial? O que acontece com a PAM?
3. Se as veias contraem, o que acontece com o volume sanguíneo nas veias? O que acontece com o volume nas artérias e com a PAM?

(b) Fatores que influenciam a pressão arterial média

A compensação para a diminuição do volume sanguíneo é mais difícil e necessita de uma resposta integrada dos rins e do sistema circulatório. Se o volume sanguíneo diminui, *os rins não podem restabelecer a perda de líquidos.* Os rins podem apenas *conservar* o volume sanguíneo e, assim, prevenir diminuições adicionais da pressão arterial.

A única forma de restaurar o volume de líquido perdido é pela ingestão de líquidos ou por infusão intravenosa. Este é um exemplo de balanço: o volume perdido para o meio externo deve ser reposto a partir do meio externo. A compensação cardiovascular para o volume sanguíneo diminuído inclui vasoconstrição e aumento da estimulação simpática ao coração, a fim de aumentar o débito cardíaco (Fig. 14.22, p. 472). Contudo, há limites para a efetividade da compensação cardiovascular – se a perda de lí-

quidos é muito grande, o corpo não pode manter uma pressão arterial adequada. Eventos típicos que podem causar mudanças significativas no volume sanguíneo, incluem a desidratação, a hemorragia e a ingestão de grande quantidade de líquido.

A Figura 15.8b resume os quatro fatores principais que influenciam a pressão arterial média.

RESISTÊNCIA NAS ARTERÍOLAS

A resistência periférica é um dos dois principais fatores que influenciam a pressão arterial. De acordo com a lei de Poiseuille (p. 440), a resistência ao fluxo sanguíneo (R) é diretamente proporcional ao comprimento do tubo por onde o fluído passa (L) e

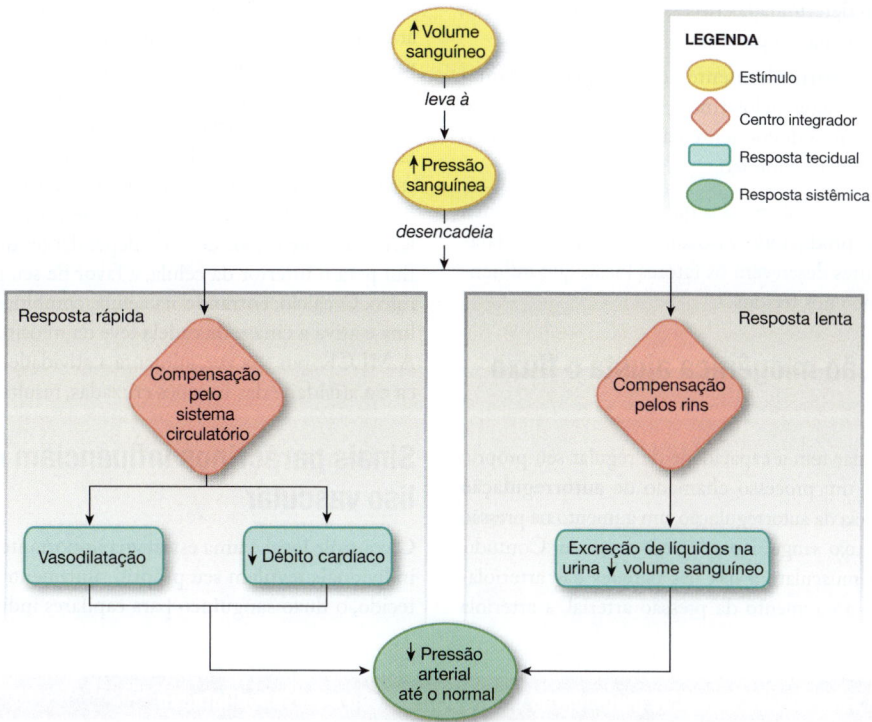

FIGURA 15.9 **Compensação ao aumento do volume sanguíneo.** O controle da pressão arterial inclui respostas rápidas do sistema circulatório e respostas mais lentas dos rins.

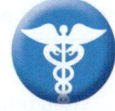

FOCO CLÍNICO

Choque

Choque é um termo amplo que se refere a uma insuficiência circulatória grave generalizada. O choque pode surgir em decorrência de múltiplas causas: falha do coração em manter um débito cardíaco normal (*choque cardiogênico*), volume sanguíneo circulante diminuído (*choque hipovolêmico*), toxinas bacterianas (*choque séptico*) entre outras causas diversas, como reações imunes exacerbadas que causam o *choque anafilático*. Independentemente da causa, os resultados são similares: baixo débito cardíaco e queda da pressão arterial periférica. Quando a perfusão do tecido já não pode acompanhar a sua demanda de oxigênio, as células começam a sofrer danos, devido ao aporte inadequado de oxigênio e ao acúmulo de metabólitos residuais. Quando o dano ocorre, inicia-se um circuito de retroalimentação positiva. O choque piora progressivamente até tornar-se irreversível e causar a morte do paciente. O manejo do choque inclui administração de oxigênio, de líquidos e de noradrenalina, a qual estimula a vasoconstrição e aumenta o débito cardíaco. Se o choque ocorrer por uma causa tratável, como uma infecção bacteriana, também devem ser tomadas medidas que removam a causa.

à viscosidade (η) do fluido, e inversamente proporcional à quarta potência do raio do tubo (r):

$$R \propto L\eta/r^4 \qquad (6)$$

Em geral, o comprimento do sistema circulatório e a viscosidade do sangue são relativamente constantes, o que torna apenas o raio dos vasos sanguíneos como a principal resistência ao fluxo sanguíneo.

$$R \propto 1/r^4 \qquad (7)$$

As arteríolas são o principal local de resistência variável do sistema circulatório e contribuem com mais de 60% da resistência total ao fluxo no sistema. A resistência nas arteríolas é variável devido à grande quantidade de músculo liso nas paredes arteriolares. Quando o músculo liso contrai ou relaxa, o raio das arteríolas muda.

A resistência arteriolar é influenciada por mecanismos de controle sistêmico e por controle local:

1. O *controle local da resistência arteriolar* ajusta o fluxo sanguíneo no tecido às necessidades metabólicas deste. No coração e no músculo esquelético, esse controle local muitas vezes têm prioridade sobre o controle reflexo realizado pelo sistema nervoso central.

2. Os *reflexos simpáticos* mediados pelo sistema nervoso central mantêm a PAM e controlam a distribuição sanguínea

de acordo com determinadas necessidades homeostáticas, como a regulação da temperatura.

3. Os *hormônios* – particularmente aqueles que regulam a excreção de sal e água pelos rins – influenciam a pressão arterial por atuarem diretamente nas arteríolas, alterando o controle reflexo autonômico.

A **TABELA 15.2** lista substâncias químicas que modulam a resistência arteriolar, produzindo vasoconstrição ou vasodilatação. As seções seguintes descrevem os fatores locais que influenciam o fluxo sanguíneo nos tecidos.

A autorregulação miogênica ajusta o fluxo sanguíneo

O músculo liso vascular tem a capacidade de regular seu próprio estado de contração, um processo chamado de **autorregulação miogênica**. Na ausência da autorregulação, um aumento na pressão arterial aumenta o fluxo sanguíneo por uma arteríola. Contudo, quando as fibras da musculatura lisa nas paredes das arteríolas se distendem devido ao aumento da pressão arterial, a arteríola

contrai. Essa vasoconstrição aumenta a resistência oferecida pela arteríola, diminuindo automaticamente o fluxo sanguíneo por este vaso. Com essa resposta simples e direta à pressão, as arteríolas têm uma habilidade limitada de regular seu próprio fluxo sanguíneo.

Como a autorregulação miogênica funciona no nível celular? Quando as células do músculo liso vascular das arteríolas são estiradas, canais mecanicamente ativados se abrem na membrana do músculo. A entrada de cátions despolariza a célula. A despolarização abre canais de Ca^{2+} dependentes de voltagem, e o Ca^{2+} flui para o interior da célula, a favor de seu gradiente eletroquímico. O cálcio, entrando na célula, combina-se com a calmodulina e ativa a cinase da cadeia leve da miosina (MLCK) (p. 406). A MLCK, por sua vez, aumenta a atividade da ATPase miosínica e a atividade das ligações cruzadas, resultando em contração.

Sinais parácrinos influenciam o músculo liso vascular

O controle local é uma estratégia importante pela qual os tecidos individuais regulam seu próprio suprimento sanguíneo. Em um tecido, o fluxo sanguíneo para capilares individuais pode ser re-

TABELA 15.2	Substâncias químicas mediadoras da vasoconstrição e da vasodilatação		
Substância química	**Papel fisiológico**	**Origem**	**Tipo**
Vasoconstrição			
Noradrenalina (receptores α)	Reflexo barorreceptor	Neurônios simpáticos	Neurotransmissor
Serotonina	Agregação plaquetária, contração da musculatura lisa	Neurônios, trato gastrintestinal, plaquetas	Sinal parácrino, neurotransmissor
Endotelina	Controle do fluxo sanguíneo local	Endotélio vascular	Parácrino
Vasopressina	Aumenta a pressão arterial na hemorragia	Neuro-hipófise	Neuro-hormônio
Angiotensina II	Aumenta a pressão arterial	Hormônio plasmático	Hormônio
Vasodilatação			
Adrenalina (receptor β_2)	Aumenta o fluxo sanguíneo para o músculo esquelético, o coração e o fígado	Medula da glândula suprarrenal	Neuro-hormônio
Acetilcolina	Reflexo de ereção (indiretamente através da produção de NO)	Neurônios parassimpáticos	Neurotransmissor
Óxido nítrico (NO)	Controle do fluxo sanguíneo local	Endotélio	Sinal parácrino
Bradicinina (via NO)	Aumenta o fluxo sanguíneo	Múltiplos tecidos	Sinal parácrino
Adenosina	Aumenta o fluxo sanguíneo de acordo com o metabolismo	Células hipóxicas	Sinal parácrino
$\downarrow O_2, \uparrow CO_2, \uparrow H+, \uparrow K^+$	Aumenta o fluxo sanguíneo de acordo com o metabolismo	Metabolismo celular	Molécula parácrina
Histamina	Aumenta o fluxo sanguíneo	Mastócitos	Sinal parácrino
Peptídeos natriuréticos (p. ex., PAN)	Reduz a pressão arterial	Miocárdio atrial, encéfalo	Hormônio, neurotransmissor
Peptídeo intestinal vasoativo	Secreção digestória, relaxa a musculatura lisa	Neurônios	Neurotransmissor, Neuro-hormônio

SOLUCIONANDO O **PROBLEMA**

A maior parte dos casos de hipertensão é de *hipertensão essencial*, que significa uma pressão sanguínea arterial elevada que não pode ser atribuída a uma causa particular. "Já que sua pressão sanguínea está apenas levemente alta", o Dr. Cortez disse a Kurt, "veremos se podemos controlá-la com mudanças no seu estilo de vida e com um diurético. Você precisa reduzir o sal e a gordura da sua dieta, fazer exercício e perder peso. O diurético ajudará seus rins a eliminar o excesso de líquido". "Parece que você está me pedindo para começar uma vida completamente nova", disse Kurt. "Eu vou tentar."

P2: *Qual a justificativa para diminuir a ingestão de sal e tomar um diurético para controlar a hipertensão? (Dica: Sal causa retenção de água.)*

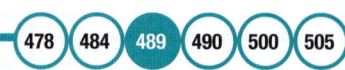

(478)(484)(**489**)(490)(500)(505)

gulado pelos esfíncteres pré-capilares, descritos anteriormente. Quando estes pequenos feixes de músculo liso nas junções metarteríola-capilar se contraem, eles restringem o fluxo sanguíneo para os capilares (ver Fig. 15.3). Quando os esfíncteres relaxam, o fluxo sanguíneo para os capilares aumenta. Esse mecanismo fornece mais um ponto de controle local do fluxo sanguíneo.

A regulação local também ocorre pela mudança da resistência arteriolar em um tecido. Isso é realizado por moléculas parácrinas (incluindo os gases O_2, CO_2 e NO) secretadas pelo endotélio vascular ou por células para as quais as arteríolas estão suprindo sangue (Tab. 15.2).

As concentrações de muitas moléculas parácrinas se alteram quando as células se tornam mais ou menos ativas metabolicamente. Por exemplo, se o metabolismo aeróbio aumenta, os níveis de O_2 diminuem, ao passo que a produção de CO_2 se eleva. Tanto o baixo O_2 quanto o alto CO_2 dilatam as arteríolas. Esta vasodilatação aumenta o fluxo sanguíneo para o tecido, trazendo mais O_2 para atender à aumentada demanda metabólica e remover o excesso de CO_2 (**FIG. 15.10a**). O processo no qual um aumento do fluxo sanguíneo acompanha um aumento da atividade metabólica é chamado de **hiperemia ativa**.

Se o fluxo sanguíneo para um tecido é ocluído por poucos segundos a minutos, os níveis de O_2 caem, e os sinais metabólicos parácrinos, como CO_2 e H^+, acumulam-se no líquido intersticial. A hipóxia local faz as células endoteliais sintetizarem o vasodilatador óxido nítrico. Quando o fluxo sanguíneo para o tecido é retomado, as concentrações aumentadas de NO, CO_2 e outras moléculas parácrinas desencadeiam imediatamente uma significativa vasodilatação. À medida que os vasodilatadores são metabolizados ou removidos pela restauração do fluxo sanguíneo no tecido, o raio da arteríola gradualmente volta ao normal. Um aumento no fluxo sanguíneo tecidual após um período de baixa perfusão (fluxo sanguíneo) é chamado de **hiperemia reativa** (Fig. 15.10b).

O óxido nítrico é provavelmente mais conhecido por seu papel no reflexo de ereção masculina: medicamentos usados para tratar a disfunção erétil prolongam a atividade do NO. Suspeita-se que diminuições na atividade endógena do NO desempenham um papel em outras condições médicas, incluindo hipertensão e *pré-eclâmpsia*, uma elevada pressão arterial que, algumas vezes, ocorre durante a gestação.

Outro sinal vasodilatador parácrino é o nucleotídeo **adenosina**. Se o consumo de oxigênio pelo músculo cardíaco exceder

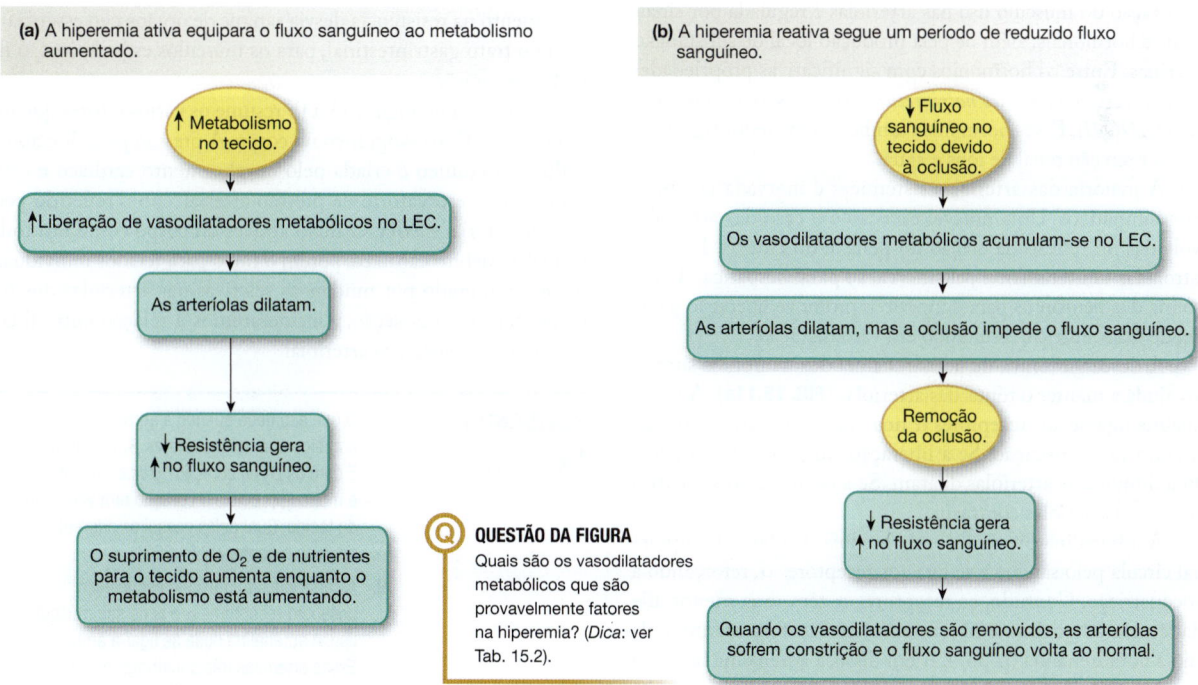

(a) A hiperemia ativa equipara o fluxo sanguíneo ao metabolismo aumentado.

↑ Metabolismo no tecido.

↓

↑Liberação de vasodilatadores metabólicos no LEC.

↓

As arteríolas dilatam.

↓

↓ Resistência gera ↑ no fluxo sanguíneo.

↓

O suprimento de O_2 e de nutrientes para o tecido aumenta enquanto o metabolismo está aumentando.

(b) A hiperemia reativa segue um período de reduzido fluxo sanguíneo.

↓ Fluxo sanguíneo no tecido devido à oclusão.

↓

Os vasodilatadores metabólicos acumulam-se no LEC.

↓

As arteríolas dilatam, mas a oclusão impede o fluxo sanguíneo.

↓

Remoção da oclusão.

↓

↓ Resistência gera ↑ no fluxo sanguíneo.

↓

Quando os vasodilatadores são removidos, as arteríolas sofrem constrição e o fluxo sanguíneo volta ao normal.

Q QUESTÃO DA FIGURA
Quais são os vasodilatadores metabólicos que são provavelmente fatores na hiperemia? (*Dica*: ver Tab. 15.2).

FIGURA 15.10 **Hiperemia.** Hiperemia é um aumento do fluxo sanguíneo mediado localmente.

a taxa de suprimento de oxigênio pelo sangue, haverá hipóxia miocárdica. Em resposta ao baixo oxigênio no tecido, as células miocárdicas liberam adenosina. A adenosina dilata as arteríolas coronárias em uma tentativa de trazer fluxo sanguíneo adicional para o músculo.

Nem todas as moléculas vasoativas parácrinas refletem mudanças no metabolismo. Por exemplo, as *cininas* e a *histamina* são potentes vasodilatadores que desempenham um papel na inflamação. A *serotonina* (5-HT), mencionada previamente como um neurotransmissor do SNC (p. 294), é também uma molécula sinalizadora vasoconstritora liberada pelas plaquetas ativadas. Quando os vasos sanguíneos lesados ativam as plaquetas, a subsequente vasoconstrição mediada pela serotonina ajuda a diminuir a perda de sangue. Agonistas da serotonina, chamados de triptanos (p. ex., *sumatriptano*), são fármacos que se ligam aos *receptores 5-HT$_1$* e promovem vasoconstrição. Esses fármacos são utilizados para tratar enxaquecas (dores de cabeça), que são causadas por uma vasodilatação encefálica inadequada.

A divisão simpática controla a maioria dos músculos lisos vasculares

A contração do músculo liso nas arteríolas é regulada por sinais neurais e hormonais, além de pela produção local de substâncias parácrinas. Entre os hormônios com significativas propriedades vasoativas, estão o *peptídeo natriurético atrial* (*PNA*) e a *angiotensina II* (*ANG II*). Esses hormônios também têm efeitos significativos na excreção renal de íons e água.

A maioria das arteríolas sistêmicas é inervada por neurônios simpáticos. Uma notável exceção é o caso das arteríolas envolvidas no reflexo da ereção do pênis e do clitóris. Elas são controladas indiretamente pela inervação parassimpática. A acetilcolina dos neurônios parassimpáticos promove liberação parácrina de óxido nítrico, resultando em vasodilatação.

A descarga tônica de noradrenalina dos neurônios simpáticos ajuda a manter o tônus das arteríolas (**FIG. 15.11a**). A noradrenalina liga-se aos receptores α nos músculos lisos vasculares, causando vasoconstrição. Se a liberação simpática de noradrenalina diminui, as arteríolas dilatam. Se a estimulação simpática aumenta, as arteríolas contraem.

A adrenalina proveniente da medula da glândula suprarrenal circula pelo sangue e se liga aos receptores α, reforçando a vasoconstrição. Contudo, os receptores α têm uma menor afinidade pela adrenalina e não respondem tão fortemente a ela como à noradrenalina (p. 367). Além disso, a adrenalina liga-se a receptores β$_2$, encontrados no músculo liso vascular do coração, no fígado e nas arteríolas do músculo esquelético. Esses recep-

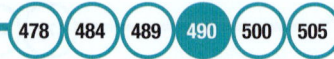
tores não são inervados e, portanto, respondem principalmente à adrenalina circulante. A ativação dos receptores β$_2$ vasculares pela adrenalina causa vasodilatação.

Um modo de lembrar quais arteríolas teciduais têm receptores β$_2$ é pensar na resposta de luta ou fuga a um evento estressante (p. 359). Essa resposta inclui um aumento generalizado na atividade simpática, juntamente com a liberação de adrenalina. Vasos sanguíneos que possuem receptores β$_2$ dilatam em resposta à adrenalina. Assim, a vasodilatação mediada por β$_2$ aumenta o fluxo sanguíneo para o coração, o músculo esquelético, o fígado e para os tecidos que estão ativos durante a resposta de luta ou fuga. (O fígado produz glicose para uso na contração muscular.) Durante a resposta de luta ou fuga, a atividade simpática aumentada nos receptores α arteriolares causa vasoconstrição. O aumento na resistência desvia sangue de órgãos não essenciais, como o trato gastrintestinal, para os músculos esqueléticos, o fígado e o coração.

O mapa na Figura 15.11b resume os vários fatores que influenciam o fluxo sanguíneo no corpo. A pressão para direcionar o fluxo sanguíneo é criada pelo bombeamento cardíaco e capturada pelo reservatório de pressão arterial, como refletido pela pressão arterial média. O fluxo através do corpo como um todo é igual ao débito cardíaco, porém o fluxo para tecidos individuais pode ser alterado por mudanças seletivas nas arteríolas dos tecidos. Na próxima seção, consideraremos a relação entre fluxo sanguíneo e resistência arteriolar.

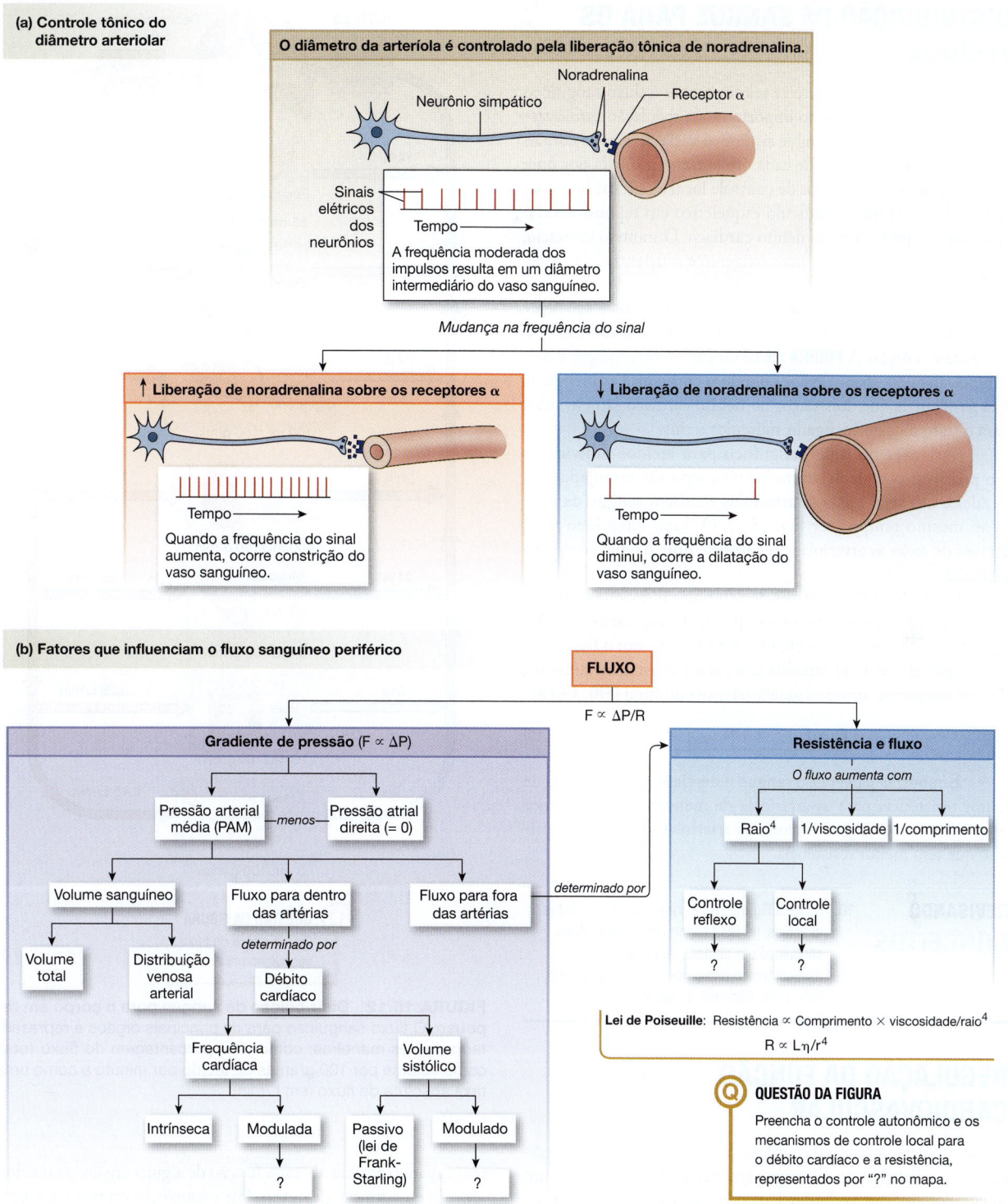

(a) Controle tônico do diâmetro arteriolar

O diâmetro da arteríola é controlado pela liberação tônica de noradrenalina.

Noradrenalina

Neurônio simpático

Receptor α

Sinais elétricos dos neurônios

Tempo

A frequência moderada dos impulsos resulta em um diâmetro intermediário do vaso sanguíneo.

Mudança na frequência do sinal

↑ Liberação de noradrenalina sobre os receptores α

Tempo

Quando a frequência do sinal aumenta, ocorre constrição do vaso sanguíneo.

↓ Liberação de noradrenalina sobre os receptores α

Tempo

Quando a frequência do sinal diminui, ocorre a dilatação do vaso sanguíneo.

(b) Fatores que influenciam o fluxo sanguíneo periférico

FLUXO

$F \propto \Delta P / R$

Gradiente de pressão ($F \propto \Delta P$)

Pressão arterial média (PAM) —*menos*— Pressão atrial direita (= 0)

Volume sanguíneo

Fluxo para dentro das artérias

Fluxo para fora das artérias — *determinado por*

Volume total

Distribuição venosa arterial

determinado por

Débito cardíaco

Frequência cardíaca

Volume sistólico

Intrínseca

Modulada

Passivo (lei de Frank-Starling)

Modulado

?

?

Resistência e fluxo

O fluxo aumenta com

$Raio^4$

1/viscosidade

1/comprimento

Controle reflexo

Controle local

?

?

Lei de Poiseuille: Resistência $\propto$ Comprimento $\times$ viscosidade/$raio^4$

$$R \propto L\eta / r^4$$

Q QUESTÃO DA FIGURA

Preencha o controle autonômico e os mecanismos de controle local para o débito cardíaco e a resistência, representados por "?" no mapa.

FIGURA 15.11   Resistência e fluxo.

DISTRIBUIÇÃO DE SANGUE PARA OS TECIDOS

A habilidade de o corpo alterar seletivamente o fluxo sanguíneo para os órgãos é um aspecto importante da regulação cardiovascular. A distribuição de sangue sistêmico varia de acordo com as necessidades metabólicas de cada órgão e é controlada por uma combinação de mecanismos de controle local e reflexos homeostáticos. Por exemplo, o músculo esquelético em repouso recebe aproximadamente 20% do débito cardíaco. Durante o exercício, quando os músculos usam mais oxigênio e nutrientes, eles recebem até 85%.

O fluxo sanguíneo para os órgãos individuais é estabelecido, em algum grau, pelo número e tamanho das artérias que alimentam o órgão. A **FIGURA 15.12** mostra como o sangue é distribuído para os vários órgãos quando o corpo está em repouso. Em geral, mais que dois terços do débito cardíaco são enviados para o trato digestório, fígado, músculos e rins.

Variações no fluxo sanguíneo para tecidos individuais são possíveis porque as arteríolas no corpo são arranjadas em paralelo. Ou seja, todas as arteríolas recebem sangue da aorta ao mesmo tempo (ver Fig. 15.1). O fluxo sanguíneo total através de *todas* as arteríolas do corpo sempre é igual ao débito cardíaco.

Contudo, o fluxo através de arteríolas individuais em um sistema ramificado de arteríolas depende de sua resistência (R). Quanto maior a resistência em uma arteríola, menor o fluxo sanguíneo por ela. Se uma arteríola contrai e a resistência aumenta, o fluxo sanguíneo através daquela arteríola diminui (**FIG. 15.13**):

$$\text{Fluxo}_{\text{arteríola}} \propto 1/R_{\text{arteríola}} \qquad (8)$$

Em outras palavras, o sangue é desviado das arteríolas de maior resistência para as arteríolas de menor resistência. Você pode dizer que o sangue percorre as arteríolas seguindo o caminho que tem menor resistência.

REVISANDO CONCEITOS

10. Utilize a Figura 15.12 para responder a estas questões. (a) Qual tecido tem o maior fluxo sanguíneo por unidade de peso?
(b) Qual tecido tem o menor fluxo sanguíneo, independentemente do peso?

REGULAÇÃO DA FUNÇÃO CARDIOVASCULAR

O sistema nervoso central coordena o controle reflexo da pressão arterial e a distribuição de sangue aos tecidos. O principal centro integrador situa-se no bulbo. Pela complexidade das redes neurais envolvidas no controle cardiovascular, simplificaremos esta discussão e nos referiremos à rede do SNC como **centro de controle cardiovascular** (CCC).

A principal função do centro de controle cardiovascular é garantir fluxo sanguíneo adequado ao encéfalo e ao coração, mantendo uma pressão arterial média suficiente. Contudo, o CCC também recebe influências de outras partes do encéfalo e

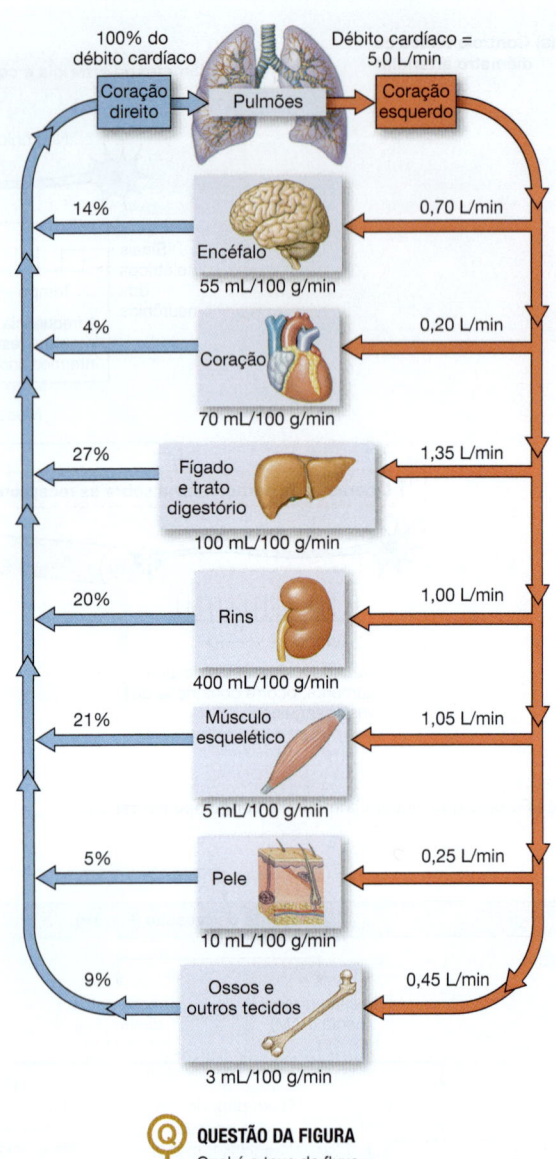

Q QUESTÃO DA FIGURA

Qual é a taxa de fluxo sanguíneo para os pulmões?

FIGURA 15.12   Distribuição de sangue para o corpo em repouso. O fluxo sanguíneo para os principais órgãos é representado de três maneiras: como uma porcentagem do fluxo total, como volume por 100 gramas de tecido por minuto e como uma taxa absoluta de fluxo (em L/min).

tem capacidade para alterar a função de alguns órgãos ou tecidos, sem alterar a função de outros. Por exemplo, os centros termorreguladores do hipotálamo se comunicam com o CCC para alterar o fluxo sanguíneo para a pele. A comunicação encéfalo-intestino após uma refeição aumenta o fluxo sanguíneo para o trato intestinal. O controle reflexo do fluxo sanguíneo para tecidos específicos altera a pressão arterial média, de modo que o CCC está constantemente monitorando e ajustando suas eferências para manter a homeostasia.

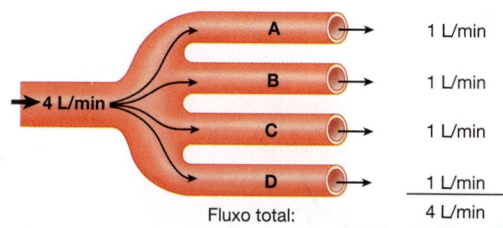

(a) O fluxo sanguíneo em 4 vasos idênticos (A–D) é igual.
O fluxo total para dentro dos vasos é igual ao fluxo total para fora.

(b) Quando o vaso B é contraído, a resistência deste vaso aumenta e o seu fluxo diminui. O fluxo desviado de B é dividido entre os vasos de menor resistência A, C e D.

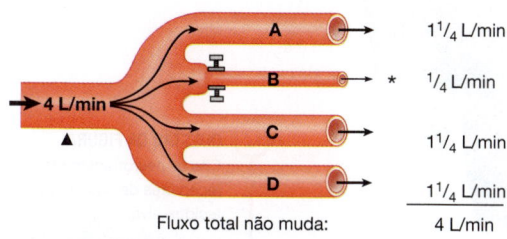

> **Q QUESTÕES DA FIGURA**
>
> 1. Você está monitorando a pressão arterial na artéria no ponto indicado pelo ▲. O que acontece com a pressão sanguínea arterial quando o vaso B subitamente contrai?
>
> 2. A pressão na extremidade * de B aumentou ou diminuiu após a constrição?

FIGURA 15.13 **O fluxo sanguíneo através de vasos sanguíneos individuais é determinado pela resistência ao fluxo dos vasos.**

O reflexo barorreceptor controla a pressão arterial

A principal via reflexa para o controle homeostático da pressão arterial média é o **reflexo barorreceptor**. Os componentes do reflexo estão ilustrados na **FIGURA 15.14a**. Os mecanorreceptores sensíveis ao estiramento, denominados **barorreceptores**, estão localizados nas paredes das artérias carótidas e aorta, onde eles monitoram continuamente a pressão do sangue que flui para o cérebro (barorreceptores carotídeos) e para o corpo (barorreceptores aórticos).

Os barorreceptores carotídeos e aórticos são receptores sensíveis ao estiramento tonicamente ativos que disparam potenciais de ação continuamente durante a pressão arterial normal. Quando a pressão arterial nas artérias aumenta, a membrana dos barorreceptores estira, e a frequência de disparos do receptor aumenta. Se a pressão sanguínea cai, a frequência de disparos do receptor diminui.

Se a pressão arterial se modifica, a frequência de potenciais de ação que viajam a partir dos barorreceptores para o centro de controle cardiovascular bulbar muda. O CCC integra as entradas sensoriais e inicia uma resposta apropriada. A resposta do reflexo barorreceptor é muito rápida: mudanças no débito

cardíaco e na resistência periférica ocorrem dentro de dois batimentos cardíacos após o estímulo.

Os sinais que partem do centro de controle cardiovascular são veiculados pelos neurônios autonômicos simpáticos e parassimpáticos. Como você aprendeu, a resistência periférica está sob controle simpático tônico, com a aumentada descarga simpática causando vasoconstrição.

A função cardíaca é regulada por controle antagônico (p. 184). A aumentada atividade simpática aumenta a frequência cardíaca, encurta o tempo de condução através do nó AV e aumenta a força de contração miocárdica. Aumentando a atividade parassimpática, ocorre diminuição da frequência cardíaca, mas somente um pequeno efeito na contração ventricular.

O reflexo barorreceptor em resposta à aumentada pressão arterial está mapeado na Fig. 15.14b. Os barorreceptores aumentam sua frequência de disparos quando a pressão arterial aumenta, ativando o centro de controle cardiovascular bulbar. Em resposta, o centro de controle cardiovascular aumenta a atividade parassimpática e diminui a atividade simpática, a fim de reduzir a atividade do coração e dilatar as arteríolas.

Quando a frequência cardíaca cai, o débito cardíaco também cai. Nos vasos, a diminuída atividade simpática causa dilatação das arteríolas, reduzindo sua resistência e permitindo maior saída de fluxo sanguíneo das artérias. Como a pressão arterial média é diretamente proporcional ao débito cardíaco e à resistência periférica (PAM ∝ DC × RP), a combinação do reduzido débito cardíaco e da diminuída resistência periférica reduz a pressão arterial média.

É importante lembrar que o reflexo barorreceptor está funcionando todo o tempo, não apenas em distúrbios dramáticos da pressão arterial, e que ele não tem uma resposta tudo ou nada. Uma mudança na pressão arterial pode resultar de uma alteração em ambos, débito cardíaco e resistência periférica, ou uma mudança em apenas uma das duas variáveis. Veremos um exemplo.

Para este exemplo, utilizaremos o diagrama esquemático da **FIGURA 15.15**, o qual combina os conceitos introduzidos nas Figuras 15.8 e 15.13. Nesse modelo, há quatro conjuntos de arteríolas de resistência variável (A–D), cujos diâmetros podem ser controlados independentemente por mecanismos de controle local ou reflexo. Os barorreceptores das artérias monitoram a pressão arterial média e se comunicam com o centro de controle cardiovascular.

Suponha que o conjunto A de arteríolas contrai por causa de mecanismos de controle local. A vasoconstrição aumenta a resistência em A e diminui o fluxo através de A. A resistência periférica total (RPT) através de todas as arteríolas também aumenta. Usando a relação PAM ∝ DC × RPT, um aumento na resistência total resulta em um aumento na pressão arterial média. Os barorreceptores arteriais percebem o aumento na PAM e ativam o reflexo barorreceptor.

As eferências do centro de controle cardiovascular podem alterar o débito cardíaco, a resistência arteriolar ou ambos. Nesse exemplo, podemos assumir que o fluxo sanguíneo nos conjuntos de arteríolas de A a D agora se equipara às necessidades teciduais e deve permanecer constante. Isso significa que a única opção restante para diminuir a PAM é diminuir o débito cardíaco. Assim, os sinais eferentes do CCC diminuem o débito cardíaco, o qual,

FIGURA 15.14 **CONTEÚDO ESSENCIAL**

Controle cardiovascular

A taxa intrínseca do batimento cardíaco é modulada pelos neurônios simpáticos e parassimpáticos. O diâmetro dos vasos sanguíneos está sob o controle da divisão simpática.

(a) Controle do SNC do coração e dos vasos sanguíneos

LEGENDA
- Estímulo
- Sensor
- Via aferente
- Centro integrador
- Sinal de saída
- Alvo
- Resposta tecidual
- Resposta sistêmica

QUESTÃO DA FIGURA
Cite os neurotransmissores e receptores de cada um dos tecidos-alvo.

(b) Reflexo barorreceptor

Este mapa mostra a resposta reflexa para um aumento da pressão arterial média.

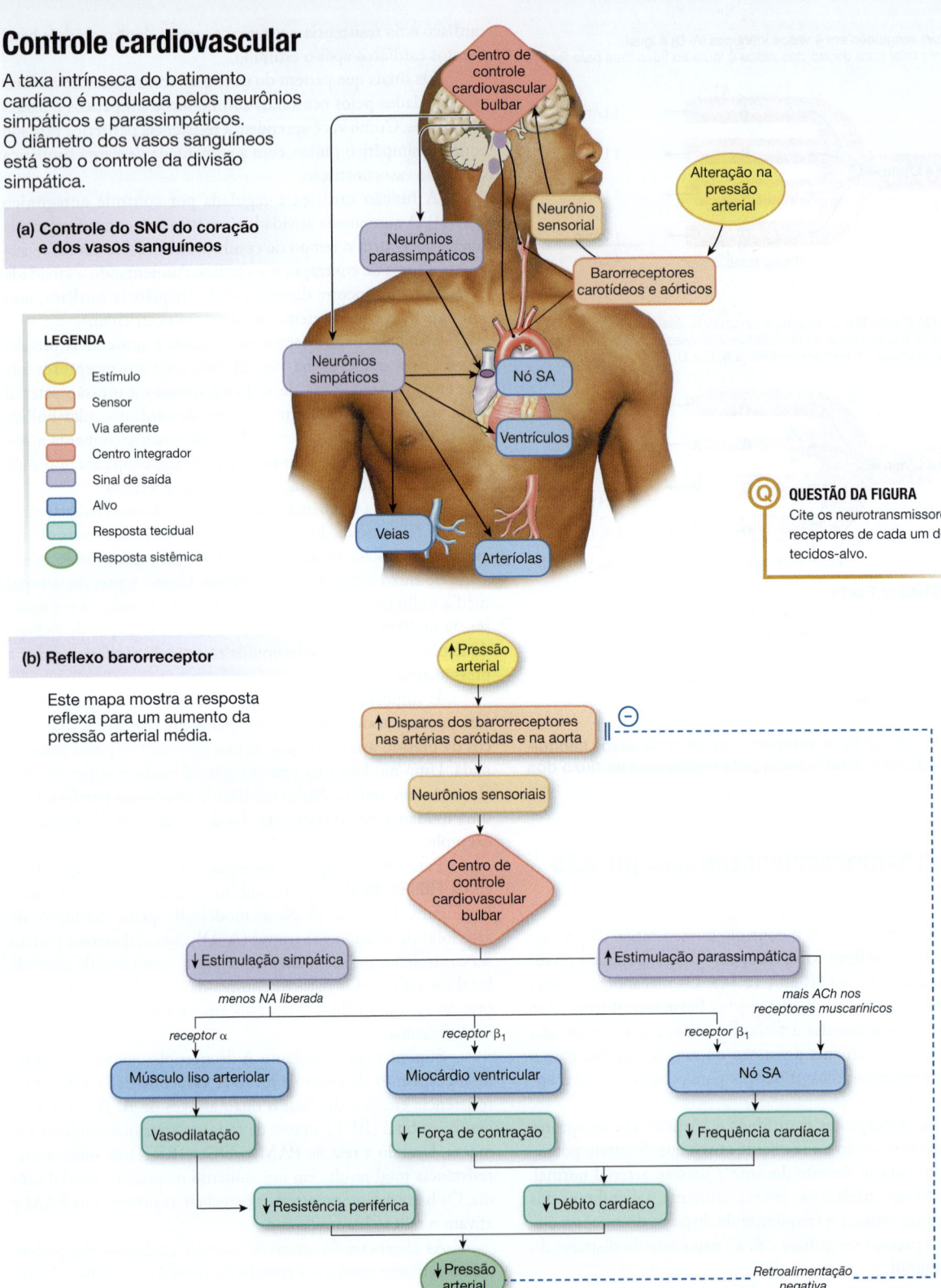

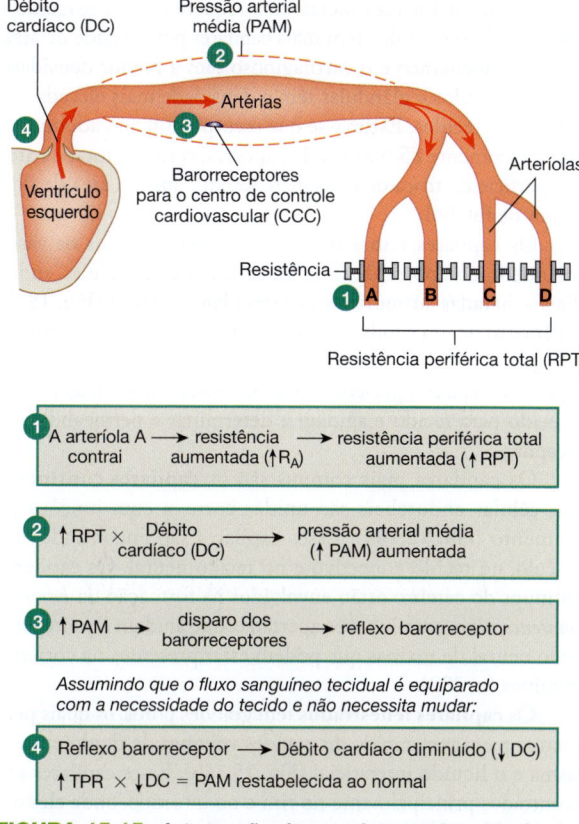

1 A arteríola A ⟶ resistência ⟶ resistência periférica total
   contrai   aumentada (↑R_A)   aumentada (↑RPT)

2 ↑RPT × Débito ⟶ pressão arterial média
      cardíaco (DC)   (↑ PAM) aumentada

3 ↑PAM ⟶ disparo dos ⟶ reflexo barorreceptor
          barorreceptores

*Assumindo que o fluxo sanguíneo tecidual é equiparado
com a necessidade do tecido e não necessita mudar:*

4 Reflexo barorreceptor ⟶ Débito cardíaco diminuído (↓DC)

   ↑TPR × ↓DC = PAM restabelecida ao normal

FIGURA 15.15 **Integração das mudanças de resistência e débito cardíaco.**

por sua vez, leva a pressão arterial para baixo. A homeostasia da pressão arterial é restabelecida. Nesse exemplo, o sinal eferente do reflexo barorreceptor alterou o débito cardíaco, porém não mudou a resistência periférica.

A hipotensão ortostática desencadeia o reflexo barorreceptor

O reflexo barorreceptor funciona a cada manhã quando você levanta da cama. Quando você está deitado, a força gravitacional está distribuída uniformemente por toda a extensão do seu corpo, e o sangue está distribuído uniformemente por toda a circulação. Quando você levanta, a gravidade faz o sangue se acumular nas extremidades inferiores.

Esse acúmulo cria uma diminuição instantânea do retorno venoso de forma que haverá menos sangue nos ventrículos no início da próxima contração. O débito cardíaco cai de 5 L/min para 3 L/min, fazendo a pressão arterial diminuir. Essa diminuição da pressão arterial na posição de pé é chamada de *hipotensão ortostática*.

A hipotensão ortostática normalmente desencadeia o reflexo barorreceptor. O resultado é um aumento no débito cardíaco e na resistência periférica, que, juntos, aumentam a pressão arterial média e a trazem de volta ao normal dentro de dois batimentos cardíacos. A bomba musculosquelética também contribui para essa recuperação, aumentando o retorno venoso quando

os músculos abdominais e dos membros inferiores contraem para manter a posição ereta.

Entretanto, o reflexo barorreceptor nem sempre é eficaz. Por exemplo, durante o repouso prolongado na cama ou em condições de gravidade zero de voos espaciais, o sangue que vem das extremidades inferiores é distribuído uniformemente por todo o corpo, em vez de ficar acumulado nessas extremidades. Esta distribuição uniforme eleva a pressão arterial, fazendo os rins excretarem o que o corpo percebe como excesso de fluido. Durante o curso de três dias de repouso na cama ou no espaço, a excreção de água leva a uma redução de 12% no volume sanguíneo.

Quando a pessoa finalmente levanta da cama ou retorna à Terra, a gravidade novamente faz o sangue se acumular nas pernas. A hipotensão ortostática ocorre, e os barorreceptores tentam compensar. Nesse caso, contudo, o sistema circulatório é incapaz de restaurar a pressão normal, devido à perda de volume sanguíneo. Como resultado, o indivíduo pode se sentir tonto ou mesmo desmaiar devido à redução da oferta de oxigênio ao encéfalo.

REVISANDO CONCEITOS

11. Os barorreceptores têm canais iônicos sensíveis ao estiramento na sua membrana celular. O aumento da pressão estira a membrana celular do receptor, abre os canais e desencadeia potenciais de ação. Qual íon provavelmente flui através desses canais e em qual direção (para dentro ou para fora da célula)?

12. Utilize o mapa na Figura 15.14b para expor a resposta reflexa à hipotensão ortostática.

Influência de outros sistemas na função cardiovascular

A função cardiovascular pode ser modulada por sinais provenientes de outros receptores periféricos, além dos barorreceptores. Por exemplo, os quimiorreceptores arteriais ativados pelos baixos níveis sanguíneos de oxigênio aumentam o débito cardíaco. O centro de controle cardiovascular também tem comunicação recíproca com os centros bulbares que controlam a respiração.

A integração funcional entre os sistemas respiratório e circulatório é adaptativa. Se os tecidos necessitam de mais oxigênio, o sistema circulatório e o respiratório trabalham juntos para fornecê-lo. Como consequência, o aumento da frequência respiratória é, em geral, acompanhado pelo aumento no débito cardíaco.

A pressão arterial também está sujeita à modulação por centros encefálicos superiores, como o hipotálamo e o córtex cerebral. O hipotálamo medeia respostas vasculares envolvidas na regulação da temperatura corporal e na resposta de luta ou fuga. As respostas emocionais e aprendidas podem se originar no córtex cerebral e serem expressas por respostas circulatórias, como o rubor e o desmaio.

Um desses reflexos é a *síncope vasovagal*, a qual pode ser desencadeada em algumas pessoas quando veem sangue ou uma agulha hipodérmica. (Lembre-se da experiência de Antônio, no começo deste capítulo.) Neste caso, aumentando a atividade parassimpática e diminuindo a atividade simpática, a frequência cardíaca diminui e ocorre vasodilatação generalizada. O débito cardíaco e a resistência periférica diminuem, provocando uma queda abrupta na pressão arterial. Sem sangue o suficiente para o encéfalo, a pessoa desmaia.

A regulação da pressão arterial no sistema circulatório está intimamente associada à regulação do equilíbrio hídrico pelos rins. Certos hormônios secretados pelo coração atuam sobre os rins, e hormônios secretados pelos rins atuam sobre o coração e os vasos sanguíneos. Juntos, o coração e os rins desempenham um papel fundamental na manutenção da homeostasia dos fluidos corporais, um exemplo excelente da integração da função dos órgãos sistêmicos.

REVISANDO CONCEITOS

13. No filme clássico *Jurassic Park*, o Dr. Ian Malcolm deve escapar do *T. rex*. Desenhe um mapa reflexo mostrando a resposta cardiovascular a esta situação de luta ou fuga. Lembre-se que a luta ou fuga promove secreção de adrenalina, assim como descarga do centro de controle cardiovascular. (*Dica*: qual é o estímulo? O medo é integrado no sistema límbico.)

TROCAS NOS CAPILARES

O transporte de materiais pelo corpo é somente parte da função do sistema circulatório. Uma vez que o sangue alcança os capilares, o plasma e as células trocam materiais através das finas paredes dos capilares. A maioria das células está localizada a uma distância de 0,1 mm do capilar mais próximo, e a difusão ocorre rapidamente através dessa pequena distância.

A densidade de capilares em qualquer tecido está diretamente relacionada à atividade metabólica das células do tecido.

Tecidos com maior taxa metabólica requerem mais oxigênio e nutrientes. Esses tecidos têm mais capilares por unidade de área. O tecido subcutâneo e o cartilaginoso têm a menor densidade capilar. Músculos e glândulas têm a densidade mais elevada entre todos os tecidos. Estima-se que o corpo humano adulto tem aproximadamente 85.000 km de capilares, com um total de área de superfície de troca de mais de 6.300 m^2, quase a área de dois campos de futebol.

Os capilares têm a parede mais fina de todos os vasos sanguíneos, composta de uma única camada de células endoteliais achatadas sustentadas por uma lâmina basal (Fig. 15.2). O diâmetro de um capilar é aproximadamente o de um eritrócito, forçando os eritrócitos a se espremerem em uma fila simples. As junções celulares presentes entre as células endoteliais variam de tecido para tecido e ajudam a determinar a permeabilidade do capilar.

Os capilares mais comuns são os **capilares contínuos**, cujas células endoteliais são unidas entre si com junções de vazamento (**FIG. 15.16a**). Esses capilares são encontrados no músculo, no tecido conectivo e no tecido neural. Os capilares contínuos do cérebro estão envolvidos na formação da *barreira hematencefálica*, com junções apertadas que ajudam a proteger o tecido neural de toxinas que podem estar presentes na corrente sanguínea (p. 282).

Os **capilares fenestrados** têm grandes poros, os quais permitem a passagem rápida de grandes volumes de fluido entre o plasma e o líquido intersticial (Fig. 15.16b). Esses capilares são encontrados principalmente no rim e no intestino, onde eles estão associados ao epitélio transportador absortivo.

Três tecidos – a medula óssea, o fígado e o baço – não têm capilares típicos. Em vez disso, eles têm vasos modificados, denominados **sinusoides**, que são até cinco vezes mais largos que um

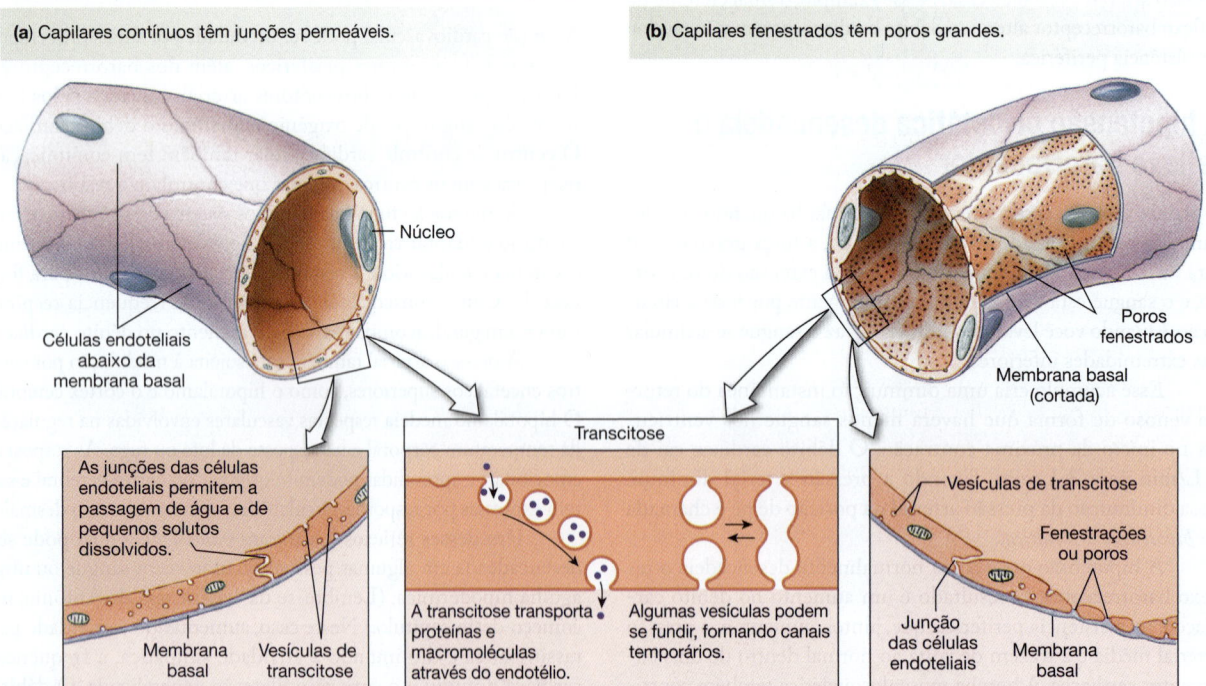

(a) Capilares contínuos têm junções permeáveis.

(b) Capilares fenestrados têm poros grandes.

Núcleo

Células endoteliais abaixo da membrana basal

As junções das células endoteliais permitem a passagem de água e de pequenos solutos dissolvidos.

Membrana basal

Vesículas de transcitose

Transcitose

A transcitose transporta proteínas e macromoléculas através do endotélio.

Algumas vesículas podem se fundir, formando canais temporários.

Poros fenestrados

Membrana basal (cortada)

Vesículas de transcitose

Fenestrações ou poros

Junção das células endoteliais

Membrana basal

FIGURA 15.16 Capilares.

capilar. O endotélio sinusoide tem fenestrações, e também pode apresentar espaços entre as células. Os sinusoides são encontrados em locais onde as células do sangue e as proteínas plasmáticas precisam cruzar o endotélio para entrar no sangue. (Fig. 16.4c, *Foco em: Medula óssea*, mostra as células sanguíneas deixando-a medula óssea, espremendo-se entre as células endoteliais.) No fígado, o endotélio sinusoidal não tem uma lâmina basal, o que facilita ainda mais as trocas entre o plasma e o líquido intersticial.

A velocidade do fluxo sanguíneo é menor nos capilares

A taxa em que o sangue flui através dos capilares desempenha um papel importante na eficiência da troca entre o sangue e o líquido intersticial. Em uma taxa de fluxo constante, a velocidade do fluxo é mais alta em um tubo de diâmetro menor do que em um mais largo (p. 442). A partir disso, você poderia concluir que o sangue deve se mover muito rápido nos capilares, uma vez que eles são os menores vasos sanguíneos. Contudo, o principal determinante da velocidade não é o diâmetro de um capilar individual, mas a *área de secção transversal total* de *todos* os capilares.

O que é área de secção transversal total? Imagine círculos representando secções transversais de todos os capilares colocados lado a lado, e você terá a área de secção transversal total. Ou pense em um pacote de espaguete: cada espaguete tem um diâmetro muito pequeno, mas se você juntar muitos deles em suas mãos, a área total ocupada por eles é bastante grande.

É isso que acontece com os capilares. Mesmo que um único capilar tenha um diâmetro muito pequeno, quando você os coloca todos juntos, seus diâmetros somados cobrem uma área muito maior do que as áreas de secção transversal total de todas as artérias e veias combinadas. Portanto, uma vez que a área de secção transversal total dos capilares é muito grande, a velocidade de fluxo é baixa.

A **FIGURA 15.17** compara áreas de secção transversal de diferentes partes da circulação sistêmica com a velocidade do fluxo sanguíneo em cada parte. O fluxo mais rápido está no sistema de artérias com diâmetro relativamente pequeno. O fluxo mais lento está nos capilares e nas vênulas, os quais coletivamente têm a maior área de secção transversal. A velocidade baixa do fluxo pelos capilares é uma característica útil que permite que a difusão tenha tempo suficiente para atingir o equilíbrio (p. 134).

A maior parte das trocas capilares ocorre por difusão e transcitose

A troca entre o plasma e o líquido intersticial ocorre ou por movimento entre as células endoteliais (*via paracelular*) ou por movimento através das células (*transporte endotelial*). Pequenos solutos dissolvidos e gases movem-se por difusão entre ou através das células, dependendo da sua solubilidade lipídica (p. 136). Solutos maiores e proteínas movem-se principalmente por transporte vesicular (p. 147).

A taxa de difusão dos solutos dissolvidos é basicamente determinada pelo gradiente de concentração entre o plasma e o líquido intersticial. O oxigênio e o dióxido de carbono difundem-se livremente através do fino endotélio. Suas concentrações plasmáticas alcançam o equilíbrio com o líquido intersticial e

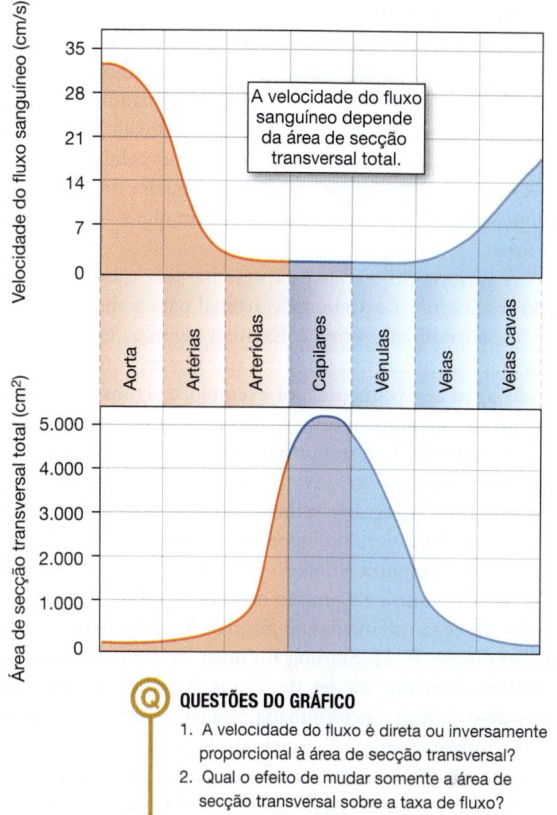

QUESTÕES DO GRÁFICO

1. A velocidade do fluxo é direta ou inversamente proporcional à área de secção transversal?
2. Qual o efeito de mudar somente a área de secção transversal sobre a taxa de fluxo?

FIGURA 15.17   Velocidade do fluxo sanguíneo.

com as células à medida que o sangue alcança a extremidade venosa do capilar. Nos capilares com junções celulares permeáveis, a maioria dos pequenos solutos dissolvidos pode difundir-se livremente entre as células ou através das fenestras.

Nos capilares contínuos, as células sanguíneas e a maioria das proteínas plasmáticas são incapazes de atravessar as junções entre as células endoteliais dos capilares. Contudo, sabemos que as proteínas se movem do plasma para o líquido intersticial e vice-versa. Na maioria dos capilares, moléculas maiores (incluindo certas proteínas) são transportadas através do endotélio por *transcitose* (p. 152). A superfície das células endoteliais aparece pontilhada com numerosas *cavéolas* e depressões não revestidas, que se tornam vesículas para a transcitose. Em alguns capilares, cadeias de vesículas fundem-se, formando canais abertos que se estendem através da célula endotelial (Fig. 15.16).

A filtração capilar e a absorção ocorrem por fluxo de massa*

Uma terceira maneira de os capilares realizarem as trocas é pelo fluxo de massa para dentro e para fora do capilar. **Fluxo de massa** refere-se ao movimento de massa do líquido como resultado

---

*N. de T. Também chamado de fluxo sob pressão (*bulk flow*). Refere-se ao movimento coletivo de água e de solutos devido a um gradiente de pressão. Difere da difusão, uma vez que nesta os solutos podem se mover de modo independente.

de gradientes de pressão hidrostática ou osmótica. Se a direção do fluxo de massa é para dentro dos capilares, o movimento do líquido é chamado de **absorção**. Se a direção do fluxo é para fora dos capilares, o movimento do líquido é chamado de **filtração**. A filtração capilar é causada pela pressão hidrostática que força o líquido a sair dos capilares através de junções celulares permeáveis. Como analogia, pense em uma mangueira de jardim com perfurações nas suas paredes que permitem que a água esguiche para fora.

A maioria dos capilares apresenta uma transição da filtração resultante na extremidade arterial para a absorção resultante na extremidade venosa. Existem algumas exceções para essa regra. Os capilares de parte dos rins filtram líquido ao longo de todo o seu comprimento, por exemplo, e alguns capilares no intestino são somente abortivos, capturando nutrientes digeridos que tenham sido transportados do lúmen do intestino para o líquido intersticial.

Duas forças regulam o fluxo de massa nos capilares. Uma é a pressão hidrostática, o componente de pressão lateral do fluxo sanguíneo que empurra o líquido para fora dos poros dos capilares (p. 440), e a outra é a pressão osmótica (p. 126). Essas forças algumas vezes são chamadas de *forças de Starling*, visto que o fisiologista inglês E. H. Starling foi quem primeiro as descreveu (o mesmo Starling da lei de Frank-Starling do coração). A pressão osmótica é determinada pela concentração de solutos em um compartimento. A principal diferença entre os solutos do plasma e do líquido intersticial é devida às proteínas, as quais estão presentes no plasma, porém a maioria está ausente no líquido intersticial. A pressão osmótica criada pela presença dessas proteínas é denominada **pressão coloidosmótica** (π), também chamada de *pressão oncótica*.

A pressão coloidosmótica *não* é equivalente à pressão osmótica total em um capilar. Ela é apenas uma medida da pressão osmótica criada pelas proteínas. Devido ao endotélio capilar ser livremente permeável a íons e outros solutos do plasma e do líquido intersticial, esses outros solutos não contribuem para o gradiente osmótico.

A pressão coloidosmótica é mais alta no plasma ($\pi_{cap} = 25$ mmHg) do que no líquido intersticial ($\pi_{IF} = 0$ mmHg). Portanto, o gradiente osmótico favorece o movimento de água por osmose do líquido intersticial para o plasma, representado por flechas vermelhas na **FIGURA 15.18b**. Para efeito da nossa discussão, consideraremos a pressão coloidosmótica constante ao longo do comprimento do capilar, sendo $\pi = 25$ mmHg.

A pressão hidrostática capilar (P_{cap}), por outro lado, diminui ao longo do comprimento do capilar, à medida que a energia é perdida devido ao atrito. Valores médios para a pressão hidrostática capilar, mostrados na Figura 15.18b, são 32 mmHg na extremidade arterial de um capilar e 15 mmHg na extremidade venosa. Como a pressão hidrostática do líquido intersticial (PLI) é muito baixa, consideraremos como essencialmente zero. Isso significa que o movimento de água devido à pressão hidrostática é direcionado para fora do capilar, como mostrado pelas flechas azuis na Figura 15.18b, com o gradiente de pressão diminuindo da extremidade arterial para a venosa.

Se assumirmos que as pressões hidrostática e coloidosmótica intersticiais são zero, como discutido anteriormente, então a pressão resultante que direciona o fluxo de líquido através do

capilar é determinada pela diferença entre a pressão hidrostática P_{cap} e a pressão coloidosmótica (π):

$$\text{Pressão resultante} = P_{cap} - \pi \qquad (9)$$

Um valor positivo de pressão resultante indica filtração e um valor negativo indica absorção.

Usando os valores de pressão hidrostática e oncótica dados na Figura 15.18b, podemos calcular os seguintes valores na extremidade arterial de um capilar:

$$\begin{aligned}\text{Pressão resultante} &= P_{cap}\,(32\text{ mmHg}) - \pi\,(25\text{ mmHg}) \\ &= 7\text{ mmHg}\end{aligned} \qquad (10)$$

Na extremidade arterial, P_{cap} é maior que π, então a pressão resultante é 7 mmHg de pressão de filtração.

Na extremidade venosa, onde a pressão hidrostática capilar é menor:

$$\begin{aligned}\text{Pressão resultante}_{\text{extremidade venosa}} &= (15\text{ mmHg} - 25\text{ mmHg}) \\ &= -10\text{ mmHg}\end{aligned} \qquad (11)$$

Na extremidade venosa, π é maior que P_{cap}. A pressão resultante é de -10 mmHg, favorecendo a absorção. (Uma pressão resultante negativa indica absorção.)

O movimento de líquido através da extensão de um capilar é mostrado na Figura 15.18b. Há filtração na extremidade arterial e absorção na extremidade venosa. Se o ponto no qual a filtração se iguala à absorção fosse no meio do capilar, não existiria movimento resultante de líquido. Todo o volume filtrado na extremidade arterial seria absorvido na extremidade venosa. Contudo, a filtração é geralmente maior que a absorção, resultando em um fluxo de massa do líquido dos capilares para o espaço intersticial.

Pela maioria das estimativas, esse fluxo de massa chega a aproximadamente 3 litros por dia, o que é equivalente ao volume total de plasma. Se esse líquido filtrado não retornasse para o plasma, o sangue se tornaria um aglomerado de células sanguíneas e proteínas. Restituir o líquido perdido dos capilares de volta para o sistema circulatório é uma das funções do sistema linfático, que será discutido a seguir.

REVISANDO CONCEITOS

14. Um homem com doença hepática perde a habilidade de sintetizar proteínas plasmáticas. O que acontece com a pressão coloidosmótica do seu sangue? O que acontece com o equilíbrio entre a filtração e a absorção nos seus capilares?

15. Por que essa discussão se refere à pressão coloidosmótica do plasma, em vez de à osmolalidade do plasma?

SISTEMA LINFÁTICO

Os vasos do sistema linfático interagem com outros três sistemas fisiológicos: o sistema circulatório, o sistema digestório e o sistema imune. As funções do sistema linfático incluem: (1) restituir de volta ao sistema circulatório os líquidos e proteínas filtrados

(a) Uma média de 3 L/dia de líquido é filtrada pelos capilares. O excesso de água e solutos filtrados para fora dos capilares é capturado pelos vasos linfáticos e retornam à circulação.

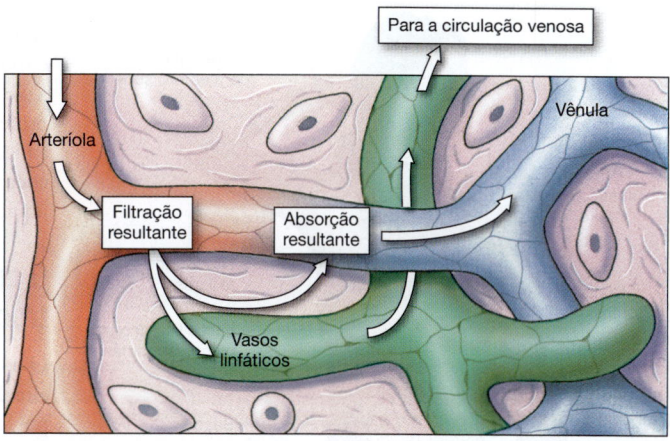

(b) Filtração nos capilares sistêmicos

Pressão resultante = pressão hidrostática (P_{cap}) − pressão coloidosmótica (π)

Pressão resultante positiva indica filtração; pressão resultante negativa indica reabsorção.

P_{cap} = 32 mmHg
π = 25 mmHg

π = 25 mmHg
P_{cap} = 15 mmHg

7.200 L / dia

$P_{cap} > \pi$

$P_{cap} = \pi$

$P_{cap} < \pi$

Filtração resultante

Fluxo para fora resultante = 3 L/dia

Absorção resultante

LEGENDA

↑ P_{cap} = A pressão hidrostática força líquido para fora do capilar.

↓ π = A pressão coloidosmótica das proteínas dentro do capilar empurra líquido para o capilar.

Q QUESTÃO DA FIGURA

Suponha que a pressão hisdrostática (P_{cap}) na extremidade arterial de um capilar aumente de 32 mmHg para 35 mmHg. Se a P_{cap} permaneceu 15 mmHg na extremidade venosa, a filtração resultante nesse capilar diminui, aumenta ou permanece a mesma?

FIGURA 15.18 Troca de líquido capilar.

para fora dos capilares, (2) capturar a gordura absorvida no intestino delgado e transferi-la para o sistema circulatório e (3) atuar como um filtro para ajudar a capturar e destruir patógenos. Nessa discussão, enfocamos o papel do sistema linfático no transporte de líquidos.

O sistema linfático permite movimento unidirecional do líquido intersticial desde os tecidos até a circulação. Vasos linfáticos com extremidade cega (*capilares linfáticos*) se situam perto de todos os capilares, exceto aqueles do rim e do sistema nervoso central (Fig. 15.18a). Os menores vasos linfáticos são compostos por uma única camada de endotélio achatado, que é ainda mais fino que o endotélio capilar.

As paredes desses vasos linfáticos minúsculos são ancoradas ao tecido conectivo circundante por fibras, que mantêm os vasos abertos. Grandes lacunas entre as células permitem que líquidos, proteínas intersticiais e material particulado, como bactérias, sejam arrastadas para os vasos linfáticos, também chamados de *linfáticos*, pelo fluxo de massa. Uma vez dentro dos linfáticos, este líquido claro é simplesmente chamado de **linfa**.

Os vasos linfáticos dos tecidos juntam-se entre si para formar vasos linfáticos maiores, que progressivamente aumentam de tamanho (**FIG. 15.19**). Esses vasos apresentam um sistema de válvulas semilunares similar às valvas da circulação venosa. Os ductos linfáticos maiores desembocam na circulação venosa logo abaixo das clavículas, onde as veias subclávia direita e esquerda juntam-se às veias jugulares internas. Em intervalos ao longo do percurso, os vasos penetram nos **linfonodos**, que são nódulos de tecido em formato de feijão, os quais possuem uma cápsula externa fibrosa e uma coleção interna de células imunes ativas, incluindo linfócitos e macrófagos.

O sistema linfático não possui uma bomba como o coração. O fluxo linfático depende basicamente das ondas de contração do músculo liso da parede dos vasos linfáticos maiores. O fluxo é auxiliado pelas fibras contráteis das células endoteliais, pelas valvas unidirecionais e pela compressão externa gerada pelos músculos esqueléticos.

A bomba musculosquelética desempenha um papel significativo no fluxo linfático, o que você deve saber se já feriu o pul-

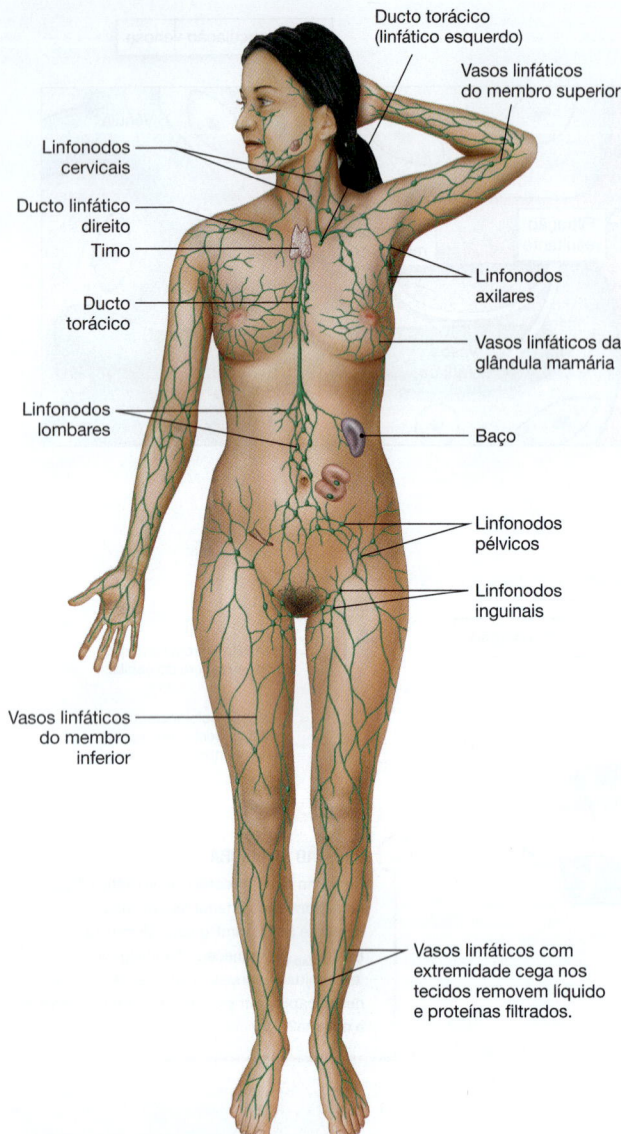

Ducto torácico
(linfático esquerdo)

Vasos linfáticos
do membro superior

Linfonodos
cervicais

Ducto linfático
direito

Timo

Ducto
torácico

Linfonodos
axilares

Vasos linfáticos da
glândula mamária

Linfonodos
lombares

Baço

Linfonodos
pélvicos

Linfonodos
inguinais

Vasos linfáticos
do membro
inferior

Vasos linfáticos com
extremidade cega nos
tecidos removem líquido
e proteínas filtrados.

FIGURA 15.19 **O sistema linfático.** A linfa é drenada para a circulação venosa.

so ou o tornozelo. Um membro imobilizado frequentemente incha pelo acúmulo de líquido no espaço intersticial, uma condição conhecida como **edema**. Pacientes com edema em um membro ferido são recomendados a elevarem o membro acima do nível do coração, de forma que a gravidade possa ajudar o fluxo linfático a voltar ao sangue.

Uma razão importante para o líquido filtrado retornar à circulação é a reciclagem das proteínas plasmáticas. O corpo deve manter uma concentração baixa de proteínas no líquido intersticial, uma vez que a pressão coloidosmótica é a única força que se opõe significativamente à pressão hidrostática capilar. Se as proteínas se movem do plasma para o líquido intersticial, o gradiente de pressão osmótica que se opõe à filtração diminui. Com menos oposição à pressão hidrostática capilar, mais líquido se move para o espaço intersticial.

A inflamação é um exemplo de uma situação na qual o equilíbrio entre a pressão coloidosmótica e a pressão hidrostática é rompido. A histamina liberada na resposta inflamatória deixa a parede dos capilares mais permeável, permitindo que escapem proteínas do plasma para dentro do líquido intersticial. O inchaço local que acompanha uma região inflamada é um exemplo de edema causado pela redistribuição de proteínas do plasma para o líquido intersticial.

O edema é resultado de alterações nas trocas capilares

O edema é um sinal de que as trocas normais entre os sistemas circulatório e linfático estão alteradas. O edema, em geral, ocorre por uma destas duas causas: (1) drenagem inadequada da linfa ou (2) filtração capilar sanguínea que excede muito a absorção capilar.

A drenagem inadequada da linfa ocorre por obstrução do sistema linfático, particularmente nos linfonodos. Parasitos, câncer ou o crescimento de tecido fibrótico, causado por radioterapia, podem bloquear o movimento da linfa pelo sistema. Por exemplo, a *elefantíase* é uma condição crônica caracterizada pelo grande inchaço dos membros inferiores quando parasitos bloqueiam os vasos linfáticos. A drenagem da linfa pode também ser prejudicada quando os linfonodos são removidos durante uma cirurgia, um procedimento comum no diagnóstico e no tratamento do câncer.

Três fatores que rompem o balanço normal entre a filtração e a absorção capilar são:

1. *Aumento na pressão hidrostática capilar*. A aumentada pressão hidrostática capilar é normalmente um indicativo de elevada pressão venosa. Um aumento na pressão arterial geralmente não é observável nos capilares devido à autorregulação da pressão nas arteríolas.

Uma causa comum de aumentada pressão venosa é a *insuficiência cardíaca*, uma condição em que um ventrículo perde o poder de bomba e não pode mais bombear todo o sangue enviado a ele pelo outro ventrículo. Por exemplo, se o ventrículo direito começa a falhar, mas o

SOLUCIONANDO O **PROBLEMA**

Poucas semanas passaram e Kurt retornou novamente ao consultório do Dr. Cortez para uma nova avaliação clínica. Finalmente a pressão sanguínea de Kurt estava mais próxima do normal, com uma média de 135/87. "Mas, doutor, você pode me dar algo para acabar com esta tosse seca? Eu não estou me sentindo mal, mas essa tosse está me deixando maluco". O Dr. Cortez explicou que a tosse seca é um efeito colateral dos inibidores da ECA. "Isso é mais um incômodo do que qualquer outra coisa, mas vamos trocar seu medicamento. Eu gostaria de tentar um bloqueador de canais de cálcio no lugar do inibidor da ECA."

P4: *Como os bloqueadores de canais de cálcio diminuem a pressão arterial?*

ventrículo esquerdo mantém seu débito cardíaco, o sangue acumula-se na circulação sistêmica. A pressão arterial aumenta primeiro no átrio direito, depois nas veias e nos capilares que drenam para o lado direito do coração. Quando a pressão hidrostática capilar aumenta, a filtração excede significativamente a absorção, levando ao edema.

2. *Uma diminuição na concentração de proteína plasmática.* As concentrações de proteína plasmática podem diminuir como um resultado de desnutrição severa ou insuficiência hepática. O fígado é o principal local de síntese de proteínas plasmáticas, e essas proteínas são responsáveis pelo componente pressão coloidosmótica (π) do sangue.

3. *Aumento nas proteínas intersticiais.* Como discutido, o vazamento excessivo de proteínas para fora do sangue diminui o gradiente de pressão coloidosmótica e aumenta a filtração capilar resultante.

Em algumas ocasiões, mudanças no balanço entre filtração e absorção ajudam o corpo a manter a homeostase. Por exemplo, se a pressão sanguínea arterial diminui, a pressão hidrostática capilar também diminui. Essa mudança aumenta a absorção de líquidos. Se a pressão arterial diminui muito, há absorção resultante nos capilares, em vez de filtração resultante. Esse mecanismo passivo ajuda a manter o volume sanguíneo em situações nas quais a pressão arterial é muito baixa, como na hemorragia ou na desidratação grave.

REVISANDO CONCEITOS

16. Se o ventrículo esquerdo falhar em bombear normalmente, o sangue retornará para qual grupo de vasos sanguíneos? Onde você esperaria que o edema ocorresse?

17. Crianças desnutridas com oferta inadequada de proteína na sua dieta têm, frequentemente, enormes barrigas inchadas. Essa condição, que pode ser descrita como edema do abdome, é chamada de *ascite* (**FIG. 15.20**). Utilize a informação que você aprendeu sobre a filtração capilar para explicar por que a desnutrição causa ascite.

DOENÇA CARDIOVASCULAR

As doenças do coração e dos vasos sanguíneos, como infartos (infartos do miocárdio) e acidentes vasculares encefálicos, têm papel relevante em mais da metade das mortes nos Estados Unidos. A American Heart Association prevê que em 2030 mais de 40% da população dos Estados Unidos terá doença cardiovascular. A expectativa sobre os custos médicos diretos para essas pessoas é de que eles sejam triplicados, para mais de 800 bilhões de dólares. A prevalência das doenças cardiovasculares é refletida na enorme quantidade de pesquisas científicas que estão sendo realizadas em todo o mundo. As investigações científicas incluem desde estudos clínicos em grande escala, que rastreiam a doença cardiovascular em milhares de pessoas, como o estudo de Framingham (Massachusetts), até experimentos em nível celular e molecular.

Muitas pesquisas em nível celular e molecular são desenvolvidas para expandir o nosso conhecimento sobre a função

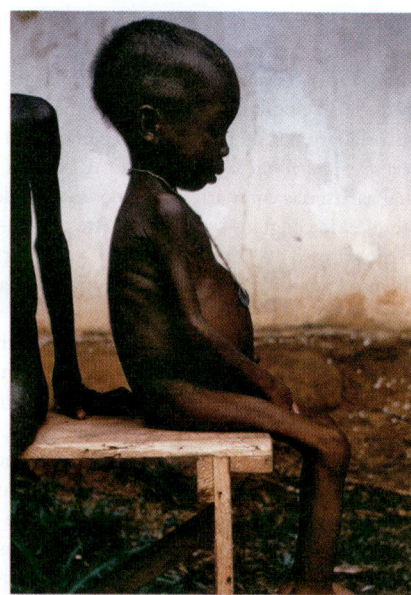

FIGURA 15.20 Ascite. Esta foto dos anos 60 de um campo de refugiados nigeriano mostra ascite (edema abdominal) em uma criança com desnutrição, ou kwashiorkor.

normal e anormal do coração e dos vasos sanguíneos. Cientistas estão estudando uma sopa de letrinhas virtual de abreviaturas de transportadores e reguladores. Você aprendeu sobre algumas destas moléculas, como adenosina, endotelina, fator de crescimento endotelial vascular (VEGF) e óxido nítrico, neste capítulo.

À medida que aumentamos o nosso conhecimento da função cardiovascular, também começamos a entender a ação de fármacos utilizados há séculos. Um exemplo clássico é o cardioglicosídeo *digitálico* (p. 470), cujo mecanismo de ação foi explicado quando os cientistas descobriram o papel da Na^+-K^+-ATPase. É desconcertante perceber que sabemos *o que* muitos fármacos fazem sem entendermos completamente *como* fazem.

Os fatores de risco para a doença cardiovascular incluem o tabagismo e a obesidade

Conduzir e interpretar pesquisas em seres humanos é uma tarefa complicada, em parte devido à dificuldade de desenhar experimentos bem controlados (p. 22). A importância econômica e social das doenças cardiovasculares (DCV) faz delas o foco de muitos estudos a cada ano, com os quais os pesquisadores tentam aperfeiçoar os tratamentos e os algoritmos preditivos. (Um *algoritmo* é um conjunto de regras ou uma sequência de passos utilizados para solucionar um problema.)

Assim, podemos dizer a probabilidade que uma pessoa tem de desenvolver uma DCV durante a sua vida examinando os diversos fatores de risco que essa pessoa possui. A lista de fatores de risco descritos aqui é resultado do acompanhamento de histórias clínicas de milhares de pessoas durante muitos anos em estudos como o Framingham Heart Study. À medida que mais dados se tornam disponíveis, mais fatores de risco podem ser incluídos.

Os fatores de risco são, em geral, divididos nos que podem e nos que não podem ser controlados. A intervenção médica é indicada para reduzir o risco dos fatores controláveis. Os fatores de risco que não podem ser controlados incluem o sexo, a idade e a história familiar de DCV. Como comentado no início do capítulo, a *doença arterial coronariana* (DAC) é uma forma de DCV na qual as artérias coronárias são bloqueadas pelo depósito de colesterol e de coágulos sanguíneos. Até a meia-idade, os homens têm um risco 3 a 4 vezes maior de desenvolver DAC do que as mulheres. Após os 55 anos, quando a maioria das mulheres entrou na menopausa, a taxa de morte por DAC iguala-se entre homens e mulheres. Em geral, o risco da DAC cresce com o aumento da idade das pessoas. A hereditariedade também desempenha um papel importante. Se uma pessoa tem um ou mais parentes próximos com essa doença, seu risco aumenta.

Os fatores de risco que podem ser controlados incluem tabagismo, obesidade, sedentarismo e hipertensão não tratada. Nos Estados Unidos, doenças relacionadas ao fumo, como a DAC, ao câncer de pulmão e ao enfisema são as principais causas de morte que podem ser prevenidas, seguidas por condições relacionadas a sobrepeso e obesidade. O sedentarismo e a obesidade têm aumentado continuamente nos Estados Unidos desde 1991, e, atualmente, quase 70% dos adultos norte-americanos estão com sobrepeso ou são obesos.

Dois fatores de risco para doenças cardiovasculares – lipídeos sanguíneos elevados e diabetes melito – têm um componente genético não controlável e um componente de estilo de vida modificável. O diabetes melito é um distúrbio metabólico que aumenta o risco de desenvolver DAC, uma vez que contribui para o desenvolvimento da **aterosclerose** ("endurecimento das artérias"), na qual se formam depósitos de gordura dentro das artérias. Níveis séricos elevados de colesterol e de triacilgliceróis também levam à aterosclerose. O aumento da prevalência desses fatores de risco criou uma epidemia nos Estados Unidos, com uma em cada 3,4 mortes em 2009 atribuída a todas as formas de doença cardiovascular.

A aterosclerose é um processo inflamatório

A DAC é responsável pela maioria das mortes por doença cardiovascular e é a única maior causa de morte dos norte-americanos, tanto homens como mulheres. Examinaremos a causa subjacente desta doença: a aterosclerose.

O papel dos níveis elevados de colesterol no sangue no desenvolvimento da aterosclerose está bem estabelecido. O colesterol, assim como outros lipídeos, não é muito solúvel em soluções aquosas, como o plasma. Por essa razão, quando o colesterol da dieta é absorvido pelo trato digestório, ele combina-se com lipoproteínas, que o tornam mais solúvel. Os médicos geralmente se preocupam com duas destas lipoproteínas: complexos de **colesterol lipoproteína de alta densidade** (**C-HDL**) e complexos de **colesterol lipoproteína de baixa densidade** (**C-LDL**). O C-HDL é a forma mais desejável de colesterol no sangue, pois altos níveis de HDL estão associados com menor risco de doença coronariana. (Para facilitar a memória, lembre-se que o "H" em HDL pode ser associado com a palavra "*healthy*" em inglês, que significa saudável.)

Algumas vezes, o C-LDL é chamado de colesterol "ruim", uma vez que os níveis plasmáticos elevados de C-LDL estão associados à doença cardíaca coronariana. (Para facilitar a memória, lembre-se que o "L" do C-LDL pode ser associado com "L" de "letal".) Entretanto, níveis normais de C-LDL não são ruins, pois o LDL é necessário para o transporte de colesterol para dentro das células. O sítio de ligação do C-LDL – uma proteína chamada de **apoB** – combina-se com um receptor de LDL encontrado nas depressões da membrana plasmática cobertas com clatrina. O complexo receptor-C-LDL é, então, levado para dentro da célula por endocitose. O receptor de LDL retorna para a membrana da célula, e o endossomo funde-se com um lisossomo. As proteínas do C-LDL são digeridas a aminoácidos, e o colesterol liberado é utilizado na produção de membranas celulares ou de hormônios esteroides.

Embora o LDL seja necessário para a captação celular de colesterol, níveis plasmáticos excessivos de C-LDL levam à aterosclerose (**FIG. 15.21**). As células endoteliais que revestem as artérias transportam C-LDL para o espaço extracelular, de modo que ele se acumula sob a íntima ❶. Lá, leucócitos, chamados de macrófagos, ingerem o colesterol e outros lipídeos e tornam-se células espumosas (do inglês, *foam cells)*, preenchidas de lipídeos ❷. As citocinas liberadas pelos macrófagos promovem a divisão das células do músculo liso ❸. Este estágio precoce de *lesão* é chamado de *estria gordurosa*.

Com a progressão da doença, o núcleo lipídico cresce e as células musculares lisas se reproduzem, formando *placas* protuberantes que se projetam para o lúmen da artéria ❹. Nos estágios avançados da aterosclerose, as placas se desenvolvem muito e tornam-se regiões calcificadas e duras com uma capa de colágeno fibroso ❺–❼. O mecanismo pelo qual o carbonato de cálcio é depositado ainda está sendo investigado.

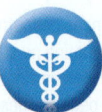

FOCO CLÍNICO

Diabetes e doença cardiovascular

O diabetes é um dos principais fatores de risco para o desenvolvimento de doença cardiovascular, e quase dois terços das pessoas com diabetes morrerão de problemas cardiovasculares. No diabetes, as células que não podem utilizar glicose começam a utilizar as gorduras e proteínas para obter energia. O corpo degrada a gordura em ácidos graxos (p. 30) e libera-os no sangue. Os níveis plasmáticos de colesterol também estão elevados. Quando o C-LDL permanece no sangue, o excesso é englobado por macrófagos, iniciando uma série de eventos que levam à aterosclerose. Devido ao papel importante que o C-LDL desempenha na aterosclerose, muitas formas de tratamento, desde modificações na dieta, exercícios e fármacos, são indicadas para baixar os níveis de C-LDL. Não tratado, o bloqueio dos pequenos e médios vasos sanguíneos nas extremidades inferiores pode levar à perda da sensibilidade e à *gangrena* (morte de tecido) dos pés. A aterosclerose nos vasos maiores causa infarto do miocárdio e acidente vascular encefálico. Para aprender mais sobre diabetes e aumentado risco de doença cardiovascular, visite os *websites* da American Diabetes Association (*www.diabetes.org*) e da American Heart Association (*www.americanheart.org*).

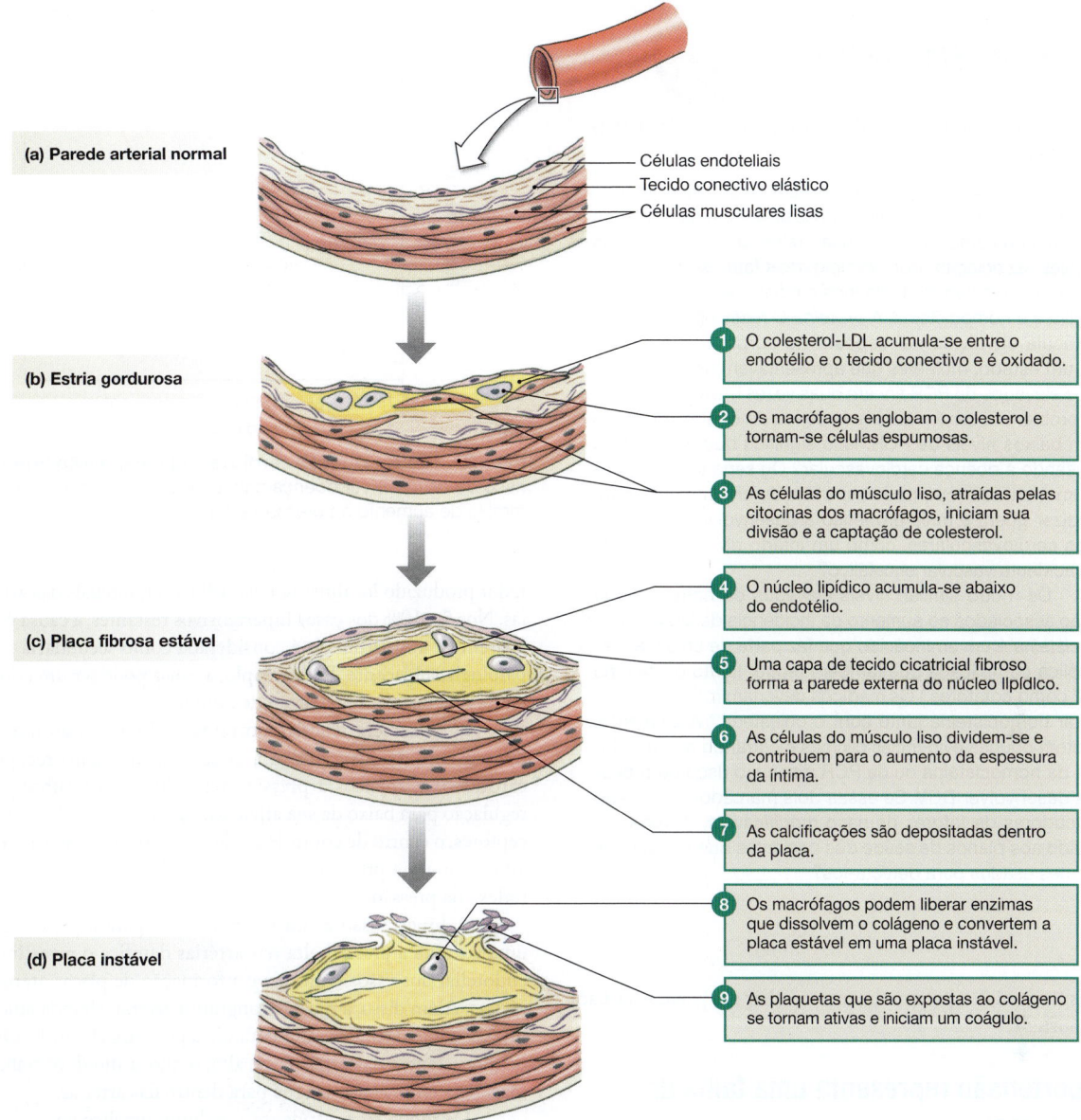

(a) Parede arterial normal
— Células endoteliais
— Tecido conectivo elástico
— Células musculares lisas

(b) Estria gordurosa

1 O colesterol-LDL acumula-se entre o endotélio e o tecido conectivo e é oxidado.

2 Os macrófagos englobam o colesterol e tornam-se células espumosas.

3 As células do músculo liso, atraídas pelas citocinas dos macrófagos, iniciam sua divisão e a captação de colesterol.

4 O núcleo lipídico acumula-se abaixo do endotélio.

(c) Placa fibrosa estável

5 Uma capa de tecido cicatricial fibroso forma a parede externa do núcleo lipídico.

6 As células do músculo liso dividem-se e contribuem para o aumento da espessura da íntima.

7 As calcificações são depositadas dentro da placa.

8 Os macrófagos podem liberar enzimas que dissolvem o colágeno e convertem a placa estável em uma placa instável.

(d) Placa instável

9 As plaquetas que são expostas ao colágeno se tornam ativas e iniciam um coágulo.

FIGURA 15.21   O desenvolvimento de placas ateroscleróticas.

Acreditava-se que a oclusão (bloqueio) dos vasos sanguíneos coronários por placas grandes, que desencadeiam a formação de coágulos sanguíneos, fosse a causa primária dos infartos do miocárdio, mas esse modelo tem sido revisado. O novo modelo indica que a formação de coágulos sanguíneos sobre as placas é mais dependente da estrutura de uma placa do que do seu tamanho. A aterosclerose é agora considerada um processo inflamatório no qual os macrófagos liberam enzimas que convertem placas estáveis em placas instáveis **8** . *Placas estáveis* têm uma capa fibrosa grossa que separa o núcleo lipídico do sangue e não ativam as plaquetas. *Placas vulneráveis* têm finas cápsulas fibrosas que são mais prováveis de se romper, expondo o colágeno e ativando plaquetas que iniciam um coágulo (*trombo*) **9** .

Se um coágulo bloqueia o fluxo sanguíneo para o músculo cardíaco, resulta em um "ataque cardíaco", ou *infarto do miocárdio*. O fluxo sanguíneo bloqueado em uma artéria coronária interrompe o aporte de oxigênio para as células do miocárdio supridas por essa artéria. As células privadas de oxigênio devem, então, contar com o metabolismo anaeróbio (p. 110), que produz ácido láctico. Quando a produção de ATP declina, as células contráteis são incapazes de bombear o Ca^{2+} para fora da célula.

A concentração excepcionalmente alta de Ca^{2+} no citosol fecha as junções abertas das células danificadas. O fechamento isola eletricamente as células danificadas, de modo que elas não contraem mais, e isso força os potenciais de ação a encontrar uma rota alternativa célula-célula. Se a área de dano no miocárdio for muito grande, podem ocorrer batimentos cardíacos irre-

CONCEITOS EMERGENTES

Marcadores inflamatórios para a doença cardiovascular

Em estudos clínicos, algumas vezes é difícil determinar se um fator que tem uma correlação positiva com uma doença desempenha uma relação causa-efeito ou representa uma simples associação. Por exemplo, dois fatores associados com maior incidência de doença cardíaca são a proteína C reativa e a homocisteína. A *proteína C reativa* (PCR) é uma molécula envolvida na resposta do corpo à inflamação. Em um estudo, mulheres que apresentavam níveis sanguíneos elevados de PCR tinham duas vezes mais chances de ter problemas cardiovasculares sérios do que as mulheres com baixos níveis de PCR. Isso significa que a PCR está causando a doença cardiovascular? Ou seria simplesmente um marcador que pode ser utilizado clinicamente para predizer quem é mais propenso a desenvolver complicações cardiovasculares, como um infarto do miocárdio ou um acidente vascular encefálico?

De modo similar, níveis elevados de homocisteína estão associados ao aumento da incidência de DCV. (A *homocisteína* é um aminoácido que faz parte de uma via metabólica complicada que também requer folato e vitamina B12 como cofatores.) Os médicos deveriam rotineiramente medir homocisteína junto com o colesterol? Atualmente, existem poucas evidências clínicas mostrando que a redução da homocisteína ou da PCR diminui o risco de a pessoa desenvolver DCV. Se esses dois marcadores não são indicadores de fatores de risco *modificáveis*, deveria ser pedido aos planos de saúde dos pacientes que paguem os exames usados para detectá-los?

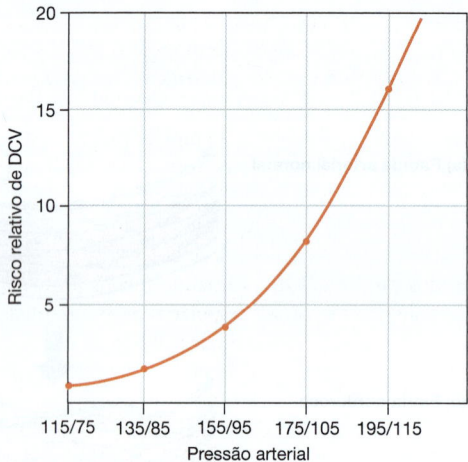

FIGURA 15.22 **Doença cardiovascular e pressão arterial.** O risco de desenvolver doença cardiovascular dobra a cada 20/10 mmHg de aumento na pressão arterial.

gulares (arritmia) e, potencialmente, resultar em parada cardíaca e/ou morte.

A hipertensão representa uma falha da homeostasia

Um fator de risco controlável para a doença cardiovascular é a hipertensão – pressão arterial cronicamente elevada, com pressões sistólicas maiores que 140 mmHg ou pressões diastólicas maiores que 90 mmHg. A hipertensão é uma doença comum nos Estados Unidos e é uma das razões mais comuns para consultas médicas e prescrição de fármacos. A alta pressão arterial está associada com aumentado risco de DCV: o risco dobra para cada aumento de 20/10 mmHg na pressão arterial acima de um valor basal de 115/75 (**FIG. 15.22**).

Mais de 90% de todos os pacientes com hipertensão são considerados como tendo *hipertensão essencial* (ou *primária*), com nenhuma causa bem definida além da hereditariedade. O débito cardíaco está geralmente normal nessas pessoas, e sua elevada pressão arterial parece estar associada ao aumento da resistência periférica. Alguns pesquisadores têm sugerido que o aumento da resistência pode ser devido à falta de óxido nítrico, um vasodila-

tador produzido localmente pelas células endoteliais das arteríolas. Nos 5 a 10% dos casos hipertensivos restantes, a causa é mais aparente e a hipertensão é considerada como secundária a uma patologia subjacente. Por exemplo, a causa pode ser uma doença endócrina que causa retenção de líquido.

Uma característica importante da hipertensão independentemente da sua causa é a adaptação dos barorreceptores carotídeos e aórticos à pressão mais alta, com a subsequente regulação para baixo da sua atividade. Sem os sinais dos barorreceptores, o centro de controle cardiovascular interpreta a pressão alta como uma pressão arterial "normal", e não ocorre redução reflexa da pressão.

A hipertensão é um fator de risco para a aterosclerose, uma vez que a pressão alta nas artérias danifica o revestimento endotelial dos vasos e promove a formação de placas ateroscleróticas. Além disso, a pressão sanguínea arterial elevada adiciona pressão sobre o coração, aumentando a pós-carga (p. 471). Quando a resistência nas arteríolas é alta, o miocárdio deve trabalhar mais para empurrar o sangue para dentro das artérias.

De modo surpreendente, o volume sistólico em pacientes hipertensos permanece constante até uma pressão arterial média de cerca de 200 mmHg, apesar do aumento da quantidade de trabalho que o ventrículo deve realizar à medida que a pressão sanguínea aumenta. O músculo cardíaco do ventrículo esquerdo responde a uma resistência sistêmica cronicamente elevada, assim como o músculo esquelético responde a um treinamento de levantamento de peso. O músculo cardíaco *hipertrofia*, aumentando o tamanho e o comprimento das fibras musculares.

Contudo, se a resistência permanece alta ao longo do tempo, o músculo cardíaco não pode enfrentar a pós-carga e começa a falhar: o débito cardíaco do ventrículo esquerdo diminui. Se o débito cardíaco do lado direito do coração permanece normal enquanto o débito do lado esquerdo diminui, os pulmões começam a acumular líquido, gerando *edema pulmonar*. Nesse momento, inicia-se uma alça de retroalimentação positiva nociva. A difusão de oxigênio nos pulmões diminui devido ao edema pulmonar, o que leva a ter menos oxigênio no sangue. A falta de oxigênio para o metabolismo aeróbio enfraquece mais o coração, e sua eficácia de bombeamento diminui cada vez mais. Se essa condição, conhecida como *insuficiência cardíaca congestiva*, não for tratada, ela pode ser fatal.

Muitos dos tratamentos para hipertensão têm em sua base a fisiologia cardiovascular que você aprendeu. Por exemplo, a entrada de cálcio no músculo liso vascular e no músculo cardíaco pode ser diminuída por uma classe de fármacos, conhecidos como *bloqueadores de canais de cálcio*. Esses fármacos se ligam a proteínas dos canais de Ca^{2+}, tornando menos provável que os canais se abram em resposta à despolarização. Com menos Ca^{2+} entrando, o músculo liso vascular relaxa, ao passo que no coração a frequência de despolarização do nó SA e a força de contração diminuem.

O músculo liso vascular é mais sensível que o músculo cardíaco a certas classes de bloqueadores de canais de cálcio, e é possível obter vasodilatação com doses baixas que não tenham efeito sobre a frequência cardíaca. Outros tecidos com canais de Ca^{2+}, como os neurônios, são apenas minimamente afetados pelos bloqueadores de canais de cálcio, uma vez que seus canais de Ca^{2+} são de um subtipo diferente.

Outros fármacos utilizados para tratar a hipertensão incluem os diuréticos, os quais diminuem o volume sanguíneo, e os β-bloqueadores, que têm como alvo os receptores β_1 e diminuem a estimulação do débito cardíaco pelas catecolaminas. Dois outros grupos de fármacos anti-hipertensivos, os inibidores da ECA e os bloqueadores dos receptores de angiotensina, agem diminuindo a atividade da angiotensina, um poderoso vasoconstritor. Você aprenderá mais a respeito da angiotensina quando estudar o controle integrado da pressão arterial pelos sistemas cardiovascular e renal. No futuro, poderemos ver novos tratamentos para hipertensão que se basearão em outros aspectos da fisiologia molecular do coração e dos vasos sanguíneos.

SOLUCIONANDO O PROBLEMA CONCLUSÃO | Hipertensão essencial

Kurt continuou usando o bloqueador de canais de cálcio e o diurético, e depois de vários meses sua tosse desapareceu e sua pressão arterial estabilizou em 130/85, o que foi uma melhora significativa. A nova dieta de Kurt também trouxe o seu colesterol sanguíneo total para menos de 200 mg/dL. Melhorando dois de seus fatores de risco controláveis, Kurt diminuiu suas chances de ter um infarto do miocárdio. Para testar seu conhecimento, compare suas respostas com as informações sintetizadas na tabela a seguir.

Pergunta	Fatos	Integração e análise
P1: *Por que as pessoas com pressão sanguínea alta têm maior risco de ter um AVE hemorrágico (sangramento)?*	A pressão arterial elevada exerce força sobre a parede dos vasos.	Se uma área da parede do vaso sanguíneo está enfraquecida ou danificada, a pressão arterial elevada pode causar ruptura nessa área, permitindo que o sangue saia do vaso para os tecidos adjacentes.
P2: *Qual a justificativa para diminuir a ingestão de sal e tomar um diurético para controlar a hipertensão? (Dica: Sal causa retenção de água.)*	Sal causa retenção de água. Os diuréticos aumentam a excreção renal de líquido.	A pressão arterial aumenta se o volume sanguíneo circulante aumentar. Com a restrição de sal na dieta, a pessoa pode diminuir a retenção de líquido no compartimento extracelular, o qual inclui o plasma. Os diuréticos também ajudam a diminuir o volume sanguíneo.
P3: *Por que o bloqueio da ação de um vasoconstritor diminui a pressão arterial?*	A pressão arterial é determinada pelo débito cardíaco e pela resistência periférica.	A resistência é inversamente proporcional ao raio do vaso sanguíneo. Portanto, se o vaso dilata como resultado de um bloqueio de um vasoconstritor, a resistência e a pressão arterial diminuem.
P4: *Como os bloqueadores de canais de cálcio diminuem a pressão arterial?*	O cálcio proveniente do líquido extracelular entra e desempenha um importante papel na contração do músculo liso e do músculo cardíaco.	Bloquear a entrada de Ca^{2+} através dos canais de Ca^{2+} diminui a força de contração cardíaca, assim como a contratilidade do músculo liso vascular. Ambos os efeitos baixam a pressão sanguínea.

478 484 489 490 500 505

RESUMO DO CAPÍTULO

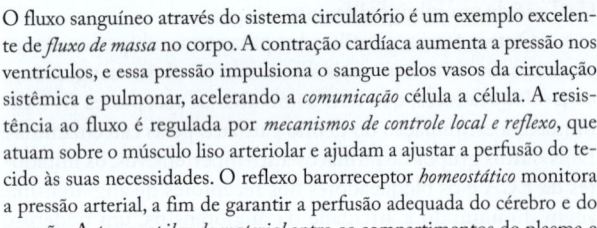

O fluxo sanguíneo através do sistema circulatório é um exemplo excelente de *fluxo de massa* no corpo. A contração cardíaca aumenta a pressão nos ventrículos, e essa pressão impulsiona o sangue pelos vasos da circulação sistêmica e pulmonar, acelerando a *comunicação* célula a célula. A resistência ao fluxo é regulada por *mecanismos de controle local e reflexo*, que atuam sobre o músculo liso arteriolar e ajudam a ajustar a perfusão do tecido às suas necessidades. O reflexo barorreceptor *homeostático* monitora a pressão arterial, a fim de garantir a perfusão adequada do cérebro e do coração. A *troca capilar de material* entre os compartimentos do plasma e do líquido intersticial utiliza vários mecanismos de transporte, incluindo a difusão, a transcitose e o fluxo de massa.

1. A regulação homeostática do sistema circulatório tem o objetivo de manter o fluxo sanguíneo adequado para o encéfalo e o coração. (p. 479)

2. O fluxo sanguíneo total em qualquer nível da circulação é igual ao débito cardíaco. (p. 479)

Vasos sanguíneos

3. Os vasos sanguíneos são compostos de camadas de músculo liso, tecidos elástico e conectivo fibroso e **endotélio**. (p. 479; Fig. 15.2)

4. O **músculo liso vascular** mantém um estado de tônus muscular. (p. 479)

5. As paredes da aorta e das grandes artérias são rígidas e elásticas. Essa propriedade permite que elas absorvam energia e a liberem pela retração elástica. (p. 480)

6. As **metarteríolas** regulam o fluxo sanguíneo através dos capilares pela contração e dilatação dos **esfíncteres pré-capilares**. (p. 480; Fig. 15.3)

7. Os capilares e as **vênulas** pós-capilares são o local de troca entre o sangue e o líquido intersticial. (p. 481)

8. As veias contêm mais do que a metade do sangue do sistema circulatório. Elas têm paredes mais finas e menos tecido elástico que as artérias; assim, as veias expandem-se facilmente quando são preenchidas com sangue. (p. 481)

9. A **angiogênese** é o processo pelo qual novos vasos sanguíneos crescem e desenvolvem-se, sobretudo depois do nascimento. (p. 481)

Pressão arterial

10. Os ventrículos geram pressão alta, que é a força propulsora do fluxo sanguíneo. A aorta e as artérias atuam como um reservatório de pressão durante o relaxamento ventricular. (p. 482; Fig. 15.5)

11. A pressão arterial é mais alta nas artérias e diminui à medida que o sangue flui pelo sistema circulatório. Em repouso, a **pressão sistólica** desejável é de 120 mmHg, ou menos, e a **pressão diastólica** desejável é de 80 mmHg, ou menos. (p. 483; Fig. 15.6)

12. A pressão criada pelos ventrículos pode ser sentida como um **pulso** nas artérias. A **pressão de pulso** é igual à pressão sistólica menos a pressão diastólica. (p. 483)

13. O fluxo sanguíneo contra gravidade nas veias é ajudado pelas valvas unidirecionais e pelas bombas musculesquelética e respiratória. (p. 483; Fig. 15.4)

14. A pressão sanguínea arterial é um indicativo da pressão de propulsão do fluxo sanguíneo. A **pressão arterial média** (**PAM**) é definida como a pressão diastólica + 1/3 (pressão sistólica − pressão diastólica). (p. 483)

15. A pressão sanguínea arterial é geralmente medida com um esfigmomanômetro. O sangue se espremendo através de uma artéria comprimida produz os **sons de Korotkoff**. (p. 484; Fig. 15.7)

16. A pressão arterial é um balanço entre o débito cardíaco e a **resistência periférica**, a resistência que as arteríolas oferecem ao fluxo sanguíneo. (p. 484; Fig. 15.8)

17. Se o volume sanguíneo aumenta, a pressão arterial aumenta. Se o volume sanguíneo diminui, a pressão arterial diminui. (p. 485; Fig. 15.9)

18. O volume sanguíneo venoso pode ser deslocado para as artérias se a pressão arterial sanguínea cair. (p. 485; Fig. 15.1)

Resistência nas arteríolas

19. As arteríolas são o principal local de resistência variável na circulação sistêmica. Uma pequena mudança no raio de uma arteríola gera uma grande mudança na resistência: $R \propto 1/r^4$. (p. 487)

20. As arteríolas regulam seu próprio fluxo através da **autorregulação miogênica**. A vasoconstrição aumenta a resistência oferecida por uma arteríola e diminui o fluxo sanguíneo por ela. (p. 488)

21. A resistência arteriolar é influenciada por mecanismos de controle local que ajustam o fluxo sanguíneo dos tecidos às suas necessidades metabólicas. Moléculas vasodilatoras parácrinas incluem óxido nítrico, H^+, K^+, CO_2, prostaglandinas, adenosina e histamina. Baixo O_2 causa vasodilatação. As endotelinas são poderosos vasoconstritores. (p. 489; Tab. 15.2)

22. A **hiperemia ativa** é um processo no qual o aumento do fluxo sanguíneo acompanha o aumento da atividade metabólica. A **hiperemia reativa** é um aumento do fluxo sanguíneo no tecido após um período de baixa perfusão. (p. 489; Fig. 15.10)

23. A maioria das arteríolas sistêmicas está sob controle simpático tônico. A noradrenalina causa vasoconstrição. A diminuição da estimulação simpática causa vasodilatação. (p. 490)

24. A adrenalina liga-se aos receptores α arteriolares e causa vasoconstrição. A ação da adrenalina sobre os receptores β_2 encontrados nas arteríolas do coração, no fígado e no músculo esquelético causa vasodilatação. (p. 490)

Distribuição de sangue para os tecidos

25. Mudanças na resistência das arteríolas afetam a pressão arterial média e alteram o fluxo sanguíneo pelas arteríolas. (p. 492; Fig. 15.15)

26. O fluxo pelas arteríolas individuais depende da sua resistência. Quanto mais alta a resistência em uma arteríola, menor seu fluxo sanguíneo: $Fluxo_{arteríola} 1/R_{arteríola}$. (p. 492)

Regulação da função cardiovascular

27. O controle reflexo da pressão arterial localiza-se no bulbo. Os **barorreceptores** da artéria carótica e da aorta monitoram a pressão arterial e disparam o **reflexo barorreceptor**. (p. 493; Fig. 15.14)

28. A eferência do **centro de controle cardiovascular** bulbar vai para o coração e as arteríolas. O aumento da atividade simpática aumenta a frequência cardíaca e a força de contração. O aumento da atividade parassimpática diminui a frequência cardíaca. O aumento da descarga simpática nas arteríolas causa vasoconstrição. Não existe controle parassimpático significativo sobre as arteríolas. (p. 492)

29. A função cardiovascular pode ser modulada pelo estímulo vindo dos centros encefálicos superiores e do centro de controle respiratório do bulbo. (p. 495)

30. O reflexo barorreceptor funciona cada vez que uma pessoa se levanta. A queda na pressão sanguínea quando uma pessoa levanta é chamada de hipotensão ortostática. (p. 495)

Trocas nos capilares

31. As trocas de materiais entre o sangue e o líquido intersticial ocorrem principalmente por difusão. (p. 496)

32. Os **capilares contínuos** têm junções permeáveis entre as células, mas também transportam materiais por transcitose. Capilares contínuos com junções oclusivas formam a barreira hematencefálica. (p. 496; Fig. 15.16)

33. Os **capilares fenestrados** têm poros que permitem a passagem rápida de grandes volumes de líquido. (p. 496; Fig. 15.16)

34. A velocidade de fluxo sanguíneo pelos capilares é lenta, permitindo que a difusão atinja o equilíbrio. (p. 497; Fig. 15.17)

35. O movimento total de líquido entre o sangue e o líquido intersticial é o **fluxo de massa**. O movimento de líquido é chamado de **filtração** se a direção do fluxo é para fora do capilar, e de **absorção** se o fluxo é direcionado para dentro do capilar. (pp. 497, 498; Fig. 15.18)

36. A diferença entre a pressão osmótica do plasma e a do líquido intersticial devida à presença de proteínas plasmáticas é a **pressão coloidosmótica**. (p. 498)

Sistema linfático

37. Cerca de 3 litros de líquido são filtrados para fora dos capilares a cada dia. O sistema linfático leva esse líquido de volta para o sistema circulatório. (p. 498; Fig. 15.19)

38. Os capilares linfáticos acumulam líquido, proteínas intersticiais e matéria particulada por fluxo de massa. O fluxo linfático depende do músculo liso na parede dos vasos, das valvas de sentido único e da bomba musculosquelética. (p. 499)

39. A condição na qual o excesso de líquido se acumula no espaço intersticial é chamada de **edema**. Fatores que alteram o balanço normal entre a filtração capilar e a absorção capilar causam o edema. (p. 500)

Doença cardiovascular

40. A **doença cardiovascular** é a principal causa de morte nos Estados Unidos. Os fatores de risco preveem a probabilidade de uma pessoa desenvolver uma doença cardiovascular durante sua vida. (p. 501)

41. A **aterosclerose** é uma condição inflamatória na qual os depósitos de gordura, chamados de placas, desenvolvem-se nas artérias. Se as placas são instáveis, elas podem bloquear as artérias, formando coágulos de sangue. (p. 502; Fig. 15.21)

42. Hipertensão é um fator de risco importante para o desenvolvimento da doença cardiovascular. (p. 504; Fig. 15.22)

QUESTÕES PARA REVISÃO

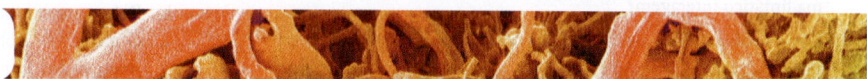

Além da resolução destas questões e da checagem de suas respostas na p. A-20, reveja os Tópicos abordados e objetivos de aprendizagem, no início deste capítulo.

Nível um   Revisando fatos e termos

1. A principal prioridade da homeostasia da pressão arterial é manter a perfusão adequada para quais órgãos?

2. Relacione os tipos de vasos sanguíneos sistêmicos com os termos que os descrevem. Cada tipo de vaso pode ter mais do que uma característica, e os itens podem ser usados mais de uma vez.

a. arteríolas	1. armazenam a pressão gerada pelo coração
b. artérias	2. têm paredes rígidas e elásticas
c. capilares	3. carregam sangue com pouco oxigênio
d. veias	4. têm paredes finas de epitélio de troca
e. vênulas	5. atuam como reservatório de volume
	6. seu diâmetro pode ser alterado por estímulo neural
	7. o fluxo sanguíneo é mais lento por esses vasos
	8. têm a menor pressão sanguínea
	9. são o principal local de resistência variável

3. Liste os quatro componentes teciduais da parede dos vasos sanguíneos, em ordem, da camada mais interna a mais externa. Descreva brevemente a importância de cada tecido.

4. O fluxo sanguíneo para tecidos individuais é regulado por vasoconstrição e vasodilatação seletivas de quais vasos?

5. A pressão aórtica alcança um valor elevado típico de _____ (dê os valores numéricos e as unidades) durante a _____, ou contração do coração. Com o relaxamento do coração durante o evento chamado de _____, a pressão aórtica cai para um valor típico baixo de _____. A leitura dessa pressão sanguínea seria escrita como _____/_____.

6. O rápido aumento da pressão que ocorre quando o ventrículo esquerdo empurra o sangue para a aorta pode ser percebida como uma onda de pressão, ou _____. Qual é a equação usada para calcular a amplitude dessa onda de pressão?

7. Liste os fatores que ajudam no retorno venoso para o coração.

8. O que é hipertensão e por que é uma ameaça a uma pessoa saudável?

9. Quando se está verificando a pressão arterial de alguém, em que ponto do procedimento se escuta os sons de Korotkoff?

10. Liste três moléculas parácrinas que causam vasodilatação. Qual é a origem de cada uma? Além de sinais parácrinos, liste duas outras maneiras de controlar a contração do músculo liso das arteríolas.

11. O que é hiperemia? Como a hiperemia ativa difere da hiperemia reativa?

12. A maioria das arteríolas sistêmicas é inervada por ramos _____ do sistema nervoso. Aumentando o estímulo simpático, teremos que efeito sobre o diâmetro das arteríolas?

13. Relacione cada evento da coluna à esquerda com todos os neuro-transmissores e receptores adequados da lista à direita.

a. vasoconstrição das arteríolas intestinais	1. noradrenalina
b. vasodilatação das arteríolas coronárias	2. adrenalina
c. aumentada frequência cardíaca	3. acetilcolina
d. diminuída frequência cardíaca	4. receptor β_1
e. vasoconstrição das arteríolas coronárias	5. receptor α
	6. receptor β_2
	7. receptor nicotínico
	8. receptor muscarínico

14. Quais órgãos recebem mais que dois terços do débito cardíaco em repouso? Quais órgãos têm o maior fluxo de sanguíneo por unidade de peso?

15. A partir da densidade dos capilares em um tecido, você pode fazer suposições sobre qual propriedade desse tecido? Qual tecido tem a menor densidade capilar? Qual tecido tem a densidade mais alta?

16. Que tipo de transporte é usado para mover cada uma das seguintes substâncias através do endotélio capilar?
    a. Oxigênio.
    b. Proteínas.
    c. Glicose.
    d. Água.

17. Quais os três sistemas fisiológicos com os quais os vasos do sistema linfático interagem?

18. Defina edema. Liste algumas condições nas quais ele pode ocorrer.

19. Defina os termos a seguir e explique sua importância para a fisiologia cardiovascular.
    a. Perfusão.
    b. Pressão coloidosmótica.
    c. Vasoconstrição.
    d. Angiogênese.
    e. Metarteríolas.
    f. Pericitos.

20. As duas principais lipoproteínas carreadoras de colesterol são _____ e _____. Qual tipo é prejudicial ao corpo quando está em grande quantidade?

Nível dois   Revisando conceitos

21. Os bloqueadores de canais de cálcio previnem o movimento de Ca^{2+} através dos canais de Ca^{2+}. Explique duas maneiras pelas quais essa ação baixa a pressão sanguínea. Por que neurônios e outras células não são afetados por esses fármacos?

22. Compare e diferencie os seguintes conjuntos de termos:
    a. Capilares linfáticos e capilares sistêmicos.
    b. Papel das divisões simpática e parassimpática no controle da pressão sanguínea.
    c. Linfa e sangue.
    d. Capilares contínuos e capilares fenestrados.
    e. Pressão hidrostática e pressão coloidosmótica dos capilares sistêmicos.

23. **Mapa conceitual**. Mapeie todos os fatores a seguir que influenciam a pressão arterial média. Você pode adicionar termos.

• aorta	• neurônio sensorial
• artéria carótida	• neurônio simpático
• arteríola	• nó SA
• barorreceptor	• resistência periférica
• bulbo	• retorno venoso
• contratilidade	• veia
• débito cardíaco	• ventrículo
• frequência cardíaca	• volume sanguíneo
• neurônio parassimpático	• volume sistólico

24. Defina autorregulação miogênica. Quais mecanismos têm sido propostos para explicá-la?

25. A insuficiência ventricular esquerda pode ser acompanhada por edema, respiração curta e aumento da pressão venosa. Explique como se desenvolvem esses sinais e sintomas.

Nível três   Solucionando problemas

26. Roberto tem 52 anos e não é fumante. Ele pesa 81 kg, tem 1,75 m de altura e a sua pressão sanguínea arterial média é 145/95 em três visitas sucessivas ao consultório do seu médico. Seu pai, seu avô e seu tio tiveram infartos do miocárdio por volta dos 50 anos, e sua mãe morreu aos 71 anos de acidente vascular encefálico.
    a. Identifique em Roberto os fatores de risco para doença cardíaca coronariana.
    b. Roberto tem hipertensão? Explique.
    c. O médico de Roberto prescreveu um fármaco chamado de β'''-bloqueador. Explique o mecanismo pelo qual o fármaco bloqueador do receptor β pode ajudar a baixar a pressão arterial.

27. A figura a seguir é uma representação esquemática da circulação sistêmica. Use-a para ajudar a responder às seguintes questões. (DC = débito cardíaco, PAM = pressão arterial média.)

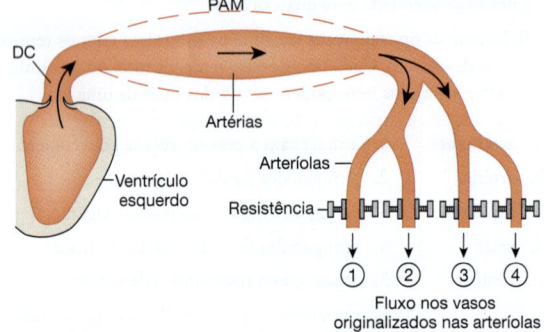

    a. Se os vasos de resistência 1 e 2 aumentam pela presença de sinais parácrinos locais, mas o débito cardíaco não muda, o que acontece com a PAM? O que acontece ao fluxo nos vasos 1 e 2? E nos vasos 3 e 4?
    b. A compensação homeostática ocorre dentro de segundos. Desenhe um mapa reflexo para explicar a compensação (estímulo, receptor, e assim por diante).

c. Quando o vaso 1 contrai, o que acontece com a pressão de filtração nos capilares que se formam a partir dessa arteríola?

28. Os gráficos a seguir são registros de contrações de um coração isolado de rã. O coração intacto de rã é inervado pelos neurônios simpáticos, que aumentam a frequência cardíaca, e pelos neurônios parassimpáticos, que diminuem a frequência cardíaca. Com base nesses quatro gráficos, a que conclusão você pode chegar sobre o mecanismo de ação da atropina? (A atropina não cruza a membrana da célula.)

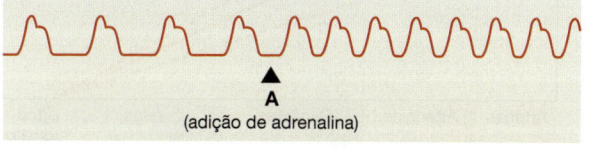

A
(adição de adrenalina)

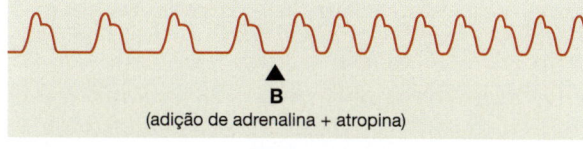

B
(adição de adrenalina + atropina)

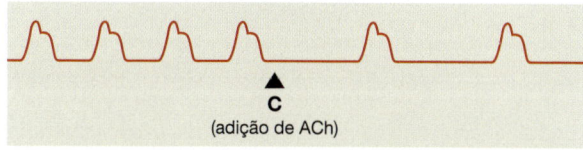

C
(adição de ACh)

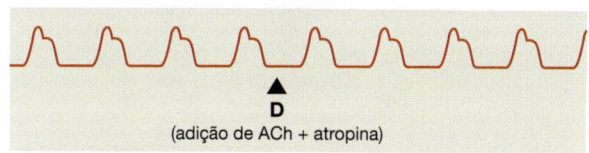

D
(adição de ACh + atropina)

29. Desenhe um mapa reflexo que explique a síncope vasovagal ao ver sangue. Inclua todos os passos do reflexo e explique se as vias estão sendo estimuladas ou inibidas.

30. Um fisiologista coloca um pedaço de uma arteríola em uma câmara de perfusão contendo solução salina. Quando o conteúdo de oxigênio da salina da perfusão (fluindo através) da arteríola foi reduzido, a arteríola dilatou. Em um experimento seguinte, foi usado um pedaço de músculo liso arteriolar que foi isolado das outras camadas da parede arteriolar. Quando o conteúdo de oxigênio da salina foi reduzido, como no primeiro experimento, o músculo isolado não mostrou resposta. O que esses dois experimentos sugerem sobre como os baixos níveis de oxigênio exercem controle local sobre as arteríolas?

31. Na aterosclerose avançada, as placas calcificadas tornam rígidas e não complacentes a aorta e as artérias normalmente elásticas. (a) Que efeito essa mudança na aorta tem sobre a pós-carga?

(b) Se o débito cardíaco permanecer inalterado, o que acontece com a resistência periférica e a pressão arterial média?

32. Durante o desenvolvimento fetal, a maior parte do sangue da artéria pulmonar desvia dos pulmões e entra na aorta por um canal chamado de *ductus arteriosus* (ducto arterial). Em geral, esse canal total de desvio fecha-se durante o primeiro dia depois do nascimento, mas a cada ano aproximadamente 4 mil bebês nos Estados Unidos mantêm um ducto arterial patente (aberto) e necessitam de cirurgia para fechar esse canal.

a. Use essa informação para desenhar um diagrama anatômico mostrando o fluxo sanguíneo em um bebê com ducto arterial persistente ou patente.

b. No feto, por que a maior parte do sangue desvia dos pulmões?

c. Se o lado sistêmico do sistema circulatório é mais longo que o lado pulmonar, qual circuito tem maior resistência?

d. Se o fluxo é igual nas circulações pulmonar e sistêmica, qual lado do coração deve gerar mais pressão para vencer a resistência?

e. Use a sua resposta em (d) para imaginar de que modo o sangue fluirá através de um ducto arterial persistente.

Nível quatro   Problemas quantitativos

33. Utilizando a equação apropriada, explique matematicamente o que acontece ao fluxo sanguíneo se o *diâmetro* de um vaso sanguíneo aumenta de 2 mm para 4 mm.

34. Reproduzindo os cálculos que levaram William Harvey a acreditar que o sangue circula em um circuito fechado:
    a. tome seu pulso em repouso.
    b. considere que o seu coração em repouso bombeia 70 mL/batimento e que 1 mL de sangue pesa um grama. Calcule quanto tempo irá levar para seu coração bombear seu peso de sangue.

35. Calcule a pressão arterial média (PAM) e a pressão de pulso para uma pessoa com pressão sanguínea de 115/73.

36. De acordo com o princípio de Fick, a taxa de consumo de oxigênio de um órgão é igual ao fluxo sanguíneo através do órgão vezes a quantidade de oxigênio extraída do sangue à medida que ele flui através do órgão:

Consumo de oxigênio = fluxo sanguíneo ×
　　　　　　(conteúdo de O_2 arterial − conteúdo de O_2 venoso)
(mL O_2 consumido/min) = (mL sangue/min × mL O_2/mL de sangue)

Uma mulher tem uma taxa total de consumo de oxigênio corporal de 250 mL/min. O conteúdo de oxigênio no sangue de sua aorta é de 200 mL O_2/L de sangue, o conteúdo de oxigênio em sua artéria pulmonar é de 160 mL O_2/L de sangue. Qual é seu débito cardíaco?

37. Beau tem uma frequência cardíaca diária média de 75 batimentos por minuto. Se sua taxa de filtração capilar é de 3,24 L/dia, quanto líquido é filtrado de seus capilares a cada batimento de seu coração?

38. A linha sólida do gráfico abaixo mostra como a pressão diminui das artérias para o átrio direito. (a) Qual linha representa a variação de pressão que ocorre se as arteríolas contraem? Explique seu raciocínio. (b) O que acontecerá com a filtração capilar total se a pressão mudar da linha A para a linha B? Explique.

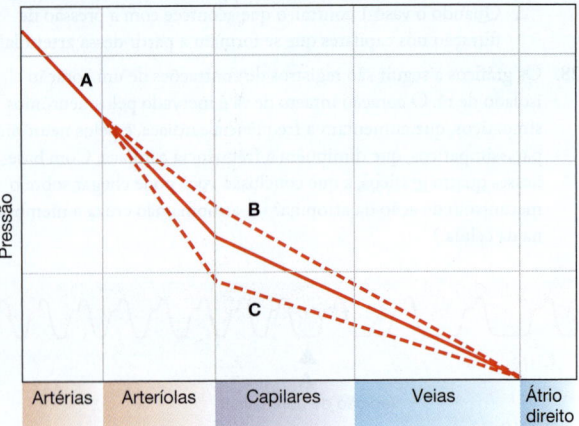

As respostas para as questões de Revisando conceitos, Figuras, Questões gráficas e Questões para revisão ao final do capítulo podem ser encontradas no Apêndice A (p. A-1).

16

Sangue

Quem poderia pensar que o velho tivesse tanto sangue?

William Shakespeare, em *Macbeth*, V, i, 42.

TÓPICOS ABORDADOS E OBJETIVOS DE APRENDIZAGEM

CONHECIMENTOS BÁSICOS

Eritrócitos (em vermelho), leucócitos (em amarelo) e plaquetas (em cor-de-rosa).

Osangue, o líquido que circula no sistema circulatório, tem ocupado um lugar de destaque ao longo da história como um líquido quase místico. Sem dúvida, os seres humanos fizeram a associação entre o sangue e a vida quando começaram a construir ferramentas e a caçar animais. Um animal ferido que perdia sangue ficava debilitado e morria, se a perda de sangue fosse suficientemente intensa. A conclusão lógica era a de que o sangue é necessário para a existência. Essa observação levou, eventualmente, ao termo *seiva*, que significa algo essencial para a existência.

Os antigos médicos chineses associavam o sangue ao fluxo de energia no corpo. Eles escreveram sobre a circulação do sangue pelo coração e pelos vasos sanguíneos muito antes de William Harvey descrevê-la, no século XVII, na Europa. Na China, mudanças no fluxo sanguíneo eram utilizadas como indícios para o diagnóstico de doenças. Os médicos chineses procuravam reconhecer alguma das cerca de 50 variações do pulso. Como o sangue era considerado um fluido vital a ser conservado e mantido, sangrar pacientes para curar doenças não era uma forma-padrão de tratamento no Oriente.

Em contrapartida, as civilizações ocidentais acreditavam que as doenças eram causadas por maus espíritos que circulavam no sangue. A forma de retirar esses espíritos era remover o sangue que os continha. Entretanto, como o sangue era reconhecido como um líquido essencial, a sangria tinha de ser feita de forma criteriosa. As veias eram abertas com facas ou instrumentos cortantes (*flebotomia*), ou sanguessugas eram aplicadas à pele. Na Índia antiga, as pessoas acreditavam que as sanguessugas podiam distinguir entre o sangue saudável e o infectado.

Não existem evidências escritas de que a flebotomia era praticada no Egito antigo, porém, os escritos de Galeno de Pérgamo, no século II, influenciaram a medicina oriental por cerca de 2 mil anos. Este importante médico grego usava a sangria como tratamento para muitas doenças. O local, o momento e a frequência da sangria dependiam da doença, e o médico era ensinado a remover sangue o suficiente para levar o paciente ao ponto de desmaiar. Durante anos, esta prática sem dúvida matou mais pessoas do que curou.

O que é mais surpreendente é o fato de que, ainda em 1923, um livro médico norte-americano defendia o uso da san-gria para o tratamento de certas doenças infecciosas, como a pneumonia. Agora que entendemos melhor a importância do sangue na resposta imune, é de se duvidar que a medicina moderna volte a defender a remoção do sangue como um meio não específico de tratar doenças. Entretanto, ele ainda é utilizado para *doenças hematológicas* específicas.

O PLASMA E OS ELEMENTOS CELULARES DO SANGUE

O que é este líquido notável que flui pelo sistema circulatório? O sangue é um tecido conectivo, composto de elementos celulares suspensos em uma extensa matriz fluida, chamada de *plasma* (p. 84). O plasma constitui um quarto do líquido extracelular, o meio interno que banha as células, e atua como intermediário entre as células e o meio externo. O sangue é a porção circulante do líquido extracelular responsável por transportar material de uma parte do corpo para outra.

O volume sanguíneo total em um homem de 70 kg é igual a cerca de 7% do peso total do seu corpo, ou $0,07 \times 70$ kg $=$ 4,9 kg. Assim, se assumirmos que 1 kg de sangue ocupa o volume de 1 litro, um homem com 70 kg possui aproximadamente 5 litros de sangue. Desse volume, cerca de 2 litros são compostos de células sanguíneas, ao passo que os 3 litros restantes são compostos de plasma, a porção líquida do sangue. A "mulher de referência" de 58 kg (p. 125) tem cerca de 4 litros de volume sanguíneo total.

Neste capítulo, apresentaremos uma visão geral dos componentes do sangue e das funções do plasma, eritróctios e plaquetas. Você aprenderá mais sobre a hemoglobina quando estudar o transporte de oxigênio no sangue, e mais sobre leucócitos e tipos sanguíneos quando estudar o sistema imune.

O plasma é composto de matriz extracelular

O **plasma** é a matriz fluida do sangue, dentro do qual os elementos celulares estão suspensos (**FIG. 16.1**). A água é o principal componente do plasma, correspondendo a aproximadamente 92% do seu peso. As proteínas respondem por outros 7%. Os 1% remanescentes são moléculas orgânicas dissolvidas (aminoácidos, glicose, lipídeos e resíduos nitrogenados), íons (Na^+, K^+, Cl^-, H^+, Ca^{2+} e HCO_3^-), elementos-traço e vitaminas, além de oxigênio dissolvido (O_2) e dióxido de carbono (CO_2).

O plasma é idêntico em composição ao líquido intersticial, exceto pela presença de **proteínas plasmáticas**. As **albuminas** são o tipo de proteína mais prevalente no plasma, constituindo cerca de 60% do total. As albuminas e nove outras proteínas – incluindo *globulinas*, a proteína de coagulação *fibrinogênio* e a proteína transportadora de ferro *transferrina* – correspondem a mais de 90% de todas as proteínas plasmáticas. O fígado produz a maioria das proteínas plasmáticas e as secreta no sangue. Algumas globulinas, conhecidas como *imunoglobulinas* ou *anticorpos*, são sintetizadas e secretadas por células sanguíneas especializadas, em vez de pelo fígado.

A presença de proteínas no plasma torna a pressão osmótica do sangue mais alta do que a do líquido intersticial. Este gradiente osmótico tende a puxar a água do líquido interticial para os capilares e compensar a filtração dos capilares criada pela pressão do sangue (p. 498).

SOLUCIONANDO O **PROBLEMA** | *Doping* sanguíneo em atletas

Os atletas gastam centenas de horas treinando, tentando desenvolver a sua resistência aeróbia. Para Johann Muehlegg, um esquiador de *cross-country* que participou dos jogos Olímpicos de Inverno de 2002, na cidade de Salt Lake, parecia que seu treinamento tinha compensado quando ele conquistou três medalhas de ouro. Entretanto, no último dia dos jogos, o Comitê Olímpico expulsou Muehlegg e retirou sua medalha de ouro, obtida na clássica corrida de 50 quilômetros. A razão? Ele teve o teste positivo para uma substância química que melhora o desempenho, aumentando a capacidade de transportar oxigênio no sangue. O comitê alegou que a resistência de Muehlegg na exaustiva corrida era resultado do *doping* sanguíneo, não do treinamento.

512 522 523 527 531

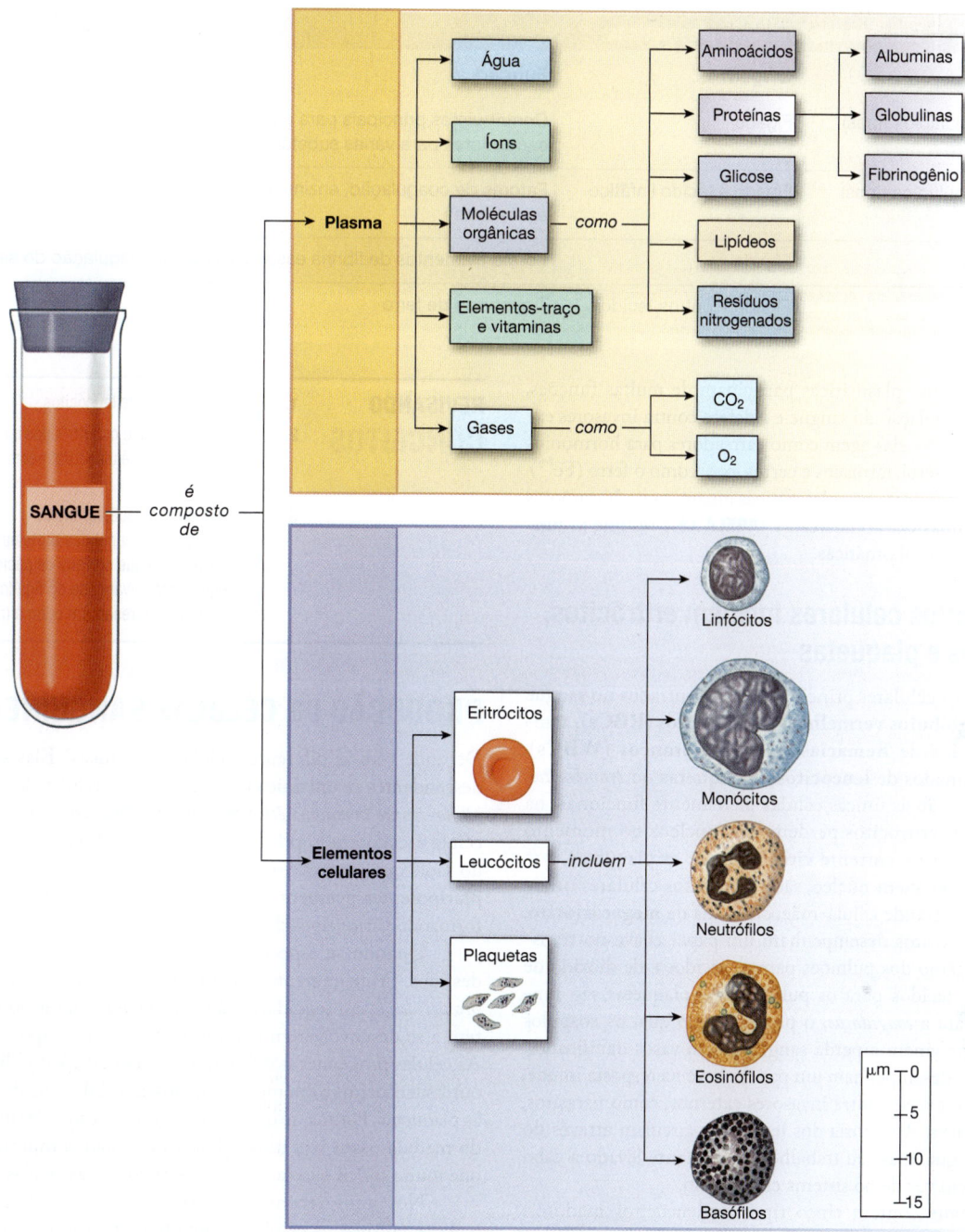

FIGURA 16.1 **Composição do sangue.** O sangue consiste em plasma e elementos celulares.

TABELA 16.1	Funções das proteínas plasmáticas	
Nome	**Origem**	**Função**
Albuminas (múltiplos tipos)	Fígado	Contribuintes principais para a pressão coloidosmótica do plasma; carreadores para várias substâncias
Globulinas (múltiplos tipos)	Fígado e tecido linfático	Fatores de coagulação, enzimas, anticorpos e carreadores para várias substâncias
Fibrinogênio	Fígado	Forma filamentos de fibrina essenciais para a coagulação do sangue
Transferrina	Fígado e outros tecidos	Transporte de ferro

As proteínas plasmáticas participam de muitas funções, incluindo a coagulação do sangue e a defesa contra invasores externos. Além disso, elas agem como carreadores para hormônios esteroides, colesterol, fármacos e certos íons, como o ferro (Fe^{2+}). Por fim, algumas proteínas plasmáticas atuam como hormônios ou como enzimas extracelulares. A **TABELA 16.1** resume as funções das proteínas plasmáticas.

Os elementos celulares incluem eritrócitos, leucócitos e plaquetas

Três elementos celulares principais são encontrados no sangue (Fig. 16.1): **glóbulos vermelhos ou eritrócitos** (**RBCs**), também chamados de **hemácias**; **glóbulos brancos** (**WBCs**), também chamados de **leucócitos**; e **plaquetas** ou *trombócitos*. Os leucócitos são as únicas células plenamente funcionais na circulação. Os eritrócitos perdem seus núcleos no momento em que entram na corrente circulatória, e as plaquetas, que também não possuem núcleo, são fragmentos celulares originados de uma grande célula-mãe, chamada de **megacariócito**.

Os eritrócitos desempenham um papel-chave no transporte de oxigênio dos pulmões para os tecidos e de dióxido de carbono dos tecidos para os pulmões. As plaquetas são fundamentais para a *coagulação*, o processo pelo qual os coágulos sanguíneos previnem a perda sanguínea em vasos danificados. Os leucócitos desempenham um papel-chave na resposta imune, defendendo o corpo contra invasores externos, como parasitos, bactérias e vírus. A maioria dos leucócitos circulam através do corpo no sangue, mas seu trabalho é geralmente levado a cabo nos tecidos, em vez de no sistema circulatório.

O sangue contém cinco tipos de leucócitos maduros: (1) **linfócitos**, (2) **monócitos**, (3) **neutrófilos**, (4) **eosinófilos** e (5) **basófilos**. Monócitos que deixam a circulação e entram nos tecidos se diferenciam em **macrófagos**. Basófilos teciduais são chamados de **mastócitos**.

Os tipos de leucócitos podem ser agrupados de acordo com características morfológicas ou funcionais comuns. Neutrófilos, monócitos e macrófagos são coletivamente conhecidos como **fagócitos**, pois eles podem englobar e ingerir partículas estranhas, como as bactérias (fagocitose) (p. 147). Os linfócitos, muitas vezes, são denominados **imunócitos**, porque são responsáveis por respostas imunes específicas contra os invasores. Os basófilos, os eosinófilos e os neutrófilos são denominados **granulócitos**, uma vez que contêm inclusões citoplasmáticas que lhes dão uma aparência granular.

REVISANDO CONCEITOS

1. Cite os cinco tipos de leucócitos.
2. Por que dizemos que os eritrócitos e as plaquetas não são células totalmente funcionais?
3. Com base no que você aprendeu sobre a origem e o papel das proteínas plasmáticas, explique por que os pacientes com degeneração avançada do fígado frequentemente apresentam edema (p. 500).

PRODUÇÃO DE CÉLULAS SANGUÍNEAS

De onde vêm as diferentes células sanguíneas? Elas são todas descendentes de um único tipo de precursor celular, denominado *célula-tronco hematopoiética pluripotente* (**FIG. 16.2**). Esse tipo de célula é encontrado primariamente na **medula óssea**, um tecido mole que preenche o centro oco dos ossos. As células-tronco pluripotentes possuem a notável habilidade de desenvolver-se formando vários tipos diferentes de célula.

Quando se especializam, elas diminuem seus possíveis destinos. Primeiramente, elas tornam-se *células-tronco não comprometidas* e, em seguida, *células progenitoras*, que se comprometem a se desenvolverem em um ou, talvez, dois tipos celulares. As células progenitoras diferenciam-se em eritrócitos, linfócitos, outros leucócitos e em megacariócitos, as células que dão origem às plaquetas. Estima-se que somente uma de cada 100 mil células da medula óssea seja uma célula-tronco não comprometida, o que muito difícil o isolamento e o estudo dessas células.

Nos anos recentes, cientistas vêm trabalhando para isolar e cultivar as células-tronco hematopoiéticas não comprometidas, a fim de usá-las para reposição em pacientes nos quais suas próprias células-tronco tenham sido mortas por quimioterapia contra o câncer. Originalmente, os cientistas obtinham essas células-tronco da medula óssea ou do sangue periférico. Recentemente, o sangue do cordão umbilical, coletado ao nascer, foi identificado como uma fonte rica de células-tronco hematopoiéticas que podem ser utilizadas para transplantes em pacientes com doenças hematológicas, como a leucemia. Programas de Bancos de sangue do cordão umbilical, privados e públicos, são ativos nos Estados Unidos e na Europa, e o programa Americano de Registro Nacional de Doadores de Medula (American National Marrow Donor Program Registry) agora inclui informações sobre marcadores

As células abaixo da linha horizontal são as formas predominantes encontradas na circulação sanguínea. As células acima da linha são encontradas, em sua maioria, na medula óssea.

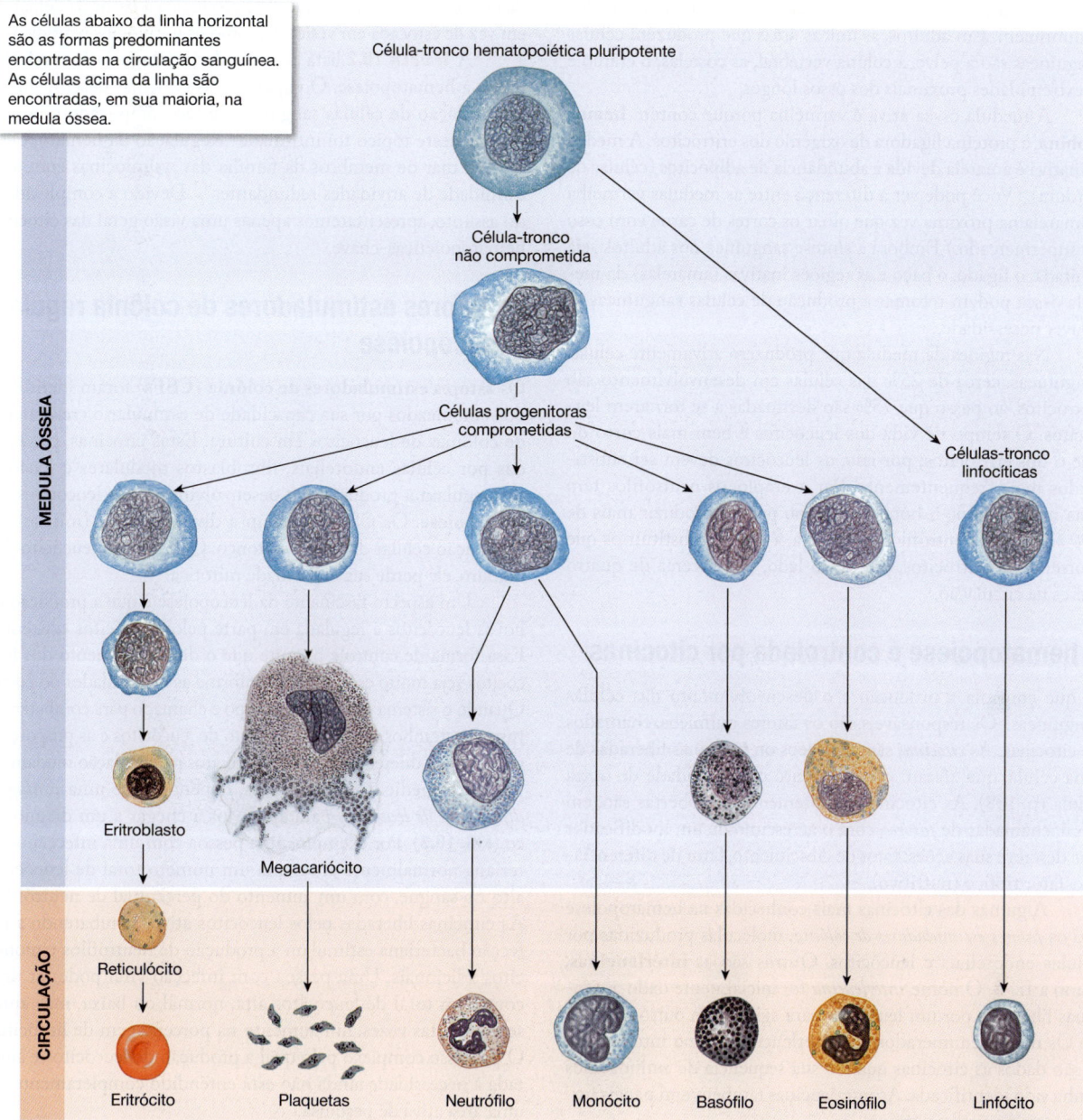

Célula-tronco hematopoiética pluripotente

Célula-tronco não comprometida

Células progenitoras comprometidas

Células-tronco linfocíticas

MEDULA ÓSSEA

Eritroblasto

Megacariócito

CIRCULAÇÃO

Reticulócito

Eritrócito   Plaquetas   Neutrófilo   Monócito   Basófilo   Eosinófilo   Linfócito

FIGURA 16.2   Hematopoiese.

genéticos do sangue de cordão disponível, a fim de ajudar os pacientes a encontrarem células-tronco compatíveis. Atualmente, os pesquisadores estão aperfeiçoando técnicas para o cultivo de células do sangue do cordão para aumentar o número de células-tronco em cada unidade.

As células sanguíneas são produzidas na medula óssea

A **hematopoiese** a síntese de células sanguíneas, começa no início do desenvolvimento embrionário e continua ao longo da vida de uma pessoa. Por volta da terceira semana de desenvolvimento

fetal, células especializadas do saco vitelino do embrião formam aglomerados. Alguns desses aglomerados de células estão destinados a se tornarem o revestimento endotelial dos vasos sanguíneos, ao passo que outros se tornam células sanguíneas. A origem embrionária comum do endotélio e das células sanguíneas talvez explique por que muitas citocinas que controlam a hematopoiese são liberadas pelo endotélio vascular.

À medida que o embrião se desenvolve, a produção das células sanguíneas estende-se do saco vitelino para o fígado, o baço e a medula óssea. Após o nascimento, o fígado e o baço param de produzir células sanguíneas. A hematopoiese continua ocorrendo na medula de todos os ossos do esqueleto até a idade de 5 anos.

Como a criança continua a envelhecer, as regiões ativas da medula diminuem. Em adultos, as únicas áreas que produzem células sanguíneas são a pele, a coluna vertebral, as costelas, o crânio e as extremidades proximais dos ossos longos.

A medula óssea ativa é vermelha porque contém **hemoglobina**, a proteína ligadora de oxigênio dos eritrócitos. A medula inativa é amarela devida à abundância de adipócitos (células de gordura). (Você pode ver a diferença entre as medulas vermelha e amarela na próxima vez que olhar os cortes de carne com osso no supermercado.) Embora a síntese sanguínea nos adultos seja limitada, o fígado, o baço e as regiões inativas (amarelas) da medula óssea podem retomar a produção de células sanguíneas se houver necessidade.

Nas regiões da medula que produzem ativamente células sanguíneas, cerca de 25% das células em desenvolvimento são eritrócitos, ao passo que 75% são destinadas a se tornarem leucócitos. O tempo de vida dos leucócitos é bem mais curto do que o dos eritrócitos; por isso, os leucócitos devem ser substituídos mais frequentemente. Por exemplo, os neutrófilos têm uma meia-vida de 6 horas, e o corpo precisa produzir mais de *100 milhões* de neutrófilos a cada dia, a fim de substituir os que morrem. Os eritrócitos, por outro lado, vivem cerca de quatro meses na circulação.

A hematopoiese é controlada por citocinas

O que controla a produção e o desenvolvimento das células sanguíneas? Os responsáveis são os fatores químicos, chamados de citocinas. As *citocinas* são peptídeos ou proteínas liberadas de uma célula, que afetam o crescimento ou a atividade de outra célula (p. 168). As citocinas recentemente descobertas são, em geral, chamadas de *fatores*, com o acréscimo de um modificador que descreve suas ações: fator de crescimento, fator de diferenciação, fator trófico (nutritivo).

Algumas das citocinas mais conhecidas na hematopoiese são os *fatores estimuladores de colônia*, moléculas produzidas por células endoteliais e leucócitos. Outros são as **interleucinas**, como a IL-3. O nome *interleucina* foi inicialmente dado a citocinas liberadas por um leucócito para agirem em outro leucócito. Os nomes enumerados das interleucinas, como interleucina 3, são dados às citocinas quando sua sequência de aminoácidos tenha sido identificada. As interleucinas também tem papéis importantes no sistema imune.

Outra citocina hematopoiética é a *eritropoetina*, que controla a síntese de eritrócitos. A eritropoetina é frequentemente chamada de hormônio, mas tecnicamente ela se encaixa na definição de uma citocina, uma vez que ela é produzida a partir da demanda, em vez de estocada em vesículas, como os hormônios peptídicos.

A **TABELA 16.2** lista algumas das muitas citocinas relacionadas à hematopoiese. O papel que as citocinas desempenham na produção de células sanguíneas é tão complicado que uma revisão neste tópico foi intitulada "Regulação da hematopoiese em um mar de membros da família das quimiocinas com uma infinidade de atividades redundantes".[1] Devido à complexidade do assunto, apresentaremos apenas uma visão geral das citocinas hematopoiéticas-chave.

Os fatores estimuladores de colônia regulam a leucopoiese

Os **fatores estimuladores de colônia** (**CSFs**) foram identificados e nomeados por sua capacidade de estimular o crescimento de colônias de leucócitos em cultura. Estas citocinas, produzidas por células endoteliais, fibroblastos medulares e leucócitos, regulam a produção e o desenvolvimento de leucócitos, ou **leucopoiese**. Os CSFs induzem a divisão celular (mitose) e a maturação celular das células-tronco. Quando um leucócito fica maduro, ele perde sua capacidade mitótica.

Um aspecto fascinante da leucopoiese é que a produção de novos leucócitos é regulada em parte pelos leucócitos existentes. Essa forma de controle permite que o desenvolvimento dos leucócitos seja muito específico e conforme as necessidades do corpo. Quando o sistema de defesa do corpo é chamado para combater invasores estranhos, o número absoluto de leucócitos e as proporções relativas dos diferentes tipos de leucócitos na circulação mudam.

Os médicos, muitas vezes, dependem de uma *contagem diferencial de leucócitos* para ajudá-los a chegar a um diagnóstico (**FIG. 16.3**). Por exemplo, uma pessoa com uma infecção bacteriana normalmente apresenta um número total de leucócitos alto no sangue, com um aumento do percentual de neutrófilos. As citocinas liberadas pelos leucócitos ativos combatendo a infecção bacteriana estimulam a produção de neutrófilos e monócitos adicionais. Uma pessoa com infecção viral pode ter uma contagem total de leucócitos alta, normal ou baixa, mas apresenta, muitas vezes, um aumento na porcentagem de linfócitos. O processo complexo pelo qual a produção de leucócitos é ajustada à necessidade ainda não está entendido completamente e é uma área ativa de pesquisa.

---

[1]Broxmeyer H. E. e C. H. Kim, *Exp Hematol* 27(7): 1113-1123, 1999, julho.

TABELA 16.2	CITOCINAS ENVOLVIDAS NA HEMATOPOIESE	
Nome	**Locais de produção**	**Influencia crescimento ou diferenciação de**
Eritropoetina (EPO)	Principalmente as células do rim	Eritrócitos
Trombopoetina (TPO)	Principalmente o fígado	Megacariócitos
Fatores estimuladores de colônias, interleucinas, fator de célula-tronco	Endotélio e fibroblastos da medula óssea, leucócitos	Todos os tipos de células sanguíneas; mobiliza as células-tronco hematopoiéticas

FIGURA 16.3 **CONTEÚDO ESSENCIAL**

O hemograma

Uma contagem sanguínea completa, comumente chamada de hemograma, fornece as informações da tabela abaixo. Os números mostrados são a faixa normal de valores. Além disso, um hemograma normalmente inclui as seguintes informações:

- **Volume corpuscular médio (VCM):** o volume médio de um heritrócito. Um corpúsculo é uma pequena célula única (diminutivo de *corpus*, corpo).
- **Hemoglobina corpuscular média (HCM):** quantidade de hemoglobina por eritrócito
- **Concentração de hemoglobina corpuscular média (CHCM):** a quantidade de hemoglobina por volume de um eritrócito.

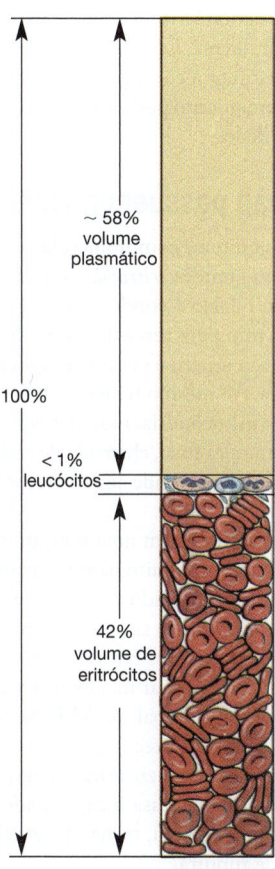

~ 58% volume plasmático

100%

< 1% leucócitos

42% volume de eritrócitos

Intervalos normais do hemograma		
Teste	**Homens**	**Mulheres**
Hematócrito		
O hematócrito é a porcentagem do volume total de sangue que é ocupado por eritrócitos sedimentados (centrifugados).	40–54%	37–47%
Hemoglobina (g Hb/dL* sangue total)		
O valor da hemoglobina reflete a capacidade de transporte de oxigênio dos eritrócitos. (*1 decilitro (dL) = 100 mL)	14–17	12–16
Contagem de eritrócitos (células/µL)		
Um equipamento conta os eritrócitos conforme eles fluem através de um feixe de luz.	$4,5–6,5 \times 10^3$	$3,9–5,6 \times 10^3$
Contagem total de leucócitos (células/µL)		
A contagem total de leucócitos inclui todos os tipos de leucócitos, mas não distingue entre eles.	$4–11 \times 10^3$	$4–11 \times 10^3$
Contagem diferencial de leucócitos		
A contagem diferencial de leucócitos estima as proporções relativas de cinco tipos de leucócitos em um fino esfregaço de sangue, corado com corantes biológicos.		
Neutrófilos	50–70%	50–70%
Eosinófilos	1–4%	1–4%
Basófilos	< 1%	< 1%
Linfócitos	20–40%	20–40%
Monócitos	2–8%	2–8%
Plaquetas (por µL)		
A contagem das plaquetas indica a capacidade do sangue de coagular.	$150–450 \times 10^3$	$150–450 \times 10^3$

Os cientistas estão trabalhando para criar um modelo para o controle da leucopoiese, de modo que eles possam desenvolver tratamentos eficazes para doenças caracterizadas por falta ou excesso de leucócitos. As *leucemias* são um grupo de doenças caracterizadas pelo crescimento e desenvolvimento anormal de leucócitos. Nas *neutropenias*, os pacientes têm poucos leucócitos e são incapazes de combater infecções bacterianas e virais. Os pesquisadores esperam encontrar melhores tratamentos para as leucemias e as neutropenias, desvendando os segredos de como o corpo regula a divisão e o crescimento celulares.

A trombopoetina regula a produção de plaquetas

A **trombopoetina** (**TPO**) é uma glicoproteína que regula o crescimento e a maturação dos megacariócitos, as células progenitoras das plaquetas. (Lembre-se que *trombócito* é um nome alternativo para *plaqueta*.) A TPO é produzida principalmente no fígado. Essa citocina foi descrita pela primeira vez em 1958, mas seu gene não foi clonado até 1994. Dentro de um ano, a TPO geneticamente modificada estava amplamente disponível para pesquisadores e cientistas-médicos, na esperança de usá-la para estimular a produção de plaquetas em pacientes com poucas plaquetas, ou *trombocitopenia*. As primeiras TPO farmacológicas precisaram ser retiradas depois que os pacientes desenvolveram efeitos adversos secundários, porém agonistas de TPO mais recentes estão atualmente em uso clínico. Apesar de possuírem esses fármacos, os cientistas ainda não compreendem tudo sobre a biologia básica da trombopoese, e a pesquisa continua.

A eritropoetina regula a produção de eritrócitos

A produção de eritrócitos (**eritropoiese**) é controlada pela glicoproteína **eritropoetina** (**EPO**), auxiliada por várias citocinas. A EPO é sintetizada principalmente nos rins dos adultos. O estímulo para a síntese e liberação da EPO é a *hipóxia*, baixos níveis de oxigênio nos tecidos. A hipóxia estimula a produção de um fator de transcrição, chamado de *fator induzível por hipóxia 1* (HIF-1), que ativa o gene EPO para aumentar a síntese de EPO. Essa via, assim como outras vias endócrinas, ajuda a manter a homeostasia. Pela estimulação da síntese dos eritrócitos, a EPO coloca mais hemoglobina na circulação para transportar oxigênio.

A existência de um hormônio controlando a produção de eritrócitos foi sugerida pela primeira vez na década de 1950, mas duas décadas se passaram antes de os cientistas obterem sucesso na purificação da substância. Uma das razões para esse atraso é que a EPO é produzida conforme a necessidade e não é armazenada, como ocorre em uma célula endócrina. Custou aos cientistas mais nove anos para identificar a sequência dos aminoácidos da EPO e para isolar e clonar o seu gene. Contudo, houve um incrível salto depois que o gene da EPO foi isolado: somente dois anos mais tarde, o hormônio foi produzido pela tecnologia de DNA recombinante e disponibilizado para uso clínico.

Atualmente, os médicos podem prescrever não somente a EPO produzida geneticamente, como a epoetina, mas também vários fatores estimuladores de colônia (sargramostima e filgrastima), que estimulam a síntese de leucócitos. Os pacientes com câncer, nos quais a quimioterapia suprimiu a hematopoese, são beneficiados com injeções desses hormônios hematopoiéticos, porém, em 2007, a Food and Drug Administration (FDA) publicou novas instruções sobre doses e avisos sobre o risco aumentado de formação de coágulos sanguíneos nos pacientes que tomam agentes estimuladores da eritropoiese. Os cientistas estão monitorando a segurança do uso de CSFs para garantir que eles não aumentem a probabilidade de desenvolver doenças hematológicas.

REVISANDO CONCEITOS

4. Cite a(s) citocina(s) que regula(m) o crescimento e a maturação dos (a) eritrócitos, (b) leucócitos e (c) megacariócitos.

ERITRÓCITOS

Os eritrócitos, ou glóbulos vermelhos, estão entre os mais abundantes tipos celulares no sangue. Um microlitro de sangue contém cerca de 5 milhões de glóbulos vermelhos, comparados com somente 4 mil a 11 mil leucócitos e 150 mil a 450 mil plaquetas. A função principal dos eritrócitos é facilitar o transporte de oxigênio dos pulmões às células e o transporte do dióxido de carbono das células aos pulmões.

A proporção entre os eritrócitos e o plasma é indicada clinicamente pelo **hematócrito** e expressa como uma porcentagem do volume total de sangue (Fig. 16.3). O hematócrito é determinado colocando-se uma amostra de sangue dentro de um tubo capilar estreito e centrifugando, de modo que os eritrócitos que são mais pesados vão para o fundo do tubo, deixando a fina "camada amarela" dos leucócitos e plaquetas que são mais leves no meio e o plasma no topo.

A coluna de *eritrócitos amontoados* é medida, e o valor do hematócrito é expresso como uma porcentagem do volume total da amostra. A faixa normal de hematócrito é de 40 a 54%, para homens, e de 37 a 47%, para mulheres. Esse exame fornece um modo rápido e econômico de estimar a contagem de eritrócitos, pois o sangue usado para um hematócrito pode ser coletado simplesmente ao se puncionar um dedo.

Eritrócitos maduros não possuem núcleo

Na medula óssea, as células progenitoras comprometidas se diferenciam, após vários estágios, em grandes *eritroblastos* nucleados. Como eritroblastos maduros, o núcleo é condensado e a célula encolhe de um diâmetro de 20 mm para cerca de 7 mm. No último estágio antes da maturação, o núcleo é perdido e fagocitado por macrófagos da medula óssea. Ao mesmo tempo, outras organelas com membrana (como as mitocôndrias) são degradadas e desaparecem. A forma celular imatura final, chamada de *reticulócito*, deixa a medula e entra na circulação, onde amadurece até um eritrócito em cerca de 24 horas (**FIG. 16.4c**).

Eritrócitos maduros de mamíferos em uma solução isotônica são discos bicôncavos, com formato muito parecido com bolinhos de geléia com o enchimento espremido para fora do meio (**FIG. 16.5a**). Eles são "sacos" membranosos simples preenchidos com enzimas e hemoglobina. Pelo fato de os eritrócitos não conterem mitocôndrias, eles não podem realizar metabolismo aeróbio. Assim, a glicólise é sua fonte principal de ATP. Sem um núcleo ou retículo endoplasmático para executar a síntese proteica, os eritrócitos são incapazes de produzir novas enzimas ou de renovar componentes de membrana. Essa incapacidade leva a uma perda da flexibilidade da membrana, tornando as células velhas mais frágeis e passíveis de ruptura.

A forma bicôncava dos eritrócitos é uma das suas características que mais os distingue. A membrana é mantida no lugar por um citoesqueleto complexo, composto de filamentos unidos a proteínas transmembrana de ancoramento (Fig. 16.5b). Apesar do citoesqueleto, os eritrócitos são muito flexíveis, como um balão parcialmente cheio de água, que pode ser comprimido, criando várias formas. Essa flexibilidade permite que os eritrócitos mudem seu formato quando eles se espremem através de capilares estreitos na circulação.

A estrutura em forma de disco dos eritrócitos também possibilita que eles modifiquem sua forma em resposta a mudanças osmóticas no sangue. Em um meio hipertônico, os eritrócitos encolhem e desenvolvem uma superfície pontiaguda quando a membrana é tracionada em direção ao citoesqueleto (Fig. 16.5c). Um eritrócito colocado em um meio ligeiramente hipotônico (p. 127) incha e forma uma esfera, sem romper a integridade da sua membrana (Fig. 16.5d).

FIGURA 16.4 **FOCO EM...**

Medula óssea

(a) A medula óssea, escondida dentro dos ossos do esqueleto, é facilmente desconsiderada como um tecido, embora coletivamente tenha quase o tamanho e o peso do fígado.

(b) A medula óssea é um tecido muito vascularizado, preenchido com seios sanguíneos, regiões alargadas revestidas com epitélio.

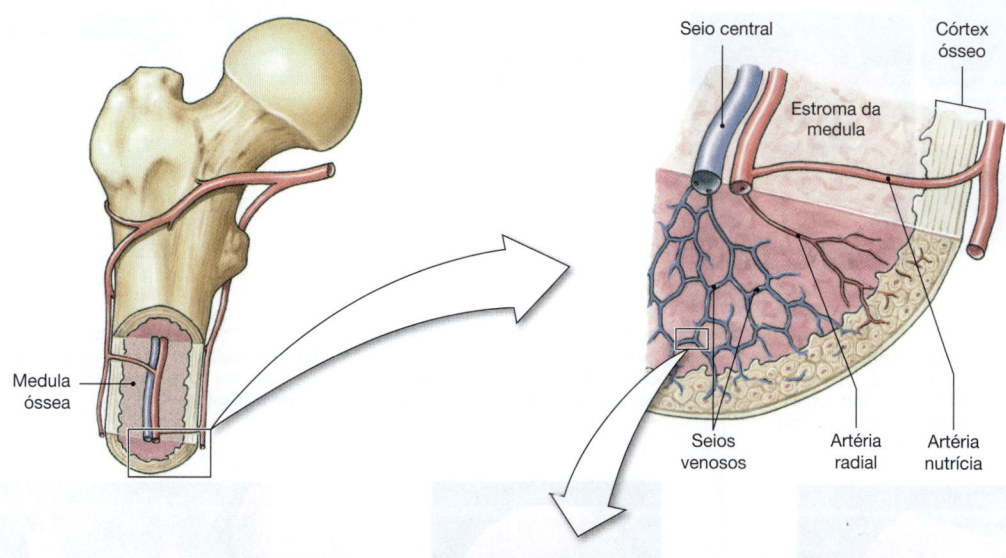

(c) A medula óssea consiste em células sanguíneas em diferentes estágios de desenvolvimento e tecido de sustentação, denominado **estroma** (colchão).

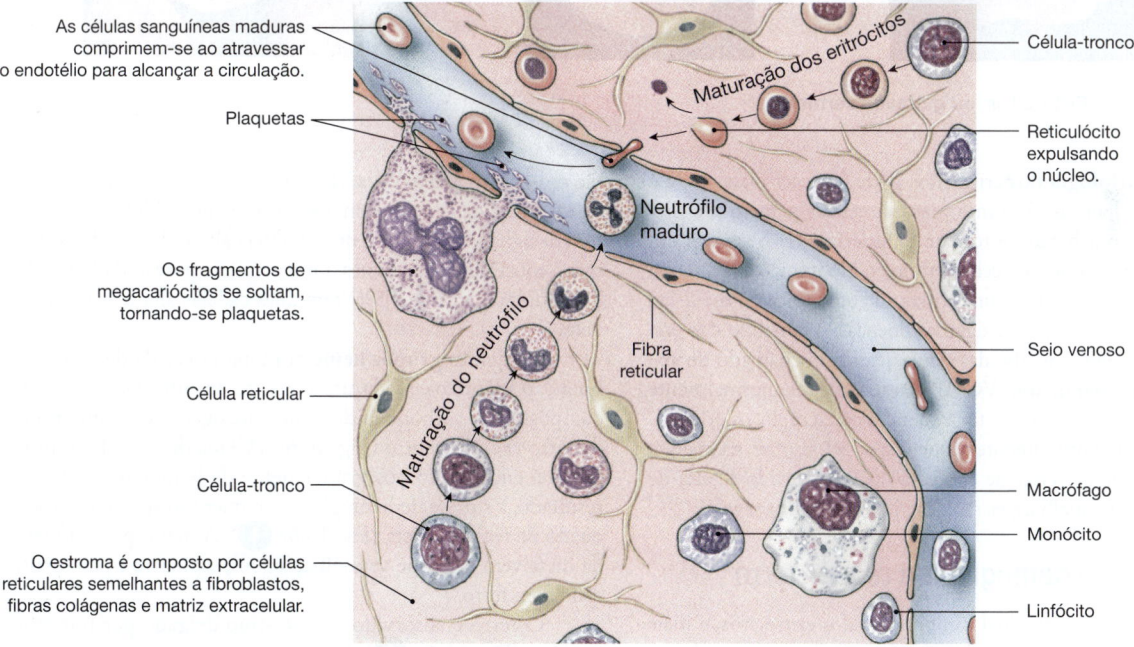

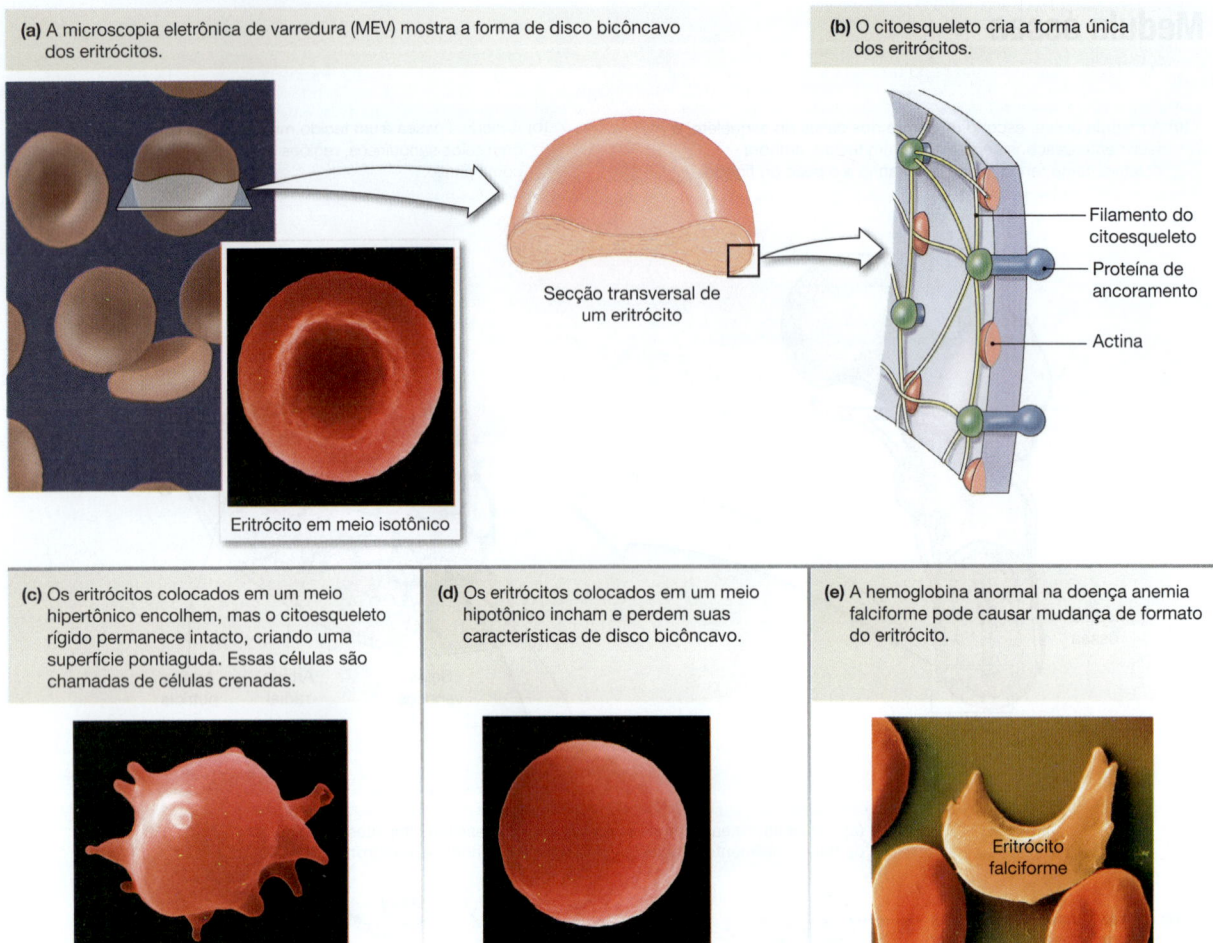

(a) A microscopia eletrônica de varredura (MEV) mostra a forma de disco bicôncavo dos eritrócitos.

Eritrócito em meio isotônico

Secção transversal de um eritrócito

(b) O citoesqueleto cria a forma única dos eritrócitos.

Filamento do citoesqueleto

Proteína de ancoramento

Actina

(c) Os eritrócitos colocados em um meio hipertônico encolhem, mas o citoesqueleto rígido permanece intacto, criando uma superfície pontiaguda. Essas células são chamadas de células crenadas.

(d) Os eritrócitos colocados em um meio hipotônico incham e perdem suas características de disco bicôncavo.

(e) A hemoglobina anormal na doença anemia falciforme pode causar mudança de formato do eritrócito.

Eritrócito falciforme

FIGURA 16.5   **Eritrócitos, ou glóbulos vermelhos.**

A **morfologia** dos eritrócitos pode fornecer pistas para a presença de doenças. Algumas vezes, as células perdem seu formato de disco achatado e tornam-se esféricas (*esferocitose*), um formato similar àquele da célula em meio hipotônico. Na anemia falciforme, as células têm um formato de uma foice ou meia-lua crescente (Fig. 16.5e). Em algumas doenças, o tamanho dos eritrócitos – o volume médio das células, também chamado de **volume corpuscular médio** (**VCM**) – tanto pode ser anormalmente grande quanto anormalmente pequeno. Por exemplo, os eritrócitos podem ser anormalmente pequenos, ou *microcíticos*, na anemia por deficiência de ferro. Se eles estão pálidos devido à falta de hemoglobina vermelha, eles são descritos como *hipocrômicos*.

A síntese de hemoglobina requer ferro

A hemoglobina, o principal componente dos eritrócitos, é mais bem conhecida por seu papel no transporte de oxigênio. A hemoglobina (Hb) é uma grande e complexa proteína com quatro cadeias proteicas globulares, cada uma envolvendo um *grupo heme* contendo ferro (**FIG. 16.6a**). Existem muitas isoformas das proteínas **globinas** na hemoglobina. As isoformas mais comuns são designadas *alfa* (α), *beta* (β), *gama* (γ) e *delta* (δ), dependendo da estrutura da cadeia. A maior parte da hemoblobina de adultos (designada *HbA*) tem duas cadeias alfa e duas cadeias beta, como mostrado. Entretanto, uma pequena porção da hemoglobina adulta (cerca de 2,5%) tem duas cadeias alfa e duas cadeias delta (HbA$_2$).

Os quatro **grupos heme** em uma molécula de hemoglobina são idênticos. Cada um consiste em um *anel porfirínico* composto por carbono-hidrogênio-nitrogênio com um átomo de ferro (Fe) no centro (Fig. 16.6b). Cerca de 70% do ferro no corpo é encontrado nos grupos heme da hemoglobina. Como resultado, a síntese de hemoglobina requer um suprimento adequado de ferro na dieta (Fig. 16.6c ➊). A maior parte do ferro da dieta vem de carne vermelha, feijões, espinafre e pão fortificado com ferro.

O ferro é absorvido no intestino delgado por transporte ativo (Fig. 16.6c ➋). Uma proteína carreadora, chamada de **transferrina**, liga-se ao ferro e o transporta no sangue ➌. A medula óssea capta o ferro e o utiliza para produzir o grupamento heme da hemoglobina para o desenvolvimento dos eritrócitos ➍.

(a) A molécula de hemoglobina é composta por quatro cadeias da proteína globina, cada uma circundando um grupo heme central. Na maior parte da hemoglobina de adultos, existem duas cadeias α e duas cadeias β.

(b) Cada grupo heme consiste em um anel porfirínico com um átomo de ferro no centro.

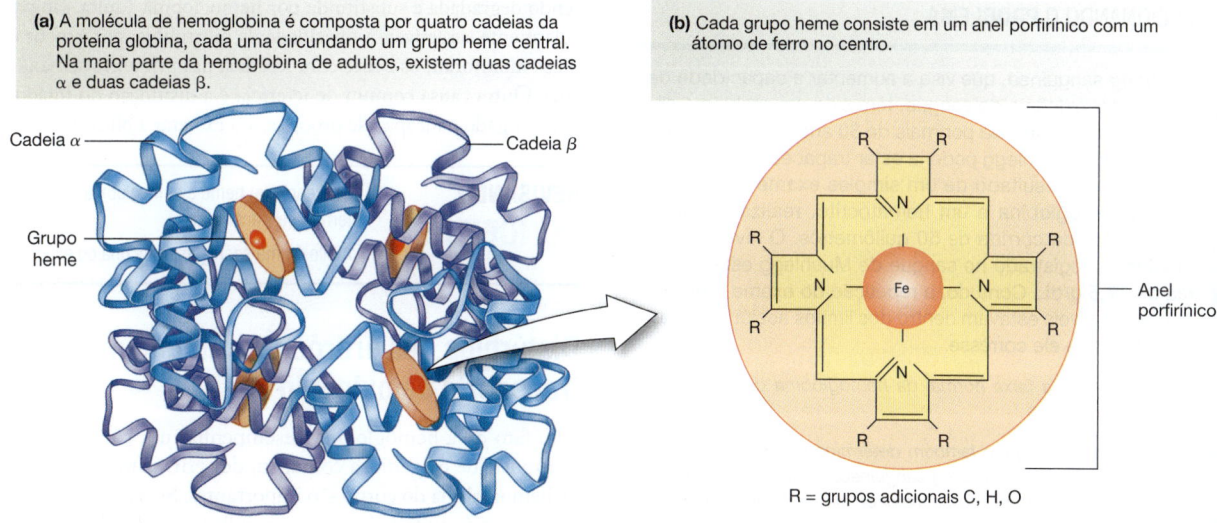

R = grupos adicionais C, H, O

(c) Hemoglobina e ferro

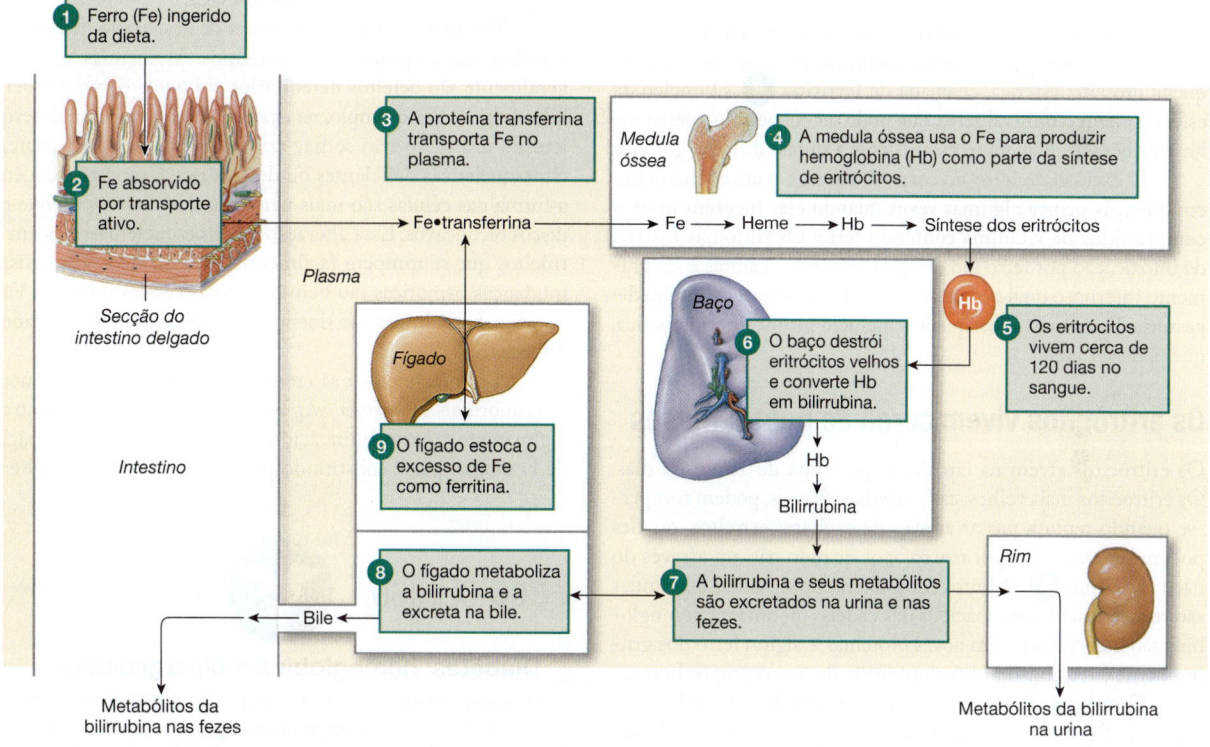

FIGURA 16.6   Hemoglobina.

SOLUCIONANDO O **PROBLEMA**

O *doping* sanguíneo, que visa a aumentar a capacidade de transportar oxigênio do sangue, tem sido um problema em esportes de resistência por mais de 30 anos. O primeiro indício de que Muehlegg poderia estar trapaceando por esse método foi o resultado de um simples exame de sangue para a hemoglobina e um hematócrito, realizado várias horas antes da corrida de 50 quilômetros. O nível de hemoglobina registrado no sangue de Muehlegg estava acima de 17,5 g/dL. Contudo, a repetição do exame mostrou que esses níveis estavam dentro dos limites aceitáveis, e foi permitido que ele corresse.

P1: *Qual seria a faixa normal da hemoglobina de Muehlegg (Fig. 16.3)?*

P2: *O Comitê Olímpico também determinou o hematócrito de Muehlegg. Com o doping sanguíneo, você esperaria que o valor do hematócrito fosse maior ou menor do que o normal?*

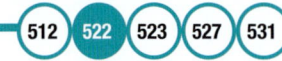

512 — **522** — 523 — 527 — 531

O excesso de ferro ingerido é estocado, principalmente no fígado. Os estoques de ferro são encontrados dentro de uma pequena proteína esférica, chamada de **ferritina** **9**. O núcleo da esfera contém o mineral ferro, que pode ser convertido a ferro solúvel e liberado, quando necessário, para a síntese de hemoglobina.

O excesso de ferro no corpo é tóxico, e o envenenamento em crianças ocorre algumas vezes quando elas ingerem muitos comprimidos de vitamina contendo ferro. Os sintomas iniciais da intoxicação por ferro são dor gastrintestinal, cãibras e sangramento interno, o qual ocorre quando o ferro destrói o epitélio digestório. Problemas subsequentes incluem insuficiência hepática, que pode ser fatal.

Os eritrócitos vivem cerca de quatro meses

Os eritrócitos vivem na circulação por volta de 120 ± 20 dias. Os eritrócitos mais velhos, cada vez mais frágeis, podem romper-se quando tentam passar através de capilares estreitos, ou eles podem ser engolidos por macrófagos quando passam através do baço (Fig. 16.6 **6**). Muitos componentes das células destruídas são reciclados. Os aminoácidos das cadeias globina da hemoglobina são incorporados em novas proteínas, e algum ferro dos grupos heme é reutilizado para a produção de novos grupos heme.

O restante dos grupos heme é convertido pelas células do baço e do fígado em um pigmento colorido, chamado de **bilirrubina**. Esta é transportada pela albumina plasmática para o fígado, onde é metabolizada e incorporada a uma secreção, chamada de **bile** (Fig. 16.6 **8**). A bile é secretada no trato digestório, e os metabólitos da bilirrubina deixam o corpo nas fezes. Pequenas quantidades de outros metabólitos da bilirrubina são filtradas do sangue para os rins, onde contribuem para a cor amarela da urina **7**.

Em algumas circunstâncias, os níveis de bilirrubina no sangue tornam-se elevados (*hiperbilirrubinemia*). Essa condição, denominada **icterícia**, produz um tom amarelado na pele e na conjuntiva (parte branca dos olhos). O acúmulo de bilirrubina pode ocorrer por diversas causas. Recém-nascidos, cuja hemoglobina fetal está

sendo degradada e substituída por hemoglobina adulta, são particularmente suscetíveis à toxicidade da bilirrubina; por isso, os médicos monitoram os bebês com icterícia nas primeiras semanas de vida. Outra causa comum de icterícia é a disfunção do fígado, na qual o fígado é incapaz de processar ou excretar a bilirrubina.

REVISANDO CONCEITOS

5. Diferencie (a) heme e hemoglobina, e (b) ferritina e transferrina.

6. A bile é uma secreção endócrina ou exócrina?

Distúrbios nos eritrócitos diminuem o transporte de oxigênio

Pelo fato de a hemoglobina desempenhar um papel crítico no transporte de oxigênio, a contagem dos eritrócitos e o conteúdo de hemoglobina do corpo são importantes. Se o conteúdo de hemoglobina é muito baixo – uma condição conhecida como **anemia** –, o sangue não pode transportar oxigênio o suficiente para os tecidos. Pessoas com anemia geralmente sentem-se cansadas e fracas, sobretudo durante o exercício físico. As principais causas da anemia são resumidas na **TABELA 16.3**.

Nas *anemias hemolíticas*, a taxa de destruição de eritrócitos excede a taxa de produção dos mesmos. As anemias hemolíticas geralmente são defeitos hereditários em que o corpo produz células frágeis. Por exemplo, na *esferocitose hereditária*, o citoesqueleto do eritrócito não se fixa corretamente, devido a proteínas citoesqueléticas deficientes ou defeituosas. Como consequência, a forma das células são mais parecidas com esferas do que com discos bicôncavos. Essa alteração no citoesqueleto resulta em eritrócitos que se rompem facilmente e são incapazes de resistir a mudanças osmóticas tão bem quanto as células normais. Várias anemias hemolíticas são doenças adquiridas, como indicado na Tabela 16.3.

Algumas anemias são resultado de moléculas de hemoglobina anormais. A *anemia falciforme* é um defeito genético no qual o glutamato, o sexto aminoácido da cadeia β de 146 aminoácidos da hemoglobina, é substituído por valina. O resultado é hemo-

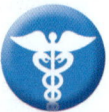

FOCO CLÍNICO

Diabetes: hemoglobina e hiperglicemia

Um dos objetivos do tratamento do diabetes é manter a concentração de glicose no sangue tão perto do normal quanto possível, mas como um médico pode confirmar se está ocorrendo isso em um paciente? Uma maneira é analisar a hemoglobina do paciente. A glicose no plasma liga-se covalentemente à hemoglobina, produzindo uma glico-hemoglobina, denominada **hemoglobina A$_{1C}$** ("*A-one-C*", ou hemogloblia glicada). A quantidade de hemoglobina A$_{1C}$ no plasma é diretamente relacionada à exposição da hemoglobina à glicose durante as últimas 8 a 12 semanas. Pelo uso deste ensaio, o médico pode monitorar as flutuações a longo prazo dos níveis de glicose no sangue e ajustar apropriadamente o tratamento do paciente diabético.

TABELA 16.3	Causas da anemia
Perda acelerada de eritrócitos	
Perda de sangue: as células são normais em tamanho e conteúdo de hemoglobina, mas em pequeno número	
Anemias hemolíticas: ruptura das células a uma taxa anormalmente alta	
Hereditária	
Defeitos da membrana (p. ex., esferocitose hereditária)	
Defeitos enzimáticos	
Hemoglobina anormal (p. ex., anemia falciforme)	
Adquirida	
Infecções parasitárias (p. ex., malária)	
Fármacos	
Reações autoimunes	
Produção diminuída de eritrócitos	
Defeitos na síntese de hemoglobina ou de eritrócitos na medula óssea	
Anemia aplástica: pode ser causada por certos fármacos ou por radiação	
Ingestão inadequada de nutrientes essenciais	
Deficiência de ferro (o ferro é necessário para a produção do heme)	
Deficiência de ácido fólico (o ácido fólico é necessário para a síntese de DNA)	
Deficiência de vitamina B_{12} (B_{12} é necessária para a síntese de DNA): pode ser devida à falta do fator intrínseco para a absorção de B_{12}	
Produção inadequada de eritropoetina	

globina anormal (uma forma referida como *HbS*) que cristaliza quando libera seu oxigênio. Essa cristalização deixa os eritrócitos com uma forma de foice, semelhante a uma lua crescente (Fig. 16.5e). As células falciformes se enredam com outras células falciformes, à medida que passam pelos vasos sanguíneos menores, fazendo as células se aglomerarem e bloquearem o fluxo sanguíneo para os tecidos. Esse bloqueio causa danos nos tecidos e dor por hipóxia.

Um tratamento para a doença falciforme é a administração de *hidroxiureia*, um composto que inibe a síntese de DNA. A hidroxiureia altera a função da medula óssea para que células imaturas produzam hemoglobina fetal (*HbF*), em vez de hemoglobina adulta. A HbF interfere na cristalização da hemoglobina e, assim, a HbS não se forma e os eritrócitos não adquirem a forma falciforme. Além disso, alguns estudos mostraram melhoria nos sintomas da anemia falciforme antes de os níveis de HbF aumentarem. Uma teoria do porquê isso acontece se baseia na informação de que a hidroxiureia é metabolizada a óxido nítrico (NO), o qual causa vasodilatação. O óxido nítrico inalado está sendo testado como tratamento para os sintomas da anemia falciforme.

Outras anemias resultam da falha da medula óssea em produzir quantidades adequadas de hemoglobina. Um dos exemplos mais comuns de uma anemia que resulta da síntese insuficiente de hemoglobina é a *anemia por deficiência de ferro*. Se a perda de

ferro pelo corpo é maior do que a ingestão de ferro, a medula óssea não possui quantidades de ferro adequadas para a produção de grupos heme, e a síntese da hemoglobina torna-se mais lenta.

Pessoas com anemia por deficiência de ferro têm baixa contagem de eritrócitos (refletida em um hematócrito baixo) ou baixo conteúdo de hemoglobina no sangue. Os seus eritrócitos são frequentemente menores que o normal (eritrócitos *microcíticos*), e o menor conteúdo de hemoglobina pode tornar as células mais pálidas do que o normal; nesse caso, elas são descritas como *hipocrômicas*. Mulheres que menstruam estão mais propensas a sofrer de anemia por deficiência de ferro, devido à perda de ferro no sangue menstrual.

Embora as anemias sejam comuns, também é possível ter eritrócitos em excesso. A *policitemia vera* é uma disfunção de células-tronco que produz muitas células sanguíneas, tanto brancas quanto vermelhas. Os pacientes podem apresentar hematócritos tão altos quanto 60 a 70% (o normal é 37-54%). O aumento do número de células deixa o sangue mais viscoso e, desse modo, mais resistente ao fluxo pelo sistema circulatório (p. 440).

Na *policitemia relativa*, o número de eritrócitos da pessoa é normal, mas o hematócrito é elevado, devido ao baixo volume de plasma. Isso pode ocorrer na desidratação, por exemplo. O oposto também pode ocorrer. Se um atleta se super-hidrata, o hematócrito pode diminuir temporariamente devido ao aumento do volume do plasma. Em ambas as situações, não há patologia real envolvendo os eritrócitos.

REVISANDO CONCEITOS

7. Uma pessoa que vai do nível do mar para uma cidade que está 1.500 metros acima do nível do mar apresenta um aumento do hematócrito dentro de 2 ou 3 dias. Desenhe a via reflexa que associa a hipóxia devida a uma grande altitude ao aumento da produção de eritrócitos.

PLAQUETAS

Como visto, as plaquetas são fragmentos de células, produzidos na medula óssea, a partir de células enormes, chamadas de megacariócitos. Os megacariócitos desenvolvem seu formidável

SOLUCIONANDO O **PROBLEMA**

Inicialmente, o *doping* sanguíneo era realizado através de transfusões sanguíneas, as quais aumentavam a capacidade de transportar oxigênio do atleta. Um indicativo de transfusão sanguínea recente é o nível elevado da hemoglobina e do hematócrito. Muehlegg argumentou que sua concentração elevada de hemoglobina era resultado da sua dieta especial e da desidratação causada por uma diarreia que ele havia tido na noite anterior.

P3: *Explique como a diarreia poderia aumentar o hematócrito temporariamente.*

P4: *Como Muehlegg poderia reduzir rapidamente seu hematócrito sem remover os eritrócitos?*

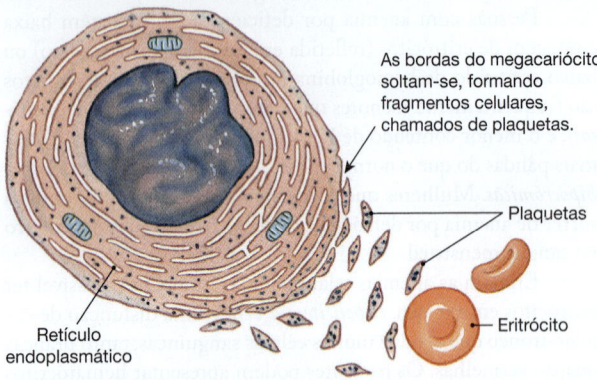

(a) Os megacariócitos são células gigantes com múltiplas cópias de DNA no núcleo.

As bordas do megacariócito soltam-se, formando fragmentos celulares, chamados de plaquetas.

Plaquetas

Eritrócito

Retículo endoplasmático

(b) As plaquetas inativas são pequenos fragmentos celulares em forma de disco.

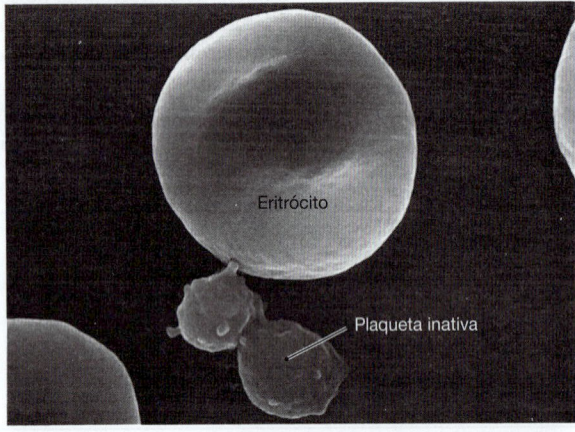

Eritrócito

Plaqueta inativa

(c) As plaquetas ativadas (ampliadas) desenvolvem uma superfície externa pontiaguda e aderem uma à outra.

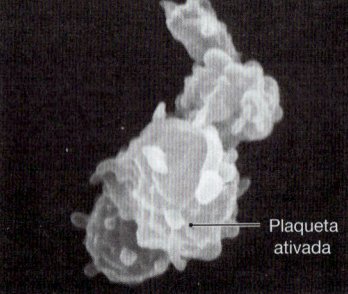

Plaqueta ativada

FIGURA 16.7 Megacariócitos e plaquetas.

tamanho por sofrerem replicação do DNA até sete vezes sem sofrerem divisão nuclear ou citoplasmática. O resultado é uma célula *poliploide* com múltiplas cópias do seu DNA em seus núcleos lobulados (**FIG. 16.7**). As bordas externas dos megacariócitos na medula se estendem através do endotélio para dentro do lúmen dos seios sanguíneos da medula, onde as extensões citoplasmáticas se fragmentam, formando plaquetas semelhantes a discos (Fig. 16.4c).

As plaquetas são menores do que os eritrócitos, sem cor, e não possuem núcleo. Seu citoplasma contém mitocôndria, retículo endoplasmático liso e numerosas vesículas ligadas à membrana, chamadas de *grânulos*, que são preenchidos com uma variedade de citocinas e fatores de crescimento. Existem ao menos três tipos diferentes de grânulos. Um tipo de grânulo contém mais de 280 diferentes proteínas. Você aprendeu sobre algumas dessas proteínas em outros contextos, como o VEGF, que promove angiogênese (p. 481), e as metaloproteinases de matriz (MMPs) (p. 74).

As plaquetas estão sempre presentes no sangue e sua vida útil comum é de cerca de 10 dias. Elas são mais bem conhecidas por seu papel em ajudar a prevenir a perda de sangue, contudo, recentemente, cientistas têm demonstrado que elas também agem como células imunes e mediadoras da resposta inflamatória. Elas, aparentemente, auxiliam o sistema imune a combater doenças infecciosas, como a malária, e podem contribuir para o processo inflamatório da aterosclerose (p. 502).

O mais recente papel das plaquetas é o seu uso na *terapia de plasma rico em plaquetas* (*PRP*). Esse tratamento se tornou popular depois que Tiger Woods, o jogador de golfe, anunciou que ele usou PRP para ajudar sua recuperação de uma cirurgia de joelho. Os tendões e ligamentos têm um mínimo suprimento de sangue e são notoriamente lentos para se curar, e a teoria por trás da terapia de PRP é a de que os fatores de crescimento e citocinas dentro dos grânulos das plaquetas promoverão a cura. Até o momento, entretanto, evidências para a eficácia do tratamento com PRP provenientes de estudos bem desenhados e controlados por placebo estão em falta.

HEMOSTASIA E COAGULAÇÃO

Devido à sua natureza fluida, o sangue flui livremente por todo o sistema circulatório. Contudo, se há uma ruptura na "tubulação" do sistema, o sangue se perderá, a não ser que alguns passos sejam dados. Um dos desafios para o corpo é fechar orifícios nos vasos sanguíneos danificados ao mesmo tempo em que mantém o fluxo sanguíneo pelo vaso.

Seria simples bloquear completamente um vaso sanguíneo danificado, do mesmo modo que se coloca uma barreira em uma rua cheia de buracos. Contudo, da mesma maneira que os lojistas daquela rua perdem negócios se o tráfego for bloqueado, as células irrigadas por esse vaso, situadas após o ponto do dano, morreriam por falta de oxigênio e nutrientes se o vaso fosse completamente bloqueado. A tarefa do corpo é permitir o fluxo sanguíneo pelo vaso enquanto repara simultaneamente a parede danificada.

Esse desafio é complicado pelo fato de que o sangue no sistema está sob pressão. Se o "remendo" do reparo for muito fraco, ele é rompido pela pressão sanguínea. Por essa razão, interromper a perda de sangue envolve diversos passos. Primeiro, a pressão no vaso deve ser diminuída por tempo suficiente para criar um tampão mecânico seguro na forma de um coágulo de sangue. Uma vez que o coágulo está no lugar e a perda de sangue foi interrompida, os mecanismos de reparo do corpo podem assumir o controle. Então, enquanto a ferida é reparada, as enzimas gradualmente dissolvem o coágulo enquanto leucócitos fagocíticos ingerem e destroem os detritos.

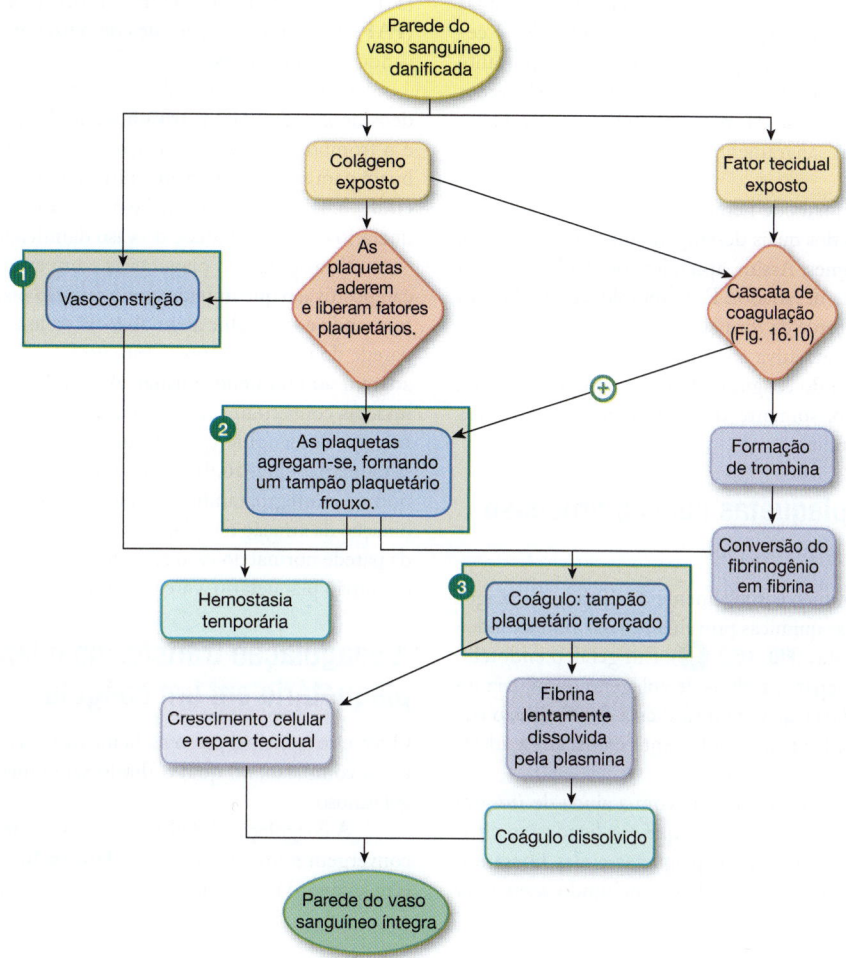

FIGURA 16.8 Hemostasia e reparo tecidual.

A hemostasia evita a perda de sangue dos vasos danificados

A **hemostasia** é o processo de manter o sangue dentro de um vaso sanguíneo danificado (**FIG. 16.8**). (O oposto de hemostasia é *hemorragia*.) A hemostasia possui três passos principais: ❶ vasoconstrição, ❷ bloqueio temporário por tampão plaquetário e ❸ coagulação, a formação de um coágulo que sela o orifício até que o tecido seja reparado.

O primeiro passo na hemostasia é a constrição imediata dos vasos danificados, a fim de reduzir o fluxo sanguíneo e a pressão no vaso temporariamente. Se você aplicar pressão sobre um ferimento que está sangrando, você também diminuirá o fluxo dentro do vaso danificado. A vasoconstrição normalmente é causada por moléculas parácrinas liberadas do endotélio.

A vasoconstrição é rapidamente seguida pelo segundo passo, o bloqueio mecânico do orifício por um **tampão plaquetário** solto. A formação do tampão inicia com a **adesão plaquetária**, quando as plaquetas *aderem* ou são expostas ao colágeno na área danificada. As plaquetas aderidas tornam-se ativas, liberando citocinas na área ao redor da lesão. Esses fatores plaquetários reforçam a vasoconstrição local e ativam mais plaquetas, que *se agregam* ou se ligam umas às outras para formar um tampão plaquetário solto. As plaquetas ativando mais plaquetas são um exemplo de alça de retroalimentação positiva (p. 16).

Simultaneamente, o colágeno exposto e o **fator tecidual** (uma mistura de proteínas e fosfolipídeos) inicia o terceiro passo, a formação de uma rede de proteína *fibrina*, que estabiliza o tampão plaquetário para formar um **coágulo**. A fibrina é o produto final de uma série de reações enzimáticas, denominada **cascata da coagulação**. Alguns fatores químicos envolvidos na cascata da coagulação também promovem a adesão e a agregação plaquetária na região danificada. Por fim, quando o vaso danificado é reparado, o coágulo retrai quando a fibrina é lentamente dissolvida pela enzima *plasmina*.

O corpo deve manter o equilíbrio adequado durante a hemostasia. Pouca hemostasia permite sangramento excessivo; muita cria **trombos**, coágulos sanguíneos que aderem a paredes de vasos não danificados. Um trombo grande pode bloquear o lúmen do vaso e interromper o fluxo sanguíneo.

Embora a hemostasia pareça fácil de se entender, algumas questões permanecem sem resposta nos níveis molecular e celular. A coagulação sanguínea inapropriada tem um importante papel em acidentes vasculares encefálicos e cardíacos. Mutações herdadas que afetam a função das plaquetas podem levar a coágulos inapropriados ou sangramento excessivo, devido a falhas na hemostasia.

Um estudo detalhado da hemostasia envolve diversos fatores químicos, alguns dos quais desempenham muitos papéis e possuem múltiplos nomes. Assim, aprender sobre a hemostasia pode ser especialmente desafiador. Por exemplo, alguns fatores participam da coagulação e da formação dos tampões plaquetários, e um fator da cascata ativa enzimas tanto para a formação como para a dissolução do coágulo. Devido à complexidade da cascata da coagulação, somente discutimos alguns aspectos da hemostasia em detalhes.

A ativação das plaquetas inicia o processo da coagulação

Quando um vaso sanguíneo é inicialmente danificado, o colágeno exposto e substâncias químicas provenientes das células endoteliais ativam as plaquetas (**FIG. 16.9 ❶**). Em geral, o endotélio dos vasos sanguíneos separa as fibras de colágeno da matriz do sangue circulante. Todavia, quando o vaso está danificado, o colágeno é exposto e as plaquetas rapidamente começam a aderir nele.

As plaquetas aderem ao colágeno com a ajuda de *integrinas*, proteínas receptoras de membrana que são ligadas ao citoesqueleto (p. 74). A ligação ativa as plaquetas e elas liberam o conteúdo de seus grânulos intracelulares, incluindo *serotonina*

(5-hidroxitriptamina), ADP e **fator de ativação plaquetária** (**PAF**). O PAF inicia uma alça de retroalimentação positiva, ativando mais plaquetas.

O PAF também inicia vias que convertem os fosfolipídeos de membrana em **tromboxano A2** (p. 179). A serotonina e o tromboxano A2 são vasoconstritores. Eles também contribuem para a agregação plaquetária, juntamente com ADP e PAF (**TAB. 16.4**). O resultado final é o crescimento de um tampão plaquetário que sela a parede do vaso danificado.

Se a agregação plaquetária é um evento de retroalimentação positiva, o que impede que o tampão plaquetário continue se formando e se espalhe além do local da lesão para outras áreas da parede do vaso? A resposta está no fato de que as plaquetas não aderem ao endotélio normal. As células endoteliais vasculares intactas convertem seus lipídeos de membrana em **prostaciclina**, um eicosanoide (p. 30) que bloqueia a adesão e agregação plaquetárias (Fig. 16.9). O óxido nítrico, liberado pelo endotélio normal e íntegro, também inibe a adesão das plaquetas. A combinação da atração das plaquetas para o local da lesão e a repulsão da parede normal do vaso cria uma resposta localizada que limita o tampão plaquetário à área danificada.

A coagulação transforma o tampão plaquetário em um coágulo

O terceiro principal passo na hemostasia, a coagulação, é um processo complexo, no qual o fluido sanguíneo forma um coágulo gelatinoso.

A coagulação é dividida em duas vias que, eventualmente, convergem a uma via comum (**FIG. 16.10**). Uma **via intrínseca** (em amarelo) inicia quando o dano aos tecidos expõe o colágeno.

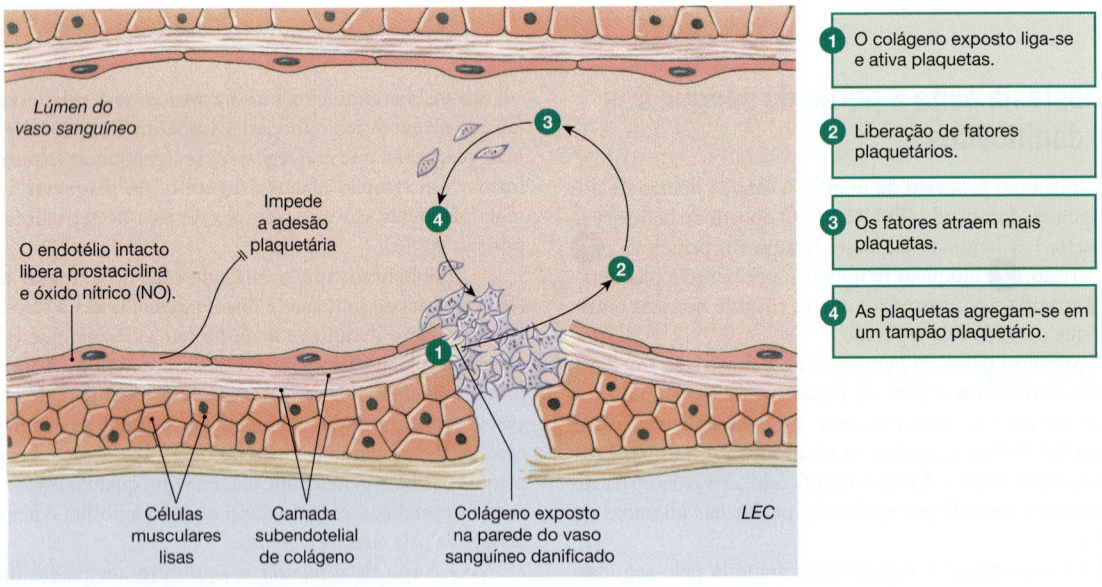

1. O colágeno exposto liga-se e ativa plaquetas.
2. Liberação de fatores plaquetários.
3. Os fatores atraem mais plaquetas.
4. As plaquetas agregam-se em um tampão plaquetário.

Lúmen do vaso sanguíneo

Impede a adesão plaquetária

O endotélio intacto libera prostaciclina e óxido nítrico (NO).

Células musculares lisas

Camada subendotelial de colágeno

Colágeno exposto na parede do vaso sanguíneo danificado

LEC

FIGURA 16.9 Formação do tampão plaquetário. As plaquetas não aderem ao endotélio intacto. O dano desencadeia a formação do tampão plaquetário onde o colágeno foi exposto.

TABELA 16.4	Fatores envolvidos na função plaquetária			
Fator químico	**Origem**	**Ativado por ou liberado em resposta a**	**Papel na formação do tampão plaquetário**	**Outros papéis e comentários**
Colágeno	Matriz extracelular subendotelial	A lesão expõe as plaquetas ao colágeno	Liga-se às plaquetas para iniciar a formação do tampão plaquetário	N/A
Fator von Willebrand (vWF)	Endotélio, megacariócitos	Exposição ao colágeno	Liga as plaquetas ao colágeno	Defeito ou deficiência causa sangramento prolongado
Serotonina	Vesículas secretoras das plaquetas	Ativação plaquetária	Agregação plaquetária	Vasoconstritor
Difosfato de adenosina (ADP)	Mitocôndrias das plaquetas	Ativação plaquetária, trombina	Agregação plaquetária	N/A
Fator de ativação plaquetária (PAF)	Plaquetas, neutrófilos, monócitos	Ativação plaquetária	Agregação plaquetária	Desempenha um papel na inflamação; aumenta a permeabilidade capilar
Tromboxano A2	Fosfolipídeos das membranas das plaquetas	Fator de ativação plaquetária	Agregação plaquetária	Vasoconstritor; eicosanoide
Fator de crescimento derivado das plaquetas (PDGF)	Plaquetas	Ativação plaquetária	N/A	Promove a cicatrização da ferida, atraindo fibroblastos e células musculares lisas

SOLUCIONANDO O **PROBLEMA**

Após os Jogos Olímpicos de 1984, no qual os ciclistas dos Estados Unidos, segundo notícias, sofreram efeitos colaterais indesejáveis após transfusões sanguíneas, o Comitê Olímpico Internacional e outras organizações baniram o *doping* sanguíneo. Então, a EPO recombinante humana (rhEPO) tornou-se disponível no final da década de 1980, e os atletas começaram a injetar o fármaco para aumentar a sua produção de eritrócitos. Subsequentemente, a empresa de biotecnologia Amgen criou um derivado da EPO com ação mais prolongada, chamado de darbepoetina. Os atletas que usavam rhEPO e darbepoetina esperavam escapar da detecção usando esses hormônios naturais, mas as organizações esportivas trabalharam com cientistas para desenvolver métodos para a sua detecção.

P5: *A EPO endógena, a rhEPO e a darbepoetina, todas induzem a síntese de eritrócitos, porém elas podem ser distinguidas umas das outras quando uma amostra de urina é testada por eletroforese (p. 100). Explique como três hormônios produzidos a partir do mesmo gene podem ser todos ativos, embora diferentes o bastante um do outro para serem detectáveis em laboratório.*

P6: *Um indício do uso ilegal de EPO é a elevação dos reticulócitos no sangue. Por que isso poderia sugerir uma atividade de EPO maior do que a normal?*

512 522 523 527 531

Por isso, a via intrínseca é também conhecida como *via de ativação por contato*. A via intrínseca usa proteínas já presentes no plasma. O colágeno ativa a primeira enzima, o fator XII, iniciando a cascata.

Uma **via extrínseca** (em azul) inicia quando os tecidos danificados expõem o fator tecidual, também chamado de *tromboplastina tecidual* ou fator III. A via extrínseca é também chamada de via de lesão celular ou via do fator tecidual. O fator tecidual ativa o fator VII, iniciando a via extrínseca.

As duas vias unem-se na **via comum** (em verde), produzindo **trombina**, que é a enzima que converte o **fibrinogênio** em polímeros insolúveis de **fibrina**. Essas fibras de fibrina se tornam parte do coágulo.

A coagulação foi inicialmente considerada como uma cascata similar à cascata de segundo mensageiro da transdução de sinal (p. 171). Em cada passo, uma enzima converte um precursor inativo em uma enzima ativa, muitas vezes com a ajuda de Ca^{2+}, fosfolipídeos de membrana, ou outros fatores. Contudo, agora sabemos que o processo é mais do que uma simples cascata. Os fatores das vias intrínseca e extrínseca interagem entre si, fazendo da coagulação uma rede, em vez de uma simples cascata. Além disso, várias alças de retroalimentação positiva sustentam a cascata até que uma ou mais das proteínas plasmáticas participantes seja completamente consumida.

O passo final da coagulação é a conversão de fibrinogênio em fibrina, uma reação catalisada pela enzima *trombina* (**FIG. 16.11a**). As fibras de fibrina permeiam o tampão plaquetá-

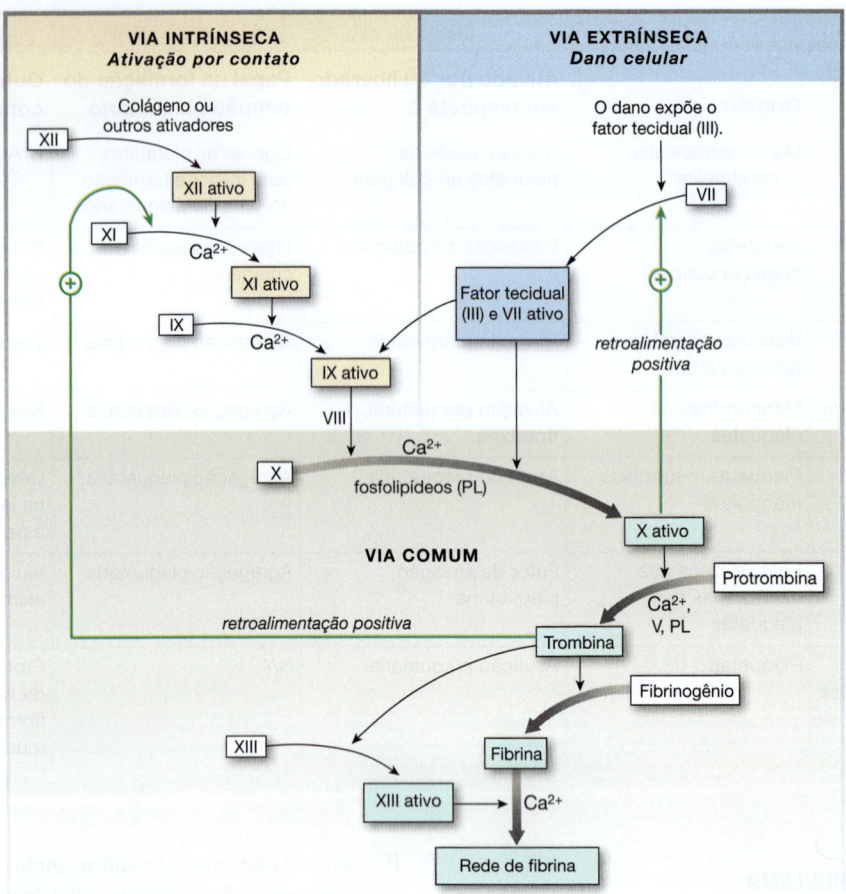

FIGURA 16.10   A cascata de coagulação. As proteínas plasmáticas inativas (caixas brancas) são convertidas em enzimas ativas em cada passo da via.

rio e retêm eritrócitos dentro de sua malha (Fig. 16.11b). O fator XIII ativo converte a fibrina em um polímero com ligações cruzadas, o qual estabiliza o coágulo.

Os coágulos são apenas uma correção temporária. Conforme o vaso danificado lentamente é reparado, o coágulo é desintegrado quando a fibrina é quebrada em fragmentos pela enzima **plasmina** (Fig. 16.11a). Uma forma inativa da plasmina, o **plasminogênio**, é parte do coágulo. Depois da coagulação, a trombina, um fator na cascata de coagulação, age com um segundo fator, chamado de **ativador de plasminogênio tecidual** (**tPA**) para converter o plasminogênio inativo em plasmina. A plasmina, então, quebra a fibrina, em um processo chamado de **fibrinólise**.

O grande número de fatores envolvidos na coagulação e o fato de que um único fator pode ter diferentes nomes pode ser confuso (**TAB. 16.5**). Os cientistas atribuíram números aos fatores de coagulação, porém os fatores não são numerados na ordem em que eles participam da cascata de coagulação. Em vez disso, eles foram numerados de acordo com a ordem em que eles foram descobertos.

REVISANDO CONCEITOS

8. Usando a Figura 16.10, desenhe a alça de retroalimentação positiva iniciada pela trombina. O que para esta alça?

Os anticoagulantes impedem a coagulação

Uma vez que a coagulação se inicia, o que a impede de continuar até toda a circulação tenha sido coagulada? Dois mecanismos limitam a extensão da coagulação do sangue dentro de um vaso: (1) inibição da adesão plaquetária e (2) inibição da cascata de coagulação e produção de fibrina (**TAB. 16.6**). Como mencionado, fatores como a prostaciclina no endotélio do vaso sanguíneo e no plasma asseguram que o tampão plaquetário fique restrito à área lesada (ver lado esquerdo da Fig. 16.9).

Além disso, as células endoteliais liberam substâncias químicas, chamadas de **anticoagulantes**, que impedem a coagulação. A maioria age bloqueando uma ou mais reações da cascata da coagulação. O corpo produz dois anticoagulantes, **heparina** e

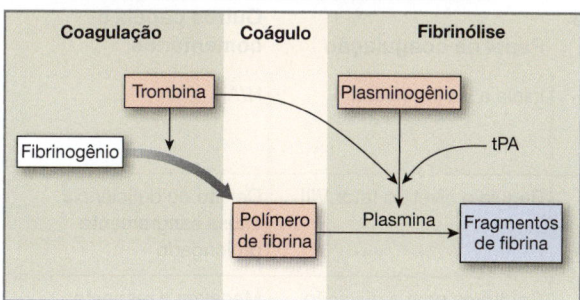

(a) Conversão de fibrinogênio em fibrina e subsequente fibrinólise.

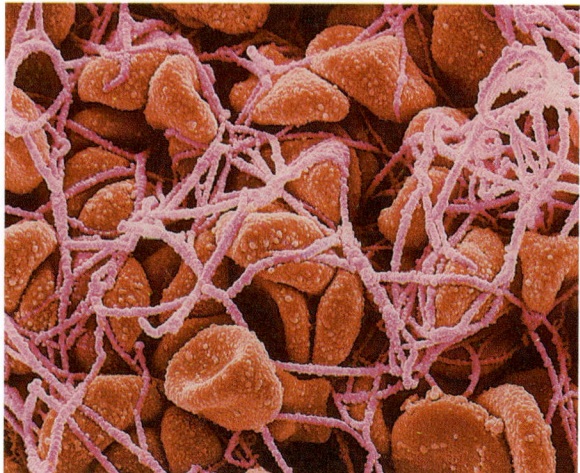

(b) Os eritrócitos são aprisionados na rede de fibrina de um coágulo.

FIGURA 16.11   **Coagulação e fibrinólise.**

antitrombina III, as quais trabalham juntas para bloquear os fatores ativos IX, X, XI e XII. A **proteína C**, outro anticoagulante do corpo, inibe os fatores de coagulação V e VIII.

A descoberta dos fatores que controlam a coagulação e a fibrinólise foi um importante passo no desenvolvimento de tratamentos para muitas doenças relacionadas a problemas de coagulação. Por exemplo, ataques do coração, mais apropriadamente chamados de *infarto do miocárdio*, ocorrem quando uma artéria coronária é bloqueada por um coágulo de sangue. A menos que o bloqueio seja removido o quanto antes, o tecido morrerá ou será danificado gravemente. Uma opção para dissolver os coágulos de sangue é o uso de fármacos fibrinolíticos – como a *estreptocinase* (de bactérias) e o *ativador de plasminogênio tecidual* (tPA) – para dissolver os coágulos. Esses fármacos estão sendo combinados com *agentes antiplaquetários* para prevenir a formação adicional de tampão plaquetário e coágulo. Alguns agentes antiplaquetários agem como antagonistas dos receptores de integrina nas plaquetas e previnem as plaquetas de aderirem ao colágeno.

O ácido acetilsalicílico (aspirina) é um agente que impede a formação do tampão plaquetário. Ele age por inibir as enzimas COX (p. 179), que promovem a síntese do ativador plaquetário tromboxano A2. Pessoas que estão em risco de desenvolver pequenos coágulos de sangue são, algumas vezes, aconselhadas a tomar uma aspirina por dia para "afinar o sangue". O ácido acetilsalicílico não torna o sangue menos viscoso, mas impede a formação de coágulos, bloqueando a agregação plaquetária. O ácido acetilsalicílico é agora prescrito rotineiramente como um tratamento de emergência para suspeitas de infarto do miocárdio.

Os medicamentos anticoagulantes podem ser prescritos para pessoas que correm risco de formar pequenos coágulos sanguíneos que poderiam bloquear vasos críticos no encéfalo, no coração ou nos pulmões. Os *anticoagulantes cumarínicos*, como a *varfarina*, bloqueiam a ação da vitamina K, um cofator (p. 49) na síntese do fator de coagulação II (trombina), VII, IX e X. Esses anticoagulantes foram descobertos com a observação de que cabeças de gado, que desenvolveram problemas de sangramento severos, haviam ingerido trevo-de-cheiro-amarelo fermentado.*

Quando amostras de sangue são coletadas em tubos de vidro, os coágulos se formam rapidamente através da via de ativação por contato (intrínseca), a menos que o tubo contenha um anticoagulante. Um dos anticoagulantes utilizados para essa proposta, o EGTA, remove o Ca^{2+} livre do plasma. O cálcio é um fator coagulante essencial, assim, sem Ca^{2+}, a coagulação não pode ocorrer. No organismo vivo, entretanto, os níveis de Ca^{2+} no plasma nunca diminuem a valores que interfiram na coagulação.

Várias doenças hereditárias afetam o processo de coagulação. Pacientes com distúrbios na coagulação formam equimoses facilmente. Nas formas graves, o sangramento espontâneo pode ocorrer por todo o corpo. O sangramento nas articulações e nos músculos pode ser doloroso e incapacitante. Se o sangramento ocorre no encéfalo, pode ser fatal.

O distúrbio da coagulação mais conhecido é a **hemofilia**, um nome dado a várias doenças nas quais um dos fatores da cascata de coagulação é defeituoso ou ausente. A hemofilia A, uma deficiência do fator VIII, é a forma mais comum, ocorrendo em cerca de 80% de todos os casos. Esta é uma doença recessiva ligada ao sexo que afeta normalmente só os homens.

Um progresso importante no tratamento da hemofilia é o desenvolvimento da terapia gênica para a hemofilia B, uma deficiência no fator de coagulação IX. Pacientes inoculados com um vírus criado para carregar o gene do fator IX começaram a produzir um pouco desse fator, reduzindo a necessidade de injeções caras do fator artificial IX. Para aprender mais sobre ensaios clínicos e os mais recentes tratamentos para a hemofilia, visite o website da National Hemophilia Foundation em *www.hemophilia.org*.

N. de T. O dicumarol é formado por ação de fungos sobre a cumarina, originada a partir do trevo (*Melilotus officinalis*) usado como forragem para o gado.

TABELA 16.5	Fatores envolvidos na coagulação			
Fator químico	**Origem**	**Ativado por ou liberado em resposta a**	**Papel na coagulação**	**Outros papéis e comentários**
Colágeno	Matriz extracelular subendotelial	Danos que expõem o colágeno aos fatores de coagulação plasmáticos	Inicia a via intrínseca	N/A
Fator von Willebrand (vWF)	Endotélio, megacariócitos	Exposição ao colágeno	Regula o nível do fator VIII	Defeito ou deficiência causa sangramento prolongado
Cininogênio e calicreína	Fígado e plasma	Cofatores normalmente presentes no plasma	Cofatores para a ativação por contato da via intrínseca	Medeiam a resposta inflamatória; aumentam a fibrinólise
Fator tecidual (tromboplastina tecidual ou fator III)	Maioria das células, exceto as plaquetas	Dano ao tecido	Inicia a via extrínseca	N/A
Protrombina e trombina (fator II)	Fígado e plasma	Lipídeos plaquetários, Ca^{2+} e fator V	Produção de fibrina	N/A
Fibrinogênio e fibrina (fator I)	Fígado e plasma	Trombina	Formam fibras insolúveis que estabilizam o tampão plaquetário	N/A
Fator estabilizador de fibrina (XIII)	Fígado, megacariócitos	Plaquetas	Polímeros de fibrina com ligações cruzadas para formar uma rede estável	N/A
Ca^{2+} (fator IV)	Íons plasmáticos	N/A	Necessário para várias etapas da cascata da coagulação	Nunca um fator limitante
Vitamina K	Dieta	N/A	Necessária para a síntese dos fatores II, VII, IX, X	N/A

TABELA 16.6	Fatores endógenos envolvidos na fibrinólise e na anticoagulação			
Fator químico	**Origem**	**Ativado por ou liberado em resposta a**	**Papel na anticoagulação ou na fibrinólise**	**Outros papéis e comentários**
Plasminogênio e plasmina	Fígado e plasma	tPA e trombina	Dissolve fibrina e fibrinogênio	N/A
Ativador tecidual do plasminogênio (tPA)	Vários tecidos	Normalmente presente; aumenta os níveis com estresse, proteína C	Ativa o plasminogênio	tPA recombinante é usado clinicamente para dissolver coágulos
Antitrombina III	Fígado e plasma	N/A	Anticoagulante; bloqueia os fatores IX, X, XI, XII, trombina, calicreína	Atividade aumentada pela heparina; sem efeito na trombina, apesar do nome
Prostaciclina (prostaglandina I, ou PGI2)	Células endoteliais	N/A	Bloqueia a agregação plaquetária	Vasodilatador

| SOLUCIONANDO O **PROBLEMA** CONCLUSÃO | *Doping* sanguíneo em atletas |

O exame anterior à corrida de 50 km que mostrou hematócrito e hemoglobina elevados de Johann Muehlegg levou ao exame automático para fármacos na urina após a corrida. Na época das Olimpíadas de 2002, os atletas sabiam que havia um exame de urina para EPO, mas eles não sabiam que o mesmo exame poderia detectar a darbepoetina. As duas amostras de urina de Muehlegg testadas foram positivas para darbepoietina e, assim, a sua medalha de ouro dos 50 km foi retirada. O Comitê Olímpico Internacional testou outros atletas para a rhEPO nos Jogos Olímpicos de Inverno na cidade de Salt Lake, em 2002, e obteve mais de 100 resultados positivos. Apesar das proibições oficiais, o *doping* sanguíneo em esportes de resistência permanece um grande problema.

Para testar seu conhecimento, compare suas respostas com as informações sintetizadas na tabela a seguir.

Pergunta		Fatos	Integração e análise
P1:	*Qual seria a faixa normal da hemoglobina de Muehlegg?*	A faixa normal da hemoglobina para os homens é de 14 a 17 g/dL de sangue total.	N/A
P2:	*Com o doping sanguíneo, você esperaria que o valor do hematócrito fosse maior ou menor do que o normal?*	O hematócrito é a porcentagem do volume de uma amostra de sangue ocupada pelos eritrócitos amontoados. A função principal dos eritrócitos é carregar o oxigênio.	O *doping* sanguíneo é feito para aumentar a capacidade de carreamento do oxigênio; portanto, o atleta iria querer mais células sanguíneas. Isso significaria um maior hematócrito.
P3:	*Explique como a diarreia poderia aumentar o hematócrito temporariamente.*	A diarreia causa desidratação, que é a perda de volume de líquido. O plasma é o componente líquido do sangue.	Se o volume total de eritrócitos não é alterado, mas o volume do plasma diminui com a desidratação, o hematócrito aumenta.
P4:	*Como Muehlegg poderia reduzir rapidamente seu hematócrito sem remover os eritrócitos?*	Hematócrito = volume de eritróctios/volume sanguíneo total (volume sanguíneo total = volume do plasma + volume celular).	Se o volume do plasma aumenta, o hematócrito diminuirá mesmo que o volume dos eritrócitos não mude. Pela ingestão de líquidos, Muehlegg poderia aumentar rapidamente seu volume de plasma.
P5:	*Explique como EPO, rhEPO e darbepoetina produzidos a partir do mesmo gene podem ser todos ativos, embora diferentes o bastante um do outro para serem detectáveis em laboratório.*	A atividade depende da ligação da proteína no sítio de ligação do receptor. A modificação pós--tradução permite que proteínas codificadas pelo mesmo gene sejam alteradas, de modo que elas sejam diferentes umas das outras.	Os três hormônios possuem sítios que se ligam e ativam o receptor da EPO, mas possuem diferentes tamanhos ou cargas, que causam sua separação durante a eletroforese. Por exemplo, o padrão de glicosilação (p. 29) da rhEPO é diferente do padrão da EPO endógena.
P6:	*Um indício do uso ilegal de EPO é a elevação dos reticulócitos no sangue. Por que isso poderia sugerir uma atividade de EPO maior do que a normal?*	Os reticulócitos são o estágio imaturo final do desenvolvimento dos eritrócitos. A maturação geralmente ocorre na medula óssea.	Se o desenvolvimento dos eritrócitos se torna mais rápido, mais reticulócitos podem ser liberados para o sangue antes de terem tempo de amadurecer.

512 — 522 — 523 — 527 — **531**

RESUMO DO CAPÍTULO

O sangue é um tecido interessante, com células sanguíneas e fragmentos de células suspensos em uma matriz líquida – o plasma –, o qual forma um dos dois *compartimentos* extracelulares. As trocas entre o plasma e o líquido intersticial ocorrem somente nos capilares. O *fluxo de massa* do sangue pelo corpo depende do gradiente de pressão criado pelo coração. Ao mesmo tempo, a alta pressão nos vasos sanguíneos geraria o perigo de ruptura dos vasos. Coletivamente, os componentes celulares e as proteínas do sangue executam a hemostasia e a coagulação para se protegerem contra a perda excessiva de sangue. As células sanguíneas também são essenciais para o transporte de oxigênio e para a defesa, como você aprenderá nos próximos capítulos.

O plasma e os elementos celulares do sangue

1. O sangue é a porção circulante do compartimento extracelular. (p. 512)

2. O **plasma**, a matriz líquida do sangue, é composto principalmente de água, com proteínas dissolvidas, moléculas orgânicas, íons e gases dissolvidos. (p. 512; Fig. 16.1)

3. As **proteínas plasmáticas** incluem **albuminas**, **globulinas** e a proteína de coagulação, **fibrinogênio**. Elas atuam na coagulação do sangue, na defesa e como hormônios, enzimas ou carreadores para diferentes substâncias. (p. 512)

4. Os elementos celulares do sangue são **glóbulos vermelhos (eritrócitos)**, **glóbulos brancos (leucócitos)** e **plaquetas**. As plaquetas são fragmentos de células, chamados de **megacariócitos**. (p. 514; Fig. 16.1)

5. O sangue contém cinco tipos de leucócitos: (1) **linfócitos**, (2) **monócitos**, (3) **neutrófilos**, (4) **eosinófilos** e (5) **basófilos**. (p. 514; Fig. 16.1)

Produção de células sanguíneas

6. Todas as células sanguíneas se desenvolvem a partir de uma célula-tronco hematopoiética pluripotente. (p. 514; Fig. 16.2)

7. A **hematopoiese** inicia cedo no desenvolvimento embrionário e continua ao longo de toda a vida da pessoa. A maior parte da hematopoiese ocorre na medula óssea. (p. 515; Fig. 16.4)

8. Os **fatores estimuladores de colônia** e outras citocinas controlam a produção de leucócitos. A **trombopoetina** regula o crescimento e maturação dos megacariócitos. A produção de eritrócitos é regulada principalmente pela **eritropoetina**. (pp. 516, 517, 518)

Eritróctios

9. Os eritrócitos maduros dos mamíferos são discos bicôncavos sem núcleo. Eles contêm hemoglobina, um pigmento vermelho transportador de oxigênio. (p. 518; Fig. 16.5)

10. A síntese da hemoglobina requer ferro da dieta. O ferro é transportado no sangue pela **transferrina** e estocado principalmente no fígado na proteína **ferritina**. (pp. 520, 522; Fig. 16.6)

11. Quando a hemoglobina é quebrada, alguns grupos heme são convertidos em **bilirrubina**, que é incorporada em **bile** e excretada. Concentrações de bilirrubina elevadas no sangue causam **icterícia**. (p. 522; Fig. 16.6)

Plaquetas

12. As plaquetas são fragmentos de células preenchidos com grânulos contendo proteínas da coagulação e citocinas. As plaquetas são ativadas pelo dano ao endotélio vascular. (p. 523; Fig. 16.7)

Hemostasia e coagulação

13. A **hemostasia** inicia com vasoconstrição e formação de um **tampão plaquetário**. (pp. 524, 525; Fig. 16.8)

14. O colágeno exposto desencadeia a **adesão plaquetária** e a **agregação plaquetária**. O tampão plaquetário é convertido em um coágulo quando reforçado por **fibrina**. (pp. 525, 527; Fig. 16.8)

15. No ultimo passo da **cascata de coagulação**, a fibrina é produzida a partir de **fibrinogênio** por meio da ação da **trombina**. (pp. 525, 527; Fig. 16.10)

16. Conforme o vaso danificado é reparado, a **plasmina** presa no tampão plaquetário dissolve a fibrina (**fibrinólise**) e dissolve o coágulo. (p. 528; Fig. 16.11)

17. Os tampões plaquetários são restritos aos locais de lesão pela **prostaciclina** na membrana do endotélio vascular intacto. Os **anticoagulantes** limitam a extensão do coágulo sanguíneo dentro do vaso. (pp. 526, 529; Fig. 16.9)

QUESTÕES PARA REVISÃO

Além da resolução destas questões e da checagem de suas respostas na p. A-21 reveja os Tópicos abordados e objetivos de aprendizagem, no início deste capítulo.

Nível um   Revisando fatos e termos

1. A porção líquida do sangue, denominada _____, é composta principalmente de _____.

2. Liste os três tipos de proteínas plasmáticas. Cite ao menos uma função de cada tipo. Qual tipo é mais prevalente no corpo?

3. Liste os elementos celulares encontrados no sangue e cite ao menos uma função de cada um.

4. A produção de células do sangue é denominada _____. Quando e onde ela ocorre?

5. Qual o papel dos fatores estimuladores de colônia, das citocinas e das interleucinas na produção de células sanguíneas? Como essas moléculas sinalizadoras químicas diferem? Dê dois exemplos de cada.

6. Cite os termos técnicos para produção de eritrócitos, para produção de plaquetas e produção de leucócitos.

7. O hormônio que controla a síntese de eritrócitos é chamado de _____. Onde é produzido e qual é o estímulo para sua produção?

8. Ao que os termos *hematócrito* e *eritrócitos compactados* são relacionados? Quais são os valores normais de hematócrito para homens e mulheres?

9. Diferencie eritroblasto e eritrócito. Dê três características dos eritrócitos.

10. Qual elemento químico da dieta é importante para a síntese de hemoglobina?

11. Defina os termos que seguem e explique seu significado na hematologia.
    (a) Icterícia.
    (b) Anemia.
    (c) Transferrina.
    (d) Hemofilia.

12. As substâncias químicas que evitam a coagulação do sangue são chamadas de _____.

Nível dois   Revisando conceitos

13. **Mapas conceitual**: Combine cada lista de termos em um mapa. Você pode adicionar outros termos.

    Lista 1

• adesão plaquetária	• membrana
• ADP	• retroalimentação positiva
• agregação plaquetária	• serotonina
• ativação plaquetária	• tampão plaquetário
• colágeno	• tromboxano A2
• fator de ativação plaquetária	• vasoconstrição
• fosfolipídeos	
• integrinas	

Lista 2

- coágulo
- coagulação
- fibrina
- fibrinogênio
- fibrinólise
- infarto
- plasmina
- plasminogênio
- polímero
- trombina

Lista 3

- bile
- bilirrubina
- eritropoetina
- ferritina
- ferro
- fígado
- globina
- hematócrito
- heme
- hemoglobina
- intestino
- medula óssea
- reticulócito
- transferrina

14. Diferencie as vias intrínseca, extrínseca e comum da cascata da coagulação.

15. Uma vez que as plaquetas são ativadas e se agregam, que fatores interrompem sua atividade?

Nível três   Solucionando problemas

16. Raquel está fazendo quimioterapia para câncer de mama. Ela faz a contagem de células sanguíneas a intervalos regulares e tem estes resultados:

	Contagem normal de células $\times 10^3/$ µL	Contagem de células de Raquel 10 dias após a quimioterapia	Contagem de células de Raquel 20 dias após a quimioterapia
Leucócitos	4–11	2,6	4,9
Eritrócitos	3,9–5,6	3,85	4,2
Plaquetas	150–450	133	151

No tempo de teste do décimo dia, Jen, enfermeira de Raquel, notou que Raquel, embora pálida e reclamando de cansaço, não tinha nenhum hematoma em sua pele. Jen orientou Raquel a comer alimentos ricos em proteínas, ingerir um comprimido multivitamínico contendo ferro e ficar em casa e longe de multidões o máximo possível. De que maneira as observações e recomendações de Jen se relacionam aos resultados dos exames de sangue de 1 e 20 dias?

17. A hemocromatose é uma condição herdada, na qual o corpo absorve ferro excessivamente, resultando em uma elevada carga total de ferro corporal.

    (a) Quais proteínas plasmáticas se espera que estejam elevadas nesta doença?

    (b) Em qual(is) órgão(s) você esperaria danos nesta doença?

    (c) Você pode pensar em um tratamento simples que possa diminuir a sobrecarga de ferro na hemocromatose?

18. A eritropoetina (EPO) foi primeiramente isolada da urina de pacientes anêmicos que tinham altos níveis circulantes desse hormônio. Embora esses pacientes tenham altas concentrações de EPO, eles são incapazes de produzir quantidades adequadas de hemoglobina ou de eritrócitos. Apresente algumas possíveis razões para o fato de a EPO dos pacientes ser incapaz de corrigir sua anemia.

Nível quatro   Problemas quantitativos

19. Se o volume total de sangue estimado é de 7% do peso corporal, calcule o volume total de sangue em um homem de 91 kg e em uma mulher de 59 kg. Qual é o volume de plasma se o hematócrito do homem é de 52%, e o hematócrito da mulher de 41%?

20. O volume total de sangue de uma pessoa média é de 7% do peso total do corpo. Usando essa informação e o fato de que 1 kg de sangue ocupa o volume de cerca de 1 litro, descubra o volume total de eritrócitos de uma mulher de 50 kg com um hematócrito de 40%.

As respostas para as questões de Revisando conceitos, Figuras, Questões gráficas e Questões para revisão ao final do capítulo podem ser encontradas no Apêndice A (p. A-1).

17

Mecânica da Respiração

A minha existência, o que quer que ela realmente seja, consiste em um pouco de carne, um pouco de respiração e a parte que a governa.

Marcus Aurelius Antoninus (121-180 C.E.), *Meditations* (c. 161-180 C.E.) Nova York: Dutton, 1937.

TÓPICOS ABORDADOS E OBJETIVOS DE APRENDIZAGEM

O sistema respiratório 535
17.1 Listar quatro funções principais do sistema respiratório.
17.2 Montar um esquema da anatomia do sistema respiratório e explicar a função de cada estrutura.

Lei dos gases 542
17.3 Explicar e expressar matematicamente a relação entre a pressão atmosférica, a pressão do vapor de água e a pressão parcial dos gases.
17.4 Explicar a relação entre a pressão de um gás e o volume em que ele está contido.

Ventilação 544
17.5 Definir e descrever os volumes e as capacidades pulmonares.
17.6 Explicar como as pressões e os volumes pulmonares mudam durante a respiração normal e como isso pode afetar o fluxo de ar no sistema respiratório.
17.7 Explicar como a pressão intrapleural subatmosférica se desenvolve e qual o seu papel na respiração normal.
17.8 Representar graficamente as mudanças nas pressões alveolar e intrapleural que ocorrem durante um ciclo respiratório.
17.9 Comparar e diferenciar complacência e elastância na fisiologia respiratória, dando exemplos de doenças que afetam a complacência e/ou a elastância.

17.10 Explicar qual o papel da tensão superficial e do surfactante na fisiologia respiratória.
17.11 Citar os fatores que afetam a resistência ao fluxo de ar, enfatizando os mecanismos de controle local e os reflexos envolvidos com a broncodilatação e broncoconstrição.
17.12 Comparar e diferenciar ventilação pulmonar e ventilação alveolar.
17.13 Explicar por que a composição do ar nos alvéolos permanece relativamente constante durante a respiração normal e como ela é modificada em situações de hiper e hipoventilação.
17.14 Explicar como funcionam os mecanismos locais que atuam na modificação da ventilação e do fluxo sanguíneo alveolar.
17.15 Comparar as doenças pulmonares obstrutivas e restritivas.

CONHECIMENTOS BÁSICOS

Raio X colorido dos pulmões mostrando a ramificação das vias aéreas.

magine-se cobrindo a superfície de uma quadra de *squash* (aproximadamente 75 m²) com um filme plástico fino e, então, amassando-o e colocando-o dentro de uma garrafa de refrigerante de 3 litros. Impossível? Talvez, se você usar uma cobertura de plástico e uma garrafa de refrigerante. Contudo, os pulmões de um homem de 70 kg possuem uma superfície de trocas gasosas do tamanho dessa cobertura de plástico, comprimida em um volume que é menor do que o da garrafa. Essa enorme área de superfície de troca gasosa é necessária para suprir as trilhões de células do corpo com quantidade adequada de oxigênio.

O metabolismo aeróbio das células depende de um suprimento contínuo de oxigênio e de nutrientes do meio externo, associados à remoção do dióxido de carbono. Em animais aquáticos muito pequenos, a difusão simples através da superfície do corpo satisfaz essas necessidades. No entanto, a distância limita a taxa de difusão; assim, a maioria dos animais multicelulares necessita de órgãos respiratórios especializados associados a um sistema circulatório. Os órgãos respiratórios têm diversas formas, porém todos possuem uma grande área de superfície comprimida em um pequeno espaço.

Além de necessitar de uma grande superfície de troca, seres humanos e outros animais terrestres enfrentam um desafio fisiológico adicional: a desidratação. A superfície de troca deve ser fina e úmida para permitir que os gases passem do ar para a solução e, ao mesmo tempo, deve ser protegida de secar como resultado da exposição ao ar. Alguns animais terrestres, como a lesma (um caracol sem concha), enfrentam o desafio da desidratação com adaptações comportamentais que os limitam a viver em ambientes úmidos e a ter atividades noturnas.

Uma solução mais comum é anatômica: um epitélio respiratório internalizado. Os pulmões humanos são encerrados na cavidade do tórax para limitar o seu contato com o ar exterior. A internalização cria um ambiente úmido ideal para as trocas gasosas com o sangue e protege a delicada superfície alveolar de danos.

Todavia, a internalização dos pulmões cria outro desafio: como mover o ar entre a atmosfera e a superfície de troca localizada profundamente dentro do corpo. O fluxo de ar requer uma bomba muscular para criar gradientes de pressão. Assim, sistemas respiratórios mais complexos consistem em dois componentes separados: uma bomba muscular e uma superfície de troca úmida e fina. Em seres humanos, a bomba muscular é constituída pelas estruturas musculares do tórax. Os pulmões consistem em um epitélio de troca com vasos sanguíneos associados.

As quatro funções primárias do sistema respiratório são:

1. *Troca de gases entre a atmosfera e o sangue.* O corpo traz o O_2 e o distribui para os tecidos, eliminando o CO_2 produzido pelo metabolismo.

2. *Regulação homeostática do pH do corpo.* Os pulmões podem alterar o pH corporal retendo ou eliminando seletivamente o CO_2.

3. *Proteção contra patógenos e substâncias irritantes inaladas.* Assim como todos os outros epitélios que têm contato com o meio externo, o epitélio respiratório é bem suprido com mecanismos de defesa que aprisionam e destroem substâncias potencialmente nocivas antes que elas possam entrar no corpo.

4. *Vocalização.* O ar move-se através das pregas vocais, criando vibrações usadas para falar, cantar e outras formas de comunicação.

Além de desempenhar essas funções, o sistema respiratório também é uma fonte significativa de perda de água e de calor do corpo. Essas perdas devem ser balanceadas com o uso de compensações homeostáticas.

Neste capítulo, você aprenderá como o sistema respiratório realiza essas funções, trocando ar entre o meio externo e os espaços aéreos do interior dos pulmões. Essa troca é o *fluxo global** de ar e segue muitos dos mesmos princípios que governam o fluxo global (de massa) de sangue no sistema circulatório:

1. O fluxo ocorre a partir de regiões de pressão mais alta para regiões de pressão mais baixa.

2. Uma bomba muscular cria gradientes de pressão.

3. A resistência ao fluxo de ar é influenciada principalmente pelo diâmetro dos tubos pelos quais o ar está fluindo.

Tanto o ar quanto o sangue são fluidos. A diferença primária entre o fluxo de ar no sistema respiratório e o fluxo sanguíneo no sistema circulatório é que o ar é uma mistura de gases menos viscosa e compressível, ao passo que o sangue é um líquido não compressível.

O SISTEMA RESPIRATÓRIO

A palavra *respiração* apresenta muitos significados na fisiologia (**FIG. 17.1**). A **respiração celular** refere-se à reação intracelular do oxigênio com moléculas orgânicas para produzir dióxido de carbono, água e energia na forma de ATP (p. 105). A **respiração**

SOLUCIONANDO O **PROBLEMA** | Enfisema

Você pode ouvir um sibilo, uma respiração ofegante quando ela passa pelo corredor. "Diagnóstico: DPOC," leu a paciente Edna Wilson em seu exame. A DPOC – doença pulmonar obstrutiva crônica – é o nome dado a um conjunto de doenças nas quais as trocas gasosas estão prejudicadas em virtude de estreitamento nas vias aéreas inferiores. A maioria das pessoas com DPOC tem enfisema ou bronquite crônica ou uma combinação dos dois. As pessoas nas quais predomina a bronquite crônica são, às vezes, chamadas de *blue bloaters* (azul pletórico), pois apresentam a pele azulada (devido aos baixos níveis de oxigênio no sangue) e possuem uma tendência a ter sobrepeso. Em contrapartida, os pacientes com enfisema têm sido chamados de *pink puffers* (soprador rosado). Eles tendem a ser magros, têm uma coloração normal da pele (rosada) e frequentemente expiram por entre os lábios franzidos, o que ajuda a abrir as suas vias aéreas. Mais de 15 milhões de pessoas nos Estados Unidos foram diagnosticadas com DPOC, e, em 2011, a DPOC foi a terceira maior causa de morte no país. A maioria das pessoas pode evitar a doença simplesmente parando de fumar. Infelizmente, Edna foi uma fumante "pesada" durante 35 dos seus 47 anos de vida.

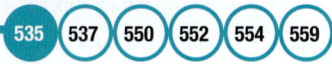

535   537   550   552   554   559

---

*N. de T. O fluxo global é o fluxo de massa (ou fluxo por pressão) determinado por um gradiente de pressão.

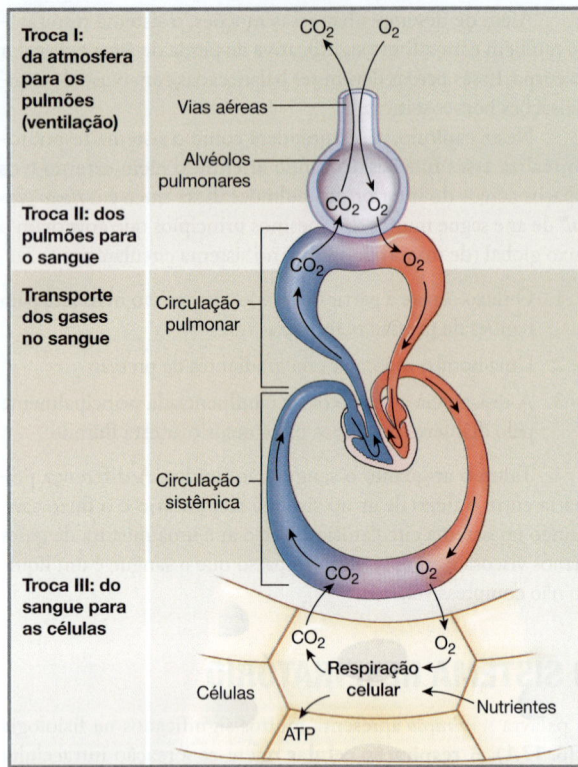

Troca I: da atmosfera para os pulmões (ventilação)

Troca II: dos pulmões para o sangue

Transporte dos gases no sangue

Troca III: do sangue para as células

CO₂ O₂

Vias aéreas

Alvéolos pulmonares

Circulação pulmonar

Circulação sistêmica

Células
Respiração celular
Nutrientes
ATP

FIGURA 17.1 Respiração externa. Os sistemas respiratório e circulatório cooperam com o intuito de movimentar o O_2 e o CO_2 entre a atmosfera e as células.

externa, o tema deste capítulo e do próximo, é o movimento de gases entre o meio externo e as células do corpo. A respiração externa pode ser subdividida em quatro processos integrados, ilustrados na Figura 17.1:

1. *A troca de ar entre a atmosfera e os pulmões*. Este processo é conhecido como **ventilação**, ou respiração. **Inspiração** (inalação) é o movimento do ar para dentro dos pulmões. **Expiração** (exalação) é o movimento de ar para fora dos pulmões. Os mecanismos pelos quais a ventilação ocorre são chamados coletivamente de *mecânica da respiração*.

2. *A troca de O_2 e de CO_2 entre os pulmões e o sangue*.

3. *O transporte de O_2 e CO_2 pelo sangue*.

4. *A troca de gases entre o sangue e as células*.

A respiração externa necessita da cooperação entre os sistemas respiratório e circulatório. O **sistema respiratório** é formado pelas estruturas envolvidas com a ventilação e com as trocas gasosas (**FIG. 17.2**):

1. O **sistema condutor**, ou **vias aéreas**, que conduz ar do meio externo para a superfície de troca dos pulmões.

2. Os **alvéolos** são uma série de sacos interconectados e associados aos seus respectivos *capilares pulmonares*. Essas estruturas formam a superfície de troca, onde o oxigênio se move do ar inalado para o sangue, e o dióxido de carbono move-se do sangue para o ar que será exalado.

3. Os ossos e os músculos do tórax (cavidade torácica) e do abdome que auxiliam a ventilação.

O sistema respiratório pode ser dividido em duas partes: o **trato respiratório superior**, que consiste em boca, cavidade nasal, faringe e laringe, e o **trato respiratório inferior**, que é formado pela traqueia, pelos dois brônquios principais, suas ramificações e pelos pulmões. O trato inferior também é conhecido como a *porção torácica* do sistema respiratório, devido à sua inclusão anatômica no tórax.

Os ossos e os músculos do tórax circundam os pulmões

O tórax é delimitado pelos ossos da coluna vertebral e das costelas e seus músculos associados. Juntos, os ossos e os músculos são denominados *caixa torácica*. As costelas e a coluna (a *parede torácica*) formam as laterais e a parte superior da caixa torácica. A camada de músculo esquelético em forma de cúpula, o **diafragma**, forma a base (Fig. 17.2a).

O conjunto de dois **músculos intercostais**, interno e externo, conectam os doze pares de costelas (Fig. 17.2c). Músculos adicionais, os **esternocleidomastóideos** e os **escalenos**, estendem-se da cabeça e do pescoço até o esterno e as duas primeiras costelas.

Funcionalmente, o tórax é um recipiente fechado preenchido com três sacos membranosos, ou bolsas. Um, o *saco pericárdico*, contém o coração. Os outros dois são os **sacos pleurais**, cada um cercando um pulmão. O esôfago, os nervos e os vasos sanguíneos torácicos passam entre os sacos pleurais (Fig. 17.2d).

Os sacos pleurais envolvem os pulmões

Os **pulmões** (Fig. 17.2a, b) são formados por um tecido leve e esponjoso, cujo volume é ocupado principalmente por espaços cheios de ar. Esses órgãos irregulares em forma de cone quase preenchem a cavidade torácica e suas bases repousam no diafragma. As vias aéreas semirrígidas – os brônquios – conectam os pulmões à via aérea principal, a traqueia.

Cada pulmão é rodeado por um saco pleural de parede dupla, cujas membranas forram o interior do tórax e cobrem a superfície externa dos pulmões (Fig. 17.2d, **FIG. 17.3**). Cada *membrana pleural*, ou **pleura**, é formada por muitas camadas de tecido conectivo elástico e um grande número de capilares. As camadas opostas da membrana pleural são mantidas unidas por uma fina camada de **líquido pleural**, cujo volume total é de somente cerca de 25 a 30 mL em um homem de 70 kg. O resultado é parecido com um balão cheio de ar (o pulmão) circundado por um balão cheio de água (o saco pleural). A maioria das ilustrações exagera o volume do líquido pleural, mas você pode dimensionar a sua espessura se imaginar 25 mL de água espalhados uniformemente sobre a superfície de uma garrafa de 3 litros de refrigerante.

O líquido pleural tem vários propósitos. Primeiro, ele cria uma superfície úmida e escorregadia para que as membranas opostas possam deslizar uma sobre a outra enquanto os pulmões se movem dentro do tórax. Segundo, ele mantém os pulmões aderidos à parede torácica. Para visualizar esse arranjo, pense em duas lâminas de vidro que são mantidas unidas por uma fina camada de água. Você pode deslizar as lâminas uma na outra para a frente e para trás, mas não pode puxá-las e separá-las devido à coesão da água (p. 39). Uma ligação líquida similar entre as duas membranas pleurais faz os pulmões "aderirem" à caixa torácica e os mantêm estirados em um estado parcialmente inflado, mesmo em repouso.

As vias aéreas conectam os pulmões ao meio externo

O ar entra no trato respiratório superior através da boca e do nariz e passa pela **faringe**, uma passagem comum para os alimentos, para os líquidos e para o ar. Da faringe, o ar flui através da **laringe** para a **traqueia** (Fig. 17.2a). A laringe contém as **pregas vocais**, faixas de tecido conectivo que são tensionadas e vibram para criar o som quando o ar passa por elas.

A traqueia é um tubo semiflexível mantido aberto por 15 a 20 anéis cartilaginosos em forma de C. Esses anéis se estendem para dentro do tórax, onde se ramificam (divisão 1) em um par de **brônquios primários**, um brônquio para cada pulmão (Fig. 17.2a). Nos pulmões, os brônquios ramificam-se repetidamente (divisões 2-11) em brônquios progressivamente menores (Fig. 17.2e). Como a traqueia, os brônquios são tubos semirrígidos sustentados por cartilagem.

Nos pulmões, os menores brônquios formam os **bronquíolos**, pequenas passagens flexíveis com uma parede formada por músculo liso. Os bronquíolos continuam ramificando-se (divisões 12-23) até que os *bronquíolos respiratórios* formem uma transição entre as vias aéreas e o epitélio de troca do pulmão.

O diâmetro da via aérea torna-se progressivamente menor da traqueia até os bronquíolos, porém, como as vias aéreas individuais ficam mais estreitas, o seu número aumenta geometricamente (**FIG. 17.4**). Assim, a área de secção transversal total aumenta a cada divisão das vias aéreas. A área de secção transversal total é menor no trato respiratório superior e maior nos bronquíolos, semelhante ao aumento da área de secção transversal que ocorre da aorta para os capilares no sistema circulatório (p. 443).

A velocidade do fluxo de ar é inversamente proporcional à área de secção transversal da via aérea (p. 442). Esse conceito é similar à velocidade do fluxo sanguíneo através das diferentes partes do sistema circulatório, ou seja, a velocidade do fluxo de ar é maior nas vias aéreas superiores e menor nos bronquíolos terminais.

REVISANDO CONCEITOS

1. Qual é a diferença entre respiração celular e respiração externa?
2. Cite os componentes do trato respiratório superior e os do trato respiratório inferior.
3. Cite os componentes (incluindo os músculos) da caixa torácica. Liste os conteúdos do tórax.
4. Quais passagens de ar do sistema respiratório são colapsáveis?

As vias aéreas aquecem, umedecem e filtram o ar inspirado

Durante a respiração, as vias aéreas superiores e os brônquios fazem mais do que simplesmente servirem de passagem para o ar. Eles desempenham um papel importante no condicionamento do ar antes que ele alcance os alvéolos. O condicionamento possui três componentes:

SOLUCIONANDO O **PROBLEMA**

> Edna não conseguiu parar de fumar e a sua DPOC é uma combinação de enfisema e bronquite. Pacientes com bronquite crônica possuem produção excessiva de muco e inflamação geral de todo o trato respiratório. O muco estreita as vias aéreas e torna a respiração difícil.
>
> **P1:** *Qual o efeito do estreitamento das vias aéreas na resistência que as vias aéreas oferecem ao fluxo de ar? (Dica: lei de Poiseuille, p. 440.)*

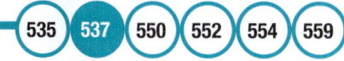

1. *Aquecimento* do ar à temperatura do corpo (37°C), de modo que a temperatura corporal não mude e os alvéolos não sejam danificados pelo ar frio.
2. *Adiciona vapor de água* até o ar atingir a umidade de 100%, de modo que o epitélio de troca úmido não seque.
3. *Filtra material estranho*, de modo que vírus, bactérias e partículas inorgânicas não alcançam os alvéolos.

O ar inalado é aquecido pelo calor do corpo e umedecido pela água evaporada do revestimento mucoso das vias aéreas. Sob condições normais, quando o ar alcança a traqueia, ele foi condicionado a 100% de umidade e 37°C. A respiração pela boca não é tão eficaz em aquecer e umedecer o ar como a respiração pelo nariz. Se você se exercita ao ar livre em um clima muito frio, pode sentir uma dor em seu peito, que resulta de respirar ar frio pela boca.

A filtração do ar ocorre na traqueia e nos brônquios. Tanto a traqueia quanto os brônquios são revestidos com um epitélio ciliado, cujos cílios são banhados por uma camada de solução salina (**FIG. 17.5**). A solução salina é produzida pelas células epiteliais quando o Cl⁻ é secretado para o lúmen por canais de ânions apicais que atraem Na⁺ para o lúmen através da via paracelular (Fig. 17.5c). O movimento de soluto do LEC para o lúmen cria um gradiente osmótico, e, assim, a água segue os íons em direção à via aérea. O *canal CFTR*, cujo mau funcionamento provoca a fibrose cística, é um dos canais iônicos encontrados na superfície apical desse epitélio (p. 150).

Uma camada viscosa de muco flutua sobre os cílios para prender a maior parte das partículas inaladas e com tamanho superior a 2 μm. A camada de muco é secretada pelas *células caliciformes* no epitélio (Fig. 17.5b). Os cílios batem com um movimento ascendente que move o muco continuamente em direção à faringe, criando o que é chamado de *movimento mucociliar* ("escada rolante" mucociliar). O muco contém *imunoglobulinas* que podem atuar sobre muitos patógenos. Uma vez que o muco chega até a faringe, ele pode ser expelido (*expectorado*) ou deglutido. No muco deglutido, o ácido do estômago e as enzimas destroem os microrganismos restantes.

A secreção da camada salina aquosa sob o muco é essencial para o movimento mucociliar funcional. Na doença *fibrose cística*, por exemplo, a secreção inadequada de íons diminui o transporte de líquido nas vias aéreas. Sem a camada de solução salina, os cílios ficam presos no muco espesso e viscoso, perdendo a capacidade de movimentar-se. O muco não pode ser eliminado, e as bactérias colonizam as vias aéreas, resultando em infecções pulmonares recorrentes.

FIGURA 17.2 **RESUMO ANATÔMICO**

Os pulmões e a cavidade torácica

(a) O sistema respiratório é dividido em regiões superior e inferior.

(b) Externamente, o pulmão direito é dividido em três lobos, e o pulmão esquerdo é dividido em dois lobos.

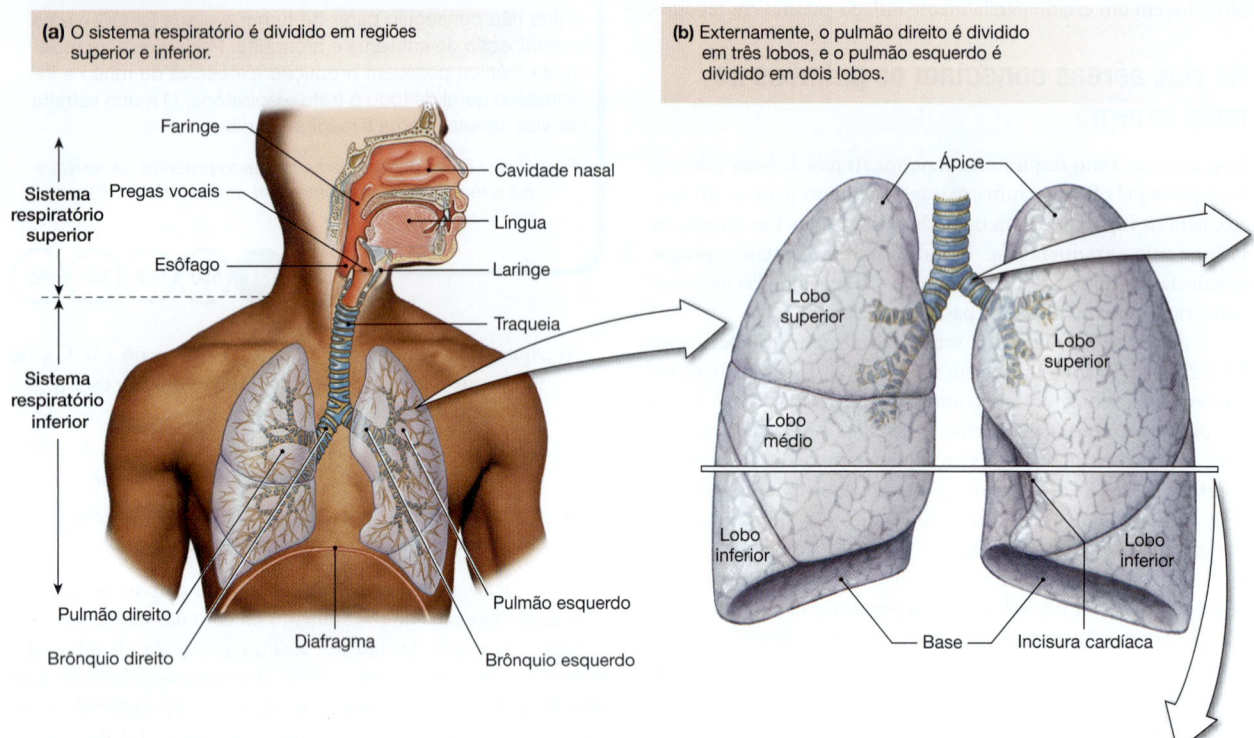

- Faringe
- Cavidade nasal
- Pregas vocais
- Língua
- Sistema respiratório superior
- Esôfago
- Laringe
- Traqueia
- Sistema respiratório inferior
- Pulmão direito
- Diafragma
- Brônquio direito
- Pulmão esquerdo
- Brônquio esquerdo

- Ápice
- Lobo superior
- Lobo superior
- Lobo médio
- Lobo inferior
- Lobo inferior
- Base
- Incisura cardíaca

(c) Os músculos do tórax, do pescoço e do abdome criam a força responsável pelo movimento de ar durante a respiração.

(d) Visão da secção transversal do tórax. Cada pulmão é envolto por duas membranas pleurais. O esôfago e a aorta passam através do tórax entre os dois sacos pleurais.

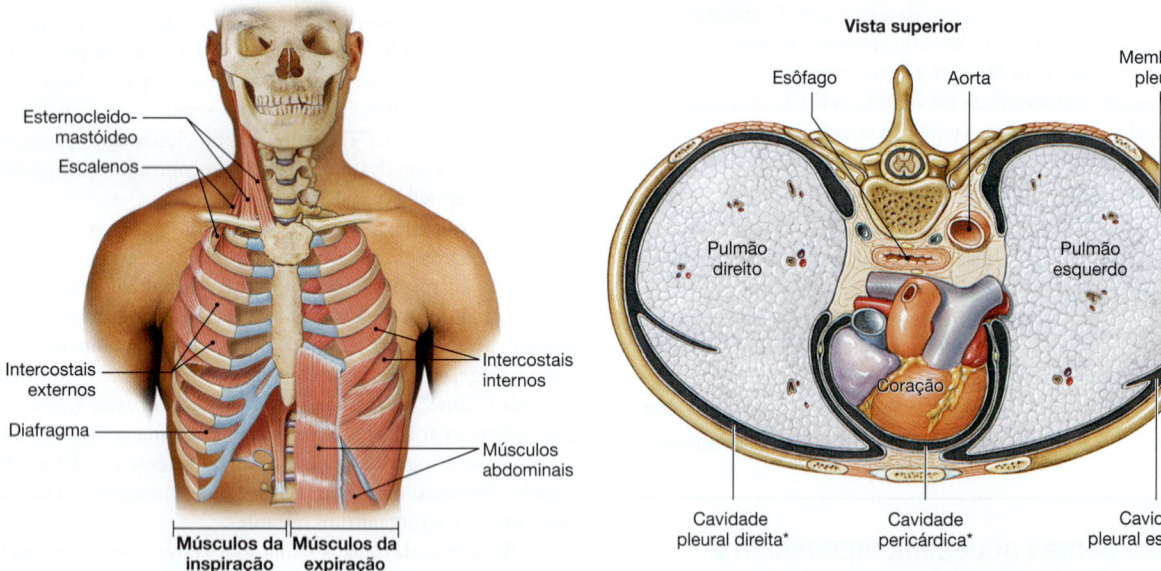

- Esternocleido-mastóideo
- Escalenos
- Intercostais externos
- Diafragma
- Intercostais internos
- Músculos abdominais
- **Músculos da inspiração**
- **Músculos da expiração**

Vista superior

- Esôfago
- Aorta
- Membranas pleurais
- Pulmão direito
- Pulmão esquerdo
- Coração
- Cavidade pleural direita*
- Cavidade pericárdica*
- Cavidade pleural esquerda*

*Nota: a cavidade pericárdica e as duas cavidades pleurais são preenchidas com uma pequena quantidade de líquido.

Os brônquios e os alvéolos

(e) As ramificações das vias aéreas criam aproximadamente 80 milhões de bronquíolos.

(f) Estrutura do lóbulo pulmonar. Cada grupo de alvéolos é circundado por fibras elásticas e por uma rede de capilares.

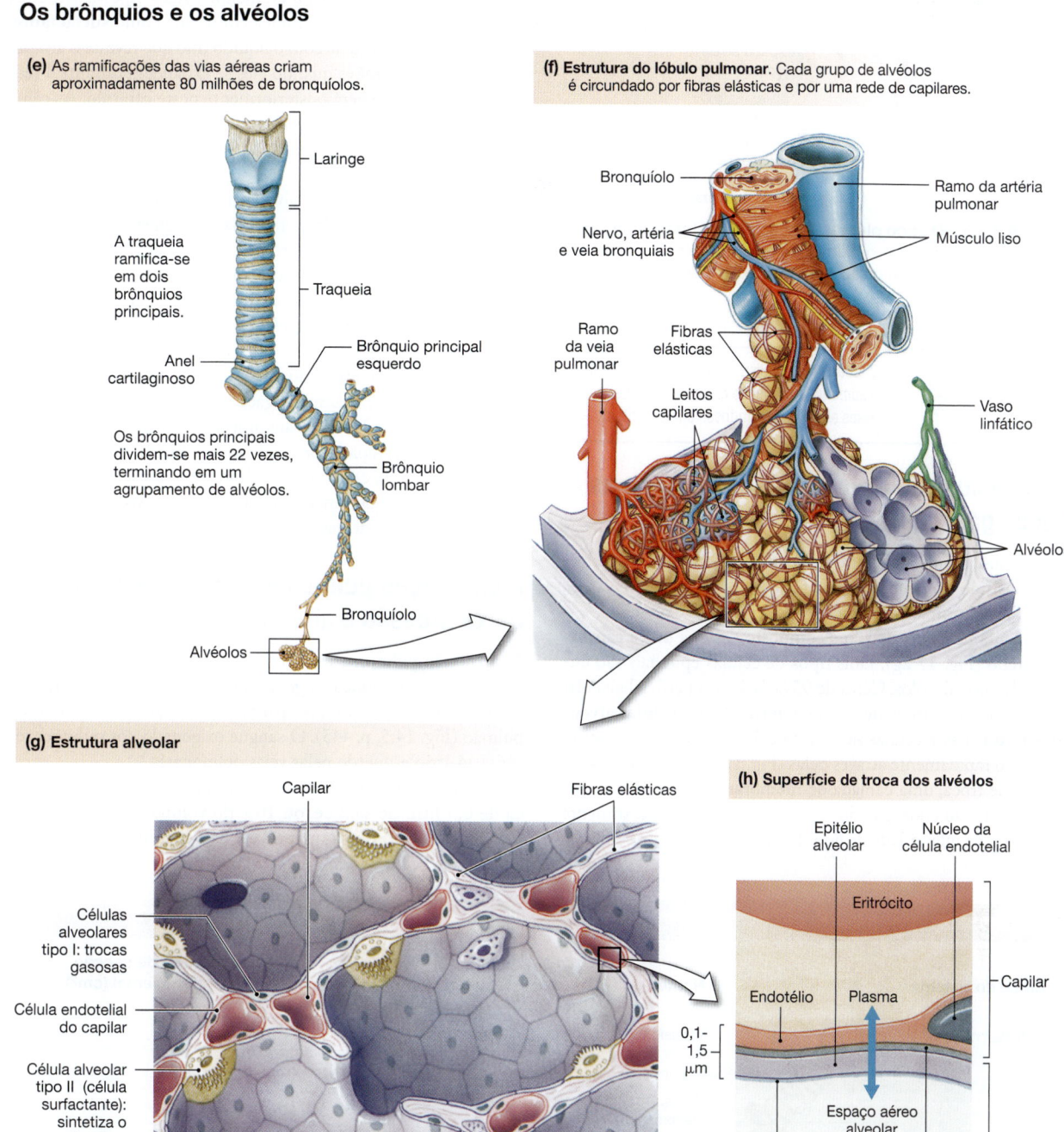

Laringe

A traqueia ramifica-se em dois brônquios principais.

Traqueia

Anel cartilaginoso

Brônquio principal esquerdo

Os brônquios principais dividem-se mais 22 vezes, terminando em um agrupamento de alvéolos.

Brônquio lombar

Bronquíolo

Alvéolos

Bronquíolo

Nervo, artéria e veia bronquiais

Ramo da veia pulmonar

Fibras elásticas

Leitos capilares

Ramo da artéria pulmonar

Músculo liso

Vaso linfático

Alvéolos

(g) Estrutura alveolar

Capilar

Fibras elásticas

Células alveolares tipo I: trocas gasosas

Célula endotelial do capilar

Célula alveolar tipo II (célula surfactante): sintetiza o surfactante

Líquido intersticial

Macrófago alveolar: fagocita material estranho

(h) Superfície de troca dos alvéolos

Epitélio alveolar

Núcleo da célula endotelial

Eritrócito

Endotélio

Plasma

Capilar

0,1-1,5 µm

Espaço aéreo alveolar

Surfactante

Membranas basais fundidas

Alvéolo

A seta azul representa as trocas gasosas entre o espaço aéreo alveolar e o plasma.

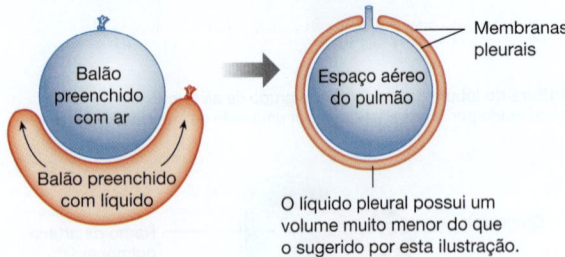

FIGURA 17.3 O saco pleural. O saco pleural forma uma dupla membrana circundando o pulmão, similar a um balão cheio de líquido circundando um balão preenchido com ar.

REVISANDO CONCEITOS

5. O tabagismo paralisa os cílios das vias aéreas e aumenta a produção de muco. Por que esses efeitos causam tosse em fumantes?

Os alvéolos são os locais onde ocorrem as trocas gasosas

Os alvéolos, agrupados nas extremidades dos bronquíolos terminais, constituem a maior parte do tecido pulmonar (Fig. 17.2f, g). A sua função primária é a troca gasosa entre eles e o sangue.

Cada pequeno alvéolo é composto de uma única camada de epitélio (Fig. 17.2g). Dois tipos de células epiteliais são encontrados nos alvéolos. Cerca de 95% da área superficial alveolar é utilizada para a troca de gases e é formada por **células alveolares tipo I**. Essas células são muito delgadas, então os gases se difundem rapidamente através delas (Fig. 17.2h). Na maior parte da área de troca, uma camada de membrana basal funde o epitélio alveolar ao endotélio do capilar. Na área restante, somente uma pequena quantidade de líquido intersticial está presente.

A **célula alveolar tipo II**, menor e mais espessa, sintetiza e secreta uma substância química conhecida como **surfactante**. O surfactante mistura-se com o líquido fino que reveste o alvéolo para ajudar os pulmões quando eles se expandem durante a respiração, como você verá posteriormente neste capítulo. As células tipo II também ajudam a minimizar a quantidade de líquido presente nos alvéolos, transportando solutos e água para fora do espaço aéreo alveolar.

As paredes finas do alvéolo não contêm músculo, uma vez que as fibras musculares poderiam bloquear a rápida troca gasosa. Como resultado, o próprio tecido pulmonar não pode se contrair. Entretanto, o tecido conectivo entre as células epiteliais alveolares contém muitas fibras de colágeno e de elastina que criam a *energia potencial elástica* quando o tecido pulmonar é estirado.

A associação íntima dos alvéolos com uma extensa rede de capilares demonstra a estreita ligação entre os sistemas circulatório e respiratório. Os vasos sanguíneos preenchem 80 a 90% do espaço entre os alvéolos, formando uma "camada" quase contínua de sangue que está em contato íntimo com os alvéolos cheios de ar. A proximidade do sangue capilar com o ar alveolar é essencial para a rápida troca de gases.

A circulação pulmonar é um sistema de baixa pressão e alta taxa de fluxo

A circulação pulmonar inicia com o tronco pulmonar, o qual recebe sangue com pouco oxigênio do ventrículo direito. O tronco pulmonar divide-se em duas artérias pulmonares, uma para cada pulmão (Fig. 14.5, p. 445). O sangue oxigenado dos pulmões retorna ao átrio esquerdo pelas veias pulmonares.

Em algum momento, a circulação pulmonar contém cerca de 0,5 litro de sangue, ou 10% do volume total de sangue. Cerca de 75 mL dessa quantidade são encontrados nos capi-

---

Ramificação das vias aéreas

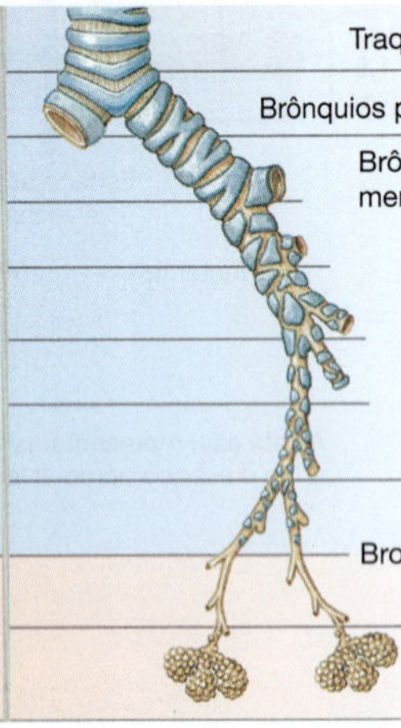

Nome do sistema		Nome	Divisão	Diâmetro (mm)	Quantos?	Área de secção transversal (cm²)
Sistema condutor		Traqueia	0	15–22	1	2,5
		Brônquios principais	1	10–15	2	
		Brônquios menores	2		4	
			3			
			4	1–10		
			5			
			6–11		1×10^4	
		Bronquíolos	12–23	0,5–1	2×10^4 ↓ 8×10^7	100 ↓ 5×10^3
Superfície de troca		Alvéolos	24	0,3	3–6×10^8	$> 1 \times 10^6$

FIGURA 17.4 Ramificação das vias aéreas no trato respiratório inferior.

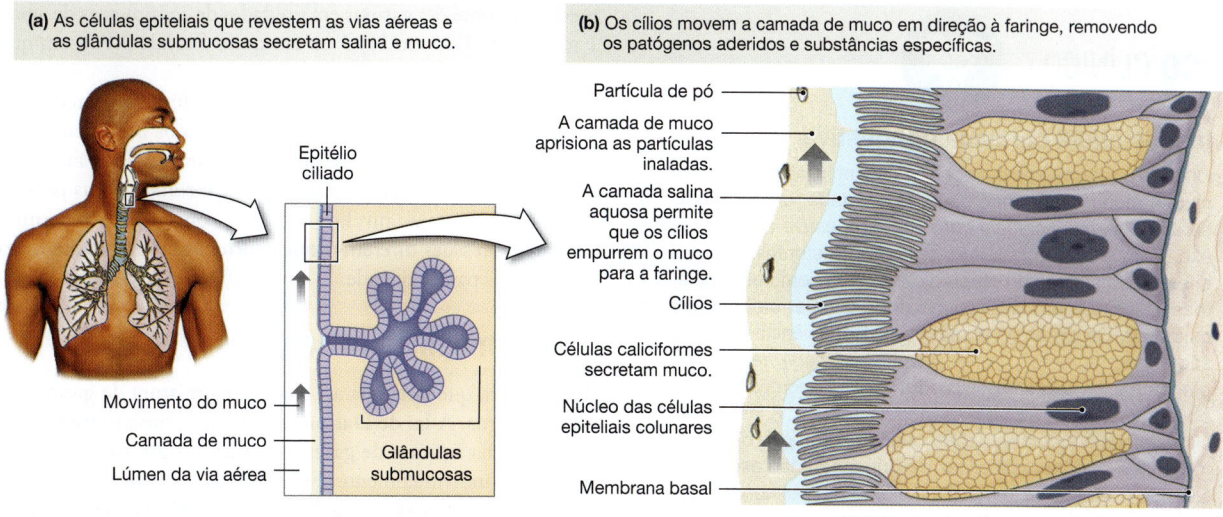

(a) As células epiteliais que revestem as vias aéreas e as glândulas submucosas secretam salina e muco.

Epitélio ciliado

Movimento do muco

Camada de muco

Lúmen da via aérea

Glândulas submucosas

(b) Os cílios movem a camada de muco em direção à faringe, removendo os patógenos aderidos e substâncias específicas.

Partícula de pó

A camada de muco aprisiona as partículas inaladas.

A camada salina aquosa permite que os cílios empurrem o muco para a faringe.

Cílios

Células caliciformes secretam muco.

Núcleo das células epiteliais colunares

Membrana basal

(c) Secreção de solução salina pelas células epiteliais das vias aéreas.

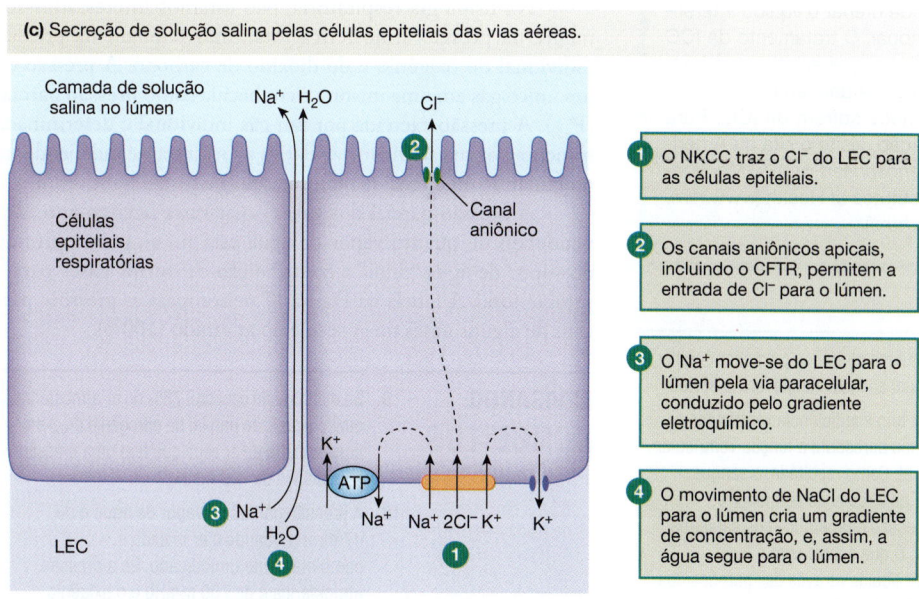

Camada de solução salina no lúmen

Na^+ H_2O

Cl^-

Canal aniônico

Células epiteliais respiratórias

K^+

ATP

Na^+

H_2O

Na^+ Na^+ $2Cl^-$ K^+ K^+

LEC

1 O NKCC traz o Cl^- do LEC para as células epiteliais.

2 Os canais aniônicos apicais, incluindo o CFTR, permitem a entrada de Cl^- para o lúmen.

3 O Na^+ move-se do LEC para o lúmen pela via paracelular, conduzido pelo gradiente eletroquímico.

4 O movimento de NaCl do LEC para o lúmen cria um gradiente de concentração, e, assim, a água segue para o lúmen.

FIGURA 17.5 **Epitélio da via aérea.**

lares, onde ocorrem as trocas gasosas, e o restante nas artérias e nas veias pulmonares. A taxa do fluxo sanguíneo através dos pulmões é bem mais alta do que em outros tecidos (p. 492), uma vez que os pulmões recebem o débito cardíaco total do ventrículo direito: 5 L/min. Ou seja, o volume sanguíneo que flui através dos pulmões em 1 minuto é o mesmo que flui através do corpo.

Apesar da alta taxa de fluxo, a pressão sanguínea pulmonar é baixa. A pressão arterial pulmonar média é de 25/8 mmHg, muito mais baixa do que a pressão sistêmica média de 120/80 mmHg. O ventrículo direito não tem de bombear tão vigorosamente para gerar o fluxo sanguíneo através dos pulmões, visto que a resistên-

cia da circulação pulmonar é baixa. Essa resistência baixa pode ser atribuída ao menor comprimento total dos vasos sanguíneos pulmonares e à distensibilidade e grande área de secção transversal total das arteríolas pulmonares.

Em geral, a pressão hidrostática resultante que filtra o líquido de um capilar pulmonar para o espaço intersticial é baixa, uma vez que a pressão sanguínea média é baixa (p. 497). O sistema linfático remove de maneira eficiente os líquidos filtrados, e o volume do líquido intersticial pulmonar é geralmente mínimo. Como consequência, a distância entre o espaço aéreo alveolar e o endotélio capilar é pequena, e os gases difundem-se rapidamente entre eles.

FOCO CLÍNICO

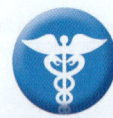

Insuficiência cardíaca congestiva

Quando um problema pulmonar não é um problema pulmonar? A resposta: quando ele é, na verdade, um problema cardíaco. A *insuficiência cardíaca congestiva* (ICC) é um excelente exemplo das inter-relações existentes entre os diferentes sistemas do corpo e demonstra como os problemas funcionais em um sistema pode exercer efeito sobre os outros. Os sintomas primários da insuficiência cardíaca são "encurtamento" da respiração (*dispneia*), respiração ofegante e, às vezes, tosse produtiva, cuja secreção (muco) pode ser rósea devido à presença de sangue. A insuficiência cardíaca congestiva ocorre quando o coração direito se torna uma bomba mais eficaz do que o coração esquerdo. Quando o sangue se acumula na circulação pulmonar, o volume aumentado aumenta a pressão sanguínea pulmonar e a pressão hidrostática capilar. A filtração capilar excede a capacidade do sistema linfático de drenar o líquido intersticial, resultando em edema pulmonar. O tratamento da ICC inclui aumentar o débito urinário, o que envolve também outros órgãos e sistemas corporais. Atualmente, estima-se que 5 milhões de norte-americanos sofrem de ICC. Para aprender mais sobre essa condição, visite o site da American Heart Association (*www.americanheart.org*) ou Medline-Plus, publicado pelo National Institutes of Health (*www.nlm.nih.gov/medlineplus/heartfailure.html*).

REVISANDO CONCEITOS

6. O fluxo sanguíneo no tronco pulmonar é maior, menor ou igual ao fluxo sanguíneo na aorta?

7. Uma pessoa tem insuficiência ventricular esquerda, mas apresenta a função ventricular direita normal. Como resultado, o sangue acumula-se na circulação pulmonar e duplica a pressão hidrostática dos capilares pulmonares. O que ocorre com o fluxo resultante de líquido através das paredes dos capilares pulmonares?

8. Calcule a pressão arterial média de uma pessoa cuja pressão arterial pulmonar é de 25/8 mmHg. (p. 483)

LEIS DOS GASES

O fluxo de ar é muito semelhante em muitos aspectos ao fluxo sanguíneo no sistema circulatório, pois tanto o ar quanto o sangue são fluidos. A diferença principal é que o sangue é um líquido não compressível, ao passo que o ar é formado por uma mistura de gases compressíveis. A **FIGURA 17.6** descreve as leis que regem o comportamento dos gases e que fornecem as bases para a troca de ar entre a atmosfera e os alvéolos. Consideraremos as leis dos gases que governam a solubilidade e o transporte de oxigênio no sangue.

Neste livro, utilizamos a pressão sanguínea e a pressão de ar do ambiente (**pressão atmosférica**) em milímetros de mercúrio (mmHg). Os fisiologistas respiratórios algumas vezes ex-

pressam as pressões gasosas em unidades de centímetros de água: 1 mmHg = 1,36 cm H_2O ou em quilo Pascais (kPa), em que 760 mmHg = 101,325 kPa.

Ao nível do mar, a pressão atmosférica normal é de 760 mmHg. Contudo, neste livro, seguiremos a convenção de designar a pressão atmosférica como 0 mmHg. Pelo fato de a pressão atmosférica variar com a altitude e como poucas pessoas vivem exatamente ao nível do mar, essa convenção nos permite comparar pressões diferentes que ocorrem durante a ventilação sem corrigir para a altitude.

O ar é uma mistura de gases

A atmosfera que circunda a Terra é uma mistura de gases e de vapor de água. A **lei de Dalton** afirma que a pressão total exercida por uma mistura de gases é a soma das pressões exercidas pelos gases individualmente (Fig. 17.6c). Por exemplo, no ar seco a uma pressão atmosférica de 760 mmHg, 78% da pressão total é devida ao N_2, 21% ao O_2, e assim por diante.

Na fisiologia respiratória, não estamos interessados somente na pressão atmosférica total, mas também na pressão individual do oxigênio e do dióxido de carbono. A pressão de um único gás em uma mistura é conhecida como **pressão parcial** ($P_{gás}$). A pressão exercida por um gás individual é determinada somente por sua abundância relativa na mistura e é independente do tamanho ou da massa molecular do gás.

A pressão parcial dos gases no ar varia ligeiramente, dependendo de quanto vapor de água está no ar, pois a pressão do vapor de água "dilui" a contribuição de outros gases para a pressão total. A tabela na Figura 17.6c compara as pressões parciais de alguns gases no ar seco e no ar úmido (100%).

REVISANDO CONCEITOS

9. Se o nitrogênio constitui 78% do ar atmosférico, qual é a pressão parcial de nitrogênio (P_{N_2}) em uma amostra de ar seco que tem uma pressão atmosférica de 720 mmHg?

10. A pressão parcial do vapor de água é de 47 mmHg quando o ar inalado é completamente umidificado. Se a pressão atmosférica é de 700 mmHg e o oxigênio compreende a 21% desse volume em situação em que a umidade é de 0%, qual é a P_{O_2} no ar completamente umidificado?

Os gases movem-se a favor de gradientes de pressão

O fluxo de ar ocorre sempre que houver um gradiente de pressão. O fluxo global de ar, como o fluxo sanguíneo, ocorre de áreas de maior pressão para áreas de menor pressão. Os meteorologistas preveem o clima pelo conhecimento de que áreas de alta pressão atmosférica se movem para áreas de baixa pressão. Na ventilação, o fluxo global de ar a favor de gradientes de pressão explica por que ocorrem trocas gasosas entre o meio externo e os pulmões. O movimento do tórax durante a respiração cria, nos pulmões, condições de pressões alta e baixa alternadas.

A difusão de gases a favor dos gradientes de concentração (pressão parcial) também se aplica aos gases individualmente.

FIGURA 17.6 **CONTEÚDO ESSENCIAL**

Leis dos gases

Esta figura resume as regras que governam o comportamento dos gases no meio aéreo. Essas regras fornecem a base para a troca de ar entre o meio externo e os alvéolos.

(a) A equação do gás ideal

| $PV = nRT$ | Em que P é a pressão, V é o volume, n é o número de moles de gás, T é a temperatura absoluta e R representa a constante universal dos gases, 8,3145 j/mol × K. |

No corpo humano, podemos supor que o número de moles e a temperatura são constantes. Removendo as constantes, temos a seguinte equação:

| $V = 1/P$ | Esta relação diz que, se o volume de gás aumenta, a pressão diminui, e vice-versa. |

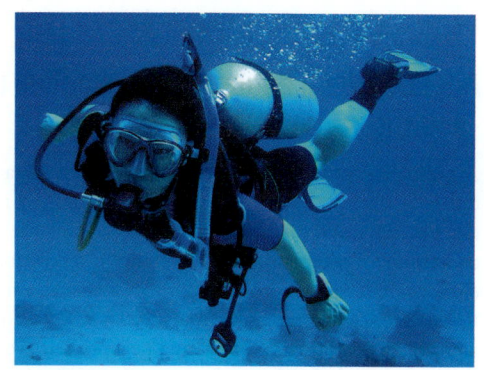

(b) Lei de Boyle

A lei de Boyle também expressa a relação inversa entre a pressão e o volume.

| $P_1V_1 = P_2V_2$ | Por exemplo, o recipiente do lado esquerdo contém 1 L (V_1) e exerce uma pressão de 100 mmHg (P_1). |

O que acontece com a pressão quando o volume diminui para 0,5 L?

100 mmHg × 1 L = P_2 × 0,5 L

200 mmHg = P_2

A pressão aumenta 2 vezes.

A lei do gás Ideal e a lei de Boyle se aplicam a todos os gases em uma mistura.

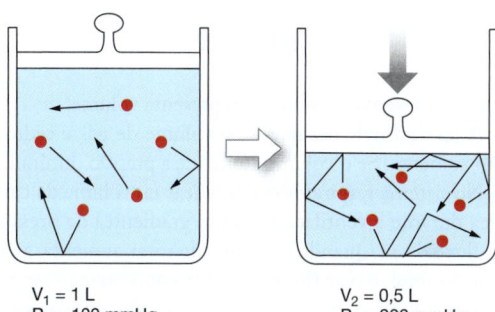

V_1 = 1 L
P_1 = 100 mmHg

V_2 = 0,5 L
P_2 = 200 mmHg

(c) Lei de Dalton

A lei de Dalton diz que a pressão total de uma mistura de gases é a soma das pressões dos gases individuais. A pressão de um gás individual em uma mistura é conhecida como a **pressão parcial** do gás ($P_{gás}$).

Por exemplo, ao nível do mar, a pressão atmosférica (P_{atm}) é de 760 mmHg, e o oxigênio corresponde a 21% do volume de gás da atmosfera. Qual é a pressão parcial do oxigênio (P_{O_2})?

Para encontrar a pressão parcial de qualquer gás em uma amostra de ar, multiplique a pressão atmosférica (P_{atm}) pela contribuição relativa do gás (%) para a P_{atm}:

| **Pressão parcial de um gás = P_{atm} × % do gás na atmosfera** |

P_{O_2} = 760 mmHg x 21% de oxigênio

= 760 mm × 0,21 = 160 mmHg de oxigênio

A pressão parcial do oxigênio (P_{O_2}) no ar seco, ao nível do mar, é de 160 mmHg.

A pressão exercida por um gás individual é determinada somente por sua abundância relativa na mistura, independentemente do tamanho ou da massa molecular do gás.

No ar úmido, o vapor de água diminui a contribuição dos outros gases sobre a pressão atmosférica total.

Pressões parciais ($P_{gás}$) dos gases atmosféricos a uma pressão de 760 mmHg			
Gás e sua porcentagem no ar	$P_{gás}$ no ar seco a 25°C	$P_{gás}$ no ar a 25°C, com 100% de umidade	$P_{gás}$ no ar a 37°C, com 100% de umidade
O_2 21%	160 mmHg	155 mmHg	150 mmHg
CO_2 0,03%	0,25 mmHg	0,24 mmHg	0,235 mmHg
Vapor de água	0 mmHg	24 mmHg	47 mmHg

Para calcular a pressão parcial de um gás no ar úmido, você primeiro deve subtrair a pressão do vapor de água da pressão total. Com a umidade do ar em 100% na temperatura de 25°C, a pressão do vapor de água (P_{H_2O}) é de 24 mmHg.

| **$P_{gás}$ no ar úmido = (P_{atm} – P_{H_2O}) × % do gás** |

P_{O_2} = (760 – 24) × 21% = 155 mmHg

Por exemplo, o oxigênio move-se de áreas de pressão parcial mais elevada (P_{O_2}) para áreas de pressão parcial menos elevada. A difusão dos gases individuais é importante para a troca de oxigênio e de dióxido de carbono entre os alvéolos e o sangue e do sangue para as células, como você aprenderá posteriormente.

A lei de Boyle descreve as relações pressão-volume

A pressão exercida por um gás ou por uma mistura de gases em um recipiente fechado é criada pelas colisões das moléculas do gás em movimento com as paredes do recipiente e umas com as outras. Se o tamanho do recipiente é reduzido, os choques entre as moléculas de gás e as paredes tornam-se mais frequentes, e, assim, a pressão aumenta (Fig. 17.6b). Essa relação entre a pressão e o volume foi observada pela primeira vez por Robert Boyle, no ano de 1600, e pode ser expressa pela equação da **lei de gases de Boyle**:

$$P_1V_1 = P_2V_2$$

em que P representa pressão e V representa volume.

A lei de Boyle diz que, se o volume de gás é reduzido, a pressão aumenta. Se o volume aumenta, a pressão diminui.

No sistema respiratório, mudanças no volume da cavidade torácica durante a ventilação causam gradientes de pressão que geram fluxo de ar. Quando o volume do tórax aumenta, a pressão alveolar diminui, e o ar flui para dentro do sistema respiratório. Quando o volume do tórax diminui, a pressão alveolar aumenta, e o ar flui para a atmosfera. Esse movimento de ar é chamado de fluxo de massa, visto que toda a mistura de gás está se movendo, e não somente um ou dois dos gases distribuídos pelo ar.

As leis dos gases estão resumidas na **TABELA 17.1**.

VENTILAÇÃO

A troca da massa de ar entre a atmosfera e os alvéolos é denominada *ventilação*, ou *respiração* (Fig. 17.1). Um único **ciclo respiratório** consiste em uma inspiração seguida por uma expiração.

TABELA 17.1	Lei dos gases
1. A pressão total de uma mistura de gases é a soma das pressões dos gases individuais (lei de Dalton).
2. Para descobrir a pressão parcial de um gás ($P_{gás}$) no ar seco, multiplique a contribuição do gás (%) pela pressão atmosférica (P_{atm}). $P_{gás} = P_{atm} \times$ % do gás.
3. Para calcular a pressão parcial de um gás no ar umidificado, você deve primeiro subtrair o valor do vapor de água (P_{H_2O}) da pressão total (P_{atm}). $P_{gás} = (P_{atm} - P_{H_2O}) \times$ % do gás.
4. Os gases, isolados ou em uma mistura, movem-se de áreas de maior pressão para áreas de menor pressão.
5. Se o volume de um recipiente de gás muda, a pressão do gás mudará de maneira inversa: $P_1V_1 = P_2V_2$ (lei de Boyle).

Os volumes pulmonares mudam durante a ventilação

Os fisiologistas e médicos avaliam a função pulmonar de uma pessoa medindo quanto ar ela move durante a respiração em repouso, e depois em esforço máximo. Estes **testes de função pulmonar** usam um **espirômetro**, um instrumento que mede o volume de ar movido a cada respiração (**FIG. 17.7a**). Atualmente, a maioria dos espirômetros em uso clínico são pequenas máquinas computadorizadas, em vez do espirômetro tradicional ilustrado aqui.

Quando uma pessoa é conectada ao espirômetro tradicional por um bocal, e seu nariz é fechado com um grampo, o trato respiratório da pessoa e o espirômetro formam um sistema fechado. Quando a pessoa inspira, o ar move-se do espirômetro para dentro dos pulmões, e a pena de registro, a qual traça um gráfico em um cilindro que gira, move-se para cima. Quando a pessoa expira, o ar move-se dos pulmões de volta para o espirômetro, e a pena de registro move-se para baixo.

Volumes pulmonares   O ar movido durante a respiração pode ser dividido em quatro volumes pulmonares: (1) volume corrente, (2) volume de reserva inspiratório, (3) volume de reserva expiratório e (4) volume residual. Os valores numéricos usados no gráfico da Figura 17.7b representam volumes médios para um homem de 70 kg. Os volumes para as mulheres são geralmente menores, como demonstrado na Figura 17.7b. Os volumes pulmonares variam consideravelmente com a idade, o sexo, a altura e o peso, e, assim, os médicos usam algoritmos com base nesses parâmetros para calcular os volumes pulmonares. (Um *algoritmo* é uma equação ou uma série de etapas usadas para solucionar um problema.) Ver questão #36 ao final deste capítulo para alguns destes algoritmos.

Cada um dos parágrafos seguintes inicia com instruções que seriam dadas se você estivesse sendo testado para estes volumes.

"*Respire calmamente.*" O volume de ar que se move durante uma única inspiração ou expiração é denominado **volume corrente** (V_c). O volume corrente médio durante uma respiração espontânea (ventilação basal) é de cerca de 500 mL. (É difícil respirar normalmente quando a pessoa está pensando sobre a sua respiração, por isso o médico pode não dar essa instrução.)

"*Agora, no final de uma inspiração tranquila, você deve inspirar o máximo de ar adicional que for possível.*" O volume adicional inspirado, acima do volume corrente, representa o seu **volume de reserva inspiratório** (**VRI**). Em um homem de 70 kg, este volume é de cerca de 3.000 mL, aproximadamente seis vezes mais do que o volume corrente normal.

"*Agora, pare no final de uma expiração normal e, em seguida, expire tanto ar quanto for possível.*" Essa quantidade de ar expirado vigorosamente após o final de uma expiração espontânea é o **volume de reserva expiratório** (**VRE**), que é, em média, cerca de 1.100 mL.

O quarto volume não pode ser medido diretamente. Mesmo se você soprar o máximo de ar que puder, ainda restará ar nos pulmões e nas vias aéreas. O volume de ar presente no sistema respiratório após a expiração máxima – cerca de 1.200 mL – é chamado de **volume residual** (**VR**). A maior parte desse volume residual existe porque os pulmões são mantidos estirados aderidos pelo líquido pleural às costelas.

(a) O espirômetro

Esta figura mostra um espirômetro tradicional. O indivíduo insere um bocal que está ligado a uma espécie de campânula invertida e preenchido com ar ou oxigênio. O volume da campânula e o volume das vias respiratórias do indivíduo criam um sistema fechado, uma vez que a campânula é suspensa em água.

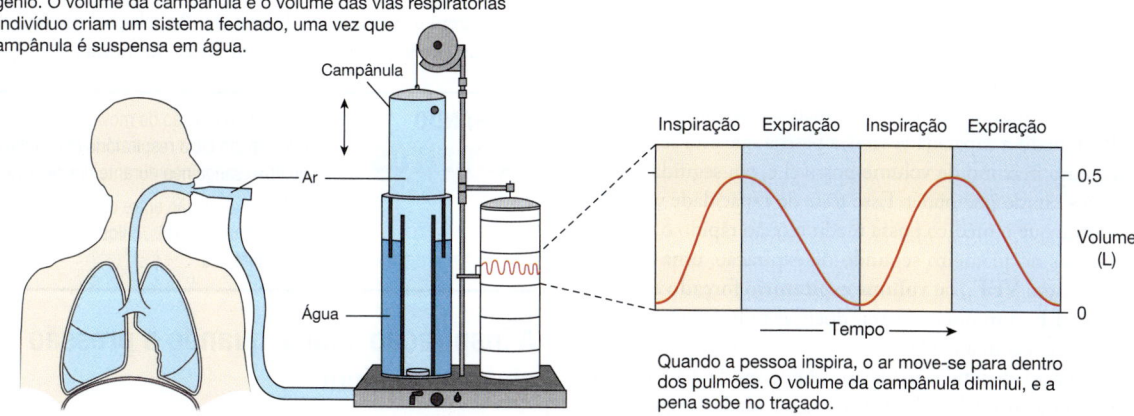

Quando a pessoa inspira, o ar move-se para dentro dos pulmões. O volume da campânula diminui, e a pena sobe no traçado.

(b) Capacidades e volumes pulmonares

Os quarto volumes pulmonares:

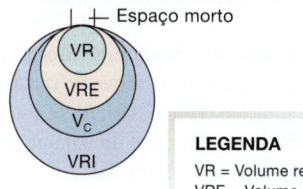

LEGENDA
VR = Volume residual
VRE = Volume de reserva expiratório
V_C = Volume corrente
VRI = Volume de reserva inspiratório

Capacidade é a soma de dois ou mais volumes.

Capacidade inspiratória = V_C + VRI
Capacidade vital = V_C + VRI + VRE
Capacidade pulmonar total = V_C + VRI + VRE + VR
Capacidade residual funcional = VRE + VR

O traçado de um espirômetro mostra os volumes pulmonares e as capacidades.

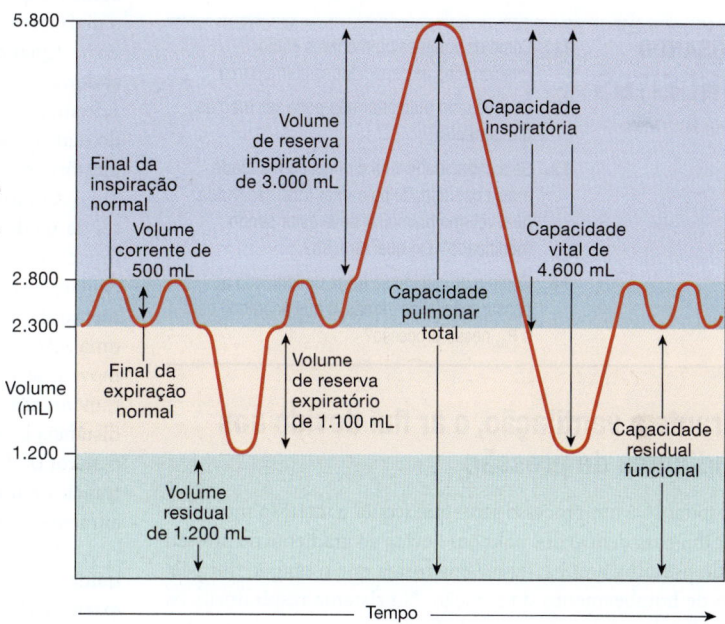

Capacidades e volumes pulmonares*		Homens	Mulheres
Capacidade vital	VRI	3.000	1.900
	V_C	500	500
	VRE	1.100	700
Volume residual		1.200	1.100
Capacidade pulmonar total		5.800 mL	4.200 mL

*Os volumes pulmonares são dados para um homem com 70 kg ou uma mulher com 50 kg de 28 anos.

FIGURA 17.7 Testes de função pulmonar.

Capacidades pulmonares   O somatório de dois ou mais volumes pulmonares é chamado de *capacidade*. A **capacidade vital (CV)** é a soma do volume de reserva inspiratório, volume de reserva expiratório e volume corrente. A capacidade vital representa a quantidade máxima de ar que pode ser voluntariamente movida para dentro ou para fora do sistema respiratório a cada respiração (ciclo ventilatório). Ela diminui com a idade, quando os músculos enfraquecem e os pulmões se tornam menos elásticos.

Para medir a capacidade vital, a pessoa que está sendo testada inspira o máximo de volume possível e, em seguida, expira tudo o mais rápido que puder. Esse teste de capacidade vital forçada permite que o médico possa medir o quão rápido o ar deixa as vias aéreas no primeiro segundo da expiração, uma medida conhecida como **VEF$_1$**, ou **volume expiratório forçado em 1 segundo**. O VEF$_1$ diminui em certas doenças pulmonares, como a asma, e também com a idade.

A capacidade vital somada ao volume residual é a **capacidade pulmonar total** (CPT). Outras capacidades importantes na medicina pulmonar (pneumologia) são a **capacidade inspiratória** (volume corrente + volume de reserva inspiratório) e a **capacidade residual funcional** (volume de reserva expiratório + volume residual).

REVISANDO CONCEITOS

11. Como os volumes pulmonares estão relacionados às capacidades pulmonares?

12. Qual volume pulmonar não pode ser medido diretamente?

13. Se a capacidade vital diminui com a idade, mas a capacidade pulmonar total não muda, qual volume pulmonar deve estar sendo modificado? Em qual direção?

14. Como o ar inalado se torna umidificado ao passar pelas vias aéreas, o que acontece com a P$_{O_2}$ nesse processo?

Durante a ventilação, o ar flui devido aos gradientes de pressão

A respiração é um processo ativo que requer contração muscular. O ar flui para dentro dos pulmões devido ao gradiente de pressão criado por uma bomba, da mesma forma que o sangue flui pela ação de bombeamento do coração. No sistema respiratório, os músculos da caixa torácica e o diafragma funcionam como uma bomba, uma vez que a maior parte do tecido pulmonar é um fino epitélio de troca. Quando esses músculos se contraem, os pulmões expandem-se, uma vez que estão presos à parede interna do tórax pelo líquido pleural.

Os músculos primários envolvidos na respiração espontânea (respiração em repouso) são o diafragma, os intercostais externos e os escalenos. Durante a respiração forçada, outros músculos do tórax e do abdome podem ser requisitados a auxiliar. Exemplos de situações fisiológicas nas quais a respiração é forçada incluem exercícios, tocar um instrumento de sopro e soprar um balão.

Como mencionado, o fluxo de ar no trato respiratório obedece às mesmas regras do fluxo sanguíneo:

$$\text{Fluxo} \propto \Delta P/R$$

Esta equação significa que (1) o fluxo de ar ocorre em resposta a um gradiente de pressão (ΔP) e (2) o fluxo diminui à medida que a resistência (R) do sistema ao fluxo aumenta. Antes de discutirmos a resistência, consideraremos como o sistema respiratório gera um gradiente de pressão. As relações pressão-volume da lei de Boyle são a base da ventilação pulmonar.

REVISANDO CONCEITOS

15. Compare a direção do movimento do ar durante um ciclo respiratório com a direção do fluxo sanguíneo durante um ciclo cardíaco.

16. Explique a relação entre os pulmões, as membranas pleurais, o líquido pleural e a caixa torácica.

A inspiração ocorre quando a pressão alveolar diminui

Para que o ar possa se mover para dentro dos alvéolos, a pressão dentro dos pulmões deve ser mais baixa do que a pressão atmosférica. De acordo com a lei de Boyle, um aumento no volume gera uma redução na pressão. Durante a inspiração, o volume torácico aumenta quando certos músculos esqueléticos da caixa torácica e o diafragma se contraem.

Quando o diafragma contrai, ele desce em direção ao abdome. Na respiração tranquila, o diafragma move-se cerca de 1,5 cm, aumentando o volume torácico (**FIG. 17.8b**). A contração do diafragma causa de 60 a 75% da modificação do volume inspiratório durante uma respiração espontânea normal.

O movimento da caixa torácica cria os 25 a 40% restantes da modificação do volume. Durante a inalação, os músculos intercostais externos e escalenos (ver Fig. 17.2c.) contraem e tracionam as costelas para cima e para fora (Fig. 17.8b). O movimento das costelas durante a inspiração tem sido comparado a uma ação de alavanca, que eleva toda a caixa torácica (as costelas movem-se para cima e para longe da coluna), e também com um movimento de alça de balde, uma vez que há um aumento da distância lateral entre as paredes do balde (as costelas movem-se para fora). A combinação desses dois movimentos amplia a caixa torácica em todas as direções. À medida que o volume torácico aumenta, a pressão diminui, e o ar flui para dentro dos pulmões.

Por muitos anos, a respiração espontânea ou basal foi atribuída somente à ação do diafragma e dos músculos intercostais externos. Pensava-se que os músculos escaleno e esternocleidomastóideo eram ativos apenas durante a respiração profunda. Entretanto, dados recentes têm mudado nosso entendimento de como esses músculos acessórios contribuem para a respiração basal.

Se os escalenos de um indivíduo estão paralisados, a inspiração ocorre primariamente pela contração do diafragma. A observação de pacientes com disfunções neuromusculares revelou que, embora a contração do diafragma aumente o volume torácico por movê-lo em direção à cavidade abdominal, ela também tende a puxar as costelas inferiores para dentro, trabalhando contra a inspiração. Em indivíduos normais, sabemos que as costelas inferiores se movem para cima e para fora durante a inspiração, em vez de para dentro. O fato de não haver movimento para cima e para fora das costelas em pacientes com os escalenos paralisados nos diz que, normalmente, os escalenos devem contribuir para a inspiração, levantando o esterno e as costelas superiores.

(a) Em repouso: o diafragma está relaxado.

Espaço pleural

Diafragma

(b) Inspiração: o volume torácico aumenta.

O diafragma contrai e torna-se achatado.

(c) Expiração: o diafragma relaxa, e o volume torácico diminui.

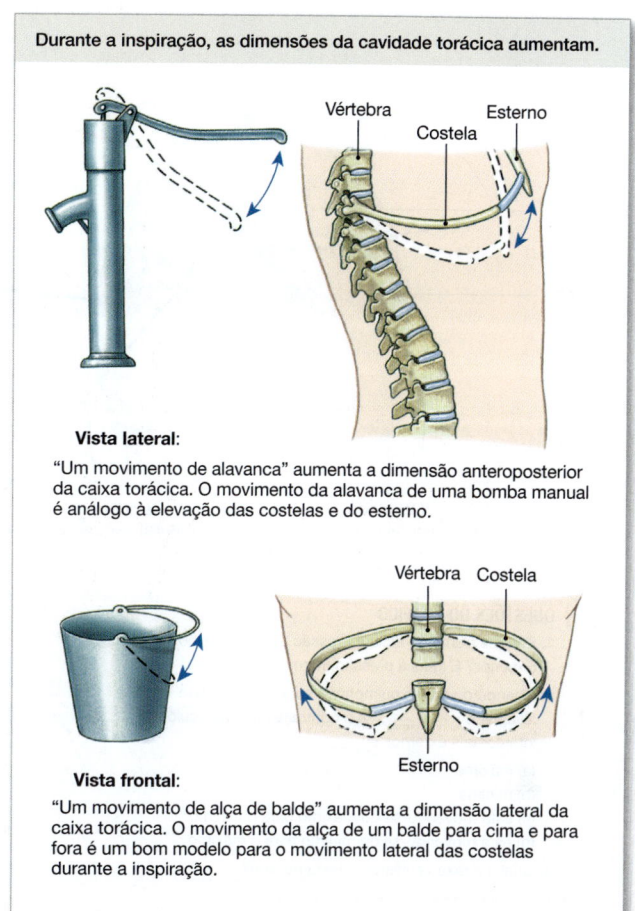

Durante a inspiração, as dimensões da cavidade torácica aumentam.

Vértebra   Esterno
Costela

Vista lateral:
"Um movimento de alavanca" aumenta a dimensão anteroposterior da caixa torácica. O movimento da alavanca de uma bomba manual é análogo à elevação das costelas e do esterno.

Vértebra   Costela

Esterno

Vista frontal:
"Um movimento de alça de balde" aumenta a dimensão lateral da caixa torácica. O movimento da alça de um balde para cima e para fora é um bom modelo para o movimento lateral das costelas durante a inspiração.

FIGURA 17.8   Movimentos da caixa torácica e do diafragma durante a respiração.

Novas evidências também parecem subestimar o papel dos músculos intercostais externos durante a respiração em repouso ou basal. Contudo, os intercostais externos desempenham um papel importante quando a atividade respiratória aumenta. Como a contribuição exata dos intercostais externos e dos escalenos varia dependendo do tipo de respiração, agruparemos esses músculos e os chamaremos simplesmente de *músculos inspiratórios*.

Agora, veremos como as alterações da pressão alveolar (P_A) mudam durante uma única inspiração. Siga os gráficos da **FIGURA 17.9** enquanto você estuda todo o processo. Lembre-se que a pressão atmosférica recebe o valor de 0 mmHg. Números negativos designam pressões subatmosféricas, e números positivos denotam pressões maiores do que a atmosférica.

Tempo 0. Na breve pausa entre as respirações, a pressão alveolar é igual à pressão atmosférica (0 mmHg no ponto A_1). Quando as pressões são iguais, não há fluxo de ar.

Tempo 0 a 2 segundos: inspiração. Quando a inspiração inicia, os músculos inspiratórios contraem, e o volume torácico aumenta. Com o aumento do volume, a pressão alveolar diminui cerca de 1 mmHg abaixo da pressão atmosférica (-1 mmHg,

ponto A_2), e o ar flui para dentro dos alvéolos (ponto C_1 a C_2). A mudança do volume torácico ocorre mais rapidamente do que a velocidade do ar fluindo para dentro dos pulmões, e, assim, a pressão alveolar atinge o seu valor mais baixo no meio do processo de inspiração (ponto A_2).

Como o ar continua a fluir para dentro dos alvéolos, a pressão aumenta até a caixa torácica parar de expandir-se, imediatamente antes do término da inspiração. O movimento do ar continua por mais uma fração de segundo, até que a pressão dentro dos pulmões se iguala à pressão atmosférica (ponto A_3). Ao término da inspiração, o volume pulmonar está no seu valor máximo no ciclo respiratório (ponto C_2), e a pressão alveolar é igual à pressão atmosférica.

Você pode demonstrar esse fenômeno realizando uma inspiração profunda e parando o movimento do seu tórax ao final da inspiração. (Não prenda a sua respiração, pois assim a abertura da faringe fecha e impede o fluxo de ar.) Se você fizer isso corretamente, vai notar que o fluxo de ar cessa após você interromper o movimento inspiratório. Esse exercício mostra que, ao final da inspiração, a pressão alveolar é igual à pressão atmosférica.

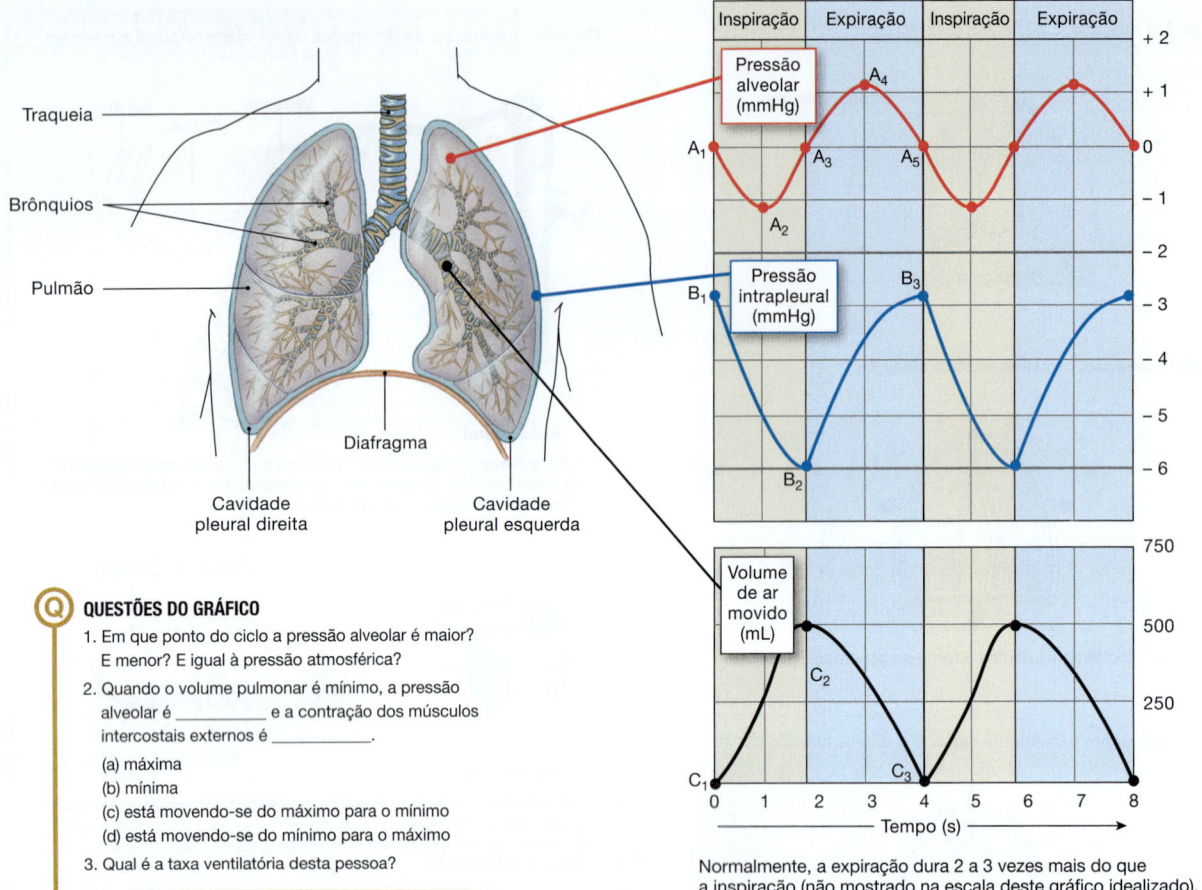

Normalmente, a expiração dura 2 a 3 vezes mais do que a inspiração (não mostrado na escala deste gráfico idealizado).

FIGURA 17.9 Modificações da pressão durante a respiração tranquila.

A expiração ocorre quando a pressão alveolar aumenta

Ao final da inspiração, os impulsos dos neurônios motores somáticos para os músculos inspiratórios cessam, e os músculos relaxam. A retração elástica dos pulmões e da caixa torácica leva o diafragma e as costelas para as suas posições originais relaxadas, da mesma maneira que um elástico esticado retorna ao seu tamanho original quando é solto. Devido ao fato de a expiração durante a respiração em repouso envolver a retração elástica passiva, em vez da contração muscular ativa, ela é chamada de expiração passiva.

Tempo 2 a 4 segundos: expiração. Como os volumes pulmonares e torácicos diminuem durante a expiração, a pressão de ar nos pulmões aumenta, atingindo cerca de 1 mmHg acima da pressão atmosférica (Fig. 17.9, ponto A_4). A pressão alveolar é agora maior do que a pressão atmosférica, de modo que o fluxo de ar se inverte, e o ar move-se para fora dos pulmões.

Tempo 4 segundos. No final da expiração, o movimento de ar cessa quando a pressão alveolar novamente se iguala à pressão atmosférica (ponto A_5). O volume pulmonar atinge o seu valor mínimo dentro do ciclo respiratório (ponto C_3). Nesse ponto, o ciclo respiratório terminou e está pronto para ser iniciado novamente com a próxima respiração.

As diferenças de pressão, mostradas na Figura 17.9, aplicam-se à respiração em repouso (basal). Durante o exercício ou a respiração forçada, esse volume se torna proporcionalmente maior. A **expiração ativa** ocorre durante a exalação voluntária e quando a ventilação excede 30 a 40 ciclos ventilatórios por minuto. (A taxa de ventilação normal em repouso é de 12 a 20 ciclos ventilatórios por minuto para um adulto.) A expiração ativa usa os músculos intercostais internos e os músculos abdominais (ver Fig. 17.2c), os quais não são utilizados durante a inspiração. Esses músculos são coletivamente chamados de *músculos expiratórios*.

Os músculos intercostais internos revestem a superfície interna da caixa torácica. Quando se contraem, eles puxam as costelas para dentro, reduzindo o volume da cavidade torácica. Para sentir essa ação, coloque as mãos em sua caixa torácica, sopre vigorosamente o ar para fora dos seus pulmões o máximo que puder e observe o movimento das suas mãos à medida que você faz isso.

Os intercostais internos e os intercostais externos funcionam como grupos de músculos antagonistas (p. 379) para alterar a posição e o volume da caixa torácica durante a ventilação. O diafragma, entretanto, não possui músculos antagonistas. Em vez disso, os músculos abdominais contraem durante a expiração ativa para suplementar a atividade dos intercostais internos.

A contração abdominal puxa as costelas inferiores para dentro e diminui o volume abdominal, ações que deslocam o intestino e o fígado para cima. As vísceras deslocadas empurram o diafragma para cima, para dentro da cavidade torácica, e o volume do tórax diminui passivamente ainda mais. A ação dos músculos abdominais durante a expiração forçada é o motivo pelo qual os instrutores de aeróbica dizem a você para soprar o ar para fora quando levanta a cabeça e os ombros durante os exercícios abdominais. O processo ativo de soprar o ar para fora ajuda a contrair os abdominais, os mesmos músculos que você está tentando fortalecer.

Qualquer doença neuromuscular que enfraqueça os músculos esqueléticos ou lesione seus neurônios motores pode afetar a ventilação. Com a diminuição da ventilação, menos ar "novo" entra nos pulmões. Além disso, a perda da habilidade de tossir aumenta o risco de pneumonia e de outras infecções. Exemplos de doenças que afetam o controle motor da ventilação incluem a *miastenia grave* (p. 256), uma doença em que os receptores de acetilcolina das placas motoras dos músculos esqueléticos são destruídos, e a *poliomielite*, uma doença viral que paralisa os músculos esqueléticos.

REVISANDO CONCEITOS

17. Scarlett O'Hara está tentando fechar um espartilho que tem 46 cm de cintura. Ela terá mais sucesso se respirar fundo e segurar a respiração ou se soprar para fora todo o ar dos seus pulmões? Por quê?

18. Por que a perda da capacidade de tossir aumenta o risco de infecções respiratórias? (*Dica*: o que a tosse causa ao muco aderido às vias aéreas?)

A pressão intrapleural muda durante a ventilação

A ventilação requer que os pulmões, os quais não podem se contrair ou se expandir por conta própria, movam-se em associação com a contração e o relaxamento do tórax. Como observamos no início deste capítulo, os pulmões estão inseridos no saco pleural. A superfície dos pulmões é coberta pela *pleura visceral*, e a porção pleural que reveste a cavidade torácica é chamada de *pleura parietal*. As forças de coesão do líquido intrapleural promovem a adesão dos pulmões à caixa torácica. Quando a caixa torácica se movimenta durante a respiração, os pulmões movem-se junto.

Pressão intrapleural subatmosférica A pressão intrapleural no fluido entre as membranas pleurais é normalmente subatmosférica. Esta pressão subatmosférica surge durante o desenvolvimento fetal, quando a caixa torácica associada com sua membrana pleural cresce mais rapidamente que o pulmão com sua membrana pleural associada. As duas membranas pleurais são mantidas unidas pelo líquido pleural, de modo que os pulmões são forçados a se estirarem, a fim de se adaptarem ao maior volume da cavidade torácica. Ao mesmo tempo, no entanto, o recolhimento elástico dos pulmões cria uma força direcionada para dentro, que tenta puxar os pulmões para longe da caixa torácica (**FIG. 17.10a**). A combinação da caixa torácica puxando para fora e a retração elástica dos pulmões puxando para dentro cria uma pressão intrapleural subatmosférica de cerca de −3 mmHg.

(a) No pulmão normal em repouso, o líquido pleural mantém o pulmão aderido à parede da caixa torácica.

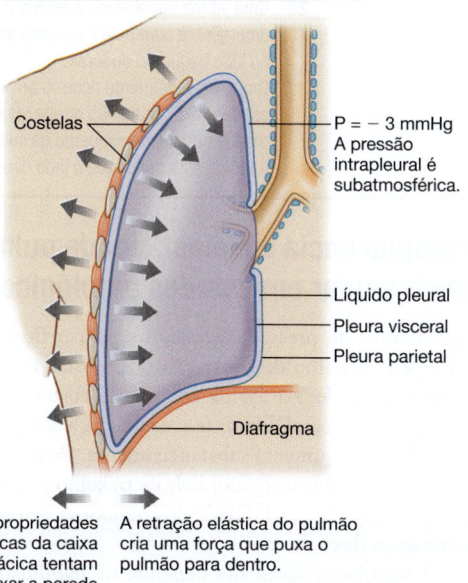

Costelas

P = − 3 mmHg
A pressão intrapleural é subatmosférica.

Líquido pleural
Pleura visceral
Pleura parietal

Diafragma

As propriedades elásticas da caixa torácica tentam puxar a parede torácica para fora.

A retração elástica do pulmão cria uma força que puxa o pulmão para dentro.

(b) **Pneumotórax**. Se a cavidade pleural for aberta e ficar conectada à atmosfera, o ar flui para dentro. A ligação que mantém o pulmão aderido à caixa torácica é perdida, e o pulmão colapsa, criando um pneumotórax (ar no tórax).

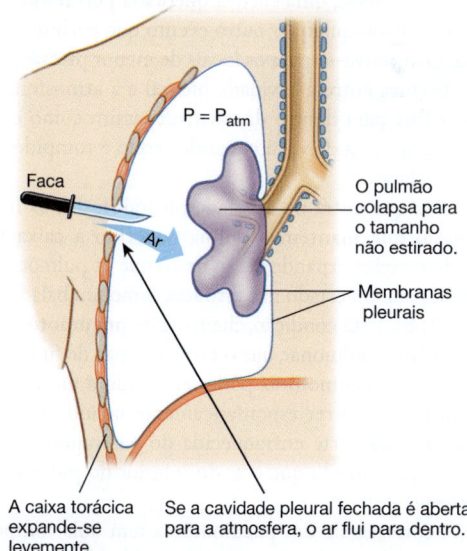

P = P~atm~

Faca

Ar

O pulmão colapsa para o tamanho não estirado.

Membranas pleurais

A caixa torácica expande-se levemente.

Se a cavidade pleural fechada é aberta para a atmosfera, o ar flui para dentro.

FIGURA 17.10 **A pressão subatmosférica na cavidade pleural ajuda a manter os pulmões inflados.**

SOLUCIONANDO O **PROBLEMA**

A DPOC de Edna começou com uma bronquite crônica e tosse com presença de muco (*catarro*) pela manhã. A fumaça do cigarro paralisa os cílios que varrem impurezas e muco para fora das vias aéreas, e a irritação gerada pela fumaça aumenta a produção de muco nas vias aéreas. Sem cílios funcionais, muco e impurezas acumulam-se nas vias aéreas, levando à tosse crônica. Eventualmente, os fumantes podem desenvolver enfisema, além de bronquite.

P2: *Por que as pessoas com bronquite crônica têm uma taxa de infecções respiratórias maior que o normal?*

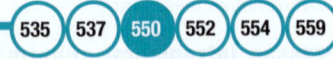

Você pode criar uma situação semelhante enchendo uma seringa com água, removendo todo o ar e conectando uma agulha ou válvula de três vias no final da seringa. Nesse ponto, a pressão dentro do cilindro da seringa é igual à pressão atmosférica. Agora, segure a seringa (a parede torácica) em uma das mãos enquanto tenta tirar o êmbolo (o pulmão elástico afasta-se da parede torácica). À medida que você puxa o êmbolo, o volume dentro da seringa aumenta ligeiramente, porém as forças coesivas entre as moléculas de água fazem a água resistir à expansão. A pressão na seringa, a qual é inicialmente igual à pressão atmosférica, diminui ligeiramente à medida que você puxa o êmbolo. Se você solta o êmbolo, ele volta para a sua posição de repouso, restabelecendo a pressão atmosférica dentro da seringa. Esse experimento demonstra as forças coesivas da água: a água vai resistir ao estiramento.

Pneumotórax Agora, suponha que seja feita uma abertura entre a cavidade pleural, com a sua pressão subatmosférica, e a atmosfera. Na vida real, isso pode acontecer com uma faca perfurando as costelas, uma costela quebrada perfurando a membrana pleural, ou qualquer outro evento que perfure a cavidade pleural. O ar move-se para os locais de menor pressão, de modo que a abertura entre a cavidade pleural e a atmosfera permite que o ar flua para dentro da cavidade, assim como o ar entra em uma lata cheia de vácuo quando o selo é rompido com um abridor de latas.

O ar que entra na cavidade pleural desfaz as interações do líquido que mantém o pulmão aderido à caixa torácica. A parede torácica expande-se, ao passo que os pulmões elásticos colapsam para um estado não estirado, como um balão esvaziado (Fig. 17.10b). Esta condição, chamada de **pneumotórax**, resulta em um colapso pulmonar, que o torna incapaz de funcionar normalmente. O pneumotórax pode ser devido a um trauma, mas também pode ocorrer espontaneamente quando uma *vesícula* congênita, uma parte enfraquecida do parênquima pulmonar, rompe-se, permitindo que o ar do interior do pulmão entre na cavidade pleural.

A correção de um pneumotórax tem dois componentes: remover o máximo de ar possível da cavidade pleural com uma bomba de sucção e fechar o orifício para impedir que mais ar entre. Qualquer ar remanescente na cavidade é gradualmente absorvido para o sangue, refazendo as interações do líquido pleural e reinflando o pulmão.

A pressão intrapleural varia durante o ciclo respiratório

No início da inspiração, a pressão intrapleural é de cerca de -3 mmHg (Fig. 17.9, ponto B_1). À medida que a inspiração prossegue, a membrana pleural e os pulmões acompanham a expansão da caixa torácica devido a interações com o líquido pleural, porém o tecido pulmonar elástico resiste a ser estirado. A tendência de os pulmões ficarem o mais distante possível da caixa torácica faz a pressão intrapleural se tornar ainda mais negativa (Fig. 17.9, ponto B_2).

Como esse processo é difícil de se visualizar, voltaremos à analogia da seringa cheia de água com a agulha conectada. Você pode puxar o êmbolo um pouco para fora sem muito esforço, mas a coesividade da água torna difícil puxar mais o êmbolo. A quantidade aumentada de trabalho que você aplica tentando puxar o êmbolo para fora é comparada com o trabalho que os seus músculos inspiratórios devem fazer quando eles contraem durante a inspiração. Quanto mais profunda a respiração, mais trabalho é necessário para estirar o tecido elástico pulmonar.

No final de uma inspiração tranquila, quando os pulmões são totalmente expandidos, a pressão intrapleural cai para aproximadamente -6 mmHg (Fig. 17.9, ponto B_2). Durante o exercício, ou outras inspirações vigorosas, a pressão intrapleural pode alcançar -8 mmHg, ou menos.

Durante a expiração, a caixa torácica retorna à sua posição de repouso. Os pulmões deixam a sua posição de estiramento, e a pressão intrapleural retorna ao seu valor normal de cerca de -3 mmHg (ponto B_3). Observe que a pressão intrapleural nunca se equilibra com a pressão atmosférica, pois a cavidade pleural é um compartimento fechado.

REVISANDO CONCEITOS

19. Uma pessoa tem contrações espasmódicas periódicas do diafragma, conhecidas como soluço. O que ocorre às pressões intrapleural e alveolar quando uma pessoa soluça?

20. Uma vítima apunhalada é levada à sala de emergência com uma faca entre as costelas no lado esquerdo do tórax. O que provavelmente ocorreu ao seu pulmão esquerdo? E ao pulmão direito? Por que parece que o lado esquerdo da sua caixa torácica está maior que o lado direito?

A complacência e a elasticidade pulmonar podem mudar em estados patológicos

Os gradientes de pressão necessários para o fluxo de ar são criados pelo trabalho da contração dos músculos esqueléticos. Em geral, cerca de 3 a 5% da energia do corpo são utilizadas para a respiração basal. Durante o exercício, a energia requerida para a respiração aumenta substancialmente. Os dois fatores que têm maior influência na quantidade de trabalho necessária para a respiração são a distensibilidade dos pulmões e a resistência das vias aéreas ao fluxo de ar.

A ventilação adequada depende da habilidade dos pulmões de se expandirem normalmente. A maior parte do trabalho respiratório é gasto para superar a resistência elástica dos pulmões e da caixa torácica ao estiramento. Clinicamente, a habilidade do pulmão de se estirar é chamada de **complacência**.

A complacência refere-se à quantidade de força que deve ser exercida sobre um corpo para o deformar. No pulmão, podemos expressar a complacência como uma alteração do volume (V), que é resultado de uma força ou pressão (P) exercida sobre o pulmão: $\Delta V/\Delta P$. Um pulmão de alta complacência pode ser estirado facilmente, assim como uma pessoa complacente pode ser persuadida facilmente. Um pulmão com baixa complacência requer mais força dos músculos inspiratórios para ser estirado.

A complacência é o inverso da **elastância** (recuo elástico), que é a capacidade de resistir à deformação mecânica. A elastância também se refere à capacidade que um corpo tem de voltar à sua forma original quando a força que promove a sua deformação é removida. Um pulmão que é estirado facilmente (alta complacência) provavelmente apresenta perda do seu tecido elástico e, assim, não voltará ao seu volume de repouso quando a força que o mantém estirado cessa (baixa elastância). Você pode ter experimentado algo assim com um *short* de ginástica velho. Após muitas lavadas, o elástico do cós é facilmente estirado (alta complacência), porém perde elasticidade, tornando impossível que o *short* permaneça ao redor da sua cintura.

Problemas análogos ocorrem no sistema respiratório. Por exemplo, como mencionado em Solucionando o problema, o enfisema é uma doença na qual as fibras de elastina normalmente encontradas no tecido pulmonar são destruídas. A destruição da elastina resulta em pulmões que exibem alta complacência e estiram facilmente durante a inspiração. Todavia, esses pulmões também apresentam uma elasticidade diminuída, de modo que não retornam à sua posição de repouso durante a expiração.

Para entender a importância da retração elástica para a expiração, pense em um balão e em um saco plástico inflados. O balão é similar ao pulmão normal. As suas paredes elásticas apertam o ar dentro do balão, aumentando, assim, a pressão interna do ar. Quando a boca do balão é aberta para a atmosfera, a retração elástica causa o fluxo de ar para fora do balão.

O saco plástico inflado, por outro lado, é como o pulmão de uma pessoa com enfisema. Ele possui alta complacência e é facilmente inflado, porém possui pouca retração elástica. Se o saco plástico é inflado e aberto para a atmosfera, a maior parte do ar permanece no interior dele. Para empurrar o ar para fora do saco, você deve apertá-lo com as mãos. Os pacientes com enfisema contraem seus músculos expiratórios (expiração ativa) para forçar a saída de ar que não está saindo com o recolhimento elástico dos pulmões.

Doença restritiva pulmonar   A diminuição da complacência pulmonar afeta a ventilação, visto que mais trabalho deve ser realizado para estirar um pulmão mais rígido. Condições patológicas nas quais a complacência está reduzida são chamadas de **doenças pulmonares restritivas**. Nessas condições, a energia necessária para estirar os pulmões menos complacentes pode exceder muito o trabalho respiratório normal. Duas causas comuns de diminuição da complacência são o tecido cicatricial não elástico formado em *doenças pulmonares fibróticas* e a produção alveolar inadequada de surfactante, uma substância química que facilita a expansão do pulmão.

A **fibrose** pulmonar é caracterizada pelo desenvolvimento de tecido fibroso cicatricial rígido que restringe a insuflação pulmonar. Na fibrose *idiopática* pulmonar, a causa é desconhecida. Outras formas de doença pulmonar fibrótica resultam da inalação crônica de matéria particulada fina, como o asbesto e a sílica, que escapam do revestimento de muco das vias aéreas e alcançam os alvéolos. Os macrófagos alveolares (ver Fig. 17.2g), então, ingerem a matéria inalada. Se as partículas são orgânicas, os macrófagos podem digeri-las com as enzimas lisossômicas. Entretanto, se as partículas não podem ser digeridas ou se elas se acumulam em grande número, ocorre um processo inflamatório. Os macrófagos, então, secretam fatores de crescimento que estimulam fibroblastos no tecido conectivo pulmonar a produzir colágeno inelástico. A fibrose pulmonar não pode ser revertida.

O surfactante diminui o trabalho respiratório

Durante anos, os fisiologistas assumiram que a elastina e outras fibras elásticas eram a fonte primária da resistência ao estiramento no pulmão. Contudo, estudos comparando o trabalho necessário para expandir pulmões cheios de ar e pulmões cheios de solução salina mostraram que os cheios de ar são mais difíceis de se inflar. A partir desse resultado, os pesquisadores concluíram que o tecido pulmonar contribui menos para a resistência do que se pensava. Alguma outra propriedade do pulmão normal cheio de ar, uma propriedade não presente no pulmão cheio com solução salina, deve criar a maior parte da resistência ao estiramento.

Essa propriedade é a *tensão superficial* (p. 39) criada pela fina camada de fluido entre as células alveolares e o ar. Em qualquer interface ar-líquido, a superfície do líquido está sob tensão, como uma fina membrana sendo esticada. Quando o líquido é a água, a tensão superficial ocorre devido às ligações de hidrogênio entre as moléculas de água. As moléculas de água da superfície do líquido são atraídas por outras moléculas de água, localizadas abaixo e ao lado delas, porém não são atraídas para os gases do ar na interface ar-líquido.

A tensão superficial alveolar é semelhante à tensão superficial que existe em uma bolha esférica, embora os alvéolos não sejam esferas perfeitas. A tensão superficial criada pelo fino filme de líquido é direcionada para o centro da bolha e cria pressão no interior dela. A **lei de LaPlace** é uma expressão dessa pressão. Ela estabelece que a pressão (P) dentro de uma bolha formada por uma fina película de líquido é uma função de dois fatores: a tensão superficial do líquido (T) e o raio da bolha (r). Essa relação é expressa pela equação

$$P = 2T/r$$

Observe, na **FIGURA 17.11a**, que se duas bolhas tiverem diâmetros diferentes, mas forem formadas por fluidos com a mesma tensão superficial, a pressão no interior da bolha menor é maior do que a pressão no interior da bolha maior.

Como isso se aplica aos pulmões? Em fisiologia, podemos comparar a bolha ao alvéolo revestido por líquido (embora o alvéolo não seja uma esfera perfeita). O líquido que reveste todos os alvéolos gera tensão superficial. Se a tensão superficial (T) do líquido fosse a mesma nos alvéolos pequenos e nos grandes, os alvéolos pequenos teriam uma pressão maior dirigida para o interior do alvéolo do que os alvéolos maiores, e maior resistência ao estiramento. Como resultado, mais trabalho seria necessário para expandir os alvéolos menores.

Normalmente, contudo, nossos pulmões secretam um surfactante que reduz a tensão superficial. Os surfactantes (do

(a) As duas bolhas apresentam a mesma tensão superficial (T). De acordo com a Lei de LaPlace, a pressão é maior na bolha menor.

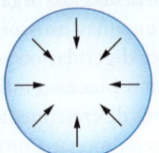

Bolha maior
r = 2
T = 3
P = (2 × 3)/2
P = 3

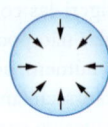

Bolha menor
r = 1
T = 3
P = (2 × 3)/1
P = 6

Lei de LaPlace

$$P = 2T/r$$

P = pressão
T = tensão superficial
r = raio

De acordo com a Lei de LaPlace, se duas bolhas têm a mesma tensão superficial, a bolha menor terá maior pressão.

(b) O surfactante (●) reduz a tensão superficial (T). Nos pulmões, os alvéolos menores têm mais surfactante, o que diminui as diferenças pressóricas entre os alvéolos grandes e pequenos.

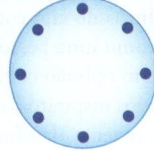

r = 2
T = 2
P = (2 × 2)/2
P = 2

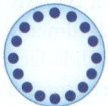

A presença de mais surfactante diminui a tensão superficial.

r = 1
T = 1
P = (2 × 1)/1
P = 2

FIGURA 17.11   Lei de LaPlace.

inglês, "*surface active agents*", "*agentes ativos de superfície*") são moléculas que rompem as forças coesivas entre as moléculas de água ao se substituírem por água junto à superfície. Por exemplo, o produto que você adiciona à sua lavadora de louça para ajudar no ciclo de enxaguar é um surfactante que impede que a água do enxágue forme gotas sobre os pratos (e deixe "manchas" quando as gotas de água secarem). Nos pulmões, o surfactante diminui a tensão superficial do líquido alveolar e, assim, diminui a resistência do pulmão ao estiramento.

O surfactante é mais concentrado em alvéolos menores, tornando a sua tensão superficial menor do que nos alvéolos maiores (Fig. 17.11b). A menor tensão superficial ajuda a igualar a pressão entre alvéolos de diferentes tamanhos e torna mais fácil inflar os alvéolos menores. Com uma tensão superficial menor, o trabalho necessário para expandir os alvéolos em cada ciclo ventilatório é bastante reduzido. O surfactante humano é uma mistura que contém proteínas e fosfolipídeos, como *dipalmitoilfosfatidilcolina*, que são secretados para o espaço de ar alveolar pelas células alveolares tipo II (pneumócitos tipo II) (ver Fig. 17.2g).

Em geral, a síntese de surfactante inicia na 25ª semana de desenvolvimento fetal sob a influência de vários hormônios. A produção normalmente atinge níveis adequados na 34ª semana (cerca de 6 semanas antes do parto normal). Os bebês que nascem

prematuramente sem concentrações adequadas de surfactante em seus alvéolos desenvolvem a *síndrome da angústia respiratória do recém-nascido* (SARRN). Além do "endurecimento" (baixa complacência) dos pulmões, bebês com SARRN também possuem alvéolos que colapsam cada vez que eles expiram. Esses bebês precisam usar uma grande quantidade de energia para expandir seus pulmões colapsados a cada respiração. A menos que o tratamento seja iniciado rapidamente, cerca de 50% dessas crianças morrem. No passado, tudo o que os médicos podiam fazer nessa situação era administrar oxigênio aos bebês. Hoje, porém, o prognóstico para bebês com SARRN é muito melhor. O líquido amniótico pode ser coletado para verificar se os pulmões do feto estão ou não produzindo quantidades adequadas de surfactante. Se eles não estão, e se o parto não pode ser adiado, os bebês com SARRN podem ser tratados com a administração em aerossol de um surfactante artificial até os pulmões amadurecerem o suficiente para produzirem o seu próprio surfactante. O tratamento atual também inclui a ventilação artificial, que força o ar para os pulmões (*ventilação com pressão positiva*) e mantém os alvéolos abertos.

O diâmetro das vias aéreas determina a sua resistência

O outro fator, além da complacência, que influencia o trabalho respiratório é a resistência do sistema respiratório ao fluxo de ar. A resistência no sistema respiratório é similar de muitas maneiras à resistência no sistema circulatório (p. 442). Três parâmetros contribuem para a resistência (R): o comprimento do sistema (L), a viscosidade da substância que flui pelo sistema (η) e o raio dos tubos no sistema (r). Assim como no fluxo no sistema circulatório, a lei de Poiseuille correlaciona esses fatores:

$$R \propto L\eta/r^4$$

Devido ao fato de o comprimento do sistema respiratório ser constante, podemos ignorar L na equação. A viscosidade do ar é quase constante, embora seja mais difícil respirar em uma sauna cheia de vapor do que em uma sala com umidade normal. As gotas de água no vapor aumentam a viscosidade do ar, aumentando, assim, a sua resistência ao fluxo. A viscosidade tam-

SOLUCIONANDO O **PROBLEMA**

O enfisema é caracterizado pela perda de elastina, a fibra elástica que ajuda os alvéolos a retraírem durante a expiração. A elastina é destruída pela *elastase*, uma enzima liberada pelos macrófagos alveolares, que apresenta aumento na sua atividade em fumantes, na tentativa de livrar os pulmões dos irritantes presentes no cigarro. As pessoas com enfisema possuem mais dificuldade de expirar do que de inspirar. Os seus alvéolos apresentam perda de retração elástica, o que faz a expiração – normalmente um processo passivo – necessitar de um esforço consciente.

P3: *Cite os músculos que os pacientes com enfisema utilizam para expirar ativamente.*

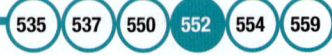 535 537 550 **552** 554 559

bém muda ligeiramente com a pressão atmosférica, diminuindo à medida que a pressão diminui. Uma pessoa a uma grande altitude pode sentir menos resistência ao fluxo de ar do que uma pessoa ao nível do mar. Apesar dessas exceções, a viscosidade desempenha um papel muito pequeno na resistência ao fluxo de ar.

O comprimento e a viscosidade são essencialmente constantes para o sistema respiratório. Como resultado, o raio (ou o diâmetro) das vias respiratórias torna-se o principal determinante da resistência das vias aéreas. Normalmente, entretanto, o trabalho necessário para superar a resistência das vias aéreas ao fluxo de ar é muito menor que o trabalho necessário para superar a resistência dos pulmões e da caixa torácica ao estiramento.

Cerca de 90% da resistência das vias aéreas, em geral, podem ser atribuídos à traqueia e aos brônquios, estruturas rígidas com a menor área de secção transversal total. Devido ao fato de essas estruturas serem sustentadas por cartilagens, o seu diâmetro normalmente não muda, e a sua resistência ao fluxo de ar é constante. No entanto, o acúmulo de muco devido a alergias ou a infecções pode aumentar significativamente a resistência das vias aéreas. Se você tentar respirar pelo nariz quando está resfriado, pode observar como o estreitamento de uma via aérea superior limita o fluxo de ar.

Os bronquíolos normalmente não contribuem de forma significativa para a resistência das vias aéreas, pois sua área de secção transversal total é cerca de 2 mil vezes a da traqueia. Entretanto, devido ao fato de os bronquíolos serem tubos colapsáveis, um decréscimo no seu diâmetro pode torná-los uma fonte significativa de resistência das vias aéreas. A **broncoconstrição** aumenta a resistência ao fluxo de ar e diminui a quantidade de ar "novo" que alcança os alvéolos.

Os bronquíolos, assim como as arteríolas, estão sujeitos ao controle reflexo pelo sistema nervoso e por hormônios. Entretanto, a maioria das alterações minuto a minuto do diâmetro bronquiolar ocorrem em resposta a sinais parácrinos. O dióxido de carbono nas vias aéreas é a molécula parácrina primária, afetando diretamente o diâmetro bronquiolar. O aumento de CO_2 no ar expirado relaxa o músculo liso bronquiolar, provocando **broncodilatação**.

A *histamina* é um sinal parácrino que atua como um broncoconstritor potente. Essa substância química é liberada pelos *mastócitos* (p. 514) em resposta a um dano tecidual ou a reações alérgicas. Em reações alérgicas graves, uma grande quantidade de histamina

pode levar à broncoconstrição generalizada e dificultar a respiração. O tratamento médico imediato destes pacientes é imperativo.

O controle neural primário dos bronquíolos é feito por neurônios parassimpáticos que causam broncoconstrição, um reflexo que protege o trato respiratório inferior de irritantes inalados. Não existe inervação simpática significativa dos bronquíolos humanos. Contudo, o músculo liso dos bronquíolos é bem suprido com receptores β_2 que respondem à adrenalina. A estimulação dos receptores β_2 relaxa o músculo liso da via aérea, resultando em broncodilatação. Esse reflexo é utilizado terapeuticamente no tratamento da asma e de várias reações alérgicas caracterizadas por liberação de histamina e broncoconstrição. A **TABELA 17.2** resume os fatores que alteram a resistência das vias aéreas.

REVISANDO **CONCEITOS**	
	21. Em uma pessoa saudável, o que contribui mais para o trabalho respiratório: a resistência das vias aéreas ou a elastância dos pulmões e da parede torácica?
	22. Trabalhadores de minas de carvão que passam anos inalando pó fino de carvão têm grande parte da superfície alveolar coberta com tecido similar ao cicatricial. O que ocorre com a complacência dos seus pulmões?
	23. De que maneira o trabalho necessário para a respiração muda quando o surfactante não está presente nos pulmões?
	24. Um tumor pulmonar cresceu para dentro das paredes de um grupo de bronquíolos, estreitando o seu lúmen. O que ocorreu com a resistência ao fluxo de ar nesses bronquíolos?
	25. Cite o neurotransmissor e o receptor responsáveis pela broncoconstrição parassimpática.

A frequência e a amplitude respiratória determinam a eficiência da respiração

Você deve lembrar que a eficiência do coração é medida pelo débito cardíaco, o qual é calculado pela multiplicação da frequência cardíaca pelo volume sistólico. Da mesma forma, pode-se estimar a eficácia da ventilação através do cálculo de **ventilação**

TABELA 17.2	Fatores que afetam a resistência da via aérea	
Fator	**Afetado por**	**Mediado por**
Comprimento do sistema	Constante; não é um fator	
Viscosidade do ar	Normalmente constante; umidade e altitude podem alterar levemente	
Diâmetro das vias aéreas		
Vias aéreas superiores	Obstrução física	Muco e outros fatores
Bronquíolos	Broncoconstrição	Neurônios parassimpáticos (receptor muscarínico), histamina, leucotrienos
	Broncodilatação	Dióxido de carbono, adrenalina (receptores β_2)

SOLUCIONANDO O **PROBLEMA**

Edna sentiu a respiração curta enquanto se exercitava, então o médico pediu alguns exames, incluindo a medida dos volumes pulmonares por espirometria. Parte do teste é o volume expiratório forçado. Com seus pulmões cheios de ar até o máximo, foi solicitado que Edna soprasse o mais rápido possível e com toda a força que ela pudesse. O volume de ar expirado por Edna no primeiro segundo de teste (volume expiratório forçado no primeiro segundo, ou VEF_1) é menor do que o normal, uma vez que, na DPOC, a resistência das vias aéreas está aumentada. Outro exame que o médico pediu é uma contagem sanguínea completa. Os resultados desse exame mostram que Edna tem a contagem de eritrócitos e o hematócrito maiores do que o normal (p. 518).

P4: *Quando Edna enche seus pulmões ao máximo, o volume de ar nos seus pulmões é chamado de capacidade _____. Quando ela expira todo o ar que pode, o volume de ar que fica nos seus pulmões é o _____.*

P5: *Por que Edna tem a contagem de eritrócitos e o hematócrito aumentados? (Dica: devido à DPOC de Edna, a sua P_{O_2} arterial é baixa.)*

(535)(537)(550)(552)(**554**)(559)

pulmonar total, que é o volume de ar movido para dentro e para fora dos pulmões a cada minuto (**FIG. 17.12a**). A ventilação pulmonar total, também conhecida como *volume-minuto*, é calculada como se segue:

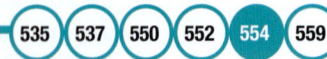

Ventilação pulmonar total =
frequência ventilatória × volume corrente

A frequência ventilatória normal para um adulto é de 12 a 20 respirações (ciclos ventilatórios) por minuto. Utilizando-se o volume corrente médio (500 mL) e a frequência ventilatória menor, temos:

Ventilação pulmonar total =
12 ciclos/min × 500 mL/ciclos = 6.000 mL/min = 6 L/min

A ventilação pulmonar total representa o movimento físico do ar para dentro e para fora do trato respiratório, mas é um bom indicador de quanto ar "novo" alcança a superfície de troca alveolar? Não necessariamente.

Uma parte do ar que entra no sistema respiratório não alcança os alvéolos, uma vez que parte do ar de cada ciclo ventilatório permanece nas vias aéreas condutoras, como a traqueia e os brônquios. Como as vias aéreas condutoras não trocam gases com o sangue, elas são denominadas **espaço morto anatômico**. O espaço morto anatômico médio é de cerca de 150 mL.

Para ilustrar a diferença entre o volume total de ar que entra nas vias aéreas e o volume de ar "novo" que alcança os alvéolos, considere uma respiração típica que move 500 mL de ar durante um ciclo ventilatório (Fig. 17.12b).

1. Comece no final de uma inspiração: o volume pulmonar é máximo e o ar "novo" da atmosfera enche as vias aéreas superiores (o espaço morto).

2. Agora expire: o volume corrente de 500 mL deixa o corpo. Contudo, a primeira porção destes 500 mL que deixa as vias aéreas corresponde aos 150 mL de ar "novo" que estavam no espaço morto, seguidos por 350 mL de ar "velho" proveniente dos alvéolos. Desse modo, mesmo que 500 mL de ar deixem os alvéolos, apenas 350 mL desse volume deixam o corpo. Os 150 mL restantes de ar alveolar "velho" permanecem no espaço morto.

3. Ao final da expiração, o volume do pulmão é mínimo e o ar "velho" dos alvéolos preenche o espaço morto anatômico.

4. Com a próxima inspiração, mais 500 mL de ar "novo" entram nas vias respiratórias. A primeira parte de ar que chega aos alvéolos são os 150 mL de ar "velho" que estavam no espaço morto anatômico. O restante dos 350 mL de ar que chega aos alvéolos é constituído por ar "novo". Os últimos 150 mL de ar "novo" inspirado permanecem novamente no espaço morto anatômico e nunca alcançam os alvéolos.

Assim, apesar da entrada de 500 mL de ar nos alvéolos em cada respiração, apenas 350 mL correspondem à entrada de ar "novo". O volume de ar "novo" que entra nos alvéolos é igual ao volume corrente menos o volume do espaço morto.

Devido ao fato de uma porção significativa de ar inspirado nunca alcançar a superfície de troca, um indicador mais acurado da eficiência da ventilação é a **ventilação alveolar**, a quantidade de ar novo que alcança os alvéolos a cada minuto. A ventilação alveolar é calculada multiplicando-se a frequência ventilatória pelo volume de ar novo que alcança os alvéolos:

Ventilação alveolar =
frequência ventilatória × (volume corrente − espaço morto)

Utilizando-se a mesma frequência ventilatória e volume corrente de antes e um espaço morto de 150 mL, temos

Ventilação alveolar = 12 incursões respiratórias (ciclos)/min ×
(500 − 150 mL/ciclos) = 4.200 mL/min

Assim, a 12 ciclos por minuto, a ventilação alveolar é de 4,2 L/min. Embora 6 L/min de ar "novo" entrem no sistema respiratório, apenas 4,2 L atingem os alvéolos.

A ventilação alveolar pode ser drasticamente afetada por mudanças na frequência ou na profundidade da respiração, como você pode calcular usando a questão na Figura 17.12. A **ventilação voluntária máxima**, a qual envolve respirar o mais profundo e rapidamente possível, pode aumentar a ventilação pulmonar total para até 170 L/min. A **TABELA 17.3** descreve os vários padrões ventilatórios, e a **TABELA 17.4** traz os valores normais da ventilação.

A composição do gás alveolar varia pouco durante a respiração normal

A P_{O_2} e a P_{CO_2} nos alvéolos mudam muito pouco durante a respiração tranquila normal. A P_{O_2} alveolar é quase constante, com uma pressão de 100 mmHg, e a P_{CO_2} alveolar permanece próxima aos 40 mmHg.

De modo intuitivo, você pode pensar que a P_{O_2} aumenta quando o ar "novo" chega pela primeira vez aos alvéolos, e que depois diminui progressivamente à medida que o oxigênio dei-

FIGURA 17.12 **CONTEÚDO ESSENCIAL**

Ventilação

(a) A ventilação pulmonar total é maior do que a ventilação alveolar devido ao espaço morto.

Ventilação pulmonar total:

Ventilação pulmonar total = frequência ventilatória × volume corrente (V_C)

Por exemplo: 12 incursões respiratórias (ciclos)/min × 500 mL de ar inspirado = 6.000 mL/min

Ventilação alveolar:

A ventilação alveolar é a melhor medida do quanto de ar "novo" atinge os alvéolos. O ar "novo" que permanece no espaço morto não chega aos alvéolos.

Ventilação alveolar = frequência ventilatória × (V_C – volume do espaço morto V_M)

Se o espaço morto é de 150 mL: 12 incursões respiratórias (ciclos)/min × (500 – 150 mL) = 4.200 mL/min

(b) Uma vez que as vias aéreas de condução não trocam gases com o sangue, essas estruturas são denominadas **espaço morto anatômico**.

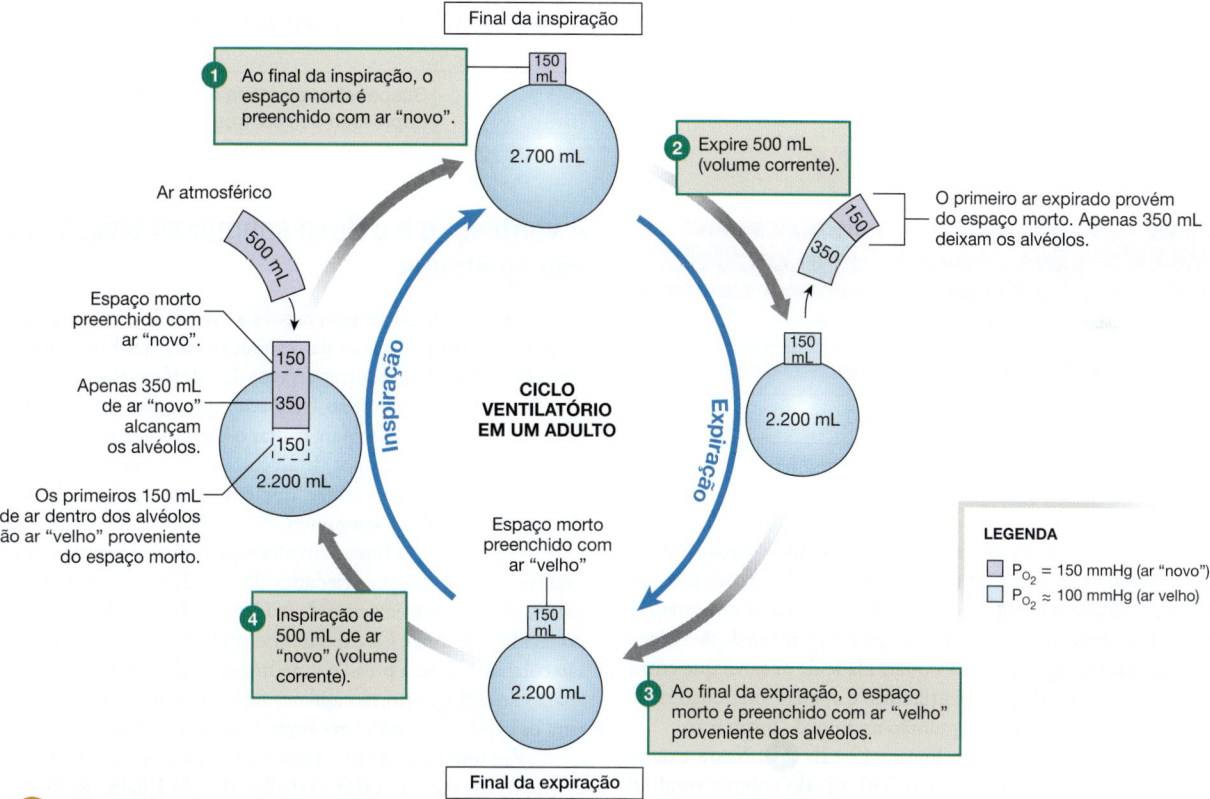

CICLO VENTILATÓRIO EM UM ADULTO

Final da inspiração

1 Ao final da inspiração, o espaço morto é preenchido com ar "novo".

150 mL

2.700 mL

2 Expire 500 mL (volume corrente).

O primeiro ar expirado provém do espaço morto. Apenas 350 mL deixam os alvéolos.

150 / 350

Ar atmosférico

500 mL

Espaço morto preenchido com ar "novo".

Apenas 350 mL de ar "novo" alcançam os alvéolos.

150 / 350 / 150

2.200 mL

Os primeiros 150 mL de ar dentro dos alvéolos são ar "velho" proveniente do espaço morto.

Inspiração

Expiração

150 mL

2.200 mL

Espaço morto preenchido com ar "velho"

150 mL

2.200 mL

3 Ao final da expiração, o espaço morto é preenchido com ar "velho" proveniente dos alvéolos.

4 Inspiração de 500 mL de ar "novo" (volume corrente).

Final da expiração

LEGENDA

P_{O_2} = 150 mmHg (ar "novo")

P_{O_2} ≈ 100 mmHg (ar velho)

Q **QUESTÃO DA FIGURA**

Complete esta tabela mostrando os efeitos do padrão respiratório sobre a ventilação alveolar.
Suponha que o volume do espaço morto é de 150 mL. Qual padrão é o mais eficiente?

Volume corrente (mL)	Frequência respiratória (incursões/min)	Ventilação pulmonar total (mL/min)	Ar "novo" nos alvéolos (mL)	Ventilação alveolar (mL/min)
500 (normal)	12 (normal)	6.000	350	4.200
300 (superficial)	20 (rápida)			
750 (profundo)	8 (lenta)			

TABELA 17.3	Tipos e padrões de ventilação	
Nome	**Descrição**	**Exemplos**
Eupneia	Respiração normal em repouso (basal ou espontânea)	
Hiperpneia	Aumento da frequência ventilatória e/ou do volume em resposta ao aumento do metabolismo	Exercício
Hiperventilação	Aumento da frequência ventilatória e/ou do volume sem aumento do metabolismo	Hiperventilação emocional; soprando um balão
Hipoventilação	Diminuição da ventilação alveolar	Respiração superficial; asma; doença pulmonar restritiva
Taquipneia	Respiração rápida; normalmente com frequência ventilatória aumentada com diminuição da amplitude	Respiração ofegante
Dispneia	Dificuldade de respirar (uma sensação subjetiva muitas vezes descrita como "fome de ar")	Várias doenças ou exercício vigoroso
Apneia	Cessação da respiração	Suspensão voluntária da respiração; depressão dos centros de controle do SNC

TABELA 17.4	Valores normais de ventilação na medicina pulmonar
Ventilação pulmonar total	6 L/min
Ventilação alveolar total	4,2 L/min
Ventilação voluntária máxima	125-170 L/min
Frequência ventilatória	12-20 ciclos/min

xa os alvéolos e chega ao sangue. Em vez disso, encontramos apenas pequenas oscilações na P_{O_2}. Por quê? As razões são que (1) a quantidade de oxigênio que entra nos alvéolos em cada ciclo ventilatório é aproximadamente igual à quantidade de oxigênio que entra no sangue, e (2) a quantidade de ar novo que entra nos pulmões em cada ciclo ventilatório é apenas um pouco mais que 10% do volume total do pulmão no final da inspiração.

Você pode ver isso na Figura 17.12b **4**. Neste exemplo, no final da inspiração apenas 350 mL do volume total de 2.700 mL é composto por ar "novo" rico em oxigênio. Isso é cerca de 13% do volume pulmonar total.

Apesar de os gases alveolares não mudarem muito a sua pressão parcial durante a respiração tranquila, alterações na ventilação alveolar podem afetar significativamente a quantidade de ar "novo" e de oxigênio que atinge os alvéolos. A **FIGURA 17.13** mostra como a pressão parcial de P_{O_2} e de P_{CO_2} nos alvéolos varia de acordo com o aumento (*hiperventilação*) e a diminuição (*hipoventilação*) da ventilação alveolar.

À medida que a ventilação alveolar aumenta durante a hiperventilação, a P_{O_2} alveolar aumenta, e a P_{CO_2} alveolar diminui. Durante a hipoventilação, quando menos ar "novo" entra nos alvéolos, a P_{O_2} diminui, e a P_{CO_2} aumenta. As concentrações de dióxido de carbono no sangue estão intimamente ligadas ao pH sistêmico, e você vai aprender mais adiante como o corpo usa as mudanças na ventilação para ajudar a manter a homeostasia do pH.

A ventilação e o fluxo sanguíneo alveolares são ajustados

Mover o oxigênio da atmosfera para a superfície de troca alveolar é apenas o primeiro passo da respiração externa. Em seguida, a troca dos gases deve ocorrer através da interface alvéolo-capilar. Por fim, o fluxo sanguíneo (*perfusão*) que passa pelos alvéolos deve ser alto o suficiente para captar o oxigênio disponível. Ajustar a ventilação nos grupos de alvéolos pelos quais o sangue flui é um processo de duas etapas que envolve a regulação local do fluxo de ar e do fluxo sanguíneo.

Alterações no fluxo sanguíneo pulmonar dependem quase exclusivamente das propriedades dos capilares e dos de fatores locais, como a concentração de oxigênio e de dióxido de carbono no tecido pulmonar. Os capilares nos pulmões são incomuns, pois são colapsáveis. Se a pressão sanguínea que flui pelos capilares cai abaixo de certo ponto, os capilares fecham-se, desviando o sangue para os capilares pulmonares onde a pressão sanguínea é maior.

Em uma pessoa em repouso, alguns leitos capilares do ápice (topo) do pulmão estão fechados devido à baixa pressão hidrostática. Leitos capilares na base dos pulmões possuem pressão hidrostática mais alta devido à gravidade e, assim, permanecem abertos. Como consequência, o fluxo de sanguíneo é desviado em direção à base do pulmão. Durante o exercício, quando a pressão do sangue sobe, os leitos capilares apicais abrem-se, assegurando que o débito cardíaco aumentado possa ser totalmente oxigenado à medida que passa pelos pulmões. A habilidade dos pulmões de recrutar leitos capilares adicionais durante o exercício é um exemplo da capacidade de reserva do corpo.

Em nível local, o corpo tenta ajustar o fluxo de ar e o fluxo sanguíneo em cada porção dos pulmões, regulando o diâmetro das arteríolas e dos bronquíolos. O diâmetro bronquiolar é modulado principalmente pelos níveis de C_{O_2} no ar expirado (**FIG. 17.14**). Um aumento na P_{CO_2} do ar expirado provoca a dilatação dos bronquíolos. A diminuição da P_{CO_2} do ar expirado provoca a contração dos bronquíolos.

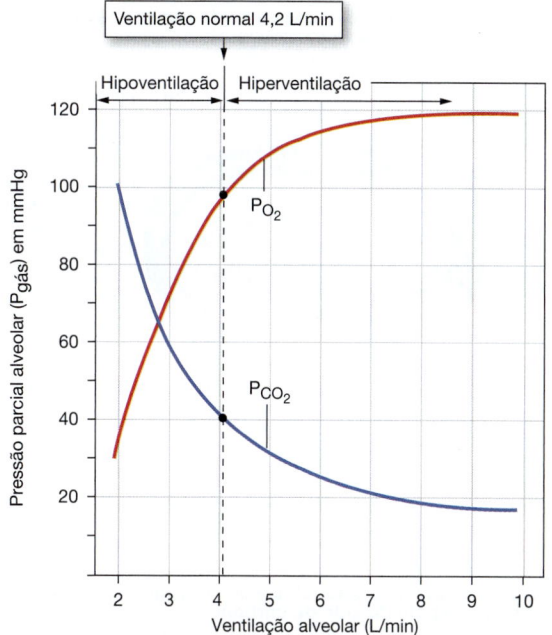

Q QUESTÃO DO GRÁFICO

Quais são a P_{O_2} alveolar máxima e a P_{CO_2} mínima mostradas neste gráfico?

FIGURA 17.13 Gases alveolares. À medida que a respiração alveolar aumenta, a P_{O_2} alveolar aumenta, e a PC_{O_2} diminui. O oposto também ocorre com uma diminuição da ventilação alveolar.

Apesar de existir alguma inervação autonômica nas arteríolas pulmonares, aparentemente existe pouco controle neural do fluxo sanguíneo pulmonar. A resistência das arteríolas ao fluxo sanguíneo é regulada primariamente pelo conteúdo de oxigênio no líquido intersticial, situado ao redor da arteríola. Se a ventilação alveolar em uma área do pulmão é reduzida, como mostrado na Figura 17.14b, a P_{O_2} nessa área diminui, e as arteríolas respondem contraindo-se, como mostrado na Figura 17.14c. Esta vasoconstrição local é adaptativa, uma vez que desvia o sangue da região subventilada para partes do pulmão melhor ventiladas.

Observe que a constrição das arteríolas pulmonares em resposta à baixa P_{O_2} é contrária ao que é observado na circulação sistêmica (p. 489). Na circulação sistêmica, uma diminuição na P_{O_2} tecidual provoca uma dilatação das arteríolas locais, fornecendo mais sangue para transportar o oxigênio para esses tecidos metabolicamente mais ativos. Nos pulmões, o sangue capta o oxigênio, por isso não faz sentido enviar mais sangue para uma área com baixa P_{O_2} devido à ventilação reduzida.

Outro ponto importante precisa ser observado. Os mecanismos de controle local não são reguladores eficazes do fluxo de ar e do fluxo sanguíneo em todas as circunstâncias. Se o fluxo sanguíneo é bloqueado em uma artéria pulmonar, ou se o fluxo de ar é bloqueado no nível de vias aéreas maiores, as respostas locais que desviam ar ou sangue para outras partes do pulmão são ineficazes, visto que, nesses casos, nenhuma parte do pulmão tem ventilação ou perfusão normais.

26. Se um tumor no pulmão diminui a um mínimo o fluxo sanguíneo em uma pequena região, o que ocorre com a P_{O_2} dos alvéolos dessa região e do líquido intersticial ao seu redor? O que ocorre com a P_{CO_2} nessa região? Qual é resposta compensatória dos bronquíolos na região afetada? A compensação trará a ventilação ao normal na região afetada? Explique.

A auscultação e a espirometria avaliam a função pulmonar

A maioria dos testes de função pulmonar é relativamente fácil de se realizar. A auscultação dos sons respiratórios é uma técnica diagnóstica importante na medicina pulmonar, da mesma forma que a auscultação do coração é uma técnica importante no diagnóstico cardiovascular (p. 464). Contudo, os sons respiratórios são mais complicados de se interpretar que os sons cardíacos por terem uma faixa mais ampla de variação normal.

Normalmente, os sons respiratórios são distribuídos uniformemente nos pulmões e parecem um "murmúrio" provocado pelo fluxo de ar. Quando o fluxo de ar é reduzido, como no pneumotórax, os sons respiratórios podem estar diminuídos ou ausentes. Sons anormais incluem vários chiados, estalos, sibilos e sons bolhosos, causados por líquidos e secreções nas vias aéreas ou nos alvéolos. A inflamação da membrana pleural causa o surgimento de chiados ou rangidos conhecidos como *atrito pericárdico*, que é causado pelo atrito das membranas pleurais inflamadas edemaciadas uma contra a outra, desaparecendo quando o líquido as separa novamente.

Doenças nas quais o fluxo de ar está diminuído como resultado do aumento da resistência nas vias aéreas são conhecidas como **doenças pulmonares obstrutivas**. Quando os pacientes com doença obstrutiva das vias aéreas inferiores são solicitados a exalar vigorosamente, o ar assobia pelas vias aéreas estreitadas, criando um som sibilante que pode ser ouvido até mesmo sem o estetoscópio. Dependendo da gravidade da doença, os bronquíolos podem colapsar e se fechar antes que uma expiração forçada seja completada, reduzindo a quantidade e a taxa do fluxo de ar medidos por um espirômetro.

As doenças pulmonares obstrutivas incluem asma, apneia obstrutiva do sono, enfisema e bronquite crônica. As duas últimas, às vezes, são chamadas de *doenças pulmonares obstrutivas crônicas* (DPOC) devido à sua natureza crônica, ou contínua. A *apneia obstrutiva do sono* resulta de uma obstrução das vias aéreas superiores, muitas vezes devido ao relaxamento anormal dos músculos da faringe e da língua, aumentando a resistência das vias aéreas durante a inspiração.

A **asma** é uma condição inflamatória, frequentemente associada a alergias, que é caracterizada por broncoconstrição e edema das vias aéreas. A crise de asma pode ser desencadeada por exercícios (asma induzida por exercício) ou por mudanças rápidas da temperatura ou da umidade do ar inspirado. Os pacientes asmáticos queixam-se de uma "necessidade de ar" e de dificuldade para respirar, ou *dispneia*. A gravidade das crises de asma varia desde moderada até ameaçadora à vida. Estudos envolvendo a asma em seu nível celular mostram que uma varie-

(a) Normalmente, a perfusão de sangue nos alvéolos é equilibrada com a ventilação alveolar para maximizar a troca de gases.

Arteríola

Bronquíolo

Sangue com pouco oxigênio

Alvéolos

Alvéolos

(b) Incompatibilidade da relação ventilação-perfusão causada por áreas alveolares hipoventiladas.

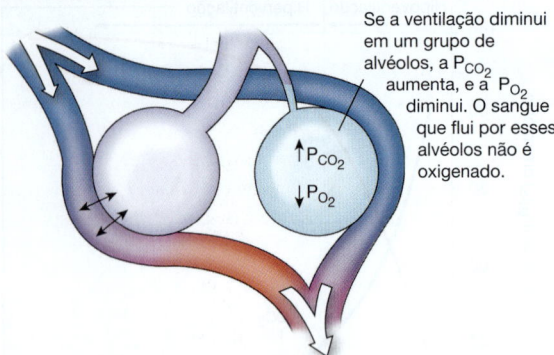

Se a ventilação diminui em um grupo de alvéolos, a P_{CO_2} aumenta, e a P_{O_2} diminui. O sangue que flui por esses alvéolos não é oxigenado.

↑P_{CO_2}
↓P_{O_2}

(c) Os mecanismos de controle local tentam manter a ventilação e a perfusão equilibradas.

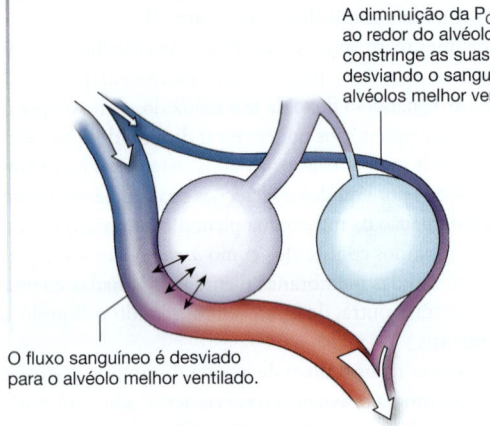

A diminuição da P_{O_2} tecidual ao redor do alvéolo subventilado constringe as suas arteríolas, desviando o sangue para os alvéolos melhor ventilados.

O fluxo sanguíneo é desviado para o alvéolo melhor ventilado.

(d) O diâmetro bronquiolar é mediado principalmente pelos níveis de CO_2 no ar expirado.

Controle local das arteríolas e dos bronquíolos pelo oxigênio e pelo dióxido de carbono

Composição do gás	Bronquíolos	Artéria pulmonar	Artérias sistêmicas
Aumento da P_{CO_2}	Dilatação	(Constrição)*	Dilatação
Diminuição da P_{CO_2}	Constrição	(Dilatação)	Constrição
Aumento da P_{O_2}	(Constrição)	(Dilatação)	Constrição
Diminuição da P_{O_2}	(Dilatação)	Constrição	Dilatação

*Os parênteses indicam respostas fracas.

Q **QUESTÕES DA FIGURA**

Um coágulo de sangue impede as trocas gasosas em um grupo de alvéolos.

1. O que ocorre com o tecido e com os gases alveolares?
2. Como os bronquíolos e as arteríolas respondem?

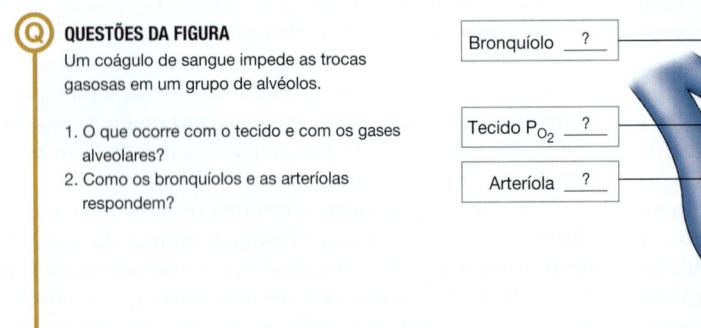

Bronquíolo ___?___

Tecido P_{O_2} ___?___

Arteríola ___?___

? P_{O_2}
? P_{CO_2}

O coágulo de sangue impede a troca gasosa

FIGURA 17.14 **Os mecanismos de controle local tentam manter a ventilação e a perfusão.**

dade de sinais químicos pode ser responsável pela broncoconstrição. Entre esses sinais, destacam-se acetilcolina, histamina, substância P (um neuropeptídeo), leucotrienos secretados pelos mastócitos, macrófagos e eosinófilos. Os *leucotrienos* são broncoconstritores semelhantes a lipídeos que são liberados durante a resposta inflamatória. A asma é tratada com medicação inalada e oral, incluindo agonistas β_2-adrenérgicos, anti-inflamatórios e antagonistas dos leucotrienos.

Isso completa nossa discussão sobre a mecânica da ventilação. A seguir, mudaremos o foco de estudo do fluxo de grandes quantidades de ar no processo de difusão para o transporte de

oxigênio e de dióxido de carbono à medida que ambos percorrem o espaço entre os alvéolos e as células do corpo.

REVISANDO CONCEITOS

27. Doenças restritivas diminuem a complacência pulmonar. De que forma o volume de reserva inspiratório muda nos pacientes com uma doença pulmonar restritiva?

28. A doença obstrutiva crônica dos pulmões faz os pacientes perderem a capacidade de expirar completamente. De que modo o volume residual muda nesses pacientes?

SOLUCIONANDO O PROBLEMA CONCLUSÃO | Enfisema

Edna deixou o consultório com a prescrição de um mucolítico, um broncodilatador, e anti-inflamatórios para manter suas vias aéreas o mais abertas possível. Ela concordou em tentar parar de fumar mais uma vez e também recebeu prescrição e folhetos para isso. Infelizmente, as mudanças nos pulmões que acontecem com a DPOC não são reversíveis e ela precisará de tratamento para o resto da sua vida. De acordo com a American Lung Association (*www.lung.org*), em

2010, a DPOC gerou custos médicos diretos e indiretos de aproximadamente US$ 50 milhões por ano.

Neste problema, você aprendeu sobre a doença pulmonar obstrutiva crônica. Para testar seu conhecimento, compare as suas respostas com as informações sintetizadas na tabela a seguir.

Pergunta	Fatos	Integração e análise
P1: Qual o efeito do estreitamento das vias aéreas na resistência que as vias aéreas oferecem ao fluxo de ar?	A relação entre o raio do tubo e a resistência é a mesma para o fluxo de ar e para o fluxo sanguíneo: à medida que o raio diminui, a resistência aumenta (p. 442).	Quando a resistência aumenta, o corpo precisa usar mais energia para gerar o fluxo de ar.
P2: Por que as pessoas com bronquite crônica têm uma taxa de infecções respiratórias maior que o normal?	A fumaça do cigarro paralisa os cílios que varrem resíduos e muco para fora das vias aéreas. Sem a ação dos cílios, o muco e as partículas aprisionadas nele acumulam-se nas vias aéreas.	As bactérias presas no muco podem se multiplicar e causar infecções respiratórias.
P3: Cite os músculos que os pacientes com enfisema utilizam para expirar ativamente.	A expiração passiva normal depende da retração elástica dos músculos e do tecido elástico dos pulmões.	A expiração forçada envolve os músculos intercostais internos e os músculos abdominais.
P4: Quando Edna enche seus pulmões ao máximo, o volume de ar nos seus pulmões é chamado de capacidade _____. Quando ela expira todo o ar que pode, o volume de ar que fica nos seus pulmões é o _____.	O volume máximo de ar nos pulmões é a *capacidade pulmonar total*. O ar que fica nos pulmões após uma expiração máxima é o volume residual.	N/A
P5: Por que Edna tem a contagem de eritrócitos e o hematócrito aumentados?	Devido à DPOC, a P_{O_2} arterial de Edna é baixa. O principal estímulo para a síntese de eritrócitos é a hipóxia.	Baixos níveis de oxigênio arterial desencadeiam a liberação de EPO (eritropoetina), a qual aumenta a síntese adicional de eritrócitos. Mais eritrócitos fornecem mais sítios de ligação para o transporte de oxigênio.

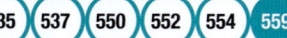

RESUMO DO CAPÍTULO

O fluxo de ar para dentro e para fora dos pulmões é um exemplo do princípio de *conservação da massa*. Assim como o fluxo sanguíneo, o fluxo de ar é um fluxo de massa que requer uma bomba para criar um gradiente de pressão e encontra resistência principalmente pela mudança no diâmetro dos tubos pelos quais ele flui. As *propriedades mecânicas* das pleuras e o recuo elástico da parede torácica e do tecido pulmonar são essenciais para a ventilação normal.

1. O metabolismo aeróbio nas células vivas consome oxigênio e produz dióxido de carbono. (p. 535)

2. A troca dos gases requer uma superfície de troca grande, fina e úmida, uma bomba para mover o ar e um sistema circulatório para transportar os gases para as células. (p. 535)

3. As funções do sistema respiratório incluem as trocas gasosas, a regulação do pH, a vocalização e a proteção contra substâncias estranhas. (p. 535)

O sistema respiratório

4. **Respiração celular** refere-se ao metabolismo celular que consome oxigênio. **Respiração externa** é a troca de gases entre a atmosfera e as células do corpo. Ela inclui ventilação, troca de gases no pulmão e nas células e transporte de gases no sangue. **Ventilação** é o movimento do ar para dentro e para fora dos pulmões. (p. 535; Fig. 17.1)

5. O **sistema respiratório** consiste em estruturas anatômicas envolvidas nas trocas gasosas e na ventilação. (p. 536)

6. O **trato respiratório superior** inclui a boca, a cavidade nasal, a **faringe** e a **laringe**. O **trato respiratório inferior** inclui a **traqueia**, os **brônquios**, os **bronquíolos** e as superfícies de troca nos **alvéolos**. (pp. 536, 537; Fig. 17.2a)

7. A caixa torácica é delimitada pelas costelas, pela coluna vertebral e pelo **diafragma**. Dois conjuntos de **músculos intercostais** conectam as costelas. (p. 536; Fig. 17.2c)

8. Cada **pulmão** está contido dentro de um **saco pleural** com membrana dupla, que contém uma pequena quantidade de **líquido pleural**. (p. 536; Figs. 17.2d, 17.3)

9. Os dois **brônquios primários** entram nos pulmões. Cada brônquio primário se divide em brônquios progressivamente menores e, por fim, em **bronquíolos** colapsáveis. (p. 537; Figs. 17.2e, 17.4)

10. O sistema respiratório superior filtra, aquece e umidifica o ar inalado. (p. 537)

11. Os alvéolos consistem principalmente em **células alveolares tipo I** com uma fina parede para a troca de gases. As **células alveolares tipo II** produzem o surfactante. Uma rede de capilares circunda cada alvéolo. (p. 540; Fig. 17.2f, g)

12. O fluxo sanguíneo através dos pulmões é igual ao débito cardíaco. A resistência ao fluxo sanguíneo na circulação pulmonar é baixa. A pressão arterial pulmonar média é de 25/8 mmHg. (p. 540)

Leis dos gases

13. A **lei de Dalton** afirma que a pressão total de uma mistura de gases é a soma das pressões parciais dos gases da mistura. A **pressão parcial** é a pressão de um único gás da mistura. (p. 542; Fig. 17.6)

14. O fluxo global de ar ocorre a favor de gradientes de pressão, assim como ocorre com o movimento de qualquer gás individual que faz parte do ar. (p. 542)

15. A **lei de Boyle** estabelece que, quando o volume disponível para um gás aumenta, a pressão do gás diminui. O corpo gera gradientes de pressão, mudando o volume torácico. (p. 544; Fig. 17.6b)

Ventilação

16. Um único **ciclo respiratório** é constituído por uma inspiração seguida por uma expiração. (p. 544)

17. O **volume corrente** é a quantidade de ar inalada durante uma única inspiração normal. A **capacidade vital** é o volume corrente somado aos **volumes de reserva expiratório** e **inspiratório**. O volume de ar nos pulmões ao final da expiração máxima é denominado **volume residual**. (p. 544; Fig. 17.7b)

18. O fluxo de ar no sistema respiratório é diretamente proporcional ao gradiente de pressão, e inversamente relacionado à resistência ao fluxo de ar oferecida pelas vias aéreas. (p. 546)

19. Durante a **inspiração**, a **pressão alveolar** diminui, e o ar flui para dentro dos pulmões. A inspiração requer a contração dos músculos inspiratórios e do diafragma. (p. 547; Fig. 17.9)

20. A **expiração** normalmente é passiva, resultando da retração elástica dos pulmões. (p. 548)

21. A **expiração ativa** requer a contração dos músculos intercostais internos e abdominais. (p. 548)

22. As **pressões intrapleurais** são sempre subatmosféricas, uma vez que a cavidade pleural é um compartimento fechado. (p. 549; Figs. 17.9, 17.10)

23. A **complacência** é uma medida da facilidade com a qual a parede do tórax e os pulmões se expandem. A perda da complacência aumenta o trabalho respiratório. A **elastância** é a capacidade de um pulmão resistir ao estiramento, ou de voltar ao seu estado de repouso. (p. 551)

24. O **surfactante** diminui a tensão superficial no líquido que reveste os alvéolos. A redução da tensão superficial impede os alvéolos menores de colapsarem e também torna mais fácil inflar os pulmões. (p. 552; Fig. 17.11)

25. O diâmetro dos bronquíolos determina quanta resistência eles oferecem ao fluxo de ar. (p. 553)

26. O aumento de CO_2 no ar expirado dilata os bronquíolos. Os neurônios parassimpáticos causam **broncoconstrição** em resposta a estímulos irritantes. Não há inervação simpática significativa nos bronquíolos, mas a adrenalina provoca **broncodilatação**. (p. 553; Tab. 17.2.)

27. **Ventilação pulmonar total** = frequência ventilatória $\times$ volume corrente. **Ventilação alveolar** = frequência ventilatória $\times$ (volume corrente − volume do espaço morto). (p. 554; Fig. 17.12a)

28. A composição do gás alveolar muda muito pouco durante um ciclo respiratório normal. A **hiperventilação** aumenta a P_{O_2} e diminui a P_{CO_2} alveolar. A **hipoventilação** tem o efeito oposto. (p. 556; Fig. 17.13)

29. Os mecanismos locais ajustam o fluxo de ar ao fluxo sanguíneo ao redor dos alvéolos. O aumento dos níveis de CO_2 dilata os bronquíolos, e a diminuição de O_2 contrai as arteríolas pulmonares. (p. 556; Fig. 17.14)

QUESTÕES PARA REVISÃO

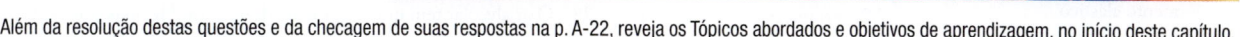

Além da resolução destas questões e da checagem de suas respostas na p. A-22, reveja os Tópicos abordados e objetivos de aprendizagem, no início deste capítulo.

Nível um   Revisando fatos e termos

1. Liste quatro funções do sistema respiratório.

2. Dê duas definições para a palavra *respiração*.

3. Quais grupos de músculos são usados para a inspiração normal em repouso? E para a expiração normal em repouso? E para a expiração ativa? Qual(is) tipo(s) de músculo são os diferentes músculos respiratórios (esquelético, cardíaco ou liso)?

4. Cite duas funções do líquido pleural.

5. Cite as estruturas anatômicas que uma molécula de oxigênio atravessa desde a atmosfera até o sangue.

6. Desenhe a estrutura de um alvéolo e diga a função de cada parte. Como os capilares são associados a um alvéolo?

7. Trace o trajeto da circulação pulmonar. Quanto sangue é encontrado nessa circulação em um dado momento? Qual é a pressão sanguínea arterial típica da circulação pulmonar, e como essa pressão pode ser comparada à da circulação sistêmica?

8. O que acontece ao ar inspirado quando ele é condicionado durante a sua passagem pelas vias aéreas?

9. Durante a inspiração, a maior parte da mudança do volume torácico é resultado do movimento do _____.

10. Descreva as mudanças nas pressões alveolar e intrapleural durante um ciclo ventilatório.

11. Consulte o espirograma na figura a seguir:

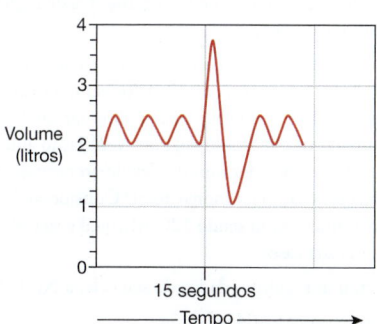

15 segundos

← Tempo →

(a) Conceitue volume corrente (V_c), volumes de reserva inspiratório e expiratório (VRI e VRE), volume residual (VR), capacidade vital (CV), capacidade pulmonar total (CVT).
(b) Qual é o valor de cada um desses volumes e capacidades?
(c) Qual é a frequência ventilatória desta pessoa?

12. Dos três fatores que contribuem para a resistência ao fluxo de ar por um tubo, qual desempenha o papel principal na mudança da resistência ao fluxo de ar no sistema respiratório humano?

13. Relacione os itens com seu efeito nos bronquíolos:

(a) histamina	1. broncoconstrição
(b) adrenalina	2. broncodilatação
(c) acetilcolina	3. sem efeito
(d) aumento da P_{CO_2}	

14. Qual é a função dos surfactantes em geral? E no sistema respiratório?

15. Se uma pessoa aumentasse o seu volume corrente, o que aconteceria com a sua P_{O_2} alveolar?

Nível dois   Revisando conceitos

16. Compare e diferencie os seguintes termos:
(a) complacência e elastância.
(b) inspiração, expiração e ventilação.
(c) pressão intrapleural e pressão alveolar.
(d) ventilação pulmonar total e ventilação alveolar.
(e) células alveolares tipos I e II.
(f) circulação pulmonar e circulação sistêmica.

17. Liste as principais substâncias parácrinas e os neurotransmissores que causam broncoconstrição e broncodilatação. Por quais receptores eles atuam? (muscarínicos, nicotínicos, α, β_1, β_2)

18. Organize os seguintes termos em um mapa da ventilação. Use setas para cima, setas para baixo, símbolos de maior que (>) e menor que (<) como modificadores. Você pode adicionar outros termos.

• contraem	• músculos intercostais internos
• dentro, fora, de, para	
• diafragma	• P_A
• escalenos	• P_{atm}
• fluxo de ar	• $P_{intrapleural}$
• músculos abdominais	• relaxam
• músculos expiratórios	• respiração em repouso
• músculos inspiratórios	• respiração forçada
• músculos intercostais externos	

19. Decida se cada parâmetro irá aumentar, diminuir, ou não mudará nas situações dadas.
(a) Resistência das vias aéreas com broncodilatação.
(b) Pressão intrapleural durante a inspiração.
(c) Fluxo de ar com broncoconstrição.
(d) Diâmetro bronquiolar com aumento da P_{CO_2}.
(e) Volume corrente com diminuição da complacência.
(f) Pressão alveolar durante a expiração.

20. Defina os seguintes termos: pneumotórax, espirômetro, auscultação, hipoventilação, broncoconstrição, volume-minuto, pressão parcial de um gás.

21. O coiote do desenho animado está enchendo um balão em outra tentativa de pegar o papa-léguas. Primeiro, ele inspira todo o ar que ele consegue, depois sopra o máximo possível para dentro do balão.
(a) O volume de ar no balão é igual à/ao _____ pulmonar do coiote. Esse volume pode ser medido diretamente pela medida do volume do balão ou pela soma de quais volumes respiratórios?
(b) Em 10 anos, quando o coiote ainda estiver caçando o papa-léguas, ele será capaz de colocar a mesma quantidade de ar no balão em uma única inspiração? Explique.

22. Correlacione as descrições às fases apropriadas da ventilação:

(a) depende geralmente do recolhimento elástico	1. inspiração
(b) é facilitada quando a complacência pulmonar diminui	2. expiração
(c) é impulsionada principalmente pela pressão intrapleural positiva gerada pela contração muscular	3. inspiração e expiração
(d) geralmente é um processo ativo que requer a contração dos músculos lisos	4. nenhum

23. Desenhe e rotule um gráfico que mostre a P_{O_2} nos brônquios primários durante um ciclo respiratório. (*Dica*: qual parâmetro vai em cada eixo?)

24. A complacência dos pulmões aumenta, mas a complacência da parede torácica diminui com a idade. Na ausência de outras alterações, cada um dos seguintes parâmetros aumenta, diminui ou não muda quando a complacência diminui?
    (a) Trabalho necessário para a respiração.
    (b) Facilidade com que os pulmões inflam.
    (c) Elastância pulmonar.
    (d) Resistência das vias aéreas durante a inspiração.

25. O surfactante pulmonar irá aumentar, diminuir ou não mudará os seguintes itens?
    (a) Trabalho necessário para a respiração.
    (b) Complacência pulmonar.
    (c) Tensão superficial nos alvéolos.

26. Um estudante respira a uma frequência de 20 incursões respiratórias (ciclos)/min, com um volume corrente de 300 mL/ciclo. Se o seu espaço morto anatômico é de 130 mL, calcule a sua ventilação pulmonar total e sua ventilação alveolar.

Nível três   Solucionando problemas

27. Uma programadora de computador de 30 anos teve asma durante 15 anos. Quando se deita à noite, ela tem acessos de chiado e tosse. Durante anos, ela achou que poderia respirar melhor se dormisse sentada na posição quase vertical. Realizando um exame, seu médico descobriu que ela tem o tórax aumentado. Os seus pulmões aparecem anormalmente inflados no raio x. A seguir, estão descritos os resultados do seu exame e dos testes de função pulmonar. Utilize os valores normais e as abreviaturas da Figura. 17.7 para ajudar a responder às questões.

Frequência ventilatória: 16 respirações/min	Volume corrente: 600 mL
VRE: 1.000 mL	VR: 3.500 mL
Capacidade inspiratória: 1.800 mL	Capacidade vital: 2.800 mL
Capacidade residual funcional: 4.500 mL	CPT: 6.300 mL

Depois que foi administrado a ela um broncodilatador, a sua capacidade vital aumentou para 3.650 mL.
    (a) Qual é o seu volume/minuto?
    (b) Explique a modificação na sua capacidade vital com o uso de broncodilatadores.

(c) Quais outros valores estão fora da normalidade? Você poderia explicar por que eles estão assim, considerando a história e os dados clínicos?

28. O ar alveolar tem uma P_{O_2} média de 100 mmHg, mas o ar expirado tem uma P_{O_2} média de 120 mmHg. Se o oxigênio se move dos pulmões para o corpo, por que há mais oxigênio no ar expirado?

29. Considere que uma mulher saudável tem um volume corrente em repouso de 400 mL, uma frequência respiratória de 13 respirações/min e um espaço morto anatômico de 125 mL. Quando ela se exercita, qual das seguintes situações será a mais eficiente para aumentar a liberação de oxigênio nos pulmões?
    (a) Aumento da frequência respiratória para 20 incursões/min, mas sem alterações no volume corrente.
    (b) Aumento no volume corrente para 550 mL, mas sem alterações na frequência respiratória.
    (c) Aumento no volume corrente para 500 mL e na frequência respiratória para 15 incursões/min.
    Qual dessas situações é mais provável de ocorrer durante o exercício na vida real?

Nível quatro   Problemas quantitativos

30. Um recipiente de gás com um pistão móvel possui um volume de 500 mL e uma pressão de 60 mmHg. O pistão é movido, e a nova pressão é de 150 mmHg. Qual é o novo volume do recipiente?

31. Você tem uma mistura de gases no ar seco, com uma pressão atmosférica de 760 mmHg. Calcule a pressão parcial de cada gás se a composição do ar for:
    (a) 21% de oxigênio, 78% de nitrogênio, 0,3% de dióxido de carbono.
    (b) 40% de oxigênio, 13% de nitrogênio, 45% de dióxido de carbono, 2% de hidrogênio.
    (c) 10% de oxigênio, 15% de nitrogênio, 1% de argônio, 25% de dióxido de carbono.

32. Li é uma mulher pequena, com um volume corrente de 400 mL e uma frequência respiratória de 12 ciclos ventilatórios por minuto em repouso. Qual é a sua ventilação pulmonar total? Um pouco antes de uma prova de fisiologia, a sua ventilação aumentou para 18 ciclos ventilatórios por minuto devido ao nervosismo. Agora, qual é a sua ventilação pulmonar total? Considerando seu espaço morto anatômico como sendo 120 mL, qual é sua ventilação alveolar em cada caso?

33. Você coletou os seguintes dados do seu colega Neelesh.

    Volume-minuto = 5.004 mL/min
    Frequência respiratória = 3 ciclos ventilatórios/15 s
    Capacidade vital = 4.800 mL
    Volume de reserva expiratório = 1.000 mL

    Quais são o volume corrente e o volume de reserva inspiratório de Neelesh?

34. Use a figura a seguir para ajudar a resolver este problema. Um espirômetro com um volume de 1 litro (V_1) é preenchido com uma mistura de oxigênio e gás hélio, com a concentração de hélio de 4 g/L (C_1). O hélio não se move dos pulmões para o sangue ou do sangue para os pulmões. Um sujeito está soprando ar para fora o máximo que ele pode. Ao final da expiração, o volume pulmonar é V_2. Ele põe, então, o tubo do espirômetro na boca e respira calmamente por vários ciclos. Ao final desse período, o hélio está uniformemente disperso no espirômetro e no pulmão do sujeito. Uma nova medida mostra que a nova concentração de hélio do

sujeito é de 1,9 g/L. Qual é o volume do pulmão dele ao iniciar o experimento? (*Dica*: $C_1V_1 = C_2V_2$)

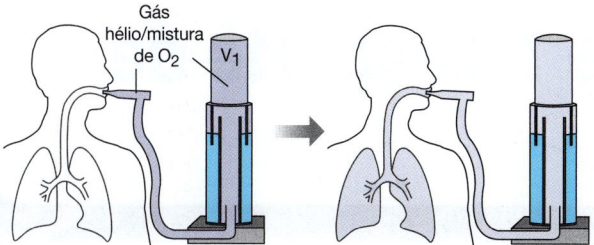

35. O gráfico mostra um pulmão sob duas condições diferentes, A e B. O que este gráfico está mostrando? (a) O efeito do volume pulmonar sobre a pressão, ou (b) o efeito da pressão no volume pulmonar? Em que condições o pulmão apresenta maior complacência, ou a complacência é a mesma nas duas situações?

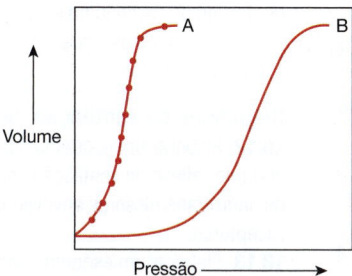

36. Os volumes e as capacidades pulmonares variam de acordo com a altura e o sexo de uma pessoa. As equações para estimar esses desfechos foram derivadas de estudos clínicos. Utilize as equações no quadro a seguir para estimar os volumes e as capacidades. O que vai acontecer com a sua capacidade vital prevista quando você tiver 70 anos de idade? H = altura em cm, em que 1 polegada = 2,54 cm. A = idade em anos.

Volume pulmonar (L)	Sujeito	Fórmula
Capacidade vital	Homens	$(0,06 \times H) - (0,0214 \times A) - 4,65$
	Mulheres	$(0,0491 \times H) - (0,0216 \times A) - 3,59$
Capacidade pulmonar total	Homens	$(0,0795 \times H) + (0,0032 \times A) - 7,333$
	Mulheres	$(0,059 \times H) - 4,537$
Capacidade residual funcional	Homens	$(0,0472 \times H) + (0,009 \times A) - 5,29$
	Mulheres	$(0,036 \times H) + (0,0031 \times A) - 3,182$
Volume residual	Homens	$(0,0216 \times H) + (0,0207 \times A) - 2,84$
	Mulheres	$(0,0197 \times H) + (0,0201 \times A) - 2,421$

As respostas para as questões de Revisando conceitos, Figuras, Questões gráficas e Questões para revisão ao final do capítulo podem ser encontradas no Apêndice A (p. A-1).

18

Trocas e Transporte de Gases

TÓPICOS ABORDADOS E OBJETIVOS DE APRENDIZAGEM

N o livro *No Ar Rarefeito* (*Into Thin Air*), Jon Krakauer relata uma viagem malfadada ao topo do Monte Everest. Para alcançar o pico do monte Everest, os alpinistas têm de atravessar a "zona da morte", localizada a 8 mil metros. Das milhares de pessoas que tentaram chegar ao cume, apenas cerca de 2 mil obtiveram sucesso, e mais de 185 morreram. Quais são os desafios fisiológicos da escalada do Monte Everest (8.850 m) e por que levou tantos anos para os homens chegarem com sucesso ao seu topo? A falta de oxigênio nas grandes altitudes é parte da resposta.

A mecânica da respiração inclui os acontecimentos que participam da mobilização de grandes quantidades de fluxo de ar para dentro e para fora dos pulmões. Neste capítulo, enfocamos os dois gases que são mais significativos para a fisiologia humana, o oxigênio e o dióxido de carbono, e analisamos como eles se movem entre o espaço aéreo alveolar e as células do corpo. O processo pode ser dividido em duas partes: a troca de gases entre os compartimentos, processo que necessita da difusão através das membranas celulares, e o transporte de gases no sangue. A **FIGURA 18.1** apresenta uma visão geral dos tópicos que são abordados neste capítulo.

Se a difusão dos gases entre os alvéolos e o sangue é significativamente prejudicada, ou se o transporte de oxigênio no sangue é inadequado, o sujeito entra em **hipóxia** (estado de muito pouco oxigênio nos tecidos). A hipóxia é frequentemente (mas não sempre) acompanhada de **hipercapnia**, isto é, uma concentração elevada de dióxido de carbono. Essas duas condições são sinais clínicos, não doenças, e os médicos precisam de informações adicionais para definir a sua causa. A **TABELA 18.1** lista vários tipos de hipóxia e algumas causas típicas.

Para evitar a hipóxia e a hipercapnia, o corpo utiliza sensores que monitoram a composição do sangue arterial. Esses sensores respondem a três variáveis:

1. *Oxigênio*. O fornecimento de oxigênio arterial para as células deve ser adequado para manter a respiração aeróbia e a produção de ATP.

2. O *dióxido de carbono* (CO_2) é produzido como um produto residual durante o ciclo do ácido cítrico (p. 108). A eliminação de CO_2 pelos pulmões é importante por duas razões: altos níveis de CO_2 atuam como um depressor do sistema nervoso central e provocam um estado de acidose (pH baixo) através da seguinte reação: $CO_2 + H_2O \rightleftharpoons H_2CO_3 \rightleftharpoons H^+ + HCO_3^-$.

SOLUCIONANDO O **PROBLEMA** | Altitude

Em 1981, um grupo de 20 fisiologistas, médicos e alpinistas, apoiados por 42 assistentes Sherpa, formaram a Expedição Americana de Pesquisa Médica ao Monte Everest. O objetivo da expedição era estudar a fisiologia humana em altitudes extremas, começando com o acampamento base, a 5.400 m (18.000 pés), e indo até o cume, a 8.850 m (mais de 29.000 pés). A partir do trabalho desses cientistas, temos, atualmente, uma boa visão da fisiologia da aclimatação na altitude (p. 18).

565 567 571 574 579 584 585

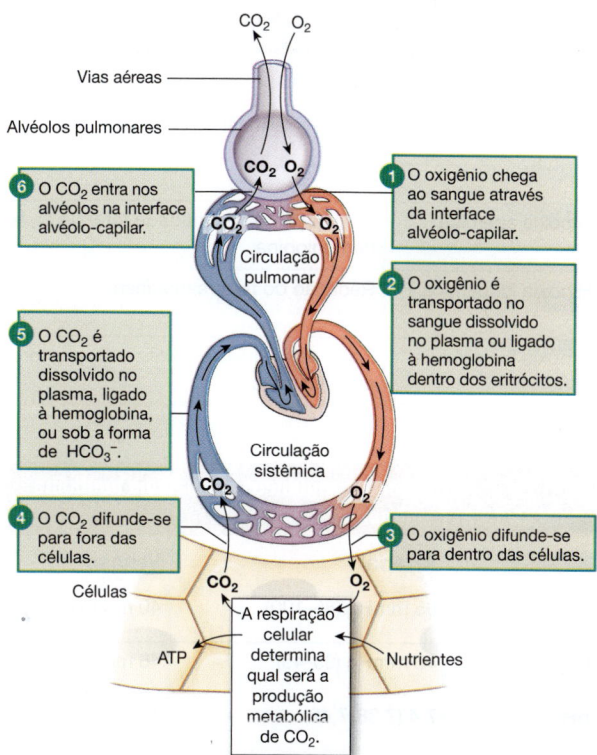

FIGURA 18.1   **Troca e transporte de gases no pulmão.**

3. *pH*. A homeostasia do pH é crítica para impedir a desnaturação de proteínas (p. 51). O sistema respiratório monitora o pH plasmático e utiliza as alterações na ventilação para equilibrar o pH. Discutiremos esse processo adiante, juntamente com as contribuições renais para a homeostasia do pH.

Os valores normais para esses três parâmetros são apresentados na **TABELA 18.2**. Neste capítulo, consideraremos os mecanismos pelos quais o oxigênio e o CO_2 se movem dos pulmões para as células, e vice-versa.

TROCA DE GASES NOS PULMÕES E NOS TECIDOS

A respiração é o fluxo de ar para dentro e para fora dos pulmões. Uma vez que o ar atinge os alvéolos, os gases individuais, como oxigênio e o CO_2, difundem-se do espaço alveolar para a corrente sanguínea. Lembre-se que a difusão é o movimento de uma molécula de uma região de maior concentração para uma de menor concentração (p. 134).

Quando pensamos nas concentrações de soluções, as unidades, como moles/litro e miliosmoles/litro, nos vêm à mente. No entanto, os fisiologistas comumente expressam as concentrações de gases no plasma de acordo com a sua pressão parcial, a fim de estabelecer a existência ou não de um gradiente de pressão entre os alvéolos e o sangue. Os gases movem-se de regiões de maior pressão parcial para regiões de menor pressão parcial.

TABELA 18.1	Classificação das hipóxias	
Tipo	**Definição**	**Causas comuns**
Hipóxia hipóxica	Baixa P_{O_2} arterial	Grande altitude; hipoventilação alveolar; diminuição da capacidade de difusão pulmonar; relação perfusão-ventilação anormal
Hipóxia anêmica	Diminuição da quantidade total de O_2 ligado à hemoglobina	Perda de sangue; anemia (baixa (Hb) ou ligação Hb-O_2 alterada); envenenamento por monóxido de carbono
Hipóxia isquêmica	Redução do fluxo sanguíneo	Insuficiência cardíaca (hipóxia de todo o corpo); choque (hipóxia periférica); trombose (hipóxia de um único órgão)
Hipóxia histotóxica	Falha das células em utilizar O_2 por terem sido envenenadas	Cianeto ou outros venenos metabólicos

TABELA 18.2	Valores sanguíneos normais na medicina pulmonar	
	Arterial	**Venoso**
P_{O_2}	95 mmHg (85-100)	40 mmHg
P_{CO_2}	40 mmHg (35-45)	46 mmHg
pH	7,4 (7,38-7,42)	7,37

A **FIGURA 18.2** mostra as pressões parciais do oxigênio e do CO_2 no ar, nos alvéolos e no interior do corpo. A P_{O_2} alveolar normal ao nível do mar é de 100 mmHg. A P_{O_2} do sangue venoso ao entrar no pulmão é de cerca de 40 mmHg. O oxigênio, portanto, move-se a favor do seu gradiente de pressão parcial (concentração), dos alvéolos para os capilares. A difusão tenta manter a homeostasia e, assim, a P_{O_2} do sangue arterial que deixa os pulmões é a mesma que a dos alvéolos: 100 mmHg.

Quando o sangue arterial alcança os capilares teciduais, o gradiente é invertido. As células usam continuamente o oxigênio para a fosforilação oxidativa (p. 109). Nas células de uma pessoa em repouso, a P_{O_2} intracelular média é de 40 mmHg. O sangue arterial que chega às células tem uma P_{O_2} de 100 mmHg. Devido a uma menor P_{O_2} nas células, o oxigênio difunde-se a favor do gradiente de pressão parcial, ou seja, do plasma para as células. Mais uma vez, a difusão ocorre até o seu equilíbrio. Como resultado, o sangue venoso tem a mesma P_{O_2} que as células.

Por outro lado, a P_{CO_2} é mais elevada nos tecidos do que no sangue capilar sistêmico, devido à produção elevada de CO_2 durante o metabolismo celular (Fig. 18.2). A P_{CO_2} intracelular em uma pessoa em repouso é de cerca de 46 mmHg, comparada à P_{CO_2} arterial, que gira em torno de 40 mmHg. Essa diferença faz o CO_2 se difundir para fora das células, em direção aos capilares. A difusão ocorre até o equilíbrio, fazendo a P_{CO_2} média do sangue venoso sistêmico girar em torno de 46 mmHg.

Nos capilares pulmonares, o processo é inverso. O sangue venoso trazendo o CO_2 das células tem uma P_{CO_2} de 46 mmHg. A P_{CO_2} alveolar é de 40 mmHg. Devido ao fato de a P_{CO_2} no sangue venoso ser mais elevada que a P_{CO_2} alveolar, o CO_2 move-se dos capilares para os alvéolos. Quando o sangue sai da circulação pulmonar, ele tem uma P_{CO_2} de 40 mmHg, idêntica à P_{CO_2} dos alvéolos.

Nas seções seguintes, consideraremos alguns dos outros fatores que a afetam a transferência de gases entre os alvéolos e as células.

REVISANDO CONCEITOS

1. Revisão sobre o metabolismo celular: qual das três vias metabólicas seguintes – glicólise, ciclo do ácido cítrico e cadeia de transporte de elétrons – está diretamente associada ao (a) consumo de O_2 e à (b) produção de CO_2?

2. Por que o fluxo de oxigênio dos alvéolos para o plasma não diminui a P_{O_2} alveolar? (*Dica*: p. 555.)

3. Se o nitrogênio é 78% do ar atmosférico, qual é a pressão parcial desse gás quando a pressão atmosférica no ar seco é de 720 mmHg?

A P_{O_2} alveolar baixa diminui o consumo de oxigênio

Muitas variáveis influenciam a eficiência da troca gasosa alveolar e determinam se os gases do sangue arterial estarão dentro de uma faixa de normalidade (**FIG. 18.3a**). Em primeiro lugar, uma quantidade adequada de oxigênio deve chegar aos alvéolos. Uma diminuição na P_{O_2} alveolar significa que menos oxigênio estará disponível para chegar ao sangue. Além disso, podem ocorrer problemas com a transferência dos gases entre os alvéolos e os capilares pulmonares. Por fim, o fluxo sanguíneo, ou *perfusão*, dos alvéolos deve ser adequado (p. 556). Se algum fator prejudicar o fluxo sanguíneo para o pulmão, o corpo será incapaz de obter o oxigênio que necessita. Olharemos com mais detalhes para esses fatores.

Existem duas possíveis causas para a baixa P_{O_2} alveolar: (1) o ar inspirado tem baixo conteúdo de oxigênio ou (2) a ventilação alveolar (p. 553) é inadequada.

Composição do ar inspirado O primeiro requisito para uma oferta adequada de oxigênio aos tecidos é uma captação de oxigênio da atmosfera adequada. O principal fator que afeta o conteúdo de oxigênio atmosférico é a altitude. A pressão parcial de oxigênio no ar diminui junto com a pressão atmosférica total quando você se move do nível do mar (onde a pressão atmosférica normal é de 760 mmHg) para altitudes maiores.

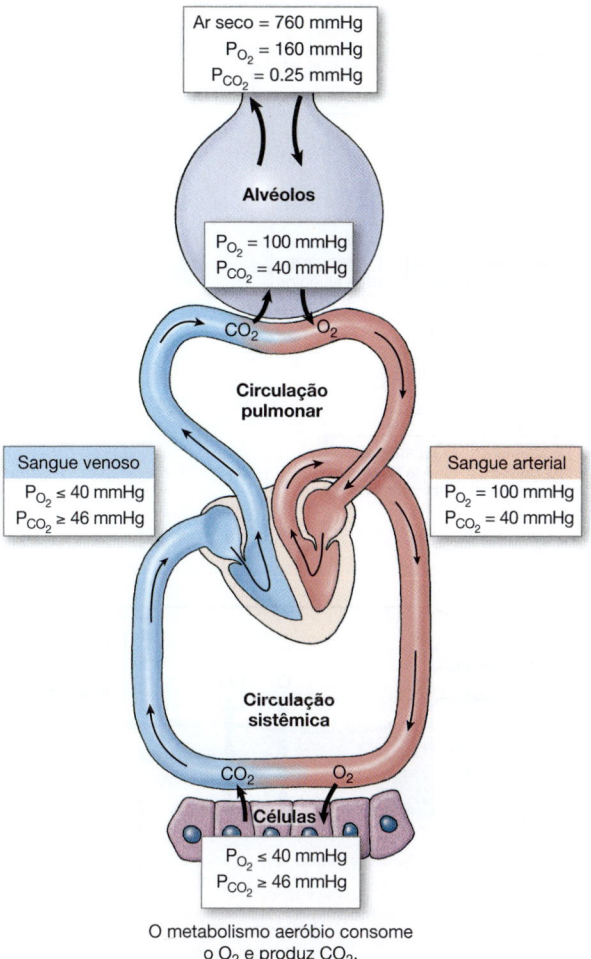

Ar seco = 760 mmHg
P_{O_2} = 160 mmHg
P_{CO_2} = 0.25 mmHg

Alvéolos

P_{O_2} = 100 mmHg
P_{CO_2} = 40 mmHg

CO_2 O_2

Circulação pulmonar

Sangue venoso
P_{O_2} ≤ 40 mmHg
P_{CO_2} ≥ 46 mmHg

Sangue arterial
P_{O_2} = 100 mmHg
P_{CO_2} = 40 mmHg

Circulação sistêmica

CO_2 O_2

Células

P_{O_2} ≤ 40 mmHg
P_{CO_2} ≥ 46 mmHg

O metabolismo aeróbio consome
o O_2 e produz CO_2.

FIGURA18.2   Os gases difundem-se devido ao gradiente de pressão.

Por exemplo, Denver está a 1.609 m acima do nível do mar e possui uma pressão atmosférica de cerca de 628 mmHg. A P_{O_2} no ar seco de Denver é de 132 mmHg, abaixo dos 160 mmHg ao nível do mar. Para o ar atmosférico totalmente umidificado, a P_{O_2} é ainda menor: P_{atm} 628 mmHg – P_{H_2O} 47 mmHg = 581 mmHg × 21% = P_{O_2} de 122 mmHg, abaixo dos 150 mmHg ao nível do mar. Observe que a pressão do vapor de água é a mesma em locais com umidade de 100%, sem sofrer influência da altitude, fazendo a sua contribuição sobre a pressão total nos pulmões ser mais importante em locais mais altos.

A ventilação alveolar   A menos que uma pessoa esteja viajando, a altitude permanece constante. Se a composição do ar inspirado é normal, mas a P_{O_2} alveolar é baixa, então a pessoa deve estar com problemas na ventilação alveolar. A ventilação alveolar baixa também é conhecida como *hipoventilação*, sendo caracterizada por uma redução no volume de ar que chega aos alvéolos. As alterações patológicas que podem resultar em hipoventilação alveolar (Fig. 18.3c) incluem a diminuição da complacência pulmonar (p. 551), o aumento da resistência das vias aéreas (p. 553) ou a depressão do sistema nervoso central (SNC), que diminui a frequência respiratória e a profundidade da respiração.

SOLUCIONANDO O **PROBLEMA**

A hipóxia é o problema primário que a pessoa experimenta quando ascende a grandes altitudes. Uma grande altitude é considerada qualquer local acima de 1.500 m (5.000 pés), entretanto, a maioria das respostas patológicas à altitude só ocorre acima dos 2.500 m (cerca de 8.000 pés). Segundo estimativa, 25% das pessoas que chegam a 2.590 m experimentarão alguma forma de mal-estar devido à altitude.

P1: *Se o vapor de água contribui com 47 mmHg para a pressão do ar completamente umidificado, qual é a P_{O_2} do ar inspirado que chega aos alvéolos a 2.500 m, onde a pressão atmosférica do ar seco é de 542 mmHg? Como esse valor de P_{O_2} pode ser comparado com o do ar plenamente umidificado ao nível do mar?*

565 567 571 574 579 584 585

As causas mais comuns de depressão do SNC em jovens incluem a intoxicação por álcool e a overdose por drogas de abuso.

REVISANDO CONCEITOS

4. No cume do Monte Everest, a uma altitude de 8.850 m, a pressão atmosférica é de apenas 250 mmHg. Qual é a P_{O_2} do ar atmosférico seco no topo do Everest? Se o vapor de água adicionado ao ar inalado no cume tem uma pressão parcial de 47 mmHg, qual será a P_{O_2} do ar inalado nessas condições?

Problemas de difusão que causam hipóxia

Se a hipóxia não é causada por hipoventilação, o problema normalmente é gerado por algum aspecto que envolva modificações nas trocas gasosas entre os alvéolos e o sangue. Nessas situações, a P_{O_2} alveolar pode ser normal, mas a P_{O_2} do sangue arterial que deixa os pulmões é baixa. A transferência de oxigênio dos alvéolos para o sangue requer a difusão através da barreira criada pelas células alveolares tipo I e pelo endotélio capilar (Fig. 18.3b).

A troca de oxigênio e de dióxido de carbono por toda a barreira de difusão obedece às mesmas regras de um processo de difusão simples através de uma membrana semipermeável (p. 136). A taxa de difusão é diretamente proporcional à área de superfície, ao gradiente de concentração do gás e à permeabilidade da barreira:

Taxa de difusão ∝ área de superfície ×
gradiente de concentração × permeabilidade da barreira

A partir das regras gerais para a difusão, podemos adicionar um quarto fator: a *distância da difusão*. A difusão é inversamente proporcional ao quadrado da distância, ou, em termos gerais, a difusão é mais rápida em distâncias curtas (p. 134):

Taxa de difusão ∝ $1/distância^2$

(a) Troca gasosa alveolar

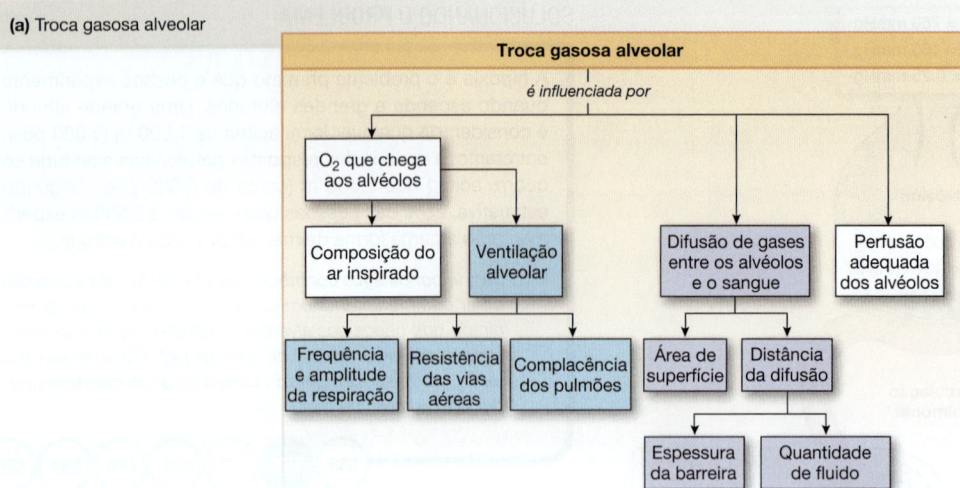

(b) As células formam uma barreira de difusão entre o pulmão e o sangue.

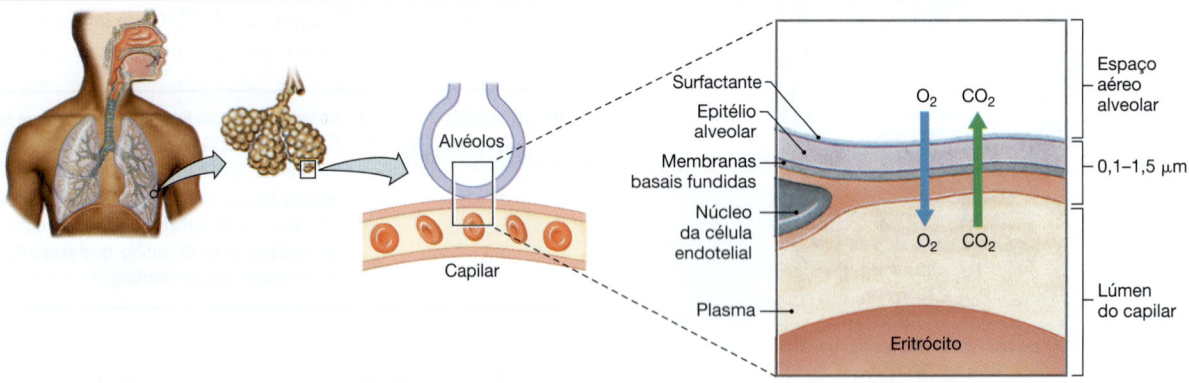

(c) Patologias que causam hipóxia

Difusão $\propto$ área de superfície $\times$ permeabilidade da barreira/distância^2

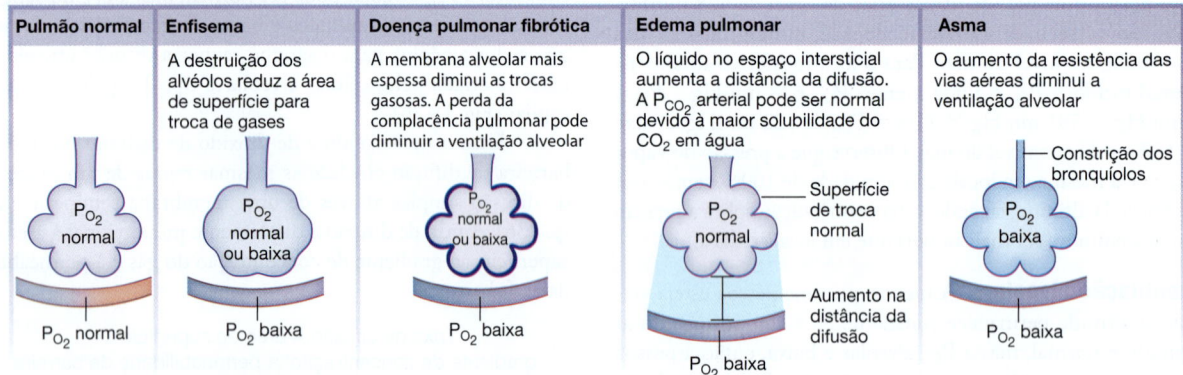

FIGURA 18.3 Trocas gasosas nos alvéolos.

Na maioria das condições, a distância de difusão, a área de superfície e a permeabilidade da barreira são constantes e maximizadas, a fim de facilitar o processo de difusão. A troca de gases nos pulmões é rápida, o fluxo sanguíneo pelos capilares pulmonares é lento e a difusão alcança o equilíbrio em menos de um segundo. Isso faz o gradiente de concentração entre os alvéolos e o sangue ser o principal fator que afeta a troca gasosa em pessoas saudáveis.

Os fatores da área de superfície, da distância de difusão e da permeabilidade da membrana podem ser alterados em várias doenças. As mudanças patológicas que afetam a troca gasosa incluem (1) redução na área de superfície alveolar disponível para a troca gasosa, (2) aumento na espessura da membrana alveolar e (3) aumento na distância de difusão entre o espaço aéreo dos alvéolos e o sangue.

Área de superfície A diminuição na área de superfície alveolar pode ter efeitos devastadores no *enfisema*, uma doença pulmonar degenerativa frequentemente causada pelo tabagismo (Fig. 18.3c). O efeito irritante de produtos químicos da fumaça e do alcatrão nos alvéolos ativa os macrófagos alveolares, os quais liberam *elastase* e outras enzimas proteolíticas. Essas enzimas destroem as fibras elásticas dos pulmões (p. 82) e induzem a apoptose das células, degradando as paredes dos alvéolos. O resultado é alta complacência/baixa retração elástica pulmonar com alvéolos maiores, menos alvéolos e menos área de superfície para as trocas gasosas.

Difusão pela barreira de permeabilidade As mudanças patológicas na barreira de difusão alvéolo-capilar podem alterar as suas propriedades, e, assim, as trocas gasosas tornam-se mais lentas. Por exemplo, em doenças pulmonares fibróticas, o tecido cicatricial engrossa a parede alveolar (Fig. 18.3c). A difusão de gases através deste tecido cicatricial é muito mais lenta que o normal. No entanto, devido à capacidade dos pulmões de manter uma reserva de ar, um terço do epitélio de troca deve estar modificado para que a P_{O_2} arterial caia significativamente.

Distância de difusão Normalmente, a distância de difusão pulmonar é pequena, uma vez que o alvéolo e as células endoteliais são finas e existe pouco ou nenhum líquido intersticial entre essas duas camadas de células (Fig. 18.3b). No entanto, em certas condições patológicas, o excesso de líquido aumenta a distância de difusão entre o espaço de ar alveolar e o sangue. O acúmulo de líquido pode ocorrer no interior dos alvéolos ou no compartimento intersticial, entre o epitélio alveolar e o capilar.

No **edema pulmonar**, o acúmulo de líquido intersticial aumenta a distância de difusão e retarda a troca gasosa (Fig. 18.3c). Normalmente, apenas uma pequena quantidade de líquido intersticial está presente nos pulmões, como resultado da baixa pressão do sangue pulmonar e da drenagem linfática eficaz. Contudo, se a pressão arterial pulmonar aumenta, por alguma razão, como na insuficiência ventricular esquerda ou na disfunção da valva mitral (valva atrioventricular esquerda), o balanço normal entre filtração e reabsorção no capilar é rompido (Fig. 15.18, p. 499).

Quando a pressão hidrostática capilar aumenta, mais líquido é filtrado para fora do capilar. Se a filtração aumenta muito, os vasos linfáticos são incapazes de remover todo o líquido, e o excesso acumula-se no espaço intersticial pulmonar, gerando edema pulmonar. Em casos graves, o edema excede a capacidade

BIOTECNOLOGIA

Oxímetro de pulso

Um importante indicador clínico da eficácia das trocas gasosas nos pulmões é a concentração de oxigênio no sangue arterial. Obter uma amostra de sangue arterial é difícil para o médico e doloroso para o paciente, visto que é preciso encontrar uma artéria acessível. (A maior parte do sangue é retirada de veias superficiais, em vez de das artérias, as quais se situam mais profundamente no corpo.) Ao longo dos anos, porém, os cientistas desenvolveram instrumentos que medem rapidamente e de forma indolor os níveis de oxigênio sanguíneo através da superfície da pele em um lóbulo da orelha ou em um dedo. Um desses instrumentos, o *oxímetro de pulso*, é preso à ponta do dedo, e em segundos gera uma leitura digital da saturação da hemoglobina arterial. O oxímetro funciona medindo a absorção de luz da hemoglobina tecidual em dois comprimentos de onda. Outro instrumento, o *sensor de oxigênio transcutâneo*, mede o oxigênio dissolvido no plasma, utilizando uma variação de um eletrodo tradicional para a mensuração de gás. Ambos os métodos possuem limitações, mas são populares porque fornecem um meio rápido e não invasivo de estimar o conteúdo arterial de oxigênio.

de retenção do tecido, e, assim, o líquido escapa do espaço intersticial para o alvéolo, inundando os alvéolos. Em geral, o interior dos alvéolos é uma superfície úmida revestida por uma camada muito fina de líquido com surfactante (cerca de 2-5 μm) (ver Fig. 18.3b). Com a chegada de líquido aos alvéolos, esta camada de líquido pode se tornar muito mais espessa e prejudicar seriamente a troca gasosa. A presença de líquido alveolar pode também ocorrer quando o epitélio alveolar for danificado, como no processo inflamatório ou durante a inalação de gases tóxicos. Se a hipóxia devida ao acúmulo de líquido no alvéolo é grave e não pode ser corrigida pela oxigenioterapia, a condição pode ser chamada de *síndrome da angústia respiratória do adulto* ou SARA.

REVISANDO CONCEITOS

5. Por que a insuficiência ventricular esquerda ou a disfunção da valva mitral causam elevação da pressão arterial pulmonar?

6. Se a ventilação alveolar aumenta, o que acontece com a P_{O_2} arterial? E com a P_{CO_2} arterial? E com a P_{O_2} e com a P_{CO_2} venosa? Explique as suas respostas.

A solubilidade do gás afeta a difusão

Um último fator que pode afetar a troca gasosa nos alvéolos é a solubilidade do gás. O movimento das moléculas do gás do ar para um líquido é diretamente proporcional a três fatores: (1) o gradiente de pressão do gás, (2) a solubilidade do gás no líquido e (3) a temperatura. Devido ao fato de a temperatura ser relativamente constante nos mamíferos, ignoraremos a sua contribuição nesta discussão.

Quando um gás é colocado em contato com a água e existe um gradiente de pressão, as moléculas do gás movem-se de uma fase para a outra. Se a pressão do gás é maior na água do que na fase gasosa, então as moléculas do gás deixam a água. Se a pressão do gás é maior na fase gasosa do que na água, então o gás dissolve-se na água.

Por exemplo, considere um recipiente de água exposto ao ar com uma P_{O_2} de 100 mmHg (**FIG. 18.4a**). Inicialmente, a água não tem oxigênio dissolvido (P_{O_2} água = 0 mmHg). Como o ar permanece em contato com a água, algumas moléculas de oxigênio se movendo no ar se difundem para dentro da água, dissolvendo-se (Fig. 18.4b). Esse processo continua até que o equilíbrio seja alcançado. No equilíbrio (Fig. 18.4c), o movimento do oxigênio do ar para a água é igual ao movimento do oxigênio da água de volta para o ar.

Nos referimos à concentração de oxigênio dissolvido em água a qualquer P_{O_2} como *pressão parcial do gás em solução*. No nosso exemplo, portanto, se o ar tem uma P_{O_2} de 100 mmHg, no estado de equilíbrio a água também terá uma P_{O_2} de 100 mmHg.

Observe que isso *não* significa que a concentração de oxigênio é a mesma no ar e na água! A concentração de oxigênio dissolvido também depende da *solubilidade* do oxigênio na água. A facilidade com a qual um gás se dissolve em um líquido é a **solubilidade** do gás neste líquido. Se um gás é muito solúvel, um grande número de moléculas do gás entra na solução a uma baixa pressão parcial do gás. Com gases menos solúveis, mesmo uma pressão parcial alta pode fazer somente poucas moléculas do gás se dissolverem no líquido.

Por exemplo, quando a P_{O_2} é de 100 mmHg, tanto no ar quanto na água, o ar conterá 5,2 mmol de O_2/L, porém a água conterá apenas 0,15 mmol de O_2/L (Fig. 18.4c). Como você pode ver, o oxigênio não é muito solúvel em água e, por extensão, em qualquer solução aquosa. A sua baixa solubilidade foi determinante para a evolução das moléculas carreadoras de oxigênio na solução aquosa que chamamos de sangue.

Agora, compare a solubilidade do oxigênio à do CO_2 (Fig. 18.4d). O dióxido de carbono é 20 vezes mais solúvel em água do que o oxigênio. Em uma P_{CO_2} de 100 mmHg, a concentração de CO_2 no ar é de 5,2 mmol de CO_2/L, e a sua concentração na água é de 3 mmol/L. Assim, embora a P_{O_2} e a P_{CO_2} sejam ambas de 100 mmHg na água, a quantidade de cada um dos gases dissolvidos na água é muito diferente.

Por que a solubilidade é importante na fisiologia? A resposta é porque a baixa solubilidade do oxigênio em soluções aquosas determina que muito pouco oxigênio pode ser dissolvido no plasma. A sua baixa solubilidade também implica que o oxigênio atravessa mais lentamente a distância aumentada de difusão presente no edema pulmonar. A difusão do oxigênio nos capilares alveolares não tem tempo para entrar em equilíbrio antes que o sangue deixe os capilares. O resultado é uma P_{O_2} arterial diminuída, embora a P_{O_2} alveolar seja mantida.

O dióxido de carbono é relativamente solúvel nos fluidos corporais, de modo que o aumento da distância de difusão não afeta significativamente a troca de CO_2. Em alguns casos de edema pulmonar, a P_{O_2} arterial é baixa, mas a P_{CO_2} arterial é normal, devido às diferentes solubilidades dos dois gases.

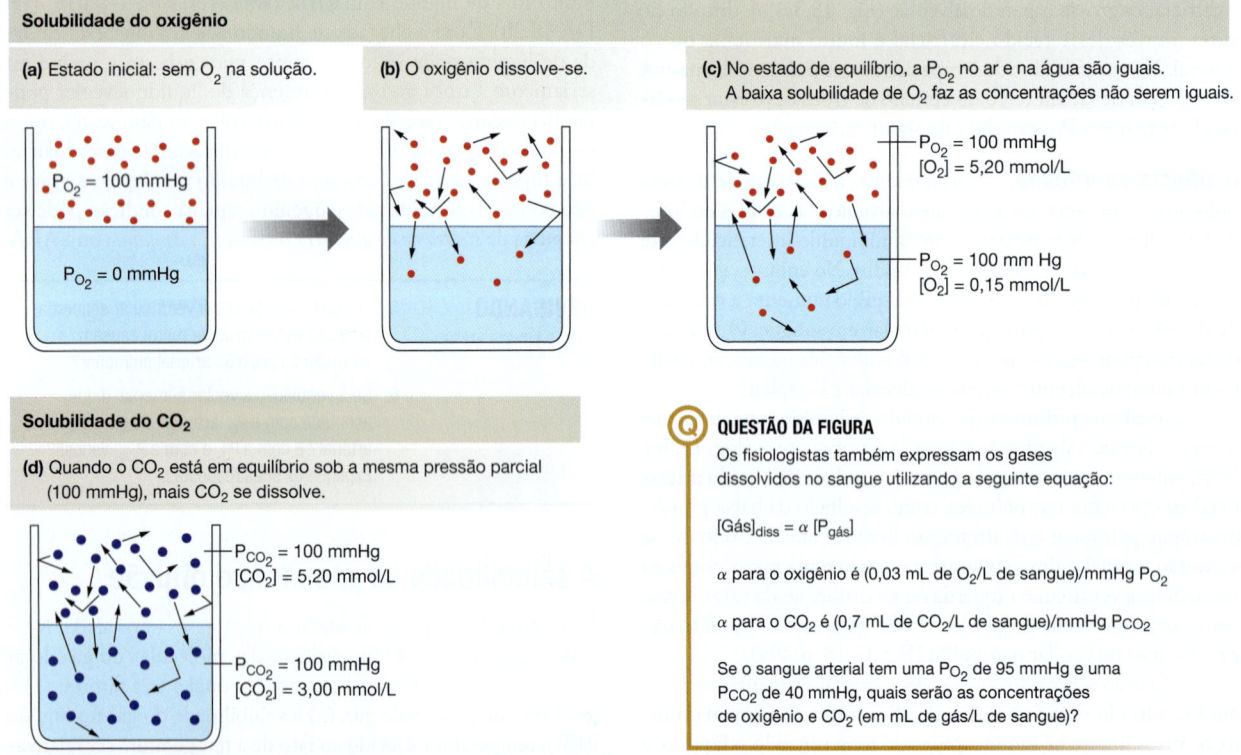

Solubilidade do oxigênio

(a) Estado inicial: sem O_2 na solução.

P_{O_2} = 100 mmHg

P_{O_2} = 0 mmHg

(b) O oxigênio dissolve-se.

(c) No estado de equilíbrio, a P_{O_2} no ar e na água são iguais. A baixa solubilidade de O_2 faz as concentrações não serem iguais.

P_{O_2} = 100 mmHg
[O_2] = 5,20 mmol/L

P_{O_2} = 100 mm Hg
[O_2] = 0,15 mmol/L

Solubilidade do CO_2

(d) Quando o CO_2 está em equilíbrio sob a mesma pressão parcial (100 mmHg), mais CO_2 se dissolve.

P_{CO_2} = 100 mmHg
[CO_2] = 5,20 mmol/L

P_{CO_2} = 100 mmHg
[CO_2] = 3,00 mmol/L

Q QUESTÃO DA FIGURA

Os fisiologistas também expressam os gases dissolvidos no sangue utilizando a seguinte equação:

[Gás]$_{diss}$ = α [$P_{gás}$]

α para o oxigênio é (0,03 mL de O_2/L de sangue)/mmHg P_{O_2}

α para o CO_2 é (0,7 mL de CO_2/L de sangue)/mmHg P_{CO_2}

Se o sangue arterial tem uma P_{O_2} de 95 mmHg e uma P_{CO_2} de 40 mmHg, quais serão as concentrações de oxigênio e CO_2 (em mL de gás/L de sangue)?

FIGURA 18.4 Gases em solução. Quando a temperatura permanece constante, a quantidade de gás que se dissolve em um líquido depende da solubilidade do gás no líquido e da pressão parcial do gás.

SOLUCIONANDO O **PROBLEMA**

A doença aguda da montanha é a doença mais leve causa-da pela hipóxia da altitude. O sintoma primário é uma cefa-leia que pode ser acompanhada por vertigem, náusea, fa-diga ou confusão. As doenças consideradas como as mais graves são o *edema pulmonar de altas altitudes* (EPAA) e o edema cerebral de altas altitudes. O EPAA é a principal cau-sa de morte por doenças da altitude, sendo caracterizado por alta pressão arterial pulmonar, respiração extremamen-te curta e, algumas vezes, uma tosse que produz um líquido espumoso róseo. O tratamento é o deslocamento imediato para uma altitude mais baixa e administração de oxigênio.

P2: *Por que uma pessoa com EPAA teria respiração curta?*

P3: *Com base no que você aprendeu sobre os mecanismos de ajuste da ventilação e da perfusão no pulmão (p. 556), você pode explicar por que pacientes com EPAA apresentam pressão arterial pulmonar elevada?*

(565)(567)(**571**)(574)(579)(584)(585)

REVISANDO CONCEITOS

7. Verdadeiro ou falso? O plasma com uma P_{O_2} de 40 mmHg e uma P_{CO_2} de 40 mmHg tem as mesmas concentrações de oxigênio e de dióxido de carbono.

8. Uma solução salina é exposta a uma mistura de nitrogênio com hidrogênio, na qual $P_{H_2} = P_{N_2}$. Quais as informações que você precisa para saber se quantidades iguais de H_2 e N_2 se dissolvem na solução?

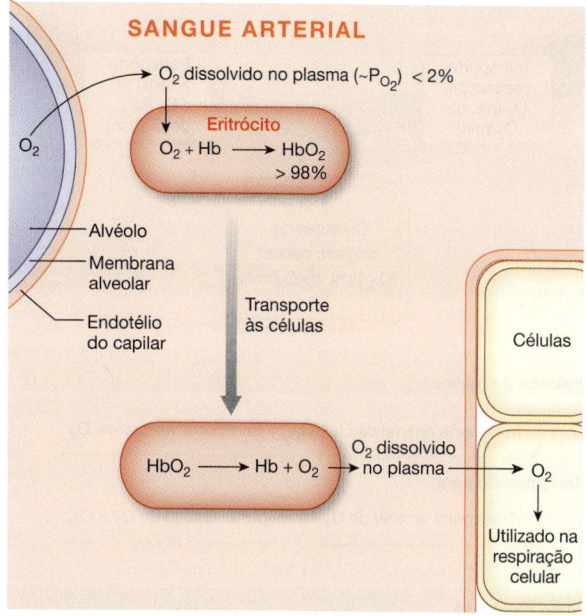

SANGUE ARTERIAL

O_2 dissolvido no plasma ($\sim P_{O_2}$) < 2%

Eritrócito
$O_2 + Hb \longrightarrow HbO_2$ > 98%

O_2

Alvéolo
Membrana alveolar
Endotélio do capilar

Transporte às células

Células

$HbO_2 \longrightarrow Hb + O_2$

O_2 dissolvido no plasma

O_2

Utilizado na respiração celular

Q | **QUESTÃO DA FIGURA**

Quantas membranas celulares o O_2 atravessará em sua passagem entre o espaço de ar dos alvéolos e a sua ligação à hemoglobina?

FIGURA 18.5 **Transporte de oxigênio.** Mais de 98% do oxi-gênio no sangue estão ligados à hemoglobina nos eritrócitos, e menos de 2% são dissolvidos no plasma.

TRANSPORTE DE GASES NO SANGUE

Agora que descrevemos como os gases entram e saem dos capi-lares, voltaremos nossa atenção para o transporte de oxigênio e de dióxido de carbono no sangue. Os gases que entram nos ca-pilares primeiramente se dissolvem no plasma. Todavia, os gases dissolvidos representam apenas uma pequena parte do oxigênio que será fornecido às células. Os glóbulos vermelhos, ou *eritró-citos*, têm um papel fundamental em garantir que o transporte de gás entre o pulmão e as células seja suficiente para atender às necessidades celulares. Sem a hemoglobina nos eritrócitos, o sangue não seria capaz de transportar uma quantidade suficiente de oxigênio para sustentar a vida (**FIG. 18.5**).

O transporte de oxigênio na circulação e o consumo de oxigênio pelos tecidos são excelentes maneiras de ilustrar o prin-cípio de fluxo de massa e de balanço de massa. O *fluxo de massa* (p. 11) é definido como a quantidade de *x* em movimento por minuto, em que o fluxo de massa = concentração × fluxo de volume. Pode-se calcular o fluxo de massa de oxigênio viajando dos pulmões para as células, utilizando o conteúdo de oxigênio do sangue arterial × débito cardíaco. Se o sangue arterial contém em média 200 mL de O_2/L e o débito cardíaco é de 5 L/min, o transporte de oxigênio para as células é

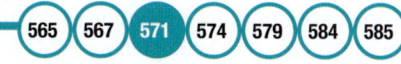

$$200 \text{ mL de } O_2/\text{L de sangue} \times 5 \text{ L de sangue/min} =$$
$$\text{mL de } O_2/\text{min para as células} \quad (1)$$

Se conhecemos qual é o fluxo de massa de oxigênio no sangue venoso que deixa as células, podemos utilizar o princípio do *balanço de massa* (p. 10) para calcular a absorção e o consumo de oxigênio pelas células (**FIG. 18.6**):

$$\text{Transporte de } O_2 \text{ arterial} - \text{uso celular de } O_2 =$$
$$\text{transporte venoso de } O_2 \quad (2)$$

em que o transporte de oxigênio é expresso como mL de O_2 transportado pelo sangue em um minuto.

Utilizando-se álgebra, podemos reorganizar a equação (2) para calcular o uso de O_2, ou o *consumo de oxigênio*, pelas células:

$$\text{Transporte arterial de } O_2 - \text{transporte venoso de } O_2 =$$
$$\text{consumo de oxigênio} \quad (3)$$

Adolph Fick, o fisiologista do século XIX que deduziu a lei de difusão de Fick, combinou a equação do fluxo de massa (1) com a equação do balanço de massa (3) para chegar ao consumo de oxigênio (Q_{O_2}), ao débito cardíaco (DC) e ao conteúdo de oxi-gênio no sangue, como mostrado na Figura 18.6. O resultado é a **equação de Fick**:

$$Q_{O_2} = DC \times (\text{conteúdo arterial de oxigênio} -$$
$$\text{conteúdo venoso de oxigênio}) \quad (4)$$

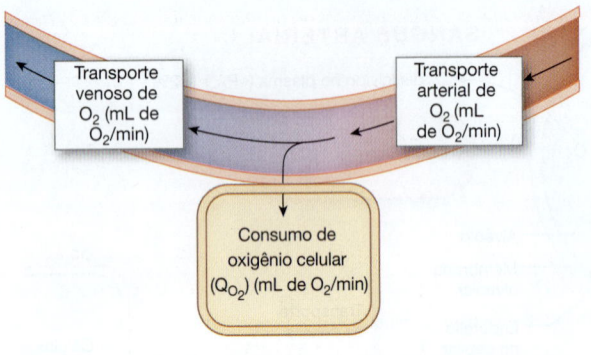

Balanço de massa

Transporte arterial de O_2 – Q_{O_2} = transporte venoso de O_2

Reorganizado para:

Transporte arterial de O_2 – transporte venoso de O_2 = Q_{O_2}

Fluxo de Massa

Transporte de O_2 = débito cardíaco (DC) × concentração de O_2
(L de sangue/min)   (mL de O_2/L de sangue)

Equação de Fick

Substitua a equação do fluxo de massa pelo transporte de O_2 na equação do balanço de massa:

(DC × arterial [O_2]) – (DC × venoso [O_2]) = Q_{O_2}

Utilizando-se álgebra (AB) – (AC) = A(B – C):

DC × (arterial [O_2] – venoso [O_2]) = Q_{O_2}

Q QUESTÃO DA FIGURA
Durante o exercício, um homem consome 1,8 L de oxigênio por minuto. O conteúdo de oxigênio no seu sangue arterial é de 190 mL de O_2/L, e o conteúdo de oxigênio no seu sangue venoso é de 134 mL de O_2/L. Qual é o seu débito cardíaco?

FIGURA 18.6 **Equação do balanço de massa e equação de Fick.**

A equação de Fick (4) pode ser utilizada para estimar o débito cardíaco ou o consumo de oxigênio, assumindo-se que os gases do sangue arterial e venoso podem ser mensurados.

A hemoglobina liga-se ao oxigênio

O transporte de oxigênio no sangue tem dois componentes: o oxigênio que está dissolvido no plasma (P_{O_2}) e o oxigênio ligado à hemoglobina (Hb). Em outras palavras:

Conteúdo total de O_2 no sangue =
O_2 dissolvido no plasma + O_2 ligado à Hb

Como você aprendeu na seção anterior, o oxigênio é pouco solúvel em soluções aquosas, e menos de 2% de todo o oxigênio

encontra-se dissolvido no sangue. Isso significa que a hemoglobina transporta mais do que 98% do oxigênio (Fig. 18.5).

A hemoglobina, a proteína de ligação do oxigênio, que dá aos eritrócitos a sua cor, liga-se reversivelmente ao oxigênio, como será resumido na equação

$$Hb + O_2 \rightleftharpoons HbO_2$$

Por que a hemoglobina é um eficiente transportador de oxigênio? A resposta está na sua estrutura molecular. A hemoglobina (Hb) é um tetrâmero de quatro cadeias proteicas globulares (*globinas*), cada uma centrada em torno de um grupamento *heme* contendo ferro (p. 521). O átomo de ferro central de cada grupo heme pode ligar-se reversivelmente a uma molécula de oxigênio. A interação ferro-oxigênio é uma ligação fraca que pode ser facilmente rompida sem alterar a hemoglobina ou o oxigênio.

Com quatro grupamentos heme por molécula de hemoglobina, uma molécula de hemoglobina tem o potencial de se ligar a quatro moléculas de oxigênio. A hemoglobina ligada ao oxigênio é conhecida como **oxi-hemoglobina** (HbO_2). Seria mais correto se mostrássemos o número de moléculas de oxigênio transportadas em cada molécula de hemoglobina – $Hb(O_2)_{1-4}$ –, mas utilizamos a abreviatura simples, HbO_2, uma vez que o número de moléculas de oxigênio ligadas varia de uma molécula de hemoglobina para outra.

A ligação oxigênio-hemoglobina obedece à lei de ação das massas

A reação de ligação da hemoglobina $Hb + O_2 \rightleftharpoons HbO_2$ obedece à lei de ação das massas (p. 48). À medida que a concentração de O_2 livre aumenta, mais oxigênio liga-se à hemoglobina, e, assim, a equação desloca-se para a direita, produzindo mais HbO_2. Se a concentração de O_2 diminui, a equação desloca-se para a esquerda. A hemoglobina libera o oxigênio, e a quantidade de oxi-hemoglobina diminui.

No sangue, o oxigênio livre para se ligar à hemoglobina está dissolvido no plasma e é indicado pela P_{O_2} plasmática (Fig. 18.5). Nos capilares pulmonares, o oxigênio alveolar dissolve-se primeiro no plasma, e, então, para dentro dos eritrócitos, ligando-se à hemoglobina. A hemoglobina age como uma esponja, captando o oxigênio do plasma até que a reação $Hb + O_2 \rightleftharpoons HbO_2$ atinja o equilíbrio.

A transferência de oxigênio do ar alveolar para o plasma, para os eritrócitos e, então, para a hemoglobina ocorre tão rapidamente que o sangue nos capilares pulmonares normalmente capta tanto oxigênio quanto a P_{O_2} plasmática e o número de eritrócitos permitirem.

Uma vez que o sangue arterial alcance os tecidos, o processo de troca que acontece nos pulmões se inverte. O oxigênio dissolvido difunde-se dos capilares sistêmicos para as células, que têm uma menor P_{O_2}. Este fluxo diminui a P_{O_2} plasmática e altera o equilíbrio da reação de ligação oxigênio-hemoglobina pela remoção de O_2 do lado esquerdo da equação. O equilíbrio desloca-se para a esquerda, de acordo com a lei de ação das massas, fazendo as moléculas de hemoglobina liberarem as suas reservas de oxigênio (metade inferior da Fig. 18.5).

Assim como o oxigênio carregado nos pulmões, a transferência de oxigênio para as células do corpo acontece muito rapidamente, ocorrendo até o equilíbrio. A P_{O_2} das células determina o quanto de oxigênio é transferido da hemoglobina. À medida que as células aumentam a sua atividade metabólica, a P_{O_2} diminui, e, assim, a hemoglobina libera uma quantidade maior de oxigênio.

A hemoglobina transporta a maior parte do oxigênio para os tecidos

Para nos manter vivos, devemos ter quantidades adequadas de hemoglobina no nosso sangue. Para entender o porquê, considere o exemplo a seguir.

Assuma que o consumo total de oxigênio de uma pessoa em repouso é de cerca de 250 mL de O_2/min e o débito cardíaco é de 5 L de sangue/min. Qual é a quantidade de oxigênio que o sangue deve conter para atender a essa demanda?

> Consumo de 250 mL de O_2/min =
> L de sangue/min $\times$? mL de O_2/L de sangue

Para atender às necessidades das células, os 5 L de sangue/min que chegam aos tecidos deveriam conter pelo menos 250 mL de O_2. Este cálculo nos mostra que a concentração de oxigênio no sangue é de 50 mL de O_2/L.

A baixa solubilidade do oxigênio no plasma implica que apenas 3 mL de O_2 pode se dissolver no plasma a cada litro de sangue arterial (**FIG. 18.7a**). O oxigênio dissolvido que chega às células é, portanto:

> 3 mL de O_2/L de sangue $\times$ 5 L de sangue/min =
> 15 mL de O_2/min

As células necessitam de pelo menos 250 mL de O_2/min, de modo que a pequena quantidade de oxigênio que se dissolve no plasma não pode satisfazer as necessidades dos tecidos em repouso.

Agora, consideraremos a diferença de fornecimento de oxigênio se a hemoglobina estiver disponível. Com uma quantidade normal de hemoglobina, os eritrócitos transportam cerca de 197 mL de O_2/L no sangue (Fig. 18.7b).

> Conteúdo total de O_2 no sangue = O_2 dissolvido + O_2 ligado à Hb
> = 3 mL de O_2/L de sangue + 197 mL de HbO_2/L de sangue
> = 200 mL de O_2/L sangue

Se o débito cardíaco continua a ser de 5 L/min, a quantidade total de oxigênio que chega às células é de 1.000 mL/min, com a presença da hemoglobina:

> 200 mL de O_2/L de sangue $\times$ 5 L de sangue/min =
> 1.000 mL O_2/min

Esse valor é quatro vezes o consumo de oxigênio necessário para os tecidos em repouso. O O_2 adicional serve como uma reserva para momentos em que a demanda de oxigênio aumenta, como ocorre durante o exercício.

A P_{O_2} determina a ligação do oxigênio à Hb

A quantidade de oxigênio que se liga à hemoglobina depende de dois fatores: (1) a P_{O_2} no plasma que circunda os eritrócitos e (2) o número de locais disponíveis para a ligação à Hb (**FIG. 18.8**). A P_{O_2} plasmática é o principal fator que determina qual a por-

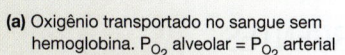

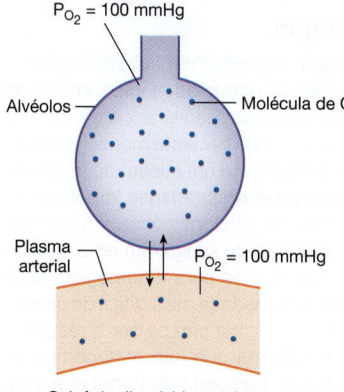

(a) Oxigênio transportado no sangue sem hemoglobina. P_{O_2} alveolar = P_{O_2} arterial

P_{O_2} = 100 mmHg

Alvéolos — Molécula de O_2

Plasma arterial — P_{O_2} = 100 mmHg

Oxigênio dissolvido no plasma

Conteúdo de O_2 no plasma =	3 mL de O_2/L sangue
Conteúdo de O_2 nos eritrócitos	= 0
Capacidade total de transporte de O_2	3 mL de O_2/L sangue

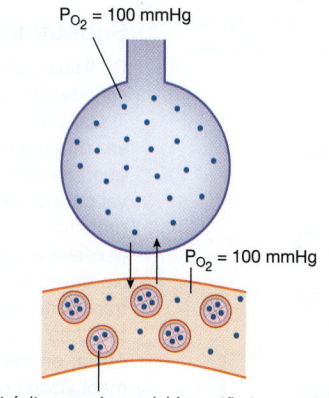

(b) Transporte de oxigênio a uma P_{O_2} normal no sangue com hemoglobina.

P_{O_2} = 100 mmHg

P_{O_2} = 100 mmHg

Os eritrócitos com hemoglobina estão transportando 98% de sua carga máxima de oxigênio.

Conteúdo plasmático de O_2 =	3 mL de O_2/L de sangue
Conteúdo de O_2 nos eritrócitos	= 197 mL de O_2/L de sangue
Capacidade total de transporte de O_2	200 mL de O_2/L de sangue

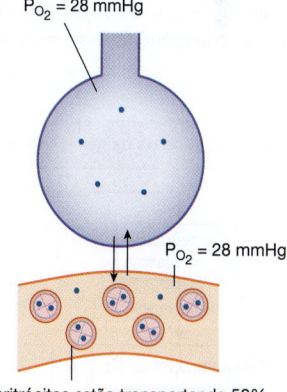

(c) Transporte de oxigênio a uma P_{O_2} reduzida no sangue com hemoglobina.

P_{O_2} = 28 mmHg

P_{O_2} = 28 mmHg

Os eritrócitos estão transportando 50% de sua carga máxima de oxigênio.

Conteúdo de O_2 no plasma =	0,8 mL de O_2/L de sangue
Conteúdo de O_2 nos eritrócitos	= 99,5 mL de O_2/L de sangue
Capacidade total de transporte de O_2	100,3 mL de O_2/L de sangue

FIGURA 18.7 A hemoglobina aumenta o transporte de oxigênio.

Para a maioria das pessoas que chegam à grande altitude, respostas fisiológicas normais contribuem para auxiliar a aclimatação do corpo à hipóxia crônica. Dentro de duas horas após a chegada, a hipóxia estimula a liberação de eritropoietina dos rins e do fígado. Esse hormônio estimula a produção de eritrócitos e, como resultado, novos eritrócitos aparecem no sangue dentro de quatro dias.

P4: *De que maneira a adição de eritrócitos ao sangue ajuda uma pessoa a se aclimatar à grande altitude?*

P5: *O que a adição de eritrócitos ao sangue causa à viscosidade do sangue? Que efeito esta mudança na viscosidade tem no fluxo sanguíneo?*

centagem dos sítios de ligação da hemoglobina que estão ocupados pelo oxigênio. Essa porcentagem é conhecida como *porcentagem de saturação da hemoglobina*. Como você aprendeu nas seções anteriores, a P_{O_2} arterial é estabelecida pela (1) composição do ar inspirado, (2) pela frequência ventilatória alveolar e (3) pela eficiência das trocas gasosas. A Figura 18.7c mostra o que ocorre com transporte de O_2 quando a P_{O_2} diminui.

O número total de sítios de ligação ao oxigênio depende do número de moléculas de hemoglobina nos eritrócitos. Clinicamente, esse número pode ser estimado pela contagem de eritrócitos e pela determinação da quantidade de hemoglobina por eritrócito (*hemoglobina corpuscular média*) ou pela determinação do conteúdo de hemoglobina no sangue (g Hb/dL de sangue total). Qualquer condição patológica que diminua a quantidade de hemoglobina nos eritrócitos ou o número de eritrócitos afetará de forma negativa a capacidade de transporte de oxigênio no sangue.

As pessoas que perdem grandes quantidades de sangue necessitam repor hemoglobina para o transporte de oxigênio. Uma transfusão de sangue é a reposição ideal para a perda de sangue, porém, em emergências, isso nem sempre é possível. Infusões salinas podem repor o volume sanguíneo perdido, mas a salina (como o plasma) não pode transportar quantidades suficientes de oxigênio para manter a respiração celular. Diante desse problema, os pesquisadores atualmente estão testando transportadores artificiais de oxigênio para substituir a hemoglobina. Em situações de desastres em grande escala, estes substitutos da hemoglobina poderiam eliminar a necessidade de identificar o tipo sanguíneo do paciente antes de fazer uma transfusão.

A ligação do oxigênio é expressa em porcentagem

Como você acabou de aprender, a quantidade de oxigênio ligado à hemoglobina em qualquer P_{O_2} é expressa como a **porcentagem de saturação de hemoglobina**, em que

(Quantidade de O_2 ligado/quantidade máxima que poderia estar ligada) × 100 = porcentagem de saturação da hemoglobina

Se todos os locais de ligação da hemoglobina estiverem ocupados por oxigênio, o sangue estará 100% oxigenado, ou *saturado* com oxigênio. Se metade dos sítios de ligação disponíveis está transportando oxigênio, a hemoglobina está 50% saturada, e assim por diante.

A relação entre a P_{O_2} plasmática e a porcentagem de saturação da hemoglobina pode ser explicada com a seguinte analogia. As moléculas de hemoglobina transportando oxigênio são como estudantes carregando livros de uma velha biblioteca para uma nova. Cada estudante (uma molécula de hemoglobina) pode carregar no máximo quatro livros (100% de saturação). A biblio-

CONCEITOS EMERGENTES

Substitutos do sangue

Os fisiologistas têm tentado encontrar um substituto para o sangue desde 1878, quando um intrépido médico, chamado T. Gaillard Thomas, transfundiu um paciente com leite, em vez de sangue. (Isso ajudou, mas o paciente morreu de qualquer maneira.) Embora o leite pareça um substituto improvável para o sangue, ele tem duas propriedades importantes: proteínas para fornecer pressão coloidosmótica e moléculas (lipídeos emulsificados) capazes de se ligarem ao oxigênio. No desenvolvimento de substitutos para a hemoglobina, o transporte de oxigênio é a propriedade mais difícil de se imitar. Uma solução com hemoglobina parece ser a resposta óbvia, entretanto, a hemoglobina que não está compartimentalizada nos eritrócitos se comporta de forma diferente do que a hemoglobina dentro dos eritrócitos. Os investigadores têm tentado polimerizar a hemoglobina, torná-la uma molécula mais estável, através do carreamento dos polímeros de hemoglobina em lipossomos (p. 62), ou combinando a hemoglobina com outros compostos. Infelizmente, todos os produtos desenvolvidos até hoje apresentam efeitos colaterais adversos, e a investigação foi desencorajada.

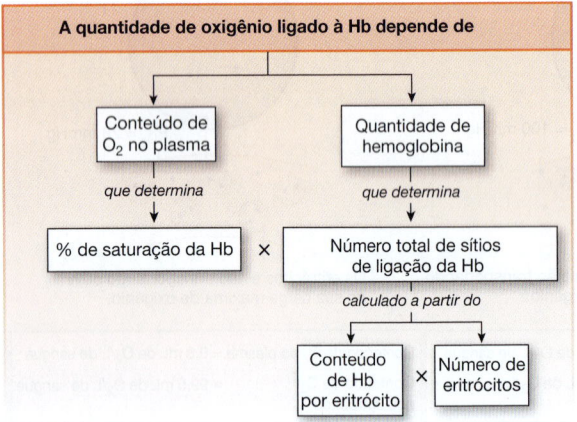

FIGURA 18.8   Fatores que controlam a ligação de oxigênio à hemoglobina.

tecária é responsável pelo controle de quantos livros (moléculas de O_2) cada aluno levará, assim como a P_{O_2} plasmática determina a porcentagem de saturação da hemoglobina.

O número total de livros transportados depende do número de estudantes disponíveis, assim como a quantidade de oxigênio fornecido para os tecidos depende do número da quantidade de moléculas de hemoglobina disponíveis. Por exemplo, se há 100 estudantes e o bibliotecário dar a cada um quatro livros (100% de saturação), então 400 livros são transportados para a nova biblioteca. Se a bibliotecária dá três livros para cada aluno (diminuição da P_{O_2} plasmática), então apenas 300 livros irão para a nova biblioteca, mesmo que cada estudante possa levar quatro. (Estudantes carregando apenas três de quatro livros possíveis correspondem a uma saturação de 75% da hemoglobina). Se a bibliotecária entrega quatro livros por estudante, mas apenas 50 estudantes aparecem (menos moléculas de hemoglobina), então somente 200 livros chegarão à nova biblioteca, embora os estudantes transportem o número máximo de livros que podem carregar.

A relação física entre a P_{O_2} e a quantidade oxigênio que se liga à hemoglobina pode ser estudada *in vitro*. Os investigadores expuseram amostras de hemoglobina a diferentes pressões parciais de oxigênio (P_{O_2}) e determinaram a quantidade de oxigênio que se liga à Hb. As **curvas de saturação periférica da oxi-hemoglobina**, como as mostradas na **FIGURA 18.9**, são o resultado desses estudos *in vitro*. (Essas curvas são também chamadas de *curvas de dissociação*.)

A forma da curva de saturação da HbO_2 reflete as propriedades da hemoglobina e a sua afinidade pelo oxigênio. Se você olhar para a curva, você observará que a uma P_{O_2} alveolar e arterial normal (100 mmHg), 98% da hemoglobina estará ligada ao oxigênio (Fig. 18.9a). Em outras palavras, à medida que o sangue passa pelos pulmões sob condições normais, a hemoglobina capta quase a quantidade máxima de oxigênio que ela pode transportar.

Observe que a curva é quase plana em níveis mais elevados de P_{O_2} (i.e., a inclinação aproxima-se de zero). Em uma P_{O_2} acima de 100 mmHg, mesmo grandes mudanças na P_{O_2} causam apenas pequenas alterações na porcentagem de saturação da Hb. De fato, a hemoglobina não é 100% saturada até a P_{O_2} alcançar aproximadamente 650 mmHg, uma pressão parcial muito mais alta do que encontramos na vida cotidiana.

O achatamento da curva de saturação durante aumentos da P_{O_2} também significa que a P_{O_2} alveolar pode ser reduzida significativamente sem alterar a saturação de hemoglobina. Enquanto a P_{O_2} nos alvéolos (e nos capilares pulmonares) permanecer acima de 60 mmHg, a hemoglobina estará mais de 90% saturada e manterá próximo do normal o transporte do oxigênio. No entanto, uma vez que a P_{O_2} apresenta valores abaixo dos 60 mmHg, a curva torna-se mais íngreme. Esse aumento na inclinação da curva significa que uma pequena diminuição adicional na P_{O_2} provocaria grande liberação de oxigênio.

Por exemplo, se a P_{O_2} cai de 100 para 60 mmHg, a porcentagem de saturação da hemoglobina vai de 98 para cerca de 90%, uma redução de 8%. Isso é equivalente a uma alteração de saturação de 2% para cada 10 mmHg de modificação. Se a P_{O_2} cair ainda mais, de 60 para 40 mmHg, a porcentagem de saturação vai de 90 para 75%, uma redução de 7,5% para cada 10 mmHg. Na faixa de 40 a 20 mmHg, a curva é ainda mais íngreme. A saturação da hemoglobina diminui de 75 para 35%, uma mudança de 20% para cada 10 mmHg alterados.

Qual é o significado fisiológico da forma da curva de saturação? No sangue que deixa os capilares sistêmicos com uma P_{O_2} de 40 mmHg (um valor médio para o sangue venoso de uma pessoa em repouso), a hemoglobina ainda apresenta uma saturação de 75%. Isso significa que, para as células metabolicamente ativas, apenas um quarto do oxigênio ligado à Hb é liberado. O oxigênio que permanece ligado serve como um reservatório que as células podem utilizar se o metabolismo aumentar.

Quando os tecidos metabolicamente ativos usam quantidades elevadas de oxigênio, a sua P_{O_2} celular diminui, e a hemoglobina libera uma quantidade adicional de O_2 nas células. Em uma P_{O_2} de 20 mmHg (um valor médio para o músculo em exercício), a saturação da hemoglobina cai para cerca de 35%. Com esta diminuição de 20 mmHg na P_{O_2} (40 para 20 mmHg), a hemoglobina libera um adicional de 40% do oxigênio que é transportado por ela. Esse é outro exemplo da capacidade de reserva do corpo.

Fatores que afetam a ligação do O_2 à Hb

Qualquer fator que mude a conformação da proteína hemoglobina pode afetar a sua capacidade de ligação ao oxigênio. Nos seres humanos, as alterações fisiológicas do pH, da temperatura e da P_{CO_2} plasmática alteram a afinidade da hemoglobina pelo oxigênio. As alterações na afinidade de ligação são refletidas pelas mudanças na forma da curva de saturação HbO_2.

A diminuição do pH, o aumento da temperatura e o aumento da P_{CO_2} diminuem a afinidade da hemoglobina pelo oxigênio e deslocam a curva de saturação da oxi-hemoglobina para a direita (Fig. 18.9c-e). Quando esses fatores mudam na direção oposta, a afinidade da ligação aumenta, e a curva se desloca para a esquerda. Observe que, quando a curva se desloca em qualquer direção, a mudança é muito mais pronunciada na parte íngreme da curva. Fisiologicamente, isso implica que a ligação de oxigênio nos pulmões (entre 90-100 mmHg de P_{O_2}) não é afetada de forma importante, porém o fornecimento de oxigênio aos tecidos (entre 20-40 mmHg de P_{O_2}) é significativamente alterado.

Examinemos uma situação, a modificação da afinidade que ocorre quando o pH diminui de 7,4 (normal) para 7,2 (mais ácido). (A faixa normal de pH no sangue é de 7,38 a 7,42, mas um pH de 7,2 é compatível à vida.) Observe o gráfico da Figura 18.9c.

Em uma P_{O_2} de 40 mmHg (equivalente a uma célula em repouso) e com pH de 7,4, a hemoglobina apresenta saturação de 75%. Na mesma P_{O_2}, se o pH cai para 7,2, a porcentagem de saturação diminui para cerca de 62%. Portanto, as moléculas de hemoglobina liberam 13% mais oxigênio em um pH de 7,2 do que em um pH de 7,4.

Quando o corpo sofre alterações no pH do sangue? Uma situação é com um esforço máximo que direciona a célula para o metabolismo anaeróbio. O metabolismo anaeróbio durante o exercício físico nas fibras musculares libera H^+ para o citoplasma e para o líquido extracelular. Como as concentrações de H^+ aumentam, o pH diminui, a afinidade da hemoglobina pelo oxigênio diminui e a curva de saturação da HbO_2 desloca-se para a direita. Mais oxigênio é liberado para o tecido à medida que o sangue se torna mais ácido (decréscimo de pH). Um deslocamento na curva de saturação da hemoglobina que resulta de uma mudança no pH é chamado de **efeito Bohr**.

FIGURA 18.9 **CONTEÚDO ESSENCIAL**

Curvas de ligação da oxi-hemoglobina

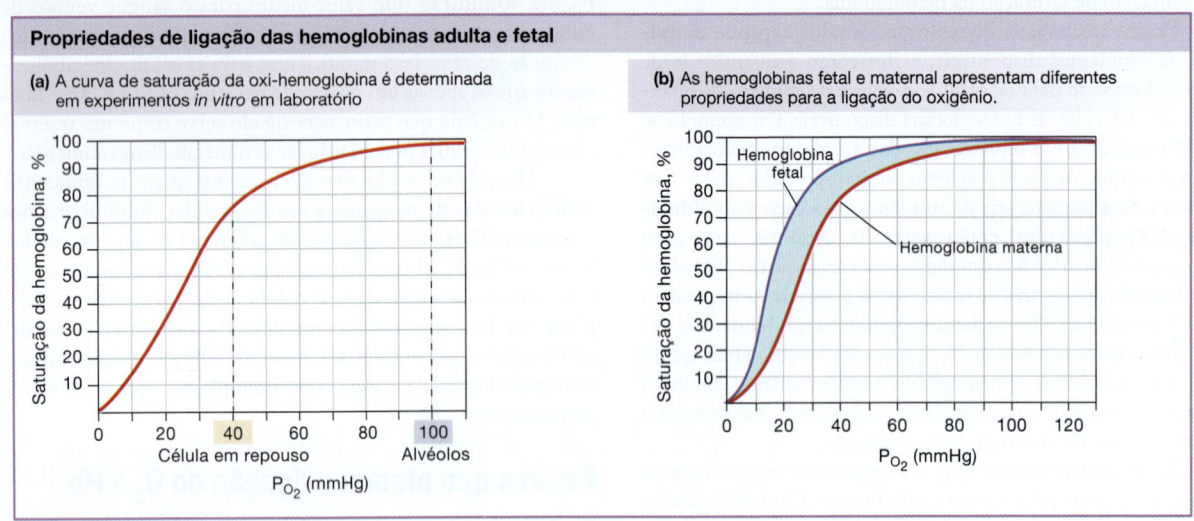

Propriedades de ligação das hemoglobinas adulta e fetal

(a) A curva de saturação da oxi-hemoglobina é determinada em experimentos *in vitro* em laboratório

(b) As hemoglobinas fetal e maternal apresentam diferentes propriedades para a ligação do oxigênio.

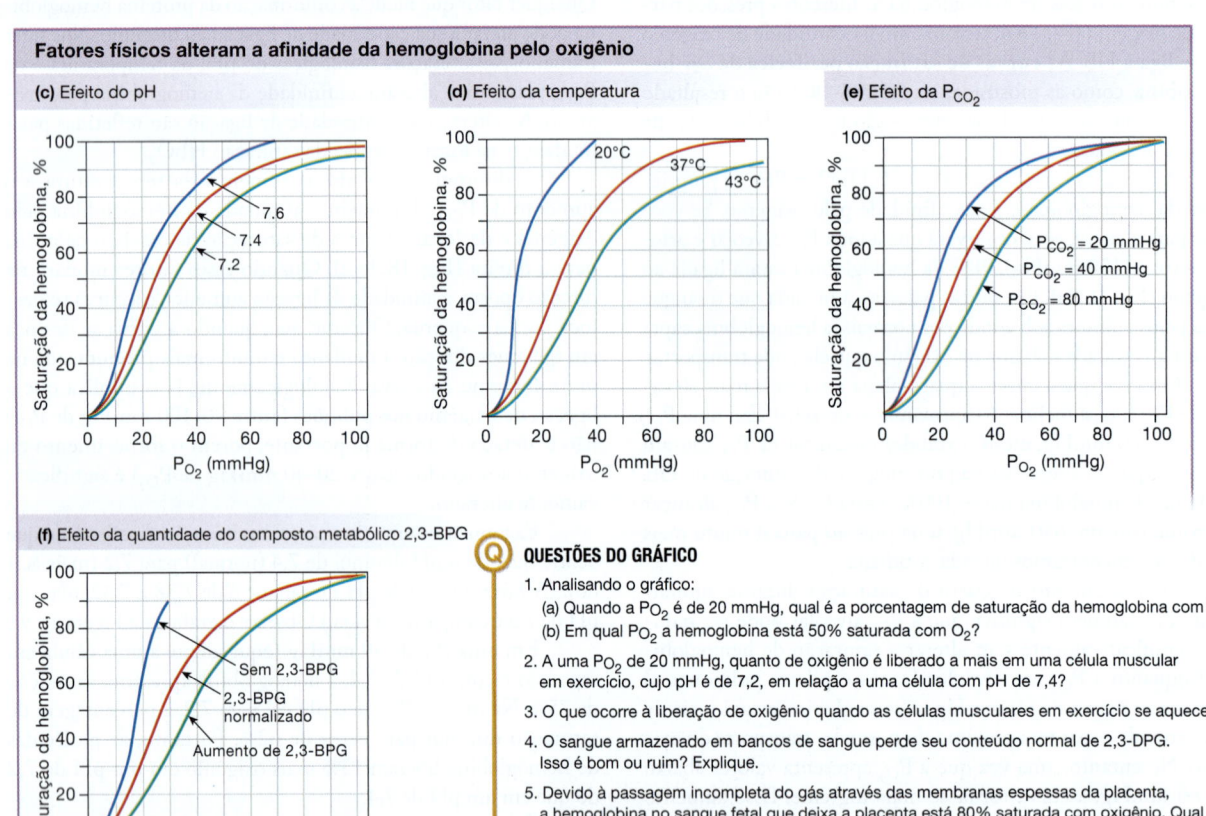

Fatores físicos alteram a afinidade da hemoglobina pelo oxigênio

(c) Efeito do pH

(d) Efeito da temperatura

(e) Efeito da P_{CO_2}

(f) Efeito da quantidade do composto metabólico 2,3-BPG

QUESTÕES DO GRÁFICO

1. Analisando o gráfico:
   (a) Quando a P_{O_2} é de 20 mmHg, qual é a porcentagem de saturação da hemoglobina com O_2?
   (b) Em qual P_{O_2} a hemoglobina está 50% saturada com O_2?

2. A uma P_{O_2} de 20 mmHg, quanto de oxigênio é liberado a mais em uma célula muscular em exercício, cujo pH é de 7,2, em relação a uma célula com pH de 7,4?

3. O que ocorre à liberação de oxigênio quando as células musculares em exercício se aquecem?

4. O sangue armazenado em bancos de sangue perde seu conteúdo normal de 2,3-DPG. Isso é bom ou ruim? Explique.

5. Devido à passagem incompleta do gás através das membranas espessas da placenta, a hemoglobina no sangue fetal que deixa a placenta está 80% saturada com oxigênio. Qual é a P_{O_2} desse sangue da placenta?

6. O sangue na veia cava do feto tem uma P_{O_2} de cerca de 10 mmHg. Qual é o percentual de saturação de O_2 da hemoglobina materna nessa mesma P_{O_2}?

Um fator adicional que afeta a ligação oxigênio-hemoglobina é o **2,3-bifosfoglicerato** (2,3-BPG; também conhecido como *2,3-difosfoglicerato* ou 2,3-DPG), um composto intermediário da via da glicólise. A **hipóxia crônica** (períodos prolongados de oxigênio baixo) desencadeia um aumento na produção de 2,3-BPG nos eritrócitos. A concentração aumentada de 2,3-BPG diminui a afinidade da HbO_2 e desloca a curva de saturação para a direita (Fig. 18.9f). Subir a uma grande altitude e anemia são duas situações que aumentam a produção de 2,3-BPG.

Mudanças na estrutura da hemoglobina também mudam a sua afinidade de ligação ao oxigênio. Por exemplo, a *hemoglobina fetal* (*HbF*) tem duas cadeias proteicas gama no lugar das duas cadeias beta, encontradas na hemoglobina de um indivíduo adulto. A presença das cadeias γ aumenta a capacidade da hemoglobina fetal de ligar o oxigênio no ambiente de baixo oxigênio da placenta. A afinidade alterada é um reflexo de uma diferença na curva de saturação da HbO_2 fetal (Fig. 18.9b). Em qualquer P_{O_2} placentária, o oxigênio liberado pela hemoglobina materna é captado pela hemoglobina fetal, que tem maior afinidade para liberar ao feto em desenvolvimento. Logo após o nascimento, a hemoglobina fetal é substituída pela forma adulta à medida que novos eritrócitos são produzidos.

A **FIGURA 18.10** resume todos os fatores que influenciam o conteúdo total de oxigênio do sangue arterial.

REVISANDO CONCEITOS

9. Uma pessoa respirando 100% de oxigênio ao nível do mar pode alcançar 100% de saturação da sua hemoglobina?

10. Que efeito a hiperventilação provoca no percentual de saturação da hemoglobina arterial? (*Dica*: Fig. 17.13, p. 557.)

11. Um músculo que está se contraindo ativamente pode apresentar uma P_{O_2} celular de 25 mmHg. O que acontece com a ligação do oxigênio à hemoglobina a esta P_{O_2} baixa? Qual é a P_{O_2} do sangue venoso que deixa o músculo em atividade?

O dióxido de carbono é transportado de três maneiras

O transporte dos gases no sangue inclui a remoção de dióxido de carbono, bem como o fornecimento de oxigênio às células. O dióxido de carbono é um subproduto da respiração celular (p. 105) e é potencialmente tóxico, se não for excretado (removido do corpo). A P_{CO_2} elevada (*hipercapnia*) faz o pH diminuir, situação conhecida como *acidose*. Extremos de pH interferem com as ligações de hidrogênio das moléculas e podem desnaturar proteínas (p. 51). Níveis anormalmente elevados de P_{CO_2} também deprimem a função do sistema nervoso central, causando confusão, coma e até mesmo morte. Por essas razões, o CO_2 deve ser removido, tornando a homeostasia do CO_2 uma importante função do sistema respiratório.

O dióxido de carbono é mais solúvel nos fluidos corporais do que o oxigênio, porém as células produzem muito mais CO_2 do que a capacidade de solubilização plasmática desse gás. Apenas cerca de 7% do CO_2 está dissolvido no plasma do sangue venoso. O restante, aproximadamente 93%, difunde-se para os eritrócitos, sendo que 23% desse conteúdo se liga à hemoglobina ($HbCO_2$) e 70% são convertidos em bicarbonato (HCO_3^-), como explicado a seguir. A **FIGURA 18.11** resume os mecanismos de transporte do dióxido de carbono no sangue.

Íons de CO_2 e de bicarbonato A maior parte do CO_2 que chega ao sangue é transportado para os pulmões sob a forma de bicarbonato (HCO_3^-) dissolvido no plasma. A conversão de CO_2 a HCO_3^- serve a duas finalidades: (1) fornecer uma via adicional para o transporte de CO_2 das células para os pulmões e (2) fazer o HCO_3^- estar disponível para atuar como um tampão para os ácidos metabólicos (p. 41), ajudando, assim, a estabilizar o pH do corpo.

Como o CO_2 é convertido em HCO_3^-? A rápida produção de HCO_3^- depende da presença da **anidrase carbônica** (**AC**), uma enzima encontrada em altas concentrações nos eritrócitos. Vejamos como isso ocorre. O CO_2 dissolvido no plasma difunde-se para os eritrócitos, onde podem reagir com a água na

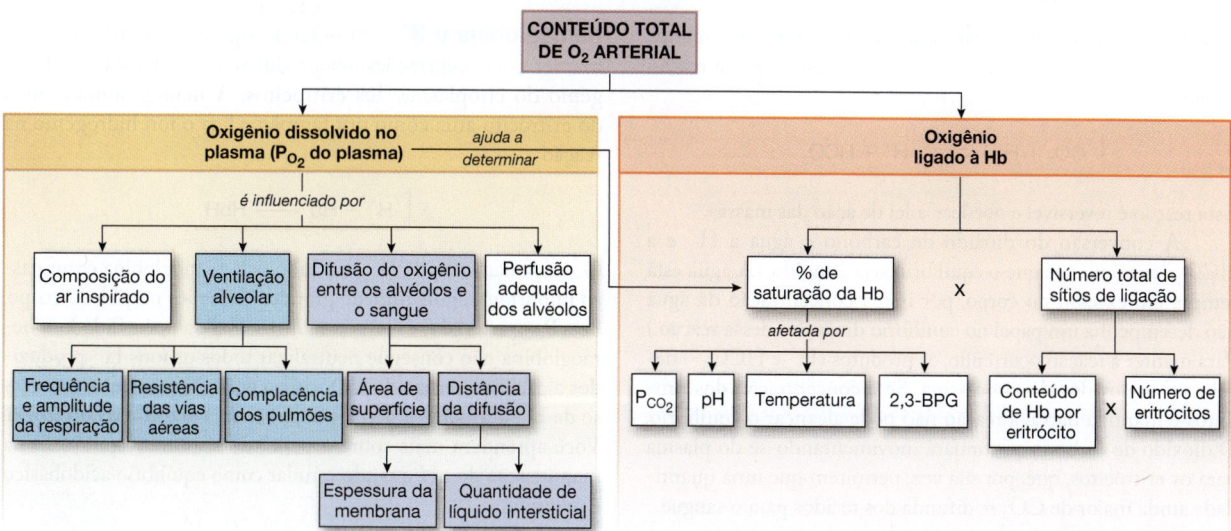

FIGURA 18.10 **Oxigênio arterial.** O conteúdo total de oxigênio no sangue arterial depende da quantidade de oxigênio dissolvido no plasma e da quantidade que está ligada à hemoglobina.

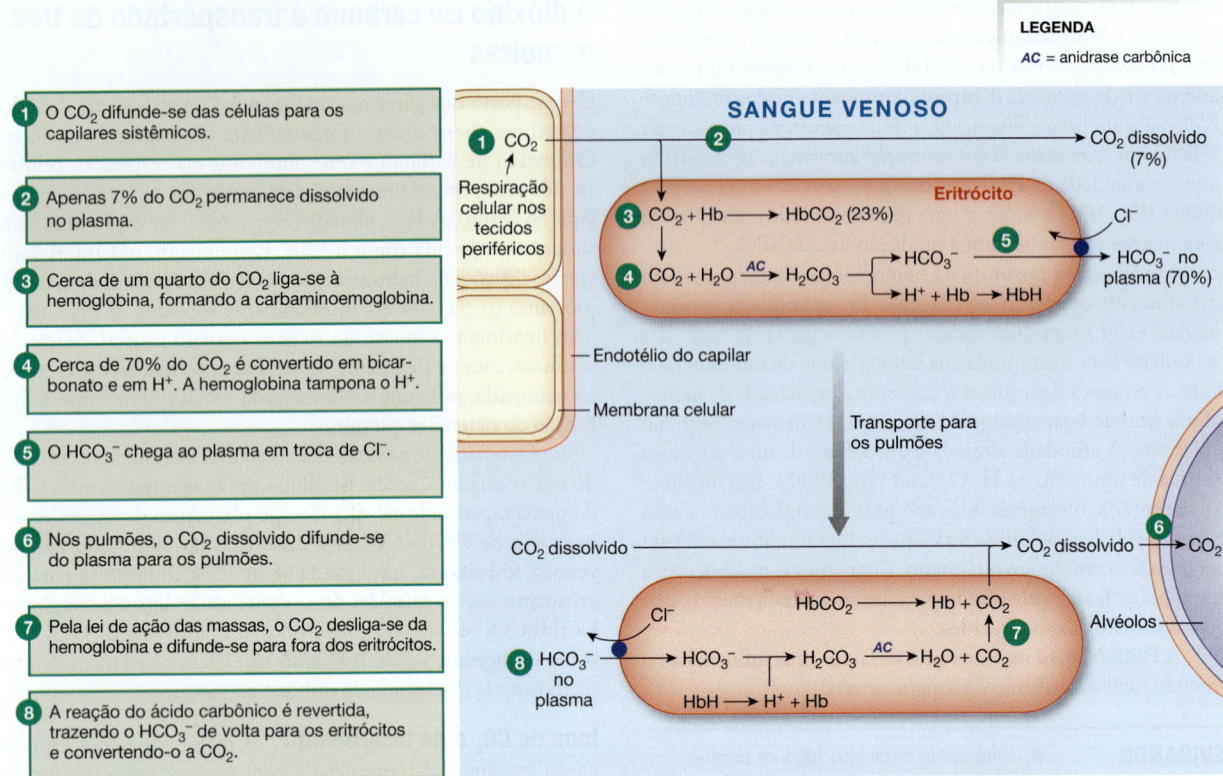

1. O CO_2 difunde-se das células para os capilares sistêmicos.

2. Apenas 7% do CO_2 permanece dissolvido no plasma.

3. Cerca de um quarto do CO_2 liga-se à hemoglobina, formando a carbaminoemoglobina.

4. Cerca de 70% do CO_2 é convertido em bicarbonato e em H^+. A hemoglobina tampona o H^+.

5. O HCO_3^- chega ao plasma em troca de Cl^-.

6. Nos pulmões, o CO_2 dissolvido difunde-se do plasma para os pulmões.

7. Pela lei de ação das massas, o CO_2 desliga-se da hemoglobina e difunde-se para fora dos eritrócitos.

8. A reação do ácido carbônico é revertida, trazendo o HCO_3^- de volta para os eritrócitos e convertendo-o a CO_2.

FIGURA 18.11 **Transporte do dióxido de carbono.** A maior parte do CO_2 é convertido em bicarbonato, HCO_3^-.

presença da enzima anidrase carbônica, formando *ácido carbônico* (H_2CO_3, parte superior da Fig. 18.11). O ácido carbônico, então, dissocia-se em um íon hidrogênio e um íon bicarbonato:

$$CO_2 + H_2O \underset{\text{Anidrase carbônica}}{\rightleftharpoons} \underset{\text{Ácido carbônico}}{H_2CO_3} \rightleftharpoons H^+ + HCO_3^-$$

Devido ao fato de o ácido carbônico se dissociar rapidamente, às vezes ignoramos a etapa intermediária e resumimos a reação como:

$$CO_2 + H_2O \rightleftharpoons H^+ + HCO_3^-$$

Esta reação é reversível e obedece à lei de ação das massas.

A conversão do dióxido de carbono e água a H^+ e a HCO_3^- continua até que o equilíbrio seja atingido. (A água está sempre em excesso no corpo, por isso a concentração da água não desempenha um papel no equilíbrio dinâmico dessa reação.) Para manter a reação ocorrendo, os produtos (H^+ e HCO_3^-) devem ser removidos do citoplasma. Se a concentração dos produtos é mantida baixa, a reação não pode alcançar o equilíbrio. O dióxido de carbono continuará movimentando-se do plasma para os eritrócitos, que, por sua vez, permitem que uma quantidade ainda maior de CO_2 se difunda dos tecidos para o sangue.

Dois mecanismos distintos removem o H^+ livre e o HCO_3^-. No primeiro, o bicarbonato deixa o eritrócito por uma proteína de antiporte (p. 141). Este transporte, conhecido como **desvio de cloreto**, permite a troca de HCO_3^- por Cl^- nos eritrócitos. A troca de ânions mantém a neutralidade elétrica da célula. A transferência de HCO_3^- para o plasma torna este tampão disponível para as reações de manutenção do pH, neutralizando os ácidos produzidos pelo metabolismo. O bicarbonato é o tampão extracelular mais importante no corpo.

Hemoglobina e H^+ O segundo mecanismo utilizado para manter as concentrações dos produtos baixas, remove o hidrogênio do citoplasma dos eritrócitos. A hemoglobina dentro do eritrócito atua como um tampão e liga o íon hidrogênio na reação

$$H^+ + Hb \rightleftharpoons HbH$$

O tamponamento de H^+ realizado pela hemoglobina é um passo importante, pois impede grandes variações no pH do corpo. Se a P_{CO_2} arterial for elevada muito acima da normalidade, a hemoglobina não consegue neutralizar todos os íons H^+ produzidos a partir da reação do CO_2 com a água. Nesses casos, o excesso de H^+ acumula-se no plasma, levando à **acidose respiratória**. Você aprenderá mais sobre o papel do sistema respiratório na manutenção do pH quando estudar como equilíbrio acidobásico é mantido.

Hemoglobina e CO_2 A maior parte do dióxido de carbono que entra nos eritrócitos é convertida em bicarbonato, porém cerca de 23% do CO_2 no sangue venoso se liga diretamente à hemoglobina. Nos tecidos, quando o oxigênio deixa a hemoglobina, o CO_2 liga-se aos grupamentos amino ($-NH_2$) da hemoglobina livre, formando **carbaminoemoglobina**:

$$CO_2 + Hb \rightleftharpoons HbCO_2 \text{ (carbaminoemoglobina)}$$

A presença de CO_2 e de H^+ facilita a formação de carbaminoemoglobina, uma vez que ambos diminuem a afinidade da hemoglobina pelo oxigênio (ver Fig. 18.9c, e).

Remoção de CO_2 dos pulmões Quando o sangue venoso atinge os pulmões, os processos que iniciaram nos capilares sistêmicos são revertidos (parte inferior da Fig. 18.11). A P_{CO_2} alveolar é menor do que a do sangue venoso dos capilares pulmonares. Em resposta a essa diferença, o CO_2 difunde-se do plasma para os alvéolos, e a P_{CO_2} plasmática começa a diminuir.

A diminuição da P_{CO_2} plasmática permite a difusão de CO_2 dos eritrócitos para o plasma. Como a concentração de CO_2 nos eritrócitos diminui, o equilíbrio da reação do CO_2-HCO_3^- é modificado, fazendo a reação ser deslocada para uma maior produção de CO_2:

$$H^+ + HCO_3^- \rightarrow CO_2 + H_2O$$

O H^+ é liberado da hemoglobina, e o HCO_3^- move-se de volta para dentro dos eritrócitos através do transportador Cl^--HCO_3^-. O HCO_3^- e o H^+ são convertidos novamente em água e em CO_2. O CO_2 difunde-se dos eritrócitos para o plasma, e a partir daí para os alvéolos.

A **FIGURA 18.12** mostra o transporte combinado de CO_2 e O_2 no sangue. Nos alvéolos, o O_2 difunde-se a favor do seu gradiente de pressão, movendo-se do alvéolo para o plasma e, então, do plasma para os eritrócitos. A hemoglobina liga-se ao O_2, aumentando a quantidade de oxigênio que pode ser transportado para as células.

Nas células, o processo é invertido. Devido à menor P_{O_2} celular em comparação à P_{O_2} do sangue arterial, o O_2 difunde-se do plasma para as células. A diminuição na P_{O_2} plasmática faz a hemoglobina liberar O_2, fazendo uma quantidade adicional de oxigênio estar disponível para entrar nas células.

O dióxido de carbono produzido no metabolismo aeróbio simultaneamente deixa as células e entra no sangue, dissolvendo-se no plasma. A partir daí, o CO_2 entra nos eritrócitos, onde a maior parte é convertida em HCO_3^- e em H^+. O HCO_3^- volta para o plasma em troca de Cl^-, ao passo que o H^+ se liga à hemoglobina. Uma parte do CO_2 que entra nos eritrócitos se liga diretamente à hemoglobina. Nos pulmões, o processo é revertido, o CO_2 difunde-se dos capilares pulmonares e para os alvéolos.

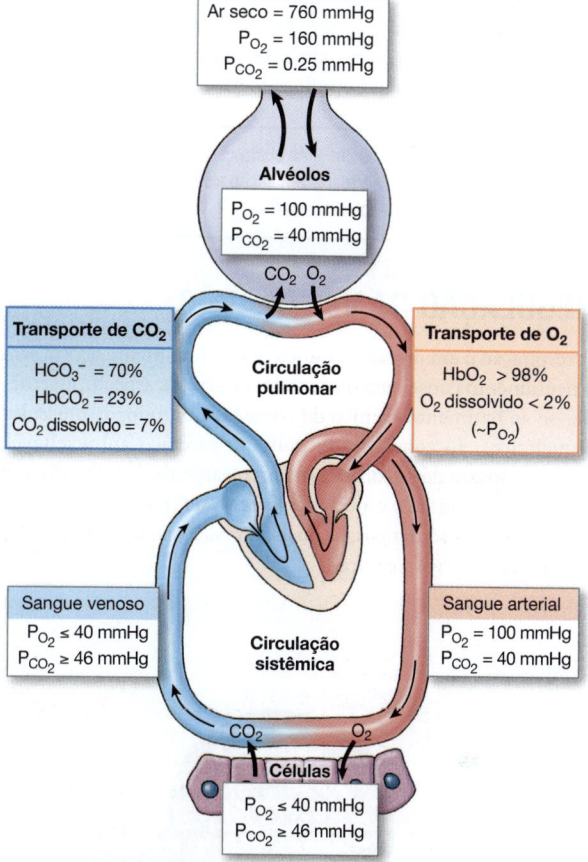

FIGURA 18.12 Resumo do processo de troca e transporte de O_2 e de CO_2.

SOLUCIONANDO O PROBLEMA

A resposta homeostática normal para a hipóxia de grandes altitudes é a hiperventilação, a qual inicia na chegada. A hiperventilação aumenta a ventilação alveolar, porém a P_{O_2} arterial pode não aumentar significativamente quando a P_{O_2} atmosférica é muito baixa. No entanto, a hiperventilação diminui a P_{CO_2} plasmática.

P6: *O que acontece ao pH do plasma durante a hiperventilação? (Dica: Aplique a lei de ação das massas para descobrir o que acontece com o equilíbrio entre o CO_2 e o $H^+ + HCO_3^-$).*

P7: *Como esta mudança no pH afeta a ligação de oxigênio nos pulmões quando a P_{O_2} está diminuída? Como isso afeta a liberação de oxigênio nas células?*

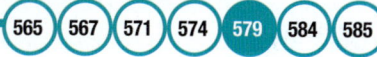

Para entender completamente como o sistema respiratório coordena a entrega de oxigênio dos pulmões para os tecidos, consideraremos agora como o sistema nervoso central controla a ventilação e os fatores que a influenciam.

REGULAÇÃO DA VENTILAÇÃO

A respiração é um processo rítmico que normalmente ocorre sem o pensamento consciente ou consciência. Nesse aspecto, assemelha-se ao batimento rítmico do coração. Contudo, os músculos esqueléticos, ao contrário do músculo cardíaco autoexcitável, não são capazes de se contrair espontaneamente. Em vez disso, a contração do músculo esquelético precisa ser iniciada pelos neurônios motores somáticos, os quais, por sua vez, são controlados pelo sistema nervoso central.

No sistema respiratório, a contração do diafragma e de outros músculos é iniciada por uma rede de neurônios no tronco encefálico, que dispara potenciais de ação espontaneamente (**FIG. 18.13**). A respiração ocorre automaticamente por toda a vida de uma pessoa, mas também pode ser controlada voluntariamente até certo ponto. A presença de interações sinápticas complicadas entre neurônios cria os ciclos rítmicos de inspiração e expiração. Esses neurônios são influenciados continuamente por estímulos sensoriais, principalmente a partir de quimiorreceptores que detectam CO_2, O_2 e H^+. O padrão ventilatório depende, em grande parte, dos níveis dessas três substâncias no sangue arterial e no líquido extracelular.

O controle neural da respiração é uma das poucas "caixas pretas" que permanece na fisiologia dos sistemas. Como você aprendeu, os "fatos" apresentados em um livro como este são apenas uma reprodução dos nossos conhecimentos mais recentes dos estudos que mostram como o corpo humano funciona (p. 19). De todos os modelos apresentados neste livro, o modelo para o controle neural da respiração é o que mais mudou nos últimos 15 anos. Conhecemos as principais regiões do tronco

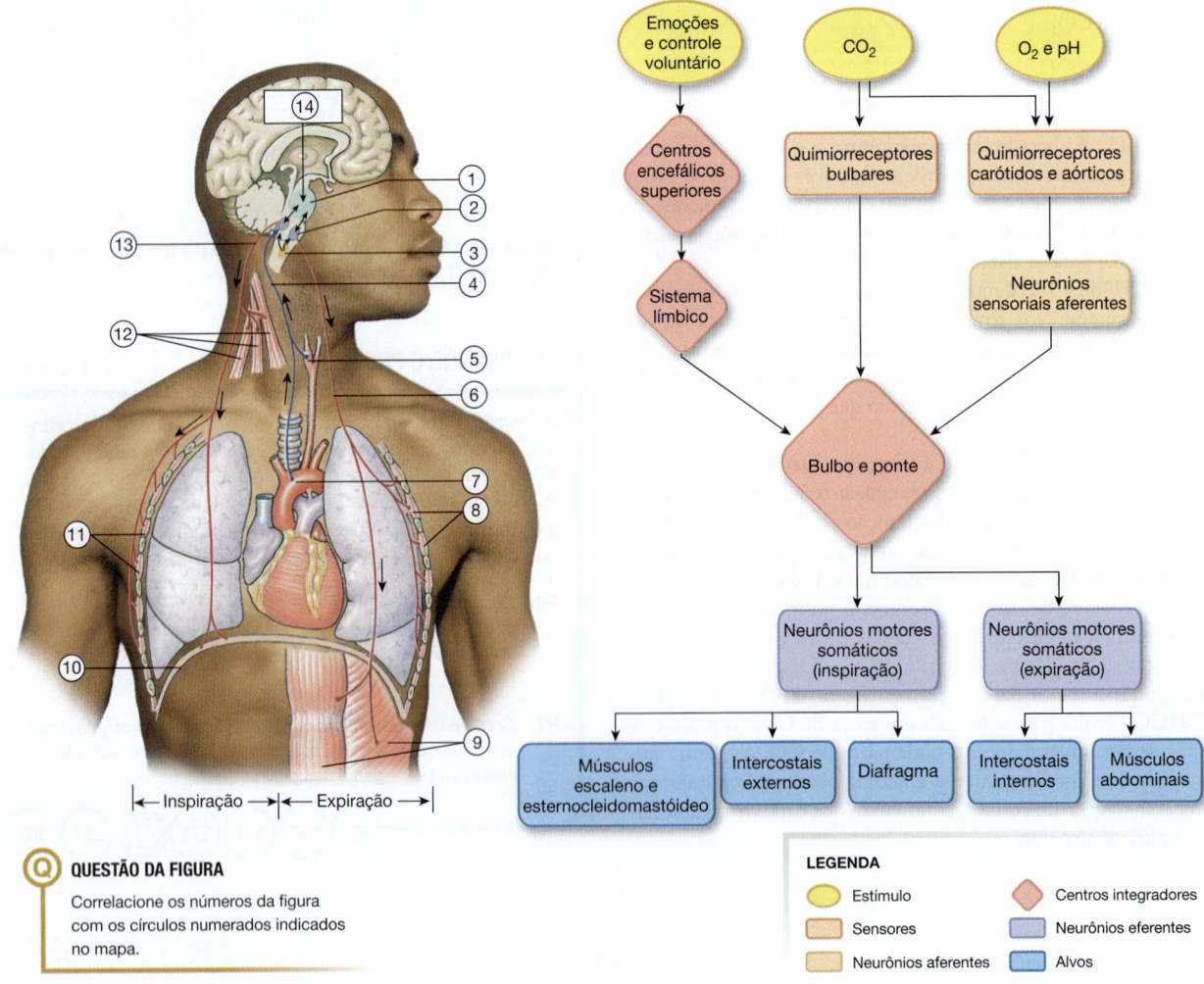

Q QUESTÃO DA FIGURA

Correlacione os números da figura com os círculos numerados indicados no mapa.

LEGENDA

○ Estímulo   ◇ Centros integradores
▢ Sensores   ▢ Neurônios eferentes
▢ Neurônios aferentes   ▢ Alvos

FIGURA 18.13   O controle reflexo da ventilação. Os quimiorreceptores centrais e periféricos monitoram os gases sanguíneos e o pH. As redes de controle no tronco encefálico regulam a atividade dos neurônios motores somáticos que inervam os músculos respiratórios.

encefálico que estão envolvidas, mas os detalhes das redes neurais ainda são desconhecidos. A rede neural do tronco encefálico que controla a respiração se comporta como um *gerador de padrão central* (p. 428), com atividade rítmica intrínseca, que provavelmente é decorrente de *neurônios marca-passo* com potenciais de membrana instáveis. As entradas sensoriais derivadas de alterações do CO_2 e de outros quimiorreceptores aumenta essa complexidade.

Parte do nosso conhecimento de como a ventilação é controlada veio da observação de pacientes com lesão encefálica. Outras informações vieram de experimentos realizados com animais, nos quais as conexões neurais entre as partes principais do tronco encefálico são seccionadas, ou partes do encéfalo são estudadas isoladamente. As pesquisas sobre o controle respiratório exercido pelo SNC são difíceis de serem executadas devido à complexidade das redes neurais e às suas localizações anatômicas. Nos últimos anos, os cientistas melhoraram as técnicas para o estudo desse sistema.

Os detalhes que se seguem representam o modelo contemporâneo do controle da ventilação. Embora algumas partes do modelo sejam bem fundamentadas com evidências experimentais, outros aspectos estão ainda sob investigação. Este modelo estabelece que:

1. Os neurônios respiratórios do bulbo controlam músculos inspiratórios e expiratórios.

2. Os neurônios da ponte integram informações sensoriais e interagem com neurônios bulbares para influenciar a ventilação.

3. O padrão rítmico da respiração surge de uma rede do tronco encefálico com neurônios que despolarizam automaticamente.

4. A ventilação está sujeita à modulação contínua por vários reflexos associados a quimiorreceptores, mecanorreceptores e por centros encefálicos superiores.

Os neurônios do bulbo controlam a respiração

As descrições clássicas de como o encéfalo controla a ventilação dividiam o tronco encefálico em vários centros de controle. Entretanto, as descrições mais recentes são menos específicas ao atribuir funções a "centros" particulares e, em vez disso, olham para as interações complexas entre os neurônios em uma rede. Sabemos que os neurônios respiratórios estão concentrados bilateralmente em duas áreas do bulbo. A **FIGURA 18.14** mostra essas áreas, ao lado esquerdo do tronco encefálico. Uma área chamada de **núcleo do trato solitário** (NTS) contém o **grupo respiratório dorsal** (GRD) de neurônios que controlam principalmente os músculos da inspiração. Os sinais provenientes do GRD vão via **nervos frênicos** para o diafragma e via **nervos intercostais** para os músculos intercostais. Além disso, o NTS recebe informação sensorial dos quimiorreceptores e dos mecanorreceptores periféricos através dos nervos *vago* e *glossofaríngeo* (nervos cranianos X e IX).

Os neurônios respiratórios da ponte recebem informação sensorial do GRD e, por sua vez, influenciam o início e o término da inspiração. Os **grupos respiratórios pontinos** (antes chamados de centro pneumotáxico) e outros neurônios pontinos

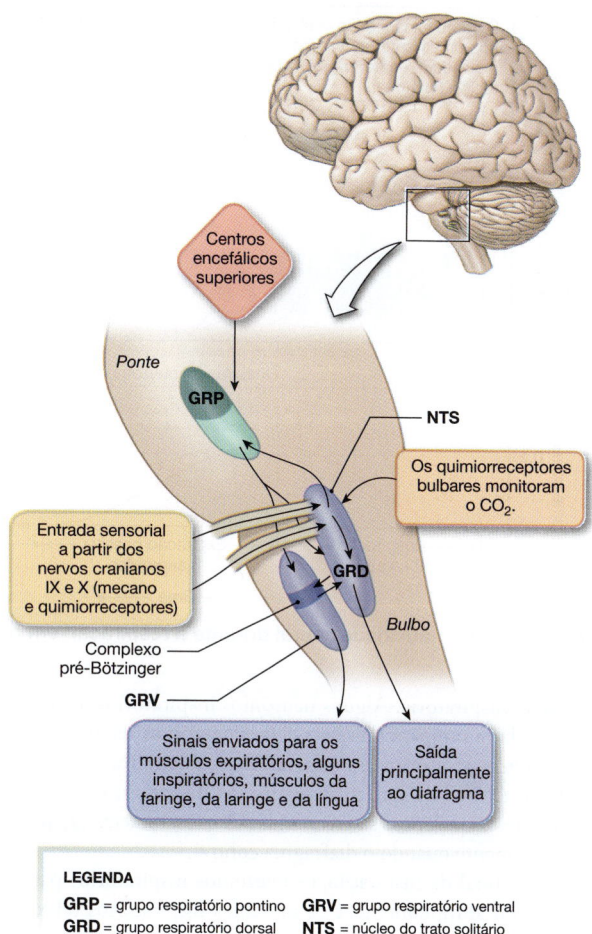

FIGURA 18.14 **As redes neurais no tronco encefálico controlam a ventilação.**

LEGENDA
GRP = grupo respiratório pontino **GRV** = grupo respiratório ventral
GRD = grupo respiratório dorsal **NTS** = núcleo do trato solitário

enviam sinais tônicos para as redes bulbares para ajudar a coordenar um ritmo respiratório uniforme.

O **grupo respiratório ventral** (GRV) do bulbo tem múltiplas regiões com diferentes funções. Uma área conhecida como **complexo pré-Bötzinger** contém neurônios que disparam espontaneamente e que podem atuar como o marca-passo básico do ritmo respiratório. Outras áreas controlam músculos usados na expiração ativa ou na inspiração maior do que o normal, como a que ocorre durante o exercício vigoroso. Além disso, fibras nervosas originadas no GRV inervam músculos da laringe, da faringe e da língua para manter as vias aéreas superiores abertas durante a respiração. O relaxamento inapropriado desses músculos durante o sono contribui para a *apneia obstrutiva do sono*, uma disfunção do sono associada a ronco e à sonolência diurna excessiva.

A ação integrada das redes de controle da respiração pode ser estudada através do monitoramento da atividade elétrica no nervo frênico e de outros nervos motores (**FIG. 18.15**). Durante a respiração espontânea em repouso, um marca-passo inicia cada ciclo, e os neurônios inspiratórios aumentam gradualmente a estimulação dos músculos inspiratórios. Este aumento é, por vezes, chamado de *rampa* devido ao formato do gráfico de da atividade

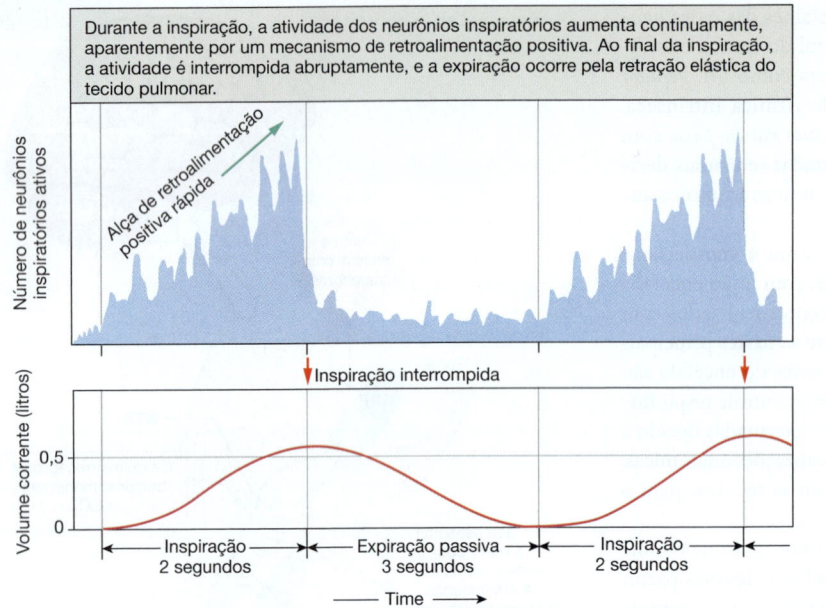

Durante a inspiração, a atividade dos neurônios inspiratórios aumenta continuamente, aparentemente por um mecanismo de retroalimentação positiva. Ao final da inspiração, a atividade é interrompida abruptamente, e a expiração ocorre pela retração elástica do tecido pulmonar.

Número de neurônios inspiratórios ativos

Alça de retroalimentação positiva rápida

Inspiração interrompida

Volume corrente (litros)

0,5

0

Inspiração
2 segundos

Expiração passiva
3 segundos

Inspiração
2 segundos

Time

Q QUESTÃO DO GRÁFICO
Qual é a frequência da ventilação da pessoa deste exemplo?

FIGURA 18.15 **Atividade neural durante a respiração em repouso.**

neuronal inspiratória. Alguns neurônios inspiratórios disparam para iniciar a rampa. O disparo desses neurônios recruta outros neurônios inspiratórios em uma nítida alça de retroalimentação positiva. À medida que mais neurônios disparam, mais fibras musculares esqueléticas são recrutadas. A caixa torácica expande-se suavemente quando o diafragma contrai.

Ao final da inspiração, os neurônios inspiratórios param de disparar abruptamente, e os músculos inspiratórios relaxam. Durante os próximos poucos segundos, ocorre a expiração passiva devido à retração elástica dos músculos inspiratórios e do tecido elástico dos pulmões. Contudo, alguma atividade dos neurônios motores pode ser observada durante a expiração passiva, sugerindo que talvez os músculos das vias aéreas superiores contraiam para reduzir a velocidade do fluxo de ar no sistema respiratório.

Muitos neurônios expiratórios do grupo respiratório ventral permanecem inativos durante a respiração em repouso (espontânea). Eles funcionam principalmente durante a respiração forçada, quando os movimentos inspiratórios são ampliados, e durante a expiração ativa. Na respiração forçada, a atividade aumentada dos neurônios inspiratórios estimula os músculos acessórios, como os esternocleidomastóideos. A contração desses músculos acessórios aumenta a expansão do tórax, elevando o esterno e as costelas superiores.

Na expiração ativa, os neurônios expiratórios do grupo respiratório ventral ativam os músculos intercostais internos e os abdominais. Parece haver alguma comunicação entre os neurônios inspiratórios e os expiratórios, uma vez que os neurônios inspiratórios são inibidos durante a expiração ativa.

Influência do CO_2, do oxigênio e do pH sobre a ventilação

A entrada sensorial proveniente dos quimiorreceptores centrais e periféricos modifica a ritmicidade da rede de controle para ajudar a manter a homeostasia dos gases sanguíneos. O dióxido de carbo-no é o estímulo primário para as mudanças na ventilação. O oxigênio e o pH do plasma desempenham um papel menos importante.

Os quimiorreceptores sensíveis ao oxigênio e ao dióxido de carbono estão estrategicamente associados à circulação arterial. Se muito pouco oxigênio estiver presente no sangue arterial destinado ao encéfalo e a outros tecidos, a frequência e a amplitude da respiração aumentam. Se a produção de CO_2 pelas células exceder a sua taxa de remoção de CO_2 pelos pulmões, a P_{CO_2} arterial aumenta, e a ventilação é intensificada com o objetivo de eliminar o CO_2. Esses reflexos homeostáticos operam constantemente, mantendo a P_{O_2} e a P_{CO_2} arterial dentro de uma faixa estreita de normalidade.

Os **quimiorreceptores periféricos** enviam para o SNC informações sensoriais sobre as mudanças na P_{O_2}, no pH e na P_{CO_2} plasmática (Fig. 18.13). Os **corpos carotídeos** nas carótidas são os quimiorreceptores periféricos primários. Eles estão localizados perto dos barorreceptores, estruturas envolvidas no controle reflexo da pressão arterial (p. 493). Os **quimiorreceptores centrais** respondem a alterações na concentração de CO_2 no líquido cerebrospinal. Os receptores centrais primários estão na superfície ventral do bulbo, perto dos neurônios envolvidos no controle respiratório.

Quimiorreceptores periféricos Quando as células especializadas *tipo 1* ou **células glomais** nos corpos carotídeos são ativadas por uma diminuição na P_{O_2} ou no pH ou por um aumento da P_{CO_2}, elas desencadeiam um aumento reflexo da ventilação. Na maioria das circunstâncias normais, o oxigênio não é um fator importante na modulação da ventilação. Para que seja visualizada alguma modificação no padrão ventilatório normal, a P_{O_2} arterial deve cair para menos de 60 mmHg antes de a ventilação ser estimulada. Esta grande diminuição da P_{O_2} é equivalente a uma subida até uma altitude de 3.000 m. (Para referência, Denver localiza-se a uma altitude de 1.609 m). No entanto, qualquer condição que reduza o pH plasmático ou aumente a P_{CO_2} ativará as células glomais das carótidas e da aorta, aumentando a ventilação.

Os detalhes da função das células glomais ainda não são compreendidos, mas o mecanismo básico pelo qual estes quimiorreceptores respondem à baixa quantidade de oxigênio é similar ao mecanismo de liberação da insulina pelas células β-pancreáticas (p. 159) ou da transdução do gosto nos botões gustatórios (p. 325).

Em todos os três exemplos, um estímulo inativa os canais de K^+, causando a despolarização da célula receptora (**FIG. 18.16**). A despolarização abre canais de Ca^{2+} dependentes de voltagem, e a entrada de Ca^{2+} provoca a exocitose de neurotransmissores para o neurônio sensorial. Nos corpos carotídeos, os neurotransmissores iniciam potenciais de ação nos neurônios sensoriais, os quais conduzem a atividade elétrica às redes neurais respiratórias no tronco encefálico, sinalizando para que haja um aumento na ventilação.

As concentrações arteriais de oxigênio não desempenham um papel na regulação diária da ventilação, uma vez que os quimiorreceptores periféricos respondem apenas a mudanças críticas na P_{O_2} arterial. No entanto, em condições fisiológicas incomuns, como a grande altitude, e em algumas condições patológicas, como a doença pulmonar obstrutiva crônica (DPOC), a redução da P_{O_2} arterial pode ser suficientemente baixa para ativar os quimiorreceptores periféricos.

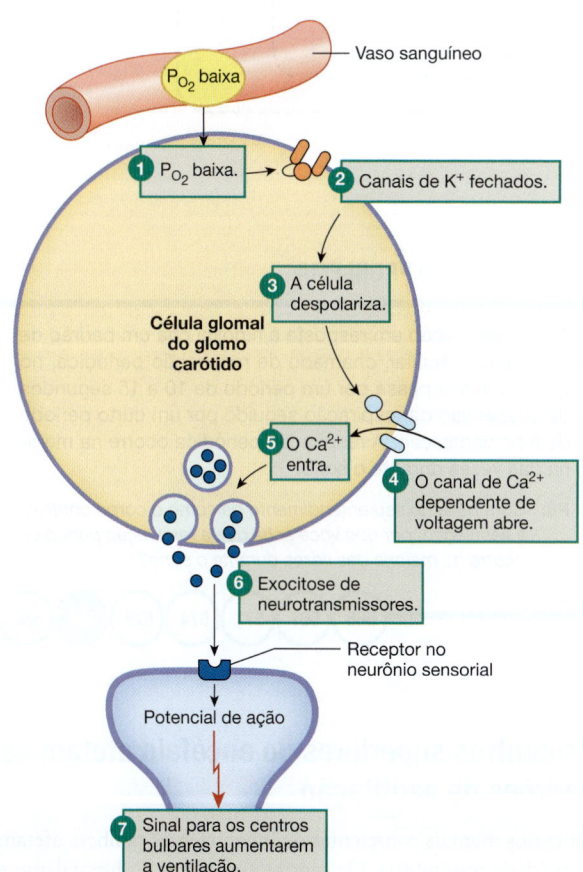

FIGURA 18.16 **As células dos corpos carotídeos respondem à P_{O_2} abaixo de 60 mmHg.** Os sensores de oxigênio no corpo carotídeo liberam neurotransmissores quando a P_{O_2} diminui.

Quimiorreceptores centrais
O controlador químico mais importante da ventilação é o dióxido de carbono, percebido tanto pelos quimiorreceptores periféricos quanto pelos quimiorreceptores centrais, localizados no bulbo (**FIG. 18.17**). Esses receptores ajustam o ritmo respiratório, fornecendo um sinal de entrada contínuo para a rede de controle. Quando a P_{CO_2} arterial aumenta, o CO_2 atravessa a barreira hematencefálica e ativa os quimiorreceptores centrais. Esses receptores sinalizam para a rede neural de controle da respiração, provocando um aumento na frequência e na profundidade da ventilação, melhorando, assim, a ventilação alveolar e a remoção de CO_2 do sangue.

Apesar de dizermos que os quimiorreceptores centrais monitoram o CO_2, eles respondem diretamente às mudanças de pH no líquido cerebrospinal (LCS). O dióxido de carbono que se difunde através da barreira hematencefálica é convertido em ácido carbônico, que se dissocia em bicarbonato e em H^+. Estudos indicam que o H^+ produzido por essa reação inicia o reflexo quimiorreceptor.

Observe, no entanto, que as mudanças plasmáticas do pH *não* costumam influenciar os quimiorreceptores centrais diretamente. Embora a P_{CO_2} plasmática influencie diretamente o LCS, o H^+ plasmático atravessa a barreira hematencefálica muito lentamente e, portanto, tem pouco efeito direto sobre os quimiorreceptores centrais.

Quando a P_{CO_2} plasmática aumenta, os quimiorreceptores inicialmente respondem fortemente, aumentando a ventilação. No entanto, se a P_{CO_2} permanece elevada durante vários dias, a ventilação cai devido à resposta adaptativa dos quimiorreceptores. A adaptação parece ser devida ao aumento das concentrações de bicarbonato no LCS, que exerce um papel importante na neutralização do H^+. O mecanismo pelo qual a concentração do bicarbonato aumenta ainda não está bem esclarecido.

Mesmo que a resposta dos quimiorreceptores centrais sofra adaptação em situações em que a P_{CO_2} se encontra cronicamente elevada, a resposta dos quimiorreceptores periféricos à queda da P_{O_2} arterial permanece intacta ao longo do tempo. Em algumas situações, a redução na P_{O_2} torna-se o estímulo químico primário para o aumento da ventilação. Por exemplo, pacientes com doença pulmonar crônica grave, como a DPOC, apresentam hipercapnia e hipóxia crônicas. A sua P_{CO_2} arterial pode aumentar para 50 a 55 mmHg (a faixa normal é entre 35-45), ao passo que a sua P_{O_2} pode cair para 45 a 50 mmHg (a faixa normal é entre 75-100). Uma vez que as concentrações sejam modificadas cronicamente, a resposta dos quimiorreceptores adapta-se à elevada P_{CO_2}. A maior parte do estímulo químico para o aumento da ventilação nesta situação se deve à diminuição da P_{O_2}, detectada pelos quimiorreceptores do corpo carotídeo. Se é dado muito oxigênio a estes pacientes, eles podem parar de respirar, visto que o seu estímulo químico para a ventilação é eliminado.

Os quimiorreceptores centrais respondem a diminuições ou a aumentos da P_{CO_2} arterial. Se a P_{CO_2} alveolar cair, como ocorre durante a hiperventilação, tanto a P_{CO_2} plasmática quanto a do LCS também cairão. Como consequência, a atividade dos quimiorreceptores centrais diminui, e a rede de controle diminui a frequência da ventilação. Quando a ventilação diminui, o dióxido de carbono começa a acumular-se nos alvéolos e no plasma. Eventualmente, a P_{CO_2} arterial ultrapassa o limiar para disparo dos quimiorreceptores. Neste ponto, os receptores disparam, e a rede de controle aumenta novamente a ventilação.

Os quimiorreceptores centrais monitoram o CO_2 no líquido cerebrospinal.

Os quimiorreceptores carotídeos e aórticos monitoram o CO_2, o O_2 e o H^+.

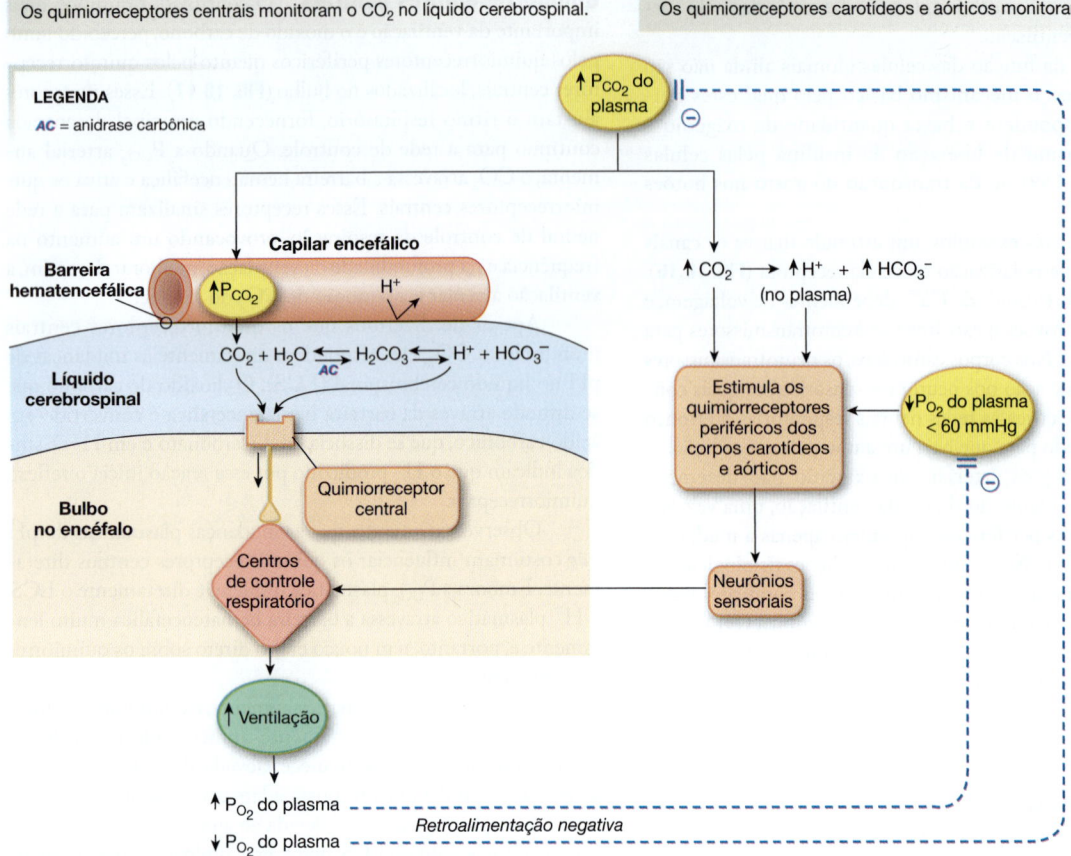

FIGURA 18.17 **Resposta quimiorreceptora.**

Reflexos protetores dos pulmões

Além dos reflexos quimiorreceptores que ajudam a regular a ventilação, o corpo possui reflexos protetores que respondem a danos físicos ou à irritação do trato respiratório e à hiperinsuflação dos pulmões. O principal reflexo protetor é a *broncoconstrição*, mediada por neurônios parassimpáticos que inervam a musculatura lisa brônquica. Partículas inaladas ou gases nocivos estimulam **receptores de irritação** na mucosa das vias aéreas. Os receptores de irritação enviam sinais através de neurônios sensoriais para os centros integradores no sistema nervoso central que provocam a broncoconstrição. A resposta protetora reflexa também inclui tosse e espirro.

O *reflexo de insuflação de Hering-Breuer* foi primeiro descrito no final dos anos 1800 em cães anestesiados. Nesses animais, se o volume corrente excede um certo volume, os receptores de estiramento nos pulmões sinalizam para o tronco encefálico terminar a inspiração. Contudo, este reflexo é difícil de se demonstrar em seres humanos adultos e não opera durante a respiração em repouso e no esforço leve. Contudo, estudos realizados em bebês sugerem que o reflexo de insuflação de Hering-Breuer pode ter um papel na limitação dos seus volumes ventilatórios.

SOLUCIONANDO O **PROBLEMA**

A hiperventilação em resposta à hipóxia cria um padrão de respiração peculiar, chamado de respiração periódica, no qual a pessoa passa por um período de 10 a 15 segundos de suspensão da respiração seguido por um curto período de hiperventilação. A respiração periódica ocorre na maioria das vezes durante o sono.

P8: *Com base no seu entendimento de como o corpo controla a ventilação, por que você acha que a respiração periódica ocorre na maioria das vezes durante o sono?*

565 567 571 574 579 584 585

Os centros superiores do encéfalo afetam os padrões de ventilação

Processos mentais conscientes ou inconscientes também afetam a atividade respiratória. Os centros superiores no hipotálamo e no cérebro podem alterar a atividade da rede de controle no tronco encefálico para mudar a frequência e a amplitude da ventilação. O controle voluntário da ventilação está incluído nesta categoria. Entretanto, o controle exercido pelos centros superiores não é uma *condição* para que a ventilação seja mantida. Mesmo que o tronco encefálico acima da ponte seja gravemente lesado, os ciclos respiratórios continuam essencialmente normais.

A respiração também pode ser afetada pela estimulação de partes do sistema límbico. Por essa razão, atividades emocionais e autonômicas, como medo e excitação, podem afetar o ritmo e a amplitude da respiração. Em algumas dessas situações, as vias neurais vão diretamente para os neurônios motores somáticos, desviando da rede de controle no tronco encefálico.

Embora possamos alterar temporariamente nosso desempenho respiratório, não podemos suprimir os reflexos quimiorreceptores. Prender a respiração é um bom exemplo. Você pode prender a respiração voluntariamente até que a P_{CO_2} se eleve no LCS, ativando o reflexo quimiorreceptor, forçando-o a inspirar.

Crianças pequenas que têm acessos de raiva às vezes tentam manipular seus pais ameaçando prender a respiração até morrer. Entretanto, os reflexos quimiorreceptores tornam impossível para a criança pôr em prática essa ameaça. Crianças extremamente decididas podem continuar a segurar a respiração até ficarem azuis e desmaiarem por hipóxia, mas uma vez estando inconscientes, a respiração normal automaticamente retorna.

A respiração está intimamente associada à função cardiovascular. Os centros integradores para ambas as funções estão localizados no tronco encefálico, e interneurônios projetam-se entre as duas redes, permitindo a sinalização de um lado para o outro. Os sistemas circulatório, respiratório e renal funcionam em sincronia, a fim de manter a homeostasia dos fluidos e o equilíbrio acidobásico.

SOLUCIONANDO O PROBLEMA CONCLUSÃO | Altitude

Em 29 de maio de 1953, Edmund Hillary e Tenzing Norgay, da expedição Britânica ao Everest, foram os primeiros seres humanos a alcançarem o pico do Monte Everest. Eles carregaram suplementos de oxigênio com eles, pois acreditava-se que este feito seria impossível sem isso. Em 1978, entretanto, Reinhold Messner e Peter Habeler conseguiram o "impossível". Em 8 de maio, eles lutaram para chegar ao cume usando apenas a força de vontade e nenhum oxigênio extra. Nas palavras de Messner, "Eu não sou nada além de um simples pulmão apertado ofegante, flutuando sobre as névoas e os cumes". Para saber mais sobre essas expedições ao Everest, faça uma busca no Google por Hillary Everest ou Messner Everest.

Neste problema, você aprendeu sobre as respostas normais e anormais à grande altitude. Para testar o seu conhecimento, compare as suas respostas com as informações sintetizadas na tabela a seguir.

Pergunta	Fatos	Integração e análise
p1: Se o vapor de água contribui com 47 mmHg para a pressão do ar completamente umidificado, qual é a P_{O_2} do ar inspirado que chega aos alvéolos a 2.500 m, onde a pressão atmosférica do ar seco é de 542 mmHg? Como esse valor de P_{O_2} pode ser comparado com o do ar plenamente umidificado ao nível do mar?	O vapor de água contribui com uma pressão parcial de 47 mmHg para o ar totalmente umidificado. O oxigênio constitui 21% do ar seco. A pressão atmosférica normal ao nível do mar é de 760 mmHg.	Correção para o vapor de água: $542 - 47 = 495$ mmHg $\times 21\% = 104$ mmHg P_{O_2}. No ar umidificado ao nível do mar, $P_{O_2} = 150$ mmHg.
P2: Por que uma pessoa com EPAA teria respiração curta?	O edema pulmonar aumenta a distância de difusão para o oxigênio.	Uma difusão mais lenta do oxigênio significa que menos oxigênio chega ao sangue, o que piora a hipóxia normal da altitude.
P3: Com base no que você aprendeu sobre os mecanismos de ajuste da ventilação e da perfusão no pulmão, você pode explicar por que pacientes com EPAA apresentam pressão arterial pulmonar elevada?	Baixos níveis de oxigênio causam constrição das arteríolas pulmonares.	A constrição das arteríolas pulmonares faz o sangue ficar retido nas artérias pulmonares. Isso aumenta a pressão arterial pulmonar.
P4: De que maneira a adição de eritrócitos ao sangue ajuda uma pessoa a se aclimatar à grande altitude?	Cerca de 98% do oxigênio arterial são transportados ligados à hemoglobina.	A presença de mais hemoglobina aumenta a capacidade total de transporte de oxigênio no sangue.
P5: O que a adição de eritrócitos ao sangue causa à viscosidade do sangue? Que efeito esta mudança na viscosidade tem no fluxo sanguíneo?	A adição de células aumenta a viscosidade do sangue.	De acordo com a lei de Poiseuille, o aumento da viscosidade aumenta a resistência ao fluxo, de modo que o fluxo sanguíneo diminuirá.

(continua)

SOLUCIONANDO O PROBLEMA CONCLUSÃO | *Continuação*

Pergunta	Fatos	Integração e análise
P6: *O que acontece ao pH do plasma durante a hiperventilação?*	Aplique a lei de ação das massas à equação $CO_2 + H_2O \rightleftharpoons H^+ + HCO_3^-$.	A quantidade de CO_2 no plasma diminui durante a hiperventilação, ou seja, a equação desloca-se para a esquerda. Este deslocamento diminui o H^+ e aumenta o pH (alcalose).
P7: *Como esta mudança no pH afeta a ligação de oxigênio nos pulmões quando a P_{O_2} está diminuída? Como isso afeta a liberação de oxigênio nas células?*	Ver Figura 18.9c.	O deslocamento da curva para a esquerda significa que, em uma dada P_{O_2}, uma quantidade maior de O_2 se liga à hemoglobina. Para uma determinada P_{O_2}, menos O_2 será liberado nos tecidos, entretanto, a P_{O_2} nas células provavelmente é menor do que a normal e, consequentemente, não haverá nenhuma mudança no processo de difusão.
P8: *Por que você acha que a respiração periódica ocorre na maioria das vezes durante o sono?*	A respiração periódica alterna períodos de suspensão da respiração (apneia) e hiperventilação.	É mais provável que uma pessoa acordada faça um esforço consciente para respirar durante o período de suspensão da respiração, rompendo o ciclo da respiração periódica.

565 | 567 | 571 | 574 | 579 | 584 | **585**

RESUMO DO CAPÍTULO

Neste capítulo, você aprendeu por que escalar o Monte Everest é um desafio respiratório para o corpo humano e por que pessoas com enfisema enfrentam os mesmos desafios respiratórios ao nível do mar. O processo de troca e transporte de oxigênio e de dióxido de carbono no corpo nos mostra o *fluxo de massa* dos gases ao longo dos gradientes de concentração. A *homeostasia* destes gases sanguíneos nos demonstra o *balanço de massas*: a concentração no sangue varia de acordo com o que entra ou sai dos pulmões e dos tecidos. A *lei de ação das massas* regula as reações químicas nas quais o O_2 se liga à hemoglobina e a anidrase carbônica catalisa a conversão de CO_2 e água em ácido carbônico.

Troca de gases nos pulmões e nos tecidos

1. A P_{O_2} alveolar e arterial é de 100 mmHg. A P_{CO_2} alveolar e arterial é de 40 mmHg. A P_{O_2} venosa é de 40 mmHg e a P_{CO_2} venosa é de 46 mmHg. (p. 566; Fig.18.2)

2. Os sensores do corpo monitoram o oxigênio, o CO_2 e o pH no sangue, na tentativa de evitar uma situação de **hipóxia** ou de **hipercapnia**. (p. 565)

3. Tanto a composição do ar inspirado quanto a eficácia da ventilação alveolar afetam a P_{O_2} alveolar. (p. 566)

4. Alterações na área de superfície alveolar, na espessura da barreira de difusão e na distância de difusão entre os alvéolos e os capilares pulmonares podem afetar a eficiência das trocas gasosas e a P_{O_2} arterial. (p. 567; Fig. 18.3)

5. A quantidade de um gás que é dissolvido em um líquido é proporcional à pressão parcial do gás e à **solubilidade** do gás no líquido. O dióxido de carbono é 20 vezes mais solúvel em soluções aquosas que o oxigênio. (p. 570; Fig. 18.4)

Transporte de gases no sangue

6. O transporte de gases nos demonstra como ocorre o fluxo e o balanço de massas. A **equação de Fick** correlaciona o conteúdo de oxigênio no sangue, o débito cardíaco e o consumo de oxigênio nos tecidos. (p. 571; Fig. 18.6)

7. O oxigênio é transportado dissolvido no plasma (< 2%) e ligado à hemoglobina (> 98 %). (p. 571; Fig. 18.5)

8. A P_{O_2} plasmática determina a quantidade de oxigênio que se liga à hemoglobina. (p. 573; Fig. 18.8)

9. A ligação do oxigênio à hemoglobina é influenciada pelo pH, pela P_{CO_2}, pela temperatura e por **2,3-bifosfoglicerato** (2,3- BPG). (p. 577; Fig. 18.9)

10. O sangue venoso transporta o dióxido de carbono dissolvido no plasma (7%), como **carbaminoemoglobina** (23%) e como bicarbonato no plasma (70%). (p. 579; Fig. 18.11)

11. A **anidrase carbônica** converte o CO_2 em ácido carbônico, que se dissocia em H^+ e em HCO_3^-. O H^+, em seguida, liga-se à hemoglobina, e o HCO_3^- chega ao no plasma utilizando o **transportador de cloreto**. (pp. 577, 578)

Regulação da ventilação

12. O controle respiratório reside em redes de neurônios no bulbo e na ponte, que são influenciadas por sinais provenientes de receptores sensoriais periféricos e centrais e de centros encefálicos superiores. (p. 580; Fig. 18.13)

13. O **grupo respiratório dorsal** (GRD) bulbar contém principalmente neurônios inspiratórios que controlam os neurônios motores

somáticos que vão para o diafragma. O **grupo respiratório ventral** (GRV) inclui o **complexo pré-Bötzinger** com seus neurônios marca-passo, bem como os neurônios para inspiração e expiração ativa. (p. 581; Fig. 18.14)

14. Os **quimiorreceptores periféricos** carótidos e aórticos monitoram a P_{O_2}, a P_{CO_2} e o pH. A P_{O_2} abaixo de 60 mmHg desencadeia um aumento na ventilação. (p. 582; Fig. 18.17)

15. O dióxido de carbono é o estímulo primário para as mudanças na ventilação. Os quimiorreceptores bulbares e carotídeos respondem a mudanças na P_{CO_2}. (p. 583; Fig. 18.17)

16. Os reflexos protetores monitorados pelos receptores periféricos evitam danos aos pulmões por irritantes inalados. (p. 584)

17. Os processos mentais conscientes ou inconscientes podem afetar a atividade respiratória. (p. 584)

QUESTÕES PARA REVISÃO

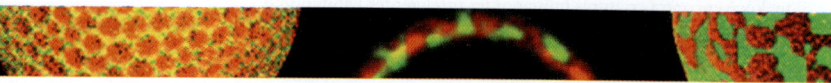

Além da resolução destas questões e da checagem de suas respostas na p. A-24, reveja os Tópicos abordados e objetivos de aprendizagem, no início deste capítulo.

Nível um   Revisando fatos e termos

1. Liste cinco fatores que influenciam a difusão de gases entre os alvéolos e o sangue.

2. Mais de _____% do oxigênio no sangue arterial são transportados ligados à hemoglobina. Como o oxigênio restante é transportado às células?

3. Cite quatro fatores que influenciam a quantidade de oxigênio que se liga à hemoglobina. Qual desses quatro fatores é o mais importante?

4. Descreva a estrutura da molécula de hemoglobina. Que elemento químico é essencial para a síntese da hemoglobina?

5. As redes de controle da ventilação são encontradas no _____ e _____ do encéfalo. O que os grupos de neurônios respiratórios dorsal e ventral controlam? O que é um gerador central de padrão?

6. Descreva os quimiorreceptores que influenciam a ventilação. Qual substância química é o controlador mais importante da ventilação?

7. Descreva os reflexos protetores do sistema respiratório.

8. O que provoca as trocas de oxigênio e de dióxido de carbono entre os alvéolos e o sangue ou entre o sangue e as células?

9. Liste cinco possíveis mudanças físicas que podem resultar em menos oxigênio chegando ao sangue arterial.

Nível dois   Revisando conceitos

10. Mapa conceitual. Construa um mapa do transporte de gases usando os termos que seguem. Você pode adicionar outros termos.

• alvéolos	• oxi-hemoglobina
• anidrase carbônica	• P_{CO_2}
• carbaminoemoglobina	• plasma
• CO_2 dissolvido	• P_{O_2}
• eritrócitos	• sangue arterial
• gradiente de pressão	• sangue venoso
• hemoglobina	• saturação da hemoglobina
• O_2 dissolvido	• transportador de cloreto

11. Na fisiologia respiratória, costuma-se falar em P_{O_2} plasmática. Por que esta não é a forma mais precisa de descrever o conteúdo de oxigênio do sangue?

12. Compare e contraste os seguintes pares de conceitos:
    (a) transporte de O_2 e de CO_2 no sangue arterial.
    (b) pressão parcial e concentração de um gás dissolvido em um líquido.

13. A HbO_2 aumenta, diminui ou não é modificada por diminuições no pH?

14. Defina hipóxia, DPOC e hipercapnia.

15. Por que as moléculas que transportam oxigênio evoluíram nos animais?

16. Desenhe e identifique os seguintes gráficos:
    (a) o efeito da ventilação na P_{O_2} arterial.
    (b) o efeito da P_{CO_2} arterial sobre a ventilação.

17. Quando a P_{O_2} do plasma aumenta:
    (a) o que acontece com a quantidade de oxigênio dissolvida no plasma?
    (b) o que acontece com a quantidade de oxigênio ligada à hemoglobina?

18. Se uma pessoa é anêmica e apresenta menor quantidade de hemoglobina nos eritrócitos do seu corpo, como comporta-se sua P_{O_2} arterial, comparada à de uma pessoa normal?

19. Crie vias reflexas (estímulo, receptor, via aferente, e assim por diante) para o controle químico da ventilação, iniciando com os seguintes estímulos:
    (a) P_{CO_2} arterial aumentada.
    (b) P_{O_2} arterial = 55 mmHg.

    Seja o mais específico possível em relação à localização anatômica. Onde souber, inclua os neurotransmissores e seus receptores.

Nível três   Solucionando problemas

20. Marco tenta esconder-se no fundo de uma piscina, respirando por uma mangueira que tem 60 cm, o que aumenta muito o seu espaço morto anatômico. O que ocorre com os seguintes parâmetros do seu sangue arterial e por quê?
    (a) P_{CO_2}.
    (b) P_{O_2}.
    (c) Íon bicarbonato.
    (d) pH.

21. Qual pessoa transporta mais oxigênio no seu sangue?
    (a) Hb de 15 g/dL e P_{O_2} arterial de 80 mmHg.
    (b) Hb de 12 g/dL e P_{O_2} arterial de 100 mmHg.

22. O que acontece com cada um desses parâmetros em uma pessoa sofrendo edema pulmonar?
    (a) P_{O_2} arterial.
    (b) Saturação da hemoglobina.
    (c) Ventilação alveolar.

23. Em pesquisas prévias sobre o controle rítmico da respiração, os cientistas fizeram as seguintes observações. Que hipótese os pesquisadores podem formular a partir de cada observação?
    (a) *Observação.* Se o tronco encefálico é cortado abaixo do bulbo, todos os movimentos respiratórios cessam.
    (b) *Observação.* Se o tronco encefálico é cortado acima do nível da ponte, a ventilação é normal.

(c) *Observação*. Se o bulbo é completamente separado da ponte e dos centros superiores do encéfalo, a ventilação torna-se irregular, mas o padrão de inspiração/expiração permanece.

24. Um paciente hospitalizado com doença pulmonar obstrutiva crônica tem uma P_{CO_2} de 55 mmHg e uma P_{O_2} de 50 mmHg. Para elevar seu oxigênio no sangue, ele recebe oxigênio puro por um tubo nasal. O paciente imediatamente para de respirar. Explique por que isso ocorre.

25. Você é um fisiologista em um voo espacial para um planeta distante. Você encontra criaturas humanoides inteligentes habitando o planeta e que de boa vontade se submetem aos seus testes. Alguns dados coletados por você estão descritos a seguir.

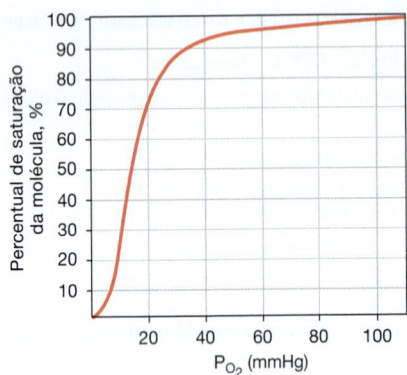

O gráfico acima mostra a curva de saturação do oxigênio para a molécula transportadora de oxigênio no sangue do humanoide, chamado de Bzork. A P_{O_2} alveolar de Bzork é de 85 mmHg. A sua P_{O_2} celular é de 20 mmHg, porém, durante o exercício, ela é reduzida para 10 mmHg.

(a) Qual é a saturação da molécula carreadora de oxigênio de Bzork no sangue alveolar? E no sangue em uma célula em exercício?

(b) Com base no gráfico, que conclusões você pode tirar sobre as necessidades de oxigênio de Bzork durante uma atividade normal e durante o exercício?

26. O próximo experimento com Bzork envolve sua resposta ventilatória a diferentes condições. Os dados do experimento estão plotados a seguir. Interprete o resultado dos experimentos A e C.

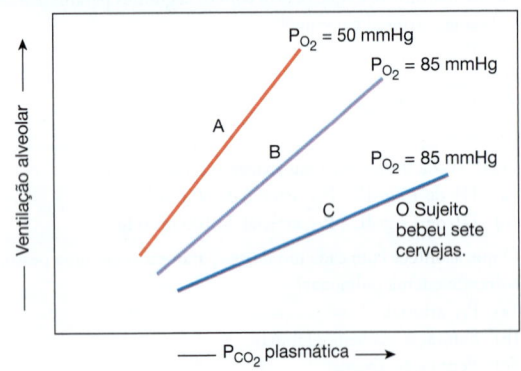

27. O epitélio alveolar é um epitélio absortivo e é capaz de transportar íons do líquido de revestimento dos alvéolos para o espaço intersticial, criando um gradiente osmótico para a água seguir. Desenhe um epitélio alveolar e identifique as superfícies apical e basolateral, o espaço aéreo e o líquido intersticial. Organize as seguintes proteínas na membrana plasmática de forma que o epitélio absorva sódio e água: aquaporinas, Na^+-K^+-ATPase, canal de Na^+ epitelial (ENaC). (Lembre-se: as concentrações de Na^+ são maiores no LEC do que no LIC.)

Nível quatro   Problemas quantitativos

28. Você tem a seguinte informação sobre um paciente:

Volume sanguíneo = 5,2 L
Hematócrito = 47%
Concentração de hemoglobina = 12 g/dL de sangue total
Quantidade total de oxigênio transportado no sangue = 1.015 mL
Plasma arterial = 100 mmHg

Você sabe que, quando a P_{O_2} plasmática é de 100 mmHg, o plasma contém 0,3 mL de O_2/dL, e que a hemoglobina está com uma saturação de 98%. Cada molécula de hemoglobina pode ligar-se no máximo a quatro moléculas de oxigênio. Usando essa informação, calcule a capacidade máxima de transporte de oxigênio da hemoglobina (100% saturada). As unidades devem estar em mL de O_2/g Hb.

29. Adolph Fick, um fisiologista do século XIX de quem deriva a lei de difusão de Fick, também desenvolveu a equação de Fick, que relaciona o consumo de oxigênio, o débito cardíaco e o conteúdo de oxigênio do sangue:

Consumo de O_2 = débito cardíaco × (conteúdo arterial de oxigênio − conteúdo venoso de oxigênio)

Uma pessoa apresenta um débito cardíaco de 4,5 L/min, uma concentração arterial de oxigênio 105 mL de O_2/L de sangue e uma concentração de oxigênio na veia cava de 50 mL de O_2/L de sangue. Qual é o consumo de oxigênio dessa pessoa?

30. Descreva o que acontece com a curva de saturação da oxi-hemoglobina na Figura 18.9a quando a hemoglobina sanguínea reduz de 15 g/dL de sangue para 10 g/dL de sangue.

As respostas para as questões de Revisando conceitos, Figuras, Questões gráficas e Questões para revisão ao final do capítulo podem ser encontradas no Apêndice A (p. A-1).

19

Os Rins

No néfron, o plasma sofre modificações, dando origem à urina.

Arthur Grollman, em *Clinical Phsysiology: The Functional Pathologhy of Disease*, 1957.

CONHECIMENTOS BÁSICOS

Molde em resina de enovelados de capilares glomerulares e suas arteríolas (em dourado).

Por volta de 100 E.C., Areteu da Capadócia escreveu, "O diabetes é uma doença muito curiosa, não muito frequente entre os homens, sendo um derretimento da carne e dos membros para dentro da urina... Os pacientes nunca param de produzir água (urinar), e o fluxo é incessante, como se fosse da abertura de aquedutos"[1]. Os médicos sabem há séculos que a **urina**, um resíduo líquido produzido pelos rins, reflete o funcionamento do corpo. Para ajudar no diagnóstico das doenças, eles carregavam frascos especiais para coletar e inspecionar a urina dos pacientes.

O primeiro passo no exame de uma amostra de urina é determinar a sua cor. A cor é amarelo-escuro (concentrada), clara (diluída), vermelha (indicando a presença de sangue) ou preta (indicando a presença de metabólitos da hemoglobina)? Uma forma de malária era denominada *febre da água negra*, pois a hemoglobina metabolizada a partir da degradação anormal de eritrócitos tornava a urina do paciente preta ou vermelho-escuro.

Os médicos também observavam nas amostras de urina a limpidez, a presença de espuma (indicando presença anormal de proteínas), o cheiro e até mesmo o gosto. Os médicos que não queriam provar a urina deixavam para seus estudantes esse "privilégio". O médico que não tinha estudantes expunha a urina a insetos e observava suas reações.

Provavelmente, o exemplo mais famoso do uso da urina para o diagnóstico era o teste do seu sabor para diabetes melito, historicamente conhecido como a *doença da urina doce*. O diabetes é uma doença endócrina, caracterizada pela presença de glicose na urina. A urina dos diabéticos tinha gosto doce e atraía insetos, confirmando o diagnóstico.

Embora hoje tenhamos testes muito mais sofisticados para detectar a glicose na urina, o primeiro passo de uma *uroanálise* ainda é o exame da cor, da limpidez e do odor da urina. Neste capítulo, você aprenderá por que podemos saber tanto sobre como o corpo está funcionando por meio do que está presente na urina.

FUNÇÕES DOS RINS

Se você perguntar às pessoas na rua, "Qual é a função mais importante dos rins?", elas provavelmente dirão, "A remoção de resíduos do corpo". Na verdade, a função mais importante dos rins é a regulação homeostática do conteúdo de água e íons no sangue, também chamada de *balanço do sal e da água*, ou *equilíbrio hidroeletrolítico*. A remoção de resíduos é importante, mas alterações no volume sanguíneo ou nas concentrações iônicas causam sérios problemas clínicos antes que o acúmulo de resíduos metabólicos atinja níveis tóxicos.

Os rins mantêm concentrações normais de íons e água no sangue através do balanço da ingestão dessas substâncias com a sua excreção na urina, obedecendo ao princípio do *balanço de massas* (p. 10). Podemos dividir as funções dos rins em seis áreas gerais:

1. **Regulação do volume do líquido extracelular e da pressão arterial**. Quando o volume do líquido extracelular diminui, a pressão arterial também diminui (p. 485). Se o

---

[1]*The Extant Works of Aretaeus the Cappadocian*. Editado e traduzido por Adams, F. Londres, 1856.

SOLUCIONANDO O **PROBLEMA** | Gota

Michael, 43 anos, passou os dois últimos dias no sofá, sofrendo de uma dor latejante implacável no hálux do pé esquerdo. Quando a dor iniciou, Michael pensou que havia tido uma leve distensão ou talvez fosse o início de uma artrite. Então a dor se intensificou, e a artículação do hálux tornou-se quente e vermelha. Michael, por fim, foi mancando ao consultório do seu médico, sentindo-se um pouco bobo em relação ao seu problema. Ao ouvir seus sintomas e olhar o dedo, o médico pareceu saber o que estava errado instantaneamente. "Você tem gota", disse o Dr. Garcia.

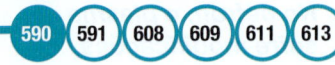

590   591   608   609   611   613

volume do líquido extracelular e a pressão arterial caem até níveis muito baixos, o corpo não pode manter um fluxo adequado de sangue para o encéfalo e outros órgãos essenciais. Os rins trabalham de uma maneira integrada com o sistema circulatório para assegurar que tanto a pressão arterial quanto a perfusão tecidual permaneçam em uma faixa aceitável.

2. **Regulação da osmolalidade**. O corpo integra a função renal com o comportamento, como a sede, para manter a osmolalidade do corpo em um valor próximo de 290 mOsM. Analisaremos as vias reflexas para a regulação do volume do LEC e da osmolaridade posteriormente.

3. **Manutenção do equilíbrio iônico**. Os rins mantêm a concentração de íons-chave dentro de uma faixa normal pelo balanço entre a sua ingestão e a sua perda urinária. O sódio (Na^+) é o principal íon envolvido na regulação do volume do líquido extracelular e da osmolalidade. As concentrações dos íons potássio (K^+) e cálcio (Ca^{2+}) também são estritamente reguladas.

4. **Regulação homeostática do pH**. O pH plasmático é normalmente mantido dentro de uma faixa muito estreita de variação. Se o líquido extracelular se torna muito ácido, os rins excretam H^+ e conservam íons bicarbonato (HCO_3^-), que atuam como tampão (p. 41). Inversamente, quando o líquido extracelular se torna muito alcalino, os rins excretam HCO_3^- e conservam H^+. Os rins exercem um papel importante na regulação do pH, mas não são capazes de corrigir desequilíbrios no pH tão rapidamente quanto os pulmões.

5. **Excreção de resíduos**. Os rins removem produtos do metabolismo e *xenobióticos*, ou substâncias estranhas, como fármacos e toxinas ambientais. Os produtos do metabolismo incluem a *creatinina* do metabolismo muscular (p. 391) e resíduos nitrogenados, como a *ureia* e o *ácido úrico*. Um metabólito da hemoglobina, chamado de *urobiolinogênio*, dá a ela sua cor amarela característica. Os hormônios são outras substâncias endógenas retiradas do sangue pelos rins. Exemplos de substâncias estranhas excretadas pelos rins incluem o adoçante artificial *sacarina* e o ânion *benzoato*, parte do conservante *benzoato de potássio*, que você ingere toda vez que bebe um refrigerante *diet*.

6. **Produção de hormônios**. Embora os rins não sejam glândulas endócrinas, eles desempenham um importante papel em três vias endócrinas. As células renais sintetizam *eritropoetina*, a citocina/hormônio que regula a produção dos eritrócitos (p. 518). Os rins também liberam *renina*, uma enzima que regula a produção de hormônios envolvidos no equilíbrio do sódio e na homeostasia da pressão sanguínea. Por fim, as enzimas renais auxiliam na conversão da vitamina D_3 em um hormônio ativo que regula o equilíbrio do Ca^{2+}.

Os rins, assim como muitos outros órgãos no corpo, possuem uma enorme capacidade de reserva. Segundo a maioria das estimativas, você deve perder quase três quartos das funções do seu rim antes que a homeostasia comece a ser afetada. Muitas pessoas vivem normalmente com apenas um rim, como ocorre com um em cada 1.000 nascimentos, em que a pessoa nasce com apenas um rim (ou por outras falhas no desenvolvimento durante a gestação) ou com pessoas que doam um rim para transplante.

REVISANDO CONCEITOS	1. A regulação iônica é uma característica fundamental da função renal. O que acontece com o potencial de repouso da membrana de um neurônio se os níveis extracelulares de K^+ diminuírem? (p. 252)
	2. O que acontece com a força de contração cardíaca se os níveis plasmáticos de Ca^{2+} reduzirem substancialmente? (p. 449)

ANATOMIA DO SISTEMA URINÁRIO

O **sistema urinário** é composto pelos rins e por outras estruturas acessórias (**FIG. 19.1a**). O estudo da função renal é chamado de **fisiologia renal**, da palavra em latim *renes*, que significa "rins".

O sistema urinário consiste em rins, ureteres, bexiga urinária e uretra

Iniciaremos seguindo o trajeto que uma gota de água segue desde o plasma até a sua excreção na urina. A produção da urina inicia quando a água e os solutos se deslocam do plasma para o interior de tubos ocos (*néfrons*), que compõem a maior parte dos dois **rins**. Esses túbulos modificam a composição do líquido à medida que ele passa ao longo dessas estruturas. O fluido já alterado, agora chamado de *urina*, deixa os rins e passa por um tubo, chamado de **ureter**. Existem dois ureteres, cada um partindo de um rim e se dirigindo para a **bexiga urinária**. A bexiga se expande e é preenchida com a urina até que, em um reflexo, chamado de *micção*, ela se contrai e elimina a urina através de um único tubo, a **uretra**.

A uretra, nos homens, sai do corpo através do corpo do pênis. Nas mulheres, a abertura uretral é encontrada anterior às aberturas da vagina e do ânus. Devido à extensão mais curta da uretra nas mulheres e sua proximidade com bactérias originárias do intestino grosso, as mulheres são mais propensas que os homens a desenvolverem infecções bacterianas na bexiga urinária e nos rins, ou **infecções do trato urinário** (ITUs).

A causa mais comum de ITUs é a bactéria *Escherichia coli*, uma habitante natural do intestino grosso humano. A *E. coli* não é prejudicial enquanto presente apenas no lúmen do intestino grosso, mas é patogênica quando alcança a uretra. O sintoma mais comum de uma ITU é dor ou ardência durante a micção e aumento na frequência de micção. Uma amostra de urina de um paciente com uma ITU muitas vezes contém muitos eritrócitos e leucócitos, nenhum dos quais é encontrado normalmente na urina. As ITUs são tratadas com antibióticos.

Os rins Os rins são o local de produção da urina. Cada rim situa-se em um lado da coluna vertebral ao nível da décima primeira e décima segunda costelas, logo acima da cintura (Fig. 19.1b). Embora eles estejam abaixo do diafragma, eles estão tecnicamente fora da cavidade abdominal, entre o **peritônio** membranoso, que reveste o abdome, e os ossos e os músculos do dorso. Devido à sua localização atrás da cavidade peritoneal, os rins são algumas vezes descritos como órgãos *retroperitoneais*.

A superfície côncava de cada rim está voltada para a coluna vertebral. Os vasos sanguíneos renais, os nervos, os vasos linfáticos e os ureteres emergem a partir dessa superfície. As **artérias renais**, as quais são ramos da parte abdominal da aorta, fornecem sangue para os rins. As **veias renais** levam sangue dos rins para a veia cava inferior.

Os rins recebem 20 a 25% do débito cardíaco, embora constituam apenas 0,4% do peso total do corpo (120-170 gramas cada). Essa alta taxa de fluxo sanguíneo através dos rins é crítica para a função renal.

O néfron é a unidade funcional do rim

Uma secção transversal através de um rim mostra que o seu interior é dividido em duas camadas: um **córtex** externo e uma **medula** interna (Fig. 19.1c). As camadas são formadas pelo arranjo organizado de túbulos microscópicos, chamados de **néfrons**. Cerca de 80% dos néfrons de um rim estão presentes quase que completamente no interior do cortex (néfrons *corticais*), ao passo que os outros 20% – chamados de néfrons *justamedulares* – penetram no interior da medula (Fig. 19.1f, h).

O néfron é a unidade funcional do rim. (Uma *unidade funcional* é a menor estrutura que pode efetuar todas as funções de um órgão.) Cada um dos cerca de 1 milhão de néfrons de cada rim é dividido em segmentos (Fig. 19.1i), e cada segmento é intimamente associado com vasos sanguíneos especializados (Fig. 19.1g, h).

SOLUCIONANDO O **PROBLEMA**

A gota é uma doença metabólica caracterizada pelas altas concentrações de ácido úrico no sangue (*hiperuricemia*). Se a concentração de ácido úrico alcança um nível crítico (6,8 mg/dL), ocorre a precipitação de urato monossódico, que forma cristais nas articulações periféricas, particularmente nos pés, nos tornozelos e nos joelhos. Esses cristais desencadeiam uma reação inflamatória e causam crises periódicas de dores excruciantes. Os cristais de ácido úrico também podem formar pedras renais na pelve renal (Fig. 19.1c).

P1: *Trace o trajeto seguido pelos cálculos renais ("pedras nos rins") quando eles são excretados.*

P2: *Cite o nome do ânion formado quando o ácido úrico se dissocia.*

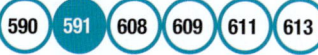

FIGURA 19.1 RESUMO ANATÔMICO

Sistema urinário

(a) Sistema urinário

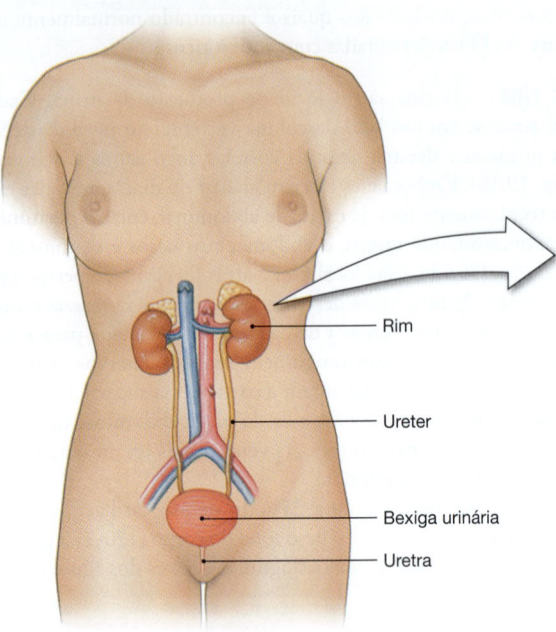

- Rim
- Ureter
- Bexiga urinária
- Uretra

(b) Os rins são localizados retroperitonealmente ao nível das costelas inferiores.

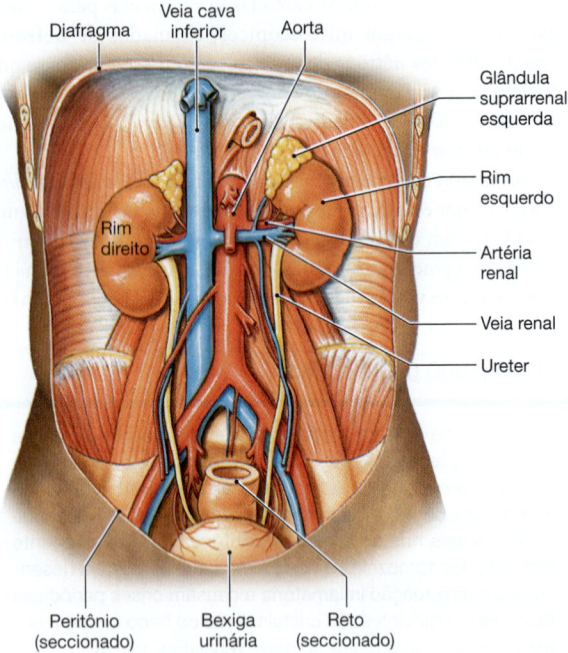

- Diafragma
- Veia cava inferior
- Aorta
- Glândula suprarrenal esquerda
- Rim direito
- Rim esquerdo
- Artéria renal
- Veia renal
- Ureter
- Peritônio (seccionado)
- Bexiga urinária
- Reto (seccionado)

Estrutura do rim

(c) Na secção transversal, o rim é dividido em córtex (externo) e medula (interna). A urina que deixa os néfrons flui para a pelve renal antes de passar pelo ureter, em direção à bexiga.

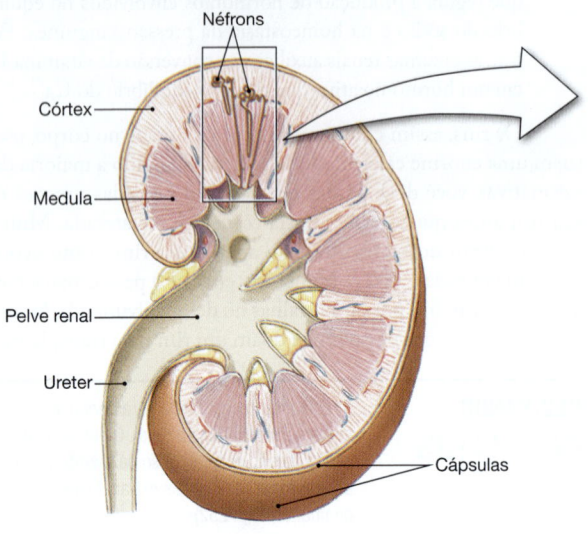

- Néfrons
- Córtex
- Medula
- Pelve renal
- Ureter
- Cápsulas

(d) As artérias renais levam sangue para o córtex.

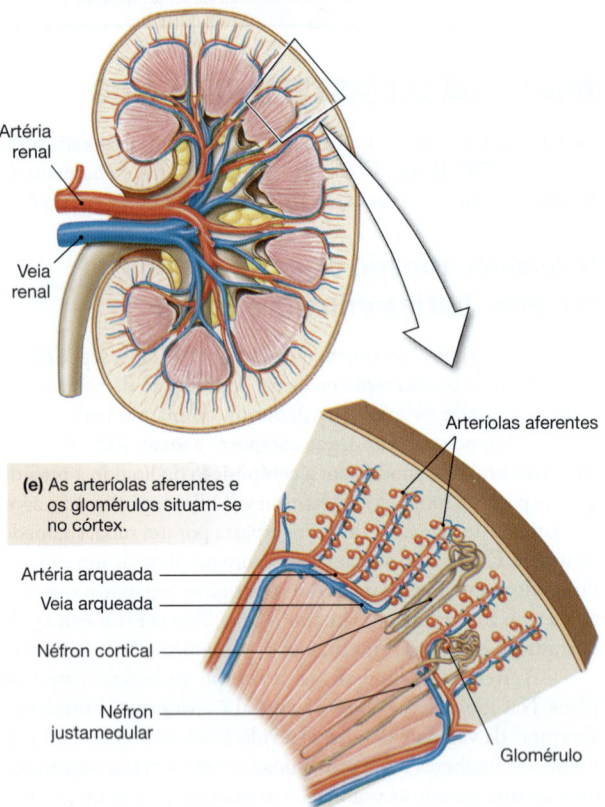

- Artéria renal
- Veia renal
- Arteríolas aferentes

(e) As arteríolas aferentes e os glomérulos situam-se no córtex.

- Artéria arqueada
- Veia arqueada
- Néfron cortical
- Néfron justamedular
- Glomérulo

Estrutura do néfron

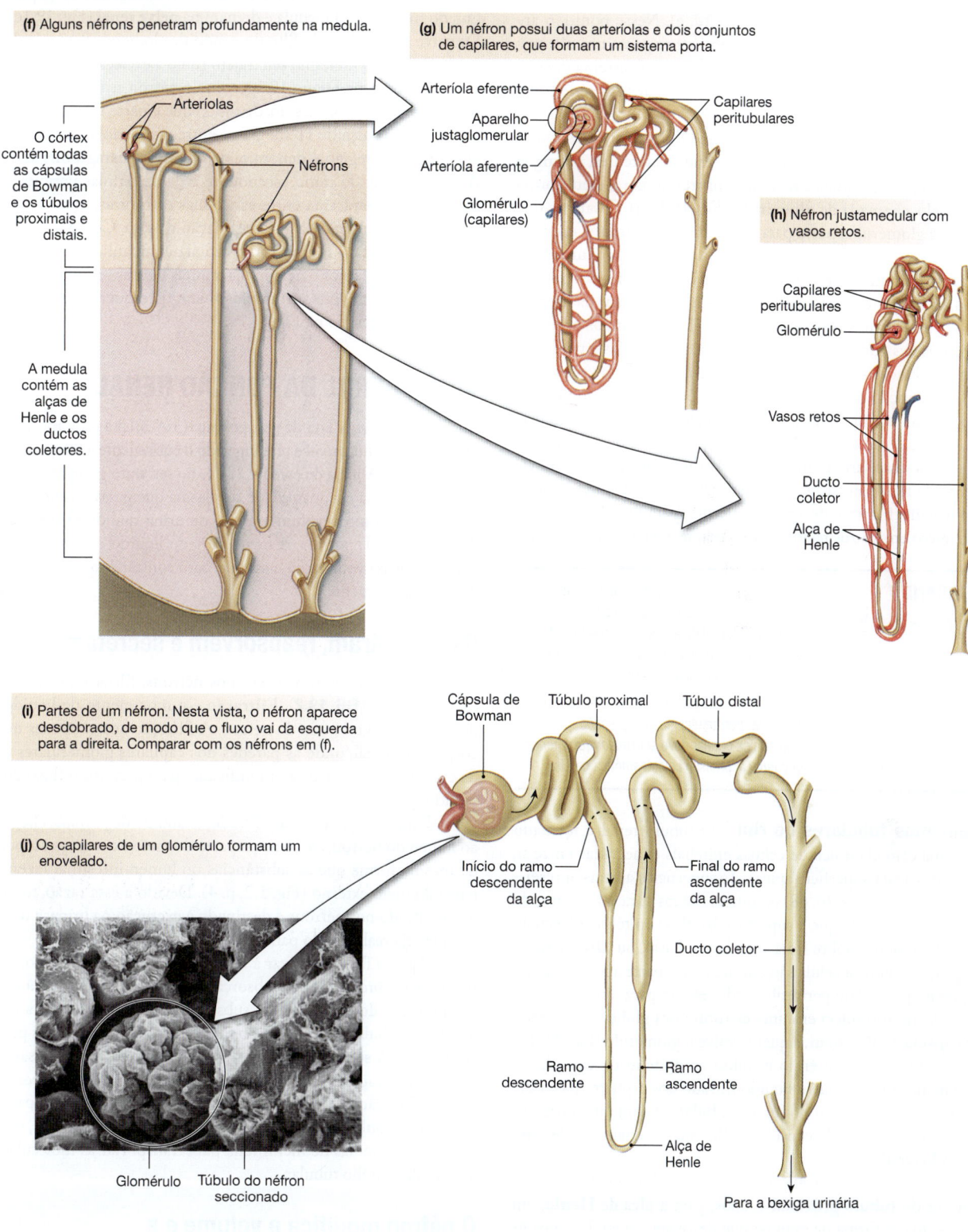

(f) Alguns néfrons penetram profundamente na medula.

O córtex contém todas as cápsulas de Bowman e os túbulos proximais e distais.

Arteríolas

Néfrons

A medula contém as alças de Henle e os ductos coletores.

(g) Um néfron possui duas arteríolas e dois conjuntos de capilares, que formam um sistema porta.

Arteríola eferente

Aparelho justaglomerular

Arteríola aferente

Glomérulo (capilares)

Capilares peritubulares

(h) Néfron justamedular com vasos retos.

Capilares peritubulares

Glomérulo

Vasos retos

Ducto coletor

Alça de Henle

(i) Partes de um néfron. Nesta vista, o néfron aparece desdobrado, de modo que o fluxo vai da esquerda para a direita. Comparar com os néfrons em (f).

(j) Os capilares de um glomérulo formam um enovelado.

Glomérulo   Túbulo do néfron seccionado

Cápsula de Bowman

Túbulo proximal

Túbulo distal

Início do ramo descendente da alça

Final do ramo ascendente da alça

Ducto coletor

Ramo descendente

Ramo ascendente

Alça de Henle

Para a bexiga urinária

Elementos vasculares do rim O sangue entra no rim pela artéria renal, antes de seguir para as artérias menores, e, depois, para as arteríolas no córtex (Fig. 19.1d, e). Nesse ponto, o arranjo dos vasos sanguíneos forma um *sistema porta*, um dos três presentes no corpo (p. 439). Lembre-se que um sistema porta é formado pela presença de duas redes de capilares em série (uma após a outra).

No sistema porta renal, o sangue flui das artérias renais para uma **arteríola aferente**. Das arteríolas aferentes, o sangue passa para uma primeira rede de capilares, uma rede em forma de novelo, chamada de **glomérulo** (Fig. 19.1g, j). O sangue que deixa os glomérulos passa para uma **arteríola eferente**, e, então, para uma segunda rede de capilares, os **capilares peritubulares**, que cercam o túbulo renal (Fig. 19.1g). Nos néfrons justamedulares, os longos capilares peritubulares que penetram na medula são chamados de **vasos retos** (Fig. 19.1h). Por fim, os capilares peritubulares convergem para a formação de vênulas e pequenas veias, enviando o sangue para fora dos rins através da veia renal.

A função do sistema porta renal é filtrar o fluido sanguíneo para o interior do lúmen do néfron, nos capilares glomerulares, e, então, *reabsorver* o fluido do lúmen tubular de volta para o sangue, nos capilares peritubulares. As forças que regem o movimento de fluido no sistema porta renal são semelhantes àquelas que regem a filtração de água e moléculas para fora dos capilares sistêmicos em outros tecidos, como descreveremos em seguida.

REVISANDO
CONCEITOS

3. Se ocorre filtração resultante para fora dos capilares glomerulares, então você sabe que a pressão hidrostática dos capilares tem de ser (*maior que/menor que/igual à*) pressão coloidosmótica capilar. (p. 498)

4. Se ocorre reabsorção resultante para dentro do capilar peritubular, então a pressão hidrostática capilar deve ser (*maior que/menor que/igual à*) pressão coloidosmótica capilar.

Elementos tubulares do rim O túbulo renal é formado por uma camada única de células epiteliais conectadas entre si, próximas à sua superfície apical. As superfícies apicais apresentam *microvilosidades* (p. 68) ou outras dobras para o aumento da superfície, ao passo que a superfície basal do epitélio polarizado (p. 150) repousa sobre uma membrana basal, ou *lâmina basal*. As junções célula a célula são em sua maior parte apertadas, mas algumas apresentam permeabilidade seletiva para íons.

O néfron inicia em uma estrutura oca globular, chamada de **cápsula de Bowman**, a qual envolve o glomérulo (Fig. 19.1i). O endotélio do glomérulo é unido ao epitélio da cápsula de Bowman, de modo que o líquido filtrado dos capilares passa diretamente para dentro do lúmen tubular. O conjunto formado pelo glomérulo e pela cápsula de Bowman é chamado de **corpúsculo renal**.

A partir da cápsula de Bowman, o filtrado flui para o interior do **túbulo proximal** e, após, para a **alça de Henle**, um segmento em forma de grampo que desce até a medula e, posteriormente, retorna para o córtex. A alça de Henle é dividida em dois ramos, um **ramo descendente** fino e um **ramo ascendente** com segmentos fino e grosso. O fluido, então, chega até o **túbulo distal**. Os túbulos distais de até oito néfrons drenam para um úni-

co tubo maior, chamado de **ducto coletor**. (O túbulo distal e seu ducto coletor formam o **néfron distal**.) Os ductos coletores passam do córtex para a medula e drenam na **pelve renal** (Fig. 19.1c). Da pelve renal, o líquido filtrado e modificado, agora chamado de urina, flui para o ureter no seu trajeto rumo à excreção.

Observe, na Figura 19.1g, como o néfron se torce e se dobra para trás sobre si mesmo, de modo que a parte final do ramo ascendente da alça de Henle passa entre as arteríolas aferente e eferente. Essa região é denominada **aparelho justaglomerular**. A proximidade do ramo ascendente e das arteríolas permite a comunicação parácrina entre essas duas estruturas, uma característica fundamental na autorregulação do rim. Como a configuração torcida do néfron torna difícil acompanhar o fluxo do líquido, desdobramos o néfron nas muitas figuras restantes neste capítulo, de forma que os líquidos fluam da esquerda para a direita na figura, como na Figura 19.1i.

VISÃO GERAL DA FUNÇÃO RENAL

Imagine beber uma lata de refrigerante (355 mL) a cada três minutos: após 24 horas, você terá ingerido o equivalente a 90 garrafas de dois litros. A ideia de colocar 180 L no seu trato gastrintestinal é irreal, mas essa é a quantidade de plasma que passa nos néfrons a cada dia. Como o volume médio de urina que deixa o rim é de apenas 1,5 L por dia, mais de 99% do líquido que entra nos néfrons precisa voltar para o sangue, caso contrário, o corpo desidrataria rapidamente.

Os rins filtram, reabsorvem e secretam

Três processos básicos ocorrem nos néfrons: filtração, reabsorção e secreção (**FIG. 19.2**). **Filtração** é o movimento de líquido do sangue para o lúmen do néfron. A filtração ocorre apenas no corpúsculo renal, onde as paredes dos capilares glomerulares e da cápsula de Bowman são modificadas para permitir o fluxo do líquido.

Uma vez que o fluido filtrado, chamado de *filtrado*, chega ao lúmen do néfron, ele se torna parte do meio externo ao corpo, da mesma forma que as substâncias no lúmen intestinal fazem parte do meio externo (Fig. 1.2, p. 4). Devido a essa razão, tudo que é filtrado nos néfrons é destinado à **excreção** na urina, a não ser que seja reabsorvido para o corpo.

Após o filtrado deixar a cápsula de Bowman, ele é modificado pelos processos de reabsorção e secreção. A **reabsorção** é um processo de transporte de substâncias presentes no filtrado, do lúmen tubular de volta para o sangue através dos capilares peritubulares. A **secreção** remove seletivamente moléculas do sangue e as adiciona ao filtrado no lúmen tubular. Embora a secreção e a filtração glomerular movam substâncias do sangue para dentro do túbulo, a secreção é um processo mais seletivo que, em geral, usa proteínas de membrana para transportar as moléculas através do epitélio tubular.

O néfron modifica o volume e a osmolalidade do líquido

Agora, seguiremos o filtrado em sua passagem através do néfron para aprendermos o que acontece com ele em seus diversos

FIGURA 19.2 **CONTEÚDO ESSENCIAL**

Função do néfron

Os quatro processos que ocorrem nos rins são:

F = **Filtração**: movimento do sangue para o lúmen

S = **Secreção**: do sangue para o lúmen

R = **Reabsorção**: do lúmen para o sangue

E = **Excreção**: do lúmen para fora do corpo

Este néfron foi desdobrado de forma que o fluido se desloca da esquerda para a direita.

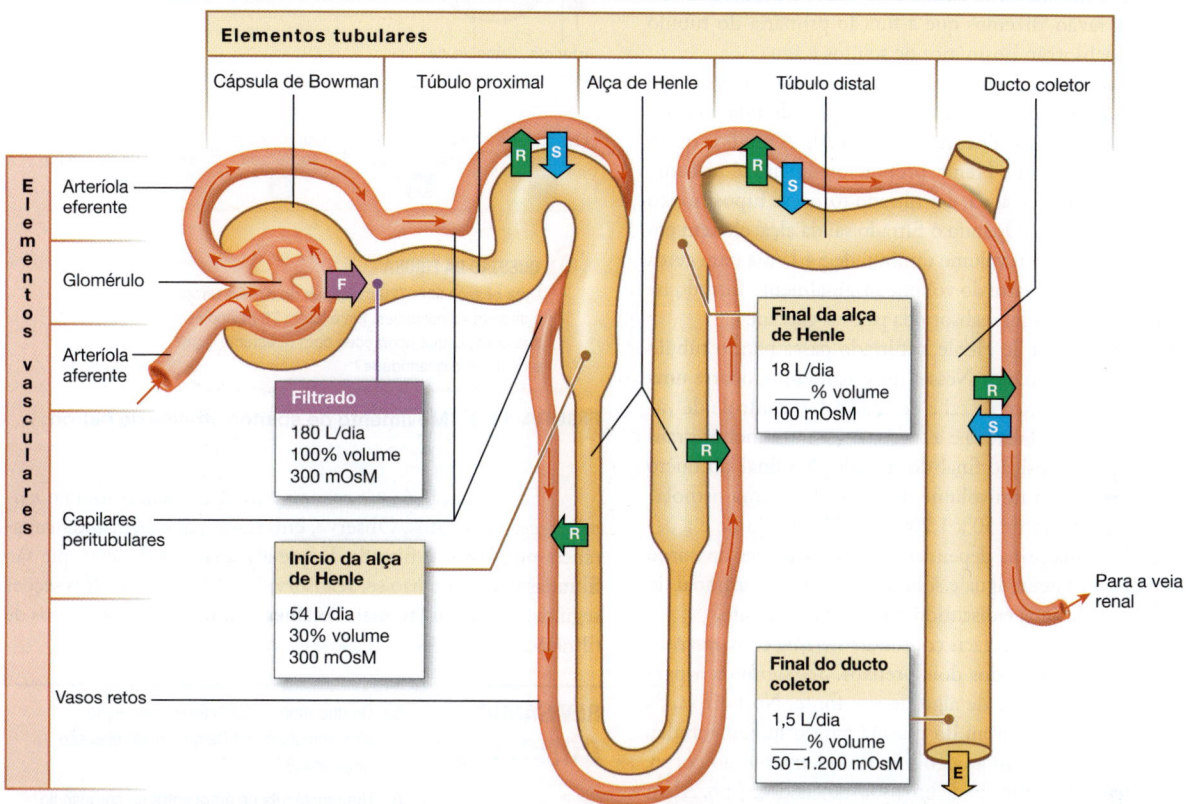

Elementos tubulares

Cápsula de Bowman | Túbulo proximal | Alça de Henle | Túbulo distal | Ducto coletor

Elementos vasculares

Arteríola eferente
Glomérulo
Arteríola aferente
Capilares peritubulares
Vasos retos

Filtrado

180 L/dia
100% volume
300 mOsM

Início da alça de Henle

54 L/dia
30% volume
300 mOsM

Final da alça de Henle

18 L/dia
____% volume
100 mOsM

Final do ducto coletor

1,5 L/dia
____% volume
50 –1.200 mOsM

Para a veia renal

Para a bexiga e para o meio externo

Segmentos do néfron e suas funções

Segmento do néfron	Processos
Corpúsculo renal (glomérulo + cápsula de Bowman)	Filtração do plasma livre de proteínas dos capilares para a cápsula.
Túbulo proximal	Reabsorção isosmótica de nutrientes orgânicos, íons e água. Secreção de metabólitos e moléculas xenobióticas, como a penicilina.
Alça de Henle	Reabsorção de íons superior à reabsorção de água para a geração de um fluido luminal diluído. O arranjo em contracorrente contribui para a concentração do líquido intersticial na medula renal (ver Capítulo 20).
Néfron distal (túbulo distal + ducto coletor)	Regulação da reabsorção de íons e água para a manutenção do equilíbrio hidroeletrolítico e da homeostasia do pH.

Q QUESTÕES DA FIGURA

1. Em quais segmentos do néfron ocorrem os seguintes processos:
   (a) filtração.
   (b) reabsorção.
   (c) secreção.
   (d) excreção.
2. Calcule o percentual do volume do filtrado que deixa:
   (a) a alça de Henle.
   (b) o ducto coletor.

segmentos (Fig. 19.2). Os 180 litros de fluido que são filtrados para a cápsula de Bowman a cada dia são quase idênticos ao plasma em sua composição e quase isosmóticos – cerca de 300 mOsM (p. 126). À medida que este filtrado flui pelo túbulo proximal, cerca de 70% do seu volume é reabsorvido, restando 54 L no lúmen tubular.

A reabsorção ocorre quando as células do túbulo proximal transportam solutos para fora do lúmen, determinando a reabsorção de água por osmose. O filtrado que deixa o túbulo proximal tem a mesma osmolalidade do que o filtrado que entrou. Por essa razão, dizemos que a função primária do túbulo proximal é a reabsorção isosmótica de solutos e água.

O filtrado que deixa o túbulo proximal passa para a alça de Henle, o local principal para a produção de urina diluída (por um processo discutido em detalhes no Capítulo 20). À medida que o filtrado passa pela alça de Henle, proporcionalmente é reabsorvido mais soluto do que água, e o filtrado torna-se hiposmótico com relação ao plasma. Quando o filtrado sai da alça, ele tem em média 100 mOsM, e seu volume diminui de 54 L/dia para cerca de 18 L/dia. A maior parte do volume originalmente filtrado na cápsula de Bowman já foi reabsorvida para os capilares.

A partir da alça de Henle, o filtrado passa para o túbulo distal e para o ducto coletor. Nesses dois segmentos, ocorre uma regulação fina do balanço de sal e de água sob o controle de vários hormônios. A reabsorção e a secreção (em um menor grau) determinam a composição final do filtrado. No final do ducto coletor, o filtrado tem um volume de 1,5 L/dia e uma osmolalidade que pode variar de 50 a 1.200 mOsM. O volume e a osmolalidade finais da urina dependem das necessidades do corpo de conservar ou excretar água e soluto. O controle hormonal do balanço de sal e de água é discutido no próximo capítulo.

Um alerta: é muito fácil confundir *secreção* com *excreção*. Tente lembrar a origem dos dois prefixos. *Se-* significa à parte, indicando a separação de algo de sua fonte. No néfron, os solutos secretados se movem do plasma para o lúmen tubular. *Ex-* significa *fora*, indicando algo fora do ou externo ao corpo. Excreção refere-se à remoção de uma substância do corpo. Além dos rins, outros órgãos realizam processos de excreção, incluindo os pulmões (CO_2) e os intestinos (alimentos não digeridos, bilirrubina).

A Figura 19.2 sintetiza os processos de filtração, reabsorção, secreção e excreção. A filtração ocorre no corpúsculo renal à medida que o líquido passa dos capilares do glomérulo para dentro da cápsula de Bowman. A reabsorção e a secreção ocorrem ao longo do restante do túbulo, transferindo material entre o lúmen e os capilares peritubulares. A quantidade e a composição das substâncias que são reabsorvidas e secretadas variam nos diferentes segmentos do néfron. O filtrado que permanece no lúmen no final do néfron é excretado como urina.

A quantidade de qualquer substância excretada na urina reflete o resultado do seu manejo durante a sua passagem através do néfron (**FIG. 19.3**). A quantidade excretada é igual à quantidade filtrada para o túbulo, menos a quantidade reabsorvida para o sangue, mais a quantidade secretada no lúmen tubular:

> Quantidade excretada = quantidade filtrada –
> quantidade reabsorvida + quantidade secretada

A excreção urinária de uma substância depende da sua filtração, reabsorção e secreção.

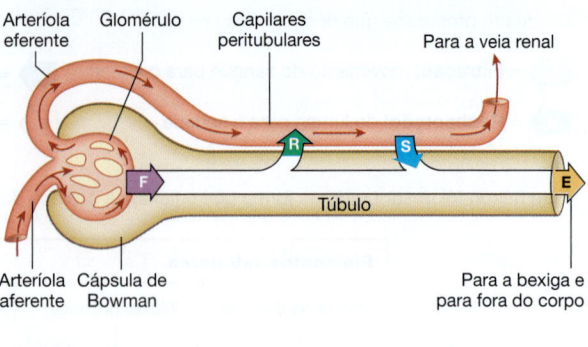

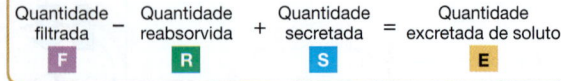

Q QUESTÃO DA FIGURA

Uma pessoa filtra 720 milimoles de K^+ em um dia e secreta 43 milimoles. Ela excreta 79 milimoles na sua urina. O que aconteceu com o restante do K^+ e qual a sua quantidade?

FIGURA 19.3 **Movimento de solutos através do néfron.**

Essa equação é uma maneira útil de se pensar sobre o *manejo renal* de solutos. Observe, entretanto, que nem toda substância no plasma é filtrada. E que algumas substâncias que são filtradas podem ou não ser reabsorvidas ou secretadas. Nas seções seguintes, veremos em mais detalhes os importantes processos de filtração, reabsorção, secreção e excreção.

REVISANDO CONCEITOS

5. De que modo a filtração e a secreção são semelhantes? De que modo elas são diferentes?

6. Uma molécula de água entra no corpúsculo renal a partir do sangue e termina na urina. Cite todas as estruturas anatômicas pelas quais essa molécula passa no seu trajeto para o meio externo.

7. O que acontece ao corpo se a filtração continua a uma taxa normal, mas a reabsorção diminui à metade da taxa normal?

FILTRAÇÃO

A filtração do plasma para dentro dos túbulos renais é o primeiro passo na formação da urina. Esse processo relativamente inespecífico gera um filtrado, cuja composição é igual à do plasma menos a maioria das proteínas plasmáticas. Sob condições normais, as células sanguíneas permanecem no capilar, de modo que o filtrado é composto apenas de água e de solutos dissolvidos.

Quando você visualiza o plasma sendo filtrado para fora dos capilares glomerulares, é fácil imaginar que todo o plasma do capilar se move para dentro da cápsula de Bowman. Contudo, a filtração de todo o plasma deixaria para trás uma massa de células sanguíneas e proteínas que não podem fluir para fora do glomérulo. Em vez disso, apenas cerca de um quinto do plasma que flui ao longo dos rins é filtrado para dentro dos néfrons. Os quatro-quintos restantes do plasma, juntamente com a maior parte das proteínas plasmáticas e das células sanguíneas, passa para os capilares peritubulares (**FIG. 19.4**). A porcentagem do volume total do plasma que é filtrada para dentro do túbulo é denominada **fração de filtração**.

O corpúsculo renal contém três barreiras de filtração

A filtração ocorre no corpúsculo renal (**FIG. 19.5**), que consiste na rede de capilares glomerulares envolta pela cápsula de Bowman. As substâncias que deixam o plasma precisam passar através de três *barreiras de filtração* antes de entrarem no lúmen tubular: o endotélio do capilar glomerular, uma lâmina basal (membrana basal) e o epitélio da cápsula de Bowman (Fig. 19.5d). Os detalhes de como funcionam essas barreiras de filtração estão ainda em estudo.

A primeira barreira é o endotélio capilar. Os capilares glomerulares são *capilares fenestrados* (p. 496) com grandes poros, que permitem que a maioria dos componentes plasmáticos sejam filtrados através do endotélio. Os poros são pequenos o bastante, contudo, para impedir que as células do sangue deixem o capilar. Proteínas carregadas negativamente, presentes na superfície dos poros, também ajudam a repelir as proteínas plasmáticas carregadas negativamente.

A segunda barreira de filtração é a **lâmina basal**, uma camada acelular de matriz extracelular que separa o endotélio do capilar do epitélio da cápsula de Bowman (Fig. 19.5d). A lâmina basal é constituída por glicoproteínas carregadas negativamente, colágeno e outras proteínas. Ela atua como uma peneira grossa, excluindo a maioria das proteínas plasmáticas do líquido que é filtrado através dela.

A terceira barreira de filtração é o epitélio da cápsula de Bowman. A porção epitelial da cápsula que envolve cada capilar glomerular é formada por células especializadas, chamadas de **podócitos** (Fig. 19.5c). Os podócitos possuem longas extensões

citoplasmáticas, denominadas **pés**, ou **pedicelos**, que se estendem a partir do corpo principal da célula (Fig. 19.5a, b).

Esses pedicelos envolvem os capilares glomerulares e se entrelaçam uns com os outros, deixando estreitas **fendas de filtração** fechadas por uma membrana semiporosa. A membrana da fenda de filtração contém diversas proteínas exclusivas, incluindo a *nefrina* e a *podocina*. Essas proteínas foram descobertas por investigadores que procuravam mutações gênicas responsáveis por duas doenças renais congênitas. Nessas doenças, em que a nefrina e a podocina estão ausentes ou anormais, as proteínas passam através da barreira de filtração glomerular para a urina.

As **células mesangiais** glomerulares ficam entre e ao redor dos capilares glomerulares (Fig. 19.5c). As células mesangiais possuem feixes citoplasmáticos de filamentos semelhantes à actina, que fazem essas células serem capazes de contrair e alterar o

CONCEITOS EMERGENTES

Diabetes: nefropatia diabética

O estágio final da insuficiência renal, no qual a função dos rins se deteriora além da capacidade de recuperação, é uma complicação que ameaça a vida de 30 a 40% das pessoas com diabetes tipo 1, e de 10 a 20% dos pacientes com diabetes tipo 2. Como em muitas outras complicações do diabetes, a causa exata da insuficiência renal não é clara. A nefropatia diabética geralmente inicia com um aumento na filtração glomerular. Este é seguido pelo aparecimento de proteínas na urina (*proteinúria*), uma indicação de que a barreira de filtração normal sofreu alterações. Nos estágios posteriores, a taxa de filtração diminui. Esse estágio é associado ao espessamento da lâmina basal glomerular e a mudanças nos podócitos e nas células mesangiais. O crescimento anormal das células mesangiais comprime os capilares glomerulares e impede o fluxo sanguíneo, contribuindo para a redução da filtração glomerular. Nesse estágio, os pacientes precisam ter sua função renal suplementada por diálise, e, por fim, podem necessitar de um transplante renal.

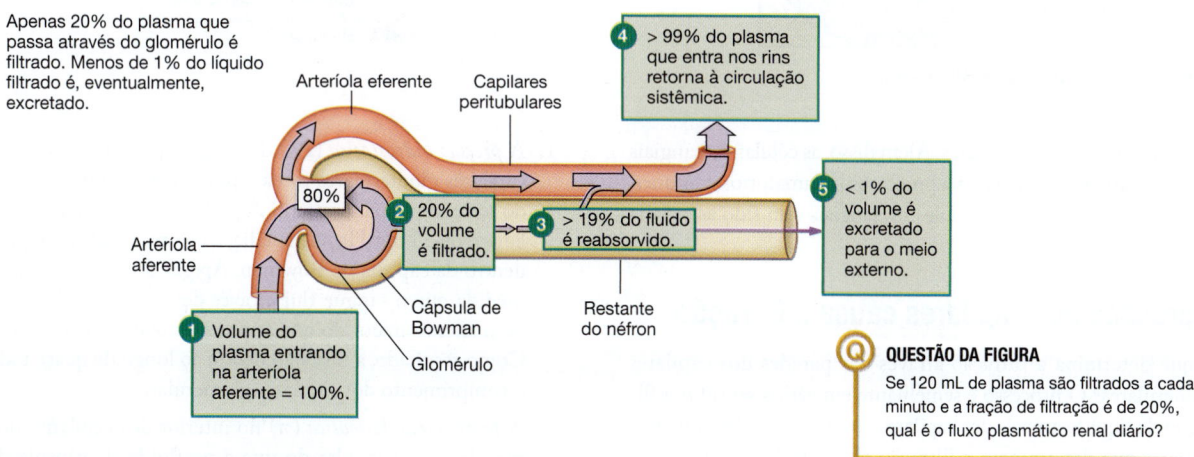

FIGURA 19.4 A fração de filtração.

Apenas 20% do plasma que passa através do glomérulo é filtrado. Menos de 1% do líquido filtrado é, eventualmente, excretado.

Arteríola eferente
Capilares peritubulares

4 > 99% do plasma que entra nos rins retorna à circulação sistêmica.

80%

Arteríola aferente

2 20% do volume é filtrado.

3 > 19% do fluido é reabsorvido.

5 < 1% do volume é excretado para o meio externo.

1 Volume do plasma entrando na arteríola aferente = 100%.

Cápsula de Bowman

Glomérulo

Restante do néfron

Q QUESTÃO DA FIGURA

Se 120 mL de plasma são filtrados a cada minuto e a fração de filtração é de 20%, qual é o fluxo plasmático renal diário?

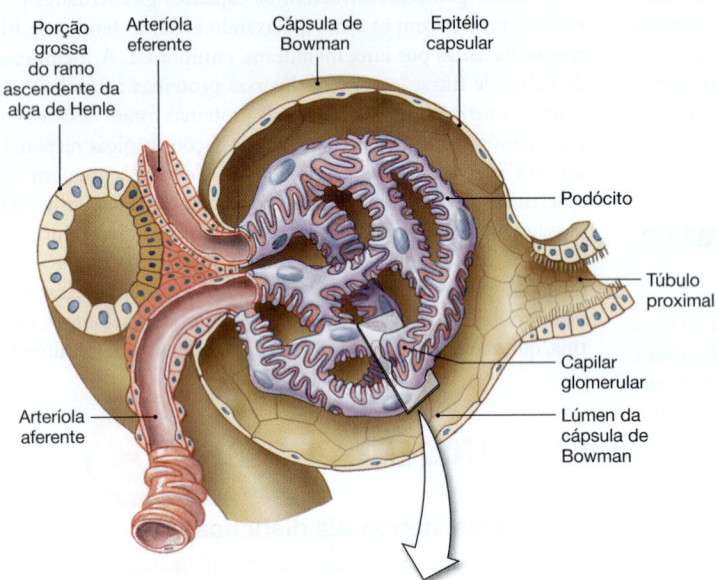

(a) O epitélio ao redor dos capilares glomerulares é modificado, formando os podócitos.

Porção grossa do ramo ascendente da alça de Henle

Arteríola eferente

Cápsula de Bowman

Epitélio capsular

Podócito

Túbulo proximal

Capilar glomerular

Lúmen da cápsula de Bowman

Arteríola aferente

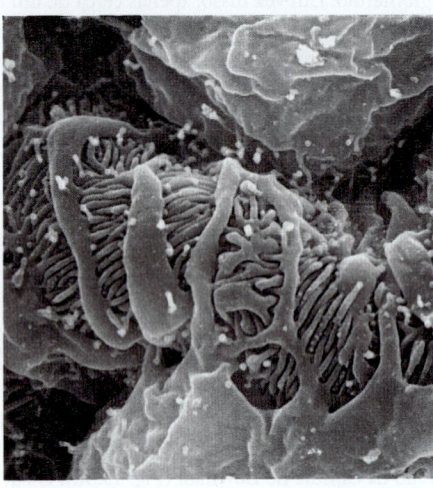

(b) Micrografia mostrando os pedicelos ou pés do podócito ao redor do capilar glomerular.

(c) Pedicelos dos podócitos ao redor de cada capilar, deixando fendas pelas quais a filtração ocorre. As células mesangiais entre os capilares se contraem para alterar o fluxo sanguíneo.

(d) O endotélio do capilar glomerular, a lâmina basal e o epitélio da cápsula de Bowman criam uma barreira de filtração de três camadas. As substâncias filtradas passam através dos poros endoteliais e das fendas de filtração.

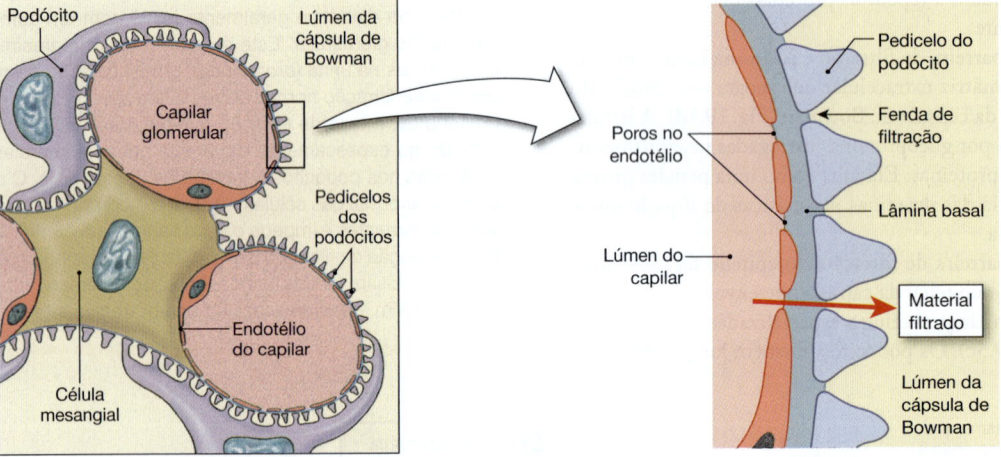

Podócito

Lúmen da cápsula de Bowman

Capilar glomerular

Pedicelos dos podócitos

Endotélio do capilar

Célula mesangial

Pedicelo do podócito

Fenda de filtração

Poros no endotélio

Lâmina basal

Lúmen do capilar

Material filtrado

Lúmen da cápsula de Bowman

FIGURA 19.5   O corpúsculo renal.

fluxo sanguíneo pelos capilares. Além disso, as células mesangiais secretam citocinas associadas a processos inflamatórios e imunes. A alteração da função das células mesangiais tem sido associada a muitas doenças renais.

A pressão nos capilares causa a filtração

O que determina a filtração através das paredes dos capilares glomerulares? O processo é semelhante em vários sentidos à filtração de líquido através dos capilares sistêmicos (p. 497). As três pressões que determinam a filtração gloumerular – pressão do capilar sanguíneo, pressão coloidosmótica do capilar e a pressão do fluido capsular – estão resumidas na **FIGURA 19.6a**.

1. A *pressão hidrostática* (P_H) do sangue que flui através dos capilares glomerulares força a passagem de fluido através do seu endotélio fenestrado. A pressão sanguínea nos capilares é de 55 mmHg, em média, e favorece a filtração para dentro da cápsula de Bowman. Apesar de a pressão cair à medida que o sangue flui através dos capilares, ela ainda permanece maior do que as pressões que se opõem a ela. Como resultado, a filtração ocorre ao longo de quase todo o comprimento dos capilares glomerulares.

2. A *pressão coloidosmótica* (π) no interior dos capilares glomerulares é mais alta do que a no fluido da cápsula de Bowman. Esse gradiente de pressão é devido à presença de proteínas no plasma. O gradiente de pressão osmótica

FIGURA 19.6 **CONTEÚDO ESSENCIAL**

Taxa de filtração glomerular

A filtração através dos capilares glomerulares é semelhante à filtração em outros capilares sistêmicos. A pressão de filtração depende da pressão hidrostática e é contrária à pressão coloidosmótica e à pressão do fluido capsular.

(a) Calculando a pressão de filtração glomerular

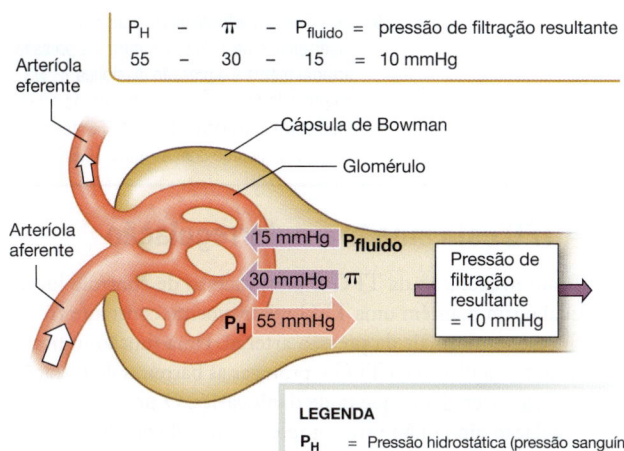

$$P_H - \pi - P_{fluido} = \text{pressão de filtração resultante}$$
$$55 - 30 - 15 = 10 \text{ mmHg}$$

Arteríola eferente

Cápsula de Bowman

Glomérulo

Arteríola aferente

15 mmHg P_{fluido}

30 mmHg π

P_H 55 mmHg

Pressão de filtração resultante = 10 mmHg

LEGENDA

P_H = Pressão hidrostática (pressão sanguínea)

π = Gradiente de pressão coloidosmótica devido à presença de proteínas no plasma, mas não na cápsula de Bowman

P_{fluido} = Pressão hidrostática criada pelo fluido na cápsula de Bowman

(b) A autorregulação da taxa de filtração glomerular ocorre ao longo de uma ampla faixa de pressões sanguíneas.

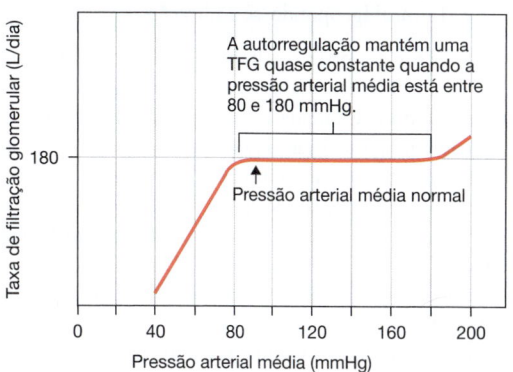

Taxa de filtração glomerular (L/dia)

A autorregulação mantém uma TFG quase constante quando a pressão arterial média está entre 80 e 180 mmHg.

180

Pressão arterial média normal

0   40   80   120   160   200

Pressão arterial média (mmHg)

(c) Mudanças na resistência das arteríolas renais alteram o fluxo sanguíneo renal e a TFG.

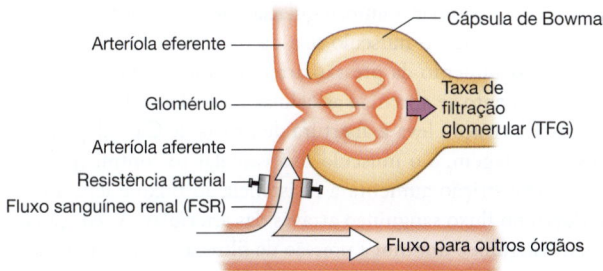

Arteríola eferente

Cápsula de Bowman

Glomérulo

Taxa de filtração glomerular (TFG)

Arteríola aferente

Resistência arterial

Fluxo sanguíneo renal (FSR)

Fluxo para outros órgãos

(d) A vasoconstrição da arteríola aferente aumenta a resistência e diminui o fluxo sanguíneo renal, a pressão arterial capilar (P_H) e a TFG.

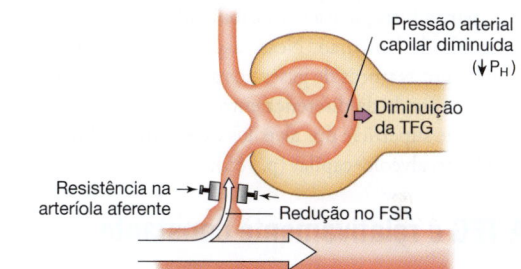

Pressão arterial capilar diminuída ($\downarrow P_H$)

Diminuição da TFG

Resistência na arteríola aferente

Redução no FSR

(e) A resistência aumentada na arteríola eferente diminui o fluxo sanguíneo renal, mas aumenta a P_H e a TFG.

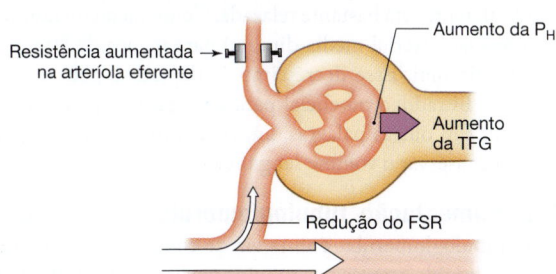

Resistência aumentada na arteríola eferente

Aumento da P_H

Aumento da TFG

Redução do FSR

Q **QUESTÃO DA FIGURA**

O que ocorre com a pressão arterial capilar, a TFG e o fluxo sanguíneo renal quando a arteríola aferente dilata?

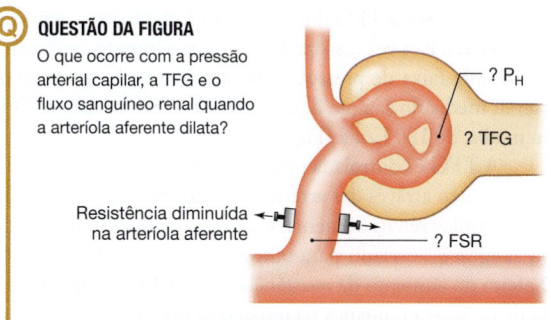

? P_H

? TFG

Resistência diminuída na arteríola aferente

? FSR

é, em média, de 30 mmHg e favorece o movimento de líquido de volta para os capilares.

3. A cápsula de Bowman é um espaço fechado (diferentemente do líquido intersticial), de forma que a presença de fluido no interior dessa cápsula cria uma *pressão hidrostática do fluido* (P_{fluido}), que se opõe ao fluxo de fluido para o interior da cápsula. O líquido filtrado para fora dos capilares deve deslocar o líquido já presente no lúmen da cápsula. A pressão hidrostática capsular é, em média, de 15 mmHg, opondo-se à filtração.

A força motriz resultante é de 10 mmHg na direção que favorece a filtração. Essa pressão pode não parecer muito alta, mas quando combinada com a grande permeabilidade natural dos capilares glomerulares fenestrados, ela resulta em uma rápida filtração de fluido para o interior dos túbulos.

O volume de fluido que é filtrado para dentro da cápsula de Bowman por unidade de tempo é a **taxa de filtração glomerular (TFG)**. A TFG média é de 125 mL/min, ou de 180 L/dia, uma taxa impressionante, considerando-se que o volume plasmático total é de apenas cerca de 3 litros. Essa taxa significa que os rins filtram todo o volume plasmático 60 vezes por dia, ou 2,5 vezes a cada hora. Se a maior parte do filtrado não fosse reabsorvida durante a sua passagem pelo néfron, ficaríamos sem o plasma em apenas 24 minutos de filtração.

A TFG é influenciada por dois fatores: a pressão de filtração resultante, já descrita, e o coeficiente de filtração. A pressão de filtração é determinada primeiro pelo fluxo sanguíneo renal e pela pressão arterial. O **coeficiente de filtração** possui dois componentes: a área de superfície dos capilares glomerulares, disponível para a filtração e a permeabilidade da interface entre capilar e cápsula de Bowman. Nesse aspecto, a filtração glomerular é semelhante às trocas de gases nos alvéolos, em que a taxa da troca gasosa depende da diferença entre as pressões parciais dos gases, da área de superfície dos alvéolos e da permeabilidade da barreira de difusão alvéolo-capilar (p. 565).

A TFG é relativamente constante

A pressão arterial fornece a pressão hidrostática, que impulsiona a filtração glomerular. Logo, parece razoável assumir que se a pressão arterial aumentasse, a TFG aumentaria, e se a pressão arterial diminuísse, a TFG diminuiria. Entretanto, esse geralmente não é o caso. Em vez disso, a TFG é notavelmente constante em uma ampla faixa de pressões arteriais. Contanto que a pressão arterial média do sangue fique entre 80 e 180 mmHg, a TFG é, em média, de 180 L/dia (Fig. 19.6b).

A TFG é controlada primariamente pela regulação do fluxo sanguíneo através das arteríolas renais. Se a resistência global das arteríolas renais aumenta, o fluxo sanguíneo renal diminui, e o sangue é desviado para outros órgãos (Fig. 15.13, p. 493). O efeito do aumento da resistência sobre a TFG, entretanto, depende de *onde* a mudança na resistência ocorre.

Se a resistência aumenta na arteríola *aferente* (Fig 19.6d), a pressão hidrostática diminui no lado glomerular da constrição. Isso se traduz em uma diminuição na TFG. Se a resistência aumenta na arteríola *eferente*, o sangue acumula antes da constrição, e a pressão hidrostática nos capilares glomerulares aumenta (Fig. 19.6e). O aumento da pressão glomerular aumenta a TFG.

Modificações opostas ocorrem com a diminuição da resistência nas arteríolas aferente ou eferente. A maior parte da regulação ocorre na arteríola aferente.

REVISANDO CONCEITOS

8. Por que a pressão osmótica do plasma nas arteríolas eferentes é maior do que nas arteríolas aferentes?

9. Se a pressão arterial de uma pessoa hipertensa é de 143/107 mmHg e a pressão arterial média é a pressão diastólica + 1/3 da pressão de pulso, qual é a pressão arterial média dessa pessoa? Qual é a TFG dessa pessoa, de acordo com a Figura 19.6b?

A TFG está sujeita a autorregulação

A autorregulação da TFG é um processo de controle local, no qual o rim mantém uma TFG relativamente constante frente às flutuações normais da pressão arterial. Uma função importante da autorregulação da TFG é proteger as barreiras de filtração da pressão arterial alta que pode danificá-las. O processo da autorregulação ainda não está completamente elucidado, mas vários mecanismos atuam dentro desse processo. A **resposta miogênica** está relacionada à habilidade intrínseca do músculo liso vascular de responder a mudanças na pressão. A **retroalimentação (ou *feedback*) tubuloglomerular** é um mecanismo de sinalização parácrina pelo qual mudanças no fluxo de líquido na alça de Henle alteram a TFG.

Resposta miogênica   A resposta miogênica da arteríola aferente é similar à autorregulação em outras arteríolas sistêmicas. Quando o músculo liso da parede da arteríola estira, devido ao aumento da pressão arterial, canais iônicos sensíveis ao estiramento se abrem, e as células musculares despolarizam. A despolarização leva à abertura de canais de Ca^{2+} dependentes de voltagem, e o músculo liso vascular se contrai (p. 407). A vasoconstrição aumenta a resistência ao fluxo e leva a uma redução no fluxo sanguíneo através das arteríolas. A redução do fluxo sanguíneo diminui a pressão de filtração no glomérulo.

Se a pressão arterial diminui, o tônus de contração arteriolar desaparece, e a arteríola torna-se maximamente dilatada. Contudo, a vasodilatação não é tão eficaz em manter a TFG como a vasoconstrição, devido ao fato de que normalmente a arteríola aferente está bastante relaxada. Consequentemente, quando a pressão arterial média diminui para menos de 80 mmHg, a TFG diminui. Esse decréscimo é adaptativo, pois se menos plasma é filtrado, o potencial para a perda de líquido na urina diminui. Em outras palavras, um decréscimo na TFG ajuda o corpo a conservar o volume sanguíneo.

Retroalimentação tubuloglomerular   A retroalimentação tubuloglomerular é uma via de controle local, na qual o fluxo de líquido através dos túbulos renais altera a TFG. Como mostrado na **FIGURA 19.7a**, a configuração torcida do néfron faz a porção final do ramo espesso ascendente da alça de Henle passar entre as arteríolas aferente e eferente. As paredes tubulares e arteriolares são modificadas nessa região em que elas entram em contato umas com as outras, e, juntas, formam o *aparelho justaglomerular*.

(a) O néfron dobra-se sobre si mesmo, de modo que o ramo ascendente da alça de Henle passa entre as arteríolas aferente e eferente.

(b) As células da mácula densa são sensíveis a alterações no fluxo de fluido tubular e liberam substâncias parácrinas, as quais regulam o diâmetro da arteríola aferente.

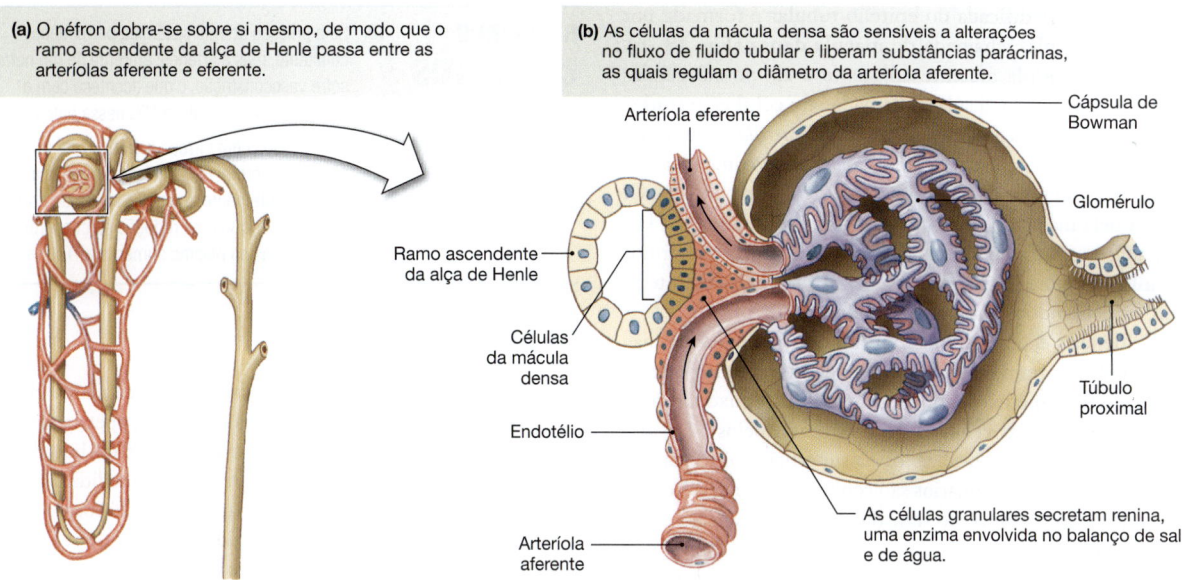

Arteríola eferente

Cápsula de Bowman

Glomérulo

Ramo ascendente da alça de Henle

Células da mácula densa

Endotélio

Túbulo proximal

Arteríola aferente

As células granulares secretam renina, uma enzima envolvida no balanço de sal e de água.

(c) A retroalimentação tubuloglomerular auxilia na autorregulação da TFG.

① A TFG aumenta.

② O fluxo através do túbulo aumenta.

③ O fluxo na região da mácula densa aumenta.

④ Substâncias parácrinas se difundem da mácula densa para a arteríola aferente.

⑤ Constrição da arteríola aferente.

A resistência na arteríola aferente aumenta.

A pressão hidrostática no glomérulo diminui.

A TFG diminui.

Glomérulo   Túbulo distal

Arteríola eferente

Cápsula de Bowman

Mácula densa

Células granulares

Arteríola aferente

Túbulo proximal

Ducto coletor

Alça de Henle

FIGURA 19.7   O aparelho justaglomerular. O aparelho justaglomerular é formado pela mácula densa e pelas células granulares. A sinalização parácrina entre o néfron e a arteríola aferente modula a TFG.

A porção modificada do epitélio tubular é formada por uma placa de células, chamada de **mácula densa** (Fig. 19.7b). A parede da arteríola aferente adjacente a ela possui células musculares lisas especializadas, chamadas de **células granulares** (também conhecidas como *células justaglomerulares* ou *células JG*). As células granulares secretam *renina*, uma enzima envolvida no balanço do sal e da água (Capítulo 20). Quando o NaCl que passa pela mácula densa aumenta, como resultado da TFG aumentada, as células da mácula densa enviam sinais parácrinos à arteríola aferente vizinha (Fig. 19.7c). A arteríola aferente se contrai, aumentando a resistência e diminuindo a TFG.

Evidências experimentais indicam que as células da mácula densa transportam NaCl, e que o aumento no transporte de sal inicia a retroalimentação tubuloglomerular. O fluxo também pode ser detectado nas células tubulares renais pelos *cílios primários* (p. 69), que estão localizados na superfície apical voltada para o lúmen. Os cílios primários são conhecidos por atuar como sensores do fluxo, assim como transdutores de sinais para o desenvolvimento normal.

A comunicação parácrina entre a mácula densa e a arteríola aferente é complexa, e os detalhes ainda estão sendo estudados. Experimentos mostram que muitos sinalizadores parácrinos, incluindo ATP, adenosina e óxido nítrico, passam da mácula densa para a arteríola como parte da retroalimentação tubuloglomerular.

Hormônios e neurônios autonômicos também influenciam a TFG

Embora mecanismos locais dentro do rim tentem manter constante a TFG, a importância dos rins na homeostasia da pressão arterial sistêmica significa que centros integradores externos ao rim podem superar os controles locais. Os hormônios e o sistema nervoso autônomo alteram a TFG de duas maneiras: mudando a resistência das arteríolas e alterando o coeficiente de filtração.

O controle neural da TFG é mediado pelos neurônios simpáticos que inervam as arteríolas aferente e eferente. A inervação simpática via receptores α no músculo liso vascular causa vasoconstrição (p. 490). Se a atividade simpática é moderada, há um pequeno efeito na TFG. Entretanto, se a pressão arterial sistêmica cai abruptamente, como ocorre em uma hemorragia ou em uma desidratação grave, a vasoconstrição das arteríolas induzida pelo sistema nervoso simpático diminui a TFG e o fluxo sanguíneo renal. Essa é uma resposta adaptativa que visa conservar o volume de líquido corporal.

Vários hormônios também influenciam a resistência arteriolar. Entre os mais importantes estão a *angiotensina II*, um potente vasoconstritor, e as prostaglandinas, que atuam como vasodilatadoras. Esses mesmos hormônios podem afetar o coeficiente de filtração devido à sua atuação sobre os podócitos ou sobre as células mesangiais. Os podócitos alteram o tamanho das fendas de filtração glomerular. Se as fendas se alargam, ocorre um aumento na área de superfície disponível para a filtração, e a TFG aumenta. A contração das células mesangiais evidentemente altera a área de superfície do capilar glomerular disponível para a filtração. Temos ainda muito que aprender sobre esses processos, os quais estão sendo ativamente investigados por fisiologistas.

REVISANDO CONCEITOS

10. Se a pressão arterial sistêmica permanece constante, mas a arteríola aferente de um néfron sofre vasoconstrição, o que acontece com o fluxo sanguíneo renal e a TFG nesse néfron?

11. Uma pessoa com cirrose hepática tem níveis abaixo do normal de proteínas plasmáticas e, consequentemente, uma TFG acima do normal. Explique por que uma redução na concentração de proteínas no plasma aumenta a TFG.

REABSORÇÃO

A cada dia, 180 L de líquido são filtrados dos capilares glomerulares para dentro dos túbulos renais, todavia, apenas cerca de 1,5 L é excretado na urina. Assim, mais de 99% do líquido que entra nos túbulos é reabsorvido para o sangue à medida que o filtrado percorre os néfrons. A maior parte dessa reabsorção ocorre no túbulo proximal, com uma quantidade menor de reabsorção nos segmentos distais do néfron. A reabsorção no néfron distal é finamente regulada, possibilitando aos rins reabsorverem seletivamente íons e água de acordo com as necessidades do organismo para a manutenção da homeostasia.

Uma questão que você pode estar se perguntando é: "Por que se preocupar em filtrar 180 L/dia e depois reabsorver 99% disso? Por que não simplesmente filtrar e excretar o 1% que precisa ser eliminado?". Existem duas razões. Primeiro, muitas substâncias exógenas são filtradas nos túbulos, mas não são reabsorvidas para o sangue. A alta taxa diária de filtração ajuda a retirar essas substâncias do plasma muito rapidamente.

Uma vez que uma substância é filtrada para o interior do lúmen da cápsula de Bowman, ela não faz mais parte do meio interno corporal. O lúmen do néfron faz parte do ambiente externo, e todas as substâncias presentes no filtrado estão destinadas a deixarem o corpo através da urina, a não ser que exista algum mecanismo de reabsorção tubular para impedir que isso ocorra. Muitos nutrientes pequenos, como a glicose e intermediários do ciclo do ácido cítrico, são filtrados, porém são reabsorvidos de maneira muito eficiente no túbulo proximal.

Segundo, a filtração de íons e água para dentro dos túbulos simplifica a sua regulação. Se uma porção do filtrado que alcança o néfron distal não é necessária para manter a homeostasia, ela passa para a urina. Com uma alta TFG, essa excreção pode ocorrer de forma bastante rápida. Contudo, se os íons e a água são necessários, eles são reabsorvidos.

A reabsorção pode ser ativa ou passiva

A reabsorção de água e solutos do lúmen tubular para o líquido extracelular depende de transporte ativo. O filtrado que flui da cápsula de Bowman para o túbulo proximal tem a mesma concentração de solutos do líquido extracelular. Portanto, para transportar soluto para fora do lúmen, as células tubulares precisam usar transporte ativo para criar gradientes de concentração ou eletroquímicos. A água segue osmoticamente os solutos, à medida que eles são reabsorvidos.

A **FIGURA 19.8a** é uma vista geral da reabsorção renal. O transporte ativo de Na^+ do lúmen tubular para o líquido extracelular cria um gradiente elétrico transepitelial, no qual o lúmen

(a) Princípios que determinam a reabsorção tubular de solutos

Alguns solutos e água se movem para dentro e depois para fora das células epiteliais (transporte transcelular ou transepitelial); outros solutos se movem através de junções entre as células epiteliais (via paracelular). Os transportadores de membrana não são mostrados nesta ilustração.

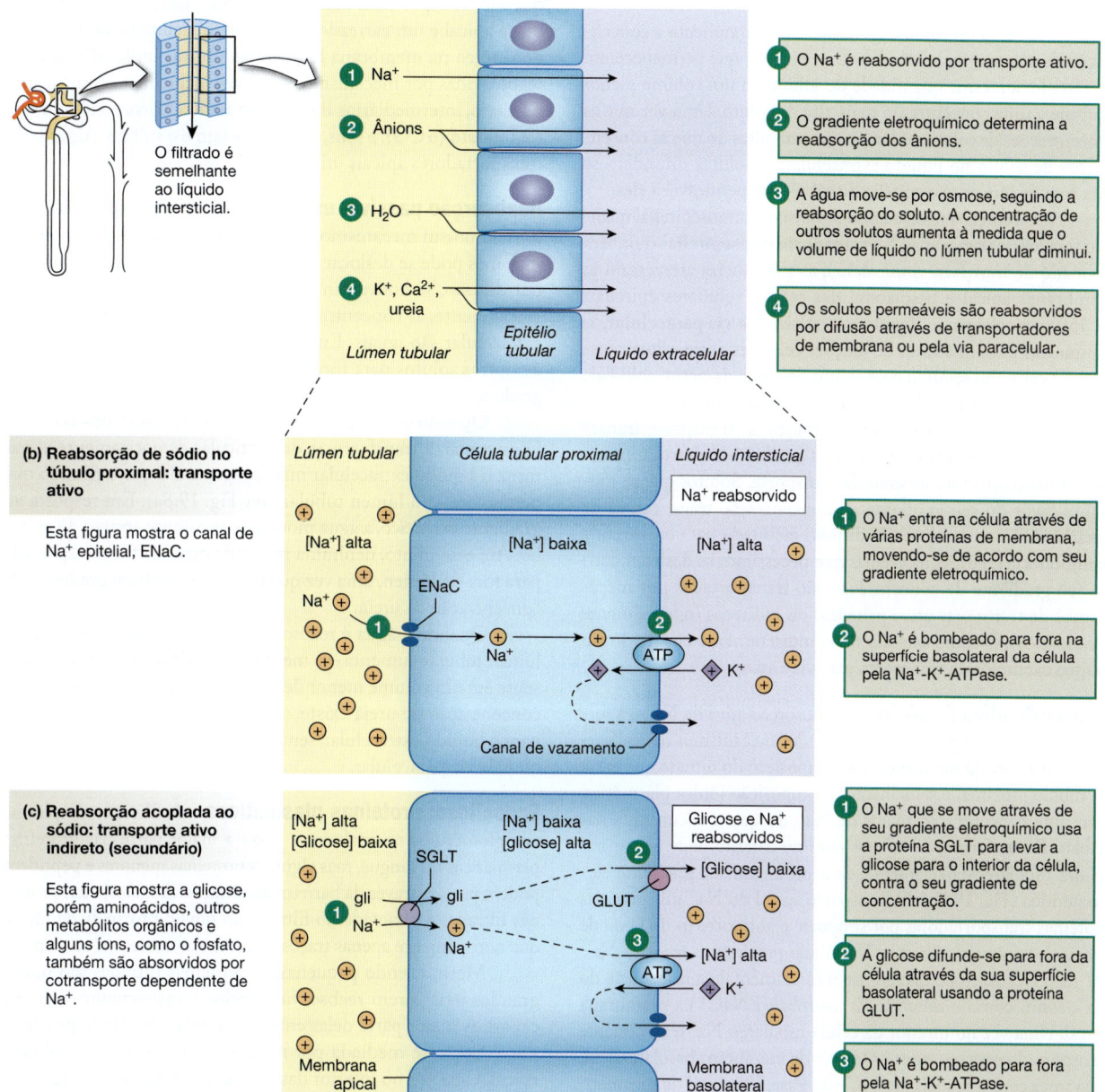

O filtrado é semelhante ao líquido intersticial.

1 Na⁺
2 Ânions
3 H₂O
4 K⁺, Ca²⁺, ureia

Lúmen tubular   Epitélio tubular   Líquido extracelular

1 O Na⁺ é reabsorvido por transporte ativo.

2 O gradiente eletroquímico determina a reabsorção dos ânions.

3 A água move-se por osmose, seguindo a reabsorção do soluto. A concentração de outros solutos aumenta à medida que o volume de líquido no lúmen tubular diminui.

4 Os solutos permeáveis são reabsorvidos por difusão através de transportadores de membrana ou pela via paracelular.

(b) Reabsorção de sódio no túbulo proximal: transporte ativo

Esta figura mostra o canal de Na⁺ epitelial, ENaC.

Lúmen tubular   Célula tubular proximal   Líquido intersticial

Na⁺ reabsorvido

[Na⁺] alta   [Na⁺] baixa   [Na⁺] alta

Na⁺   ENaC   Na⁺   ATP   K⁺

Canal de vazamento

1 O Na⁺ entra na célula através de várias proteínas de membrana, movendo-se de acordo com seu gradiente eletroquímico.

2 O Na⁺ é bombeado para fora na superfície basolateral da célula pela Na⁺-K⁺-ATPase.

(c) Reabsorção acoplada ao sódio: transporte ativo indireto (secundário)

Esta figura mostra a glicose, porém aminoácidos, outros metabólitos orgânicos e alguns íons, como o fosfato, também são absorvidos por cotransporte dependente de Na⁺.

[Na⁺] alta [Glicose] baixa   [Na⁺] baixa [glicose] alta   Glicose e Na⁺ reabsorvidos

SGLT   gli   gli   [Glicose] baixa   GLUT
Na⁺   Na⁺   [Na⁺] alta   ATP   K⁺

Membrana apical   Membrana basolateral

1 O Na⁺ que se move através de seu gradiente eletroquímico usa a proteína SGLT para levar a glicose para o interior da célula, contra o seu gradiente de concentração.

2 A glicose difunde-se para fora da célula através da sua superfície basolateral usando a proteína GLUT.

3 O Na⁺ é bombeado para fora pela Na⁺-K⁺-ATPase.

FIGURA 19.8 Reabsorção.

é mais negativo do que o LEC. Os ânions, então, seguem o Na^+ positivamente carregado para fora do lúmen. A saída de Na^+ e de ânions do lúmen para o LEC dilui o fluido luminal e aumenta a concentração do LEC, de forma que a água deixa o túbulo renal por osmose.

A redução do volume do lúmen tubular aumenta a concentração de solutos (incluindo K^+, Ca^{2+} e ureia) que permaneceram no filtrado: a mesma quantidade de soluto em um volume menor equivale a uma concentração mais alta de soluto. Uma vez que as concentrações de soluto no lúmen são mais altas do que as concentrações de soluto no líquido extracelular, os solutos difundem-se para fora do lúmen se o epitélio do túbulo for permeável a eles.

A reabsorção envolve tanto o transporte transepitelial quanto o transporte paracelular. No **transporte transepitelial** (também chamado de *transporte transcelular*), as substâncias atravessam as membranas apical e basolateral das células tubulares epiteliais (p. 150) para chegar ao líquido intersticial. Na **via paracelular**, as substâncias passam através de junções celulares entre células vizinhas. O caminho seguido pelo soluto depende da permeabilidade das junções epiteliais e do seu gradiente eletroquímico.

Para solutos que se movem através do transporte transepitelial, suas concentrações ou seus gradientes eletroquímicos determinam seus mecanismos de transporte. Solutos que se movem a favor do seu gradiente de concentração usam canais de vazamento ou carreadores de difusão facilitada para cruzarem a membrana celular. As moléculas que necessitam se deslocar contra seu gradiente de concentração são transportadas por mecanismos de transporte ativo primário ou indiretos (normalmente secundários). O sódio está direta ou indiretamente envolvido em muitos exemplos de transporte passivo e ativo.

Transporte ativo do sódio

A reabsorção ativa de Na^+ é a força motriz primária para a maior parte dos mecanismos de reabsorção renal. Como já mencionado, a composição do filtrado que entra no túbulo proximal é semelhante à composição iônica plasmática, com uma concentração maior de Na^+ do que a encontrada nas células. Dessa forma, o Na^+ presente no filtrado pode entrar nas células tubulares passivamente, de acordo com seu gradiente eletroquímico (Fig. 19.8b). O transporte apical do Na^+ utiliza várias proteínas transportadoras por simporte e antiporte (p. 141) ou de canais de vazamento abertos. No túbulo proximal, o *trocador Na^+-H^+* (NHE) desempenha um papel fundamental na reabsorção do Na^+, assim como o *canal de Na^+ epitelial* (ENaC) na membrana apical. Uma vez no interior da célula tubular, o Na^+ é ativamente transportado para seu exterior através da membrana basolateral em uma troca com o K^+ pela Na^+-K^+-ATPase. Um canal de vazamento de K^+ impede o acúmulo de K^+ no interior da célula. O resultado final é a reabsorção de Na^+ através do epitélio tubular.

Transporte ativo secundário: simporte com sódio

O transporte ativo secundário acoplado ao sódio é responsável pela reabsorção de muitas substâncias, incluindo a glicose, aminoácidos, íons e vários metabólitos orgânicos. A Figura 19.8c mostra um exemplo: a reabsorção de glicose acoplada ao Na^+ através do epitélio do túbulo proximal (Fig. 5.21, p. 151). A membrana apical contém o *cotransportador de Na^+-glicose* (SGLT) que leva a glicose para o citoplasma contra seu gradiente de concentração através do uso da energia do Na^+, que se move a favor de seu gradiente eletroquímico. Na superfície basolateral da célula, o Na^+ é bombeado para fora pela Na^+-K^+-ATPase, ao passo que a glicose se difunde para fora através de um mecanismo de difusão facilitada envolvendo o uso de transportadores GLUT.

O mesmo padrão básico é utilizado por outras moléculas que são transportadas acopladas ao Na^+: uma proteína de simporte apical e um carreador para difusão facilitada ou um trocador iônico na membrana basolateral. Outras moléculas que são reabsorvidas por mecanismos similares incluem os aminoácidos, o lactato, intermediários do ciclo do ácido cítrico, como o α-cetoglutarato (αCG), e íons, como o fosfato e o sulfato. Alguns dos transportadores apicais utilizam o H^+ no lugar do Na^+.

Reabsorção passiva: ureia

A ureia, um resíduo nitrogenado, não possui mecanismos de transporte ativo no túbulo proximal, mas pode se deslocar através das junções celulares epiteliais por difusão, se houver um gradiente de concentração da ureia. Inicialmente, as concentrações de ureia no filtrado e no líquido extracelular são iguais. Entretanto, o transporte ativo de Na^+ e de outros solutos para fora do lúmen tubular proximal gera um gradiente de concentração através do processo descrito a seguir.

Quando o Na^+ e outros solutos são reabsorvidos no túbulo proximal, a transferência de partículas osmoticamente ativas torna o líquido extracelular mais concentrado que o filtrado que permaneceu no lúmen tubular (ver Fig. 19.8a). Em resposta ao gradiente osmótico, a água move-se por osmose através do epitélio. Até esse ponto, nenhuma molécula de ureia foi transportada para fora do lúmen, uma vez que não havia nenhum gradiente de concentração da ureia.

Quando a água é reabsorvida, a concentração de ureia no lúmen tubular aumenta – a mesma quantidade de ureia está presente em um volume menor de água. Uma vez que o gradiente de concentração de ureia existe, a ureia move-se do lúmen tubular para o líquido extracelular, sendo transportada através das células ou pela via paracelular.

Endocitose: proteínas plasmáticas

A filtração do plasma nos glomérulos normalmente deixa a maior parte das proteínas plasmáticas no sangue, mas algumas proteínas menores e peptídeos podem passar através da barreira de filtração. A maioria das proteínas filtradas é removida do filtrado no túbulo proximal, de forma que normalmente apenas traços de proteínas aparecem na urina.

Mesmo sendo pequenas, as proteínas filtradas são muito grandes para serem reabsorvidas pelos transportadores ou por canais. A maior parte delas entra nas células do túbulo proximal por endocitose mediada por receptores (p. 148) na membrana apical. Uma vez no interior das células, as proteínas são digeridas nos lisossomos. Os aminoácidos resultantes são transportados através da membrana basolateral e absorvidos no sangue. A digestão renal de pequenas proteínas filtradas, na verdade, é um método importante pelo qual peptídeos sinalizadores podem ser removidos da circulação.

O transporte renal pode atingir saturação

A maior parte dos transportes no néfron usa proteínas de membrana e exibe as três características do transporte mediado: saturação, especificidade e competição (p. 146).

A **saturação** refere-se à taxa de transporte máximo, que ocorre quando todos os transportadores disponíveis estão ocupados (saturados com) pelo substrato. Em concentrações abaixo do ponto de saturação, a taxa de transporte é diretamente relacionada à concentração do substrato (**FIG. 19.9**). Em concentrações de substrato iguais ou acima do ponto de saturação, o transporte ocorre a uma taxa máxima. A taxa de transporte no ponto de saturação é o **transporte máximo** (T_m) (p. 146).

A reabsorção da glicose no néfron é um excelente exemplo das consequências da saturação. Em concentrações normais de glicose no plasma, toda a glicose que entra no néfron é reabsorvida antes de alcançar o final do túbulo proximal. O epitélio tubular é bem suprido de transportadores para capturar a glicose à medida que o filtrado flui através dele.

Todavia, o que acontece se a concentração de glicose no sangue se torna excessiva, como ocorre no diabetes melito? Nesse caso, a glicose é filtrada mais rapidamente do que os transportadores podem a reabsorver. Esses transportadores se tornam saturados e são incapazes de reabsorver toda a glicose que flui ao longo do túbulo. Como resultado, parte da glicose não é reabsorvida e é excretada na urina.

Considere a seguinte analogia: assuma que os transportadores são como assentos de um trem da Disneylândia. Em vez de embarcar no trem estacionado a partir de uma plataforma parada, os passageiros sobem em uma esteira rolante que os carrega pelo trem. Quando os passageiros veem um assento livre, eles sentam nele. Entretanto, se há mais pessoas na esteira rolante do que o número de assentos existentes no trem, algumas pessoas não encontrarão lugar para sentar. Como a esteira está levando as pessoas em direção à saída, elas não podem esperar pelo próximo trem. Em vez disso, acabam sendo transportadas para a saída.

As moléculas de glicose que são filtradas na cápsula de Bowman são como os passageiros sobre a esteira rolante. Para serem reabsorvidas, cada molécula de glicose deve ligar-se a um

BIOTECNOLOGIA

Rins artificiais

Muitas pessoas com doença renal grave dependem de *diálise*, um procedimento médico que suplementa ou substitui completamente a função renal. Imagine tentar construir uma máquina ou desenvolver um procedimento que realize as funções renais. O que ela teria de fazer? A diálise baseia-se na difusão através de uma membrana semipermeável. Solutos e água passam do líquido extracelular do paciente através da membrana para um líquido de diálise. A *hemodiálise* direciona o sangue do braço para uma membrana em uma máquina de diálise externa. Essa técnica requer que o paciente fique conectado à máquina durante 3 a 5 horas, três vezes por semana, sendo utilizada para os casos mais graves de insuficiência renal. A *diálise peritoneal* também é denominada *diálise peritoneal ambulatorial contínua* (DPAC), uma vez que ocorre enquanto os pacientes se movem durante a atividade diária. Na DPAC, o líquido da diálise é injetado dentro da cavidade peritoneal, onde acumula os produtos residuais do sangue por 4 a 6 horas, antes de ser drenado para fora. Para maiores informações sobre diálise, ver o *website* do National Institute of Diabetes and Digestive and Kidney Diseases (*www.niddk.nih.gov*) e pesquisar por "*dialysis*".

transportador conforme o filtrado flui através do túbulo proximal. Se apenas algumas moléculas entram no túbulo de cada vez, cada uma pode encontrar um transportador livre e ser reabsorvida, como ocorre quando há um pequeno número de pessoas na esteira rolante, e todas encontram assento no trem. Contudo, se as moléculas de glicose são filtradas mais rapidamente para dentro do túbulo do que os transportadores de glicose podem as transportar, parte da glicose permanece no lúmen tubular e é excretada na urina.

A **FIGURA 19.10** é uma representação gráfica do manejo renal da glicose. A Figura 19.10a mostra que a taxa de filtração da glicose do plasma para dentro da cápsula de Bowman é proporcional à concentração de glicose no plasma. Devido à filtração não ser saturável, o gráfico continua em uma linha reta até o infinito: a concentração de glicose no filtrado é sempre igual à sua concentração plasmática.

A Figura 19.10b mostra a taxa de reabsorção da glicose no túbulo proximal em função da concentração de glicose. A reabsorção exibe uma taxa de transporte máximo (T_m) quando os carreadores são saturados. Observe que as concentrações plasmáticas normais de glicose estão bem abaixo do ponto de saturação.

A Figura 19.10c mostra a taxa de excreção da glicose em relação à concentração de glicose no plasma. Lembre-se que a excreção é igual à filtração menos a reabsorção (E = F − R). Quando as concentrações plasmáticas de glicose são baixas o bastante para que 100% da glicose filtrada seja reabsorvida, nenhuma glicose é excretada. Uma vez que os transportadores alcançam a saturação, começa a excreção da glicose. A concentração plasmática, na qual a glicose começa a aparecer na urina, é denominada **limiar renal** para a glicose.

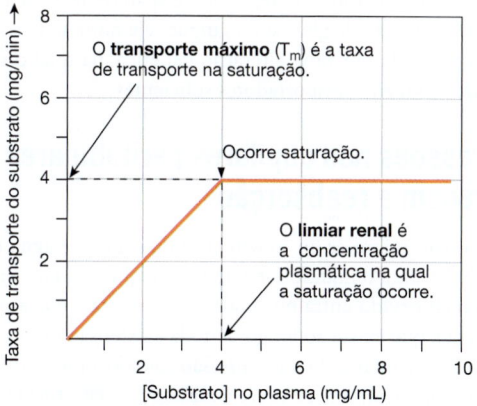

QUESTÃO DO GRÁFICO

Qual é a taxa de transporte nas seguintes concentrações plasmáticas de substrato: 3 mg/dL, 5 mg/dL, 8 mg/dL? A que concentração plasmática de substrato a taxa de transporte é de 2 mg/min?

FIGURA 19.9 **Saturação do transporte mediado.** A taxa de transporte de uma substância é proporcional à concentração da substância no plasma, até o ponto no qual os transportadores se tornam saturados. Uma vez que a saturação ocorre, a taxa de transporte alcança um máximo. A concentração do substrato no plasma, na qual o transporte máximo ocorre, é chamada de limiar renal.

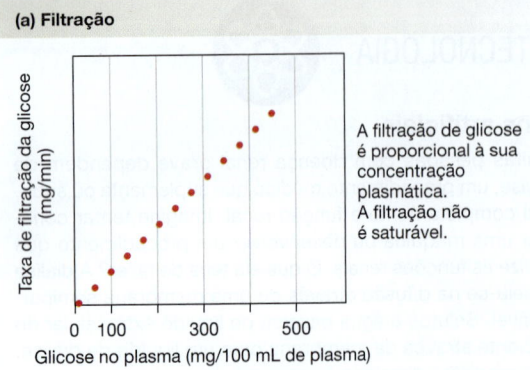

(a) Filtração

A filtração de glicose é proporcional à sua concentração plasmática.
A filtração não é saturável.

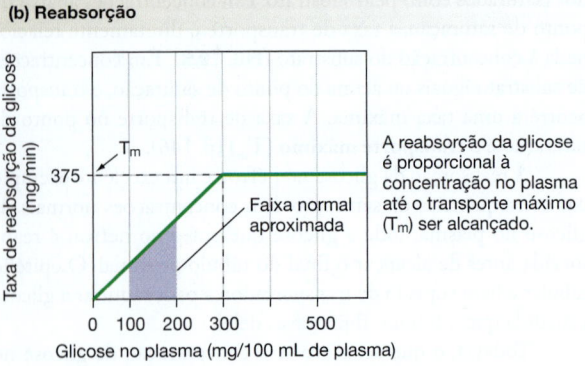

(b) Reabsorção

A reabsorção da glicose é proporcional à concentração no plasma até o transporte máximo (T_m) ser alcançado.

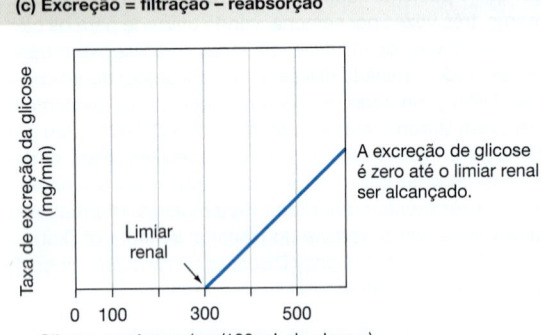

(c) Excreção = filtração – reabsorção

A excreção de glicose é zero até o limiar renal ser alcançado.

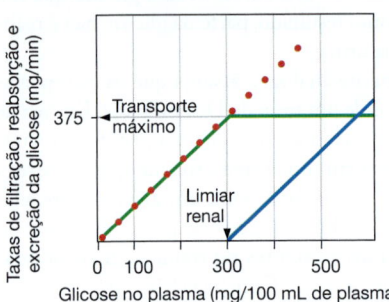

(d) O gráfico composto mostra a relação entre filtração, reabsorção e excreção da glicose.

FIGURA 19.10 Manejo da glicose pelo néfron.

A Figura 19.10d é um gráfico composto que compara filtração, reabsorção e excreção da glicose. Lembre-se que

> Quantidade excretada = quantidade filtrada – quantidade reabsorvida + quantidade secretada

Para a glicose, que não é secretada, a equação pode ser reescrita como

> Glicose excretada = glicose filtrada – glicose reabsorvida

Sob condições normais, toda a glicose filtrada é reabsorvida. Em outras palavras, a filtração é igual à reabsorção.

Observe, na Figura 19.10d, que as linhas que representam a filtração e a reabsorção são idênticas até a concentração da glicose no plasma alcançar o limiar renal. Se a filtração é igual à reabsorção, a diferença algébrica entre as duas é zero, e não há excreção. Uma vez que o limiar renal é alcançado, a filtração começa a exceder a reabsorção. Observe, no gráfico, que as linhas da filtração e da reabsorção divergem nesse ponto. A diferença entre a linha da filtração e a da reabsorção representa a taxa de excreção:

> Excreção =   filtração   – reabsorção
>   (aumentando) (constante)

A excreção de glicose na urina é chamada de **glicosúria** e, em geral, indica a presença de uma concentração de glicose elevada no sangue. Raramente, a glicose aparece na urina mesmo que a concentração de glicose no sangue seja normal. Essa situação é ocasionada por uma alteração genética, na qual o néfron não pode produzir transportadores suficientes.

As pressões nos capilares peritubulares favorecem a reabsorção

A reabsorção refere-se ao movimento de solutos e água do lúmen tubular para o líquido intersticial. De que maneira, então, o líquido reabsorvido entra no capilar? A resposta é que a pressão hidrostática que existe ao longo de toda a extensão dos capilares peritubulares é menor do que a pressão coloidosmótica, de modo que a pressão resultante favorece a reabsorção (**FIG. 19.11**).

Os capilares peritubulares têm uma pressão hidrostática média de 10 mmHg (em contraste com os capilares glomerulares, em que a pressão hidrostática média é de 55 mmHg). A pressão coloidosmótica, que favorece o movimento do líquido para dentro dos capilares, é de 30 mmHg. Como resultado, o gradiente de pressão nos capilares peritubulares é de 20 mmHg, favorecendo a absorção do líquido para dentro dos capilares. O líquido que é reabsorvido passa dos capilares para a circulação venosa e retorna ao coração.

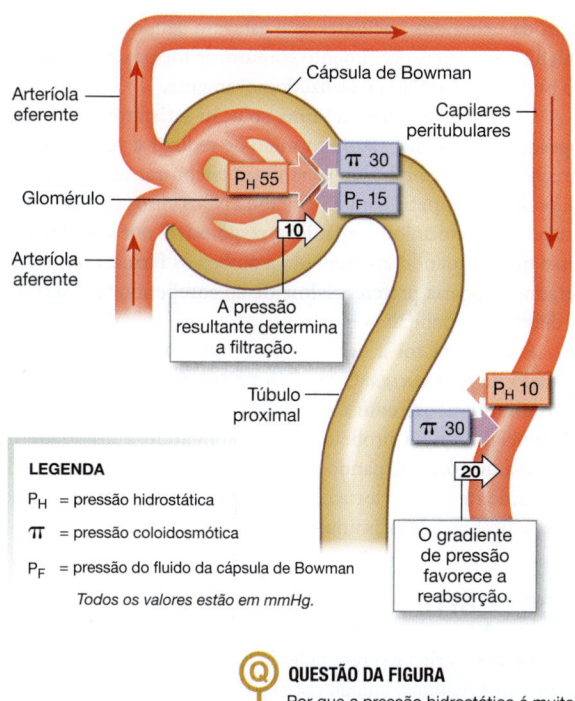

LEGENDA

P_H = pressão hidrostática

π = pressão coloidosmótica

P_F = pressão do fluido da cápsula de Bowman

Todos os valores estão em mmHg.

Q QUESTÃO DA FIGURA
Por que a pressão hidrostática é muito menor nos capilares peritubulares do que nos glomérulos?

FIGURA19.11 **Reabsorção nos capilares peritubulares.** A pressão hidrostática mais baixa nos capilares peritubulares resulta na reabsorção do líquido intersticial.

SECREÇÃO

Secreção é a transferência de moléculas do líquido extracelular para o lúmen do néfron (ver Fig. 19.2). A secreção, assim como a reabsorção, depende principalmente de sistemas de transporte de membrana. A secreção de K^+ e H^+ pelo néfron distal é importante na regulação da homeostasia desses íons. Além disso,

muitos compostos orgânicos são secretados. Esses compostos incluem tanto metabólitos produzidos no corpo quanto substâncias provenientes do meio externo, conhecidas como *xenobióticos*.

A secreção torna o néfron capaz de aumentar a excreção de uma substância. Se uma substância filtrada não é reabsorvida, ela é excretada com muita eficácia. Se, no entanto, a substância filtrada para dentro do túbulo não é reabsorvida, *e* ainda é secretada para dentro do túbulo a partir dos capilares peritubulares, a excreção é ainda mais eficaz.

A secreção é um processo ativo, uma vez que requer transporte de substratos contra seus gradientes de concentração. A maioria dos compostos orgânicos é secretada através do epitélio do túbulo proximal para o interior do lúmen tubular por transporte ativo secundário. Analisaremos como o túbulo realiza a secreção de ânions orgânicos (**FIG. 19.12**).

Os transportadores responsáveis pela secreção de solutos orgânicos apresentam pouca especificidade. Por exemplo, a família do **transportador de ânions orgânicos** (OAT), mostrado nessa figura, é capaz de transportar uma grande variedade de ânions endógenos e exógenos, desde sais biliares até benzoato, utilizado como conservante em refrigerantes, salicilato, proveniente do ácido acetilsalicílico, e o adoçante artificial sacarina. A secreção de ânions orgânicos pelo OAT é um exemplo de transporte ativo *terciário*, em que o uso da energia do ATP é removido em duas etapas do OAT. Vejamos como isso funciona.

Na primeira etapa desse processo, que é um transporte ativo direto, o túbulo proximal usa ATP para manter a baixa concentração intracelular de Na^+. Na segunda etapa, o gradiente de Na^+ é, então, usado para concentrar o *dicarboxilato* dentro da célula tubular, utilizando um *cotransportador Na^+-dicarboxilato*, chamado de NaDC. O NaDC é encontrado tanto na membrana apical quanto na membrana basolateral das células do túbulo proximal.

Dicarboxilatos são as formas iônicas dos ácidos dicarboxílicos, que possuem dois grupos (—COOH). A maior parte dos intermediários do ciclo do ácido cítrico, incluindo o citrato, o oxaloacetato e o α-cetoglutarato (αCG), são dicarboxilatos. A Figura 19.12 ilustra o αCG como o dicarboxilato.

A secreção de ânions orgânicos no túbulo proximal pelo transportador de ânions orgânicos (OAT) é um exemplo de transporte ativo terciário.

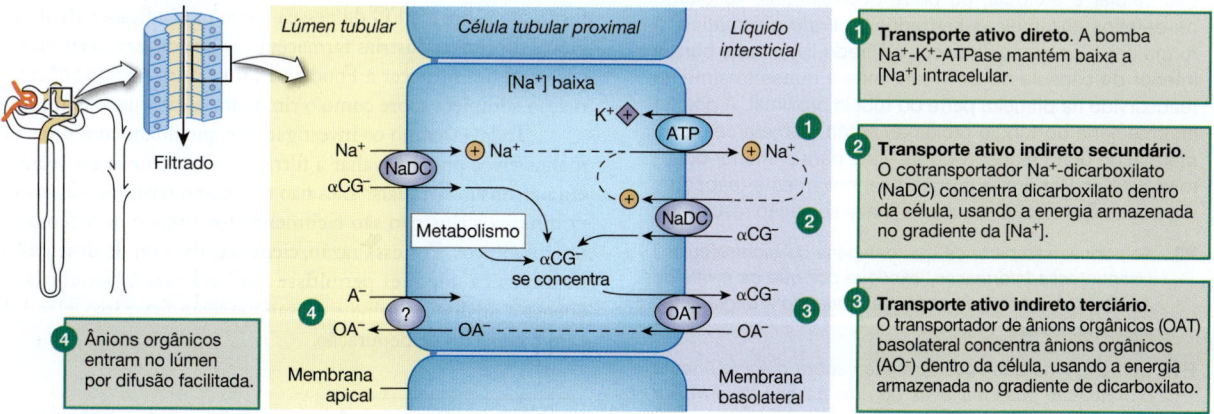

FIGURA19.12 **Secreção de ânions orgânicos.**

A concentração de dicarboxilato dentro da célula tubular determina o terceiro passo da secreção de ânions orgânicos. O OAT é um transportador ativo indireto, que utiliza o movimento do dicarboxilato a favor do seu gradiente de concentração para deslocar um ânion orgânico contra o seu gradiente, transferindo-o para o interior da célula. No passo final, uma vez que o ânion orgânico está concentrado no interior da célula tubular, ele pode ser facilmente transportado por difusão facilitada para o interior do lúmen tubular. Os transportadores apicais ainda não foram completamente identificados, mas parecem ser trocadores de ânions.

A competição diminui a secreção de penicilina

A ampla especificidade dos transportadores de ânions orgânicos significa que diferentes substratos podem competir pelos sítios de ligação do transportador (p. 146). Um exemplo interessante e importante de uma molécula orgânica secretada pelo OAT é o antibiótico *penicilina*. Muitas pessoas hoje não dão valor aos antibióticos, mas até o início do século XX, as infecções eram a principal causa de morte.

Em 1928, Alexander Fleming descobriu uma substância no mofo do pão, chamada de *Penicillium*, que retardava o crescimento bacteriano. Todavia, o antibiótico era difícil de isolar e não se tornou disponível para uso clínico até o final de 1930. Durante a Segunda Guerra Mundial, a penicilina fez uma grande diferença no número de mortes e amputações causadas pelas feridas infectadas. Contudo, o único meio de produzir penicilina era isolá-la do mofo do pão, e o suprimento era limitado.

A demanda pelo medicamento era maior pelo fato de os túbulos renais secretarem rapidamente a penicilina. A secreção renal é tão eficiente em retirar moléculas estranhas do sangue que, após 3 a 4 horas de a dose de penicilina ter sido administrada, cerca de 80% são excretadas na urina. Durante a guerra, a provisão do fármaco era tão pequena frente à demanda que a coleta da urina dos pacientes que estavam sendo tratados com penicilina era um procedimento comum, de forma que o antibiótico pudesse ser isolado e utilizado novamente.

Contudo, essa não era uma solução satisfatória, e, assim, os pesquisadores buscaram um meio de reduzir a velocidade de secreção da penicilina. Eles esperavam encontrar uma molécula que poderia competir com a penicilina pelos sítios de ligação do transportador de ânions orgânicos, responsável por sua secreção. Desse modo, quando apresentado a ambos os fármacos, o transportador se ligaria preferencialmente ao competidor e o secretaria, deixando a penicilina no sangue.

A resposta foi a descoberta de um composto sintético, chamado de *probenecida*. Quando a probenecida é administrada concomitantemente com a penicilina, o transportador remove preferencialmente a probenecida, prolongando a atividade da penicilina no corpo. Quando a penicilina passou a ser produzida sinteticamente e o seu fornecimento não era mais um problema, o uso da probenecida diminuiu.

EXCREÇÃO

A produção de urina é o resultado de todos os processos que ocorrem no rim. Quando o líquido chega ao final do néfron, ele apresenta pouca semelhança com o líquido que foi filtrado para a cápsula de Bowman. Glicose, aminoácidos e metabólitos úteis desaparecem, tendo sido reabsorvidos para dentro do sangue, e os resíduos orgânicos estão mais concentrados. A concentração de íons e água na urina é extremamente variável, dependendo do estado do corpo.

Embora a excreção nos diga o que o corpo está eliminando, a excreção por si só não pode nos dar detalhes da função renal. Lembre-se que, para qualquer substância,

> Excreção = filtração − reabsorção + secreção

Apenas a taxa de excreção de uma substância não nos diz nada sobre como o rim maneja essa substância. A taxa de excreção de uma substância depende (1) da taxa de filtração da substância e (2) de se a substância é reabsorvida, secretada ou ambas, enquanto ela passa ao longo do túbulo renal.

O manejo renal de uma substância e a TFG são, muitas vezes, de interesse clínico. Por exemplo, os médicos usam a informação sobre a TFG da pessoa como um indicador da função global do rim. Indústrias farmacêuticas que desenvolvem fármacos precisam fornecer à Food and Drug Administration* informação completa sobre como o rim maneja cada novo composto.

Todavia, como os investigadores que lidam com seres humanos vivos podem avaliar a filtração, a reabsorção e a secreção em néfrons individuais? Eles não têm como fazer isso de maneira direta: os rins não são facilmente acessíveis e os néfrons são microscópicos. Por essa razão, cientistas tiveram de desenvolver uma técnica que lhes permitisse avaliar a função renal usando apenas a análise da urina e do sangue. Para fazer isso, eles aplicam o conceito de depuração.

SOLUCIONANDO O **PROBLEMA**

O ácido úrico, a molécula que causa a gota, é um produto normal do metabolismo das purinas. A produção aumentada de ácido úrico pode estar associada com degradação celular e tecidual, ou pode ocorrer como resultado de defeitos enzimáticos herdados. O *urato* plasmático, a forma aniônica do ácido úrico, é filtrado livremente para o interior da cápsula de Bowman, mas é quase totalmente reabsorvido na primeira parte do túbulo proximal. A porção intermediária do túbulo proximal, então, secreta cerca de metade do urato reabsorvido de volta para o interior do lúmen tubular. Por fim, a porção final novamente reabsorve um pouco de urato. O resultado final é secreção resultante.

P3: *As purinas são parte de que categoria de biomoléculas? Usando essa informação, explique por que os níveis de ácido úrico no sangue aumentam quando a degradação celular aumenta.*

P4: *Com base no que você aprendeu sobre o ácido úrico e o urato, cite duas maneiras de uma pessoa desenvolver hiperuricemia.*

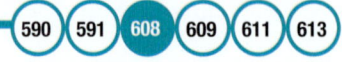

(590) (591) (608) (609) (611) (613)

---

*N. de T. a Food and Drug Administration é o órgão norte-americano que controla e regula a liberação de medicamentos e alimentos à população. No Brasil, a Agência Nacional de Vigilância Sanitária (ANVISA) do Ministério da Saúde realiza essa função.

SOLUCIONANDO O **PROBLEMA**

Michael ficou espantado com o fato de um problema metabólico causar a dor no seu hálux. "Como podemos tratar a gota?", ele perguntou. O Dr. Garcia explicou que o tratamento inclui administrar agentes anti-inflamatórios, beber muita água e não consumir bebidas alcoólicas, o que pode desencadear as crises de gota. "Além disso, eu gostaria de dar a você um agente uricosúrico, como a probenecida, que aumentará a excreção renal do urato", respondeu o Dr. Garcia. "Aumentando a excreção, podemos reduzir os níveis de ácido úrico em seu sangue e, assim, aliviar a dor." Michael concordou em tentar essas medidas.

P5: *O urato é reabsorvido por algumas células do túbulo proximal e secretado por outras usando transportadores de membrana, um na membrana apical e um na membrana basolateral. Os mesmos transportadores podem ser usados pelas células que reabsorvem o urato e pelas células que o secretam? Explique seu raciocínio.*

P6: *Os agentes uricosúricos, como o urato, são ácidos orgânicos. A partir desse fato, explique como agentes uricosúricos podem aumentar a excreção de urato.*

590 591 608 **609** 611 613

A depuração é uma forma não invasiva de medir a TFG

A *depuração* (em inglês, *clearance*) de um soluto é a taxa na qual esse soluto desaparece do corpo por excreção ou metabolização (p. 12). A equação geral para a depuração é:

$$\text{Depuração de } X = \frac{\text{taxa de excreção de } X \text{ (mg/min)}}{[X]_{plasma} \text{ (mg/mL de plasma)}}$$

em que a depuração consiste no volume de plasma (mL) "limpados" (depurados) de X por minuto. Observe que as unidades para a depuração são mL de plasma e tempo. A substância X não aparece em nenhum lugar em relação às unidades da depuração.

Para qualquer soluto que está sendo depurado somente pela excreção renal, a depuração é expressa como o volume de plasma passando pelos rins que foi totalmente limpo do soluto em um dado período de tempo. Devido a essa ser uma maneira indireta de se pensar na excreção (quanto sangue foi depurado de X, em vez de quanto de X foi excretado), a depuração frequentemente se torna um conceito difícil de ser compreendido.

Antes de comentarmos a expressão matemática da depuração, veremos um exemplo que mostra como a depuração se relaciona com a função renal. Para o nosso exemplo, usaremos a **inulina**, um polissacarídeo isolado de uma raiz tuberosa de várias plantas (inulina não é o mesmo que *insulina*, o hormônio peptídico que regula o metabolismo da glicose). Os cientistas descobriram, a partir de experimentos com néfrons isolados, que a inulina injetada no plasma é filtrada livremente para dentro do néfron. À medida que passa pelos túbulos renais, a inulina não é nem reabsorvida nem secretada. Em outras palavras, 100% da inulina que é filtrada para o túbulo acaba sendo excretada.

Como isso se relaciona à depuração? Para responder a essa questão, dê uma olhada na **FIGURA 19.13**, que assume que 100% do volume filtrado de plasma é reabsorvido (isso não está muito distante do valor real, que é de mais de 99%). Na Figura 19.13a, a inulina foi injetada de modo que sua concentração plasmática é de 4 moléculas de inulina por 100 mL de plasma. Se a TFG é de 100 mL de plasma filtrado por minuto, podemos calcular a taxa de filtração, ou a carga filtrada, de inulina usando a equação

Carga filtrada de X = $[X]_{plasma} \times$ TFG

Carga filtrada de inulina = (4 inulinas/100 mL de plasma)
$\times$ 100 mL de plasma filtrado/min
= 4 inulinas filtradas por minuto

À medida que a inulina e o plasma filtrados passam ao longo do néfron, todo o plasma é reabsorvido, mas toda a inulina permanece no túbulo. O plasma reabsorvido não contém inulina, de forma que dizemos que ele foi completamente *depurado* da inulina. Dessa forma, a *depuração da inulina* é de 100 mL de plasma depurados/min. Ao mesmo tempo, a taxa de excreção da inulina é de 4 moléculas de inulina excretadas por minuto.

Para que essa informação é útil? Para uma coisa, podemos usá-la para calcular a TFG. Observe, na Figura 19.13a, que a depuração da inulina (100 mL de plasma depurado/min) é igual à TFG (100 mL de plasma filtrado/min). Assim, *para qualquer substância que é livremente filtrada, mas não é reabsorvida nem secretada, sua depuração é igual à TFG.*

Agora, mostraremos matematicamente que a depuração da inulina é igual à TFG. Já sabemos que a

Carga filtrada de $X = [X]_{plasma} \times$ TFG   (1)

Também sabemos que 100% da inulina que é filtrada para dentro do túbulo é excretada. Em outras palavras:

Carga filtrada de inulina = taxa de excreção da inulina   (2)

Devido a essa igualdade, podemos substituir a taxa de excreção pela carga filtrada na equação (1) pelo uso da álgebra (se A = B e A = C, então B = C):

Taxa de excreção de inulina = $[inulina]_{plasma} \times$ TFG   (3)

Esta equação pode ser rearranjada como

$$\text{TFG} = \frac{\text{taxa de excreção da inulina}}{[inulina]_{plasma}} \quad (4)$$

Isso mostra que o lado direito desta equação é idêntico à equação da depuração da inulina. Assim, a equação geral para a depuração de qualquer substância X (mL de plasma depurados/min) é

$$\text{Depuração de } X = \frac{\text{taxa de excreção de } X \text{ (mg/min)}}{[X]_{plasma} \text{ (mg/mL de plasma)}} \quad (5)$$

Para a inulina:

$$\text{Depuração da inulina} = \frac{\text{taxa de excreção da inulina}}{[inulina]_{plasma}} \quad (6)$$

FIGURA 19.13 **CONTEÚDO ESSENCIAL**

Depuração renal

Estas figuras mostram a relação entre depuração e excreção. Cada figura representa os eventos que ocorrem em um minuto. Para simplificar, considera-se que 100% do volume filtrado é reabsorvido.

(a) A **depuração da inulina** é igual à TFG.

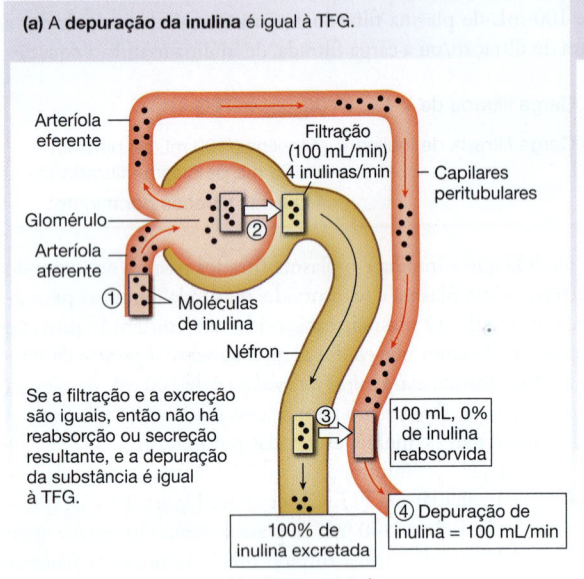

Arteríola eferente

Filtração (100 mL/min) 4 inulinas/min

Capilares peritubulares

Glomérulo

②

Arteríola aferente

① Moléculas de inulina

Néfron

Se a filtração e a excreção são iguais, então não há reabsorção ou secreção resultante, e a depuração da substância é igual à TFG.

③ 100 mL, 0% de inulina reabsorvida

④ Depuração de inulina = 100 mL/min

100% de inulina excretada

4 inulinas excretadas por minuto

(b) **Depuração da glicose**: em geral, toda a glicose filtrada é reabsorvida.

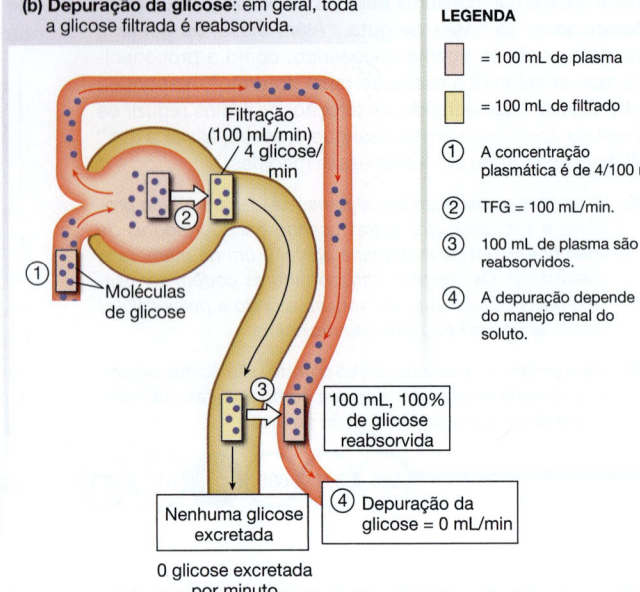

Filtração (100 mL/min) 4 glicose/min

②

① Moléculas de glicose

③ 100 mL, 100% de glicose reabsorvida

Nenhuma glicose excretada

④ Depuração da glicose = 0 mL/min

0 glicose excretada por minuto

LEGENDA

▢ = 100 mL de plasma

▢ = 100 mL de filtrado

① A concentração plasmática é de 4/100 mL.

② TFG = 100 mL/min.

③ 100 mL de plasma são reabsorvidos.

④ A depuração depende do manejo renal do soluto.

(c) A **depuração da ureia** é um exemplo de reabsorção resultante. Se a filtração é maior do que a excreção, então há reabsorção resultante.

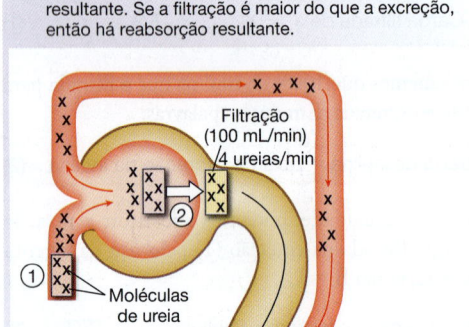

Filtração (100 mL/min) 4 ureias/min

②

① Moléculas de ureia

③ 100 mL, 50% de ureia reabsorvida

④ Depuração da ureia = 50 mL/min

50% da ureia excretada

2 ureias excretadas por minuto

Se o depuração de uma substância é menor do que a TFG, então há reabsorção resultante.

(d) A **depuração da penicilina** é um exemplo de secreção resultante. Se a excreção é maior do que a filtração, então há secreção resultante.

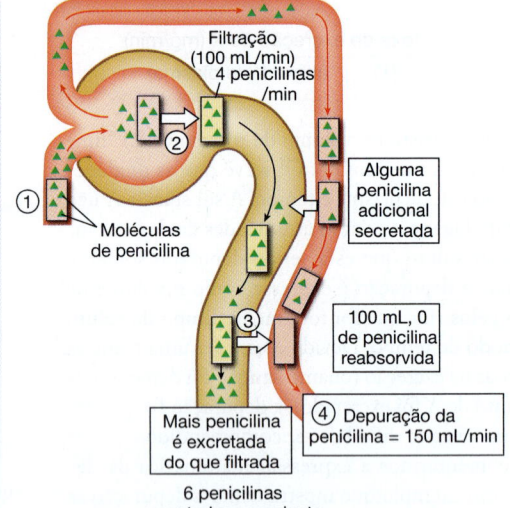

Filtração (100 mL/min) 4 penicilinas /min

②

① Moléculas de penicilina

Alguma penicilina adicional secretada

③ 100 mL, 0 de penicilina reabsorvida

④ Depuração da penicilina = 150 mL/min

Mais penicilina é excretada do que filtrada

6 penicilinas excretadas por minuto

Se a depuração de uma substância é maior do que a TFG, então há secreção resultante.

TABELA 19.1	Equações úteis em fisiologia renal

- Excreção = filtração − reabsorção + secreção

- Taxa de filtração de $X = [X]_{plasma} \times TFG$

- Taxa de excreção de X = fluxo urinário $\times [X]_{urina}$

- Depuração de $X = \dfrac{\text{taxa de excreção de } X \text{ (mg/min)}}{[X]_{plasma} \text{ (mg/mL de plasma)}}$

- Quando $[X]_{plasma}$ = limiar renal para X, então a reabsorção de X = transporte máximo de X.

O lado direito das equações (4) e (6) é idêntico; assim, usando álgebra novamente, podemos dizer que:

$$\text{TFG = depuração da inulina} \qquad (7)$$

Então, por que isso é importante? Você aprendeu como podemos medir a TFG em um ser humano vivo apenas a partir de amostras de sangue e urina. Tente o exemplo em "Revisando conceitos – 12" para ver se você entendeu a discussão anterior. A **TABELA 19.1** é um resumo das equações que você achará úteis no estudo da fisiologia renal.

A inulina não é prática para aplicação na rotina clínica, uma vez que não é uma substância que existe naturalmente no corpo e precisa ser administrada por infusão intravenosa contínua. Assim, o uso da inulina é restrito à pesquisa. Infelizmente, nenhuma substância que existe naturalmente no corpo humano é manejada pelo rim exatamente da mesma forma que a inulina.

No cenário clínico, médicos utilizam a creatinina para estimar a TFG. A **creatinina** é um produto da quebra da fosfocreatina, um composto que serve de fonte de energia e que é encontrado principalmente nos músculos (p. 391). A creatinina é constantemente produzida pelo corpo e não precisa ser administrada. Normalmente, as taxas de produção e degradação da fosfocreatina são relativamente constantes, e a concentração de creatinina no plasma não varia muito.

Embora a creatinina esteja sempre presente no plasma e seja facilmente medida, ela não é a molécula perfeita para estimar a TFG porque uma pequena quantidade é secretada na urina. No entanto, a quantidade secretada é suficientemente pequena para que, na maioria das pessoas, a *depuração da creatinina* seja rotineiramente usada para estimar a TFG.

REVISANDO CONCEITOS

12. Se a concentração de creatinina no plasma é igual a 1,8 mg/100 mL de plasma, a concentração de creatinina na urina é de 1,5 mg/mL urina, e o volume produzido de urina é de 1.100 mL em 24 horas, qual é a depuração da creatinina? Qual é a TFG?

A depuração nos auxilia a determinar o manejo renal

Uma vez que conhecemos a TFG de uma pessoa, podemos determinar como o rim maneja qualquer soluto medindo a concen-

SOLUCIONANDO O PROBLEMA

Três semanas depois, Michael estava de volta ao consultório do Dr. Garcia. Os anti-inflamatórios e a probenecida eliminaram a dor no hálux, mas na última noite ele foi ao hospital com um cálculo (pedra) nos rins muito doloroso. "Teremos de esperar o resultado dos exames", disse o Dr. Garcia, "mas eu acho que é um cálculo de ácido úrico. Você bebeu a quantidade de água que lhe falei?" Michael admitiu que tinha boas intenções, mas nunca teve tempo durante o trabalho para beber muita água. "Enquanto estiver ingerindo este medicamento você deve tomar água o suficiente para produzir 3 litros ou mais de urina por dia. Caso contrário, você pode acabar com outra pedra de ácido úrico nos rins." Michael lembrou de como o cálculo renal é doloroso e concordou que desta vez ele seguiria todas as orientações da receita.

P7: *Explique por que não beber água o suficiente enquanto se toma agentes uricosúricos pode fazer cristais de ácido úrico formarem cáculos renais no trato urinário.*

590 · 591 · 608 · 609 · **611** · 613

tração do soluto no plasma e sua taxa de excreção. Se assumirmos que o soluto é livremente filtrado no glomérulo, sabemos pela equação (1) que

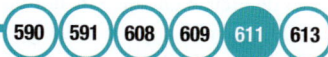

$$\text{Carga filtrada de } X = [X]_{plasma} \times TFG$$

Comparando a carga filtrada do soluto com sua taxa de excreção, podemos dizer como o néfron manejou essa substância (Fig. 19.13). Por exemplo, se uma substância é eliminada na urina em menor quantidade do que aquela que foi filtrada, ocorreu reabsorção líquida (excretado = filtrado − reabsorvido). Se uma substância é eliminada na urina em uma quantidade maior do que a que foi filtrada, deve ter havido secreção líquida da substância para dentro do lúmen (excretado = filtrado + secretado). Se a mesma quantidade da substância é filtrada e excretada, então a substância é manejada como a inulina, ou seja, nem reabsorvida nem secretada. Vejamos alguns exemplos.

Suponha que a glicose esteja presente no plasma a uma concentração de 100 mg glicose/dL de plasma, e que a TFG calculada a partir da depuração da creatinina é de 125 mL de plasma/min. Para esses valores, a equação (1) nos diz que

$$\text{Carga de glicose filtrada} = (100 \text{ mg glicose/100 mL de plasma}) \times 125 \text{ mL de plasma/min}$$
$$\text{Carga de glicose filtrada} = 125 \text{ mg de glicose/min}$$

No entanto, não há glicose na urina dessa pessoa: a excreção da glicose é zero. Como a glicose foi filtrada a uma taxa de 125 mg/min, mas excretada a uma taxa de 0 mg/min, ela deve ter sido totalmente reabsorvida.

O valor da depuração também pode ser usado para determinar como o néfron maneja um soluto filtrado. Nessa metodologia, os pesquisadores determinam a depuração da creatinina ou da inulina e, então, o comparam com a depuração do soluto que está sendo investigado. Se a depuração do soluto é menor do que a depuração de inulina, o soluto foi reabsorvido. Se a depuração do soluto é maior do que a depuração da inulina, houve a secreção adicional de soluto na urina. Mais plasma foi depurado do soluto do que foi filtrado, então o soluto adicional deve ter sido removido do plasma por secreção.

A Figura 19.13 ilustra a filtração, a excreção e a depuração de três moléculas: glicose, ureia e penicilina. Todos os solutos têm a mesma concentração no plasma que está chegando ao glomérulo: 4 moléculas/100 mL de plasma. A TFG é de 100 mL/min, e assumimos, para simplificar, que todos os 100 mL de plasma que foram filtrados para o túbulo são reabsorvidos.

Para qualquer soluto, sua depuração reflete como os túbulos dos rins o manejam. Por exemplo, 100% da glicose que é filtrada é reabsorvida, e sua depuração é igual a zero (Fig. 19.13b). Por outro lado, a ureia é parcialmente reabsorvida: quatro moléculas são filtradas, de forma que duas são reabsorvidas, ao passo que as outras duas são excretadas (Fig. 19.13c). Como resultado, a depuração da ureia é de 50 mL de plasma por minuto. A depuração de ureia e glicose é menor do que a depuração de inulina de 100 mL/min, o que nos diz que a ureia e a glicose foram reabsorvidas.

Como você aprendeu anteriormente, a penicilina é filtrada, não é reabsorvida, e moléculas adicionais de penicilina são secretadas do plasma nos capilares peritubulares. Na Figura 19.13d, quatro moléculas de penicilina são filtradas, mas seis moléculas são excretadas. Um volume extra de 50 mL de plasma foi depurado da penicilina em complemento aos 100 mL que foram inicialmente filtrados. Dessa forma, a depuração da penicilina é de 150 mL de plasma depurados por minuto. A depuração da penicilina é maior do que a depuração da inulina de 100 mL/min, o que nos diz que ocorreu secreção resultante de penicilina.

Observe que a comparação dos valores de depuração diz a você apenas o manejo final resultante do soluto, mas não informa se uma molécula é tanto reabsorvida como secretada. Por exemplo, quase todo o K^+ filtrado é reabsorvido no túbulo proximal e na alça de Henle, enquanto uma pequena quantidade é secretada de volta para o lúmen tubular no néfron distal. Com base na análise da depuração do K^+, aparentemente, esse íon foi apenas reabsorvido ao longo da sua passagem pelo túbulo renal.

Os cálculos da depuração são relativamente simples, uma vez que tudo que você precisa conhecer é a taxa de excreção na urina e a concentração no plasma para qualquer soluto de interesse, e ambos os valores são facilmente obtidos. Se você também sabe a depuração da inulina ou da creatinina, então você pode determinar o manejo renal de qualquer substância.

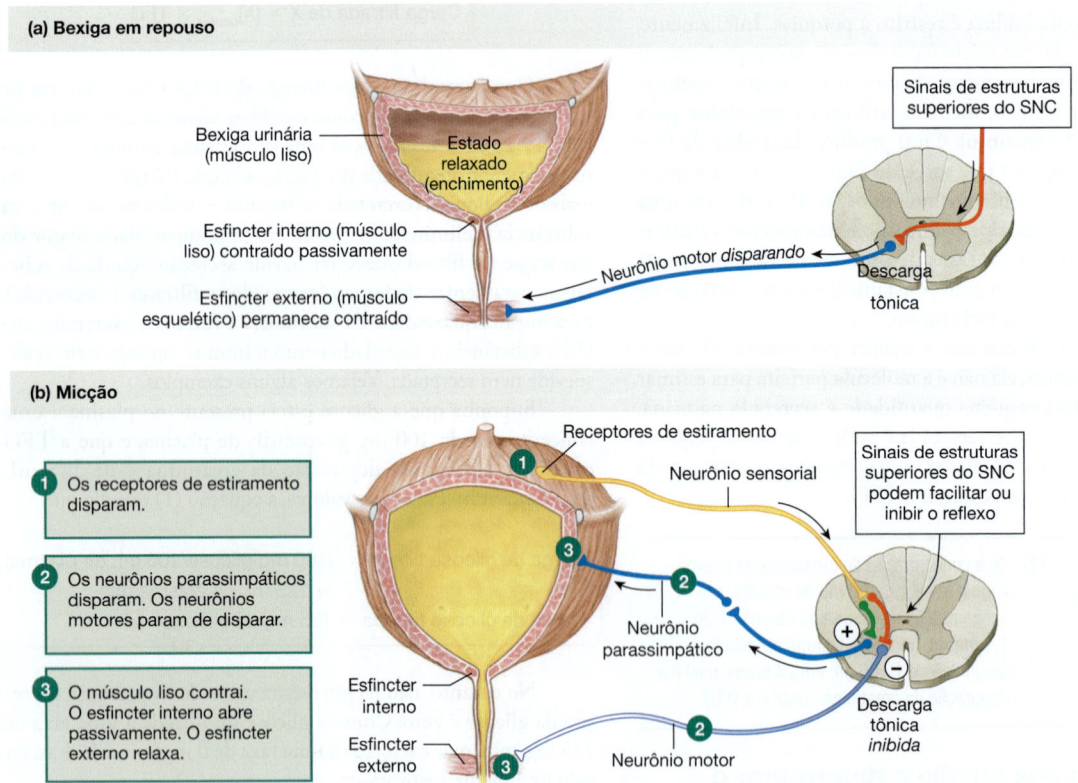

FIGURA 19.14 Micção. A micção é um reflexo espinal sujeito ao controle de centros encefálicos superiores.

MICÇÃO

Uma vez que o filtrado deixa os ductos coletores, ele já não pode mais ser modificado, e a sua composição não se altera. O filtrado, agora chamado de urina, flui para a pelve renal e, então, desce pelo *ureter*, em direção à bexiga urinária, com a ajuda de contrações rítmicas do músculo liso. A bexiga urinária é um órgão oco cujas paredes contêm camadas bem desenvolvidas de músculo liso. Na bexiga, a urina é armazenada até que seja excretada no processo conhecido como **micção**.

A bexiga urinária pode se expandir para armazenar um volume aproximado de 500 mL de urina. O colo da bexinga é contínuo com a *uretra*, um tubo único pelo qual a urina passa até alcançar o meio externo. A abertura entre a bexiga e a uretra é fechada por dois anéis musculares, chamados de *esfíncteres* (**FIG. 19.14a**).

O **esfíncter interno** da uretra é uma continuação da parede da bexiga e é formado por músculo liso. Seu tônus normal o mantém contraído. O **esfíncter externo** da uretra é um anel de músculo esquelético, controlado por neurônios motores somáticos. A estimulação tônica proveniente do sistema nervoso central mantém a contração do esfíncter externo, exceto durante a micção.

A micção é um reflexo espinal simples que está sujeito aos controles consciente e inconsciente pelos centros superiores do encéfalo. À medida que a bexiga urinária se enche com urina e as suas paredes se expandem, receptores de estiramento enviam sinais através de neurônios sensoriais para a medula espinal (Fig. 19.14b). Lá, a informação é integrada e transferida a dois conjuntos de neurônios. O estímulo da bexiga urinária cheia estimula os neurônios parassimpáticos, que inervam o músculo liso da parede da bexiga urinária. O músculo liso contrai, aumentando a pressão no conteúdo da bexiga urinária. Simultaneamente,

os neurônios motores somáticos que inervam o esfíncter externo da uretra são inibidos.

A contração da bexiga urinária ocorre em uma onda, a qual empurra a urina para baixo, em direção à uretra. A pressão exercida pela urina força o esfíncter interno da uretra* a abrir enquanto o esfíncter externo relaxa. A urina passa para a uretra e para fora do corpo, auxiliada pela gravidade.

Este reflexo de micção simples ocorre principalmente em crianças que ainda não foram treinadas para o controle dos esfíncteres. Uma pessoa que foi treinada para o controle esfincteriano adquire um reflexo aprendido, que mantém o reflexo da micção inibido até que ele ou ela deseje conscientemente urinar. O reflexo aprendido envolve fibras sensoriais adicionais à bexiga urinária, que sinalizam o grau de enchimento. Centros no tronco encefálico e no córtex cerebral recebem essa informação e superam o reflexo de micção básico, inibindo diretamente as fibras parassimpáticas e reforçando a contração do esfíncter externo da uretra. Quando chega o momento apropriado para urinar, esses mesmos centros removem a inibição e facilitam o reflexo, inibindo a contração do esfíncter externo da uretra.

Além do controle consciente da micção, vários fatores inconscientes podem afetar esse reflexo. A "bexiga tímida" é uma condição na qual a pessoa não consegue urinar na presença de outra pessoa, apesar de sua intenção consciente de fazê-lo. O som de água corrente facilita a micção e, muitas vezes, é utilizado para ajudar os pacientes a urinar quando a uretra está irritada pela inserção de um cateter, um tubo inserido dentro da bexiga urinária para drená-la passivamente.

---

*N. de T. A própria contração do músculo detrusor da bexiga abre este esfíncter.

SOLUCIONANDO O PROBLEMA CONCLUSÃO | Gota

Neste problema, você aprendeu que a gota, a qual muitas vezes se apresenta como uma dor debilitante no hálux, é um problema metabólico, cuja causa e tratamento podem estar associados à função renal. O manejo do urato pelo rim é um processo complexo, uma vez que o urato é secretado e reabsorvido em diferentes segmentos do túbulo proximal. Cientistas já identificaram três proteínas transportadoras diferentes, mas funcionalmente relacionadas, que estão envolvidas nesse processo: o *transportador de ânions orgânicos* (OAT), que troca ânions em um processo eletricamente neutro; o *transportador de urato 1* (URAT1), que também é um trocador aniônico, porém com uma especificidade maior para o urato; e o *transportador/canal de urato* (UAT), um transportador uniporte ele-

trogênico de urato. O arranjo dessas proteínas transportadoras na membrana polarizada da célula determina se a célula reabsorve ou secreta urato.

A gota é uma das doenças mais antigas e por muitos anos foi considerada uma doença de "homens ricos", causada por excesso de comida e bebida.* Thomas Jefferson e Benjamin Franklin sofreram de gota. Para testar seu conhecimento, compare suas respostas com as informações sintetizadas na tabela a seguir.

---

*N. de T. Principalmente carnes vermelhas (proteínas) e vinhos.

Pergunta	Fatos	Integração e análise
P1: *Trace o trajeto seguido pelos cálculos renais ("pedras nos rins") quando eles são excretados.*	Os cálculos renais, muitas vezes, formam-se na pelve renal.	Da pelve renal, o cáculo passa pelo ureter para a bexiga urinária, depois para a uretra e para fora do corpo.
P2: *Cite o nome do ânion formado quando o ácido úrico se dissocia.*	O sufixo *-ato* é usado para identificar o ânion de ácidos orgânicos.	O ânion do ácido úrico é o urato.

(continua)

SOLUCIONANDO O PROBLEMA CONCLUSÃO | *Continuação*

Pergunta	Fatos	Integração e análise
P3: As purinas são parte de que categoria de biomoléculas? Usando essa informação, explique por que os níveis de ácido úrico no sangue aumentam quando a degradação celular aumenta.	As purinas incluem a adenina e a guanina, que são componentes do DNA, do RNA e do ATP (p. 34). Quando uma célula morre, o DNA nuclear e outros componentes químicos são degradados.	A degradação do DNA, do RNA e do ATP de uma célula aumenta a produção de purinas, que, por sua vez, aumentam a produção de ácido úrico.
P4: Com base no que você aprendeu sobre o ácido úrico e o urato, cite duas maneiras de uma pessoa desenvolver hiperuricemia.	A hiperuricemia é um distúrbio do balanço de massa. O ácido úrico é sintetizado a partir de purinas. O urato é filtrado pelos rins e tem secreção resultante.	A hiperuricemia resulta da superprodução de ácido úrico ou de um defeito na excreção de urato.
P5: Os mesmos transportadores podem ser usados pelas células que reabsorvem o urato e pelas células que o secretam? Explique seu raciocínio.	Alguns transportadores movem substratos em apenas uma direção, ao passo que outros são reversíveis. Considere que um transportador leva o urato para dentro da célula e outro o remove.	Você poderia usar os mesmos dois transportadores se você invertesse suas posições nas membranas apical e basolateral. As células que reabsorvem urato o moveriam para dentro, no lado apical, e para fora, no lado basolateral. As células que secretam urato inverteriam este padrão.
P6: Os agentes uricosúricos, como o urato, são ácidos orgânicos. A partir desse fato, explique como agentes uricosúricos podem aumentar a excreção de urato.	O transporte mediado apresenta competição, na qual moléculas relacionadas competem por um transportador. Em geral, uma molécula liga-se preferencialmente e, assim, inibe o transporte de outra molécula (p. 146).	Os agentes uricosúricos são ânions orgânicos, então eles podem competir com o urato pelo transportador de ânions orgânicos no túbulo proximal. A ligação preferencial do agente uricosúrico vai bloquear o acesso do urato ao OAT, deixando-o no lúmen e aumentando a sua excreção.
P7: Explique por que não beber água o suficiente enquanto se toma agentes uricosúricos pode fazer cristais de ácido úrico formarem cáculos renais no trato urinário.	Pedras de ácido úrico se formam quando a concentração de ácido úrico excede um nível crítico e os cristais se precipitam.	Se uma pessoa bebe grandes volumes de água, o excesso de água será excretado pelos rins. Grandes quantidades de água diluem a urina, evitando, assim, as altas concentrações de ácido úrico necessárias para formar as pedras.

(590) (591) (608) (609) (611) (**613**)

RESUMO DO CAPÍTULO

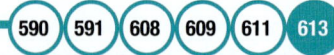

O sistema urinário, assim como os pulmões, usa o princípio do *balanço de massa* para manter a homeostasia. Os componentes da urina estão constantemente mudando e refletem as funções dos rins de regular os íons e a água e a remoção de produtos residuais. Um dos três *sistemas porta* do corpo – cada qual apresenta duas redes capilares – é encontrado nos rins. A filtração ocorre no primeiro leito capilar, e a reabsorção, no segundo. A relação *pressão–fluxo–resistência*, que você encontrou nos sistemas circulatório e pulmonar, também exerce um papel importante na filtração glomerular e na excreção urinária. A *compartimentalização* é ilustrada pelo movimento de água e solutos entre os meios interno e externo, à medida que o filtrado é modificado ao longo do néfron. A reabsorção e a secreção de solutos dependem das *interações moleculares* e do *movimento de moléculas através das membranas* nas células tubulares.

Funções dos rins

1. Os rins regulam o volume do líquido extracelular, a pressão do sangue e a osmolalidade; mantêm o balanço iônico; regulam o pH;

excretam resíduos e substâncias estranhas; e participam de vias endócrinas. (p. 590)

Anatomia do sistema urinário

2. O **sistema urinário** é formado por dois rins, dois ureters, a bexiga urinária e a uretra. (p. 591; Fig. 19.1a)

3. Cada **rim** possui 1 milhão de **néfrons** microscópicos. Na secção transversal, o rim é dividido em um **córtex** externo e em uma **medula** interna. (p. 591; Fig. 19.1c)

4. O fluxo sanguíneo renal vai da **arteríola aferente** para o **glomérulo**, depois para a **arteríola eferente** e, então, para os **capilares peritubulares**. Os **vasos retos** são capilares que mergulham no interior da medula. (p. 594; Fig. 19.1g, h, j)

5. Os líquidos são filtrados do glomérulo para dentro da **cápsula de Bowman**. A partir da cápsula, o filtrado passa pelo **túbulo proximal**, **alça de Henle**, **túbulo distal** e **ducto coletor**, e, então,

vai para a **pelve renal**. A **urina** flui através do **ureter** para a **bexiga urinária**. (pp. 590, 591, 594; Fig. 19.1b, c, i)

Visão geral da função renal

6. **Filtração** é o movimento de líquido do plasma para a cápsula de Bowman. **Reabsorção** é o movimento de materiais filtrados, do túbulo para o sangue. **Secreção** é o movimento de moléculas do sangue para o túbulo. (p. 594; Fig. 19.2)

7. O volume médio de urina é de 1,5 L/dia. A osmolalidade varia entre 50 e 1.200 mOsM. (p. 595; Fig. 19.2)

8. A quantidade excretada de um soluto é igual à quantidade filtrada menos a quantidade reabsorvida mais a quantidade secretada. (p. 596; Fig. 19.3)

Filtração

9. Um quinto do fluxo de plasma renal é filtrado para o lúmen tubular. A porcentagem do volume total de plasma que é filtrado é chamada de **fração de filtração**. (p. 597; Fig. 19.4)

10. O epitélio da cápsula de Bowman possui células especializadas, chamadas de **podócitos**, que envolvem os capilares glomerulares e criam **fendas de filtração**. As **células mesangiais** são associadas com os capilares glomerulares. (p. 597; Fig. 19.5a, c)

11. Os solutos filtrados precisam passar primeiro através do endotélio dos capilares glomerulares, depois através de uma **lâmina basal** e, por fim, através do epitélio da cápsula de Bowman, antes de alcançarem o lúmen da cápsula de Bowman. (p. 597; Fig. 19.5d)

12. A filtração permite que a maioria dos componentes do plasma entre no túbulo, mas impede a passagem das células do sangue e da maioria das proteínas plasmáticas. (p. 596)

13. A pressão hidrostática nos capilares glomerulares é de, em média, 55 mmHg, favorecendo a filtração. Opondo-se à filtração estão a pressão coloidosmótica de 30 mmHg e a pressão hidrostática da cápsula média de 15 mmHg. A força motriz resultante é de 10 mmHg, a favor da filtração, (p. 598; Fig. 19.6)

14. A **taxa de filtração glomerular** (**TFG**) é a quantidade de fluido que é filtrada para o interior da cápsula de Bowman por unidade de tempo. A TFG média é de 125 mL/min, ou 180 L/dia. (p. 600)

15. A pressão hidrostática nos capilares glomerulares pode ser alterada modificando-se a resistência nas arteríolas aferente e eferente. (p. 599; Fig. 19.6c-e)

16. A autorregulação da filtração glomerular é realizada por uma **resposta miogênica** do músculo liso vascular, em resposta às mudanças de pressão, e pela **retroalimentação tubuloglomerular**. Quando o fluxo de líquido através do túbulo distal aumenta, as células da **mácula densa** enviam sinais parácrinos para a arteríola aferente, que contrai. (pp. 600, 602; Fig. 19.7c)

17. O controle reflexo da TFG é mediado por sinais sistêmicos, como os hormônios, e pelo sistema nervoso autônomo. (p. 602)

Reabsorção

18. A maior parte da reabsorção ocorre no túbulo proximal. A reabsorção regulada ocorre nos segmentos mais distais do néfron. (p. 602)

19. O transporte ativo do Na^+ e de outros solutos cria gradientes de concentração para a reabsorção passiva de ureia e de outros solutos. (p. 602; Fig. 19.8a)

20. A maior parte da reabsorção envolve transporte transepitelial, mas parte dos solutos e água são reabsorvidos pela via paracelular. (p. 604)

21. A glicose, os aminoácidos, os íons e vários metabólitos orgânicos são reabsorvidos por transporte ativo secundário associados à reabsorção do Na^+. (p. 604; Fig. 19.8c)

22. A maior parte do transporte renal é mediada por proteínas de membrana e exibe saturação, especificidade e competição. O **transporte máximo T_m** é a taxa de transporte na saturação. (p. 604; Fig. 19.9)

23. O **limiar renal** é a concentração plasmática na qual uma substância começa a ser eliminada na urina. (p. 605; Fig. 19.9)

24. Os capilares peritubulares reabsorvem líquidos ao longo de todo o seu comprimento. (p. 606; Fig. 19.11)

Secreção

25. A secreção aumenta a excreção, removendo solutos dos capilares peritubulares. K^+, H^+ e uma grande variedade de compostos orgânicos são secretados. (p. 607; Fig. 19.12)

26. Moléculas que competem pelos mesmos transportadores renais reduzem a secreção de outra molécula. (p. 608)

Excreção

27. A taxa de excreção de um soluto depende de (1) sua carga filtrada e (2) de se ele é reabsorvido ou secretado à medida que passa pelo néfron. (p. 608)

28. A **depuração** descreve quantos mililitros de plasma que passam pelos rins são totalmente limpos de um soluto em um dado período de tempo. (p. 609)

29. A depuração da **inulina** é igual à TFG. Na área clínica, a **creatinina** é usada para medir a TFG. (p. 611; Fig. 19.13)

30. A depuração pode ser usada para determinar como o néfron maneja um soluto filtrado. (p. 611; Fig. 19.13)

Micção

31. O esfincter externo da uretra é formado por músculo esquelético que é tonicamente contraído, exceto durante o ato de urinar. (p. 613; Fig. 19.14).

32. A micção é um reflexo espinal simples sujeito ao controle consciente e inconsciente. (p. 613)

33. Os neurônios parassimpáticos causam contração do músculo liso da parede da bexiga urinária. Simultaneamente, os neurônios motores somáticos que inervam o esfincter externo são inibidos. (p. 613)

QUESTÕES PARA REVISÃO

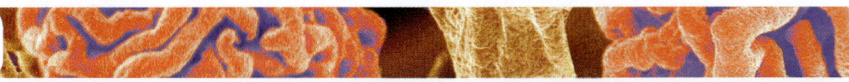

Além da resolução destas questões e da checagem de suas respostas na p. A-22, reveja os Tópicos abordados e objetivos de aprendizagem, no início deste capítulo.

Nível um   Revisando fatos e termos

1. Liste e explique o significado das cinco características da urina que podem ser encontradas na sua análise física.

2. Liste e explique as seis principais funções dos rins.

3. Em um dado momento, que porcentagem de débito cardíaco vai para os rins?

4. Liste as principais estruturas do sistema urinário em sua sequência anatômica, desde o rim até a urina deixar o corpo. Descreva a função de cada estrutura.

5. Organize as seguintes estruturas na ordem em que uma gota de água entrando no néfron iria encontrá-las:
   (a) arteríola aferente.
   (b) cápsula de Bowman.
   (c) ducto coletor.
   (d) túbulo distal.
   (e) glomérulo.
   (f) alça de Henle.
   (g) túbulo proximal.
   (h) pelve renal.

6. Cite as três barreiras de filtração que os solutos precisam atravessar quando se movem do plasma para o lúmen da cápsula de Bowman. Quais componentes do sangue normalmente são bloqueados por essas barreiras?

7. Que força(as) promove(m) a filtração glomerular? Que força(as) se opõe(m) a ela? Qual o significado do termo *força motriz resultante*?

8. O que a abreviatura TFG significa? Qual é o valor numérico típico para a TFG em mililitros por minuto? E em litros por dia?

9. Identifique as seguintes estruturas e, após, explique seu significado na fisiologia renal:
   (a) aparelho justaglomerular.
   (b) mácula densa.
   (c) células mesangiais.
   (d) podócitos.
   (e) esfíncteres da bexiga.
   (f) córtex renal.

10. Em qual segmento do néfron ocorre a maior parte da reabsorção? Para onde vai uma molécula ou íon quando são reabsorvidos a partir do lúmen do néfron? Se um soluto é filtrado e não é reabsorvido, para onde ele vai?

11. Associe cada uma das seguintes substâncias com o modo de transporte pelo qual são reabsorvidas no túbulo proximal.

(a) Na^+	1. difusão simples
(b) glicose	2. transporte ativo primário
(c) ureia	3. transporte ativo indireto
(d) proteínas do plasma	4. difusão facilitada
(e) água	5. movimento através de canais abertos (vazamento)
	6. endocitose
	7. via paracelular

12. Liste três solutos secretados no lúmen tubular.

13. Qual soluto normalmente presente no corpo é usado para estimar a TFG em seres humanos?

14. O que é micção?

Nível dois   Revisando conceitos

15. Mapeie os seguintes termos. Você pode adicionar termos se você quiser.

• arteríola aferente	• parácrino
• arteríola eferente	• podócito
• autorregulação	• pressão coloidosmótica
• autorregulação miogênica	• pressão hidrostática do líquido na cápsula
• cápsula de Bowman	• pressão hidrostática do sangue capilar
• células JG	
• células mesangiais	• proteínas plasmáticas
• endotélio	• receptor α
• epitélio	• resistência
• glomérulo	• TFG
• lâmina basal	• vasoconstrição
• mácula densa	
• noradrenalina	

16. Defina, compare e diferencie os itens nos conjuntos de termos a seguir:
   (a) filtração, secreção e excreção.
   (b) saturação, transporte máximo e limiar renal.
   (c) probenecida, creatinina, inulina e penicilina.
   (d) depuração, excreção e taxa de filtração glomerular.

17. Qual é a vantagem de o rim filtrar um grande volume de líquido e depois reabsorver 99% dele?

18. Se há vasoconstrição da arteríola aferente de um néfron, o que acontece com a TFG nesse néfron? Se há vasoconstrição da arteríola eferente de um néfron, o que acontece com a TFG nesse néfron? Considere que não ocorre autorregulação.

19. Esquematize o reflexo da micção. Como este reflexo é alterado pelo aprendizado do controle dos esfíncteres? Como os centros superiores do encéfalo regulam a micção?

20. Os antimuscarínicos são utilizados em tratamentos de bexigas hiperativas. Explique por que eles funcionam nesses casos.

Nível Três Solucionando o problema

21. Desenhe um corte do epitélio do túbulo renal mostrando três células unidas por junções celulares. Identifique as membranas apical e basolateral, o lúmen tubular e o líquido extracelular. Use a seguinte descrição dos processos do túbulo proximal para desenhar um modelo de célula.

   As células do túbulo proximal contêm anidrase carbônica, que promove a conversão de CO_2 e água em ácido carbônico. O ácido carbônico, por sua vez, se dissocia em H^+ e HCO_3^-. O sódio é reabsorvido por um trocador Na^+-H^+ apical e pela Na^+-K^+-ATPase basolateral. O cloreto é passivamente reabsorvido pela via paracelular. O bicarbonato produzido no citoplasma deixa a célula por um simporte Na^+-HCO_3^-, localizado na membrana basolateral.

22. Pediram-lhe para estudar a função renal em uma nova espécie de roedor encontrado na floresta amazônica. Você isolou alguns néfrons e os expôs à inulina. O gráfico a seguir mostra o resultado de seus estudos. (a) Como o néfron do roedor maneja a inulina? A inulina é filtrada? É excretada? Há reabsorção resultante da inulina? Há secreção resultante? (b) No gráfico, desenhe com precisão uma linha que indique a reabsorção ou a secreção resultante. (*Dica*: excreção = filtração − reabsorção + secreção)

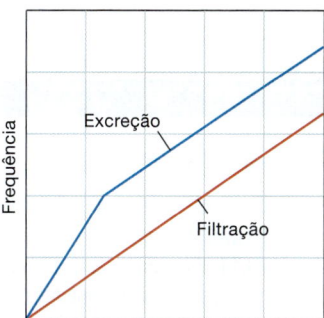

Concentração plasmática de inulina

23. Leia o quadro hemodiálise, na página 605, e veja se consegue criar um modelo de sistema que funcionaria para a diálise. Desenhe dois compartimentos (um para representar o sangue e o outro para representar o líquido de diálise) separados por uma membrana semipermeável. No compartimento do sangue, liste os solutos do líquido extracelular normal e suas concentrações (ver a tabela com os valores normais dos componentes do sangue na parte interna da contracapa deste livro). O que acontece com a concentração desses solutos na insuficiência renal? Quais desses solutos você deve colocar no líquido de diálise, e quais devem ser as suas concentrações? (*Dica*: você quer que a difusão ocorra para o líquido de diálise, para o lúmen tubular ou que não ocorra difusão?) Como você mudaria o líquido de diálise se o paciente estivesse retendo muita água?

24. Questão gráfica: deram-lhe um composto Z e pediram para que fosse determinado como ele é manejado pelos rins de um camundongo. Após uma série de experimentos, você observa que (a) Z é livremente filtrado; (b) Z não é reabsorvido; (c) Z é ativamente secretado; e (d) o limiar renal para a secreção de Z é uma concentração plasmática de 80 mg/mL, e o transporte máximo é de 40 mg/min. A TFG do camundongo é de 1 mL/min. Em um gráfico similar ao da questão 22, mostre como a filtração, a secreção e a excreção estão relacionadas. Um eixo representará a concentração plasmática de Z (mg/mL) em uma faixa de 0 a 140, ao passo que o outro eixo representará as taxas dos processos renais (mg/min) em uma faixa de 0 a 140.

Nível quatro   Problemas quantitativos

25. Se a concentração plasmática de inulina = 1 mg de inulina/mL de plasma, a concentração plasmática de X = 1 mg/mL e a de TFG = 125 mL/min: (a) qual a taxa de filtração da inulina? E de X? (b) Qual a taxa de excreção da inulina? E de X?

26. Darlene pesa 50 kg. Considere que o seu volume sanguíneo total equivale a 8% do seu peso corporal, que seu coração bombeia o volume total do sangue uma vez por minuto e que seu fluxo sanguíneo renal é igual a 25% do seu débito cardíaco. Calcule o volume sanguíneo que flui pelos rins de Darlene a cada minuto.

27. Diego estava competindo por um lugar na equipe olímpica de hipismo. Seu cavalo, Nitro, anulou um salto, dando uma cambalhota que derruba Diego e o esmaga. Os médicos se preocuparam com um possível dano aos rins e realizaram vários testes. Os níveis plasmáticos de creatinina de Diego foram de 2 mg/100 mL. Seu volume de urina excretado após 24 horas era de 1 L, e a concentração de creatinina era igual a 20 mg/mL. Uma segunda amostra foi coletada após 24 horas e apresentou a mesma concentração de creatinina plasmática e o mesmo volume urinário, porém com uma concentração de creatinina de 4 mg/mL de urina. Quantos miligramas de creatinina há em cada amostra? Qual é a depuração de creatinina de Diego em cada teste? Qual é a sua TFG? Avalie esses resultados e comente sobre a função renal de Diego.

28. Você é um fisiologista fazendo parte de uma expedição arqueológica para procurar Atlântida. Um submergível retorna com uma sereia, e você colhe uma série de amostras dela. Você determinou que a TFG dela é de 250 mL/min e que seus rins reabsorvem a glicose com um transporte máximo de 50 mg/min. Qual é o seu limiar renal para a glicose? Quando a sua concentração de glicose no plasma é de 15 mg/mL, qual é a depuração da glicose?

29. Se 140 litros de plasma são filtrados em um dia, e a fração de filtração é de 20%:
    (a) qual o fluxo plasmático renal?
    (b) se essa pessoa apresenta um hematócrito de 30% (p. 518), qual é o fluxo sanguíneo renal?
    (c) se o fluxo sanguíneo renal é de 20% do débito cardíaco dessa pessoa, qual é seu débito cardíaco em L/min?

As respostas para as questões de Revisando conceitos, Figuras, Questões gráficas e Questões para revisão ao final do capítulo podem ser encontradas no Apêndice A (p. A-1).

20

Fisiologia Integrada II: equilíbrio hídrico e eletrolítico

Após a perda de 10% do líquido corporal, o paciente apresentará sinais de confusão, aflição e alucinações; quando a perda chega a 20%, o paciente morre.

Poul Astrup, em *Salt and Water in Culture and Medicine*, 1993.

TÓPICOS ABORDADOS E OBJETIVOS DE APRENDIZAGEM

Homeostasia hídrica e eletrolítica 619

20.1 Traçar uma visão geral sobre os sistemas circulatório e renal e os comportamentos que mantêm a homeostasia do volume sanguíneo e da pressão arterial.

Equilíbrio hídrico 620

20.2 Explicar como o sistema multiplicador em contracorrente na alça de Henle é fundamental para a regulação da concentração da urina.

20.3 Esquematizar em detalhes a via reflexa pela qual a vasopressina controla a reabsorção de água no rim.

20.4 Esquematizar o mecanismo celular de ação da vasopressina nas células principais.

Equilíbrio do sódio e do volume do LEC 629

20.5 Esquematizar as respostas homeostáticas à ingestão de sal.

20.6 Esquematizar o mecanismo celular de ação da aldosterona sobre as células principais.

20.7 Esquematizar o sistema renina-angiotensina-aldosterona (SRAA), incluindo todas as respostas desencadeadas pela ANG II e pela aldosterona.

20.8 Descrever como ocorre a liberação dos peptídeos natriuréticos e como eles afetam a reabsorção de sódio e de água.

Equilíbrio do potássio 634

20.9 Explicar por que a regulação dos níveis corporais de K^+ é essencial para a manutenção de um estado saudável.

Mecanismos comportamentais no equilíbrio do sal e da água 636

20.10 Descrever os mecanismos comportamentais envolvidos no balanço do sal e da água.

Controle integrado do volume e da osmolalidade 637

20.11 Esquematizar as respostas homeostáticas apropriadas para diferentes combinações de alterações no volume e na osmolalidade.

Equilíbrio acidobásico 641

20.12 Comparar e diferenciar os três mecanismos pelos quais o corpo controla as alterações no pH.

20.13 Esquematizar as vias reflexas e os mecanismos celulares envolvidos na compensação respiratória a mudanças no pH.

20.14 Esquematizar os mecanismos pelos quais os rins respondem a alterações no pH.

20.15 Descrever as causas e as respostas envolvidas em cada uma das quatro classes de distúrbios acidobásicos (acidose respiratória, acidose metabólica, alcalose respiratória, alcalose metabólica).

CONHECIMENTOS BÁSICOS

59 Compartimentos dos líquidos corporais
32 Estrutura proteica
41 pH e tampões
137 Transportes de membrana
148 Reciclagem de membrana
150 Células epiteliais polarizadas
171 Sistemas de segundo mensageiro
201 Hormônios peptídicos
209 Hormônios da neuro-hipófise
204 Hormônios esteroides
493 Controle da pressão arterial
579 Eliminação de CO_2 pelos pulmões
577 Anidrase carbônica
126 Osmolalidade e toxicidade
600 Taxa de filtração glomerular

Cada ponto de um microarranjo representa um gene. Os genes que estão ativos aparecem em cores brilhantes.

Uma mulher de negócios norte-americana em Tóquio encerrou seu treinamento e parou na lanchonete da academia de ginástica para pedir uma bebida esportiva. O atendente deu a ela uma garrafa de "Pocari Sweat®".* Embora a ideia de beber um produto com a palavra "suor" (*sweat*) não seja muito atraente, as bases fisiológicas para este nome são sólidas.

Durante o exercício, o corpo secreta o suor, uma solução diluída de água e íons, em especial Na^+, K^+ e Cl^-. Para a manutenção da homeostasia, o corpo necessita repor todas as substâncias que ele tenha perdido para o meio externo. Por essa razão, o líquido de reposição que uma pessoa consome após o exercício deve assemelhar-se ao suor.

Neste capítulo, exploraremos como os seres humanos mantêm o equilíbrio de água e sal, também conhecido como equilíbrio hidroeletrolítico. Os mecanismos de controle homeostático para o equilíbrio hidroeletrolítico no corpo buscam manter quatro parâmetros: volume de líquido, osmolalidade, concentração de íons individuais e pH.

HOMEOSTASIA HÍDRICA E ELETROLÍTICA

O corpo humano está em um estado de fluxo constante. Durante o curso de um dia, ingerimos cerca de 2 L de líquido, que contém de 6 a 15 g de NaCl. Além disso, ingerimos quantidades variáveis de outros eletrólitos, incluindo os íons K^+, H^+, Ca^{2+}, HCO_3^- e fosfato (HPO_4^{2-}). A tarefa do corpo é manter o *balanço de massa* (p. 10): as substâncias ingeridas necessitam ser excretadas se o corpo não as necessita.

O corpo possui muitas vias para excretar íons e água. Os rins são a via primária para a perda de água e para a remoção de muitos íons. Sob condições normais, pequenas quantidades de água e íons também são perdidas nas fezes e no suor. Além disso, os pulmões eliminam água e auxiliam na remoção do H^+ e do HCO_3^- através da excreção do CO_2.

Embora os mecanismos fisiológicos que mantêm o equilíbrio hidroeletrolítico sejam importantes, os mecanismos comportamentais também desempenham um papel essencial. A *sede* é crucial, uma vez que beber é o único meio normal de repor a perda de água. O *apetite por sal* é o comportamento que leva as pessoas e os animais a buscarem e ingerirem sal (cloreto de sódio, NaCl).

SOLUCIONANDO O **PROBLEMA** | Hiponatremia

Lauren estava competindo em seu primeiro evento de triatlo com distância *Ironman*, uma prova de 226,27 km, divididos em 3,86 km de natação, 180,25 km de ciclismo e 42,16 km de corrida. No km 35 da corrida, aproximadamente 16 horas após iniciar a prova, ela desmaiou. Após ser admitida no setor médico, Lauren queixou-se de náusea, dor de cabeça (cefaleia) e fadiga geral. A equipe médica observou que a face de Lauren e suas roupas estavam cobertas por cristais brancos. Quando eles a pesaram e compararam este valor com seu peso anterior à prova, perceberam que Lauren havia ganhado 2 kg durante a corrida.

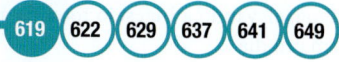

619 622 629 637 641 649

---

*N. de T. *Pocari Sweat* significa bebida de "suor".

Por que nos preocupamos com a homeostasia dessas substâncias? A água e os eletrólitos estão associados com o volume do líquido extracelular e com a osmolalidade. Alterações no equilíbrio do K^+ podem causar sérios problemas nas funções cardíaca e muscular, devido a alterações no potencial de membrana das células excitáveis. O Ca^{2+} está envolvido em vários processos corporais, desde a excitose e a contração muscular até a formação dos ossos e a coagulação, ao passo que os íons H^+ e o HCO_3^- são aqueles cujo equilíbrio determina o pH corporal.

A osmolalidade do LEC afeta o volume celular

Por que a manutenção da osmolalidade é tão importante para o corpo? A resposta está no fato de que a água atravessa a maioria das membranas celulares livremente. Se a osmolalidade do líquido extracelular (LEC) muda, a água move-se para dentro ou para fora da célula, mudando o volume intracelular. Se a osmolalidade do líquido extracelular diminui como resultado de uma ingestão de água excessiva, a água move-se para o interior das células e elas incham. Se a osmolalidade do LEC aumenta como resultado da ingestão de sal, a água se move para fora das células e elas encolhem. O volume celular é tão importante que muitas células têm mecanismos diferentes para o controlar.

Por exemplo, as células tubulares renais da medula renal são constantemente expostas à alta osmolalidade do líquido extracelular, no entanto, essas células mantêm seu volume celular normal. Elas fazem isso sintetizando solutos orgânicos quando necessário, a fim de manter sua osmolalidade intracelular ajustada à do líquido intersticial medular. Os solutos orgânicos usados para aumentar a osmolalidade intracelular incluem alcoóis de açúcar e certos aminoácidos. Outras células do corpo regulam seu volume modificando sua composição iônica.

Em alguns casos, acredita-se que as alterações do volume celular atuam como sinais que iniciam certas respostas celulares. Por exemplo, o edema dos hepatócitos ativa a síntese de proteínas e de glicogênio, ao passo que o encolhimento dessas células causa a degradação de proteínas e de glicogênio. Entretanto, em muitos casos, alterações inadequadas do volume celular – encolhendo ou inchando – prejudicam a função celular. O encéfalo, contido no crânio rígido, é particularmente vulnerável ao dano, devido ao edema. Em geral, a manutenção da osmolalidade do LEC dentro de uma faixa normal é essencial para manter a homeostasia do volume celular.

Múltiplos sistemas integram o equilíbrio hidroeletrolítico

O processo do equilíbrio hidroeletrolítico é realmente integrado, uma vez que envolve os sistemas respiratório e circulatório, além das respostas renais e comportamentais. Ajustes feitos pelos pulmões e pelo sistema circulatório estão principalmente sob controle neural, podendo ser executados de forma bastante rápida. A compensação homeostática pelos rins ocorre de forma mais lenta porque os rins estão principalmente sob controle endócrino e neuroendócrino. Por exemplo, uma pequena mudança na pressão arterial, que resulta de um aumento ou de um decréscimo do volume sanguíneo, é rapidamente corrigida pelo centro de controle cardiovascular no encéfalo (p. 492). Se as mudanças de volume são persistentes ou de grande magnitude, os rins agem para ajudar a manter a homeostasia.

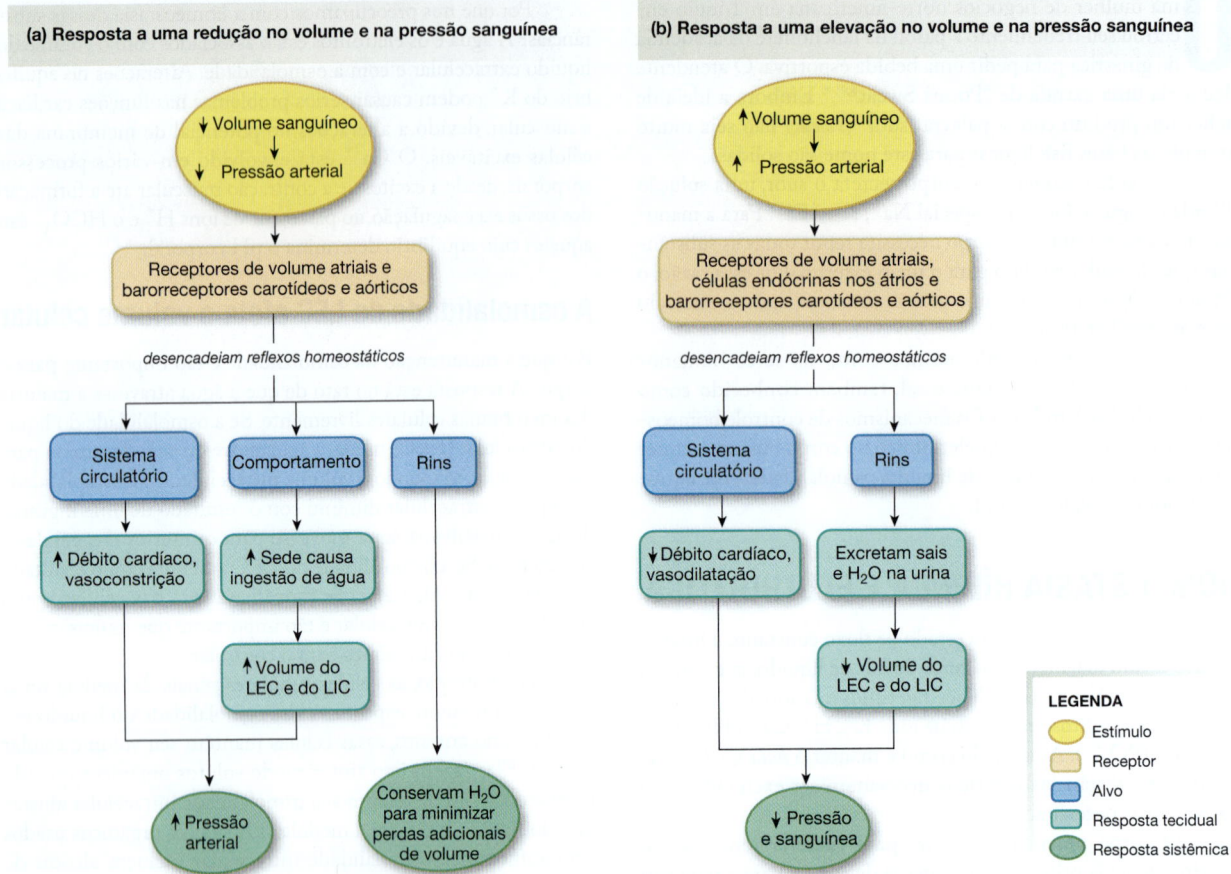

(a) Resposta a uma redução no volume e na pressão sanguínea

↓ Volume sanguíneo
↓ Pressão arterial

Receptores de volume atriais e barorreceptores carotídeos e aórticos

desencadeiam reflexos homeostáticos

Sistema circulatório | Comportamento | Rins

↑ Débito cardíaco, vasoconstrição | ↑ Sede causa ingestão de água

↑ Volume do LEC e do LIC

↑ Pressão arterial

Conservam H_2O para minimizar perdas adicionais de volume

(b) Resposta a uma elevação no volume e na pressão sanguínea

↑ Volume sanguíneo
↑ Pressão arterial

Receptores de volume atriais, células endócrinas nos átrios e barorreceptores carotídeos e aórticos

desencadeiam reflexos homeostáticos

Sistema circulatório | Rins

↓ Débito cardíaco, vasodilatação | Excretam sais e H_2O na urina

↓ Volume do LEC e do LIC

↓ Pressão e sanguínea

LEGENDA
- Estímulo
- Receptor
- Alvo
- Resposta tecidual
- Resposta sistêmica

FIGURA 20.1 **Respostas integradas a mudanças no volume sanguíneo e na pressão arterial.**

A **FIGURA 20.1** resume a resposta integrada do corpo a mudanças no volume sanguíneo e na pressão arterial. Sinais provenientes dos barorreceptores carotídeos e aórticos e dos receptores atriais de volume iniciam uma resposta neural rápida, mediada pelo centro de controle cardiovascular, e uma resposta mais lenta, gerada pelos rins. Além disso, a baixa pressão do sangue estimula a sede. Em ambas as situações, a função renal é integrada com o sistema circulatório para manter a pressão arterial dentro de uma faixa normal.

Devido à sobreposição das suas funções, uma mudança produzida por um sistema – seja renal ou circulatório – provavelmente tem consequências que afetam o outro. Respostas endócrinas iniciadas pelos rins têm efeitos diretos no sistema circulatório, por exemplo, e hormônios liberados pelas células do miocárdio atuam nos rins. Respostas simpáticas provenientes do centro de controle cardiovascular afetam não somente o débito cardíaco e a vasoconstrição, mas também a filtração glomerular e a liberação de hormônios pelos rins.

Desse modo, a manutenção da pressão arterial, do volume sanguíneo e da osmolalidade do LEC formam uma rede interligada de vias de controle. Essa integração da função em vários sistemas é um dos conceitos mais difíceis da fisiologia, mas também é uma das áreas mais excitantes da medicina e da pesquisa fisiológica.

EQUILÍBRIO HÍDRICO

A água é a molécula mais abundante do corpo, constituindo cerca de 50% do peso total de mulheres com idade entre 17 e 39 anos, e 60% do peso total do corpo dos homens da mesma faixa etária. Uma mulher de 60 kg possui cerca de 30 litros de água corporal, ao passo que um homem "padrão" de 70 kg possui cerca de 42 litros. Dois-terços de sua água corporal (cerca de 28 litros) estão no interior das células, cerca de 3 litros estão no plasma e os 11 litros restantes estão no líquido intersticial (Fig. 5.1, p. 124).

A ingestão e a excreção diárias de água são equilibradas

Para manter um volume constante de água no corpo, devemos ingerir a mesma quantidade de água que excretamos: a ingestão precisa ser igual à excreção. Existem várias formas para o ganho e a perda de água diária (**FIG. 20.2**). Em média, um adulto ingere um pouco mais de 2 L de água na comida e na bebida durante um dia. O metabolismo normal, sobretudo a respiração aeróbia (glicose + O_2 → CO_2 + H_2O), produz cerca de 0,3 litro de água, elevando a ingestão total de água para cerca de 2,5 litros em um dia.

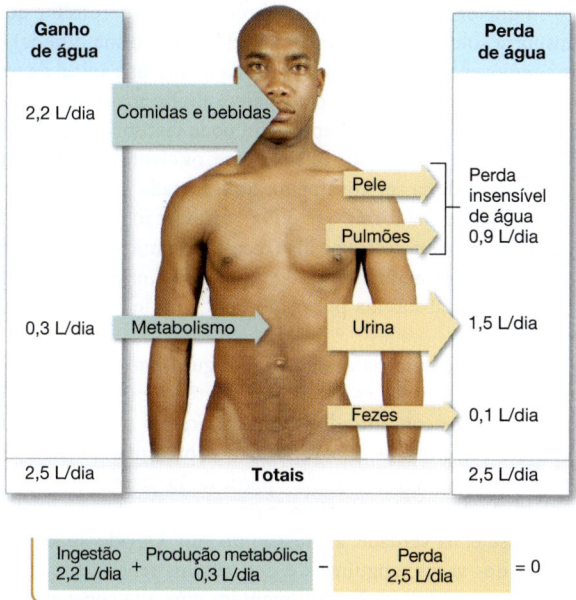

Ganho de água		Perda de água
2,2 L/dia	Comidas e bebidas	
	Pele	Perda insensível de água 0,9 L/dia
	Pulmões	
0,3 L/dia	Metabolismo — Urina	1,5 L/dia
	Fezes	0,1 L/dia
2,5 L/dia	**Totais**	2,5 L/dia

$$\underset{\substack{\text{Ingestão}\\\text{2,2 L/dia}}}{} + \underset{\substack{\text{Produção metabólica}\\\text{0,3 L/dia}}}{} - \underset{\substack{\text{Perda}\\\text{2,5 L/dia}}}{} = 0$$

FIGURA 20.2 Balanço hídrico no corpo.

Observe que o único meio pelo qual a água normalmente entra no corpo vinda do meio externo é pela absorção através do trato digestório. Diferentemente de alguns animais, nós não podemos absorver quantidade significativa de água diretamente através da nossa pele. Se os líquidos precisam ser rapidamente repostos ou um indivíduo não é capaz de comer e beber, o líquido pode ser adicionado diretamente ao plasma através de **injeção intravenosa (IV)**, um procedimento médico.

A principal forma pela qual perdemos água é através da sua excreção na urina, que tem um volume diário de aproximadamente 1,5 L (Fig. 20.2). Um pequeno volume de água (cerca de 100 mL) é perdido nas fezes. Além disso, a água deixa o corpo pela **perda insensível de água**. Essa perda de água, chamada de *insensível* devido ao fato de não ser percebida de forma consciente, ocorre através da superfície da pele e através da exalação de ar umidificado. Embora a epiderme humana seja modificada em uma camada externa de queratina para reduzir a perda de água pela evaporação em um ambiente terrestre (p. 86), ainda perdemos cerca de 900 mL de água insensivelmente a cada dia. Assim, os 2,5 L de água que entram são equilibrados pelos 2,5 L de água que deixam o corpo. Apenas a quantidade de água perdida na urina pode ser regulada.

Embora a urina seja normalmente a principal rota de perda de água, em certas situações outras rotas de perda de água podem se tornar significativas. A sudorese em excesso é um exemplo. Outra via pela qual a água pode ser perdida é através da *diarreia*, uma condição que pode representar uma grande ameaça ao equilíbrio hídrico, sobretudo em crianças.

A perda patológica de água rompe a homeostasia de duas maneiras. A depleção do volume do compartimento extracelular diminui a pressão arterial. Se a pressão arterial não pode ser mantida pelas compensações homeostáticas, os tecidos não rece-

bem oxigênio adequadamente. Além disso, se a perda de líquido é hiposmótica para o corpo (como é o caso da sudorese excessiva), os solutos remanescentes no corpo elevam a osmolalidade, podendo alterar a função celular.

Em geral, o equilíbrio hídrico ocorre automaticamente. Alimentos salgados nos fazem sentir sede. Beber 1.200 mL de refrigerante significa uma ida extra ao banheiro. O equilíbrio de sal e de água (hidroeletrolítico) é um processo sutil do qual estamos apenas perifericamente cientes, como a respiração e os batimentos cardíacos.

Agora que já discutimos *por que* a regulação da osmolalidade é importante, vejamos *como* o corpo realiza essa tarefa.

Os rins conservam a água

A **FIGURA 20.3** resume o papel dos rins no equilíbrio hídrico. O principal ponto a ser lembrado é que os rins podem remover o excesso de líquido através da excreção de água na urina, contudo, os rins não podem substituir o volume perdido. O volume perdido para o ambiente necessita ser recuperado a partir do próprio ambiente.

A caneca representa o corpo, e a sua alça oca representa os rins, onde os líquidos corporais são filtrados no interior dos néfrons. Uma vez que os líquidos são filtrados, eles passam a fazer parte do meio externo, e, a não ser que sejam reabsorvidos, serão excretados na urina. O volume excretado pode ser regulado, conforme indicado pelos pequenos portões na parte inferior da alça.

A faixa normal para o volume de líquido na caneca situa-se entre a linha tracejada e o topo aberto. O líquido da caneca entra na alça (equivalente a ser filtrado no rim) e retorna para o

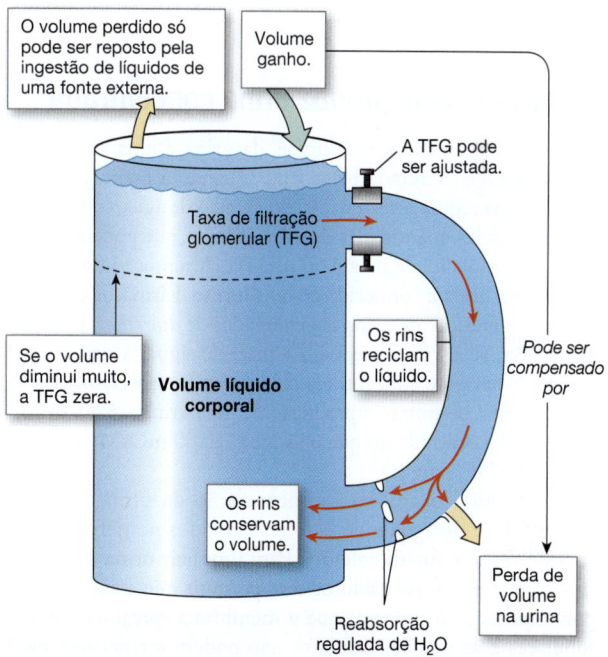

FIGURA 20.3 Os rins conservam volume. Os rins não podem restabelecer o volume perdido. Eles apenas conservam líquidos.

SOLUCIONANDO O **PROBLEMA**

A equipe médica estava preocupada com o aumento de peso de Lauren durante a corrida. Eles pediram a ela para recordar o que comeu e bebeu durante a corrida. Lauren relatou que, para evitar se desidratar com o clima quente, ela bebeu grandes quantidades de água, além de bebidas e géis esportivos contendo carboidratos e eletrólitos.

P1: *Dê o nome aos dois principais compartimentos líquidos do corpo e aos principais íons de cada compartimento.*

P2: *Com base na história de Lauren, dê uma razão para seu peso ter aumentado durante a corrida.*

corpo da caneca, a fim de manter seu volume. Se é adicionado líquido à caneca e esta pode transbordar, o líquido extra pode ser drenado para fora da alça (comparável ao excesso de água excretado na urina). Se um pequeno volume de líquido for retirado da caneca, o líquido ainda continuará fluindo pela alça, porém a perda de líquido pela alça é interrompida para impedir a perda adicional de líquido.

A única maneira de repor o líquido perdido é adicionar água proveniente de uma fonte externa à caneca. A comparação desse modelo com o corpo humano ressalta o fato de que *os rins não podem repor a água perdida: tudo o que eles podem fazer é conservá-la.* E, como é mostrado no modelo da caneca, se a perda de líquido é grave e o volume diminui abaixo da linha tracejada, o líquido já não flui pela alça, da mesma maneira que uma grande diminuição no volume saguíneo e na pressão arterial interrompe a filtração renal.

A medula renal produz urina concentrada

A concentração, ou osmolalidade, da urina é uma medida de quanta água é excretada pelos rins. Quando a manutenção da homeostasia requer a eliminação do excesso de água, os rins produzem grandes quantidades de urina diluída, que pode apresentar uma osmolalidade de até 50 mOsM. A remoção do excesso de água na urina é conhecida como **diurese**. Fármacos que estimulam a produção de urina são chamados de *diuréticos*. Em contrapartida, se os rins precisam conservar água, a urina pode tornar-se bastante concentrada. Mecanismos especializados na medula renal permitem a produção de uma urina até quatro vezes mais concentrada do que o sangue (1.200 mOsM contra os 300 mOsM do sangue).

Os rins controlam a concentração da urina variando a quantidade de água e de Na^+ reabsorvidos no néfron distal (túbulo distal e ducto coletor). Para produzir urina diluída, o rim precisa reabsorver solutos sem permitir que a água os siga por osmose. Isso significa que a membrana apical das células tubulares e as junções celulares não podem ser permeáveis à água. Por outro lado, para concentrar a urina, o néfron precisa ser capaz de reabsorver a água, mas deixar os solutos no lúmen tubular.

Funcionalmente, parece simples criar um epitélio que transporta solutos, mas é impermeável à água (urina diluída) – basta remover todos os poros de água da membrana apical da célula. Entretanto, funcionalmente, parece muito mais difícil produzir urina concentrada. Como o rim pode reabsorver água sem primeiro reabsorver soluto? Inicialmente, os cientistas pensavam que a água poderia ser ativamente transportada através de carreadores, da mesma forma que o Na^+ e outros íons. Entretanto, uma vez que foram desenvolvidas técnicas de micropunção para a coleta de amostras do interior do túbulo renal, eles descobriram que a água é reabsorvida por osmose através de poros de água (*aquaporinas*).

O mecanismo para reabsorver água sem solutos acaba sendo simples: tornar as células do ducto coletor e o líquido intersticial mais concentrados do que o líquido que flui dentro do túbulo. Assim, se as células tubulares apresentarem poros de água, ela poderá ser reabsorvida a partir do lúmen tubular sem a necessidade de reabsorver solutos primeiro.

Essa é, na verdade, a situação do rim. Devido ao arranjo peculiar dos vasos sanguíneos e dos túbulos renais, discutidos posteriormente, a medula renal mantém uma alta concentração osmótica em suas células e no líquido intersticial. Essa alta *osmolalidade intersticial medular* permite que a urina seja concentrada à medida que flui pelo ducto coletor.

Seguiremos uma porção do líquido filtrado através do néfron para ver como essas mudanças na osmolalidade ocorrem (**FIG. 20.4**). O córtex renal possui uma osmolalidade de cerca de 300 mOsM. A reabsorção no túbulo proximal é isosmótica (p. 126), e o filtrado que chega até a alça de Henle tem uma osmolalidade de aproximadamente 300 mOsM (Fig. 20.4 **1**).

À medida que os néfrons penetram na medula, a osmolalidade intersticial progressivamente aumenta, até alcançar cerca de 1.200 mOsM na região em que os ductos coletores esvaziam seu conteúdo para a pelve renal (Fig. 19.1c, p. 592). O filtrado que passa através do ramo descendente fino da alça de Henle perde água para o interstício. Na curvatura da alça de Henle, o líquido tubular apresenta a mesma osmolalidade que a medula.

No ramo ascendente da alça de Henle, a permeabilidade da parede tubular se altera. As células na porção espessa da alça ascendente possuem superfícies apicais (voltadas para o lúmen tubular), as quais são impermeáveis à água. Essas células transportam íons para fora do lúmen tubular (Fig. 20.4 **2**), mas nessa parte do néfron, o movimento de solutos não é seguido pelo movimento de água. A reabsorção de solutos sem a reabsorção concomitante de água reduz a concentração do líquido tubular. O líquido que deixa a alça de Henle é hiposmótico, com uma osmolalidade de cerca de 100 mOsM. A alça de Henle é o principal local onde o rim cria um líquido hiposmótico.

Uma vez que o líquido hiposmótico deixa a alça de Henle, ele passa para o néfron distal. Nesse local, a permeabilidade das células tubulares à água é variável e está sob controle hormonal (Fig. 20.4 **3**). Quando a membrana apical das células do néfron distal não é permeável à água, esta não pode sair do túbulo, e o filtrado permanece diluído. Uma pequena quantidade de soluto adicional pode ser reabsorvida quando o líquido passa pelo ducto coletor, tornando o filtrado ainda mais diluído. Quando isso

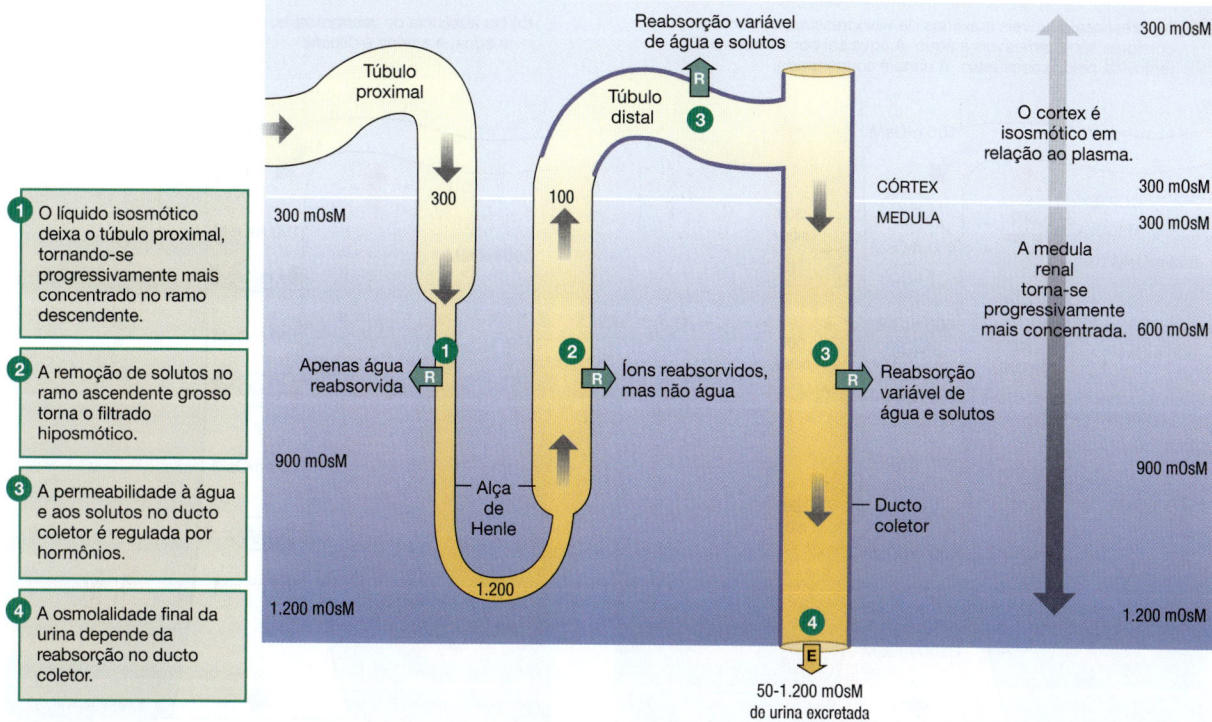

① O líquido isosmótico deixa o túbulo proximal, tornando-se progressivamente mais concentrado no ramo descendente.

② A remoção de solutos no ramo ascendente grosso torna o filtrado hiposmótico.

③ A permeabilidade à água e aos solutos no ducto coletor é regulada por hormônios.

④ A osmolalidade final da urina depende da reabsorção no ducto coletor.

FIGURA 20.4   Mudanças na osmolalidade durante a passagem do líquido pelo néfron.

acontece, a concentração da urina pode alcançar até 50 mOsM (Fig. 20.4 **④**).

Por outro lado, quando o corpo precisa conservar água reabsorvendo-a, o epitélio tubular do néfron distal precisa tornar-se permeável à água. Sob o controle hormonal, as células inserem

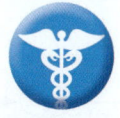

FOCO CLÍNICO

Diabetes: diurese osmótica

O primeiro sinal do diabetes melito é uma concentração elevada de glicose no sangue. Em diabéticos não tratados, se os níveis de glicose no sangue excederem o limiar renal para a sua reabsorção (p. 605), a glicose é excretada na urina. Isso pode não parecer um grande problema, todavia, qualquer soluto adicional que permanence no lúmen tubular força a excreção de mais água na urina, causando *diurese osmótica*. Suponha, por exemplo, que os néfrons devam excretar 300 miliosmoles de NaCl. Se a urina é maximamente concentrada a 1.200 mOsM, o NaCl é excretado em um volume de 0,25 L. Entretanto, se ao NaCl se somam 300 mOsM de glicose que precisam ser excretados, o volume urinário dobra, chegando a 0,5 L. A diurese osmótica em diabéticos não tratados (principalmente em diabetes tipo 1) causa *poliúria* (excreção de urina excessiva) e *polidipsia* (sede excessiva), como resultado da desidratação e da alta osmolalidade plasmática.

poros de água em suas membranas apicais. Uma vez que a água pode entrar nas células, a osmose leva a água do lúmen menos concentrado para o líquido intersticial mais concentrado. Quando a permeabilidade à água é máxima, a remoção de água do túbulo deixa a urina concentrada com uma osmolalidade que pode chegar a até 1.200 mOsM (Fig. 20.4 **④**).

A reabsorção de água nos rins conserva a água e pode diminuir a osmolalidade do corpo até certo ponto quando associada à excreção de solutos na urina. Entretanto, lembre-se que os mecanismos homeostáticos dos rins não podem restaurar o volume de líquido perdido. Apenas a ingestão ou a infusão de água pode repor a água que foi perdida.

A vasopressina controla a reabsorção da água

Como as células do túbulo distal e do ducto coletor alteram sua permeabilidade à água? Esse processo envolve a adição ou a remoção de poros de água na membrana apical sob estímulo de um hormônio da neuro-hipófise, chamado de **vasopressina** (p. 209). Na maioria dos mamíferos, o peptídeo de nove aminoácidos contém o aminoácido arginina, de forma que a vasopressina é chamada de *arginina vasopressina* ou *AVP*. Devido à vasopressina provocar a retenção de água no corpo, ela também é conhecida como *hormônio antidiurético* (*ADH*).

Quando a vasopressina atua nas células-alvo, o epitélio do ducto coletor torna-se permeável à água, permitindo a sua saída do lúmen tubular (**FIG. 20.5a**). A água move-se por osmose devido à maior osmolalidade das células tubulares e do

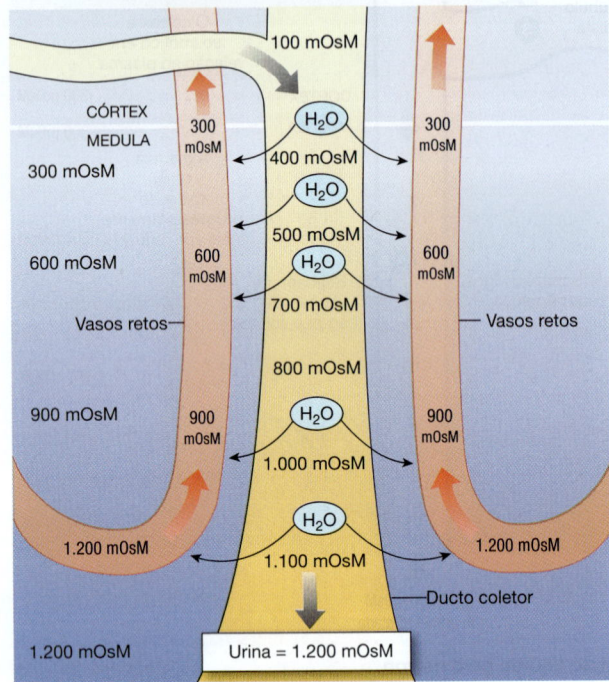

(a) Na presença de níveis máximos de vasopressina, os ductos coletores são permeáveis à água. A água sai por osmose e é removida pelos vasos retos. A urina é concentrada.

CÓRTEX
MEDULA
300 mOsM
600 mOsM
900 mOsM
1.200 mOsM

100 mOsM
300 mOsM
H_2O
400 mOsM
H_2O
500 mOsM
H_2O
700 mOsM
800 mOsM
H_2O
1.000 mOsM
H_2O
1.100 mOsM

300 mOsM
600 mOsM
Vasos retos
900 mOsM
1.200 mOsM
Ducto coletor

Urina = 1.200 mOsM

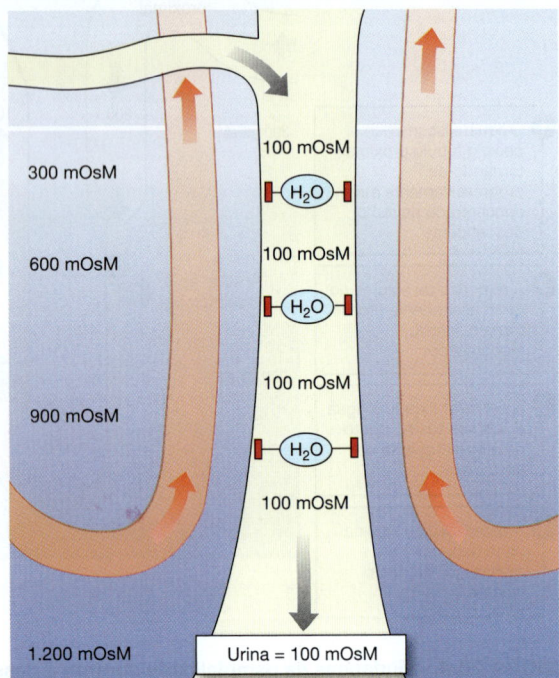

(b) Na ausência de vasopressina, o ducto coletor é impermeável à água, e a urina é diluída.

300 mOsM
600 mOsM
900 mOsM
1.200 mOsM

100 mOsM
H_2O
100 mOsM
H_2O
100 mOsM
H_2O
100 mOsM

Urina = 100 mOsM

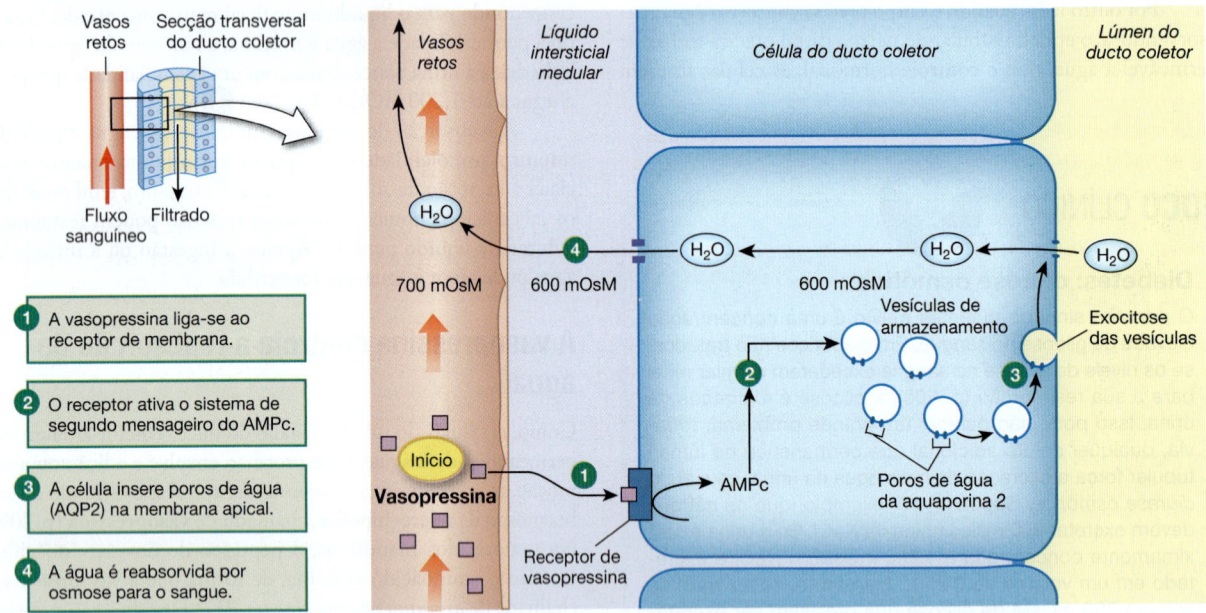

(c) A vasopressina promove a inserção de poros de água na membrana apical.

Vasos retos Secção transversal do ducto coletor

Fluxo sanguíneo Filtrado

1 A vasopressina liga-se ao receptor de membrana.

2 O receptor ativa o sistema de segundo mensageiro do AMPc.

3 A célula insere poros de água (AQP2) na membrana apical.

4 A água é reabsorvida por osmose para o sangue.

Vasos retos Líquido intersticial medular Célula do ducto coletor Lúmen do ducto coletor

H_2O 700 mOsM   600 mOsM   600 mOsM   Vesículas de armazenamento   Exocitose das vesículas

Início Vasopressina Receptor de vasopressina AMPc Poros de água da aquaporina 2

FIGURA 20.5   A vasopressina torna o epitélio do ducto coletor permeável à água.

líquido intersticial medular em comparação à osmolalidade do líquido tubular. Na ausência de vasopressina, o ducto coletor é impermeável à água (Fig. 20.5b). Embora exista um gradiente de concentração através do epitélio, a água permanece no túbulo, produzindo urina diluída.

A permeabilidade à água do ducto coletor não é um fenômeno tudo ou nada, como o parágrafo anterior pode sugerir. A permeabilidade é variável, dependendo de quanta vasopressina está presente. O efeito gradual da vasopressina permite ao corpo regular a concentração de urina de acordo com as necessidades corporais: quanto maiores os níveis de vasopressina, mais água é reabsorvida.

Um ponto que às vezes é difícil de lembrar é que este não é um sistema estático, em que o filtrado permanece passivamente dentro do lúmen tubular aguardando pela reabsorção de solutos e água. O ducto coletor, assim como outros segmentos do néfron, é um sistema de fluxo. Se a membrana apical possui baixa permeabilidade à água, a maioria da água filtrada passará pelo túbulo sem ser reabsorvida e terminará sendo excretada na urina.

Vasopressina e aquaporinas   A maioria das membranas do corpo é permeável à água. O que torna as células do néfron distal diferentes? A resposta tem relação com os *poros de água* que são encontrados nessas células. Os poros de água são **aquaporinas**, uma família de canais de membrana, com pelo menos 10 isoformas diferentes, que existem nos tecidos de mamíferos. O rim apresenta várias isoformas das aquaporinas, incluindo a *aquaporina 2* (AQP2), o canal de água que é regulado pela vasopressina.

A AQP2 pode ser encontrada em dois locais nas células do ducto coletor: na membrana apical, voltada para o lúmen tubular, e na membrana das vesículas de armazenamento, no citoplasma (Fig. 20.5c). (Duas outras isoformas de aquaporina estão presentes na membrana basolateral, mas estas não são reguladas pela vasopressina.) Quando os níveis de vasopressina – e, consequentemente, a permeabilidade à água dos ductos coletores – são baixos, as células dos ductos coletores têm poucos poros de água em sua membrana apical e estocam seus poros de água AQP2 nas vesículas citoplasmáticas de armazenamento.

Quando a vasopressina chega ao ducto coletor, ela se liga aos seus *receptores V2* na membrana basolateral das células (passo 1, na Fig. 20.5c). Essa ligação ativa uma proteína G e o sistema de segundo mensageiro do AMPc (p. 173). A fosforilação subsequente de proteínas intracelulares faz as vesículas de AQP2 se moverem para a membrana apical e fundirem-se com ela. A exocitose insere os poros de água AQP2 na membrana apical, tornando a célula permeável à água. Esse processo, no qual partes da membrana celular são alternadamente adicionadas por exocitose e removidas por endocitose, é denominado **reciclagem da membrana** (Fig. 5.19, p. 149).

REVISANDO CONCEITOS

1. A membrana apical de uma célula do ducto coletor tem mais poros de água quando a vasopressina está presente ou quando ela está ausente?

2. As pessoas que apresentam deficiências nos receptores V2 de vasopressina produzirão urina diluída ou concentrada?

O volume sanguíneo e a osmolalidade ativam osmorreceptores

Quais estímulos controlam a secreção da vasopressina? Eles são três: osmolalidade plasmática, volume sanguíneo e pressão arterial (**FIG. 20.6**). O estímulo mais potente para a liberação da vasopressina é o aumento da osmolalidade plasmática. A osmolalidade é monitorada por **osmorreceptores**, neurônios sensíveis ao estiramento que aumentam sua frequência de disparo quando a osmolalidade aumenta. Nosso modelo atual indica que quando os osmorreceptores encolhem, canais catiônicos inespecíficos associados aos filamentos de actina se abrem, despolarizando a célula.

Os principais osmorreceptores que regulam a liberação da vasopressina se encontram no hipotálamo. Quando a osmolalidade plasmática está abaixo do valor limiar de 280 mOsM, os osmorreceptores não disparam, e a liberação da vasopressina pela hipófise cessa (Fig. 20.6b). Se a osmolalidade plasmática aumenta acima de 280 mOsM, os osmorreceptores retraem-se e disparam para estimular a liberação de vasopressina.

A redução da pressão arterial e do volume sanguíneos são estímulos menos poderosos para a liberação da vasopressina. Os principais receptores que detectam a redução de volume são os sensíveis ao estiramento, presentes nos átrios. A pressão arterial é monitorada pelos mesmos barorreceptores carotídeos e aórticos que iniciam as respostas cardiovasculares (p. 493). Quando a pressão arterial ou o volume sanguíneo diminuem, esses receptores sinalizam para o hipotálamo secretar vasopressina e conservar líquido.

Em adultos, a secreção de vasopressina também apresenta um ritmo circadiano, com secreção aumentada durante a noite. Como resultado desse aumento, menos urina é produzida durante a noite do que durante o dia, e a primeira urina excretada pela manhã é mais concentrada. Uma teoria para a causa da **enurese noturna** em crianças (i.e., crianças que urinam na cama) é que elas têm um retardo no desenvolvimento do padrão normal de secreção aumentada de vasopressina durante a noite. Com menos vasopressina, o débito urinário da criança permanece elevado, fazendo a bexiga urinária encher até a sua capacidade máxima e esvaziar espontaneamente durante o sono. Muitas dessas crianças podem ser tratadas com sucesso com um *spray* nasal de *desmopressina*, um derivado da vasopressina, administrado antes de dormir.

REVISANDO CONCEITOS

3. Um cientista, monitorando a atividade de osmorreceptores, observa que a infusão de salina hiperosmótica (NaCl) causa aumento nos disparos dos osmorreceptores. A infusão de ureia hiperosmótica (um soluto penetrante) (p. 128) não tem efeito na frequência de disparo. Se os osmorreceptores disparam apenas quando o volume celular diminui, explique por que a ureia hiperosmótica não os afeta.

4. Se a vasopressina aumenta a reabsorção de água no néfron, a sua secreção estaria aumentada ou diminuída em um indivíduo com desidratação?

5. Experimentos sugerem que há osmorreceptores periféricos no lúmen do trato digestório superior e na veia porta do fígado (Fig. 14.1, p. 438). Qual é o significado adaptativo da presença de osmorreceptores nesses locais?

FIGURA 20.6 **CONTEÚDO ESSENCIAL**

Vasopressina

Alta osmolalidade ou baixa pressão arterial causam a liberação de vasopressina.

(a) Controle da secreção de vasopressina

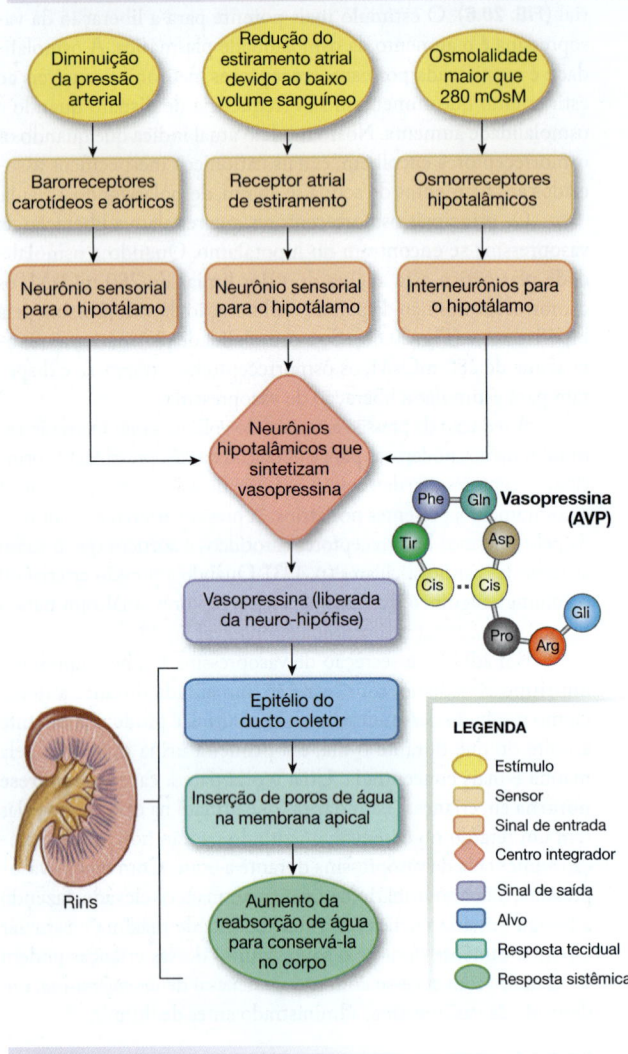

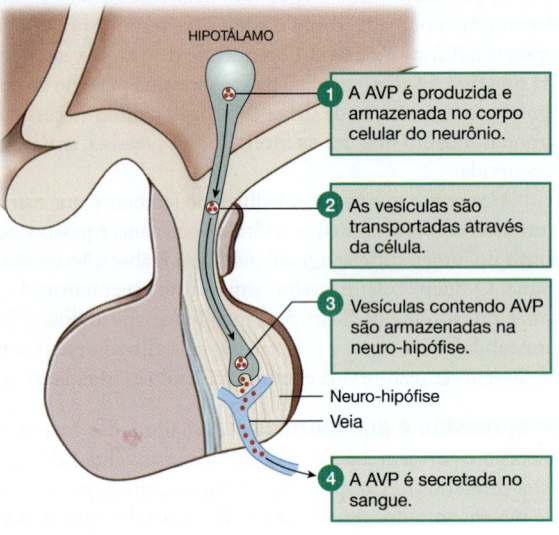

HIPOTÁLAMO

1. A AVP é produzida e armazenada no corpo celular do neurônio.

2. As vesículas são transportadas através da célula.

3. Vesículas contendo AVP são armazenadas na neuro-hipófise.

Neuro-hipófise
Veia

4. A AVP é secretada no sangue.

LEGENDA

- Estímulo
- Sensor
- Sinal de entrada
- Centro integrador
- Sinal de saída
- Alvo
- Resposta tecidual
- Resposta sistêmica

ARGININA VASOPRESSINA (AVP), HORMÔNIO ANTIDIURÉTICO (ADH)	
Origem	Neurônios hipotalâmicos. Liberados pela neuro-hipófise
Natureza química	Peptídeo de 9 aminoácidos
Transporte na ciculação	Dissolvida no plasma
Meia-vida	15 min
Fatores que afetam sua liberação	↑ Osmolalidade (osmorreceptores hipotalâmicos) ↓ Pressão arterial ou volume sanguíneo (receptores carotídeos, aórticos e atriais)
Células-alvo ou tecidos-alvo	Ducto coletor renal
Receptor/segundo mensageiro	Receptor V2/AMPc
Ação tecidual	Aumenta a reabsorção renal de água
Ação no nível celular/molecular	Inserção de AQP na membrana apical

(b) O efeito da osmolalidade plasmática na secreção de vasopressina

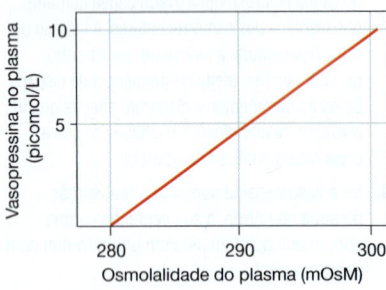

Q QUESTÕES DA FIGURA

1. Qual é o limiar osmótico para a liberação de vasopressina?
2. Qual sinal nos neurônios AVP desencadeia a exocitose de vesículas contendo AVP?

A alça de Henle é um multiplicador de contracorrente

A vasopressina é o sinal para a reabsorção de água para fora do túbulo renal, porém o fator-chave para a capacidade de o rim produzir urina concentrada é a alta osmolalidade do *interstício* medular (compartimento de líquido intersticial do rim). Sem ela, não haveria gradiente de concentração para o movimento osmótico da água para fora do ducto coletor. O que gera essa alta osmolalidade do LEC? E por que a osmolalidade do líquido intersticial não é reduzida quando a água é reabsorvida do ducto coletor e do ramo descendente da alça de Henle (ver Fig. 20.4)? As respostas para essas questões estão no arranjo anatômico da alça de Henle e de seus vasos sanguíneos associados, os vasos retos. Juntas, essas estruturas formam um *sistema de troca em contracorrente*.

Sistema de troca em contracorrente O **sistema de troca em contracorrente** requer vasos sanguíneos arteriais e venosos que passem muito próximos uns dos outros, com seus fluxos de líquido movendo-se em direções opostas (o nome *contracorrente* reflete o fato de que os dois fluxos correm em direções *opostas*). Esse arranjo anatômico permite a transferência passiva de calor ou moléculas de um vaso para o outro. Como a troca de calor pelo sistema contracorrente é mais fácil de se entender, primeiro examinaremos como ela funciona e depois aplicaremos o mesmo princípio para o rim.

A troca de calor pelo sistema de contracorrente em mamíferos e aves evoluiu para reduzir a perda de calor das asas, das caudas e de outros membros que têm pouco isolamento e alta relação área de superfície/volume. Sem a troca de calor, o sangue aquecido movendo-se do centro do corpo para a periferia facilmente perderia calor para o meio que o envolve (**FIG. 20.7a**). Com um sistema de troca em contracorrente, o sangue arterial quente que entra no membro transfere seu calor para o sangue venoso mais frio, que flui da extremidade do membro de volta para o centro do corpo (Fig. 20.7b). Esse arranjo reduz a quantidade de calor perdida para o meio externo.

O sistema de troca em contracorrente no rim funciona por meio do mesmo princípio, exceto pelo fato de transferir água e solutos, em vez de calor. Contudo, como o rim forma um sistema fechado, os solutos não são perdidos para o meio externo. Em vez disso, os solutos concentram-se no interstício. Esse processo é auxiliado pelo transporte ativo de solutos para fora do ramo ascendente da alça de Henle, o que torna a osmolalidade do LEC ainda maior. Um sistema de troca em contracorrente, no qual a troca é aumentada pelo transporte ativo de solutos, é chamado de **multiplicador em contracorrente**.

Sistema multiplicador em contracorrente renal Uma visão geral do sistema multiplicador em contracorrente é mostrada na Figura 20.7c. O sistema tem dois componentes: a alça de Henle, que deixa o córtex, mergulha no meio mais concentrado da medula, e, após, sobe para o córtex novamente, e os capilares peritubulares, denominados **vasos retos**. Esses capilares, assim como a alça de Henle, mergulham na medula e, após, retornam para o córtex, também formando alças em forma de grampo, que atuam como um trocador em contracorrente.

Embora os livros-texto tradicionalmente mostrem um único néfron com uma única alça capilar (como mostrado na Fig. 20.7c), cada rim tem milhares de ductos coletores e alças de Henle dispostos entre milhares de vasos retos, dificultando a associação direta entre um néfron e seu suprimento vascular. Funcionalmente, o sangue flui nos vasos retos na direção oposta ao fluxo do filtrado nas alças de Henle, como mostrado na Figura 20.7c.

Veremos como o líquido se move pela alça. O filtrado isosmótico do túbulo proximal flui primeiro para o ramo descendente da alça de Henle. O ramo descendente é permeável à água, mas não transporta íons. Conforme a alça mergulha na medula, a água move-se por osmose do ramo descendente para o líquido intersticial, progressivamente mais concentrado, deixando os solutos no lúmen tubular.

O filtrado torna-se progressivamente mais concentrado à medida que se move para o interior da medula. Na curvatura das alças de Henle mais longas, o filtrado alcança uma concentração de 1.200 mOsM. O filtrado nas alças mais curtas (as quais não se estendem para dentro das regiões mais concentradas da medula) não alcança essa alta concentração.

Quando o filtrado contorna a curvatura da alça e entra em seu ramo ascendente, as propriedades do epitélio tubular mudam. O epitélio tubular nesse segmento do néfron é impermeável à água, e transporta ativamente Na^+, K^+ e Cl^- do lúmen tubular para o líquido intersticial. A perda de soluto do lúmen faz a osmolalidade do filtrado diminuir progressivamente, indo de 1.200 mOsM, na curva da alça, até 100 mOsM, no ponto onde o ramo ascendente deixa a medula e entra no córtex. O resultado final do multiplicador em contracorrente no rim é produzir líquido intersticial hiperosmótico na medula e filtrado hiposmótico saindo no final da alça de Henle.

Normalmente, cerca de 25% de toda a reabsorção de Na^+ e K^+ ocorre no ramo ascendente da alça de Henle. Alguns transportadores responsáveis pela reabsorção ativa de íons na porção grossa do ramo ascendente são mostrados na Figura 20.7d. O *simporte NKCC* usa energia armazenada no gradiente de concentração do Na^+ para transportar Na^+, K^+ e 2 Cl^- do lúmen tubular para as células epiteliais do ramo ascendente. A Na^+-K^+-ATPase remove Na^+ das células pela superfície basolateral do epitélio, ao passo que o K^+ e o Cl^- deixam as células juntos através de uma proteína cotransportadora ou de canais iônicos. O transporte mediado pelo NKCC pode ser inibido por fármacos conhecidos como "diuréticos de alça", como, por exemplo, a *furosemida* (Lasix).

REVISANDO CONCEITOS

6. Explique por que um paciente que toma um diurético de alça que inibe a reabsorção de solutos excreta um volume de urina maior que o normal.

7. Os diuréticos que inibem o transportador NKCC são, algumas vezes, chamados de diuréticos "espoliadores de potássio". Explique por que as pessoas que tomam diuréticos de alça precisam aumentar a ingestão de K^+ em sua dieta.

Os vasos retos removem a água É fácil entender como o transporte de solutos para fora do ramo ascendente da alça de Henle dilui o filtrado e ajuda a concentrar o líquido intersticial na medula. Todavia, por que a água que deixa o ramo descendente da alça (ver Fig. 20.7c) *não dilui* o líquido intersticial medular? A resposta

Um sistema de troca de calor em contracorrente

(a) Se os vasos sanguíneos não estão próximos um do outro, o calor é dissipado para o meio externo.

(b) A troca de calor em contracorrente permite que o sangue quente que entra no membro transfira calor diretamente para o sangue que flui de volta para o corpo.

(c) Troca em contracorrente nos vasos retos.

(d) A superfície apical da alça ascendente não é permeável à água. A reabsorção ativa de íons nessa região torna o filtrado mais diluído no lúmen tubular.

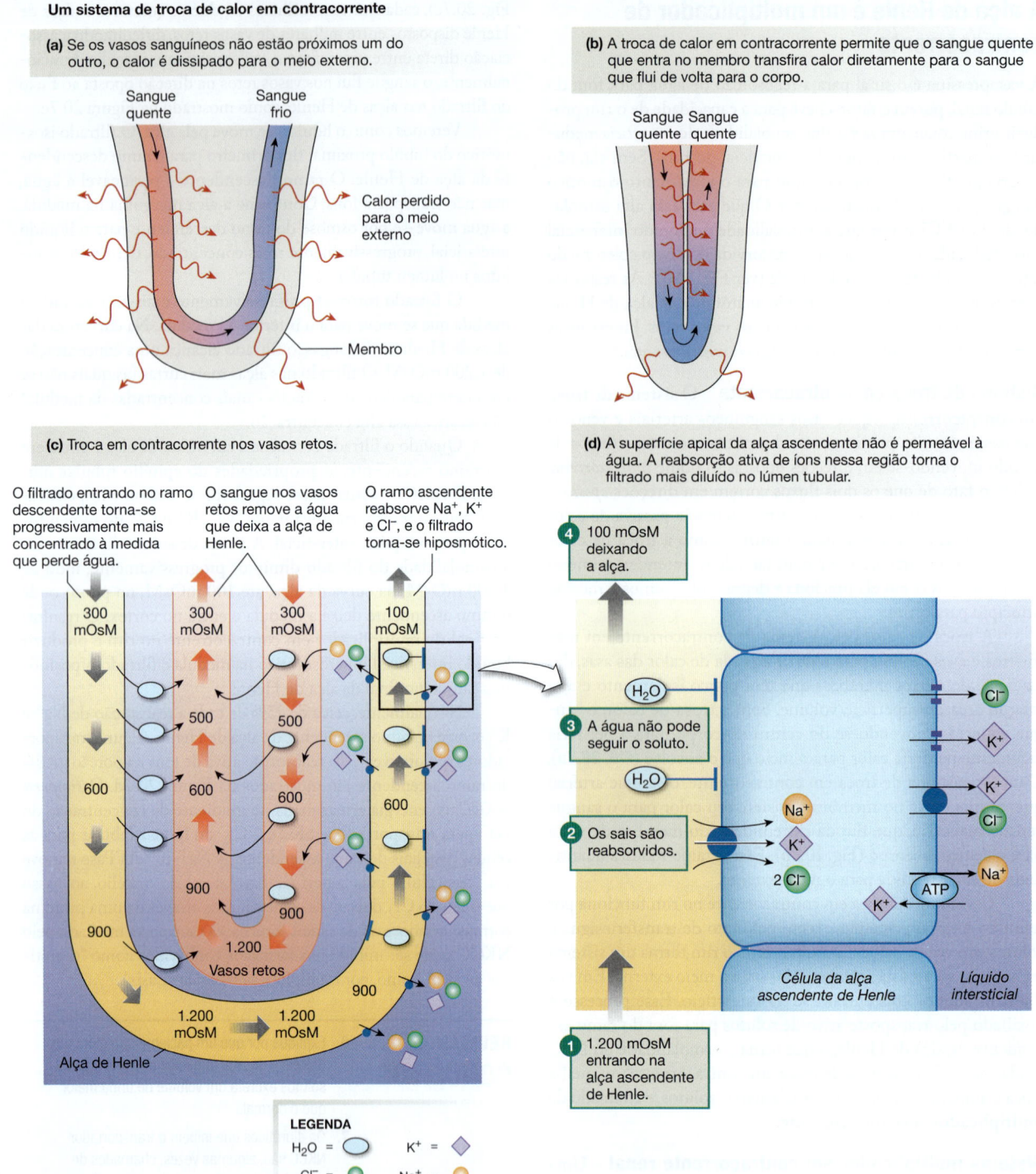

O filtrado entrando no ramo descendente torna-se progressivamente mais concentrado à medida que perde água.

O sangue nos vasos retos remove a água que deixa a alça de Henle.

O ramo ascendente reabsorve Na⁺, K⁺ e Cl⁻, e o filtrado torna-se hiposmótico.

LEGENDA
H_2O = ⬭ K^+ = ◇
Cl^- = ● Na^+ = ●

FIGURA 20.7   **Mecanismos em contracorrente.**

está na associação anatômica próxima entre a alça de Henle e os vasos retos, que funciona como um trocador em contracorrente.

A água ou os solutos que deixam o túbulo se movem para dentro dos vasos retos se um gradiente de concentração ou osmótico existir entre o interstício medular e o sangue nos vasos retos. Por exemplo, assuma que, no ponto no qual os vasos retos entram na medula, o sangue nos vasos retos tenha 300 mOsM, sendo isosmótico com o córtex. À medida que o sangue flui cada vez mais para dentro da medula, ele perde água e captura os solutos que foram transportados para fora do ramo ascendente da alça de Henle, carregando estes solutos mais para dentro da medula. Quando o sangue chega no fundo da alça dos vasos retos, ele possui uma osmolalidade alta, semelhante à do líquido intersticial circundante (1.200 mOsM).

Então, conforme o sangue nos vasos retos flui de volta, em direção ao córtex, a alta osmolalidade do plasma atrai a água que está sendo perdida do ramo descendente, como mostra a Figura 20.7c. O movimento da água para dentro dos vasos retos diminui a osmolalidade do sangue, enquanto simultaneamente impede a água de diluir o líquido intersticial medular que está concentrado.

O resultado final desse arranjo é que o sangue fluindo ao longo dos vasos retos remove a água reabsorvida da alça de Henle. Sem os vasos retos, a água movendo-se para fora do ramo descendente da alça de Henle diluiria o interstício medular. Dessa forma, os vasos retos são parte importante na manutenção da alta concentração de solutos na medula.

A ureia aumenta a osmolalidade do interstício medular

A alta concentração de solutos no interstício medular é apenas parcialmente decorrente do acúmulo de NaCl. Aproximadamente metade dos solutos neste compartimento é ureia. De onde vem essa ureia? Durante muitos anos, os cientistas pensaram que a ureia atravessava as membranas celulares apenas por transporte passivo. Entretanto, atualmente, sabemos que há transportadores de membrana para a ureia nos ductos coletores e na alça de Henle. Uma família de transportadores consiste em carreadores de difusão facilitada, ao passo que outra família apresenta transportadores ativos secundários acoplados ao Na$^+$. Esses transportadores de ureia ajudam a concentrar a ureia no interstício medular, onde ela contribui para a alta osmolalidade intersticial.

EQUILÍBRIO DO SÓDIO E DO VOLUME DO LEC

Em uma dieta norte-americana média, ingere-se uma quantidade grande de NaCl – aproximadamente 9 g por dia. Isso equivale a duas colheres de chá de sal, ou 155 mOsM de Na$^+$ e 155 mOsM de Cl$^-$. Veremos o que aconteceria ao nosso corpo se o rim não conseguisse se livrar desse Na$^+$.

Nossa concentração plasmática normal de Na$^+$, medida de uma amostra de sangue venoso, é de 135 a 145 mOsM de Na$^+$ por litro de plasma. Devido ao Na$^+$ se distribuir livremente entre o plasma e o líquido intersticial, esse valor também representa a nossa concentração de Na$^+$ no LEC. Clinicamente, é simples encontrar valores para as concentrações iônicas no LEC através da coleta de amostras de sangue e da análise da porção plasmática.

Se adicionarmos NaCl ao corpo para aumentar a concentração do LEC para 155 mOsM de Na$^+$/L, quanta água devería-

mos adicionar para manter a concentração de Na$^+$ no LEC em 140 mOsM? Uma forma de responder a essa pergunta por uma equação é

$$155 \text{ mosmol}/x \text{ litros} = 140 \text{ mosmol/litro}$$
$$x = 1{,}1 \text{ litro}$$

Nós teríamos de acrescentar 0,1 litro de água para cada litro de LEC para compensar a adição de Na$^+$. Se assumirmos que o volume normal do LEC é de 14 litros, nós teríamos de acrescentar 1,4 L – um ganho de volume de 10%. Imagine o que esse aumento de volume faria à pressão arterial.

Suponha, entretanto, que, em vez de adicionar água para manter a concentração do plasma constante, adicionamos NaCl, mas não bebemos água. O que acontece com a osmolalidade agora? Se considerarmos que a osmolalidade corporal normal é de 300 mOsM, e que o volume de líquidos no corpo é de 42 L, a adição de 155 mOsM de Na$^+$ e de 155 mOsM de Cl$^-$ aumentaria a osmolalidade corporal total para 307 mOsM[1] – um aumento substancial. Além disso, devido ao fato de o NaCl ser um soluto não penetrante, ele permaneceria no LEC. A osmolalidade mais alta do LEC tiraria água das células, fazendo elas encolherem, alterando a função celular normal.

Felizmente, nossos mecanismos homeostáticos normalmente mantêm o balanço de massa: qualquer substância adicional que entra no corpo é excretada. A **FIGURA 20.8** mostra um mecanismo geral para o equilíbrio de sódio em resposta à ingestão de sal. Como ele funciona é descrito a seguir.

A adição de NaCl no corpo aumenta a osmolalidade. Este estímulo desencadeia duas respostas: a secreção de vasopressina e a sede. A vasopressina liberada faz os rins conservarem água (por reabsorção de água do filtrado) e concentrarem a urina.

SOLUCIONANDO O **PROBLEMA**

A equipe médica analisou o sangue de Lauren, verificando a concentração de eletrólitos. Sua concentração de Na$^+$ era de 124 mEq/L. A faixa normal é de 135 a 145 mEq/L. O diagnóstico de Lauren foi de **hiponatremia**, definida como uma concentração sérica de Na$^+$ abaixo de 135 mEq/L. A hiponatremia induzida pelo consumo de grandes quantidades de líquido com baixa concentração de sódio, que foi o que ocorreu no caso de Lauren, é, algumas vezes, chamada de *hiponatremia dilucional*.

P3: *Qual compartimento líquido do corpo está sendo diluído na hiponatremia dilucional?*

P4: *Uma alternativa para estimar a osmolalidade corporal é dobrar a concentração plasmática de Na$^+$. Estime a osmolalidade de Lauren e explique que efeito a hiponatremia de diluição tem nas suas células.*

P5: *Com qual órgão ou tecido a equipe médica está mais preocupada na hiponatremia de diluição?*

619 622 **629** 637 641 649

---

[1] (155 mosmol Na$^+$ + 155 mosmol Cl$^-$)/42 L = 7,4 mosmol/L adicionados; a osmolalidade inicial de 300 mosmol/L aumentaria em 7,4 mosmol/L = 307 mOsM.

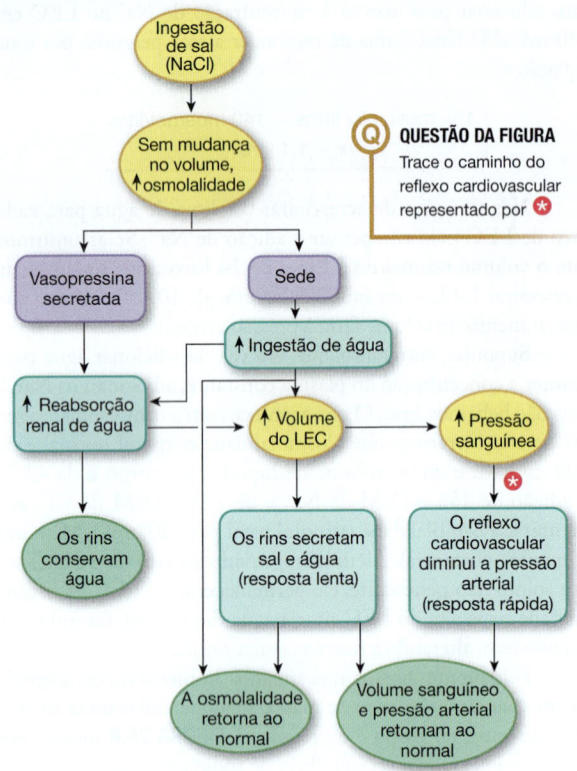

QUESTÃO DA FIGURA
Trace o caminho do reflexo cardiovascular representado por ✱

FIGURA 20.8 **Respostas homeostáticas à ingestão de sal.**

A sede nos leva a beber água ou outros líquidos. O aumento da ingestão de líquido diminui a osmolalidade, mas a combinação da ingestão de sal e água aumenta tanto o volume do LEC como a pressão arterial. Esses aumentos, então, disparam outra série de vias de controle, as quais trazem o volume do LEC, a pressão arterial e a osmolalidade total de volta para a faixa normal, excretando o sal e a água extras.

Os rins são responsáveis pela maior parte da excreção do Na^+, e, em geral, apenas uma pequena parte do Na^+ deixa o corpo através das fezes ou da transpiração. Entretanto, em situações como o vômito, a diarreia e a sudorese excessiva, podemos perder quantidades significativas de Na^+ e Cl^- através de rotas não renais.

Embora falemos sobre a ingestão e a perda de sal (NaCl), apenas a reabsorção renal de Na^+ é regulada, e, na verdade, os estímulos que determinam a ativação das vias de equilíbrio do Na^+ estão mais associados com o controle do volume sanguíneo e da pressão arterial do que com os níveis de Na^+. O movimento do cloreto normalmente segue o movimento do Na^+, tanto indiretamente, através do gradiente eletroquímico gerado pelo transporte de Na^+, como diretamente, através de transportadores de membrana, como o transportador NKCC da alça de Henle ou como o simporte Na^+-Cl^-, presente no túbulo distal.

A aldosterona controla o equilíbrio do sódio

A regulação dos níveis sanguíneos de Na^+ ocorre através de uma das vias endócrinas mais complicadas do corpo humano. A reabsorção de Na^+ nos túbulos distais e ductos coletores renais é regulada pelo hormônio esteroide **aldosterona**: quanto mais

aldosterona, maior a reabsorção de Na^+. Devido a uma das ações da aldosterona ser o aumento da atividade da Na^+-K^+-ATPase, ela também promove a secreção de K^+ (**FIG. 20.9**).

A aldosterona é um hormônio esteroide sintetizado no córtex da glândula suprarrenal, a porção externa da glândula que se situa no topo de cada rim (p. 204). Assim como outros hormônios esteroides, a aldosterona é secretada no sangue e transportada por uma proteína carreadora até seu alvo.

O sítio primário da ação da aldosterona é o último terço do túbulo distal e a porção do ducto coletor que percorre o córtex do rim (o *ducto coletor cortical*). O alvo primário da aldosterona são as **células principais** (**células P**) (Fig. 20.9b), o principal tipo celular encontrado no epitélio do néfron distal. As células principais são arranjadas como muitas outras células epiteliais transportadoras polarizadas, com bombas Na^+-K^+-ATPase na membrana basolateral, e vários canais e transportadores na membrana apical (p. 79). Nas células principais, as membranas apicais contêm canais de vazamento de Na^+ (chamados de ENaC, para *epithelial Na^+ channel*) e de K^+ (chamados de ROMK, para *renal outer medulla K^+ channel*).

A aldosterona entra nas células P por difusão simples. Uma vez em seu interior, ela se liga a um receptor citoplasmático (Fig. 20.9b ①). Na fase inicial da sua ação, canais de Na^+ e K^+ na membrana apical aumentam seu tempo de abertura sob a influência de uma molécula sinalizadora ainda não identificada. Com o aumento dos níveis intracelulares de Na^+, a atividade da Na^+-K^+-ATPase aumenta, transportando o Na^+ citoplasmático para o LEC e captando K^+ do LEC para o interior da célula P. O resultado é um rápido aumento da reabsorção de Na^+ e da secreção de K^+ que não requer a síntese de novos canais ou proteínas ATPase. Na fase mais lenta da ação da aldosterona, canais e bombas recém-sintetizados são inseridos na membrana das células epiteliais (Fig. 20.9b).

Observe que a resbasorção de Na^+ e água é regulada separadamente no néfron distal. A água não segue automaticamente a reabsorção do Na^+: a vasopressina precisa estar presente para tornar o epitélio do néfron distal permeável à água. Em contrapartida, a reabsorção do Na^+ no túbulo proximal é automaticamente seguida pela reabsorção da água, pois o epitélio do túbulo proximal é sempre livremente permeável à água.

REVISANDO CONCEITOS

8. Na Figura 20.9b, que forças fazem o Na^+ e o K^+ cruzarem a membrana apical?

9. Se uma pessoa tem hipercalemia, o que acontece com o potencial da membrana em repouso e com a excitabilidade de neurônios e do miocárdio?

10. Valores laboratoriais para íons podem ser representados em mg/L, mmol/L ou mEq/L. Se a concentração plasmática normal de Na^+ é de 140 mmol/L, qual é sua concentração em mEq/L? (Fig. 2.7, p. 42).

A pressão arterial baixa estimula a secreção da aldosterona

O que controla a secreção fisiológica da aldosterona a partir do córtex da glândula suprarrenal? Existem dois estímulos princi-

FIGURA 20.9 **CONTEÚDO ESSENCIAL**

Aldosterona

(a) A ação primária da aldosterone é estimular a reabsorção renal de sódio.

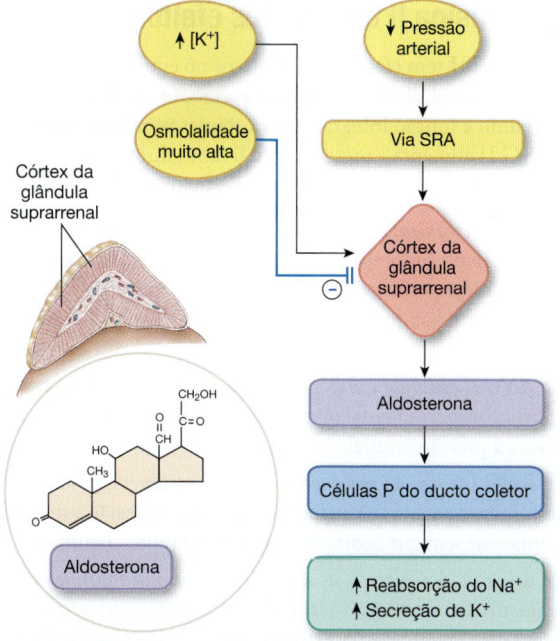

ALDOSTERONA	
Origem	Córtex da glândula suprarrenal
Natureza química	Esteroide
Biossíntese	Sintetizada conforme a demanda
Transporte na circulação	50–70% ligado a proteínas plasmáticas
Meia-vida	15 min
Fatores que regulam sua liberação	↓ Pressão arterial (via renina) ↑ K$^+$ (hipercalemia) Peptídeos natriuréticos inibem sua liberação
Células-alvo ou tecidos-alvo	Ducto coletor renal – células principais
Receptor	Receptor citosólico para mineralocorticoides (MR)
Ação tecidual	Aumenta a reabsorção de Na$^+$ e a secreção de K$^+$
Ação no nível celular/molecular	Estimula a síntese de novos canais iônicos (ENaC e ROMK) e bombas (Na$^+$-K$^+$-ATPase); aumento da atividade dos canais e bombas existentes

(b) A aldosterona atua nas células principais.

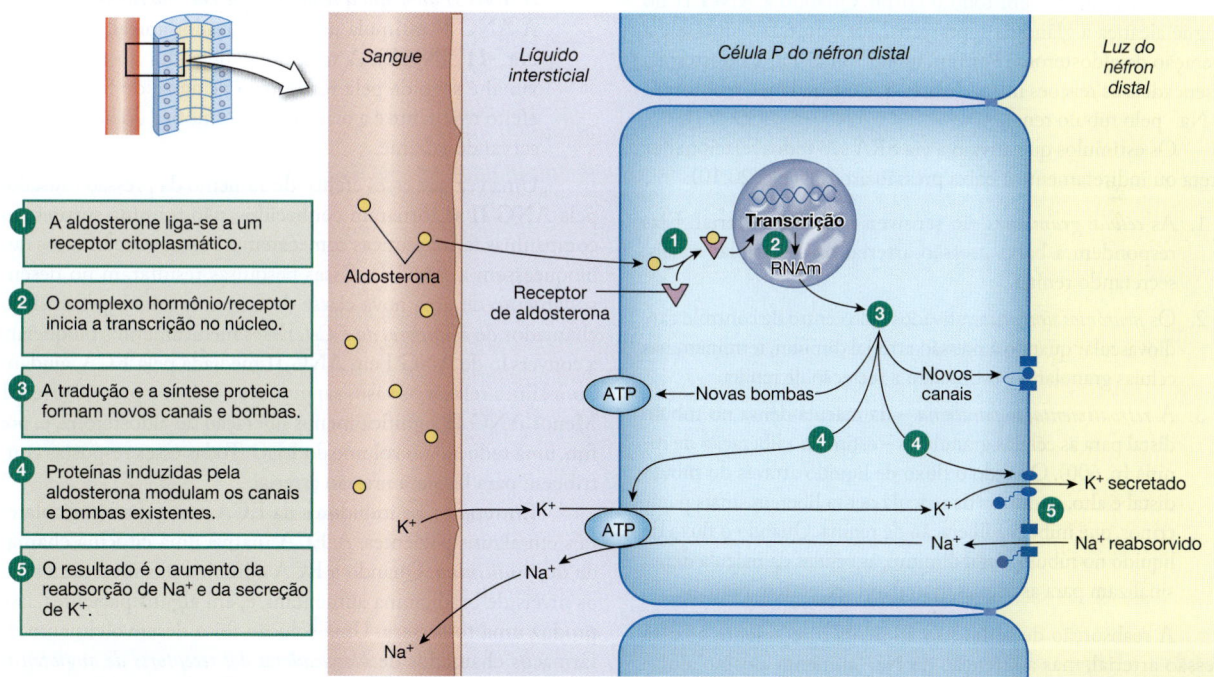

1. A aldosterone liga-se a um receptor citoplasmático.

2. O complexo hormônio/receptor inicia a transcrição no núcleo.

3. A tradução e a síntese proteica formam novos canais e bombas.

4. Proteínas induzidas pela aldosterona modulam os canais e bombas existentes.

5. O resultado é o aumento da reabsorção de Na$^+$ e da secreção de K$^+$.

pais: o aumento da concentração extracelular de K^+ e a queda da pressão sanguínea (Fig. 20.9a). Níveis elevados de K^+ atuam diretamente sobre o córtex da glândula suprarrenal em um reflexo que protege o corpo da hipercalemia. O decréscimo da pressão sanguínea ativa uma via complexa, o que resulta na liberação de um hormônio, a **angiotensina II**, que estimula a secreção de aldosterona em muitas situações.

Dois fatores adicionais modulam a secreção de aldosterona em estados patológicos: um aumento na osmolalidade do LEC atua diretamente nas células do córtex da glândula suprarrenal, a fim de inibir a secreção da aldosterona durante a desidratação grave, e um grande decréscimo (10-20 mEq/L) na concentração plasmática de Na^+ pode estimular diretamente a secreção de aldosterona.

O sistema renina-angiotensina A angiotensina II (ANG II) é o sinal que normalmente controla a liberação de aldosterona do córtex da glândula suprarrenal. A ANG II é um componente do **sistema renina-angiotensina (SRA)**, uma via complexa para a manutenção da pressão arterial que atua em vários passos. A via SRA inicia quando células granulares justaglomerulares, localizadas nas arteríolas aferentes dos néfrons (p. 602), secretam uma enzima, chamada de **renina** (**FIG. 20.10**). A renina converte uma proteína plasmática inativa, o **angiotensinogênio**, em **angiotensina I (ANG I)** (o sufixo *–gênio* indica um precursor inativo). Quando a ANG I presente no sangue encontra uma enzima, chamada de **enzima conversora da angiotensina (ECA)**, ela é convertida à ANG II.

Pensava-se que essa conversão ocorresse apenas nos pulmões, mas sabe-se agora que a ECA está presente no endotélio dos vasos sanguíneos em todo o corpo. Quando a ANG II no sangue alcança a glândula suprarrenal, ela estimula a síntese e a liberação da aldosterona. Por fim, no néfron distal, a aldosterona desencadeia as reações intracelulares que estimulam a reabsorção de Na^+ pelo túbulo renal.

Os estímulos que ativam a via SRA são todos relacionados direta ou indiretamente à baixa pressão arterial (Fig. 20.10):

1. As *células granulares* são sensíveis à pressão arterial. Elas respondem à baixa pressão arterial nas arteríolas renais, secretando renina.

2. Os *neurônios simpáticos*, ativados pelo centro de controle cardiovascular quando a pressão arterial diminui, terminam nas células granulares e estimulam a secreção de renina.

3. A *retroalimentação parácrina* – da mácula densa no túbulo distal para as células granulares – estimula a liberação de renina (p. 600). Quando o fluxo de líquido através do túbulo distal é alto, as células da mácula densa liberam sinais parácrinos, que inibem a liberação de renina. Quando o fluxo de líquido no túbulo distal diminui, as células da mácula densa sinalizam para as células granulares secretarem renina.

A reabsorção de sódio não aumenta diretamente a baixa pressão arterial, mas a retenção de Na^+ aumenta a osmolalidade, o que estimula a sede. Quando a pessoa bebe mais líquido, o volume do LEC aumenta (ver Fig. 20.8). Quando o volume do sangue aumenta, a pressão arterial também aumenta.

Contudo, os efeitos da via SRA não estão limitados à liberação da aldosterona. A angiotensina II é um hormônio notável,

com efeitos adicionais que levam ao aumento da pressão arterial. Essas ações fazem da ANG II um hormônio importante por si só, não meramente como uma etapa intermediária na via de controle da aldosterona.

A angiotensina II tem muitos efeitos

A angiotensina II tem efeitos significativos no equilíbrio hídrico e na pressão arterial, além de estimular a secreção de aldosterona, demonstrando a função integrada dos sistemas renal e circulatório. A ANG II aumenta a pressão arterial tanto direta quanto indiretamente através de cinco mecanismos adicionais (Fig. 20.10):

1. *A ANG II aumenta a secreção de vasopressina*. Receptores de ANG II no hipotálamo iniciam este reflexo. A retenção de líquido nos rins sob a influência da vasopressina ajuda a conservar o volume sanguíneo, mantendo, assim, a pressão arterial.

2. *A ANG II estimula a sede*. A ingestão de líquido é uma resposta comportamental que aumenta o volume sanguíneo e eleva a pressão arterial.

3. *A ANG II é um dos mais potentes vasoconstritores* conhecidos em seres humanos. A vasoconstrição faz a pressão arterial aumentar sem que ocorra mudança no volume sanguíneo.

4. *A ativação de receptores de ANG II no centro de controle cardiovascular aumenta a estimulação simpática do coração e dos vasos sanguíneos*. A estimulação simpática aumenta o débito cardíaco e a vasoconstrição, os quais aumentam a pressão arterial.

5. *A ANG II aumenta a reabsorção de Na^+ no túbulo proximal*. A ANG II estimula um transportador apical, o **trocador Na^+-H^+ (NHE)**. A reabsorção de sódio no túbulo proximal é seguida pela reabsorção de água, de forma que o efeito resultante é a reabsorção isosmótica do líquido, conservando volume.

Uma vez que esses efeitos de aumento da pressão causados pela ANG II se tornaram conhecidos, não foi uma surpresa as companhias farmacêuticas começarem a buscar por fármacos que bloqueassem a ANG II. Essas pesquisas resultaram no desenvolvimento de uma nova classe de fármacos anti-hipertensivos, chamados de *inibidores da ECA*. Esses medicamentos bloqueiam a conversão de ANG I em ANG II mediada pela ECA, ajudando, assim, a relaxar os vasos sanguíneos e baixar a pressão arterial. Menos ANG II significa menos liberação de aldosterona, e, por fim, uma redução no volume do LEC. Todas essas respostas contribuem para baixar a pressão arterial.

Entretanto, os inibidores da ECA causam efeitos colaterais em alguns pacientes. A ECA inativa uma citocina chamada de *bradicinina*. Quando a ECA é inibida por medicamentos, os níveis de bradicinina aumentam, e, em alguns pacientes, isso produz uma tosse seca. Uma solução foi o desenvolvimento de fármacos chamados de *bloqueadores dos receptores de angiotensina*, que bloqueiam os efeitos da ANG II sobre a pressão arterial ligando-se aos *receptores AT_1*. Recentemente, outra classe de fármacos foi aprovada, os *inibidores diretos da renina*. Eles diminuem a atividade plasmática da renina, o que bloqueia a produção de ANG I e inibe toda a via SRA.

FIGURA 20.10 **CONTEÚDO ESSENCIAL**

O sistema renina-angiotensina (SRA)

Este mapa resume o controle da secreção da aldosterona, bem como os efeitos da ANG II aumentando a pressão arterial. O sistema é ativado quando a pressão arterial baixa estimula a secreção de renina.

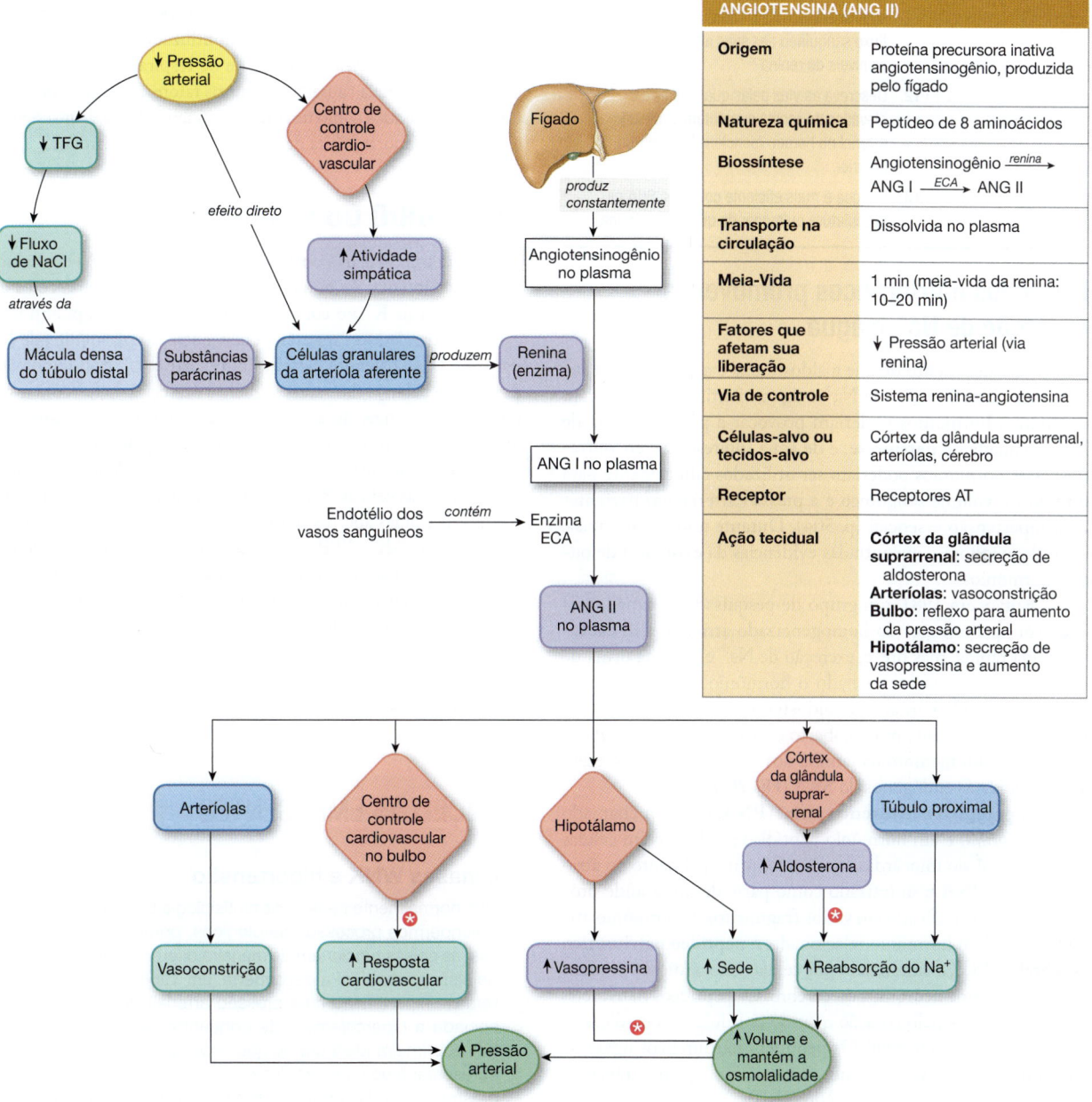

ANGIOTENSINA (ANG II)	
Origem	Proteína precursora inativa angiotensinogênio, produzida pelo fígado
Natureza química	Peptídeo de 8 aminoácidos
Biossíntese	Angiotensinogênio $\xrightarrow{renina}$ ANG I $\xrightarrow{ECA}$ ANG II
Transporte na circulação	Dissolvida no plasma
Meia-Vida	1 min (meia-vida da renina: 10–20 min)
Fatores que afetam sua liberação	↓ Pressão arterial (via renina)
Via de controle	Sistema renina-angiotensina
Células-alvo ou tecidos-alvo	Córtex da glândula suprarrenal, arteríolas, cérebro
Receptor	Receptores AT
Ação tecidual	**Córtex da glândula suprarrenal**: secreção de aldosterona **Arteríolas**: vasoconstrição **Bulbo**: reflexo para aumento da pressão arterial **Hipotálamo**: secreção de vasopressina e aumento da sede

Q **QUESTÃO DA FIGURA**
Adicione as vias eferentes e/ou alvos para as vias marcadas com um ✴.

REVISANDO
CONCEITOS

11. Um homem vai ao médico com hipertensão arterial. Exames mostram que ele também possui níveis plasmáticos elevados de renina e presença de placas ateroscleróticas, que quase bloqueavam o fluxo sanguíneo nas suas artérias renais. Como a diminuição do fluxo sanguíneo nas suas artérias renais eleva os níveis de renina?

12. Descreva as vias pelas quais os níveis elevados de renina aumentam a pressão arterial no homen mencionado na pergunta anterior.

13. Por que é mais eficiente colocar a ECA na vasculatura pulmonar do que na sistêmica?

Peptídeos natriuréticos promovem a excreção de Na$^+$ e água

Após o conhecimento de que a aldosterona e a vasopressina aumentavam a reabsorção de Na$^+$ e água, cientistas pressuporam que outros hormônios poderiam provocar a perda urinária de Na$^+$, chamada de **natriurese**, e de água (diurese). Se encontrados, esses hormônios poderiam ser utilizados clinicamente para diminuir o volume sanguíneo e a pressão arterial em pacientes com hipertensão essencial (p. 504). Durante anos de pesquisa, contudo, não foram encontradas evidências da existência de outros hormônios.

Então, em 1981, um grupo de pesquisadores canadenses observou que injeções do homogeneizado atrial de rato causavam uma rápida, mas breve, excreção de Na$^+$ e água na urina de ratos. Eles pensaram ter achado o hormônio que faltava, com atividade complementar à da aldosterona e à da vasopressina. Como visto, eles tinham descoberto o primeiro *peptídeo natriurético* (PN), um membro da família dos hormônios que parecem ser antagonistas endógenos do SRA (**FIG. 20.11**).

O **peptídeo natriurético atrial** (**PNA**; também chamado de *atriopeptina*) é um hormônio peptídico produzido em células especializadas do miocárdio, localizadas principalmente no átrio cardíaco. O PNA é sintetizado como parte de um grande pró-hormônio que é clivado em vários fragmentos de hormônio ativo (p. 202). Um hormônio relacionado, o **peptídeo natriurético cerebral** (PNC), é sintetizado por células miocárdicas ventriculares e por certos neurônios do cérebro. Os peptídeos natriuréticos são liberados pelo coração quando as células miocárdicas se estiram mais que o normal. Os peptídeos natriuréticos ligam-se a enzimas receptoras de membrana, que funcionam através do sistema de segundo mensageiro do GMPc.

O PNA é a molécula sinalizadora mais importante na fisiologia normal. O PNA e seus peptídeos natriuréticos associados são liberados quando o volume sanguíneo aumentado causa um aumento do estiramento dos átrios. No nível sistêmico, o PNA aumenta a excreção de Na$^+$ e água para reduzir o volume sanguíneo; além disso, ele atua em vários locais. No rim, ele aumenta a TFG através da dilatação das arteríolas aferentes, além de reduzir diretamente a reabsorção de Na$^+$ no ducto coletor.

Os peptídeos natriuréticos também atuam indiretamente para aumentar a excreção de Na$^+$ e água através da inibição da liberação de renina, aldosterona e vasopressina (Fig. 20.11),

ações que reforçam o efeito natriurético direto. Além disso, os peptídeos natriuréticos agem diretamente no centro de controle cardiovascular do bulbo para diminuir a pressão arterial.

O PNC é agora reconhecido como um marcador biológico importante para a insuficiência cardíaca, pois sua produção aumenta com a dilatação e com o aumento da pressão ventricular. Centros de emergências hospitalares têm utilizado os níveis de PNC para distinguir *dispneia* (dificuldade de respirar) na insuficiência cardíaca da dispneia causada por outros fatores. Os níveis de PNC também são usados como um preditor independente de insuficiência cardíaca e morte súbita decorrente de arritmias cardíacas.

EQUILÍBRIO DO POTÁSSIO

A aldosterona (mas não outros componentes do SRA) exerce um papel fundamental na homeostasia do potássio. Apenas cerca de 2% da carga de K$^+$ no corpo está presente no LEC, porém mecanismos reguladores mantêm a concentração plasmática de K$^+$ em uma faixa bastante estreita (3,5-5 mEq/L). Sob condições normais, o balanço das massas iguala a excreção de K$^+$ com a sua ingestão. Se a ingestão excede a excreção e o K$^+$ no plasma aumenta, a aldosterona é liberada para o sangue pelo efeito direto da hipercalemia no córtex da glândula suprarrenal. A ação da aldosterona sobre as células P do néfron distal mantém os canais iônicos dessas células abertos por mais tempo e aumenta a atividade da bomba Na$^+$-K$^+$-ATPase, aumentando a excreção renal de K$^+$.

A regulação dos níveis de potássio no corpo é essencial para a manutenção de um estado de bem-estar. Mudanças nos níveis extracelulares de K$^+$ afetam o potencial de repouso da membrana de todas as células (Fig. 8.17, p. 253). Se a concentração plasmática (e do LEC) de K$^+$ diminui (*hipocalemia*), o gradiente de concentração entre a célula e o LEC torna-se maior,

CONCEITOS EMERGENTES

Cinases WNK e hipertensão

Nós normalmente pensamos na fisiologia básica para compreendermos processos patológicos, porém, algumas vezes, as coisas funcionam de maneira diferente. Um exemplo do sistema renal foi a descoberta, em 1964, de uma forma rara de hipertensão (alta pressão arterial) que estava associada à *hipercalemia* (alta concentração sanguínea de K$^+$). A primeira ideia era de que esses pacientes poderiam apresentar hipoaldosteronismo, mas exames subsequentes mostraram níveis normais desse hormônio. Foi apenas neste século, após a descoberta de métodos para a varredura de mutações genéticas, que os cientistas descobriram pistas sobre esse tipo raro de hipertensão. Esses pacientes apresentam mutações em genes que codificam para uma família de proteínas, chamadas de *cinases WNK*. As cinases WNK possuem um papel importante, auxiliando a aldosterona a regular a homeostasia do Na$^+$ e do K$^+$ no néfron distal. Com essas novas informações, os cientistas estão agora estudando as cinases WNK e seus efeitos em rins saudáveis, buscando encontrar novas alternativas para o tratamento da hipertensão essencial e de outras doenças.

FIGURA 20.11 **CONTEÚDO ESSENCIAL**

Peptídeos natriuréticos

O peptídeo natriurético atrial (PNA) promove a excreção de sal e água. O peptídeo natriurético cerebral (PNC) é um marcador clínico para a insuficiência cardíaca.

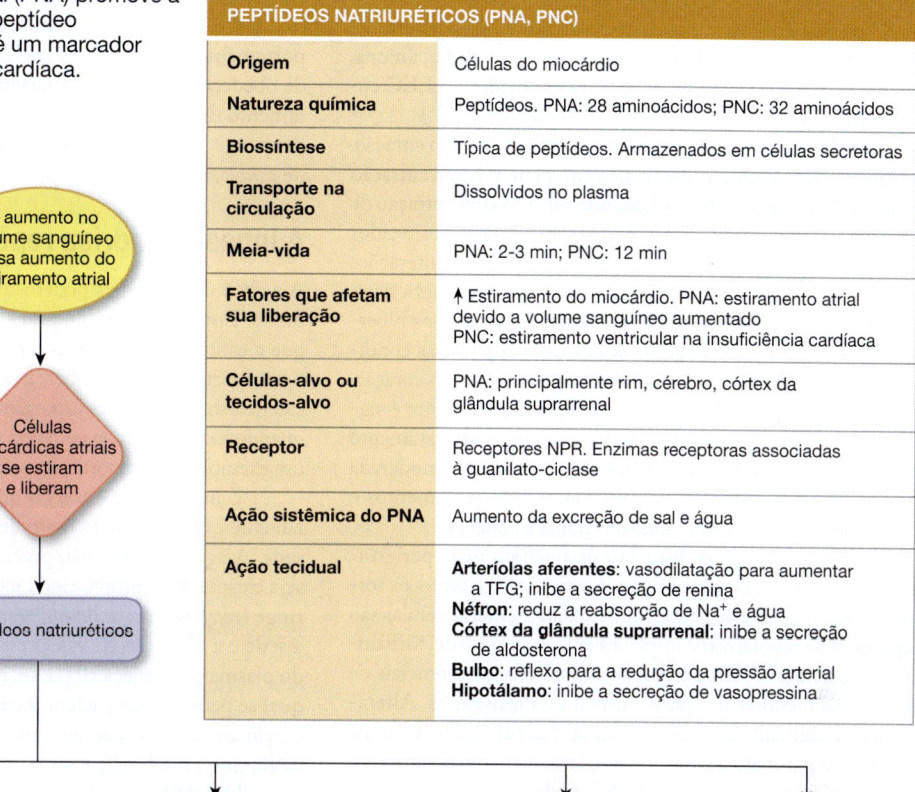

PEPTÍDEOS NATRIURÉTICOS (PNA, PNC)	
Origem	Células do miocárdio
Natureza química	Peptídeos. PNA: 28 aminoácidos; PNC: 32 aminoácidos
Biossíntese	Típica de peptídeos. Armazenados em células secretoras
Transporte na circulação	Dissolvidos no plasma
Meia-vida	PNA: 2-3 min; PNC: 12 min
Fatores que afetam sua liberação	↑ Estiramento do miocárdio. PNA: estiramento atrial devido a volume sanguíneo aumentado PNC: estiramento ventricular na insuficiência cardíaca
Células-alvo ou tecidos-alvo	PNA: principalmente rim, cérebro, córtex da glândula suprarrenal
Receptor	Receptores NPR. Enzimas receptoras associadas à guanilato-ciclase
Ação sistêmica do PNA	Aumento da excreção de sal e água
Ação tecidual	**Arteríolas aferentes**: vasodilatação para aumentar a TFG; inibe a secreção de renina **Néfron**: reduz a reabsorção de Na^+ e água **Córtex da glândula suprarrenal**: inibe a secreção de aldosterona **Bulbo**: reflexo para a redução da pressão arterial **Hipotálamo**: inibe a secreção de vasopressina

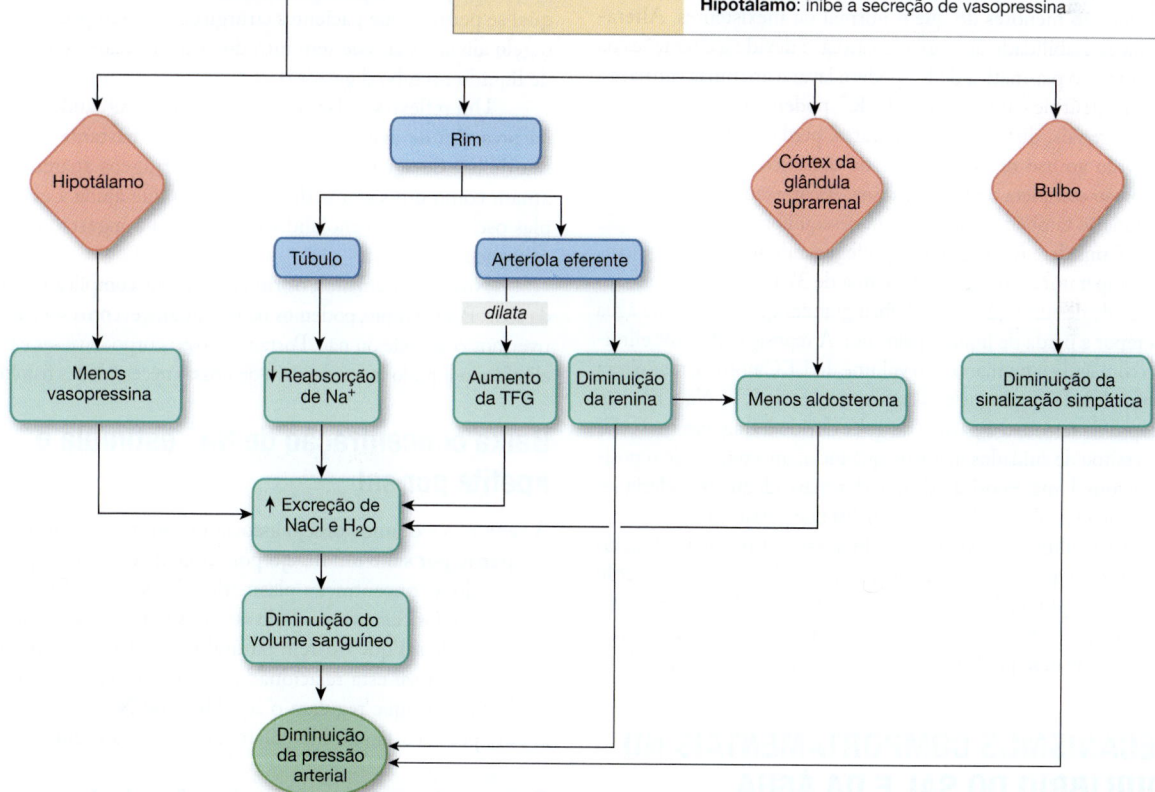

mais K^+ deixa a célula, e o potencial de repouso da membrana torna-se mais negativo. Se a concentração de K^+ no LEC aumenta (*hipercalemia*), o gradiente de concentração diminui e mais K^+ permanence nas células, despolarizando-as. (Lembre-se que quando a concentração plasmática de K^+ se altera, ânions, como o Cl^-, também são adicionados ou removidos do LEC em uma relação 1:1, mantendo a neutralidade elétrica geral.)

Devido a seus efeitos em tecidos excitáveis, como o coração, os médicos estão sempre preocupados em manter a concentração plasmática de K^+ dentro de sua faixa normal. Se a concentração de K^+ cai abaixo de 3 mEq/L ou sobe acima de 6 mEq/L, os tecidos excitáveis musculares e nervosos começam a apresentar alterações em suas funções. Por exemplo, a hipocalemia causa fraqueza muscular, uma vez que é mais difícil para neurônios e músculos hiperpolarizados dispararem potenciais de ação. O perigo dessa condição está na insuficiência dos músculos respiratórios e do coração. Felizmente, a fraqueza do músculo esquelético geralmente é significativa o bastante para levar os pacientes a buscarem tratamento antes que ocorram problemas cardíacos. A hipocalemia moderada pode ser corrigida por meio da ingestão oral de suplementos e alimentos ricos em K^+, como suco de laranja e bananas.

A hipercalemia é o distúrbio de potássio mais perigoso, porque, neste caso, a despolarização dos tecidos excitáveis os torna mais excitáveis inicialmente. Subsequentemente, as células são incapazes de se repolarizar completamente e, na verdade, tornam-se *menos* excitáveis. Nesse estado, elas apresentam potenciais de ação que são menores do que o normal ou inexistentes. Alterações na excitabilidade do músculo cardíaco devido a alterações na concentração plasmática de K^+ podem levar a arritmias cardíacas.

Distúrbios no balanço de K^+ podem ocorrer devido a doenças renais, distúrbios alimentares, perda de K^+ na diarreia ou devido ao uso de certos tipos de diuréticos que impedem a reabsorção completa de K^+ pelos rins. A correção inapropriada da desidratação também pode gerar um desequilíbrio na concentração de K^+. Considere um jogador de golfe jogando uma partida quando a temperatura ambiente está acima de 37°C. Ele estava atento ao risco de desidratação, então bebeu grandes quantidades de água para repor a perda de líquido pelo suor. A reposição do suor eliminado com água pura mantém o volume do LEC normal, mas altera a osmolalidade do sangue e as concentrações de K^+ e Na^+. Ele não foi capaz de terminar a partida de golfe devido à fraqueza muscular e necessitou de cuidados médicos, que incluíam a terapia de reposição de íons. Uma reposição de líquidos mais adequada poderia ser encontrada em alguma bebida esportiva que possua sal e K^+.

O equilíbrio do potássio também está intimamente relacionado com o equilíbrio acidobásico, como você aprenderá na seção final deste capítulo. A correção de distúrbios do pH requer cuidados especiais com os níveis plasmáticos de K^+. Da mesma forma, a correção de desequilíbrios do K^+ pode alterar o pH corporal.

MECANISMOS COMPORTAMENTAIS NO EQUILÍBRIO DO SAL E DA ÁGUA

Embora os reflexos neurais, neuroendócrinos e endócrinos desempenhem um papel-chave na homeostasia do sal e da água, as respostas comportamentais são críticas no restabelecimento do estado normal, principalmente quando o volume do LEC diminui ou a osmolalidade aumenta. Beber água é normalmente a

única forma de repor a água perdida, ao passo que ingerir sal é a única forma de aumentar o conteúdo corporal de Na^+. Ambos os comportamentos são essenciais para o equilíbrio normal do sal e da água. Os médicos precisam reconhecer a ausência desses comportamentos em pacientes que estão inconscientes ou incapazes de obedecer a desejos comportamentais e precisam ajustar o tratamento de acordo com isso. A área que estuda as bases biológicas para o comportamento, incluindo beber e comer, é chamada de *psicologia fisiológica*.

A ingestão hídrica repõe a perda de líquidos

A sede é um dos mais poderosos desejos conhecidos no ser humano. Em 1952, o fisiologista sueco Bengt Andersson mostrou que a estimulação de certas regiões do hipotálamo desencadeava o comportamento de beber. Essa descoberta levou à identificação de osmorreceptores hipotalâmicos que iniciam o ato de beber quando a osmolalidade aumenta para mais de 280 mOsM. Esse é um exemplo de comportamento iniciado por um estímulo interno.

É interessante observar que, embora o aumento da osmolalidade estimule a sede, o ato de beber é suficiente para aliviar a sede. A água ingerida não precisa ser absorvida para que a sede seja extinta. Receptores ainda não identificados na boca e na faringe (*receptores orofaríngeos*) respondem à água fria, diminuindo a sede e a liberação de vasopressina, mesmo que a osmolalidade do plasma permaneça alta. Esse reflexo orofaríngeo é a razão pela qual se permite que pacientes cirúrgicos chupem pedras de gelo: o gelo alivia a sua sede sem introduzir quantidades significativas de líquido no tubo digestório.

Um reflexo similar ocorre nos camelos. Quando colocados na presença de água, eles bebem apenas o bastante para repor seu déficit de água. Os receptores orofaríngeos aparentemente atuam como um sistema de antecipação que ajuda a evitar amplas oscilações na osmolalidade, ajustando a ingestão de água à necessidade de água.

Nos seres humanos, os rituais culturais complicam o reflexo da sede. Por exemplo, podemos beber durante eventos sociais, se estivermos com sede ou não. Portanto, nosso corpo deve ser capaz de eliminar o líquido ingerido além de nossas necessidades fisiológicas.

Baixa concentração de Na^+ estimula o apetite por sal

A sede não é o único desejo associado com o equilíbrio hídrico. O **apetite por sal** é um desejo por alimentos salgados que ocorre quando a concentração plasmática de Na^+ cai. Ele pode ser observado nos cervos e no gado atraídos por blocos de sal ou por depósitos de sal que existem naturalmente. Em seres humanos, o apetite por sal está relacionado à aldosterona e à angiotensina, hormônios que regulam o equilíbrio do Na^+. Os centros do apetite por sal estão no hipotálamo, próximos ao centro da sede.

Comportamentos de evitação ajudam a prevenir a desidratação

Outros comportamentos influenciam o equilíbrio hídrico, evitando ou promovendo a desidratação. Animais do deserto evitam o calor do dia, tornando-se ativos apenas à noite, quando

SOLUCIONANDO O **PROBLEMA**

Durante o exercício no calor, a taxa da sudorese e a composição do suor são muito variáveis entre os atletas, dependendo parcialmente da aclimatação do indivíduo ao calor. A perda de líquido no suor pode variar de menos de 0,6 L/h a mais de 2,5 L/h, e a concentração de Na^+ no suor pode ser de menos de 20 mEq/L a mais de 90 mEq/L. Os cristais brancos de sal observados na face e nas roupas de Lauren sugerem que ela é uma "suadora salgada" que provavelmente perdeu uma grande quantidade de sal durante a corrida. Exames subsequentes mostraram que o suor de Lauren apresentava uma concentração de Na^+ de 70 mEq/L.

P6: *Assumindo uma taxa de suor de 1 L/h, quanto Na^+ Lauren perdeu durante as 16h de prova?*

P7: *O volume total de água no corpo de uma mulher de 60 kg é de aproximadamente 30 L, e o volume do seu LEC é de 10 L. Com base na informação dada até aqui, calcule quanto líquido Lauren provavelmente ingeriu durante a corrida.*

(619) (622) (629) (**637**) (641) (649)

a temperatura ambiente diminui e a umidade aumenta. Seres humanos, sobretudo agora que possuímos ar-condicionado, nem sempre são tão sábios.

O repouso após o meio-dia, ou *sesta*, é uma adaptação cultural em países tropicais para manter as pessoas em casa durante as horas mais quentes do dia, ajudando, assim, a prevenir a desidratação e o superaquecimento. Nos Estados Unidos, esse costume civilizado foi abandonado e as pessoas permanecem ativas continuamente durante as horas do dia, mesmo quando a temperatura aumenta durante o verão. Felizmente, nossos mecanismos homeostáticos geralmente nos mantêm fora de perigo.

REVISANDO CONCEITOS

14. Inclua o reflexo da sede na Figura 20.8.

CONTROLE INTEGRADO DO VOLUME E DA OSMOLALIDADE

O corpo usa respostas integradas para corrigir alterações no equilíbrio do sal e da água. O sistema circulatório responde a mudanças no volume sanguíneo, e os rins respondem a mudanças no volume ou na osmolalidade do sangue. A manutenção da homeostasia ao longo do dia é um processo contínuo, no qual as quantidades de sal e de água no corpo se alteram se você tomou um refrigerante ou se suou em uma aula de aeróbica.

Nesse aspecto, manter o equilíbrio hídrico é como dirigir um carro por uma autoestrada e fazer pequenos ajustes para manter o carro no centro da pista. Entretanto, da mesma forma que filmes emocionantes se caracterizam por perseguições desenfreadas de carro, e não por passeios calmos, a parte emocionante da homeostasia hídrica é a resposta do corpo a situações de crise, como desidratação ou hemorragias graves. Nesta seção, analisaremos alguns desafios extremos para o equilíbrio do sal e da água.

A osmolalidade e o volume podem mudar independentemente

Em geral, o volume e a osmolalidade são mantidos em uma faixa aceitável através de vias de controle homeostáticas. Todavia, em algumas circunstâncias, a perda de líquido excede o seu ganho, ou vice-versa, e o corpo sai do equilíbrio. Rotas comuns para a perda de líquido incluem sudorese excessiva, vômito, diarreia e hemorragia. Todas essas situações podem necessitar de intervenção médica. Por outro lado, o ganho de líquido raramente constitui uma emergência médica, a não ser que essa adição de água reduza a osmolalidade abaixo de um limite aceitável, como descrito no Solucionando o problema deste capítulo.

O volume e a osmolalidade do LEC podem apresentar três estados possíveis: normal, aumentado ou diminuído. A relação das mudanças do volume e da osmolalidade pode ser representada pela matriz na **FIGURA 20.12**. O quadrado central representa o estado normal, e os quadrados adjacentes representam os exemplos mais comuns de alterações desse estado.

Em todos os casos, a resposta homeostática apropriada para a alteração atua de acordo com o princípio do balanço de massa: todo líquido ou solutos adicionados ao corpo precisam ser removidos, assim como tudo que é perdido necessita ser reposto. Contudo, a compensação perfeita nem sempre é possível. Iniciaremos pelo canto superior direito da Figura 20.12 e seguiremos da direita à esquerda em cada linha.

1. *Volume aumentado, osmolalidade aumentada.* Um estado de aumento de volume e aumento de osmolalidade pode ocorrer se você ingeriu comida salgada e bebeu líquidos ao mesmo tempo, como pipoca e refrigerante no cinema. O resultado seria como a ingestão de salina hipertônica que aumenta o volume e a osmolalidade do LEC. A resposta homeostática apropriada é a excreção de urina hipertônica. Para que a homeostasia seja mantida, a osmolalidade e o volume do débito urinário devem se igualar à entrada de sal e de água a partir da pipoca e do refrigerante.

2. *Volume aumentado, sem mudança na osmolalidade.* Movendo um quadrado para a esquerda na linha de cima, observamos

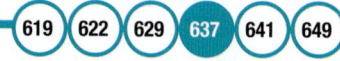

		Osmolalidade		
		Diminuição	Nenhuma mudança	Aumento
Volume	Aumento	Beber grande quantidade de água	Ingestão de salina isotônica	Ingestão de salina hipertônica
	Nenhuma mudança	Reposição da perda de suor com água pura	Volume e osmolalidade normais	Ingerir sal sem beber água
	Diminuição	Compensação incompleta da desidratação	Hemorragia	Desidratação (p. ex., perda de água pelo suor ou pela diarreia)

FIGURA 20.12 Alterações no volume e na osmolalidade.

que, se a proporção de sal e de água na comida ingerida é equivalente a uma solução isotônica de NaCl, o volume aumenta, mas a osmolalidade não muda. A resposta apropriada é a excreção de urina isotônica, cujo volume se iguala ao volume de líquido ingerido.

3. *Volume aumentado, osmolalidade diminuída.* Essa situação acontecerá se você beber água pura sem a ingestão de nenhum soluto. O objetivo aqui seria excretar urina bastante diluída para maximizar a perda de água enquanto se conserva o sal. Contudo, devido ao fato de nossos rins não poderem excretar água pura, sempre há uma perda de soluto na urina. Nessa situação, o débito urinário não pode se equiparar exatamente à entrada de líquido, e a compensação é imperfeita.

4. *Nenhuma mudança no volume, osmolalidade aumentada.* Esta alteração (linha do meio, quadrado à direita) pode ocorrer se você comeu pipoca salgada sem beber nada. A ingestão de sal sem água aumenta a osmolalidade do LEC e causa a saída de parte da água das células para o LEC. A resposta homeostática é a sede intensa, a qual estimula a ingestão de água para diluir o soluto adicionado. Os rins ajudam, produzindo urina extremamente concentrada e com volume mínimo, conservando a água enquanto removem o excesso de NaCl. Quando a água é ingerida, o desequilíbrio torna-se o descrito na situação 1 ou na situação 2.

5. *Nenhuma mudança no volume, osmolalidade diminuída.* Este cenário (linha do meio, quadrado à esquerda) pode ocorrer quando uma pessoa que está desidratada repõe a perda de líquido com água pura, como o golfista descrito anteriormente. A diminuição de volume resultante da desidratação é corrigida, porém a reposição de líquido não possui solutos para repor os solutos perdidos. Como resultado, um novo desequilíbrio é criado.

Essa situação levou ao desenvolvimento de bebidas esportivas contendo eletrólitos. Se as pessoas trabalhando em um ambiente quente fizerem a reposição do suor perdido com água pura, elas podem restabelecer o volume, mas com o risco de diluir as concentrações de K^+ e Na^+ para níveis perigosamente baixos (*hipocalemia* e *hiponatremia diluicionais*, respectivamente).

6. *Volume diminuído, osmolalidade aumentada.* A desidratação é uma causa comum deste distúrbio (linha inferior, quadrado à direita). A desidratação tem múltiplas causas. Durante exercício intenso prolongado, a quantidade de água perdida pelos pulmões pode dobrar, ao passo que a perda de suor pode aumentar de 0,1 L para até 5 L. Como o líquido secretado pelas glândulas sudoríparas é hiposmótico, o líquido deixado no corpo torna-se hiperosmótico.

A **diarreia**, a produção de fezes excessivamente líquidas, é uma condição patológica que envolve grande perda de água e solutos, dessa vez pelo trato digestório. Em ambos, no suor e na diarreia, perde-se muito líquido do sistema circulatório, e o volume sanguíneo diminui a ponto de o coração não poder bombear o sangue de forma eficaz para o encéfalo. Além disso, o encolhimento da célula, causado pelo aumento da osmolalidade, altera as funções celulares.

7. *Volume diminuído, sem mudança na osmolalidade.* Esta situação (linha inferior, quadrado do meio) ocorre na hemorragia. A perda de sangue representa a perda de líquido isosmótico

do compartimento extracelular, semelhante a tirar uma xícara de água do mar do conteúdo de um balde grande. Se uma transfusão de sangue não está imediatamente disponível, a melhor solução para reposição é uma que seja isosmótica e permaneça no LEC, como uma solução isotônica de NaCl.

8. *Volume diminuído, osmolalidade diminuída.* Esta situação (linha inferior, quadrado à esquerda) também pode resultar de uma compensação incompleta da desidratação, mas é incomum.

A desidratação desencadeia respostas homeostáticas

Para entender a resposta integrada do corpo a mudanças no volume e na osmolalidade, você precisa primeiro ter uma ideia clara de quais vias se tornam ativas em resposta a vários estímulos. A **TABELA 20.1** é um resumo das diversas vias envolvidas no balanço do sal e da água. Para detalhes das vias individuais, consulte as figuras citadas na Tabela 20.1.

A resposta homeostática à desidratação grave é um excelente exemplo de como o corpo trabalha para manter o volume sanguíneo e o volume celular frente a um decréscimo de volume e aumento de osmolalidade. Ela também ilustra o papel dos centros integradores neural e endócrino. Na desidratação grave, o córtex da glândula suprarrenal recebe dois sinais opostos. Um diz "secrete aldosterona"; o outro diz "não secrete aldosterona". O corpo possui múltiplos mecanismos para lidar com o volume sanguíneo diminuído, mas a alta osmolalidade do LEC faz a célula encolher e representar uma ameaça mais imediata ao bem-estar. Assim, frente a um volume diminuído e a um aumento da osmolalidade, o córtex da glândula suprarrenal não secreta aldosterona (se secretada, a aldosterona estimularia a reabsorção de Na^+, o que poderia piorar a já elevada osmolalidade associada à desidratação).

Na desidratação grave, mecanismos compensatórios ajudam a restaurar a pressão normal do sangue, o volume do LEC e a osmolalidade por (1) conservar o líquido para evitar perdas adicionais, (2) desencadear reflexos cardiovasculares para aumentar a pressão arterial e (3) estimular a sede para que o volume normal de líquido e a osmolalidade possam ser restaurados. A **FIGURA 20.13** ilustra a relação íntima entre essas respostas. Essa figura é complexa e intimidante à primeira vista e, assim, será discutida passo a passo.

No topo do mapa (em amarelo) existem dois estímulos causados pela desidratação: diminuição de volume/pressão sanguíneos e aumento da osmolalidade. A diminuição do volume do LEC causa diminuição da pressão arterial. A pressão arterial atua tanto diretamente quanto como um estímulo para muitas vias reflexas que são mediadas por barorreceptores carotídeos e aórticos e por células granulares sensíveis à pressão. A diminuição do volume é detectada por receptores atriais de volume.

1. *Os barorreceptores carotídeos e aórticos sinalizam para o centro de controle cardiovascular (CCCV) aumentar a pressão arterial.* A eferência simpática do CCCV aumenta a pressão arterial, ao passo que a eferência parassimpática a diminui.
   a. A frequência cardíaca sobe à medida que o controle do nó SA muda de predominantemente parassimpático para simpático.
   b. A força de contração ventricular também aumenta sob a estimulação simpática. O aumento da força de

TABELA 20.1	Respostas desencadeadas por mudanças no volume sanguíneo, na pressão arterial e na osmolalidade		
Estímulo	**Órgão ou tecido envolvido**	**Resposta(s)**	**Figura(s)**
Pressão arterial/volume sanguíneo reduzidos			
Efeitos diretos			
	Células granulares	Secreção de renina	20.10
	Glomérulo	Diminuição de TFG	19.6, 20.10
Reflexos			
Barorreceptores carotídeos e aórticos	Centro de controle cardiovascular	Aumento da estimulação simpática, diminuição da estimulação parassimpática	15.14b, 20.10
Barorreceptores carotídeos e aórticos	Hipotálamo	Estimulação da sede	20.1a
Barorreceptores carotídeos e aórticos	Hipotálamo	Secreção de vasopressina	20.6
Receptores atriais de volume	Hipotálamo	Estimulação da sede	20.1a
Receptores atriais de volume	Hipotálamo	Secreção de vasopressina	20.6
Pressão arterial aumentada			
Efeitos diretos			
	Glomérulo	Aumento da TGF (transitório)	19.6, 19.7
	Células do miocárdio	Secreção de peptídeo natriurético	20.11
Reflexos			
Barorreceptores carotídeos e aórticos	Centro de controle cardiovascular	Diminuição da estimulação simpática, aumento da estimulação parassimpática	15.14b
Barorreceptores carotídeos e aórticos	Hipotálamo	Inibição da sede	
Barorreceptores carotídeos e aórticos	Hipotálamo	Inibição de vasopressina	
Receptores atriais de volume	Hipotálamo	Inibição da sede	
Receptores atriais de volume	Hipotálamo	Inibição de vasopressina	
Osmolalidade aumentada			
Efeitos diretos			
Desidratação patológica	Córtex da glândula suprarrenal	Diminuição da secreção de aldosterona	20.13
Reflexos			
Osmorreceptores	Hipotálamo	Estimulação da sede	20.8
Osmorreceptores	Hipotálamo	Secreção de vasopressina	20.6
Osmolalidade diminuída			
Efeitos diretos			
Hiponatremia patológica	Córtex da glândula suprarrenal	Aumento da secreção de aldosterona	
Reflexos			
Osmorreceptores	Hipotálamo	Diminuição da secreção de vasopressina	

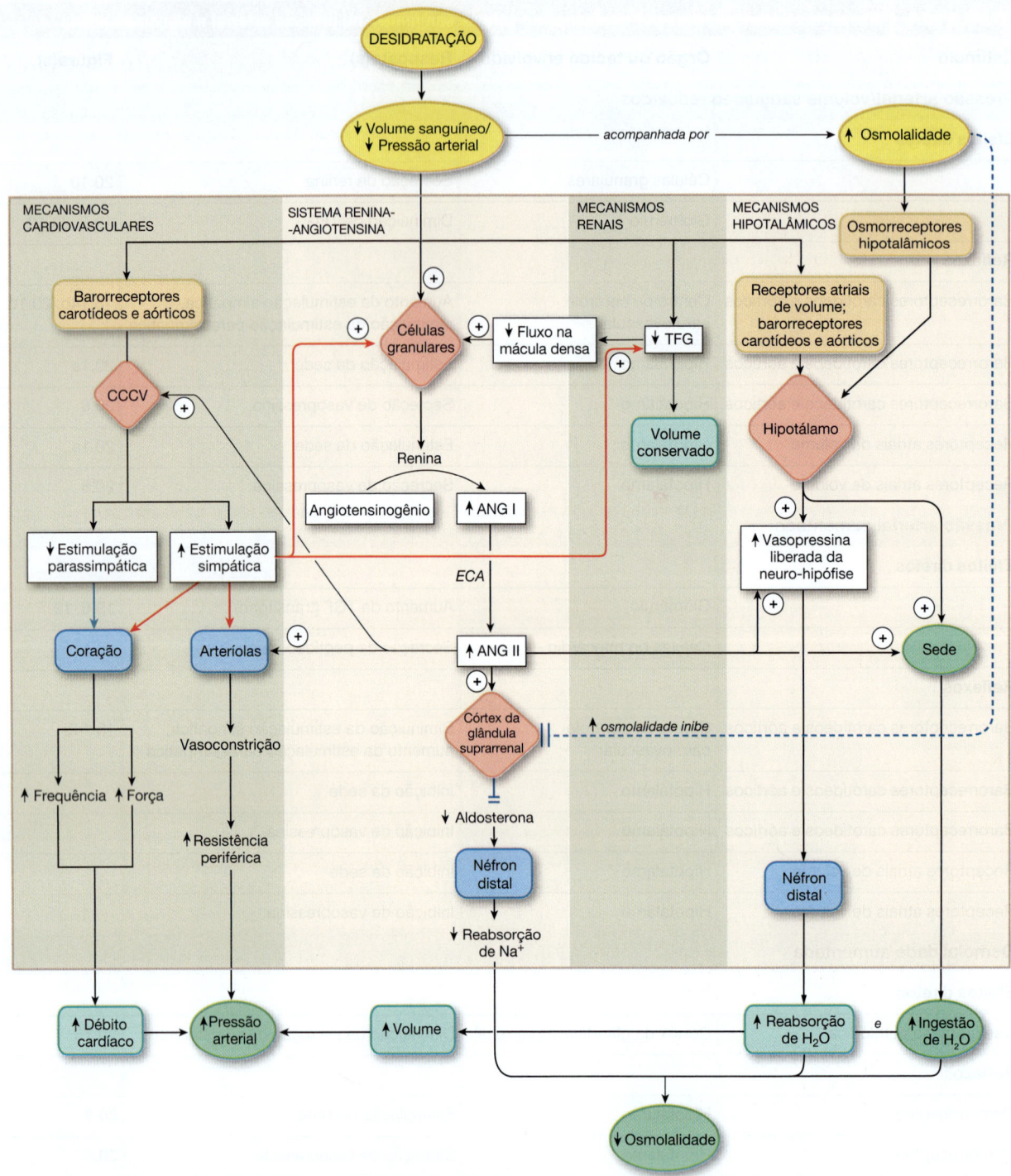

FIGURA 20.13 Resposta homeostática à desidratação grave.

contração combina-se com o aumento da frequência cardíaca, a fim de aumentar o débito cardíaco.

c. Simultaneamente, as eferências simpáticas causam vasoconstrição arteriolar, aumentando a resistência periférica.

d. A vasoconstrição simpática das arteríolas aferentes renais reduz a TFG, ajudando a conservar líquidos.

e. A atividade simpática aumentada nas células granulares renais aumenta a secreção de renina.

2. *A redução da pressão arterial periférica reduz diretamente a TFG.* Uma TFG mais baixa conserva o volume do LEC por filtrar menos líquido para dentro do néfron.

3. *A retroalimentação parácrina faz as células granulares liberarem renina.* A redução da TFG reduz o fluxo de líquido pela mácula densa. Isso aumenta a liberação de renina.

4. *As células granulares respondem à diminuição da pressão arterial liberando renina.* A combinação de diminuição da pressão arterial, aumento da estimulação simpática sobre as células granulares e de sinais vindos da mácula densa estimula a liberação de renina e assegura o aumento da produção de angiotensina II.

5. *Diminuição da pressão arterial, diminuição do volume sanguíneo, aumento da osmolalidade e aumento da produção de ANG II estimulam a vasopressina e os centros da sede no hipotálamo.*

A redundância nas vias de controle assegura que todos os quatro principais mecanismos compensatórios sejam ativados: respostas cardiovasculares, ANG II, vasopressina e sede.

1. As *respostas cardiovasculares* combinam o aumento do débito cardíaco e aumento da resistência periférica para aumentar a pressão arterial. Observe, no entanto, que esse aumento na pressão arterial *não necessariamente* significa que a pressão retorna ao normal. Se a desidratação é grave, a compensação pode ser incompleta, e a pressão arterial pode permanecer abaixo do normal.

2. A *angiotensina II* tem vários efeitos, visando ao aumento da pressão arterial, incluindo a estimulação da sede, a liberação de vasopressina, a vasoconstrição direta e o reforço da resposta do centro de controle cardiovascular. A ANG II também alcança o córtex da glândula suprarrenal e busca estimular a liberação da aldosterona. Na desidratação grave, entretanto, a reabsorção de Na^+ piora a já elevada osmolalidade. Como consequência, a alta osmolalidade no córtex da glândula suprarrenal inibe diretamente a liberação de aldosterona, bloqueando a ação da ANG II. Na desidratação, a via do SRA produz efeitos benéficos, aumentando a pressão arterial por meio da ação da ANG II, enquanto evita os efeitos prejudiciais associados à reabsorção de Na^+. Esse é um bom exemplo de função integrada.

3. A *vasopressina* aumenta a permeabilidade à água dos ductos coletores renais, permitindo que a reabsorção da água conserve o líquido. Sem a reposição de líquido, contudo, a vasopressina não pode trazer o volume e a osmolalidade de volta ao normal.

4. A *ingestão oral (ou intravenosa) de água* em resposta à sede é o único mecanismo para repor a perda do volume de líquido e restabelecer a osmolalidade normal do LEC.

SOLUCIONANDO O **PROBLEMA**

O corpo humano tenta manter o equilíbrio hídrico e de sódio por vários mecanismos hormonais. Durante sessões de exercício, o aumento da estimulação simpática causa aumento da produção de aldosterona e de vasopressina, as quais promovem a retenção de Na^+ e água pelos rins.

P8: *O que você espera que aconteça com a produção de vasopressina e de aldosterona em resposta à hiponatremia de diluição?*

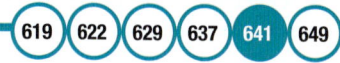
619 622 629 637 **641** 649

O resultado final de todos esses quatro mecanismos é (1) a restauração do volume pela conservação de água e ingestão de líquido, (2) a manutenção da pressão arterial pelo aumento do volume sanguíneo, aumento do débito cardíaco e vasoconstrição, e (3) a restauração da osmolalidade normal pela diminuição da reabsorção de Na^+ e aumento da reabsorção e ingestão de água.

Utilizando as vias listadas na Tabela 20.1 e na Figura 20.13 como modelo, tente criar mapas dos reflexos para os sete outros distúrbios do volume e da osmolalidade, mostrados na Figura 20.12.

EQUILÍBRIO ACIDOBÁSICO

O equilíbrio acidobásico (também denominado homeostasia do pH) é uma das funções essenciais do corpo. O pH de uma solução é medido como sua concentração de H^+ (p. 41). A concentração plasmática arterial normal de H^+ é de 0,00004 mEq/L, um valor muito pequeno, se comparado com a concentração de outros íons (p. ex., a concentração plasmática de Na^+ é de cerca de 135 mEq/L).

Devido ao fato de a concentração de H^+ no corpo ser tão baixa, ela geralmente é expressa em uma escala logarítmica de pH de 0 a 14, na qual um pH de 7 é neutro (nem ácido nem básico). Se o pH de uma solução é menor que 7, a concentração de H^+ é maior que 1×10^{-7} M, e a solução é considerada ácida. Se o pH é maior que 7, a concentração de H^+ é menor que 1×10^{-7} M, e a solução é considerada alcalina (básica).

O pH normal do corpo é de 7,4, ligeiramente alcalino. Uma mudança de 1 unidade de pH representa uma mudança de 10 vezes na concentração de H^+. (Para rever o conceito de pH, ver Fig. 2.9, p. 45. Para rever logaritmos, ver Apêndice B.)

Mudanças no pH podem desnaturar proteínas

A faixa de pH normal do plasma é de 7,38 a 7,42. O pH extracelular normalmente reflete o pH intracelular, e vice-versa. Devido ao fato de ser difícil monitorar as condições intracelulares, os valores plasmáticos são utilizados clinicamente como indicadores do pH do LEC e do pH total do corpo. Os líquidos do corpo que são "externos" ao meio interno do corpo, como os localizados no lúmen do trato gastrintestinal ou nos túbulos renais, podem ter um pH que excede bastante a faixa normal. A secreção de ácido no estômago, por exemplo, pode reduzir o pH gástrico para cerca de 1. O pH da urina varia entre 4,5 a 8,5, dependendo da necessidade do corpo de excretar H^+ ou HCO_3^-.

A concentração de H^+ no corpo é bem regulada. Proteínas intracelulares, como enzimas e canais de membrana, são particularmente sensíveis ao pH, uma vez que a função dessas proteínas depende da sua forma tridimensional (p. 31). Mudanças na concentração de H^+ alteram a estrutura terciária de proteínas através da interação com ligações de hidrogênio dessas moléculas, alterando a estrutura tridimensional das proteínas e suas atividades (p. 51).

Um pH anormal pode afetar significativamente a atividade do sistema nervoso. Se o pH é muito baixo – uma condição denominada **acidose** –, os neurônios tornam-se menos excitáveis, resultando em depressão do SNC. Os pacientes tornam-se confusos e desorientados e, então, entram em coma. Se a depressão do SNC progride, os centros respiratórios deixam de funcionar, levando à morte.

Se o pH é muito alto – uma condição denominada **alcalose** –, os neurônios tornam-se hiperexcitáveis, disparando potenciais de ação mesmo frente a pequenos sinais. Essa condição se manifesta primeiro por alterações sensoriais, como falta de sensibilidade ou formigamento, e depois por abalos musculares. Se a alcalose é grave, as contrações musculares tornam-se sustentadas (*tetania*) e paralisam os músculos respiratórios.

Distúrbios do equilíbrio acidobásico estão associados com distúrbios no equilíbrio do K^+. Isso ocorre parcialmente devido ao transporte renal que desloca os íons K^+ e H^+ em um antiporte. Na acidose, os rins excretam H^+ e reabsorvem K^+ utilizando uma H^+-K^+-*ATPase*. Na alcalose, os rins reabsorvem H^+ e excretam K^+. O desequilíbrio do K^+ geralmente se manifesta como distúrbios em tecidos excitáveis, principalmente no coração.

Os ácidos e as bases no corpo são provenientes de muitas fontes

No funcionamento diário, o corpo é desafiado pela maior ingestão e produção de ácidos do que de bases. Íons hidrogênio são oriundos da alimentação e do metabolismo interno. A manutenção do balanço de massas requer que a ingestão e a produção de ácido sejam equilibradas pela excreção de ácido. O equilíbrio do hidrogênio está resumido na **FIGURA 20.14**.

Ganho de ácidos   Muitos produtos do metabolismo e alimentos são ácidos orgânicos que se ionizam e contribuem para a liberação de H^+ nos fluidos corporais.[2] Exemplos de ácidos orgânicos incluem aminoácidos, ácidos graxos, intermediários do ciclo do ácido cítrico e o lactato produzido pelo metabolismo anaeróbio. A produção metabólica de ácidos orgânicos a cada dia gera uma quantidade significativa de H^+, a qual precisa ser excretada para a manutenção do balanço de massas.

Sob circunstâncias extraordinárias, a produção de ácidos orgânicos metabólicos pode aumentar significativamente e gerar uma crise. Por exemplo, diversas condições anaeróbias graves, como choque circulatório, produzem tanto lactato que os mecanismos homeostáticos não conseguem realizar a sua excreção, resultando em um estado de *acidose láctica*. No diabetes melito, o metabolismo anormal de gorduras e aminoácidos produz ácidos

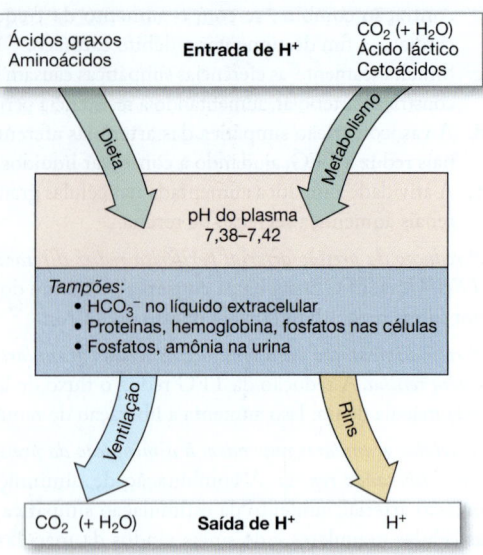

FIGURA 20.14   **Equilíbrio do pH no corpo.**

fortes, chamados de **cetoácidos**. Esses ácidos geram um estado de acidose metabólica, chamado de *cetoacidose*.

A maior fonte diária de ácidos é a produção de CO_2 durante a respiração aeróbia. O dióxido de carbono não é um ácido, uma vez que não contém nenhum átomo de hidrogênio. Entretanto, o CO_2 oriundo da respiração combina-se com a água para formar ácido carbônico (H_2CO_3), que se dissocia em H^+ e no íon bicarbonato, HCO_3^-.

$$CO_2 + H_2O \rightleftharpoons H_2CO_3 \rightleftharpoons H^+ + HCO_3^-$$

Esta reação ocorre em todas as células e no plasma, mas a uma taxa lenta. Todavia, em algumas células do organismo, a reação ocorre de forma muito rápida, devido à presença de uma grande quantidade de *anidrase carbônica* (p. 577). Essa enzima catalisa a conversão de CO_2 e H_2O a H^+ e HCO_3^-.

A produção de H^+ a partir de CO_2 e H_2O é a maior fonte de produção de ácidos sob condições normais. Segundo algumas estimativas, o CO_2 do metabolismo em repouso produz cerca de 12.500 mEq de H^+ a cada dia. Se essa quantidade de ácido fosse colocada em um volume de água igual ao volume plasmático, ela geraria uma concentração de H^+ de 4.167 mEq/L, uma concentração mais de cem milhões (10^8) de vezes maior do que a concentração plasmática de H^+, que é de 0,00004 mEq/L.

Esses números mostram que o CO_2 produzido pela respiração aeróbia tem o potencial de alterar o pH corporal de forma significativa. Felizmente, os mecanismos homeostáticos normalmente previnem o acúmulo de CO_2 em nosso organismo.

Ganho de bases   A fisiologia ácido-base concentra-se no ácido por boas razões. Primeiro, nossa dieta e nosso metabolismo têm poucas fontes significativas de bases. Algumas frutas e vegetais contêm ânions que são metabolizados a HCO_3^-, mas a influência desses alimentos é superada de longe pela contribuição de frutas ácidas, aminoácidos e ácidos graxos. Segundo, os desequilíbrios acidobásicos decorrentes do excesso de ácido são mais comuns do que os que ocorrem por excesso de base. Por essas razões, o corpo utiliza muito mais recursos para a remoção do excesso de ácidos.

---

[2] As formas aniônicas de muitos ácidos orgânicos terminam com o sufixo -ato, como em piruvato e lactato.

A homeostasia do pH depende de tampões, dos pulmões e dos rins

Como o corpo faz para enfrentar as mudanças no pH minuto a minuto? Existem três mecanismos: (1) tampões, (2) ventilação e (3) regulação da função renal de H^+ e HCO_3^-. Os tampões são a primeira linha de defesa, sempre presentes e esperando para impedir grandes oscilações do pH. A ventilação, a segunda linha de defesa, é uma resposta rápida regulada reflexamente que pode controlar cerca de 75% dos distúrbios do pH. A linha final de defesa fica com os rins. Eles são mais lentos do que os tampões e os pulmões, mas são muito eficientes ao enfrentar qualquer distúrbio de pH restante, sob condições normais. Esses três mecanismos ajudam a equilibrar os ácidos de forma tão eficaz que o pH normal do corpo varia apenas ligeiramente. Analisaremos cada um deles.

Sistemas tampões incluem proteínas, íons fosfato e HCO_3^-

Um tampão é uma molécula que atenua, mas não previne, alterações no pH através da sua combinação com H^+ ou da liberação desse íon (p. 41). Na ausência de tampões, a adição de ácido a uma solução causa uma grande mudança no seu pH. Na presença de um tampão, a mudança de pH é moderada ou pode ser até imperceptível. Devido à produção de ácidos ser o maior desafio para a manutenção da homeostasia do pH, a maioria dos tampões fisiológicos se combina com o H^+.

Os tampões são encontrados dentro da célula e no plasma. Tampões intracelulares incluem as proteínas celulares, os íons fosfato (HPO_4^{2-}) e a hemoglobina. A hemoglobina nos eritrócitos tampona o H^+ produzido pela reação do CO_2 com a H_2O (Fig. 18.11, p. 578).

Cada íon H^+ tamponado pela hemoglobina deixa um íon bicarbonato no interior do eritrócito. Esse HCO_3^- pode, então, deixar o eritrócito em troca por um íon Cl^- plasmático, o *desvio de cloreto* (p. 578).

As grandes quantidades plasmáticas de bicarbonato produzido a partir do metabolismo do CO_2 representam o sistema tampão mais importante do líquido extracelular. A concentração plasmática de HCO_3^- é de, em média, 24 mEq/L, o que é aproximadamente 600 mil vezes maior do que a concentração plasmática de H^+. Embora o H^+ e o HCO_3^- sejam produzidos em uma relação 1:1 a partir de CO_2 e H_2O, o tamponamento intracelular do H^+ pela hemoglobina é a principal razão pela qual os dois íons não aparecem no plasma na mesma concentração. O HCO_3^- plasmático está, então, disponível para o tamponamento do H^+ oriundo de fontes não respiratórias, como o metabolismo.

A relação entre CO_2, HCO_3^- e H^+ no plasma é expressa pela seguinte equação:

$$CO_2 + H_2O \rightleftharpoons \underset{\text{ácido carbônico}}{H_2CO_3} \rightleftharpoons H^+ + HCO_3^- \qquad (1)$$

De acordo com a ação da lei das massas, qualquer mudança na quantidade de CO_2, H^+ ou HCO_3^- na solução altera a reação, até que um novo estado de equilíbrio seja alcançado. (A água está sempre em excesso no corpo e não contribui para o equilíbrio da reação.) Por exemplo, se existe um aumento nos

níveis de CO_2 (em vermelho), a equação desloca-se para a direita, criando uma molécula adicional de H^+ e outra de HCO_3^- a partir de cada CO_2 e água:

$$\uparrow \textbf{CO}_2 + H_2O \rightarrow H_2CO_3 \rightarrow \uparrow H^+ + \uparrow HCO_3^- \qquad (2)$$

Uma vez que um novo equilíbrio é alcançado, tanto os níveis de H^+ como os de HCO_3^- aumentam. A adição de H^+ torna a solução mais ácida e reduz seu pH.

Observe que, na reação (2), não importa que uma molécula de bicarbonato também tenha sido produzida. O HCO_3^- atua como um tampão apenas quando ele se liga ao H^+ e forma ácido carbônico. Quando a reação está no equilíbrio, como mostrado aqui, o HCO_3^- não se combina com o H^+.

Agora, suponha que o H^+ (em vermelho) é adicionado ao plasma a partir de uma fonte metabólica, como o ácido láctico:

$$CO_2 + H_2O \rightleftharpoons H_2CO_3 \rightleftharpoons \uparrow \uparrow \textbf{H}^+ + HCO_3^- \qquad (3)$$

A adição de H^+ quebra o estado de equilíbrio da reação. De acordo com a ação da lei das massas (p. 48), a adição de uma molécula do lado direito do equilíbrio deslocará a equação para o lado esquerdo. Agora, o HCO_3^- plasmático pode atuar como um tampão e se ligar a alguns dos íons H^+ adicionados. A reação é deslocada à esquerda, convertendo parte do H^+ adicionado e do tampão bicarbonato a CO_2 e H_2O:

$$CO_2 + H_2O \leftarrow H_2CO_3 \leftarrow \uparrow \uparrow \textbf{H}^+ + HCO_3^- \qquad (4)$$

Quando a equação retorna ao equilíbrio, a concentração de H^+ ainda está elevada, porém não tanto quanto estava inicialmente. A concentração de HCO_3^- está reduzida porque parte do bicarbonato foi utilizada como tampão. O CO_2 e a H_2O aumentaram. Em equilíbrio, a reação fica:

$$\uparrow CO_2 + \uparrow H_2O \rightleftharpoons H_2CO_3 \rightleftharpoons \uparrow H^+ + \downarrow HCO_3^- \qquad (5)$$

A lei da ação das massas é uma maneira útil de pensar sobre a relação entre as mudanças na concentração de H^+, HCO_3^- e CO_2 enquanto você lembrar de certas questões. Primeiro, uma mudança na concentração de HCO_3^- (conforme indicado na reação 2) pode não aparecer clinicamente como uma concentração de HCO_3^- anormal. Isso ocorre porque o HCO_3^- é 600 mil vezes mais concentrado no plasma do que o H^+. Se tanto o H^+ quanto o HCO_3^- são adicionados ao plasma, pode-se observar mudanças no pH, mas não na concentração de HCO_3^-, uma vez que ela já era muito alta inicialmente. Tanto o H^+ quanto o HCO_3^- sofrem um aumento *absoluto* na sua concentração, mas devido à concentração de HCO_3^- já ser naturalmente elevada, o *aumento relativo* nos níveis de HCO_3^- passa despercebido.

Como analogia, pense em dois times de futebol americano jogando em um estádio com 80 mil espectadores. Se mais 10 jogadores (H^+) vão para o campo, todos percebem. Mas se 10 pessoas (HCO_3^-) entram nas arquibancadas nessa mesma hora, ninguém percebe, pois já havia tantas pessoas vendo o jogo que 10 a mais não faz muita diferença.

A relação entre pH, concentração de HCO_3^- em mM e a concentração do CO_2 dissolvido é expressa matematicamente pela **equação de Henderson-Hasselbalch**. Uma variante da equação que é mais utilizada na área clínica usa a P_{CO_2}, em vez da concentração do CO_2 dissolvido:

$$pH = 6,1 + \log [HCO_3^-]/0,03 \times P_{CO_2}$$

Se você conhece a P_{CO_2} e a concentração plasmática de bicarbonato de um paciente, você pode estimar o seu pH plasmático.

O segundo requisito para a lei de ação das massas é que, quando a reação se desloca à esquerda e aumenta os níveis de CO_2 no plasma, ocorre um aumento quase instantâneo na ventilação (em uma pessoa normal). Se mais CO_2 é eliminado através da expiração, a P_{CO_2} arterial pode permanecer normal ou até cair abaixo do normal como consequência da hiperventilação.

A ventilação pode compensar as alterações de pH

O aumento na ventilação recém-descrito é uma *compensação respiratória* para a acidose. A ventilação e o equilíbrio acidobásico são intimamente relacionados, como mostra a equação:

$$CO_2 + H_2O \rightleftharpoons H_2CO_3 \rightleftharpoons H^+ + HCO_3^-$$

Mudanças na ventilação podem corrigir alterações no equilíbrio acidobásico, mas também podem causá-las. Devido ao equilíbrio dinâmico entre o CO_2 e o H^+, qualquer mudança na P_{CO_2} plasmática afeta tanto o conteúdo de H^+ quanto o de HCO_3^- no sangue.

Hipoventilação Por exemplo, se uma pessoa hipoventila e a P_{CO_2} aumenta (em vermelho), a equação desloca-se à direita, mais ácido carbônico é formado e a concentração de H^+ sobe, gerando um estado de *acidose*:

$$\uparrow CO_2 + H_2O \rightarrow H_2CO_3 \rightarrow \uparrow H^+ + \uparrow HCO_3^- \quad (6)$$

Hiperventilação Por outro lado, se uma pessoa hiperventila, eliminando CO_2 e, consequentemente, reduzindo a P_{CO_2} plasmática (em vermelho), a equação desloca-se à esquerda, o que significa que o H^+ se combina com o HCO_3^-, formando CO_2 + H_2O, reduzindo a concentração de H^+. A redução da concentração de H^+ aumenta o pH:

$$\downarrow CO_2 + H_2O \leftarrow H_2CO_3 \leftarrow \downarrow H^+ + \downarrow HCO_3^- \quad (7)$$

Nesses dois exemplos, você pode observar que uma mudança na P_{CO_2} afeta a concentração de H^+ e o pH do plasma.

Reflexos ventilatórios O corpo usa a ventilação como um mecanismo homeostático para o ajuste do pH apenas se um estímulo associado ao pH desencadeia a resposta reflexa. Dois estímulos podem fazer: H^+ e CO_2.

A ventilação é afetada diretamente pelos níveis plasmáticos de H^+, principalmente devido à ativação dos quimiorreceptores no corpo carotídeo (**FIG. 20.15**). Esses quimiorreceptores estão localizados nas artérias carótidas, juntamente com receptores sensíveis ao oxigênio e à pressão arterial (p. 493). Um aumento na concentração plasmática de H^+ estimula os quimior-

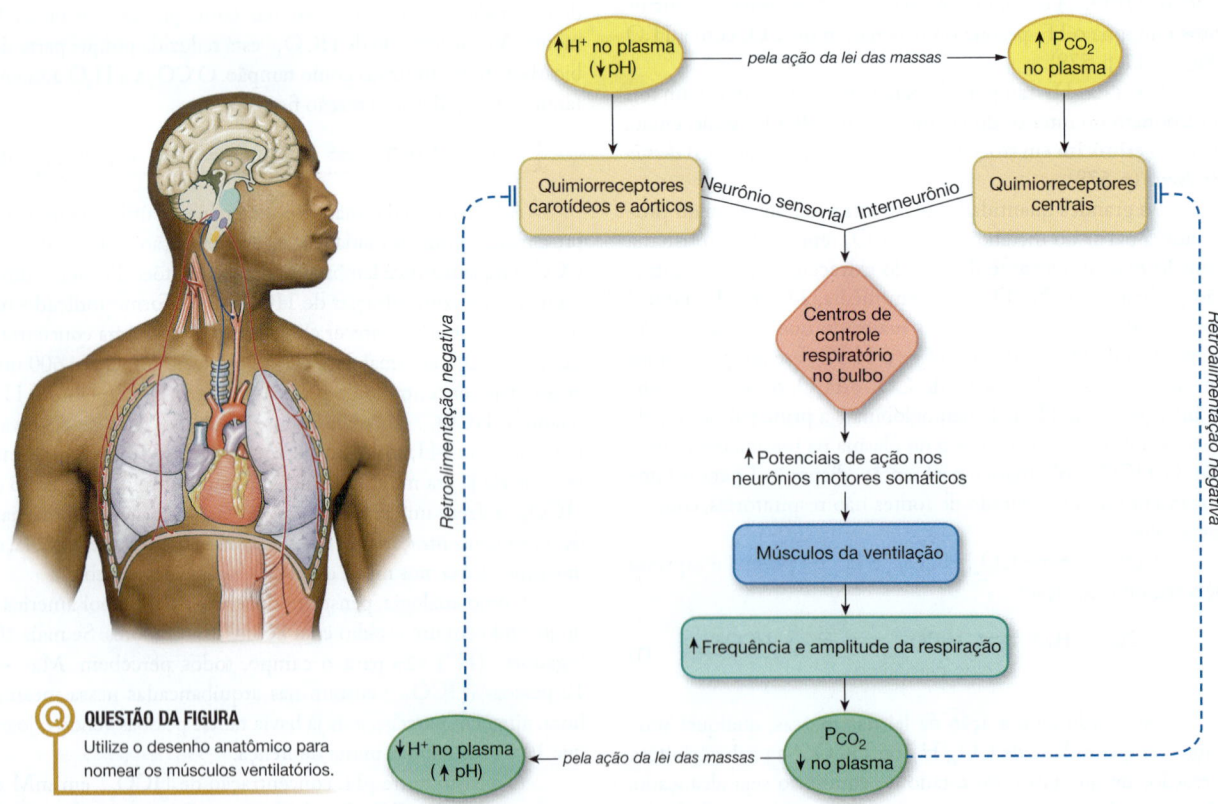

Q QUESTÃO DA FIGURA
Utilize o desenho anatômico para nomear os músculos ventilatórios.

FIGURA 20.15 Compensação respiratória para a acidose metabólica.

receptores, o que, por sua vez, sinaliza para os centros bulbares de controle respiratório aumentarem a ventilação. O aumento da ventilação alveolar permite aos pulmões excretarem mais CO_2 e converterem H^+ em $CO_2 + H_2O$.

Os quimiorreceptores centrais do bulbo não podem responder diretamente às mudanças de pH no plasma, uma vez que o H^+ não atravessa a barreira hematencefálica. Entretanto, mudanças no pH alteram a P_{CO_2}, e o CO_2 estimula os quimiorreceptores centrais (Fig. 18.17, p. 584). O controle dual da ventilação por meio dos quimiorreceptores centrais e periféricos ajuda o corpo a responder rapidamente a mudanças no pH ou no CO_2 do plasma.

REVISANDO **CONCEITOS**	15. Na equação 6, a quantidade de HCO_3^- está aumentada no equilíbrio. Por que esse HCO_3^- não atua como um tampão, prevenindo a ocorrência da acidose?

Os rins usam tampões amônia e fosfato

Os rins realizam aproximadamente 25% da compensação que os pulmões não podem dar conta. Eles alteram o pH de duas maneiras: (1) diretamente, através da excreção ou da reabsorção de H^+ e (2) indiretamente, através da alteração da taxa, na qual o tampão HCO_3^- é reabsorvido ou excretado.

Na acidose, os rins secretam H^+ no lúmen tubular utilizando mecanismos de transporte ativo diretos e indiretos (**FIG. 20.16**). A amônia derivada dos aminoácidos e os íons fosfato (HPO_4^{2-}) atuam como tampões renais, convertendo grandes quantidades de H^+ em NH_4^+ e $H_2PO_4^-$. Esses tampões permitem uma maior excreção de H^+. Íons fosfato estão presentes no filtrado e se combinam com o H^+ secretado no lúmen do néfron:

$$HPO_4^{2-} + H^+ \rightleftharpoons H_2PO_4^-$$

Mesmo com esses tampões, a urina pode tornar-se muito ácida, até um pH de aproximadamente 4,5. Enquanto o H^+ está sendo excretado, os rins sintetizam novo HCO_3^- a partir de CO_2 e H_2O. O HCO_3^- é reabsorvido para o sangue para atuar como um tampão e aumentar o pH.

Na alcalose, os rins revertem o processo geral recém-descrito para a acidose, excretando HCO_3^- e reabsorvendo H^+, em uma tentativa de trazer os valores de pH de volta para o normal. A compensação renal é mais lenta que a compensação respiratória, e seu efeito no pH pode não ser percebido antes de 24 a 48 horas. Contudo, uma vez ativada, a compensação renal controla de modo eficaz quase todas as alterações, exceto os distúrbios acidobásicos graves.

Os mecanismos celulares para o manejo renal do H^+ e do HCO_3^- se assemelham com os mecanismos de transporte de outros epitélios. Entretanto, esses mecanismos envolvem alguns transportadores de membrana que você não encontrou antes:

1. O *trocador apical Na^+-H^+* (NHE) é um transporte ativo indireto (secundário) que leva o Na^+ para a célula epitelial em troca de um íon H^+ que se desloca para o lúmen, contra seu gradiente de concentração. Esse transportador também atua na reabsorção de Na^+ no túbulo proximal.

2. O **simporte basolateral Na^+-HCO_3^-** movimenta o Na^+ e o HCO_3^- para fora da célula epitelial e para dentro do líquido intersticial. Esse transportador ativo indireto usa a

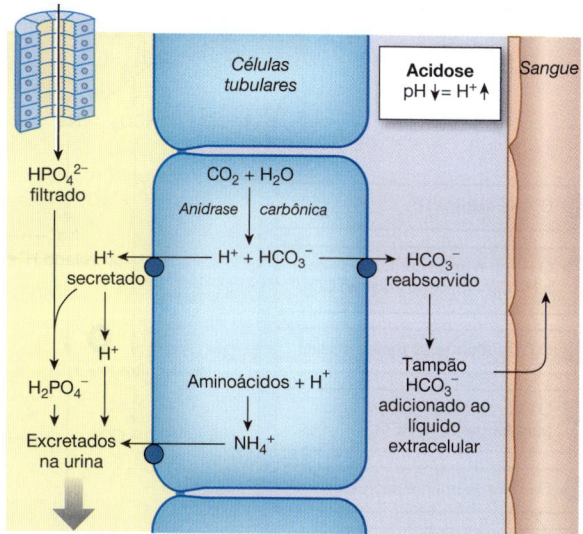

FIGURA 20.16 **Visão geral da compensação renal para a acidose.** Os rins secretam H^+, que é tamponado na urina pela amônia e pelos íons fosfato. Eles reabsorvem bicarbonato, que atua como um tampão extracelular. Os transportadores mostrados aqui são proteínas genéricas de membrana. Para ver os transportadores específicos envolvidos, ver Figura 20.17.

energia criada pela difusão do HCO_3^- a favor do seu gradiente de concentração para movimentar o Na^+ contra seu gradiente, da célula para o LEC.

3. A **H^+-ATPase** usa energia do ATP para acidificar a urina, transportando o H^+ contra seu gradiente de concentração, para o lúmen do néfron distal. A H^+-ATPase também é chamada de *bomba de próton*.

4. A **H^+-K^+-ATPase** transfere o H^+ para a urina em troca da reabsorção de K^+. Essa troca contribui para o desequilíbrio do potássio que, muitas vezes, acompanha os distúrbios acidobásicos.

5. O **trocador Na^+-NH_4^+** transporta o NH_4^+ da célula para o lúmen tubular em troca de um íon Na^+.

Além desses transportadores, o túbulo renal também usa a Na^+-K^+-ATPase e o mesmo trocador HCO_3^--Cl^- que é responsável pelo desvio de cloreto nos eritrócitos.

O túbulo proximal secreta H^+ e reabsorve HCO_3^-

A quantidade de bicarbonato filtrada pelos rins ao longo de cada dia é equivalente à quantidade de bicarbonato em aproximadamente 0,45 kg de bicarbonato de sódio ($NaHCO_3$). A maior parte desse HCO_3^- deve ser reabsorvida para a manutenção da capacidade de tamponamento do corpo. O túbulo proximal reabsorve a maior parte do HCO_3^- filtrado por mecanismos indiretos, pois não há nenhum transportador apical de membrana para permitir a entrada de HCO_3^- nas células tubulares.

A **FIGURA 20.17** mostra as duas vias pelas quais o bicarbonato é reabsorvido no túbulo proximal. (Os números listados a seguir correspondem às etapas mostradas na figura.) Observando

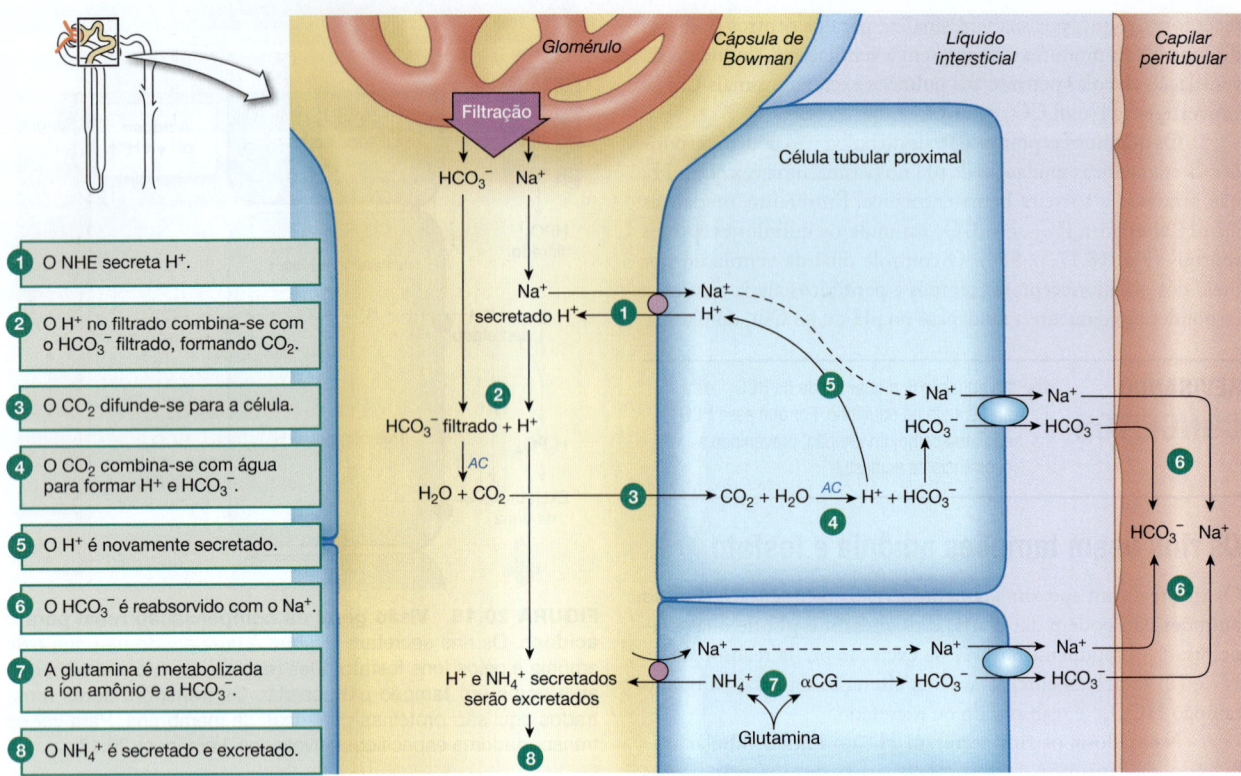

FIGURA 20.17 O túbulo proximal reabsorve o bicarbonato filtrado.

esta ilustração, veremos como os transportadores listados anteriormente funcionam em conjunto.

A primeira via converte o HCO_3^- filtrado em CO_2 e depois de volta a HCO_3^-, que é reabsorvido:

1. O H^+ é secretado pela célula do túbulo proximal para o lúmen tubular em troca de um Na^+ filtrado, que se desloca do lúmen para a célula tubular. Essa troca ocorre pela ação do NHE.

2. O H^+ secretado combina-se com o HCO_3^- filtrado para formar CO_2 no lúmen tubular. Esta reação é catalisada pela anidrase carbônica que está ligada à membrana luminal das células tubulares.

3. O CO_2 recém-formado se difunde do lúmen para a célula tubular.

4. No citoplasma, o CO_2 reage com a água para formar H_2CO_3, que se dissocia em H^+ e HCO_3^-.

5. O H^+ formado no passo 4 pode ser secretado novamente no lúmen, substituindo o H^+ que se combinou com o HCO_3^- filtrado no passo 2. Ele pode reagir com outro bicarbonato filtrado ou pode ser tamponado por um íon fosfato filtrado e ser excretado.

6. O HCO_3^- formado no passo 3 é transportado para fora da célula através da superfície basolateral da célula do túbulo proximal pelo simporte HCO_3^--Na^+.

O resultado desse processo é a reabsorção do Na^+ e do HCO_3^- filtrados e a secreção de H^+.

Uma segunda via para a reabsorção de bicarbonato e para a excreção de H^+ está relacionada com o metabolismo do aminoácido glutamina:

7. A glutamina é metabolizada nas células do túbulo proximal a α-cetoglutarato (αCG) e dois grupos amino ($-NH_2$). Os grupos amino formam amônia (NH_3), e a amônia tampona o H^+ para formar o íon amônio (NH_4^+). O NH_4^+ é transportado para o lúmen em troca de um íon Na^+. O α-cetoglutarato é metabolizado posteriormente a HCO_3^-, que é transportado para o sangue em conjunto com o Na^+.

O resultado da ação dessas duas vias, mostrado na Figura 20.17, é a secreção de ácido (H^+) e a reabsorção de tampão na forma de bicarbonato de sódio, $NaHCO_3$.

O néfron distal controla a excreção de ácido

O néfron distal desempenha um papel significativo na regulação fina do equilíbrio acidobásico. Células especializadas, chamadas de **células intercaladas** (**células I**), presentes entre as células principais são as maiores responsáveis pela regulação do equilíbrio acidobásico.

As células intercaladas são caracterizadas pela alta concentração de anidrase carbônica no seu citoplasma. Essa enzima permite que elas convertam rapidamente CO_2 e água em H^+ e HCO_3^-. Os íons H^+ são bombeados para fora das células intercaladas tanto pela H^+-ATPase quanto pela H^+-K^+-ATPase. O bicarbonato deixa a célula através do trocador HCO_3^--Cl^-.

Existem dois tipos de células intercaladas, com seus transportadores sendo encontrados em diferentes faces da célula epitelial. Durante períodos de acidose, as células intercaladas do tipo A secretam H^+ e reabsorvem bicarbonato. Durante períodos de alcalose, as células intercaladas do tipo B secretam HCO_3^- e reabsorvem H^+.

A **FIGURA 20.18a** mostra como as células intercaladas do tipo A trabalham durante a acidose, secretando H^+ e reabsorvendo HCO_3^-. O processo é semelhante à secreção de H^+ no túbulo proximal, exceto pela presença de transportadores de H^+ específicos. O néfron distal usa a H^+-ATPase e a H^+-K^+-ATPase apicais, em vez do trocador Na^+-H^+ encontrado no túbulo proximal.

Durante a alcalose, quando a concentração de H^+ no organismo é muito baixa, o H^+ é reabsorvido, e o tampão HCO_3^- é excretado na urina (Fig. 20.18b). Mais uma vez, os íons são formados a partir de H_2O e CO_2. Os íons hidrogênio são reabsorvidos para o LEC através de um transporte pela superfície basolateral da célula, e o HCO_3^- é secretado no lúmen. A polaridade dos dois tipos de célula I é invertida, ocorrendo os mesmos processos de transporte, mas em lados opostos da célula.

A H^+-K^+-ATPase do néfron distal ajuda a gerar distúrbios paralelos no equilíbrio acidobásico e no equilíbrio do K^+. Na acidose, quando a concentração plasmática de H^+ é alta, o rim secreta H^+ e reabsorve K^+. Dessa forma, a acidose muitas vezes é acompanhada de hipercalemia. (Outros eventos não renais também contribuem para a concentração elevada de K^+ no LEC durante a acidose.) O contrário também acontece na alcalose, quando os níveis sanguíneos de H^+ são baixos. O mecanismo que permite que o néfron distal reabsorva H^+ faz ele secretar K^+ simultaneamente, fazendo a alcalose normalmente estar associada à hipocalemia.

REVISANDO CONCEITOS

16. Por que o transportador K^+-H^+ no néfron distal requer ATP para secretar H^+, mas o trocador Na^+-H^+ no túbulo proximal não?

17. Na hipocalemia, as células intercaladas do néfron distal reabsorvem K^+ do lúmen tubular. Como resultado, o que acontece com o pH do sangue?

Os desequilíbrios acidobásicos podem ser respiratórios ou metabólicos

Os três mecanismos compensatórios (tampões, ventilação e excreção renal) dão conta da maior parte das variações de pH no plasma. Contudo, sob algumas circunstâncias, a produção ou a perda de H^+ ou HCO_3^- é tão alta que os mecanismos compensatórios não são capazes de manter a homeostasia do pH. Nesses estados, o pH do sangue sai da faixa normal de 7,38 a 7,42. Se o corpo falha em manter o pH entre 7 e 7,7, a acidose ou a alcalose podem ser fatais (**FIG. 20.19**).

Os desequilíbrios acidobásicos são classificados pela direção da mudança do pH (acidose ou alcalose) e por suas causas (metabólica ou respiratória). Mudanças na P_{CO_2} decorrentes da hiper ou da hipoventilação causam desvios no pH. Esses distúrbios são ditos de origem respiratória. Se o desequilíbrio do pH é decorrente de ácidos ou de bases não relacionados com o CO_2, o problema é classificado como metabólico.

Observe que, quando um distúrbio acidobásico se torna evidente como uma mudança no pH do plasma, os tampões do corpo são ineficazes. A perda da capacidade de tamponamento deixa o corpo com apenas duas opções: compensação respiratória ou compensação renal. E se o problema é de origem respiratória, apenas uma compensação homeostática está disponível – os rins. Se o problema é de origem metabólica, ambos os mecanismos, respiratório e renal, podem compensar. A compensação pode levar os valores de pH próximos à normalidade, porém podem não corrigir o distúrbio completamente (Fig. 20.19).

A combinação de um distúrbio inicial de pH com as mudanças compensatórias resultantes é um fator que torna difícil a análise dos distúrbios acidobásicos no cenário clínico. Neste livro, focaremos cenários simples com uma única causa subjacente. Mudanças que ocorrem nos quatro distúrbios acidobásicos mais simples estão mostradas na **TABELA 20.2**.

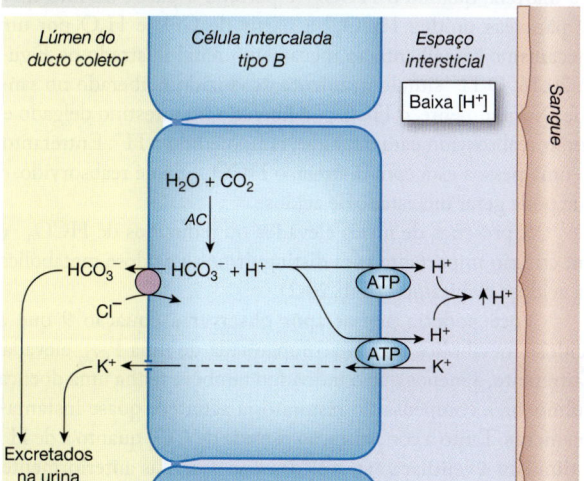

(a) Acidose. As células intercaladas do tipo A do ducto coletor trabalham durante a acidose. O H^+ é excretado; o HCO_3^- e o K^+ são reabsorvidos.

(b) Alcalose. As células intercaladas tipo B do ducto coletor trabalham durante a alcalose. O HCO_3^- e o K^+ são excretados; o H^+ é reabsorvido.

FIGURA 20.18 Função das células intercaladas em distúrbios acidobásicos.

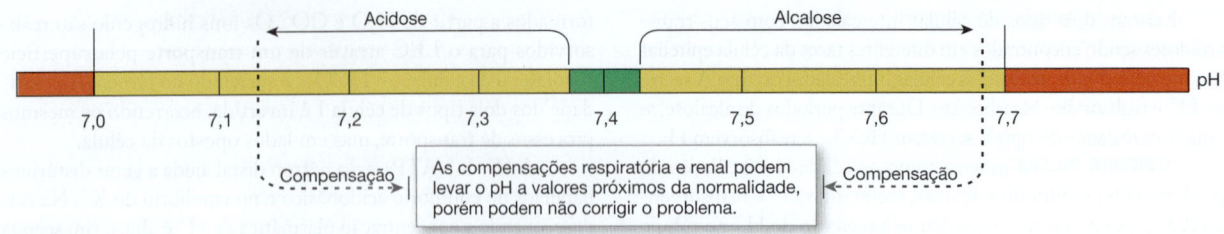

FIGURA 20.19 Distúrbios acidobásicos podem ser compensados de forma incompleta.

TABELA 20.2	P_{CO_2}, íons e pH plasmáticos em distúrbios acidobásicos			
Distúrbio	P_{CO_2}	H^+	pH	HCO_3^-
Acidose				
Respiratória	↑	↑	↓	↑
Metabólica	Normal* ou ↓	↑	↓	↓
Alcalose				
Respiratória	↓	↓	↑	↓
Metabólica	Normal* ou ↑	↓	↑	↑

*Estes valores são diferentes dos esperados segundo a ação da lei das massas, uma vez que a compensação respiratória quase instantânea impede que a P_{CO_2} mude significativamente.

Acidose respiratória Um estado de acidose respiratória ocorre quando a hipoventilação alveolar resulta em acúmulo de CO_2 e elevação da P_{CO_2} plasmática. Algumas situações nas quais isso ocorre são a depressão respiratória ocasionada por drogas (incluindo o álcool), aumento da resistência das vias aéreas, como na asma, distúrbios na troca de gases, ocasionados por fibrose ou pneumonia grave, e fraqueza dos músculos na distrofia muscular e outras doenças musculares. A causa mais comum de acidose respiratória é a *doença pulmonar obstrutiva crônica* (DPOC), que inclui o enfisema. No enfisema, o prejuízo da ventilação alveolar está relacionado à perda da área de superfície alveolar para as trocas gasosas.

Independentemente da causa, na acidose respiratória os níveis plasmáticos de CO_2 aumentam (em vermelho), levando a um aumento nos níveis de H^+ e HCO_3^-:

$$\uparrow CO_2 + H_2O \rightarrow H_2CO_3 \rightarrow \uparrow H^+ + \uparrow HCO_3^- \tag{8}$$

A acidose respiratória é caracterizada pela presença de um pH reduzido associado com níveis elevados de bicarbonato (Tab. 20.2). Como o problema é de origem respiratória, o corpo não pode realizar compensação respiratória. (Entretanto, dependendo do problema, a ventilação mecânica pode ser usada algumas vezes para auxiliar na respiração.)

Qualquer compensação para a acidose respiratória deve ocorrer através de mecanismos renais que excretem H^+ e reabsorvam HCO_3^-. A excreção de H^+ aumenta o pH plasmático. A reabsorção de HCO_3^- fornece tampões adicionais que reagem com o H^+, reduzindo sua concentração e aumentando o pH.

Na doença pulmonar obstrutiva crônica, os mecanismos de compensação renal para a acidose podem atenuar as mudanças no pH, porém podem não ser capazes de levar o pH até a sua faixa normal. Se você observar os níveis de pH e HCO_3^- em pacientes com acidose respiratória compensada, verá que ambos os valores estão próximos do normal em comparação à situação encontrada no ponto mais crítico da acidose.

Acidose metabólica A acidose metabólica é um distúrbio do balanço de massas que ocorre quando o ganho de H^+ pela dieta e pelo metabolismo superam a sua excreção. As causas metabólicas da acidose incluem a *acidose láctica*, que é decorrente do metabolismo anaeróbio, e a *cetoacidose*, que resulta de uma quebra excessiva de gorduras ou de certos aminoácidos. A via metabólica que produz cetoácidos está associada com o diabetes melito tipo 1 e com dietas pobres em carboidrato, como a dieta de Atkins (Capítulo 22). As substâncias ingeridas que causam acidose metabólica incluem metanol, ácido acetilsalicílico e etilenoglicol (anticongelante).

A acidose metabólica é expressa pela seguinte equação:

$$\uparrow CO_2 + H_2O \leftarrow H_2CO_3 \leftarrow \uparrow H^+ + \downarrow HCO_3^- \tag{9}$$

A concentração de íons hidrogênio (em vermelho) aumenta devido à contribuição dos ácidos metabólicos. Esse aumento desloca o equilíbrio da equação para a esquerda, aumentando os níveis de CO_2 através do consumo do tampão HCO_3^-.

A acidose metabólica também pode ocorrer se o corpo perder HCO_3^-. A causa mais comum da perda de bicarbonato é a diarreia, quando o HCO_3^- é perdido a partir do intestino. O pâncreas produz HCO_3^- a partir de CO_2 e H_2O por um mecanismo semelhante ao mecanismo renal ilustrado na Figura 20.16. O H^+ simultaneamente produzido é liberado no sangue. Normalmente, o HCO_3^- é liberado no intestino delgado e, então, reabsorvido para o sangue, tamponando o H^+. Entretanto, se uma pessoa está com diarreia, o HCO_3^- não é reabsorvido, o que pode gerar um estado de acidose.

A presença de níveis elevados ou reduzidos de HCO_3^- é um critério importante para distinguirmos a acidose metabólica da acidose respiratória (Tab. 20.2).

Você poderia pensar após observar a equação 9 que a acidose metabólica estaria acompanhada de uma P_{CO_2} elevada. Entretanto, a menos que o indivíduo também tenha uma doença pulmonar, a compensação respiratória acontece quase instantaneamente. Tanto a concentração elevada de CO_2 quanto a de H^+ estimulam a ventilação através das vias descritas anteriormente. Como resultado, a P_{CO_2} cai de volta a níveis normais ou próximos à normalidade devido à hiperventilação.

A acidose metabólica descompensada raramente é vista clinicamente. Na verdade, um sinal comum de acidose metabólica é a hiperventilação, evidência da compensação respiratória ocorrendo em resposta à acidose.

As compensações renais discutidas para a acidose respiratória também ocorrem durante a acidose metabólica: secreção de H^+ e reabsorção de HCO_3^-. A compensação renal leva vários dias para alcançar eficácia plena, por isso normalmente não é vista em distúrbios de início recente (agudos).

Alcalose respiratória

Estados de alcalose são muito menos comuns do que as condições acidóticas. A alcalose respiratória ocorre como resultado da hiperventilação, quando a ventilação alveolar aumenta sem um aumento concomitante da produção metabólica de CO_2. Consequentemente, a P_{CO_2} plasmática cai (em vermelho), ocorrendo alcalose quando a equação é deslocada para a esquerda:

$$\downarrow CO_2 + H_2O \leftarrow H_2CO_3 \leftarrow \downarrow H^+ + \downarrow HCO_3^- \qquad (10)$$

A redução na concentração de CO_2 desloca o equilíbrio para a esquerda, e tanto a concentração plasmática de H^+ como a de HCO_3^- caem. Níveis plasmáticos de HCO_3^- reduzidos durante a alcalose indicam distúrbio respiratório.

A causa clínica primária da alcalose respiratória é a ventilação artificial excessiva. Felizmente, essa condição é facilmente corrigida pelo ajuste no ventilador. A causa fisiológica mais comum de alcalose respiratória é a hiperventilação histérica causada por ansiedade. Quando essa é a causa, os sintomas neurológicos causados pela alcalose podem ser parcialmente revertidos, fazendo o paciente respirar dentro de um saco de papel. Fazendo isso, o paciente volta a respirar o CO_2 exalado, um processo que aumenta a P_{CO_2} arterial e corrige o problema.

Como essa alcalose tem causa respiratória, a única compensação disponível para o corpo é renal. O bicarbonato filtrado não é reabsorvido no túbulo proximal e é secretado no néfron distal. A combinação da excreção de HCO_3^- e reabsorção de H^+ no néfron distal reduz a carga corporal do tampão HCO_3^- e aumenta a carga de H^+, o que ajuda a corrigir a alcalose.

Alcalose metabólica

A alcalose metabólica tem duas causas comuns: excesso de vômito do conteúdo ácido estomacal e ingestão excessiva de bicarbonato contido em antiácidos. Em ambos os casos, a alcalose resultante reduz a concentração de H^+ (em vermelho):

$$\downarrow CO_2 + \downarrow H_2O \rightarrow H_2CO_3 \rightarrow \downarrow H^+ + \uparrow HCO_3^- \qquad (11)$$

A redução nos níveis de H^+ desloca o equilíbrio para a direita, o que significa uma redução nos níveis de dióxido de carbono (P_{CO_2}) e um aumento nos níveis de HCO_3^-.

Da mesma forma que ocorre na acidose metabólica, a compensação respiratória para a alcalose metabólica é rápida. O aumento do pH e a redução da P_{CO_2} inibem a ventilação. Durante a hipoventilação, o corpo conserva CO_2, aumentando a P_{CO_2} e produzindo mais H^+ e HCO_3^-. Essa compensação respiratória ajuda a corrigir o problema no pH, porém eleva ainda mais os níveis de HCO_3^-. Todavia, a compensação respiratória é limitada, uma vez que a hipoventilação também causa hipóxia. Uma vez que a P_{O2} cai abaixo de 60 mmHg, a hipoventilação é interrompida.

A resposta renal para a alcalose metabólica é a mesma que para a alcalose respiratória: o HCO_3^- é excretado e o H^+ é reabsorvido.

Este capítulo usou o equilíbrio hídrico e o equilíbrio acidobásico para ilustrar a integração funcional dos sistemas circulatório, respiratório e renal. Mudanças no volume de líquido do corpo, refletidas por mudanças na pressão arterial, disparam as respostas homeostáticas cardiovascular e renal. Alterações no equilíbrio acidobásico são corrigidas com respostas compensatórias de ambos os sistemas, respiratório e renal. Devido às responsabilidades interligadas desses três sistemas, uma alteração em um sistema provavelmente causa alterações nos outros dois. O reconhecimento deste fato é um aspecto importante no tratamento de muitas condições clínicas.

SOLUCIONANDO O **PROBLEMA** CONCLUSÃO | Hiponatremia

Em casos agudos de hiponatremia de diluição, como o caso de Lauren, o objetivo do tratamento é corrigir a falta de Na^+ e aumentar a osmolalidade plasmática, a fim de diminuir o edema cerebral. Os médicos na emergência começaram a infusão lenta de uma solução salina intravenosa a 3% e restringiram a ingestão oral de líquidos. Ao curso de várias horas, a combinação da ingestão de Na^+ e a excreção de urina diluída restabelecerá os níveis plasmáticos normais de Na^+ no corpo de Lauren.

A hiponatremia possui várias causas, incluindo secreção inadequada de hormônio antidiurético (uma condição conhecida como SIADH, síndrome de secreção inapropriada de hormônio antidiurético). (O ADH também é chamado de vasopressina.)

Pergunta	Fatos	Integração e análise
P1: *Dê o nome aos dois principais compartimentos líquidos do corpo e aos principais íons de cada compartimento.*	Os dois principais compartimentos do corpo são o líquido intracelular (LIC) e o líquido extracelular (LEC). O principal íon do LIC é o K^+ e os principais íons do LEC são o Na^+ e o Cl^-.	N/A

(continua)

SOLUCIONANDO O PROBLEMA CONCLUSÃO | *Continuação*

Pergunta	Fatos	Integração e análise
P2: *Com base na história de Lauren, dê uma razão para seu peso ter aumentado durante a corrida.*	Lauren relatou ter bebido muita água e bebidas esportivas. Um litro de água pura tem uma massa de 1 kg.	A ingestão de líquidos por Lauren foi maior que a sua perda de líquido pelo suor. Um aumento de 2 kg de peso corporal significa que ela bebeu um excesso de cerca de 2 L.
P3: *Qual compartimento líquido do corpo está sendo diluído na hiponatremia dilucional?*	A água ingerida se distribui por todo o LEC e o LIC. O sódio é um dos principais cátions extracelulares.	Lauren consumiu grande quantidade de líquido sem Na^+ e, consequentemente, diluiu seus estoques de Na^+. Entretanto, os compartimentos do corpo estão em equilíbrio osmótico, de modo que ambos, LEC e LIC, tiveram suas osmolalidades diminuídas.
P4: *Uma alternativa para estimar a osmolalidade corporal é dobrar a concentração plasmática de Na^+. Estime a osmolalidade de Lauren e explique que efeito a hiponatremia de diluição tem nas suas células.*	A concentração de Na^+ no plasma de Lauren é de 124 mEq/L. Para o Na^+, 1 mEq = 1 miliosmol. Duplicar esse valor mostra que a osmolalidade estimada do plasma de Lauren é de 248 mOsM. A água se distribui para manter o equilíbrio osmótico.	Ao iniciar a corrida, as células de Lauren estavam com 280 mOsM. A água que ela ingeriu se distribuiu para manter o equilíbrio osmótico, de modo que a água entrou no LIC a partir do LEC, resultando em edema celular.
P5: *Com qual órgão ou tecido a equipe médica está mais preocupada na hiponatremia de diluição?*	Todas as células do corpo de Lauren incham como resultado da ingestão de água em excesso. O encéfalo é encerrado dentro de um crânio rígido.	O crânio ósseo restringe o inchaço do tecido encefálico, causando sintomas neurológicos, incluindo confusão, cefaleia e perda da coordenação. Com concentrações de Na^+ mais baixas, pode ocorrer morte.
P6: *Assumindo uma taxa de suor de 1 L/h, quanto Na^+ Lauren perdeu durante as 16h de prova?*	1 L de suor perdido/h $\times$ 16 h $\times$ 70 mEq Na^+/L de suor = 1.120 mEq de Na^+ perdido durante as 16 horas de prova.	N/A
P7: *O volume total de água no corpo de uma mulher de 60 kg é de aproximadamente 30 L, e o volume do seu LEC é de 10 L. Com base na informação dada até aqui, calcule quanto líquido Lauren provavelmente ingeriu durante a corrida.*	A partir da taxa de sudorese informada na Pergunta 6, você sabe que Lauren perdeu 16 L de suor durante a prova. Você também sabe que ela ganhou 2 kg de peso. Um litro de água pesa 1 kg.	Lauren deve ter ingerido pelo menos 18 L de líquidos. Você não tem informação das outras vias de perda de líquido, como a urina e a perda insensível de água durante a respiração.
P8: *O que você espera que aconteça com a produção de vasopressina e de aldosterona em resposta à hiponatremia de diluição?*	A secreção de vasopressina é inibida por uma diminuição na osmolalidade. Os estímulos usuais para a liberação de renina ou de aldosterona são baixa pressão arterial e hipercalemia.	A secreção de vasopressina diminui com a hiponatremia. Os estímulos usuais para a secreção de aldosterona estão ausentes, mas um decréscimo patológico nos níveis de Na^+ no plasma de 10 mEq/L pode estimular o córtex da glândula suprarrenal a secretar aldosterona. Dessa forma, o Na^+ no plasma de Lauren pode estar baixo o bastante para aumentar sua secreção de aldosterona.

Este problema foi desenvolvido por Matt Panke enquanto era um estudante de graduação em cinesiologia na University of Texas.

619 622 629 637 641 649

RESUMO DO CAPÍTULO

A *homeostasia* do volume de líquidos, da concentração de eletrólitos e do pH corporal segue o princípio do *equilíbrio de massa*: para manter constante a quantidade de uma substância no corpo, qualquer quantidade ingerida ou produzida deve ser igualada pelo metabolismo ou pela excreção dessa substância. Os *sistemas de controle* que regulam esses parâmetros estão entre os reflexos mais complicados do corpo, devido à sobreposição das funções dos rins, dos pulmões e do sistema circulatório. No nível celular, entretanto, o *movimento de moléculas através das membranas* segue padrões familiares, pois a transferência de água e solutos de um *compartimento* para outro depende de osmose, difusão e transporte mediado por proteínas.

Homeostasia hídrica e eletrolítica

1. Os sistemas renal, respiratório e circulatório controlam o equilíbrio de líquido e de eletrólitos. Comportamentos como a ingestão de líquidos também desempenham um papel importante. (p. 619; Fig. 20.1)

2. As compensações pulmonar e cardiovascular são mais rápidas que a compensação renal. (p. 619)

Equilíbrio hídrico

3. A maior parte da água ingerida vem dos alimentos e da bebida. A maior perda de água é 1,5 L/dia perdida na urina. Quantidades menores são perdidas nas fezes, na evaporação pela pele e no ar umidificado exalado. (p. 620; Fig. 20.2)

4. A reabsorção renal conserva a água, mas não pode repor a água perdida pelo corpo. (p. 621; Fig. 20.3)

5. Para produzir urina diluída, o néfron deve reabsorver solutos sem reabsorver água. Para concentrar a urina, o néfron deve reabsorver água sem reabsorver soluto. (p. 622)

6. O filtrado que deixa o ramo ascendente da alça de Henle é diluído. A concentração final da urina depende da permeabilidade à água do ducto coletor. (p. 622; Fig. 20.4)

7. O hormônio hipotalâmico **vasopressina** controla a permeabilidade do ducto coletor à água de forma graduada. Quando a vasopressina está ausente, a permeabilidade à água é praticamente zero. (p. 623; Fig. 20.5a, b)

8. A vasopressina promove a inserção de **aquaporinas** (poros para a água) na membrana apical das células do néfron distal. (p. 625; Fig. 20.5c)

9. Um aumento na osmolalidade do LEC ou uma diminuição na pressão arterial estimulam a liberação da vasopressina pela neuro--hipófise. A osmolalidade é monitorada por **osmorreceptores** hipotalâmicos. A pressão arterial e o volume sanguíneo são detectados por receptores localizados nos seios carotídeos e aórticos e nos átrios, respectivamente. (p. 625; Fig. 20.6)

10. A alça de Henle é um **multiplicador em contracorrente** que gera uma alta osmolalidade no líquido intersticial medular através do transporte ativo de Na^+, Cl^- e K^+ para fora do néfron. Essa alta osmolalidade medular é necessária para a formação da urina concentrada à medida que o filtrado flui ao longo dos ductos coletores. (p. 627; Fig. 20.7)

11. Os **vasos retos** formam um sistema de troca em contracorrente que remove a água reabsorvida pelo túbulo renal, impedindo que a água dilua o interstício medular. (p. 627; Fig. 20.7)

12. A ureia contribui para a alta osmolalidade na medula renal. (p. 629)

Equilíbrio do sódio e do volume do LEC

13. A quantidade total de Na^+ no organismo é o principal fator que determina o volume do LEC. (p. 629; Fig. 20.8)

14. O hormônio esteroide **aldosterona** aumenta a reabsorção de Na^+ e a secreção de K^+. (p. 631; Fig. 20.9a)

15. A aldosterona atua nas **células principais** (**células P**) do néfron distal. Esse hormônio aumenta a atividade da Na^+-K^+-ATPase e aumenta o tempo de abertura dos canais de vazamento de Na^+ e K^+. Também estimula a síntese de novas bombas e canais. (p. 631; Fig. 20.9b)

16. A secreção da aldosterona pode ser controlada diretamente no córtex da glândula suprarrenal. O aumento da concentração de K^+ no LEC estimula a secreção de aldosterona, porém grandes aumentos na osmolalidade do LEC a inibem. (p. 632; Fig. 20.9)

17. A secreção de aldosterona também é estimulada pela **angiotensina II**. Em resposta a sinais associados à baixa pressão arterial, as células granulares renais secretam **renina**, que converte **angiotensinogênio** no sangue à **angiontensina I**. A **enzima conversora da angiotensina** (**ECA**) converte ANG I em ANG II. (p. 632; Fig. 20.10)

18. Os estímulos para a liberação da renina estão relacionados direta ou indiretamente à baixa pressão arterial. (p. 632; Fig. 20.10)

19. A ANG II tem outros efeitos que aumentam a pressão arterial, incluindo o aumento da secreção de vasopressina, o estímulo da sede, a vasoconstrição e a ativação do centro de controle cardiovascular. (p. 632; Fig. 20.10)

20. O **peptídeo natriurético atrial** (**PNA**) e o **peptídeo natriurético cerebral** (**PNC**) aumentam a excreção de Na^+ e a perda urinária de água através do aumento da TFG, da inibição da reabsorção de NaCl e da inibição da liberação de renina, aldosterona e vasopressina. (p. 634; Fig. 20.11)

Equilíbrio do potássio

21. A homeostasia do potássio mantém os seus níveis dentro de uma pequena faixa de variação. A **hipercalemia** e a **hipocalemia** estão associadas a problemas em tecidos excitáveis, principalmente no coração. (p. 634)

Mecanismos comportamentais no equilíbrio do sal e da água

22. A sede é desencadeada por osmorreceptores hipotalâmicos e aliviada pela ingestão de líquidos. (p. 636)

23. O **apetite por sal** é desencadeado pela aldosterona e pela angiotensina. (p. 636)

Controle integrado do volume e da osmolalidade

24. As compensações homeostáticas para mudanças no equilíbrio do sal e da água seguem a lei de ação das massas. Líquidos e solutos adicionados ao corpo precisam ser removidos, e líquidos e solutos perdidos pelo corpo precisam ser repostos. Contudo, a compensação perfeita nem sempre é possível. (p. 637; Tab. 20.1)

Equilíbrio acidobásico

25. O pH do corpo é estritamente regulado porque o pH afeta as proteínas intracelulares, como enzimas e canais de membrana. (p. 641)

26. A ingestão de ácidos dos alimentos e a produção de ácido pelos processos metabólicos são o maior desafio ao equilíbrio do pH corporal. A principal fonte de ácidos é o CO_2 da respiração, que reage com a água para formar ácido carbônico (H_2CO_3). (p. 642; Fig. 20.14)

27. O corpo lida com as mudanças no pH através do uso de tampões, da ventilação e da secreção ou reabsorção renal de H^+ e HCO_3^-. (p. 642; Fig. 20.14)

28. O bicarbonato produzido a partir do CO_2 é o tampão extracelular mais importante do organismo. O bicarbonato tampona os ácidos orgânicos produzidos pelo metabolismo. (p. 643)

29. A ventilação pode corrigir distúrbios no equilíbrio acidobásico pois mudanças na P_{CO_2} plasmática podem afetar tanto o conteúdo sanguíneo de H^+ como o de HCO_3^-. Um aumento na P_{CO_2} estimula os quimiorreceptores centrais. Um aumento na concentração plasmática de H^+ estimula os quimiorreceptores carotídeos e aórticos. O aumento da ventilação elimina CO_2 e reduz a concentração plasmática de H^+ (p. 643; Fig. 20.15)

30. Na **acidose**, os rins secretam H^+ e reabsorvem HCO_3^-. (p. 641; Figs. 20.16, 20.18a)

31. Na **alcalose**, os rins secretam HCO_3^- e reabsorvem H^+. (p. 641; Fig. 20.18b)

32. As **células intercaladas** do ducto coletor são responsáveis pela regulação fina do equilíbrio acidobásico. As células intercaladas tipo A são ativadas na acidose, ao passo que as tipo B são ativadas na alcalose. (p. 646; Fig. 20,18)

QUESTÕES PARA REVISÃO

Além da resolução destas questões e da checagem de suas respostas na p. A-26, reveja os Tópicos abordados e objetivos de aprendizagem, no início deste capítulo.

Nível um   Revisando fatos e termos

1. O que é um eletrólito? Cite cinco eletrólitos cuja concentração deve ser regulada pelo corpo.

2. Liste cinco órgãos e quatro hormônios importantes na manutenção dos equilíbrios hídrico e eletrolítico.

3. Compare as rotas pelas quais a água entra no corpo com as rotas pelas quais o corpo perde água.

4. Liste os receptores que regulam a osmolalidade, o volume sanguíneo, a pressão arterial, a ventilação e o pH. Onde eles estão localizados, o que os estimula e quais mecanismos compensatórios são desencadeados por eles?

5. Como os dois ramos da alça de Henle diferem na permeabilidade à água? O que torna possível esta diferença na permeabilidade?

6. Qual íon é um determinante primário do volume do LEC? Qual íon é o determinante do pH extracelular?

7. O que acontece com o potencial de repouso da membrana das células excitáveis quando a concentração de K^+ cai? Qual órgão será provavelmente mais afetado pelas mudanças na concentração de K^+?

8. O apetite por quais duas substâncias é importante para a regulação do volume de líquidos e da osmolalidade?

9. Escreva o significado das seguintes abreviações: ADH, PNA, ECA, ANG II, aparelho JG, células P, células I.

10. Faça uma lista de todos os diferentes transportadores de membrana presentes no rim. Para cada transportador, diga (a) qual(is) parte(s) do néfron contém o transportador; (b) se o transportador está presente somente na membrana apical, somente na membrana basolateral ou em ambas; (c) se ele participa apenas na reabsorção, apenas na secreção ou em ambos os processos.

11. Liste e explique resumidamente três razões pelas quais é importante regular e monitorar o pH do LEC. Quais os três mecanismos que o corpo utiliza para enfrentar as mudanças de pH?

12. O que é mais provável se acumular no corpo, ácidos ou bases? Liste algumas fontes de cada um deles.

13. O que é um tampão? Liste três tampões intracelulares. Cite o principal tampão extracelular.

14. Cite duas maneiras pelas quais os rins alteram o pH plasmático. Quais substâncias atuam como tampões urinários?

15. Escreva a equação que mostra como o CO_2 está relacionado com o pH. Que enzima aumenta a velocidade desta reação? Cite dois tipos de células que possuem alta concentração desta enzima.

16. Quando a ventilação aumenta, o que acontece com a P_{CO_2} arterial? E com o pH do plasma? E com a concentração plasmática de H^+?

Nível dois   Revisando conceitos

17. Mapa conceitual. Faça um mapa dos reflexos homeostáticos que ocorrem em resposta a cada uma das seguintes situações:
    (a) volume sanguíneo reduzido, osmolalidade sanguínea normal.
    (b) volume sanguíneo aumentado, osmolalidade sanguínea aumentada.
    (c) volume sanguíneo normal, osmolalidade sanguínea aumentada.

18. As Figuras 20.15 e 20.18a mostram as compensações respiratória e renal para a acidose. Desenhe um mapa similar para a alcalose.

19. Explique como a alça de Henle e os vasos retos trabalham juntos para tornar o filtrado renal diluído.

20. Esquematize o mecanismo pelo qual a vasopressina altera a composição da urina.

21. Faça uma tabela que especifique o seguinte para cada substância listada: hormônio ou enzima? Esteroide ou peptídeo? Produzido por qual célula ou tecido? Célula-alvo ou tecido-alvo? Qual a resposta do alvo?
    (a) PNA.
    (b) Aldosterona.
    (c) Renina.
    (d) ANG II.
    (e) Vasopressina.
    (f) Enzima conversora da angiotensina.

22. Cite os quatro principais mecanismos compensatórios para levar a baixa pressão arterial para os níveis normais. Por que você acha que existem tantas vias homeostáticas para aumentar a pressão arterial baixa?

23. O líquido intersticial em contato com a superfície basolateral das células do ducto coletor tem uma osmolalidade extremamente alta, porém essas células não murcham. Como elas podem manter o volume celular normal frente à alta osmolalidade do LEC?

24. Compare e diferencie os termos:
    (a) células principais e células intercaladas.
    (b) renina, ANG II, aldosterona e ECA.

(c) acidose respiratória e acidose metabólica, incluindo causas e compensações.

(d) reabsorção de água no túbulo proximal, túbulo distal e ramo ascendente da alça de Henle.

(e) alcalose respiratória e alcalose metabólica, incluindo causas e compensações.

Nível três   Solucionando problemas

25. Um homem de 45 anos, visitante de outra cidade, chega à emergência de um hospital tendo uma crise de asma causada pelo pólen.

    (a) O sangue coletado antes do tratamento apresentava as seguintes características: $HCO_3^- = 30$ mEq/L (normal: 24), $P_{CO_2} = 70$ mmHg, pH = 7,24. Qual é o estado acidobásico desse homem? Esta situação é aguda ou crônica?

    (b) O homem foi tratado e apresentou uma recuperação completa. Durante os próximos 10 anos ele continuou a fumar um maço de cigarros por dia, e há 1 ano seu médico de família diagnosticou doença pulmonar obstrutiva crônica (enfisema). O exame de sangue mais recente desse homem mostrou o seguinte: $HCO_3^- = 45$ mEq/L, $P_{CO_2} = 85$ mmHg, pH = 7,34. Qual é o estado acidobásico desse homem agora? Esta situação é aguda ou crônica?

    (c) Explique por que em sua segunda doença, apesar dos seus níveis plasmáticos de bicarbonato e sua P_{CO_2} estarem mais altos do que na primeira situação, seu pH estava mais próximo do normal.

26. A Food and Drug Administrarion (FDA) dos Estados Unidos aprovou uma nova classe de fármacos, chamados de *antagonistas dos receptores de vasopressina*. Diga qual efeito esses fármacos teriam na função renal e descreva algumas situações clínicas ou doenças em que esses fármacos seriam úteis.

27. Karen tem bulimia, na qual ela induz o vômito para evitar ganho de peso. Quando foi ao médico, seu peso era de 40,4 kg e sua frequência respiratória era de 6 ventilações/min (normal: 12). Sua concentração de HCO_3^- no sangue é de 62 mEqE/L (normal: 24-29), seu pH do sangue arterial é de 7,61 e a P_{CO_2} é de 61 mmHg.

    (a) Qual é seu estado acidobásico?

    (b) Explique por que seus níveis plasmáticos de bicarbonato estão tão elevados.

    (c) Por que ela está hipoventilando? Que efeito isso tem no pH e no conteúdo total de oxigênio do seu sangue? Explique suas respostas.

28. Hannah, uma mulher de 31 anos, decidiu fazer uma irrigação do colo, um procedimento durante o qual um grande volume de água destilada é infundido no reto. Durante o tratamento, ela absorveu 3.000 mL de água. Cerca de 12 horas depois, sua companheira de quarto a encontrou tendo uma convulsão e a levou para a emergência do hospital. Sua pressão sanguínea era de 140/90, sua concentração plasmática de Na^+ era de 106 mEq/L (normal: 135 mEq/L) e a osmolalidade do seu plasma era de 270 mOsM. Em um mapa ou fluxograma, desenhe todas as respostas homeostáticas que o corpo de Hannah estava usando para tentar compensar as mudanças na pressão e na osmolalidade do sangue.

Nível quatro   Problemas quantitativos

29. Na desidratação extrema, a urina pode alcançar uma concentração de 1.400 mOsM. Se a quantidade mínima de solutos residuais que uma pessoa precisa excretar diariamente é de aproximadamente 600 mOsM, qual é o volume mínimo de urina que é excretada em um dia.

30. A **equação de Henderson-Hasselbalch** é uma expressão matemática de relação entre pH, concentração de HCO_3^- e de CO_2 dissolvido. Uma variante da equação usa P_{CO_2} em vez da concentração de CO_2 dissolvido:

$$pH = 6,1 + \log[HCO_3^-]/0,03 \times P_{CO_2}$$

    (a) Se o sangue arterial tem uma P_{CO_2} de 40 mmHg e uma concentração de HCO_3^- de 24 mM, qual é seu pH? (Use uma tabela de logarítmos ou de uma calculadora com função logarítmica.)

    (b) Qual é o pH do sangue venoso com a mesma concentração de HCO_3^-, mas com uma P_{CO_2} de 46 mmHg?

31. A hiperglicemia em um paciente diabético leva à diurese osmótica e à desidratação. Dada as seguintes informações, responda às questões.

    Glicose no plasma = 400 mg/dL
    Fluxo normal de urina = 1 L por dia
    TFG = 130 mL/min
    Osmolalidade normal da urina = 300 mOsM
    T_m da glicose = 400 mg/min
    Massa molecular da glicose = 180 dáltons
    Fluxo plasmático renal = 500 mL/min

    (a) Quanta glicose é filtrada nos néfrons a cada minuto?

    (b) Quanta glicose é reabsorvida a cada minuto?

    (c) Quanta glicose é excretada na urina a cada dia?

    (d) Assumindo que a desidratação provoca a secreção máxima de vasopressina e permite que a urina se concentre até 1.200 mOsM, quanta urina adicional esse paciente diabético excreta em um dia?

32. A diurese osmótica refere-se à perda adicional de água na urina como resultado da presença de solutos não reabsorvidos. Para observar a diferença que os solutos não reabsorvidos fazem, calcule os volumes de filtrado que seriam necessários para a excreção de 150 mOsM de NaCl. Na sequência, repita o cálculo para um indivíduo diabético que está excretando os mesmos 150 mOsM de NaCl mais 200 mOsM de glicose não reabsorvida.

	Concentração do filtrado	Volume necessário para a excreção de 150 mOsM de NaCl	Volume necessário para a excreção de 150 mOsM de NaCl + 200 mOsM de glicose
Final da alça de Henle	100 mOsM		
Final do ducto coletor cortical	300 mOsM		
Urina deixando o ducto coletor medular	1.200 mOsM		

As respostas para as questões de Revisando conceitos, Figuras, Questões gráficas e Questões para revisão ao final do capítulo podem ser encontradas no Apêndice A (p. A-1).

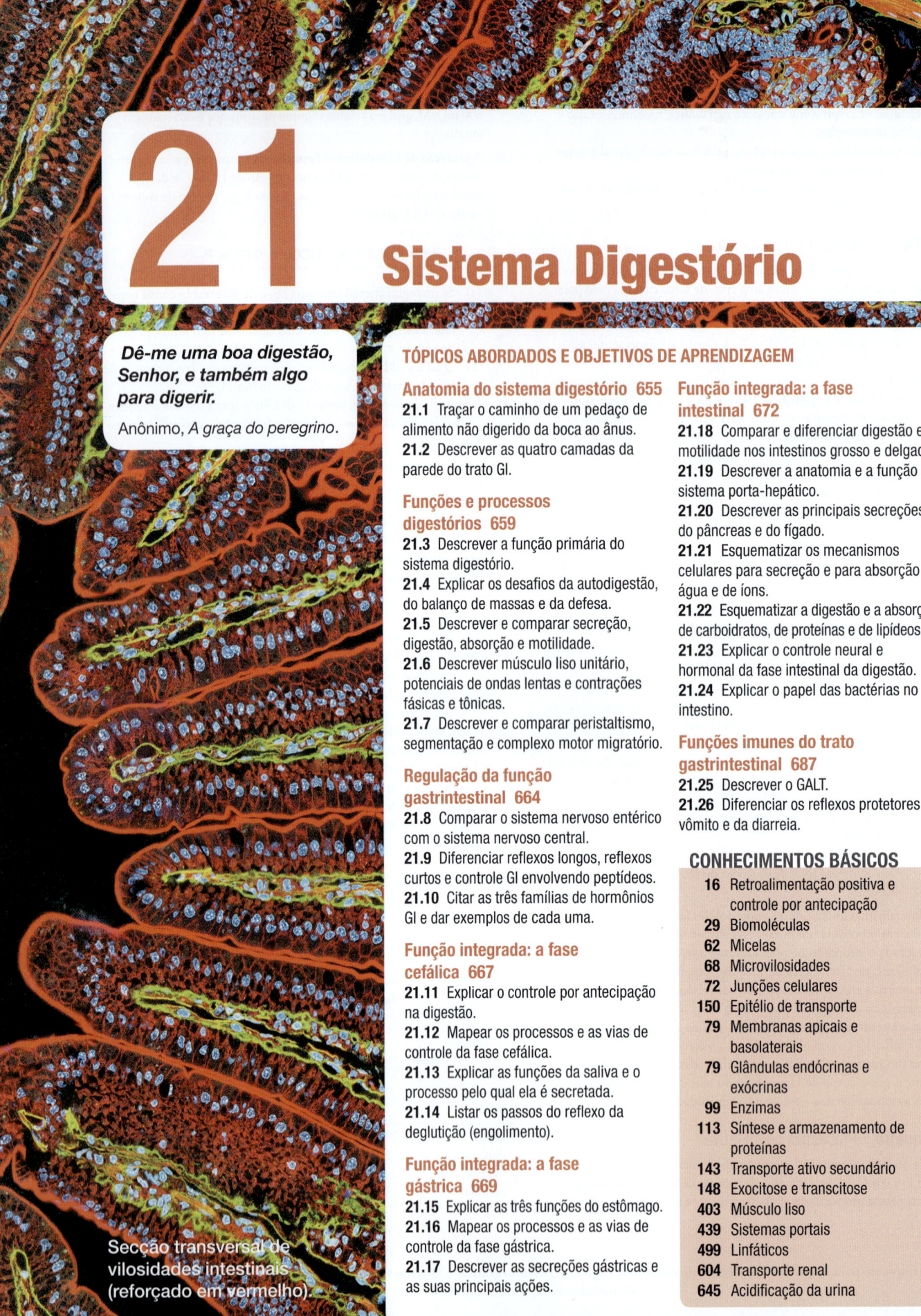

21

Sistema Digestório

Dê-me uma boa digestão, Senhor, e também algo para digerir.

Anônimo, *A graça do peregrino*.

Secção transversal de vilosidades intestinais (reforçado em vermelho).

Um ferimento no estômago, provocado por um tiro de espingarda, parece ser um início improvável para o estudo científico dos processos digestórios. Todavia, em 1822, no forte Mackinac, um jovem caçador canadense, chamado Alexis St. Martin, escapou por um triz da morte quando uma arma disparou a um metro dele, rasgando seu tórax e abdome e deixando um buraco na parede do seu estômago. O cirurgião do Exército dos Estados Unidos, William Beaumont, atendeu-o e cuidou dele durante dois anos até a sua recuperação.

A ferida aberta no estômago não foi adequadamente curada, deixando uma *fistula*, ou abertura, para o lúmen. Como St. Martin era carente e incapaz de cuidar de si mesmo, Beaumont "manteve-o com sua família para o propósito especial de realizar experimentos fisiológicos". Em um documento legal, St. Martin até concordou em "obedecer, sofrer e cumprir com todas as experiências razoáveis e adequadas do referido William (Beaumont) em relação à... exposição... de seu estômago e a força e propriedades... e estados de seu conteúdo."

As observações de Beaumont sobre a digestão e sobre o estado do estômago de St. Martin sob várias condições foram uma sensação. Em 1832, logo antes de as observações de Beaumont serem publicadas, a natureza do suco gástrico e da digestão no estômago foram objetos de muito debate. As observações cuidadosas de Beaumont avançaram muito na resolução desse mistério. Assim como os médicos antigos provavam a urina quando faziam um diagnóstico, Beaumont provou o sabor do revestimento mucoso do estômago e o suco gástrico. Ele descreveu que ambos eram "salgados", mas o muco não era nada ácido, e o líquido gástrico era muito ácido. Beaumont coletou grande quantidade do líquido gástrico por meio da fístula, e, em experimentos controlados, ele confirmou que o líquido gástrico digeria carne, utilizando-se uma combinação de ácido clorídrico e outro fator ativo, que hoje se sabe que é a enzima pepsina.

Essas observações e outras sobre motilidade e digestão no estômago se tornaram a base do que conhecemos sobre a fisiologia digestória. Embora as pesquisas hoje sejam realizadas mais em nível celular e molecular, os pesquisadores ainda criam fístulas cirúrgicas em animais experimentais para observar e coletar amostras do conteúdo do trato digestório.

Por que o sistema digestório – também referido como **sistema gastrintestinal** – é de tanto interesse? A razão é que, atualmente, as doenças gastrintestinais correspondem a cerca de 10% do dinheiro gasto em cuidados de saúde. Muitas destas condições, como azia, indigestão, gases e constipação, são problemas que causam mais desconforto do que riscos à saúde, mas o seu significado não deve ser subestimado. Se você for a qualquer farmácia e observar o número de medicamentos relacionados a distúrbios digestórios, pode estimar o impacto que essas doenças têm em nossa sociedade. Neste capítulo, examinaremos o sistema gastrintestinal e o modo extraordinário pelo qual ele transforma a comida que ingerimos em nutrientes que são utilizados pelo corpo.

ANATOMIA DO SISTEMA DIGESTÓRIO

O sistema digestório inicia com a cavidade oral (boca e faringe), que servem de receptáculo para a comida (**FIG. 21.1a**). O alimento ingerido entra no **trato gastrintestinal** (**trato GI**), que consiste em esôfago, estômago, intestino delgado e intestino grosso.

SOLUCIONANDO O **PROBLEMA** | Cólera no Haiti

Brooke estava procurando o que fazer nas suas férias de inverno de 2013, então ela se ofereceu para participar de uma equipe de socorro no Haiti. Após a sua chegada ao país devastado pelo terremoto, Brooke estava consternada com as condições de vida. Muitas pessoas ainda estavam vivendo em tendas com pouca ou nenhuma água corrente e saneamento. Para piorar a situação, em outubro de 2010, a Organização Mundial da Saúde (OMS) tinha emitido um alerta de epidemia global de cólera. O *Vibrio cholerae*, a bactéria da cólera, causa vômitos e volumes massivos de diarreia aquosa em pessoas que consumiram alimentos ou água contaminados. Não havia cólera no Haiti há cerca de cem anos, mas nos anos desde o terremoto, foram reportados cerca de 700 mil casos e 8 mil mortes.

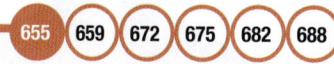

655 659 672 675 682 688

A porção do trato GI que vai do estômago até o ânus também é chamada de **intestino**.

A digestão, a quebra química e mecânica do alimento, ocorre principalmente no lúmen do intestino. Ao longo do caminho, secreções são adicionadas ao alimento por células secretoras epiteliais e por *órgãos glandulares acessórios*, que incluem as glândulas salivares, o fígado, a vesícula biliar e o pâncreas. A mistura pastosa de alimento e secreções é conhecida como **quimo**.

O trato GI é um longo tubo com paredes musculares alinhadas por um epitélio secretor e transportador (p. 150). Em intervalos ao longo do trato, anéis musculares funcionam como *esfíncteres* para separar o tubo em segmentos com funções distintas. O alimento move-se pelo trato, sendo propelido por ondas de contrações musculares.

Os produtos da digestão são absorvidos através do epitélio intestinal e passam para o líquido intersticial. De lá eles vão para o sangue ou para a linfa e são distribuídos para todo o corpo. Qualquer resíduo remanescente no lúmen ao final do trato GI deixa o corpo através de uma abertura, chamada de *ânus*.

Uma vez que o sistema digestório se abre para o exterior, o lúmen do trato e seus conteúdos são, na verdade, parte do ambiente externo. (Pense em um orifício que atravessa o centro de uma pérola) (Fig. 1.2, p. 4). Isso permite que uma incrível variedade de bactérias vivam no lúmen, particularmente no intestino grosso. Este arranjo é comumente descrito como uma relação *comensalismo*, em que as bactérias se beneficiam de ter o fornecimento de uma casa e comida, ao passo que o corpo humano não é afetado. Entretanto, estamos descobrindo meios pelos quais o corpo se beneficia de suas companheiras bactérias. A relação entre seres humanos e seus *microbiomas* bacterianos é um tema importante na fisiologia hoje, e você aprenderá mais sobre isso ao final deste capítulo.

O sistema digestório é um tubo

Na cavidade oral, os primeiros estágios da digestão iniciam com a mastigação e a secreção da saliva por três pares de **glândulas salivares**: *glândulas sublinguais* abaixo da língua, *glândulas submandibulares* abaixo da mandíbula (osso maxilar) e *glândulas parótidas* encontradas perto da articulação da mandíbula (Fig. 21.1b).

FIGURA 21.1 **RESUMO ANATÔMICO**

Sistema digestório

(a) Visão geral do sistema digestório

(b) Glândulas salivares

(c) Estômago

(d) Estrutura do intestino delgado

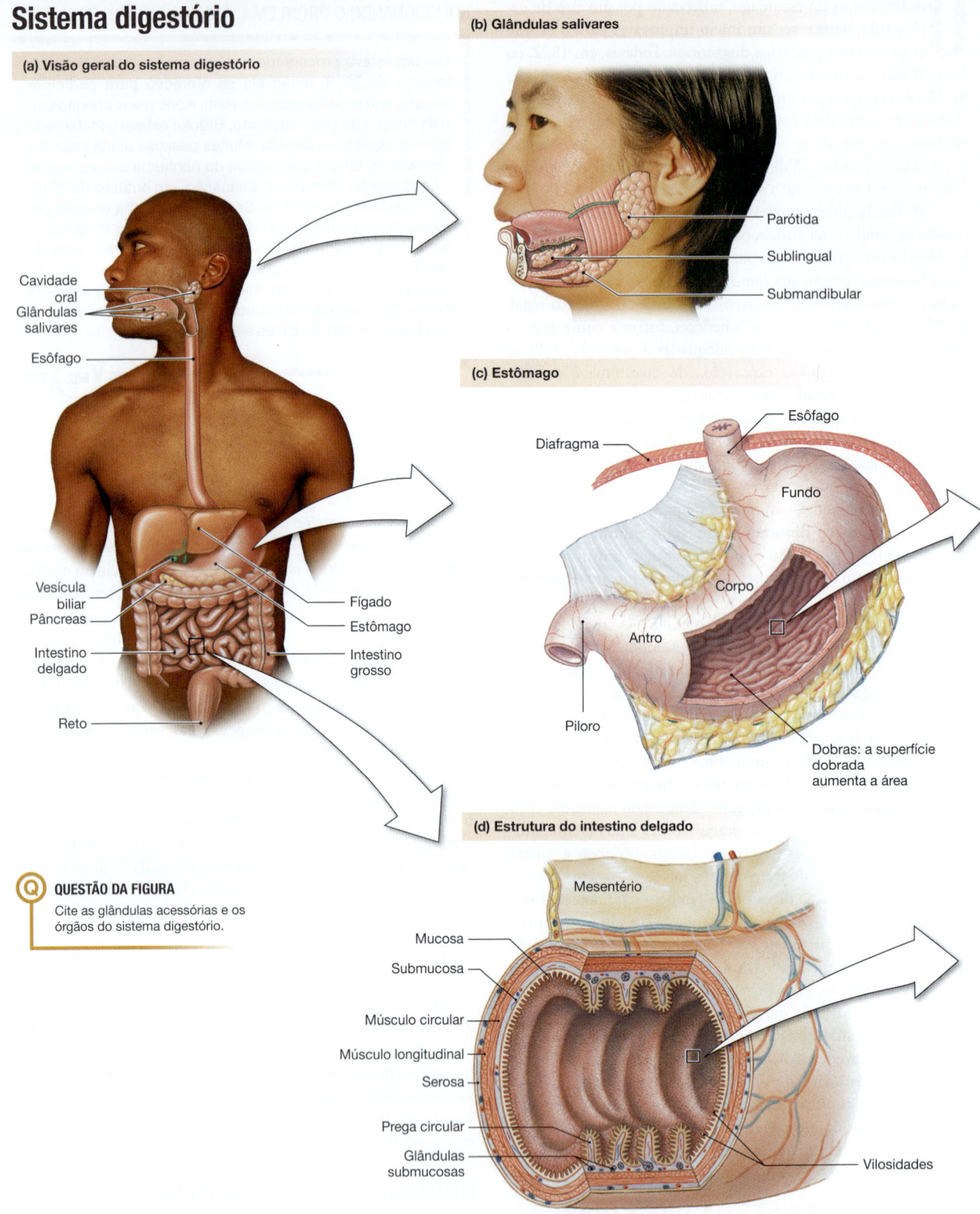

Q QUESTÃO DA FIGURA

Cite as glândulas acessórias e os órgãos do sistema digestório.

No estômago, a área de superfície é
aumentada por invaginações, chamadas
de glândulas gástricas.

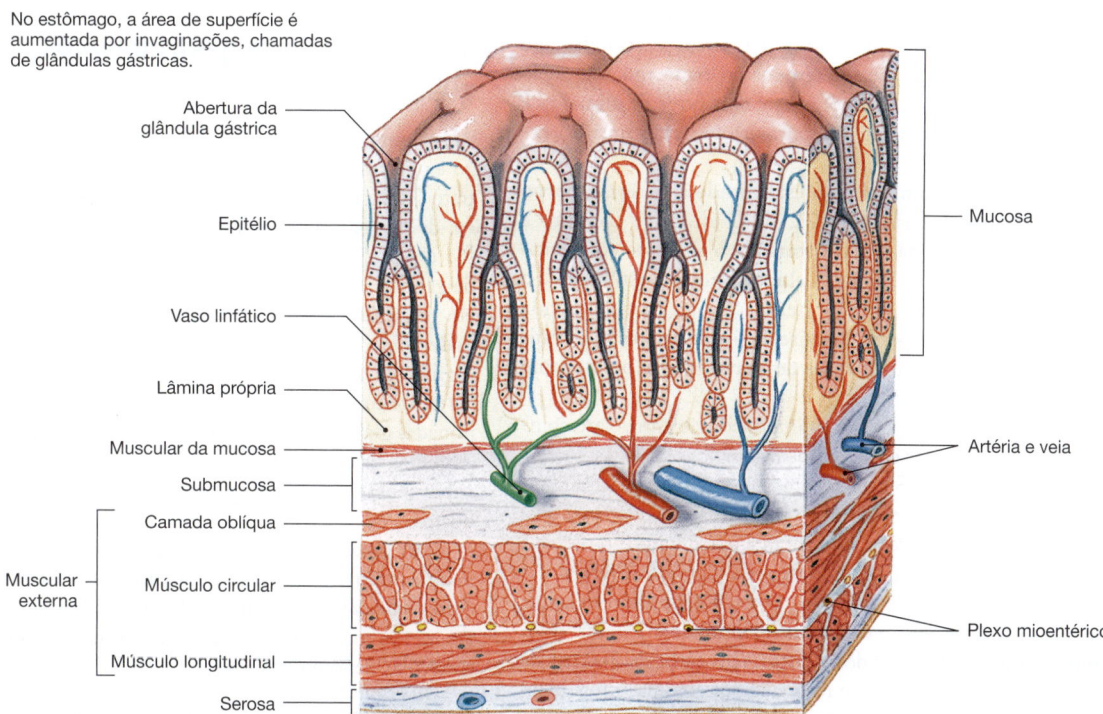

Abertura da
glândula gástrica

Epitélio

Vaso linfático

Lâmina própria

Muscular da mucosa

Submucosa

Camada oblíqua

Muscular
externa

Músculo circular

Músculo longitudinal

Serosa

Mucosa

Artéria e veia

Plexo mioentérico

A área da superfície intestinal é aumentada
por vilosidades semelhantes a dedos e
por invaginações, chamadas
de criptas.

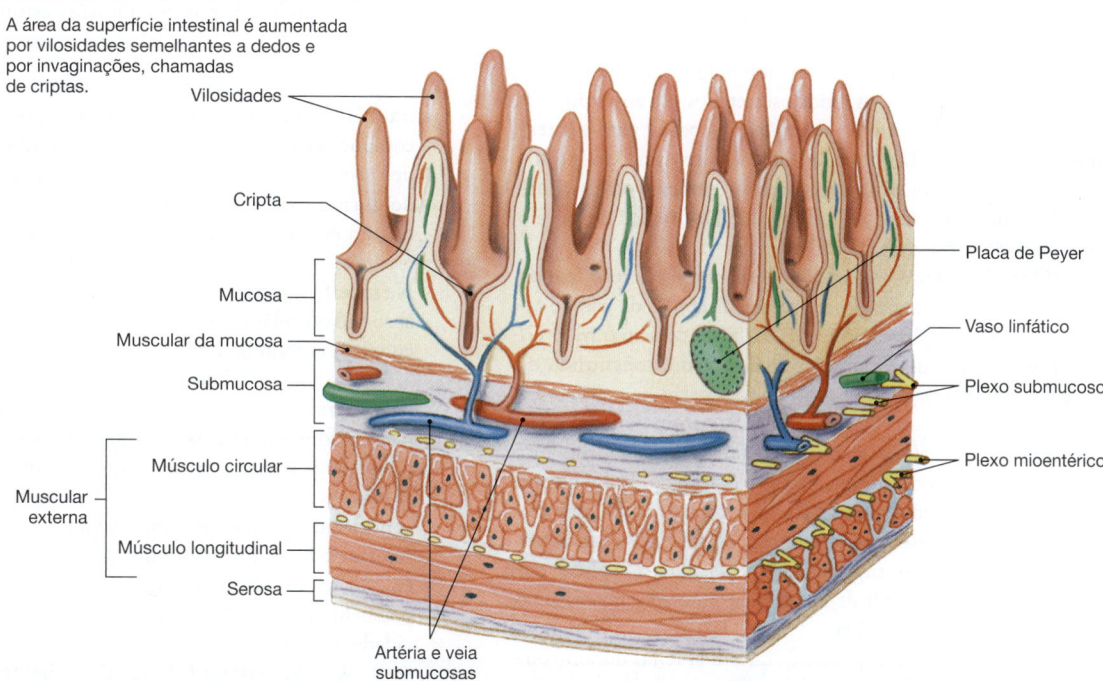

Vilosidades

Cripta

Mucosa

Muscular da mucosa

Submucosa

Músculo circular

Muscular
externa

Músculo longitudinal

Serosa

Artéria e veia
submucosas

Placa de Peyer

Vaso linfático

Plexo submucoso

Plexo mioentérico

O alimento deglutido passa pelo **esôfago**, um tubo estreito que atravessa o tórax até o abdome (Fig. 21.1a). As paredes do esôfago são constituídas de músculo esquelético no terço superior, mas sofrem transição para músculo liso nos dois terços inferiores. Logo abaixo do diafragma, o esôfago termina no **estômago**, um órgão em forma de saco que pode conter até dois litros de alimento e líquidos quando totalmente (embora desconfortavelmente) expandido.

O estômago tem três seções: o **fundo** superior, o **corpo** central e o **antro** inferior (Fig. 21.1c). O estômago continua a digestão que iniciou na boca, misturando o alimento com ácido e enzimas para criar o quimo. A abertura entre o estômago e o **intestino delgado**, ou **piloro** (porteiro), é protegida pela **válvula pilórica**. Esta faixa espessa de músculo liso relaxa para permitir que apenas pequenas quantidades de quimo entrem no intestino delgado simultaneamente.

O estômago atua como um intermediário entre o ato comportamental de comer e os eventos fisiológicos da digestão e da absorção no intestino. Sinais integrados e alças de retroalimentação entre o intestino e o estômago regulam a velocidade na qual o quimo entra no duodeno. Isso garante que o intestino não seja sobrecarregado com mais do que ele pode digerir e absorver.

A maior parte da digestão ocorre no intestino delgado, que possui três seções: o **duodeno** (os primeiros 25 cm), o **jejuno** e o **íleo** (os últimos dois, juntos, têm cerca de 260 cm de comprimento*). A digestão é realizada por enzimas intestinais, auxiliadas por secreções exócrinas de dois órgãos glandulares acessórios: o pâncreas e o fígado (Fig. 21.1a). As secreções desses dois órgãos entram na porção inicial do duodeno por ductos. Um esfíncter tonicamente contraído (o esfíncter hepatopancreático, ou *esfíncter de Oddi*) impede que o líquido pancreático e a bile entrem no intestino delgado, exceto durante uma refeição.

A digestão termina no intestino delgado, e quase todos os nutrientes digeridos e os fluidos secretados são absrvidos lá, deixando cerca de 1,5 litro de quimo por dia passar para o **intestino grosso** (Fig. 21.1a). No **colo** – a secção proximal do intestino grosso – o quimo aquoso transforma-se em **fezes** semissólidas à medida que a água e os eletrólitos são absorvidos do quimo para o líquido extracelular (LEC).

Quando as fezes são propelildas para a seção terminal do intestino grosso, conhecida como **reto**, a distenção da parede retal desencadeia o *reflexo de defecação*. As fezes deixam o trato GI pelo **ânus**, sendo que o **esfíncter anal externo**, constituído de músculo esquelético, está sob controle voluntário.

Em uma pessoa viva, o sistema digestório da boca até o ânus tem cerca de 450 cm de comprimento. Deste comprimento, 395 cm consistem nos intestinos grosso e delgado. Tente imaginar 3,95 metros de corda, com 2,5 a 7,5 centímetros de diâmetro, toda enrolada dentro do seu abdome, do umbigo para baixo. O arranjo apertado dos órgãos abdominais ajuda a explicar por que você sente necessidade de soltar o seu cinto após ingerir uma grande quantidade de comida.

As medidas do comprimento intestinal feitas durante autópsias são aproximadamente o dobro daquelas dadas aqui, uma vez que, após a morte, os músculos longitudinais do trato intestinal relaxam. Esse relaxamento é responsável pela ampla variação na extensão do intestino descrita em diferentes referências.

A parede do trato gastrintestinal possui quatro camadas

A estrutura básica da parede gastrintestinal é similar no estômago e nos intestinos, embora existam variações de uma seção do trato GI para outra (Fig. 21.1e, f). A parede intestinal é enrugada em dobras para aumentar a sua área de superfície. Essas dobras são chamadas de *pregas* no estômago e de *dobras* no intestino delgado. A mucosa intestinal também se projeta para o lúmen em pequenas extensões similares a dedos, denominadas **vilosidades** (Fig. 21.1f). Mais área de superfície é adicionada por invaginações tubulares da superfície, que se estendem para dentro do tecido conectivo de sustentação. Essas invaginações são denominadas **glândulas gástricas** no estômago e **criptas** no intestino. Algumas das invaginações mais profundas formam **glândulas submucosas** secretoras que se abrem para o lúmen através de ductos.

A parede intestinal consiste em quatro camadas: (1) uma *mucosa* interna virada para o lúmen, (2) uma camada conhecida como *submucosa*, (3) camadas de músculo liso, conhecidas coletivamente como *muscular externa*, e (4) uma cobertura de tecido conectivo, denominada *serosa*.

Mucosa   A **mucosa**, o revestimento interno do trato gastrintestinal, tem três camadas: uma única camada de **epitélio mucoso** virado para o lúmen; a **lâmina própria**, tecido conectivo subepitelial que segura o epitélio no lugar; e a **muscular da mucosa**, uma fina camada de músculo liso. Várias modificações estruturais aumentam a área da superfície da mucosa, a fim de aumentar a absorção.

1. O *epitélio mucoso* possui a mais variável característica do trato GI, mudando de seção para seção. As células da mucosa incluem células epiteliais transportadoras (chamadas de *enterócitos* no intestino delgado), células secretoras endócrinas e exócrinas e células-tronco. Na superfície *mucosa* do epitélio (apical) (p. 79), as células secretam íons, enzimas, muco e moléculas parácrinas para o lúmen. Na superfície *serosa* do epitélio (basolateral), as substâncias absorvidas do lúmen e as moléculas secretadas por células epiteliais entram no LEC.

   As junções célula a célula que unem as células epiteliais do trato GI variam (p. 72). No estômago e no colo, as junções formam uma barreira impermeável, de modo que pouco pode passar entre as células. No intestino delgado, as junções não são tão apertadas. Este epitélio intestinal é considerado "permeável", uma vez que parte da água e dos solutos pode ser absorvida entre as células (*via paracelular*), em vez de através delas. Agora, sabemos que as junções possuem plasticidade e que a sua permeabilidade e seletividade podem ser reguladas em algum grau.

   As *células-tronco* GI são células indiferenciadas que se dividem rapidamente e produzem de forma contínua um novo epitélio nas criptas e nas glândulas gástricas. À medida que as células-tronco se dividem, as células recém-formadas são empurradas em direção à superfície luminal do epitélio. A duração média de uma célula epitelial GI é

---

*N. de R.T. Referência do comprimento do intestino delgado de um indivíduo vivo.

de apenas poucos dias, um bom indicador da vida dura que essas células têm. Como ocorre em outros tipos de epitélio, a rápida renovação e a taxa de divisão celular no trato GI torna esses órgãos suscetíveis ao desenvolvimento de câncer. Em 2013, os cânceres de colo e de reto (câncer colorretal) foram a terceira causa de morte por câncer nos Estados Unidos. Entretanto, a taxa de mortalidade tem caído, devido a mais exames de rastreio e melhores tratamentos.

2. A *lâmina própria* é o tecido conectivo subepitelial que contém fibras nervosas e pequenos vasos sanguíneos e linfáticos. Os nutrientes absorvidos passam para o sangue e para a linfa aqui (Fig. 21.1e). Esta camada também contém células imunes patrulhadoras, como macrófagos e linfócitos, que patrulham invasores que tenham entrado através de rupturas do epitélio.

   No intestino, coleções de tecido linfoide adjacente ao epitélio formam pequenos *nódulos* e grandes **placas de Peyer**, que criam inchaços visíveis na mucosa (Fig. 21.1f). Estes agregados linfáticos constituem a maior parte do **tecido linfático associado ao intestino (GALT)**.

3. A *muscular da mucosa*, uma fina camada de músculo liso, separa a lâmina própria da submucosa. A contração dos músculos dessa camada altera a área de superfície efetiva para absorção por mover as vilosidades em vai e vem, como a ondulação dos tentáculos de uma anêmona-do-mar.

Submucosa   A **submucosa** é a camada média da parede do intestino. Ela é composta de tecido conectivo com grandes vasos sanguíneos e linfáticos passando por ela (Fig. 21.1e, f). A submucosa também contém o **plexo submucoso**, uma das duas principais redes nervosas do **sistema nervoso entérico** (p. 229). O plexo submucoso (também chamado de *plexo de Meissner*) inerva as células na camada epitelial, bem como o músculo liso da muscular da mucosa.

Muscular externa   A parede externa do trato gastrintestinal, a **muscular externa**, consiste primariamente de duas camadas de músculo liso: uma camada interna circular e uma camada externa longitudinal (Fig. 21.1d, f). A contração da camada circular diminui o diâmetro do lúmen. A contração da camada longitudinal encurta o tubo. O estômago possui uma terceira camada incompleta de músculo oblíquo entre a camada muscular circular e a submucosa (Fig. 21.1e).

A segunda rede nervosa do sistema nervoso entérico, o **plexo mioentéricoo**, situa-se entre as camadas musculares longitudinal e circular. O plexo mioentérico (também chamado de *plexo de Auerbach*) controla e coordena a atividade motora da camada muscular externa.

Serosa   O revestimento exterior de todo o trato digestório, a **serosa**, é uma membrana de tecido conectivo que é uma continuação da **membrana peritoneal** (*peritônio*) que reveste a cavidade abdominal (p. 59). O peritônio também forma o **mesentério**, que mantém o intestino no lugar para que ele não fique enroscado quando se move.

A próxima seção é uma breve visão sobre os quatro processos de secreção, digestão, absorção e motilidade. A fisiologia gastrintestinal é um campo em rápida expansão, e este livro não

SOLUCIONANDO O PROBLEMA

Enfrentando uma epidemia de cólera no país, os membros da equipe de socorro estavam apreensivos. Um trabalhador do Centers for Disease Control and Prevention (CDC) dos Estados Unidos falou para o grupo sobre as precauções adequadas. Ele avisou-os para terem cuidado com o que eles comiam e bebiam e para lavarem suas mãos frequentemente. Em seguida, em cerca de cinco dias de viagem, Brooke teve um surto de diarreia abundante e aquosa, que ela inicialmente atribuiu ao estresse emocional do trabalho de assistência. Contudo, quando teve tonturas e taquicardia, ela foi para a tenda médica. Lá, ela foi diagnosticada com desidratação causada pela diarreia induzida pela cólera.

P1: *Dada a diarreia aquosa de Brooke, como você esperaria que estivesse o volume de LEC dela?*

P2: *Por que Brooke teve taquicardia?*

655 659 672 675 682 688

tenta incluir tudo. Em vez disso, ele concentra-se em aspectos gerais selecionados da fisiologia digestória.

REVISANDO CONCEITOS

1. O lúmen do trato digestório está no lado apical ou basolateral do epitélio intestinal? Na superfície serosa ou mucosa?

2. Cite as quatro camadas da parede do trato GI, iniciando pelo lúmen e seguindo para fora.

3. Cite as estruturas pelas quais uma porção de alimento passa à medida que vai da boca ao ânus.

FUNÇÕES E PROCESSOS DIGESTÓRIOS

A função primária do sistema digestório é levar os nutrientes, a água e os eletrólitos do ambiente externo para o ambiente interno corporal. Para alcançar esse objetivo, o sistema usa quatro processos básicos: digestão, absorção, secreção e motilidade (**FIG. 21.2**). A **digestão** é a quebra, ou degradação, química e mecânica dos alimentos em unidades menores que podem ser levadas através do epitélio intestinal para dentro do corpo. A **absorção** é o movimento de substâncias do lúmen do trato GI para o líquido extracelular. A **secreção** no trato GI possui dois significados. Ela pode significar o movimento de água e íons do LEC para o lúmen do trato digestório (o oposto da absorção), mas pode também significar a liberação de substâncias sintetizadas pelas células epiteliais do GI tanto no lúmen quanto no LEC. A **motilidade** é o movimento de material no trato GI como resultado da contração muscular.

Embora possa parecer simples digerir e absorver alimentos, o sistema digestório enfrenta três desafios significativos:

1. *Evitar a autodigestão.* O alimento que comemos está principalmente sob a forma de macromoléculas, como proteínas e carboidratos complexos, de modo que o nosso sistema

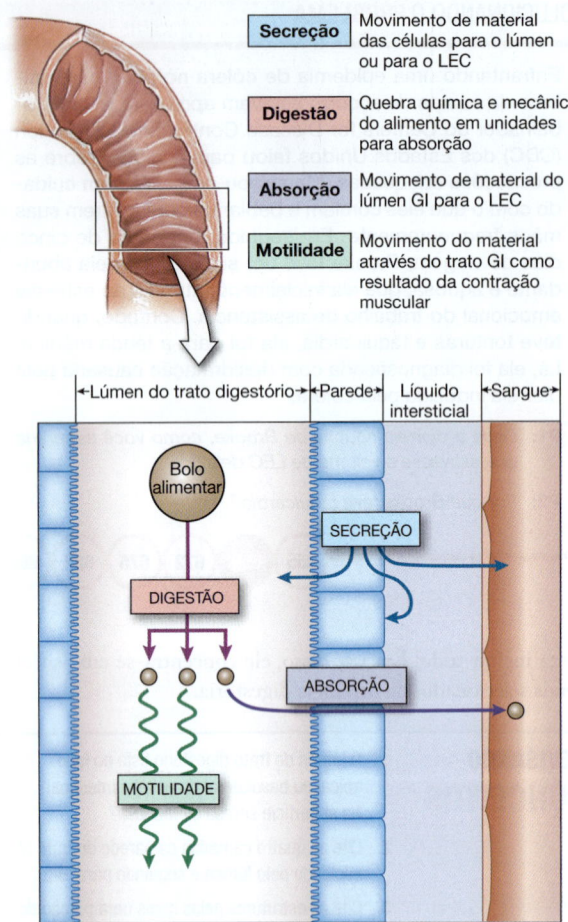

Secreção	Movimento de material das células para o lúmen ou para o LEC
Digestão	Quebra química e mecânica do alimento em unidades para absorção
Absorção	Movimento de material do lúmen GI para o LEC
Motilidade	Movimento do material através do trato GI como resultado da contração muscular

FIGURA 21.2   Os quatro processos do sistema digestório.

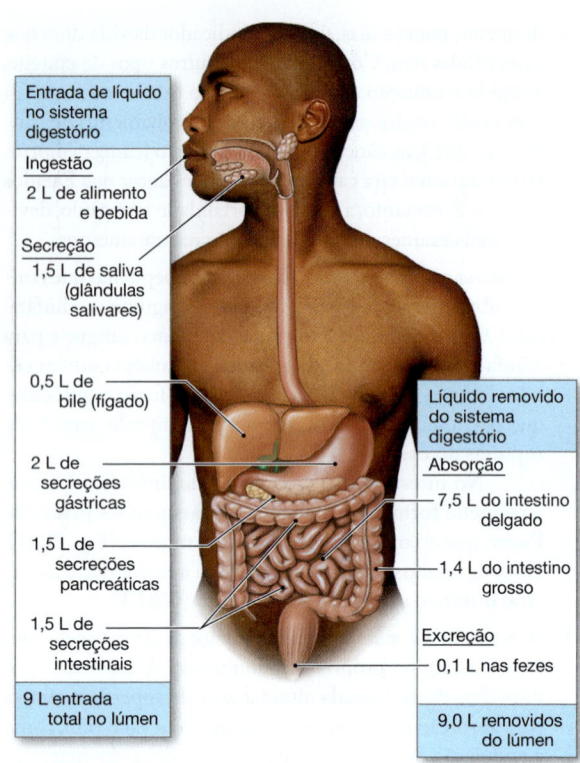

FIGURA 21.3   Balanço de massa no sistema digestório. Para manter a homeostasia, o volume de líquido que entra no trato GI por ingestão ou secreção deverá ser igual ao volume que deixa o lúmen.

digestório precisa secretar enzimas potentes para digerir os alimentos em moléculas que sejam pequenas o suficiente para serem absorvidas pelo corpo. Ao mesmo tempo, entretanto, essas enzimas não devem digerir o próprio trato GI (*autodigestão*). Se os mecanismos protetores contra a autodigestão falharem, escoriações, conhecidas como úlceras pépticas, desenvolvem-se nas paredes do trato GI.

2. *Balanço de massa.* Outro desafio que o sistema digestório enfenta diariamente é a manutenção do balanço de massa por meio da combinação da entrada e saída de líquidos (**FIG. 21.3**). As pessoas ingerem cerca de 2 litros de líquido por dia. Além disso, as glândulas e as células exócrinas secretam aproximadamente 7 litros de enzimas, muco, eletrólitos e água no lúmen do trato GI. Este volume de líquido secretado é o equivalente a um sexto da água corporal total (42 litros), ou mais de duas vezes o volume plasmático de 3 litros. Se o líquido secretado não puder ser absorvido, o corpo desidratará rapidamente.

3. Normalmente, a absorção é muito eficiente, e apenas cerca de 100 mL de líquido é perdido nas fezes. Entretanto, vômito e diarreia (fezes excessivamente aquosas) podem

se tornar uma emergência quando as secreções GI são perdidas para o ambiente, em vez de serem reabsorvidas. Em casos graves, esse líquido perdido pode diminuir o volume do líquido extracelular a ponto de o sistema circulatório ser incapaz de manter a pressão sanguínea adequada.

4. *Defesa.* O desafio final que o sistema digestório enfrenta é proteger o corpo de invasores estranhos. Ao contrário do que se imagina, a maior área de contato entre o meio interno e o mundo exterior está no lúmen do sistema digestório. Como consequência, o trato GI, com sua área de superfície total do tamanho aproximado de uma quadra de tênis, enfrenta diariamente o conflito entre a necessidade de absorver água e nutrientes e a necessidade de evitar que bactérias, vírus e outros patógenos entrem no corpo. Para isso, o epitélio transportador do trato GI é auxiliado por um conjunto de mecanismos fisiológicos de defesa, incluindo muco, enzimas digestórias, ácido e a maior coleção de tecido linfático do corpo, o *tecido linfático associado ao intestino* (*GALT*). Estima-se que 80% de todos os linfócitos (p. 514) do corpo são encontrados no intestino delgado.

O corpo humano enfrenta esses desafios fisiológicos por vezes conflitantes por meio da coordenação entre motilidade e secreção para maximizar a digestão e a absorção.

Nós secretamos mais líquidos do que ingerimos

Em um dia normal, 9 litros de líquido passam através do lúmen do trato gastrintestinal de um adulto – equivalente ao conteúdo de três garrafas de refrigerante de 3 litros. Apenas cerca de 2 litros desse volume entram no sistema GI pela boca. Os 7 litros restantes de líquido vem da água corporal secretada juntamente com íons, enzimas e muco (ver Fig. 21.3). Os íons são transportados do LEC para o lúmen. A água, então, segue o gradiente osmótico criado por esta transferência de solutos de uma lado do epitélio para o outro. A água move-se pelas células epiteliais através de canais ou por junções comunicantes entre as células (a via paracelular).

As células epiteliais gastrintestinais, como aquelas dos rins, são *polarizadas* (p. 150), com membranas apicais e basolaterais diferentes. Cada superfície celular contém proteínas para o movimento de solutos e de água, muitas delas similares àquelas do túbulo renal. O arranjo das proteínas de transporte nas membranas apicais e basolaterais determina a direção do movimento de solutos e de água através do epitélio.

Enzimas digestórias   As enzimas digestórias são secretadas tanto por glândulas exócrinas (glândulas salivares e o pâncreas) quanto por células epiteliais no estômago e no intestino delgado. As enzimas são proteínas, as quais são sintetizadas pelo retículo endoplasmático rugoso, empacotadas pelo aparelho de Golgi em vesículas secretoras e, então, estocadas na células até serem necessárias. Conforme a necessidade, elas são liberadas por exocitose (p. 148). Muitas enzimas intestinais permanecem ligadas às membranas apicais das células intestinais, ancoradas por proteínas transmembranas "hastes" ou âncoras lipídicas (p. 64).

Algumas enzimas digestórias são secretadas na forma de *proenzimas inativas*, conhecidas como *zimogênios* (p. 100). Os zimogênios devem ser ativados no lúmen GI antes que eles possam realizar a digestão. Sintetizar as enzimas em uma forma não functional permite que elas sejam estocadas nas células que as produzem sem causar dano às mesmas. A nomenclatura dos zimogênios frequentemente tem o sufixo *–ogênio* adicionado ao nome da enzima, como *pepsinogênio*.

Muco   O *muco* é uma secreção viscosa composta primariamente de glicoproteínas, chamadas de **mucinas**. As principais funções do muco são formar uma cobertura protetora sobre a mucosa GI e lubrificar o conteúdo do intestino. O muco é feito em células exócrinas especializadas, chamadas de *células mucosas*, no estômago e nas glândulas salivares, e *células caliciformes* no intestino (Fig. 3.10, p. 78). As células caliciformes constituem entre 10 e 24% da população celular intestinal.

Os sinais para a liberação de muco incluem inervação parassimpática, vários neuropeptídeos encontrados no sistema nervoso entérico e citocinas provenientes dos imunócitos. As infecções parasitárias e os processos inflamatórios no trato GI também causam aumento substancial na produção de muco, à medida que o corpo tenta fortalecer suas barreiras protetoras.

REVISANDO CONCEITOS

4. Defina digestão. Qual é a diferença entre digestão e metabolismo (p. 102)?

5. Por que o sistema digestório está associado à maior coleção de tecido linfático do corpo?

6. Desenhe uma célula mostrando (1) uma enzima em uma vesícula secretora citoplasmática, (2) a exocitose da vesícula e (3) a enzima permanecendo ligada à superfície da membrana da célula, em vez de indo para longe.

A digestão e a absorção tornam o alimento utilizável

A maioria das secreções GI facilitam a digestão. O sistema GI digere macromoléculas em unidades absorvíveis usando uma combinação de degradação mecânica e enzimática. A mastigação e a agitação gástrica produzem pedaços menores de alimento com mais área de superfície exposta às enzimas digestórias. O pH no qual as diferentes enzimas digestórias funcionam melhor (p. 100) reflete a localização onde elas são mais ativas. Por exemplo, enzimas que agem no estômago funcionam bem em pH ácido, e aquelas que são secretadas no intestino delgado funcionam melhor em pH alcalino.

A maior parte da absorção ocorre no intestino delgado, com absorção adicional de água e de íons no intestino grosso. A absorção, assim como a secreção, utiliza muitas das mesmas proteínas de transporte do túbulo renal. Uma vez absorvidos, os nutrientes entram no sangue ou na circulação linfática.

Motilidade: o músculo liso gastrintestinal contrai espontaneamente

A motilidade no trato gastrintestinal tem dois propósitos: transportar o alimento da boca até o ânus e misturá-lo mecanicamente para quebrá-lo uniformemente em partículas pequenas. Essa mistura maximiza a exposição das partículas às enzimas digestórias, uma vez que aumenta a sua área de superfície. A motilidade gastrintestinal é determinada pelas propriedades do músculo liso GI e é modificada por informações químicas dos nervos, dos hormônios e dos sinais parácrinos.

A maior parte do trato GI é composta por músculo liso unitário, com grupos de células eletricamente conectadas por junções comunicantes (p. 405) para criam segmentos contráteis. Regiões diferentes apresentam diferentes tipos de contração. As **contrações tônicas** são mantidas por minutos ou horas. Elas ocorrem em alguns esfíncteres de músculo liso e na porção apical do estômago. As **contrações fásicas**, com ciclos de contração-relaxamento que duram apenas alguns segundos, ocorrem na região distal do estômago e no intestino delgado.

Os ciclos de contração e relaxamento do músculo liso são associados a ciclos de despolarização e repolarização, denominados **potenciais de ondas lentas**, ou simplesmente *ondas lentas* (**FIG. 21.4a**). Pesquisas atuais indicam que as ondas lentas são originadas em uma rede de células, chamadas de **células intersticiais de Cajal** (denominadas pelo neuroanatomista espanhol

FIGURA 21.4 **CONTEÚDO ESSENCIAL**

Motilidade gastrintestinal

(a) As **ondas lentas** são despolarizações espontâneas no músculo liso GI.

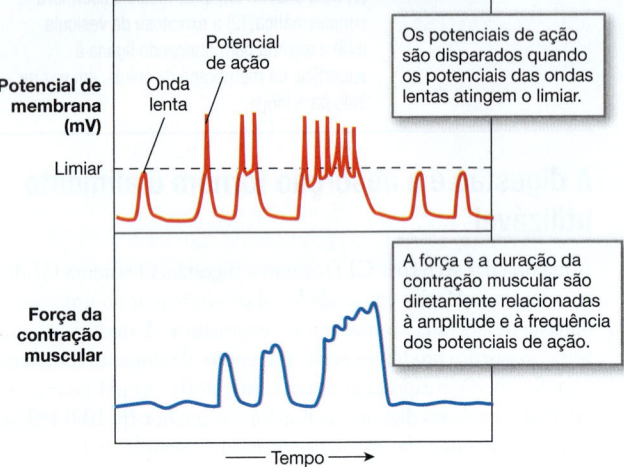

Potencial de membrana (mV)

Onda lenta

Potencial de ação

Limiar

Os potenciais de ação são disparados quando os potenciais das ondas lentas atingem o limiar.

Força da contração muscular

A força e a duração da contração muscular são diretamente relacionadas à amplitude e à frequência dos potenciais de ação.

← Tempo →

Q QUESTÃO DA FIGURA

Por que os picos das ondas de contração ocorrem depois dos picos dos potenciais de ação?

(b) O **complexo motor migratório** (MMC) é uma série de contrações que iniciam no estômago vazio e terminam no intestino grosso.

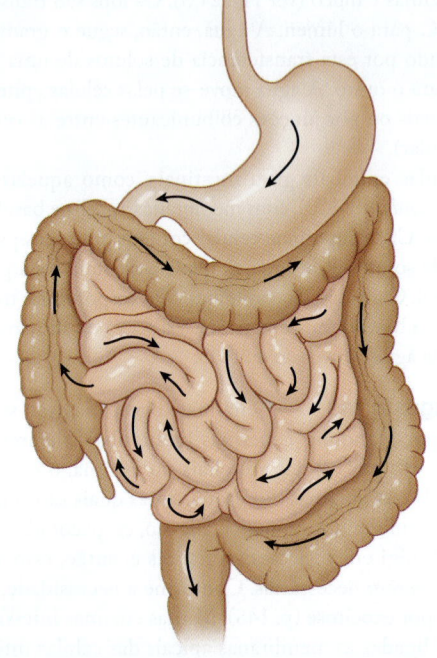

(c) As **contrações peristálticas** são responsáveis pelo movimento para a frente.

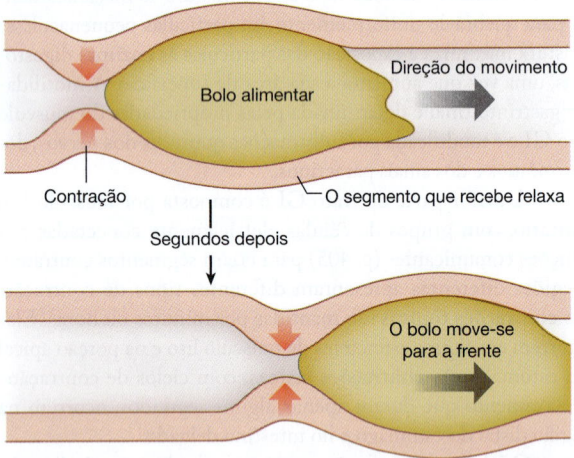

Bolo alimentar

Direção do movimento

Contração

O segmento que recebe relaxa

Segundos depois

O bolo move-se para a frente

(d) As **contrações segmentares** são responsáveis pela mistura.

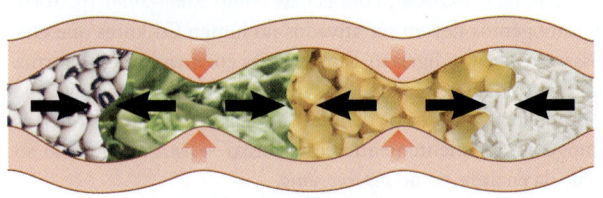

Os segmentos alternados contraem e há pouco ou nenhum movimento para a frente.

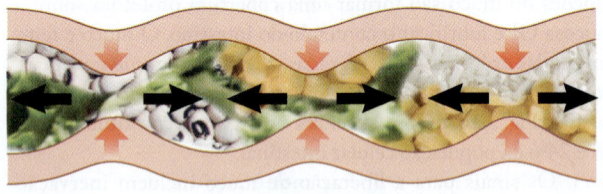

Santiago Ramón y Cajal), ou ICCs. Essas células musculares lisas modificadas estão localizadas entre as camadas de músculo liso e os plexos nervosos intrínsecos, podendo atuar como intermediárias entre os neurônios e o músculo liso.

Parece que as ICCs funcionam como marca-passos para a atividade de ondas lentas em diferentes regiões do trato GI, bem como as células do sistema de condução cardíaca agem como marca-passos para o coração (p. 455). Os potenciais de ondas lentas diferem dos potenciais de marca-passo miocárdicos, pois as ondas GI ocorrem a uma frequência muito mais baixa (3-12 ondas/min no TGI *versus* 60-90 ondas/min no miocárdio). A frequência das ondas lentas varia em cada região do trato GI, variando de 3 ondas/min no estômago a 12 ondas/min no duodeno.

As ondas lentas, que iniciam espontaneamente nas células intersticiais de Cajal, espalham-se para as camadas musculares lisas adjacentes através de junções comunicantes. Assim como no sistema de condução cardíaco, o marca-passo mais rápido em um grupo de células intersticiais determina o ritmo ("marca o passo") de todo o grupo (p. 456). A observação de que as células intersticiais parecem coordenar a motilidade GI tem levado os pesquisadores a trabalharem para estabelecer uma associação entre as células intersticiais e os distúrbios funcionais do intestino, como a síndrome do colo irritável e a constipação crônica.

Outra diferença entre as ondas lentas e os potenciais de marca-passo cardíaco é que as ondas lentas não alcançam o limiar em cada ciclo e, uma onda lenta que não alcança o limiar não causará contração muscular. Quando um potencial de onda lenta alcança o limiar, canais de Ca^{2+} dependentes de voltagem na fibra muscular abrem-se, o Ca^{2+} entra, e a célula dispara um ou mais potenciais de ação. A fase de despolarização do potencial de onda lenta, como nas células miocárdicas autorrítmicas, é o resultado da entrada de Ca^{2+} na célula. Além disso, a entrada de Ca^{2+} inicia a contração muscular (p. 407).

A contração do músculo liso, como a do músculo cardíaco, é graduada de acordo com a quantidade de Ca^{2+} que entra na fibra. Quanto maior a duração das ondas lentas, mais potenciais de ação são disparados, e maior é a força da contração muscular. A probabilidade de uma onda lenta disparar um potencial de ação depende principalmente das informações provenientes do sistema nervoso entérico.

O músculo liso gastrintestinal apresenta diferentes padrões de contração

As contrações musculares no trato gastrintestinal ocorrem em três padrões que levam a diferentes tipos de movimentos no trato. Entre as refeições, quando o trato está em grande parte vazio, ocorre uma série de contrações que começam no estômago e passam lentamente de segmento em segmento, levando aproximadamente 90 minutos para alcançarem o intestino grosso. Este padrão, denominado **complexo motor migratório**, é uma função de "limpeza da casa" que varre as sobras do bolo alimentar e bactérias do trato GI superior para o intestino grosso (Fig. 21.4b).

As contrações musculares durante e após uma refeição seguem um dos dois outros padrões. (Fig. 21.4) O **peristaltismo** são ondas progressivas de contração que se movem de uma seção do trato GI para a próxima, assim como as "ondas" humanas que ondulam em torno de um estádio de futebol ou de uma arena de basquete. No peristaltismo, os músculos circulares contraem o segmento apical a uma massa, ou **bolo**, de alimento (Fig. 21.4c). Essa contração empurra o bolo para a frente até um *segmento receptor*, onde os músculos circulares estão relaxados. O segmento receptor, então, contrai, continuando o movimento para a frente.

As contrações peristálticas empurram um bolo para a frente a uma velocidade entre 2 e 25 cm/s. O peristaltismo no esôfago propele o material da faringe para o estômago. A peristalse contribui para a mistura do bolo no estômago, porém, na digestão normal, as ondas peristálticas intestinais são limitadas a curtas distâncias.

Nas **contrações segmentares**, segmentos curtos (1-5 cm) de intestino contraem e relaxam alternadamente (Fig. 21.4d). Nos segmentos contraídos, o músculo circular contrai, ao passo que o músculo longitudinal relaxa. Essas contrações podem ocorrer aleatoriamente ao longo do intestino ou a intervalos regulares. As contrações segmentares alternadas agitam o conteúdo intestinal, misturando-o e mantendo-o em contato com o epitélio absortivo. Quando os segmentos contraem sequencialmente, em uma direção oral-aboral, os conteúdos intestinais são propelidos por curtas distâncias.

Os distúrbios de motilidade estão entre os problemas gastrintestinais mais comuns. Eles variam de espasmos esofágicos e retardo do esvaziamento gástrico (estômago) a constipação e diarreia. A *síndrome do colo irritável* é um distúrbio funcional crônico caracterizado por alteração dos hábitos intestinais e dor abdominal.

REVISANDO CONCEITOS

7. Qual é a diferença entre absorção e secreção?

8. Como as gorduras absorvidas pelo sistema linfático alcançam a circulação geral para a distribuição às células? (*Dica*: p. 499)

9. Por que alguns esfincteres do sistema digestório são tonicamente contraídos?

FOCO CLÍNICO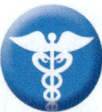

Diabetes: esvaziamento gástrico lento

O diabetes melito atinge quase todos os sistemas de órgãos. O trato digestório não é exceção. Um problema que assola mais de um terço de todas as pessoas com diabetes é a *gastroparesia*, também chamada de esvaziamento gástrico lento. Nestes pacientes, o complexo motor migratório está ausente entre as refeições e o esvaziamento do estômago é lento. Muitos pacientes, como consequência, sofrem de náuseas e vômitos. A causa da gastroparesia diabética não está esclarecida, porém estudos recentes com modelos animais e pacientes mostram perda ou disfunção das células intersticiais de Cajal. Essas células funcionam como marca-passos e como ligação entre as células musculares lisas GI e os sistemas nervosos autônomo e entérico. Considerando o modelo cardíaco do marca-passo externo, os pesquisadores estão testando um marca-passo gástrico implantável para promover a motilidade gástrica em pacientes diabéticos com gastroparesia grave.

REGULAÇÃO DA FUNÇÃO GASTRINTESTINAL

Dos quatro processos GI, a motilidade e a secreção são as principais funções reguladas. Se o alimento se move através do sistema muito rapidamente, não haverá tempo suficiente para que tudo no lúmen seja digerido e absorvido. A secreção é regulada para que as enzimas digestórias apropriadas possam quebrar o alimento em formas que possam ser absorvidas. A digestão, por sua vez, depende da motilidade e da secreção.

Os cientistas acreditavam que a absorção dos nutrientes não é regulada, e que "você absorve o que você come". Agora, entretanto, evidências indicam que a absorção de alguns nutrientes pode ser alterada em resposta a mudanças ambientais de longo prazo.

O sistema nervoso entérico pode atuar de modo independente

O sistema nervoso entérico (SNE) foi inicialmente reconhecido há mais de um século, quando os cientistas notaram que seções isoladas do intestino removidas do corpo criavam uma onda reflexa de contrações peristálticas quando a pressão do lúmen aumentava. O que eles observaram foi a habilidade do SNE de realizar um reflexo independentemente do controle exercido pelo sistema nervoso central (SNC).

A este respeito, o SNE é muito similar às redes nervosas de águas-vivas e de anêmonas-do-mar (filo Cnidaria) (p. 275). Você pode ter visto anêmonas-do-mar sendo alimentadas em um aquário. Quando um pedaço de camarão ou de peixe flutua perto dos seus tentáculos, elas começam a ondular, captando "odores químicos" através da água. Uma vez que o alimento toca o tentáculo, ele é levado à boca, passando de um tentáculo para o outro até desaparecer dentro da cavidade digestória.

Este reflexo é realizado sem um encéfalo, olhos ou um nariz. O sistema nervoso da anêmona consiste em uma rede nervosa com neurônios sensoriais, interneurônios e neurônios eferentes que controlam os músculos e as células secretoras do seu corpo. Os neurônios da rede são ligados de modo que possam integrar a informação e agir sobre ela. Da mesma forma que uma anêmona captura seu alimento, o SNE recebe estímulos e atua sobre eles. O sistema nervoso entérico controla a motilidade, a secreção e o crescimento do trato digestório.

Anatômica e funcionalmente, o SNE compartilha muitas características com o SNC:

1. *Neurônios intrínsecos.* Os **neurônios intrínsecos** dos dois plexos nervosos do trato digestório são aqueles que se situam completamente dentro da parede do trato GI, exatamente como os interneurônios estão contidos inteiramente no SNC. Os neurônios autonômicos que levam sinais do SNC para o sistema digestório são denominados **neurônios extrínsecos**.

2. *Neurotransmissores e neuromoduladores.* Os neurônios do SNE liberam mais de 30 neurotransmissores e neuromoduladores, a maioria dos quais são idênticos a moléculas encontradas no encéfalo. Esses neurotransmissores são algumas vezes chamados de *não adrenérgicos, não colinér-*

gicos para os distinguir dos neurotransmissores autonômicos tradicionais, noradrenalina e acetilcolina. Entre os neurotransmissores e neuromoduladores mais conhecidos estão a serotonina, o peptídeo intestinal vasoativo e o óxido nítrico.

3. *Células gliais de sustentação.* As células gliais de sustentação dos neurônios dentro do SNE são mais similares à astroglia do encéfalo do que às células de Schwann do sistema nervoso periférico.

4. *Barreira de difusão.* Os capilares que circundam os gânglios no SNE não são muito permeáveis e criam uma barreira de difusão que é similar à barreira hematencefálica dos vasos sanguíneos encefálicos.

5. *Centros integradores.* Como observado anteriormente, reflexos que se originam no trato GI podem ser integrados e atuar sem que os sinais neurais deixem o SNE. Assim, a rede de neurônios do SNE é o seu próprio centro integrador, assim como o encéfalo e a medula espinal.

Acreditava-se que se pudéssemos explicar como o SNE integra comportamentos simples, poderíamos usar tal sistema como modelo para o funcionamento do SNC. Todavia, estudar o funcionamento do SNE é difícil, pois os reflexos entéricos não possuem um centro de comando distinto. Em vez disso, em uma tendência interessante, os fisiologistas GI estão aplicando informações obtidas de estudos do encéfalo e da medula espinal para investigar o funcionamento do SNE. As complexas interações entre o SNE, o SNC, o sistema endócrino e o sistema imune prometem abastecer os cientistas com questões para serem investigadas durante muitos anos.

Reflexos curtos integrados no sistema nervoso entérico Os plexos nervosos entéricos na parede intestinal agem como um "pequeno cérebro", permitindo que reflexos locais sejam iniciados, integrados e finalizados completamente no trato GI. (**FIG. 21.5**, setas vermelhas). Os reflexos que se originam dentro do sistema nervoso entérico (SNE) e são integrados por ele sem sinais externos são denominados **reflexos curtos**. O plexo submucoso contém neurônios sensoriais que recebem sinais do lúmen do trato GI. A rede do SNE integra esta informação sensorial e, então, inicia a resposta. O plexo submucoso controla a secreção pelas células epiteliais GI. Os neurônios do plexo mioentérico na camada muscular externa influenciam a motilidade.

Reflexos longos são integrados no SNC Embora o SNE possa funcionar isoladamente, ele também envia informações sensoriais para o SNC e recebe aferências dele através dos neurônios autonômicos. Um reflexo neural clássico inicia com um estímulo transmitido por um neurônio sensorial para o SNC, onde o estímulo é integrado e atua. No sistema digestório, alguns reflexos clássicos são originados nos receptores sensoriais no trato GI, mas outros são originados fora do sistema digestório (Fig. 21.5, setas cinza). Não importa onde eles se originam, os reflexos digestórios integrados no SNC são chamados de **reflexos longos**.

Os reflexos longos que se originam completamente fora do sistema digestório incluem reflexos antecipatórios (p. 17) e reflexos emocionais. Esses reflexos são chamados de **reflexos cefálicos**, uma vez que eles se originam no encéfalo. Os *reflexos*

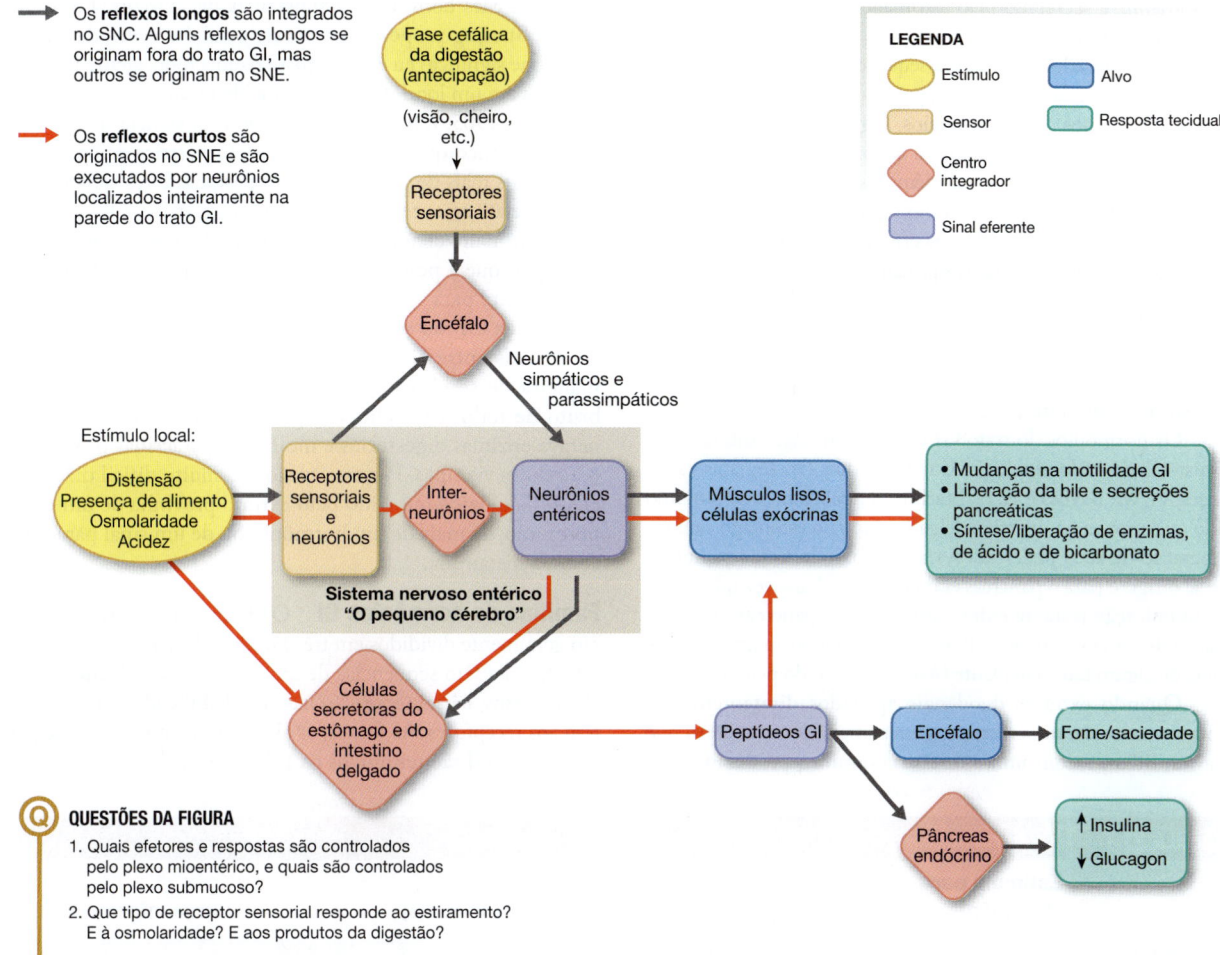

Os **reflexos longos** são integrados no SNC. Alguns reflexos longos se originam fora do trato GI, mas outros se originam no SNE.

Os **reflexos curtos** são originados no SNE e são executados por neurônios localizados inteiramente na parede do trato GI.

LEGENDA

Estímulo   Alvo

Sensor   Resposta tecidual

Centro integrador

Sinal eferente

Fase cefálica da digestão (antecipação)

(visão, cheiro, etc.)

Receptores sensoriais

Encéfalo

Neurônios simpáticos e parassimpáticos

Estímulo local:

Distensão Presença de alimento Osmolaridade Acidez

Receptores sensoriais e neurônios

Interneurônios

Neurônios entéricos

Sistema nervoso entérico "O pequeno cérebro"

Músculos lisos, células exócrinas

- Mudanças na motilidade GI
- Liberação da bile e secreções pancreáticas
- Síntese/liberação de enzimas, de ácido e de bicarbonato

Células secretoras do estômago e do intestino delgado

Peptídeos GI

Encéfalo

Fome/saciedade

Pâncreas endócrino

↑ Insulina
↓ Glucagon

QUESTÕES DA FIGURA

1. Quais efetores e respostas são controlados pelo plexo mioentérico, e quais são controlados pelo plexo submucoso?

2. Que tipo de receptor sensorial responde ao estiramento? E à osmolaridade? E aos produtos da digestão?

FIGURA 21.5 Integração dos reflexos digestórios.

antecipatórios iniciam com estímulos – como visão, cheiro, som ou pensamento no alimento – que preparam o sistema digestório para a refeição que o encéfalo está antecipando. Por exemplo, se você está com fome e sente o cheiro do jantar sendo preparado, você fica com água na boca e seu estômago ronca.

Os reflexos emocionais e a sua influência no trato GI ilustram outra ligação entre o cérebro e o sistema digestório. As respostas GI às emoções variam da constipação do viajante a "borboletas no estômago" para vômitos e diarreia induzidos psicologicamente.

Nos reflexos longos, o músculo liso e as glândulas do trato GI estão sob controle autonômico. Em geraI, fala-se que a divisão parassimpática é excitatória e realça as funções GI, levando ao seu apelido de "descansar e digerir". A maioria dos neurônios parassimpáticos para o trato GI são encontrados no nervo vago. Os neurônios simpáticos normalmente inibem as funções GI.

REVISANDO CONCEITOS

10. A excitação da função GI pela divisão parassimpatica e a inibição pela divisão simpatica é um exemplo de que tipo de controle?

Os peptídeos gastrintestinais incluem hormônios, neuropeptídeos e citocinas

Os peptídeos secretados pelas células do trato GI podem atuar como hormônios ou como sinais parácrinos. Alguns desses peptídeos GI foram primeiro descritos e nomeados em outros sistemas corporais. Como seus nomes nada têm a ver com as suas funções no sistema GI, aprender a sua terminologia pode ser um desafio.

No sistema digestório, os peptídeos GI excitam ou inibem a motilidade e a secreção. Alguns peptídeos parácrinos são secretados para o lúmen, onde eles se ligam a receptores na membrana apical para desencadear uma resposta. Outros são secretados no líquido extracelular, onde eles difundem curtas distâncias para agir em células vizinhas.

Os peptídeos GI também atuam fora do trato GI, e algumas de suas mais importantes ações envolvem o cérebro. Por exemplo, em estudos experimentais, o hormônio GI **colecistocinina** (**CCK**) melhora a *saciedade*, dando a sensação de que a fome foi saciada. No entanto, a CCK também é produzida por neurônios e funciona como um neurotransmissor no cérebro, assim é difícil determinar quanto da resposta normal de saciedade é devida à CCK proveniente do intestino. Outro peptídeo

GI, a *grelina*, é secretado pelo estômago e age no cérebro para aumentar a ingestão alimentar.

Os pesquisadores têm agora sequenciados mais de 30 peptídeos provenientes da mucosa GI, porém somente alguns deles são amplamente aceitos como hormônios. Alguns peptídeos têm efeitos parácrinos bem definidos, mas a maioria entra em uma longa lista de candidatos a hormônios. Além disso, conhecemos moléculas reguladoras não peptídicas, como a histamina, que funcionam como sinais parácrinos. Devido à incerteza associada ao campo, restringimos o foco neste capítulo às principais moléculas reguladoras.

Hormônios GI   Os hormônios GI, como todos os hormônios, são secretados no sangue e transportados através do corpo. Eles atuam sobre o trato GI, em órgãos acessórios, como o pâncreas, e em alvos mais distantes, como o encéfalo.

Os hormônios do trato GI ocupam um lugar interessante na história da endocrinologia. Em 1902, dois fisiologistas canadenses, W. M. Bayliss e E. H. Starling, descobriram que o quimo ácido que entrava no intestino delgado vindo do estômago causava a liberação de suco pancreático, mesmo quando todos os nervos que se dirigem para o pâncreas eram cortados. Uma vez que a única comunicação restante entre o intestino e o pâncreas era a circulação de sangue entre eles, Bayliss e Starling postularam a existência de algum fator circulante (*humoral*) liberado pelo intestino.

Quando extratos duodenais aplicados diretamente no pâncreas estimularam a secreção pancreática, eles souberam que estavam lidando com uma substância química produzida pelo duodeno. Eles nomearam a substância de *secretina*. Posteriormente, Starling propôs que o nome geral *hormônio*, da palavra grega que significa "eu excito", fosse dado a todo agente humoral que atua em um local distante da sua liberação.

Em 1905, J. S. Edkins postulou a existência de um hormônio gástrico que estimula a secreção gástrica ácida. Foram necessários mais de 30 anos para os pesquisadores isolarem um extrato relativamente puro do hormônio gástrico, e foi em 1964 que o hormônio denominado *gastrina* foi finalmente purificado.

Por que a pesquisa sobre os hormônios digestórios demorou tanto para ser desenvolvida? A principal razão é que os hormônios GI são secretados por células endócrinas isoladas, espalhadas entre outras células da mucosa epitelial. A única maneira de se obter esses hormônios era fazer um extrato bruto de todo o epitélio, um procedimento que também liberava enzimas digestórias e moléculas parácrinas produzidas em células vizinhas. Por essa razão, era muito difícil dizer se o efeito fisiológico induzido pelo extrato provinha de um único hormônio, de mais de um hormônio ou de um sinal parácrino, como a histamina.

Famílias de hormônios GI   Os hormônios gastrintestinais são geralmente divididos em três famílias. Todos os membros de uma família têm sequências de aminoácidos semelhantes e, em alguns casos, há sobreposição nas suas habilidades para se ligarem aos receptores. As fontes, os alvos e os efeitos dos principais hormônios GI são resumidos na **TABELA 21.1**.

TABELA 21.1	Os hormônios GI			
	Estímulo para liberação	**Alvo(s) primário(s)**	**Efeito(s) primário(s)**	**Outras informações**
Estômago				
Gastrina (células G)	Peptídeos e aminoácidos; reflexos neurais	Células enterocromafins (ECL) e células parietais	Estimula a secreção de ácido gástrico e o crescimento da mucosa	A somatostatina inibe a sua liberação
Intestino				
Colecistocinina (CCK)	Ácidos graxos e alguns aminoácidos	Vesícula biliar, pâncreas, estômago	• Estimula a contração da vesícula biliar e a secreção de enzimas pancreáticas • Inibe o esvaziamento gástrico e a secreção ácida	• Promove saciedade • Alguns efeitos podem ser devidos à ação da CCK como um neurotransmissor
Secretina	Ácido no intestino delgado	Pâncreas, estômago	• Estimula a secreção de HCO_3^- • Inibe o esvaziamento gástrico e a secreção ácida	
Motilina	Jejum: liberação periódica a cada 1,5 a 2 horas	Músculos lisos gástrico e intestinal	Estimula o complexo motor migratório	Inibida pela ingestão de uma refeição
Peptideo inibidor gástrico (GIP)	Glicose, ácidos graxos e aminoácidos no intestino delgado	Células beta do pâncreas	• Estimula a liberação de insulina (mecanismo antecipatório) • Inibe o esvaziamento gástrico e a secreção ácida	
Peptídeo semelhante ao glucagon (GLP-1)	Refeição mista que inclui carboidratos ou gorduras no lúmen	Pâncreas endócrino	• Estimula a liberação de insulina • Inibe a liberação de glucagon e a função gástrica	Promove saciedade

A *família da gastrina* inclui os hormônios **gastrina** e *cole-cistocinina* (CCK) mais diversas variantes de cada. A sua similaridade estrutural implica que a gastrina e a CCK podem se ligar e ativar o mesmo receptor CCKB.

A *família da secretina* inclui a **secretina**; o **peptídeo intestinal vasoativo** (**VIP**), um neurotransmissor não adrenérgico, não colinérgico; e **GIP**, um hormônio conhecido originalmente como *peptídeo inibidor gástrico*, uma vez que ele inibiu a secreção ácida gástrica em experimentos iniciais. Alguns estudos subsequentes, contudo, indicaram que o GIP administrado em doses fisiológicas mais baixas não bloqueia a secreção ácida. Assim, os pesquisadores sugeriram um novo nome com as mesmas iniciais – **peptídeo insulinotrópico dependente de glicose** – que mais precisamente descreve a ação desse hormônio: ele estimula a liberação da insulina em resposta à glicose no lúmen do intestino. No entanto, para a maioria das pessoas, o nome preferido permanece sendo *peptídeo inibidor gástrico*.

Outro membro da família da secretina é o hormônio **peptídeo 1 semelhante ao glucagon** (GLP-1). O GIP e o GLP-1 agem juntos como sinais antecipatórios para a liberação de insulina, como você aprenderá quando estudar o pâncreas endócrino (Capítulo 22).

A terceira família de peptídeos contém aqueles que não se encaixam nas outras duas famílias. O membro principal desse grupo é o hormônio **motilina**. Aumentos na secreção de motilina são associados ao complexo motor migratório.

No restante deste capítulo, integraremos motilidade, secreção, digestão e absorção conforme seguirmos o alimento passando através do trato GI. A **FIGURA 21.6** é um resumo dos principais eventos que ocorrem em cada seção do trato GI. O processamento do alimento é tradicionalmente dividido em três fases: cefálica, gástrica e intestinal.

FUNÇÃO INTEGRADA: A FASE CEFÁLICA

Os processos digestórios no corpo iniciam antes que a comida entre na boca. Simplesmente cheirar, ver, ou até mesmo *pensar* sobre o alimento pode fazer a nossa boca salivar ou nosso estômago roncar. Estes reflexos longos que iniciam no cérebro criam uma resposta antecipatória, conhecida como **fase cefálica** da digestão.

O estímulo antecipatório e o estímulo do alimento na cavidade oral ativam neurônios no bulbo. O bulbo, por sua vez,

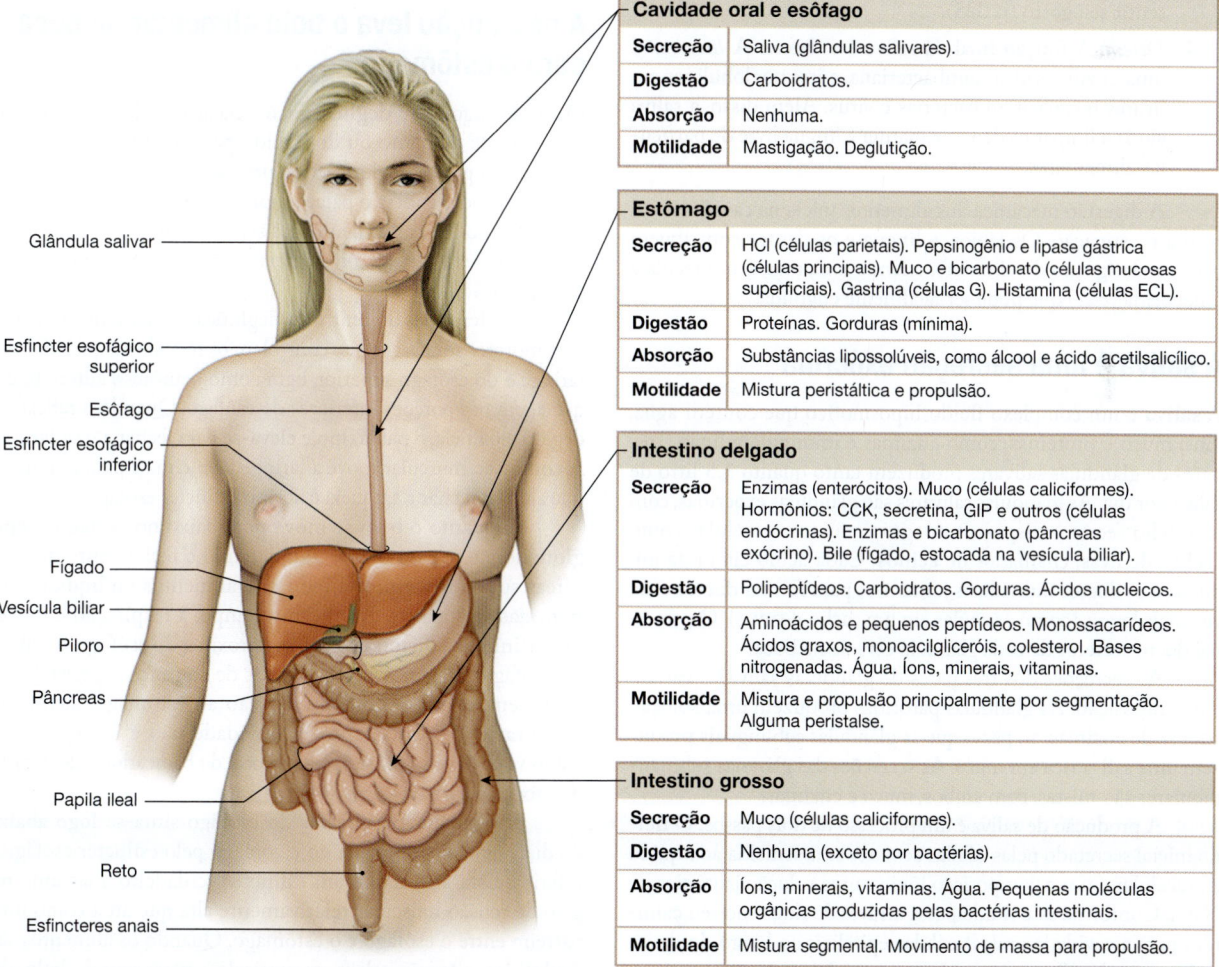

Cavidade oral e esôfago	
Secreção	Saliva (glândulas salivares).
Digestão	Carboidratos.
Absorção	Nenhuma.
Motilidade	Mastigação. Deglutição.

Estômago	
Secreção	HCl (células parietais). Pepsinogênio e lipase gástrica (células principais). Muco e bicarbonato (células mucosas superficiais). Gastrina (células G). Histamina (células ECL).
Digestão	Proteínas. Gorduras (mínima).
Absorção	Substâncias lipossolúveis, como álcool e ácido acetilsalicílico.
Motilidade	Mistura peristáltica e propulsão.

Intestino delgado	
Secreção	Enzimas (enterócitos). Muco (células caliciformes). Hormônios: CCK, secretina, GIP e outros (células endócrinas). Enzimas e bicarbonato (pâncreas exócrino). Bile (fígado, estocada na vesícula biliar).
Digestão	Polipeptídeos. Carboidratos. Gorduras. Ácidos nucleicos.
Absorção	Aminoácidos e pequenos peptídeos. Monossacarídeos. Ácidos graxos, monoacilgliceróis, colesterol. Bases nitrogenadas. Água. Íons, minerais, vitaminas.
Motilidade	Mistura e propulsão principalmente por segmentação. Alguma peristalse.

Intestino grosso	
Secreção	Muco (células caliciformes).
Digestão	Nenhuma (exceto por bactérias).
Absorção	Íons, minerais, vitaminas. Água. Pequenas moléculas orgânicas produzidas pelas bactérias intestinais.
Motilidade	Mistura segmental. Movimento de massa para propulsão.

Rótulos da figura:
Glândula salivar
Esfíncter esofágico superior
Esôfago
Esfíncter esofágico inferior
Fígado
Vesícula biliar
Piloro
Pâncreas
Papila ileal
Reto
Esfíncteres anais

FIGURA 21.6 **Visão geral da função digestória.**

manda sinais eferentes através de neurônios autonômicos para as glândulas salivares, e atráves do nervo vago para o sistema nervoso entérico. Em resposta a esses sinais, o estômago, o intestino e os órgãos glandulares acessórios iniciam a secreção e aumentam a motilidade em antecipação ao alimento que virá.

A digestão mecânica e química inicia na boca

Quando o alimento inicialmente entra na boca, ele é inundado por uma secreção, a qual chamamos de *saliva*. A saliva tem quatro funções importantes:

1. *Amolecer e lubrificar o alimento*. A água e o muco na saliva amolecem e lubrificam o alimento para torná-lo mais fácil de deglutir. Você pode avaliar essa função se alguma vez já tentou engolir uma bolacha seca sem mastigá-la completamente.

2. *Digestão do amido*. A digestão química inicia com a secreção da *amilase salivar*. A amilase quebra o amido em maltose depois que a enzima é ativada por Cl^- na saliva. Se você mastigar uma bolacha sem sal por algum tempo, perceberá a conversão do amido em maltose, a qual é mais doce.

3. *Gustação*. A saliva dissolve o alimento para que possamos sentir seu gosto (p. 325).

4. *Defesa*. A função final da saliva é a defesa. A *lisozima* é uma enzima salivar antibacteriana, e imunoglobulinas salivares incapacitam bactérias e vírus. Além disso, a saliva ajuda a limpar os dentes e manter a língua livre de partículas alimentares.

A digestão mecânica dos alimentos inicia na cavidade oral com a mastigação. Os lábios, a língua e os dentes contribuem para a **mastigação** do alimento, criando uma massa amolecida e umedecida (*bolo*) que pode ser facilmente engolida.

A saliva é uma secreção exócrina

A **saliva** é um complexo fluido hiposmótico que contém água, íons, muco e proteínas, como enzimas e imunoglobulinas. Três pares de glândulas salivares produzem tanto quanto 1,5 litro de saliva por dia. As glândulas salivares são glândulas exócrinas, com o epitélio secretor disposto em agrupamentos de células como cachos de uvas, chamados de **ácinos**. Cada ácino circunda um ducto, e os ductos individuais juntam-se para formar ductos cada vez mais largos (como os caules em um cacho de uvas). O principal ducto secretor de cada glândula esvazia na boca.

As secreções dos três pares de glândulas salivares variam em composição. As glândulas parótidas produzem uma solução aquosa de enzimas, ao passo que as glândulas sublinguais produzem uma saliva rica em muco. As secreções das glânulas submandibulares são mistas, com ambos, muco e enzimas.

A produção de saliva é um processo de dois passos. O fluido inicial secretado pelas células acinares se assemelha ao líquido extracelular em sua composição iônica: uma solução isotônica de NaCl. Conforme este fluido passa através do ducto no seu caminho para a cavidade oral, as células epiteliais ao longo do ducto reabsorvem NaCl e secretam K^+ e íon bicarbonato até que a razão entre os íons no fluido do ducto seja mais parecida com a do

líquido entracelular (alta em K^+ e baixa em Na^+). As membranas apicais das células do ducto têm pouca permeabilidade à água, e a remoção efetiva de soluto do fluido secretado resulta em saliva hiposmótica em relação ao plasma.

A salivação está sob controle autonômico e pode ser desencadeada por múltiplos estímulos, incluindo visão, cheiro, contato e até mesmo o pensamento no alimento. A inervação parassimpática é o estímulo primário para a secreção da saliva, mas também há alguma inervação simpática nas glândulas. Na China antiga, algumas vezes era dado a uma pessoa sob suspeita de crime um punhado de arroz seco para mastigar durante o interrogatório. Se ela pudesse produzir saliva o suficiente para umedecer o arroz e o engolir, era libertada. No entanto, se seu nervosismo secasse a sua secreção salivar reflexa, ela seria declarada culpada. Pesquisas recentes têm confirmado que o estresse, como o associado à mentira ou à ansiedade ao ser questionado, diminui o volume de secreção salivar.

REVISANDO CONCEITOS

11. Como a mucina, a amilase e as imunoglobulinas movem-se das células epiteliais das glândulas salivares para o lúmen da glândula? (*Dica*: elas são todas proteínas.)

A deglutição leva o bolo alimentar da boca para o estômago

O ato de engolir, ou **deglutição**, é uma ação reflexa que empurra o bolo de alimento ou de líquido para o esôfago (**FIG. 21.7**). O estímulo para a deglutição é a pressão criada quando a língua empurra o bolo contra o palato mole e a parte posterior da boca. A pressão do bolo ativa neurônios sensoriais que levam informações pelo *nervo glossofaríngeo* (nervo craniano IX) para o centro da deglutição no bulbo.

As eferências do centro da deglutição consistem em neurônios motores somáticos que controlam os múculos esqueléticos da faringe e do esôfago superior, bem como neurônios autonômicos que agem nas porções inferiores do esôfago. Quando o reflexo de deglutição inicia, o palato mole eleva-se para fechar a nasofaringe. A contração muscular move a laringe para cima e para a frente, o que ajuda a fechar a traqueia e abrir o esfincter esofágico superior.

Enquanto o bolo se move para baixo no esôfago, a **epiglote** dobra-se para baixo, completando o fechamento das vias aéreas superiores e prevenindo que alimentos ou líquidos entrem nas vias aéreas. Ao mesmo tempo, a respiração é brevemente inibida. Quando o bolo se aproxima do esôfago, o esfincter esofágico superior relaxa. Ondas de contrações peristálticas, então, empurram o bolo em direção ao estômago, auxiliadas pela gravidade. Entretanto, a gravidade não é indispensável, como você deve saber se já participou da brincadeira de engolir de cabeça para baixo.

A extremidade inferior do esôfago situa-se logo abaixo do diafragma e é separada do estômago pelo esfincter esofágico inferior. Esta área não é um esfincter verdadeiro, mas uma região de tensão muscular relativamente alta que atua como uma barreira entre o esôfago e o estômago. Quando os alimentos são deglutidos, a tensão relaxa, permitindo a passagem do bolo alimentar para o estômago.

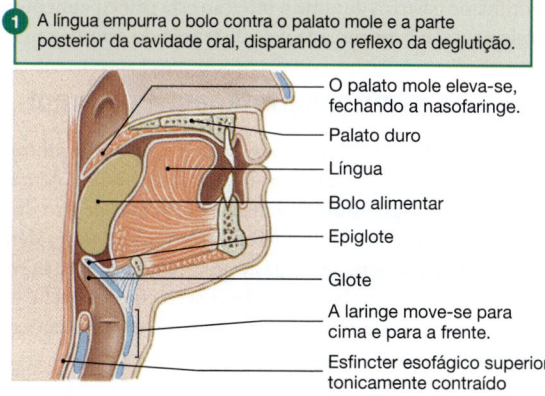

1. A língua empurra o bolo contra o palato mole e a parte posterior da cavidade oral, disparando o reflexo da deglutição.

O palato mole eleva-se, fechando a nasofaringe.

Palato duro

Língua

Bolo alimentar

Epiglote

Glote

A laringe move-se para cima e para a frente.

Esfíncter esofágico superior tonicamente contraído

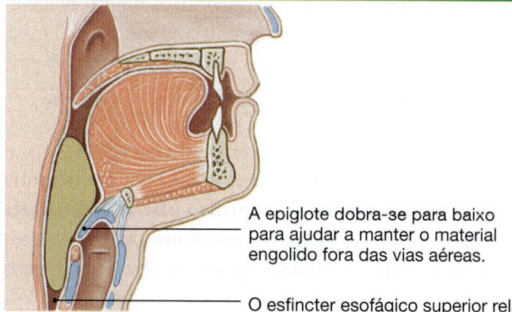

2. A respiração é inibida à medida que o bolo passa pela via aérea fechada.

A epiglote dobra-se para baixo para ajudar a manter o material engolido fora das vias aéreas.

O esfíncter esofágico superior relaxa.

3. O alimento move-se para baixo no interior do esôfago, propelido por ondas peristálticas e auxiliado pela gravidade.

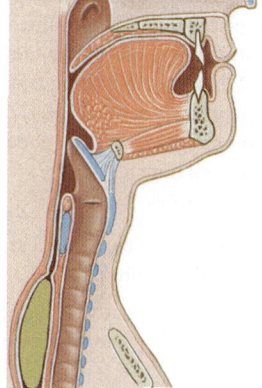

FIGURA 21.7   Deglutição: o reflexo de deglutição. A deglutição é integrada no bulbo. Aferentes sensoriais no nervo craniano IX e neurônios motores somáticos e autonômicos medeiam o reflexo.

Se o esfíncter esofágico inferior não permanecer contraído, o ácido gástrico e a pepsina podem irritar a parede do esôfago, levando à dor e à irritação do *refluxo gastresofágico*, mais conhecido como azia. Durante a fase da inspiração da respiração, quando a pressão intrapleural cai, as paredes do esôfago expandem-se (p. 549). A expansão cria uma pressão subatmosférica no lúmen esofágico, que pode sugar o conteúdo ácido do estômago se o esfíncter estiver relaxado. A agitação do estômago, quando este está cheio, pode também esguichar ácido de volta para o esôfago se o esfíncter não estiver completamente contraído. A *doença do refluxo gastresofágico* ou DRGE, é um dos mais comuns problemas digestórios na sociedade norte-americana.

FUNÇÃO INTEGRADA: A FASE GÁSTRICA

Aproximadamente 3,5 litros de comida, bebida e saliva entram no fundo do estômago a cada dia. O estômago possui três funções gerais:

1. **Armazenamento.** O estômago armazena alimento e regula a sua passagem para o intestino delgado, onde ocorre a maior parte da digestão e da absorção.

2. **Digestão.** O estômago digere a comida, química e mecanicamente, formando a mistura "cremosa" de partículas uniformemente pequenas, chamada de quimo.

3. **Defesa.** O estômago protege o corpo por destruir muitas das bactérias e outros patógenos que são deglutidos juntamente com a comida ou aprisionados no muco das vias respiratórias. Ao mesmo tempo, o estômago precisa proteger a si mesmo de ser agredido por suas próprias secreções.

Antes da chegada do alimento, a atividade digestória no estômago inicia com um **reflexo vagal** longo da fase cefálica (**FIG. 21.8**). Depois, quando o bolo entra no estômago, estímulos no lúmen gástrico iniciam uma série de reflexos curtos, que constituem a **fase gástrica** da digestão.

Nos reflexos da fase gástrica, a distensão do estômago e a presença de peptídeos ou de aminoácidos no lúmen ativam células endócrinas e neurônios entéricos. Hormônios, neurotransmissores e moléculas parácrinas, então, influenciam a motilidade e a secreção.

O estômago armazena o bolo alimentar

Quando o alimento chega do esôfago, o estômago relaxa e expande para acomodar o volume aumentado. Este reflexo mediado neuralmente é chamado de *relaxamento receptivo*. A metade superior do estômago permanece relativamente em repouso, retendo o bolo alimentar até que ele esteja pronto para ser digerido. A função de armazenamento do estômago é talvez o aspecto me-

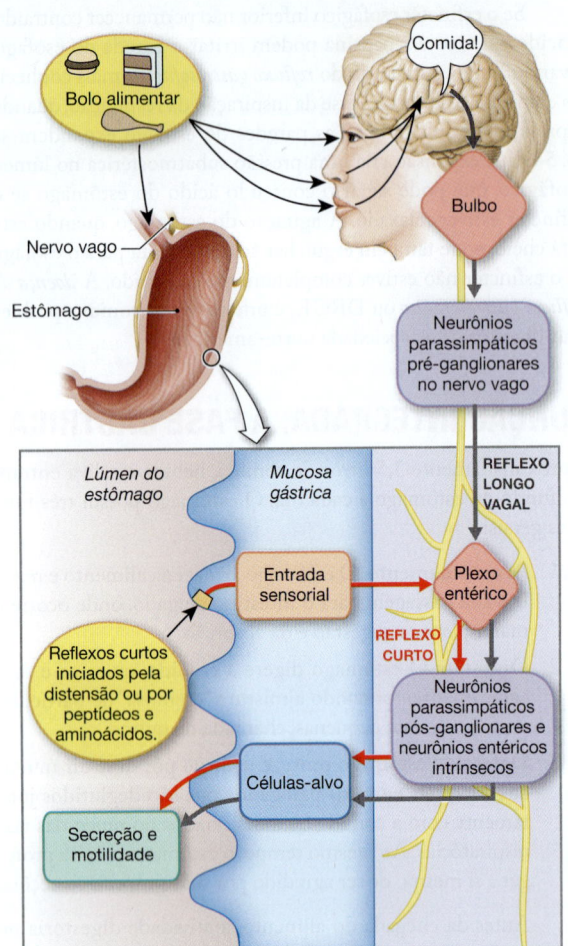

FIGURA 21.8   Reflexos das fases cefálica e gástrica. A visão, o cheiro e o gosto do alimento iniciam um reflexo longo que prepara o estômago para a chegada do alimento.

nos óbvio da digestão. Todavia, quando ingerimos mais do que necessitamos do ponto de vista nutricional, o estômago precisa regular a velocidade na qual o quimo entra no intestino delgado.

Sem essa regulação, o intestino delgado não seria capaz de digerir e absorver a carga de quimo que chega, e quantidades significativas de quimo não absorvido passariam para o intestino grosso. O epitélio do intestino grosso não é projetado para absorção de nutrientes em larga escala, então a maioria do quimo se tornará fezes, resultando em diarreia. Este "distúrbio do esvaziamento" ("síndrome de dumping") é um dos efeitos colaterais mais desagradáveis da cirurgia que remove porções do estômago ou do intestino delgado.

Enquanto a parte superior do estômago está retendo o bolo alimentar, a parte inferior do estômago está ocupada com a digestão. Na metade distal do estômago, uma série de ondas peristálticas empurra o bolo alimentar para baixo, em direção ao piloro, misturando-o com o ácido e as enzimas digestórias. Quando as partículas grandes são digeridas e a textura do quimo fica mais uniforme, cada onda contrátil ejeta uma pequena quantidade de quimo no duodeno através do piloro. O aumento

da motilidade gástrica durante a refeição está principalmente sob controle neural e é estimulada pela distensão do estômago.

Secreções gástricas protegem e digerem

O lúmen do estômago é alinhado com o epitélio produtor de muco, pontuado por aberturas de *fovéolas* (*fossas*) *gástricas*. As fossas levam a **glândulas gástricas** profundas dentro da camada mucosa (ver Fig. 21.1e). Múltiplos tipos celulares dentro das glândulas produzem ácido gástrico (HCl), enzimas, hormônios e moléculas parácrinas. As várias secreções das células da mucosa gástrica, seus estímulos para liberação e suas funções são resumidos na **FIGURA 21.9** e descritos a seguir.

Secreção de gastrina   As **células G**, encontradas profundamente nas glândulas gástricas, secretam o hormônio **gastrina** no sangue. Em reflexos curtos, a liberação de gastrina é estimulada pela presença de aminoácidos e de peptídeos no estômago e por distensão do estômago. O café (mesmo o descafeinado) também estimula a liberação de gastrina – uma razão para que pessoas com síndromes de secreção ácida excessiva evitem a ingestão de café.

A liberação de gastrina é também desencadeada por reflexos neurais. Os reflexos curtos são mediados por um neurotransmissor do SNE, chamado de **peptídeo liberador de gastrina** (GRP). Nos reflexos cefálicos, os neurônios parassimpáticos do nervo vago estimulam as células G para que elas liberem gastrina no sangue.

A principal ação da gastrina é promover a liberação de ácido. Ela faz isso diretamente por agir nas células parietais e indiretamente por estimular a liberação de histamina.

Secreção Ácida   As **células parietais** profundas nas glândulas gástricas secretam o **ácido gástrico** (HCl) no lúmen do estômago. A secreção ácida no estômago é, em média, de 1 a 3 litros por dia e pode criar um pH luminal tão baixo quanto 1. O pH citoplasmático das células parietais é de cerca de 7,2, ou seja, as células bombeiam H^+ contra um gradiente que pode ser 1,5 milhão de vezes mais concentrado no lúmen.

O ácido gástrico tem múltiplas funções:

- O ácido no lúmen do estômago causa a liberação e a ativação da pepsina, uma enzima que digere proteínas.
- O ácido desencadeia a liberação de somatostatina pelas células D. A somatostatina é discutida posteriormente na seção de sinais parácrinos.
- O HCl *desnatura* proteínas por quebrar as ligações dissulfeto e de hidrogênio que mantêm a estrutura terciária da proteína (p. 32). Cadeias proteicas desenoveladas podem deixar as ligações peptídicas entre os aminoácidos mais acessíveis à digestão pela pepsina.
- O ácido gástrico ajuda a destruir bactérias e outros microrganismos ingeridos.
- O ácido inativa a amilase salivar, cessando a digestão de carboidratos que iniciou na boca.

A via das células parietais para a secreção ácida é descrita na Figura 21.9c. O processo inicia quando o H^+ do citosol da

FIGURA 21.9 **CONTEÚDO ESSENCIAL**

Secreçõs gástricas

(a) Células secretoras da mucosa gástrica

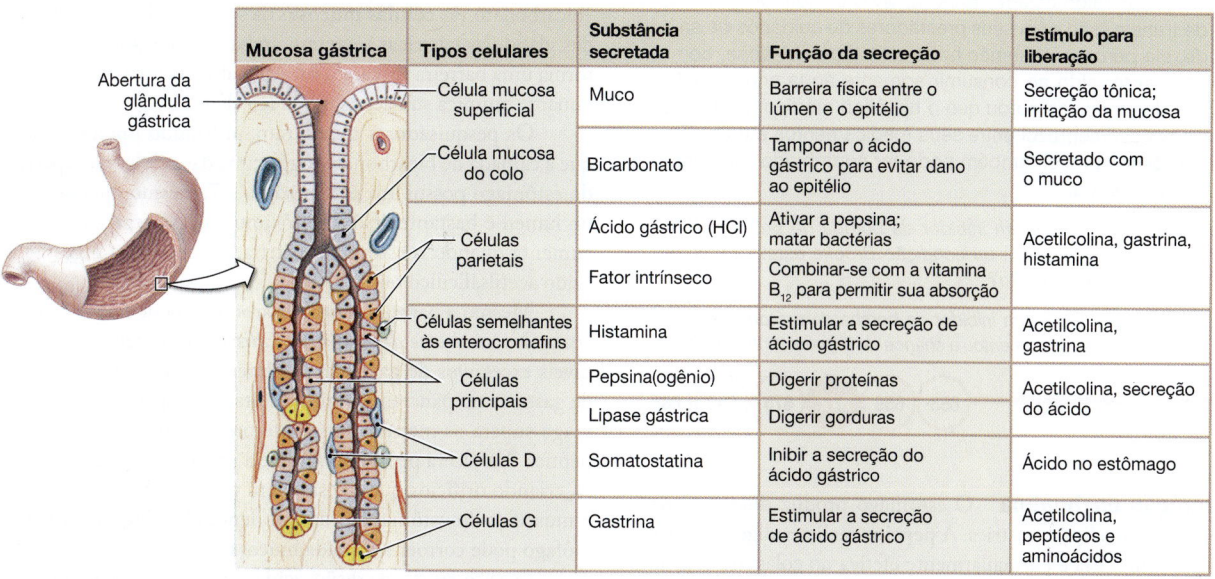

Mucosa gástrica	Tipos celulares	Substância secretada	Função da secreção	Estímulo para liberação
	Célula mucosa superficial	Muco	Barreira física entre o lúmen e o epitélio	Secreção tônica; irritação da mucosa
	Célula mucosa do colo	Bicarbonato	Tamponar o ácido gástrico para evitar dano ao epitélio	Secretado com o muco
	Células parietais	Ácido gástrico (HCl)	Ativar a pepsina; matar bactérias	Acetilcolina, gastrina, histamina
		Fator intrínseco	Combinar-se com a vitamina B_{12} para permitir sua absorção	
	Células semelhantes às enterocromafins	Histamina	Estimular a secreção de ácido gástrico	Acetilcolina, gastrina
	Células principais	Pepsina(ogênio)	Digerir proteínas	Acetilcolina, secreção do ácido
		Lipase gástrica	Digerir gorduras	
	Células D	Somatostatina	Inibir a secreção do ácido gástrico	Ácido no estômago
	Células G	Gastrina	Estimular a secreção de ácido gástrico	Acetilcolina, peptídeos e aminoácidos

Abertura da glândula gástrica

(b) Barreira muco-bicarbonato

Lúmen do estômago

Suco gástrico pH ~ 2

A camada de muco é uma barreira física — Camada de muco

HCO_3^- O bicarbonato é uma barreira química que neutraliza ácido. HCO_3^-

pH ~ 7 na superfície celular

Célula mucosa gástrica

Gotículas de muco

Capilar

(c) Secreção ácida no estômago

Lúmen do estômago | Líquido intersticial | Capilar

H_2O

H^+ ← ATP → $H^+ + OH^-$

K^+ AC

K^+ HCO_3^- HCO_3^-

CO_2

Cl^- — Cl^- ----- Cl^- ← Cl^-

Célula parietal

---

célula parietal é bombeado para o lúmen do estômago em troca por K^+, que entra na célula, por uma H^+-K^+-ATPase. O Cl^-, então, segue o gradiente elétrico criado por H^+, movendo-se através de canais de cloreto abertos. O resultado líquido é a secreção de HCl pela célula.

Ao aprender o mecanismo celular de secreção ácida na célula parietal, os cientistas foram capazes de desenvolver uma nova classe de fármacos para tratar a hipersecreção de ácido gástrico. Estes fármacos, conhecidos como *inibidores da bomba de prótons* (*PPIs*), bloqueiam a atividade da H^+-K^+-ATPase. Versões genéricas de alguns PPIs (p. ex., omeprazol) estão disponíveis para venda nos Estados Unidos.

Enquanto o ácido está sendo secretado no lúmen, o bicarbonato produzido a partir de CO_2 e OH^- da água é absorvido para o sangue. A ação tamponante do HCO_3^- torna o sangue menos ácido ao deixar o estômago, criando uma *maré alcalina* que pode ser medida enquanto uma refeição está sendo digerida.

SOLUCIONANDO O **PROBLEMA**

Brooke, que sempre foi saudável, estava confusa. Como ela havia contraído cólera? Todavia, após discutir os métodos de transmissão com seus prestadores de cuidados de saúde, ela percebeu que não havia sido tão cuidadosa, como deveria ter sido ao consumir somente água engarrafada. Um dos médicos notou que o histórico médico de Brooke listava esomeprazol entre seus medicamentos atuais. "Tomar esomeprazol também pode ter contribuído para você contrair cólera."

P3: *Esomeprazol é um inibidor da bomba de prótons (PPI). Para que sintoma ou condição Brooke estava tomando esse medicamento?*

P4: *Por que tomar um inibidor da bomba de prótons, como o esomeprazol, aumentou a chance de Brooke contrair cólera?*

(655)(659)(**672**)(675)(682)(688)

Secreção enzimática   O estômago produz duas enzimas: pepsina e uma lipase gástrica. A **pepsina** realiza a digestão inicial de proteínas. Ela é particularmente efetiva no colágeno e, assim, tem um importante papel na digestão de carne.

A pepsina é secretada na forma inativa *pepsinogênio* pelas **células principais** das glândulas gástricas. O ácido estimula a liberação de pepsinogênio por meio de um reflexo curto mediado no SNE (**FIG. 21.10**). Uma vez no lúmen do estômago, o pepsinogênio é clivado à pepsina ativa pela ação do H^+, e a digestão proteica inicia.

A *lipase gástrica* é cossecretada com a pepsina. As lipases são enzimas que quebram triacilgliceróis. No entanto, menos de um terço da digestão de gordura ocorre no estômago.

Secreções parácrinas   As secreções parácrinas da mucosa gástrica incluem histamina, somatostatina e fator intrínseco. A **histamina** é um sinal parácrino secretado pelas **células semelhantes às enterocromafins** (**células ECL**) em resposta à estimulação por gastrina ou por acetilcolina. A histamina difunde-se para o seu alvo, as células parietais, estimulando a secreção ácida por se ligar a *receptores H_2* nas células parietais (Fig. 21.10). Os *antagonistas de receptores H_2* (p. ex., cimetidina e ranitidina) que bloqueiam a ação da histamina são a segunda classe de fármacos usados para tratar a hipersecreção ácida.

O **fator intrínseco** é uma proteína secretada pelas células parietais, mesmas células gástricas que secretam ácido. No lúmen do estômago e do intestino delgado, o fator intrínseco se complexa com a vitamina B_{12}, um passo que é necessário para a absorção da vitamina no intestino.

A **somatostatina** (**SS**), também conhecida como hormônio inibidor do hormônio do crescimento, é secretada por **células D** no estômago. A somatostatina é o sinal de retroalimentação negativa primário da secreção na fase gástrica. Ela reduz a secreção ácida direta e indiretamente por diminuir a secreção de gastrina e histamina. A somatostatina também inibe a secreção de pepsinogênio (Fig. 21.10).

O estômago equilibra digestão e defesa

Sob condições normais, a mucosa gástrica protege a si mesma da autodigestão por ácido e enzimas com uma barreira muco-bicarbonato. As **células mucosas** na superfície luminal e no colo das glândulas gástricas secretam ambas as substâncias. O muco forma uma barreira física, e o bicarbonato cria uma barreira tamponante química subjacente ao muco (Fig. 21.9b).

Os pesquisadores mostraram, utilizando microeletrodos, que a camada de bicarbonato logo acima das células da superfície do estômago possui um pH próximo a 7, mesmo quando o pH no lúmen é bastante ácido – próximo a 2. A secreção de muco aumenta quando o estômago é irritado, como pela ingestão de ácido acetilsalicílico ou de álcool.

Mesmo a barreira muco-bicarbonato pode falhar algumas vezes. Na *síndrome de Zollinger-Ellison*, os pacientes secretam níveis excessivos de gastrina, geralmente de tumores secretores de gastrina no pâncreas. Como resultado, a hiperacidez no estômago supera os mecanismos protetores normais e causa úlcera péptica. Na úlcera péptica, o ácido e a pepsina destroem a mucosa, criando orifícios que se estendem para dentro da submucosa e muscular do estômago e do duodeno. O *refluxo ácido* para o esôfago pode corroer a camada mucosa.

O excesso de secreção ácida é uma causa incomum de úlcera péptica. As causas mais comuns são os fármacos anti-inflamatórios não esteroides (AINEs), como o ácido acetilsalicílico, e a inflamação da mucosa gástrica promovida pela bactéria *Helicobacter pylori*.

Por muitos anos, a principal terapia para o excesso de secreção ácida, ou *dispepsia*, foi a ingestão de *antiácidos*, agentes que neutralizam o ácido no lúmen gástrico. Contudo, à medida que os biólogos moleculares exploraram o mecanismo da secreção ácida pelas células parietais, o potencial para novos tratamentos tornou-se evidente. Atualmente, existem duas classes de fármacos para combater a hiperacidez: os antagonistas de receptores H_2 e os inibidores da bomba de prótons que bloqueiam a H^+-K^+-ATPase.

FUNÇÃO INTEGRADA: A FASE INTESTINAL

Uma vez que o quimo passa ao intestino delgado, a **fase intestinal** da digestão inicia. O quimo que entra no intestino delgado sofreu relativamente pouca digestão química, então sua entrada no duodeno deve ser controlada para evitar sobrecarga ao intestino delgado. A motilidade no intestino delgado também é controlada. Os conteúdos intestinais são lentamente propelidos para a frente por uma combinação de contrações segmentares e peristálticas. Essas ações misturam o quimo com enzimas, e elas expõem os nutrientes digeridos para o epitélio mucoso para absorção. Os movimentos para a frente do quimo ao longo do intestino devem ser suficientemente lentos para permitir que a digestão e a absorção sejam completadas. A inervação parassimpática e os hormônios GI gastrina e CCK promovem a motilidade intestinal; a inervação simpática inibe-a.

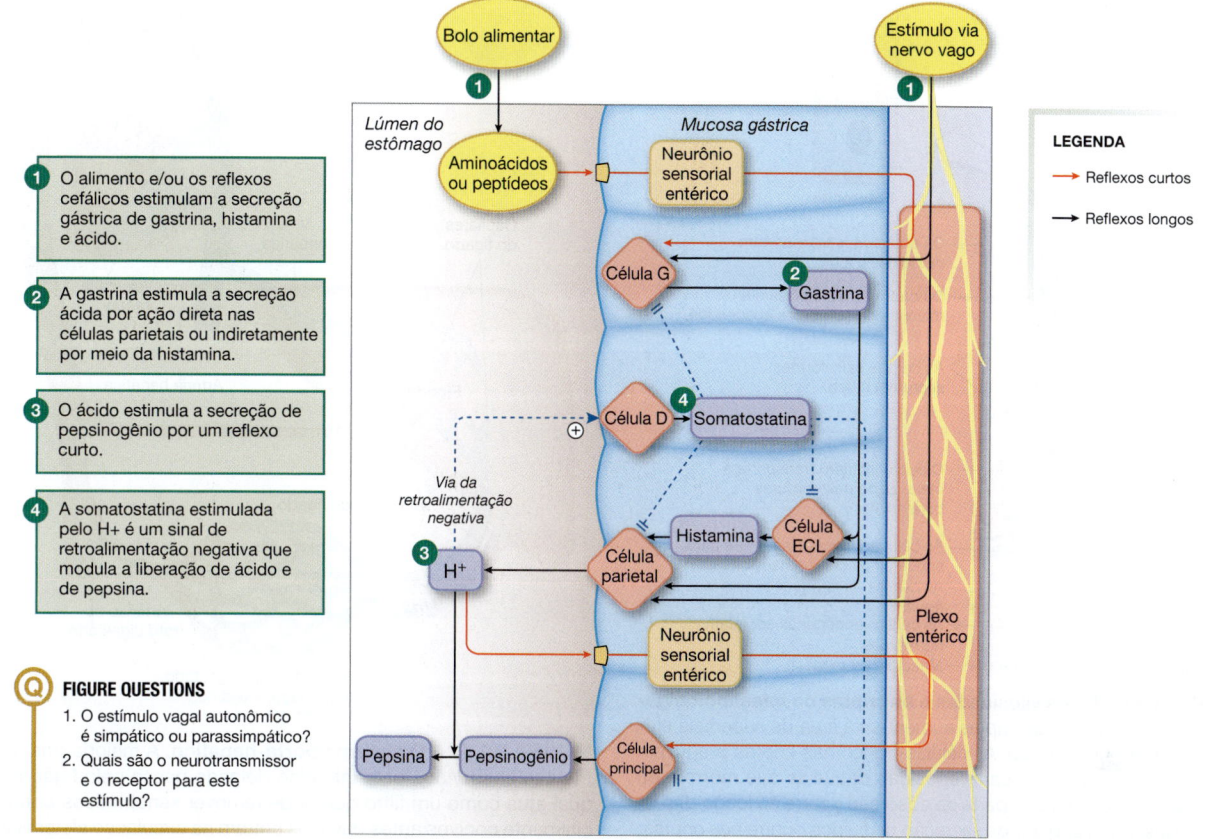

FIGURA 21.10 **Integração da secreção das fases cefálica e gástrica.** A fase cefálica é iniciada por visão, cheiro, sons, pensamento sobre o alimento ou pela presença do alimento na boca. A fase gástrica é iniciada pela chegada do bolo alimentar no estômago.

Aproximadamente 5,5 litros de alimentos, líquidos e secreções entram no intestino delgado a cada dia, e cerca de 3,5 litros de secreções hepática, pancreática e intestinal são adicionados, perfazendo uma entrada total de 9 litros no lúmen (ver Fig. 21.3). Tudo, menos cerca de 1,5 litro deste volume, é absorvido no intestino delgado, a maioria no duodeno e no jejuno.

A anatomia do intestino delgado facilita a secreção, a digestão e a absorção por maximizar a área de superfície (**FIGS. 21.11** e 21.1f). No nível macroscópico, a superfície do lúmen é esculpida em vilosidades similares a dedos e criptas profundas. A maior parte da absorção ocorre ao longo das vilosidades, ao passo que a secreção de fluidos e de hormônios e a renovação celular a partir de células-tronco ocorrem nas criptas. Ao nível microscópico, a superfície apical dos enterócitos é modificada em microvilosidades, cujas superfícies são cobertas com enzimas ligadas à membrana e um revestimento de *glicocálice* (p. 64). A superfície do epitélio intestinal é chamada de **borda em escova** devido à aparência de cerdas das microvilosidades.

A maioria dos nutrientes absorvidos ao longo do epitélio intestinal vai para capilares nas vilosidades para distribuição através do sistema circulatório. A exceção são as gorduras digeridas, a maioria das quais passa para vasos do sistema linfático. O sangue venoso proveniente do trato digestório não vai diretamente de volta ao coração. Em vez disso, ele passa para o *sistema porta-hepático* (p. 439). Essa região especializada da circulação tem dois conjuntos de leitos capilares: um que capta nutrientes absorvidos no intestino, e outro que leva os nutrientes diretamente para o fígado (**FIG. 21.12**).

O envio de materiais absorvidos diretamente para o fígado ressalta a importância desse órgão como um filtro biológico. Os hepatócitos contêm uma variedade de enzimas, como as iso-enzimas *citocromo p450*, que metabolizam fármacos e xenobióticos e os retiram da circulação sanguínea antes de eles alcançarem a circulação sistêmica. A depuração hepática é uma das razões pelas quais um fármaco administrado via oral deve ser dado em doses mais altas do que o mesmo fármaco administrado por infusão intravenosa.

As secreções intestinais promovem a digestão

A cada dia, o fígado, o pâncreas e o intestino produzem mais de 3 litros de secreções, cujos conteúdos são necessários para completar a digestão dos nutrientes ingeridos. As secreções adicionadas

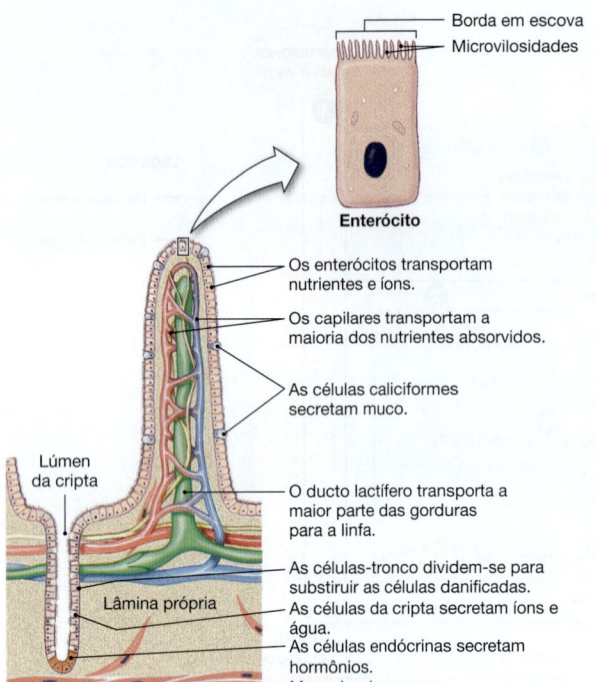

FIGURA 21.11 As vilosidades e as criptas no intestino delgado. As vilosidades e as criptas aumentam a área de superfície efetiva do intestino delgado. As células-tronco nas criptas produzem novas células epiteliais para reposição daquelas que morrem ou são danificadas. A maior parte da absorção ocorre ao longo das vilosidades. A maior parte da secreção de fluidos ocorre nas criptas.

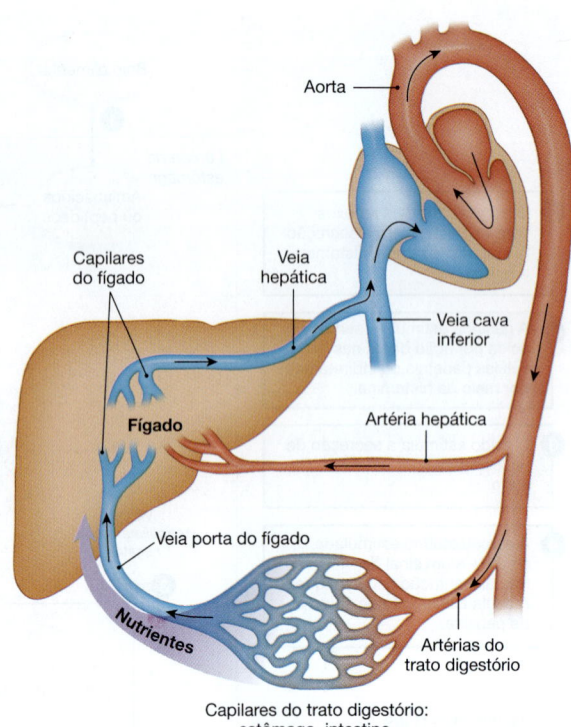

FIGURA 21.12 O sistema porta-hepático. A maioria dos nutrientes absorvidos pelo intestino delgado passa pelo fígado, o qual atua como um filtro que pode remover xenobióticos potencialmente nocivos antes que eles entrem na circulação sistêmica.

incluem enzimas digestórias, bile, bicarbonato, muco e solução isotônica de NaCl.

1. As *enzimas digestórias* são produzidas pelo epitélio intestinal e pelo pâncreas exócrino. As enzimas da borda em escova intestinal são ancoradas à membrana luminal das células e não são varridas para fora do intestino conforme o quimo é empurrado para a frente. As vias de controle para a liberação de enzimas variam, mas incluem vários sinais neurais, hormonais e parácrinos. Em geral, a estimulação dos neurônios parassimpáticos do nervo vago aumenta a secreção de enzimas.

2. A *bile* produzida no fígado e secretada pela vesícula biliar é uma solução não enzimática que facilita a digestão de gorduras.

3. A *secreção de bicarbonato* para dentro do intestino delgado neutraliza o quimo extremamente ácido que vem do estômago. A maior parte do bicarbonato vem do pâncreas e é liberado em resposta a estímulos neurais e à secretina.

4. O *muco* das células caliciformes intestinais protege o epitélio e lubrifica o conteúdo intestinal.

5. Uma *solução isotônica de NaCl* mistura-se com o muco para ajudar a lubrificar o conteúdo do intestino.

Secreção isotônica de NaCl As células das criptas do intestino delgado e do colo secretam uma solução isotônica de NaCl em um processo similar ao passo inicial da salivação

(**FIG. 21.13**). O cloreto do LEC entra nas células via transportadores NKCC e, em seguida, sai para o lúmen através de um canal de Cl⁻, conhecido como **canal regulador de condutância transmembrana de fibrose cística**, ou **canal CFTR**. O movimento do Cl⁻ negativamente carregado para o lúmen atrai o Na⁺ por meio do gradiente elétrico através de junções comunicantes celulares. A água segue o Na⁺ ao longo do gradiente osmótico criado pela redistribuição do NaCl. O resultado é a secreção de solução salina isotônica.

O pâncreas secreta enzimas digestórias e bicarbonato

O pâncreas é um órgão que contém ambos os tipos de epitélio secretor: endócrino e exócrino (p. 79). A secreção endócrina é proveniente de agrupamentos de células, chamadas de *ilhotas*, e inclui os hormônios insulina e glucagon (**FIG. 21.14**). As secreções exócrinas incluem enzimas digestórias e uma solução aquosa de bicarbonato de sódio, NaHCO₃.

A porção exócrina do pâncreas consiste em lóbulos, chamados de *ácinos*, similares àqueles das glândulas salivares. Os ductos dos ácinos esvaziam no duodeno (Fig. 21.14a). As células acinares secretam enzimas digestórias, e as células do ducto secretam solução de NaHCO₃.

Secreção de enzimas A maior parte das enzimas pancreáticas são secretadas como zimogênios, que devem ser ativados no

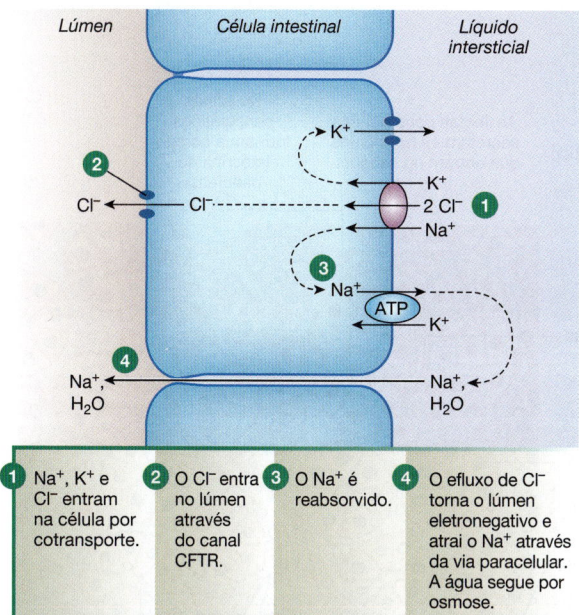

| Lúmen | Célula intestinal | Líquido intersticial |

① **Na⁺, K⁺ e Cl⁻ entram na célula por cotransporte.**

② **O Cl⁻ entra no lúmen através do canal CFTR.**

③ **O Na⁺ é reabsorvido.**

④ **O efluxo de Cl⁻ torna o lúmen eletronegativo e atrai o Na⁺ através da via paracelular. A água segue por osmose.**

FIG. 21.13 Secreção isotônica de NaCl. Células da cripta intestinais e colônicas e ácinos das glândulas salivares secretam soluções isotônicas de NaCl.

momento de chegada no intestino. Este processo de ativação é uma cascata que inicia quando a **enteropeptidase** da borda em escova (previamente chamada de *enterocinase*) converte o tripsinogênio inativo em tripsina (Fig. 21.14b). A tripsina, então, converte os outros zimogênios pancreáticos em suas formas ativas.

Os sinais para a liberação das enzimas pancreáticas incluem distensão do intestino delgado, presença de alimento no intestino, sinais neurais e hormônio CCK. As enzimas pancreáticas entram no intestino em um fluido aquoso que também contém bicarbonato.

Secreção de bicarbonato A secreção de bicarbonato para o duodeno neutraliza o ácido proveniente do estômago. Uma pequena quantidade de bicarbonato é secretada por células duodenais, mas a maior parte vem do pâncreas.

A produção de bicarbonato requer altos níveis da enzima *anidrase carbônica*, níveis similares àqueles encontrados nas células tubulares renais e nos eritrócitos (pp. 577, 646). O bicarbonato produzido a partir de CO_2 e água é secretado por um trocador apical $Cl^- - HCO_3^-$ (Fig. 21.14c). Os íons hidrogênio produzidos juntamente com o bicarbonato deixam a célula por trocadores $Na^+ - H^+$ na membrana basolateral. O H^+ então reabsorvido na circulação intestinal ajuda a equilibrar o HCO_3^- colocado na circulação quando as células parietais secretaram H^+ no estômago (ver Fig. 21.9c).

O cloreto trocado por bicarbonato entra na célula pelo cotransportador NKCC na membrana basolateral e sai por um canal CFTR na apical. O Cl^- luminal, então, reentra na célula em troca de HCO_3^- entrando no lúmen. Defeitos na estrutura ou na função do canal CFTR causam a doença *fibrose cística*, e a perturbação da secreção pancreática é uma característica dessa doença.

Na fibrose cística, uma mutação herdada faz a proteína do canal CFTR ser defeituosa ou ausente. Como resultado, a secreção de Cl^- e fluido cessa, mas as células caliciformes continuam a secretar muco, resultando em espessamento do muco. No sistema digestório, o muco espesso obstrui ductos pancreáticos pequenos e impede a secreção de enzimas digestórias no intestino. Nas vias aéreas do sistema respiratório, onde o canal CFTR também é encontrado, a falha na secreção de líquido dificulta o movimento mucociliar (Fig. 17.5c, p. 541) devido ao muco espesso, levando a infecções pulmonares recorrentes.

Em ambos, pâncreas e criptas intestinais, a secreção de sódio e água é um processo passivo, dirigido por gradientes eletroquímicos e osmóticos. O movimento de íons negativos do LEC para o lúmen cria um gradiente elétrico negativo no lúmen que atrai Na^+. O sódio move-se a favor do gradiente eletroquímico através de junções comunicantes entre as células. A transferência de Na^+ e de HCO_3^- do LEC para o lúmen cria um gradiente osmótico, e a água segue por osmose. O resultado final é a secreção de uma solução aquosa de bicarbonato de sódio.

O fígado secreta a bile

A **bile** é uma solução não enzimática secretada pelos **hepatócitos**, ou células do fígado (ver *Foco em: O fígado*, **FIG. 21.15**). Os componentes-chave da bile são (1) **sais biliares**, que facilitam a digestão enzimática de gorduras, (2) *pigmentos biliares*, como a bilirrubina, que são os produtos residuais da degradação da hemoglobina, e (3) *colesterol*, que é excretado nas fezes. Fármacos e outros xenobióticos são depurados do sangue pelo processamento hepático e são também excretados na bile. Os sais biliares, que agem como detergentes para tornar as gorduras solúveis durante a digestão, são produzidos a partir dos **ácidos biliares** esteroides combinados com aminoácidos e ionizados.

A bile secretada pelos hepatócitos flui pelos ductos hepáticos até a **vesícula biliar**, que armazena e concentra a solução biliar. Durante uma refeição que inclua gorduras, a contração da vesícula biliar envia bile para o duodeno através do **ducto colédoco**. A vesícula biliar é um órgão que não é essencial para a digestão normal, e se o ducto torna-se bloqueado por depósitos

SOLUCIONANDO O **PROBLEMA**

Uma característica da infecção por *Vibrio cholerae* é uma diarreia profusa e diluída, algumas vezes lembrando "água de arroz". A toxina secretada pelo *Vibrio cholerae* é uma proteína complexa com seis subunidades. A toxina liga-se às células intestinais, e a subunidade A é endocitada pelos enterócitos. Uma vez dentro do enterócito, a toxina ativa a adenilato-ciclase, que, por sua vez, produz AMPc continuamente. Devido ao canal CFTR do enterócito ser um canal dependente de AMPc, o efeito da toxina da cólera é abrir o canal CFTR e manter o mesmo aberto.

P5: *Por que manter continuamente aberto o canal CFTR no enterócito causa diarreia secretora e desidratação em seres humanos?*

655 659 672 675 682 688

FIGURA 21.14 **CONTEÚDO ESSENCIAL**

O pâncreas

Anatomia do pâncreas exócrino e endócrino

(a) O pancreas exócrino secreta enzimas digestórias e bicarbonato de sódio.

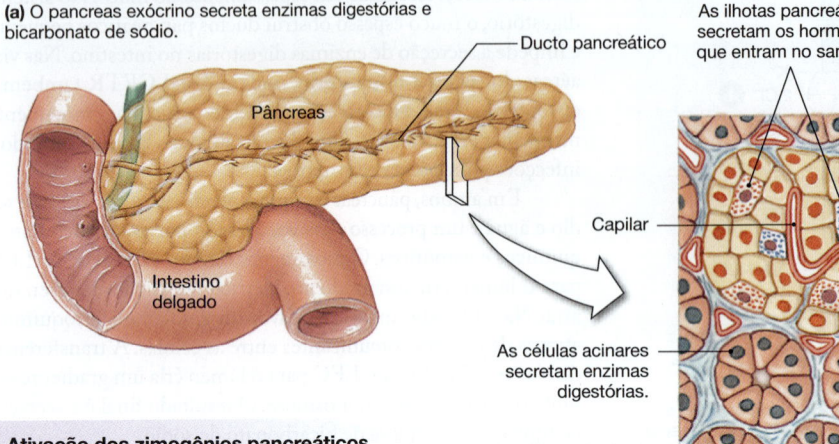

As ilhotas pancreáticas secretam os hormônios que entram no sangue.

Os ácinos pancreáticos formam a porção exócrina do pâncreas.

Ducto pancreático

Pâncreas

Intestino delgado

Capilar

As células acinares secretam enzimas digestórias.

As células do ducto secretam NaHCO₃, que entra no trato digestório.

Lúmen

Ativação dos zimogênios pancreáticos

(b) As enzimas inativas secretadas pelo pâncreas são ativadas em uma cascata. O tripsinogênio é ativado em tripsina pela enteropeptidase da borda em escova, e a tripsina, então, ativa outras enzimas pancreáticas.

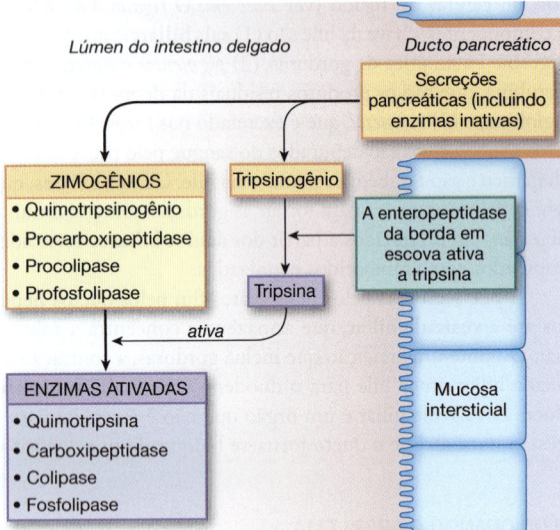

Lúmen do intestino delgado   *Ducto pancreático*

Secreções pancreáticas (incluindo enzimas inativas)

ZIMOGÊNIOS
• Quimotripsinogênio
• Procarboxipeptidase
• Procolipase
• Profosfolipase

Tripsinogênio

A enteropeptidase da borda em escova ativa a tripsina

Tripsina

ativa

ENZIMAS ATIVADAS
• Quimotripsina
• Carboxipeptidase
• Colipase
• Fosfolipase

Mucosa intersticial

Secreção de bicarbonato

(c) Secreção de bicarbonato no pâncreas e no duodeno.

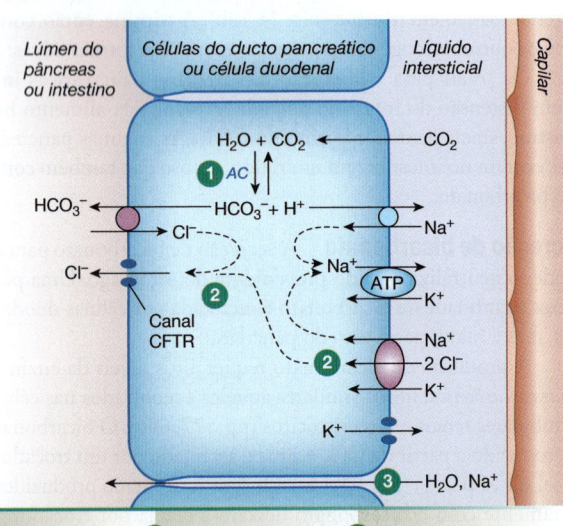

Lúmen do pâncreas ou intestino

Células do ducto pancreático ou célula duodenal

Líquido intersticial

Capilar

$H_2O + CO_2 \leftarrow CO_2$

1 *AC*

$HCO_3^- \leftarrow HCO_3^- + H^+ \rightarrow \quad Na^+$

$Cl^- \cdot \cdot \cdot$

$Cl^- \qquad Na^+$

2   ATP

2 K^+

Canal CFTR

Na^+

2 ← 2 Cl⁻

← K^+

K^+

3 → H₂O, Na⁺

1 As células que produzem bicarbonato possuem alta concentração de anidrase carbônica (*AC*).

2 O cloreto entra nas células por transporte ativo secundário e deixa o lado apical através de um canal CFTR. O Cl⁻ então reentra na célula em troca de HCO3⁻.

3 As junções comunicantes permitem o movimento paracelular de íons e água. Os íons negativos no lúmen atraem o Na⁺ pela via paracelular. A água segue.

FIGURA 21.15 FOCO EM...

O fígado

(a) O fígado é o maior dos órgãos internos, pesando cerca de 1,5 kg em um adulto. Ele está localizado logo abaixo do diafragma, no lado direito do corpo.

Fígado
Vesícula biliar

(b) Vesícula biliar e ductos biliares

O **ducto hepático comum** leva a bile produzida no fígado à vesícula biliar para armazenamento.

Vesícula biliar

O **ducto colédoco** leva a bile da vesícula biliar para o lúmen do intestino delgado.

A **artéria hepática** traz sangue oxigenado contendo metabólitos dos tecidos periféricos para o fígado.

O **sangue da veia porta hepática** é rico em nutrientes absorvidos do trato gastrintestinal e contém produtos da quebra da hemoglobina vindos do baço. O sangue deixa o fígado pela veia hepática (não mostrada).

Estômago
Pancreas

O **esfincter de Oddi** controla a liberação de bile e de secreções pancreáticas no duodeno.

(c) Os hepatócitos são organizados em unidades hexagonais irregulares, denominadas **lóbulos**.

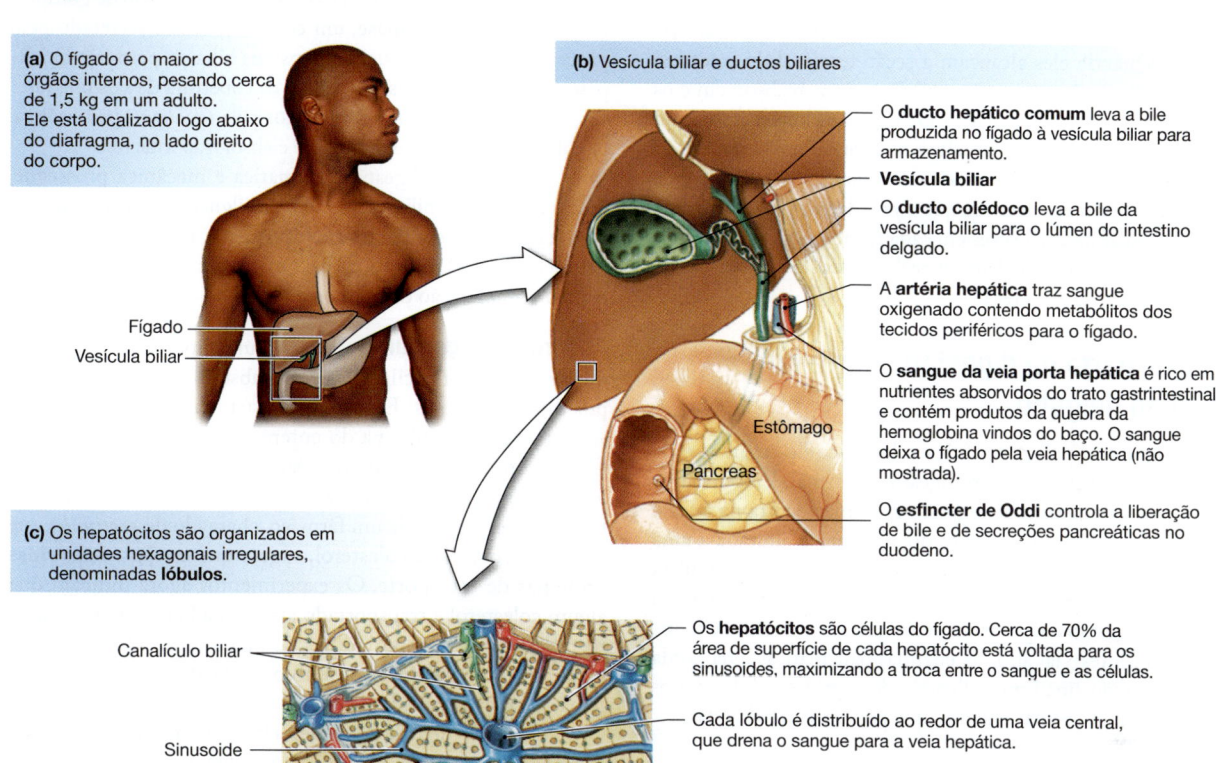

Canalículo biliar

Sinusoide

Artéria hepática

Veia porta do fígado

Veia porta do fígado

Os **hepatócitos** são células do fígado. Cerca de 70% da área de superfície de cada hepatócito está voltada para os sinusoides, maximizando a troca entre o sangue e as células.

Cada lóbulo é distribuído ao redor de uma veia central, que drena o sangue para a veia hepática.

Na sua periferia, um lóbulo é associado a ramos da veia porta do fígado e da artéria hepática.

Estes vasos se ramificam entre os hepatócitos, formando **sinusoides** dentro dos quais o sangue flui.

Os **canalículos biliares** são pequenos canais nos quais a bile é secretada. Os canalículos unem-se, formando os dúctulos biliares que percorrem o fígado junto das veias porta.

(d) O sangue entra no fígado, trazendo nutrientes e substâncias estranhas do trato digestório, bilirrubina da quebra de hemoglobina e metabólitos dos tecidos periféricos do corpo. Por sua vez, o fígado excreta alguns destes na bile e estoca ou metaboliza outros. Alguns dos produtos do fígado são resíduos a serem secretados pelos rins, outros são nutrientes essenciais, como a glicose. Além disso, o fígado sintetiza um conjunto de proteínas plasmáticas.

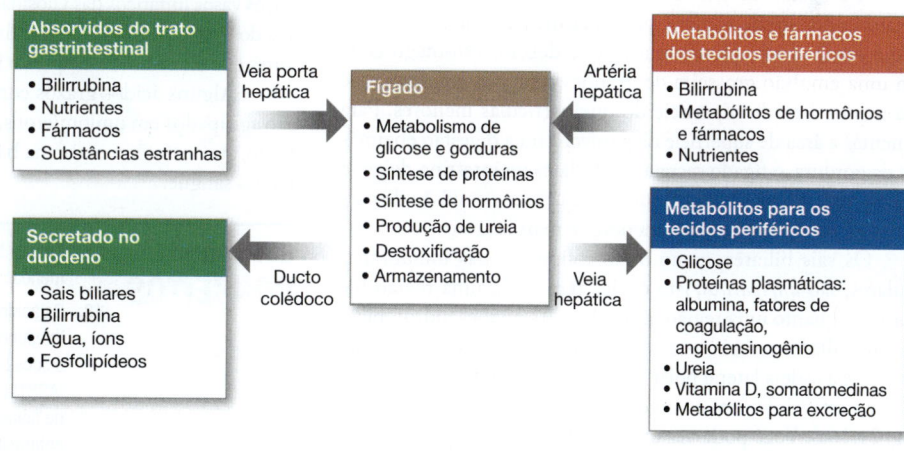

Absorvidos do trato gastrintestinal
- Bilirrubina
- Nutrientes
- Fármacos
- Substâncias estranhas

Veia porta hepática

Fígado
- Metabolismo de glicose e gorduras
- Síntese de proteínas
- Síntese de hormônios
- Produção de ureia
- Destoxificação
- Armazenamento

Artéria hepática

Metabólitos e fármacos dos tecidos periféricos
- Bilirrubina
- Metabólitos de hormônios e fármacos
- Nutrientes

Secretado no duodeno
- Sais biliares
- Bilirrubina
- Água, íons
- Fosfolipídeos

Ducto colédoco

Veia hepática

Metabólitos para os tecidos periféricos
- Glicose
- Proteínas plasmáticas: albumina, fatores de coagulação, angiotensinogênio
- Ureia
- Vitamina D, somatomedinas
- Metabólitos para excreção

duros, conhecidos como pedras da vesícula, a vesícula biliar pode ser removida sem criar problemas de longo prazo.

Os sais biliares não são alterados durante a digestão das gorduras. Quando eles alcançam a seção terminal do intestino delgado (o íleo), eles encontram células que os reabsorvem e os enviam de volta para a circulação. De lá, os sais biliares retornam para o fígado, onde os hepatócitos os captam novamente e os ressecretam. Esta recirculação dos sais biliares é essencial para a digestão das gorduras, uma vez que o *pool* de sais biliares do corpo deve circular de 2 a 5 vezes em cada refeição. Alguns resíduos secretados na bile não podem ser reabsorvidos e passam para o intestino grosso para excreção.

A maior parte da digestão ocorre no intestino delgado

A secreção intestinal, pancreática e hepática de enzimas e de bile é essencial para a função digestória normal. Embora uma quantidade significativa de digestão mecânica ocorra na boca e no estômago, a digestão química do alimento é limitada a uma pequena quantidade de quebra de amido e digestão incompleta de proteínas no estômago. Quando o quimo entra no intestino delgado, a digestão de proteínas cessa quando a pepsina é inativada no pH intestinal alto. As enzimas pancreáticas e da borda em escova, então, finalizam a digestão de peptídeos, carboidratos e gorduras em moléculas menores que podem ser absorvidas.

Os sais biliares facilitam a digestão de gorduras

Gorduras e moléculas relacionadas à dieta ocidental incluem triacilgliceróis, colesterol, fosfolipídeos, ácidos graxos de cadeia longa e vitaminas lipossolúveis (Fig. 22.1, p. 30). Aproximadamente 90% das calorias das gorduras vêm dos triacilgliceróis, pois eles são as formas principais de lipídeos, tanto de plantas quanto de animais.

A digestão de gorduras é complicada pelo fato de que a maioria dos lipídeos não é particularmente solúvel em água. Como resultado, o quimo aquoso que deixa o estômago contém uma emulsão grosseira de grandes gotículas lipídicas, que tem menos área de superfície do que partículas menores. Para aumentar a área de superfície disponível para a digestão enzimática da gordura, o fígado secreta sais biliares no intestino delgado (**FIG. 21.16a**). Os sais biliares ajudam a quebrar a emulsão de partículas grandes em partículas menores e mais estáveis.

Os sais biliares, como os fosfolipídeos das membranas celulares, são *anfipáticos*, isto é, eles têm tanto uma região hidrofóbica quanto uma região hidrofílica. As regiões hidrofóbicas dos sais biliares associam-se à superfície das gotas lipídicas, ao passo que a cadeia lateral polar interage com a água, criando uma emulsão estável de pequenas gotas de gordura solúveis em água (Fig. 21.16a). Você pode ver uma emulsão similar quando agita uma garrafa de molho vinagrete para temperar salada para misturar a camada aquosa e a oleosa.

A digestão enzimática das gorduras é feita por **lipases**, enzimas que removem dois ácidos graxos de cada molécula de triacilglicerol. O resultado é um monoglicerol e dois ácidos graxos livres (Fig. 21.16c). Todavia, a cobertura de sais biliares da emul-

são intestinal dificulta a digestão, uma vez que a lipase é incapaz de penetrar nos sais biliares. Por essa razão, a digestão de gorduras também requer a **colipase**, um cofator proteico secretado pelo pâncreas. A colipase desloca alguns sais biliares, permitindo à lipase acessar as gorduras por dentro da cobertura de sais biliares.

Os fosfolipídeos são digeridos pela *fosfolipase* pancreática. O colesterol livre não é digerido e é absorvido intacto.

Enquanto a digestão enzimática e mecânica prossegue, ácidos graxos, sais biliares, mono e diacilgliceróis, fosfolipídeos e colesterol coalescem para formar pequenas **micelas** no formato de discos (Fig. 21.16b) (p. 63). As micelas, então, entram na fase aquosa sem agitação da borda em escova.

Absorção de gorduras As gorduras lipofílicas, como ácidos graxos e monoacilgliceróis, são absorvidos primariamente por difusão simples. Eles saem de suas micelas e difundem-se através da membrana do enterócito para dentro da célula (Fig. 21.16d). Inicialmente, os cientistas acreditavam que o colesterol também se difundia através da membrana do enterócito, mas a descoberta de um fármaco, chamado de *ezetimibe*, que inibe a absorção do colesterol, sugere que estejam envolvidas proteínas de transporte. Os experimentos agora indicam que algum colesterol é transportado através da borda em escova da membrana por transportadores de membrana específicos, dependentes de energia, incluindo o chamado *NPC1L1*, a proteína que é inibida por ezetimibe.

Uma vez dentro dos enterócitos, os monoacilgliceróis e os ácidos graxos movem-se para o retículo endoplasmático liso, onde se recombinam, formando triacilgliceróis (Fig. 21.6d). Os triacilgliceróis, então, combinam-se com colesterol e proteínas, formando grandes gotas, denominadas **quilomícrons**. Devido ao seu tamanho, os quilomícrons devem ser armazenados em vesículas secretoras pelo aparelho de Golgi. Os quilomícrons, então, deixam a célula por exocitose.

O grande tamanho dos quilomícrons também impede que eles atravessem a membrana basal dos capilares (Fig. 21.16d). Em vez disso, os quilomícrons são absorvidos pelos *capilares linfáticos*, os vasos linfáticos das vilosidades. Os quilomícrons passam através do sistema linfático e, por fim, entram no sangue venoso logo antes que ele se direcione para o lado direito do coração (p. 499).

Alguns ácidos graxos curtos (10 ou menos carbonos) não são agrupados em quilomícrons. Esses ácidos graxos podem, portanto, atravessar a membrana basal dos capilares e ir diretamente para o sangue.

REVISANDO CONCEITOS

12. Os sais biliares digerem os triacilgliceróis em monoacilgliceróis e em ácidos graxos livres?

13. Os ácidos biliares são reabsorvidos no intestino distal por um transportador de ácidos biliares apical dependente de sódio (ASBT) e por um transportador basolateral de ânions orgânicos (OAT). Desenhe um enterócito. Marque o lúmen, o LEC e os lados basolateral e apical. Esquematize a reabsorção de ácidos biliares como descrito.

14. Explique como o pH pode ser utilizado para predizer a localização onde uma enzima digestória em particular poderá ser mais ativa.

FIGURA 21.16 · CONTEÚDO ESSENCIAL

Digestão e absorção: gorduras

A maior parte dos lipídeos são hidrofóbicos e devem ser emulsificados para facilitar a digestão no ambiente aquoso do intestino.

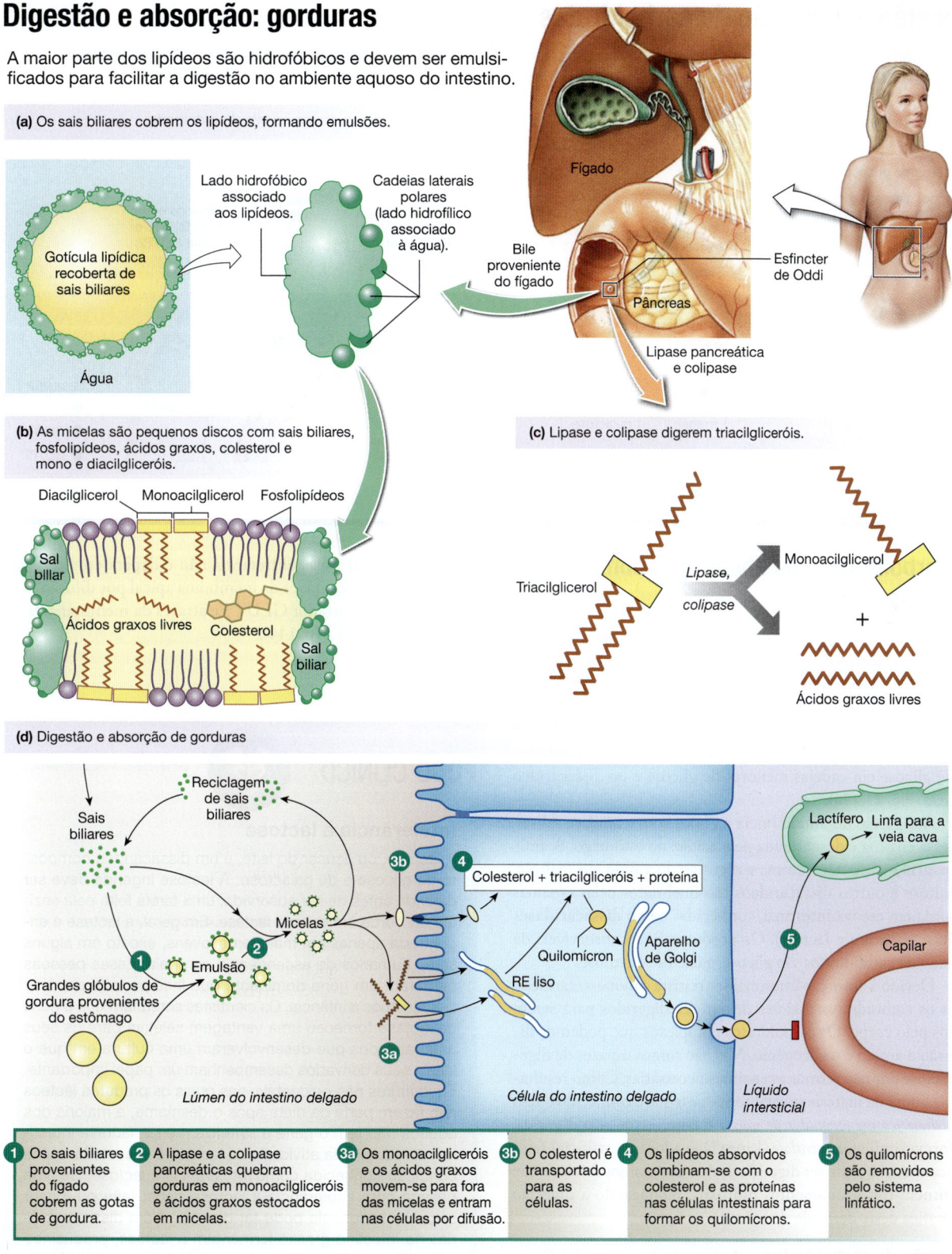

(a) Os sais biliares cobrem os lipídeos, formando emulsões.

Lado hidrofóbico associado aos lipídeos.

Cadeias laterais polares (lado hidrofílico associado à água).

Gotícula lipídica recoberta de sais biliares

Água

Fígado

Bile proveniente do fígado

Esfíncter de Oddi

Pâncreas

Lipase pancreática e colipase

(b) As micelas são pequenos discos com sais biliares, fosfolipídeos, ácidos graxos, colesterol e mono e diacilgliceróis.

Diacilglicerol   Monoacilglicerol   Fosfolipídeos

Sal biliar

Ácidos graxos livres   Colesterol

Sal biliar

(c) Lipase e colipase digerem triacilgliceróis.

Triacilglicerol

Lipase, colipase

Monoacilglicerol

+

Ácidos graxos livres

(d) Digestão e absorção de gorduras

Reciclagem de sais biliares

Sais biliares

Grandes glóbulos de gordura provenientes do estômago

1 Emulsão

2 Micelas

3b

3a

4 Colesterol + triacilgliceróis + proteína

Quilomícron

RE liso

Aparelho de Golgi

5

Lactífero Linfa para a veia cava

Capilar

Lúmen do intestino delgado

Célula do intestino delgado

Líquido intersticial

1 Os sais biliares provenientes do fígado cobrem as gotas de gordura.

2 A lipase e a colipase pancreáticas quebram gorduras em monoacilgliceróis e ácidos graxos estocados em micelas.

3a Os monoacilgliceróis e os ácidos graxos movem-se para fora das micelas e entram nas células por difusão.

3b O colesterol é transportado para as células.

4 Os lipídeos absorvidos combinam-se com o colesterol e as proteínas nas células intestinais para formar os quilomícrons.

5 Os quilomícrons são removidos pelo sistema linfático.

FIGURA 21.17 · **CONTEÚDO ESSENCIAL**

Digestão e absorção de carboidratos

A maior parte dos carboidratos em nossa dieta são dissacarídeos e carboidratos complexos. A celulose não é digerível. Todos os outros carboidratos devem ser digeridos a monossacarídeos antes que eles possam ser absorvidos.

(a) Quebra dos carboidratos em monossacarídeos.

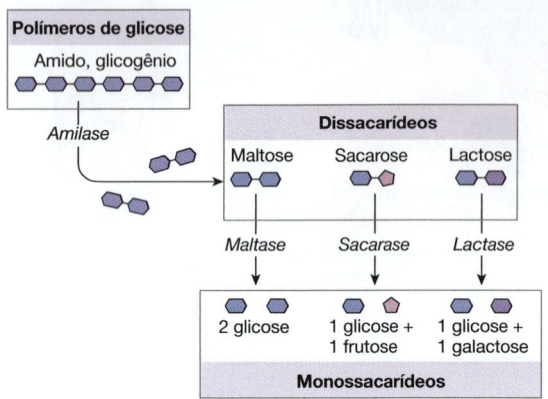

(b) Absorção dos carboidratos no intestino delgado.

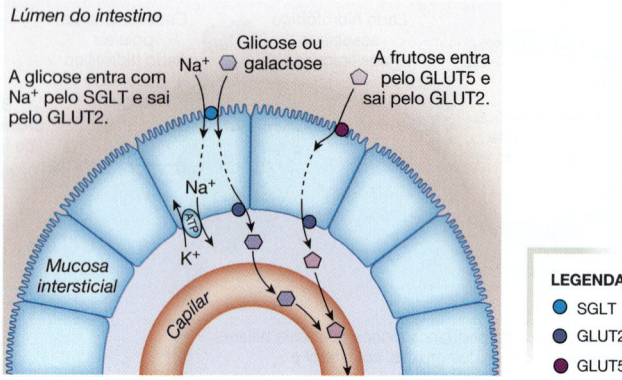

Os carboidratos são absorvidos como monossacarídeos

Cerca de metade das calorias que um norte-americano médio ingere estão na forma de carboidratos, principalmente *amido* e *sacarose* (tabela de açúcares). Outros carboidratos da dieta incluem os polímeros de glicose *glicogênio* e *celulose*, dissacarídeos, como a *lactose* (açúcar do leite) e a *maltose*, e os monossacarídeos *glicose* e *frutose* (Fig. 2.2, p. 31). A enzima *amilase* quebra longos polímeros de glicose em cadeias menores de glicose e no dissacarídeo maltose (**FIG. 21.17a**).

A digestão do amido inicia na boca com a amilase salivar, mas essa enzima é desnaturada pela acidez do estômago. A amilase pancreática, então, retoma a digestão do amido em maltose. A maltose e outros dissacarídeos são quebrados pelas enzimas da borda em escova intestinal, conhecidas como **dissacaridases** (maltase, sacarase e lactase). Os produtos finais absorvíveis da digestão de carboidratos são glicose, galactose e frutose.

Devido à absorção intestinal ser restrita a monossacarídeos, todos os carboidratos maiores devem ser digeridos para serem usados pelo corpo. Os carboidratos complexos que podemos digerir são o amido e o glicogênio. Nós não somos capazes de digerir celulose por não termos as enzimas necessárias. Como resultado, a celulose da matéria vegetal torna-se o que é conhecido como *fibra dietética* ou *formador de massa* e é excretada não digerida. De forma similiar, a *sucralose* (Linea®), o adoçante artificial feito de sacarose, não pode ser digerida devido aos átomos de cloro que substituem três grupamentos hidroxila, bloqueando a digestão enzimática deste derivado de açúcar.

Absorção de carboidratos   A absorção intestinal de glicose e galactose usa transportadores idênticos àqueles encontrados nos túbulos renais proximais: o simporte apical Na^+-glicose SGLT e o transportador basolateral GLUT2 (Fig. 21.17b). Esses transportadores movem tanto a galactose quanto a glicose.

A absorção de frutose, entretanto, não é dependente de Na^+. A frutose move-se através da membrana apical por difusão facilitada pelo transportador GLUT5 e através da membrana basolateral pelo GLUT2 (p. 144).

FOCO CLÍNICO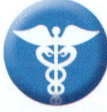

Intolerância à lactose

A lactose, ou açúcar do leite, é um dissacarídeo composto de glicose e de galactose. A lactose ingerida deve ser digerida antes de ser absorvida, uma tarefa feita pela enzima da borda em escova *lactase*. Em geral, a lactase é encontrada apenas em mamíferos jovens, exceto em alguns seres humanos de ascendência europeia. Essas pessoas herdaram um gene dominante que lhes permite produzir lactase após a infância. Os cientistas acreditam que o gene da lactase forneceu uma vantagem seletiva para os seus antepassados que desenvolveram uma cultura em que o leite e seus derivados desempenham um papel importante. Em culturas não ocidentais, nas quais os produtos lácteos não fazem parte da dieta após o desmame, a maioria dos adultos não tem o gene e sintetiza menos lactase intestinal. A redução da atividade da lactase é associada a uma condição conhecida como *intolerância à lactose*. Se uma pessoa com intolerância à lactose beber leite ou ingerir seus derivados, ela pode ter diarreia. Além disso, bactérias no intestino grosso fermentam a lactose, produzindo gás e ácidos orgânicos, levando ao inchaço e à flatulência. A solução mais simples é remover os produtos do leite da dieta, apesar de já estar disponível o leite pré-digerido com lactase.

FIGURA 21.18 **CONTEÚDO ESSENCIAL**

Digestão e absorção de proteínas

(a) Proteínas são cadeias de aminoácidos.

Extremidade aminoterminal — Aminoácidos — Ligações peptídicas — Extremidade carboxiterminal

H_2N [■ ■ ■ ■ ■ ■] COOH

(b) Enzimas para digestão de proteínas.

A **endopeptidase** digere as ligações peptídicas internas.

As endopeptidases incluem a pepsina no estômago, e tripsina e quimiotripsina no intestino delgado.

$+H_2O$

H_2N [■ ■ ■ ■ ■ ■] COOH

2 peptídeos menores

H_2N [■ ■ ■] COOH H_2N [■ ■ ■] COOH

A **exopeptidase** digere as ligações peptídicas terminais, liberando aminoácidos.

Aminopeptidase   Carboxipeptidase

$+H_2O$ $+H_2O$

H_2N [■ ■ ■ ■] COOH

Aminoácido   Peptídeo   Aminoácido

H_2N ■ COOH H_2N [■ ■] COOH H_2N ■ COOH

(c) Absorção de peptídeos.

Após a digestão, as proteínas são absorvidas principalmente como aminoácidos livres. Poucos di e tripeptídeos são absorvidos. Alguns peptídeos maiores que os tripeptídeos podem ser absorvidos por transcitose.

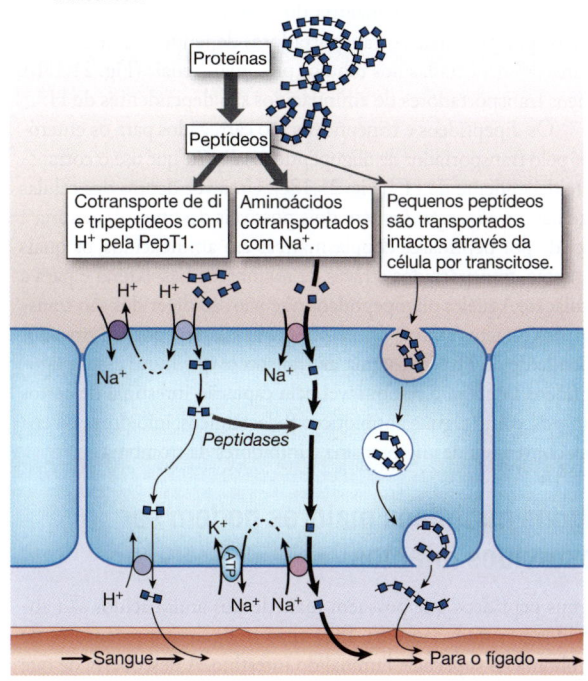

Proteínas

Peptídeos

Cotransporte de di e tripeptídeos com H^+ pela PepT1.

Aminoácidos cotransportados com Na^+.

Pequenos peptídeos são transportados intactos através da célula por transcitose.

H^+ H^+ Na^+

Na^+ Na^+

Peptidases

K^+

H^+ ATP Na^+ Na^+

→ Sangue →   → Para o fígado →

Como os enterócitos são capazes de manter as concentrações intracelulares de glicose altas para que a difusão facilitada leve a glicose para o espaço extracelular? Na maioria das células, a glicose é o principal substrato metabólico para a respiração aeróbia e é imediatamente fosforilada quando entra na célula. (p. 142). No entanto, o metabolismo dos enterócitos (e células dos túbulos proximais) aparentemente difere da maioria das outras células. Estas células transportadoras epiteliais não usam glicose como fonte preferencial de energia. Estudos atuais indicam que essas células usam o aminoácido glutamina como sua principal fonte de energia, permitindo, assim, que a glicose absorvida passe inalterada para a circulação sanguínea.

As proteínas são digeridas em pequenos peptídeos e aminoácidos

Diferentemente dos carboidratos, os quais são ingeridos em formas que variam de simples a complexas, a maior parte das proteínas ingeridas são polipeptídeos ou maiores (Fig. 2.3, p. 32). Contudo, nem todas as proteínas são igualmente digeridas pelo ser humano. As proteínas vegetais são as menos digeríveis. Entre as mais digeríveis está a proteína do ovo, 85 a 90% encontra-se

em uma forma que pode ser digerida e absorvida. Surpreendentemente, de 30 a 60% das proteínas encontradas no lúmen intestinal não são provenientes do alimento ingerido, mas de células mortas que se desprendem e de proteínas secretadas, como as enzimas e o muco.

As enzimas para a digestão de proteínas são classificadas em dois grupos amplos: endopeptidases e exopeptidases (**FIG. 21.18b**). As **endopeptidases**, mais comumente chamadas de **proteases**, atacam as ligações peptídicas no interior da cadeia de aminoácidos e quebram uma cadeia peptídica longa em fragmentos menores. As proteases são secretadas como *proenzimas* inativas (zimogênios) pelas células epiteliais do estômago, do intestino e do pâncreas. Elas são ativadas quando alcançam o lúmen do trato GI. Exemplos de proteases incluem a **pepsina** secretada no estômago, e a **tripsina** e a **quimotripsina**, secretadas pelo pâncreas.

As **exopeptidases** liberam aminoácidos livres de dipeptídeos por cortá-los das extremidades, um por vez. As *aminopeptidases* agem na extremidade aminoterminal da proteína; as *carboxipeptidases* agem na extremidade carboxiterminal. As exopeptidases digestórias mais importantes são duas isoenzimas da carboxipeptidase secretada pelo pâncreas. As aminopeptidases desempenham um papel menor na digestão.

REVISANDO CONCEITOS

15. O que ativa o pepsinogênio, o tripsinogênio e o quimotripsinogênio?

Absorção de proteínas Os produtos principais da digestão de proteínas são aminoácidos livres, dipeptídeos e tripeptídeos, todos os quais podem ser absorvidos. A estrutura dos aminoácidos é tão variável que múltiplos sistemas de transporte de aminoácidos ocorrem no intestino. A maioria dos aminoácidos livres são carregados por proteínas cotransportadoras dependentes de Na^+ similares às encontradas nos túbulos proximais renais (Fig. 21.18b). Poucos transportadores de aminoácidos são dependentes de H^+.

Os dipeptídeos e tripeptídeos são carregados para os enterócitos pelo transportador de oligopeptídeos *PepT1* que usa o cotransporte dependente de H^+ (Fig. 21.18c). Uma vez dentro das células epiteliais, os *oligopeptídeos* têm dois possíveis destinos. A maioria é digerida por peptidases citoplasmáticas em aminoácidos, os quais são, então, transportados através da membrana basolateral e para a circulação. Aqueles oligopeptídeos que não são digeridos são transportados intactos através da membrana basolateral por um trocador dependente de H^+. O sistema de transporte que move esses oligopeptídeos também é responsável pela captação intestinal de certos fármacos, como alguns antibióticos β-lactâmicos, inibidores da enzima conversora de angiotensina e inibidores da trombina.

Alguns peptídeos maiores podem ser absorvidos intactos

Alguns peptídeos que possuem mais de três aminoácidos são absorvidos por transcitose (p. 152) após se ligarem a receptores de membrana na superfície luminal do intestino. A descoberta de que as proteínas ingeridas podem ser absorvidas como pequenos peptídeos tem implicações na medicina, pois esses peptídeos podem atuar como *antígenos*, substâncias que estimulam a formação de anticorpos e resultam em reações alérgicas. Como consequência, a absorção intestinal de peptídeos pode ser um fator significativo no desenvolvimento de alergias alimentares e intolerância a alimentos.

Em recém-nascidos, a absorção de peptídeos ocorre principalmente nas células da cripta intestinal (Fig. 21.11). Ao nascimento, como as vilosidades intestinais são muito pequenas, as criptas são bem expostas ao conteúdo luminal. À medida que as vilosidades crescem e as criptas têm menos acesso ao quimo, a alta taxa de absorção de peptídeos presente ao nascimento declina continuamente. Se os pais retardam o início da ingestão de peptídeos indutores de alergias pelos bebês, o TGI tem oportunidade para amadurecer, diminuindo a probabilidade da formação de anticorpos.

Um dos antígenos mais comuns responsável por alergias a alimentos é o glúten, um componente do trigo. A incidência de alergias por glúten na infância tem diminuído desde a década de 1970, quando os pais foram orientados a não alimentar os bebês com cereais à base de glúten até que eles tivessem vários meses de idade.

Em outra aplicação médica, as indústrias farmacêuticas desenvolveram fármacos peptídicos indigeríveis que podem ser administrados oralmente, em vez de por injeção. Provavelmente, o exemplo mais bem conhecido é o *DDAVP* (1-deamino-8-D-arginina vasopressina), o análogo simpático da vasopressina. Se o hormônio natural vasopressina é ingerido, ele é digerido, em vez de ser absorvido intacto. Ao se alterar levemente a estrutura do hormônio, os cientistas conseguiram criar um peptídeo sintético que possui a mesma atividade, mas é absorvido sem ser digerido.

Os ácidos nucleicos são digeridos, formando bases e monossacarídeos

Os polímeros de ácidos nucleicos, DNA e RNA, são apenas uma parte muito pequena da maioria das dietas. Eles são digeridos por enzimas pancreáticas e intestinais, primeiro em seus componentes nucleotídicos e depois em bases nitrogenadas e monossacarídeos (Fig. 2.4, p. 34). As bases são absorvidas por transporte ativo, e os monossacarídeos são absorvidos por difusão facilitada e transporte ativo secundário, bem como outros açúcares simples.

O intestino absorve vitaminas e minerais

Em geral, as vitaminas solúveis em lipídeos (A, D, E e K) são absorvidas no intestino delgado junto com as gorduras – razão pela qual os profissionais da saúde se preocupam com o consumo excessivo de "falsas gorduras", como o olestra, que não são absorvidas. A mesma preocupação existe em relação ao orlistat (Lipoxen®), um inibidor da lipase utilizado para perda de peso. Os usuários deste auxiliar de perda de peso são aconselhados a tomar um multivitamínico diário para evitar deficiências vitamínicas.

As vitaminas solúveis em água (vitamina C e a maior parte das vitaminas B) são absorvidas por transporte mediado. A principal exceção é a **vitamina B_{12}**, também conhecida como *cobalamina* por conter o elemento cobalto. Obtemos a maior parte de nosso suprimento dietético de B_{12} de frutos do mar, carnes e laticínios. O transportador intestinal para B_{12} é encontrado somente no íleo e reconhece a B_{12} somente quando a vitamina está complexada com uma proteína, chamada de **fator intrínseco**, secretada pelas mesmas células gástricas parietais que secretam ácido.

Uma preocupação sobre o extensivo uso de fármacos que inibem a secreção ácida gástrica, como os inibidores da bomba

---

SOLUCIONANDO O PROBLEMA

Reidratar as pessoas com cólera é a chave para a sua sobrevivência. A maioria dos pacientes que desenvolvem cólera podem ser tratados sucessivamente com sais de reidratação oral. Entretanto, em cerca de 5% dos pacientes, a desidratação causada pela diarreia induzida pela cólera pode ser grave. Se deixados sem tratamento, estes pacientes podem morrer por colapso circulatório tão cedo quanto 18 horas após a infecção. Devido à pressão arterial de Brooke estar tão baixa, a equipe médica decidiu que ela necessitava de fluidos por via intravenosa (IV) para restaurar seu volume.

P6: *Receitas para a terapia de reidratação oral normalmente incluem açúcar (sacarose) e sal de mesa. Explique como o açúcar aumenta a absorção intestinal de Na^+.*

P7: *Que tipo de solução IV você selecionaria para Brooke, e por quê? As suas opções de escolha são salina normal (isotônica), salina na metade da concentração normal e dextrose 5% em água (D-5-W).*

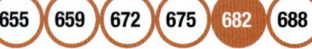

655 659 672 675 682 688

(a) Absorção do ferro

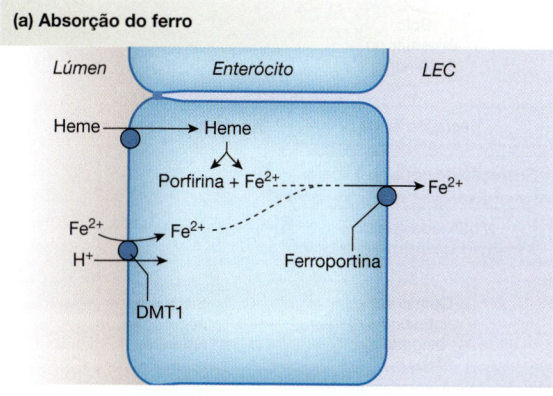

(b) Absorção do cálcio

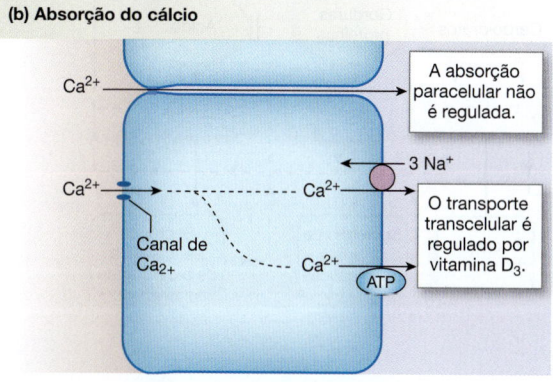

(c) Absorção de Na⁺, K⁺, Cl⁻ e água

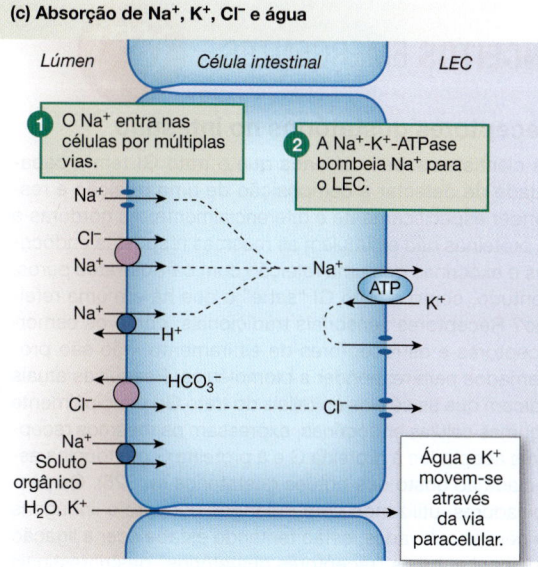

FIGURA 21.19 Absorção de água e íons.

de prótons, discutidos anteriormente, é que eles possam causar a redução da absorção da vitamina B_{12}. Na ausência completa do fator intrínseco, a severa deficiência de vitamina B_{12} causa uma condição conhecida como *anemia perniciosa*. Nesse estado, a síntese de eritrócitos (*eritropoiese*), que depende de vitamina B_{12}, é severamente diminuída. A falta do fator intrínseco não pode ser reparada diretamente, mas os pacientes com anemia perniciosa podem receber doses de vitamina B_{12}.

Ferro e cálcio   A absorção de minerais geralmente ocorre por transporte ativo. O ferro e o cálcio são duas das poucas substâncias cuja absorção intestinal é regulada. Para ambos os minerais, um decréscimo na concentração do mineral no corpo leva ao aumento da captação no intestino.

O ferro é ingerido como ferro heme (p. 521) na carne e como ferro ionizado em alguns produtos vegetais. O ferro heme é absorvido por um transportador apical no enterócito (**FIG. 21.19a**). O Fe^{2+} ionizado é ativamente absorvido por cotransporte com H^+ por uma proteína, chamada de *transportador de metal divalente 1* (*DMT1*). Dentro da célula, as enzimas convertem o ferro heme em Fe^{2+} e ambos os *pools* de ferro ionizado deixam a célula por um transportador, chamado de *ferroportina*.

A absorção de ferro pelo corpo é regulada por um hormônio peptídico, chamado de *hepcidina*. Quando os estoques de ferro do corpo estão altos, o fígado secreta hepcidina, que se liga à ferroportina. A ligação da hepcidina faz o enterócito destruir o transportador ferroportina, o que resulta em redução da captação de ferro pelo intestino.

A maior parte da absorção do Ca^{2+} no intestino ocorre por movimento passivo e não regulado através da via paracelular (Fig. 21.19b). O transporte de Ca^{2+} transepitelial hormonalmente regulado ocorre no duodeno. O cálcio entra no enterócito através de canais apicais de Ca^{2+} e é ativamente transportado através da membrana basolateral tanto por uma Ca^{2+}-ATPase quanto por antiporte Na^+-Ca^{2+}. A absorção do cálcio é regulada pela vitamina D_3, discutida no Capítulo 23.

O intestino absorve íons e água

A maior parte da absorção de água ocorre no intestino delgado, com um adicional de 0,5 L por dia absorvido no colo. A absorção de nutrientes move o soluto do lúmen do intestino para o LEC, criando um gradiente osmótico que permite que a água siga junto.

A absorção de íons no corpo também cria os gradientes osmóticos necessários para o movimento da água. Os enterócitos no intestino delgado e os **colonócitos**, as células epiteliais da superfície luminal do colo, absorvem Na^+ utilizando três proteínas de membrana (Fig. 21.19c): canais apicais de Na^+, como o ENaC, um transportador por simporte Na^+-Cl^- e o trocador Na^+-H^+ (NHE). No intestino delgado, uma fração significativa da absorção de Na^+ também ocorre por meio de captação

O quimo movendo-se para o duodeno desencadeia reflexos neurais e endócrinos que

1. Iniciam a secreção de enzimas e de bicarbonato; ⟶

2. Retroalimentam para reduzir a digestão e o esvaziamento gástrico; – – –▶ – – – ‖

3. Antecipam informações para iniciar a secreção de insulina. ⟶

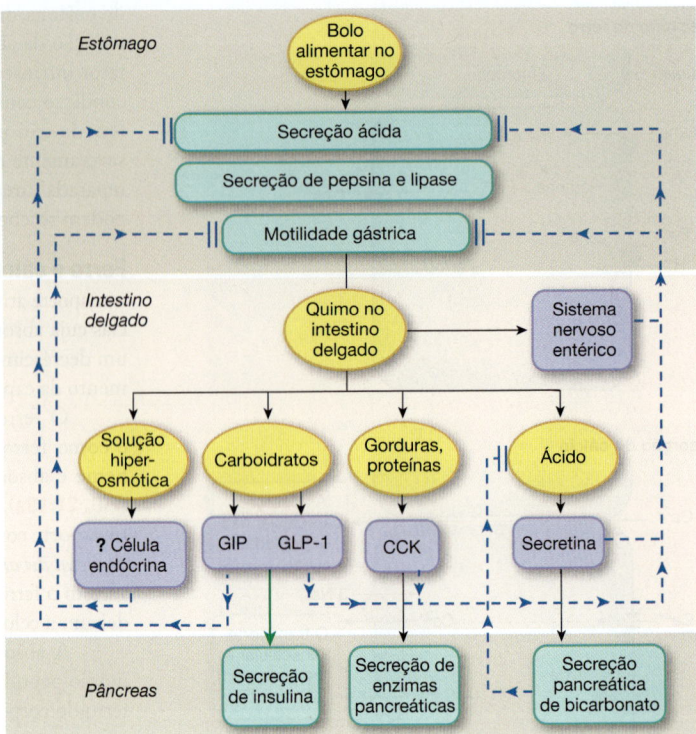

FIGURA 21.20 **Integração das fases gástrica e intestinal.**

dependente de Na^+ de solutos orgânicos, como pelo SGLT e por transportadores Na^+-aminoácidos.

No lado basolateral de ambos, enterócitos e colonócitos, o transportador principal para o Na^+ é a Na^+-K^+-ATPase. A captação de cloreto usa um trocador apical Cl^--HCO_3^- e um canal basolateral de Cl para movimento através das células. A absorção de potássio e de água no intestino ocorre principalmente pela via paracelular.

Regulação da fase intestinal

A regulação da digestão e da absorção intestinal vem primariamente de sinais que controlam a motilidade e a secreção. Sensores no intestino desencadeiam reflexos neurais e endócrinos que retroalimentam para regular a taxa de entrega do quimo pelo estômago e antecipam informações para promover a digestão, a motilidade e a utilização de nutrientes.

Os sinais de controle para o estômago e o pâncreas são ambos neurais e hormonais (**FIG. 21.20**):

1. O quimo entrando no intestino ativa o *sistema nervoso entérico*, que, então, reduz a motilidade gástrica e a secreção, retardando o esvaziamento gástrico. Além disso, três hormônios reforçam o sinal de "motilidade reduzida": secretina, colecistocinina (CCK) e peptídeo inibidor gástrico (GIP) (ver Tab. 21.1).

2. A *secretina* é liberada pela presença de quimo ácido no duodeno. A secretina inibe a produção ácida e diminui a motilidade gástrica. Além disso, a secretina estimula a

CONCEITOS EMERGENTES

Receptores gustatórios no intestino

Os cientistas sabem há anos que o trato GI tem a capacidade de detectar a composição de uma refeição e responder especificamente e diferencialmente. As gorduras e as proteínas não estimulam as mesmas respostas endócrinas e exócrinas que uma refeição com carboidratos puros. Contudo, como o trato GI "sabe" o que há em uma refeição? Receptores sensoriais tradicionais, como os osmorreceptores e os receptores de estiramento, não são programados para responder a biomoléculas. Pesquisas atuais indicam que as células epiteliais do trato GI, principalmente algumas células endócrinas, expressam os mesmos receptores acoplados à proteína G e à proteína G gustducina associada ao gosto dos botões gustatórios (p. 325). Os pesquisadores, utilizando camundongos nocaute e linhagens de células cultivadas, estão tentando estabelecer a ligação funcional entre os "receptores gustatórios" gastrintestinais e as respostas fisiológicas ao alimento.

produção de bicarbonato pancreático para neutralizar o quimo ácido que entrou no intestino.

3. A *CCK* é secretada na corrente sanguínea se uma refeição contém gorduras. A CCK também diminui a motilidade

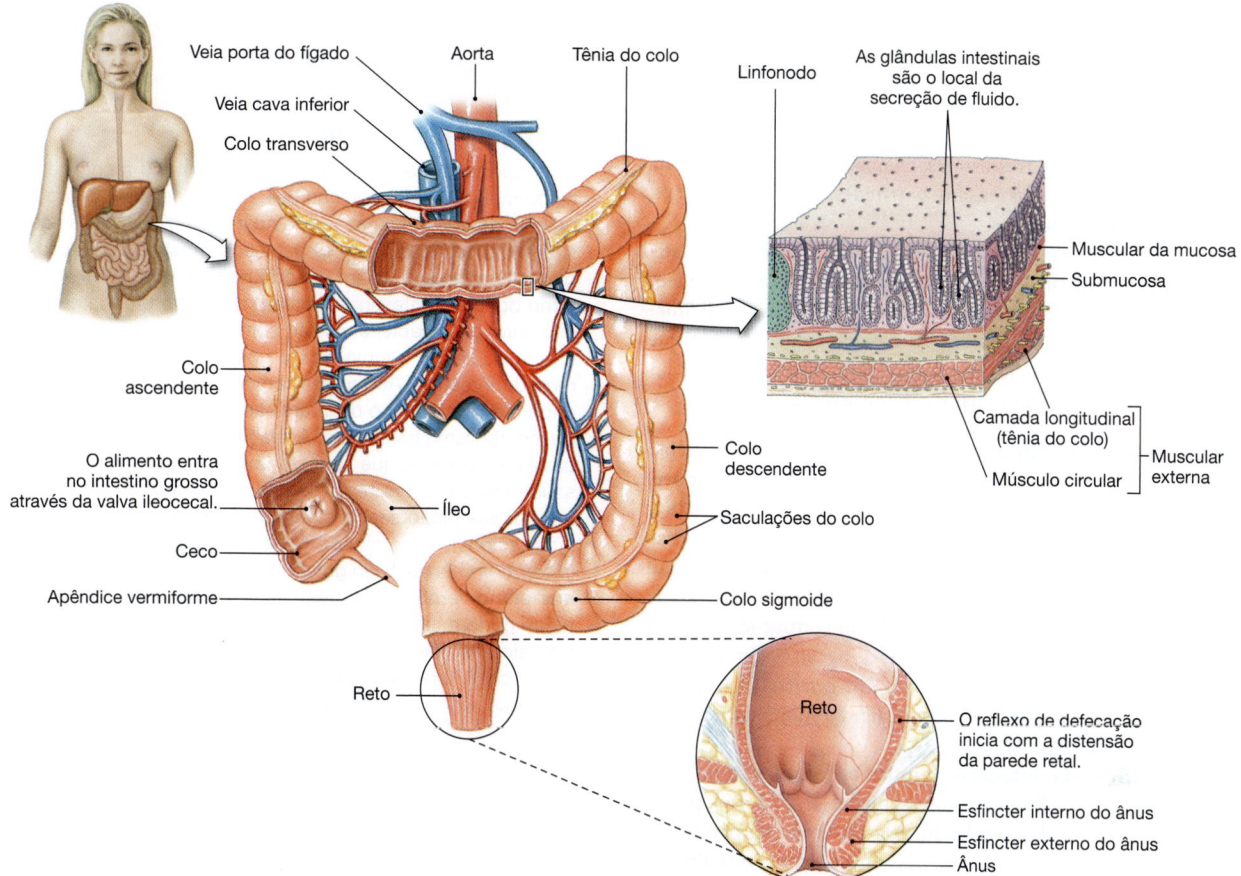

FIGURA 21.21 Anatomia do intestino grosso.

gástrica e a secreção de ácido. Como a digestão de gordura ocorre mais lentamente que a digestão de proteínas ou de carboidratos, é fundamental que o estômago permita que apenas pequenas quantidades de gordura entrem no intestino em um determinado momento.

4. Os *hormônios incretinas* GIP e o peptídeo similar ao glucagon 1 (GLP-1) são liberados se a refeição contém carboidratos. Ambos, GIP e GLP-1, atuam por antecipação para promover a liberação da insulina pelo pâncreas endócrino, permitindo que as células se preparem para receber a glicose que está para ser absorvida. Eles também retardam a entrada do quimo no intestino, diminuindo a motilidade gástrica e a secreção ácida.

5. A mistura de ácidos, enzimas e alimentos digeridos no quimo normalmente formam uma solução hiperosmótica. Os osmorreceptores na parede do intestino são sensíveis à osmolaridade do quimo que entra. Quando estimulados pela alta osmolaridade, os receptores inibem o esvaziamento gástrico em um reflexo mediado por alguma substância circulante desconhecida.

O intestino grosso concentra os resíduos

No final do íleo, resta apenas cerca de 1,5 litro de quimo não absorvido. O colo absorve a maior parte desse volume, de modo que, em geral, apenas cerca de 0,1 litro de água é perdido diariamente nas fezes. O quimo entra no intestino grosso pelo óstio ileal (**válvula ileocecal**). Essa é uma região muscular tonicamente contraída que estreita a abertura entre o íleo e o **ceco**, a seção inicial do intestino grosso (**FIG. 21.21**). A papila ileal relaxa cada vez que uma onda peristáltica a atinge. Ela também relaxa quando o quimo deixa o estômago, como parte do *reflexo gastroileal*.

O intestino grosso possui sete regiões. O ceco é uma bolsa com o *apêndice*, uma pequena projeção sem saída similar a um dedo, em sua terminação ventral. O material move-se do ceco para cima através do **colo ascendente**, horizontalmente ao longo do corpo pelo **colo transverso** e, então, para baixo pelo **colo descendente** e pelo **colo sigmoide**. O reto é a seção terminal curta do intestino grosso (cerca de 12 cm). Ele é separado do ambiente externo pelo ânus, uma abertura controlada por dois esfíncteres, um esfíncter interno de músculo liso e um esfíncter externo de músculo estriado esquelético.

A parede do colo difere da parede do intestino delgado em que a musculatura do intestino grosso tem uma camada interna circular, mas uma camada de músculo longitudinal descontínua concentrada em três bandas, chamadas de **tênias do colo**. As contrações das tênias puxam as paredes, formando bolsões, chamados de **haustrações**.

A mucosa do colo possui duas regiões, como as do intestino delgado. A superfície luminal não apresenta vilosidades e tem aparência lisa. Ela é composta de colonócitos e células caliciformes secretoras de muco. As criptas contêm células-tronco que se dividem para produzir um novo epitélio, bem como células caliciformes, células endócrinas e colonócitos maduros.

Motilidade no intestino grosso   O quimo que entra no colo continua a ser misturado por contrações segmentares. O movimento para a frente é mínimo durante as contrações de mistura e depende principalmente de uma única contração colônica, chamada de **movimento de massa**. Uma onda de contração diminui o diâmetro de um segmento do colo e manda uma quantidade substancial de material para a frente. Essas contrações ocorrem de 3 a 4 vezes ao dia e são associadas à ingestão alimentar e à distensão do estômago por meio do *reflexo gastrocólico*. O movimento de massa é responsável pela distensão súbita do reto, que desencadeia a defecação.

O **reflexo da defecação** remove as fezes, material não digerido, do corpo. A defecação assemelha-se à micção, pois é um reflexo espinal desencadeado pela distensão da parede do órgão. O movimento do material fecal para o reto normalmente vazio dispara o reflexo. O músculo liso do **esfíncter interno do ânus** relaxa, e as contrações peristálticas no reto empurram o material em direção ao ânus. Ao mesmo tempo, o esfíncter externo do ânus, que está sob controle voluntário, conscientemente é relaxado se a situação for apropriada. A defecação é frequentemente reforçada por contrações abdominais conscientes e movimentos expiratórios forçados contra a glote fechada (a *manobra de Valsalva*).

A defecação, assim como a micção, está sujeita à influência emocional. O estresse pode aumentar a motilidade intestinal e causar diarreia psicossomática em alguns indivíduos, mas pode diminuir a motilidade e causar *constipação* em outros. Quando as fezes estão retidas no colo, ou por ignorar conscientemente o reflexo da defecação ou por redução da motilidade, a absorção contínua de água gera fezes duras e secas que são difíceis de se eliminar. Um tratamento usado para constipação são supositórios de glicerina em formato de pequenos projéteis que são inseridos no reto pelo ânus. A glicerina atrai a água e ajuda a amolecer as fezes para facilitar a defecação.

Digestão e absorção no intestino grosso   De acordo com a visão tradicional do intestino grosso, nenhuma digestão significativa de moléculas orgânicas acontece ali. No entanto, recentemente, essa visão tem sido revista. Agora sabemos que inúmeras bactérias que habitam o colo degradam uma quantidade significativa de carboidratos complexos e de proteínas não digeridos por meio da fermentação. O produto final inclui

lactato e ácidos graxos de cadeia curta, como o ácido butírico. Muitos desses produtos são lipofílicos e podem ser absorvidos por difusão simples. Os ácidos graxos, por exemplo, são usados pelos colonócitos como seu substrato preferencial para obtenção de energia.

As bactérias colônicas também produzem quantidades significativas de vitaminas absorvíveis, sobretudo vitamina K. Os gases intestinais, como o sulfeto de hidrogênio, que escapam do trato gastrintestinal, são produtos menos úteis. Alguns alimentos contendo amido, como os feijões, são notórios por sua tendência a produzirem gases intestinais (**flato**).

A diarreia pode causar desidratação

A diarreia é um estado patológico no qual a secreção intestinal de líquido não é equilibrada pela absorção, resultando em fezes aquosas. Ela ocorre se os mecanismos intestinais normais de absorção de água forem alterados ou se houver solutos osmoticamente ativos não absorvidos que "seguram" a água no lúmen. Substâncias que causam *diarreia osmótica* incluem a lactose não digerida e o sorbitol, um poliálcool de plantas. O sorbitol é usado como um adoçante "artificial" em algumas gomas de mascar e em alimentos feitos para pessoas com diabetes. Outro soluto não absorvível que pode causar diarreia osmótica, cólica intestinal e gases é a olestra, a "falsa gordura" sintetizada a partir de óleo vegetal e açúcar.

No cenário clínico, os pacientes que precisam ter seus intestinos limpos antes de uma cirurgia ou de outro procedimento muitas vezes recebem quatro litros de uma solução isotônica de polietilenoglicol e eletrólitos para beber. Como o polietilenoglicol não pode ser absorvido, um grande volume de solução não absorvida passa para o colo, onde provoca uma intensa diarreia que remove todos os resíduos sólidos do trato GI.

Diarreias secretoras ocorrem quando toxinas bacterianas, como a toxina da cólera do *Vibrio cholerae* e a enterotoxina da *Escherichia coli*, aumentam a secreção colônica de Cl^- e de fluidos (ver Fig. 21.13). Quando a secreção excessiva de líquido é associada ao aumento da motilidade, ocorre diarreia. A diarreia secretora em resposta a uma infecção intestinal pode ser vista como adaptativa, uma vez que ajuda a arrastar patógenos para fora do lúmen. No entanto, ela também tem o potencial de causar desidratação se a perda de líquidos for excessiva.

A Organização Mundial de Saúde estima que, nos países em desenvolvimento, 4 milhões de pessoas morrem de diarreia a cada ano. Nos Estados Unidos, a diarreia em crianças causa aproximadamente 200 mil hospitalizações por ano. A reposição oral de fluidos para o tratamento da perda de sais e água pela diarreia pode prevenir a *morbidade* (doença) e a *mortalidade* (morte) associada à diarreia. As soluções de reidratação oral normalmente contêm glicose ou sacarose, bem como Na^+, K^+ e Cl^-, uma vez que a inclusão de açúcar aumenta a absorção de Na^+. Se a desidratação é grave, a infusão intravenosa de líquido pode ser necessária.

REVISANDO CONCEITOS

16. Na diarreia secretora, as células epiteliais das vilosidades intestinais podem ser danificadas ou perdidas. Neste caso, será melhor usar uma solução de reidratação oral contendo glicose ou sacarose? Explique o seu raciocínio.

FUNÇÕES IMUNES DO TRATO GASTRINTESTINAL

Como você aprendeu no início deste capítulo, o trato GI é o maior órgão imune do corpo. A sua superfície luminal é continuamente exposta a organismos causadores de doença, e as células imunes do GALT precisam impedir que esses patógenos entrem no corpo através dos delicados tecidos absortivos. A primeira linha de defesa são as enzimas e as imunoglobulinas da saliva e o ambiente extremamente ácido do estômago. Se patógenos ou materiais tóxicos são produzidos no intestino delgado, os receptores sensoriais e as células imunes do GALT respondem. Duas respostas comuns são a diarreia, recém-descrita, e o vômito.

As células M coletam conteúdos do trato GI

O sistema imune da mucosa intestinal consiste em células imunes espalhadas por toda a mucosa, aglomerados de células imunes nas placas de Peyer (ver Fig. 21.1f) e células epiteliais especializadas, chamadas de **células M**, que ficam sobre as placas de Peyer. As células M fornecem informações sobre o conteúdo do lúmen para as células imunes do GALT.

As microvilosidades das células M estão em menor número e mais espaçadas do que na célula intestinal típica. A superfí-

cie apical das células M contém depressões revestidas por clatrina (p. 148) com receptores de membrana. Quando os antígenos se ligam a esses receptores, as células M usam transcitose para transportá-los para sua membrana basolateral, onde eles são liberados para dentro do líquido intersticial. Macrófagos e linfócitos (p. 514) estão esperando no compartimento extracelular para que a célula M os apresente aos antígenos.

Se os antígenos são substâncias que ameaçam o corpo, as células imunes mudam a sua ação. Elas secretam citocinas para atrair células imunes adicionais que podem atacar os invasores e citocinas que desencadeiam uma resposta inflamatória. Uma terceira resposta às citocinas é o aumento da secreção de Cl^-, de fluido e de muco para retirar os invasores do trato GI.

Nas *doenças inflamatórias do intestino* (como colite ulcerativa e doença de Crohn), a resposta imune é desencadeada inapropriadamente pelo conteúdo normal do intestino. Um tratamento experimental aparentemente bem-sucedido para essa doença envolve o bloqueio da ação de citocinas liberadas pelo tecido linfático associado ao intestino (GALT).

A maneira como certas bactérias patogênicas cruzam a barreira criada pelo epitélio intestinal tem desafiado os cientistas durante anos. A descoberta das células M pode ser a resposta. Parece que algumas bactérias, como *Salmonella* e *Shigella*, evoluíram, produzindo moléculas de superfície que se ligam aos receptores nas células M. As células M, então, obsequiosamente transportam a bacteria através da barreira epitelial e as depositam dentro do corpo, onde o sistema imune imediatamente reage. Ambas as bactérias causam diarreia, e a *Salmonella* também causa febre e vômitos.

O vômito é um reflexo protetor

O vômito, ou *êmese*, a expulsão forçada de conteúdo gástrico e duodenal pela boca, é um reflexo protetor que remove materiais tóxicos do trato GI antes que eles possam ser absorvidos. Contudo, o vômito excessivo ou prolongado com perda de ácido gástrico pode causar alcalose metabólica (p. 647).

O reflexo do vômito é coordenado por um centro do vômito no bulbo. O reflexo inicia com a estimulação de receptores sensoriais e é muitas vezes (mas não sempre) acompanhado por náusea. Uma variedade de estímulos de todo o corpo pode desencadear o vômito. Eles incluem substâncias químicas no sangue, como citocinas e certos fármacos, dor, equilíbrio perturbado, como o que ocorre em um carro em movimento ou em um barco balançando, e estresse emocional. A estimulação da parede posterior da faringe também pode induzir o vômito.

Os sinais eferentes do centro do vômito iniciam uma onda peristáltica retrógrada que inicia no intestino delgado e se move para cima. Essa onda é ajudada pela contração abdominal que aumenta a pressão intra-abdominal. O estômago relaxa de modo que a pressão aumentada force o conteúdo gástrico e intestinal de volta para o esôfago e para fora da boca.

Durante o vômito, a respiração é inibida. A epiglote e o palato mole fecham a traqueia e a nasofaringe para prevenir que o *vômito* seja inalado (*aspirado*). Se o ácido ou as partículas pequenas de alimento entram nas vias aéreas, podem lesar o sistema respiratório e causar *pneumonia de aspiração*.

SOLUCIONANDO O **PROBLEMA** CONCLUSÃO | Cólera no Haiti

O Vibrio cholerae, a bactéria que causa cólera, foi inicialmente identificada na Índia, por volta de 1800. Ela causou sete epidemias mundiais desde então. Cerca de 75% das pessoas que são infectadas com o *V. cholerae* não têm sintomas, mas os 25% remanescentes desenvolvem uma *diarreia secretora* potencialmente fatal. O sistema imune intestinal na maioria das pessoas supera a infecção em cerca de uma semana. Mas até que isso aconteça, mesmo pessoas assintomáticas liberam bactérias em suas fezes, o que contribui para a propagação da doença. No Haiti, atormentado por saneamento inadequado e danos no suprimento de água causados pelo terremoto, a cólera propagou-se rapidamente. Por volta de novembro de 2013, cerca de 700 mil casos e mais de 8 mil mortes foram reportados. A análise genética da linhagem de *Vibrio cholera* no Haiti sugere que a bactéria foi acidentalmente trazida para a ilha por pacificadores das Nações Unidas vindos da Ásia.

Se você planeja viajar para o Haiti ou para qualquer lugar com uma epidemia declarada de cólera, visite *www.cdc.gov/travel* e revise as diretrizes e os procedimentos para evitar o contato com esta bactéria potencialmente letal. Para testar o seu conhecimento, compare as suas respostas com as informações sintetizadas na tabela a seguir.

Pergunta	Fatos	Integração e análise
P1: Como você esperaria que estivesse o volume de LEC de Brooke?	A maioria dos fluidos na diarreia são secretados do corpo para o lúmen do trato GI.	A perda de fluidos do corpo diminuirá o volume do LEC.
P2: Por que Brooke teve taquicardia?	A perda do volume do LEC pela diarreia diminuiu a pressão arterial de Brooke.	A pressão arterial diminuída desencadeia um reflexo barorreceptor (p. 493). O aumento do estímulo simpático e a redução do parassimpático para o nó SA resulta em frequência cardíaca aumentada.
P3: Esomeprazol é um inibidor da bomba de prótons (PPI). Para que sintoma ou condição Brooke estava tomando esse medicamento?	"Bomba de próton" é outro nome para um transportador de H^+ dependente de ATP. O ácido do estômago é secretado por H^+-K^+-ATPase.	Um inibidor da bomba de prótons diminuiria o ácido do estômago, assim Brooke poderia estar tomando o PPI para azia ou para doença do reflexo gastresofágico (DRGE).
P4: Por que tomar um inibidor da bomba de prótons, como o esomeprazol, aumentou a chance de Brooke contrair cólera?	Inibidores da bomba de prótons diminuem a acidez no estômago. O baixo pH gástrico é um dos mecanismos de defesa do corpo.	Em um ambiente estomacal menos ácido, mais bactérias da cólera poderiam sobreviver à passagem através do estômago para o intestino delgado, onde elas poderiam infectar enterócitos.
P5: Por que manter continuamente aberto o canal CFTR no enterócito causa diarreia secretora e desidratação em seres humanos?	O cloreto deixa os enterócitos pelo canal CFTR. O Na^+ e a água o seguem pela via paracelular. Ver Figura 21.13.	Um canal CFTR continuamente aberto significa uma aumentada secreção de NaCl e água para o lúmen, o que leva à diarreia aquosa. O sal e a água são provenientes do LEC, e sua perda causa desidratação.
P6: Receitas para a terapia de reidratação oral normalmente incluem açúcar (sacarose) e sal de mesa. Explique como o açúcar aumenta a absorção intestinal de Na^+.	A sacarose é digerida a glicose e frutose. A glicose é absorvida por transporte ativo indireto dependente de Na^+ pelo SGLT.	A captação de Na^+ pelo SGLT fornece uma via adicional para a absorção do Na^+ e acelera a reposição do fluido perdido.
P7: Que tipo de solução IV você selecionaria para Brooke, e por quê? As suas opções de escolha são salina normal (isotônica), salina na metade da concentração normal e dextrose 5% em água (D-5-W).	A secreção de cloreto pelos enterócitos faz Na^+ e água seguirem, com o resultado líquido sendo a secreção de fluido isotônico. O fluido de reposição deve corresponder à perda de líquidos tanto quanto possível.	A salina normal (isosmótica) é mais próxima do fluido perdido na diarreia colérica. A salina na metade da concentração diluiria a osmolaridade corporal. A D-5-W não é aceitável, uma vez que é equivalente a dar água pura e não iria repor a perda de NaCl.

Este problema foi escrito por Claire Conroy quando ela era uma estudante de graduação em Ciências Nutricionais/Terapia Pré-Física na University of Texas, em Austin.

655 659 672 675 682 688

RESUMO DO CAPÍTULO

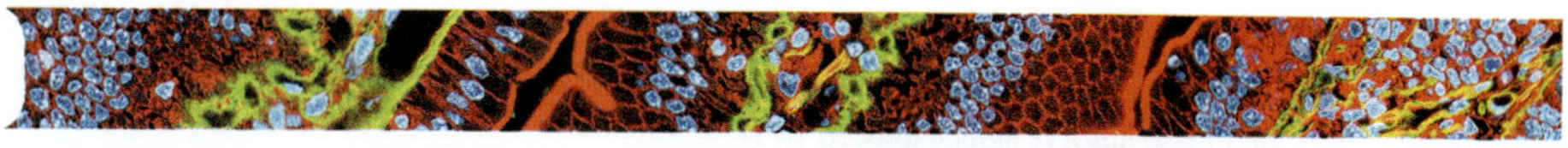

O sistema digestório, como o sistema renal, tem um papel-chave no *balanço de massas* no corpo. A maioria do material que entra no sistema, pela boca ou por secreção, é absorvida antes de alcançar o final do trato GI. Em distúrbios como a diarreia, na qual a absorção e a secreção estão desequilibradas, a perda de material pelo trato GI pode alterar gravemente a *homeostase*. A absorção e a secreção no trato GI fornecem inúmeros exemplos de *movimento através das membranas*, a maioria dos processos segue padrões que você já encontrou no rim e em outros sistemas. Finalmente, a regulação das funções do trato GI ilustra as complexas interações que ocorrem entre os *sistemas de controle* endócrino e neural e o sistema imune.

Anatomia do sistema digestório

1. O alimento entrando no sistema digestório passa através da boca, faringe, **esôfago**, **estômago** (**fundo**, **corpo**, **antro**), **intestino delgado** (**duodeno**, **jejuno**, **íleo**), **intestino grosso** (**colo**, **reto**) e **ânus**. (p. 658; Fig. 21.1a)
2. As **glândulas salivares**, o **estômago**, o **pâncreas** e o **fígado** adicionam secreções exócrinas contendo enzimas e muco ao lúmen. (p. 655; Fig. 21.1a)
3. O **quimo** é uma solução cremosa que se forma quando o alimento é degradado por digestão mecânica ou química. (p. 655)
4. A parede do trato GI consiste em quatro camadas: mucosa, submucosa, muscular externa e serosa. (p. 658; Fig. 21.1d)
5. A **mucosa** está junto ao lúmen e consiste em epitélio, **lâmina própria** e **muscular da mucosa**. A lâmina própria contém células imunes. Pequenas **vilosidades** e invaginações aumentam a área de superfície. (p. 658; Fig. 21.1e, f)
6. A **submucosa** contém vasos sanguíneos e linfáticos e o **plexo submucoso** do **sistema nervoso entérico**. (p. 659; Fig. 21.1f)
7. A **muscular externa** consiste em uma camada de músculo circular e uma camada de músculo longitudinal. O **plexo mioentérico** fica entre essas duas camadas musculares. (p. 659; Fig. 21.1e, f)
8. A **serosa** é a camada de tecido conectivo externa que é a continuação da membrana peritoneal. (p. 659; Fig. 21.1d)

Funções e processos digestórios

9. O trato GI move os nutrientes, a água e os eletrólitos do meio externo para o meio interno. (p. 659)
10. A **digestão** é a degradação química e mecânica dos alimentos em unidades absorvíveis. A **absorção** é a transferência de substâncias do lúmen do trato GI para o LEC. A **motilidade** é o movimento do material ao longo do trato GI. A **secreção** é a transferência de fluido e eletrólitos do LEC para o lúmen ou a liberação de substâncias pelas células. (p. 659; Fig. 21.2)
11. Cerca de 2 litros de líquido por dia entram no trato GI pela boca. Outros 7 L de água, íons e proteínas são secretados pelo corpo. Para manter o balanço de massas, quase todo esse volume é reabsorvido. (p. 661; Fig. 21.3)
12. Muitas enzimas digestórias são secretadas como zimogênios inativos para prevenir a autodigestão. (p. 661)
13. Para defesa contra invasores, o trato GI contém a maior coleção de tecido linfoide do corpo, o **tecido linfoide associado ao intestino** (**GALT**). (p. 660)
14. As células musculares lisas do trato GI despolarizam espontaneamente e são eletricamente conectadas por junções comunicantes. Alguns segmentos do intestino são **tonicamente contraídos**, mas outros exibem **contrações fásicas**. (p. 661)
15. O músculo liso intestinal exibe **potenciais de ondas lentas** espontâneos que se originam em **células intersticiais de Cajal**. (p. 661)
16. Quando uma onda lenta alcança o limiar, ela dispara potenciais de ação, e o músculo contrai. (p. 663; Fig. 21.4a)
17. Entre as refeições, o **complexo motor migratório** move o alimento restante do trato GI proximal para as regiões distais. (p. 663; Fig. 21.4b)
18. As **contrações peristálticas** são ondas progressivas de contração que ocorrem principalmente no esôfago. As **contrações segmentares** são contrações mistas. (p. 663; Fig. 21.4c, d)

Regulação da função gastrintestinal

19. O **sistema nervoso entérico** pode integrar informações sem entradas do SNC. Os **neurônios intrínsecos** estão completamente dentro do SNE. (p. 664)
20. Os **reflexos curtos** originam-se e são integrados no SNE. Os **reflexos longos** podem se originar no SNE ou fora dele, mas são integrados no SNC. (p. 664; Fig. 21.5)
21. Em geral, a inervação parassimpática é excitatória, e a inervação simpática é inibidora para a função GI. (p. 665)
22. Os peptídeos GI estimulam ou inibem a motilidade e a secreção. A maioria dos estímulos para a secreção de peptídeos GI vem da ingestão dos alimentos. (p. 665)
23. Os hormônios GI são divididos na família da gastrina (**gastrina**, **colecistocinina**), família da secretina (**secretina**, **peptídeo inibidor gástrico**, **peptídeo similar ao glucagon 1**) e hormônios que não se encaixam em nenhuma dessas duas famílias (**motilina**). (p. 665, 667; Tab. 21.1)

A fase cefálica

24. A visão, o gosto ou o cheiro do alimento inicia um reflexo GI na **fase cefálica** da digestão. (p. 668; Fig. 21.8)
25. A digestão mecânica inicia com a mastigação, ou **mastigamento**. A saliva umedece e lubrifica o alimento. A amilase salivar digere os carboidratos. (p. 668)
26. A **saliva** é uma secreção exócrina que contém água, íons, muco e proteínas. A secreção salivar está sob controle autonômico. (p. 668)
27. Engolimento, ou **deglutição**, é um reflexo integrado por um centro medular. (p. 668; Fig. 21.7)

A fase gástrica

28. O estômago armazena o bolo alimentar, inicia a digestão de proteínas e gorduras e protege o corpo contra patógenos deglutidos. (p. 669)
29. O estômago secreta muco e bicarbonato pelas **células mucosas**, pepsinogênio pelas **células principais**, somatostatina pelas **células D**, histamina pelas **células ECL** e gastrina pelas **células G**. (p. 670, 672; Fig. 21.9a, b; Fig. 21.10)
30. As **células parietais** nas glândulas gástricas secretam ácido clorídrico e fator intrínseco. (p. 670; Fig. 21.9c)
31. A função gástrica é integrada com as fases cefálica e intestinal da digestão. (p. 670; Fig. 21.8, Fig. 21.20)

A fase intestinal

32. A maior parte da absorção dos nutrientes ocorre no intestino delgado. O intestino grosso absorve água e íons. (p. 673)

33. A maior parte dos nutrientes vai diretamente para o fígado via sistema porta-hepático antes de entrar na circulação sistêmica. (p. 673; Fig. 21.12)

34. As enzimas intestinais são parte da **borda em escova**. As **células caliciformes** secretam muco. (p. 673)

35. As células intestinais secretam uma solução isotônica de NaCl usando o **canal de cloreto CFTR**. A água e o Na$^+$ seguem o Cl$^-$ a favor dos gradientes osmótico e eletroquímico. (p. 674; Fig. 21.13)

36. O pâncreas secreta uma solução aquosa de NaHCO$_3$ pelas células dos ductos e enzimas digestórias inativas pelos ácinos (p. 674; Fig. 21.14)

37. A bile produzida pelos **hepatócitos** contém **sais biliares**, bilirrubina e colesterol. A bile é armazenada e concentrada na vesícula biliar (p. 675; Fig. 21.15)

38. A digestão de gorduras é facilitada pelos sais biliares. Conforme a digestão prossegue, as gotículas de gordura formam **micelas**. (p. 675; Fig. 21.16)

39. A digestão de gorduras requer a enzima **lipase** e o cofator **colipase**. (p. 678; Fig. 21.16)

40. A absorção de gorduras ocorre principalmente por difusão simples. O colesterol é transportado ativamente. (p. 676; Fig. 21.16)

41. Os **quilomícrons**, feitos de monoacilgliceróis, de ácidos graxos, de colesterol e de proteínas, são absorvidos para a linfa. (p. 678; Fig. 21.16)

42. A **amilase** digere amido em maltose. As **dissacaridases** digerem dissacarídeos em monossacarídeos. (p. 680; Fig. 21.17)

43. A absorção da glicose usa o transportador por simporte SGLT Na$^+$-glicose e o transportador GLUT2. A frutose usa os transportadores GLUT5 e GLUT2. (p. 680; Fig. 21.17)

44. As **endopeptidases** (também chamadas de proteases) quebram proteínas em peptídeos menores. As **exopeptidases** removem aminoácidos dos peptídeos. (p. 681; Fig. 21.18)

45. Os aminoácidos são absorvidos via cotransporte dependente de Na$^+$ ou de H$^+$. Os dipeptídeos e tripeptídeos são absorvidos via cotransporte dependente de H$^+$. Alguns peptídeos maiores são absorvidos intactos via transcitose. (p. 682; Fig. 21.18)

46. Os ácidos nucleicos são digeridos e absorvidos como bases nitrogenadas e monossacarídeos. (p. 682)

47. As vitaminas lipossolúveis são absorvidas junto com as gorduras. As vitaminas hidrossolúveis são absorvidas por transporte mediado. A absorção da vitamina B$_{12}$ requer o **fator intrínseco** secretado pelo estômago. (p. 682)

48. A absorção mineral geralmente ocorre via transporte ativo. Algum cálcio se move pela via paracelular. Íons e água movem-se pela via paracelular, bem como por proteínas de membrana. (p. 682; Fig. 21.19)

49. Ácido no intestino, CCK e secretina retardam o esvaziamento gástrico. (p. 684; Fig. 21.20)

50. O material não digerido no colo se move para a frente por **movimento de massa**. O **reflexo de defecação** é desencadeado por distensão repentina do reto. (p. 686; Fig. 21.21)

51. As bactérias colônicas usam a fermentação para digerir material orgânico. (p. 686)

52. As células do colo podem absorver e secretar líquido. A secreção excessiva de líquido ou a diminuição da absorção causam diarreia. (p. 686)

Funções imunes do trato gastrintestinal

53. Os mecanismos protetores do trato GI incluem a produção de muco e ácido, vômitos e diarreia. (p. 687)

54. As **células M** coletam o conteúdo do trato GI e apresentam antígenos para as células do GALT. (p. 687)

55. O **vômito** é um reflexo protetor integrado no bulbo. (p. 687)

QUESTÕES PARA REVISÃO

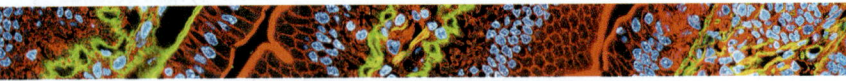

Além da resolução destas questões e da checagem de suas respostas na p. A-28, reveja os Tópicos abordados e objetivos de aprendizagem, no início deste capítulo.

Nível um   Revisando fatos e termos

1. Relacione cada uma das descrições que seguem com o(s) termo(s) apropriado(s):

a. o quimo é produzido aqui	1. colo
b. órgão onde a maior parte da digestão ocorre	2. estômago
	3. intestino delgado
c. seção inicial do intestino delgado	4. duodeno
d. adiciona secreções exócrinas ao duodeno via ducto	5. íleo
	6. jejuno
e. esfíncter entre o estômago e o intestino	7. pâncreas
	8. piloro
f. as enzimas são produzidas aqui	9. reto
g. a distensão de sua parede desencadeia o reflexo de defecação	10. fígado

2. Para a maior parte dos nutrientes, quais são os dois processos que não são regulados? Quais são os dois que são continuamente regulados? Por que você acredita que essas diferenças existem? Justifique a sua resposta.

3. Defina os quatro processos básicos do sistema digestório e dê um exemplo de cada.

4. Liste as quatro camadas das paredes do trato GI. Que tipo de tecido predomina em cada camada?

5. Descreva o tipo funcional do epitélio que reveste o estômago e os intestinos.

6. O que são placas de Peyer? E as células M do intestino?

7. Para que propósito serve a motilidade no trato GI? Que tipo de tecido contribui para a motilidade do trato GI? Que tipos de contrações os tecidos sofrem?

8. O que é um zimogênio? E uma proenzima? Liste dois exemplos de cada.

9. Relacione cada uma das células seguintes com seu(s) produto(s) secretado(s). Os itens podem ser usados mais de uma vez.

a. células parietais	1. enzimas
b. células caliciformes	2. histamina
c. células da borda em escova	3. muco
d. células pancreáticas	4. pepsinogênio
e. células D	5. gastrina
f. células ECL	6. somatostatina
g. células principais	7. HCO_3^-
h. células G	8. HCl
	9. fator intrínseco

10. Como cada um destes fatores pode afetar a digestão? Explique brevemente como e onde cada fator exerce seus efeitos.
    - (a) Emulsificação.
    - (b) Atividade neural.
    - (c) Baixo pH.
    - (d) Tamanho das partículas de alimento.

11. A maioria dos nutrientes digeridos é absorvida no _____ do sistema _____, entregando nutrientes para o _____ (órgão). Todavia, as gorduras digeridas vão para o sistema _____, pois os capilares intestinais possuem uma _____ que a maioria dos lipídeos é incapaz de atravessar.

12. O que é sistema nervoso entérico e qual é a sua função?

13. O que são reflexos curtos? Que tipos de respostas eles regulam? O que se entende pelo termo *reflexo longo*?

14. Que papel desempenham as substâncias parácrinas na digestão? Dê exemplos específicos.

Nível dois Revisando conceitos

15. Mapeamento. **Mapa 1**: liste os três principais grupos de biomoléculas no topo de uma folha grande de papel. No lado inferior esquerdo do papel escreva *boca*, *estômago* e *intestino delgado*. Para cada biomolécula em cada local, preencha com a enzima que digere a biomolécula, o produto da digestão de cada enzima e o local e mecanismos pelos quais esses produtos são absorvidos.

    Mapa 2: Crie um diagrama ou mapa usando os seguintes termos relacionados à absorção do ferro:

• DMT1	• ferro heme
• endocitose	• ferroportina
• enterócito	• fígado
• Fe^{2+}	• hepcidina

16. Defina, compare e diferencie os seguintes pares ou conjuntos de termos:
    - (a) mastigação, deglutição.
    - (b) microvilosidade, vilosidade.
    - (c) peristaltismo, contrações segmentares, complexo motor migratório, movimentos de massa.
    - (d) quimo, fezes.
    - (e) reflexos curtos, reflexos longos.

- (f) plexo submucoso, plexo mioentérico, nervo vago.
- (g) fases cefálica, gástrica e intestinal da digestão.

17. (a) Esquematize os mecanismos celulares pelos quais Na^+, K^+ e Cl^- são reabsorvidos do intestino.

    (b) Esquematize os mecanismos celulares pelos quais H^+ e HCO_3^- são secretados para o lúmen.

18. Compare o sistema nervoso entérico com o cérebro cefálico. Dê alguns exemplos específicos de neurotransmissores, neuromoduladores e células de sustentação dos dois.

19. Liste e descreva brevemente as ações dos membros de cada um dos três grupos de hormônios GI.

20. Explique como os antagonistas do receptor H_2 e os inibidores da bomba de prótons reduzem a secreção ácida gástrica.

Nível três Solucionando problemas

21. Na doença chamada *hemocromatose*, o hormônio hepcidina está ausente ou não funcional. Utilize os seus conhecimentos sobre a homeostasia do ferro para prever o que ocorre com a captação intestinal de ferro e com os níveis plasmáticos de ferro nessa doença.

22. O bebê de Erica, Justin, teve episódios graves de diarreia e agora está desidratado. É mais provável que seu sangue esteja em acidose ou alcalose? Por quê?

23. Mary Littlefeather chegou ao consultório do seu médico reclamando de uma dor intensa e constante no quadrante superior direito do abdome. A dor iniciou logo após ela comer frango frito, batatas fritas e ervilhas. Exames de laboratório e ultrassom revelaram a presença de cálculos do ducto colédoco que vai do fígado, da vesícula biliar e do pâncreas para o intestino delgado.
    - (a) Por que a dor de Mary foi desencadeada pelo alimento que ela comeu?
    - (b) Quais dos seguintes processos serão afetados pelas pedras na vesícula: formação de micelas no intestino, digestão de carboidratos no intestino e absorção de proteínas no intestino. Explique o seu raciocínio.

24. Com base no que você apendeu sobre o transporte epitelial, desenhe uma figura das células dos ductos salivares e do lúmen. Organize os seguintes canais de membrana e transportadores nas membranas apical e basolateral para que as células do ducto absorvam Na^+ e secretem K^+: canais ENaC, Na^+-K^+-ATPase e K^+. Com a estimulação neural, a taxa do fluxo de saliva pode aumentar de 0,4 mL/min para 2 mL/min. O que você acha que ocorre com o conteúdo de Na^+ e K^+ da saliva a uma alta taxa de fluxo?

Nível quatro Problemas quantitativos

25. O transporte intestinal do análogo de aminoácidos MIT (monoiodotirosina) pode ser estudado com o uso da preparação do "saco intestinal invertido". Uma porção do intestino é virada ao avesso e preenchida com uma solução contendo MIT, amarrada em ambas as extremidades e, então, colocada em um banho contendo nutrientes, sais e uma concentração igual de MIT. Mudanças na concentração de MIT são monitoradas no banho (lado mucoso ou apical do intestino invertido), nas células intestinais (tecido) e dentro do saco (lado seroso ou basolateral do intestino) por um período de 240 minutos. O resultado é mostrado no gráfico. (Dados de Nathans et al., *Biochimica et Biophysica Acta 41:* 271-282, 1960.)

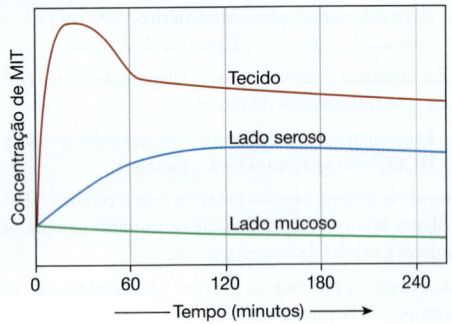

(a) Com base nos dados mostrados, o transporte transepitelial de MIT é um processo passivo ou ativo?

(b) Por qual via o MIT se move: (1) de apical para tecido para basolateral, ou (2) de basolateral para tecido para apical? Esse movimento é de absorção ou secreção?

(c) O transporte através da membrana apical é ativo ou passivo? Explique o seu raciocínio.

(d) O transporte através da membrana basolateral é ativo ou passivo? Explique o seu raciocínio.

As respostas para as questões de Revisando conceitos, Figuras, Questões gráficas e Questões para revisão ao final do capítulo podem ser encontradas no Apêndice A (p. A-1).

22

Metabolismo e Equilíbrio Energético

Provavelmente nenhuma anormalidade tenha contribuído mais para nosso conhecimento do metabolismo intermediário dos animais do que a doença conhecida como diabetes.

Helen R. Downes, *The Chemistry of Living Cells*, 1955.

TÓPICOS ABORDADOS E OBJETIVOS DE APRENDIZAGEM

Apetite e saciedade 694

22.1 Fazer um diagrama das vias que controlam e influenciam a fome e a saciedade.

Equilíbrio energético 696

22.2 Explicar como são medidas a utilização de energia e a taxa metabólica em seres humanos.
22.3 Identificar os fatores que afetam a taxa metabólica.

Metabolismo 699

22.4 Diferenciar as vias de anabolismo e catabolismo e citar outras vias específicas.
22.5 Diferenciar os estados alimentado (absortivo) e de jejum (pós-absorptivo).
22.6 Descrever os possíveis papéis da ingestão de nutrientes e indicar qual o mais comum para cada classe de moléculas.
22.7 Criar um mapa que resuma o balanço da concentração de nutrientes e o estoque de carboidratos, de proteínas e de lipídeos.
22.8 Explicar o significado da regulação do controle puxa-empurra.

Metabolismo no estado alimentado 701

22.9 Criar um diagrama resumido para o metabolismo anabólico de carboidratos, proteínas e lipídeos no estado alimentado.
22.10 Explicar a relação entre as diferentes formas de colesterol e a doença cardiovascular.

Metabolismo no estado de jejum 706

22.11 Criar um diagrama resumido para o metabolismo catabólico de carboidratos, proteínas e lipídeos no estado de jejum.

Controle homeostático do metabolismo 709

22.12 Explicar o papel da insulina e do glucagon no controle do metabolismo.
22.13 Criar um mapa reflexivo para a insulina, incluindo mecanismos de ação onde for possível.
22.14 Desenhar um mapa reflexivo para o glucagon, incluindo mecanismos de ação onde for possível.
22.15 Comparar os dois tipos de diabetes melito. Explicar como os tratamentos estão relacionados à patofisiologia da doença.
22.16 Criar um mapa para o diabetes tipo 1 e indicar quais as respostas à elevação da glicose plasmática sem a presença da insulina.

Regulação da temperatura corporal 720

22.17 Explicar as rotas normais de produção e de perda de calor corporal.
22.18 Mapear o controle homeostático da temperatura.

CONHECIMENTOS BÁSICOS

Cristais de vitamina C.

As capas de revistas encontradas nas estantes das saídas de lojas e mercearias revelam muito sobre os norte-americanos. Manchetes sensacionalistas, como "Perca 5 kg por semana sem dieta" ou "CCK: o hormônio que faz você emagrecer", disputam atenção com vistosas fotografias de sobremesas gordurosas com muitas calorias, gotejadas com chocolate e chantili. Como foi publicado em um artigo de revista, somos uma sociedade obcecada em ficar em forma e em comer, duas ocupações mutuamente excludentes. Contudo, o que determina quando, o que e quanto comemos? Os fatores que influenciam a ingestão alimentar são uma área de intensa pesquisa, pois o ato de comer é o ponto principal no qual nossos corpos exercem controle sobre a entrada de energia.

APETITE E SACIEDADE

O controle da ingestão alimentar é um processo complexo. O sistema digestório não regula a ingestão energética, dessa forma dependemos dos mecanismos de comportamento alimentar, como fome e **saciedade**, para informar ao organismo quando e quanto devemos comer. Aspectos psicológicos e sociais do comportamento alimentar, como os pais dizendo "limpe o seu prato", complicam o controle fisiológico da ingestão alimentar. Como consequência, ainda não entendemos completamente o que controla quando, o que e quanto comemos. O que se segue é uma visão geral desse tema cada vez mais complexo e constantemente em mudança.

Nosso modelo atual de regulação do comportamento alimentar se baseia em dois centros hipotalâmicos (Fig. 11.3, p. 360): um **centro da fome**, que é tonicamente ativo, e um **centro da saciedade**, que interrompe a ingestão alimentar, inibindo o centro da fome. Os sinais eferentes provenientes desses centros causam mudanças no comportamento alimentar e criam as sensações de fome e de plenitude (saciedade). Em modelos animais nos quais os centros da fome foram destruídos, a sensação de fome foi eliminada. Se os centros de saciedade são destruídos, os animais apresentam aumento drástico do consumo alimentar e se tornam obesos.

Estudos em modelos animais transgênicos e camundongos nocaute (p. 730) demonstram que os centros hipotalâmicos

SOLUCIONANDO O **PROBLEMA** | Distúrbios alimentares

Sara e Nicole são grandes amigas e cresceram juntas, mas elas não têm se visto por diversos semestres. Quando Sara ouviu que Nicole estava no hospital, foi visitar a amiga, mas não estava preparada para o que viu. Nicole, que sempre havia sido magra, agora tinha emagrecido tanto que Sara quase não a reconheceu. Nicole foi levada à emergência após desmaiar durante uma aula de balé. Quando o Dr. Ayani viu Nicole, a preocupação com o seu peso foi maior do que a preocupação com o seu punho quebrado. Medindo 1.67 metros de altura, Nicole estava pesando 43 quilos (o peso considerado normal e saudável para essa estatura é de 53.5 a 70 quilos). O Dr. Ayani suspeitou da existência de um distúrbio alimentar, provavelmente anorexia nervosa, e solicitou exames de sangue para confirmar a sua suspeita.

694 696 698 701 720 724

formam uma complicada rede neural, na qual os neurônios secretam uma grande variedade de mensageiros químicos. O controle da ingestão alimentar é um processo complexo. Os centros superiores do sistema nervoso central, incluindo o córtex cerebral e o sistema límbico, fornecem aferências ao hipotálamo. Uma grande variedade de mensageiros químicos exerce funções de sinalização que influenciam a ingestão de alimentos e a saciedade, incluindo neuropeptídeos, hormônios com ação intestinal, secretados pelo intestino, e mensageiros químicos, chamados de **adipocinas**, secretados pelo tecido adiposo.

Existem duas teorias clássicas para a regulação da ingestão alimentar: a teoria glicostática e a teoria lipostática. No entanto, evidências atuais indicam que essas duas teorias clássicas são muito simples para serem os únicos modelos. A **teoria glicostática** diz que o metabolismo da glicose pelos centros hipotalâmicos regula a ingestão alimentar. Quando a concentração de glicose no sangue diminui, o centro da saciedade é inibido, e o centro da fome torna-se dominante. Quando o metabolismo da glicose aumenta, o centro da saciedade inibe o centro da fome.

A **teoria lipostática** do equilíbrio energético propõe que um sinal dos estoques de gordura do corpo para o encéfalo modula o comportamento alimentar, de modo que o corpo mantém um determinado peso. Se o armazenamento de gordura aumenta, a ingestão diminui. No jejum, a ingestão aumenta. A obesidade é o resultado da ruptura dessa via.

Em 1994, a descoberta da **leptina**, um hormônio sintetizado pelos adipócitos, forneceu mais evidências científicas que reforçam a teoria lipostática. A leptina age como um sinal de retroalimentação negativa entre o tecido adiposo e o encéfalo. Quanto mais os estoques de gordura corporal aumentam, maior é a secreção de leptina e menor é o consumo alimentar.

A leptina é sintetizada nos adipócitos sob o controle do *gene da obesidade* (*ob*). Os camundongos nocaute para o gene *ob* não possuem leptina e se tornam obesos, fato também observado em animais com defeitos nos receptores de leptina. Contudo, esses achados não são bem transpostos para os seres humanos, visto que só uma pequena porcentagem dos obesos é deficiente em leptina. De fato, a maioria dos indivíduos tem níveis *elevados* de leptina. Assim, os cientistas têm aprendido muito sobre este sistema, no qual a leptina parece ser apenas parte da história.

Uma molécula sinalizadora chave nesse processo é o **neuropeptídeo Y** (**NPY**), um neurotransmissor cerebral que parece servir de estímulo para a ingestão alimentar. Em animais com peso normal, a leptina inibe o NPY por uma via de retroalimentação negativa (**FIG. 22.1**). Outros neuropeptídeos, hormônios e adiponectinas também influenciam a secreção de NPY, a liberação de leptina por adipócitos e o controle da ingestão alimentar nos centros hipotalâmicos.

Por exemplo, o peptídeo **grelina** é secretado pelo estômago durante períodos de jejum, aumentando a sensação de fome quando infundido em seres humanos. Outros peptídeos, incluindo os hormônios CCK e GLP-1, são liberados pelo intestino durante a refeição e auxiliam a diminuir a fome. Muitos desses peptídeos reguladores de apetite possuem funções diversas, além do controle da ingestão alimentar. A grelina promove a liberação do hormônio do crescimento, por exemplo. Os peptídeos cerebrais, chamados de peptídeos *orexígenos*, parecem desempenhar um papel na vigília e no sono. O entendimento de como todos esses

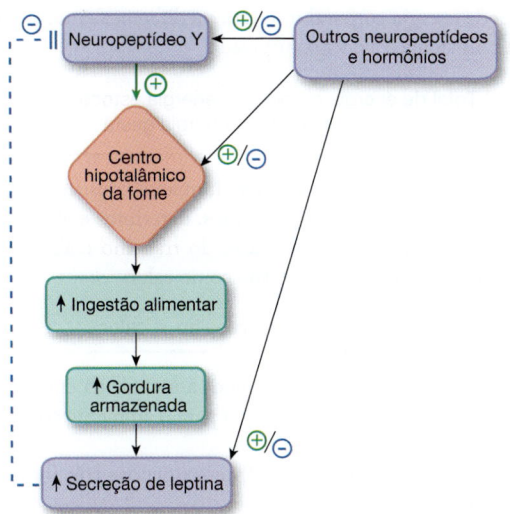

FIGURA 22.1 A complexa sinalização química do controle de ingestão alimentar.

Peptídeos-chave que regulam a ingestão alimentar

Peptídeo	Origem
Aumentam a ingestão	
Grelina	Estômago
NPY e proteína relacionada ao gene Agouti (AgRP)	Coexpressa no hipotálamo
Orexina (hipocretinas)	Hipotálamo
Reduzem a ingestão alimentar	
CCK	Intestino delgado, neurônios
Peptídeo semelhante ao glucagon 1 (GLP-1)	Intestino
Polipeptídeo pancreático Y (PYY)	Intestino
Leptina	Adipócitos
Hormônio liberador de corticotrofina (CRH)	Hipotálamo
Hormônio estimulador de melanócitos α (α-MSH)	Hipotálamo
CART (transcritos relacionados à anfetamina e à cocaína) e POMC (pró-opiomelanocortina)	Coexpressa no hipotálamo

fatores interagem e atuam no organismo ainda não está completo e ainda é alvo de estudo por muitos cientistas. Algumas das mais importantes moléculas sinalizadoras estudadas estão listadas na tabela da Figura 22.1.

O apetite e a ingestão alimentar também são influenciados por estímulos sensoriais provenientes do sistema nervoso. O simples ato de mastigar e deglutir o alimento ajuda a criar uma sensação de saciedade. A visão, o cheiro e o gosto da comida podem estimular ou suprimir o apetite.

BIOTECNOLOGIA

Descobrindo os peptídeos: pesquisas de reversão

No início da biologia molecular, os cientistas coletavam tecidos contendo peptídeos ativos, os isolavam e purificavam e, então, analisavam as suas sequências de aminoácidos. Atualmente, na era da proteômica, os pesquisadores estão utilizando técnicas de reversão para descobrir novas proteínas no organismo. Por exemplo, um grupo de cientistas demonstrou que a fome induzida pode ser induzida pela *orexina* (ou *hipocretina*) por meio do isolamento do RNAm expresso em uma região específica do hipotálamo. Os pesquisadores, então, usaram este RNAm para determinar a sequência de aminoácidos do pré-pró-peptídeo. Os peptídeos orexígenos também foram descobertos simultaneamente por um outro grupo de cientistas que trabalhou na direção contrária, a partir de um receptor "órfão" acoplado à proteína G (p. 179) para encontrar o seu peptídeo ligante. O hormônio endógeno da fome *grelina* foi descoberto por um método muito semelhante. Farmacologistas testando peptídeos sintéticos para estimular a liberação do hormônio do crescimento descobriram que seus peptídeos estavam ligados a um receptor previamente desconhecido e a partir deste receptor descobriram a grelina.

Em um interessante estudo, os pesquisadores tentaram determinar se o desejo por chocolate é atribuído a fatores psicológicos ou estímulos fisiológicos, como os promovidos pelas substâncias presentes no chocolate.[1] Foi dado aos indivíduos chocolate preto, chocolate "branco" (o qual não contém os agentes farmacológicos do cacau), cápsulas com cacau ou cápsulas com placebo. Os pesquisadores observaram que o chocolate branco foi o melhor substituto do chocolate normal, o que sugere que o sabor e o aroma participam de forma significativa em satisfazer o desejo por chocolate.

Fatores psicológicos, como o estresse, também podem participar de forma significativa na regulação da ingestão alimentar. Em outro estudo,[2] pesquisadores observaram que sujeitos que imaginaram uma ingestão de chocolates M&M's (30 chocolates) e ingerindo apenas um por vez reportaram maior sensação de prazer, quando comparados a sujeitos que somente imaginaram ingerir 3 unidades de chocolate. O mesmo tipo de experimento foi repetido utilizando cubos de queijo e os resultados foram os mesmos.

O distúrbio alimentar *anorexia nervosa* possui ambos os componentes, psicológicos e fisiológicos, o que torna o seu tratamento mais complicado. Além disso, o conceito de *apetite* é intimamente relacionado à psicologia da alimentação, o que pode explicar por que mesmo em dietas harmoniosas um crocante palito de cenoura não substitui um sorvete bem gelado. Uma considerável quantidade de dinheiro vem sendo direcionada para a pesquisa dos comportamentos alimentares.

[1]W. Michener e P. Rozin. Pharmacological *versus* sensory factors in the satiation of chocolate craving. *Physiol Behav* 56(3): 419-422, 1994.

[2]C. K. Morewedge et al. Thought for food: Imagined consumption reduces actual consumption. *Science* 330: 1530-1533, 2010.

1. Explique o papel dos centros da saciedade e da fome. Onde eles estão localizados?

2. Estudos mostram que a maioria das pessoas obesas apresenta níveis elevados de leptina no sangue. Com base em nosso conhecimento dos distúrbios endócrinos (p. 216), sugira algumas razões pelas quais a leptina não diminui a ingestão alimentar nessas pessoas.

SOLUCIONANDO O **PROBLEMA**

Sara e Nicole encontraram-se pela primeira vez na aula de balé quando tinham 11 anos. Ambas levavam a dança a sério e trabalhavam duro para manter o corpo magro de bailarina perfeito. Elas ocasionalmente ingeriam medicamentos para emagrecer ou laxantes, e era quase uma competição para ver quem conseguia comer menos. Sara sempre ficava impressionada com a força de vontade de Nicole; ela era perfeccionista. Há dois anos, Sara começou a ficar menos interessada na dança e optou sair para cursar uma faculdade. Nicole foi aceita em uma respeitada companhia de balé e permaneceu focada na sua dança – e na imagem do seu corpo. O regime alimentar de Nicole tornou-se mais rígido, e, se ela percebesse que havia comido demais, ela provocava o vômito. Seu peso manteve-se baixo, mas cada vez que ela se olhava no espelho enxergava uma menina gorda.

P1: *Se você quantificasse os níveis de leptina de Nicole, o que esperaria encontrar?*

P2: *Você espera que Nicole tenha níveis elevados ou baixos do neuropeptídeo Y?*

694 696 698 701 720 724

EQUILÍBRIO ENERGÉTICO

Uma vez que o alimento tenho sido digerido e absorvido, as reações químicas do corpo – conhecidas coletivamente como metabolismo – determinam o que ocorre com os nutrientes contidos nos alimentos. Eles são destinados a queimar produzindo calor? Tornam-se músculos? Ou se tornam os quilogramas extras que dificultam fechar o zíper do seu *jeans*? Nesta seção, examinaremos o equilíbrio energético do corpo.

A entrada de energia é igual à sua saída

A *primeira lei da termodinâmica* (p. 95) estabelece que a quantidade total de energia no universo é constante. Por consequência, essa afirmação quer dizer que toda a energia que entra em um sistema biológico, como o corpo humano, deve ser contabilizada (**FIG. 22.2**). No corpo humano, a maior parte da energia é estocada nas ligações químicas entre moléculas.

Podemos aplicar o conceito de balanço de massas ao equilíbrio de energia: em que mudanças nos es-

toques de energia corporal resultam na diferença entre a energia posta no sistema e a energia utilizada.

$$\text{Total de energia corporal} = \text{energia estocada} + \text{energia ingerida} - \text{energia gasta} \quad (1)$$

A *entrada de energia* nos seres humanos consiste na energia contida nos nutrientes que comemos, digerimos e absorvemos. A *saída de energia* é a combinação do trabalho realizado e da energia devolvida ao meio externo como calor:

$$\text{Energia gasta} = \text{trabalho} + \text{calor} \quad (2)$$

No corpo humano, pelo menos a metade da energia liberada nas reações químicas é perdida para o ambiente como calor "residual" não regulado.

O trabalho na equação (2) tem uma das três formas seguintes (p. 94):

1. O **trabalho de transporte** move moléculas de um lado de uma membrana para o outro. Os processos de trasnporte levam materiais para dentro e para fora do corpo e os transferem entre os compartimentos.

2. O **trabalho mecânico** utiliza as fibras e os filamentos intracelulares para criar movimento. Essa forma de trabalho inclui trabalho externo, como o movimento criado pela contração do músculo esquelético, e trabalho interno, como o movimento das vesículas citoplasmáticas e o bombeamento do coração.

3. O **trabalho químico** é usado para o crescimento, a subsistência e o armazenamento de informações e energia. O trabalho químico no corpo pode ser subdividido em síntese e armazenamento. O armazenamento inclui ambas, a *energia estocada a curto prazo* em ligações fosfato de alta energia, como o ATP, e a *energia estocada a longo prazo* contida em ligações químicas do glicogênio e na gordura.

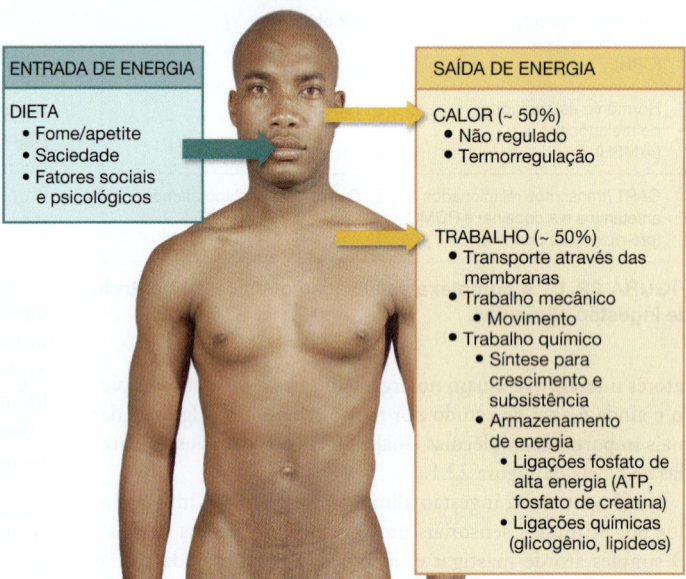

ENTRADA DE ENERGIA

DIETA
- Fome/apetite
- Saciedade
- Fatores sociais e psicológicos

SAÍDA DE ENERGIA

CALOR (~ 50%)
- Não regulado
- Termorregulação

TRABALHO (~ 50%)
- Transporte através das membranas
- Trabalho mecânico
  - Movimento
- Trabalho químico
  - Síntese para crescimento e subsistência
  - Armazenamento de energia
    - Ligações fosfato de alta energia (ATP, fosfato de creatina)
    - Ligações químicas (glicogênio, lipídeos)

FIGURA 22.2 **Equilíbrio de energia corporal.**

FOCO CLÍNICO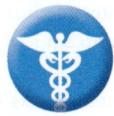

Estimando a gordura – o índice de massa corporal (IMC)

Um método bastante simples de se estimar o total de energia acumulada se dá por meio da mensuração do peso corporal total. Embora seja uma mensuração simplista, podemos dizer que, quando a energia ingerida excede o gasto calórico, uma pessoa ganha peso corporal. De forma contrária, se a energia utilizada excede a quantidade de energia ingerida, o corpo utiliza-se de suas reservas para atender a demanda e, consequentemente, a pessoa perde peso. Uma forma corriqueira de classificar o peso corporal ideal e saudável é a mensuração conhecida como índice de massa corporal (**IMC**). Para calcular o seu IMC:

$$\text{Peso (kg)/altura}^2 \text{ (m)} = \text{IMC}$$

Um IMC entre 18,5 e 24,9 é considerado normal para o peso. Valores inferiores a 18,5 são considerados abaixo do peso normal e acima de 24,9 são considerados como sobrepeso. Um IMC acima de 30 indica obesidade, que se correlaciona com o aumento do risco de desenvolvimento de diversas doenças crônicas não transmissíveis, incluindo o diabetes, doença cardiovascular e pressão alta. O cálculo do IMC não distingue a quantidade de massa gorda e massa magra, no entanto, e, nesse sentido, atletas altamente treinados, incluindo jogadores de futebol e halterofilistas, podem ter valores distorcidos de IMC, fazendo-os parecer obesos. A discrepância está no fato de que a massa muscular e a massa gorda apresentam volumes diferentes no organismo. Os cálculos e tabelas-padrão de IMC também não diferenciam os indivíduos por idade, gênero e etnia. Por exemplo, dados mundiais indicam que asiáticos com IMC normal para o peso podem estar com elevado risco de doenças crônicas. Dessa forma, os pesquisadores têm sugerido que o índice de massa gorda (massa gorda/altura²) é um melhor indicador de saúde que o IMC.

A maioria da energia consumida na forma de trabalho no organismo não está contida em movimentos voluntários. O único meio de aumentar o gasto de energia de *saída* de forma voluntária é através de movimentos voluntários corporais, como caminhada e outros exercícios físicos. Todavia, os seres humanos podem controlar a quantidade de energia *ingerida* por meio da observação e do controle do que se ingere.

Embora o equilíbrio energético seja um conceito muito simples, é difícil para as pessoas aceitá-lo. Modificações no comportamento, como a redução da ingestão de alimentos e a prática de exercício físico, estão entre as mais frequentes indicações de todos os profissionais da saúde a seus pacientes. Essas instruções estão entre as mais difíceis de serem seguidas por pessoas no mundo inteiro, e, em geral, os pacientes costumam ter baixa adesão.

O consumo de oxigênio reflete o gasto energético

Para estabelecer um equilíbrio de energia para o corpo humano, devemos ser capazes de estimar tanto a energia contida nos alimentos (entrada de energia) quanto a energia gasta na perda de calor e nos vários tipos de trabalho (saída de energia). O modo mais direto para medir o conteúdo energético dos alimentos é por meio da **calorimetria direta**. Neste procedimento, o alimento é queimado (sofre combustão) em um instrumento chamado de *bomba calorimétrica*, e o calor liberado é retido e medido.

O calor liberado é uma medida direta do conteúdo energético do alimento queimado e, em geral, é medido em quilocalorias (kcal). Uma **quilocaloria** (kcal) é a quantidade de calor necessária para elevar a temperatura de um litro de água em 1°C. Uma quilocaloria é o mesmo que uma *Caloria* (com C maiúsculo). A calorimetria direta é um meio rápido de mensuração do gasto total de energia contida em alimentos, porém a energia *metabólica* produzida por alimentos é um pouco menor, uma vez que, na maioria das refeições, há a presença de nutrientes que não serão totalmente digeridos e absorvidos.

O conteúdo calórico de qualquer alimento pode ser calculado pela multiplicação do número de gramas de cada componente pelo seu conteúdo de energia metabólica. O conteúdo da energia metabólica das proteínas e dos carboidratos é de 4 kcal/g. As gorduras contêm mais do que o dobro de energia – 9 kcal/g. Por exemplo, um simples pãozinho contêm:

2 g de gordura	2 g de gordura × 9 kcal/g de gordura	= 18 kcal
7 g de proteína	7 g de proteína × 4 kcal/g de proteína	= 28 kcal
38 g de carboidrato	38 g de carboidrato × 4 kcal/g de carboidrato	= 152 kcal
	Total de calorias	= 198 kcal

(3)

Nos Estados Unidos, assim como no Brasil, é possível verificar o conteúdo de energia contido em diversos alimentos por meio da simples conferência à *tabela nutricional*, geralmente apresentada nas embalagens dos produtos.

A estimativa do gasto energético, ou **taxa metabólica**, de um indivíduo é mais complexa quando comparada ao conteúdo calórico de alimentos. Aplicando a *lei das massas* ao equilíbrio energético, a ingestão calórica de uma pessoa menos a produção de calor, dá como resultado a energia gasta para a realização de trabalho mecânico, químico e de transporte. O calor liberado pelo corpo pode ser determinado, colocando a pessoa em um compartimento fechado. Falando de forma prática, contudo, determinar o calor total liberado pelo corpo não é um meio muito fácil de determinar a energia utilizada.

Provavelmente o método mais comum para estimar a taxa metabólica é determinar o **consumo de oxigênio** da pessoa, a taxa na qual o corpo consome oxigênio à medida que metaboliza os nutrientes. Lembre-se (p. 105) que o metabolismo da glicose para gerar energia está contido nas ligações de ATP, e esse processo é mais eficiente na presença adequada de oxigênio.

$$C_6H_{12}O_6 + O_2 + ADP + P_i \rightarrow CO_2 + H_2O + ATP + calor \quad (4)$$

Estudos demonstram que o consumo de oxigênio para diferentes alimentos é relativamente constante a uma taxa de 1 litro de oxigênio consumido para cada 4,5 a 5 kcal de energia liberada do alimento metabolizado. A mensuração do consumo de oxigênio é uma das formas de **calorimetria indireta**.

SOLUCIONANDO O **PROBLEMA**

Quando o resultado do exame de sangue de Nicole retornou, o Dr. Ayani imediatamente prescreveu uma solicitação para iniciar uma infusão intravenosa e monitorar o coração. O resultado do laboratório mostrou 2,5 mEq/L de potássio no plasma (normal: 3,5-5,0 mEq/L), plasma HCO_3^- de 40 mEq/L (normal: 24-29) e pH plasmático de 7,52 (normal: 7,38-7,42). O Dr. Ayani internou Nicole no hospital para tratamento complementar e avaliação, esperando convencê-la de que ela precisava de ajuda para sua anorexia. A anorexia, que significa "sem apetite", pode ter origem tanto fisiológica como psicológica.

P3: *Como é chamado o distúrbio de K^+ de Nicole? Qual efeito esse distúrbio tem no potencial de membrana em repouso das suas células?*

P4: *Por que o Dr. Ayani quer monitorar a função cardíaca de Nicole?*

P5: *Com base nos exames laboratoriais de Nicole, qual o perfil acidobásico dela?*

694 696 698 701 720 724

Outro método para estimar a taxa metabólica é a medição da produção de dióxido de carbono, sozinho ou combinado com o consumo de oxigênio. A equação (4) mostra que o metabolismo aeróbio consome O_2 e produz CO_2. No entanto, a taxa de CO_2 produzida a partir do consumo de O_2 varia conforme a composição de uma dieta. Essa taxa de CO_2 produzido a partir do O_2 consumido é conhecida como **quociente respiratório** (**QR**) ou **taxa de troca respiratória** (**RER**, do inglês, *respiratory exchange ratio*). O QR varia entre valores de 1 (mais elevado), em uma dieta puramente a partir de carboidratos, a 0,8 para proteínas e 0,7 para gorduras. A dieta do norte-americano comum tem um QR de aproximadamente 0,82.

A taxa metabólica é calculada pela multiplicação do consumo de oxigênio pelo número de calorias metabolizadas por litro de oxigênio consumido:

$$\text{Taxa metabólica (kcal/dia)} = \text{L de } O_2 \text{ consumido/dia} \times \text{kcal/L de } O_2 \qquad (5)$$

Uma dieta mista com QR de 0,8 necessita de 1 litro de O_2 para cada 4,80 kcal metabolizadas. Assim, para um homem de 70 kg cujo consumo de oxigênio em repouso é de 430 L/dia, temos:

$$\begin{aligned}\text{Taxa metabólica} &= 430 \text{ L de } O_2/\text{dia} \times 4,80 \text{ kcal/L de } O_2 \\ \text{em repouso} &= 2.064 \text{ kcal/dia}\end{aligned} \qquad (6)$$

Diversos fatores influenciam a taxa metabólica

Seja por meio da mensuração de O_2 consumido ou de CO_2 produzido, a taxa metabólica pode ser bastante variável de uma pessoa para outra ou, ainda, para uma mesma pessoa em dias diferentes. A taxa metabólica mais baixa de um sujeito é considerada a **taxa metabólica basal** (**TMB**). Na verdade, a taxa metabólica seria mais baixa quando o sujeito estivesse dormindo. Contudo, devido ao fato de ser difícil medir a TMB de uma pessoa dormindo, a taxa metabólica é muitas vezes medida após 12 horas de jejum em uma pessoa acordada, porém em repouso: **taxa metabólica em repouso** (**TMR**).

Outros fatores que afetam a taxa metabólica em seres humanos incluem a idade, o gênero, a quantidade de massa muscular magra, o nível de atividade, a dieta, os hormônios e a genética.

1. **Idade e sexo**. Homens adultos possuem uma TMB média de 1 kcal por hora por quilograma de peso corporal. Mulheres adultas possuem uma taxa mais baixa que a dos homens: 0,9 kcal/h/kg. A diferença ocorre porque as mulheres possuem uma porcentagem de tecido adiposo maior e menos massa muscular magra. A taxa metabólica em ambos os sexos diminui com a idade. Parte deste declínio é devido à redução da massa muscular magra.

2. **Quantidade de massa muscular magra**. Os músculos possuem consumo de oxigênio mais alto que o do tecido adiposo, mesmo em repouso. (A maior parte do volume de uma célula do tecido adiposo está ocupada por gotas de lipídeos metabolicamente inativas.) Essa é uma razão pela qual frequentemente o aconselhamento para perda de peso inclui treinamento com pesos além de exercícios aeróbios. O treinamento com pesos adiciona massa muscular ao corpo, a qual aumenta a TMB e resulta em mais calorias sendo queimadas em repouso.

3. **Nível de atividade**. A atividade física e a contração muscular aumentam a taxa metabólica acima da taxa basal. Ficar sentado ou deitado consome relativamente pouca energia. Remo e ciclismo competitivos estão entre as atividades que gastam mais energia.

4. **Dieta**. A taxa metabólica em repouso aumenta após uma refeição, o que é um fenômeno conhecido como **termogênese induzida pela dieta**. Em outras palavras, há um custo energético para a digestão e a assimilação dos alimentos. A termogênese induzida pela dieta é relacionada ao tipo e à quantidade de alimento ingerido. As gorduras provocam relativamente pouca termogênese induzida pela dieta, e as proteínas aumentam ao máximo a produção de calor. Esse fenômeno pode apoiar as afirmações de alguns nutricionistas de que comer uma caloria de gordura é diferente de comer uma caloria de proteína, embora elas contenham a mesma quantidade de energia quando mensuradas por calorimetria direta.

5. **Hormônios**. A TMB é aumentada pelos hormônios da tireoide e pelas catecolaminas (adrenalina e noradrenalina). Alguns dos peptídeos que regulam a ingestão alimentar também parecem influenciar o metabolismo.

6. **Genética**. O efeito de características herdadas no equilíbrio energético pode ser observado na variedade de tipos de corpos normais. Algumas pessoas possuem um metabolismo muito eficiente que converte a energia do alimento em energia armazenada no tecido adiposo com pequena perda de calor, ao passo que outros podem comer grandes quantidades de alimento e nunca ganham peso porque seu metabolismo é menos eficiente.

Dos fatores que afetam a taxa metabólica, uma pessoa pode voluntariamente controlar apenas dois: a entrada de energia (quanta comida é ingerida) e o nível de atividade física. Se a atividade física da pessoa inclui treinamento de força, que aumenta a massa muscular magra, a TMR aumenta. A adição de massa muscular magra ao corpo cria um uso adicional de energia, o qual, por sua vez, diminui o número de calorias que será armazenado.

A energia é armazenada na gordura e no glicogênio

A exigência diária de energia de uma pessoa, expressa como ingestão calórica, varia com as necessidades e a atividade do corpo. Por exemplo, o campeão de natação Michael Phelps, durante os Jogos Olímpicos de 2008, consumiu mais de 12.000 kcal por dia. Por outro lado, uma mulher ocupada com atividades normais pode necessitar de apenas 2.000 kcal/dia.

Suponha que a exigência de energia dessa mulher fosse atendida pela ingestão apenas de glicose. A glicose tem um conteúdo energético de 4 kcal/g, ou seja, para obter 2.000 kcal ela teria de consumir 500 g de glicose a cada dia. Entretanto, o nosso corpo não pode absorver glicose cristalina, então esses 500 g de glicose cristalina deveriam ser dissolvidos em água. Se a glicose fosse preparada como uma solução isosmótica de 5%, os 500 g deveriam ser dissolvidos em 10 litros de água – um volume substancial para ser bebido em um dia.

Felizmente, não ingerimos glicose geralmente como nosso combustível principal. As proteínas, os carboidratos complexos e as gorduras também fornecem energia. O glicogênio, polímero da glicose, é uma forma mais compacta de energia do que um número igual de moléculas individuais de glicose. O glicogênio também requer menos água para hidratação.

Por essa razão, nossas células então convertem glicose em glicogênio para armazenamento. Normalmente, possuímos aproximadamente 100 g de glicogênio no fígado e 200 g no músculo esquelético. Contudo, mesmo estes 300 g de glicogênio podem fornecer energia o suficiente para apenas 10 a 15 horas. O encéfalo sozinho requer 150 g de glicose por dia.

Como resultado, o corpo mantém a maioria da sua energia de reserva em moléculas compactas de gordura de alta energia. Um grama de gordura possui aproximadamente 9 kcal, mais de duas vezes o conteúdo de energia de uma quantidade igual de carboidrato ou de proteína. Isso quer dizer que cada quilo de gordura do corpo armazena cerca de 3.500 kcal de energia.

O elevado conteúdo calórico da gordura e a composição histológica da célula gordurosa, composta por pouco citosol e elevada quantidade de gotículas de gordura (p. 82), fazem do tecido adiposo um eficiente estoque corporal de grandes quantidades de energia com menor espaço ocupado. Metabolicamente, entretanto, a energia da gordura é de mais difícil acesso, e o metabolismo das gorduras é mais lento do que o dos carboidratos.

REVISANDO CONCEITOS

3. Cite sete fatores que podem influenciar a taxa metabólica de uma pessoa.

4. Por que o corpo armazena a maioria da sua energia extra nas gorduras, e não no glicogênio?

5. Complete e equilibre a equação que segue do metabolismo aeróbio de uma molécula de glicose: $C_6H_{12}O_6 + O_2 \rightarrow ? + ?$

6. Qual é o QR para a equação equilibrada na questão anterior?

METABOLISMO

O **metabolismo** é a soma de todas as reações químicas do corpo. As reações que compõem estas vias (1) extraem energia dos nutrientes, (2) usam a energia para o trabalho e (3) armazenam o excesso de energia de modo que esta possa ser usada posteriormente. As vias metabólicas que são capazes de sintetizar uma grande quantidade de moléculas a partir de muitas unidades menores são chamadas de **vias anabólicas**. As vias que são capazes de quebrar grandes moléculas em partículas menores são chamadas de **vias catabólicas**.

O que classifica uma via é o seu resultado líquido, não o que ocorre em qualquer etapa particular da via. Por exemplo, na primeira etapa da *glicólise* (p. 107), a glicose ganha um fosfato para se tornar uma molécula maior, a glicose-6-fosfato. Essa reação, se analisada de forma isolada, pode ser considerada anabólica, porém, ao final da glicólise, a molécula inicial de glicose com 6 carbonos é convertida em duas moléculas de piruvato de 3-carbonos. Assim, a quebra de uma molécula de glicose em duas moléculas de piruvato faz da glicólise como um todo uma reação catabólica.

No corpo humano, dividimos o metabolismo em dois estados. O período que se segue a uma refeição, quando os produtos da digestão estão sendo absorvidos, utilizados e armazenados, é denominado **estado alimentado**, ou **estado absortivo**. Esse é um estado anabólico no qual a energia das biomoléculas dos nutrientes é transferida para compostos de alta energia ou armazenada em ligações químicas de outras moléculas.

Uma vez que os nutrientes de uma refeição recente não estão mais na corrente sanguínea e disponíveis para uso pelos tecidos, o corpo entra no chamado **estado de jejum**, ou **estado pós-absortivo**. À medida que o *pool* de nutrientes disponíveis no sangue diminui, o corpo os extrai de suas reservas armazenadas. O estado pós-absortivo é catabólico porque as células quebram grandes moléculas em moléculas menores. A energia liberada pela quebra das ligações químicas das moléculas maiores é utilizada para realizar trabalho.

A energia ingerida pode ser utilizada ou armazenada

As biomoléculas que ingerimos estão destinadas a atingir um destes três destinos:

1. **Energia**. As biomoléculas podem ser metabolizadas imediatamente, sendo que a energia liberada a partir da quebra das ligações químicas é armazenada no ATP, no fosfato de creatina e em outros compostos ricos em energia. Essa energia pode, então, ser utilizada para realizar trabalho mecânico.

2. **Síntese**. As biomoléculas que entram nas células podem ser usadas para sintetizar componentes básicos necessários para o crescimento e a subsistência de células e tecidos.

3. **Armazenamento**. Se a quantidade de alimento ingerido excede as necessidades do corpo de energia e síntese, o excesso de energia vai para armazenamento nas ligações do glicogênio e da gordura. O armazenamento torna a energia disponível para os períodos de jejum.

O destino de uma biomolécula absorvida depende se ela é um carboidrato, uma proteína ou uma gordura. A **FIGURA 22.3**

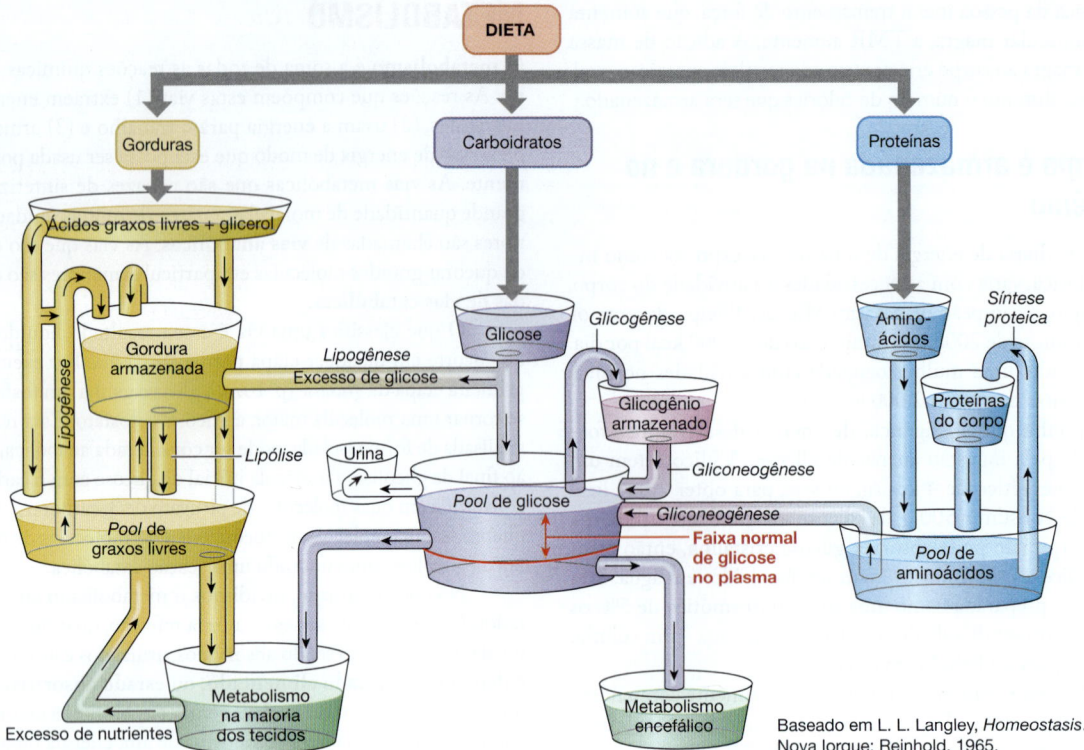

FIGURA 22.3   **Concentração de nutrientes e metabolismo.**

Baseado em L. L. Langley, *Homeostasis*. Nova Iorque: Reinhold, 1965.

representa de forma esquemática o caminho dessas biomoléculas, desde a sua ingestão na dieta até a formação dos três *pools de nutrientes* corporais: os ácidos graxos livres, a glicose e os aminoácidos. Os ***pools* de nutrientes** são nutrientes que estão disponíveis para uso imediato. Eles estão localizados primariamente no plasma.

Os ácidos graxos livres formam o *pool* primário de gorduras no sangue. Eles podem ser utilizados como fonte energética por diversos tecidos, contudo, também podem ser facilmente estocados na forma de gordura (*triacilgliceróis*) no tecido adiposo.

Os carboidratos são absorvidos principalmente como glicose. A concentração de glicose no plasma é a mais estritamente regulada dos três *pools* de nutrientes, uma vez que a glicose é o único combustível que o encéfalo pode metabolizar, exceto em períodos de jejum. Observe a localização dos "canos de saída" do *pool* de glicose na Figura 22.3. Se o *pool* de glicose fica abaixo de certos níveis, somente o cérebro tem acesso para utilização da glicose. Esta medida de preservação garante que o encéfalo tenha um suprimento adequado de energia. Da mesma maneira que o sistema circulatório dá prioridade ao suprimento de oxigênio para o encéfalo, o metabolismo também dá prioridade ao encéfalo.

Se o *pool* de glicose do corpo está dentro de uma faixa normal, a maioria dos tecidos usa a glicose como sua fonte de energia. O excesso de glicose é armazenado como glicogênio. A síntese de glicogênio a partir da glicose é um processo conhecido como **glicogênese**. A capacidade de armazenamento de glicogênio, entretanto, é bastante limitada, o que leva o organismo a estocar quantidades excessivas de glicose na forma de gordura por meio da **lipogênese**.

Se as concentrações plasmáticas de glicose são reduzidas, o organismo converte glicogênio em glicose por meio da **glicoge-** **nólise**. O corpo mantém as concentrações plasmáticas de glicose em níveis bastante precisos, utilizando-se do balanço entre metabolismo oxidativo, glicogênese, glicogenólise e lipogênese.

Se a homeostasia falha e a glicose no plasma excede um nível crítico, como ocorre no diabetes melito, o excesso de glicose é excretado na urina. A excreção de glicose ocorre somente quando o *limiar renal* para a reabsorção de glicose é excedido (p. 605).

O *pool* de aminoácidos do corpo é usado primariamente para a síntese proteica. Todavia, se a ingestão de glicose for baixa, os aminoácidos podem ser convertidos em glicose através de vias conhecidas como **gliconeogênese**. Essa palavra, por definição, quer dizer "nascimento ou formação (*genesis*) nova (*neo*) da glicose" e se refere à síntese de glicose a partir de fontes não glicídicas.

Os aminoácidos são a principal fonte de glicose pela via da gliconeogênese, mas o glicerol proveniente dos triacilgliceróis também pode ser utilizado. Tanto a gliconeogênese quanto a glicogenólise são fontes de reserva de glicose importantes durante os períodos de jejum.

A direção do metabolismo é controlada por enzimas

Como o organismo controla as mudanças do metabolismo entre os estados alimentado e de jejum? Uma característica-chave da regulação metabólica é o uso de diferentes enzimas para catalisar reações nas direções direta e inversa (para a frente e para trás). Este duplo controle, às vezes também denominado *controle puxa-empurra*, permite uma cuidadosa regulação da direção de reações enzimáticas.

A **FIGURA 22.4** mostra como o controle do processo de puxa-empurra pode regular o fluxo de nutrientes através das vias

SOLUCIONANDO O **PROBLEMA**

Quando Nicole foi admitida no hospital, a sua pressão arterial era de 80/50 e seu pulso era de 90 batimentos por minuto fracos e irregulares. Ela pesava menos de 85% do peso mínimo saudável para uma mulher da sua altura e idade. Ela tinha muito medo de ganhar peso, embora este estivesse abaixo do normal. A sua menstruação era irregular, ela tinha acabado de sofrer uma fratura no punho por uma queda que normalmente não causaria uma fratura e seu cabelo estava ralo. Quando o Dr. Ayani questionou Nicole, ela admitiu que tinha se sentido fraca durante os ensaios de dança e, às vezes, tinha dificuldade de se concentrar.

P6: *Com base no que você sabe sobre batimentos cardíacos e pressão arterial, suponha por que Nicole apresentou pressão baixa e batimentos rápidos.*

P7: *Você espera que os níveis de renina e de aldosterona de Nicole sejam normais, elevados ou baixos? Como esses níveis podem ser relacionados ao distúrbio no metabolismo de K^+?*

P8: *Cite algumas possíveis razões para que Nicole tenha se sentido fraca durante os ensaios de dança.*

694 — 696 — 698 — **701** — 720 — 724

metabólicas. Na Figura 22.4a, a enzima 1 catalisa a reação A → B, e a enzima 2 catalisa a reação reversa, B → A. Quando a atividade de duas enzimas se torna bruscamente igual, o mais rápido possível A é convertido em B, e B é reconvertido em A. A troca de dois substratos é rápida, porém não existe produção líquida de ambos os produtos, A ou B.

A fim de alterar a direção de uma reação, a atividade enzimática deve modificar-se. As enzimas são proteínas que possuem ligações que se conectam a diversos compostos, portanto a sua

(a) Sem regulação da atividade enzimática, a via simplesmente cicla de um lado para o outro. Não há síntese líquida para os subastratos A ou B.

Não há síntese líquida para os substratos A ou B

(b) No estado alimentado sob a influência da insulina, a atividade enzimática para a continuidade em sequência de reações aumenta. As enzimas para a quebra do glicogênio são inibidas. Isso resulta na síntese líquida de glicogênio.

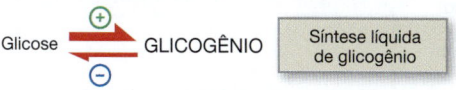

Síntese líquida de glicogênio

(c) No metabolismo em estado de jejum sob a influência do glucagon, as enzimas que quebram o glicogênio são mais ativas, e as enzimas para a síntese de glicogênio são inibidas. Isso resulta na síntese líquida de glicose.

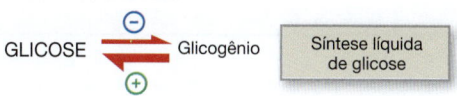

Síntese líquida de glicose

FIGURA 22.4   Controle do processo puxa-empurra. No controle do processo puxa-empurra, diferentes enzimas catalisam as reações para a frente e reversa.

atividade pode ser modulada (p. 49). A maioria das reações enzimáticas são moduladas por hormônios.

A Figura 22.4b representa uma série de reações por meio da qual a glicose é armazenada como glicogênio. Durante o estado alimentado, os hormônios secretados pelo pâncreas endócrino, sobretudo a insulina, estimulam as enzimas a promoverem a síntese de glicogênio por meio da glicogênese. Esse evento também inibe as enzimas responsáveis pela glicogenólise. O resultado líquido é a síntese de glicogênio a partir da glicose.

O padrão reverso é apresentado na Figura 22.4c. No estado de jejum, o hormônio *glucagon*, um outro hormônio secretado pelo pâncreas endócrino, predomina. O glucagon estimula as enzimas da glicogenólise e, ao mesmo tempo, inibe as enzimas da glicogênese. O resultado líquido é a síntese de glicose a partir do glicogênio.

METABOLISMO NO ESTADO ALIMENTADO

O estado alimentado após a ingestão de alimentos ou de nutrientes é anabólico: os nutrientes absorvidos são utilizados para síntese de energia e estoque. A tabela na parte inferior da **FIGURA 22.5** resume os diversos destinos de carboidratos, proteínas e lipídeos no estado alimentado. Nas próximas seções, examinaremos algumas destas vias.

Os carboidratos produzem ATP

As mais importantes vias bioquímicas para a produção de energia estão resumidas na Figura 22.5. Essa figura não inclui todas as vias metabólicas intermediárias em cada via do metabolismo (ver Capítulo 4, p. 107 para vias detalhadas). Em vez disso, ela enfatiza os pontos nos quais as diferentes vias metabólicas se cruzam, uma vez que estas interseções são muitas vezes pontos-chave nos quais o metabolismo é controlado.

A glicose é o substrato primário para a síntese de ATP. A glicose absorvida a partir do intestino entra pela via hepática (veia porta), sendo direcionada para o fígado. Aproximadamente 30% de toda a glicose ingerida é metabolizada no fígado. Os 70% restantes continuam na corrente sanguínea para serem distribuídos para o encéfalo, para os músculos e para outros órgãos e tecidos.

A glicose, então, move-se do líquido intestinal para dentro das células através de transportadores de membrana GLUT (p. 142). A maior parte da glicose absorvida de uma refeição vai imediatamente para a glicólise e para o ciclo do ácido cítrico para produzir ATP. Alguma glicose é utilizada pelo fígado para a síntese de lipoproteínas. A glicose que não é utilizada para a produção de energia e para a síntese é armazenada como glicogênio ou gordura. A capacidade do corpo de armazenar glicogênio é limitada, assim a maior parte do excesso de glicose é convertida em triacilgliceróis e armazenada no tecido adiposo.

Estoque de glicose   O glicogênio, um grande polissacarídeo, é o principal meio de estoque de glicose no organismo. O glicogênio é um polímero de glicose, formado pela ligação de diversas moléculas individuais de glicose ligadas entre si em uma cadeia ramificada (ver Fig. 2.2, p. 31). Uma única partícula de glicogênio no citoplasma pode conter cerca de 55 mil moléculas de glicose unidas. Os grânulos de glicogênio apresentam-se de forma insolúvel no citosol de células (p. 65).

FIGURA 22.5 **CONTEÚDO ESSENCIAL**

Vias bioquímicas para a produção de energia

(a) Resumo das vias bioquímicas para a produção de energia

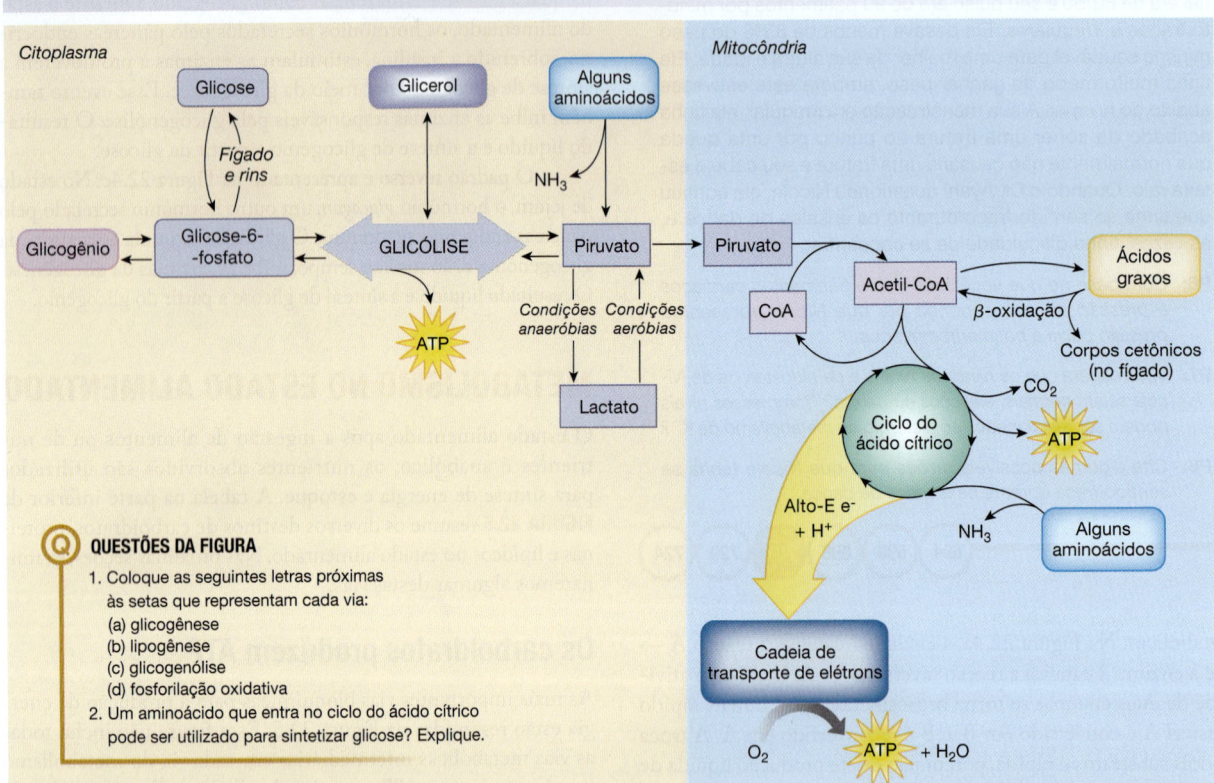

QUESTÕES DA FIGURA

1. Coloque as seguintes letras próximas às setas que representam cada via:
   (a) glicogênese
   (b) lipogênese
   (c) glicogenólise
   (d) fosforilação oxidativa
2. Um aminoácido que entra no ciclo do ácido cítrico pode ser utilizado para sintetizar glicose? Explique.

(b) Destinos dos nutrientes no metabolismo nos estados alimentado e de jejum

Nutriente	Absorvido como	Metabolismo no estado alimentado	Metabolismo no estado de jejum
Carboidratos	Primariamente glicose; também frutose e galactose	• Utilizados imediatamente para a produção de energia através das vias aeróbias* (*glicólise* e *ciclo do ácido cítrico*) • Utilizados para a síntese de lipoproteína no fígado • Armazenado como glicogênio no fígado e nos músculos esqueléticos (*glicogênese*) • Excesso convertido em gordura e armazenado nos adipócitos (*lipogênese*)	• Quebra de polímeros de glicogênio (*glicogenólise*) para a síntese de glicose no fígado e nos rins ou para glicose-6-fosfato, utilizada na glicólise
Proteínas	Primariamente aminoácidos mais alguns pequenos peptídeos	• A maioria dos aminoácidos vai para os tecidos para a síntese proteica* • Se necessários para a energia, os aminoácidos são convertidos no fígado para a síntese de intermediários da via aeróbia do metabolismo (*desaminação*) • Excesso convertido em gordura e armazenado nos adipócitos (*lipogênese*)	• Quebra de proteínas em aminoácidos • Desaminação de aminoácidos no fígado para a produção de ATP ou utilizados para a síntese de glicose (*gliconeogênese*)
Gorduras	Ácidos graxos, triacilgliceróis e colesterol	• Primariamente estocados como triacilgliceróis no fígado e no tecido adiposo* (*lipogênese*) • O colesterol é utilizado para a síntese de esteroides ou como componente de membranas • Os ácidos graxos são utilizados para a síntese de lipoproteínas e de eicosanoides	• Quebra de triacilgliceróis em ácidos graxos e glicerol (*lipólise*) • Os ácidos graxos são utilizados para a síntese de ATP através da via aeróbia (β-oxidação)

*Destino principal.

O glicogênio é encontrado praticamente em todas as células do organismo, porém os seus maiores e mais representativos estoques estão no fígado e nos músculos esqueléticos. O glicogênio no músculo esquelético fornece uma fonte imediata de energia para a contração muscular. O glicogênio hepático serve de substrato principal para a síntese de glicose no organismo, principalmente em períodos entre as refeições (estados de jejum curto). Estima-se que o fígado contenha estoques equivalentes a aproximadamente 4 horas de suprimento como glicogênio.

REVISANDO **7.** Os transportadores GLUT são transportadores
CONCEITOS ativos ou passivos?

Os aminoácidos formam as proteínas

A maioria dos aminoácidos absorvidos a partir de uma refeição são direcionados para a síntese proteica (p. 112). Como a glicose, os aminoácidos são levados primeiro para o fígado pelo sistema porta-hepático. O fígado, então, utiliza-os para a síntese de lipoproteínas e proteínas plasmáticas, como albumina, fatores da coagulação e angiotensinogênio.

Os aminoácidos não captados pelo fígado são utilizados pelas células para produzir proteínas estruturais ou funcionais, como os elementos do citoesqueleto, as enzimas e os hormônios. Os aminoácidos são também incorporados em moléculas não proteicas, como os hormônios aminas e os neurotransmissores.

Se a glicose se torna baixa, os aminoácidos são utilizados para a síntese energética, como descrito na próxima seção sobre o metabolismo do estado de jejum. Contudo, se são ingeridas mais proteínas do que o necessário para a síntese e o gasto de energia, o excesso de aminoácidos é convertido em gordura. Alguns fisiculturistas gastam grandes quantidades de dinheiro na compra de diversos suplementos à base de aminoácidos acreditando que isso promoverá maior crescimento da massa muscular. No entanto, esses aminoácidos não vão automaticamente para a síntese proteica. Quando a ingestão de aminoácidos excede a necessidade do corpo para a síntese proteica, o excesso é usado para gerar energia ou é armazenado como gordura.

Energia do estoque de gordura

A maior parte da gordura ingerida é organizada dentro do epitélio intestinal na forma de lipoproteínas e complexos de lipídeos, chamados de *quilomícrons* (p. 678). Os quilomícrons deixam o intestino e entram na circulação venosa através sistema linfático (**FIG. 22.6a**). Os quilomícrons são constituídos por colesterol, triacilgliceróis, fosfolipídeos e lipídeos ligados a proteínas, chamados de **apoproteínas**, ou *apolipoproteínas*. Uma vez que esses lipídeos começam a circular no sangue, a enzima **lipase lipoproteica** (LLP) liga-se ao endotélio capilar dos músculos, e o tecido adiposo converte os triacilgliceróis em ácidos graxos livres e em glicerol. Essas moléculas podem, então, ser utilizadas para a geração de energia pela maioria das células ou reorganizadas em triacilgliceróis para estoque no tecido adiposo.

O *quilomícron remanescente* que permanece na circulação é captado e metabolizado pelo fígado (Fig. 22.6a). O colesterol dos remanescentes junta-se ao *pool* de lipídeos do fígado. Se o coleste-

rol está em excesso, uma parte pode ser convertida em sais biliares e excretada na bile. O colesterol dos remanescentes é adicionado ao colesterol recém-sintetizado e aos ácidos graxos e empacotado em complexos de lipoproteínas para secreção no sangue.

Os complexos de lipoproteínas que entram novamente no sangue contêm uma quantidade variada de triacilgliceróis, fosfolipídeos, colesterol e apoproteínas. Quanto mais proteínas um complexo contém, mais pesado ele é, com os complexos de lipoproteínas do plasma variando entre *lipoproteína de densidade muito baixa* (VLDL) e *lipoproteína de alta densidade* (HDL). A combinação de lipídeos com proteínas torna o colesterol mais solúvel no plasma, mas os complexos não são capazes de se difundir através da membrana celular. Em vez disso, eles são transportados para o interior das células através de endocitose mediada por receptor (p. 148). As apoproteínas dos complexos possuem receptores específicos de membrana em diversos tecidos.

A maioria das lipoproteínas que circulam no sistema sanguíneo são *lipoproteínas de baixa densidade* (LDL) (p. 502). O C-LDL é, às vezes, conhecido como "colesterol ruim", uma vez que concentrações elevadas de LDL no plasma estão associadas ao desenvolvimento da aterosclerose (p. 535). Os complexos de LDL contêm *apoproteína B* (apoB), a qual se combina com os receptores de C-LDL nas células distribuídas pelo organismo.

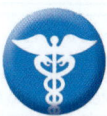

FOCO CLÍNICO

Os antioxidantes protegem o corpo

Um dos rituais mais comuns em crianças tem sido a ingestão diária de vitaminas na forma mastigável. Muitas vitaminas são coenzimas (p. 100) e são necessárias em quantidades muito pequenas para as reações metabólicas do organismo. Algumas vitaminas, como as vitaminas C e E, também atuam como antioxidantes. Vemos em todos os lugares algo sobre os antioxidantes, dos cosméticos aos alimentos. Muitos antioxidantes são encontrados naturalmente em frutas e vegetais. Os **antioxidantes** são moléculas que previnem lesões às células por captarem ou doarem elétrons sem se tornarem um radical livre. Contudo, o que são os radicais livres e por que eles são considerados perigosos?

Os **radicais livres** são moléculas instáveis com um elétron não pareado. Os elétrons em um átomo são estáveis por estarem pareados. Dessa forma, radicais livres, com o seu elétron não pareado, procuram algum composto na tentativa de "roubar" um elétron. Isso cria uma reação em cascata de produção de radicais livres, o que interrompe o funcionamento celular homeostático. Acredita-se que os radicais livres contribuem para o envelhecimento e o desenvolvimento de certas doenças, como alguns tipos de câncer.

Os radicais livres são sintetizados normalmente pelo metabolismo ou pela exposição à radiação, ambos considerados naturais, como pela exposição ao sol ou a utilização do forno de micro-ondas. Um radical livre muito comum é o íon *superóxido* ($\cdot O_2^-$). Esse radical livre é constantemente produzido pelo corpo durante o metabolismo normal, quando uma molécula neutra de oxigênio (O_2) ganha um elétron extra (representado pela colocação de um $\cdot$ na frente da molécula). Os antioxidantes podem absorver o elétron a mais contido no superóxido, impedindo o mesmo de promover efeitos destrutivos em cadeia.

FIGURA 22.6 **CONTEÚDO ESSENCIAL**

Síntese de gorduras

(a) Transporte e destino das gorduras da dieta

1. Os sais biliares ajudam a quebrar as moléculas de gorduras advindas da dieta em componentes que podem ser absorvidos.

2. As células do epitélio intestinal unem diversos complexos de gorduras absorvidas da dieta, como colesterol, lipopoliproteínas e lipídeos, em quilomícrons.

3. Os quilomícrons são transportados para o sangue via sistema linfático.

4. A lipase lipoproteica (LLP) converte triacilgliceróis em ácidos graxos livres e em glicerol.

5. O tecido adiposo reorganiza os ácidos graxos livres e o glicerol em triacilgliceróis para estocagem. Outras células utilizam os ácidos graxos livres para a produção de energia.

6. O quilomícron remanescente e o HDL entram no fígado para serem processados, promovendo a síntese de complexos de lipopoliproteínas, como a LDL e a VLDL. Uma parte do colesterol é reciclada e direcionada à síntese de sais biliares.

7. O C-LDL é transportado via sistema circulatório para a maioria das células do organismo, onde o colesterol será utilizado para a síntese de outros compostos.

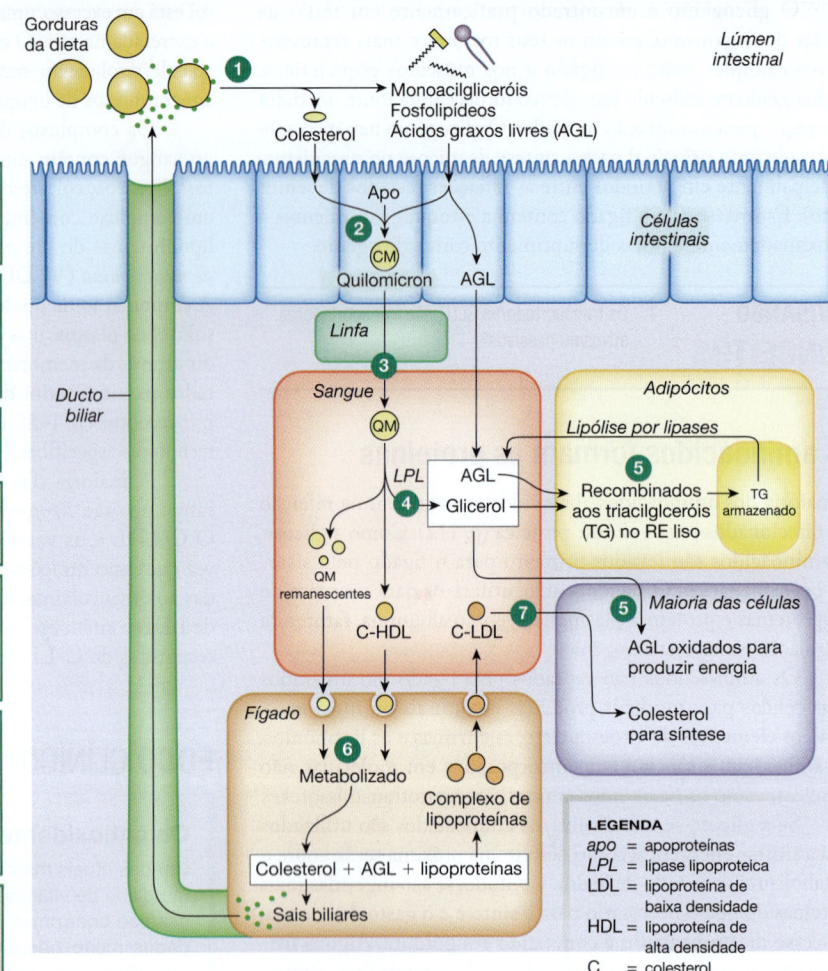

LEGENDA
apo = apoproteínas
LPL = lipase lipoproteica
LDL = lipoproteína de baixa densidade
HDL = lipoproteína de alta densidade
C = colesterol

(b) Síntese de triacilgliceróis e colesterol a partir da glicose

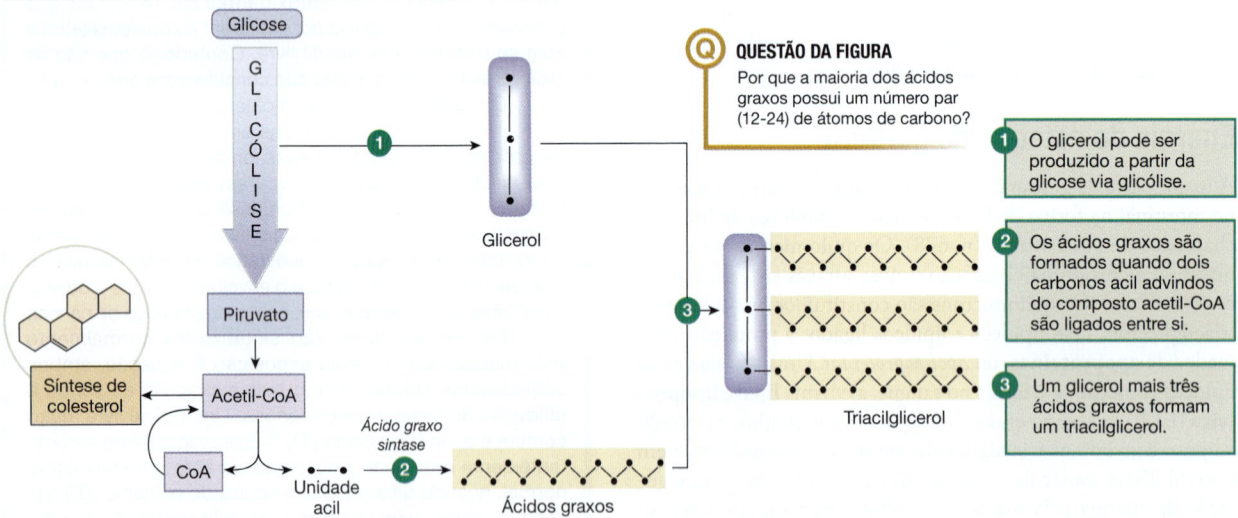

QUESTÃO DA FIGURA
Por que a maioria dos ácidos graxos possui um número par (12-24) de átomos de carbono?

1. O glicerol pode ser produzido a partir da glicose via glicólise.

2. Os ácidos graxos são formados quando dois carbonos acil advindos do composto acetil-CoA são ligados entre si.

3. Um glicerol mais três ácidos graxos formam um triacilglicerol.

Diversas formas inerentes de *hipercolesterolemia* (elevada concentração de colesterol no plasma sanguíneo) têm sido relacionadas a defeitos nas formas de apoB. Essas apoproteínas anormais podem ajudar a explicar o desenvolvimento acelerado de aterosclerose em pessoas com hipercolesterolemia.

A segunda lipoproteína mais comum no sistema circulatório é a *lipoproteína de alta densidade* (HDL). O HDL é muitas vezes chamado de "bom colesterol", uma vez que o HDL está envolvido no transporte de colesterol para fora do plasma sanguíneo. O C-HDL contém *apoproteína A* (apoA), a qual facilita a captação de colesterol pelo fígado e por outros tecidos.

Síntese de lipídeos A maioria das pessoas ingere quantidades suficientes de colesterol a partir de produtos animais contidos na dieta. Contudo, como o colesterol é uma molécula de extrema importância para o organismo, se ele não é ingerido via dieta, ele é sintetizado pelo fígado. Até mesmo vegetarianos que não comem nenhum produto animal (veganos) possuem quantidades substanciais de colesterol em suas células. O corpo pode produzir colesterol a partir da acetil-CoA em uma série de reações em cadeia. Quando o anel da estrutura do colesterol é formado, este é facilmente utilizado pelas células para a síntese de hormônios e de outras substâncias esteroides.

Outras gorduras são necessárias para a estrutura e o funcionamento das células, como os fosfolipídeos, os quais também são sintetizados a partir de outras fontes que não lipídeos, durante o estado alimentado. Os lipídeos são tão diversos que generalizações sobre a sua síntese são difíceis. As enzimas contidas no retículo endoplasmático liso e no citosol de células são responsáveis pela maior parte da síntese endógena de lipídeos. Por exemplo, é no retículo endoplasmático (RE) liso que ocorrem os estágios da fosforilação que convertem triacilgliceróis em fosfolipídeos.

O excesso na ingestão de glicose e de proteína leva à síntese de triacilgliceróis, uma importante etapa do metabolismo no estado alimentado. A Figura 22.6b apresenta algumas vias da síntese de triacilgliceróis. O glicerol pode ser sintetizado a partir da glicose ou de intermediários da glicólise (Fig. 22.6b). Os ácidos graxos são sintetizados a partir de grupamentos acetil-CoA quando a enzima citosólica *ácido graxo sintase* une os grupos acil de 2-carbono em cadeias de carbono mais longas. Esse processo também requer hidrogênios e elétrons de alta energia do NADPH. A combinação de glicerol com ácidos graxos para formar triacilgliceroil ocorre no retículo endoplasmático liso.

O colesterol plasmático como preditor de doenças do coração

Dos nutrientes no plasma, os lipídeos e a glicose recebem maior atenção dos profissionais da saúde. O metabolismo anormal da glicose é uma característica do diabetes melito, descrito posteriormente neste capítulo. Os lipídeos plasmáticos anormais são utilizados como indicadores do risco de se desenvolver aterosclerose e doença cardíaca coronariana (DCC) (p. 501).

Os exames que dosam os lipídeos no sangue e avaliam o risco cardiovascular vão desde uma simples amostra de sangue do dedo até exames caros de sangue venoso que quantificam as lipoproteínas de todos os tamanhos, de VLDL até HDL. À medida que mais dados epidemiológicos e de tratamentos são coletados, os especialistas continuam a redefinir os valores desejáveis dos

lipídeos. Por exemplo, o National Cholesterol Education Panel dos Estados Unidos divulga desde 2004 (*www.nhlbi.nih.gov/health-pro/guidelines/current/cholesterol-guidelines/update-2004.htm*) guias e recomendações sobre a ingestão de colesterol e seus níveis no sangue. A preocupação tem se deslocado dos níveis de colesterol total (são recomendados < 200 mg/dL de plasma) para as quantidades absolutas e proporções relativas dos vários subtipos.

Alguns estudos indicam que o LDL elevado pode ser considerado de forma singular o mais importante preditor de risco para DCC (**FIG. 22.7**). A oxidação do LDL na corrente sanguínea é feita por macrófagos que desenvolvem a placa de aterosclerose (Fig. 15.21, p. 503). Os níveis desejáveis de C-LDL no plasma sanguíneo devem ser < 100 mg/dL, porém níveis de até 130 mg/dL são aceitáveis. O C-LDL elevado, isto é, acima de 130 mg/dL, aumenta o risco de DCC de uma pessoa.

Os níveis de C-HDL no plasma também têm sido utilizados como preditores de risco de desenvolvimento de aterosclerose. Assim como o C-LDL alto, o C-HDL baixo (< 40 mg/dL) está associado com maior risco de desenvolver DCC. Recentemente, os profissionais de saúde têm visto que os *valores do colesterol não HDL* (colesterol total menos o C-HDL) talvez sejam um melhor indicador de risco de DCC.

Mudanças no estilo de vida (melhorar a alimentação, parar de fumar e praticar exercícios) podem ser bastante eficazes em melhorar o perfil lipídico, mas pode ser difícil para os pacientes implementá-las e mantê-las. Todos os tratamentos farmacológicos desenvolvidos para tratar os níveis elevados do colesterol atingem algum aspecto da absorção e do metabolismo do colesterol, de acordo com o princípio do balanço de massas na homeostasia do colesterol. A diminuição da captação do colesterol ou da sua síntese e o aumento da eliminação do colesterol pelo metabolismo ou excreção são mecanismos eficazes para reduzir a quantidade de colesterol no corpo.

Os fármacos conhecidos como *sequestradores de sais biliares* se ligam aos ácidos biliares no lúmen intestinal, prevenindo a sua reabsorção, o que aumenta a excreção de colesterol (p. 678). Na ausência da reciclagem de sais biliares, o fígado aumenta a síntese dos mesmos a partir do colesterol, fato que reduz a sua concentração no plasma quando os receptores hepáticos de LDL importam o colesterol do sistema circulatório. Uma terapia não baseada em fármacos

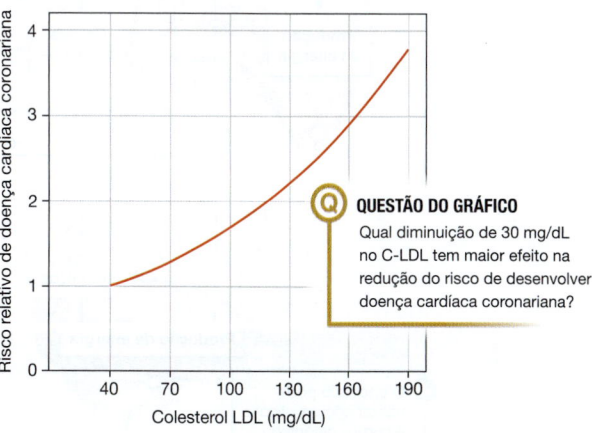

QUESTÃO DO GRÁFICO

Qual diminuição de 30 mg/dL no C-LDL tem maior efeito na redução do risco de desenvolver doença cardíaca coronariana?

Dados obtidos de Grundy et al., *Circulation* 110: 227-239, 13 de julho de 2004.

FIGURA 22.7 Relação do C-LDL com o risco de desenvolvimento de doenças do coração.

e que se utiliza dos mesmos princípios com efeitos similares são as fibras contidas em diversos alimentos, como a aveia e demais cereais. As fibras solúveis estimulam a excreção de sais biliares nas fezes.

Outro fármaco utilizado para reduzir os lipídeos é a *azetimiba*, a qual inibibe o transporte intestinal do colesterol (p. 678). Uma estratégia diferente para reduzir a captação de colesterol intestinal é a ingestão de plantas contendo *esteróis* (esteroides- -alcoóis) e *estanóis* (esteroides saturados), ambos contidos em diversas castanhas, nozes, sementes, cereais e óleos vegetais. Esteróis e estanóis substituem o colesterol contido nos quilomícrons, reduzindo sua absorção.

Os demais fármacos redutores de lipídeos afetam o metabolismo do colesterol no fígado. Os fármacos chamados de *estatinas* inibem a enzima *HMG-CoA redutase*, a qual medeia a síntese de colesterol nos hepatócitos. Os *fibratos*, que estimulam um fator de transcrição, chamado de *PPARα*, e a *niacina* (vitamina B_3, ácido nicotínico) reduzem o C-LDL e aumentam o C-HDL por mecanismos ainda pouco compreendidos.

REVISANDO
CONCEITOS

8. O que é dL (como utilizado na medida mg/dL)?
9. Com base nos seus conhecimentos prévios à respeito da fisiologia digestória, cite alguns possíveis efeitos colaterais da utilização de sequestradores de sais biliares e de ezetimiba.

METABOLISMO NO ESTADO DE JEJUM

Uma vez que todos os nutrientes de uma refeição tenham sido digeridos, absorvidos e distribuídos para várias células, a concen-tração de glicose no plasma começa a cair. Isso é o sinal para o corpo mudar o metabolismo do estado alimentado (absortivo) para o estado de jejum (pós-absortivo). O metabolismo está sob o controle predominante de hormônios, os quais têm o objetivo de manter a homeostasia da concentração de glicose no sangue e, por consequência, a oferta da mesma como fonte de energia para ao encéfalo e os neurônios.

A homeostasia da glicose é mantida por meio do catabolismo de converção de glicogênio, proteínas e gorduras em intermediários que podem ser utilizados para a produção de glicose ou de ATP. Utilizar proteínas e gorduras para a síntese de ATP poupa a glicose plasmática para ser utilizada pelo encéfalo. A **FIGURA 22.8** resume os processos catabólicos ocorridos em diferentes órgãos durante o estado de jejum.

Conversão do glicogênio em glicose

A fonte mais fácil de obtenção de glicose da homeostasia da glicose plasmática é pelo estoque de glicogênio do organismo, predominantemente localizado no fígado (Fig. 22.8). O glicogênio hepático é capaz de suprir a demanda por glicose por cerca de 4 a 5 horas.

Na glicogenólise, o glicogênio é quebrado em glicose ou em glicose-6-fosfato (**FIG. 22.9**). A maior parte do glicogênio é convertida à glicose-6-fosfato em uma reação que separa a molécula de glicose do polímero de glicogênio, que ocorre com o auxílio de fosfatos inorgânicos obtidos no citosol. Somente cerca de 10% dos estoques de glicogênio são hidrolisados a moléculas de glicose pura.

No estado de jejum, o glicogênio do músculo esquelético pode ser metabolizado em glicose, mas não diretamente (Fig. 22.8). As células musculares, como a maioria das outras células, não possuem a enzima que produz glicose a partir da

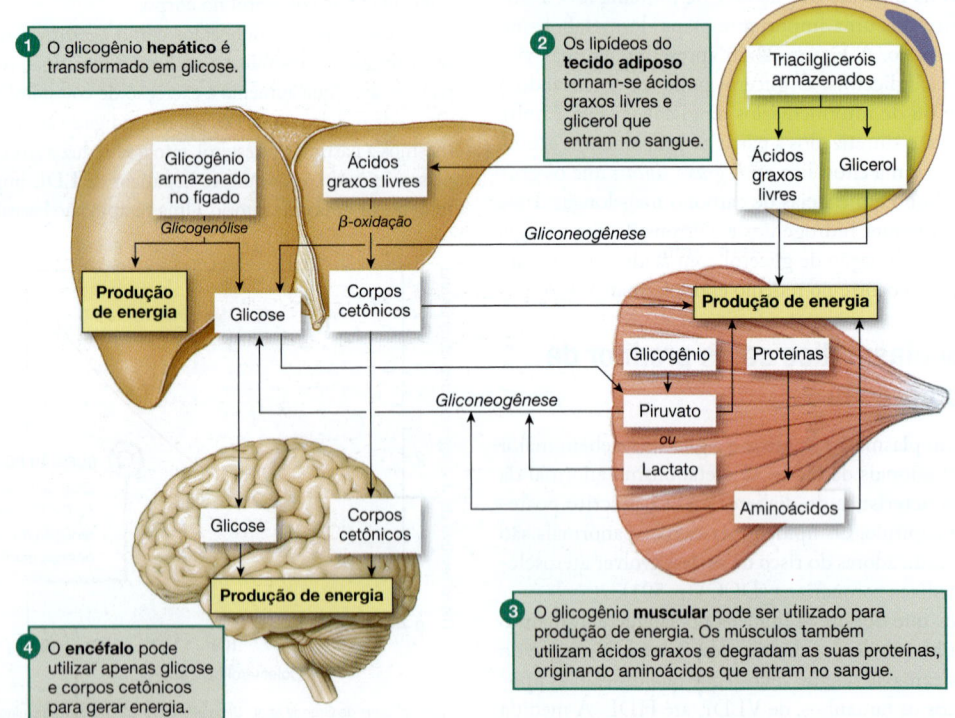

FIGURA 22.8 Metabolismo no estado de jejum. O metabolismo no estado de jejum deve manter a homeostasia da glicose plasmática para o encéfalo.

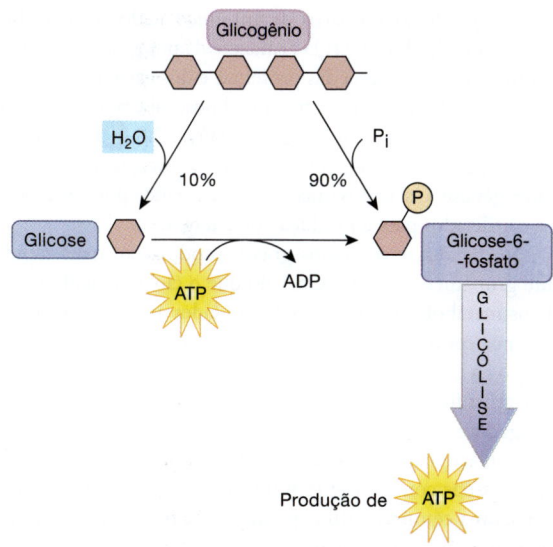

FIGURA 22.9 **Glicogenólise.** O glicogênio pode ser convertido diretamente em glicose-6-fosfato pela adição do fosfato. O glicogênio que é convertido primeiro em glicose e depois é fosforilado "custa" à célula um ATP extra.

glicose-6-fosfato. Como resultado, a glicose-6-fosfato produzida a partir da glicogenólise no músculo esquelético é metabolizada a piruvato (condições aeróbias) ou a lactato (condições anaeróbias). O piruvato e o lactato são, então, transportados para o fígado, que os usa para produzir glicose via gliconeogênese.

As proteínas podem ser utilizadas para sintetizar ATP

Durante o estado de jejum, os aminoácidos livres são normalmente utilizados como fonte de obtenção de ATP. Se o estado de jejum se prolonga por um período grande, as proteínas musculares são degradadas a aminoácidos para suprir a demanda energética. O primeiro passo do catabolismo proteico é a digestão de proteínas a polipeptídeos menores por enzimas, chamados de *proteases* (*endopeptidases*) (p. 681). Porteriormente, enzimas conhecidas como *exopeptidases* degradam as ligações terminais dos polipeptídeos menores, permitindo a liberação de aminoácidos livres.

Os aminoácidos podem ser convertidos em intermediários que tanto participam da glicólise quanto do ciclo do ácido cíclico (Fig. 22.5). A primeira etapa deste processo de conversão é a **desaminação**, a qual remove o grupamento amino do aminoácido (**FIG. 22.10a**). A desaminação também promove a síntese de moléculas de amônia e de ácidos orgânicos. Alguns dos ácidos orgânicos gerados nessa via são o piruvato e a acetil-CoA e diversos intermediários do ciclo do ácido cíclico. Os ácidos orgânicos podem, então, entrar na via do metabolismo aeróbio para produzir ATP.

As moléculas de *amônia* (NH_3) produzidas durante o processo de desaminação rapidamente se associam aos íons hidrogênio (H^+), convertendo-se em íon*s amônio* (NH_4^+), como demonstrado na Figura 22.10b. Ambos, a amônia e o íon amônio, são considerados tóxicos, porém as células do fígado rapidamente convertem esses compostos em **ureia** (CH_4N_2O). A ureia é o principal resíduo de nitrogênio do corpo e é excretada pelos rins.

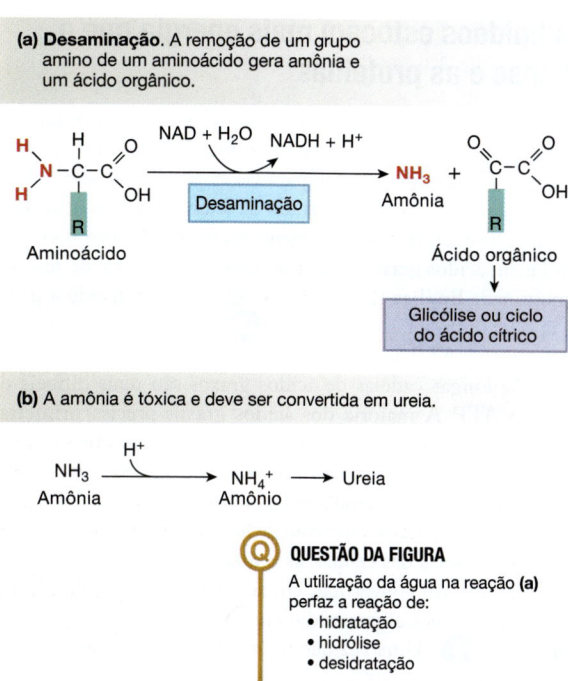

(a) Desaminação. A remoção de um grupo amino de um aminoácido gera amônia e um ácido orgânico.

(b) A amônia é tóxica e deve ser convertida em ureia.

Q QUESTÃO DA FIGURA
A utilização da água na reação **(a)** perfaz a reação de:
• hidratação
• hidrólise
• desidratação

FIGURA 22.10 **Catabolismo de aminoácidos.**

Se os estoques de glicogênio se tornam baixos e a concentração de glicose plasmática é ameaçada, as proteínas podem ser utilizadas para produzir glicose. No fígado, os aminoácidos ou o piruvato produzido a partir de aminoácidos entram na via da glicólise (**FIG. 22.11**). Essa via, então, volta a produzir glicose-6-fosfato e glicose (gliconeogênese).

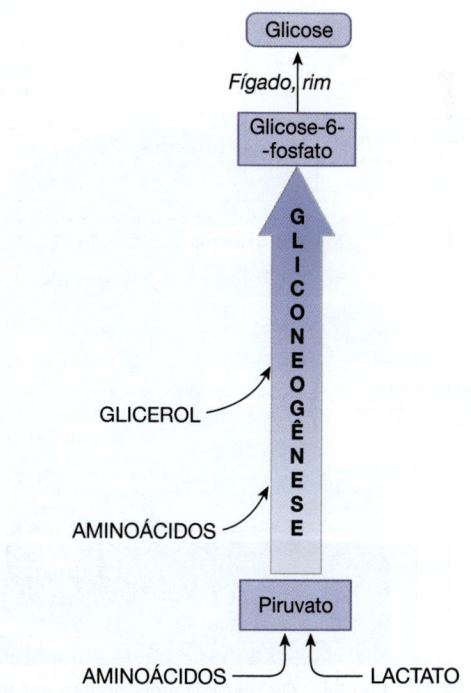

FIGURA 22.11 **Gliconeogênese.**

Os lipídeos estocam mais energia que a glicose e as proteínas

As moléculas de lipídeos são consideradas a fonte primária de combustível do organismo, uma vez que possuem elevado conteúdo de energia quando comparadas às proteínas e aos carboidratos. Quando o corpo no estado de jejum necessita utilizar os estoques de energia, as *lipases* degradam os triacilgliceróis em glicerol e em ácidos graxos livres por meio de uma série de reações, denominada **lipólise** (**FIG. 22.12**). O glicerol sintetizado a partir da lipólise entra na via da glicólise ❷, posteriormente formando piruvato e ATP, assim como as moléculas de glicose comuns.

As longas cadeias de ácidos graxos são mais difíceis de gerarem ATP. A maioria dos ácidos graxos precisa primeiramente ser transportada do citosol para a matriz mitocondrial (Fig. 22.12). Uma vez na matriz, os ácidos graxos são lentamente desacoplados em duas unidades de carbono por vez, até o fim da cadeia, em um processo chamado de **beta-oxidação** (β-oxidação).

Na maioria das células, as unidades de dois carbonos dos ácidos graxos são convertidas em acetil-CoA, cuja unidade acil com dois carbonos alimenta diretamente o ciclo do ácido cítrico (Fig. 22.12 ❹). Uma vez que muitas moléculas de acetil-CoA

podem ser produzidas a partir de um único ácido graxo, os lipídeos contêm 9 kcal de energia armazenada por grama, comparados com 4 kcal por grama das proteínas e dos carboidratos.

No estado de jejum, o tecido adiposo libera ácidos graxos livres e glicerol na corrente sanguínea (Fig. 22.8 ❷). O glicerol será captado pelo fígado, convertendo-se em glicose na via da gliconeogênese. Os ácidos graxos serão captados por diversos tecidos e utilizados para a produção de energia.

No fígado, se os ácidos graxos produzirem mais rapidamente grupamentos acetil-CoA do que o ciclo do ácido cítrico pode os metabolizar, o excesso de unidades acil será convertido em **corpos cetônicos** (comumente chamados de *cetonas* na área da fisiologia e da medicina). Os corpos cetônicos tornam-se uma significativa fonte de energia para o cérebro em casos de jejum prolongado e de glicose baixa (Fig. 22.8). Os corpos cetônicos entram no sangue, criando um estado chamado de *cetose*. O hálito de pessoas com cetose tem um odor de fruta causado pela acetona, uma cetona volátil cujo odor você pode reconhecer nos removedores de esmalte de unha.

Planos dietéticos com baixo teor de carboidratos, como a dieta de Atkins e a dieta de South Beach, são extremamente *cetogênicos*, visto que a maioria das calorias vem do metabolismo das gorduras. Essas dietas possuem muito pouca quantidade de carboidrato e alta quantidade de gordura e proteína, o que leva a um aumento do metabolismo da β-oxidação das gorduras e produção de corpos cetônicos. Pessoas que fazem essas dietas têm uma rápida perda de peso inicial, mas isso ocorre pela degradação do glicogênio e pela perda de água, não por redução de gordura do corpo.

As dietas cetogênicas têm sido utilizadas no tratamento de crianças com epilepsia e que não respondem à terapia com medicamentos. Por razões ainda desconhecidas, a manutenção de um estado de cetose nessas crianças diminui a incidência das convulsões. Apesar disso, as dietas cetogênicas também podem ser perigosas. Os corpos cetônicos, como o *ácido acetoacético* e o *ácido β-hidroxibutírico*, são poderosos ácidos metabólicos que podem afetar gravemente o equilíbrio do pH corporal, levando à *cetoacidose*, uma acidose metabólica (p. 648). Entre os riscos associados a dietas cetogênicas estão a desidratação, a perda de eletrólitos, a ingestão inadequada de cálcio e vitaminas, a gota e os problemas renais.

Com este resumo das vias metabólicas como conhecimento básico, agora examinaremos a regulação endócrina e neural do metabolismo.

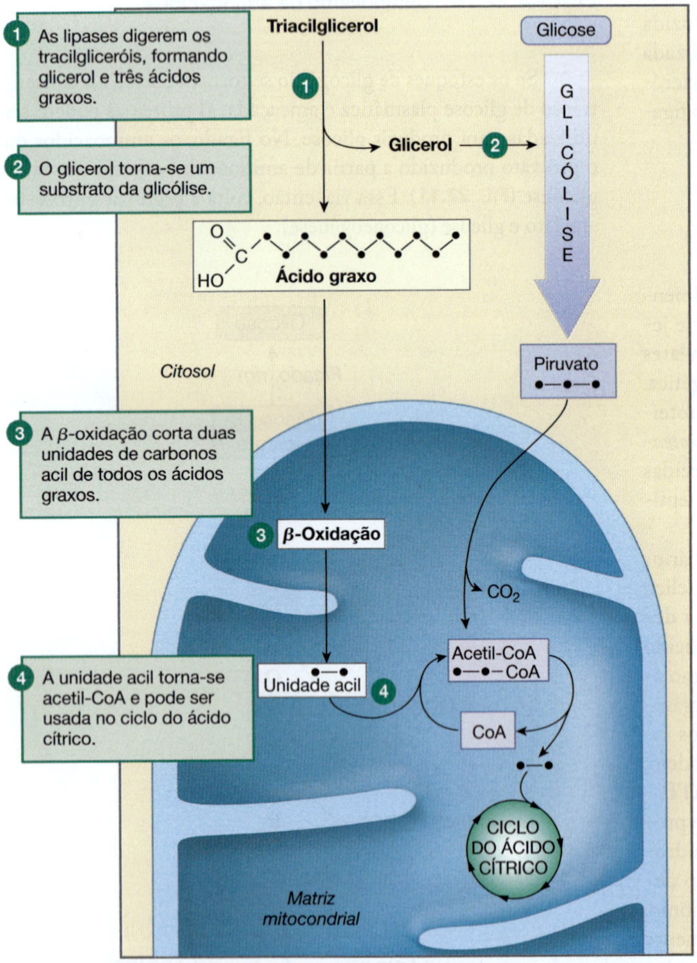

FIGURA 22.12 Lipólise. Os triacilgliceróis podem ser metabolizados para produzir ATP.

① As lipases digerem os triacigliceróis, formando glicerol e três ácidos graxos.

② O glicerol torna-se um substrato da glicólise.

③ A β-oxidação corta duas unidades de carbonos acil de todos os ácidos graxos.

④ A unidade acil torna-se acetil-CoA e pode ser usada no ciclo do ácido cítrico.

Triacilglicerol · Glicose · Glicerol · GLICÓLISE · Ácido graxo · Citosol · Piruvato · β-Oxidação · CO_2 · Acetil-CoA—CoA · Unidade acil · CoA · CICLO DO ÁCIDO CÍTRICO · Matriz mitocondrial

REVISANDO CONCEITOS

10. Qual é a diferença entre glicogênese e gliconeogênese?

11. Quando os aminoácidos são utilizados para gerar energia, qual via metabólica da Figura 22.5 eles seguem?

12. O colesterol é solúvel em lipídeos, então por que o colesterol plasmático necessita da ajuda de um transportador de membrana para entrar nas células?

CONTROLE HOMEOSTÁTICO DO METABOLISMO

O sistema endócrino é o principal responsável pela regulação metabólica. Apesar disso, o sistema nervoso também participa ativamente desse processo, particularmente nas situações que envolvem a ingestão de alimentos. Diversos hormônios estão envolvidos na regulação do metabolismo a longo prazo, porém de hora em hora essa regulação depende muito da taxa de relação entre a secreção de insulina e o glucagon, dois hormônios secretados por células endócrinas do pâncreas. Ambos os hormônios têm uma meia-vida curta e precisam ser continuamente secretados para que tenham um efeito sustentado.

O pâncreas secreta insulina e glucagon

Em 1869, o anatomista alemão Paul Langerhans descreveu a existência de pequenos aglomerados celulares, hoje conhecidas como **ilhotas de Langerhans**, distribuídas ao longo do corpo do pâncreas (**FIG. 22.13b**). A maioria das células pancreáticas está envolvida na produção e na secreção de enzimas digestórias e de bicarbonato (Fig. 21.14, p. 676), porém Langerhans descobriu as células endócrinas do pâncreas, que consistem em cerca de menos de 2% do total de massa contida no órgão em questão. As ilhotas de Langerhans contêm quatro tipos distintos de células, cada um associado à secreção de um ou mais hormônios peptídicos.

Aproximadamente três quartos das ilhotas são **células beta**, as quais produzem *insulina* e um outro peptídeo, chamado de *amilina*. Outros 20% são compostos por **células alfa**, as quais

produzem e secretam **glucagon**. A maioria das células restantes são **células D** que secretam *somatostatina*. Em número bem menor estão as *células PP* (ou *células F*), as quais produzem o *polipeptídeo pancreático*.

Como toda glândula endócrina, as ilhotas estão intimamente associadas aos capilares nos quais seus hormônios são liberados. Os neurônios simpáticos e parassimpáticos terminam nas ilhotas, fornecendo um meio pelo qual o sistema nervoso pode influenciar o metabolismo.

A razão entre insulina e glucagon regula o metabolismo

Como visto, a insulina e o glucagon atuam de forma antagonista para manter a concentração de glicose plasmática dentro de uma faixa aceitável. Ambos os hormônios estão presentes no sangue na maior parte do tempo. É a proporção entre os dois hormônios que determina qual hormônio predomina.

No estado alimentado, quando o corpo está absorvendo os nutrientes, a insulina é o hormônio dominante, e o organismo entra em estado anabólico (**FIG. 22.14a**). A ingestão de glicose é utilizada como fonte de energia e todo e qualquer excesso será estocado como glicogênio e gordura no corpo. Os aminoácidos vão primeiro para a síntese proteica.

No estado de jejum, as reações metabólicas previnem a queda da concentração da glicose plasmática (*hipoglicemia*). Quando o glucagon predomina, o fígado usa glicogênio e intermediários não glicídicos para sintetizar glicose para liberação no sangue (Fig. 22.14b).

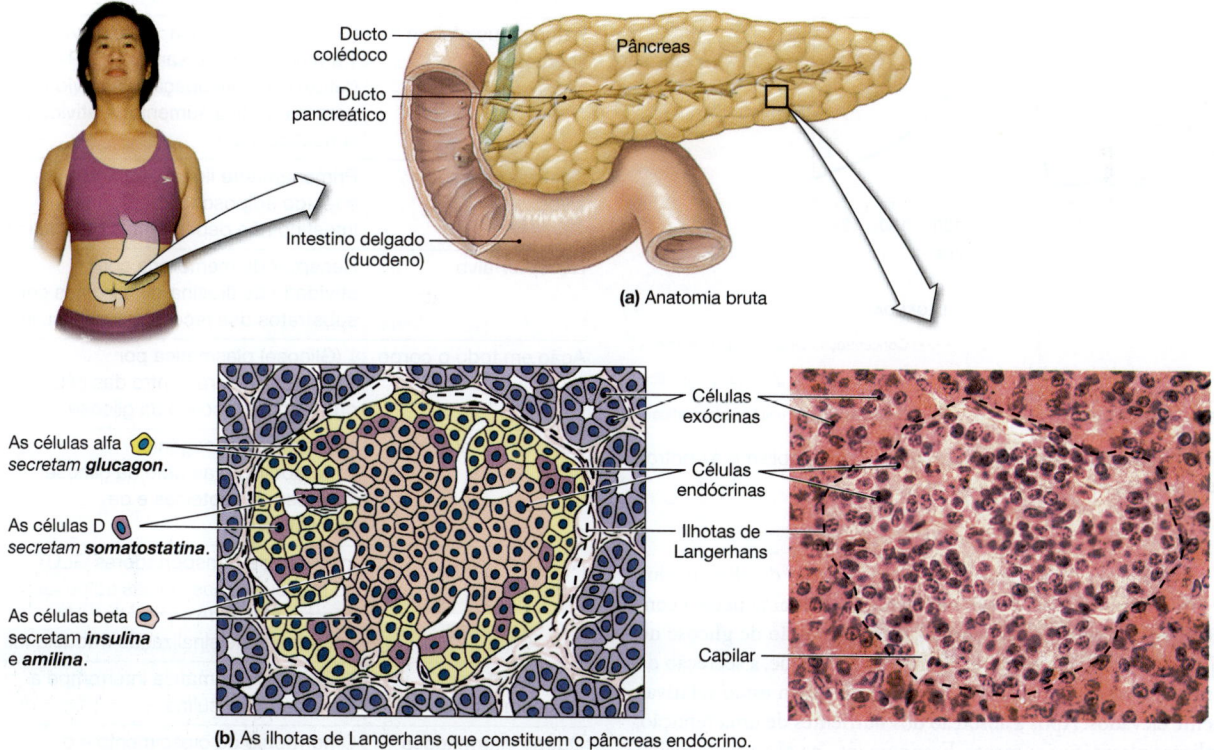

Ducto colédoco
Ducto pancreático
Pâncreas
Intestino delgado (duodeno)

(a) Anatomia bruta

As células alfa secretam **glucagon**.
As células D secretam **somatostatina**.
As células beta secretam **insulina** e **amilina**.

Células exócrinas
Células endócrinas
Ilhotas de Langerhans
Capilar

(b) As ilhotas de Langerhans que constituem o pâncreas endócrino.
(Baseado em Orci e Unger, *Lancet* 2: 1243-1244, 1975.)

FIGURA 22.13 O pâncreas.

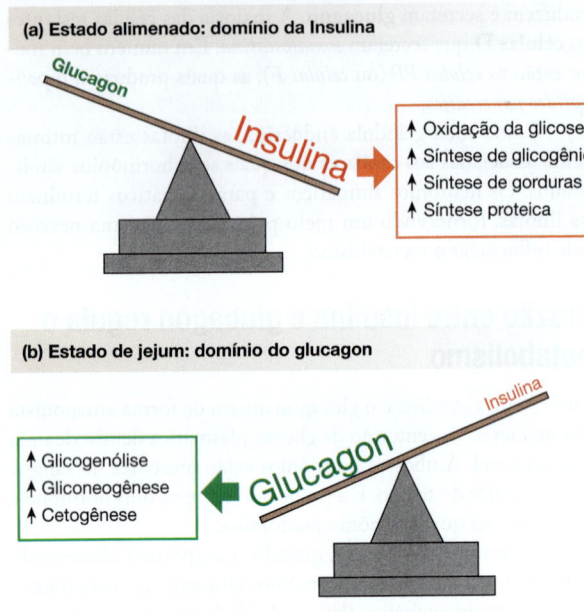

(a) Estado alimenado: domínio da Insulina

- ↑ Oxidação da glicose
- ↑ Síntese de glicogênio
- ↑ Síntese de gorduras
- ↑ Síntese proteica

(b) Estado de jejum: domínio do glucagon

- ↑ Glicogenólise
- ↑ Gliconeogênese
- ↑ Cetogênese

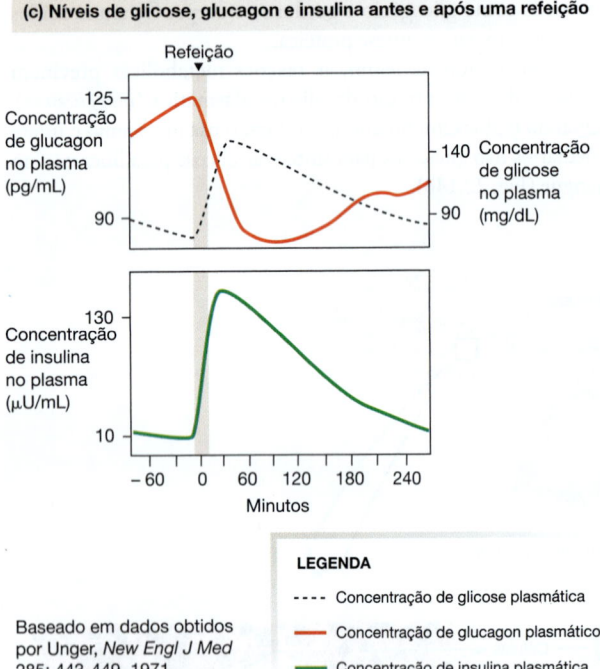

(c) Níveis de glicose, glucagon e insulina antes e após uma refeição

Refeição

125
Concentração de glucagon no plasma (pg/mL)
90

140
Concentração de glicose no plasma (mg/dL)
90

130
Concentração de insulina no plasma (µU/mL)
10

−60 0 60 120 180 240
Minutos

Baseado em dados obtidos por Unger, *New Engl J Med* 285: 443-449, 1971.

LEGENDA
- - - - Concentração de glicose plasmática
——— Concentração de glucagon plasmático
——— Concentração de insulina plasmática

FIGURA 22.14 Insulina e glucagon. O metabolismo é controlado pela razão insulina:glucagon.

A Figura 22.14c mostra as concentrações de glicose, glucagon e insulina antes e após uma refeição. Em uma pessoa com metabolismo considerado normal, a concentração de glicose no jejum é mantida em cerca de 90 mg/dL de sangue, a secreção de insulina é mantida baixa e os níveis de glucagon estão relativamente elevados. Após a absorção dos nutrientes de uma refeição, a glicose plasmática aumenta. Esse aumento na glicose plasmática inibe a secreção de glucagon e estimula a liberação de insulina.

A insulina, por sua vez, promove a maior entrada de glicose às células. Como resultado, a concentração de glicose começa a baixar até os níveis normais de jejum. Isso ocorre a cada refeição feita. A secreção de insulina é reduzida em conjunto com a concentração de glicose, e o glucagon lentamente começa a aumentar.

A insulina é o hormônio predominante no estado alimentado

A insulina é um típico hormônio peptídico (**TAB. 22.1**). Ela é sintetizada como um pró-hormônio inativo e ativada antes da secreção (Fig. 7.3c, p. 203). A glicose é um importante estímulo à secreção da insulina, porém outros fatores têm influência sobre o aumento, a amplificação ou mesmo a inibição da secreção (**FIG. 22.15**).

1. **Aumento da concentração de glicose plasmática.** O estímulo principal para liberação da insulina é a concentração plasmática de glicose maior do que 100 mg/dL. A glicose absorvida no intestino delgado chega às células beta do pâncreas, onde é captada pelo transportador GLUT2 (Fig. 5.26b, p. 159). Com mais glicose disponível como

TABELA 22.1	Insulina
Célula de origem	Células beta do pâncreas
Natureza química	Peptídeo de 51 aminoácidos
Biossíntese	Típica de peptídeos
Transporte na circulação	Dissolvida no plasma
Meia-vida	5 minutos
Fatores que afetam a liberação	(Glicose) plasmática > 100 mg/dL; ↑ aminoácidos no sangue; GLP-1 (reflexo de antecipação). A atividade parassimpática aumenta. A atividade simpática inibe
Células ou tecidos alvos	Primariamente fígado, músculo e tecido adiposo; cérebro, rins e intestino não dependentes de insulina
Receptor-alvo	Receptor de membrana com atividade de tirosina-cinase; vias com substratos dos receptores de insulina
Ação em todo o corpo ou tecidual	↓ (Glicose) plasmática por ↑ transporte para dentro das células ou ↑ uso metabólico da glicose
Ação em nível celular	↑ Síntese de glicogênio; ↑ metabolismo aeróbio da glicose; ↑ síntese de proteínas e de triacilgliceróis
Ação em nível molecular	Inserção de transportadores GLUT no músculo e nas células adiposas; altera a atividade enzimática. Vias complexas de sinalização traducional
Regulação por retroalimentação	↓ (Glicose) plasmática interrompe a liberação de insulina
Outras informações	O hormônio do crescimento e o cortisol são antagonistas

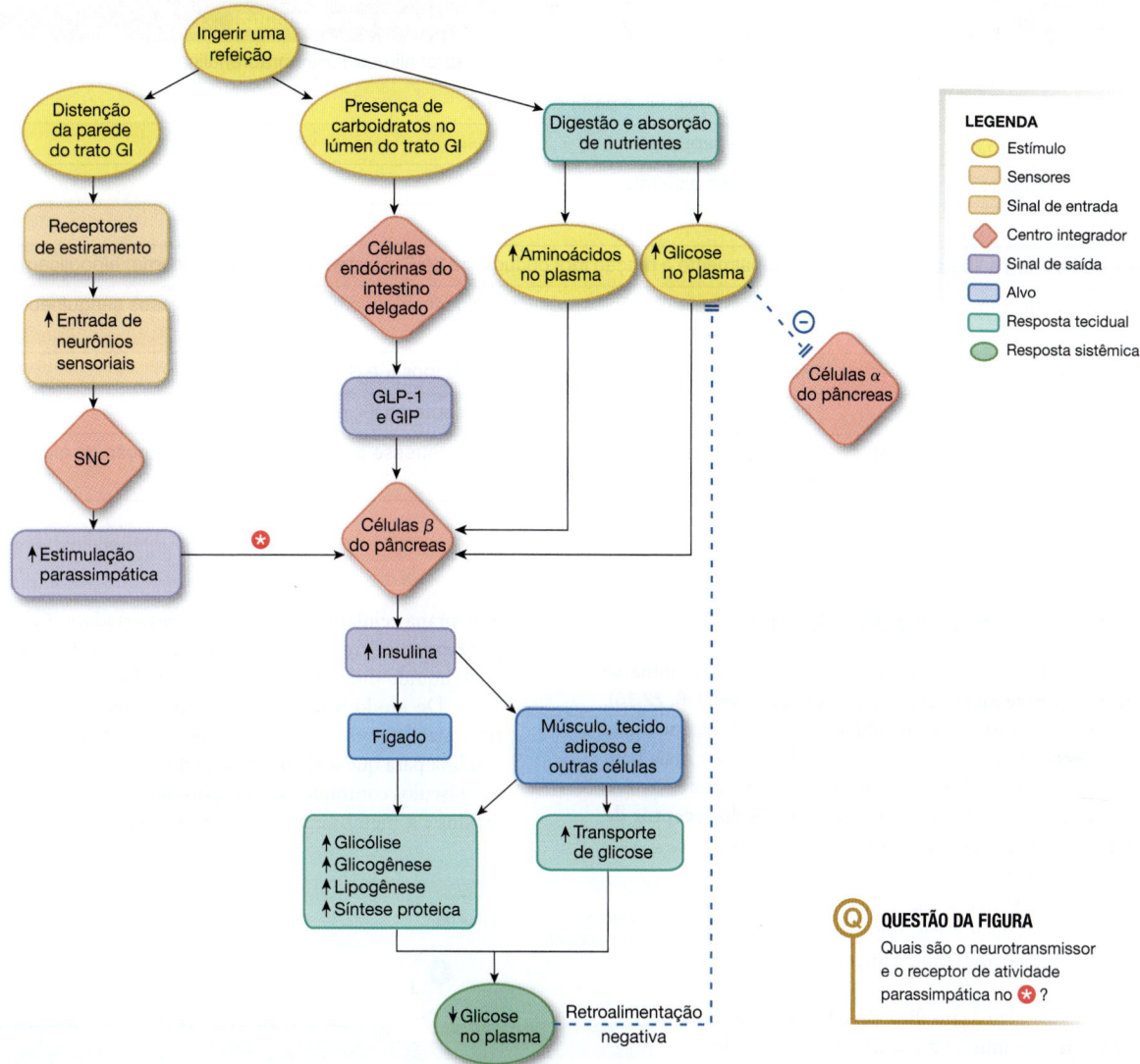

FIGURA 22.15 Insulina no estado alimentado.

substrato, a produção de ATP aumenta, e os canais de K^+ sensíveis ao ATP se fecham. Quando a célula se despolariza, os canais de Ca^{2+} dependentes de voltagem se abrem e mais Ca^{2+} entra, iniciando a exocitose da insulina.

2. **Aumento da concentração de aminoácidos**. O aumento da concentração de aminoácidos no plasma após uma refeição também desencadeia a secreção de insulina.

3. **Efeitos antecipatórios dos hormônios GI**. Recentemente, tem sido demonstrado que mais de 50% de toda a secreção de insulina é estimulada por um hormônio chamado de *peptídeo semelhante ao glucagon 1* (GLP-1). O GLP-1 e o GIP (peptídeo inibidor gástrico) são hormônios pertencentes à família das *incretinas* e produzidos pelas células localizadas no intestino (jejuno e íleo) em resposta à ingestão de nutrientes. As incretinas vão pela circulação até as células beta-pancreáticas e podem alcançá-las antes mesmo que a primeira glicose seja absorvida. A liberação antecipatória da

insulina em resposta a esses hormônios evita um aumento súbito na concentração de glicose plasmática quando os alimentos são absorvidos. Outros hormônios GI, como CCK e gastrina, amplificam a secreção de insulina.

4. **Atividade parassimpática**. A atividade parassimpática para o trato GI e para o pâncreas aumenta durante e após uma refeição. O estímulo parassimpático para as células beta estimula a secreção de insulina.

5. **Atividade simpática**. A secreção de insulina é inibida pelos neurônios simpáticos. Em momentos de estresse, os estímulos simpáticos dão início a uma cascata de regulações no pâncreas endócrino, fato que também é reforçado pela liberação de catecolaminas da medula da glândula suprarrenal (**TAB. 22.2**). A adrenalina e a noradrenalina inibem a secreção de insulina e desviam o metabolismo para a gliconeogênese, a fim de fornecer combustível extra para o sistema nervoso e o músculo esquelético.

TABELA 22.2	Catecolaminas da medula da glândula suprarrenal (adrenalina e noradrenalina)
Origem	Medula da glândula suprarrenal (90% adrenalina e 10% noradrenalina)
Natureza química	Aminas produzidas a partir de tirosina
Biossíntese	Típica de peptídeos
Transporte na circulação	Parte ligada a sulfato
Meia-vida	2 minutos
Fatores que afetam a liberação	Principalmente a reação luta ou fuga via SNC e sistema nervoso autônomo; hipoglicemia
Células-alvo ou tecido-alvo	Principalmente neurônios, células endócrinas pancreáticas, coração, vasos sanguíneos, tecido adiposo
Receptor-alvo	Receptores acoplados à proteína G; subtipos α e β
Segundo mensageiro	AMPc para receptores α_2 e todos β; receptores IP_3 para α_1
Ação em todo o corpo ou tecidual	↑ (Glicose) plasmática; ativa reações de estresse e de luta ou fuga; ↑ secreção de glucagon e ↓ secreção de insulina
Início e duração da ação	Rápida e breve

A insulina promove o anabolismo

Assim como outros hormônios peptídicos, a insulina combina-se com um receptor de membrana em suas células-alvo (**FIG. 22.16**). O receptor de insulina possui atividade *tirosina-cinase*, que inicia uma complexa cascata intracelular que ainda deve ser mais bem investigada. O receptor de insulina ativado fosforila proteínas que incluem um grupo conhecido como **substratos do receptor de insulina** (IRS). Essas proteínas atuam por vias complicadas para influenciar o transporte e o metabolismo celular. As enzimas que regulam as vias metabólicas podem ser inibidas ou ativadas diretamente, ou sua síntese pode ser influenciada indiretamente por fatores de transcrição.

Os tecidos-alvo da insulina são o fígado, o tecido adiposo e o tecido muscular esquelético (Fig. 22.15). A resposta normal da célula-alvo é aumentar o metabolismo da glicose. Em alguns tecidos-alvo, a insulina também regula os transportadores GLUT. Outros tecidos-alvo, incluindo o encéfalo e o epitélio de transporte do rim, bem como do intestino, são independentes de insulina, ou seja, não necessitam de insulina para a captação e o metabolismo da glicose.

A insulina diminui a glicose plasmática de quatro maneiras:

1. **A insulina aumenta o transporte de glicose na maioria das, mas não em todas, células sensíveis à insulina**. O tecido adiposo e o músculo esquelético necessitam de insulina para captarem quantidades suficientes de glicose (**FIG. 22.17a**). Sem a insulina, os transportadores GLUT4 nesses tecidos se reduzem significativamente na membrana e permanecem estocados nas vesículas do citosol – outro exemplo de reciclagem da membrana. Quando a insulina se liga ao receptor e o ativa, a cascata de transdução de sinal resultante faz as vesículas se moverem para a membrana celular e inserirem os transportadores GLUT4 por exocitose (Fig. 22.17b). As células, então, captam glicose do líquido intersticial por difusão facilitada.

De modo interessante, o tecido muscular esquelético quando *exercitado* não é dependente da atividade da insulina para que a glicose possa entrar na célula. Quando os músculos contraem, os transportadores GLUT4 são inseridos na membrana mesmo na ausência de insulina, e

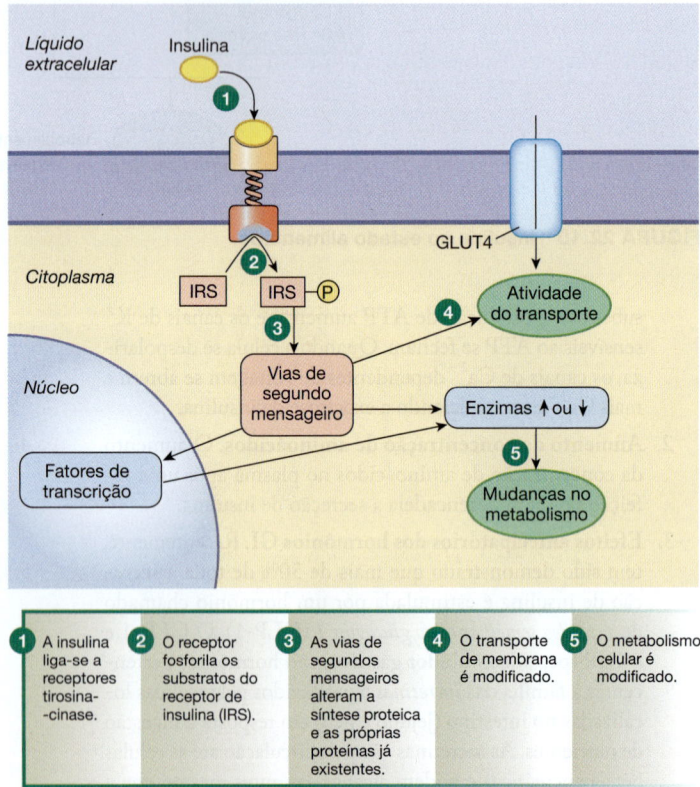

FIGURA 22.16 Mecanismos celulares de ação da insulina

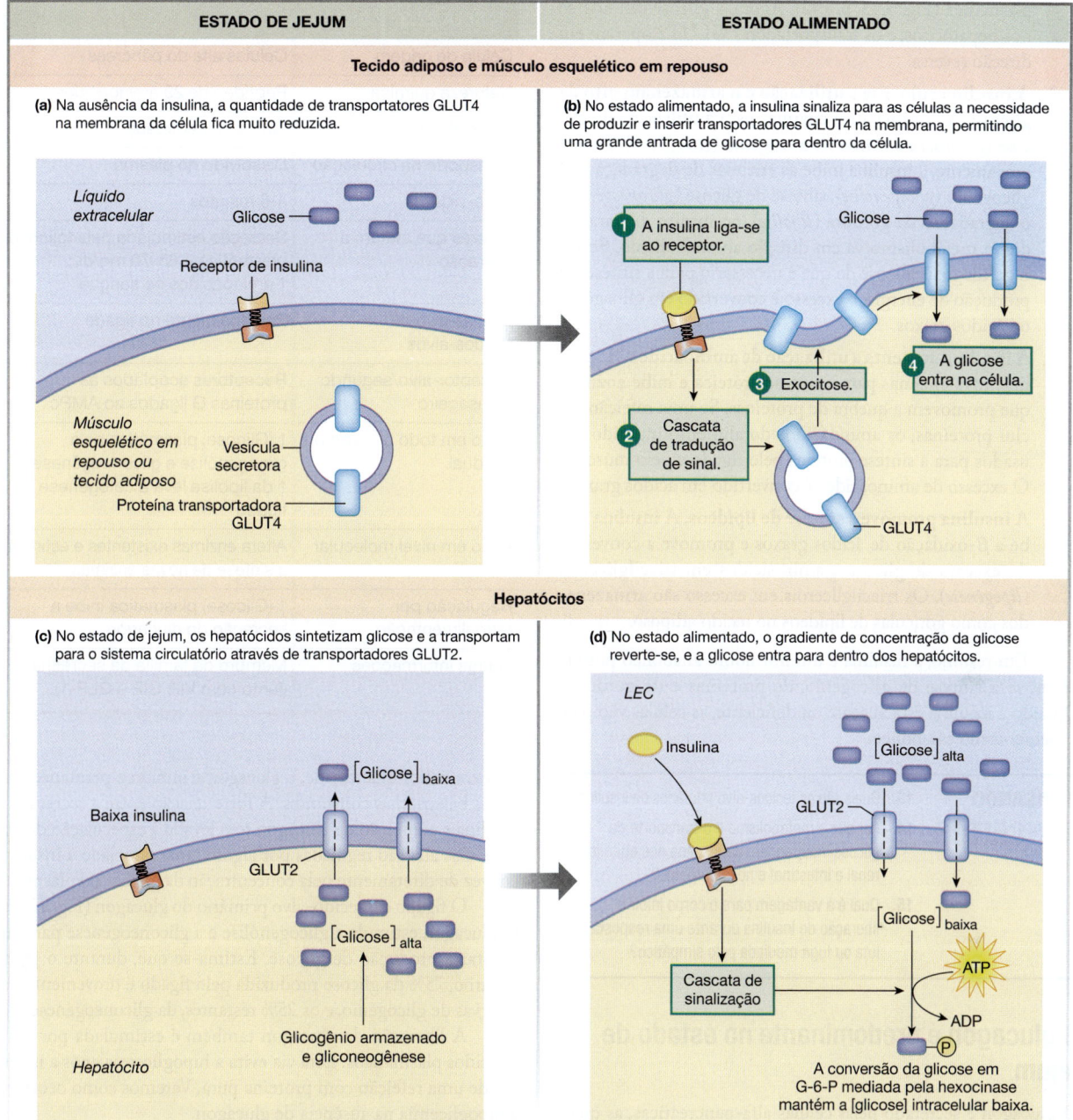

FIGURA 22.17 Transporte de glicose nos estados alimentado e de jejum.

a captação da glicose aumenta. A sinalização intracelular é bastante complexa e ainda não totalmente elucidada, porém claramente envolve o metabolismo do Ca^{2+}, bem como uma variedade de proteínas intracelulares.

O transporte de glicose no fígado (*hepatócitos*) não é *diretamente* dependente de insulina, contudo é influenciado pela presença ou ausência da mesma. Os hepatócitos possuem transportadores GLUT2, sempre presentes na membrana da célula. No estado de jejum, quando os níveis de insulina estão baixos, a glicose move-se para *fora* do fígado, em direção à circulação sanguínea, no intuito de manter a homeostasia da glicose. Nesse processo

(Fig. 22.17c), os hepatócitos estão convertendo o glicogênio armazenado e os aminoácidos em glicose. A glicose recém-formada se move a favor de seu gradiente de concentração, para fora da célula, utilizando os facilitadores de transporte GLUT2. Se os transportadores GLUT fossem retirados da membrana durante o estado de jejum, como ocorre no músculo e no tecido adiposo, a glicose não teria como deixar o hepatócito.

No estado alimentado (Fig. 22.17d), a insulina ativa a *hexocinase*, uma enzima que fosforila a glicose à glicose-6--fosfato. Essa reação de fosforilação mantém a concentração de glicose intracelular mais baixa que a concentração plasmática (Fig. 5.13, p. 142). Agora, a glicose difunde-se nos hepatócitos, e os transportadores GLUT2 operam em direção reversa.

2. **A insulina aumenta a utilização e o armazenamento da glicose**. A insulina ativa enzimas para a utilização de glicose (*glicólise*) e a síntese de glicogênio (*glicogênese*). Simultaneamente, a insulina inibe as enzimas de degradação do glicogênio (*glicogenólise*), síntese de glicose (*gliconeogênese*) e degradação da gordura (*lipólise*), no intuito de garantir que o metabolismo vá em direção ao anabolismo. Se for ingerida mais glicose do que é necessário para a síntese e a produção de energia, o excesso é convertido em glicogênio ou ácidos graxos.

3. **A insulina aumenta a utilização de aminoácidos**. A insulina ativa enzimas para a síntese proteica e inibe enzimas que promovem a quebra de proteínas. Se uma refeição inclui proteínas, os aminoácidos do alimento ingerido são usados para a síntese proteica pelo fígado e pelo músculo. O excesso de aminoácidos é convertido em ácidos graxos.

4. **A insulina promove a síntese de lipídeos**. A insulina inibe a β-oxidação de ácidos graxos e promove a conversão do excesso de glicose e aminoácidos em triacilgliceróis (*lipogênese*). Os triacilgliceróis em excesso são armazenados como gotículas de lipídeos no tecido adiposo.

Em resumo, a insulina é um hormônio anabólico porque promove a síntese de glicogênio, de proteínas e de gorduras. Quando a insulina está ausente ou deficiente, as células vão para o metabolismo catabólico.

TABELA 22.3	Glucagon
Célula de origem	Células alfa do pâncreas
Natureza química	Peptídeo de 29 aminoácidos
Biossíntese	Típica de peptídeos
Transporte na circulação	Dissolvido no plasma
Meia-vida	4-6 minutos
Fatores que afetam a liberação	Secreção estimulada pela (glicose) plasmática < 65-70 mg/dL; ↑ aminoácidos no sangue
Células-alvo ou tecidos-alvos	Principalmente no fígado
Receptor-alvo/segundo mensageiro	Receptores acoplados às proteínas G ligados ao AMPc
Ação em todo o corpo ou tecidual	↑ (Glicose) plasmática pela glicogenólise e gliconeogênese; o ↑ da lipólise leva à cetogênese no fígado
Ação em nível molecular	Altera enzimas existentes e estimula a síntese de novas enzimas
Regulação por retroalimentação	↑ (Glicose) plasmática inibe a secreção do glucagon
Outras informações	Membro da família da secretina (junto com VIP, GIP e GLP-1)

REVISANDO CONCEITOS

13. Quais são os tecidos-alvo primários da insulina?
14. Por que o metabolismo e o transporte da glicose independem da insulina nos epitélios renal e intestinal e nos neurônios?
15. Qual é a vantagem para o corpo inibir a liberação de insulina durante uma resposta de luta ou fuga mediada pelo simpático?

O glucagon é predominante no estado de jejum

O glucagon é secretado pelas células alfa-pancreáticas, as quais são geralmente antagonistas à insulina e a seus efeitos metabólicos (**TAB. 22.3**). Quando a concentração de glicose plasmática se reduz após algumas horas de uma refeição, a secreção de insulina torna-se bastante baixa, e os efeitos da secreção do glucagon sobre o metabolismo celular em todo o organismo crescem significativamente (Fig. 22.14c). Como observado, é a proporção de insulina em relação ao glucagon (razão insulina/glucagon) que determina a direção do metabolismo, em vez da quantidade absoluta de qualquer dos dois hormônios.

A função do glucagon é prevenir a hipoglicemia, de modo que a concentração de glicose é considerada o estímulo primário mais importante para a secreção do hormônio (**FIG. 22.18**). Quando a glicose plasmática se torna menor que 100 mg/dL, a secreção de glucagon aumenta significativamente. Em uma concentração de glicose acima de 100 mg/dL, ou seja, quando a insulina é secre-

tada em maior quantidade, o glucagon é inibido e permanece em níveis baixos, mas constantes. A forte relação entre a secreção de insulina e a inibição de glucagon tem levado à especulação de que as células alfa são reguladas por algum fator associado à insulina, em vez de diretamente pela concentração da glicose no plasma.

O fígado é o tecido-alvo primário do glucagon (Fig. 22.18). O glucagon estimula a glicogenólise e a gliconeogênese para aumentar a produção de glicose. Estima-se que, durante o jejum noturno, 75% da glicose produzida pelo fígado é proveniente das reservas de glicogênio, e os 25% restantes, da gliconeogênese.

A liberação de glucagon também é estimulada por aminoácidos plasmáticos. Esta via evita a hipoglicemia após a ingestão de uma refeição com proteína pura. Veremos como ocorreria a hipoglicemia na ausência de glucagon.

Se uma refeição contém proteínas, mas não carboidratos, os aminoácidos absorvidos causam a secreção de insulina. Embora nenhuma glicose tenha sido absorvida, a captação de glicose estimulada pela insulina aumenta, e a concentração de glicose no plasma cai. A não ser que algo se oponha a esse processo, o suprimento de combustível para o encéfalo é ameaçado pela hipoglicemia.

A cossecreção de glucagon nessa situação evita a hipoglicemia pela estimulação da produção de glicose hepática. Desse modo, embora apenas aminoácidos tenham sido ingeridos, ambos, glicose e aminoácidos, tornam-se disponíveis para os tecidos periféricos.

O diabetes melito é uma família de doenças

A patologia mais comum do sistema pancreático endócrino é uma família de distúrbios metabólicos, conhecida como **dia-**

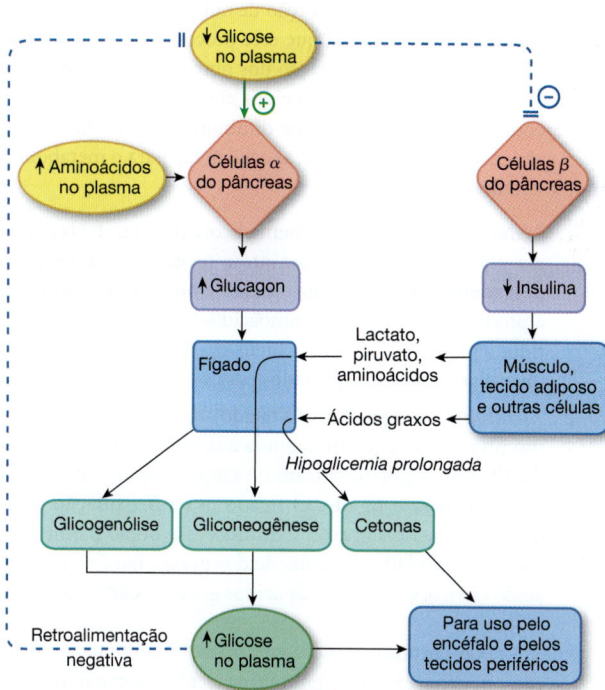

FIGURA 22.18 **Resposta endócrina à hipoglicemia.** O glucagon ajuda a manter níveis adequados de glicose no plasma, promovendo glicogenólise e gliconeogênese.

betes melito. O diabetes é caracterizado pela concentração de glicose plasmática anormalmente elevada (*hiperglicemia*) resultante da secreção inadequada de insulina, da resposta anormal das células-alvo (p. 216) ou de ambas. A hiperglicemia crônica e suas anormalidades metabólicas associadas causam as muitas complicações do diabetes, incluindo lesões nos vasos sanguíneos, nos olhos, nos rins e no sistema nervoso.

O diabetes está alcançando proporções epidêmicas nos Estados Unidos. Em 2014, o Centers for Disease Control and Prevention dos Estados Unidos fez uma estimativa de que cerca de 29 milhões de pessoas no país (em média 9,3% da população) possui diabetes e que mais de um quarto dessas pessoas não sabem que portam a doença. Outras 86 milhões de pessoas ou 37% da população possuem o pré-diabetes. O pré-diabetes é uma condição que aos poucos leva ao diabetes se uma pessoa não altera seus hábitos alimentares e de atividade física. Os especialistas atribuem a causa da epidemia ao estilo de vida sedentário, à comida abundante, ao sobrepeso e à obesidade, os quais afetam mais de 50% da população.

O diabetes é conhecido por afetar os seres humanos desde os tempos antigos e é descrito como a doença responsável pelas consequências calamitosas da deficiência de insulina. Aretaeus da Capadócia (81-138 A. C.) descreveu pela primeira vez a "curiosa" natureza dessa doença, a qual consistia no "derretimento da carne... na urina", acompanhado por uma insaciável e terrível sensação de sede. A produção copiosa de urina carregada de glicose deu a esta doença o seu nome. O *diabetes* refere-se ao fluxo de fluido por entre um sifão, e *melito* vem da palavra mel. Na Idade Média, o diabetes era conhecido como "o mal de urinar".

O tipo grave de diabetes descrito por Aretaeus é o **diabetes melito tipo 1**. Esta é uma condição de deficiência de insulina em consequência da destruição das células beta do pâncreas. O diabetes tipo 1 é mais comumente uma *doença autoimune*, na qual o corpo falha em reconhecer as células beta como "próprias" e as destrói com anticorpos e leucócitos.

A outra maior variante do diabetes melito é o **diabetes tipo 2**. Este tipo de diabetes é também conhecido como *diabetes resistente à insulina*, uma vez que, na maioria dos pacientes, os níveis de insulina no sangue são normais ou até mesmo elevados inicialmente. Posteriormente no processo da doença, muitos diabéticos tipo 2 se tornam deficientes de insulina e passam a necessitar de injeções dela. O diabetes tipo 2 é, na verdade, uma família inteira de doenças determinadas por causas variadas.

O diagnóstico do diabetes é feito pela mensuração da concentração sanguínea de glicose. A primeira indicação de que uma pessoa tem pré-diabetes ou diabetes normalmente ocorre com a realização de exames laboratoriais de rotina. Esses testes são feitos no estado de jejum de pelo menos 8 horas. Uma glicemia de jejum entre 100 e 125 mg/dL indica a presença de pré-diabetes, e valores de 125 mg/dL é diagnóstico de diabetes.

Outro teste para o diabetes é o *teste de tolerância oral à glicose* de 2 horas (**FIG. 22.19**). Primeiro, determina-se a concentração de glicose no estado de jejum (tempo 0). Então, é fornecida uma solução contendo 75 g de glicose dissolvidas em água, e a glicose plasmática é mensurada a cada 30 minutos pelo período total de 2 horas.

Normalmente, as pessoas saudáveis apresentam uma pequena elevação na concentração de glicose plasmática imediatamente à ingestão de uma solução contendo glicose, mas o nível rapidamente retorna aos valores normais, devido à ação da secreção de insulina. Nos pacientes diabéticos, contudo, a concentração elevada de glicose no estado de jejum está acima do normal e aumenta ainda mais à medida que a glicose é absorvida pelo organismo. No diabetes, a concentração de glicose permanece elevada (acima de 200 mg/dL após 2 horas de teste). Esta lenta resposta indica que as células não estão conseguindo captar e metabolizar a glicose de forma normal. Os pacientes pré-diabéticos apresentam uma resposta intermediária; após 2 horas da ingestão de glicose, os valores plasmáticos ficam em torno de 140 a 199 mg/dL de sangue.

Uma glicemia de jejum aumentada e um resultado anormal de tolerância oral a glicose indicam que o corpo não está respondendo de forma normal à ingestão de cargas de glicose. O teste não pode distinguir entre problemas relacionados à síntese de insulina, à liberação de insulina ou à responsividade dos tecidos-alvo à insulina.

REVISANDO CONCEITOS

16. Para o teste de tolerância à glicose, poderia-se utilizar quantidade iguais (em gramas) de açúcar comum e obter os mesmos resultados? Explique.

Os diabéticos tipo 1 são propensos à cetoacidose

O diabetes tipo 1 é um distúrbio complexo cujo início em sujeitos geneticamente suscetíveis é, às vezes, precedido por uma

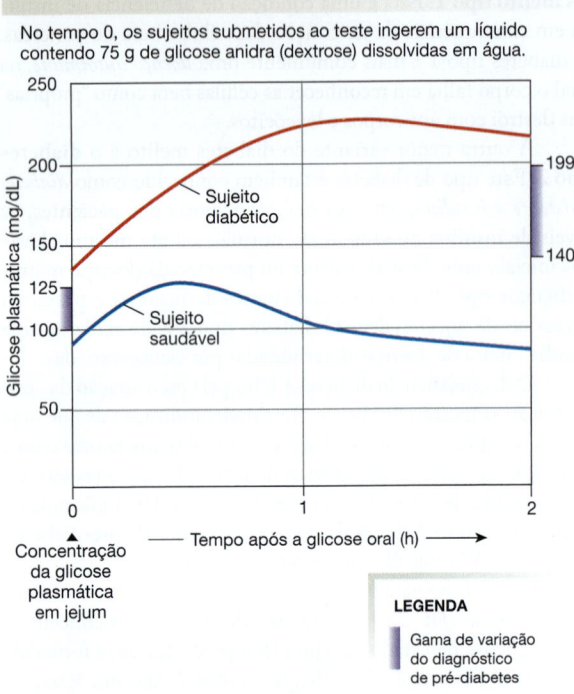

(a) Valores normais e anormais do teste de tolerância à glicose

No tempo 0, os sujeitos submetidos ao teste ingerem um líquido contendo 75 g de glicose anidra (dextrose) dissolvidas em água.

Concentração da glicose plasmática em jejum

LEGENDA

Gama de variação do diagnóstico de pré-diabetes

(b) Critérios de diagnóstico de diabetes

Condição	Glicemia em jejum	Após 2 horas do teste de tolerância oral à glicose
Normal	< 100 mg/dL (< 5,6 mM)	< 140 mg/dL (< 7,8 mM)
Pré-diabetes	100–125 mg/dL (5,6–6,9 mM)	140–199 mg/dL (7,8–11 mM)
Diabetes	> 125 mg/dL (> 6,9 mM)	> 199 mg/dL (> 11 mM)

FIGURA 22.19   Diagnóstico do diabetes.

infecção viral. Muitos diabéticos tipo 1 desenvolvem a doença na infância, dando origem ao antigo nome, *diabetes juvenil*. Cerca de 10% de todos os diabéticos têm diabetes tipo 1.

Pelo fato de as pessoas com diabetes tipo 1 serem deficientes em insulina, o único tratamento são injeções regulares desse hormônio. Até a chegada da engenharia genética, a maior parte da insulina farmacêutica era proveniente do pâncreas de suínos, de bovinos e de ovinos. Contudo, uma vez que o gene da insulina humana foi clonado, as indústrias biotecnológicas iniciaram a fabricação artificial da insulina humana para uso terapêutico. Além disso, os cientistas estão desenvolvendo técnicas para implantar no corpo células beta encapsuladas, na esperança de que pessoas com diabetes tipo 1 não precisem mais de injeções de insulina regularmente.

Os eventos que ocorrem após a ingestão de alimentos em um diabético com deficiência de insulina criam uma situação diferente no metabolismo pela ausência dos efeitos da insulina (**FIG. 22.20**). Os diabéticos também apresentam alterações fisiológicas de diferentes naturezas, se comparados a sujeitos comuns, uma vez que os problemas associados à falta de insulina ou aos seus efeitos afetam quase todos os órgãos do sistema corporal.

Após uma refeição, a absorção de nutrientes pelo intestino ocorre normalmente, uma vez que esse processo é independente de insulina. No entanto, a captação dos nutrientes do sangue e o metabolismo celular em muitos tecidos são dependentes de insulina e, consequentemente, bastante diminuídos na ausência dela. Sem nutrientes para metabolizar, as células vão para o metabolismo do estado de jejum:

1. *Metabolismo das proteínas*. Sem glicose para produzir energia e aminoácidos para a síntese proteica, os músculos degradam as suas proteínas para fornecer substrato para a produção de ATP. Os aminoácidos são também convertidos a piruvato e lactato, os quais são liberados pelo tecido muscular, sendo transportados para o fígado.

2. *Metabolismo das gorduras*. O tecido adiposo no metabolismo no estado de jejum degrada a sua gordura armazenada. Os ácidos graxos entram no sangue para serem transportados para o fígado. O fígado usa a β-oxidação para quebrar os ácidos graxos. Contudo, esse órgão é limitado na sua capacidade de enviar ácidos graxos para o ciclo do ácido cítrico, e o excesso de ácidos graxos é convertido em cetonas.

   Os corpos cetônicos entram novamente na circulação e podem ser usados por outros tecidos (como o músculo e o encéfalo) para a síntese de ATP. (A degradação dos tecidos muscular e adiposo na ausência de insulina leva à perda de tecido e ao "derretimento da carne", descrito por Aretaeus.) No entanto, as cetonas são também ácidos metabólico, criando um estado de cetoacidose (ver ponto 7).

3. *Metabolismo da glicose*. Na ausência de insulina, a glicose permanece no sangue, causando hiperglicemia. O fígado, impossibilitado de metabolizar a glicose, inicia um processo de estado de jejum das vias da glicogenólise e da gliconeogênese. A ativação de ambas as vias produz quantidade *adicional* de glicose a partir de glicogênio, de aminoácidos e de glicerol. Quando o fígado coloca toda essa quantidade de glicose no sistema circulatório, a hiperglicemia aumenta significativamente.

   A hiperglicemia diabética promove o aumento da osmolaridade no sangue e cria um estado conhecido como *hiperglicemia hiperosmótica*. A glicemia plasmática pode ser maior que 600 a 1.200 mg/dL e a osmolaridade atinge valores entre 330 e 380 mOsM. A osmolaridade elevada estimula a secreção do hormônio vasopressina (ADH), uma resposta hormonal de esforço do organismo em conservar a quantidade de água corporal e manter a osmolaridade em níveis normais (p. 626).

4. *Metabolismo do encéfalo*. Os tecidos que não são dependentes de insulina, como a maioria dos neurônios do encéfalo, continuam o metabolismo normalmente. Todavia, os neurônios localizados no centro da saciedade do cérebro são sensíveis à insulina. Como consequência, na ausência de insulina, o centro da saciedade é incapaz de captar a glicose do plasma. Esse centro percebe a ausência de glicose intracelular como inanição e permite que o centro da fome aumente a ingestão alimentar. O resultado é a *polifagia* (excesso de vontade de comer), um clássico sintoma associado ao diabetes melito tipo 1 não tratado.

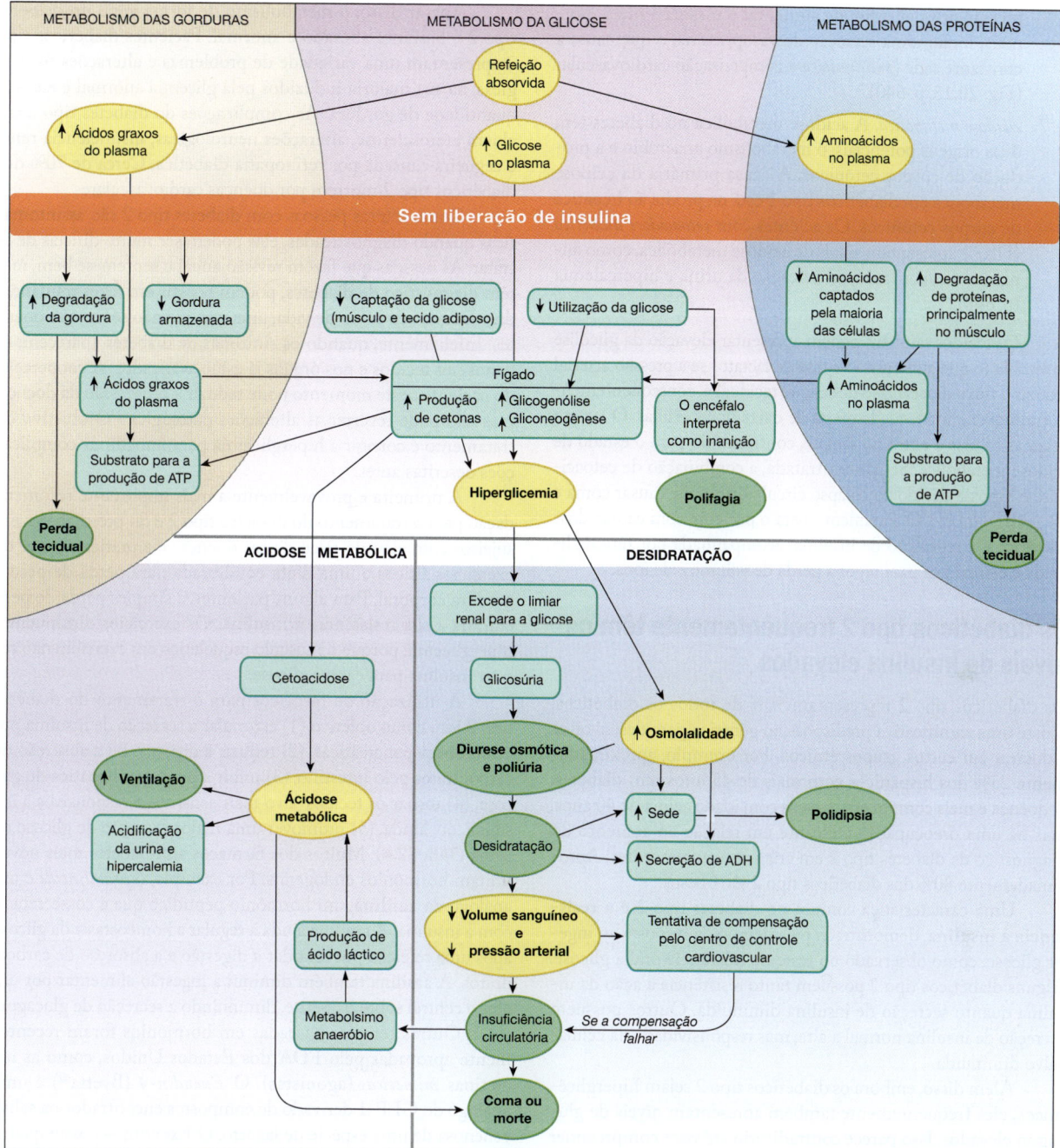

FIGURA 22.20 **Patofisiologia aguda do diabetes melito tipo 1.** O diabetes tipo 1 não tratado é caracterizado por degradação tecidual, glicosúria, poliúria, polidipsia, polifagia e cetoacidose metabólica.

5. *Diurese osmótica e poliúria.* Se a hiperglicemia (aumento na concentração de glicose plasmática) do diabetes ultrapassa o *limiar renal* para a glicose, a reabsorção da glicose no túbulo proximal do rim torna-se saturada (p. 605). Como resultado, alguns açúcares não são filtrados e absorvidos, sendo, portanto, excretados na urina (*glicosúria*).

A presença de solutos adicionais no lúmen do ducto coletor faz com que menos água seja reabsorvida e mais água seja excretada (ver Capítulo 20, questão 32, p. 653).

Este efeito promove a produção de grandes quantidades de urina (*poliúria*), a qual, se não controlada, resulta em desidratação. A perda de água pela urina em função da não absorção de solutos é um efeito conhecido como **diurese osmótica**.

6. *Desidratação.* A desidratação causada pela diurese osmótica está ligada à redução do volume circulatório, promovendo a queda da pressão arterial. A baixa pressão arterial estimula mecanismos homeostáticos de controle da

pressão arterial, a fim de aumentar a mesma a níveis normais, incluindo a secreção de vasopressina, o que causa a constante sede (*polidipsia*) e a compensação cardiovascular (Fig. 20.13, p. 640).

7. *Acidose metabólica*. A acidose metabólica no diabetes tem duas origens potenciais: o metabolismo anaeróbio e a produção de corpos cetônicos. A causa primária da acidose metabólica em diabéticos tipo 1 está na produção hepática de corpos cetônicos. Os acientes com *cetoacidose diabética* (DKA) apresentam sinais de acidose metabólica, como aumento da ventilação, acidificação da urina e hipercalemia (p. 648).

Os tecidos também podem apresentar elevação da glicólise anaeróbia (o que aumenta a síntese de lactato) se a pressão arterial reduzir o fluxo de perfusão de sangue tecidual e, consequentemente, promover a inadequada oferta de oxigênio às células. O lactato deixa as células e entra no sangue, contribuindo para o estado de acidose metabólica. Se não for tratada, a combinação de cetoacidose e hipóxia devido ao colapso circulatório pode causar coma e até mesmo morte. O tratamento para o paciente com cetoacidose diabética é a reposição de insulina, acompanhada por terapia líquida e eletrolítica para repor a perda de volume e de íons.

Os diabéticos tipo 2 frequentemente têm os níveis de insulina elevados

Os diabéticos tipo 2 representam 90% de todos os diabéticos. Existe uma significativa predisposição genética para desenvolver a doença em certos grupos étnicos. Por exemplo, aproximadamente 25% dos hispânicos com mais de 45 anos têm diabetes. A doença é mais comum em pessoas com idade acima de 40 anos, mas há uma preocupação crescente em relação ao aumento do diagnóstico de diabetes tipo 2 em crianças e adolescentes. Aproximadamente 80% dos diabéticos tipo 2 são obesos.

Uma característica comum no diabetes tipo 2 é a **resistência à insulina**, demonstrada pela demorada resposta ao ingerir glicose, como observado no teste de tolerância oral à glicose. Alguns diabéticos tipo 2 possuem tanto resistência à ação da insulina quanto secreção de insulina diminuída. Outros possuem secreção de insulina normal a alta, mas responsividade da célula-alvo diminuída.

Além disso, embora os diabéticos tipo 2 sejam hiperglicêmicos, eles frequentemente também apresentam níveis de glucagon elevados. Isso parece contraditório até você compreender que as células alfa do pâncreas, assim como as células musculares e adiposas, requerem insulina para a captação da glicose. Isso significa que, no diabetes, as células alfa não captam a glicose, o que as estimula a secretar glucagon. O glucagon, então, contribui para a hiperglicemia por promover a glicogenólise e a gliconeogênese.

No diabetes tipo 2, os sintomas agudos da doença não são tão graves quanto no diabetes tipo 1, uma vez que a insulina é geralmente presente, e as células, apesar de resistentes à ação da insulina, são capazes de realizar parte do metabolismo da glicose. O fígado, por exemplo, não se torna produtor de cetonas, o que resulta normalmente em baixa incidência de cetose em pacientes diabéticos tipo 2.

Apesar disso, o metabolismo de forma geral no diabetes tipo 2 é bastante alterado e anormal. Pacientes diabéticos tipo 2 apresentam uma variedade de problemas e alterações fisiológicas, na sua maioria induzidos pela glicemia anormal e elevada quantidade de gordura. As complicações do diabetes tipo 2 incluem aterosclerose, alterações neurológicas, insuficiência renal e cegueira causada por retinopatia diabética. Cerca de 70% dos diabéticos tipo 2 morrem por doenças cardiovasculares.

Como muitas pessoas com diabetes tipo 2 são assintomáticas quando diagnosticadas, elas podem ser muito difíceis de se tratar. As pessoas que fazem revisão anual e sentem-se bem, mas têm diagnóstico de diabetes, podem resistir em fazer mudanças drásticas no seu estilo de vida, uma vez que não se sentem doentes. Infelizmente, quando os sintomas de diabetes aparecem, os danos nos tecidos e nos órgãos já estão avançados. A cooperação do paciente neste momento pode reduzir a progressão da doença, mas não pode reverter as alterações patológicas. O objetivo do tratamento é corrigir a hiperglicemia para impedir as complicações descritas antes.

A primeira e provavelmente a mais importante recomendação para o tratamento do diabetes tipo 2 e do pré-diabetes em sujeitos com elevado risco dessas doenças é a prática regular de exercícios físicos e uma dieta equilibrada para perda de peso e gordura corporal. Para alguns pacientes, a simples perda de peso elimina a sua resistência à insulina. Os exercícios diminuem a hiperglicemia porque o músculo esquelético em exercício não requer insulina para captar glicose.

A utilização de fármacos para o tratamento do diabetes tipo 2 tem como objetivo (1) estimular a secreção de insulina por células beta-pancreáticas, (2) reduzir a digestão ou a absorção de carboidratos pelo intestino, (3) inibir a produção hepática de glicose, (4) tornar os tecidos-alvo mais sensíveis e responsivos à insulina, ou, ainda, (5) promover uma maior excreção de glicose na urina (**TAB. 22.4**). Muitos dos fármacos antidiabetes mais novos imitam hormônios endógenos. Por exemplo, o *pramlintide* é um análogo da **amilina**, um hormônio peptídico que é cossecretado com a insulina. A amilina ajuda a regular a homeostasia da glicose após uma refeição por retardar a digestão e a absorção de carboidratos. A amilina também diminui a ingestão alimentar por um efeito central sobre o apetite, diminuindo a secreção de glucagon.

Outras terapias baseadas em hormônios foram recentemente aprovadas pelo FDA dos Estados Unidos, como as incretinas *miméticas* (agonistas). O *Exendin-4* (Byetta®) é uma análogo do GLP-1 derivado de compostos encontrados na saliva venenosa de uma espécie de lagarto. O Exendin-4 possui quatro efeitos primários: aumentar a produção de insulina, reduzir a síntese de glucagon, lentificar a digestão e aumentar a saciedade. Ele também tem sido associado à perda de peso.

Na fisiologia normal, as ações combinadas de amilina, GIP e GLP-1 criam um ciclo de autorregulação para a absorção da glicose e o metabolismo da glicose no estado alimentado. A presença de glicose no intestino após uma refeição, por exemplo, aumenta a liberação de GIP e GLP-1 (Fig. 22.15). As duas incretinas vão pela circulação até o pâncreas, onde estimulam a secreção de insulina e amilina. A amilina, então, age no trato GI para diminuir a velocidade com que o alimento entra no intestino, ao passo que a insulina age nos tecidos-alvo para promover a captação e a utilização de glicose.

TABELA 22.4	Tratamento farmacológico do diabetes	
Fármaco	**Efeito**	**Mecanismo de ação**
Sulfonilureias e meglitinidas	Estimula a secreção de insulina	Fecha os canais de K_{ATP} das células beta e despolariza a célula
Inibidores da α-glicosidase	Diminui a captação intestinal de glicose	Bloqueia as enzimas intestinais que digerem os carboidratos complexos
Inibidores do cotransportador sódio-glicose (SGLT2) (p. ex., dapagliflozina)	Aumenta a excreção de glicose pela urina	Inibe a reabsorção de glicose no túbulo proximal dos rins
Biguanidas (p. ex., metforminas)	Reduz a glicose plasmática por diminuir a gliconeogênese hepática	Não esclarecido
Ativadores do PPAR ("glitazonas")	Aumenta a transcrição de genes que codificam proteínas que promovem a utilização da glicose e o metabolismo dos ácidos graxos	Ativa PPARγ, um ativador do receptor nuclear
Análogos da amilina (pramlintida)	Reduz a glicose plasmática	Retarda o esvaziamento gástrico, reduz a secreção de glucagon e promove a saciedade
Análogos de incretinas (GLP-1) (exendina-4)	Reduz a glicose plasmática e induz a perda de peso	Estimula a secreção de insulina, reduz a secreção de glucagon, retarda o esvaziamento gástrico e promove a saciedade
Inibidores de DPP4 (sitagliptina)	Aumenta a secreção de insulina e diminui o esvaziamento gástrico	Inibe a enzima dipeptidil-peptidase 4, o que reduz os hormônios GLP-1 e GIP

A síndrome metabólica associa diabetes e doença cardiovascular

Os médicos sabem há anos que pessoas com excesso de peso são propensas a desenvolver diabetes tipo 2, aterosclerose e pressão arterial alta. A combinação dessas três condições foi formalizada em um diagnóstico chamado de **síndrome metabólica**, a qual ressalta a natureza integrativa das vias metabólicas. As pessoas com síndrome metabólica apresentam pelo menos três destes cinco critérios: obesidade (visceral) central, pressão arterial de 130/85 mmHg, glicose plasmática de jejum de 110 mg/dL, níveis elevados de triacilgliceróis no plasma em jejum e baixos níveis de C-HDL. A *obesidade central* é definida com uma circunferência de cintura maior do que 120 cm para homens e maior que 89 cm para mulheres. As mulheres com o corpo em forma de "maça" (cintura mais larga) são mais propensas a desenvolver síndrome metabólica do que mulheres que têm forma de "pera" (quadris mais largos).

A associação entre obesidade, diabetes e doença cardiovascular ilustra os distúrbios fundamentais do metabolismo celular que ocorrem com a obesidade. Um mecanismo em comum entre o metabolismo da glicose e o metabolismo de lipídeos envolve uma família de receptores nucleares, chamados de *receptores ativados por proliferadores de peroxissoma* (PPARs). Lipídeos e moléculas derivadas de lipídeos ligam-se aos PPARs, os quais, então, ativam vários genes. O subtipo PPAR, chamado de PPARγ, tem sido relacionado à diferenciação dos adipócitos, ao diabetes tipo 2 e às células espumosas, os macrófagos endoteliais que ingeriram colesterol oxidado. O PPARα, mencionado na discussão do metabolismo do colesterol, é importante no metabolismo hepáti-

co do colesterol. Os PPARs podem ser uma pista importante da ligação entre a obesidade, o diabetes tipo 2 e a aterosclerose, que, por muito tempo, passou despercebida pelos cientistas.

REVISANDO CONCEITOS

17. Por que a insulina precisa ser administrada como injeção, e não como comprimidos?

18. Pacientes admitidos em um hospital, apresentando cetoacidose diabética aguda e desidratação, receberam insulina e fluidos contendo K^+ e outros íons. A cetoacidose é normalmente acompanhada por hipercalemia, nesse sentido, por que nos fluidos fornecidos para conter a desidratação continha K^+? (*Dica*: pacientes com desidratação podem apresentar elevados níveis de K^+, porém o seu volume de fluido corporal é reduzido.)

19. Em 2006, o FDA aprovou a sitagliptina (Januvia®), um inibidor do DPP4. Esse fármaco age sobre a ação da enzima *dipeptidil-peptidase 4*, a qual decompõe o GLP-1 e o GIP. Explique como a sitagliptina é útil para o tratamento do diabetes.

20. Um dos mais novos medicamentos para tratar o diabetes aumenta a excreção urinária de glicose. Isso se dá pela inibição do cotransportador Na^+-glicose (SGLT), o qual, fisiologicamente, permite a reabsorção de glicose pelo túbulo proximal renal. Quais são os potenciais efeitos colaterais do aumento da excreção urinária de glicose? (*Dica*: p. 653.)

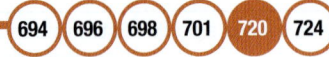

Múltiplos hormônios influenciam o metabolismo

A longo prazo, a regulação do metabolismo é muito mais complexa do que foi apresentado até aqui, e muitas das reações metabólicas ainda são pouco compreendidas. Diversos neuropeptídeos e neurônios hipotalâmicos mencionados na discussão sobre fome e saciedade também possuem importantes papéis metabólicos. Os hormônios, como os da tireoide, hormônios ligados ao cortisol (p. 214), hormônio do crescimento e adrenalina modulam direta e indiretamente diversas vias metabólicas por influenciarem, de uma forma ou de outra, a secreção do hormônio mais anabólico do organismo, a insulina.

Por exemplo, em momentos de estresse, o cortisol e a adrenalina circulante aumentam. As influências simpáticas no pâncreas endócrino reduzem a secreção de insulina e aumentam a secreção de glucagon. A combinação desses efeitos metabólicos de baixa insulina, elevados níveis de cortisol e glucagon agem de forma *sinérgica*, ou mais aditiva (Fig. 7.12, p. 215), e a concentração de glicose plasmática aumenta significativamente. Quando isso ocorre em momentos de estresse nos sujeitos diabéticos, é bastante indicado que se aumente a dosagem de medicamentos, a fim de manter as taxas de açúcares no sangue sob controle.

REGULAÇÃO DA TEMPERATURA CORPORAL

O diabetes tipo 2 é um excelente exemplo de associação entre o peso do corpo e o metabolismo. O desenvolvimento da obesidade pode estar associado à eficiência com a qual o corpo converte a energia dos alimentos em componentes celulares e teciduais. De acordo com uma teoria, as pessoas que são mais eficientes na transferência de energia dos alimentos para a gordura são as que ganham peso. Em contrapartida, as pessoas que são metabolicamente menos eficientes podem comer o mesmo número de calorias e não

ganhar peso, uma vez que mais energia dos alimentos é liberada como calor. Muito do que sabemos sobre a regulação do equilíbrio energético vem de estudos sobre a regulação da temperatura corporal.

A temperatura corporal é um equilíbrio entre produção, ganho e perda de calor

A regulação da temperatura no corpo humano está relacionada à produção metabólica de calor (*termogênese*). Os seres humanos são animais **homeotérmicos**, ou seja, o nosso corpo regula a temperatura interna dentro de uma faixa relativamente estreita. A temperatura média é de 37°C, com uma faixa de variação normal entre 35,5 e 37,7°C.

Esses valores estão sujeitos a uma variação considerável, tanto entre pessoas como em uma única pessoa ao longo do dia. O lugar no qual a temperatura é mensurada também faz diferença, visto que a temperatura do centro do corpo pode ser maior do que a temperatura da superfície da pele. A temperatura oral é cerca de 0,5°C mais baixa do que a temperatura retal.

Vários fatores afetam a temperatura corporal em um determinado sujeito. A temperatura corporal aumenta com a realização de exercícios físicos ou mesmo após uma refeição (*efeito térmogênico dos alimentos*). A temperatura também se modifica conforme a hora do dia: sendo a mais baixa (basal) no início da manhã e a mais alta no início da noite. Mulheres em idade reprodutiva também apresentam ciclos de mudança de temperatura mensal: a temperatura basal fica em torno de 0,5°C maior na segunda metade do ciclo menstrual (após a ovulação) do que antes da ovulação.

O ganho e a perda de calor são balanceados   O balanço de temperatura no organismo, assim como a regulação energética depende do equilíbrio dinâmico entre a entrada e a saída de calor (**FIG. 22.21**). A entrada de calor tem dois componentes: a *produção interna de calor*, a qual inclui o calor normal do metabolismo e a liberação de calor durante a contração muscular, e a *entrada de calor externo* a partir do ambiente através de *radiação* ou de *condução*.

Todos os objetos com uma temperatura acima de zero absoluto emitem energia radiante (irradiação) com comprimentos de onda visível ou infravermelho. Essa energia pode ser absorvida por outros objetos e constitui **ganho de calor por irradiação** para esses objetos. Você absorve energia radiante cada vez que senta ao sol ou em frente ao fogo. O **ganho de calor por condução** é a transferência de calor entre objetos que estão em contato um com o outro, como a pele e uma almofada térmica ou a pele e a água quente.

Nós perdemos calor do corpo por quatro vias: condução, radiação, convecção e evaporação. A **perda de calor por condução** é a perda do calor do corpo para um objeto mais frio que está tocando o corpo, como um saco de gelo ou um banco de pedra frio. Estima-se que a **perda de calor radiante** do corpo humano é aproximadamente a metade do calor perdido por uma pessoa em repouso em uma sala normal. A *termografia* é uma técnica de diagnóstico por imagem que mede a perda de calor radiante. Alguns tumores cancerígenos podem ser visualmente identificados, uma vez que eles têm atividade metabólica mais alta e emitem mais calor do que os tecidos vizinhos.

A perda de calor condutivo e radiante é aumentada pela **perda de calor por convecção**, processo pelo qual o calor é carregado pelo ar aquecido que sobe a partir da superfície do corpo.

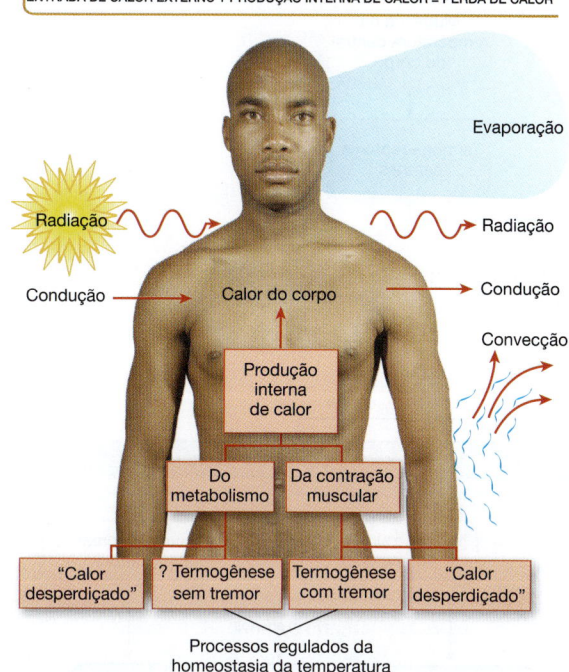

ENTRADA DE CALOR EXTERNO + PRODUÇÃO INTERNA DE CALOR = PERDA DE CALOR

Evaporação

Radiação

Radiação

Condução

Calor do corpo

Condução

Convecção

Produção interna de calor

Do metabolismo

Da contração muscular

"Calor desperdiçado"

? Termogênese sem tremor

Termogênese com tremor

"Calor desperdiçado"

Processos regulados da homeostasia da temperatura

FIGURA 22.21 **Balanço do calor corporal.**

Correntes de ar convectivas são criadas onde quer que haja diferença de temperatura no ar: o ar quente sobe e é substituído pelo ar mais frio. A convecção ajuda a afastar o ar aquecido da superfície da pele. As roupas, as quais retêm o ar e evitam correntes de ar convectivas, ajudam a reter o calor próximo ao corpo.

O quarto tipo de perda de calor do corpo é a **perda de calor por evaporação**, que ocorre quando a água evapora na superfície da pele e no trato respiratório. A conversão da água do estado líquido para o gasoso requer a entrada de uma quantidade substancial de energia térmica. Quando a água do corpo evapora, ela remove calor do corpo.

Você pode demonstrar o efeito do resfriamento por evaporação molhando um braço e deixando a água evaporar. Quando o braço molhado seca, ele é percebido como muito mais frio do que o resto do corpo, porque o calor está sendo deslocado do braço para vaporizar a água. Da mesma maneira, o meio litro de vapor de água que deixa o corpo pelos pulmões e pela pele a cada dia leva junto uma significativa quantidade de calor do corpo. A perda de calor evaporativo é afetada pela umidade do ar circundante: menos evaporação ocorre em umidades maiores.

A perda de calor do corpo por condução, convecção e evaporação é aumentada pelo *fluxo de massa* do ar ao longo do corpo, como o ar movido sobre a pele por um ventilador ou brisa. O efeito do vento na regulação da temperatura do corpo no inverno é descrito pela *sensação térmica*, uma combinação da temperatura ambiental absoluta e o efeito da perda de calor por convecção.

A temperatura corporal é regulada homeostaticamente

O corpo humano é normalmente mais aquecido do que o seu ambiente e, portanto, perde calor. Contudo, normalmente o me-

tabolismo produz calor o suficiente para manter a temperatura corporal quando a temperatura média do ambiente varia entre 27,8 e 30°C. Essa variação é chamada de **zona termoneutra**.

Em temperaturas acima da zona termoneutra, o corpo tem um ganho líquido de calor, uma vez que a produção de calor excede a perda de calor. Abaixo da zona termoneutra, a perda de calor excede a produção. Em ambos os casos, o corpo deve utilizar a compensação homeostática para manter a temperatura interna constante.

Um ser humano sem roupa tem a capacidade de se termorregular em ambientes que variam de temperatura entre 10 e 55°C. Como raramente somos expostos a temperaturas mais altas do que essa faixa de temperatura, o nosso principal desafio fisiológico está na regulação térmica em ambientes frios.

Os seres humanos têm sido descritos por alguns fisiologistas como animais tropicais, visto que somos geneticamente adaptados para viver em climas quentes. Todavia, mantivemos uma certa flexibilidade genética, e os mecanismos fisiológicos pelos quais a nossa termorregulação é feita têm alguma capacidade de se adaptar a mudanças de condições ambientais.

O controle autonômico da regulação de temperatura corporal é geralmente considerado uma função de *termorregulação central* no hipotálamo. Os neurônios sensoriais, conhecidos como **termorreceptores** (p. 312), estão alocados em partes periféricas, como na pele, e em partes centrais, como no hipotálamo. Esses sensores monitoram a temperatura da pele e a temperatura do centro do corpo, respectivamente, e mandam esta informação para o centro termorregulador. O chamado "termostato" hipotalâmico compara a quantidade de sinais emitidos e a temperatura desejável de ajuste. Isso permite que o centro da temperatura coordene a apropriada resposta fisiológica de aumento ou baixa de temperatura central (**FIG. 22.22**). A perda de calor do corpo é promovida pela dilatação dos vasos sanguíneos na pele e pela sudorese. O ganho de calor é gerado pela termogênese com tremor e, possivelmente, pela termogênese sem tremor.

Alterações no sistema circulatório cutâneo conservam ou liberam calor

A perda de calor atráves da superfície da pele é regulada pelo controle do fluxo sanguíneo *cutâneo*, o qual está muito próximo à superífice da pele. Esses vasos sanguíneos podem captar calor do ambiente por convecção e o transferir para o centro do corpo, ou podem perder calor para o ar circundante. O fluxo sanguíneo pelos vasos sanguíneos cutâneos varia desde próximo de zero, quando o calor precisa ser conservado, até quase um terço do débito cardíaco, quando o calor precisa ser liberado para o ambiente. O controle local influencia o fluxo sanguíneo cutâneo até certo ponto, possivelmente por meio de vasodilatadores produzidos pelo endotélio vascular. Contudo, a regulação neural é o fator determinante primário.

No organismo, a maioria das arteríolas está sob o controle adrenérgico simpático tônico (p. 490). Se a temperatura central do corpo cai, o hipotálamo seletivamente ativa neurônios simpáticos que inervam as arteríolas cutâneas. As arteríolas contraem-se, aumentando a sua resistência ao fluxo sanguíneo e desviando o sangue para vasos sanguíneos de menor resistência no interior do corpo. Essa resposta mantém o sangue central mais quente afastado da superfície da pele mais fria, reduzindo, assim, a perda de calor.

Em temperaturas elevadas acontece o oposto: as arteríolas cutâneas dilatam-se, a fim de aumentar o seu aporte sanguíneo

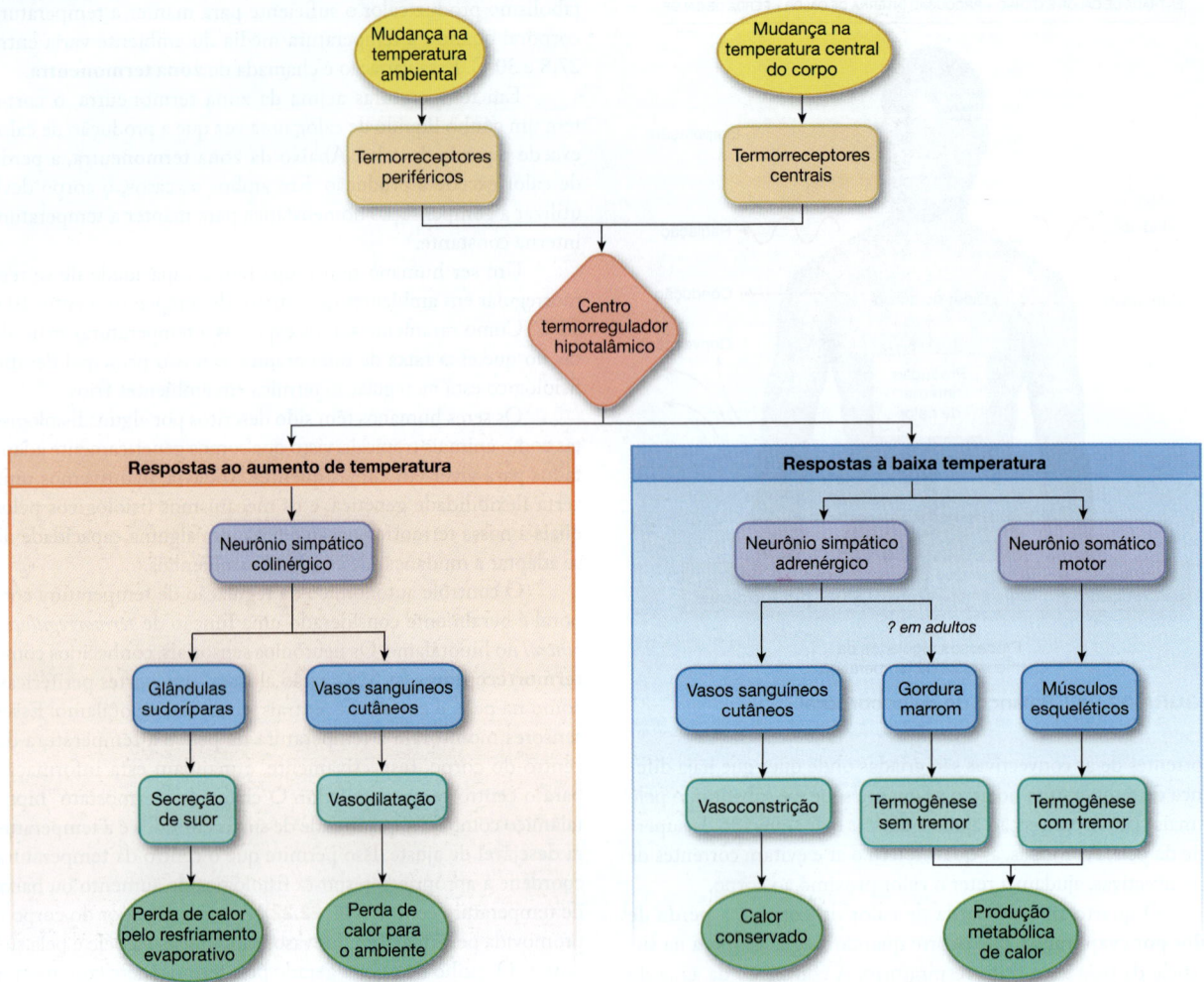

FIGURA 22.22 **Reflexos de termorregulação.**

próximo à superfície da pele, o que estimula a perda de calor. Contudo, somente uma pequena fração da vasodilatação é resultado da atividade do sistema simpático tônico. A atividade de vasodilatação cutânea é mediada através dos **neurônios colinérgicos simpáticos**, neurônios especializados em cossecretar acetilcolina e outras moléculas de atividade vasodilatadora. Alguns mediadores propostos da atividade de vasodilatação também incluem óxido nítrico, substância P, histamina e prostaglandinas. Ainda não foi elucidado quais substâncias vasodilatadoras possuem maior importância na resposta de termorregulação.

A sudorese contribui para a perda de calor A perda de calor da superfície é aumentada pela evaporação do suor. Segundo algumas estimativas, o tegumento humano possui entre 2 e 3 milhões de glândulas sudoríparas. As concentrações mais altas são encontradas na testa, no couro cabeludo, nas axilas, nas palmas das mãos e nas solas dos pés.

As glândulas sudoríparas são constituídas de epitélio transportador. As células profundas da glândula secretam uma solução isotônica similar ao líquido intersticial. À medida que esse líquido percorre o ducto em direção à pele, o NaCl é reabsorvido, resultando em suor hipotônico. Um valor típico para a produção de suor é 1,5 L/h. Com a aclimatação ao clima quente, algumas pessoas suam a taxas de 4 a 6 L/h. Contudo, elas podem manter essa alta taxa apenas por curtos períodos, a não ser que estejam ingerindo líquidos para repor o volume de líquido perdido. A produção de suor é regulada pelos neurônios simpáticos colinérgicos.

O resfriamento pela perda de calor evaporativo depende da evaporação da água do suor na superfície da pele. Como a água evapora rapidamente em ambientes secos, mas lentamente ou não evapora em ambientes úmidos, a capacidade do corpo de suportar as altas temperaturas está diretamente relacionada à

REVISANDO CONCEITOS

21. Quais são o neurotransmissor e o receptor do neurotransmissor que medeiam a vasoconstrição cutânea?

22. Quais observações poderiam ter indicado aos pesquisadores que descobriram os neurônios simpáticos que secretam ACh para que fossem classificados como simpáticos, em vez de parassimpáticos? (*Dica*: p. 259.)

umidade relativa do ar. Os meteorologistas informam que a combinação de calor e umidade é chamada de índice *de calor* ou *umidex*. O ar movendo-se por uma superfície da pele suada aumenta a evaporação mesmo com umidade alta, e é uma das razões pelas quais os ventiladores são úteis em climas quentes.

O movimento e o metabolismo produzem calor

A produção de calor pelo corpo é classificada em duas categorias: (1) produção de calor não regulada devido à contração dos músculos voluntários e das vias metabólicas normais e (2) produção de calor regulada para a manutenção da homeostasia da temperatura corporal quando em temperaturas ambientais baixas. A produção de calor regulada é subdividida em termogênese com tremor e termogênese química (sem tremor) (Fig. 22.21).

Na **termogênese com tremor**, o corpo usa o calafrio (tremor rítmico causado pela contração do músculo esquelético) para gerar calor. Sinais do centro termorregulador hipotalâmico iniciam esses tremores do músculo esquelético. O tremor do músculo gera cinco ou seis vezes mais calor do que o músculo em repouso. O tremor pode ser parcialmente suprimido por controle voluntário.

A **termogênese sem tremor** é a produção de calor metabólico por outros meios que não o tremor. Em animais de laboratório, como ratos, a exposição ao frio promove aumentos significativos na produção de calor a partir do *tecido adiposo marrom* (BAT), também chamado de tecido marrom (p. 82). O mecanismo de produção de calor no tecido marrom se deve ao *desacoplamento mitocondrial*, induzido pela *proteína desacopladora 1* (UCP1) no tecido adiposo marrom.

No desacoplamento mitocondrial, a energia flui pela cadeia de transporte de elétrons (p. 109), liberando calor, em vez de contribuir para a síntese de ATP. A resposta desacopladora mitocondrial à exposição ao frio é promovida pelos hormônios da tireoide e pelo aumento da atividade de resposta simpática sobre os receptores β_3-adrenérgicos no tecido marrom.

A importância da termogênese sem arrepios em seres humanos adultos, tem se tornado um tópico de bastante interesse. Os seres humanos nascem com uma quantidade significativa de tecido adiposo marrom, encontrado primariamente na área *interescapular* (entre as escápulas). Em recém-nascidos, o tecido adiposo marrom promove termogênese sem tremor e contribui significativamente para elevar e manter a temperatura do corpo. Até pouco tempo atrás, acreditava-se que, durante a infância, o tecido adiposo branco substituía o tecido marrom. Recentemente, contudo, estudos de imagem utilizados para diagnósticos de câncer revelaram que os seres humanos adultos possuem tecido adiposo marrom. Os cientistas atualmente estão investigando se o aumento na atividade do tecido marrom pode ser uma maneira de ajudar pessoas a queimar calorias na forma de calor, em vez de armazená-las.

As respostas corporais às temperaturas alta e baixa estão resumidas na **FIGURA 22.23**. Em ambientes frios, o corpo tenta reduzir a perda de calor enquanto aumenta a produção de calor interno. Em temperaturas quentes, ocorre o oposto. Observe, na Figura 22.23, que as respostas comportamentais voluntárias desempenham um papel significativo na regulação da temperatura. Reduzimos nossa atividade no clima quente, diminuindo a produção de calor pelos músculos. Em clima frio, usamos roupas extras, colocamos as mãos nas axilas, ou nos enroscamos como uma bola para diminuir a perda de calor.

O termostato do corpo pode ser ajustado

As variações na regulação da temperatura do corpo podem ser fisiológicas ou patológicas. Exemplos de variações fisiológicas incluem o ritmo circadiano da temperatura do corpo, variações durante o ciclo menstrual, fogachos na pós-menopausa e febre. Esses processos compartilham um mecanismo comum: o reajuste do termostato hipotalâmico.

Os *fogachos* parecem ser uma diminuição transitória do ponto de ajuste do termostato, causada pela ausência de estro-

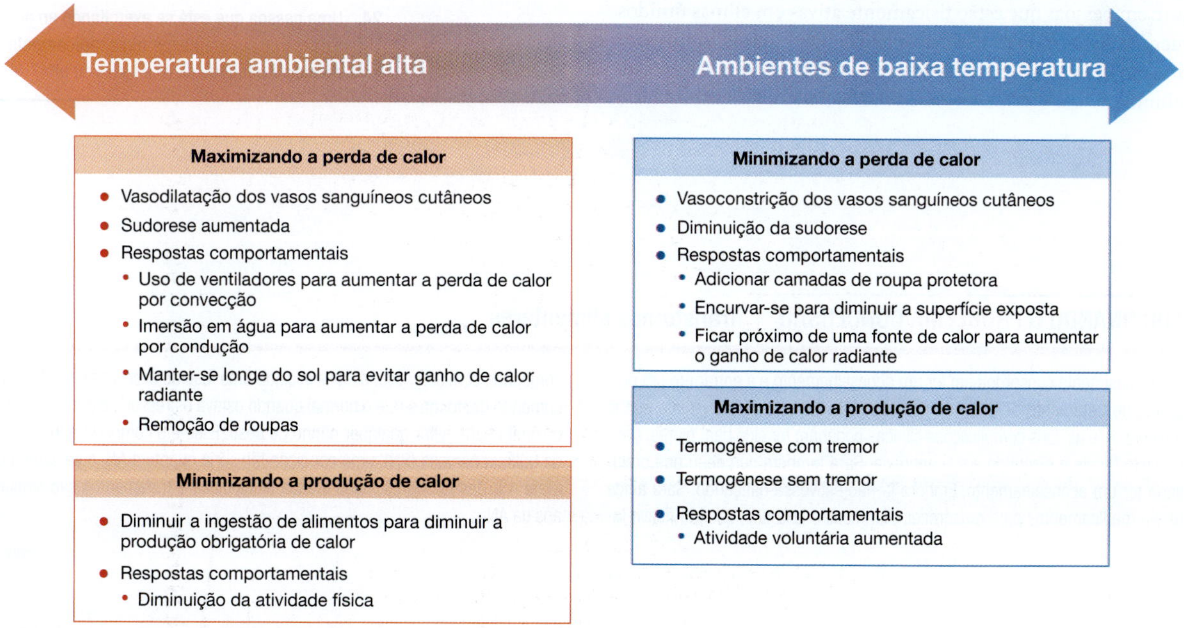

FIGURA 22.23 Respostas homeostáticas ao ambiente extremo.

gênio. Quando o ponto de ajuste é mais baixo, uma temperatura ambiente que antes era confortável subitamente é percebida como muito quente. Esse desconforto dispara a resposta termorreguladora normal para o calor, incluindo sudorese e vasodilatação cutânea, o que leva à ruborização da pele.

Por muitos anos, a *febre* foi considerada uma resposta patológica à infecção, mas agora é considerada parte da resposta imune normal do corpo. As toxinas de bactérias, entre outros patógenos, estimulam a liberação de fatores químicos **pirogênicos** a partir de células do sistema imune. Os pirogênios são citocinas indutoras de febre que também têm muitos outros efeitos.

Experimentalmente, algumas interleucinas (IL-1, IL-6), alguns interferons e o fator de necrose tumoral são indutores de febre. Eles induzem a febre por reajustar o termostato hipotalâmico em um ponto superior. A temperatura ambiente normal é percebida como muito fria, e o paciente começa a tremer, gerando calor adicional. Os pirogênios podem também aumentar a termogênese sem tremor, provocando aumento da temperatura corporal.

O significado adaptativo da febre ainda não está claro, mas ela parece aumentar a atividade dos leucócitos envolvidos na resposta imune. Por essa razão, algumas pessoas questionam se pacientes com febre devem tomar ácido acetilsalicílico e outros antitérmicos simplesmente por uma questão de conforto. Entretanto, a febre alta pode ser perigosa, uma vez que uma febre de 41°C por mais do que um breve período causa danos ao encéfalo.

Condições patológicas nas quais o corpo não consegue manter a temperatura dentro do normal são normalmente chamadas de *hipertermia* e *hipotermia*. A exaustão por calor e o choque por calor são as formas mais comuns de **hipertermia**, uma condição na qual a temperatura do corpo aumenta para valores anormalmente altos. O **excesso de calor**, como, por exemplo, em temperaturas centrais de 37,5 a 39°C, tem como característica a desidratação grave. Nesta situação, pacientes costumam sentir náuseas, cefaleia e cãibras musculares. Eles geralmente estão pálidos e suando profusamente. A exaustão por calor muitas vezes ocorre em pessoas que estão fisicamente ativas em climas úmidos e quentes, para os quais elas não estão aclimatadas. Ela também ocorre em idosos, nos quais a capacidade de termorregulação está diminuída.

A **intermação** é a forma mais grave de hipertermia, com temperatura central do corpo mais alta. A pele geralmente se torna ruborizada e seca. O rápido e imediato resfriamento do paciente pode ser importante, uma vez que diversas funções enzimáticas e proteínas começam a se desnaturar em temperaturas acima de 41°C. Nessa temperatura, o risco de morte e choque térmico pode chegar próximo a 50%.

A **hipertermia maligna**, na qual a temperatura do corpo se torna elevada de forma anormal, é uma condição determinada geneticamente. Um defeito nos canais de Ca^{2+} de músculos esqueléticos libera demasiada quantidade de Ca^{2+} para o citoplasma da célula. Enquanto os transportadores celulares trabalham para mover o Ca^{2+} de volta para as mitocôndrias e o retículo sarcoplasmático, o calor liberado da hidrólise do ATP aumenta substancialmente a temperatura do corpo. Alguns investigadores têm sugerido que uma versão leve desse processo desempenha um papel na termogênese sem tremor em mamíferos.

A **hipotermia**, uma condição na qual a temperatura do corpo cai anormalmente, também é uma condição perigosa. Quando a temperatura central do corpo cai, as reações enzimáticas ficam mais lentas, e a pessoa perde a consciência. Quando o metabolismo diminui, o consumo de oxigênio também diminui.

Vítimas de afogamento em águas frias, podem algumas vezes, ser recuperadas sem danos ao encéfalo se elas entraram em um estado de hipotermia. Essa observação levou ao desenvolvimento de hipotermia induzida em certos procedimentos cirúrgicos, como as cirurgias do coração. O paciente é mantido em temperatura de resfriamento, em média de 21 a 24°C, de modo que a demanda de oxigênio tecidual pode ser atendida pela oxigenação artificial do sangue, feita através de uma bomba sanguínea. Após a cirurgia ter sido finalizada, o paciente é gradualmente reaquecido.

REVISANDO CONCEITOS

23. Por que uma cama d'água deve ser aquecida para permitir que uma pessoa durma confortavelmente?

24. Uma pessoa que está se exercitando ao ar livre vai se superaquecer mais rapidamente quando a umidade do ar é baixa ou alta?

SOLUCIONANDO O PROBLEMA CONCLUSÃO | **Transtornos alimentares**

Nicole finalmente concordou em ter um aconselhamento e a entrar em um programa de tratamento de anorexia nervosa (AN). Ela teve sorte – o seu punho melhoraria, e as suas complicações clínicas poderiam ter sido bem piores. Após ter visto Nicole e discutido a sua anorexia, Sara também percebeu que precisaria ter um aconselhamento. Embora já não estivesse dançando, Sara ainda usava medicamentos para emagrecer, diuréticos e laxantes, quando ficava in-

comodada com seu peso, e havia iniciado uma fase de excessos e purificação – comendo muito mais que o normal quando estava estressada e depois forçando o vômito para evitar qualquer ganho de peso. Esse é o comportamento-padrão da bulimia nervosa (BN), uma condição tão séria quanto a AN, e se estima que afeta 4% das mulheres. Seus efeitos fisiológicos e tratamentos são similares aos da AN.

(continua)

SOLUCIONANDO O PROBLEMA CONCLUSÃO | *Continuação*

Pergunta	Fatos	Integração e análise
P1: *Se você quantificasse os níveis de leptina de Nicole, o que esperaria encontrar?*	A leptina é um hormônio secretado pelo tecido adiposo.	Nicole tem pouco tecido adiposo, de modo que ela teria baixos níveis de leptina.
P2: *Você espera que Nicole tenha níveis elevados ou baixos do neuropeptídeo Y?*	O NPY é inibido pela leptina. O NPY estimula o centro da fome.	Como o nível de leptina dela é baixo, você pode prever que o NPY estará elevado e estimulará a ingestão. Contudo, o centro da fome é afetado por outros fatores além do NPY (Fig. 22.1). Estudos em cérebros de pacientes anoréxicos demonstram uma elevação nos níveis de CRH, os quais se opõem ao NPY e suprimem a fome.
P3: *Como é chamado o distúrbio de K^+ de Nicole? Qual efeito esse distúrbio tem no potencial de membrana em repouso das suas células?*	O K^+ de Nicole é de 2,5 mEq/L, e o normal é 3,5 a 5 mEq/L.	Baixo K^+ no plasma é chamado de hipocalemia. A hipocalemia faz o potencial de membrana hiperpolarizar (p. 252).
P4: *Por que o Dr. Ayani quer monitorar a função cardíaca de Nicole?*	O músculo cardíaco é um tecido excitável cuja atividade depende de mudanças no potencial de membrana.	A hipocalemia pode alterar o potencial de membrana das células cardíacas marca-passo e das células contráteis, causando uma arritmia cardíaca potencialmente fatal.
P5: *Com base nos exames laboratoriais de Nicole, qual o perfil acidobásico dela?*	O pH de Nicole é de 7,52, e seu HCO_3^- plasmático está elevado (40 mEq/L).	O pH normal é de 7,38 a 7,42, de modo que ela está em alcalose. Seu HCO_3^- elevado indica alcalose metabólica. A causa provavelmente é a indução do vômito e a perda de HCl do estômago.
P6: *Com base no que você sabe sobre batimentos cardíacos e pressão arterial, suponha por que Nicole apresentou pressão baixa e batimentos rápidos.*	Sua pressão arterial é de 80/50 (baixa) e seu pulso é de 90 (alto).	Normalmente, o aumento da frequência cardíaca arterial aumentaria a pressão arterial. Neste caso, o aumento do pulso é uma tentativa compensatória de aumentar a sua baixa pressão arterial. A baixa pressão arterial provavelmente resulta da desidratação.
P7: *Você espera que os níveis de renina e de aldosterona de Nicole sejam normais, elevados ou baixos? Como esses níveis podem ser relacionados ao distúrbio no metabolismo de K^+?*	Todos os estímulos primários para a secreção de renina são associados à baixa pressão arterial. A renina inicia a via RAA, que estimula a secreção de aldosterona.	Pelo fato de a pressão arterial de Nicole ser baixa, você esperaria níveis elevados de renina e de aldosterona. A aldosterona promove a secreção renal de K^+, o que diminuiria a sua carga corporal de K^+. Ela provavelmente também tem baixa ingestão de K^+ na dieta, o que contribui para a sua hipocalemia.
P8: *Cite algumas possíveis razões para que Nicole tenha se sentido fraca durante os ensaios de dança.*	No metabolismo no estado de jejum, o corpo degrada o músculo esquelético.	A perda de proteínas do músculo esquelético, a hipocalemia e a possível hipoglicemia podem ser causas da fraqueza de Nicole.
P9: *Por que um agonista do NPY pode ajudar nos casos de anorexia?*	O NPY estimula o centro da fome.	Um agonista do NPY pode estimular o centro da fome e ajudar Nicole a querer se alimentar.

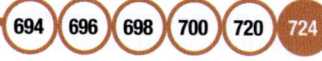

694 696 698 700 720 724

RESUMO DO CAPÍTULO

O equilíbrio energético no corpo significa que a entrada de energia é igual à sua saída. O mesmo princípio de equilíbrio se aplica ao metabolismo e ao controle de temperatura. A quantidade de nutrientes em cada compartimento do organismo depende da manutenção constante da ingestão e gasto.

A *homeostasia* da glicose é um dos mais importantes objetivos das regulações do metabolismo, uma vez que a inadequada oferta de glicose compromete as funções cerebrais. O fluxo de substratos para vias metabólicas bioquímicas depende das *interações moleculares* entre os substratos e as enzimas.

Apetite e saciedade

1. O hipotálamo contém um **centro ativo de alimentação**, o qual é inibido pelo **centro de saciedade**. (p. 694)

2. A concentração de glicose plasmática (**teoria glicostática**) e o conteúdo de gordura corporal (**teoria lipostática**) influenciam a ingestão de alimentos. (p. 694)

3. A ingestão de alimentos é influenciada por uma variedade de peptídeos, incluindo a **leptina**, o **neuropeptídeo Y** e a **grelina**. (p. 694; Fig. 22.1)

Equilíbrio energético

4. Para manter constante a quantidade de energia no organismo, a energia ingerida deve ser ao menos igual à quantidade de energia perdida. (p. 696; Fig. 22.2)

5. O corpo utiliza energia para transporte, movimento e trabalho químico. Em média, a metade dessa energia é gasta na geração de calor. (p. 696)

6. A **calorimetria direta** mensura o conteúdo de energia dos alimentos. (p. 697)

7. A **taxa de consumo de oxigênio** é o método mais comum de se estimar o gasto energético. (p. 697)

8. O **quociente respiratório** (**QR**) ou **taxa de troca respiratória** (**RER**) representa a taxa de CO_2 produzido para o O_2 consumido. O QR varia com a dieta. (p. 697)

9. A **taxa metabólica basal** (**TMB**) é a taxa metabólica de valor mais baixo. Taxa metabólica (kcal/dia) = L de O_2 consumido/dia $\times$ kcal/L de O_2. (p. 698)

10. A **termogênese induzida pela dieta** é um aumento na produção de calor após uma refeição. (p. 698)

11. Glicogênio e gordura são as duas formas primárias de armazenamento de energia no corpo humano. (p. 698)

Metabolismo

12. **Metabolismo** é toda reação química que extrai, usa ou armazena energia. (p. 699; Figs. 22.3, 22.5)

13. As **vias anabólicas** combinam pequenas moléculas para sintetizar moléculas maiores. As **vias catabólicas** quebram moléculas grandes em moléculas menores. (p. 699)

14. O metabolismo é dividido em **estado alimentado** (absortivo) e **estado de jejum** (pós-absortivo). O estado alimentado é anabólico; o estado de jejum é catabólico. (p. 699)

15. A **glicogênese** é a síntese de glicogênio. (p. 699; Fig. 22.5)

16. A gordura ingerida entra na circulação como quilomícrons. A **lipoproteína lipase** remove triacilgliceróis, deixando os quilomícrons remanescentes para serem capturados e metabolizados pelo fígado. (p. 703; Fig. 22.6)

17. O fígado secreta complexos lipoproteicos, incluindo o C-LDL. As **apoproteínas A** e **B** são ligantes do receptor que medeia a endocitose dos complexos lipoproteicos. (p. 704; Fig. 22.6)

18. O C-LDL elevado e o baixo C-HDL no sangue são fatores de risco para doença cardíaca coronariana. Os tratamentos para baixar o colesterol diminuem a absorção ou a síntese do colesterol ou aumentam a eliminação do colesterol. (p. 705)

19. A função do metabolismo no estado de jejum é manter a concentração de glicose plasmática adequada, uma vez que a glicose é normalmente o único combustível que o encéfalo pode metabolizar. (p. 705; Fig. 22.8)

20. A **glicogenólise** é a quebra do glicogênio. A **gliconeogênese** é a síntese da glicose a partir de precursores não carboidratos, principalmente aminoácidos. (p. 699, 700; Figs. 22.9, 22.11)

21. No estado de jejum, o fígado produz glicose a partir do glicogênio e de aminoácidos. A **beta-oxidação** de ácidos graxos forma **corpos cetônicos**. (pp. 707, 708; Fig. 22.8).

Controle homeostático do metabolismo

22. A regulação do metabolismo hora a hora depende da razão insulina/glucagon. A insulina predomina no estado alimentado e diminui a glicose plasmática. O glucagon predomina no estado de jejum e aumenta a glicose plasmática. (p. 709; Fig. 22.14)

23. As **ilhotas de Langerhans** secretam insulina e amilina a partir das células beta, glucagon das células alfa e somatostatina das células D. (p. 709; Fig. 22.13)

24. O aumento da glicose plasmática e dos níveis de aminoácidos estimula a secreção de insulina. Os hormônios GI e o estímulo parassimpático amplificam a sua secreção. Os sinais simpáticos inibem a secreção de insulina. (p. 710; Fig. 22.15)

25. A insulina liga-se ao receptor de tirosina-cinase e ativa uma múltipla cascata de reações moleculares ligadas aos **substratos do receptor de insulina**. (p. 712; Fig. 22.16)

26. Os principais tecidos-alvo da insulina são o fígado, o tecido adiposo e o músculo esquelético. Alguns tecidos são independentes da insulina. (p. 712)

27. A insulina aumenta o transporte da glicose para o músculo e o tecido adiposo, bem como a utilização e o armazenamento da glicose e da gordura. (p. 712; Fig. 22.17)

28. O **glucagon** estimula a glicogenólise e a gliconeogênese. (p. 709; Fig. 22.18)

29. O **diabetes melito** é uma família de distúrbios caracterizados pela secreção ou pela atividade anormal da insulina que causam hiperglicemia. No **diabetes tipo 1**, as células beta-pancreáticas são destruídas por anticorpos. No **diabetes tipo 2**, os tecidos-alvo falham em responder normalmente à ação da insulina. (pp. 714, 715)

30. O diabetes tipo 1 é caracterizado por catabolismo do músculo e do tecido adiposo, glicosúria, poliúria e cetoacidose metabólica. O diabetes tipo 2 tem menos sintomas agudos. Em ambos os tipos, as complicações incluem aterosclerose, alterações neurológicas e problemas com os olhos e os rins. (p. 715; Fig. 22.20)

31. A **síndrome metabólica** é uma condição na qual a pessoa tem obesidade central, níveis elevados de glicose em jejum e lipídeos elevados. Essas pessoas apresentam alto risco de desenvolver doença cardiovascular. (p. 718)

Regulação da temperatura corporal

32. A homeostasia da temperatura corporal é controlada pelo hipotálamo. (p. 721)

33. A perda de calor do corpo ocorre por radiação, condução, convecção e evaporação. A perda de calor é promovida pela vasodilatação cutânea e pela sudorese. (p. 720; Figs. 22.21, 22.22)

34. O calor é gerado por **termogênese com tremores** e por **termogênese sem tremores**. (pp. 722, 723; Fig. 22.21)

QUESTÕES PARA REVISÃO

Além da resolução destas questões e da checagem de suas respostas na p. A-29, reveja os Tópicos abordados e objetivos de aprendizagem, no início deste capítulo.

Nível um Revisando fatos e termos

1. Defina as vias metabólica, anabólica e catabólica.

2. Liste e explique brevemente as três formas de trabalho biológico.

3. Defina uma quilocaloria. O que é calorimetria direta?

4. O que é quociente respiratório (QR)? Qual é o valor típico de QR para a dieta norte-americana?

5. Defina taxa metabólica basal (TMB). Sob quais condições ela é mensurada? Por que a TMB média difere em homens e mulheres adultos? Liste pelo menos outros quatro fatores além do sexo que podem afetar a TMB em seres humanos.

6. Quais são os três destinos gerais das biomoléculas no corpo?

7. Quais são as principais diferenças entre o metabolismo nos estados absortivo e pós-absortivo?

8. O que é um *pool* de nutrientes? Quais são os três *pools* de nutrientes primários do corpo?

9. Qual é o principal objetivo do metabolismo no estado de jejum?

10. Em qual formato o excesso de energia no corpo é estocado?

11. Quais são os três possíveis destinos para as proteínas ingeridas? E para as gorduras ingeridas?

12. Cite os dois hormônios que regulam o metabolismo da glicose e explique qual efeito cada hormônio tem na concentração da glicose sanguínea.

13. Quais as moléculas não carboidratos que podem ser precursoras para a síntese de glicose? Como são chamadas as vias pelas quais estas moléculas são convertidas em glicose?

14. Sob quais circunstâncias os corpos cetônicos são formados? A partir de qual biomolécula os corpos cetônicos são formados? Como eles são usados no corpo e por que a sua formação é potencialmente perigosa?

15. Cite dois estímulos que aumentam a secreção de insulina e um estímulo que a inibe.

16. Quais são os dois tipos de diabetes melito? Em que suas causas e sintomas básicos diferem?

17. Quais fatores liberam glucagon? Qual órgão é o principal alvo do glucagon? Qual(is) efeito(s) o glucagon produz?

18. Defina os termos que seguem e explique o significado fisiológico de cada um:
    (a) lipoproteína lipase.
    (b) amilina.
    (c) grelina.
    (d) neuropeptídeo Y.
    (e) apoproteína.
    (f) leptina.
    (g) diurese osmótica.
    (h) resistência à insulina.

19. Que efeitos a insulina tem sobre a:
    (a) glicólise.
    (b) gliconeogênese.
    (c) glicogênese.
    (d) lipogênese.
    (e) síntese proteica.

Nível dois Revisando conceitos

20. **Mapa**: desenhe um mapa que compare os estados alimentado e de jejum. Para cada estado, compare o metabolismo no músculo esquelético, no encéfalo, no tecido adiposo e no fígado. Indique quais hormônios são ativos em cada estado e em que pontos eles exercem sua influência.

21. Examine os gráficos da secreção de insulina e glucagon na Figura 22.14c. Por que alguns pesquisadores concluem que a razão desses dois hormônios determina se a glicose é armazenada ou removida do armazenamento?

22. Defina, compare, diferencie ou relacione os termos em cada um dos seguintes conjuntos:
    (a) glicose, glicogenólise, glicogênese, gliconeogênese, glucagon, glicólise.
    (b) termogênese com tremor, termogênese sem tremor, termogênese induzida pela dieta.
    (c) lipoproteínas, quilomícrons, colesterol, C-HDL, C-LDL, apoproteínas.
    (d) calorimetrias direta e indiretas.
    (e) perda condutora de calor, perda de calor radiante, perda de calor por convecção, perda de calor por evaporação.
    (f) estados absortivo e pós-absortivo.

23. Descreva (ou mapeie) os eventos fisiológicos que levam aos seguintes sinais ou sintomas em um diabético tipo 1:
    (a) hiperglicemia.
    (b) glicosúria.
    (c) poliúria.
    (d) cetose.
    (e) desidratação.
    (f) sede.

24. Insulina e glucagon são liberados após a ingestão de uma refeição proteica que aumenta os níveis de aminoácidos no plasma. Por que a secreção de ambos os hormônios é necessária?

25. Explique a teoria atual do controle da ingestão alimentar. Use os seguintes termos na sua explicação: hipotálamo, centro da fome, centro da saciedade, apetite, leptina, NPY e neuropeptídeos.

26. Compare a termorregulação humana em um ambiente quente e em um ambiente frio.

Nível três Solucionando problemas

27. Scott é um fisiculturista que consome grande quantidade de suplementos de aminoácidos por acreditar que eles aumentarão sua massa muscular. Ele acredita que os aminoácidos que consome serão armazenados no seu corpo até que sejam necessários. Scott está correto? Explique.

28. Desenhe e identifique um gráfico mostrando o efeito da secreção de insulina na concentração de glicose plasmática.

29. A sinalização molecular que envolve a ativação cutânea da vasodilatação não está totalmente elucidada, porém é sabido que os neurônios colinérgicos simpáticos estão envolvidos. Em um experimento[3], os cientistas utilizaram a toxina botulínica (p. 402) para bloquear a liberação de produtos químicos a partir do axônio terminal simpático.

---

[3] D. L. Kellogg Jr. et al. Cutaneous active vasodilation in humans is mediated by cholinergic nerve cotransmission. *Circ Res* 77: 1222-1228, 1995.

Quando eles fizeram isso, a resposta vasodilatadora desapareceu. Em um segundo experimento, os cientistas aplicaram atropina, um antagonista do receptor muscarínico, e observaram que algumas, mas não todas, as respostas vasodilatadoras desapareceram. Qual conclusão eles tiraram desses experimentos?

30. Um dos debates na terapia de reposição de líquidos para a cetoacidose diabética é se deve ser administrado bicarbonato. Embora geralmente seja aceito que o bicarbonato deve ser dado se o pH do sangue do paciente for < 7,1 (ameaça à vida), a maioria das autoridades não dá bicarbonato em outra circunstância. Uma razão para não administrar bicarbonato se relaciona à capacidade de ligação do oxigênio à hemoglobina. Na cetoacidose diabética, os pacientes têm baixos níveis de 2,3-BPG (p. 577). Quando a acidose é corrigida rapidamente, o 2,3-BPG é muito mais lento para se recuperar e pode levar 24 horas ou mais para retornar ao normal.

Desenhe e identifique um gráfico da curva normal de dissociação do oxigênio (p. 576). *Explique brevemente e desenhe linhas no mesmo gráfico para mostrar:*

(a) o que ocorre com a liberação de oxigênio durante o DKA, como resultado da acidose e baixo nível de 2,3-BPG.

(b) o que ocorre com a liberação de oxigênio quando a acidose metabólica é rapidamente corrigida com bicarbonato.

Nível quatro Problemas quantitativos

31. Um modo de estimar a obesidade é calcular o índice de massa corporal (IMC) da pessoa. Um índice de massa corporal maior que 30 é considerado um sinal de obesidade. Para calcular o IMC, divide-se o peso total em quilogramas pela altura ao quadrado em metros: kg/m^2.

(a) Anita mede 155 centímetros de altura e pesa 45.8 Kg. Qual o IMC dela? O valor está entre os resultados normais esperados?

(b) Calcule o seu próprio IMC. O valor está entre os resultados normais esperados?

32. Qual é o conteúdo calórico de uma porção de espaguete e almôndegas que contém 6 g de gordura, 30 g de carboidratos e 8 g de proteínas? Qual é a porcentagem de calorias que vem da gordura?

As respostas para as questões de Revisando conceitos, Figuras, Questões gráficas e Questões para revisão ao final do capítulo podem ser encontradas no Apêndice A (p. A-1).

23

Controle Endócrino do Crescimento e do Metabolismo

Distúrbios da ação dos hormônios serão causas mais comuns de endocrinopatias do que os estados de excesso ou deficiência de hormônios combinados.

Jean D. Wilson, "Endocrinologia: Sobrevivência como uma disciplina no século 21?" *Annu Rev Physiol* 62: 947-950, 2000.

TÓPICOS ABORDADOS E OBJETIVOS DE APRENDIZAGEM

CONHECIMENTOS BÁSICOS

Células envoltas na matriz óssea não viva.

Em 1998, Mark McGwire foi notícia quando rebateu 70 *home runs*,* ultrapassando o recorde de Roger Maris, estabelecido em 1961. McGwire também criou uma tempestade de controvérsias quando admitiu tomar *androstenediona*, um pró-hormônio esteroide que aumenta o desempenho e que foi banido pelo Comitê Olímpico Internacional e por outros grupos, mas não pelo beisebol profissional. Como resultado desta controvérsia, o Congresso aprovou, em 2004, o Ato dos Hormônios Esteroides, que tornou a androstenediona e alguns outros pró-hormônios substâncias de uso controlado, disponíveis apenas sob prescrição médica.

O que é esse pró-hormônio e por que é tão controverso? Você aprenderá mais sobre androstenediona neste capítulo quando discutirmos os hormônios que desempenham um papel na regulação a longo prazo do metabolismo e do crescimento. Em sujeitos com metabolismo normal, o estudo desses hormônios pode ser difícil, pois seus efeitos e interações com outros complexos são bastante sutis. Como resultado, muito do que conhecemos sobre endocrinologia vem dos estudos das condições patológicas nas quais um hormônio é hipersecretado ou subsecretado. Atualmente, contudo, avanços na biologia molecular e no uso de modelos animais transgênicos têm permitido aos cientistas aprenderem mais sobre a ação dos hormônios em nível celular.

REVISÃO DOS PRINCÍPIOS ENDÓCRINOS

Antes de nos aprofundarmos sobre os diferentes hormônios, faremos uma breve revisão de alguns princípios básicos e padrões da endocrinologia.

SOLUCIONANDO O **PROBLEMA** | Hiperparatireoidismo

"Ossos quebrados, pedras nos rins, desconforto abdominal e queixas psíquicas."** Estudantes de medicina memorizam essa frase quando eles aprendem sobre *hiperparatireoidismo*, uma doença em que as glândulas paratireoides (ver Fig. 23.12, p. 747) trabalham demais e produzem paratormônio (PTH) em excesso. A Dra. Spinks lembra-se constantemente dessa frase enquanto examina o Prof. Magruder, que chegou em seu consultório com dores resultantes de um cálculo renal alojado em seu ureter. Quando questionado sobre seus sintomas, o Prof. Magruder também mencionou dor nos ossos da perna, fraqueza muscular, indisposição estomacal e um vago sentimento de depressão. "Eu pensei que isso tudo fosse estresse devido à publicação do meu livro", disse ele. Para a Dra. Spinks, entretanto, a combinação de sintomas do Prof. Magruder a faz suspeitar que ele esteja sofrendo de hiperparatireoidismo.

730　732　736　746　749　750

---

1. **O sistema de controle hipotalâmico-hipofisário** (p. 210). Diversos hormônios descritos neste capítulo são controlados por hormônios tróficos hipotalâmicos e hipotalâmicos anteriores (*adeno-hipofisários*).

2. **Padrões de retroalimentação** (p. 15). O sinal de retroalimentação negativa para uma via endócrina simples é a resposta sistêmica ao hormônio. Por exemplo, a secreção de insulina é interrompida quando a concentração de glicose no sangue diminui. Em vias complexas que usam o sistema de controle hipotalâmico-hipofisário, o sinal de retroalimentação pode ser o próprio hormônio. Em estados patológicos, as células endócrinas podem não responder adequadamente aos sinais de retroalimentação.

3. **Receptores hormonais** (p. 169). Os receptores hormonais podem estar na superfície da célula ou no interior dela.

4. **Respostas celulares** (p. 169). Em geral, as células-alvo dos hormônios respondem alterando proteínas existentes ou produzindo novas proteínas. As distinções históricas entre hormônios peptídicos e esteroides não se aplicam mais. Alguns hormônios esteroides exercem efeitos rápidos não genômicos, e alguns hormônios peptídicos alteram a transcrição e a tradução.

5. **Modulação da resposta da célula-alvo** (p. 217). A quantidade de hormônio ativo disponível para a célula e o número e a atividade dos receptores da célula-alvo determi-

BIOTECNOLOGIA

Modelos de camundongo mutante

O uso de modelos de animais no estudo de doenças humanas tem se tornado uma parte valiosa da pesquisa biomédica. O sequenciamento do genoma do camundongo nos mostrou que 99% dos aproximadamente 30 mil genes do camundongo possuem *homólogos* humanos diretos (equivalentes). Isso significa que, em muitos casos, podemos utilizar os camundongos para compreender a ação dos genes, e das proteínas codificadas por eles, em seres humanos saudáveis e doentes. Às vezes, mutações naturais produzem doenças nos animais que se assemelham a doenças humanas. Um exemplo dessas mutações é o camundongo mutante, no qual a mielina normal é degenerada devido a um problema metabólico hereditário. Em outros casos, os cientistas têm utilizado técnicas de biotecnologia para criar **camundongos nocaute**, que perdem genes específicos, ou para gerar **camundongos transgênicos**, que contêm genes extras que foram inseridos artificialmente. O camundongo é o organismo ideal para se realizar esses experimentos. Ele é pequeno, relativamente barato, possui vida curta e seu genoma pode ser facilmente manipulado. Além disso, os seus processos biológicos são similares aos dos seres humanos. Para aprender mais sobre camundongos na pesquisa, leia a edição especial da revista *Nature* (*www.nature.com/nature/mousegenome*) ou procure por informações sobre camundongos nocaute e transgênicos no banco de dados Mouse Genome Informatics do The Jackson Laboratory (*www.informatics.jax.org/mgihome/homepages/humanDisease.shtml*).

nam a magnitude da resposta da célula-alvo. A célula pode regular para cima ou regular para baixo os seus receptores para alterar sua resposta. As células que não possuem receptores hormonais são não responsivas.

6. **Patologias endócrinas** (p. 216). As disfunções endócrinas resultam de (a) excesso de secreção hormonal, (b) secreção hormonal inadequada e (c) resposta anormal da célula-alvo ao hormônio. Parece que a falha da célula-alvo em responder apropriadamente ao seu hormônio é a principal causa dos distúrbios endócrinos.

Nas seções seguintes, primeiro examinaremos os corticosteroides da glândula suprarrenal e os hormônios da tireoide, dois grupos de hormônios que influenciam o metabolismo a longo prazo. Consideraremos, em seguida, o controle endócrino do crescimento.

GLICOCORTICOIDES SUPRARRENAIS*

As glândulas suprarrenais localizam-se acima dos rins como pequenos chapéus. (**FIG. 23.1**). Cada glândula suprarrenal, assim como a hipófise, é constituída de dois tecidos embriologicamente distintos que se juntam durante o desenvolvimento. Esse órgão complexo secreta múltiplos hormônios, tanto neuro-hormônios

---

*N. de R. T. As glândulas suprarrenais também são chamadas de *adrenais*.

(a) As glândulas suprarrenais emparelhadas situam-se acima dos rins. Cada região secreta diferentes hormônios.

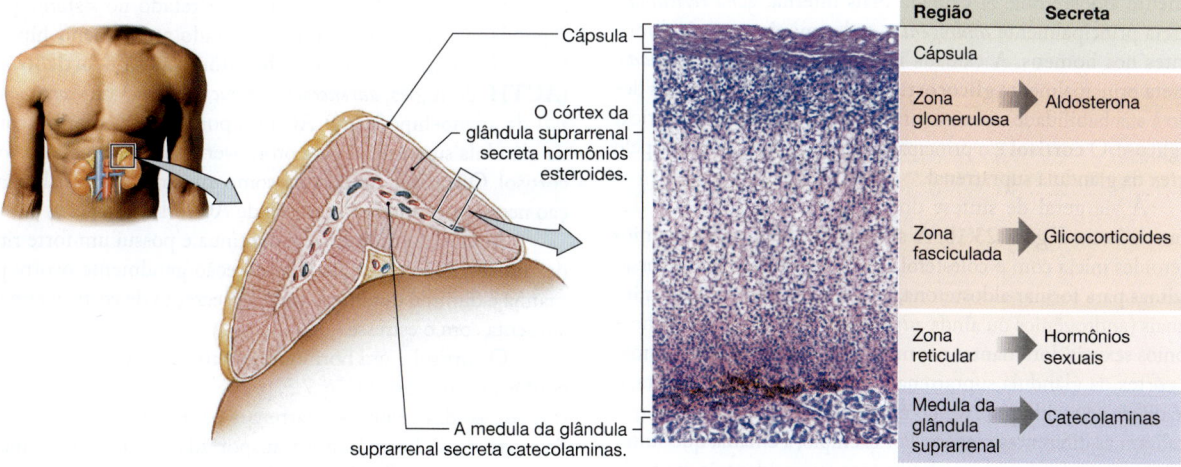

Cápsula

O córtex da glândula suprarrenal secreta hormônios esteroides.

A medula da glândula suprarrenal secreta catecolaminas.

Região	Secreta
Cápsula	
Zona glomerulosa	Aldosterona
Zona fasciculada	Glicocorticoides
Zona reticular	Hormônios sexuais
Medula da glândula suprarrenal	Catecolaminas

(b) Vias de síntese dos hormônios esteroides.

Todos os hormônios esteroides são sintetizados a partir de colesterol. Os retângulos em branco representam compostos intermediários cujos nomes foram omitidos para simplificar. Cada passo é catalisado por uma enzima, mas apenas duas enzimas são mostradas nesta figura.

Colesterol → ... → DHEA

Progesterona
21-hidroxilase

21-hidroxilase

Andros-tenediona
aromatase

Testosterona
aromatase

Di-hidro-testosterona (DHT)

Estrona → Estradiol

Corticosterona

Cortisol

Aldosterona

Q **QUESTÕES DA FIGURA**

1. Um bebê nasceu com uma mutação genética que resulta na deficiência da enzima 21-hidroxilase. Com base no papel dessa enzima ilustrada na rota, que sintomas você pode prever que o bebê apresentará?
2. Quem teria maior atividade da aromatase, um homem ou uma mulher?

LEGENDA

DHEA = desidroepiandrosterona

FIGURA 23.1 **A glândula suprarrenal.**

quanto hormônios clássicos. A *medula da glândula suprarrenal* ocupa um pouco mais de um quarto da massa interna e é composta por um gânglio simpático modificado que secreta catecolaminas (principalmente adrenalina) para mediar respostas rápidas em situações de luta ou fuga (p. 359). O *córtex da glândula suprarrenal* forma os três-quartos exteriores da glândula e secreta uma variedade de hormônios esteroides.

O córtex da glândula suprarrenal secreta hormônios esteroides

O córtex da glândula suprarrenal secreta três tipos principais de hormônios esteroides: aldosterona (às vezes denominada *mineralocorticoide*, devido ao seu efeito nos minerais sódio e potássio) (p. 631), glicocorticoides e hormônios sexuais. Histologicamente, o córtex da glândula suprarrenal é dividido em três camadas, ou zonas (Fig. 23.1a). A camada externa, *zona glomerulosa*, secreta somente aldosterona. A camada mais interna, *zona reticulada*, secreta principalmente *androgênios*, os hormônios sexuais dominantes nos homens. A camada intermediária, *zona fasciculada*, secreta principalmente **glicocorticoides**, assim denominados devido à sua habilidade em aumentar as concentrações plasmáticas de glicose. O **cortisol** é o principal glicocorticoide secretado pelo córtex da glândula suprarrenal.

A via geral de síntese dos hormônios esteroides é demonstrada na Figura 23.1b. A síntese de todos os hormônios esteroides inicia com o colesterol, que é modificado por diversas enzimas para formar aldosterona, glicocorticoides ou hormônios sexuais (androgênios ou ainda *estrogênios* ou *progesterona*, os hormônios sexuais dominantes nas mulheres). As vias são as mesmas no córtex da glândula suprarrenal, nas gônadas e na placenta; o que difere de tecido para tecido é a distribuição das enzimas que catalisam as diferentes reações. Por exemplo, a enzima que sintetiza a aldosterona é encontrada em apenas uma das três zonas do córtex da glândula suprarrenal.

Este capítulo iniciou com a história do jogador de beisebol Mark McGwire e seu uso controverso do suplemento de androstenediona. A Figura 23.1b mostrou que esse pró-hormônio é um intermediário na síntese da testosterona e da di-hidrotestosterona. Um precursor da androtenediona, a *desidroepiandrosterona* (DHEA), é utilizado como suplemento alimentar. Nos Estados Unidos, a compra de DHEA não é regulamentada, apesar de essa substância ser metabolicamente convertida em androstenediona e testosterona, substâncias controladas cujo uso é amplamente proibido por associações esportivas.

A grande semelhança estrutural entre os hormônios esteroides faz os sítios de ligação nos seus receptores também serem similares, levando a *efeitos cruzados* quando um esteroide se liga ao receptor de uma molécula similar. Por exemplo, os *receptores de mineralocorticoides* (MRs) para a aldosterona são encontrados no néfron distal. Os MRs também se ligam e respondem ao cortisol, que pode ser cem vezes mais concentrado no sangue que a aldosterona. Como evitar que o cortisol se ligue ao MR e influencie a excreção de Na^+ e de K^+? As células do túbulo renal que apresentam MRs possuem uma enzima (11β-*hidroxiesteroide desidrogenase*) que converte o cortisol em uma forma menos ativa com menor especificidade ao MR. Pela inativação do cortisol, as células renais normalmente previnem os efeitos cruzados do cortisol.

Entretanto, a atividade cruzada e as similaridades estruturais dos esteroides possibilitam que, em muitas doenças, os pacientes possam experimentar sintomas relacionados a mais de um hormônio.

REVISANDO CONCEITOS

1. Cite as duas partes da glândula suprarrenal e os principais hormônios secretados por cada parte.
2. De quais hormônios a androstenediona é um pró-hormônio? (Ver Fig. 23.1b.) Por que esse pró-hormônio fornece vantagem aos atletas?

A secreção de cortisol é controlada pelo ACTH

A via de controle da secreção de cortisol é conhecida como *eixo hipotálamo-hipófise-suprarrenal* (HPA, do inglês, *hypothalamic-pituitary-adrenal*) **(FIG. 23.2a)**. O eixo HPA inicia com o **hormônio liberador de corticotrofinas** (**CRH**, do inglês, *corticotropin-releasing hormone*), que é secretado no sistema porta hipotalâmico-hipofisário e transportado até a adeno-hipófise. O CRH estimula a secreção do **hormônio adrenocorticotrófico** (**ACTH**, do inglês, *adrenocorticotropic hormone*) (ou *corticotrofina*) da adeno-hipófise. O ACTH, por sua vez, atua no córtex da glândula suprarrenal para promover a síntese e a liberação de cortisol. O cortisol, então, atua como um sinal de retroalimentação negativa, inibindo a secreção de ACTH e de CRH.

A secreção de cortisol é contínua e possui um forte ritmo diurno (Fig. 23.2c). O pico da secreção geralmente ocorre pela manhã e diminui durante a noite. A secreção de cortisol também aumenta com o estresse.

O cortisol é um hormônio esteroide típico e é sintetizado conforme a demanda (Fig. 7.5, p. 205). Uma vez sintetizado, ele difunde-se das células suprarrenais para o plasma, onde grande parte desse hormônio é transportada por uma proteína de transporte, a *globulina ligadora de corticosteroides* (CBG, do inglês, *corticosteroid-binding globulin*, também conhecida como *transcortina*). O hormônio não ligado está livre para se difundir para dentro das células-alvo.

Todas as células nucleadas do corpo possuem receptores glicocorticoides citoplasmáticos. O complexo hormônio-recep-

SOLUCIONANDO O **PROBLEMA**

O hiperparatireoidismo causa a degradação dos ossos e a liberação de fosfato de cálcio no sangue. Níveis plasmáticos elevados de Ca^{2+} podem afetar a função dos tecidos excitáveis, como músculos e neurônios. Surpreendentemente, entretanto, a maioria das pessoas com hiperparatireoidismo não tem sintomas. A condição é geralmente descoberta durante um exame de sangue para uma avaliação rotineira de saúde.

P1: *Que papel o Ca^{2+} exerce no funcionamento normal dos músculos e dos neurônios?*

P2: *Qual é o termo técnico para "concentrações elevadas de cálcio no sangue"? (Use seu conhecimento das raízes das palavras para construir este termo.)*

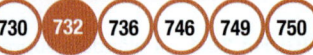

730 · 732 · 736 · 746 · 749 · 750

(a) O controle da secreção do cortisol.

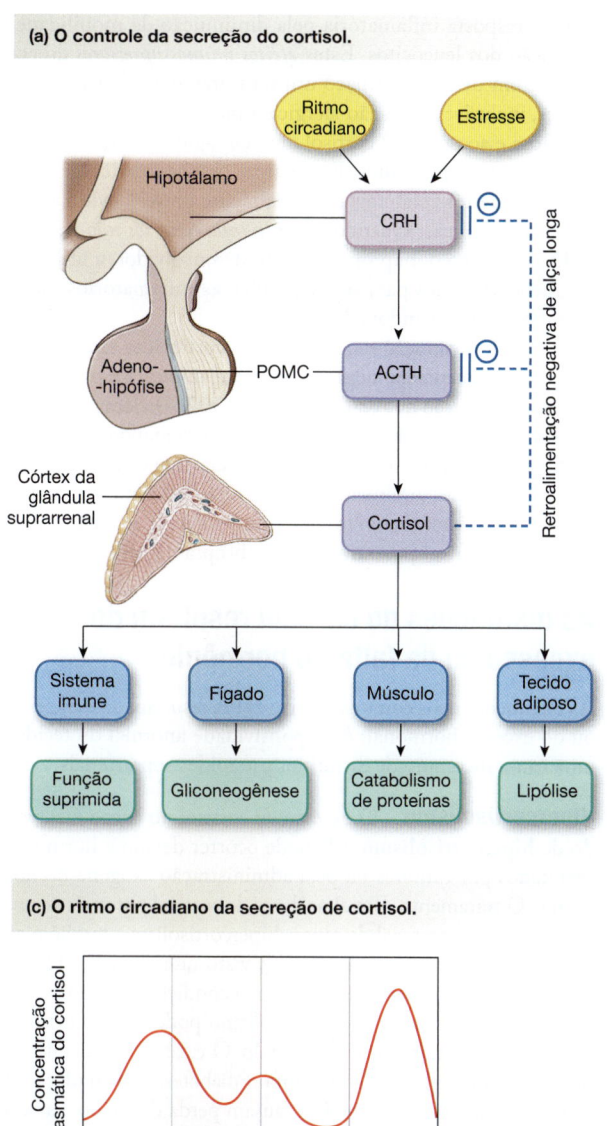

(b) Cortisol

Origem	Córtex da glândula suprarrenal
Natureza química	Esteroide
Biossíntese	A partir do colesterol; sintetizado conforme a demanda; não é armazenado
Transporte na circulação	Com uma globulina ligadora de corticosteroides (sintetizada no fígado)
Meia-vida	60–90 min
Fatores que alteram a secreção	Ritmo circadiano de secreção tônica; estresse aumenta a liberação
Via de controle	CRH (hipotálamo) → ACTH (adeno-hipófise) → cortisol (córtex da glândula suprarrenal)
Células-alvo ou tecidos-alvo	A maioria dos tecidos
Receptor-alvo	Intracelular
Resposta corporal ou tecidual	↑ [Glicose] plasmática; ↓ atividade imune; permissivo ao glucagon e às catecolaminas
Ação em nível celular	↑ Gliconeogênese e glicogenólise; ↑ catabolismo proteico. Bloqueia a produção de citocinas pelas células imunes
Ação em nível molecular	Inicia a transcrição, a tradução e a síntese de novas proteínas
Regulação por retroalimentação	Retroalimentação negativa para a adeno-hipófise e o hipotálamo

(c) O ritmo circadiano da secreção de cortisol.

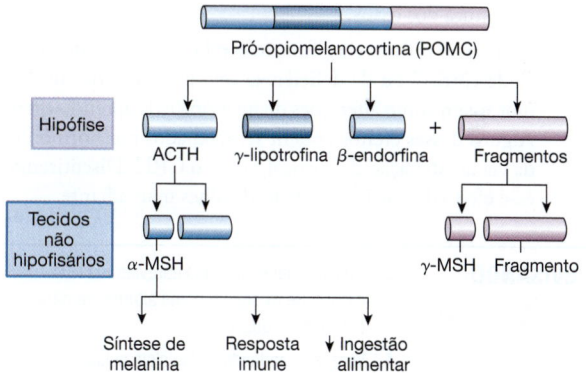

Q QUESTÃO DA FIGURA
O que as seguintes abreviaturas significam? ACTH, CRH, MSH.

(d) O processamento pós-transcricional da POMC cria uma variedade de peptídeos ativos.

FIGURA 23.2   O eixo hipotálamo-hipófise-suprarrenal (HPA).

tor entra no núcleo, liga-se ao DNA e altera a expressão gênica, a transcrição e a tradução. Em geral, uma resposta do tecido aos hormônios glicocorticoides não é evidente antes de 60 a 90 minutos. Contudo, o efeito da retroalimentação negativa do cortisol na secreção do ACTH ocorre em alguns minutos.

O cortisol é essencial à vida

Os glicocorticoides suprarrenais são, às vezes, chamados de hormônios do estresse devido ao seu papel como mediador do estresse a longo prazo. As catecolaminas suprarrenais, particularmente a adrenalina, são responsáveis por respostas metabólicas rápidas necessárias em situações de luta ou fuga.

O cortisol é essencial à vida. Os animais cujas glândulas suprarrenais tenham sido removidas morrem se expostos a qualquer estresse ambiental significativo. O efeito metabólico mais importante do cortisol é seu efeito protetor contra a *hipoglicemia*. Quando os níveis sanguíneos de glicose diminuem, a resposta normal é a secreção do glucagon pancreático, que promove a gliconeogênese e a quebra de glicogênio (p. 714). Na ausência de cortisol, entretanto, o glucagon é incapaz de responder adequadamente a um desafio hipoglicêmico. Como o cortisol é necessário para a plena atividade do glucagon e das catecolaminas, diz-se que ele tem um *efeito permissivo* em relação a estes hormônios (p. 216).

Os receptores de cortisol são encontrados em todos os tecidos do corpo, mas para muitos alvos não entendemos plenamente a ação fisiológica do cortisol. Contudo, podemos especular sobre essas ações com base nas respostas dos tecidos a níveis altos (*doses farmacológicas*) de cortisol administrado por razões terapêuticas ou associado à hipersecreção.

Todos os efeitos metabólicos do cortisol têm o objetivo de prevenir a hipoglicemia. Globalmente, o cortisol é catabólico (Fig. 23.2a, b).

1. **O cortisol promove gliconeogênese** hepática. Uma parte da glicose produzida no fígado é liberada para o sangue, e o restante é estocado como glicogênio. Como resultado, o cortisol aumenta a concentração de glicose no sangue.

2. **O cortisol causa a degradação de proteínas do músculo esquelético** para fornecer substrato à gliconeogênese.

3. **O cortisol aumenta a lipólise**, disponibilizando ácidos graxos aos tecidos periféricos para a produção de energia. O glicerol pode ser usado para a gliconeogênese.

4. **O cortisol inibe o sistema imune** por meio de múltiplas vias. Esse efeito é discutido em mais detalhes mais adiante.

5. **O cortisol causa equilíbrio negativo do cálcio**. O cortisol diminui a absorção intestinal de Ca^{2+} e aumenta a excreção renal de Ca^{2+}, resultando na perda de Ca^{2+} pelo corpo. Além disso, o cortisol é catabólico no tecido ósseo, causando a degradação da matriz óssea calcificada. Como consequência, as pessoas que tomam cortisol para tratamento por longos períodos têm uma incidência mais alta de fratura dos ossos.

6. **O cortisol influencia a função cerebral**. Estados de excesso de cortisol ou de deficiência causam alterações no humor, assim como alterações de memória e de aprendizagem. Alguns desses efeitos podem ser mediados por hormônios da via de liberação do cortisol, como o CRH. Discutiremos esse efeito do cortisol em mais detalhes mais adiante.

REVISANDO CONCEITOS

3. Qual é o significado das abreviaturas HPA e CBG? Se existe um nome alternativo para cada termo, qual é?

4. Você está andando de bicicleta pelas montanhas do Canadá e encontra um urso, que lhe persegue enquanto você escala uma árvore. A sua resposta é mediada pelo cortisol? Explique.

5. O uso ilegal de esteroides anabólicos por fisiculturistas e atletas periodicamente recebe muita atenção. Esses esteroides ilegais incluem o cortisol? Explique.

O cortisol é um fármaco terapêutico útil

O cortisol suprime o sistema imune, evitando a liberação de citocinas e a produção de anticorpos pelos leucócitos. Ele também inibe a resposta inflamatória pela diminuição da mobilidade e migração dos leucócitos. Estes *efeitos imunossupressores* do cortisol fazem dele um fármaco útil no tratamento de várias condições, inclusive na reação alérgica a picadas de abelhas, à hera venenosa e ao pólen. O cortisol também ajuda a evitar a rejeição de órgãos transplantados. Entretanto, os glicocorticoides também têm efeitos colaterais potencialmente graves devido às suas ações metabólicas. Quando os *anti-inflamatórios não esteroides* (AINEs), como o ibuprofeno, foram desenvolvidos, a utilização de glicocorticoides para tratar problemas inflamatórios menos importantes foi abandonada.

A administração exógena de glicocorticoides tem um efeito de retroalimentação negativa na adeno-hipófise e pode interromper a produção de ACTH (Fig. 7.13, p. 217). Sem a estimulação do ACTH, as células da glândula suprarrenal que produzem cortisol atrofiam. Por essa razão, é essencial que os pacientes que tomam esteroides diminuam as suas doses gradualmente, dando à hipófise e à glândula suprarrenal uma chance de se recuperarem, em vez de interromper o tratamento abruptamente.

As disfunções do cortisol resultam do excesso ou da falta do hormônio

As disfunções mais comuns do eixo HPA resultam da deficiência ou do excesso hormonal. A responsividade anormal do tecido é uma causa incomum de distúrbios esteroides suprarrenais.

Hipercortisolismo O excesso de cortisol no corpo é chamado de **hipercortisolismo**. Ele pode ocorrer devido a hormônios secretados por tumores ou pela administração exógena do hormônio. O tratamento com altas doses de cortisol por mais de uma semana tem o potencial de causar hipercortisolismo, também conhecido como *síndrome de Cushing*, visto que foi o Dr. Harvey Cushing quem primeiro descreveu essa condição, em 1932.

Muitos sinais de hipercortisolismo podem ser previstos a partir das ações normais do hormônio. O excesso de gliconeogênese causa hiperglicemia, que imita o diabetes. A degradação de proteínas musculares e a lipólise causam perda de tecido. Paradoxalmente, o excesso de cortisol deposita gordura extra no tronco e na face, talvez em parte devido ao aumento do apetite e da ingestão alimentar. A aparência clássica dos pacientes com hipercortisolismo é braços e pernas finos, obesidade no tronco e uma "face de lua cheia" com bochechas rechonchudas (**FIG. 23.3**). Os efeitos no SNC do excesso de cortisol incluem euforia inicial, seguida de depressão, bem como comprometimento da aprendizagem e da memória.

O hipercortisolismo tem três causas comuns:

1. **Um tumor suprarrenal que secreta cortisol de modo autônomo**. Esses tumores não estão sob controle do ACTH hipofisário. Essa condição é um exemplo do *hipercortisolismo primário* (p. 218).

2. **Um tumor na hipófise que secreta ACTH de modo autônomo**. O excesso de ACTH leva à supersecreção de cortisol pela glândula suprarrenal (*hipercortisolismo secundário*). O tumor não responde à retroalimentação negativa. Essa condição também é chamada de *doença de Cushing*, uma vez que foi a doença real descrita pelo Dr. Cushing. (Hipercortisolismo por qualquer causa é chamado de *síndrome* de Cushing.)

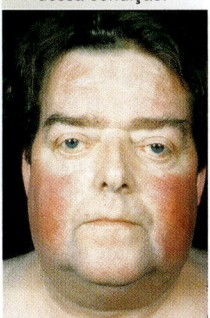

(a) Face de lua cheia.
A "face de lua cheia" com bochechas vermelhas é típica dessa condição.

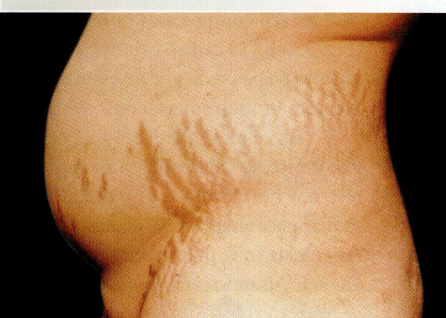

(b) Gordura abdominal com estrias.
A gordura também se deposita no tronco. As estrias escuras resultam da degradação de proteínas da pele.

FIGURA 23.3 Hipercortisolismo (síndrome de Cushing).

3. O **hipercortisolismo iatrogênico ("causado pelo médico")** ocorre secundariamente ao tratamento com cortisol para alguma outra condição clínica.

Hipocortisolismo As disfunções por hipossecreção são menos comuns que a síndrome de Cushing. A *insuficiência suprarrenal*, conhecida como **doença de Addison**, é a hipossecreção de todos os hormônios esteroides suprarrenais, geralmente resultante da secreção autoimune do córtex da glândula suprarrenal. As deficiências hereditárias das enzimas necessárias para a síntese de esteroides suprarrenais levam a síndromes relacionadas coletivamente conhecidas como *hiperplasia suprarrenal congênita* (ver questão na Fig. 23.1). Em algumas destas doenças hereditárias, os androgênios em excesso são secretados pelo fato de que o substrato que não é convertido em cortisol e aldosterona acaba sendo convertido em androgênios. Em meninas recém-nascidas, os androgênios em excesso causam a masculinização da genitália externa, levando a uma condição chamada de *síndrome adrenogenital.*

REVISANDO CONCEITOS

6. Para hipercortisolismos primário, secundário e iatrogênico, indique se o nível de ACTH é normal, mais alto que o normal ou mais baixo que o normal.

7. Alguém com a doença de Addison tem níveis de ACTH no sangue normais, baixos ou altos?

O CRH e o ACTH possuem outras funções fisiológicas

Atualmente, o interesse da pesquisa tem mudado dos glicocorticoides para o CRH e o ACTH, os hormônios tróficos do eixo HPA. Ambos os peptídeos são agora conhecidos por pertencer a uma família maior de moléculas relacionadas, com múltiplos tipos de receptores encontrados em inúmeros tecidos. Experimentos com camundongos nocaute deficientes em um receptor em particular têm revelado algumas das funções fisiológicas de peptídeos relacionados ao CRH e o ACTH.

Dois achados interessantes dessas pesquisas são que as citocinas secretadas pelo sistema imune podem estimular o eixo HPA e que as células imunes possuem receptores para ACTH e CRH. A associação entre estresse e função imune parece ser mediada por CRH e ACTH, e essa associação dá uma explicação para as interações mente-corpo, nas quais o estado mental influencia funções fisiológicas.

Família CRH A família CRH inclui o CRH e um neuropeptídeo relacionado, chamado de *urocortina.* Em adição à sua participação na inflamação e na resposta imune, o CRH é conhecido por diminuir a ingestão alimentar (Fig. 22.1, p. 695) e tem sido associado a sinais que marcam o início do trabalho de parto em gestantes. Evidências adicionais associam o CRH à ansiedade, à depressão e a outros transtornos do humor.

POMC e melanocortinas A atuação do CRH sob a adeno-hipófise estimula a secreção de ACTH. O ACTH é sintetizado a partir de uma grande glicoproteína, chamada de **pró-opiomelanocortina** (POMC). A POMC sofre processamento pós-transcricional para produzir uma variedade de peptídeos biologicamente ativos em adição ao ACTH (Fig. 23.2d). Na hipófise, os produtos da POMC incluem a **β-endorfina**, um opioide endógeno que se liga a receptores que bloqueiam a percepção da dor (p. 323).

O processamento da POMC em tecidos não hipofisários cria peptídeos adicionais, como o *hormônio estimulador de melanócitos* (MSH, do inglês, *melanocyte-stimulating hormone*). O **α-MSH** é produzido no encéfalo, onde inibe a ingestão alimentar, e na pele, onde atua sobre os **melanócitos**. Os melanócitos contêm pigmentos, chamados de **melaninas**, que influenciam

CONCEITOS EMERGENTES

Melanocortinas e o camundongo *agouti*

Muito do que se sabe sobre as funções do eixo hipotálamo-hipófise-suprarrenal (HPA) vem de pesquisas em camundongos mutantes. Um desses animais é o camundongo *agouti*, uma cepa que resulta de uma mutação espontânea, descrita pela primeira vez em 1905. O camundongo *agouti* com um gene mutado hiperproduz uma proteína (denominada *proteína agouti*) que lhe confere uma característica cor amarela da pelagem. A proteína Agouti é um antagonista do receptor de melanocortina MCR1, que controla a síntese de melanina no cabelo. O mais interessante para os fisiologistas, entretanto, é o fato de que o camundongo *agouti* come demais e desenvolve obesidade de início na idade adulta, hiperglicemia e resistência à insulina. Em outras palavras, esses camundongos são um modelo de diabetes tipo 2 associado à obesidade. A sua proteína Agouti bloqueia o receptor MC4R no encéfalo, o receptor que normalmente diminui o comportamento alimentar. Se o receptor não está funcional, o animal come demais e torna-se obeso. Esta ligação entre receptores de melanocortina, comportamento alimentar e diabetes tem aberto uma nova área de pesquisas sobre tratamentos para a prevenção de diabetes tipo 2.

a cor da pele nos seres humanos e a cor da pelagem em roedores (ver texto Conceitos emergentes).

Os hormônios MSH e ACTH recebem o nome de **melanocortinas**. Cinco *receptores de melanocrotinas* (MCRs, do inglês, *melanocortin receptors*) foram identificados. O MCR2 responde apenas ao ACTH e é o receptor do córtex da glândula suprarrenal. O MCR1 é encontrado nos melanócitos da pele e responde igualmente ao α-MSH e ao ACTH. Quando o ACTH está elevado na doença de Addison, a ação do ACTH sobre o MCR1 leva ao aumento da produção de melanina e ao aparente "bronzeado", ou escurecimento da pele, característico dessa doença.

Parte da POMC é sintetizada em tecidos externos à adeno-hipófise. Os neurônios que produzem POMC no hipotálamo têm sido estudados quanto a seu papel na ingestão alimentar, no equilíbrio energético e na termorregulação. Os neurônios hipotalâmicos cossecretam POMC com outros peptídeos para diminuir a ingestão alimentar. Pesquisas recentes sugerem que a ação da nicotina nesses neurônios produtores de POMC possa explicar como o fumo diminui a ingestão alimentar. Outras pesquisas sugerem que esses neurônios produtores de POMC podem responder a mudanças na glicemia e possivelmente participar no mecanismo de controle glicostático, influenciando a ingestão alimentar (p. 694).

REVISANDO CONCEITOS

8. Qual seria a vantagem para o corpo cossecretar ACTH e β-endorfina?

HORMÔNIOS DA TIREOIDE

A glândula tireoide é uma glândula em formato de borboleta que repousa sobre a traqueia, na base da garganta, logo abaixo da laringe (**FIG. 23.4a**). Ele é uma das maiores glândulas endócrinas do corpo humano, pesando de 15 a 20 g. A glândula tireoide possui dois diferentes tipos celulares: *células C* (do inglês, *clear*), que secretam um hormônio regulador de cálcio, chamado de *calcitonina*, e as *células foliculares*, que secretam os hormônios da tireoide. Discutiremos a calcitonina mais adiante, junto à homeostasia do cálcio.

Os hormônios da tireoide contêm iodo

Os hormônios da tireoide, assim como os glicocorticoides, têm efeitos de longo prazo no metabolismo. Diferentemente dos glicocorticoides, entretanto, os hormônios da tireoide não são essenciais à vida: os adultos podem sobreviver, embora não de maneira confortável, sem os hormônios da tireoide ou sem a glândula tireoide. Os hormônios da tireoide são essenciais para o crescimento e o desenvolvimento normais em crianças, e bebês que nasceram com deficiência na tireoide terão o desenvolvimento atrasado, a não ser que essa deficiência seja tratada imediatamente. Devido à importância dos hormônios da tireoide em crianças, os Estados Unidos e o Canadá fazem testes em todos os recém-nascidos para verificar deficiência dos hormônios da tireoide.*

Os hormônios da tireoide são aminas derivadas do aminoácido tirosina, e eles são incomuns porque contêm o elemento iodo (Fig. 23.4c). Atualmente, os hormônios da tireoide são o

único uso conhecido do iodo no corpo, embora outros poucos tecidos também concentrem esse mineral.

A síntese dos hormônios da tireoide ocorre nos **folículos** tireoideanos (também chamados de *ácinos*), estruturas esféricas cujas paredes são compostas por uma camada única de células epiteliais (Fig. 23.4b). O centro oco de cada folículo é preenchido com uma mistura pegajosa de glicoproteínas, denominada **coloide**. O coloide mantém um suprimento de 2 a 3 meses de hormônios da tireoide.

As células foliculares que cercam o coloide sintetizam uma glicoproteína, chamada de **tireoglobulina**, e enzimas para a síntese dos hormônios da tireoide (Fig. 23.4c ①). Essas proteínas são empacotadas em vesículas e secretadas no centro do folículo. As células foliculares também concentram ativamente o iodo da dieta, I^-, usando o *simporte sódio-iodo* (NIS, do inglês, *sodium-iodide symporter*) ②. O transporte de I^- para o coloide é mediado por um transportador de ânions, chamado de *pendrina* (SLC26A4).

Conforme o I^- entra no coloide, a enzima *tireoide peroxidase* remove um elétron do iodo e adiciona o iodo à tirosina na molécula de tireoglobulina ③. A adição de um iodo à tirosina cria a **monoiodotirosina** (MIT). A adição de um segundo iodo cria a **di-iodotirosina** (DIT). MIT e DIT, então, sofrem uma *reação de acoplamento*. Uma MIT e uma DIT combinam-se para formar o hormônio da tireoide **tri-iodotironina**, ou T_3 (observe a mudança de *tirosina* para *tironina* no nome). Duas DIT unem-se para formar a **tetraiodotironina** (T_4, também conhecida como **tiroxina**). Neste ponto, os hormônios ainda estão ligados à tireoglobulina.

Quando a síntese hormonal está completa, o complexo tireoglobulina-T_3/T_4 é recapturado pelas células foliculares em vesículas ④. As enzimas intracelulares liberam os hormônios T_3 e T_4 da proteína tireoglobulina ⑤. Por muitos anos, os cientistas acreditavam que a natureza lipofílica do T_3 e do T_4 permitia que os hormônios de difundissem para fora das células foliculares e então para o plasma, mas evidências atuais indicam que os hormônios da tireoide se movem através das membranas por proteínas carreadoras ⑥. O transportador da glândula tireoide que exporta T_3 e T_4 ainda não foi completamente identificado, mas parece ser uma isoforma do *transportador monocarboxilato* (MCT8, do inglês, *monocarboxylate transporter*).

T_3 e T_4 possuem solubilidade limitada no plasma por serem moléculas lipofílicas. Consequentemente, os hormônios da tireoide ligam-se a proteínas do plasma, como a **globulina liga-**

SOLUCIONANDO O **PROBLEMA**

Níveis sanguíneos elevados de Ca^{2+} levam a altas concentrações de Ca^{2+} no filtrado renal. Os cálculos renais de cálcio formam-se quando cristais de fosfato de cálcio ou de oxalato de cálcio se formam e se agregam a material orgânico no lúmen dos túbulos renais. Uma vez que os cálculos renais do Prof. Magruder passaram para a urina, a Dra. Spinks enviou-os para análise química.

P3: *Somente o Ca^{2+} livre no sangue é filtrado para a cápsula de Bowman no néfron. Uma porção significativa do Ca^{2+} plasmático não pode ser filtrada. Use o que você aprendeu sobre filtração glomerular para descobrir por que uma parte do Ca^{2+} plasmático não pode ser filtrada (p. 600).*

730 732 **736** 746 749 750

---

*N. de T. Atualmente, no Brasil, o teste do pezinho detecta precocemente o hipotireoidismo e outras doenças.

(a) A glândula tireoide é uma glândula em forma de borboleta, localizada abaixo da laringe. Ela secreta hormônios da tireoide e calcitonina.

(b) Secção da glândula tireoide. A síntese dos hormônios da tireoide ocorre no coloide do folículo da tireoide.

(c) Os hormônios da tireoide são sintetizados a partir de iodo e tirosina.

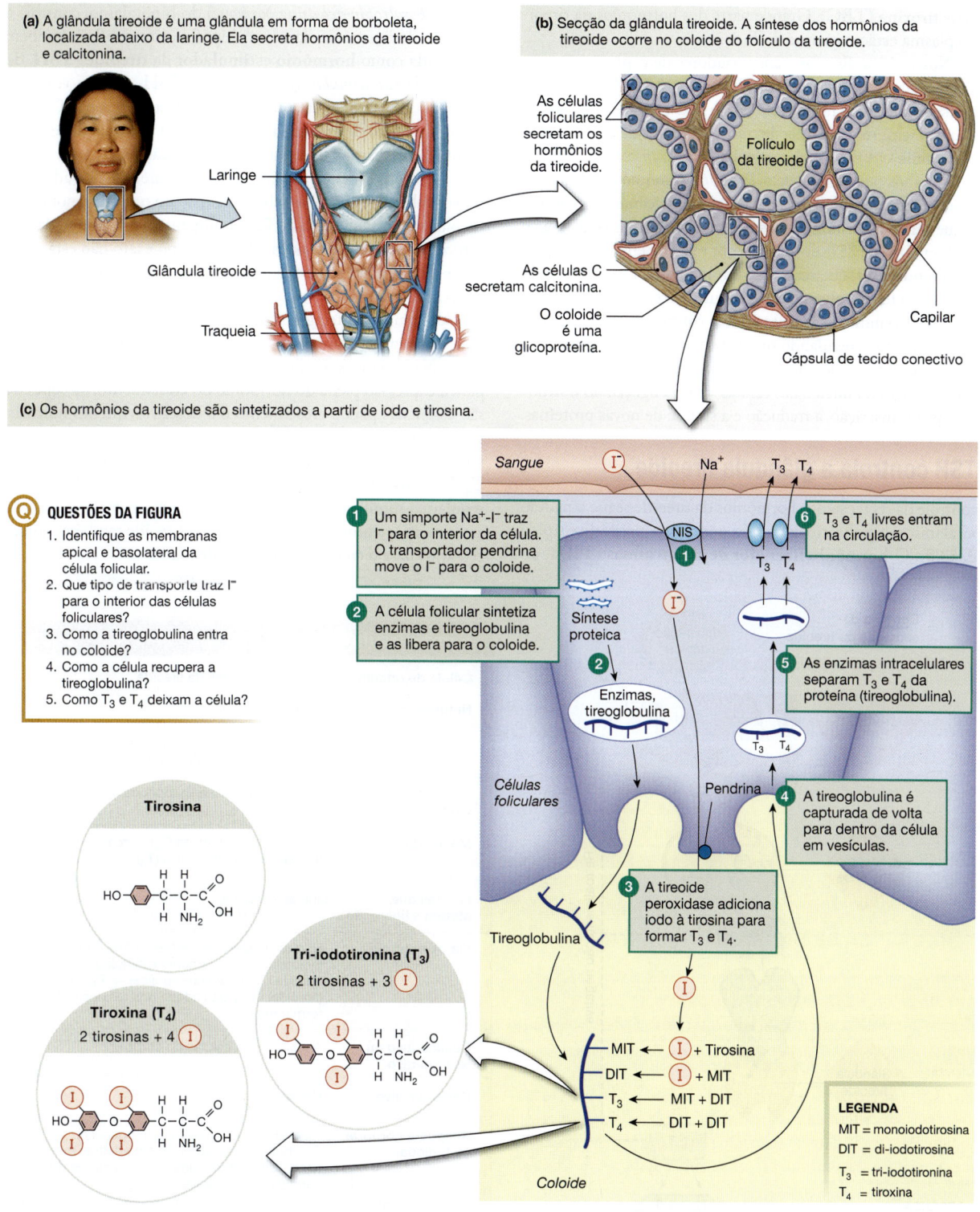

QUESTÕES DA FIGURA

1. Identifique as membranas apical e basolateral da célula folicular.
2. Que tipo de transporte traz I^- para o interior das células foliculares?
3. Como a tireoglobulina entra no coloide?
4. Como a célula recupera a tireoglobulina?
5. Como T_3 e T_4 deixam a célula?

FIGURA 23.4 Síntese dos hormônios da tireoide.

dora de tiroxina (TBG). Grande parte dos hormônios da tireoide no plasma estão na forma de T_4.

Nos tecidos-alvo, os transportadores de captação para os hormônios da tireoide variam de tecido para tecido. Eles incluem os transportadores de monocarboxilato MCT8 e MCT10, assim como um membro da família de transportadores de ânions orgânicos (família OAT, do inglês, *organic anion transporter*).

Por anos pensou-se que o T_4 era o hormônio ativo, porém, hoje, sabemos que o T_3 é de 3 a 5 vezes biologicamente mais ativo, e que o T_3 é o hormônio ativo nas células-alvo. As células-alvo produzem cerca de 85% do T_3 ativo por meio de enzimas, chamadas de **deiodinases**, que removem um iodo do T_4. A ativação do hormônio no tecido-alvo acrescenta outro nível de controle, pois os tecidos-alvo individualmente podem controlar a sua exposição ao hormônio ativo, regulando sua síntese enzimática tecidual.

Os receptores dos hormônios da tireoide, com múltiplas isoformas, estão no núcleo das células-alvo. A ligação do hormônio inicia a transcrição, a tradução e a síntese de novas proteínas.

O TSH controla a glândula tireoide

O controle da secreção dos hormônios da tireoide segue o padrão hipotalâmico-hipofisário-glândula endócrina periférica típico (**FIG. 23.5**). O **hormônio liberador de tireotrofinas** (**TRH**, do inglês, *thyrotropin-releasing hormone*) do hipotálamo, controla a secreção do hormônio da adeno-hipófise, **tireotrofina**, também conhecida como **hormônio estimulador da tireoide** (**TSH**, do inglês, *thyroid-stimulating hormone*). O TSH, por sua vez, atua na glândula tireoide para promover a síntese hormonal. Os hormônios da tireoide geralmente atuam como um sinal de retroalimentação negativa para evitar a hipersecreção.

A ação principal dos hormônios da tireoide nos adultos é prover substrato para o metabolismo oxidativo. Os hormônios da tireoide são termogênicos (p. 723) e aumentam o consumo de oxigênio na maioria dos tecidos. O mecanismo exato não está claro, mas é parcialmente relacionado às mudanças no transporte de íons através das membranas mitocondrial e celular. Os hormônios da tireoide também interagem com outros hormônios para modular o metabolismo das proteínas, dos carboidratos e dos lipídeos.

Nas crianças, os hormônios da tireoide são necessários para a expressão plena do hormônio do crescimento, ou seja, eles são essenciais para o crescimento e o desenvolvimento normais, principalmente do sistema nervoso. Nos primeiros anos após o nascimento, a mielina e a formação de sinapses requerem T_3 e T_4. Estudos citológicos sugerem que os hormônios da tireoide regulam a montagem dos microtúbulos, uma parte essencial do crescimento neuronal. Os hormônios da tireoide também são necessários para o crescimento ósseo adequado.

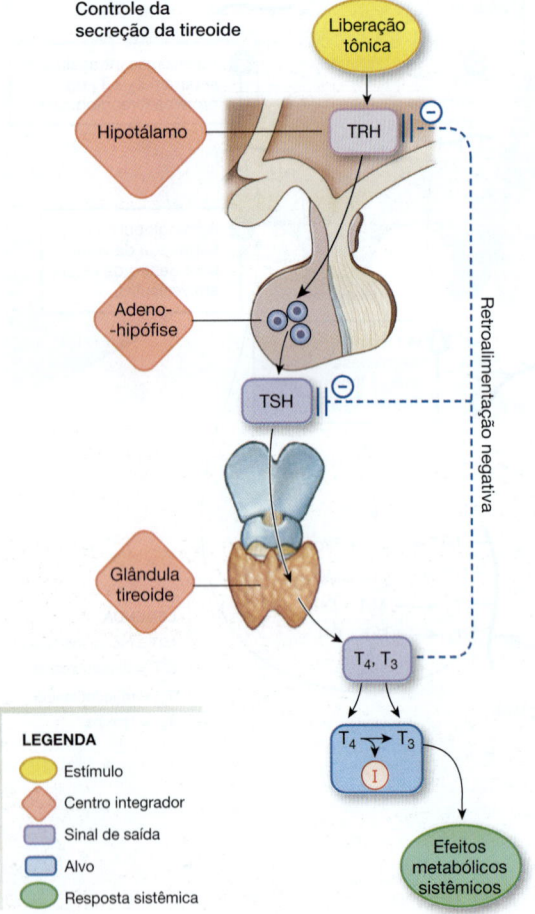

Hormônios da tireoide	
Célula de origem	Células foliculares da tireoide
Natureza química	Amina iodada
Biossíntese	A partir de iodo e tirosina. Formadas e estocados na tireoglobulina no coloide folicular
Transporte na circulação	Ligados à globulina ligadora da tiroxina e à albumina
Meia-vida	6-7 dias para a tiroxina (T_4); cerca de um dia para a tri-iodotironina (T_3)
Fatores que afetam a liberação	Liberação tônica
Via de controle	Hormônio liberador de tireotrofina (TRH) (hipotálamo) → hormônio estimulador da tireoide (TSH) (adeno-hipófise) → T_3 + T_4 (tireoide) → T_4 desiodado nos tecidos para formar mais T_3
Células-alvo ou tecidos-alvo	A maioria das células do corpo
Receptor-alvo	Receptor nuclear
Resposta corporal ou tecidual	↑ Consumo de oxigênio (termogênese). Catabolismo de proteínas em adultos, mas anabolismo em crianças. Desenvolvimento normal do sistema nervoso
Ação em nível celular	Aumenta a atividade de enzimas metabólicas e da N^+-K^+-ATPase
Ação em nível molecular	Produção de novas enzimas
Regulação por retroalimentação	T_3 e T_4 livres sofrem retroalimentação negativa na adeno-hipófise e no hipotálamo

FIGURA 23.5 Hormônios da tireoide.

As ações dos hormônios da tireoide são, em grande parte, observáveis nas pessoas que secretam muito ou pouco hormônio. Os efeitos fisiológicos que são sutis em pessoas que apresentam secreção hormonal normal se tornam exagerados nos pacientes com disfunções endócrinas. Pacientes com excesso ou deficiência dos hormônios da tireoide podem apresentar diminuição da tolerância ao calor ou ao frio e distúrbios de humor, além de outros sintomas.

As doenças da tireoide afetam a qualidade de vida

Problemas com a secreção dos hormônios da tireoide podem surgir na própria glândula tireoide ou ao longo da via de controle, descrita na Figura 23.5. A ação trófica do TSH sob a glândula tireoide causa o crescimento, ou *hipertrofia*, das células foliculares. Em situações patológicas com níveis elevados de TSH, a glândula tireoide aumenta de tamanho, uma condição conhecida como **bócio**. Um grande bócio pode pesar centenas de gramas e muitas vezes contornar o pescoço (**FIG. 23.6a**).

O bócio é o resultado do excesso de estimulação da glândula tireoide pelo TSH, mas saber apenas que uma pessoa tem um bócio não nos diz qual é a doença. Veremos como tanto o hipotireoidismo como o hipertireoidismo podem estar associados ao bócio.

Hipertireoidismo Uma pessoa cuja glândula tireoide secreta hormônios em excesso sofre de **hipertireoidismo**. Os hormônios da tireoide em excesso causam alterações no metabolismo, no sistema nervoso e no coração.

1. O hipertireoidismo aumenta o consumo de oxigênio e a produção metabólica de calor. Devido ao calor interno gerado, os pacientes têm pele quente e suada e podem queixar-se de intolerância ao calor.

2. O excesso de hormônios da tireoide aumenta o catabolismo das proteínas e pode causar fraqueza muscular. Os pacientes muitas vezes relatam perda de peso.

3. Os efeitos do excesso de hormônios da tireoide sobre o sistema nervoso incluem reflexos hiperexcitáveis (hiper-reflexia) e transtornos psicológicos, desde irritabilidade e insônia até psicose. O mecanismo dos transtornos psicológicos não está claro, mas alterações morfológicas no hipocampo e efeitos nos receptores β-adrenérgicos têm sido sugeridas.

4. Os hormônios da tireoide são conhecidos por influenciar os receptores β-adrenérgicos no coração, e esses efeitos se tornam acentuados com a hipersecreção. Um sinal comum de hipertireoidismo é o batimento cardíaco rápido e o aumento da força de contração devido à regulação para cima dos receptores β_1 no miocárdio (p. 472).

A causa mais comum de hipertireoidismo é a *doença de Graves* (**FIG. 23.7a**). Nessa condição, o corpo produz anticorpos, chamados de **imunoglobulinas estimuladoras da tireoide** (**TSI**, do inglês, *thyroid-stimulating immunoglobulins*). Esses anticorpos mimetizam a ação do TSH por se ligarem aos receptores de TSH na glândula tireoide e os ativarem. O resultado é a formação de bócio, hipersecreção de T_3 e T_4 e sintoma do excesso desses hormônios.

A retroalimentação negativa exercida pelos altos níveis de T_3 e T_4 diminui os níveis de secreção de TRH e TSH, mas não possui ação sobre a atividade semelhante ao TSH exercida pelas TSI na glândula tireoide. A doença de Graves é frequentemente acompanhada por **exoftalmia** (Fig. 23.6c), uma aparência de olhos saltados causada pelo aumento dos músculos e tecidos na órbita mediado por reação imune. O comediante inglês Marty Feldman era conhecido pelos seus olhos esbugalhados, causados pela exoftalmia.

Os tumores da glândula tireoide são outra causa do hipertireoidismo primário. O hipertireoidismo secundário ocorre nos tumores hipofisários secretores de TSH.

Hipotireoidismo A hipossecreção de hormônios da tireoide afeta os mesmos sistemas alterados no hipertireoidismo.

1. A diminuição da secreção dos hormônios da tireoide diminui a taxa metabólica e o consumo de oxigênio. Os pacientes tornam-se intolerantes ao frio, visto que eles produzem menos calor interno.

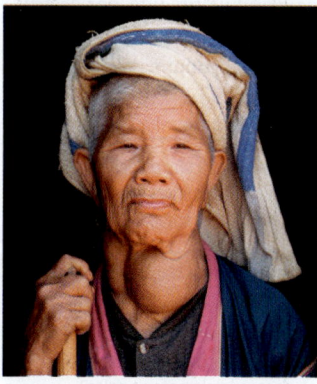

(a) **Bócio**. A estimulação excessiva da glândula tireoide pelo TSH causa o crescimento da glândula (bócio).

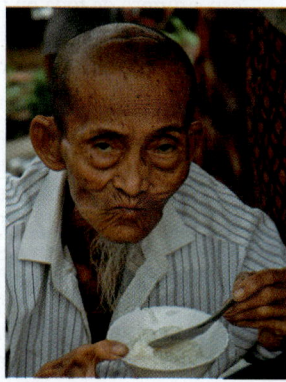

(b) **Mixedema**. Em sujeitos hipotireóideos, o depósito de mucopolissacarídeos sob a pele pode levar à formação de bolsas abaixo dos olhos.

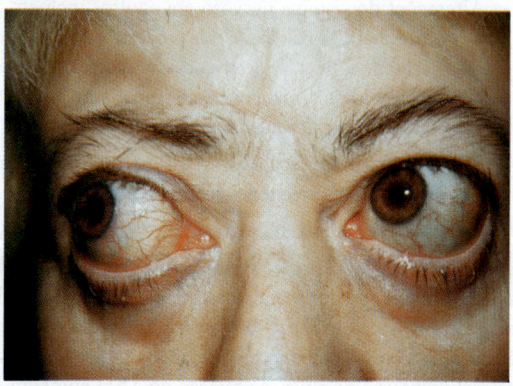

(c) **Exoftalmia**. Em estados de hipertireoidismo, a deposição excessiva de mucopolissacarídeos na cavidade orbital pode tornar os bulbos dos olhos salientes, o que é chamado de exoftalmia.

FIGURA 23.6 Sinais das doenças da tireoide.

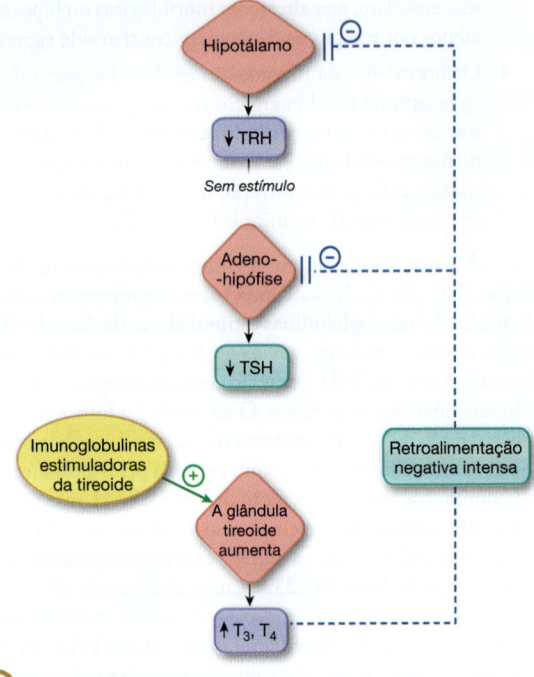

(a) **Hipertireoidismo devido à doença de Graves**. Na doença de Graves, as imunoglobulinas estimuladoras da tireoide (TSI) ligam-se aos receptores de TSH na tireoide e causam a hipertrofia da glândula.

QUESTÃO DA FIGURA

Desenhe a via de regulação para uma pessoa com um tumor na hipófise que hipersecreta TSH. Essa pessoa teria hipotireoidismo ou hipertireoidismo? Essa pessoa teria bócio?

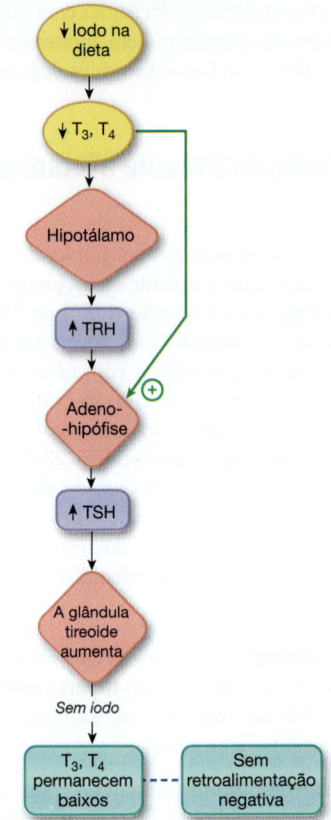

(b) **Hipotireoidismo devido a baixos níveis de iodo**. No hipotireoidismo causado por deficiência de iodo, a ausência de retroalimentação negativa aumenta a secreção de TSH e resulta em bócio.

FIGURA 23.7 Doenças da tireoide.

2. O hipotireoidismo diminui a síntese proteica. Em adultos, isso produz unhas quebradiças, queda de cabelos e pele fina e seca. O hipotireoidismo também causa o acúmulo de *mucopolissacarídeos* sob a pele. Essas moléculas atraem água e causam a aparência inchada do *mixedema* (Fig. 23.6b). Crianças com hipotireoidismo apresentam crescimento atrasado dos ossos e dos tecidos e são mais baixas do que o normal para a sua idade.

3. Alterações do sistema nervoso em adultos incluem reflexos lentos, lentidão da fala e dos processos do pensamento e sensação de fadiga. A deficiência da secreção de hormônios da tireoide na infância causa **cretinismo**, uma condição marcada por capacidade mental diminuída.

4. A alteração cardiovascular primária no hipotireoidismo é a *bradicardia* (baixa frequência cardíaca).

O *hipotireoidismo primário* é frequentemente causado por uma deficiência de iodo na dieta. Sem iodo, a glândula tireoide não é capaz de formar os hormônios da tireoide (Fig. 23.7b). Baixos níveis de T_3 e T_4 no sangue não são capazes de exercer retroalimentação negativa no hipotálamo e na adeno-hipófise. Na ausência de retroalimentação negativa, a secreção do TSH aumenta significativamente, e o estímulo do TSH aumenta a glândula tireoide

(bócio). Apesar da hipertrofia, a glândula não pode obter iodo para produzir hormônios, e, assim, o paciente permanece com hipotireoidismo. Esses pacientes apresentam os sinais de hipotireoidismo previamente descritos. O bócio apresentado na fotografia da Figura 23.6a é provavelmente devido à deficiência de iodo.

O tratamento para os distúrbios da tireoide depende da causa do problema. O hipotireoidismo é tratado com hormônios da tireoide orais. O hipertireoidismo pode ser tratado por remoção cirúrgica de toda ou parte da glândula tireoide, por destruição das células da tireoide com iodo radioativo ou por fármacos que bloqueiam tanto a síntese hormonal (tioureia) ou a conversão periférica de T_4 em T_3 (propiltiouracila).

REVISANDO CONCEITOS

9. Uma mulher que teve a sua glândula tireoide removida devido a um câncer recebe um tratamento que contém somente T_4. Por que essa forma menos ativa do hormônio é um tratamento eficaz para o seu hipotireoidismo?

10. Por que a produção excessiva de hormônios da tireoide, que desacopla a produção de ATP mitocondrial do transporte de prótons (p. 109), torna uma pessoa intolerante ao calor?

HORMÔNIO DO CRESCIMENTO

O crescimento em seres humanos é um processo contínuo que inicia antes do nascimento. Entretanto, a taxa de crescimento em crianças não é estável. Os dois primeiros anos de vida e a adolescência são marcados por picos de crescimento e desenvolvimento rápidos. O crescimento normal é um processo complexo que depende de inúmeros fatores:

1. **Hormônio do crescimento e outros hormônios**. Sem quantidades adequadas de hormônio do crescimento, as crianças simplesmente deixam de crescer. Os hormônios da tireoide, a insulina e os hormônios sexuais na puberdade também desempenham papéis diretos e permissivos. Uma deficiência em qualquer desses hormônios leva ao crescimento e ao desenvolvimento anormais.

2. **Uma dieta adequada** que inclua proteínas, energia (ingestão calórica) suficiente, vitaminas e minerais. Muitos aminoácidos podem ser produzidos no corpo a partir de outros precursores, porém os aminoácidos essenciais devem vir de fontes alimentares. Entre os minerais, o cálcio, em particular, é necessário para a formação adequada dos ossos.

3. **Ausência de estresse crônico**. O cortisol proveniente do córtex da glândula suprarrenal é liberado nos períodos de estresse e tem significativos efeitos catabólicos que inibem o crescimento. As crianças que estão sujeitas a ambientes estressantes podem apresentar uma condição conhecida como *falha no crescimento*,* que é marcada pelo crescimento anormalmente lento.

4. **Genética**. O tamanho adulto potencial de cada pessoa é determinado geneticamente na concepção.

O hormônio do crescimento é anabólico

O hormônio do crescimento (GH, do inglês, *growth hormone*, ou somatotrofina [p. 213]) é liberado por toda a vida, embora o seu maior papel seja na infância. O pico de secreção do GH ocorre durante a adolescência. O estímulo para a liberação do hormônio do crescimento é complexo e não está completamente esclarecido, mas inclui nutrientes circulantes, estresse e outros hormônios que interagem com o seu ritmo diário de secreção (**FIG. 23.8**).

Os estímulos para a secreção de GH são integrados no hipotálamo, o qual secreta dois neuropeptídeos no sistema porta hipotalâmico-hipofisário: **hormônio liberador do hormônio**

---

*N. de R.T. Também chamada de déficit não orgânico do crescimento (FTF, do inglês, *failure to thrive*).

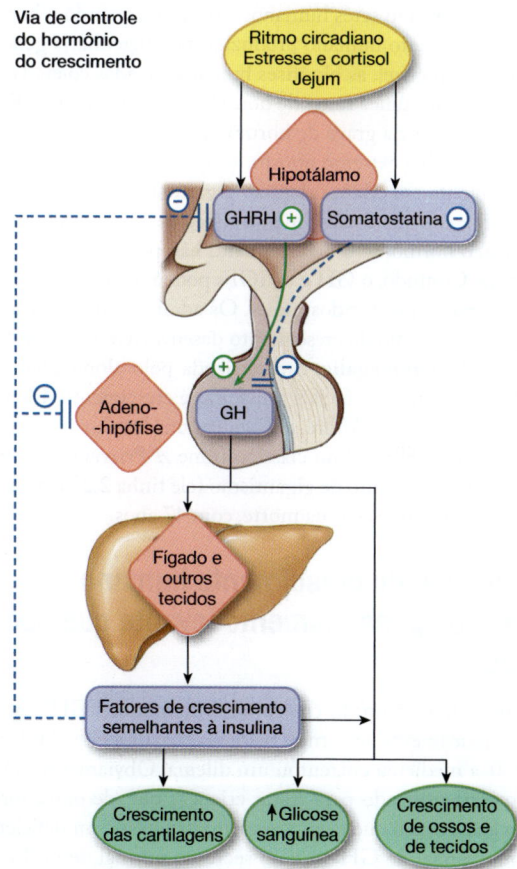

Via de controle do hormônio do crescimento

FIGURA 23.8 **Hormônio do crescimento.**

*N. de R.T. O GH também usa a via JAK-STAT.

Hormônio do crescimento (hGH)	
Origem	Adeno-hipófise
Natureza química	Peptídeo de 191 aminoácidos; várias formas relacionadas
Biossíntese	Típica de peptídeos
Transporte na circulação	Metade está dissolvida no plasma e a outra metade está ligada a uma proteína ligadora cuja estrutura é idêntica à do receptor de GH
Meia-vida	18 minutos
Fatores que afetam a liberação	Ritmo circadiano de secreção tônica; influenciada por nutrientes circulantes, pelo estresse e por outros hormônios em um padrão complexo
Via de controle	GHRH, somatostatina (hipotálamo); → hormônio do crescimento (adeno-hipófise)
Células-alvo ou tecidos-alvo	Trófico no fígado para a produção de fatores de crescimento semelhantes à insulina; também atua diretamente em muitas células
Receptor-alvo	Receptor de membrana com atividade tirosina-cinase
Resposta corporal ou tecidual (com IGFs)	Crescimento dos ossos e das cartilagens; crescimento de tecidos moles; ↑ [glicose] plasmática
Ação em nível celular	Receptor ligado a cinases que fosforilam proteínas para iniciar a transcrição*

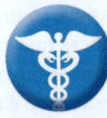

FOCO CLÍNICO

Novos gráficos de crescimento

Enquanto você estava crescendo, os seus pais marcavam seu crescimento a cada ano em um gráfico especial na parede? Monitorar o crescimento é um importante cuidado com a saúde de crianças e adolescentes, principalmente com o crescente problema que vemos quanto à obesidade infantil nos Estados Unidos. Em 2000, o Centers for Disease Control and Prevention dos Estados Unidos (CDC) publicou novos gráficos de crescimento pela primeira vez desde 1977. Em 2006, eles recomendavam que os médicos utilizassem um gráfico internacional da Organização Mundial da Saúde para crianças de até 2 anos de idade. Os gráficos antigos baseavam-se em dados obtidos entre 1929 e 1979, principalmente a partir de crianças brancas da classe média alimentadas com mamadeiras. Hoje, sabemos que bebês alimentados com leite materno crescem mais rapidamente do que os que tomam mamadeira nos dois primeiros meses, e depois mais lentamente no restante do primeiro ano de vida. Os dados também mostram que bebês de grupos socioeconomicamente inferiores crescem mais lentamente. Os novos gráficos levam em conta essas diferenças e também incluem informações sobre o índice de massa corporal (IMC) até os 20 anos de idade. Para ver esses novos gráficos e aprender mais sobre o monitoramento do crescimento de crianças e adolescentes, visite o *web site* do CDC: *www.cdc.gov/growthcharts*.

do crescimento (GHRH, do inglês, *growth hormone–releasing hormone*) e *hormônio inibidor do hormônio do crescimento*, mais conhecido como *somatostatina* (SS). Os pulsos do GHRH proveniente do hipotálamo estimulam a liberação de GH. Em adultos, o maior pulso de liberação do GH ocorre nas duas primeiras horas do sono. Especula-se que o GHRH tenha propriedades indutoras do sono, porém o papel do GH nos ciclos do sono não está claro.

O GH é secretado por células da adeno-hipófise. Ele é um hormônio peptídico típico na maioria dos aspectos, exceto que aproximadamente metade do GH no sangue está ligado à **proteína ligadora do hormônio do crescimento** plasmática. A ligação com as proteínas protege o GH plasmático de ser filtrado para a urina e estende a sua meia-vida por mais 12 minutos. Os pesquisadores têm sugerido que a concentração das proteínas ligadoras é determinada geneticamente e exerce um papel na determinação da estatura do adulto.

Os tecidos-alvo para o GH incluem tanto células endócrinas como não endócrinas. O GH atua como um hormônio trófico para estimular a secreção de **fatores de crescimento semelhantes à insulina** (IGFs, do inglês, *insulin-like growth factors*) (primeiramente chamados de *somatomedinas*) pelo fígado e por outros tecidos. Os IGFs têm um efeito de retroalimentação negativa na secreção do hormônio do crescimento, atuando na adeno-hipófise e no hipotálamo. Os IGFs atuam em conjunto com o hormônio do crescimento para estimular o crescimento dos ossos e dos tecidos moles (Fig. 23.8).

Metabolicamente, o hormônio do crescimento e os IGFs são anabólicos para as proteínas e promovem a síntese proteica, uma parte essencial do crescimento dos tecidos. O hormônio do crescimento também atua com os IGFs para estimular o crescimento ósseo. Os IGFs são responsáveis pelo crescimento das cartilagens. O GH aumenta as concentrações plasmáticas de ácidos graxos e de glicose por promover a degradação dos lipídeos e a produção de glicose hepática.

REVISANDO CONCEITOS

11. Qual hormônio da adeno-hipófise, além do GH, possui dois fatores hipotalâmicos que regulam a sua liberação?

O hormônio do crescimento é essencial para o crescimento normal

Os distúrbios que refletem as ações do hormônio do crescimento são mais evidentes em crianças. Deficiências graves do hormônio do crescimento na infância levam ao **nanismo**, que pode resultar de um problema na síntese do hormônio do crescimento ou com receptores defeituosos de GH. Infelizmente, o hormônio do crescimento de bovinos e de suínos não são eficazes como terapia de reposição, e somente o hormônio do crescimento de primatas é ativo em seres humanos. Até 1985, quando o hormônio do crescimento humano produzido por engenharia genética se tornou disponível, as hipófises humanas doadas coletadas em autópsias eram a única fonte de hormônio do crescimento. Felizmente, a deficiência grave de hormônio do crescimento é relativamente rara. No extremo oposto, a hipersecreção do hormônio de crescimento em crianças leva ao **gigantismo**.

Uma vez que o crescimento ósseo cessa no final da adolescência, o hormônio do crescimento não pode aumentar mais a estatura. Contudo, o GH e os IGFs podem continuar atuando na cartilagem e nos tecidos moles. Os adultos com secreção excessiva de hormônio do crescimento desenvolvem uma condição chamada de **acromegalia**, caracterizada pelo alongamento da mandíbula, expressões faciais grosseiras e crescimento das mãos e dos pés (**FIG. 23.9**). André, o Gigante, um lutador francês que também teve um papel no clássico filme *A Princesa Prometida*, apresentava sinais tanto de gigantismo (ele tinha 2,25 m) quanto de acromegalia, antes da sua morte, com 47 anos.

O hormônio do crescimento humano produzido geneticamente levanta questões éticas

Quando o hormônio do crescimento humano (hGH) produzido geneticamente se tornou disponível, na metade da década de 1980, a medicina enfrentou um dilema. Obviamente, o hormônio seria utilizado para tratar crianças que, de outra forma, seriam anãs, mas o que fazer a respeito daquelas com deficiência somente parcial de GH ou com secreção normal de GH e geneticamente baixas? Essa questão é complicada pela dificuldade

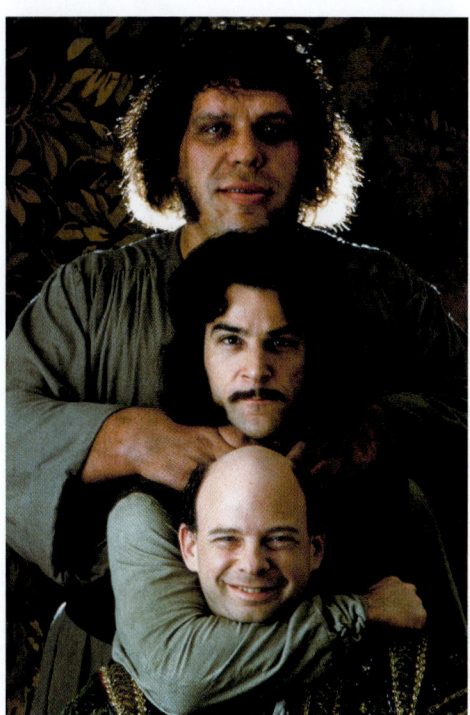

FIGURA 23.9 Acromegalia. A secreção em excesso do hormônio do crescimento em adultos causa a acromegalia, com alongamento da mandíbula, expressões faciais grosseiras e crescimento das mãos e dos pés. Compare essas características de André, o Gigante (parte superior), com as características de seus colegas em *A Princesa Prometida*, Mandy Patinkin (meio) e Wallace Shawn (parte inferior).

de se identificar precisamente as crianças com deficiência parcial do hormônio do crescimento. E o que dizer sobre crianças cujos pais gostariam que fossem mais altas para praticarem esportes? O hormônio do crescimento deveria ser dado a essas crianças saudáveis?

Em 2003, o FDA aprovou o uso de hormônio do crescimento humano recombinante* para tratamento de crianças não deficientes de GH com baixa estatura, definida como estando mais que 2,25 desvios-padrão abaixo da estatura média para sua idade e sexo. (Ou seja, crianças com estatura correspondente a 1% na margem inferior da curva do seu grupo de idade-sexo.) Em ensaios clínicos, a injeção diária do medicamento por dois anos resulta em um aumento na estatura média de 3,3 cm. De acordo com uma análise publicada em um jornal de medicina pediátrica no ano de 2006, o custo para esse tratamento era de mais de $52.000 dólares para cada polegada de altura adquirida. Os efeitos adversos reportados nesses estudos com o hGH incluem intolerância à glicose (p. 715) e *pancreatite* (inflamação do pâncreas). A longo prazo, os riscos associados ao tratamento com o hGH são desconhecidos, e os pais devem estar cientes de que o tratamento com hGH tem o potencial para gerar problemas psicológicos nas crianças se os resultados não forem ótimos.

---

*N. de R.T. No Brasil, esse tipo de hormônio também é liberado para a comercialização pela Agência Nacional de Vigilância Sanitária (ANVISA) do Ministério da Saúde.

CRESCIMENTO DOS TECIDOS E DOS OSSOS

O crescimento pode ser dividido em duas áreas gerais: o crescimento dos tecidos moles e o crescimento ósseo. Em crianças, o crescimento ósseo é geralmente avaliado pela determinação da estatura, e o crescimento dos tecidos, pelo peso. Múltiplos hormônios têm efeitos diretos ou permissivos sobre o crescimento. Além disso, estamos apenas começando a entender como os fatores de crescimento parácrinos interagem com os hormônios clássicos, influenciando o desenvolvimento e a diferenciação tecidual.

O crescimento tecidual requer hormônios e sinais parácrinos

O crescimento dos tecidos moles exige quantidades adequadas de hormônio do crescimento, dos hormônios da tireoide e de insulina. O hormônio do crescimento e os IGFs são necessários para a síntese proteica e a divisão celular nos tecidos. Sob a influência desses hormônios, as células podem sofrer *hipertrofia* (tamanho celular aumentado) e **hiperplasia** (número celular aumentado).

Os hormônios da tireoide têm um papel permissivo no crescimento e contribuem diretamente para o desenvolvimento do sistema nervoso. No tecido-alvo, os hormônios da tireoide interagem sinergicamente com o hormônio do crescimento para a síntese proteica e o desenvolvimento do sistema nervoso. Crianças com hipotireoidismo não tratado (cretinismo) não crescem até uma estatura normal, mesmo que secretem uma quantidade normal de hormônio do crescimento.

A insulina sustenta o crescimento dos tecidos, estimulando a síntese proteica e fornecendo energia na forma de glicose. Como a insulina é permissiva para o hormônio do crescimento, as crianças que têm deficiência de insulina não terão crescimento normal, mesmo que tenham concentrações normais de hormônio do crescimento e dos hormônios da tireoide.

O crescimento ósseo requer quantidades adequadas de cálcio na dieta

O crescimento ósseo, assim como o desenvolvimento dos tecidos moles, requer os hormônios apropriados e quantidades adequadas de proteínas e de cálcio. O osso contém uma matriz extracelular calcificada formada quando os cristais de fosfato de cálcio precipitam e se fixam a uma rede de suporte constituída de colágeno. A forma mais comum de fosfato de cálcio é a **hidroxiapatita**, $Ca_{10}(PO_4)_6(OH)_2$.

Embora a grande quantidade de matriz inorgânica no osso faça algumas pessoas pensarem nele como algo não vivo, o osso é um tecido dinâmico, sendo constantemente formado e degradado, ou *reabsorvido*. Espaços na matriz cálcio-colágeno são ocupados por células vivas que são bem supridas de oxigênio e nutrientes pelos vasos sanguíneos que correm ao longo de canais adjacentes (**FIG. 23.10**).

Os ossos geralmente possuem duas camadas: uma camada externa de **osso compacto** denso e uma camada interna de **osso trabecular** esponjoso. Em alguns ossos, a cavidade central é preenchida com medula óssea. O osso compacto fornece força

FIGURA 23.10 **CONTEÚDO ESSENCIAL**

Osso

(a) Composição do osso

Os ossos são compostos em grande parte por matriz extracelular calcificada.

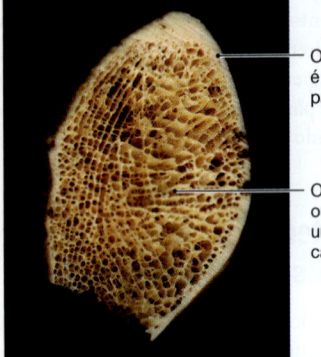

O osso compacto é denso e utilizado para suporte.

O osso esponjoso ou trabecular forma uma estrutura calcificada.

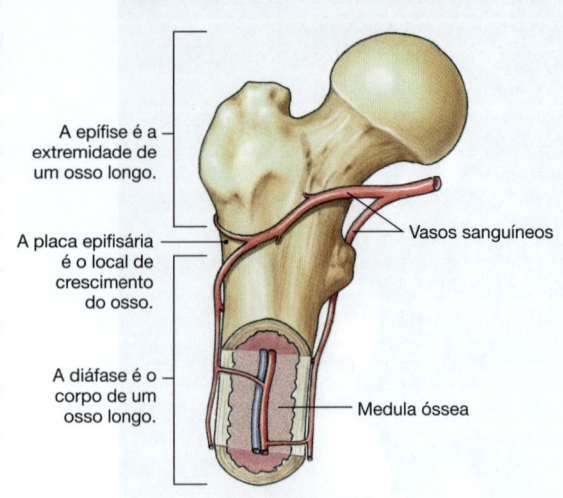

A epífise é a extremidade de um osso longo.

A placa epifisária é o local de crescimento do osso.

A diáfise é o corpo de um osso longo.

Vasos sanguíneos

Medula óssea

(b) Crescimento ósseo

Os condrócitos formam a cartilagem. Os osteoblastos criam cristais de fosfato de cálcio para substituir a cartilagem.

A placa epifisária é o local de crescimento do osso.

Diáfise

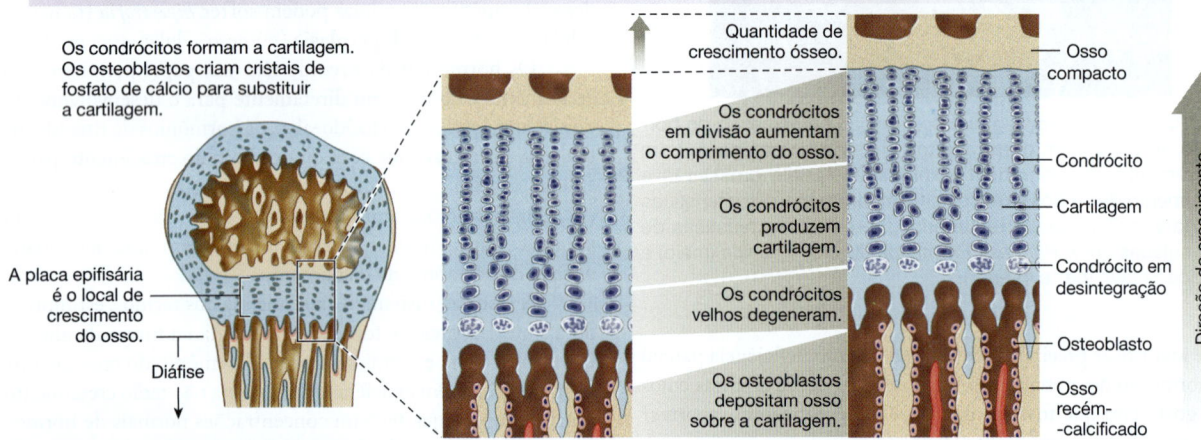

Quantidade de crescimento ósseo.

Os condrócitos em divisão aumentam o comprimento do osso.

Os condrócitos produzem cartilagem.

Os condrócitos velhos degeneram.

Os osteoblastos depositam osso sobre a cartilagem.

Osso compacto

Condrócito

Cartilagem

Condrócito em desintegração

Osteoblasto

Osso recém--calcificado

Direção do crescimento

(c) Reabsorção óssea

Os osteoclastos são responsáveis pela reabsorção óssea. Eles secretam ácido e enzimas que dissolvem o fosfato de cálcio no osso.

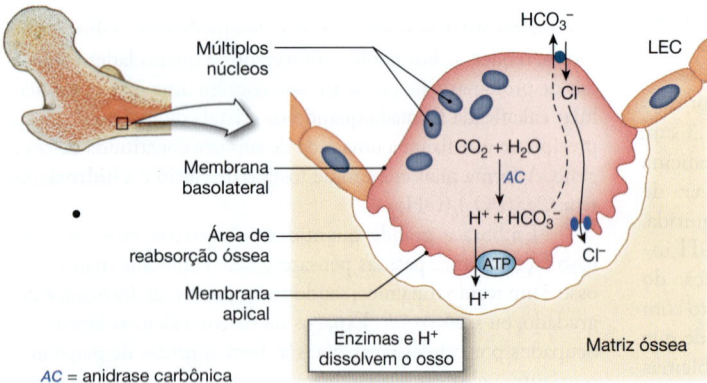

Múltiplos núcleos

HCO_3^-

LEC

Cl^-

$CO_2 + H_2O$

Membrana basolateral

AC

$H^+ + HCO_3^-$

Área de reabsorção óssea

Cl^-

ATP

Membrana apical

H^+

Enzimas e H^+ dissolvem o osso

Matriz óssea

AC = anidrase carbônica

Estas fotografias ilustram significativamente por que pessoas com osteoporose apresentam alta incidência de fratura nos ossos.

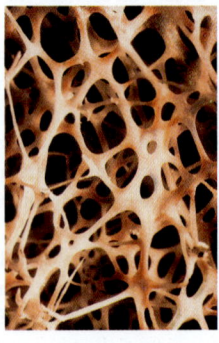

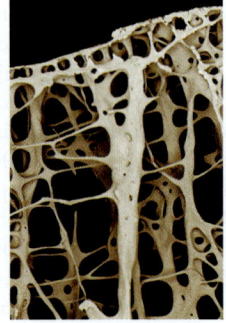

Osso normal

Perda óssea na osteoporose

e é mais espesso onde é necessário à sustentação (como os ossos longos das pernas) ou no local onde se prendem os músculos. O osso esponjoso é menos resistente e tem espaços abertos preenchidos por células entre as trabéculas da rede calcificada.

Os ossos crescem quando a matriz é depositada mais rápido do que é absorvida. Células especializadas formadoras de osso, denominadas **osteoblastos**, produzem enzimas e **osteoide**, uma mistura de colágeno e outras proteínas na qual a hidroxiapatita se liga. Pesquisas recentes encontraram outras duas proteínas, *osteocalcina* e *osteonectina*, que parecem auxiliar na deposição da matriz calcificada.

O diâmetro do osso aumenta quando a matriz se deposita na superfície externa do osso. O crescimento linear dos ossos longos ocorre em regiões especializadas, chamadas de **placas epifisárias**, localizadas em cada extremidade da haste óssea (*diáfise*) (Fig. 23.10b). A parte da placa óssea mais próxima à extremidade (*epífise*) do osso contém colunas de **condrócitos**, células produtoras de colágeno da cartilagem, que se dividem continuamente. À medida que a camada de colágeno se espessa, a cartilagem mais velha calcifica, e os condrócitos mais velhos degeneram, deixando espaços que os osteoblastos invadem. Os osteoblastos, então, depositam matriz óssea sobre a base de cartilagem.

Conforme o osso novo é adicionado às extremidades, a diáfise alonga. O crescimento do osso longo continua enquanto a placa epifisária estiver ativa. Quando os osteoblastos completam o seu trabalho, eles convertem-se em uma forma menos ativa, denominada **osteócitos**.

O crescimento do osso longo está sob influência do hormônio do crescimento e dos fatores de crescimento semelhantes à insulina. Na ausência desses hormônios, o crescimento ósseo normal não ocorre. O crescimento dos ossos longos também é influenciado pelos hormônios esteroides sexuais. O estirão de crescimento dos meninos adolescentes é atribuído geralmente ao aumento da produção de androgênios, porém, hoje, acredita-se que os estrogênios exerçam um papel significativo no crescimento ósseo puberal em ambos os sexos.

Em todos os adolescentes, os hormônios sexuais finalmente inativam a placa epifisária, de modo que os ossos longos não crescem mais. Como as placas epifisárias de vários ossos se fecham em uma sequência regular e ordenada, os raios X que mostram as placas que estão abertas e as que estão fechadas podem ser utilizados para calcular a "idade óssea" de uma criança.

O crescimento linear ósseo cessa no adulto, mas o osso é um tecido dinâmico que sofre contínuo remodelamento ao longo da vida. A *reabsorção* ou degradação do osso é controlada pelos **osteoclastos**, grandes células móveis e multinucleadas que derivam das células-tronco hematopoiéticas (p. 514). Eles são responsáveis por dissolver o osso.

Os osteoclastos anexam a sua região periférica a uma parte da matriz, de modo muito similar a uma ventosa (Fig. 23.10c). A região central do osteoclasto secreta ácido hidroclorídrico com a ajuda de anidrase carbônica e de H^+-ATPase. Os osteoclastos também secretam enzimas *proteases* que atuam em baixo pH. A combinação de ácido e de enzimas dissolve a matriz calcificada de hidroxiapatita e seu suporte de colágeno. O Ca^{2+} da hidroxiapatita torna-se parte do *pool* de Ca^{2+} ionizado e pode entrar na circulação.

A massa óssea corporal é outro exemplo de balanço de massa. Em crianças, a deposição óssea excede a reabsorção, e a massa óssea aumenta. Em jovens adultos de até cerca de 30 anos, a deposição e a reabsorção estão balanceadas. A partir dos 30 anos, a reabsorção começa a exceder a deposição, com consequente perda óssea pelo esqueleto. Discutiremos perda óssea e osteoporose em mais detalhes no final deste capítulo.

Um fator neuroendócrino que exerce um papel importante na massa óssea é o estresse mecânico sobre o osso. Exercícios de alto impacto, como corrida, ajudam na construção do osso, mas exercícios livres de peso, como a natação, não o fazem. Aparentemente, os osteócitos atuam como mecanossensores e são capazes de transduzir o estímulo mecânico em sinais intracelulares que atuam na deposição óssea. Por outro lado, evidências recentes sugerem que os cílios primários dos osteócitos (p. 69) podem ser as estruturas sensoriais que respondem ao estresse.

REVISANDO CONCEITOS

12. Quais hormônios são essenciais para o desenvolvimento e o crescimento normais?

13. Por que os adultos com hipersecreção do hormônio do crescimento não crescem, tornando-se mais altos?

EQUILÍBRIO DO CÁLCIO

A maior parte do cálcio do corpo – 99%, ou aproximadamente 1,1 kg – é encontrada nos ossos. Entretanto, esse *pool* é relativamente estável, por isso é a menor fração corporal de cálcio não ósseo que é mais crítica para o funcionamento fisiológico (**FIG. 23.11**). Como você aprendeu, o Ca^{2+} possui diversas funções fisiológicas:

1. **O Ca^{2+} é uma molécula de sinalização importante**. O movimento de Ca^{2+} de um compartimento corporal para outro cria sinais de Ca^{2+}. O cálcio que entra no citoplasma inicia a exocitose de vesículas sinápticas e secretoras, a contração de fibras musculares ou altera a atividade de enzimas e transportadores. A remoção de Ca^{2+} do citoplasma requer transporte ativo.

2. **O Ca^{2+} é parte do cimento intercelular que mantém unidas as junções apertadas**.

3. **O Ca^{2+} é um cofator na cascata de coagulação** (p. 521). Embora o Ca^{2+} seja essencial para a coagulação sanguínea, as concentrações corporais de Ca^{2+} nunca diminuem a ponto de a coagulação ser inibida. Entretanto, a remoção de Ca^{2+} de uma amostra de sangue prevenirá que a amostra coagule dentro do tubo de teste.

4. **As concentrações plasmáticas de Ca^{2+} afetam a excitabilidade dos neurônios**. Essa função do Ca^{2+} ainda não havia sido abordada anteriormente neste texto, mas é a função mais óbvia nas disfunções relacionadas ao Ca^{2+}. Se a concentração plasmática de Ca^{2+} diminui (**hipocalcemia**), a permeabilidade neuronal ao Na^+ aumenta, os neurônios despolarizam, e o sistema nervoso torna-se hiperexcitável. Nessa forma mais extrema, a hipocalcemia causa contração sustentada (*tetania*) dos músculos respiratórios, resultando em asfixia. A **hipercalcemia** tem o efeito oposto, causando uma diminuição da atividade neuromuscular.

(a) Para manter o equilíbrio de cálcio, a ingestão de Ca^{2+} deve ser igual à perda nas fezes e na urina.

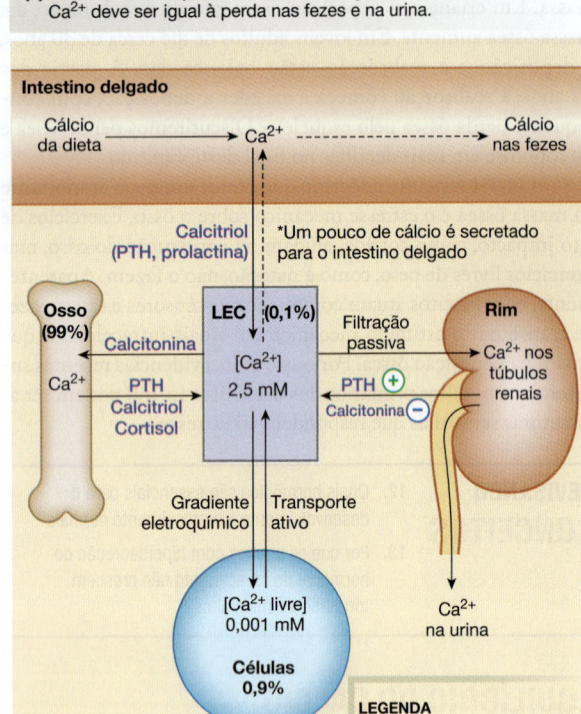

LEGENDA
PTH = hormônio da paratireoide

(b) Funções do cálcio no corpo

Localização	Função
Matriz extracelular	• Matriz calcificada do osso e dos dentes
Líquido extracelular de Ca^{2+}	• Liberação de neurotransmissor na sinapse • Papel na contração do miocárdio e do músculo liso • Cofator na cascata de coagulação • "Cimento" para junções apertadas • Influencia a excitabilidade dos neurônios
Ca^{2+} intracelular	• Contração muscular • Sinal nas vias de segundo mensageiro

FIGURA 23.11   Equilíbrio de cálcio no corpo.

As concentrações de cálcio no plasma são rigorosamente reguladas

Devido ao cálcio ser tão importante para diversas funções fisiológicas, a concentração plasmática de Ca^{2+} é estreitamente regulada. A homeostasia do cálcio segue o princípio de balanço de massa:

Cálcio corporal total = entrada − saída

1. **Cálcio corporal total** é todo o cálcio presente no corpo, distribuído ao longo dos três compartimentos (Fig. 23.11):

   (a) *Líquido extracelular*. O Ca^{2+} ionizado é concentrado no LEC. No plasma, cerca da metade do Ca^{2+} está ligado

SOLUCIONANDO O **PROBLEMA**

A análise do sangue do Prof. Magruder revelou que seu nível plasmático de cálcio é de 12,3 mg/dL (os valores normais são 8,5-10,5 mg/dL). Esses resultados reforçam a suspeita do diagnóstico de hiperparatireoidismo. "Você toma vitamina D ou usa uma grande quantidade de antiácidos?" perguntou a Dra. Spinks. "Isso aumentaria seu cálcio plasmático." O Prof. Magruder negou usar qualquer substância. "Bem, nós necessitamos de mais um exame antes de concluirmos que você tem hiperparatireoidismo", disse a Dra. Spinks.

P4: *Que exame poderia provar definitivamente que o Prof. Magruder tem hiperparatireoidismo?*

a proteínas plasmáticas e a outras moléculas. O Ca^{2+} não ligado é livre para se difundir através das membranas pelos canais de Ca^{2+} abertos. A concentração plasmática total de Ca^{2+} é de cerca de 2,5 mM.

   (b) Ca^{2+} *intracelular*. A concentração de Ca^{2+} livre no citosol é de cerca de 0,001 mM. Além disso, o cálcio está concentrado no interior da mitocôndria e do retículo sarcoplasmático. Os gradientes eletroquímicos favorecem o movimento de Ca^{2+} para o citosol quando os canais de Ca^{2+} abrem.

   (c) *Matriz extracelular (osso)*. O osso é o maior reservatório de Ca^{2+} no corpo, com grande parte do Ca^{2+} do osso em forma de cristais de hidroxiapatita. O Ca^{2+} ósseo forma um reservatório que pode ser aproveitado para manter a homeostasia plasmática do Ca^{2+}. Em geral, somente uma pequena fração do Ca^{2+} apresenta-se da forma ionizada e facilmente permutável, e esse *pool* permanece em equilíbrio com o Ca^{2+} do líquido intersticial.

2. **Entrada** é o cálcio ingerido na dieta e absorvido no intestino delgado. Somente cerca de um terço do cálcio ingerido é absorvido, e, diferentemente de outros nutrientes, a absorção de cálcio é regulada hormonalmente. Muitas pessoas não ingerem quantidades suficientes de alimentos que contêm Ca^{2+}, no entanto, a entrada pode não coincidir com a saída.

   A absorção intestinal de cálcio é aparentemente transcelular e paracelular (entre as células). O transporte transcelular é realizado pela entrada no enterócito via canais apicais de Ca^{2+} (*TRPV6*, também chamado de *ECaC*). Uma vez dentro da célula, o Ca^{2+} liga-se a uma proteína, chamada de *calbindina*, que ajuda a manter baixa a (Ca^{2+}) livre intracelular. Isso é necessário devido ao papel do Ca^{2+} livre como uma molécula de sinalização intracelular. Na região basolateral da célula, o Ca^{2+} sai por um trocador de Na^{+}-Ca^{2+} (NCX) e por transportadores Ca^{2+}-ATPase. A absorção transcelular é regulada hormonalmente, a absorção paracelular não é regulada.

3. **Saída**, ou perda de Ca^{2+} pelo corpo, ocorre principalmente pelos rins, com uma pequena quantidade excretada pelas fezes. O Ca^{2+} ionizado é livremente filtrado no glomérulo e então reabsorvido ao longo do comprimento do néfron. A reabsorção hormonalmente regulada ocorre somente no

néfron distal e utiliza transportadores similares àqueles encontrados no intestino. Não há transporte paracelular nos rins.

REVISANDO
CONCEITOS

14. O que a hipercalcemia faz ao potencial de membrana neuronal, e por que este efeito deprime a excitabilidade neuromuscular?

15. Faça um desenho de uma célula tubular distal e identifique as membranas apical e basolateral, o lúmen e o LEC. Utilize a descrição da absorção intestinal de Ca^{2+} no item 2 (entrada) para desenhar os transportadores adequados.

16. Descreva o transporte renal de Ca^{2+} do lúmen tubular para o LEC como ativo, passivo, difusão facilitada, e assim por diante.

Três hormônios controlam o equilíbrio de cálcio

Três hormônios regulam o movimento de Ca^{2+} entre osso, rim e intestino: hormônio da paratireoide, calcitriol (vitamina D_3) e calcitonina (Fig. 23.11). Destes, o hormônio da paratireoide e o calcitriol são os mais importantes em seres humanos adultos.

As **glândulas paratireoides**, que secretam o hormônio da paratireoide, foram descobertas nos anos 1890 por fisiologistas enquanto eles estudavam o papel da glândula tireoide. Esses cientistas observaram que cães e gatos morriam poucos dias após a remoção total da tireoide. Em contrapartida, os coelhos morriam se fossem removidas apenas as pequenas "glândulas" paratireoides situadas junto à tireoide. Os cientistas, então, procuraram as glândulas paratireoides em cães e gatos e as encontraram escondidas atrás da glândula maior da tireoide. Se as glândulas paratireoides fossem deixadas quando a tireoide era cirurgicamente removida, os animais sobreviviam.

Os cientistas concluíram que as paratireoides continham uma substância que era essencial à vida, embora a glândula tireoide não o fosse. Essa substância essencial era o hormônio da paratireoide. A ausência do hormônio da paratireoide causa tetania hipocalcêmica e paralisia respiratória, como mencionado na seção das funções do cálcio.

Hormônio da paratireoide   Quatro pequenas glândulas paratireoides repousam sobre a superfície dorsal da glândula tireoide (**FIG. 23.12**). Elas secretam o **hormônio da paratireoide (PTH)** (também chamado de *paratormônio*), um peptídeo que possui função principal de aumentar as concentrações plasmáticas de Ca^{2+}. O estímulo para a liberação do PTH é a diminuição das concentrações plasmáticas de Ca^{2+}, monitorada por um **receptor sensível ao Ca^{2+}** (CaSR, do inglês, *Ca^{2+}-sensing receptor*), localizado na membrana celular. O CaSR, um receptor acoplado à proteína G, foi o primeiro receptor de membrana identificado cujo ligante era um íon, em vez de uma molécula orgânica.

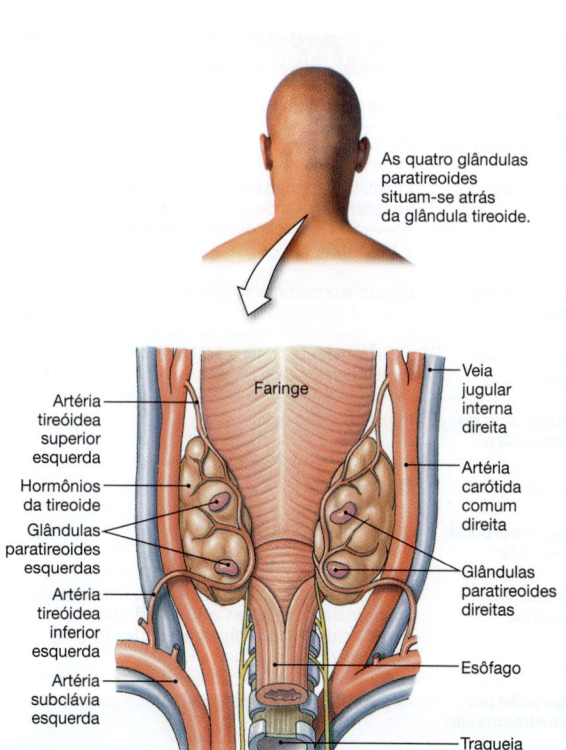

As quatro glândulas paratireoides situam-se atrás da glândula tireoide.

Artéria tireóidea superior esquerda
Faringe
Veia jugular interna direita
Hormônios da tireoide
Artéria carótida comum direita
Glândulas paratireoides esquerdas
Glândulas paratireoides direitas
Artéria tireóidea inferior esquerda
Esôfago
Artéria subclávia esquerda
Traqueia

Hormônio da paratireoide (PTH)	
Origem	Glândulas paratireoides
Natureza química	Peptídeo de 84 aminoácidos
Biossíntese	Produção contínua, pouco armazenamento
Transporte na circulação	Dissolvida no plasma
Meia-vida	Menos de 20 minutos
Fatores que afetam a liberação	↓ Ca^{2+} plasmático
Células-alvo ou tecidos-alvo	Rim, osso e intestino
Receptor-alvo	O receptor de membrana atua via AMPc
Reação corporal ou tecidual	↑ Ca^{2+} plasmático
Ação em nível celular	↑ Síntese de vitamina D; ↑ reabsorção renal de Ca^{2+}; ↑ ressorção óssea
Ação em nível molecular	Rapidamente altera o transporte de Ca^{2+}, mas também inicia a síntese proteica nos osteoclastos
Início da ação	2 a 3 horas para os ossos; 1 a 2 horas para o aumento da atividade dos osteoclastos; 1 a 2 dias para a absorção intestinal; alguns minutos para o transporte renal
Regulação por retroalimentação	Retroalimentação negativa por ↑ Ca^{2+} plasmático
Outras informações	Os osteoclastos não possuem receptores para PTH e são regulados por substâncias parácrinas induzidas pelo PTH. O PTH é essencial à vida; a sua ausência causa tetania hipocalcêmica

FIGURA 23.12   **Glândulas paratireoides e hormônio da paratireoide (PTH).** Esta ilustração mostra a superfície dorsal da glândula tireoide. (Comparar com a visão ventral na Fig. 23.4a.)

N. de R.T. Célula principal

O PTH atua no osso, no rim e no intestino para aumentar as concentrações plasmáticas de Ca^{2+} (Fig. 23.12). O Ca^{2+} plasmático elevado atua como retroalimentação negativa e desliga a secreção de PTH. O hormônio da paratireoide aumenta o Ca^{2+} plasmático de três formas:

1. **O PTH mobiliza cálcio dos ossos**. O aumento da reabsorção óssea pelos osteoclastos leva aproximadamente 12 horas para se tornar mensurável. Curiosamente, embora os osteoclastos sejam responsáveis por dissolver a matriz calcificada e serem um alvo lógico para o PTH, eles não possuem receptores para PTH. Em vez disso, os efeitos do PTH são mediados por um conjunto de moléculas parácrinas, incluindo a *osteoprotegerina* (OPG) e um fator de diferenciação de osteoclastos, chamado de *RANKL*. Esses fatores parácrinos estão sendo intensamente investigados como agentes farmacológicos em potencial. No final de 2010, um inibidor da RNAKL, chamado de denosumab, foi aprovado para o tratamento de condições com excessiva perda óssea.

2. **O PTH aumenta a reabsorção renal de cálcio**. Como mencionamos previamente, a reabsorção regulada de Ca^{2+} ocorre no néfron distal. O PTH aumenta simultaneamente a excreção renal do fosfato, reduzindo sua reabsorção. Os efeitos opostos do PTH sobre o cálcio e o fosfato são necessários para manter suas concentrações combinadas abaixo de um nível crítico. Se as concentrações excedem tal nível, formam-se cristais de fosfato de cálcio que

precipitam fora da solução. As elevadas concentrações de fosfato de cálcio na urina são uma das causas da formação de cálculos renais. Discutiremos os aspectos adicionais da homeostase do fosfato mais adiante.

3. **O PTH aumenta indiretamente a absorção intestinal de cálcio** pela sua influência na vitamina D_3, um processo descrito adiante.

Calcitriol A absorção intestinal de cálcio é estimulada pela ação de um hormônio conhecido como **1,25-di-hidroxicolecalciferol** ou $1,25(OH)_2D_3$, também conhecido como **calcitriol** ou vitamina D_3 (**FIG. 23.13**). O corpo forma calcitriol a partir da vitamina D que foi obtida pela dieta ou sintetizada na pele pela ação da luz solar sob os precursores formados a partir de acetil-CoA. As pessoas que vivem acima de 37° graus de latitude ao norte ou abaixo de 37° graus de latitude ao sul não recebem luz solar o suficiente para produzir quantidades adequadas de vitamina D, exceto no verão, e devem considerar tomar suplementos vitamínicos.

A vitamina D é modificada em dois passos – primeiro no fígado, e então nos rins – para formar a vitamina D_3 ou calcitriol. O calcitriol é o principal hormônio responsável por aumentar a absorção de Ca^{2+} a partir do intestino delgado. Além disso, o calcitriol facilita a reabsorção renal de Ca^{2+} e ajuda a mobilizar Ca^{2+} para fora do osso.

A produção de calcitriol é regulada no rim por ação do PTH. Concentrações plasmáticas diminuídas de Ca^{2+} estimulam a secreção de PTH, que estimula a síntese de calcitriol.

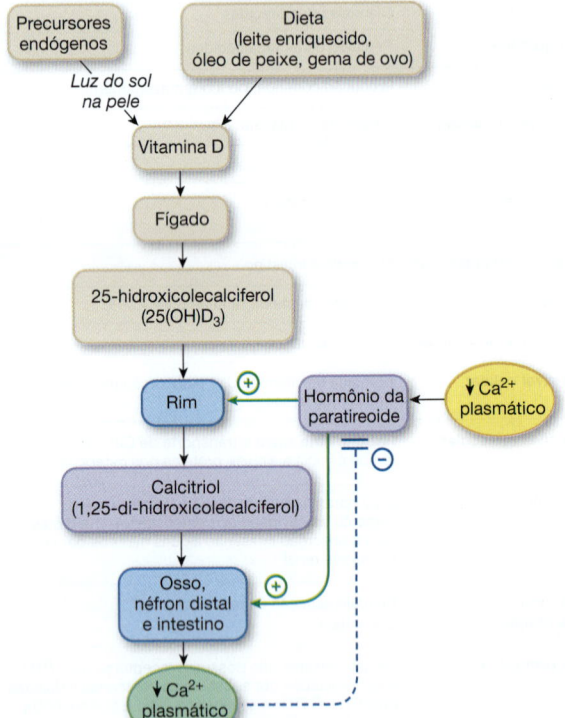

Vitamina D_3 (calcitriol, 1,25-di-hidroxicolecalciferol)	
Origem	Biossíntese complexa; ver a seguir
Natureza química	Esteroide
Biossíntese	Vitamina D formada por moléculas precursoras ativadas pela luz do sol ou ingerida na dieta; convertida em dois passos (fígado e rim) em $1,25(OH)_2D_3$
Transporte na circulação	Ligado à proteína plasmática
Estímulo para a síntese	↓ Ca^{2+}: Indiretamente via PTH. A prolactina também estimula a síntese
Células-alvo ou tecidos-alvo	Intestino, osso e rim
Receptor-alvo	Nuclear
Reação corporal ou tecidual	↑ Ca^{2+} plasmático
Ação em nível molecular	Estimula a produção de calbindina, uma proteína ligadora de Ca^{2+}, e de CaRS na glândula paratireoide. Associado a transporte intestinal por mecanismo desconhecido
Regulação por retroalimentação	O ↑ de Ca^{2+} plasmático inibe a secreção de PTH

FIGURA 23.13 **O controle endócrino do equilíbrio de cálcio.** O PTH trabalha junto com o calcitriol para promover a reabsorção óssea, a absorção intestinal do Ca^{2+} e a reabsorção do Ca^{2+} no néfron distal, todas as quais tendem a elevar as concentrações plasmáticas de Ca^{2+}.

A absorção renal e intestinal de Ca^{2+} aumenta o Ca^{2+} sanguíneo, desligando o PTH em uma alça de retroalimentação negativa, que diminui a síntese de calcitriol.

A prolactina, o hormônio responsável pela produção do leite em mulheres que estão amamentando (lactantes), também estimula a síntese de calcitriol. Essa ação assegura a absorção máxima de Ca^{2+} a partir da dieta em um momento em que a demanda metabólica para Ca^{2+} está alta.

Calcitonina O terceiro hormônio envolvido no metabolismo de cálcio é a **calcitonina**, um peptídeo produzido pelas células C da tireoide (**TAB. 23.1**). As suas ações são opostas às do hormônio da paratireoide. A calcitonina é liberada quando as concentrações plasmáticas de Ca^{2+} aumentam. Experimentos realizados em animais mostram que a calcitonina diminui a reabsorção óssea e aumenta a excreção renal de cálcio.

A calcitonina aparentemente desempenha um papel secundário no equilíbrio diário do cálcio em seres humanos adultos. Os pacientes cujas glândulas tireoides foram removidas não mostram nenhum distúrbio no equilíbrio do cálcio, e pessoas com tumores na tireoide que secretam grandes quantidades de calcitonina também não apresentam efeitos nocivos.

A calcitonina tem sido utilizada medicamente para tratar pacientes com *doença de Paget*, uma condição ligada à genética na qual os osteoclastos são superativos e o osso se torna enfraquecido devido à reabsorção. A calcitonina nesses pacientes estabiliza a perda óssea anormal, levando os cientistas a especularem que esse hormônio é mais importante durante o crescimento na infância, quando uma deposição óssea líquida é necessária, e durante a gestação e a lactação, quando o corpo da mãe precisa de suprimento de cálcio para ela e para o seu filho.

As homeostasias do cálcio e do fosfato estão associadas

A homeostasia do fosfato é intimamente relacionada à homeostasia do cálcio. O fosfato é o segundo ingrediente principal da hidroxiapatita no osso, $Ca_{10}(PO_4)_6(OH)_2$, e grande parte do fosfato presente no corpo humano é encontrado no osso. Entretanto, os fosfatos possuem outros importantes papeis fisiológicos, incluindo a transferência e o armazenamento de energia em ligações de fosfato de alta energia, e a ativação ou desativação de enzimas, transportadores e canais iônicos via fosforilação e desfosforilação. Os fosfatos também fazem parte da estrutura do DNA e do RNA.

A homeostasia do fosfato é paralela à do Ca^{2+}. O fosfato é absorvido no intestino, filtrado e reabsorvido nos rins e distribuído entre o osso, o LEC e os compartimentos intracelulares. A vitamina D_3 facilita a absorção intestinal de fosfato. A excreção renal é afetada tanto pelo PTH (que promove a excreção de fosfato) como pela vitamina D_3 (que promove a reabsorção de fosfato).

SOLUCIONANDO O **PROBLEMA**

Os resultados dos últimos exames do Prof. Magruder confirmaram que ele tinha hiperparatireoidismo. Ele iniciou uma dieta pobre em cálcio, evitando leite, queijo e outros produtos lácteos, mas vários meses depois ele retornou à emergência com dor decorrente de outra pedra nos rins. A Dra. Spinks o encaminhou para um endocrinologista, que recomendou a remoção cirúrgica das glândulas paratireoides superativas. "Nós não podemos dizer qual das glândulas paratireoides é a mais ativa", disse o especialista, "e nós gostaríamos de lhe deixar com algum hormônio da paratireoide produzido por você mesmo. Assim, vou tirar suas quatro glândulas, mas vamos reimplantar duas delas no músculo do seu antebraço. Em muitos pacientes, as glândulas implantadas secretam apenas o PTH necessário para manter a homeostase do cálcio. Mas se elas secretarem muita quantidade de PTH, elas poderão ser retiradas mais facilmente do antebraço do que se fizermos uma cirurgia maior no pescoço novamente."

P5: *Por que o Prof. Magruder não pode simplesmente repor o PTH por via oral? (Dica: o PTH é um hormônio peptídico.)*

730 732 736 746 **749** 750

TABELA 23.1	**Calcitonina**
Célula de origem	**Células C da glândula tireoide (células parafoliculares)**
Natureza química	Peptídeo de 32 aminoácidos
Biossíntese	Típica de peptídeos
Transporte na circulação	Dissolvida no plasma
Meia-vida	< 10 minutos
Fatores que afetam a liberação	↑ $[Ca^{2+}]$ plasmática
Célula-alvo ou tecidos-alvo	Osso e rim
Receptor-alvo	Receptor de membrana acoplado à proteína G
Ação corporal ou tecidual	Previne a reabsorção óssea. Aumenta a excreção renal
Ação em nível molecular	As vias de transdução de sinal parecem variar durante o ciclo celular
Outras informações	Experimentalmente, diminui a $[Ca^{2+}]$ no plasma, porém tem pouco efeito fisiológico aparente em seres humanos adultos. Possui um possível efeito no desenvolvimento do esqueleto, possível efeito protetor sob os estoques ósseos de Ca^{2+} durante a gestação e a lactação

17. Cite dois compostos que armazenam energia em ligações fosfato ricas em energia.

18. Quais as diferenças entre uma cinase, uma fosfatase e uma fosforilase?

A osteoporose é uma doença de perda óssea

Uma das alterações da função óssea mais conhecida é a **osteoporose**, um distúrbio metabólico no qual a reabsorção óssea excede a deposição óssea. Como resultado, os ossos frágeis e enfraquecidos são mais facilmente fraturados (Fig. 23.10c). A maior parte da reabsorção óssea ocorre no osso trabecular esponjoso, particularmente nas vértebras, nos quadris e nos punhos.

A osteoporose é mais comum em mulheres após a menopausa, quando a concentração de estrogênio cai. No entanto, homens mais velhos também desenvolvem osteoporose. A perda óssea, as pequenas fraturas e a compressão da coluna vertebral levam à *cifose* (corcunda), o encurvamento característico da osteoporose avançada nos idosos. A osteoporose é uma doença complexa com componentes genéticos e ambientais. Os fatores de risco incluem tipo corporal pequeno e magro, idade pós-menopausa, fumo e baixa ingestão de Ca^{2+} na dieta.

Por muitos anos, a *terapia de reposição hormonal* (HRT) com estrogênio ou estrogênio/progesterona foi utilizada para prevenir a osteoporose. Contudo, a terapia apenas com estrogênio aumenta o risco de câncer endometrial e possivelmente outros cânceres, e estudos recentes sugerem que a HRT com estrogênio/progesterona pode aumentar o risco de infarto do miocárdio e AVE. Um *modulador seletivo do receptor de estrogênio* (*SERM*, do inglês, *selective estrogen receptor modulator*) tem sido utilizado no tratamento da osteoporose.

Os fármacos mais efetivos para a prevenção e o tratamento da osteoporose atuam mais diretamente sobre o metabolismo ósseo. Eles incluem *bifosfonatos*, que induzem a apoptose dos osteoblastos e suprimem a reabsorção óssea, e *teriparatida*, um derivado do PTH que estimula a formação de novo osso. A teriparatida consiste nos primeiros 34 aminoácidos dos 84 aminoácidos que formam a molécula de PTH e precisa ser injetada, em vez de ser ingerida por via oral. Atualmente, os estudos clínicos estão focados na investigação de se alguma combinação de bifosfonatos e teriparatida é mais eficaz no combate à osteoporose do que a ação individual desses fármacos.

Para evitar a osteoporose na idade avançada, as mulheres jovens precisam manter uma dieta adequada em cálcio e realizar exercícios com sustentação do peso do corpo, como corrida ou exercícios aeróbios que aumentem a densidade óssea. A perda de massa óssea inicia aos 30 anos, muito antes de as pessoas pensarem estar em risco, e muitas mulheres sofrem de baixa massa óssea (*osteopenia*) muito antes de estarem cientes do problema. O exame da massa óssea (densitometria óssea) pode ajudar no diagnóstico precoce da osteopenia.

SOLUCIONANDO O PROBLEMA CONCLUSÃO | **Hiperparatireoidismo**

O Prof. Magruder fez a cirurgia, e as glândulas implantadas passaram a produzir quantidades adequadas de PTH. Ele deve ter seus níveis plasmáticos de Ca^{2+} checados regularmente por toda a sua vida para garantir que as glândulas continuem a funcionar adequadamente.

Pergunta	Fatos	Integração e análise
P1: *Que papel o Ca^{2+} exerce no funcionamento normal dos músculos e dos neurônios?*	O cálcio desencadeia a liberação de neurotransmissores (p. 258) e revela sítios de ligação de miosina nos filamentos musculares de actina (p. 386).	A fraqueza muscular no hiperparatireoidismo é o oposto ao que você poderia esperar conhecendo o papel do Ca^{2+} nos músculos e nos neurônios. Entretanto, o Ca^{2+} também afeta a permeabilidade dos neurônios ao Na^+, e esse efeito leva à fraqueza muscular e aos efeitos no SNC.
P2: *Qual é o termo técnico para "concentrações elevadas de cálcio no sangue"?*	Prefixo para concentrações elevadas: hiper-. Sufixo para "no sangue": -emia.	Hipercalcemia
P3: *Descubra por que parte do Ca^{2+} plasmático não é filtrado na cápsula de Bowman.*	A filtração no glomérulo é um processo seletivo que exclui as células sanguíneas e a maioria das proteínas plasmáticas (p. 600).	Uma quantidade significativa de Ca^{2+} plasmático está ligada a proteínas plasmáticas e, dessa forma, não pode ser filtrada.
P4: *Que exame poderia provar definitivamente que o Prof. Magruder tem hiperparatireoidismo?*	Hiperparatireoidismo é a secreção excessiva de PTH.	Um teste para verificar a concentração sanguínea de PTH confirmaria o diagnóstico de hiperparatireoidismo.
P5: *Por que o Prof. Magruder não pode simplesmente repor o PTH por via oral?*	O PTH é um hormônio peptídico. Peptídeos ingeridos são digeridos por enzimas proteolíticas.	O PTH administrado oralmente seria digerido e não seria absorvido na forma intacta. Consequentemente, ele não seria efetivo.

730 732 736 746 749 750

RESUMO DO CAPÍTULO

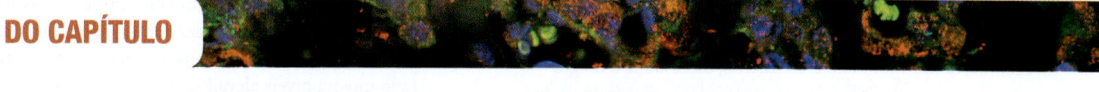

A endocrinologia é baseada nos princípios fisiológicos de *homeostasia* e *controle de sistemas*. Cada hormônio possui estímulos que iniciam a sua secreção, e sinais de retroalimentação que modulam a sua liberação. *Interações moleculares* e *comunicação através de membranas* também são essenciais para a atividade hormonal. Em muitos casos, como na homeostasia do cálcio e do fosfato, o princípio de balanço de massas é o foco da regulação homeostática.

Revisão dos princípios endócrinos

1. Os componentes básicos das vias endócrinas incluem receptores hormonais, alças de retroalimentação e respostas celulares. (p. 730)

Glicocorticoides suprarrenais

2. O **córtex da glândula suprarrenal** secreta **glicocorticoides**, esteroides sexuais e aldosterona. (pp. 731, 732; Fig. 23.1)

3. A secreção de **cortisol** é controlada pelo **CRH** hipotalâmico e pelo **ACTH** da hipófise. O cortisol é o sinal de retroalimentação. O cortisol é um típico hormônio esteroide na sua síntese, secreção, transporte e ação. (p. 732; Fig. 23.2)

4. O cortisol é catabólico e essencial à vida. Ele promove gliconeogênese, quebra de proteínas musculares esqueléticas e tecido adiposo, excreção de Ca^{2+} e supressão do sistema imune. (p. 733)

5. O **hipercortisolismo** geralmente resulta de um tumor ou da administração terapêutica do hormônio. A **doença de Addison** é uma hipossecreção de todos os hormônios esteroides suprarrenais. (p. 734)

6. O CRH e as **melanocortinas** possuem ações fisiológicas em adição à liberação de cortisol. (p. 735; Fig. 23.2d)

Hormônios da tireoide

7. O **folículo** da tireoide possui um centro oco preenchido com **coloide**, que contém **tireoglobulina** e enzimas. (p. 736; Fig. 23.4b)

8. Os hormônios da tireoide são sintetizados a partir da tirosina e do iodo. A **tetraiodotironina** (tiroxina, T_4) é convertida nos tecidos-alvo no hormônio mais ativo **tri-iodotironina** (T_3). (p. 736; Fig. 23.4)

9. Os hormônios da tireoide não são essenciais à vida, mas influenciam a taxa metabólica, bem como o metabolismo das proteínas, dos carboidratos e dos lipídeos. (p. 738)

10. A secreção dos hormônios da tireoide é controlada pela **tireotrofina (hormônio estimulador da tireoide [TSH])** e pelo **hormônio liberador de tireotrofina (TRH)**. (p. 738; Fig. 23.5)

Hormônio do crescimento

11. O crescimento normal requer o hormônio do crescimento, os hormônios da tireoide, a insulina e os hormônios sexuais na puberdade. O crescimento também requer dieta adequada e ausência de estresse crônico. (p. 740)

12. O hormônio do crescimento é secretado pela adeno-hipófise e estimula a secreção de **fatores de crescimento semelhantes à insulina (IGFs)** pelo fígado e por outros tecidos. Esses hormônios promovem o crescimento dos ossos e dos tecidos moles. (p. 742; Fig. 23.8)

13. A secreção do hormônio do crescimento é controlada pelo **hormônio liberador do hormônio do crescimento (GHRH)** e pelo hormônio inibidor do hormônio do crescimento (**somatostatina**). (p. 741; Fig. 23.8)

Crescimento dos tecidos e dos ossos

14. O **osso** é composto de cristais de **hidroxiapatita** ligados a um suporte colagenoso. O osso é um tecido dinâmico que contém células vivas. (p. 743)

15. Os **osteoblastos** sintetizam o osso. O crescimento dos ossos longos ocorre na **placa epifisária**, onde os **condrócitos** produzem cartilagem. (p. 743; Fig. 23.10)

Equilíbrio do cálcio

16. O cálcio atua como um sinal intracelular nas vias de segundo mensageiro, na exocitose e na contração muscular. Também desempenha um papel nas junções celulares, na coagulação e na função neural. (p. 745)

17. A homeostasia do Ca^{2+} é resultado do equilíbrio da ingestão na dieta, do débito urinário e da distribuição do Ca^{2+} entre ossos, células e LEC. (p. 745; Fig. 23.11)

18. O Ca^{2+} plasmático diminuído estimula a secreção do **hormônio da paratireoide (PTH)** pelas **glândulas paratireoides**. (p. 746; Fig. 23.12)

19. O PTH promove a reabsorção de Ca^{2+} do osso, aumenta a reabsorção renal de Ca^{2+} e aumenta a absorção intestinal de Ca^{2+} por meio de seus efeitos sobre o **calcitriol**. (p. 747; Fig. 23.12)

20. A calcitonina proveniente da glândula tireoide tem um papel secundário no equilíbrio diário do cálcio nos seres humanos adultos. (p. 748; Tab. 23.1)

QUESTÕES PARA REVISÃO

Além da resolução destas questões e da checagem de suas respostas na p. A-31, reveja os Tópicos abordados e objetivos de aprendizagem, no início deste capítulo.

Nível um   Revisando fatos e termos

1. Cite as zonas do córtex da glândula suprarrenal e os principais hormônios secretados em cada zona.

2. Desenhe a via completa de controle e mostre a retroalimentação quando apropriado para os seguintes hormônios: (a) cortisol, (b) hormônio do crescimento, (c) hormônio da paratireoide e (d) T_3 e T_4. Não use abreviações.

3. Cite quatro condições que são necessárias para a pessoa alcançar o seu pleno crescimento. Inclua cinco hormônios específicos que tenham efeito sobre o crescimento.

4. Cite os hormônios da tireoide. Qual possui maior atividade? Como e onde a maior parte deles é produzida?

5. Defina cada termo que segue e explique seu significado fisiológico:
   (a) melanocortinas.
   (b) osteoporose.
   (c) hidroxiapatita.
   (d) mineralocorticoide.
   (e) osso trabecular.
   (f) POMC.
   (g) placas epifisárias.

6. Liste sete funções do cálcio no corpo.

7. Faça uma tabela mostrando os efeitos do cortisol, dos hormônios da tireoide, do hormônio do crescimento, da insulina e do glucagon sobre o metabolismo das proteínas, dos carboidratos e dos lipídeos.

Nível dois   Revisando conceitos

8. Mapeamento: crie um mapa reflexo com as alças de retroalimentação para cada uma das situações abaixo:
   (a) hipercortisolismo devido a um tumor suprarrenal.
   (b) hipercortisolismo devido a um tumor hipofisário.
   (c) hipertireoidismo devido a um tumor secretor de hormônios na tireoide.
   (d) hipotireoidismo devido a um problema na hipófise que diminui a síntese de TSH.

9. Defina, compare e diferencie ou relacione os termos em cada conjunto:
   (a) cortisol, glicocorticoides, ACTH, CRH.
   (b) tireoide, célula C, folículo, coloide.
   (c) tireoglobulina, tirosina, iodo, TBG, desiodinase, TSH, TRH.
   (d) somatotrofina, IGF, GHRH, somatostatina, proteína ligadora do hormônio do crescimento.
   (e) gigantismo, acromegalia, nanismo.
   (f) hiperplasia, hipertrofia.
   (g) osteoblasto, osteoclasto, condrócito, osteócito.
   (h) vitamina D, calcitriol, 1,25-di-hidroxcolecalciferol, calcitonina, estrogênio, PTH.

10. Com base no que você conhece sobre os mecanismos celulares de ação do T_3, você esperaria ver a resposta a esse hormônio no tecido em alguns minutos ou em mais de uma hora?

11. Se a (Ca^{2+}) plasmática é de 2,5 mmol/L, qual a concentração em mEq/L?

12. Os osteoclastos formam ácido (H^+) a partir de CO_2 e H_2O. Eles secretam o ácido em sua membrana apical e colocam bicarbonato no LEC. Desenhe um osteoclasto e esquematize esse processo, incluindo enzimas e transportadores apropriados em cada membrana. Quantos transportadores diferentes você acha que podem ser usados para a reabsorção do bicarbonato?

Nível três   Solucionando problemas

13. Recomenda-se que pacientes diabéticos que ficaram doentes após realizarem uma cirurgia, ou estão sob outro estresse fisiológico, monitorem cuidadosamente seu nível de açúcar no sangue, pois eles podem precisar aumentar a dose de insulina temporariamente. Qual é a explicação fisiológica para essa recomendação?

14. Um teste diagnóstico para determinar a causa do hipercortisolismo é o *teste de supressão por dexametasona*. A dexametasona bloqueia a secreção de ACTH pela adeno-hipófise. A tabela a seguir mostra os resultados de dois pacientes nos quais foi aplicado o teste da supressão por dexametasona.

Concentração de cortisol plasmático	Antes do teste	Após o teste
Paciente A	Alta	Alta
Paciente B	Alta	Baixa

A partir desses resultados, você pode dizer onde as doenças dos pacientes se originaram? Explique para cada paciente.

15. Quando, na última semana, chegaram os resultados dos exames de sangue, alguém no escritório derramou uma xícara de café sobre eles, cobrindo o nome dos pacientes e alguns números. Um resultado mostra níveis elevados de TSH, mas os níveis dos hormônios da tireoide são tão baixos que são indetectáveis. Você tem três gráficos que esperam pelos resultados dos níveis dos hormônios da tireoide. As suas hipóteses diagnósticas com base em sinais físicos e sintomas para estes três pacientes são:

   Sr. A: Hipotireoidismo primário.
   Sra. B: Hipertireoidismo primário.
   Sra. C: Hipertireoidismo secundário.

   (a) Você pode dizer quais resultados estão no relatório manchado, com base nos resultados de TSH e da tentativa de diagnóstico?

   (b) Você pode excluir algum desses pacientes com base nesses mesmos critérios? Explique.

16. O gráfico a seguir mostra os resultados de um estudo feito em Boston que compara os níveis de vitamina D no sangue durante o verão e o inverno. Boston está localizada a 42 graus de latitude norte, e a fraca luz solar no inverno não permite a síntese de vitamina D pela pele. (Dados de *Am J Med* 112: 659-662, 1 de junho de 2002.)

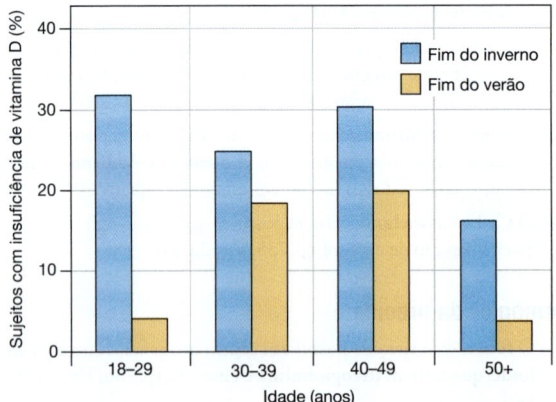

   (a) Resuma os resultados mostrados no gráfico. Quantas variáveis que são mostradas no gráfico você precisa mencionar em seu resumo?

   (b) Com base em seus conhecimentos, como você pode explicar os resultados desse estudo?

   (c) A ingestão de um suplemento multivitamínico afetaria os resultados?

Nível quatro   Problemas quantitativos

17. O Ca^{2+} plasmático filtrável é de cerca de 5 mg/L. Considere que um homem tenha uma TFG de 125 mL de plasma filtrado por minuto.

   (a) Quanto Ca^{2+} ele filtraria por dia?
   (b) A sua ingestão dietética líquida de Ca^{2+} é de 170 mg/dia. Para permanecer em equilíbrio de Ca^{2+}, quanto Ca^{2+} este homem dever excretar?
   (c) Qual percentual de Ca^{2+} filtrado é reabsorvido pelo túbulo renal?

18. Desenhe dois gráficos. No gráfico A, represente o efeito da concentração plasmática de hormônio da paratireoide sobre a concentração de Ca^{2+}. No gráfico B, represente o efeito da concentração de Ca^{2+} na concentração de hormônio da paratireoide. Lembre-se de identificar os eixos de cada gráfico.

As respostas para as questões de Revisando conceitos, Figuras, Questões gráficas e Questões para revisão ao final do capítulo podem ser encontradas no Apêndice A (p. A-1).

24

O Sistema Imune

Embora, à primeira vista, o sistema imune possa parecer autônomo, ele é conectado por inúmeras pontes estruturais e funcionais com os sistemas nervoso e endócrino, constituindo um multissistema.

Branislav D. Jankovic, *Neuroimmunomodulation: The State of the Art*, 1994.

TÓPICOS ABORDADOS E OBJETIVOS DE APRENDIZAGEM

Visão geral 754
24.1 Listar as três principais funções do sistema imune.
24.2 Listar as três categorias das doenças imunes.

Patógenos do corpo humano 755
24.3 Descrever as diferenças entre bactérias e vírus que requerem uma variadade de mecanismos de defesa.

A resposta imune 756
24.4 Descrever e diferenciar imunidade inata e imunidade adquirida.
24.5 Descrever e diferenciar imunidade celular e imunidade humoral.

Anatomia do sistema imune 757
24.6 Descrever e diferenciar os diferentes tipos de tecidos linfoides primários e tecidos linfoides secundários.
24.7 Listar e descrever os leucócitos de acordo com suas características morfológicas e funcionais.

Imunidade inata: respostas inespecíficas 762
24.8 Identificar as barreiras físicas e químicas que protegem o ambiente interno corporal.
24.9 Diagramar as respostas inespecíficas da imunidade inata mediada por fagócitos, células NK e citocinas.

Imunidade adquirida: respostas específicas a antígenos 765
24.10 Diagramar a resposta imune humoral dos linfócitos B.

24.11 Descrever como os anticorpos deixam os antígenos mais visíveis para o sistema imune e como eles ativam outras células imunes.
24.12 Diagramar a resposta imune celular dos linfócitos T.

Vias da resposta imune 772
24.13 Mapear e comparar a resposta imune em infecções bacterianas e virais, em reações alérgicas e em consequência da transfusão de sangue incompatível.
24.14 Descrever a autotolerância e como a perda dessa propriedade pode levar a doenças autoimunes.

Interações neuroimunoendócrinas 779
24.15 Descrever as relações entre os sistemas imune, nervoso e endócrino.
24.16 Explicar como o estresse afeta a imunidade.

CONHECIMENTOS BÁSICOS

Celula infectada com poxvirus (650x).

"R ir é o melhor remédio." Esse velho ditado pareceu bobo por muitos anos, quando a nossa atenção estava focada em aprender tanto quanto possível sobre as células e substâncias químicas do sistema imune. Agora que a nossa lista de citocinas do sistema imune cresceu, os cientistas estão começando a reconhecer que o sistema imune é somente uma parte de uma rede de comunicação complexa que inclui os sistemas nervoso e endócrino. A conecção sistema imune-cérebro recebeu seu próprio nome: *psiconeuroimunologia*.

As conecções entre o sistema imune e outros sistemas corporais estão se tornando mais importantes em nossa compreensão da fisiologia. Por exemplo, aprendemos que as bactérias não são sempre prejudiciais, e que bactérias simbióticas que vivem em nosso intestino permitidas pelo sistema imune têm um importante papel no metabolismo. A inflamação criada pelo sistema imune é um fator em muitos estados de doenças, incluindo aterosclerose (p. 502). Por outro lado, o cérebro pode ajudar ou atrapalhar o sistema imune, dependendo do nosso estado psicológico.

A principal função do sistema imune é reconhecer o "próprio" e o "não próprio". "Não próprio" inclui vírus, bactérias, parasitos e outras entidades causadoras de doenças, bem como nossas próprias células que tenham se tornado defeituosas e ameaçam fazer mal, como as que se tornam câncer. Juntas, *especificidade* e *memória* em células do sistema imune permitem ao corpo distinguir o normal do anormal para montar uma resposta específica.

A habilidade do corpo para se proteger é conhecida como **imunidade**, da palavra latina *immunis*, que significa *isentar*. O sistema imune humano é constituído pelos tecidos linfáticos do corpo, pelas células imunes e pelas substâncias químicas (tanto as intracelulares quanto as secretadas) que coordenam e executam as funções imunes. A maioria das funções imunes depende profundamente da comunicação célula a célula, particularmente da comunicação local por citocinas e da sinalização dependente de contato, por meio de células que se ligam em receptores de superfície de outras células (p. 166).

VISÃO GERAL

O sistema imune tem três funções principais:

1. **Tentar reconhecer e remover células "próprias" anormais** criadas quando o crescimento celular normal e o desenvolvimento dão errado. Por exemplo, as doenças que chamamos de *câncer* resultam de células normais que se multiplicam descontroladamente, distanciando-se de células normais e perdendo as suas funções. Os cientistas acreditam que as células cancerígenas são regularmente formadas, mas são geralmente detectadas e destruídas pelo sistema imune antes que fiquem fora de controle.

2. **Remover células mortas ou danificadas**, como os eritrócitos. Células *scavenger* do sistema imune, como macrófagos, patrulham o compartimento extracelular, englobando e digerindo células mortas ou que estão morrendo.

3. **Proteger o corpo de invasores que causam doenças**, conhecidos como **patógenos**. Os microrganismos (*micróbios*) que agem como patógenos incluem bactérias, vírus, fungos e protozoários unicelulares. Patógenos maiores incluem **parasitos** multicelulares, como anci-lóstomos e tênias. Quase todas as moléculas ou células exógenas têm o potencial de desencadear uma resposta imune. Pólen, substâncias químicas e corpos estranhos são exemplos de substâncias às quais o corpo pode reagir. As substâncias que desencadeiam a resposta imune corporal são chamadas de *imunógenos*. Os imunógenos que reagem com produtos dessa resposta são conhecidos como **antígenos**.

Às vezes, o sistema imune do corpo falha em executar suas funções normais. Disfunções do sistema imune, em geral, são classificadas em uma de três categorias: respostas incorretas, respostas exageradas ou falta de resposta.

1. *Respostas incorretas.* Se os mecanismos para diferenciar o próprio do não próprio falham e o sistema imune ataca as células normais do corpo, isso resulta em uma *doença autoimune*. O diabetes melito tipo 1, no qual proteínas produzidas pelo sistema imune destroem as células β do pâncreas, é um exemplo de uma doença autoimune humana.

2. *Respostas exageradas.* Alergias são condições nas quais o sistema imune gera uma resposta que é fora de proporção em relação à ameaça representada pelo antígeno. Em casos extremos, os efeitos sistêmicos das respostas alérgicas podem ameaçar a vida.

3. *Falta de resposta.* As **doenças por imunodeficiência** ocorrem quando componentes do sistema imune não funcionam adequadamente. As *imunodeficiências primárias* são uma família de distúrbios geneticamente herdados que variam de leves a graves. As *imunodeficiências adquiridas* podem ocorrer como resultado de infecção, como a *síndrome da imunodeficiência adquirida* (Aids), causada pelo *vírus*

SOLUCIONANDO O **PROBLEMA** | **HPV: vacinar ou não vacinar?**

Rebecca e sua filha, Lizzie, chegaram ao consultório médico para a revisão anual de saúde de Lizzie para o retorno às aulas. Lizzie tem 12 anos e estará no sexto ano letivo. No meio da consulta, o Dr. Paul pergunta para Rebecca se Lizzie iniciou a série de vacinas para proteção contra HPV, o papilomavírus humano. "Não é o vírus HPV que causa câncer cervical?" Perguntou Rebecca. Quando o médico confirmou que sim, Rebecca falou: "Não, Lizzie não precisa disso ainda. Ela tem apenas 12 anos e é uma boa garota". "Vamos falar sobre isso", sugeriu o Dr. Paul. "A American Academy of Pediatrics (Academia Americana de Pediatria), a American Cancer Society (Sociedade Americana de Câncer), o American Congress of Obstetricians (Congresso Americano de Obstetras e Ginecologistas) e o Centers for Disease Control and Prevention (Centro para Prevenção e Controle de Doenças) recomentam essa vacinação para meninas e meninos, e agora é a hora de iniciá-la."

754 756 766 775 780 782

da imunodeficiência humana (HIV). As imunodeficiências adquiridas também podem surgir como efeito colateral de tratamentos medicamentosos ou com radiação, como os utilizados no tratamento do câncer.

PATÓGENOS DO CORPO HUMANO

Nos Estados Unidos, as doenças infecciosas mais prevalentes são as de origem viral e bacteriana. Mundialmente, os parasitos constituem uma preocupação adicional significativa para a saúde pública. Por exemplo, a malária, doença causada por um protozoário patogênico cujo ciclo de vida é alternado entre hospedeiros humanos e mosquitos, estima-se que infectou mais de 200 milhões de pessoas em 2012, com mais de 600 mil mortes naquele ano.

Muitos parasitos, como o protozoário da malária, são introduzidos no organismo pela picada de insetos. Outros entram no corpo através do trato digestório, trazidos pela água ou por alimentos contaminados. Alguns são inalados, como os fungos que causam a febre do vale e a histoplasmose. Poucos, como o parasito intravascular *Schistosoma*, penetram através da pele do hospedeiro. Uma vez dentro do corpo, os microrganismos e os parasitos podem entrar nas células hospedeiras para escapar da resposta imune, ou podem permanecer no compartimento extracelular.

Bactérias e vírus requerem mecanismos de defesa diferentes

Bactérias e vírus diferem entre si de diversas maneiras. Essas diferenças fazem o corpo ter várias respostas imunes.

1. **Estrutura**. As bactérias são células com uma membrana celular que é normalmente envolta por uma parede celular (**FIG. 24.1a**). Algumas bactérias *encapsuladas* também produzem uma camada externa protetora adicional, deni-

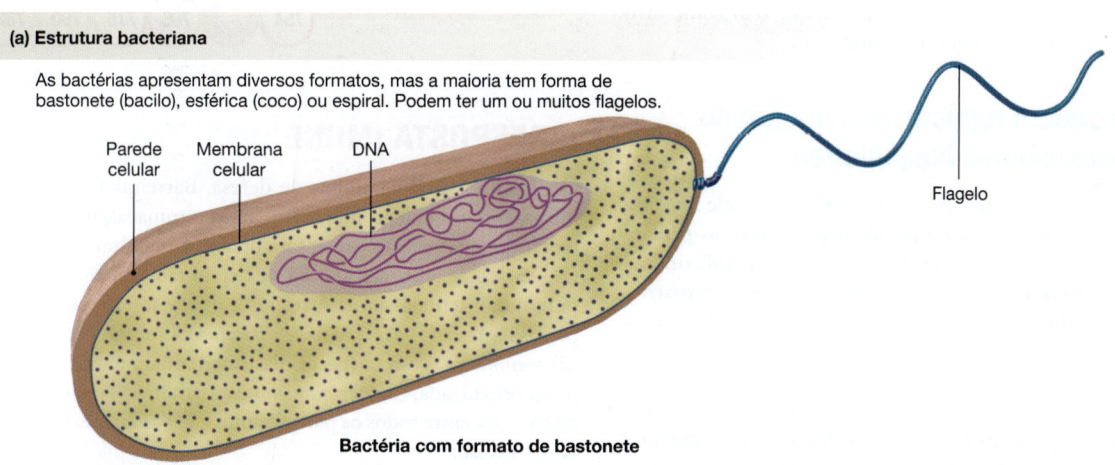

(a) Estrutura bacteriana

As bactérias apresentam diversos formatos, mas a maioria tem forma de bastonete (bacilo), esférica (coco) ou espiral. Podem ter um ou muitos flagelos.

Parede celular   Membrana celular   DNA   Flagelo

Bactéria com formato de bastonete

(b) Estrutura viral

Os vírus podem apresentar DNA ou RNA. Representação de *influenza*, um vírus de RNA.

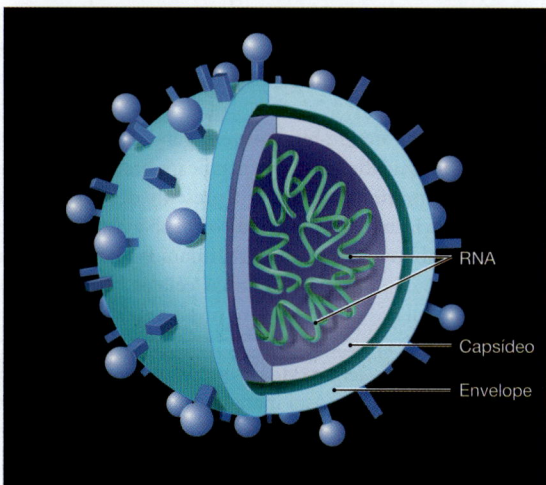

RNA

Capsídeo

Envelope

(c) Diferenças entre bactérias e vírus

	Bactéria	Vírus
Estrutura	Células. Normalmente envoltas por parede celular	Não são células. Ácidos nucleicos envoltos por uma capa de proteína
Condições de vida	A maioria pode se reproduzir e sobreviver fora de um hospedeiro	Parasitos. Precisam de uma célula hospedeira para se reproduzirem
Suscetibilidade a fármacos	A maioria pode ser morta ou inibida por antibióticos	Não podem ser mortos por antibióticos. Alguns podem ser inibidos por fármacos antivirais

FIGURA 24.1   Bactérias e vírus.

minada *cápsula*. Vírus não são células. Eles são compostos de ácido nucleico (DNA ou RNA) revestido por um envoltório de proteínas virais, chamado de *capsídeo*. Alguns vírus apresentam um *envelope* de fosfolipídeos e proteínas provenientes da membrana celular do hospedeiro e incorporam proteínas virais ao envelope. (Fig. 24.1b).

2. **Condições de vida e reprodução**. A maioria das bactérias pode sobreviver e se reproduzir fora de um hospedeiro se possuir os nutrientes necessários, temperatura, pH, e assim por diante. Os vírus *precisam* usar a maquinaria intracelular de uma célula hospedeira para se replicarem. A localização dos patógenos nos dois principais compartimentos do corpo requer mecanismos de defesa diferentes para cada compartimento.

3. **Suscetibilidade a fármacos**. A maioria das bactérias pode ser morta por fármacos chamados de **antibióticos**. Esses fármacos agem diretamente nas bactérias, destruindo-as ou inibindo o seu crescimento. Os vírus não podem ser mortos por antibióticos. Poucas infecções virais podem ser tratadas com *fármacos antivirais*, que têm como alvo fases específicas da replicação viral.

Os vírus podem replicar-se somente no interior das células hospedeiras

O ciclo de replicação de um vírus tem início quando ele invade a célula hospedeira. Para cruzar a membrana da célula hospedeira humana, o vírus liga-se a receptores da membrana, induzindo a endocitose de toda a partícula viral. Em um cenário alternativo, o envelope viral funde-se à membrana da célula hospedeira, permitindo que o cerne do vírus entre no citoplasma.

Uma vez no interior da célula hospedeira e livre do capsídeo, o ácido nucleico do vírus toma conta dos recursos da célula hospedeira, a fim de produzir novo ácido nucleico e novas proteínas virais. Estes componentes se juntam em partículas virais adicionais que são liberadas da célula hospedeira para infectar outras células.

Os vírus podem ser liberados das células hospedeiras de duas maneiras. (1) Os vírus causam a ruptura da célula hospedeira, liberando as partículas virais no LEC, ou (2) as partículas virais se revestem com uma camada de membrana da célula hospedeira e, então, brotam da superfície da célula hospedeira.

Outros tipos de danos são causados pelos vírus nas células hospedeiras. Quando eles invadem uma célula, podem interromper totalmente o metabolismo celular e levar à morte da célula. Alguns vírus (*Herpes simplex tipo I* e Varicela-zóster, que causam herpes labial e varicela, respectivamente) ficam "escondidos" na célula hospedeira e se replicam somente de forma esporádica. Outros vírus incorporam o seu DNA no DNA da célula hospedeira. Os vírus com essa característica incluem o HIV e os **vírus oncogênicos**, que causam câncer.

REVISANDO CONCEITOS

1. Explique as diferenças entre vírus e bactérias.
2. Liste a sequência de passos pelos quais um vírus se autorreplica.

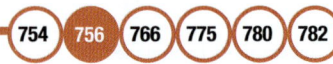

A RESPOSTA IMUNE

O corpo possui duas linhas de defesa. Barreiras físicas e químicas, como a pele, o muco e o ácido estomacal, inicialmente tentam manter os patógenos fora do ambiente interno do corpo (**FIG. 24.2**). Se a primeira linha de defesa falha, então a **resposta imune** interna assume. A resposta imune interna tem quatro passos básicos: (1) *detecção* e *identificação* da substância estranha, (2) *comunicação* com outras células imunes para reunir uma resposta organizada, (3) *recrutamento* da assistência e coordenação da resposta entre todos os participantes e (4) *destruição* ou *supressão* do invasor.

A resposta imune é caracterizada pelo uso extensivo de sinalização química. Detecção, identificação, comunicação, recrutamento, coordenação e ataque ao invasor, todos dependem de moléculas sinalizadoras, como as citocinas e os anticorpos. As **citocinas** são proteínas mensageiras liberadas por uma célula que afetam o crescimento ou a atividade de outra célula (p. 168). Os **anticorpos** são proteínas secretadas por determinadas células imunes que se ligam a antígenos e os tornam mais visíveis para o sistema imune.

A resposta imune humana, em geral, é dividida em duas categorias: imunidade inata inespecífica e imunidade adquirida específica. A **imunidade inata** está presente desde o nascimento e é a **resposta imune inespecífica** do corpo à invasão. Os receptores de membrana que medeiam a imunidade inata têm ampla especificidade e permitem a algumas células imunes responder a sinais moleculares que são ao mesmo tempo únicos e comuns a microrganismos patogênicos. Um exemplo de sinal patógeno-específico comum seria certos componentes da parede celular bacteriana. Como a resposta inata inespecífica não está direcionada para um patógeno em particular, ela começa dentro de minutos ou horas. A **inflamação**, aparente na pele como uma área

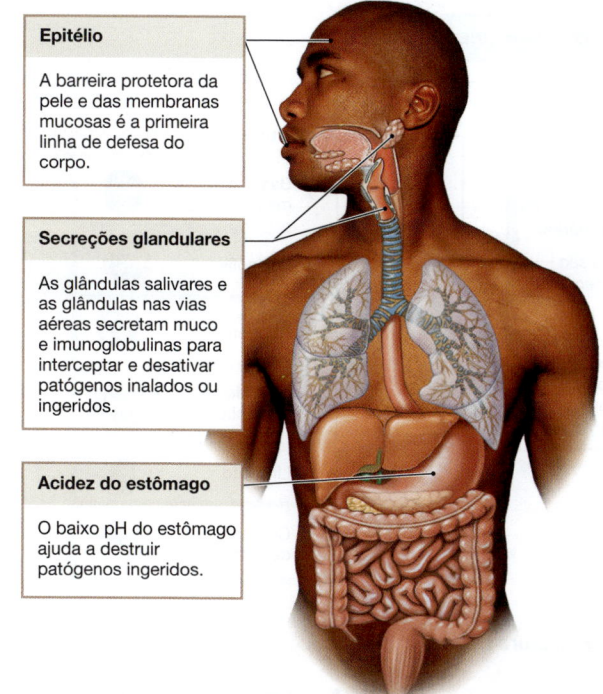

Epitélio

A barreira protetora da pele e das membranas mucosas é a primeira linha de defesa do corpo.

Secreções glandulares

As glândulas salivares e as glândulas nas vias aéreas secretam muco e imunoglobulinas para interceptar e desativar patógenos inalados ou ingeridos.

Acidez do estômago

O baixo pH do estômago ajuda a destruir patógenos ingeridos.

FIGURA 24.2   Barreiras físicas e químicas.

avermelhada, quente e inchada, é uma reação característica da imunidade inata mediada por citocinas.

A **imunidade adquirida** (também chamada de *imunidade adaptativa*) é direcionada a invasores específicos e, por essa razão, é a **resposta imune específica** do corpo. Os receptores de membrana que medeiam a imunidade adquirida são altamente específicos e podem distinguir entre diferentes patógenos. Uma característica da imunidade adquirida é que uma resposta imune específica a partir de uma primeira exposição a um patógeno pode levar dias. Entretanto, na exposição repetida, o sistema imune "lembra" da exposição anterior ao patógeno e reage mais rapidamente.

A imunidade adquirida pode ser dividida em imunidade celular e imunidade humoral. A *imunidade celular* usa a sinalização dependente de contato, na qual uma célula imune se liga por meio de receptores à sua célula-alvo. A *imunidade humoral*, também conhecida como *imunidade mediada por anticorpos*, usa proteínas secretadas, denominadas anticorpos, para desencadear a resposta imune. Os anticorpos ligam-se a substâncias estranhas para torná-las mais visíveis para as células do sistema imune. (O termo *humoral*, referindo-se ao sangue, vem da antiga escola Hipocrática de medicina, que classificou os fluidos corporais em quatro *humores*: sanguíneo, fleuma, bile negra e bile amarela.)

Como veremos neste capítulo, as respostas imunes inespecíficas e específicas se sobrepõem. Ainda que as descrevamos separadamente, elas são duas partes interconectadas de um único processo. A resposta inata é a resposta mais rápida, mas não está direcionada a um invasor específico. Ela é reforçada pela

resposta adquirida específica ao antígeno, a qual amplifica a eficácia da resposta inata. A comunicação e a coordenação entre todas as diferentes vias da imunidade são vitais para um efeito protetor máximo.

Tenha em mente que nem todos os invasores podem ser destruídos pelo sistema imune do corpo. Em alguns casos, o melhor que o corpo consegue fazer é controlar o dano e evitar a disseminação do invasor. Os patógenos que são suprimidos pelo sistema imune, em vez de destruídos, incluem a bactéria que causa tuberculose, que se esconde dentro de macrófagos no pulmão, o parasito que causa malária, que se esconde dentro das células do fígado, e o vírus da herpes responsável por surtos de herpes labial ou lesões genitais, que se esconde dentro de células na pele.

Em virtude do grande número de moléculas envolvidas na imunidade humana, e devido às interações complexas entre os diferentes componentes do sistema imune, a área da imunologia está em contínua expansão. Neste capítulo, apresentaremos os seus fundamentos.

ANATOMIA DO SISTEMA IMUNE

O sistema imune provavelmente é o sistema do corpo menos identificável anatomicamente por estar, em sua maior parte, integrado dentro dos tecidos de outros órgãos, como a pele e o trato gastrintestinal. Contudo, a massa de todas as células imunes do corpo equivale à massa do encéfalo. O sistema imune tem dois componentes anatômicos: os tecidos linfáticos e as células responsáveis pela resposta imune.

Os tecidos linfoides estão distribuídos por todo o corpo

Os tecidos linfoides estão distribuídos por todo o corpo (**FIG. 24.3**). Os dois *tecidos linfoides primários* são o **timo** (ver *Foco em: O timo*, Fig. 24.10, p. 770) e a **medula óssea** (Fig. 16.4, p. 519), ambos locais onde as células envolvidas na resposta imune são formadas e amadurecem. Alguns tipos de células imunes maduras não se especializam até sua primeira exposição ao patógeno. Estas células imunes maduras, mas não especializadas, são denominadas células *naïve*.

Nos *tecidos linfoides secundários*, as células imunes maduras interagem com patógenos e iniciam uma resposta. Os tecidos secundários são divididos em tecidos encapsulados e tecidos linfáticos difusos não encapsulados. Os **tecidos linfoides encapsulados** são o **baço** (**FIG. 24.4**) e os **linfonodos** (Fig. 24.3). Ambos têm uma parede externa formada por cápsulas de fibras colágenas. O baço contém células imunes posicionadas para monitorar o sangue contra invasores estranhos. As células fagocitárias no baço também aprisionam e removem eritrócitos velhos.

Os linfonodos fazem parte da circulação linfática, que está intimamente associada aos capilares do sistema circulatório. Lembre-se de que a pressão arterial cria um fluxo líquido de fluidos para fora dos capilares e para o espaço intersticial (p. 497). O fluido filtrado, no valor de cerca de 3 L/dia, é captado pelos

FIGURA 24.3 **RESUMO ANATÔMICO**

O sistema imune

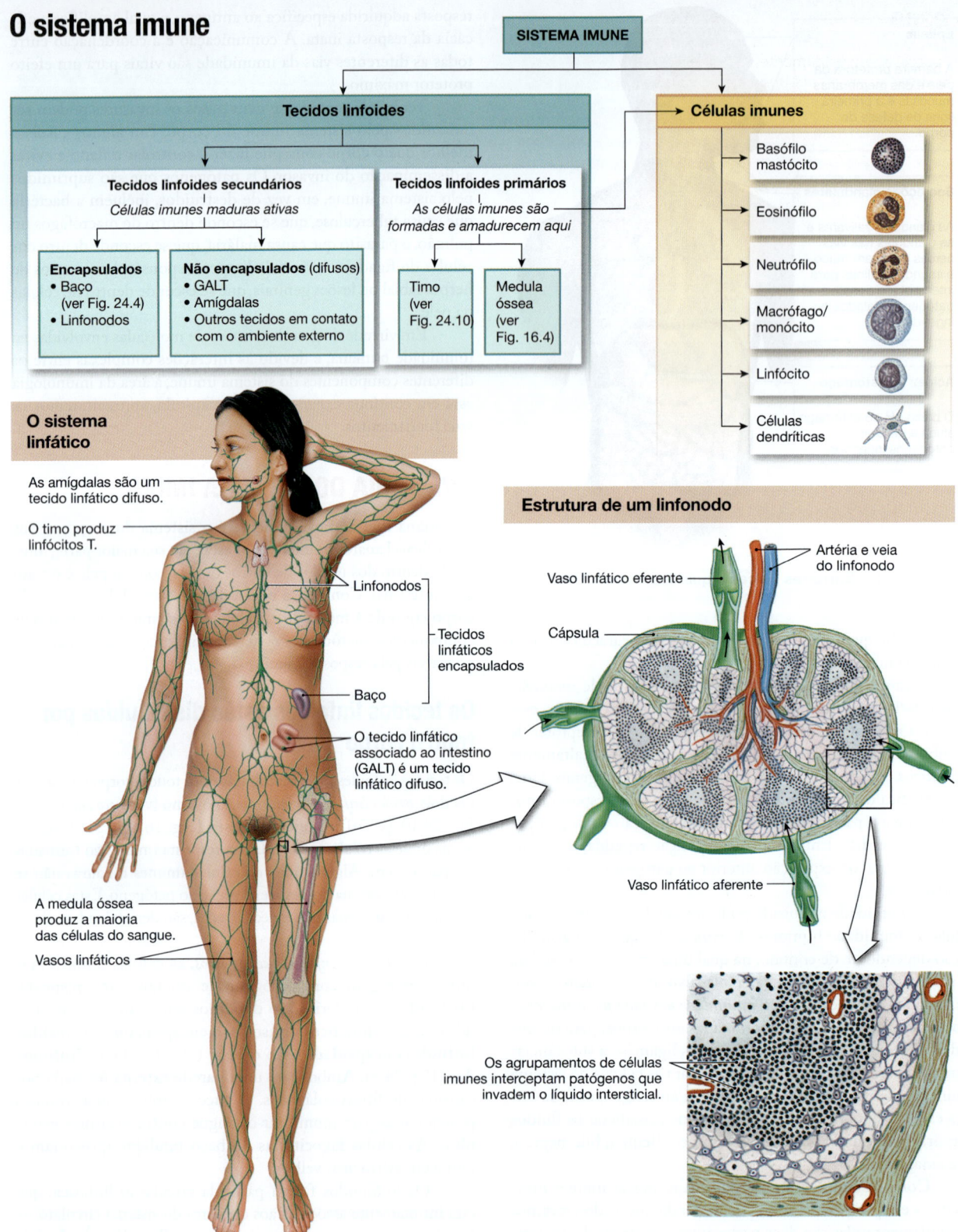

SISTEMA IMUNE

Tecidos linfoides

Tecidos linfoides secundários
Células imunes maduras ativas

Encapsulados
- Baço (ver Fig. 24.4)
- Linfonodos

Não encapsulados (difusos)
- GALT
- Amígdalas
- Outros tecidos em contato com o ambiente externo

Tecidos linfoides primários
As células imunes são formadas e amadurecem aqui

Timo (ver Fig. 24.10)

Medula óssea (ver Fig. 16.4)

Células imunes

- Basófilo mastócito
- Eosinófilo
- Neutrófilo
- Macrófago/ monócito
- Linfócito
- Células dendríticas

O sistema linfático

As amígdalas são um tecido linfático difuso.

O timo produz linfócitos T.

Linfonodos

Tecidos linfáticos encapsulados

Baço

O tecido linfático associado ao intestino (GALT) é um tecido linfático difuso.

A medula óssea produz a maioria das células do sangue.

Vasos linfáticos

Estrutura de um linfonodo

Vaso linfático eferente

Cápsula

Artéria e veia do linfonodo

Vaso linfático aferente

Os agrupamentos de células imunes interceptam patógenos que invadem o líquido intersticial.

FIGURA 24.4 FOCO EM...

O baço

O baço é aproximadamente do tamanho de um punho, e é o maior órgão linfoide do corpo. Ele está localizado no quadrante superior esquerdo, próximo ao estômago.

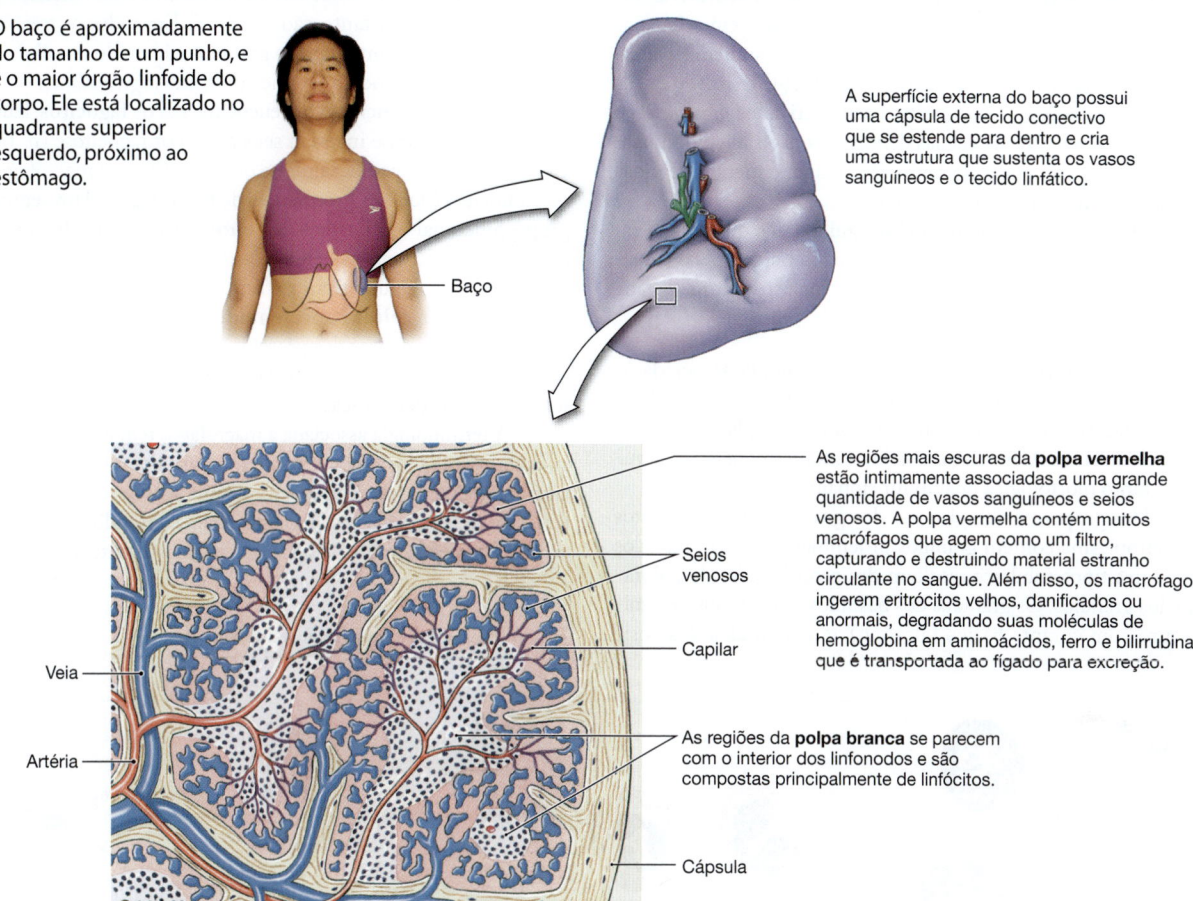

Baço

A superfície externa do baço possui uma cápsula de tecido conectivo que se estende para dentro e cria uma estrutura que sustenta os vasos sanguíneos e o tecido linfático.

Seios venosos

Capilar

Veia

Artéria

As regiões mais escuras da **polpa vermelha** estão intimamente associadas a uma grande quantidade de vasos sanguíneos e seios venosos. A polpa vermelha contém muitos macrófagos que agem como um filtro, capturando e destruindo material estranho circulante no sangue. Além disso, os macrófagos ingerem eritrócitos velhos, danificados ou anormais, degradando suas moléculas de hemoglobina em aminoácidos, ferro e bilirrubina, que é transportada ao fígado para excreção.

As regiões da **polpa branca** se parecem com o interior dos linfonodos e são compostas principalmente de linfócitos.

Cápsula

---

capilares linfáticos e passa através dos linfonodos encapsulados em sua viagem de volta ao coração.

Dentro dos linfonodos, aglomerados de células imunes interceptam patógenos que entraram no líquido intersticial através de fissuras na pele ou por membranas mucosas. (Fig. 24.3). Uma vez que esses microrganismos tenham sido arrastados para a linfa, as células imunes dos linfonodos ajudam a impedir que eles se espalhem para todo o corpo. Você provavelmente já observou que, se tem uma infecção dos seios da face ou uma dor de garganta, os linfonodos do seu pescoço incham. Estes linfonodos inchados e doloridos resultam da presença de células imunes ativas que se acumularam neles para combater a infecção.

Os **tecidos linfáticos difusos** não encapsulados são agregados de células imunes que aparecem em outros órgãos do corpo (Fig. 24.3). Eles incluem as **amígdalas** na nasofaringe posterior; o **tecido linfático associado ao intestino** (**GALT**), que se situa debaixo do epitélio do esôfago e dos intestinos (p. 659); e agru-

pamentos de tecidos linfáticos associados à pele e aos tratos respiratório, urinário e genital. Em cada caso, esses tecidos contêm células imunes posicionadas para interceptar patógenos invasores antes que eles cheguem à circulação geral. Devido à grande área de superfície do epitélio do trato digestório, algumas autoridades consideram o GALT o maior órgão imune. Anatomicamente, o sistema imune é posicionado onde quer que patógenos sejam mais propensos a entrar no corpo.

Os leucócitos medeiam a imunidade

As células brancas do sangue, ou **leucócitos**, são as células primárias responsáveis pela resposta imune do corpo. Em sua maioria, os leucócitos são muito maiores do que os eritrócitos e são bem menos numerosos. Um microlitro (μL) de sangue total contém cerca de 5 milhões de eritrócitos, mas apenas cerca de 7 mil leucócitos.

Embora a maioria dos leucócitos circule no sangue, eles costumam deixar os capilares e funcionar *extravascularmente* (fora dos vasos). Alguns tipos de leucócitos podem sobreviver nos tecidos por vários meses, mas outros podem sobreviver somente horas ou dias. Os leucócitos são divididos em seis tipos básicos (**FIG. 24.5**): (1) *basófilos* no sangue e seus similares *mastócitos* nos tecidos, (2) *eosinófilos*, (3) *neutrófilos*, (4) *monócitos* e seus derivados *macrófagos*, (5) *linfócitos* e seus derivados *plasmócitos* e (6) *células dendríticas*. As células dendríticas não são comumente encontradas no sangue e, portanto, são frequentemente excluídas da discussão dos leucócitos no sangue.

Os leucócitos podem ser distinguidos uns dos outros em tecidos corados pela forma e tamanho do seu núcleo, pelas características de coloração do citoplasma, por inclusões citoplasmáticas e pela regularidade das bordas da célula.

Nome das células imunes

A terminologia associada às células imunes pode ser muito confusa. Alguns tipos celulares têm muitas variantes, e outros têm recebido múltiplos nomes por razões históricas. Além disso, as células imunes podem ser agrupadas tanto morfológica quanto funcionalmente.

Um grupo morfológico é o dos **granulócitos**, leucócitos cujo citoplasma contém grânulos proeminentes. Os nomes dos diferentes tipos celulares resultam das propriedades de coloração dos grânulos. Os grânulos dos basófilos são corados de azul-escuro com corante básico (alcalino), e os grânulos dos eosi-

nófilos são corados de cor-de-rosa com o corante ácido *eosina*.[1] Os grânulos dos neutrófilos não ficam escuros com corantes-padrão de sangue e, portanto, são "neutros". Em todos os três tipos de granulócitos, o conteúdo dos grânulos é liberado da célula por exocitose, em um processo conhecido como *degranulação*.

Um grupo funcional de leucócitos são os **fagócitos**, leucócitos que englobam e ingerem seus alvos por fagocitose (p. 147). Esse grupo inclui primariamente os neutrófilos, os macrófagos e os monócitos (que são precursores de macrófagos). Um segundo grupo funcional é o das **células citotóxicas**, assim denominadas porque destroem as células que atacam. Esse grupo inclui os eosinófilos e alguns tipos de linfócitos. Um terceiro grupo é constituído por **células apresentadoras de antígeno** (**APCs**), que exibem fragmentos das proteínas estranhas na sua superfície celular. Esse grupo inclui macrófagos, monócitos, um tipo de linfócito e células dendríticas.

A terminologia associada a macrófagos tem mudado ao longo da história da histologia e da imunologia. Por muitos anos, macrófagos teciduais foram conhecidos como *sistema reticuloendotelial* e não eram associados aos leucócitos. Para confundir o assunto, as células foram denominadas ao serem primeiramente descritas em

---

1N. de T. Cor avermelhada semelhante à cor da aurora.

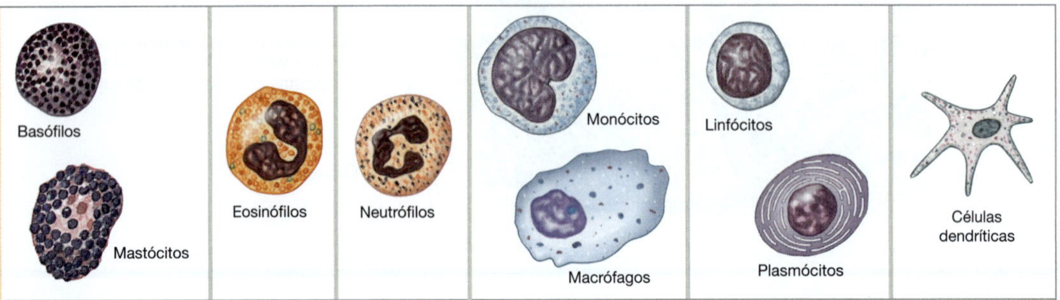

Tipos de células	Basófilos / Mastócitos	Eosinófilos	Neutrófilos	Monócitos / Macrófagos	Linfócitos / Plasmócitos	Células dendríticas
Classificações	Granulócitos	Granulócitos	Granulócitos	Fagócitos		
		Células citotóxicas	Fagócitos		Células citotóxicas (alguns tipos)	
				Células apresentadoras de antígeno	Células apresentadoras de antígeno	Células apresentadoras de antígeno
% dos leucócitos no sangue	Raro	1–3%	50–70%	1–6%	20–35%	N/A
Subtipos e apelidos			Chamadas de "polis" ou "segs". As formas imaturas são chamadas de "bandas" ou "punhaladas"	Denominado sistema fagocitário mononuclear. Inclui histiócitos, células de Kupffer, osteoclastos, micróglia e células reticuloendoteliais	Linfócitos B — Plasmócitos — Células de memória; Linfócitos T — Células T citotóxicas — Células T auxiliares; Células *natural killer*	Também denominadas células de Langerhans, células indeterminadas (veladas)
Funções principais	Liberam substâncias químicas que mediam respostas inflamatórias e alérgicas	Destroem invasores, particularmente parasitos recobertos com anticorpos	Ingerem e destroem invasores	Ingerem e destroem invasores; Apresentação de antígeno	Respostas específicas a invasores, incluindo produção de anticorpos	Reconhecem patógenos e ativam outras células imunes pela apresentação de antígenos

FIGURA 24.5 **Células do sistema imune.** Leucócitos circulantes, macrófagos teciduais e células dendríticas são imunócitos do corpo.

diferentes tecidos, antes de todas terem sido identificadas como macrófagos. Por essa razão, *histiócitos* na pele, *células de Kupffer* no fígado, *osteoclastos* no osso, *micróglia* no cérebro e *células reticuloendoteliais* no baço são todos nomes para macrófagos especializados. O novo nome para o sistema reticuloendotelial é **sistema fagocitário mononuclear**, um termo que se refere tanto aos macrófagos nos tecidos quanto aos seus monócitos precursores circulantes.

Nas seções seguintes, veremos em mais detalhes os seis tipos básicos de leucócitos.

Basófilos

Os basófilos são raros na circulação, mas são facilmente reconhecidos em um esfregaço de sangue corado pela presença de grandes grânulos azul-escuros no seu citoplasma. Eles são similares aos mastócitos dos tecidos, e ambos os tipos de células liberam mediadores que contribuem para a inflamação. Os grânulos dessas células contêm histamina, **heparina** (um anticoagulante que inibe a coagulação do sangue), citocinas e outras substâncias químicas envolvidas nas respostas imune e alérgica.

Os mastócitos estão concentrados no tecido conectivo da pele, nos pulmões e no trato gastrintestinal. Nesses locais, os mastócitos estão situados de forma ideal para interceptar os patógenos que são inalados ou ingeridos, ou aqueles que entram através de rupturas na epiderme.

Eosinófilos

Os **cosinófilos** são facilmcntc rcconhccidos pelos grânulos corados de cor-de-rosa presentes no seu citoplasma. Essas células imunes estão associadas a reações alérgicas e a parasitoses. Normalmente, poucos eosinófilos são encontrados na circulação periférica, onde representam apenas 1 a 3% de todos os leucócitos. A duração de um eosinófilo no sangue é estimada em somente 6 a 12 horas.

A maioria dos eosinófilos funcionais é encontrada no trato digestório, nos pulmões, nos epitélios genital e urinário e no tecido conectivo da pele. Essa localização reflete o seu papel na defesa do organismo contra invasores parasitos. Os eosinófilos são conhecidos por atacarem parasitos grandes cobertos com anticorpos, como o *Schistosoma*, e liberarem substâncias dos seus grânulos que os danificam ou matam. Como os eosinófilos matam os patógenos, eles são classificados como células citotóxicas. Os eosinófilos também participam de reações alérgicas, nas quais eles contribuem para inflamação e dano tecidual por liberarem enzimas tóxicas, substâncias oxidativas e uma proteína chamada de *neurotoxina derivada de eosinófilo*. Embora eosinófilos sejam algumas vezes classificados como fagócitos por terem sido observados ingerindo partículas estranhas *in vitro*, a importância desse comportamento no corpo não está clara.

Neutrófilos

Os **neutrófilos** são células fagocíticas que geralmente ingerem e matam de 5 a 20 bactérias durante a sua curta vida útil programada de um ou dois dias (**FIG. 24.6**). Eles são os leucócitos mais abundantes (50-70% do total) e são facilmente identificados por terem um núcleo segmentado constituído por 3 a 5 lobos conectados por fitas finas de material nuclear. Devido ao seu núcleo segmentado, os neutrófilos são também chamados de *leucócitos polimorfonucleares* ("polis") e *"segs"*. Os neutrófilos imaturos, ocasionalmente encontrados na circulação, podem ser identificados por seu núcleo em forma de ferradura. Estes neutrófilos imaturos são apelidados de "*bandas*" e "*punhaladas*".

Os neutrófilos, como outras células sanguíneas, são formados na medula óssea e liberados na circulação. A maioria dos neutrófilos permanece no sangue, mas podem sair da circulação se forem atraídos para um local extravascular de dano ou infecção. Além de ingerirem bactérias e partículas estranhas, os neutrófilos liberam várias citocinas, incluindo *pirogênios* causadores da febre (p. 723) e mediadores químicos da resposta inflamatória.

Monócitos e macrófagos Os **monócitos** são as células precursoras dos macrófagos teciduais. Os monócitos não são muito comuns no sangue (1-6% de todos os leucócitos). Em algumas estimativas, eles levam somente oito horas no trânsito da medula óssea até suas posições permanentes nos tecidos.

Uma vez nos tecidos, os monócitos aumentam de tamanho e se diferenciam em **macrófagos** fagocíticos. Alguns macrófagos teciduais patrulham os tecidos, deslizando por movimento ameboide. Outros encontram uma localização e permanecem fixos no local apropriado. Em ambos os casos, os macrófagos são os principais fagócitos dentro dos tecidos. Eles são maiores e mais eficazes do que os neutrófilos, ingerindo até 100 bactérias durante a sua vida. Os macrófagos também removem partículas maiores, como eritrócitos velhos e neutrófilos mortos.

Os macrófagos têm um papel muito importante no desenvolvimento da imunidade adquirida, uma vez que eles são células apresentadoras de antígenos. Depois que um macrófago ingere e digere antígenos moleculares ou celulares, ele pode inserir fragmentos do antígeno processado em sua membrana, de modo que o fragmento do antígeno se torna parte de complexas proteínas de superfície (Fig. 24.6c). Além disso, as células dendríticas e os linfócitos, conhecidos como *linfócitos B*, também podem agir como células apresentadoras de antígenos (APCs). Quando as APCs apresentam fragmentos de antígenos em sua superfície, elas podem ligar-se e ativar outros tipos de células imunes.

Linfócitos Os **linfócitos** e seus derivados são as células-chave que medeiam a resposta imune adquirida do corpo. Estima-se que o corpo adulto contém um trilhão de linfócitos. Destes, somente 5% são encontrados na circulação, onde constituem de 20 a 35% de todos os leucócitos. A maioria dos linfócitos é encontrada nos tecidos linfáticos, onde provavelmente encontrem invasores.

Ainda que a maioria dessas células seja semelhante ao microscópio, há três principais subtipos que possuem importantes diferenças em sua função e especificidade, como você aprenderá neste capítulo. Os *linfócitos B* e seus derivados são responsáveis pela produção de anticorpos e a apresentação de antígenos. Os *linfócitos T* e as *células natural killer* (células NK) têm importantes papéis na defesa contra patógenos intracelulares, como os vírus.

Células dendríticas As **células dendríticas** são células apresentadoras de antígeno caracterizadas por processos longos e delgados que se assemelham aos dendritos neuronais. As células dendríticas são encontradas na pele (onde elas são chamadas de *células de Langerhans*) e em vários órgãos. Quando as células dendríticas reconhecem e capturam antígenos, elas migram para os tecidos linfoides secundários, como os linfonodos, onde elas apresentam antígenos para os linfócitos. A ligação com o antígeno ativa os linfócitos.

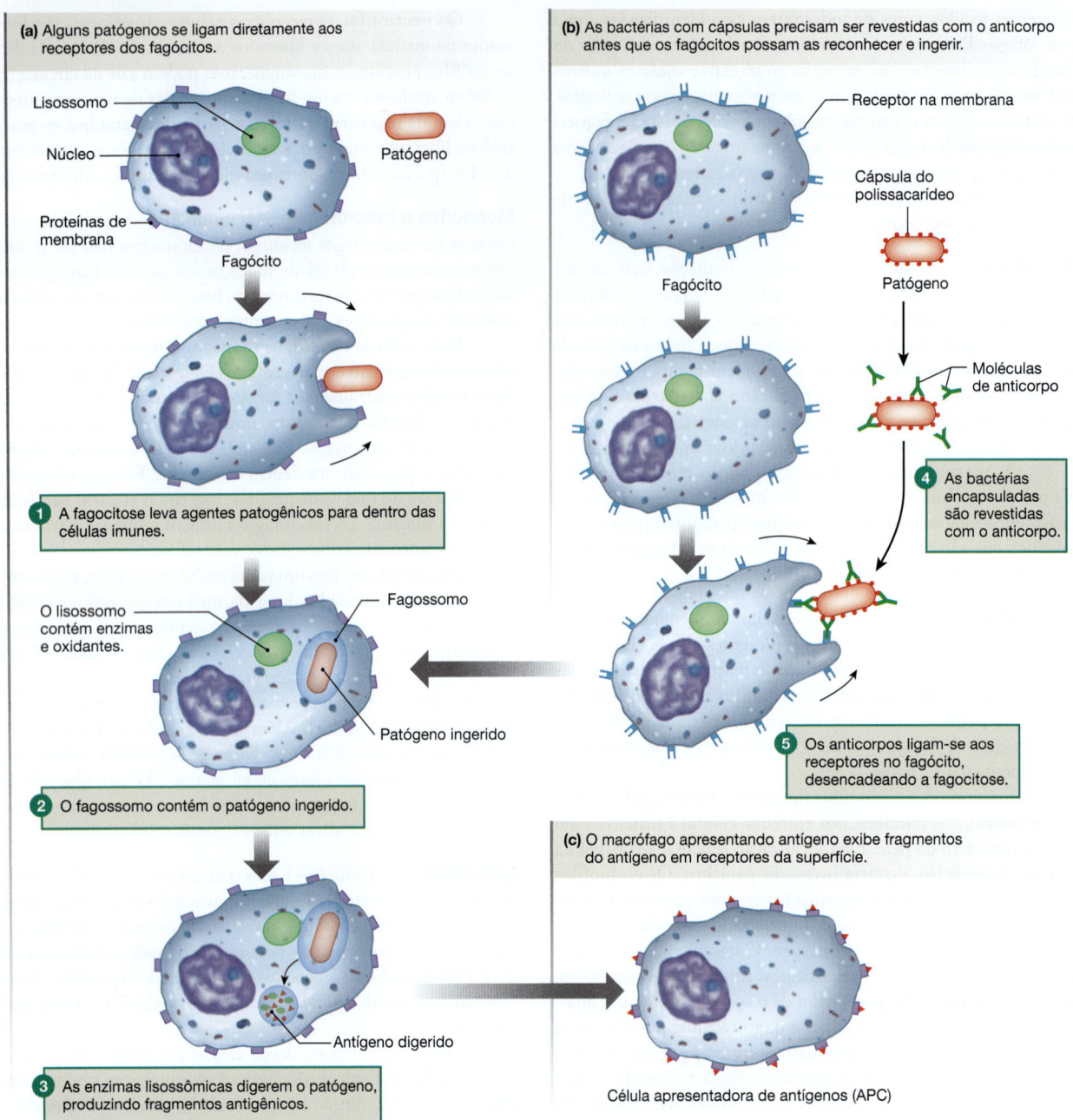

(a) Alguns patógenos se ligam diretamente aos receptores dos fagócitos.

Lisossomo

Núcleo

Patógeno

Proteínas de membrana

Fagócito

1 A fagocitose leva agentes patogênicos para dentro das células imunes.

O lisossomo contém enzimas e oxidantes.

Fagossomo

Patógeno ingerido

2 O fagossomo contém o patógeno ingerido.

Antígeno digerido

3 As enzimas lisossômicas digerem o patógeno, produzindo fragmentos antigênicos.

(b) As bactérias com cápsulas precisam ser revestidas com o anticorpo antes que os fagócitos possam as reconhecer e ingerir.

Receptor na membrana

Cápsula do polissacarídeo

Fagócito

Patógeno

Moléculas de anticorpo

4 As bactérias encapsuladas são revestidas com o anticorpo.

5 Os anticorpos ligam-se aos receptores no fagócito, desencadeando a fagocitose.

(c) O macrófago apresentando antígeno exibe fragmentos do antígeno em receptores da superfície.

Célula apresentadora de antígenos (APC)

FIGURA 24.6 **Fagocitose.** Os macrófagos e os neutrófilos são os fagócitos primários.

IMUNIDADE INATA: RESPOSTAS INESPECÍFICAS

A primeira linha de defesa do corpo é a exclusão dos patógenos pelas barreiras físicas e químicas. Se os invasores superarem essas barreiras, o sistema imune inato fornece a segunda linha de defesa. A resposta imune inata consiste em leucócitos estacionários e de patrulhamento que atacam e destroem os invasores. Essas células imunes são geneticamente programadas para responder a uma grande variedade de materiais que elas reconhecem como estranhos, e é por isso que a imunidade inata é considerada inespecífica. A imunidade inata termina com a infecção ou a contém até que a resposta imune adquirida seja ativada.

As barreiras são a primeira linha de defesa do corpo

As barreiras físicas do corpo incluem a pele (p. 86), as mucosas de proteção dos tratos gastrintestinal e urogenital e o epitélio ciliado do trato respiratório (Fig. 24.2). Os sistemas digestório e respiratório são mais vulneráveis à invasão microbiana, uma vez que essas regiões possuem áreas extensas de epitélio fino em contato direto com o meio externo. Em mulheres, o trato genital também é vulnerável, mas em menor grau. A abertura do útero é normalmente fechada por um tampão de muco que impede que as bactérias da vagina subam para a cavidade uterina.

No sistema respiratório, as partículas inaladas são aprisionadas no muco que reveste o sistema respiratório superior. O muco é, então, transportado para cima pelo movimento mucociliar para ser expelido ou deglutido (p. 537). Os patógenos deglutidos podem ser destruídos pela acidez do estômago. Além disso, as secreções do trato respiratório contêm **lisozima**, uma enzima com atividade antibacteriana. A lisozima ataca componentes da parede celular das bactérias não encapsuladas e os degrada. Entretanto, ela não consegue digerir as cápsulas das bactérias encapsuladas.

Os fagócitos ingerem material estranho

Os patógenos que conseguem atravessar as barreiras físicas da pele e do muco são atacados primeiro pela resposta imune inata. Um elemento-chave da resposta imune inata é a habilidade de certos leucócitos de reconhecer moléculas que são exclusivas dos microrganismos (*padrões moleculares associados a patógenos*, ou PAMPs) e iniciar uma resposta apropriada. Os PAMPs ligam-se aos receptores de reconhecimento dos leucócitos, *receptores de reconhecimento de padrão* (PRRS), que ativam a resposta imune inespecífica. A resposta inicial dessas células imunes aos invasores é matá-los ou ingeri-los.

Primeiro, os fagócitos estacionários e de patrulhamento são atraídos para as áreas de invasão por sinais químicos conhecidos como **quimiotaxinas**. As quimiotaxinas incluem toxinas bacterianas ou componentes da parede celular que agem como PAMPs. Os produtos de lesão tecidual, como fibrina e fragmentos de colágeno, podem também indicar o local que precisa de defesa. Uma vez no local, os leucócitos ativados lutam contra os invasores, secretando suas próprias citocinas quimiotáxicas para atrair leucócitos adicionais para o local da infecção.

Se o patógeno está em um tecido, os fagócitos circulantes deixam o sangue (*extravasamento*) por meio de transmigração através dos poros no endotélio capilar. Se uma área de infecção atrai um grande número de fagócitos, pode formar-se o material que conhecemos como **pus**. Essa substância espessa, de cor esbranquiçada a esverdeada, é uma coleção de neutrófilos e macrófagos vivos e mortos junto com líquido tecidual, fragmentos de células e outros compostos remanescentes do processo imune.

Os macrófagos teciduais e os neutrófilos são as principais células fagocíticas responsáveis pela defesa. As membranas dos fagócitos contêm receptores que reconhecem muitos tipos diferentes de partículas estranhas, tanto orgânicas como inorgânicas. Nos macrófagos, os receptores de reconhecimento de padrão conhecidos como **receptores semelhantes ao Toll** (TLRs, do inglês, *Toll-Like receptors*) ativam as células para secretarem citocinas inflamatórias (ver próxima página). Os fagócitos ingerem bactérias não encapsuladas, fragmentos celulares, partículas de carbono e de amianto (asbesto), entre outros materiais. Eles ingerem até mesmo pequenas esferas de poliestireno, que fornece

uma maneira pela qual os cientistas analisam a atividade fagocítica em laboratório.

A fagocitose é um evento mediado por receptores, o que assegura que somente partículas indesejadas sejam ingeridas. Na reação fagocítica mais simples, as moléculas de superfície no patógeno agem como ligantes que se ligam diretamente aos receptores de reconhecimento de padrão na membrana do fagócito (Fig. 24.6a). Em uma sequência que lembra um zíper fechando, os receptores e os ligantes combinam-se sequencialmente, de modo que o fagócito envolve a partícula estranha indesejada. O processo é auxiliado por filamentos de actina que emitem projeções do fagócito ao redor do invasor.

A partícula ingerida acaba em uma vesícula citoplasmática, chamada de **fagossomo** (Fig. 24.6). Os fagossomos fundem-se aos lisossomos intracelulares (p. 71), os quais contêm substâncias químicas poderosas que destroem os patógenos ingeridos. O conteúdo do lisossomo inclui enzimas e agentes oxidantes, como o peróxido de hidrogênio (H_2O_2), o oxido nítrico (NO) e o ânion superóxido (O_2^-).

Todavia, nem toda substância estranha pode ser imediatamente reconhecida pelos fagócitos, pois, em alguns patógenos, faltam os marcadores que reagem com os seus receptores. Por exemplo, certas bactérias evoluíram, produzindo uma cápsula polissacarídica que mascara seus marcadores de superfície do sistema imune do hospedeiro. Estas bactérias encapsuladas não são rapidamente reconhecidas pelos fagócitos e, consequentemente, são mais patogênicas, visto que podem crescer sem serem reprimidas até que o sistema imune finalmente as reconheça e produza anticorpos contra elas. Quando isso ocorre, as bactérias são "rotuladas" com uma cobertura de anticorpos para que os fagócitos as reconheçam como algo a ser ingerido (Fig. 24.6b).

Os anticorpos que marcam uma bactéria encapsulada, juntamente com proteínas plasmáticas adicionais, são conhecidos coletivamente como **opsoninas**. No corpo, as opsoninas convertem partículas não reconhecíveis em "comida" para os fagócitos. As opsoninas atuam como pontes entre os patógenos e os fagócitos, ligando-se a receptores dos fagócitos.

As células NK eliminam células infectadas e células tumorais

Uma classe de linfócitos – **células *natural killer* (NK)** – participam da resposta inata contra infecções virais. As células NK agem mais rapidamente do que outros linfócitos, respondendo dentro de horas a partir de uma infecção viral primária. As células NK reconhecem as células infectadas por vírus e as induzem a cometer suicídio por *apoptose* (p. 84) antes que o vírus possa se replicar. A eliminação completa do vírus requer a ativação de uma resposta imune específica. As células NK também atacam algumas células tumorais.

As células NK e outros linfócitos secretam diversas citocinas antivirais, incluindo **interferons**, assim denominados por sua capacidade de interferir na replicação viral. O **Interferon alfa (IFN-α)** e o **interferon beta (IFN-β)** têm como alvo células do hospedeiro e promovem a síntese de proteínas antivirais para prevenir a replicação viral. O **interferon gama (IFN-γ)** ativa os macrófagos e outras células imunes.

As citocinas geram a resposta inflamatória

A inflamação é uma reação característica da imunidade inata. A inflamação tem três importantes papéis no combate à infecção em tecidos lesados: (1) atrair células imunes e mediadores químicos para o local; (2) produzir uma barreira física que retarda a disseminação da infecção; (3) promover o reparo tecidual, uma vez que a infecção esteja sob controle (uma função não imune).

A resposta inflamatória é gerada quando macrófagos teciduais ativados liberam citocinas. Essas substâncias químicas atraem outras células imunes, aumentam a permeabilidade capilar e causam febre. Por sua vez, as células imunes atraídas para o local liberam as suas próprias citocinas. Alguns exemplos representativos de substâncias químicas envolvidas na resposta imune inata são descritos a seguir e listados na **TABELA 24.1**, um conveniente "cartão de escores" para acompanhar os "jogadores" neste processo complexo.

Proteínas da fase aguda   No momento que imediatamente se segue a uma lesão ou invasão por patógeno (fase aguda), o corpo responde, aumentando a concentração de várias proteínas plasmáticas. Algumas dessas proteínas, em grande parte produzidas no fígado, são denominadas **proteínas da fase aguda**. Elas incluem moléculas que agem como opsoninas por cobrirem patógenos; moléculas antiprotease que ajudam a prevenir o dano tecidual; e a *proteína C reativa* (PCR).

Normalmente, os níveis das proteínas da fase aguda voltam ao normal à medida que a resposta imune avança, porém em *doenças inflamatórias crônicas*, como a artrite reumatoide, os níveis elevados de proteínas da fase aguda podem persistir. Um dado interessante é que níveis aumentados de proteína C reativa estão associados a maior risco de desenvolver doença coronariana. Essa associação existe porque a aterosclerose é um processo inflamatório que começa quando os macrófagos dos vasos sanguíneos ingerem o excesso de colesterol e se tornam células espumosas (p. 502) que secretam proteína C reativa, outras citocinas e fatores de crescimento. Entretanto, o aumento da proteína C reativa não é um indicador específico de aterosclerose, pois os níveis de proteína C reativa também podem estar elevados em outras condições inflamatórias agudas e crônicas.

TABELA 24.1	Substâncias químicas da resposta imune

Classes funcionais

Citocinas: proteínas liberadas por uma célula que afetam o crescimento ou a atividade de outra célula

Opsoninas: proteínas que cobrem os patógenos para que os mesmos sejam reconhecidos e ingeridos pelos fagócitos

Pirogênios: substâncias produtoras de febre

Proteínas da fase aguda: proteínas hepáticas que agem como opsoninas e que potencializam a resposta inflamatória

Quimiotaxinas: moléculas que atraem os fagócitos para o local de infecção

Substâncias químicas específicas e suas funções

Ânion superóxido (O_2^-): forte oxidante nos lisossomos do fagócito

Anticorpos (imunoglobulinas, gamaglobulinas): proteínas secretadas por linfócitos B que combatem invasores específicos

Bradicinina: estimula receptores de dor; vasodilatador

Cininas: proteínas plasmáticas são ativadas para formar bradicinina

Complemento: proteínas plasmáticas e de membrana celular que agem como opsoninas, agentes citolíticos e mediadores da inflamação

Complexo de ataque à membrana: um poro proteico de membrana produzido na cascata do complemento

Complexo de histocompatibilidade principal (MHC): proteínas complexas de membrana envolvidas no reconhecimento celular

Fator de necrose tumoral (TNF): citocinas que promovem inflamação e podem causar autodestruição celular por apoptose

Granzimas: enzimas citotóxicas que iniciam a apoptose

Heparina: um anticoagulante

Histamina: vasodilatador e broncoconstritor liberado por mastócitos e basófilos

Interferons (IFN): citocinas que inibem a replicação viral e modulam a resposta imune

Interleucinas (IL): citocinas secretadas por leucócitos para agirem primariamente em outros leucócitos; IL-1 medeia a resposta inflamatória e induz febre

Lisozima: uma enzima extracelular que ataca bactérias

Perforina: um poro proteico de membrana que permite que as granzimas entrem na célula; produzida por células NK e T citotóxicas

Proteína C reativa: opsonina que ativa a cascata do complemento

Receptores de célula T: receptores dos linfócitos T que reconhecem e se ligam a antígenos apresentados por MHC

Histamina   A histamina é encontrada principalmente nos grânulos dos mastócitos e dos basófilos e é a molécula ativa que ajuda a iniciar a resposta inflamatória quando ocorre degranulação dos mastócitos. As ações da histamina trazem mais leucócitos ao local da lesão para matarem bactérias e removerem fragmentos celulares.

A histamina abre poros nos capilares, permitindo que as proteínas plasmáticas escapem para dentro do espaço intersticial. Esse processo causa edema local, ou inchaço. Além disso, a histamina dilata os vasos sanguíneos (vasodilatação), aumentando o fluxo sanguíneo para a área. O resultado da liberação da histamina é uma área quente, vermelha e inchada ao redor de um ferimento ou no local da infecção.

A degranulação dos mastócitos é desencadeada por diferentes citocinas na resposta imune. Como os mastócitos estão concentrados sobre as membranas mucosas que revestem as vias áreas e o trato digestório, a inalação ou a ingestão de certos antígenos pode desencadear a liberação de histamina. O edema resultante nas vias nasais leva a um sintoma desagradável das alergias sazonais ao pólen: nariz entupido. Felizmente, os farmacologistas desenvolveram uma variedade de fármacos, chamados de *anti-histamínicos*, que bloqueiam a ação da histamina no seu receptor.

Os cientistas acreditavam que a histamina era a principal substância química responsável pela broncoconstrição da asma e pela reação alérgica sistêmica grave, denominada *choque anafilático* (p. 487). Entretanto, agora sabe-se que os mastócitos liberam poderosos mediadores lipídicos além da histamina, incluindo leucotrienos, fator ativador de plaquetas e prostaglandinas. Esses mediadores trabalham com a histamina para gerar a broncoconstrição e a hipotensão característica do choque anafilático.

Interleucinas   As interleucinas são citocinas que inicialmente se pensava que eram mediadoras da comunicação entre os diferentes tipos de leucócitos do corpo. Os cientistas descobriram que muitos tecidos diferentes no corpo respondem às interleucinas. A **interleucina 1 (IL-1)** é secretada por macrófagos ativados e outras células imunes. O seu principal papel é mediar a resposta inflamatória, mas também possui efeitos sistêmicos e generalizados sobre a função imune e o metabolismo. A interleucina 1 modula a resposta imune:

1. *Alterando o endotélio dos vasos sanguíneos* para facilitar a passagem dos leucócitos e das proteínas durante a resposta inflamatória.

2. *Estimulando a produção de proteínas de fase aguda* pelo fígado.

3. *Induzindo febre* por agir no termostato hipotalâmico (p. 721). A IL-1 é um conhecido pirogênio.

4. *Estimulando citocinas e secreção endócrina* por uma variedade de células.

Bradicinina   As cininas são um grupo de proteínas plasmáticas inativas que participam de uma cascata similar à cascata da coagulação (p. 521). O produto final da cascata da cinina é a **bradicinina**, uma molécula que tem os mesmos efeitos vasodilatadores que a histamina. A bradicinina também estimula os receptores da dor, criando a sensação dolorosa associada à inflamação. A dor chama a atenção do cérebro à lesão.

Proteínas do complemento   **Complemento** é um termo coletivo para um grupo de mais de 25 proteínas plasmáticas e proteínas da membrana celular. A *cascata do complemento* é similar à cascata de coagulação. As proteínas do complemento são secretadas na forma inativa e são ativadas em uma cascata sequencial. Vários intermediários da cascata do complemento atuam como opsoninas, como substâncias químicas que atraem leucócitos e como agentes que causam a degranulação dos mastócitos.

A cascata do complemento termina com a formação do **complexo de ataque à membrana**, um grupo de proteínas solúveis em lipídeos que se inserem nas membranas celulares de patógenos e células infectadas por vírus, formando poros gigantes (**FIG. 24.7**). Esses poros permitem a entrada de água e íons nas células do patógeno. Como resultado, a célula incha e rompe-se (lisa).

REVISANDO CONCEITOS

3. Como a ação da histamina na permeabilidade dos capilares resulta em inchaço?

IMUNIDADE ADQUIRIDA: RESPOSTAS ESPECÍFICAS A ANTÍGENOS

As respostas imunes adquiridas são *respostas específicas a antígenos*, nas quais o corpo reconhece uma substância estranha e reage seletivamente a ela. A imunidade adquirida é mediada primariamente por linfócitos.

Existem três tipos principais de linócitos: linfócitos B, linfócitos T e células *natural killer* (NK). Os linfócitos B ativados desenvolvem-se, formando **plasmócitos**, que secretam anticorpos. Os **linfócitos T** ativados desenvolvem-se tanto em células que atacam e destroem células infectadas por vírus (**células T citotóxicas** ou **células TC**) como em células que regulam outras células imunes (**células T auxiliares** ou **células TH**). As células NK atacam e destroem células infectadas por vírus e células tumorais como parte da resposta inata discutida previamente. As células NK são também células citotóxicas que liberam subs-

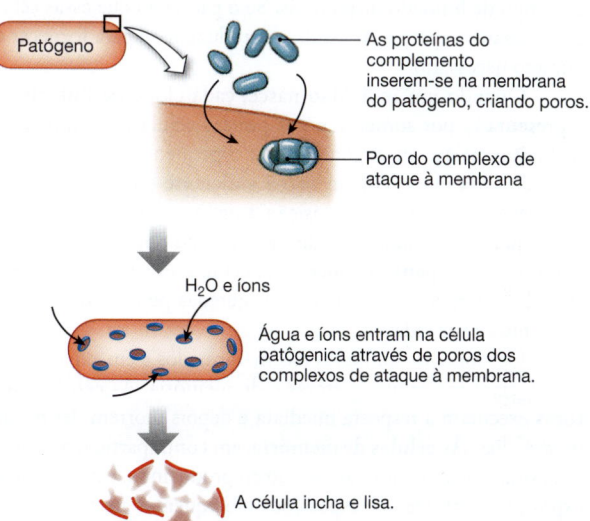

FIGURA 24.7   **O complexo de ataque à membrana cria poros nos patógenos.**

tâncias químicas para destruir patógenos marcados por anticorpos. Todos os linfócitos secretam citocinas que atuam sobre células imunes, não imunes e, algumas vezes, patógenos.

O processo da imunidade adquirida se sobrepõe ao processo da imunidade inata. As citocinas liberadas pela resposta inflamatória atraem linfócitos para o local de uma reação imune. Os linfócitos liberam citocinas adicionais que aumentam a resposta inflamatória.

A imunidade adquirida pode ser subdividida em imunidade ativa e imunidade passiva. A **imunidade ativa** ocorre quando o corpo é exposto a um patógeno e produz seus próprios anticorpos. Ela pode ocorrer naturalmente, quando um patógeno invade o corpo, ou artificialmente, quando recebemos uma vacina que contém patógenos mortos ou inativados.

A **imunidade passiva** ocorre quando adquirimos anticorpos produzidos por outro organismo. A transferência de anticorpos da mãe para o feto através da placenta é um exemplo. Injeções que contêm anticorpos são um outro exemplo. Os viajantes indo para o exterior podem receber injeções de *gamaglobulina* (anticorpos extraídos de plasma humano doado), porém essa imunidade passiva dura somente cerca de três meses, pois as proteínas injetadas são degradadas e eliminadas da circulação.

Os linfócitos medeiam a resposta imune adquirida

No nível microscópico, todos os linfócitos são parecidos. No nível molecular, entretanto, os tipos celulares podem ser diferenciados um do outro por seus receptores de membrana. Cada linfócito liga-se somente a um ligante em particular. Todos os linfócitos que se ligam a este ligante formam um grupo conhecido como **clone** (**FIG. 24.8a**).

Se cada patógeno que entra no corpo necessita de um tipo específico de linfócito, devem existir milhões de diferentes tipos de linfócitos prontos para combater milhões de diferentes patógenos. Contudo, como o corpo pode estocar ambos, o número e a variedade de linfócitos necessários para a defesa adequada? Como se constata, o sistema imune mantém somente poucos de cada tipo de linfócito disponíveis. Se o patógeno que essas células combatem aparece, as células reproduzem-se para fornecer o número necessário.

Quando um indivíduo nasce, cada clone de linfócito é representado por somente umas poucas células, denominadas **linfócitos** *naïve*, ou virgens. Como o pequeno número de células de cada clone virgem não é suficiente para lutar contra os invasores, a primeira exposição a um antígeno ativa o clone apropriado e estimula a sua divisão (Fig. 24.8b). Este processo, denominado **expansão clonal**, cria células adicionais no clone. As células virgens continuam a ser geradas pelo indivíduo durante toda a sua vida.

Os clones de linfócitos recém-formados e em expansão se diferenciam em células efetoras e de memória. As **células efetoras** executam a resposta imediata e depois morrem dentro de poucos dias. As **células de memória**, em contrapartida, possuem uma vida longa e continuam se autorreproduzindo. Uma segunda exposição ao antígeno e exposições subsequentes ativam as células de memória e causam uma rápida expansão clonal, criando uma resposta secundária ao antígeno mais rápida e mais forte.

SOLUCIONANDO O **PROBLEMA**

Em 2010, havia quase 12 mil casos de câncer cervical nos Estados Unidos, e quase 4 mil mulheres morreram dessa doença. A vacina contra HPV foi desenvolvida para prevenir a infecção por HPV e diminuir a incidência de câncer cervical. A primeira vacina, Gardasil®, protege contra quatro diferentes cepas de HPV: as cepas 16 e 18, associadas ao câncer cervical, e os tipos 6 e 11, que causam verrugas genitais. Uma vacina mais recente, Cervarix®, protege somente contra os tipos 16 e 18. As vacinas são compostas de partículas semelhantes ao vírus (VLPs), que são proteínas do capsídeo do vírus. Quando injetadas em uma pessoa, as VLPs iniciam uma resposta de anticorpos que tem um efeito protetor contra os tipos de HPV dos quais elas foram derivadas.

P3: *A produção de anticorpos inicia com a ativação de qual tipo de linfócito? Qual tipo de célula produz anticorpos?*

P4: *Em uma infecção normal, o HPV infecta células nas camadas superficiais da pele, mas não entra na circulação. Quais tipos de células imunes mais provavelmente encontrarão o HPV na pele?*

754 756 766 775 780 782

Os linfócitos B tornam-se plasmócitos e células de memória

Os **linfócitos B** (**células B**) desenvolvem-se na medula óssea. Os clones de linfócitos B ativados diferenciam-se primariamente em células especializadas que secretam anticorpos. A palavra *anticorpo* descreve o que as moléculas fazem: atuam contra corpos estranhos. Os anticorpos também são chamados de **imunoglobulinas**, e este nome alternativo descreve o que as moléculas são: proteínas globulares que participam na resposta imune humoral.

Os linfócitos B maduros inserem moléculas de anticorpo em suas membranas celulares, de modo que os anticorpos se tornam receptores de superfície que identificam os membros de cada clone (Fig. 24.8). Quando um clone de linfócito B responde à exposição ao antígeno, algumas das células efetoras se diferenciam em plasmócitos. Os plasmócitos não possuem anticorpos ligados em suas membranas. Em vez disso, eles sintetizam e secretam moléculas adicionais de anticorpos em taxas inacreditáveis, estimadas em cerca de 2 mil moléculas por segundo. Os anticorpos dos plasmócitos formam a *imunidade humoral*, os anticorpos solúveis do plasma.

Após cada invasor ser repelido com êxito, os plasmócitos de vida curta morrem – poderia ser perigoso tê-los continuamente secretando anticorpos depois que o antígeno não está mais presente. Poucas células de memória do clone permanecem, aguardando para responder a uma próxima exposição ao mesmo antígeno. A Figura 24.8 mostra a resposta das células B a partir das exposições primária e secundária ao antígeno.

A **resposta imune primária** ocorre após a exposição inicial. A produção de anticorpos por plasmócitos é mais lenta e menor em magnitude, pois o corpo não encontrou o antígeno previamente. A **resposta imune secundária**, que ocorre depois da segunda e subsequentes exposições, é mais rápida e maior

(a) Um clone é um grupo de linfócitos que são específicos para um antígeno.

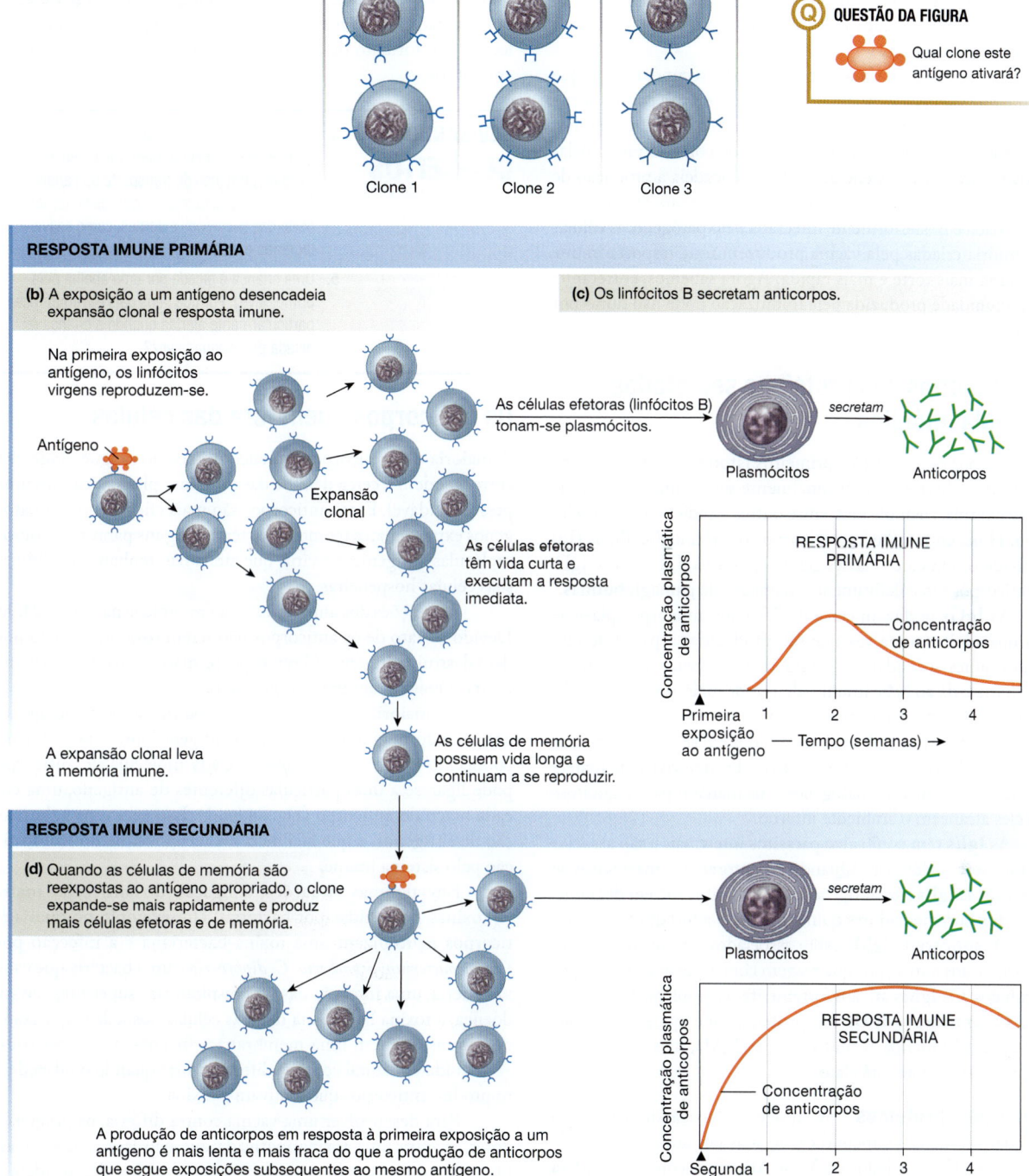

Clone 1   Clone 2   Clone 3

Q QUESTÃO DA FIGURA

Qual clone este antígeno ativará?

RESPOSTA IMUNE PRIMÁRIA

(b) A exposição a um antígeno desencadeia expansão clonal e resposta imune.

(c) Os linfócitos B secretam anticorpos.

Na primeira exposição ao antígeno, os linfócitos virgens reproduzem-se.

Antígeno

Expansão clonal

As células efetoras (linfócitos B) tonam-se plasmócitos.

Plasmócitos   *secretam*   Anticorpos

As células efetoras têm vida curta e executam a resposta imediata.

A expansão clonal leva à memória imune.

As células de memória possuem vida longa e continuam a se reproduzir.

RESPOSTA IMUNE PRIMÁRIA

Concentração plasmática de anticorpos

Concentração de anticorpos

Primeira exposição ao antígeno

1   2   3   4

Tempo (semanas) →

RESPOSTA IMUNE SECUNDÁRIA

(d) Quando as células de memória são reexpostas ao antígeno apropriado, o clone expande-se mais rapidamente e produz mais células efetoras e de memória.

Plasmócitos   *secretam*   Anticorpos

A produção de anticorpos em resposta à primeira exposição a um antígeno é mais lenta e mais fraca do que a produção de anticorpos que segue exposições subsequentes ao mesmo antígeno.

RESPOSTA IMUNE SECUNDÁRIA

Concentração plasmática de anticorpos

Concentração de anticorpos

Segunda exposição ao antígeno

1   2   3   4

Tempo (semanas) →

FIGURA 24.8   Clones de linfócitos.

devido às células de memória que permanecem após a primeira exposição. A expansão clonal é aprimorada por linfócitos que carregam uma memória molecular da primeira exposição ao antígeno, assim a produção de anticorpos inicia antes e alcança maiores concentrações.

A existência de uma resposta imune secundária é o que permite que vacinações sejam uma proteção efetiva contra doenças. Uma vacina contém um patógeno alterado que não prejudica o hospedeiro, mas que pode ser reconhecido como estranho pelas células imunes. O patógeno alterado desencadeia a produção de células de memória específicas para esse patógeno. Se uma pessoa vacinada é posteriormente infectada pelo patógeno, as células de memória criadas pela vacina produzem uma resposta imune secundária mais forte e mais rápida. Agora sabemos, entretanto, que a imunidade produzida pela imunização pode não durar por toda a vida da pessoa.

Os anticorpos são proteínas secretadas pelos plasmócitos

Os anticorpos estão entre os primeiros fatores do sistema imune a serem descobertos, e tradicionalmente seus nomes – aglutininas, precipitinas, hemolisinas, entre outros – indicavam o que eles fazem. Hoje, entretanto, os anticorpos ou imunoglobulinas (Ig) são divididos em cinco classes gerais: IgG, IgA, IgE, IgM e IgD. Os anticorpos são coletivamente chamados de **gamaglobulinas**.

As **IgGs** perfazem cerca de 75% dos anticorpos plasmáticos nos adultos, uma vez que são produzidas a partir de respostas imunes secundárias. A IgG materna cruza a membrana placentária e dá ao bebê imunidade nos primeiros meses de vida. Algumas IgGs ativam o complemento.

Os anticorpos **IgA** são encontrados em secreções externas, como saliva, lágrimas, mucos intestinal e brônquico e leite materno, onde eles se ligam a patógenos e os marcam para fagocitose caso eles alcancem o ambiente interno.

As **IgEs** têm como alvo parasitos intestinais e são associadas a respostas alérgicas. Quando receptores dos mastócitos se ligam com as IgEs e os antígenos, os mastócitos sofrem degranulação e liberam mediadores químicos, como a histamina.

Os anticorpos **IgMs** estão associados a respostas imunes primárias e aos anticorpos que reagem com antígenos dos grupos sanguíneos. Os IgMs ativam fortemente o complemento.

Os anticorpos **IgDs** são proteínas que aparecem na superfície dos linfócitos B junto com as IgMs, mas o seu papel fisiológico ainda não está claro.

Anticorpos proteicos A molécula básica de anticorpo tem quatro cadeias polipeptídicas ligadas em um formato de Y (**FIG. 24.9a**). Os dois lados do Y são idênticos, com uma **cadeia leve** ligada a uma **cadeia pesada**. Os dois braços, ou **regiões Fab**, formam os locais de ligação ao antígeno que conferem a especificidade dos anticorpos (Fig. 24.9b).

O tronco da molécula do anticorpo em forma de Y é conhecido como **região Fc**. A região Fc determina a classe de Ig à qual o anticorpo pertence. Uma *região de dobradiça* entre os braços e o tronco permite um posicionamento flexível dos braços quando o anticorpo se liga ao antígeno.

Em qualquer molécula de anticorpo, as duas cadeias leves são idênticas e as duas cadeias pesadas também são idênticas.

Entretanto, as cadeias variam largamente entre os diferentes anticorpos, dando a eles sua especificidade. Cada clone produz um único anticorpo. Duas classes de imunoglobulinas (IgM e IgA) são secretadas como polímeros. A IgM é composta de cinco moléculas em formato de Y, e a IgA possui de 1 a 4 moléculas de anticorpos.

Os anticorpos agem fora das células

A maioria dos anticorpos são encontrados no sangue, onde eles correspondem a cerca de 20% das proteínas plasmáticas em uma pessoa saudável. Esses anticorpos são mais eficazes contra patógenos extracelulares (como as bactérias), alguns parasitos, macromoléculas antigênicas e vírus que ainda não tenham invadido as suas células hospedeiras.

As funções dos anticorpos estão resumidas na Figura 24.9c. Devido ao fato de os anticorpos não serem tóxicos, eles não podem destruir antígenos. O seu papel primário é auxiliar o sistema imune a reagir a antígenos específicos.

Na maioria dos casos, o anticorpo inicialmente se liga ao antígeno, formando um complexo antígeno-anticorpo, também conhecido como *imunocomplexo*. Cada molécula de anticorpo pode ligar-se a duas partículas diferentes de antígeno, uma em cada braço do anticorpo (Fig. 24.9c, 1). Isso gera uma aglutinação de antígenos, o que facilita o seu reconhecimento e destruição pelo sistema imune.

Em algumas situações, a ligação do anticorpo inativa toxinas produzidas por bactérias. Um exemplo no qual anticorpos neutralizam uma toxina bacteriana é a infecção por *Corynebacterium diphtheria*. *C. diphtheria* é uma bactéria que causa difteria, uma infecção das vias respiratórias superiores. Nessa doença, a toxina bacteriana mata as células hospedeiras, deixando úlceras que têm uma membrana acinzentada característica. A imunidade natural contra a difteria ocorre quando o hospedeiro produz anticorpos que inativam a toxina.

Para desenvolver uma vacina contra difteria, os pesquisadores criaram uma toxina inativada que não lesa células vivas. Quando administrada em uma pessoa, a vacina desencadeia a produção de anticorpos sem causar qualquer sintoma da doença. Se a pessoa vacinada é, então, exposta à *C. diphtheria*, os anticorpos estão presentes e prontos para neutralizar a toxina. Como resultado, a difteria tem sido praticamente eliminada nos países que possuem um bom programa de imunização.

Receptores Fc Os passos subsequentes na destruição do patógeno mediado pelo imunocomplexo requerem que as regiões-"tronco" Fc do complexo antígeno-anticorpo sejam ligadas a **receptores Fc** em uma célula imune. A ativação de receptores

(a) Estrutura do anticorpo

Uma molécula de anticorpo é composta por duas cadeias leves idênticas e duas cadeias pesadas idênticas, ligadas por ligações dissulfeto.

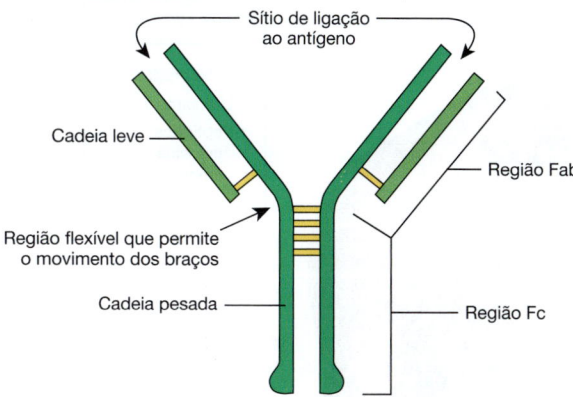

(b) Ligação ao antígeno

Os anticorpos têm sítios de ligação ao antígeno na região Fab.

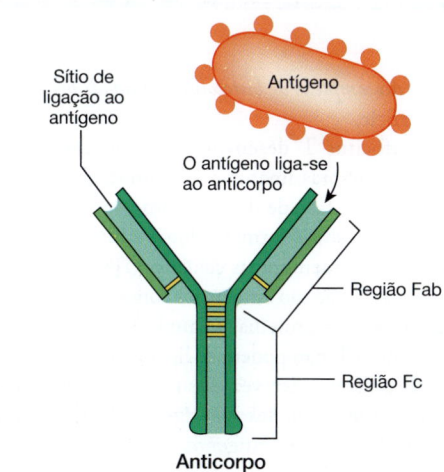

FIGURA 24.9 Anticorpos.

(c) Funções do anticorpo

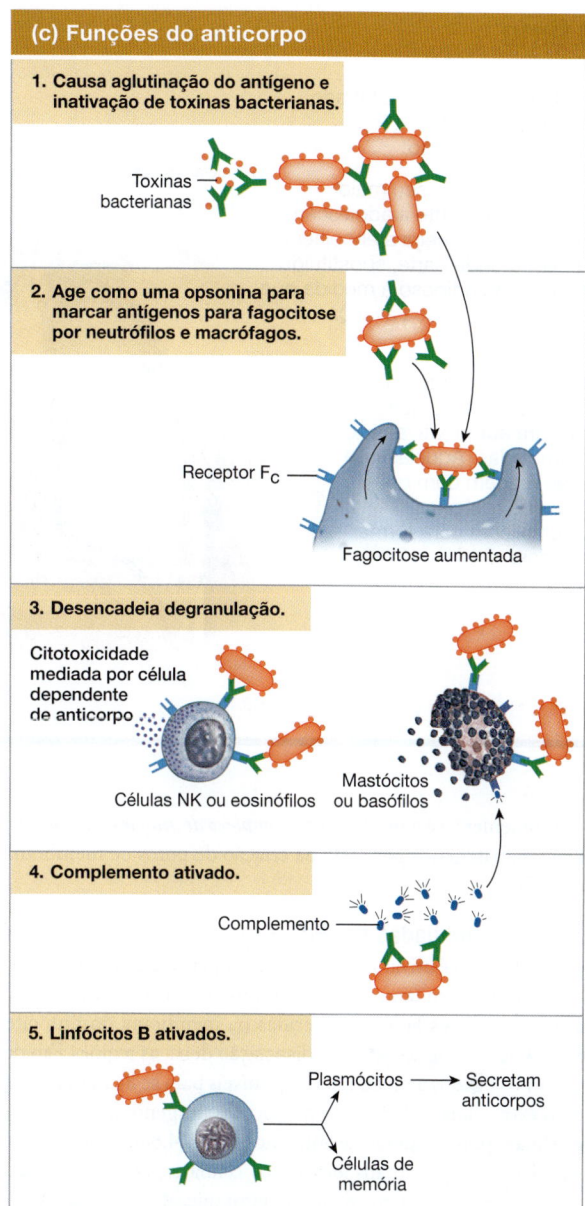

1. **Causa aglutinação do antígeno e inativação de toxinas bacterianas.**
2. **Age como uma opsonina para marcar antígenos para fagocitose por neutrófilos e macrófagos.**
3. **Desencadeia degranulação.**
4. **Complemento ativado.**
5. **Linfócitos B ativados.**

Fc em neutrófilos e macrófagos inicia a fagocitose (Fig. 24.9c, 2). Por esse processo, os anticorpos agem como *opsoninas*, marcando o imunocomplexo para destruição.

Se os receptores Fc estiverem em basófilos, mastócitos, células NK ou eosinófilos, a ligação do anticorpo ao seu receptor desencadeia degranulação, que é a liberação de substâncias químicas estocadas na célula imune (Fig. 24.9c, 3). A via de sinalização celular para degranulação é similar à de liberação de conteúdos de vesículas em células endócrinas, neurônios e outras células. A ligação ao receptor abre canais de Ca^{2+}, e a entrada de Ca^{2+} é o sinal para exocitose.

Se a célula imune que se liga ao anticorpo for um eosinófilo citotóxico ou uma célula NK, as substâncias químicas liberadas pela célula destroem o antígeno ligado ao anticorpo. Esta resposta inespecífica das células citotóxicas ao complexo antígeno-anticorpo é chamada de **citotoxicidade mediada por célula dependente de antígeno**.

Os receptores Fc encontrados em mastócitos são específicos para a região Fc da família de anticorpos IgE. Quando o complexo antígeno-anticorpo IgE se liga aos receptores dos mastócitos, as células degranulam, liberando substâncias químicas que medeiam a resposta inflamatória.

O processo imune final ativado pela terminação Fc de imunocomplexos é a ativação de proteínas do complemento (Fig. 24.9c, 4). As proteínas do complemento, por sua vez, desencadeiam a degranulação de mastócitos por ligação a um diferente conjunto de receptores Fc. As proteínas do complemento também funcionam como opsoninas. O produto final da cascata

FIGURA 24.10 **FOCO EM...**

O timo

O timo é um órgão bilobado localizado no tórax, logo acima do coração.

O timo atinge o seu maior tamanho durante a adolescência. Então, ele começa a encolher e é, em grande parte, substituído por tecido adiposo à medida que a idade da pessoa avança.

Durante o desenvolvimento no timo, as células que seriam autorreativas são eliminadas. Aquelas que não reagem com os tecidos "próprios" se multiplicam para formar clones.

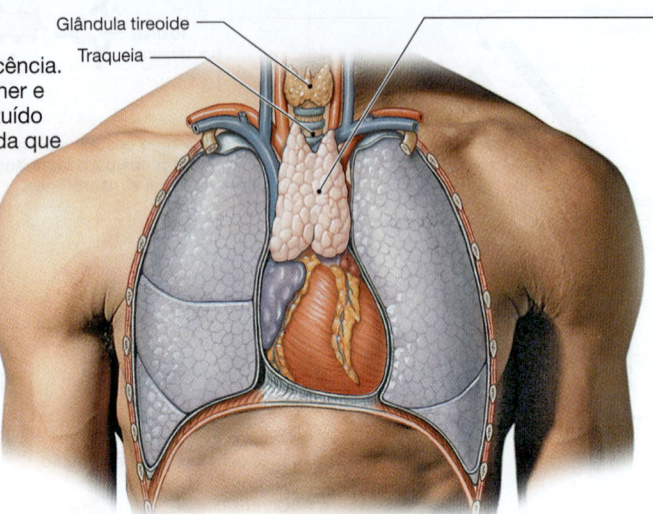

Glândula tireoide
Traqueia

Timo

O timo produz:
• Linfócitos T
• Peptídeos
  timosina
  timopoetina
  timulina

Q QUESTÃO DA FIGURA

A produção de novos linfócitos T no timo é baixa em adultos, mas o número de linfócitos T no sangue não diminui. Qual(is) conclusão(ões) sobre os linfócitos T você pode tirar dessa informação?

---

do complemento é a produção do *complexo de ataque à membrana*, que mata patógenos por meio da criação de poros de membrana (ver p. 765).

Ações não mediadas por Fc   O papel final da ligação antígeno-anticorpo é ativar linfócitos B. A superfície de cada linfócito B é coberta com tanto quanto 100 mil moléculas de anticorpos, cujas terminações Fc estão inseridas na membrana do linfócito (Fig. 24.9c, 5 e Fig. 24.8). Essa disposição deixa as regiões Fab de anticorpos ligados à membrana disponíveis para se ligarem a antígenos extracelulares livres ou a porções de antígenos na superfície de células apresentadoras de antígenos (Fig. 24.6c). Uma vez que os antígenos se ligam aos anticorpos celulares, as células B são ativadas e se diferenciam em plasmócitos que secretam mais anticorpos. Algumas células B se diferenciam em células de memória para aguardar uma invasão subsequente.

Os linfócitos T utilizam a sinalização dependente de contato

Os anticorpos são geralmente efetivos somente contra patógenos extracelulares, visto que os anticorpos podem se ligar somente a antígenos solúveis ou expostos. Uma vez que o patógeno entra em uma célula hospedeira, ele não pode mais ser "visto" pelo sistema imune humoral. Os linfócitos T têm o papel de defender o corpo contra patógenos intracelulares pela **imunidade celular**. Neste processo, as células T citotóxicas ligam-se a células que apresentam fragmentos de antígenos estranhos

como parte do *complexo de histocompatibilidade principal* (MHC) na sua superfície.

Os linfócitos T desenvolvem-se no timo (**FIG. 24.10**). As células precursoras imaturas migram da medula óssea para o timo. Durante a fase de desenvolvimento, as células que não reagem por "si mesmas" formam clones e inserem **receptores de células T** em suas membranas celulares (**FIG. 24.11a**). Os receptores de células T não são anticorpos como os receptores nos linfócitos B, embora as proteínas sejam intimamente relacionadas. Assim, as células T não podem se ligar a antígenos livres, como as células B o fazem. Em vez disso, os receptores de células T ligam-se somente a complexos antígeno-MHC na superfície de células apresentadoras de antígenos

MHC e antígeno   O que é MHC? O **complexo de histocompatibilidade principal** é uma família de proteínas complexas de membrana, codificadas por um conjunto específico de genes. (Essas proteínas foram assim denominadas quando foi descoberto que elas têm um papel na rejeição de tecidos estranhos após transplantes de órgãos ou tecidos.) Sabe-se, agora, que toda célula nucleada do corpo possui MHC na sua membrana.

As proteínas do MHC combinam-se com fragmentos de antígenos que foram digeridos dentro da célula. O complexo antígeno-MHC é, então, inserido na membrana celular para que o antígeno fique visível na superfície extracelular (ver Fig. 24.6c como um exemplo). Os antígenos livres no líquido extracelular não podem se ligar a receptores MHC desocupados na superfície celular.

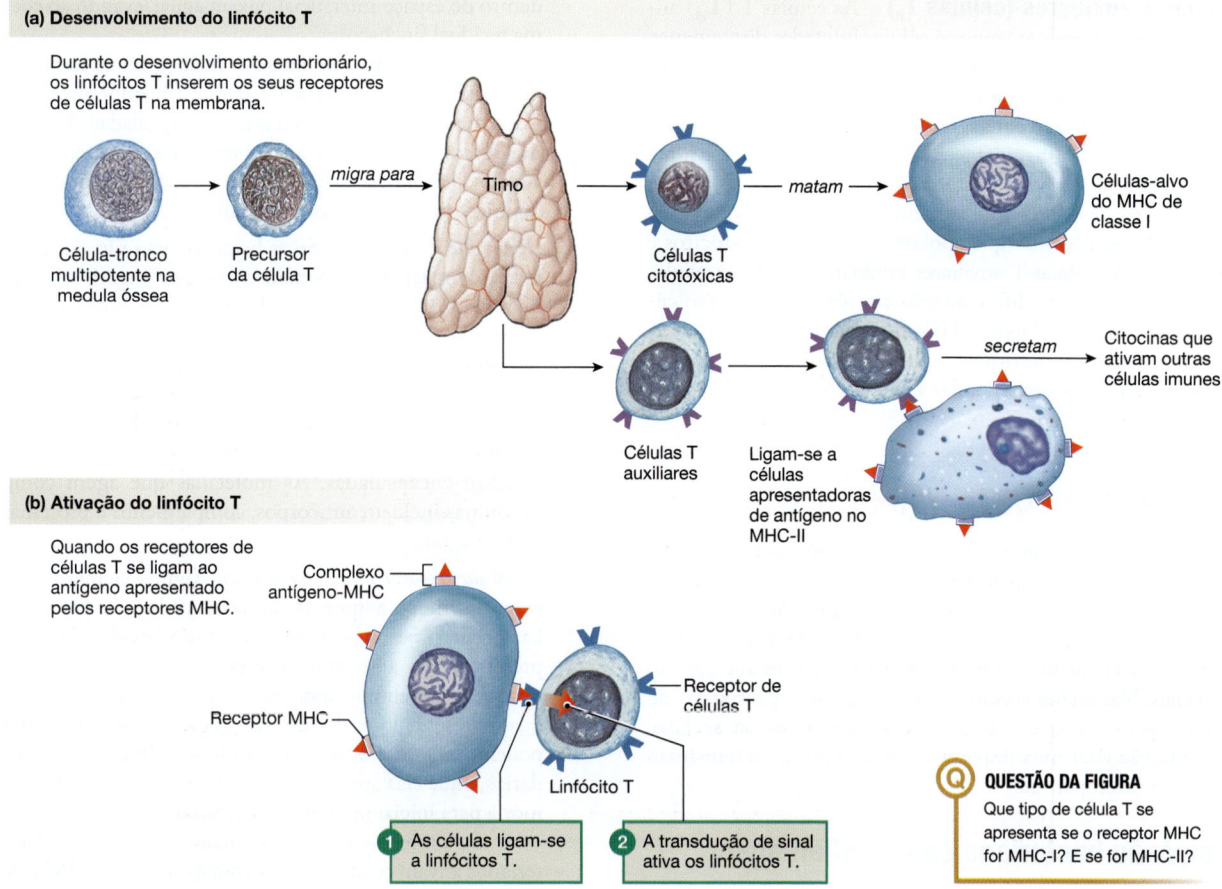

(a) Desenvolvimento do linfócito T

Durante o desenvolvimento embrionário, os linfócitos T inserem os seus receptores de células T na membrana.

Célula-tronco multipotente na medula óssea → Precursor da célula T → *migra para* Timo → Células T citotóxicas → *matam* → Células-alvo do MHC de classe I

Células T auxiliares → Ligam-se a células apresentadoras de antígeno no MHC-II → *secretam* → Citocinas que ativam outras células imunes

(b) Ativação do linfócito T

Quando os receptores de células T se ligam ao antígeno apresentado pelos receptores MHC.

Complexo antígeno-MHC

Receptor MHC

Receptor de células T

Linfócito T

1 As células ligam-se a linfócitos T.

2 A transdução de sinal ativa os linfócitos T.

Q QUESTÃO DA FIGURA
Que tipo de célula T se apresenta se o receptor MHC for MHC-I? E se for MHC-II?

FIGURA 24.11 Linfócitos T.

Existem dois tipos de moléculas de MHC. **As moléculas de MHC de classe I** são encontradas em todas as células humanas nucleadas. Quando vírus ou bactérias invadem a célula, eles são digeridos até fragmentos proteicos e alocados em "plataformas" MHC-I. Se uma célula T citotóxica (célula T_C) encontra uma célula humana hospedeira com um fragmento de antígeno estranho no seu MHC-I, a célula T_C reconhece a célula hospedeira como uma célula infectada por patógeno e a mata para prevenir a sua reprodução (Fig. 24.11a).

As **moléculas do MHC de classe II** são encontradas primariamente nas células apresentadoras de antígenos (APCs): macrófagos, linfócitos B e células dendríticas. Quando uma célula imune engloba e digere um antígeno, os fragmentos retornam para a membrana da célula imune combinados com proteínas MHC de classe II. Se uma célula T auxiliar (célula T_H) encontra uma APC com um fragmento de antígeno estranho em seu MHC-II, a célula T_H responde, secretando citocinas que amplificam a resposta imune.

Todas as proteínas MHC são relacionadas, porém elas variam de pessoa a pessoa devido ao grande número de alelos (variantes de um gene) que as pessoas herdam de seus pais. Existem tantos alelos que é improvável que duas pessoas que não

sejam gêmeos idênticos herdem exatamente o mesmo conjunto de alelos. Os MHCs são uma das razões de por que os tecidos não podem ser transplantados de uma pessoa para outra sem que primeiro se estabeleça a compatibilidade.

Células T citotóxicas Como previamente descrito, células T (T_C) citotóxicas atacam e destroem células que apresentam complexos antígeno-MHC-I. Embora a sua destruição possa parecer uma resposta extrema, ela previne a reprodução de invasores intracelulares como vírus, alguns parasitos e algumas bactérias.

Como as células T citotóxicas matam os seus alvos? Elas fazem isso de duas maneiras. Primeiro, elas podem liberar uma molécula citotóxica formadora de poros, denominada **perforina**, junto com **granzimas**, que são enzimas relacionadas a enzimas digestórias, como a tripsina e a quimiotripsina. Quando as granzimas entram na célula-alvo através dos canais de perforina, elas ativam uma cascata enzimática que induz a célula a cometer suicídio (*apoptose*). Segundo, as células T citotóxicas instruem as células-alvo a sofrerem apoptose por ativação de **Fas**, um "receptor de morte", uma proteína de membrana na célula-alvo que é ligada à cascata enzimática apoptótica.

Células T auxiliares (células T$_H$)   As células T (T$_H$) auxiliares não atacam patógenos e células infetadas diretamente, mas elas têm um papel essencial na resposta imune por secretarem citocinas que ativam outras células imunes. As citocinas secretadas pelas células T$_H$ incluem (1) *interferon gama* (IFN-γ), que ativa macrófagos; (2) *interleucinas* que ativam a produção de anticorpos e os linfócitos T citotóxicos; (3) *fatores estimuladores de colônia*, que aumentam a produção de leucócitos; e (4) *interleucinas* que apoiam as ações de mastócitos e eosinófilos. As células T auxiliares também se ligam às células B e promovem a sua diferenciação em plasmócitos e em células B de memória. O vírus HIV que causa a Aids preferencialmente infecta e destrói as células T auxiliares, tornando o hospedeiro incapaz de responder a patógenos que poderiam ser facilmente suprimidos.

VIAS DA RESPOSTA IMUNE

Como o corpo responde aos diferentes tipos de desafios imunes? Embora os detalhes dependam do desafio particular, o padrão básico é o mesmo. A resposta inata começa primeiro e é reforçada por uma resposta adquirida mais específica. As duas vias estão interconectadas, de modo que a cooperação e a comunicação são essenciais. Nas seções seguintes, examinaremos as respostas do corpo a quatro situações: uma infecção bacteriana extracelular, uma infecção viral, uma resposta alérgica ao pólen e a transfusão de sangue incompatível.

A invasão bacteriana causa inflamação

O que ocorre quando bactérias invadem o corpo? Como vimos, se as barreiras passivas da pele e das membranas mucosas falham, as bactérias chegam ao líquido extracelular. Lá, elas geralmente causam uma resposta inflamatória que representa os efeitos combinados de muitas células trabalhando para combater o invasor. Se a bactéria entra na linfa, a luta contra a infecção ocorre também nos linfonodos.

A inflamação é caracterizada por uma área vermelha, inchada e quente, que é sensível ou dolorida. Além da resposta inflamatória inespecífica, os linfócitos atraídos para a área produzem anticorpos específicos para o tipo de bactéria. A entrada de bactérias desencadeia vários conjuntos de reações inter-relacionadas (**FIG. 24.12**):

1. *Atividade do sistema do complemento.* Os componentes da parede bacteriana são antígenos que ativam o sistema do complemento. Alguns produtos da cascata do complemento são sinais químicos (*quimiotaxinas*) que atraem leucócitos da circulação para ajudar a combater a infecção. Outros atuam como opsoninas para aumentar a fagocitose.

   O complemento também causa a degranulação dos mastócitos e dos basófilos. As citocinas secretadas pelos mastócitos atuam como quimiotaxinas adicionais, atraindo mais células imunes. As substâncias químicas vasoativas, como a histamina, dilatam os vasos sanguíneos e aumentam a permeabilidade capilar. O aumento do suprimento sanguíneo no local gera a vermelhidão e o calor da inflamação. As proteínas plasmáticas que escapam para dentro do espaço intersticial puxam água, levando ao edema tecidual (inchaço).

   A cascata do complemento finaliza com a formação de moléculas do complexo de ataque à membrana que se inserem na parede de bactérias não encapsuladas. A entrada subsequente de íons e água rompe (lisa) a bactéria, com auxílio da enzima lisozima. Esse é um processo puramente químico que não envolve células imunes.

2. *Atividade dos fagócitos.* Se as bactérias não são encapsuladas, os macrófagos podem começar a ingeri-las imediatamente. Contudo, se as bactérias são encapsuladas, a cápsula esconde a bactéria do reconhecimento pelos receptores dos macrófagos. As opsoninas, como os anticorpos, devem primeiro recobrir a cápsula para que a bactéria possa ser identificada e ingerida por fagócitos. As opsoninas aumentam a fagocitose de bactérias que não são encapsuladas. As moléculas que agem como opsoninas incluem anticorpos, complemento e proteínas de fase aguda.

3. *Papel da resposta imune adquirida.* Alguns elementos da resposta imune adquirida são convocados nas infecções bacterianas. Se os anticorpos contra a bactéria já estão presentes, eles aumentam a resposta inata, agindo como opsoninas e neutralizando as toxinas bacterianas. As células apresentadoras de antígeno que digerem as bactérias podem, então, deslocar-se para os tecidos linfáticos secundários, onde elas apresentam o antígeno às células de memória para iniciar uma maior produção de anticorpos.

   Se a infecção é primária, alguns dos antígenos bacterianos ativam células B *naïve* com o auxílio de APC e de células T auxiliares. As células apresentadoras de antígenos ingerem bactérias e apresentam os fragmentos bacterianos para células T auxiliares para ativá-las. Isso desencadeia a secreção de citocinas pelas células T$_H$, expansão clonal das células B, produção de anticorpos por plasmócitos e formação de células B e T$_H$ de memória.

4. *Início do reparo.* Se a lesão inicial causa danos aos vasos sanguíneos debaixo da pele, as plaquetas e as proteínas da cascata da coagulação também são recrutadas para minimizar o dano (p. 521). Uma vez que as bactérias sejam removidas pela resposta imune, o local lesado é reparado sob o controle de fatores de crescimento e outras citocinas.

As infecções virais requerem defesa intracelular

O que ocorre quando vírus invadem o corpo? Primeiro, eles passam por uma fase extracelular da resposta imune similar à descrita para as bactérias. Nos estágios iniciais da infecção viral, as respostas imunes inatas e os anticorpos podem ajudar a controlar a invasão dos vírus.

Uma vez que os vírus entram nas células do corpo, a imunidade humoral na forma de anticorpos não é mais eficaz. Os linfócitos T citotóxicos (e, em menor extensão, as células NK) são a principal defesa contra vírus intracelulares. Quando essas células reconhecem as células hospedeiras infectadas, eles as destroem.

FIGURA 24.12 **CONTEÚDO ESSENCIAL**

Respostas imunes a bactérias extracelulares

As infecções bacterianas causam inflamação e desencadeiam respostas imunes específicas.

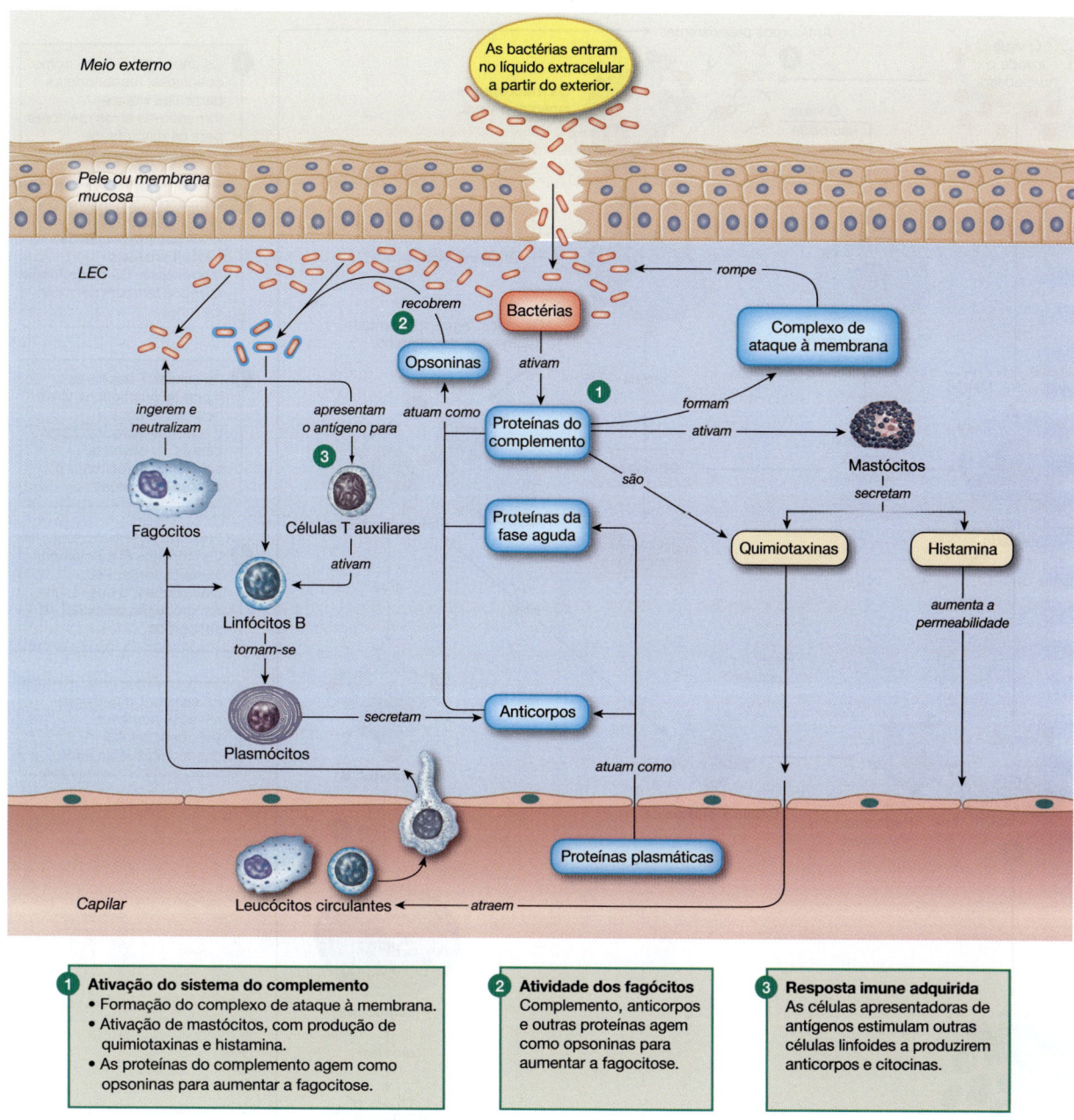

① **Ativação do sistema do complemento**
- Formação do complexo de ataque à membrana.
- Ativação de mastócitos, com produção de quimiotaxinas e histamina.
- As proteínas do complemento agem como opsoninas para aumentar a fagocitose.

② **Atividade dos fagócitos**
Complemento, anticorpos e outras proteínas agem como opsoninas para aumentar a fagocitose.

③ **Resposta imune adquirida**
As células apresentadoras de antígenos estimulam outras células linfoides a produzirem anticorpos e citocinas.

Durante anos, a imunidade mediada por linfócitos T e a imunidade humoral controlada por linfócitos B foram consideradas processos independentes. Agora, sabemos que os dois tipos de imunidade estão associados. A **FIGURA 24.13** descreve a forma como esses dois tipos de linfócitos colaboram para destruir vírus e células infectadas por vírus. Nesta figura, assumimos a exposição prévia ao vírus e a presença de anticorpos preexistentes na circulação. Os anticorpos podem ter um papel defensivo importante nos estágios extracelulares iniciais de uma infecção viral.

FIGURA 24.13 **CONTEÚDO ESSENCIAL**

Respostas imunes a vírus

Esta figura assume uma exposição prévia
ao vírus e a anticorpos preexistentes.

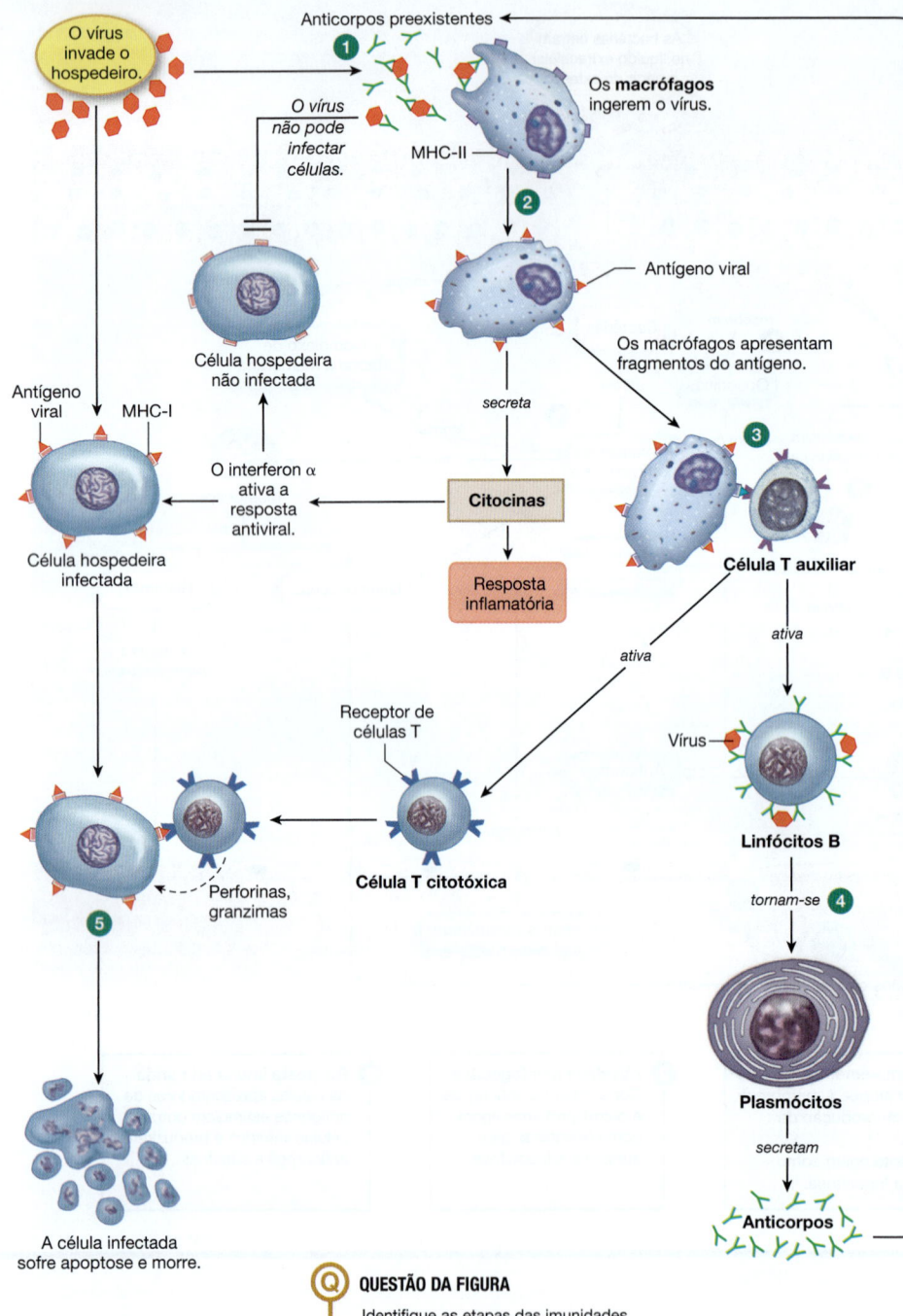

O vírus invade o hospedeiro.

Anticorpos preexistentes

1

O vírus não pode infectar células.

Os **macrófagos** ingerem o vírus.

MHC-II

2

Célula hospedeira não infectada

Antígeno viral

Os macrófagos apresentam fragmentos do antígeno.

Antígeno viral

MHC-I

secreta

O interferon α ativa a resposta antiviral.

Citocinas

3

Célula hospedeira infectada

Resposta inflamatória

Célula T auxiliar

ativa

ativa

Receptor de células T

Vírus

Célula T citotóxica

Perforinas, granzimas

5

Linfócitos B

tornam-se **4**

A célula infectada sofre apoptose e morre.

Plasmócitos

secretam

Anticorpos

1 Os anticorpos atuam como opsoninas, recobrindo as partículas virais e tornando-as alvos melhores para os macrófagos.

2 Os macrófagos ingerem vírus e inserem antígenos virais nas moléculas de MHC-II em suas membranas. Os macrófagos ativados também secretam citocinas.

3 As células T auxiliares ligam-se a antígenos virais nos macrófagos e tornam-se ativadas. Estas células T_H ativadas estimulam linfócitos B e células citotóxicas.

4 Os linfócitos B de memória ativados tornam-se plasmócitos, o que resulta em produção adicional de anticorpos.

5 As células T citotóxicas ativadas atacam e destroem células hospedeiras infectadas.

Q **QUESTÃO DA FIGURA**
Identifique as etapas das imunidades celular e humoral neste mapa.

1 Os anticorpos agem como opsoninas, revestindo partículas virais para torná-las melhores alvos para células apresentadoras de antígenos, como os macrófagos. Os anticorpos também podem se ligar a partículas virais, prevenindo a sua entrada nas células-alvo. Todavia, uma vez que o vírus esteja dentro da célula hospedeira, os anticorpos não são mais eficazes.

2 Os macrófagos que ingerem vírus inserem fragmentos dos antígenos virais nas moléculas MHC-II em suas membranas. Os macrófagos também secretam várias citocinas. Algumas dessas citocinas iniciam a resposta inflamatória. Eles produzem interferon α, que faz as células hospedeiras produzirem proteínas antivirais que impedem que os vírus se repliquem. Outras citocinas dos macrófagos estimulam as células NK e as células T auxiliares.

3 As células T auxiliares ligam-se aos antígenos virais nas moléculas MHC-II dos macrófagos. As células T_H ativadas, então, secretam citocinas para estimular os linfócitos B e as células citotóxicas.

4 A exposição prévia ao vírus cria linfócitos B de memória com anticorpos virais em sua superfície. Esta segunda exposição ao vírus ativa as células de memória e promove o desenvolvimento de plasmócitos, resultando em produção de anticorpos adicionais.

5 As células T citotóxicas usam os complexos antígeno--MHC-I para reconhecer células do hospederiro infectadas e matá-las. Quando as células T_C reconhecem as células do hospedeiro infectadas a partir dos receptores MHC-I com antígenos, elas secretam o conteúdo dos seus grânulos na superfície celular. As moléculas de perforina inserem poros na membrana das células hospedeiras, de modo que as granzimas possam entrar na célula, induzindo-a a cometer suicídio e sofrer apoptose. A destruição das células hospedeiras infectadas é um passo-chave para deter a replicação dos vírus invasores.

As células NK reconhecem as células infectadas por vírus por um processo diferente. Alguns vírus fazem as suas células hospedeiras retirarem os receptores MHC-I da superfície da célula, em um esforço para tentar se esconder do sistema imune. As células NK reconhecem células hospedeiras infectadas sem complexos MHC-I e as matam por um processo similar ao descrito para células T_C.

Anticorpos e vírus A Figura 24.13 mostra anticorpos de uma infecção prévia protegendo o corpo, mas não há garantia de que os anticorpos produzidos durante uma infecção serão efetivos contra a próxima invasão pelo mesmo vírus. Por que isso ocorre? Muitos vírus sofrem mutações constantemente, e a cobertura proteica que forma o antígeno primário pode mudar de forma significativa com o tempo. Se a cobertura proteica muda, o anticorpo pode não a reconhecer mais.

O vírus *influenza* (da gripe) é um dos vírus que muda anualmente. Como consequência, as vacinas anuais contra o vírus *influenza* devem ser desenvolvidas com base nas previsões dos virologistas de quais mutações ocorrerão. Se as previsões não coincidirem com as mutações ou com a cepa viral prevalente, receber uma vacina naquele ano não protegerá alguém de pegar gripe.

A rápida mutação dos vírus também é uma razão pela qual os pesquisadores ainda não desenvolveram uma vacina eficaz contra o HIV, o vírus que causa a **síndrome da imunodeficiência adquirida** (**Aids**). O HIV infecta células do sistema imune, particularmente linfócitos T, monócitos e macrófagos. Quando o HIV elimina as células T auxiliares, a imunidade celular contra o vírus é perdida. A perda geral da resposta imune na Aids torna os pacientes suscetíveis a uma variedade de infecções virais, bacterianas, fúngicas e parasitárias.

Respostas alérgicas são desencadeadas por antígenos específicos

Uma **alergia** é uma resposta imune inflamatória a um antígeno não patogênico. O **alérgeno** é um antígeno que normalmente não é prejudicial ao corpo. Contudo, se um indivíduo é sensível ao antígeno, o corpo produz uma resposta imune inapropriada, como se o antígeno fosse um patógeno mais ameaçador, como um verme parasito. As respostas inflamatórias alérgicas podem variar desde dano tecidual leve até reações fatais.

A resposta imune nas alergias é denominada **sensibilidade** ou **hipersensibilidade** ao antígeno. As **reações de hipersensibilidade imediatas** são mediadas por anticorpos e ocorrem minutos após a exposição aos antígenos, que são denominados **alérgenos**. As **reações de hipersensibilidade tardias** são mediadas por células T auxiliares e macrófagos e podem levar vários dias para se desenvolverem.

Os alérgenos podem ser praticamente qualquer molécula exógena: natural ou sintética, orgânica ou inorgânica. Certos alimentos, venenos de insetos e pólen desencadeiam reações de hipersensibilidade imediata. Os alérgenos podem ser ingeridos, inalados, injetados ou simplesmente entrar em contato com a pele.

As reações de hipersensibilidade tardias incluem alergias de contato ao cobre e a outros metais básicos. Essas alergias são comuns em pessoas que costumam usar joias. Plantas como a hera venenosa e o carvalho venenoso também causam alergia de contato.

As alergias possuem um forte componente genético, assim, se os pais têm uma determinada alergia, existe boa chance de que seus filhos também a tenham. O desenvolvimento da alergia

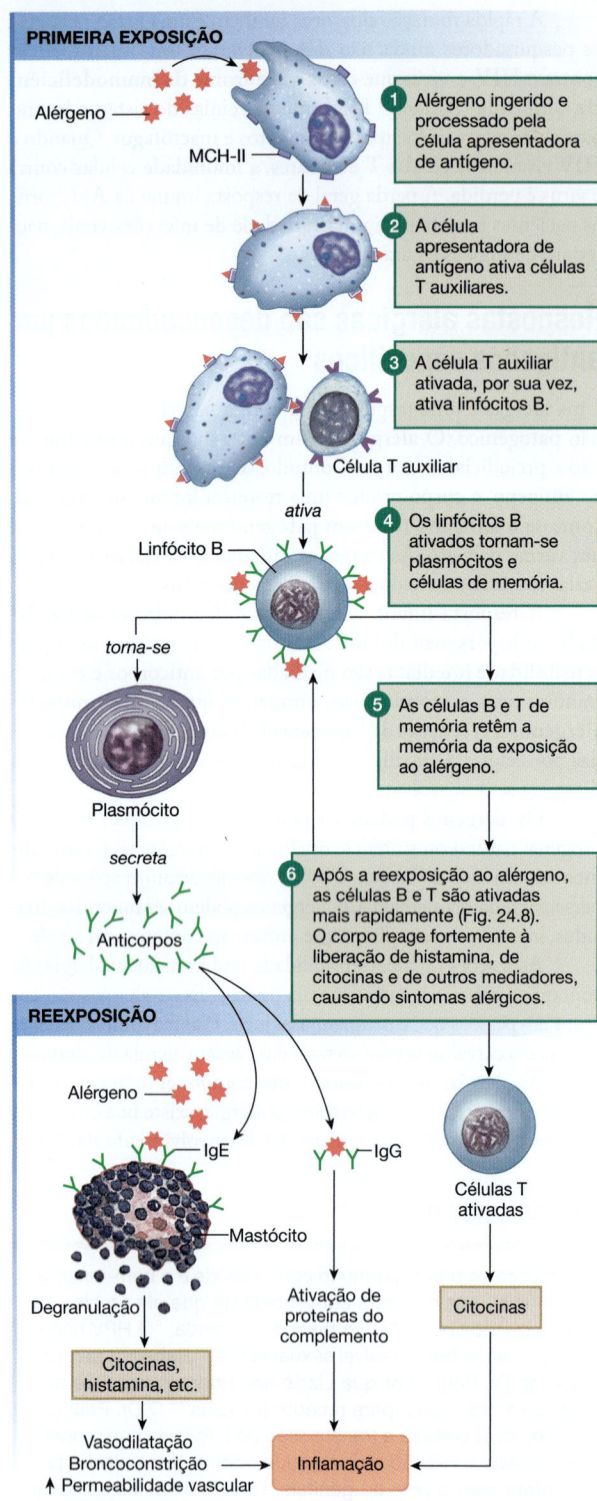

PRIMEIRA EXPOSIÇÃO

Alérgeno

MCH-II

1 Alérgeno ingerido e processado pela célula apresentadora de antígeno.

2 A célula apresentadora de antígeno ativa células T auxiliares.

3 A célula T auxiliar ativada, por sua vez, ativa linfócitos B.

Célula T auxiliar

ativa

Linfócito B

4 Os linfócitos B ativados tornam-se plasmócitos e células de memória.

torna-se

Plasmócito

5 As células B e T de memória retêm a memória da exposição ao alérgeno.

secreta

Anticorpos

6 Após a reexposição ao alérgeno, as células B e T são ativadas mais rapidamente (Fig. 24.8). O corpo reage fortemente à liberação de histamina, de citocinas e de outros mediadores, causando sintomas alérgicos.

REEXPOSIÇÃO

Alérgeno

IgE

IgG

Mastócito

Células T ativadas

Degranulação

Ativação de proteínas do complemento

Citocinas

Citocinas, histamina, etc.

Vasodilatação
Broncoconstrição
↑ Permeabilidade vascular

Inflamação

FIGURA 24.14 **Respostas alérgicas.**

requer a exposição ao alérgeno, um fator que é afetado por condições geográficas, culturais e sociais.

A **FIGURA 24.14** mostra o que ocorre durante uma reação de hipersensibilidade imediata ao pólen. O passo inicial – a primeira exposição ou fase de sensibilização – é equivalente à resposta imune primária discutida previamente: o alérgeno é ingerido e processado por uma célula apresentadora de antígeno, como um macrófago, que, por sua vez, ativa uma célula T auxiliar (ver o lado direito da Fig. 24.13).

As células T_H ativam linfócitos B que têm o alérgeno ligado. Isso resulta na produção de anticorpos pelos plasmócitos (IgE e IgG) contra o alérgeno. Os anticorpos IgE são imediatamente ligados por suas extremidades Fc na superfície dos mastócitos e dos basófilos. As células T e as células B de memória guardam o registro da exposição inicial ao alérgeno.

Após a reexposição, equivalente à resposta imune secundária mostrada na Figura 24.8d, o corpo reage muito forte e rapidamente. O alérgeno liga-se à IgE já presente nos mastócitos, desencadeando a imediata liberação de histamina, citocina e outros mediadores que causam sintomas alérgicos (Fig. 24.14).

O tipo de reação alérgica depende do antígeno-anticorpo, da célula imune envolvida e do local de introdução do antígeno. A ligação do alérgeno à IgE é a resposta mais comum à inalação, à ingestão e à injeção de alérgenos. Quando os alérgenos se ligam aos anticorpos IgE nos mastócitos, as células sofrem degranulação e liberam histamina e outras citocinas. O resultado é uma reação inflamatória.

A gravidade da reação varia desde reações localizadas próximas ao local onde o alérgeno entrou até reações sistêmicas, como uma erupção cutânea em todo o corpo. A reação alérgica mediada por IgE mais grave é chamada de **anafilaxia**. Em uma reação anafilática, ocorre liberação maciça de histamina e de outras citocinas que causam vasodilatação generalizada, colapso circulatório e broncoconstrição grave. Se não for tratada imediatamente com adrenalina, a anafilaxia pode resultar em morte dentro de tão pouco como 20 minutos.

As proteínas do MHC permitem o reconhecimento de tecido estranho

Como os cirurgiões desenvolveram técnicas para transplantar órgãos entre seres humanos ou de animais para seres humanos, os médicos tiveram que lutar com os problemas de rejeição do hospedeiro pelo doador do tecido (conhecido como *enxerto versus hospedeiro*) ou rejeição do tecido doado pelo sistema imune do receptor (*hospedeiro versus enxerto*). As proteínas ubíquas do MHC são os antígenos primários teciduais que determinam se o tecido doado será reconhecido como estranho pelo sistema imune do receptor.

As proteínas do MHC também são conhecidas como **antígenos leucocitários humanos** (**HLA**) e são classificadas de acordo com um sistema internacional de HLA. Um enxerto de tecido ou um transplante de órgão tem maior probabilidade de ser bem-sucedido se o doador compartilhar antígenos HLA com o receptor. Combinações incompatíveis desencadeiam a produção de anticorpos e ativam células T citotóxicas e células T_H. Em geral, as células T são as responsáveis pela rejeição aguda dos enxertos de tecidos sólidos.

Um dos exemplos mais comuns de doação de tecido é a transfusão de sangue. A membrana dos eritrócitos humanos contém proteínas antigênicas e glicoproteínas, mas faltam nessas células marcadores das proteínas do MHC que são encontradas em células nucleadas e que reconhecem tecidos estranhos. Na ausência das proteínas do MHC, duas proteínas de superfície – os antígenos do grupo sanguíneo ABO e o s antígenos Rh[1] – tornam-se a causa mais importante da reação de rejeição após uma transfusão de sangue.

Grupos sanguíneos ABO   Os grupos sanguíneos ABO consistem em quatro tipos de sangue criados por combinações de dois diferentes antígenos glicoproteicos (designados A e B) encontrados na membrana dos eritrócitos (**FIG. 24.15a**). Cada pessoa herda dois alelos (um de cada progenitor) a partir de três possíveis alelos ABO: A, B e O (nem o antígeno A nem o B são produzidos). Como os alelos A e B são dominantes em relação ao O, as diversas combinações dos dois alelos produzem quatro tipos sanguíneos: A, B, AB e O (**TAB. 24.2**).

Problemas com transfusões de sangue ocorrem porque o plasma normalmente contém anticorpos para os antígenos do

---

[1]Rh é abreviatura de Rhesus, um tipo de macaco no qual o antígeno foi descoberto.

TABELA 24.2	Frequências dos grupos sanguíneos ABO nos Estados Unidos			
Tipo sanguíneo	**População dos Estados Unidos (%)**			
	Brancos	**Negros**	**Asiáticos**	**Nativos**
O	44	49	43	79
A	43	27	27	16
B	9	20	25	4
AB	4	4	5	< 1

grupo ABO. Acredita-se que esses anticorpos sejam produzidos precocemente na vida em resposta a antígenos bacterianos ou alimentares no intestino. Os anticorpos podem ser medidos no sangue de crianças tão cedo quanto 3 a 6 meses de idade.

As pessoas expressam anticorpos para os antígenos dos eritrócitos que elas não possuem. Portanto, as pessoas com tipo sanguíneo A têm anticorpos anti-B no seu plasma, pessoas com tipo sanguíneo B possuem anticorpos anti-A no seu plasma, as pessoas que não possuem nenhum antígeno em seus eritrócitos (sangue do tipo O) apresentam anticorpos anti-A e anti-B e aquelas

---

(a) Características dos grupos sanguíneos ABO

Tipo sanguíneo	Antígeno no eritrócito	Anticorpos no plasma
O	Eritrócito Sem antígenos A ou B	"Anti-A" e "anti-B"
A	Antígenos A	"Anti-B"
B	Antígenos B	"Anti-A"
AB	Antígenos A e B	Sem anti-A ou anti-B

FIGURA 24.15   **Grupos sanguíneos ABO.**

(b) A mistura de sangue tipo O e tipo A

Quando os eritrócitos com antígenos do grupo A nas suas membranas se misturam com o plasma contendo anticorpos para o grupo A, os anticorpos fazem os eritrócitos se agregarem, ou aglutinarem.

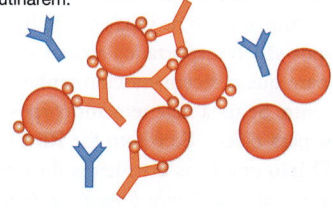

QUESTÃO DA FIGURA

Cada pessoa herda um alelo para o grupo sanguíneo ABO de cada progenitor. A e B são dominantes em relação a O, mas iguais se eles ocorrem juntos (tipo sanguíneo AB). Complete a tabela mostrando combinações de alelos herdados. Nos blocos sombreados, mostre o tipo sanguíneo que seria expresso.

		Mãe		
		A	**B**	**O**
Pai	**A**	A A A		
	B			
	O			

que possuem ambos os antígenos em seus eritrócitos (sangue do tipo AB) não têm anticorpos para os antígenos A ou B.

Como o corpo responde à transfusão de sangue incompatível? Por exemplo, se uma pessoa com sangue tipo O receber por engano uma transfusão de sangue tipo A, ocorrerá uma reação imune (Fig. 24.15b). Os anticorpos anti-A do receptor do tipo O ligam-se aos eritrócitos transfundidos do tipo A, causando *aglutinação*. Essa reação é facilmente observável em uma amostra de sangue e é a base dos exames de tipagem sanguínea que, com frequência, são realizados em laboratórios de ensino.

A ligação do anticorpo também ativa o sistema do complemento, resultando na produção de complexos de ataque à membrana que fazem as células transfundidas incharem e liberarem hemoglobina. A hemoglobina livre que é liberada no plasma pode resultar em insuficiência renal aguda à medida que os rins tentam filtrar essas moléculas grandes do sangue. Combinar o tipo sanguíneo do doador e do receptor é crítico antes da realização de uma transfusão de sangue.

Grupos sanguíneos Rh   Os grupos sanguíneos Rh são mais conhecidos por seu papel em interações materno-fetais. Existem ao menos 49 diferentes grupos de antígenos Rh que podem ser expressos na superíce de eritrócitos, porém o antígeno D é o normalmente referido quando as pessoas se descrevem como "Rh-positivas" ou "Rh-negativas". Alguém que não tem o antígeno D Rh (i.e., é Rh-negativo) e é exposto ao antígeno D de eritrócitos estranhos produzirá anticorpos contra o antígeno D Rh.

A produção de anticorpos anti-D pode ocorrer durante a gestação se uma mãe Rh-negativa estiver grávida de um feto Rh-positivo. O vazamento da barreira placentária pode permitir ao sangue fetal chegar na circulação materna, e o sistema imune da mãe reagirá contra o antígeno D estranho. A exposição pode ocorrer também durante o parto de uma criança Rh-positiva.

Os anticorpos são transportados através da placenta da mãe para o feto para que o recém-nascido tenha alguma imunidade ao nascimento. Se uma mãe tem anticorpos anti-D, eles serão transferidos para o feto. Se o feto for Rh D-positivo, os anticorpos anti-D irão atacar os eritrócitos do feto e destrui-los. Essa destruição causa a *doença hemolítica do recém-nascido* (HDN), também conhecida como *eritroblastose fetal*. A HDN também pode ocorrer se houver outras incompatibilidades de tipo sanguíneo, como falta de combinação ABO.

A incompatibilidade Rh D pode ser fatal, mas têm sido desenvolvidos tratamentos para prevenir a HDN. Esses tratamentos envolvem o uso de anticorpos produzidos que se ligam ao antígeno D fetal ou aos anticorpos anti-D da mãe.

REVISANDO CONCEITOS

6. Uma pessoa com tipo sanguíneo AB é transfundida com eritrócitos do tipo O. Por quê?

7. Uma pessoa com tipo sanguíneo O é transfundida com sangue tipo A. O que acontece? Por quê?

O sistema imune precisa reconhecer o que é "próprio"

Uma propriedade surpreendente da imunidade é a capacidade do corpo de distinguir suas próprias células das células estranhas.

A falta de resposta imune por linfócitos contra células do corpo é conhecida como **autotolerância** e parece ser devida à eliminação de linfócitos autorreativos em um processo conhecido como *deleção clonal*. Durante o desenvolvimento, alguns clones de linfócitos se desenvolvem com anticorpos que podem se combinar com complexos MHC-antígenos próprios. Os tecidos linfáticos primários contêm autoantígenos que podem se combinar com esses linfócitos autorreativos e os eliminar, induzindo apoptose.

Quando a autotolerância falha, o corpo produz anticorpos contra seus próprios componentes por meio de linfócitos B ativados por células T. O ataque do corpo contra suas próprias células leva a **doenças autoimunes**. Os anticorpos produzidos nas doenças autoimunes são específicos contra um antígeno particular e, em geral, são restritos a um órgão ou um tipo de tecido. A **TABELA 24.3** lista algumas doenças autoimunes comuns em seres humanos.

Por que a autotolerância falha subitamente? Ainda não sabemos. Sabe-se que doenças autoimunes frequentemente iniciam associadas a uma infecção. Um desencadeador potencial para uma doença autoimune são os antígenos estranhos que são similares a antígenos humanos. Quando o corpo produz anticorpos contra o antígeno estranho, aqueles anticorpos que apresentam suficiente reatividade cruzada com tecidos humanos provocam danos.

Um exemplo de doença autoimune é o diabetes melito tipo I, em que o corpo produz *anticorpos contra as células da ilhota* que destroem as células β-pancreáticas, mas preserva outras células endócrinas (p. 709). Outra condição autoimune é o hipertireoidismo da doença de Graves (p. 739). O corpo produz *imunoglobulinas estimuladoras da tireoide* que mimetizam o hormônio tireoestimulante e causam uma hipersecreção dos hormônios da glândula.

As doenças autoimunes graves são algumas vezes tratadas pela administração de glicocorticoides, como o cortisol e seus derivados. Os glicorcoticoides deprimem a função do sistema

TABELA 24.3	Algumas doenças autoimunes comuns em seres humanos
Doença	**Anticorpos produzidos contra**
Doença de Graves (hipertireoidismo)	Receptores nas células da tireoide para o TSH
Diabetes melito dependente de insulina	Antígenos das células β do pâncreas
Esclerose múltipla	Mielina dos neurônios do sistema nervoso central
Miastenia grave	Receptor de acetilcolina da placa motora
Artrite reumatoide	Colágeno
Lupus eritematoso sistêmico	Complexos intracelulares de ácido nucleico e proteína (anticorpos antinucleares)
Síndrome de Guillain-Barré (polineuropatia desmielinizante inflamatória aguda)	Mielina dos nervos periféricos

imune pela supressão da produção de leucócitos pela medula óssea e diminuindo a atividade das células imunes circulantes. Embora ajude a diminuir os sintomas da doença autoimune, grandes doses de esteroides podem desencadear os mesmos sinais e sintomas de hipersecreção hormonal, o que faz os pacientes desenvolverem obesidade central e face de lua cheia que são características da síndrome de Cushing (p. 734).

A vigilância imune remove células anormais do corpo

Qual o papel do sistema imune humano na proteção do organismo contra o câncer? Essa questão tem trazido considerável interesse para os cientistas. Uma teoria, denominada **vigilância imune**, propõe que, embora as células cancerígenas se desenvolvam regularmente, elas são detectadas e destruídas antes que possam se disseminar. Algumas evidências apoiam essa teoria, mas não explicam por que muitos tumores cancerígenos se desenvolvem a cada ano ou por que pessoas com a função imune deprimida não desenvolvem tumores cancerígenos em todos os tipos de tecidos. Entretanto, a vigilância imune parece reconhecer e controlar alguns tumores associados a vírus. Além disso, alguns tipos de tumores endógenos não apresentam antígenos MHC-I na superfície, o que permite que as células NK reconheçam essas células como anormais e as destruam. Uma área ativa da pesquisa do câncer é a investigação de como ativar o sistema imune para combater células tumorais cancerígenas.

BIOTECNOLOGIA

Anticorpos sintetizados por engenharia genética

Um dos objetivos do tratamento do câncer é destruir as células cancerígenas minimizando danos às células normais do corpo. Um dos mais novos tratamentos de câncer tem como base anticorpos sintetizados por engenharia genética contra proteínas da superfície tumoral, como o receptor do fator de crescimento HER2 que existe em alta densidade em algumas células do câncer de mama. O anticorpo construído, então, liga-se ao seu antígeno na célula tumoral. No caso do receptor HER2, o anticorpo anti-HER2 bloqueia a ação de um fator de crescimento necessário para a célula tumoral se reproduzir. Outros anticorpos têm sido construídos para transportar quimioterápicos ou moléculas radiativas que atingem especificamente as células cancerígenas.

Uma estratégia para o desenvolvimento desses tratamentos com anticorpos envolve a injeção do antígeno em um camundongo, que, então, produz anticorpos contra esse antígeno. Anticorpos murinos (de camundongos) injetados em seres humanos normalmente desencadeiam uma resposta imune contra a proteína do camundongo, assim os cientistas têm utilizado a engenharia genética para criar "anticorpos humanizados". Neste procedimento, a porção ligadora ao antígeno da região Fab do camundongo é integrada à região Fab de um anticorpo humano, resultando em uma proteína que tem menor probabilidade de ser rejeitada pelo corpo humano.

INTERAÇÕES NEUROIMUNOENDÓCRINAS

Na fisiologia, uma das áreas mais fascinantes e que está se desenvolvendo rapidamente envolve a relação entre a mente e o corpo. Embora muitos cientistas renomados tenham zombado desse tópico durante muitos anos, a interação entre emoções e doenças somáticas tem sido descrita há séculos. O Velho Testamento fala, "O coração alegre serve de bom remédio, mas o espírito abatido faz secar os ossos" (Provérbios 17:22, Versão Rei James). Muitas sociedades contam histórias de pessoas que perderam a vontade de viver e, subsequentemente, morreram sem causa aparente, ou de pessoas que desistiram da morte e tiveram uma recuperação notável.

Hoje, a medicina está começando a reconhecer a realidade da conexão mente-corpo. Doenças psicossomáticas e o efeito placebo são aceitos há muitos anos. Por que não deveríamos, então, investigar a possibilidade de que pacientes com câncer podem aumentar a sua função imune visualizando suas células imunes devorando as células cancerígenas anormais?

O estudo das interações cérebro-sistema imune é agora um campo reconhecido, denominado **neuroimunomodulação**, ou *psicoimunologia*. Atualmente, o campo ainda está em desenvolvimento, e os resultados de muitos estudos levantam mais perguntas do que respostas. Em um experimento, por exemplo, um composto químico que suprimia a atividade dos linfócitos foi repetidamente injetado em camundongos. Durante cada injeção, eles também foram expostos ao cheiro de cânfora, uma substância química que não afeta o sistema imune. Após um período de condicionamento, os camundongos foram expostos somente ao cheiro de cânfora. Quando os pesquisadores investigaram a função linfocitária dos camundongos, verificaram que o odor de cânfora tinha suprimido a atividade das células imunes, exatamente como a substância química supressora tinha feito anteriormente. A via pela qual esse condicionamento ocorreu ainda é bastante inexplicada.

O que conhecemos neste momento sobre a relação entre os sistemas imune, nervoso e endócrino?

1. **Os três sistemas compartilham moléculas sinalizadoras e receptores para essas moléculas.** Pensava-se que as substâncias químicas eram exclusivas de uma única célula ou tecido, porém estão sendo descobertas em todo o organismo. As células imunes secretam hormônios, e citocinas leucocitárias são produzidas por células não imunes. Por exemplo, os linfócitos secretam tireotrofina (TSH), ACTH, hormônio do crescimento e prolactina, bem como o hormônio hipotalâmico liberador da corticotrofina (CRH).

   Receptores para hormônios, para neurotransmissores e para citocinas estão sendo descobertos em todo lugar. Os neurônios no encéfalo têm receptores para citocinas produzidas por células imunes. As células *natural killer* têm receptores opioides e receptores β-adrenérgicos. Por toda parte, os sistemas imune, endócrino e nervoso parecem compartilhar moléculas sinalizadoras e seus receptores.

2. **Hormônios e neuropeptídeos podem alterar a função das células imunes.** Há anos se sabe que o aumento nos níveis de cortisol decorrente do estresse está associado à diminuição na produção de anticorpos, à redução da proli-

feração de linfócitos e à diminuição da atividade das células *natural killer*. Tem sido demonstrado que a substância P, um neuropeptídeo, induz a degranulação dos mastócitos na mucosa do intestino e no trato respiratório. A inervação simpática da medula óssea aumenta a síntese de anticorpos e a produção de células T citotóxicas.

3. **As citocinas do sistema imune podem afetar a função neuroendócrina**. Estressores, como infecções bacterianas e virais ou tumores, podem induzir respostas ao estresse no sistema nervoso central pela liberação de citocinas pelas células imunes. A interleucina 1 é provavelmente a citocina mais bem-estudada nesta resposta.

A indução da liberação de cortisol por ACTH nos linfócitos está recebendo também considerável atenção. Anteriormente, acreditava-se que a secreção do cortisol era dependente de sinais neurais traduzidos pela via CRH hipotalâmico-ACTH adeno-hipofisário. Atualmente, parece que os estressores patogênicos podem ativar a via do cortisol, causando a secreção de ACTH pelas células imunes.

A interação dos três sistemas é resumida no modelo mostrado na **FIGURA 24.16a**. Os sistemas nervoso, endócrino e imune estão intimamente ligados por uma comunicação bidirecional que usa citocinas, hormônios e neuropeptídeos. O encéfalo é ligado ao sistema imune pelos neurônios autonômicos, pelos neuropeptídeos do SNC e pelas citocinas leucocitárias. O sistema nervoso controla glândulas endócrinas pela secreção de hormônios de liberação hipotalâmicos – mas células imunes secretam alguns dos mesmos hormônios tróficos. Os hormônios secretados pelas glândulas endócrinas retroalimentam para influenciar ambos os sistemas, nervoso e imune.

O resultado é uma rede complexa de sinais químicos sujeita à modulação por fatores externos. Esses fatores externos incluem estímulos físicos e emocionais integrados no encéfalo, estressores patogênicos integrados no sistema imune e vários outros fatores que incluem campos magnéticos, fatores químicos liberados pelo tecido adiposo marrom e melatonina secretada pela glândula pineal. Levará anos para que possamos decifrar essas vias complexas.

SOLUCIONANDO O **PROBLEMA**

"Você tem certeza de que esta vacina é segura?" Perguntou Rebecca. "Já ouvi relatos de pessoas que morreram por isso. Será que vai causar HPV na Lizzie?" O Dr. Paul tranquilizou Rebecca de que a vacina é segura. "Houve mais de 35 milhões de doses da vacina dadas nos Estados Unidos, e somente 18.727 eventos adversos reportados. E quase todos eram leves – dores de cabeça, dor no local da injeção, ou desmaio depois de receber a injeção. Não há evidências de que a vacina tenha algum efeito colateral sério. E não há nenhuma maneira que ela possa infectar Lizzie com HPV."

P6: *Com base no que você sabe sobre a vacina e sobre a estrutura do vírus, explique por que a vacina não poderia infectar Lizzie com HPV.*

(a) Este modelo mostra as interações químicas entre os sistemas nervoso, endócrino e imune.

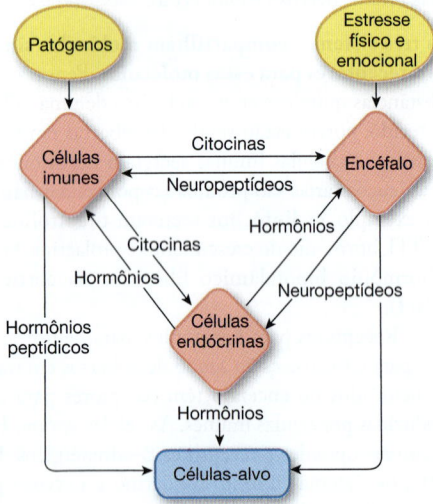

(b) Compreender a neuroimunomodulação é um desafio, uma vez que os estudos podem ser feitos em muitos níveis diferentes.

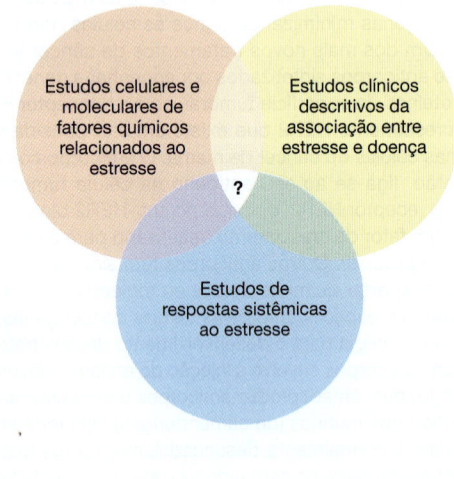

FIGURA 24.16 Neuroimunomodulação. O campo da neuroimunomodulação ainda está na sua infância, e não entendemos completamente como os sistemas nervoso, imune e endócrino interagem para afetar a saúde e o bem-estar.

O estresse altera a função do sistema imune

Uma área de interesse é a relação entre a incapacidade para enfrentar o estresse e o desenvolvimento de doenças. O estudo moderno do estresse é atribuído a Hans Selye, começando em 1936. Ele definiu **estresse** como um estímulo inespecífico que perturba a homeostasia e provoca uma resposta invariável de tensão, que ele chamou de *síndrome de adaptação geral*.

A resposta ao estresse de Selye consistia na estimulação das glândulas suprarrenais seguida pela supressão do sistema imune devido aos altos níveis circulantes de glicocorticoides (p. 734). Por muitos anos, o experimento de Selye foi referência na definição do estresse. Entretanto, desde 1970, a definição de estresse e da resposta ao estresse foi ampliada.

Estressores – eventos ou fatores que geram estresse – são extremamente variáveis e difíceis de se definir em situações experimentais. O estresse agudo é diferente do estresse crônico. A reação de uma pessoa ao estresse é afetada pelo isolamento e pela sensação de controle da situação estressora. Muitos estressores são sentidos e interpretados pelo cérebro, levando à modulação do estressor pela experiência e pelas expectativas. Um estressor para uma pessoa pode não afetar outra pessoa.

A maioria dos estressores físicos e emocionais é integrada no sistema nervoso central. As duas respostas clássicas ao estresse são (1) uma **reação de luta ou fuga rápida** e mediada neuralmente (2) a elevação dos níveis de cortisol pela glândula suprarrenal associada à supressão da resposta imune. A resposta de luta ou fuga é uma reação rápida ao estresse agudo. A resposta do cortisol é um indicador melhor de estresse crônico ou repetitivo.

Uma dificuldade no estudo da resposta do corpo ao estresse é a complexidade envolvida na integração da informação proveniente dos três níveis de respostas (Fig. 24.16b). Os cientistas têm acumulado grande quantidade de informações de cada um dos três níveis: fatores celulares e moleculares relacionados ao estresse, respostas sistêmicas ao estresse e estudos clínicos que descrevem a relação entre estresse e doença. Em alguns casos, temos associado dois níveis diferentes, embora em outros casos as evidências experimentais sejam escassas ou ainda contraditórias. O que ainda não compreendemos é o panorama, o modo como ocorre a sobreposição desses três níveis de resposta.

O progresso experimental é lento, uma vez que muitos animais de estudos tradicionais, como os roedores, não são bons modelos para o estudo do estresse em seres humanos. Ao mesmo tempo, experimentos controlados que geram estresse em seres humanos são difíceis de serem delineados e executados por razões práticas e éticas. Muitas das nossas pesquisas sobre o estresse são observacionais. Um estudo, por exemplo, acompanhou a atividade das células *natural killer* por um período de 18 meses em dois grupos de pessoas: cônjuges cuidadores de pacientes com doença de Alzheimer (um grupo com grande estresse psicossocial) e um grupo-controle. O grupo de cuidadores, com níveis altos de estresse no início do estudo, apresentou baixa atividade de células NK no final. Entretanto, muitas variáveis – incluindo sexo, idade, exercício, uso de álcool ou de medicamentos – devem ser levadas em conta antes de podermos concluir que o estresse foi o fator causal.

A medicina moderna inclui terapias corpo-mente

O papel das interações corpo-mente na medicina tradicional está recebendo mais atenção nos anos recentes. O National Center for Complementary and Alternative Medicine dos Estados Unidos (*http://nccam.nih.gov*) apoia pesquisas rigorosamente desenhadas que estudam a eficácia de terapias médicas complementares, como meditação, ioga, hipnose, imagens visuais e *biofeedback*. Embora os efeitos placebo e nocebo (p. 22) sejam amplamente aceitos na comunidade médica tradicional, o papel de terapias complementares, como a terapia do riso, ainda está sendo estudado.

Rir realmente é o melhor remédio, como o ditado diz? Assistir a um filme engraçado poderia ajudar o seu sistema imune? Estudos recentes sugerem que sim. Nesses estudos, os pesquisadores determinaram a atividade das células imunes em sujeitos, antes e depois de assistirem a um filme ou a um vídeo de humor. Em ambos os estudos, as células imunes tornaram-se mais ativas. Você pode aprender mais sobre *terapia do humor* na Association for Applied and Therapeutic Humor (*www.aath.org*).

Apesar das dificuldades no estudo da integração dos sistemas imune, endócrino e nervoso, os cientistas estão começando a juntar as peças da intrincada rede de interações mente-corpo. Quando pudermos explicar em nível molecular por que estudantes tendem a ficar doentes exatamente antes dos exames e por que a terapia de relaxamento aumenta a resposta imune, estaremos no caminho de entender as conexões complexas entre o encéfalo e o sistema imune.

| SOLUCIONANDO O **PROBLEMA** CONCLUSÃO | HPV: vacinar ou não? |

O papilomavírus humano é a doença sexualmente transmissível mais comum nos Estados Unidos. Por algumas estimativas, metade a três-quartos de todas as pessoas sexualmente ativas foram infectadas com HPV. Na maioria das pessoas, a resposta imune natural encontra o vírus e o elimina do corpo. Contudo, para algumas pessoas, as infecções pelo HPV levam a verrugas genitais e câncer cervical. Alguns oponentes da vacinação de adolescentes contra o HPV apontam o relativamente pequeno número de mulheres que desenvolvem câncer cervical. Todavia, a cada ano, cerca de 3,5 milhões de mulheres têm um teste de Papanicolau anormal, que mostra que as células cervicais foram afetadas pelo HPV. Os custos médicos diretos de acompanhamento dessas mulheres podem ser tão grandes quanto 6 bilhões de dólares por ano, e o custo emocional de reportar um teste anormal não pode ser medido. Na maioria das vezes, o teste anormal reverte para um normal assim que o corpo da mulher encontra e remove o vírus HPV. No entanto, os cientistas, médicos e defensores da saúde pública sentem que a prevenção das infecções é uma abordagem mais eficaz e eficiente em termos de custo. Em 2009, o uso da vacina Gardasil em meninos foi aprovado. Embora o câncer cervical não seja um problema para meninos e homens, o HPV pode causar verrugas genitais, câncer anogenital e várias formas de cânceres de cabeça e de garganta no sexo masculino. A vacina Gardasil pode não somente os proteger contra essas doenças, mas também ajudar a reduzir a *propagação* do HPV, bem como reduzir efetivamente as taxas de câncer cervical nas mulheres.

Para testar o seu conhecimento, compare as suas respostas com as informações sintetizadas na tabela a seguir.

	Pergunta	Fatos	Integração e análise
P1:	*Por que os vírus precisam viver e se reproduzir dentro de células hospedeiras?*	Vírus não são células. Eles são ácidos nucleicos com um envoltório proteico.	Os vírus precisam usar os recursos da célula hospedeira para que possam se reproduzir.
P2:	*Como você poderia testar uma pessoa para verificar se ela está infectada com HPV?*	O HPV insere o seu DNA na célula hospedeira.	O DNA viral é diferente do DNA do hospedeiro. Teste as células hospedeiras para ver se o DNA viral está presente.
P3:	*A produção de anticorpos inicia com a ativação de qual tipo de linfócito? Qual tipo de célula produz anticorpos?*	Os linfócitos B são ativados e tornam-se plasmócitos, os quais produzem anticorpos.	N/A
P4:	*Quais tipos de células imunes mais provavelmente encontrarão o HPV na pele?*	As células dendríticas e os macrófagos são as células imunes primárias nos tecidos.	As células dendríticas são encontradas na pele e mais provavelmente encontrarão o HPV. Essas células são também chamadas de células de Langerhans.
P5:	*Por que a vacinação é inefetiva se a pessoa que a recebe tem HPV do tipo presente na vacina?*	A vacina do HPV faz o corpo criar anticorpos contra as proteínas do capsídeo viral.	Se uma pessoa já tem HPV, o vírus está dentro das células. Os anticorpos agem no compartimento extracelular e não podem afetar os vírus dentro das células.
P6:	*Com base no que você sabe sobre a vacina e sobre a estrutura do vírus, explique por que a vacina não poderia infectar Lizzie com HPV.*	A vacina é feita de proteínas similares ao vírus que são proteínas do capsídeo viral.	Devido à vacina não conter nenhum DNA viral, ela não pode causar infecção por HPV.

Este problema foi escrito por Claire Conroy quando ela era uma estudante de graduação na University of Texas, em Austin.

(754)(756)(766)(775)(780)(**782**)

RESUMO DO CAPÍTULO

Neste capítulo, você aprendeu como o sistema imune protege o corpo contra patógenos e como ele remove tecido danificado e células anormais. Uma resposta imune necessita da detecção da substância estranha, da comunicação com outras células imunes e da coordenação da resposta. Estas funções dependem da *comunicação química* e das *interações moleculares* entre receptores, anticorpos e antígenos. A *compartimentalização* do corpo afeta como o sistema imune combate patógenos. Alguns patógenos se escondem dentro das células, ao passo que outros permanecem no compartimento extracelular.

Visão Geral

1. A **imunidade** é a capacidade do corpo de se autoproteger de patógenos. O sistema imune humano consiste em tecidos linfáticos, células imunes e citocinas. (p. 754)

2. Os **antígenos** são substâncias que desencadeiam uma resposta imune e reagem com os produtos dessa resposta. (p. 754)

Patógenos do corpo humano

3. As bactérias são células que podem sobreviver e se reproduzir fora de um hospedeiro vivo. Os antibióticos são medicamentos que destroem as bactérias. (p. 755)

4. Os vírus são DNA ou RNA envoltos por proteínas protetoras. Eles invadem as células hospedeiras e se reproduzem utilizando a maquinaria intracelular do hospedeiro. O sistema imune deve destruir as células hospedeiras infectadas para matar um vírus. (p. 756; Fig. 24.1)

A resposta imune

5. A resposta imune inclui: (1) *detecção* e *identificação*, (2) *comunicação* entre as células imunes, (3) *recrutamento* da assistência e *coordenação* da resposta e (4) *destruição* ou *supressão* do invasor. (p. 756).

6. A **imunidade inata** é a rápida **resposta imune inespecífica**. A **imunidade adquirida** é mais lenta e é a **resposta específica ao antígeno**. Os dois tipos de imunidade se sobrepõem. (pp. 756, 757)

Anatomia do sistema imune

7. As células imunes são formadas e amadurecidas no **timo** e na **medula óssea**. O **baço** e os **linfonodos** são tecidos linfoides encapsulados. Os **tecidos linfoides difusos** não encapsulados incluem as **amígdalas** e o **tecido linfoide associado ao intestino (GALT)**. (p. 757, 759; Figs. 24.3, 24.4, 24.10)

8. Os **eosinófilos** são **células citotóxicas** que matam parasitos. Os **basófilos** e os **mastócitos** liberam histamina, **heparina** e outras citocinas. (pp. 760, 761; Fig. 24.5)

9. Os **neutrófilos** são células fagocitárias que liberam pirogênios e citocinas que medeiam a inflamação. (p. 761; Fig. 24.5)

10. Os **monócitos** são os precursores dos **macrófagos** teciduais. As **células apresentadoras de antígenos (APCs)** expõem fragmentos de antígenos nas proteínas de suas membranas. (p. 761; Figs. 24.5, 24.6)

11. Os **linfócitos** medeiam respostas imunes. (p. 761)

12. As **células dendríticas** capturam antígenos e os apresentam para os linfócitos. (p. 761)

Imunidade inata: respostas inespecíficas

13. Barreiras físicas e químicas, como a pele e o muco, são a primeira linha de defesa. (p. 762; Fig. 24.2)

14. As **quimiotaxinas** atraem células imunes para os patógenos. (p. 763)

15. A fagocitose necessita que moléculas da superfície dos patógenos se liguem a receptores de membrana do fagócito. As **opsoninas** são anticorpos ou proteínas do complemento que recobrem o material estranho. (p. 763; Fig. 24.6)

16. As **células** *natural killer* **(NK)** matam determinadas células tumorais e células infectadas por vírus. Quando os eosinófilos e as células NK se ligam à região Fc dos anticorpos que estão ligados aos patógenos, eles matam os patógenos. Isso é chamado de **citotoxicidade mediada por célula dependente de anticorpo**. (pp. 763, 769; Fig. 24.9)

17. A **inflamação** resulta de citocinas liberadas por macrófagos teciduais ativados. (p. 764)

18. As citocinas inflamatórias incluem **proteínas de fase aguda**, histamina, **interleucinas, bradicinina** e **proteínas do complemento**. (pp. 764, 765)

19. A cascata do complemento forma o **complexo de ataque à membrana**, moléculas formadoras de poro que causam a ruptura do patógeno. (p. 765; Fig. 24.7)

Imunidade adquirida: respostas específicas a antígenos

20. Os linfócitos medeiam a resposta imune adquirida. Os linfócitos que reagem a um tipo de antígeno formam um **clone**. (p. 766; Fig. 24.8)

21. A primeira exposição a um antígeno ativa um clone de **linfócito naïve** e causa a sua divisão (**expansão clonal**). Os linfócitos recém-formados se diferenciam em **células efetoras** ou em **células de memória**. A exposição adicional ao antígeno cria uma **resposta imune secundária** mais rápida e mais forte. (p. 766; Fig. 24.8)

22. As citocinas dos linfócitos incluem **interleucinas** e **interferons**, que interferem na replicação viral. O **interferon** γ ativa macrófagos e outras células imunes. (pp. 763, 765)

23. Os **linfócitos B (células B)** desenvolvem-se em **plasmócitos** e **células de memória**. Os **linfócitos T** e as células NK atacam e destroem as células infectadas. (pp. 765, 766)

24. Os **anticorpos** ligam-se aos patógenos. Os linfócitos B maduros são recobertos com anticorpos que atuam como receptores de superfície. Os linfócitos B ativados diferenciam-se em **plasmócitos**, os quais secretam anticorpos solúveis. (p. 765)

25. As cinco classes de imunoglobulinas (Ig), ou anticorpos, são IgG, IgA, IgE, IgM e IgD, conhecidas como **gamaglobulinas**. (p. 768)

26. A molécula do anticorpo tem a forma de um Y, com quatro cadeias polipeptídicas. Os braços, ou **regiões Fab**, contêm sítios de ligação ao antígeno. O tronco, ou **região Fc**, pode ligar-se a células imunes. Algumas imunoglobulinas são polímeros. (p. 768; Fig. 24.9)

27. Os anticorpos solúveis agem como opsoninas, servem como uma ponte entre antígenos e leucócitos, ativam proteínas do complemento, células citotóxicas e mastócitos e neutralizam vírus e toxinas. (p. 768; Fig. 24.8)

28. Os anticorpos das células B ligam-se a antígenos para ativar linfócitos B e iniciar a produção de anticorpos adicionais. (p. 770; Fig. 24.8)

29. Os **linfócitos T** são responsáveis pela **imunidade celular**, em que os linfócitos se ligam a células-alvo usando os **receptores de célula T**. (pp. 765, 770; Fig. 24.11)

30. Os linfócitos T reagem com antígenos ligados a proteínas do **complexo principal de histocompatibilidade** na célula-alvo. As **moléculas MHC-I** apresentando antígenos promovem a morte de células-alvo por células T_C. As **moléculas MHC-II** com antígenos ativam as células T auxiliares (T_H) para secretar citocinas. (pp. 770, 771; Fig. 24.11)

31. As **células** T_C **citotóxicas** liberam **perforina**, uma molécula formadora de poros que permite que as **granzimas** entrem na célula-alvo e direcionem a célula para cometer suicídio (**apoptose**). (pp. 765, 771)

32. As **células T auxiliares** (T_H) secretam citocinas que influenciam outras células. (p. 765; Fig. 24.11)

Vias da Resposta Imune

33. As bactérias geralmente provocam uma **resposta inflamatória** inespecífica. Além disso, os linfócitos produzem anticorpos para tipos específicos de bactéria. (p. 772; Fig. 24.12)

34. A resposta imune inata e os anticorpos ajudam a controlar os estágios iniciais de uma infecção viral. Uma vez que os vírus entram na célula hospedeira, as células T citotóxicas e as células NK devem destruir as células hospedeiras infectadas. (p. 772; Fig. 24.13)

35. Uma **alergia** é uma resposta imune inflamatória a um **alérgeno** não patogênico. O corpo livra-se do alérgeno por meio de uma resposta inflamatória. (p. 775; Fig. 24.14)

36. As **reações de hipersensibilidade imediata** a alérgenos são mediadas por anticorpos e ocorrem dentro de minutos após a exposição ao alérgeno. As **reações de hipersensibilidade tardia** são mediadas pelos linfócitos T e podem demorar vários dias para ocorrer. (p. 775)

37. As proteínas do **complexo de histocompatibilidade principal (MHC)** encontradas em todas as células nucleadas determinam a compatibilidade tissular. Os linfócitos atacarão qualquer complexo MHC que eles não reconheçam como proteínas próprias. (p. 770)

38. Os eritrócitos humanos não possuem proteínas MHC, mas contêm outras proteínas antigênicas e glicoproteínas de membrana, como os antígenos ABO e Rh. (p. 777; Fig. 24.15)

39. A **autotolerância** é a capacidade do corpo de reconhecer suas próprias células e não produzir uma resposta imune. Quando a au-totolerância falha, o corpo produz anticorpos contra seus proprios componentes, criando uma **doença autoimune**. (p. 778)

40. A teoria da **vigilância imune** propõe que as células cancerígenas se desenvolvem regularmente, mas são detectadas e destruídas pelo sistema imune antes que possam se espalhar. (p. 779)

Interações neuroimunoendócrinas

41. Os sistemas nervoso, endócrino e imune são ligados por moléculas sinalizadoras e receptores. O estudo dessas interações é um campo conhecido como **neuroimunomodulação**. (p. 779; Fig. 24.16)

42. Acredita-se que a ligação entre a incapacidade de enfrentar o estresse e o desenvolvimento de doenças resulte da neuroimunomodulação. (p. 781)

QUESTÕES PARA REVISÃO

Além da resolução destas questões e da checagem de suas respostas na p. A-32, reveja os Tópicos abordados e objetivos de aprendizagem, no início deste capítulo.

Nível um   Revisando fatos e termos

1. Defina imunidade. O que se entende por memória e especificidade no sistema imune?

2. Cite os componentes anatômicos do sistema imune.

3. Liste e faça um breve resumo das três principais funções do sistema imune.

4. Cite dois modos pelos quais os vírus são liberados das células hospedeiras. Cite três modos pelos quais o vírus lesa as células hospedeiras ou altera as suas funções.

5. Suponha que um patógeno tenha invadido o corpo. Quais as quatro etapas que ocorrem se o corpo for capaz de destruir esse patógeno? Que comprometimento pode ocorrer se o patógeno não puder ser destruído?

6. Defina os seguintes termos e explique o seu significado:
   (a) anafilaxia.
   (b) aglutinação.
   (c) extravascular.
   (d) degranulação.
   (e) proteínas da fase aguda.
   (f) expansão clonal.
   (g) vigilância imune.

7. Como os histiócitos, as células de Kupffer, os osteoclastos e a micróglia estão relacionados?

8. O que é sistema fagocitário mononuclear e qual o seu papel no sistema imune?

9. Relacione os seguintes tipos de células com a sua descrição:

(a) linfócito	1. leucócito mais abundante; fagocítico; vive de 1 a 2 dias
(b) neutrófilo	2. citotóxico; está associado a reações alérgicas e infestações parasitárias
(c) monócito	3. precursor dos macrófagos; relativamente raro em esfregaços de sangue
(d) célula dendrítica	4. relacionado a mastócitos; libera citocinas, como a histamina e a heparina
(e) eosinófilo	5. a maioria destas células se encontra no tecido linfático
(f) basófilo	6. estas células capturam antígenos, depois migram para os tecidos linfáticos

10. Dê exemplos de barreiras físicas e químicas contra a infecção.

11. Cite os três principais tipos de linfócitos e seus subtipos. Explique as funções e interações de cada grupo.

12. Defina autotolerância. Quais são as células responsáveis? Relacione a autotolerância à doença autoimune.

13. O que se entende pelo termo *neuroimunomodulação*?

14. Explique os termos *estresse*, *estressor* e *síndrome de adaptação geral*.

Nível dois   Revisando conceitos

15. **Mapa conceitual**. Mapeie os seguintes termos. Você pode adicionar termos.

• anticorpo	• imunidade adquirida
• antígeno	• imunidade inata
• bactéria	• imunocomplexo
• basófilo	• linfócito B
• célula apresentadora de antígeno	• linfócito T
• célula citotóxica	• MHC de classe I
• célula de memória	• MHC de classe II
• célula dendrítica	• monócito
• célula NK	• neutrófilo
• célula T auxiliar	• opsonina
• célula T citotóxica	• plasmócito
• citocina	• quimiotaxina
• eosinófilo	• região Fab
• fagócito	• região Fc
• fagossomo	• vírus

16. Por que os linfonodos frequentemente incham e se tornam sensíveis ou doloridos quando você está doente?

17. Compare e diferencie os seguintes termos:
   (a) patógeno, micróbio, pirogênio, antígeno, anticorpo, antibiótico.
   (b) infecção, inflamação, alergia, doença autoimune.
   (c) vírus, bactéria, alérgeno.
   (d) quimiotaxina, opsonina, citocina, interleucina, bradicinina, interferon.

(e) imunidade adquirida, imunidade inata, imunidade humoral, imunidade celular, imunidade específica, imunidade inespecífica.

(f) hipersensibilidades imediata e tardia.

(g) complexo de ataque à membrana, granzimas, perforina.

18. Resuma os efeitos da histamina, da interleucina 1, das proteínas da fase aguda, da bradicinina, das proteínas do complemento e do interferon γ. Essas substâncias químicas são sinérgicas ou antagonistas umas das outras?

19. Desenhe e identifique as partes de uma molécula de anticorpo. O que significa cada parte?

20. Faça um esquema dos passos de um processo inflamatório.

21. Faça um esquema dos passos do processo de combate às infecções virais.

22. Faça um esquema dos passos do processo de uma reação alérgica.

Nível três   Solucionando problemas

23. Um dos tipos de sangue ABO é denominado "doador universal" e outro "receptor universal". Que tipos são estes e por que recebem esses nomes?

24. Maxie Moshpit afirma que o *superstar* Snidley é o pai do seu filho. Maxie tem sangue tipo O. Snidley tem sangue do tipo B. O bebê de Moshpit tem sangue do tipo O. Você poderia descartar a possibilidade de Snidley ser o pai da criança somente a partir dessa informação? Explique.

25. Todo semestre próximo ao período de provas, um número maior de estudantes visita o Student Health Center com resfriados e infecções virais. Os médicos atribuem o aumento da incidência dessas doenças ao estresse. Você pode explicar a base biológica dessa relação? Quais seriam outras possíveis explicações?

26. Bárbara tem artrite reumatoide, caracterizada por dor e inchaço nas articulações devido à inflamação do tecido conectivo. Ela nota que piora quando está cansada e estressada. Esta condição é conhecida como doença autoimune. Descreva as reações fisiológicas que poderiam levar a essa condição.

27. A contagem diferencial de leucócitos (Fig. 16.3, p. 517) é uma ferramenta diagnóstica importante na medicina. Se um paciente apresenta aumento no número de neutrófilos imaturos ("bastonetes"), você pensaria que é mais provável que a causa seja uma infecção bacteriana ou viral? Se a contagem mostra um aumento no número de eosinófilos (*eosinofilia*), esta condição provavelmente seria devida a uma infecção viral ou parasitária? Explique o seu raciocínio.

As respostas para as questões de Revisando conceitos, Figuras, Questões gráficas e Questões para revisão ao final do capítulo podem ser encontradas no Apêndice A (p. A-1).

25

Fisiologia Integrada III: exercício

Um aspecto fascinante da fisiologia do ser humano durante o exercício é que ela nos fornece informações básicas sobre a natureza e os limites da capacidade funcional dos diferentes sistemas de órgãos.

Per-Olof Åstrand e Kaare Rodahl, *Textbook of Work Physiology*, 1977.

TÓPICOS ABORDADOS E OBJETIVOS DE APRENDIZAGEM

Metabolismo e exercício 787

25.1 Identificar as fontes de ATP utilizadas por músculos em atividade durante os exercícios aeróbico e anaeróbico, bem como de baixa e alta intensidades.

25.2 Comparar e diferenciar as vias metabólicas de produção do ATP durante os exercícios aeróbico e anaeróbico.

25.3 Descrever como os hormônios plasmáticos se modificam durante o exercício físico e como os efeitos desses hormônios no metabolismo da glicose dão suporte ao músculo em exercício.

25.4 Explicar como um fisiologista quantifica a intensidade dos períodos de exercício.

25.5 Identificar os fatores que limitam a capacidade de exercício.

Respostas ventilatórias ao exercício 790

25.6 Descrever como o consumo de oxigênio e a ventilação se modificam durante e após o exercício e explicar como essas mudanças ocorrem.

25.7 Explicar o que acontece com os gases no sangue arterial e venoso e com o pH plasmático ao longo da realização de um estímulo de exercício.

Respostas circulatórias ao exercício 791

25.8 Explicar o que ocorre com o sistema circulatório, o fluxo sanguíneo tecidual e a pressão arterial durante a realização de exercício físico em diferentes intensidades.

25.9 Explicar os mecanismos de controle que influenciam a pressão arterial e o fluxo sanguíneo, bem como descrever como eles se modificam durante o exercício físico.

Respostas antecipatórias ao exercício 793

25.10 Descrever os reflexos de antecipação que precedem as modificações homeostáticas ao exercício físico.

Regulação da temperatura durante o exercício 794

25.11 Fazer um diagrama das respostas homeostáticas da termorregulação e seus mecanismos responsáveis durante a realização do exercício físico.

Exercício e saúde 795

25.12 Descrever o que foi provado e o que tem sido sugerido a respeito dos diferentes aspectos que envolvem exercícios físico e saúde.

CONHECIMENTOS BÁSICOS

105	Metabolismos aeróbio e anaeróbio
17	Reflexos de antecipação
393	Metabolismo muscular
398	Contração isométrica e isotônica
466	Controle da frequência cardíaca e da contratilidade
493	Controle da pressão arterial
489	Controle local do fluxo sanguíneo
553	Ventilação alveolar
582	Quimiorreceptores respiratórios
638	Desidratação
709	Insulina
720	Termorregulação

Cada ponto no microarranjo representa um gene. Os genes que estão ativos são demonstrados em cores brilhantes.

Em julho de 2008, o mundo assistiu com grande expectativa quando Michael Phelps nadou para obter o recorde de oito medalhas de ouro nos Jogos Olímpicos de 2008. O trabalho realizado por Phelps, e por milhares de outros atletas olímpicos de todo o mundo, representa um dos desafios mais comuns à homeostasia corporal: o exercício. O exercício pode ser feito de diversas formas. A corrida, a natação e o ciclismo de longa distância são exemplos de um exercício dinâmico de resistência. O levantamento de peso e o treinamento de força são exemplos de exercício de força. Neste capítulo, examinaremos o exercício dinâmico como um desafio para a homeostasia que é superado com uma resposta integrada de diversos sistemas do corpo.

O exercício é o exemplo ideal para ensinar a integração fisiológica. É familiar a todo mundo e não envolve condições especiais, como alpinismo em grande atitude ou mergulho no fundo do mar. Além disso, o exercício é uma condição fisiológica normal, não um estado patológico, embora possa ser afetado por doenças e, quando em excesso, resultar em lesão.

Além de ser um excelente exemplo para o ensino, a fisiologia do exercício é uma área muito ativa de pesquisa em fisiologia integrativa. O funcionamento coordenado de vários sistemas de órgãos em muitos casos ainda não é compreendido devido às interações complexas entre os mecanismos de controle local e neural. Os pesquisadores usam em sua investigação uma combinação de modelos animais e estudos com seres humanos, incluindo atletas de elite, para explicar como o corpo se adapta às demandas metabólicas do exercício. Observe que não pretendemos fazer uma discussão completa da fisiologia do exercício neste capítulo. Para mais informações, consulte um livro especializado em fisiologia do exercício.

METABOLISMO E EXERCÍCIO

O exercício começa com a contração do músculo esquelético, um processo ativo que necessita de ATP como energia. Contudo, de onde vem o ATP para a contração muscular? Uma pequena quantidade está nas fibras musculares quando a contração se inicia (**FIG. 25.1 4**). À medida que o ATP é usado para a contração muscular e transformado em ADP, um outro composto fosfato, o **fosfato de creatina** (FCr),* transfere a energia da sua ligação fosfato de alta energia para o ADP. Essa transferência repõe o suprimento de ATP do músculo (p. 391).

Juntos, o ATP muscular e o fosfato de creatina são adequados para sustentar somente 15 segundos de exercício intenso, como corrida de curta distância e levantamento de peso. Subsequentemente, a fibra muscular precisa produzir ATP adicional a partir da energia armazenada nos nutrientes. Algumas dessas moléculas estão dentro da própria fibra muscular. Outras precisam ser mobilizadas do fígado e do tecido adiposo e depois transportadas para os músculos pela circulação.

Os substratos primários para a produção de energia são os carboidratos e os lipídeos. A produção mais eficiente de ATP ocorre por meio das vias aeróbias, como a via do ciclo do ácido cítrico (p. 105). Se a célula possui quantidade adequada de oxigênio para a fosforilação oxidativa, então tanto a glicose quanto

---

*N. de R.T. Também chamado de creatina fosfato.

SOLUCIONANDO O **PROBLEMA** | **Hipertermia maligna**

Zach tem 11 anos de idade e, após voltar de um longo dia na escola, foi correndo em direção aos braços de sua mãe. Ao chegar, sua mãe verificou que ele estava um pouco quente e perguntou "Está se sentindo bem filho?", ao que Zach respondeu "O dia de hoje estava muito quente, mas estou bem sim, mamãe" e logo perguntou "Posso ir brincar com o Jacob na casa dele?". Sua mãe respondeu "Claro filho, mas volte para casa em 1 hora". Zach confirmou que voltaria no período e foi correndo brincar com seu amigo. Trinta minutos depois, alguém toca a campainha da porta, era Jacob dizendo "Venha rápido, algo está errado com Zach! Acho que ele está tendo uma convulsão". Logo após, Zach foi levado para o hospital em uma ambulância.

787 790 794 795 797

os ácidos graxos podem ser metabolizados para fornecer ATP (Fig. 25.1 **1**, **2**).

Se a necessidade de oxigênio de uma fibra muscular exceder seu suprimento de oxigênio, a produção de energia a partir dos ácidos graxos diminui consideravelmente, e o metabolismo da glicose é direcionado para as vias anaeróbias. Em condições de baixo oxigênio, as células possuem baixa capacidade de oferta desse gás para a fosforilação oxidativa. Assim, o produto final da glicólise – o piruvato – é convertido em lactato **3**, em vez de se transformar em acetil-CoA e entrar para o ciclo do ácido cítrico (p. 108). Em geral, o exercício que depende do metabolismo anaeróbio não pode ser sustentado por muito tempo. As células que obtêm seu ATP pelo metabolismo anaeróbio da glicose até lactato realizam *metabolismo glicolítico*.

O metabolismo anaeróbio possui vantagens em relação à velocidade em produzir ATP, 2,5 vezes mais rápido do que a via aeróbia permite (**FIG. 25.2**). No entanto, essa vantagem traz duas desvantagens distintas: (1) o metabolismo anaeróbio só pode fornecer 2 moléculas de ATP por glicose, comparado com 30 a 32 moléculas de ATP por glicose produzidas no metabolismo oxidativo, e (2) contribui para um estado de acidose metabólica, produzindo H^+. Entretanto, o CO_2 gerado durante o exercício é uma significativa fonte de ácidos. A maioria dos seres humanos utiliza uma combinação dos metabolismos aeróbio e anaeróbio durante o exercício.

De onde vem a glicose para a produção anaeróbia e aeróbia de ATP? O corpo possui três fontes: a glicose plasmática, os estoques intracelulares de glicogênio nos músculos e no fígado e uma "nova glicose", produzida no fígado pela *gliconeogênese* (p. 700). Os estoques de glicogênio do músculo e do fígado fornecem substrato de energia o suficiente para liberar cerca de 2.000 kcal (equivalente a uma corrida de 32 km realizada por uma pessoa comum), que é mais do que adequado para o exercício feito pela maioria de nós. Entretanto, a glicose sozinha não consegue fornecer ATP o suficiente para atletas de resistência, como os maratonistas. Para suprir a sua demanda energética, eles precisam contar com a energia armazenada nas gorduras.

Na verdade, o exercício aeróbico de qualquer duração utiliza tanto a glicose quanto os ácidos graxos como substratos para a produção de ATP. Cerca de 30 minutos após o início do exer-

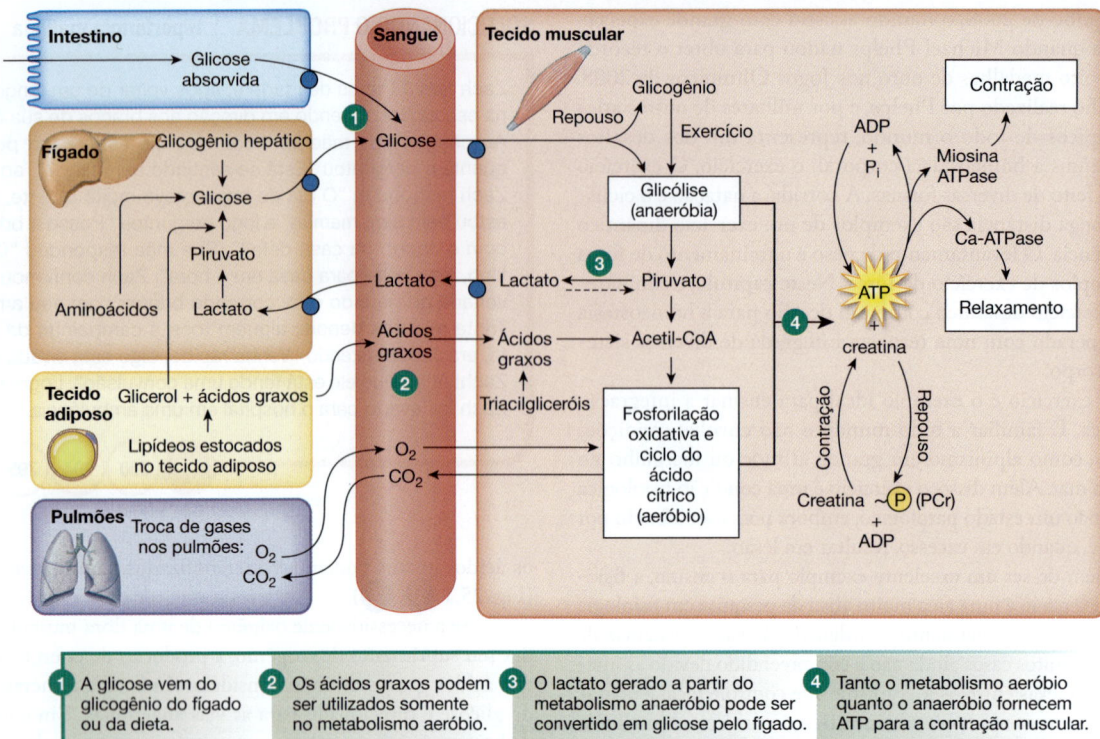

1 A glicose vem do glicogênio do fígado ou da dieta.	**2** Os ácidos graxos podem ser utilizados somente no metabolismo aeróbio.	**3** O lactato gerado a partir do metabolismo anaeróbio pode ser convertido em glicose pelo fígado.	**4** Tanto o metabolismo aeróbio quanto o anaeróbio fornecem ATP para a contração muscular.

FIGURA 25.1 **Visão geral do metabolismo muscular.** O ATP usado para a contração muscular é continuamente produzido pelo metabolismo aeróbio da glicose e dos ácidos graxos. Durante períodos curtos de atividade intensa, quando a demanda de ATP excede a taxa de produção aeróbia de ATP, a glicólise anaeróbia produz ATP, lactato e H$^+$.

cício aeróbico, a concentração no sangue de ácidos graxos livres aumenta de modo significativo, indicando que esses ácidos estão sendo mobilizados a partir do tecido adiposo. Entretanto, a degradação dos ácidos graxos pelo processo de β-oxidação (p. 707) é mais lenta do que o metabolismo da glicose via glicólise, de modo que o músculo utiliza uma combinação de ácidos graxos e glicose para obter a energia necessária.

Em intensidades baixas de exercício, a maior parte da energia para produção de ATP advém das gorduras (**FIG. 25.3**), fato que leva muitas pessoas a praticarem caminhada no intuito de reduzir o peso corporal. Quando a intensidade do exercício aumenta e o ATP é consumido mais rapidamente, as fibras musculares começam a usar uma proporção maior de glicose. Quando o exercício excede aproximadamente 70% do máximo, os carboidratos tornam-se a fonte primária de energia.

O treinamento aeróbico aumenta tanto os estoques de gordura como os de glicogênio dentro das fibras musculares. O treinamento aeróbio também aumenta a atividade de enzimas da β-oxidação e converte as fibras musculares de glicolíticas rápidas para glicolíticas oxidativas rápidas (p. 393).

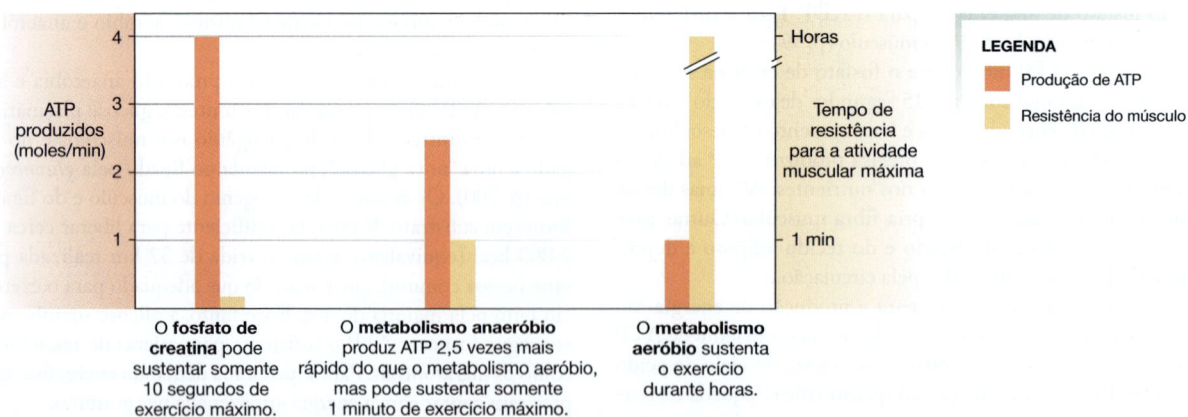

FIGURA 25.2 **Metabolismo aeróbio *versus* metabolismo anaeróbio.** O metabolismo anaeróbio produz ATP cerca de 2,5 vezes mais rápido que a via aeróbia glicolítica, porém o metabolismo aeróbio permite a sustentação do exercício por períodos bastante longos (horas).

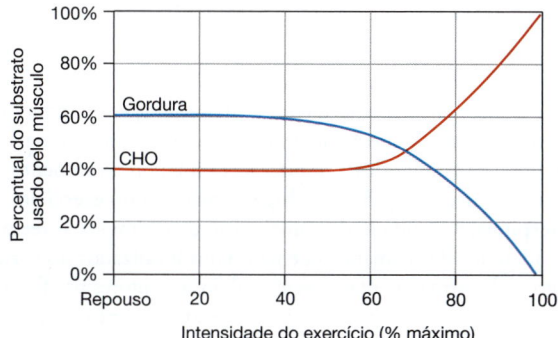

Dados de G. A. Brooks e J. Mercier. *J App Physiol* 76: 2253-2261, 1994.

FIGURA 25.3 **Substratos energéticos durante o exercício.** Em exercícios de baixa intensidade, os músculos obtêm mais energia das gorduras do que da glicose (CHO). Durante exercícios de alta intensidade (níveis maiores que 70% do máximo), a glicose torna-se a principal fonte de energia.

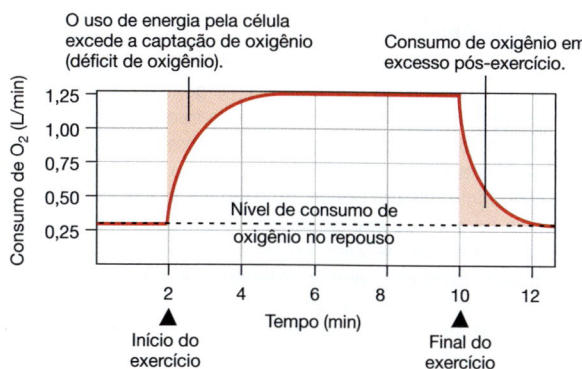

FIGURA 25.4 **Consumo de oxigênio e exercício.** O fornecimento de oxigênio para as células ativas durante o exercício não supre a demanda de utilização de energia, criando uma situação de déficit de oxigênio. O excesso de consumo de oxigênio pós-exercício compensa esse déficit de oxigênio.

Os hormônios regulam o metabolismo durante o exercício

Diversos hormônios que afetam o metabolismo da glicose e das gorduras mudam o seu padrão de secreção durante o exercício. As concentrações plasmáticas de glucagon, cortisol, catecolaminas (adrenalina e noradrenalina) e do hormônio de crescimento aumentam durante o exercício. O cortisol e as catecolaminas, junto com o hormônio do crescimento, promovem a conversão dos triacilgliceróis em glicerol e ácidos graxos. O glucagon, as catecolaminas e o cortisol também mobilizam glicogênio do fígado e aumentam os níveis plasmáticos de glicose. Um ambiente hormonal que favorece a conversão do glicogênio em glicose é desejável, pois a glicose é o principal substrato energético para o músculo em exercício.

De modo curioso, embora as concentrações plasmáticas de glicose aumentem com o exercício, a secreção de insulina diminui. Essa resposta é contrária ao que seria esperado, pois normalmente um aumento da glicose plasmática estimula a liberação de insulina. Durante o exercício, no entanto, a secreção de insulina é suprimida, provavelmente pelo estímulo simpático sobre as células β-pancreáticas.

Qual poderia ser a vantagem da diminuição dos níveis de insulina durante o exercício? Por uma razão simples, menor quantidade de insulina significa que as células, exceto as fibras musculares, reduzem a sua captação de glicose, poupando a glicose sanguínea para que esta seja utilizada pelos músculos. As células musculares em contração ativa, por outro lado, não são afetadas pelos níveis baixos de insulina porque não precisam dela para captar glicose. A contração estimula a translocação independente de insulina dos transportadores GLUT4 para a membrana muscular, aumentando a captação da glicose proporcionalmente à atividade contrátil.

O consumo de oxigênio está relacionado à intensidade do exercício

As atividades que chamamos de exercício variam amplamente em intensidade e duração, desde explosões rápidas e relativamen-

te breves de um velocista ou levantador de peso até o esforço sustentado de um maratonista. Tradicionalmente, os fisiologistas quantificam a intensidade do período de exercício pela mensuração da quantidade de oxigênio consumido (V_{O_2}). O **consumo de oxigênio** refere-se ao oxigênio utilizado em atividades físicas durante a fosforilação oxidativa, quando este se combina com o hidrogênio nas mitocôndrias para formar água (p. 109).

O consumo de oxigênio é uma medida da respiração celular e é geralmente expresso em litros de oxigênio consumidos por minuto. O *consumo máximo de oxigênio* de uma pessoa ($V_{O_2máx}$) é um indicador de desempenho para exercícios aeróbicos. Quanto maior o $V_{O_2máx}$, maior é a capacidade prevista de uma pessoa realizar trabalho físico.

Uma característica metabólica do exercício físico é um aumento no consumo de oxigênio que persiste mesmo após o fim da atividade (**FIG. 25.4**). Quando o exercício começa, o consumo de oxigênio aumenta tão rápido que ele não é imediatamente suprido pelo oxigênio que chega aos músculos. Durante esse período, o ATP é fornecido pelas reservas de ATP muscular, o fosfato de creatina, e o metabolismo aeróbio é mantido pelo estoque de oxigênio da mioglobina muscular e da hemoglobina sanguínea (p. 394).

A utilização dos estoques musculares cria o *déficit de oxigênio*, uma vez que a sua reposição necessita do metabolismo aeróbio e da captação de oxigênio. Quando o exercício cessa, o consumo de oxigênio diminui e volta ao nível do repouso. O **consumo de oxigênio em excesso pós-exercício** (EPOC; inicialmente denominado débito de oxigênio) representa o oxigênio utilizado para metabolizar o lactato, restabelecer as concentrações de fosfato de creatina e de ATP e restabelecer a ligação do oxigênio à mioglobina. Outros fatores que desempenham um papel no aumento do consumo de oxigênio pós-exercício são o aumento da temperatura corporal e as catecolaminas circulantes.

Diversos fatores limitam o exercício

Quais os fatores que limitam a capacidade de uma pessoa de realizar exercício? Até certo ponto, a resposta depende do tipo de exercício. O exercício de força, como a musculação, depende muito do metabolismo anaeróbio para a obtenção da energia ne-

SOLUCIONANDO O PROBLEMA

Durante o tempo de chegada à emergência do hospital, Zach sentia-se confuso e apresentando frequência cardíaca acima do normal (*taquicardia*), além de febre de 40°C. O médico de emergência primeiramente pensou que Zach estava tendo intermação, porém, ao examiná-lo melhor, tomou ciência de que sua mandíbula estava cerrada. O Dr. Jones perguntou à mãe de Zach se ele já havia tido problemas com exercícios em eventos anteriores. A mãe respondeu "Sim, ele tem reclamado de câimbras musculares e a urina tem se apresentado bastante escura. Nós temos uma consulta com o médico amanhã para checar o que está acontecendo". A combinação de febre alta, mandíbula cerrada e câimbras associadas à urina escura fez o Dr. Jones pensar que Zach estava com *hipertermia maligna* (HM), e não somente sofrendo de colapsos de calor. A HM é uma potencial condição fatal que é ocasionada por uma mutação no gene que codifica para o receptor de rianodina (RyR) em tecidos musculares. A HM é frequentemente desencadeada em cirurgias quando o paciente é exposto a certos tipos de anestésicos ou relaxantes musculares, como a succinilcolina. Apesar disso, sabe-se que a HM é mais suscetível em pessoas que desenvolvem a doença após exercícios intensos ou exposição a ambientes muito quentes.

P1: *Onde se encontram os receptores RyR no tecido muscular esquelético e qual o seu papel na contração muscular?*

cessária. O quadro é mais complexo no exercício aeróbico. O fator limitante do exercício aeróbico é a capacidade do músculo em exercício de utilizar o oxigênio de modo eficiente? Ou é a capacidade do sistema circulatório de transportar oxigênio para os tecidos? Ou é a capacidade do sistema respiratório de levar oxigênio para o sangue?

Um possível fator limitante no exercício é a capacidade das fibras musculares de obter e usar o oxigênio. Se o número de mitocôndrias musculares é limitado, ou se o fornecimento de oxigênio é insuficiente, as fibras musculares são incapazes de produzir ATP rapidamente. Dados de pesquisas sugerem que o metabolismo muscular não é o fator limitante para a realização de trabalhos máximos, porém tem sido demonstrado que o metabolismo muscular pode influenciar a capacidade de realização de exercícios submáximos. Esses achados podem explicar o aumento no número de mitocôndrias e capilares no tecido muscular em pessoas praticantes de exercícios físicos aeróbicos.

A questão sobre se o sistema respiratório ou o sistema circulatório limitam o exercício máximo foi resolvida quando uma pesquisa mostrou que a ventilação é somente 65% do seu máximo quando o débito cardíaco chega a 90% do seu máximo. A partir dessa informação, os fisiologistas do exercício concluíram que a capacidade do sistema circulatório de levar oxigênio e nutrientes para o músculo a uma taxa que sustente o metabolismo aeróbio é o principal fator na determinação do consumo máximo de oxigênio. Um objetivo do treinamento é melhorar a eficiência cardíaca.

A seguir, examinaremos os reflexos que integram a respiração e a função cardiovascular durante o exercício.

RESPOSTAS VENTILATÓRIAS AO EXERCÍCIO

Pense sobre o que acontece com a sua respiração quando você faz um exercício. O exercício está associado ao aumento na frequência e na amplitude da respiração, resultando no aumento da ventilação alveolar (p. 553). A **hiperventilação no exercício**, ou **hiperpneia**, é resultado da combinação de estímulos antecipados advindos dos comandos de neurônios localizados no córtex motor e da retroalimentação sensorial dos receptores periféricos.

Quando o exercício inicia, mecanorreceptores e proprioceptores (p. 420) presentes nos músculos e nas articulações enviam informações sobre o movimento para o córtex motor. As vias descendentes do córtex motor ao centro de controle da respiração no bulbo imediatamente aumentam a capacidade ventilatória (**FIG. 25.5**).

À medida que a contração muscular continua, a informação sensorial retroalimenta o centro de controle respiratório para garantir que a ventilação e o uso do oxigênio no tecido permaneçam estreitamente associados. Os receptores sensoriais envolvidos na resposta secundária provavelmente incluem a própria resposta central, a carótida e os quimiorreceptores aórticos que monitoram a P_{CO_2} o pH e a P_{O_2} (p. 582); proprioceptores nas articulações; e possivelmente receptores localizados na musculatura esquelética ativa no exercício. Pensava-se que os receptores de estiramento pulmonar teriam um papel na resposta ao exercício, porém pacientes com coração e pulmão transplantados mostraram uma resposta ventilatória normal ao exercício, embora as conexões neurais entre o pulmão e o encéfalo estivessem ausentes.

A hiperventilação no exercício mantém a P_{O_2} e a P_{CO_2} arteriais em níveis normais pelo aumento de forma constante na ventilação alveolar em proporções adequadas ao nível de exercício. A compensação é efetiva mesmo quando a P_{O_2}, a P_{CO_2} e o pH são monitorados durante a realização de exercícios de baixa e moderada intensidades, fato que não altera estas razões de

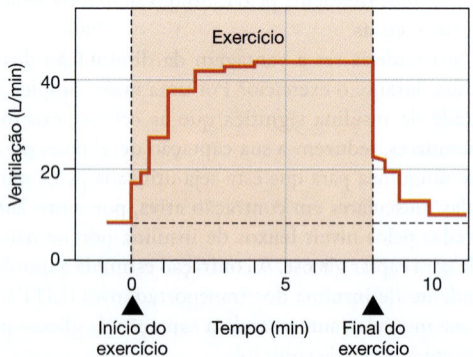

FIGURA 25.5 Ventilação e exercício. A taxa de ventilação aumenta significativamente quando o exercício físico se inicia, apesar da P_{CO_2} e da P_{O_2} arteriais não se modificarem. Isso sugere que os componentes do mecanismo de antecipação e resposta participam da resposta ventilatória.

Modificada de P. Dejours. *Handbook of Physiology*. Washington, D.C.: American Physiological Society, 1964.

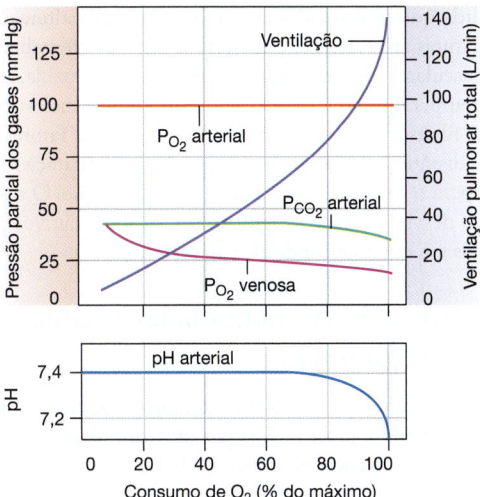

1. A ventilação aumenta no exercício. Por que a P_{O_2} arterial não aumenta também?
2. O que acontece com a entrega de O_2 para as células com o aumento do exercício?
3. Por que a P_{O_2} venosa é reduzida?
4. Por que a P_{CO_2} arterial não aumenta com o exercício?
5. Por que a P_{CO_2} arterial diminui no exercício máximo?

FIGURA 25.6 **Concentração de gases e exercício físico.** Os gases no sangue arterial e o pH permanecem estáveis com o exercício submáximo.
Baseado em P. O. Astrand, et al. *Textbook of Work Physiology*, 4th ed. New York: McGraw Hill, 2003.

forma significativa (**FIG. 25.6**). Esse fenômeno indica que, uma vez iniciada a resposta ventilatória durante o exercício de baixa e moderada intensidades, a baixa P_{O_2} arterial, a elevada P_{CO_2} arterial e o pH não necessitam ser corrigidos. Em vez disso, os quimiorreceptores ou o centro de controle respiratório bulbar, ou ambos, devem estar respondendo a outros sinais induzidos pelo exercício.

Diversos fatores têm sido postulados como sinalizadores, incluindo estímulos simpáticos na carótida e mudanças na concentração de K^+ plasmático. Mesmo durante o exercício leve, a concentração de K^+ extracelular aumenta de acordo com a repetida ação potencial em fibras musculares, o que estimula a movimentação de K^+ para fora das células. Os quimiorreceptores localizados na carótida são conhecidos por responder a aumentos na concentração de K^+, aumentando a ventilação. Contudo, este mecanismo ainda não está completamente elucidado, uma vez que a alteração na concentração de K^+ se modifica mais lentamente, fato que não explica a afiada resposta de aumento inicial na ventilação no início de alguma atividade.

Parece provável que a mudança inicial da ventilação seja causada por um estímulo sensorial proveniente dos mecanorreceptores musculares combinado com vias descendentes paralelas oriundas do córtex motor para os centros de controle respiratório. Uma vez que o exercício esteja em andamento, a entrada sensorial permite manter a ventilação ajustada de acordo com as necessidades metabólicas.

1. Se a P_{O_2} venosa diminui à medida que a intensidade do exercício aumenta, o que você sabe dizer sobre a P_{O_2} em células musculares à medida que a intensidade aumenta?

RESPOSTAS CARDIOVASCULARES AO EXERCÍCIO

Quando o exercício começa, os estímulos mecanossensoriais a partir dos membros que estão sendo exercitados se associam às vias descendentes do córtex motor para ativar o centro de controle cardiovascular, localizado no bulbo. O centro responde com uma descarga simpática que aumenta o débito cardíaco e causa vasoconstrição em muitas arteríolas periféricas.

O débito cardíaco aumenta durante o exercício

Durante um exercício extenuante, o débito cardíaco aumenta de modo considerável. Em sujeitos não treinados, o débito cardíaco aumenta quatro vezes, de 5 L/min para 20 L/min. Nos atletas treinados, esse aumento pode ser de 6 a 8 vezes, alcançando até 40 L/min. Como a entrega de oxigênio pelo sistema circulatório é o principal fator determinante da tolerância ao exercício, os atletas treinados são, portanto, capazes de realizar exercício mais extenuante do que as pessoas não treinadas.

O débito cardíaco é determinado pela frequência cardíaca e o volume sistólico.

Débito cardíaco (DC) = frequência cardíaca $\times$ volume sistólico

Se os fatores que influenciam a frequência cardíaca e o volume sistólico são considerados, então:

DC = (frequência do nó SA +
estímulo do sistema nervoso autônomo) $\times$
(retorno venoso = força de contração)

Qual desses fatores tem efeito maior no débito cardíaco durante o exercício em um coração saudável? Durante o exercício, o retorno venoso aumenta pela contração dos músculos esqueléticos e pelos movimentos inspiratórios profundos (p. 469). Assim, é tentador postular que as fibras musculares cardíacas simplesmente se estiram em resposta ao aumento do retorno venoso, aumentando, assim, a sua contratilidade.

Entretanto, um enchimento excessivo dos ventrículos é potencialmente perigoso, uma vez que um superestiramento pode lesionar as fibras. Um fator que se opõe ao aumento do retorno venoso é o aumento da frequência cardíaca. Se o intervalo entre as contrações for menor, o coração tem menos tempo para encher e é menos provável que seja danificado por estiramento excessivo.

A mudança na frequência cardíaca no início do exercício ocorre devido à diminuição da atividade parassimpática no nó sinoatrial (SA) (p. 466). Com a diminuição da inibição colinérgica, a frequência cardíaca aumenta para cerca de 100 bpm, a frequência intrínseca do marcapasso do nó SA. Neste ponto, o estímulo simpático, proveniente do centro de controle cardiovascular, aumenta.

O estímulo simpático tem dois efeitos sobre o coração. O primeiro é aumentar a contratilidade, de modo que o coração ejete mais sangue por batimento (aumento no volume sistólico). Segundo, a inervação simpática aumenta a frequência cardíaca, fazendo o coração ter menos tempo para relaxar, protegendo-o, assim, do enchimento excessivo. Em resumo, a combinação da frequência cardíaca mais rápida e do aumento do volume sistólico aumenta o débito cardíaco durante o exercício.

O fluxo sanguíneo para os músculos aumenta durante o exercício

Em repouso, os músculos esqueléticos recebem menos que um quarto do débito cardíaco, aproximadamente 1,2 L/min. Durante o exercício, uma significativa mudança no fluxo sanguíneo periférico ocorre devido a reações locais e reflexas (**FIG. 25.7**). Durante o exercício extenuante realizado por atletas treinados, a combinação do débito cardíaco aumentado e da vasodilatação pode aumentar o fluxo sanguíneo no músculo em exercício para mais de 22 L/min. A distribuição relativa do fluxo sanguíneo para os tecidos também muda. Aproximadamente 88% do débito cardíaco é desviado para músculos em atividade no exercício, se comparado a 21% no repouso.

A redistribuição do fluxo de sanguíneo durante o exercício resulta da combinação da vasodilatação nas arteríolas dos músculos esqueléticos e da vasoconstrição em outros tecidos. No início do exercício, os sinais simpáticos do centro de controle cardiovascular causam vasoconstrição nos tecidos periféricos.

À medida que os músculos se tornam ativos, as alterações nas musculaturas ativas no exercício modificam o microambiente celular muscular, a concentração tecidual de O_2 é reduzida, ao passo que a temperatura, o CO_2 e o ácido do líquido intersticial por entre as fibras musculares aumentam. Todos esses fatores atuam como substâncias parácrinas que causam vasodilatação local, a qual supera o sinal simpático para a vasoconstrição. O resultado final é o desvio do fluxo sanguíneo dos tecidos inativos para os músculos em exercício, onde ele é necessário.

A pressão arterial aumenta levemente durante o exercício

O que ocorre com a pressão arterial durante o exercício? A pressão arterial periférica é determinada por uma combinação do débito cardíaco e da resistência periférica (p. 484):

Pressão arterial média =
débito cardíaco $\times$ resistência periférica

O débito cardíaco aumenta durante o exercício, contribuindo, assim, para o aumento da pressão arterial. Todavia, as mudanças resultantes da resistência periférica são mais difíceis de se prever, uma vez que algumas arteríolas periféricas estão em constrição, ao passo que outras estão se dilatando.

A vasodilatação do músculo esquelético diminui a resistência periférica ao fluxo sanguíneo. Ao mesmo tempo, o sistema simpático induz a vasoconstrição nos tecidos que não estão sen-

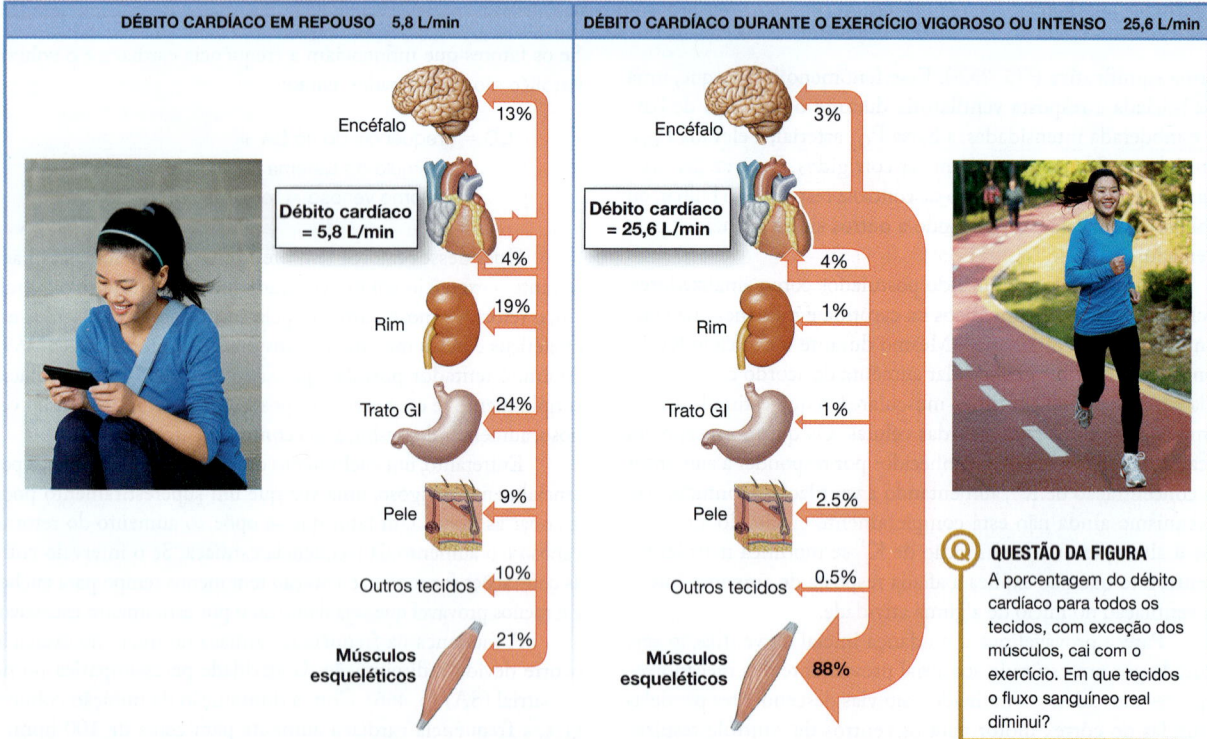

FIGURA 25.7 **Distribuição do fluxo sanguíneo durante o exercício físico.** O fluxo sanguíneo durante o exercício é distribuído de forma diferente, quando comparado ao repouso. A vasoconstrição nos tecidos não exercitados combinada à vasodilatação nos músculos que estão realizando exercícios direciona o sangue para os músculos.

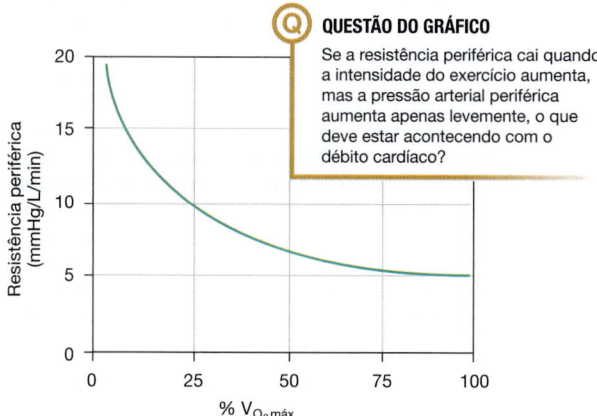

(a) A resistência periférica diminui devido à vasodilatação no músculo em exercício.

> **Q QUESTÃO DO GRÁFICO**
> Se a resistência periférica cai quando a intensidade do exercício aumenta, mas a pressão arterial periférica aumenta apenas levemente, o que deve estar acontecendo com o débito cardíaco?

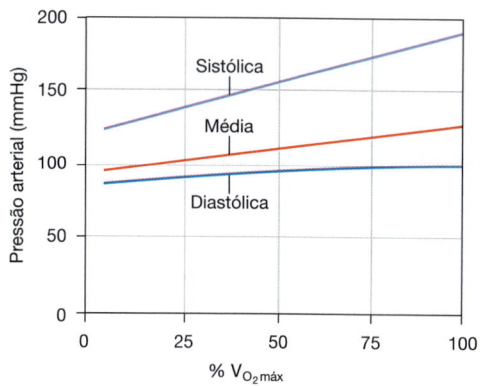

(b) A pressão sanguínea arterial média aumenta levemente, apesar da queda na resistência.

FIGURA 25.8   **Pressão arterial e exercício.**

do exercitados e compensa parcialmente a vasodilatação. Como resultado, a resistência periférica ao fluxo sanguíneo cai significativamente à medida que o exercício se inicia, atingindo valores de cerca de 75% do $V_{O_2máx}$ (**FIG. 25.8A**).

Se nenhuma outra compensação ocorrer, essa diminuição na resistência periférica poderia baixar consideravelmente a pressão arterial. No entanto, o débito cardíaco aumentado compensa a diminuição na resistência periférica. Quando a pressão arterial é monitorada durante o exercício, a pressão sanguínea arterial média, na verdade, aumenta levemente conforme a intensidade do exercício aumenta (Fig. 25.8b). O fato de tal aumento ocorrer, entretanto, sugere que o reflexo barorreceptor normal que controla a pressão arterial funciona de modo diferente durante o exercício.

REVISANDO CONCEITOS

2. Na Figura 25.8b, por que a linha para a pressão arterial média está mais próxima da linha da pressão diastólica, em vez de situar-se exatamente entre as linhas das pressões sistólica e diastólica? (*Dica*: qual é a equação para se calcular a pressão arterial média?)

O reflexo barorreceptor adapta-se ao exercício

Normalmente, a homeostasia da pressão arterial é regulada por meio de barorreceptores periféricos presentes no seio carótico e aórtico: um aumento na pressão sanguínea inicia uma resposta que leva a pressão sanguínea de volta ao normal. Todavia, durante o exercício, a pressão arterial aumenta sem ativar o mecanismo de compensação homeostática. O que ocorre ao reflexo barorreceptor normal durante o exercício?

Existem várias teorias. De acordo com uma delas, os sinais provenientes do córtex motor durante o exercício ajustam o limiar do barorreceptor para uma pressão mais alta. A pressão pode, então, aumentar levemente durante o exercício sem desencadear respostas homeostáticas contrarreguladoras.

Outra teoria sugere que os sinais dos neurônios aferentes barorreceptores são bloqueados na medula espinal por inibição pré-sináptica (p. 265) em algum ponto antes de os neurônios aferentes fazerem sinapse com os neurônios do SNC. Esta inibição central inativa o reflexo barorreceptor durante o exercício.

Uma terceira teoria baseia-se na suposta existência de quimiorreceptores musculares que seriam sensíveis a metabólitos (provavelmente o H^+) produzidos durante o exercício extenuante. Quando estimulados, esses quimiorreceptores sinalizariam para o SNC que o fluxo sanguíneo tecidual não estaria adequado para remover os metabólitos musculares ou para manter o músculo no metabolismo aeróbio. O sinal do quimiorreceptor é reforçado pela informação sensorial proveniente de mecanorreceptores presentes nos membros que estão se exercitando. A resposta do SNC a esse estímulo sensorial é superar o reflexo barorreceptor e aumentar a pressão arterial para aumentar a perfusão muscular. Os mesmos quimiorreceptores musculares hipotéticos poderiam ter um papel na resposta ventilatória ao exercício.

RESPOSTAS ANTECIPATÓRIAS AO EXERCÍCIO

De modo interessante, há um significativo papel da participação do elemento de *antecipação* (p. 17) em respostas fisiológicas ao exercício. É fácil explicar as mudanças fisiológicas que ocorrem com o exercício como reações à perturbação da homeostasia. Contudo, muitas dessas mudanças ocorrem na ausência de estímulos normais ou antes que os estímulos estejam presentes. Por exemplo, como você já deve saber, a partir de experiências prévias, a taxa de ventilação sobe rapidamente assim que o exercício inicia (Fig. 25.5), embora experimentos demonstrem que a P_{O_2} e a P_{CO_2} arteriais não se modifiquem (Fig. 25.6).

Como funciona a resposta antecipatória? Um modelo diz que, quando o exercício inicia, os proprioceptores presentes nos músculos e nas articulações enviam a informação para o córtex motor no cérebro. Os sinais descendentes provenientes do córtex motor vão não somente para os músculos em exercício, mas também por vias paralelas para os centros de controle cardiovascular e respiratório e para o sistema límbico.

Os sinais de saída do sistema límbico e do centro de controle cardiovascular desencadeiam uma descarga simpática generalizada. Consequentemente, ocorre um aumento imediato leve na pressão arterial no início do exercício. A descarga simpática causa vasoconstrição generalizada, aumentando a pressão arterial. Uma vez que o exercício tenha começado, esse aumento compensa a diminuição da pressão arterial resultante da vasodilatação muscular.

Com o prosseguimento do exercício, as compensações reativas se sobrepõem às mudanças antecipatórias. Por exemplo, quando o exercício alcança 50% da capacidade aeróbia, os quimiorreceptores musculares detectam o aumento dos níveis de H^+, de lactato e de outros metabólitos e enviam essa informação para centros de comando no encéfalo. Os centros de comando, então, mantêm as mudanças na ventilação e na circulação que foram iniciadas de forma antecipada. Assim, a integração dos sistemas no exercício provavelmente envolve vias reflexas comuns e algumas vias reflexas específicas que são mediadas centralmente.

REGULAÇÃO DA TEMPERATURA DURANTE O EXERCÍCIO

À medida que o exercício continua, o calor liberado pelo metabolismo cria um desafio adicional à homeostasia. A maior parte da energia liberada pelo metabolismo não é convertida em ATP, mas é liberada sob a forma de calor. (A eficiência da conversão de energia dos substratos orgânicos para o ATP é de somente 20-25%.) Com a continuidade do exercício, a produção de calor excede a perda de calor, e a temperatura central do corpo aumenta. Em eventos esportivos aeróbicos, a temperatura corporal pode chegar a 40 a 42°C, o que normalmente pode ser considerado um estado febril em situações de repouso.

Este aumento na temperatura corporal durante o exercício desencadeia dois mecanismos termorreguladores: a sudorese e o aumento do fluxo sanguíneo cutâneo (p. 720). Ambos os mecanismos ajudam a regular a temperatura corporal, mas também podem alterar a homeostasia por outros caminhos. Enquanto a sudorese diminui a temperatura corporal por meio do resfriamento por evaporação, a perda de líquido do compartimento extracelular pode causar desidratação, diminuindo significativamente o volume sanguíneo circulante. Como o suor é um líquido hipotônico, a perda adicional de água aumenta a osmolalidade corporal. A combinação de um menor volume de LEC e o aumento da osmolalidade durante o exercício prolongado permite uma noção da complexidade das vias homeostáticas para atenuar ao máximo a desidratação, incluindo estímulos de sede e conservação de água via fluxo renal (Fig. 20.13, p. 640).

O outro mecanismo termorregulador – aumento do fluxo sanguíneo para a pele – causa perda de calor do corpo para o meio externo via convecção (p. 721). Entretanto, o estímulo simpático aumentado durante o exercício tende a aumentar a vasoconstrição dos vasos sanguíneos cutâneos, o que se opõe à resposta termorreguladora. O controle primário da vasodilatação em áreas da pele com pelos, como o tronco e os membros, durante o exercício parece ser proveniente de um sistema vaso-

dilatador simpático. A ativação desses neurônios simpáticos colinérgicos, quando a temperatura central do corpo aumenta, dilata alguns vasos sanguíneos cutâneos sem alterar a vasoconstrição simpática que ocorre em outros tecidos corporais.

Embora a vasodilatação cutânea seja essencial à termorregulação, ela pode alterar a homeostasia pela diminuição da resistência periférica e pelo desvio do fluxo sanguíneo dos músculos. Em face dessas demandas contraditórias, o corpo inicialmente dá preferência à termorregulação. Contudo, se a pressão venosa central cai abaixo de um limite crítico, o corpo renuncia à termorregulação com o objetivo de manter o fluxo sanguíneo para o encéfalo.

O grau pelo qual o corpo pode ajustar as duas demandas depende do tipo de exercício que está sendo realizado, da sua intensidade e da sua duração. Exercícios extenuantes em ambientes quentes e úmidos podem prejudicar gravemente os mecanismos termorreguladores normais e causar *intermação*, uma condição que pode ser fatal. A menos que medidas sejam tomadas prontamente para resfriar o corpo, as temperaturas centrais podem chegar a níveis tão altos como 43°C.

Entretanto, é possível que o corpo se adapte a exercícios repetitivos em ambientes quentes por meio da **aclimatação**. Neste processo, os mecanismos fisiológicos alteram-se, a fim de se ajustarem a mudanças nas condições do ambiente. Quando o corpo se adapta ao exercício no calor, a sudorese inicia mais cedo e duplica ou triplica o seu volume, o que aumenta o resfriamento corporal pela evaporação. Com a aclimatação, o suor também se torna mais diluído, pois o sal é reabsorvido pelas glândulas sudoríparas por influência do aumento da aldosterona. A perda de sal de uma pessoa não aclimatada que está fazendo exercício no calor pode chegar a 30 g de NaCl por dia, mas esses valores diminuem para até 3 g após um mês de aclimatação.

REVISANDO CONCEITOS

3. Os nervos vasodilatadores ativos na pele secretam ACh, mas são classificados como neurônios simpáticos. Com base em que eles foram identificados como simpáticos?

EXERCÍCIO E SAÚDE

A atividade física tem muitos efeitos positivos no corpo humano. O estilo de vida dos seres humanos mudou bastante desde quando éramos caçadores/coletores, mas nossos corpos parecem que ainda trabalham melhor com um certo nível de atividade física. Várias condições patológicas comuns – incluindo a hipertensão, o acidente vascular encefálico e o diabetes melito – podem ser melhoradas pela atividade física. Mesmo assim, desenvolver o hábito de realizar exercícios regulares é uma mudança no estilo de vida que muitas pessoas têm dificuldade. Nesta seção, veremos os efeitos do exercício sobre diversas condições de saúde.

O exercício diminui o risco de doenças cardiovasculares

Já na década de 1950, os cientistas mostraram que homens fisicamente ativos têm menor prevalência de ataques cardíacos (infarto do miocárdio) do que homens com estilo de vida sedentário. Esses estudos iniciaram muitas investigações para determinar a associação exata entre a doença cardiovascular e o exercício. Foi demonstrado subsequentemente que o exercício tinha efeitos benéficos tanto para os homens quanto para as mulheres. Esses benefícios incluem diminuição na pressão arterial e nos níveis de triacilgliceróis plasmáticos e aumento nos níveis de colesterol-HDL. A pressão arterial alta é o principal fator de risco para o AVE, e triacilgliceróis elevados e níveis baixos de colesterol-HDL estão associados ao desenvolvimento de aterosclerose e ao aumento no risco de infarto do miocárdio.

De modo geral, o exercício reduz o risco de morte ou a gravidade de várias doenças cardiovasculares, embora os mecanismos exatos pelos quais isso ocorre ainda não sejam claros. Mesmo a prática de exercícios leves, como a caminhada, possuem diversos benefícios à saúde, os quais podem reduzir o risco de desenvolvimento de doenças cardiovasculares ou diabetes, bem como doenças associadas à obesidade, a qual atinge 23% dos norte-americanos com estilo de vida sedentário.

O diabetes melito tipo 2 pode melhorar com o exercício

Agora, é amplamente aceito que o exercício regular é eficaz na prevenção e na melhora dos sintomas do diabetes melito tipo 2 e suas complicações, incluindo a retinopatia microvascular (p. 481), a neuropatia diabética (p. 369) e doenças cardiovasculares (p. 501). Com o exercício regular, as fibras do músculo esquelético regulam para cima tanto o número de transportadores de glicose GLUT4 quanto o número de receptores de insulina nas suas membranas. A adição de transportadores de glicose GLUT4 independente de insulina diminui a dependência do músculo da insulina para que ocorra a captação da glicose.

A captação de glicose no músculo em exercício também ajuda a corrigir a hiperglicemia do diabetes.

A regulação para cima dos receptores de insulina com o exercício torna as fibras musculares mais sensíveis à insulina. Assim, uma menor quantidade de insulina pode desencadear uma resposta que antes exigia mais insulina. Uma vez que as células estão respondendo a baixas concentrações de insulina, o pâncreas endócrino secreta menos insulina. Esse efeito reduz o estresse em células β-pancreáticas em secretar excessivas quantidades de insulina. O aumento na ação da insulina está ligado à menor incidência de diabetes melito tipo 2.

A **FIGURA 25.9** mostra os efeitos de sete dias de exercício na utilização da glicose e na secreção da insulina em homens com diabetes tipo 2 leve. Os sujeitos no experimento foram submetidos a *testes de tolerância à glicose*, no qual ingeriram 100 g de glicose após uma noite em jejum. Os níveis de glicose plasmática foram medidos antes e durante 120 minutos após a ingestão da glicose. Foram feitas medidas simultâneas de insulina plasmática.

O gráfico na Figura 25.9a mostra os testes de tolerância à glicose em indivíduos-controle (linha azul) e em homens diabéticos antes e após o exercício (linhas vermelha e verde, respectivamente). A Figura 25.9b mostra a secreção simultânea de insulina nos três grupos. Após somente sete dias de exercício, tanto o teste de tolerância à glicose quanto a secreção de insulina nos sujeitos diabéticos que fizeram exercício mudaram para um padrão mais parecido ao dos sujeitos do grupo-controle. Esses resultados demonstram os efeitos benéficos do exercício no transporte e no metabolismo da glicose e corroboram a recomendação de que pacientes com diabetes tipo 2 devem manter um programa regular de exercícios.

SOLUCIONANDO O PROBLEMA

A temperatura de Zach continuou subindo e suas condições foram piorando rapidamente, apesar de todos os esforços em mantê-lo em temperaturas mais baixas utilizando géis de gelo. Os resultados dos testes sanguíneos apontaram hipercalemia e elevados níveis de potássio. Apesar de os resultados de urina não terem ficado prontos, em uma amostra da mesma pode ser observada a coloração escura, próxima à cor de um refrigerante sabor cola, o que indica a presença de mioglobina na urina (*mioglobinúria*). Somente esses resultados foram suficientes para que o Dr. Jones suspeitasse que Zach tinha HM. O médico rapidamente solicitou um fármaco chamado dantrolene, o qual inibe a liberação de Ca^{2+} do retículo sarcoplasmático em células musculares. Em poucos minutos de administração do medicamento, os músculos de Zach começaram a ficar mais relaxados, e a temperatura começou a baixar. Posteriormente, Zach foi admitido e mantido na unidade de terapia intensiva (UTI) para continuar o tratamento de correção da hipercalemia e da mioglobinúria, as quais, se não tratadas, podem levar o paciente a desenvolver insuficiência renal.

P4: *Por que a hipercalemia é perigosa?*

P5: *Uma vez bloqueada a liberação de Ca^{2+} a partir do retículo sarcoplasmático, como as células musculares removem Ca^{2+} do citoplasma?*

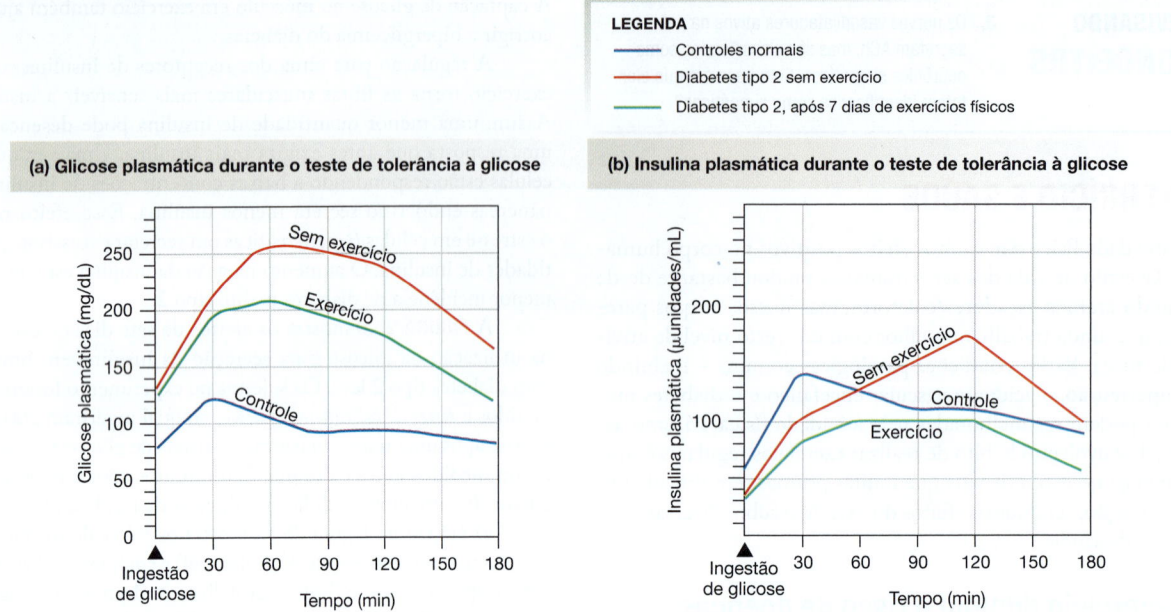

LEGENDA
— Controles normais
— Diabetes tipo 2 sem exercício
— Diabetes tipo 2, após 7 dias de exercícios físicos

(a) Glicose plasmática durante o teste de tolerância à glicose

(b) Insulina plasmática durante o teste de tolerância à glicose

FIGURA 25.9 **O exercício melhora a tolerância à glicose e a secreção de insulina.** Os experimentos testaram homens normais (linha azul), homens com diabetes tipo 2 que não tinham se exercitado(linha vermelha) e esses mesmos homens diabéticos após sete dias de exercícios físicos (linha verde).
Dados de B. R. Seals, et al. *J App Physiol* 56(6): 1521-1525, 1984;e M. A. Rogers, et al. *Diabetes Care* 11: 613-618, 1988.

O estresse e o sistema imune podem ser influenciados pelo exercício

Um outro tópico que vem recebendo grande atenção científica é a interação entre a prática de exercícios físicos e o sistema imune, também chamada de "imunologia do exercício". Estudos epidemiológicos em amostras populacionais grandes sugerem que o exercício está associado à redução na incidência de doenças e ao aumento da longevidade. Além disso, muitas pessoas acreditam que o exercício aumenta a imunidade, previne o câncer e ajuda pacientes infectados com HIV no combate à Aids.

Contudo, existem apenas alguns estudos rigorosamente controlados que dão suporte a esses pontos de vista. De fato, evidências científicas sugerem que o exercício físico realizado de forma exaustiva pode estressar o organismo e suprimir as respostas do sistema imune. A supressão imune pode ocorrer devido à liberação de corticosteroides, ou à liberação de interferon γ durante o exercício extenuante.

Os pesquisadores propõem que a relação entre exercícios físicos e o sistema imune pode ser representada em uma curva em forma de J (**FIG. 25.10**). As pessoas que se exercitam moderadamente têm sistemas imunes ligeiramente mais eficazes do que as pessoas sedentárias, mas as pessoas que se exercitam intensamente podem apresentar diminuição na função imune devido ao estresse do exercício.

Outra área da fisiologia do exercício cheia de resultados contraditórios é o efeito do exercício na depressão, no estresse e em outros parâmetros psicológicos. As pesquisas têm revelado uma inversa relação entre exercício e depressão: pessoas que se exercitam regularmente possuem significativamente menos chance de desenvolver depressão, se comparadas às pessoas que não se exercitam regularmente. Contudo, a pertinente associação de causa e efeito entre as variáveis é complexa. As pessoas que se exercitam são menos deprimidas porque fazem exercício? Ou os sujeitos com depressão fazem menos exercícios porque são deprimidos? Quais são os fatores fisiológicos envolvidos?

Muitos estudos publicados parecem mostrar que o exercício é eficaz em reduzir a depressão. Entretanto, uma análise cuidadosa do delineamento experimental sugere que as conclusões de alguns desses estudos podem ser exageradas. Os sujeitos em muitos dos experimentos estavam sendo tratados simultaneamente com fármacos ou faziam psicoterapia, de modo que é difícil atribuir somente ao exercício a melhora na sua condição.

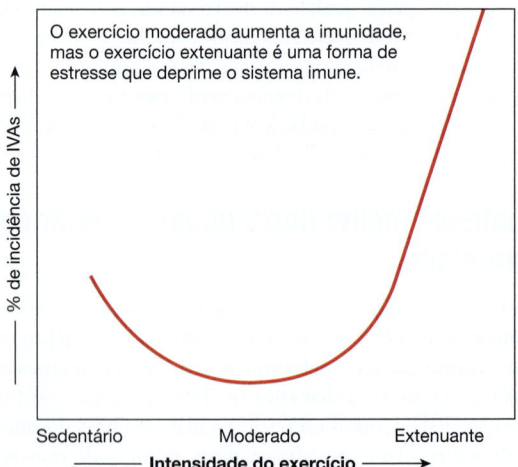

O exercício moderado aumenta a imunidade, mas o exercício extenuante é uma forma de estresse que deprime o sistema imune.

FIGURA 25.10 **Função imune e exercício físico.** As pessoas que se exercitam com moderação têm menos infecções das vias aéreas superiores (IVAs) do que pessoas sedentárias ou que praticam exercício extenuante.

Além disso, a participação em pesquisas que envolvem exercício oferece aos sujeitos um período de interação social, outro fator que poderia ter um papel na redução do estresse e da depressão.

A afirmação de que o exercício reduz a depressão é baseada no fato de que estudos demonstram que o exercício aumenta a serotonina no encéfalo. Os fármacos que aumentam a atividade da serotonina, como os inibidores seletivos da recaptação de serotonina (p. 299), estão sendo usados atualmente para tratar a depressão, e seria importante obter o mesmo resultado sem o uso de fármacos. Vários ensaios clínicos estão em andamento atualmente para verificar os efeitos do exercício na depressão.

SOLUCIONANDO O PROBLEMA CONCLUSÃO | Hipertermia maligna

Zach teve a sorte de ter um médico familiarizado com os sinais de hipertermia maligna: o diagnóstico de HM geralmente não é considerado, apesar de o paciente ser pós-cirúrgico ou estar sob anestesia. Se não tratado, a HM pode ser fatal em poucas horas. Zach ficou por cerca de dois dias no hospital e se recuperou completamente pela administração precoce de dantrolene e de outros medicamentos indicados para pessoas com rabdomiólise.

Zach e sua família foram encaminhados para um especialista, que recomendou que todos eles passassem por um teste de halotano-cafeína (CHCT) para confirmar o diagnóstico de HM. No teste de CHCT, uma amostra de músculo esquelético é removida cirurgicamente e banhada em solução contendo cafeína e halotano (anestésico comum). Se o músculo se contrair enquanto estiver em solução, o sujeito é considerado como suscetível à HM. O teste de Zach e de seu pai revelaram ser positivo para CHCT. A HM é frequentemente herdada dos pais como doença autossômica dominante, ou seja, uma pessoa herda uma cópia do gene mutado de um dos pais e manifestará a doença.

Nesta seção de Solucionando o problema, você foi introduzido ao assunto sobre hipertermia maligna (HM), uma doença genética de difícil diagnóstico.

Para testar o seu conhecimento, compare as suas respostas com as informações sintetizadas na tabela a seguir.

Pergunta	Fatos	Integração e análise
P1: *Onde se encontram os receptores RyR no tecido muscular esquelético e qual o seu papel na contração muscular?*	Os receptores RyR são canais de Ca^{2+} localizados nos retículos sarcoplasmáticos (p. 389).	A abertura dos canais RyR permite que o fluxo de Ca^{2+} ocorra em direção ao citoplasma e estimule a contração muscular.
P2: *Que aspecto da fisiopatologia de HM explica a febre alta de Zach?*	A conversão de energia das ligações químicas em fosfatos de alta energia de ATP é somente 25% eficiente, sendo o resto perdido na forma de calor.	As contrações musculares dependem de ATP. O ATP é produzido por meio do metabolismo aeróbio, e a geração de calor é um produto do metabolismo.
P3: *O que você pode prever a respeito dos possíveis resultados desses testes em um paciente que sofre de HM?*	As células musculares contêm alta quantidade de K^+ e de mioglobina.	A degradação muscular libera K^+ e mioglobina para o LEC, assim a concentração plasmática $[K^+]$ deve estar elevada. A mioglobina será filtrada nos rins e deve ser excretada pela urina.
P4: *Por que a hipercalemia é perigosa?*	A taxa de LEC:LIC $[K^+]$ é primariamente determinada pelo potencial de membrana.	A hipercalemia pode estar ligada a perigosas arritmias cardíacas, uma vez que a elevada $[K^+]$ despolariza as células.
P5: *Como as células musculares removem Ca^{2+} do citoplasma?*	O cálcio é mais concentrado no LEC e no retículo sarcoplasmático do que no citoplasma.	A Ca^{2+}-ATPase bombeia Ca^{2+} de volta para o retículo sarcoplasmático.

Este problema foi escrito por Douglas Shannon quando ele era estudante na University of Texas preparando-se para entrar em um programa de assistência médica na University of Texas Medical Branch.

787 790 794 795 797

RESUMO DO CAPÍTULO

Neste capítulo, você aprendeu sobre o exercício e os desafios fisiológicos que ele apresenta. A *integração* e a *coordenação* entre os *sistemas* de *controle fisiológico* do organismo mantêm o ambiente interno relativamente constante, apesar dos desafios à *homeostasia* que o exercício apresenta.

Metabolismo e exercício

1. O músculo em exercício necessita de um suprimento estável de ATP proveniente do metabolismo ou da conversão do fosfato de creatina. (p. 787; Fig. 25.1)

2. Carboidratos e gorduras são os substratos primários de energia. A glicose pode ser metabolizada por vias oxidativas e vias anaeróbias, porém o metabolismo de ácidos graxos exige oxigênio. (p. 788; Fig. 25.1)

3. O **metabolismo anaeróbio glicolítico** converte glicose em lactato e em H^+. O metabolismo glicolítico é 2,5 vezes mais rápido do que o aeróbio, mas não é tão eficiente na produção de ATP. (p. 788; Fig. 25.2)

4. O glucagon, o cortisol, as catecolaminas e o hormônio do crescimento influenciam o metabolismo da glicose e dos ácidos graxos durante o exercício. Esses hormônios favorecem a conversão do glicogênio em glicose. (p. 789)

5. Embora as concentrações plasmáticas de glicose aumentem com o exercício, a secreção de insulina diminui. Essa resposta reduz a captação de glicose pela maioria das células, fazendo haver mais glicose disponível para os músculos que estão sendo exercitados. (p. 789)

6. A intensidade do exercício é indicada pelo **consumo de oxigênio** (V_{O_2}). O consumo de oxigênio máximo $(V_{O_{2máx}})$ é um indicador da capacidade de um indivíduo de realizar exercícios, como os exercícios aeróbicos. (p. 789)

7. O consumo de oxigênio aumenta rapidamente no início do exercício. O **excesso de consumo de oxigênio pós-exercício** (EPOC) é parte do metabolismo normal, apresentando aumento de temperatura corporal e catecolaminas circulantes (p. 789; Fig. 25.4).

8. As mitocôndrias musculares aumentam em tamanho e número com o treinamento aeróbico. (p. 790)

9. No exercício máximo, a capacidade do sistema circulatório de levar oxigênio e nutrientes parece ser o fator limitante primário. (p. 790)

Respostas ventilatórias ao exercício

10. A hiperventilação causada pelo exercício resulta de sinais antecipatórios provenientes do córtex motor e da retroalimentação sensorial a partir de receptores sensoriais periféricos. (p. 790; Fig. 25.5)

11. A P_{O_2}, a P_{CO_2} arterial e o pH não se modificam significativamente durante o exercício leve e moderado (p. 790; Fig. 25.6).

Respostas cardiovasculares ao exercício

12. O débito cardíaco aumenta com o exercício devido ao retorno venoso aumentado e à estimulação simpática da frequência cardíaca e da contratilidade. (p. 791; Fig. 25.7)

13. O fluxo sanguíneo nos músculos em exercício aumenta consideravelmente quando as arteríolas dos músculos esqueléticos se dilatam. As arteríolas dos outros tecidos contraem. (p. 792; Fig. 25.7)

14. A baixa concentração de O_2 e de glicose tecidual ou o aumento da temperatura muscular, do CO_2 e dos ácidos atuam como sinais parácrinos e causam vasodilatação local. (p. 793)

15. A pressão arterial média aumenta levemente à medida que a intensidade do exercício aumenta. Os barorreceptores que controlam a pressão sanguínea mudam os seus pontos de ajuste durante o exercício. (p. 793; Fig. 25.8)

Respostas antecipatórias ao exercício

16. Quando o exercício inicia, as respostas antecipatórias evitam uma alteração significativa da homeostasia. (p. 793)

Regulação da temperatura durante o exercício

17. O calor liberado durante o exercício é dissipado pelo suor e pelo aumento do fluxo sanguíneo cutâneo. (p. 794)

Exercício e saúde

18. A atividade física pode ajudar a prevenir ou a diminuir os riscos de desenvolvimento de hipertensão, de AVE e de diabetes melito tipo 2. (p. 795)

19. Estudos sugerem que a liberação de serotonina durante o exercício pode ajudar a melhorar a depressão. (p. 796)

QUESTÕES PARA REVISÃO

Além da resolução destas questões e da checagem de suas respostas na p. A-33, reveja os Tópicos abordados e objetivos de aprendizagem, no início deste capítulo.

Nível um   Revisando fatos e termos

1. Cite dois compostos musculares que armazenam energia na forma de ligações fosfato de alta energia.

2. A produção mais eficiente de ATP é por meio das vias *aeróbia/anaeróbia*. Quando essas vias estão sendo usadas, então *glicose/ácidos graxos/ambos/nenhum* podem ser metabolizados para fornecer ATP.

3. Quais são as diferenças entre os metabolismos aeróbio e anaeróbio?

4. Liste três fontes de glicose que podem ser metabolizadas em ATP, direta ou indiretamente.

5. Liste quatro hormônios que promovem a conversão dos triacilgliceróis em ácidos graxos. Que efeitos estes hormônios têm nos níveis plasmáticos da glicose?

6. O que significa o termo déficit de oxigênio e como ele está relacionado ao consumo de oxigênio em excesso pós-exercício?

7. Qual sistema de órgãos é o fator limitante para o exercício máximo?

8. Em eventos de resistência aeróbica, a temperatura corporal pode chegar a 40 a 42°C. Qual é a temperatura normal corporal? Quais os dois mecanismos termorreguladores que são estimulados pela mudança na temperatura durante o exercício físico?

Nível dois Revisando conceitos

9. Mapa conceitual: mapeie as mudanças metabólicas cardiovasculares e respiratórias que ocorrem durante o exercício. Inclua os sinais para e do sistema nervoso e mostre quais áreas específicas sinalizam e coordenam a resposta ao exercício.

10. O que faz a secreção de insulina diminuir durante o exercício e por que essa diminuição é adaptativa?

11. Comente duas vantagens e duas desvantagens da glicólise anaeróbia.

12. Compare e diferencie cada um dos termos em cada conjunto, especialmente como eles se relacionam com o exercício:
    (a) ATP, ADP, FCr.
    (b) mioglobina, hemoglobina.

13. Associe as seguintes respostas às áreas encefálicas que as controlam. As áreas encefálicas podem controlar uma resposta, mais de uma resposta ou nenhuma. Algumas respostas podem ser associadas a mais de uma área.

(a) ponte	1. alterações no débito cardíaco
(b) bulbo	2. vasoconstrição
(c) mesencéfalo	3. hiperventilação do exercício
(d) córtex motor	4. aumento no volume sistólico
(e) hipotálamo	5. aumento da frequência cardíaca
(f) cerebelo	6. coordenação do movimento do
(g) encéfalo não envolvido (i.e., controle local)	músculo esquelético

14. Especifique se cada parâmetro listado abaixo aumenta, diminui ou permanece o mesmo quando uma pessoa se torna melhor condicionada para atividades atléticas.
    (a) Frequência cardíaca durante o exercício.
    (b) Frequência cardíaca de repouso.
    (c) Débito cardíaco durante o exercício.
    (d) Débito cardíaco em repouso.
    (e) Taxa de respiração durante o exercício.
    (f) Fluxo sanguíneo em músculos esqueléticos durante o exercício.
    (g) Pressão arterial durante o exercício.
    (h) Resistência periférica total durante o exercício.

15. Por que o retorno venoso aumentado durante o exercício não estira excessivamente o músculo cardíaco?

16. Esquematize as três teorias que explicam por que o reflexo barorreceptor normal está ausente durante o exercício.

17. Liste e discuta resumidamente os benefícios de um estilo de vida que inclui exercícios regulares.

18. Explique como o exercício diminui os níveis de glicose sanguínea no diabetes melito tipo 2.

Nível três Solucionando problemas

19. Você resolveu produzir uma nova bebida esportiva que ajudará atletas, desde jogadores de futebol a ginastas. Liste pelo menos quatro ingredientes diferentes que você colocaria na sua bebida e diga por que cada um é importante para o atleta.

Nível quatro Problemas quantitativos

20. Você é um atleta bem condicionado. Em repouso, a sua frequência cardíaca é de 60 bpm e o seu volume sistólico é de 70 mL/batimento. Qual é o seu débito cardíaco? Em um ponto durante o exercício, a sua frequência cardíaca aumenta para 120 batimentos/min. O seu débito cardíaco aumenta proporcionalmente? Explique.

21. O seguinte gráfico apresenta as curvas de pressão-volume ventricular esquerdo em um sujeito. A curva A é a pessoa sentada em repouso. A curva B mostra a resposta cardíaca da pessoa em exercício com intensidade leve em uma bicicleta ergométrica. A curva C mostra a resposta cardíaca durante a máxima intensidade em ciclismo.

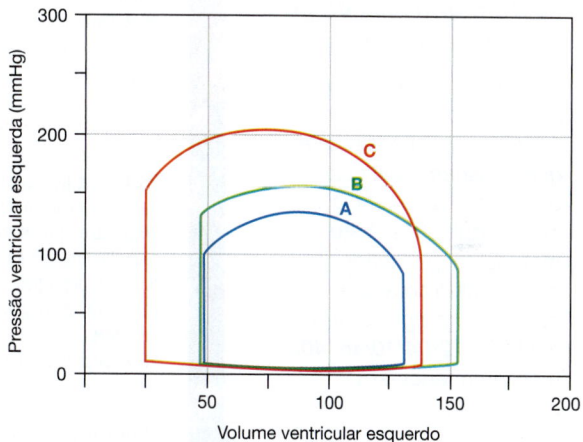

Datdos de G. D. Plotnick, et al. *Am J Physiol* 251: H1101–H1105, 1986.

(a) Calcule o volume de troca para cada uma das curvas.
(b) Com base nos seguintes dados de débito cardíaco (DC), calcule a taxa de batimentos cardíacos para cada condição. $DC_A = 6$ L/min, $DC_B = 10,5$ L/min, $DC_C = 19$ L/min.
(c) Qual das curvas de exercício apresenta um aumento no volume de troca devido ao aumento da contratilidade? Qual das curvas de exercício apresenta um aumento do volume de troca devido ao aumento do volume de retorno venoso?
(d) Mecanisticamente, por que o volume diastólico no final da curva C cai aos níveis iniciais em direção ao valor de repouso?

As respostas para as questões de Revisando conceitos, Figuras, Questões gráficas e Questões para revisão ao final do capítulo podem ser encontradas no Apêndice A (p. A-1).

26

Reprodução e Desenvolvimento

Adolescentes que receberam algum tipo de educação sexual tiveram 60% menos probabilidade de ficarem grávidas ou de engravidar alguém.

Amanda Peterson Beadle, *A gestação em adolescentes é mais elevada nos estados que possuem políticas de apenas abstinência*, 10 de abril, 2012. Este material foi publicado pelo ThinkProgress. *http://thinkprogress.org/health/2012/04/10/461402/teen-pregnancy-sex-education/*.

TÓPICOS ABORDADOS E OBJETIVOS DE APRENDIZAGEM

CONHECIMENTOS BÁSICOS

Túbulos seminíferos com esperma (em azul).

Imagine crescer como menina e com cerca de 12 anos ver que sua voz está engrossando e seus órgãos genitais se desenvolvendo como os de um homem. Esse cenário acontece atualmente com um pequeno número de homens que possuem uma condição conhecida como *pseudo-hermafroditismo*. Esses homens possuem os órgãos sexuais internos masculinos, porém herdaram um gene que causa uma deficiência em um dos hormônios masculinos. Como consequência, eles nascem com uma genitália externa que parece feminina, sendo criados como meninas. Na **puberdade**, período de transição entre a idade não reprodutiva e o início da idade reprodutiva, os sujeitos com pseudo-hermafroditismo passam a secretar mais hormônios masculinos. Como resultado, eles desenvolvem algumas, mas não todas, características masculinas. Não é surpreendente que um conflito se inicie: esses sujeitos devem mudar de gênero ou devem permanecer como mulher? A maioria escolhe mudar e continuar sua vida como homem.

A reprodução é uma área da fisiologia em que nós, seres humanos, gostamos de pensar em nós mesmos como possuindo avanços mais significativos do que outros animais. Nós temos relações sexuais por prazer e também para a procriação, e as mulheres são sempre sexualmente receptivas (i.e., não somente nos períodos férteis). Mas exatamente no que nós somos diferentes?

Assim como muitos outros animais terrestres, os seres humanos têm fertilização interna, o que permite que espermatozoides flagelados móveis permaneçam em um ambiente aquoso. Para facilitar o processo, temos rituais de cortejo e acasalamento, como outros animais. O desenvolvimento também é interno, no interior do útero, o que protege o embrião em crescimento da desidratação e amortece os impactos, envolvendo-o em uma camada de líquido.

Os seres humanos são *sexualmente dimórficos*, isto é, os homens e as mulheres são fisicamente distintos. Essa distinção algumas vezes fica menos evidente devido às roupas e ao corte de cabelo, mas estas são aquisições culturais. Todos concordamos que os machos e as fêmeas humanos são fisicamente dimórficos, mas ainda estamos discutindo a respeito de quão comportamental e psicologicamente dimórficos nós somos.

Os hormônios sexuais têm um papel significativo no comportamento de outros mamíferos, atuando tanto nos adultos quanto influenciando o encéfalo do embrião em desenvolvimento. O seu papel nos seres humanos é mais controverso. Os fetos humanos são expostos aos hormônios sexuais enquanto estão no útero, mas não está claro quanta influência esses hormônios têm no comportamento futuro do indivíduo. A preferência das meninas pequenas por bonecas e dos meninos por armas tem uma base biológica ou uma base cultural? Ainda não sabemos a resposta, mas evidências crescentes sugerem que ao menos uma parte da nossa estrutura encefálica é influenciada pelos hormônios sexuais antes de termos deixado o útero materno.

Neste capítulo, abordamos a biologia da reprodução e do desenvolvimento humano. O tema é incrivelmente complexo, com inúmeros hormônios, citocinas e moléculas parácrinas que estão em constante interação. Nas décadas recentes, a pesquisa na área da reprodução tem levantado diversas questões. Devido à complexidade desse tema, este capítulo apresenta somente uma visão geral.

Começaremos com os gametas que se fundem para formar o ovo fertilizado, ou **zigoto**. Quando o zigoto começa a se dividir (estágio de 2 células, 4 células, etc.), ele torna-se primeiro um **embrião** (0 a 8 semanas de desenvolvimento) e depois um **feto** (a partir da 8ª semana de desenvolvimento até o nascimento).

SOLUCIONANDO O **PROBLEMA** | Infertilidade

Kate e John têm praticamente tudo para sentirem-se felizes: carreiras de sucesso, um casamento feliz, uma casa confortável. Mas falta uma coisa: após sete anos de casamento, eles ainda não tiveram um filho. Hoje, Kate e John têm a sua primeira consulta com o Dr. Baker, um especialista em infetilidade. "Encontrar a causa da infertilidade de vocês é como fazer um trabalho de detetive", diz o médico. Ele inicia o trabalho perguntando a Kate e John detalhes sobre os seus históricos reprodutivos. Com base nas respostas, ele solicitará os exames para identificar o problema.

801 814 817 823 830 834

DETERMINAÇÃO DO SEXO

Os órgãos sexuais de homens e mulheres consistem em três conjuntos de estruturas: gônadas, genitália interna e genitália externa. As **gônadas** são os órgãos que produzem os **gametas**, os ovócitos e os espermatozoides que se unem para formar novos indivíduos. As gônadas masculinas são os **testículos**, que produzem **espermatozoides**. As gônadas femininas são os **ovários**, que produzem os **ovócitos**. As células indiferenciadas das gônadas que se destinam à produção de ovócitos e de espermatozoides são chamadas de **células germinativas**. A **genitália interna** consiste em glândulas acessórias e ductos que conectam as gônadas ao meio externo. A **genitália externa** inclui todas as estruturas reprodutivas externas.

O desenvolvimento sexual é programado no genoma humano. Cada célula nucleada do corpo, com exceção dos ovócitos e dos espermatozoides, contém 46 cromossomos. Esse número de cromossomos é chamado de *número diploide*, pois os cromossomos ocorrem em pares: 22 pares de cromossomos **autossomos**, ou *homólogos*, mais um par de **cromossomos sexuais** (**FIG. 26.1a**). A quantidade de DNA de uma célula diploide é escrita como 2n, indicando o número duplicado de cromossomos.

Os 22 pares de cromossomos autossomos nas nossas células direcionam o desenvolvimento da forma do corpo humano e de diversas características, como a cor do cabelo e o tipo sanguíneo. Os dois cromossomos sexuais, denominados X ou Y, contêm genes que determinam o desenvolvimento dos órgãos sexuais internos e externos. O cromossomo X é maior do que o Y e inclui muitos genes que faltam no cromossomo Y.

Os ovócitos e os espermatozoides são células *haploides* (1n) com 23 cromossomos, sendo um proveniente de cada par dos 22 cromossomos pareados, mais um cromossomo sexual. Quando um ovócito e um espermatozoide se unem, o zigoto resultante contém um único conjunto de 46 cromossomos, com um cromossomo de cada par homólogo proveniente da mãe e outro do pai.

Os cromossomos sexuais determinam o sexo genético

Os cromossomos sexuais que uma pessoa herda determinam o seu sexo genético. As mulheres genéticas são XX e os homens genéticos são XY (Fig. 26.1b). As mulheres herdam um cromos-

(a) Os seres humanos possuem 23 pares de cromossomos:
22 pares de autossomos e um par de cromossomos sexuais.
A presença de um cromossomo X e um cromossomo Y (parte inferior,
Os à direita) significa que esses cromossomos são de um homem.
autossomos são organizados em pares homólogos nesta figura.

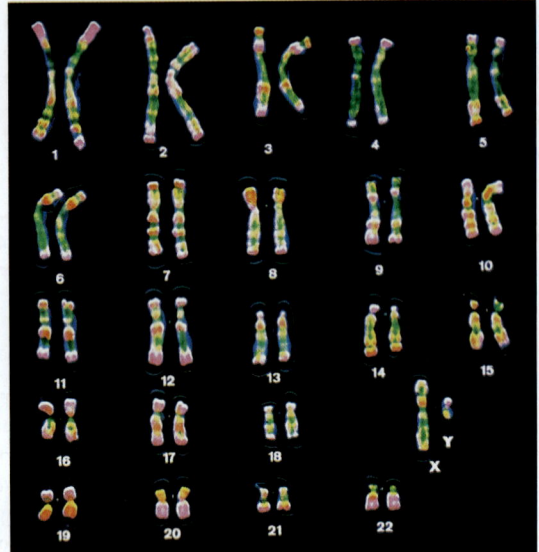

(b) Os cromossomos X e Y determinam o sexo. Cada ovócito
produzido por uma mulher (XX) possui um cromossomo X.
O espermatozoide produzido pelo homem (XY) possui ou um
cromossomo X ou um cromossomo Y.

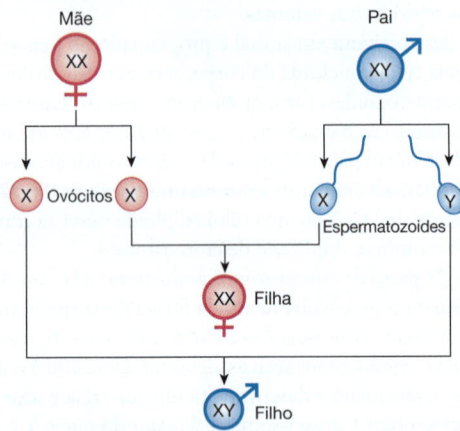

FIGURA 26.1   Cromossomos humanos.

somo X de cada um dos pais. Os homens herdam o cromossomo Y do pai e o X da mãe. O cromossomo Y é essencial para o desenvolvimento dos órgãos reprodutivos masculinos.

Se os cromossomos sexuais são anormalmente distribuídos durante a fertilização, a presença ou a ausência de um cromossomo Y determina se o desenvolvimento ocorrerá ao longo de uma linhagem feminina ou masculina. A presença do cromossomo Y determina se o embrião será masculino, mesmo que o zigoto também possua vários cromossomos X. Por exemplo, um zigoto XXY será masculino. Um zigoto que herda somente um cromossomo Y (YO) não será viável, pois além

do cromossomo X ser maior, ele contém genes essenciais que faltam no cromossomo Y.

Na ausência de um cromossomo Y, um embrião se desenvolverá como mulher. Portanto, um zigoto que possui apenas um cromossomo X (XO; síndrome de Turner) se desenvolverá como uma mulher. Todavia, dois cromossomos X são necessários para a função reprodutiva normal da mulher.

Após os ovários do feto feminino se desenvolverem, um dos cromossomos X de cada célula do corpo desse feto será inativado e condensado em uma massa de cromatina nuclear, denominado *corpúsculo de Barr*. (Os corpúsculos de Barr na mulher podem ser vistos em células coradas do epitélio da bochecha.) A seleção de qual cromossomo X será inativado durante o desenvolvimento ocorre ao acaso: algumas células possuem o cromossomo X materno ativo e outras possuem o cromossomo X paterno ativo. Como a inativação ocorre precocemente no desenvolvimento – antes de a divisão celular estar completa –, todas as células de um dado tecido geralmente têm o mesmo cromossomo X ativo, ou paterno ou materno.

**REVISANDO
CONCEITOS**

1. Dê o nome das gônadas e dos gametas masculino e feminino.

A diferenciação sexual ocorre no início do desenvolvimento

O sexo de um embrião na fase inicial de desenvolvimento é difícil de ser determinado, uma vez que as estruturas reprodutivas não começam a se diferenciar até a sétima semana de desenvolvimento. Antes da diferenciação, os tecidos embrionários são considerados *bipotenciais*, pois eles não podem ser morfologicamente diferenciados entre masculino e feminino.

A gônada bipotencial possui um córtex externo e uma medula interna (**FIG. 26.2a**). Sob a influência do sinal adequado de desenvolvimento (descrito mais adiante), a medula se diferencia em testículo. Na ausência desse sinal, o córtex se diferencia em tecido ovariano.

A genitália interna bipotencial é constituída por dois pares de ductos acessórios: os **ductos de Wolff** (ductos mesonéfricos), derivados do rim embrionário, e os **ductos de Müller** (ductos paramesonéfricos). À medida que o desenvolvimento prossegue ao longo das linhagens masculina ou feminina, um dos pares de ductos se desenvolve, ao passo que o outro se degenera (Fig. 26.2a).

A genitália externa bipotencial é constituída por *tubérculo genital*, *pregas uretrais*, *sulco uretral* e *eminências labioscrotais* (Fig. 26.2b). Essas estruturas se diferenciam em estruturas reprodutivas masculinas ou femininas conforme o desenvolvimento progride.

O que faz alguns zigotos (uma única célula) se tornarem homens e outros se tornarem mulheres? A diferenciação sexual depende da presença ou da ausência do **gene SRY** (região determinante do sexo do cromossomo Y, do inglês, *Sex-determining Region of the Y chromosome*). Na presença de um gene SRY funcional, a gônada bipotencial se desenvolverá, originando os testículos. Na ausência de um gene SRY e sob o controle de múltiplos genes específicos da mulher, as gônadas se desenvolverão em ovários.

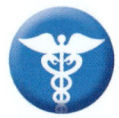

Distúrbios hereditários ligados ao cromossomo X

Normalmente, uma pessoa herda duas cópias do gene de uma dada característica: uma cópia que vem da mãe e outra que vem do pai. Entretanto, muitos genes no cromossomo X, chamados de *genes ligados ao X*, não possuem genes correspondentes no cromossomo Y, que é muito menor. As mulheres sempre possuem duas cópias dos genes ligados ao X, assim a expressão de características ligadas ao X segue o padrão de dominância e recessividade gênica. Os homens, entretanto, recebem somente uma cópia dos genes ligados ao X – no cromossomo X que herdaram de suas mães –, portanto os homens *sempre* expressam os traços associados aos genes ligados ao X. Se esse gene ligado ao cromossomo X é defeituoso, os descendentes masculinos expressarão essa mutação. Entre as doenças identificadas como sendo ligadas ao cromossomo X estão a distrofia muscular de Duchenne (p. 403), a hemofilia (p. 529) e o daltonismo.

Desenvolvimento embrionário masculino   O gene SRY codifica uma proteína (*fator de determinação testicular*, ou TDF [do inglês, *testis-determining factor*]), que se liga ao DNA e ativa genes adicionais, incluindo SOX9, WT1 (proteína tumoral de Wilms) e SF1 (fator esteroidogênico). Os produtos proteicos destes e de outros genes promovem o desenvolvimento da medula gonadal em testículo (**FIG. 26.3**). Observe que o desenvolvimento testicular *não* requer hormônios sexuais masculinos, como a **testosterona**. O embrião em desenvolvimento não pode secretar testosterona até as gônadas se diferenciarem em testículos.

Uma vez que os testículos se diferenciam, eles começam a secretar três hormônios que influenciam o desenvolvimento da genitália masculina, externa e interna. As **células de Sertoli** testiculares secretam a glicoproteína **hormônio anti-mülleriano** (AMH, do inglês, *antimüllerian hormone*, também chamado de *substância inibidora Mülleriana*). As **células intersticiais** (**Leydig**) testiculares secretam **androgênios**: testosterona e seu derivado, **di-hidrotestosterona** (**DHT**). A testosterona e a DHT são os hormônios esteroides dominantes em homens. Ambos se ligam ao mesmo *receptor de androgênios*, porém os dois ligantes levam a respostas diferentes.

No feto em desenvolvimento, o hormônio anti-mülleriano causa a regressão dos ductos de Müller (Fig. 26.2a, homem ❷). A testosterona converte os ductos de Wolff nas estruturas acessórias masculinas: epidídimo, ducto deferente e vesícula seminal (homem ❸). Mais adiante no desenvolvimento fetal, a testosterona controla a migração dos testículos da cavidade abdominal para o *escroto*, ou saco escrotal. As demais características sexuais masculinas, como a diferenciação da genitália externa, são controladas principalmente pela DHT.

A importância da DHT no desenvolvimento masculino veio à tona nos estudos de sujeitos com pseudo-hermafroditismo, descritos no início deste capítulo. Esses homens herdam um gene defeituoso da **5α-redutase**, a enzima que catalisa a con-

versão de testosterona em DHT (**FIG. 26.4**). Embora a secreção de testosterona seja normal, esses homens não possuem níveis adequados de DHT e, como resultado, a genitália externa masculina e a próstata não se desenvolvem completamente durante o período fetal.

Ao nascimento, as crianças com pseudo-hermafroditismo aparentam ser do sexo feminino, e são criadas como tal. Entretanto, na puberdade, os testículos começam novamente a secretar testosterona, causando a masculinização da genitália externa, o crescimento dos pelos pubianos (embora os pelos na face e no corpo sejam escassos) e o engrossamento da voz. Estudando a enzima 5α-redutase defeituosa desses sujeitos, os cientistas têm conseguido separar os efeitos da testosterona daqueles da DHT.

A exposição dos tecidos não genitais à testosterona durante o desenvolvimento embrionário tem efeitos masculinizantes, como a alteração da responsividade do encéfalo a certos hormônios. Um aspecto controverso do efeito masculinizante da testosterona é a sua influência no comportamento sexual humano e na identidade de gênero. Está bem documentado que o comportamento sexual do adulto em muitos mamíferos não humanos depende da ausência ou da presença de testosterona durante períodos críticos do desenvolvimento encefálico. Entretanto, uma relação de causa-efeito similar nunca foi comprovada nos seres humanos. No comportamento humano, é muito difícil separar as influências biológicas dos fatores ambientais, e provavelmente muitos anos se passarão antes que essa questão seja resolvida.

Desenvolvimento embrionário feminino   No embrião feminino, que não espressa o gene SRY, o córtex da gônada bipotencial desenvolve-se e forma tecido ovariano (Fig. 26.2a, mulher ❶). Pesquisas indicam que o desenvolvimento feminino é mais complexo do que originalmente se pensou, com diversos genes necessários para o desenvolvimento de ovários funcionais.

Na ausência do AMH testicular, o ducto de Müller dá origem à porção superior da **vagina**, ao **útero** e às **trompas de Falópio**, assim denominadas em homenagem ao anatomista que as descreveu pela primeira vez (Fig. 26.2a, mulher ❸). As trompas de Falópio também são chamadas de *tubas uterinas* ou *ovidutos*. Na ausência de testosterona, os ductos de Wolff degeneram (Fig. 26.2a, mulher ❷). Na ausência de DHT, a genitália externa assume características femininas (Fig. 26.2b).

REVISANDO CONCEITOS

2. Em que local de uma célula-alvo você esperaria encontrar receptores para androgênios? Onde você esperaria encontrar receptores para o AMH?

3. Por que o Rei Henrique VIII da Inglaterra estava errado ao acusar suas esposas quando elas foram incapazes de produzir um herdeiro masculino para o seu trono?

4. Qual sexo um zigoto terá se herdar somente um cromossomo X (XO)?

5. Se os testículos forem removidos de um embrião masculino na fase inicial, por que ele desenvolve útero e tubas uterinas, em vez das estruturas acessórias masculinas normais? O embrião terá genitália externa masculina ou feminina? Explique.

FIGURA 26.2 **CONTEÚDO ESSENCIAL**

Desenvolvimento sexual no embrião humano

(a) Desenvolvimento dos órgãos internos

Estágio bipotencial: feto de 6 semanas
Os órgãos reprodutivos internos têm potencial para se desenvolver e formar estruturas masculinas ou femininas.

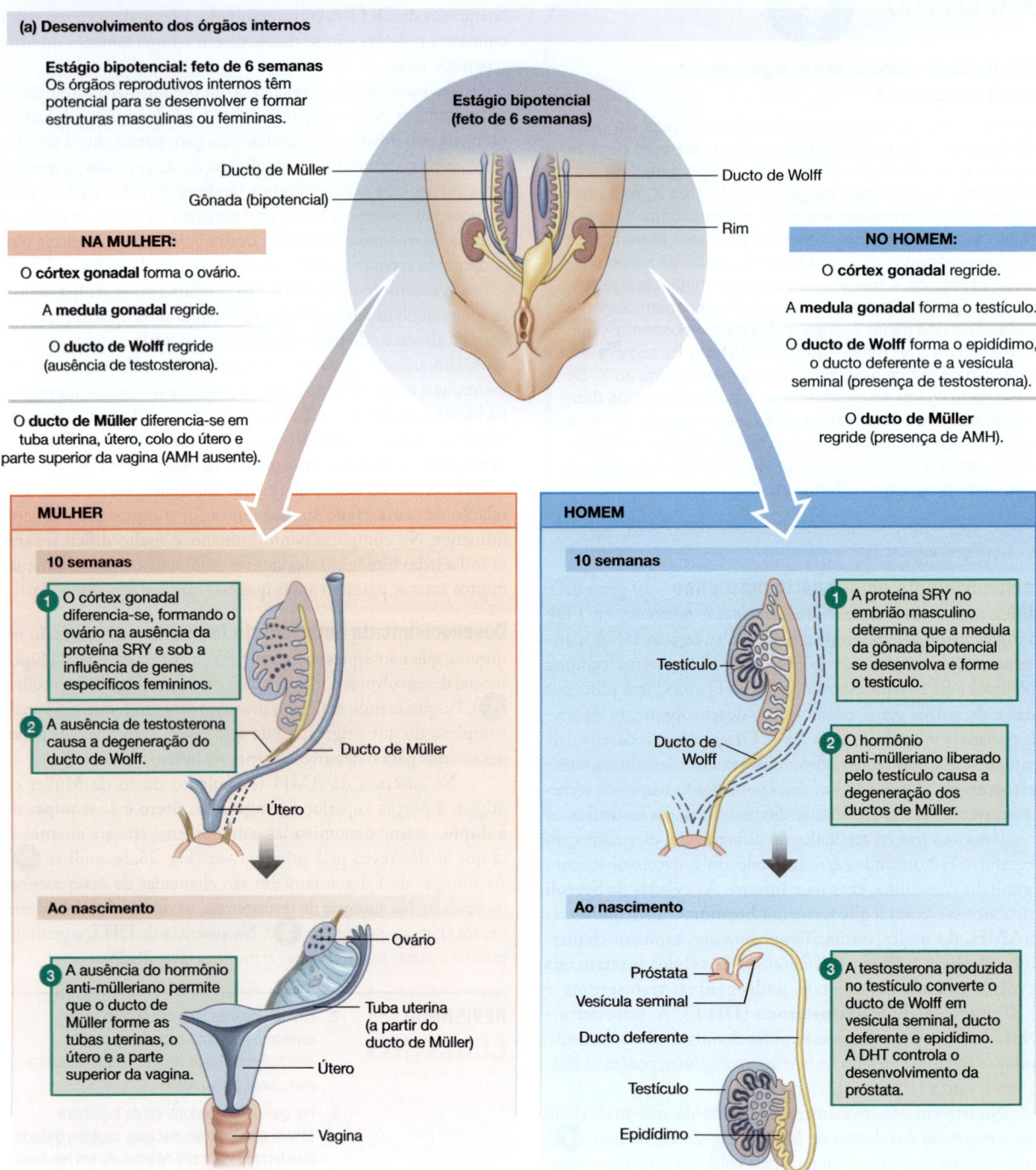

Estágio bipotencial (feto de 6 semanas)

Ducto de Müller

Gônada (bipotencial)

Ducto de Wolff

Rim

NA MULHER:

O **córtex gonadal** forma o ovário.

A **medula gonadal** regride.

O **ducto de Wolff** regride (ausência de testosterona).

O **ducto de Müller** diferencia-se em tuba uterina, útero, colo do útero e parte superior da vagina (AMH ausente).

NO HOMEM:

O **córtex gonadal** regride.

A **medula gonadal** forma o testículo.

O **ducto de Wolff** forma o epidídimo, o ducto deferente e a vesícula seminal (presença de testosterona).

O **ducto de Müller** regride (presença de AMH).

MULHER

10 semanas

1 O córtex gonadal diferencia-se, formando o ovário na ausência da proteína SRY e sob a influência de genes específicos femininos.

2 A ausência de testosterona causa a degeneração do ducto de Wolff.

Ducto de Müller

Útero

Ao nascimento

3 A ausência do hormônio anti-mülleriano permite que o ducto de Müller forme as tubas uterinas, o útero e a parte superior da vagina.

Ovário

Tuba uterina (a partir do ducto de Müller)

Útero

Vagina

HOMEM

10 semanas

1 A proteína SRY no embrião masculino determina que a medula da gônada bipotencial se desenvolva e forme o testículo.

Testículo

Ducto de Wolff

2 O hormônio anti-mülleriano liberado pelo testículo causa a degeneração dos ductos de Müller.

Ao nascimento

Próstata

Vesícula seminal

Ducto deferente

Testículo

Epidídimo

3 A testosterona produzida no testículo converte o ducto de Wolff em vesícula seminal, ducto deferente e epidídimo. A DHT controla o desenvolvimento da próstata.

(b) Desenvolvimento da genitália externa

Estágio bipotencial: a genitália externa de um embrião de 6 semanas não pode ser visualmente identificada como masculina ou feminina.

Estágio bipotencial
(feto de 6 semanas)

Tubérculo genital

Sulco uretral

Eminência labioscrotal

Prega uretral

Ânus

NA MULHER:

O **tubérculo genital** forma o clitóris.

As **pregas** e os **sulcos uretrais** formam os lábios menores, os óstios da vagina e da uretra.

A **eminência labioscrotal** forma os lábios maiores.

NO HOMEM:

O **tubérculo genital** forma a glande do pênis.

As **pregas** e os **sulcos uretrais** formam o corpo do pênis.

As **eminências labioscrotais** formam o corpo do pênis e o escroto.

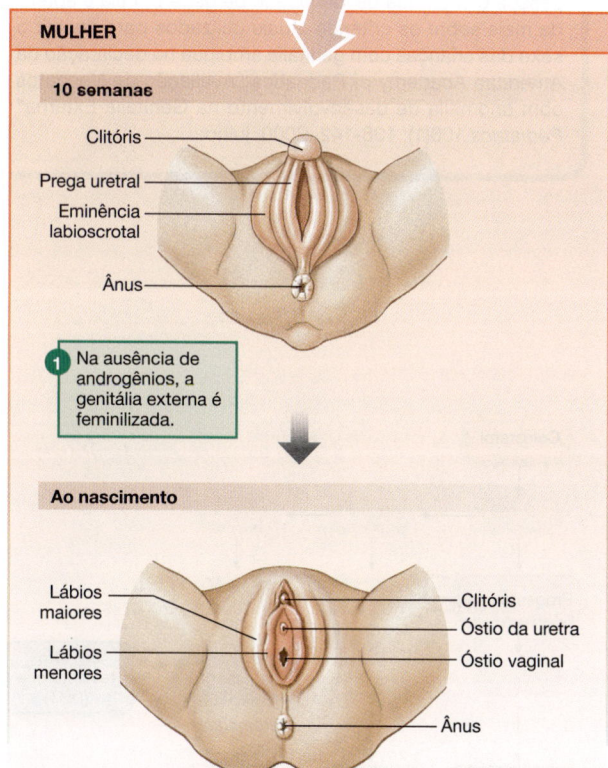

MULHER

10 semanas

Clitóris

Prega uretral

Eminência labioscrotal

Ânus

1 Na ausência de androgênios, a genitália externa é feminilizada.

Ao nascimento

Lábios maiores

Lábios menores

Clitóris

Óstio da uretra

Óstio vaginal

Ânus

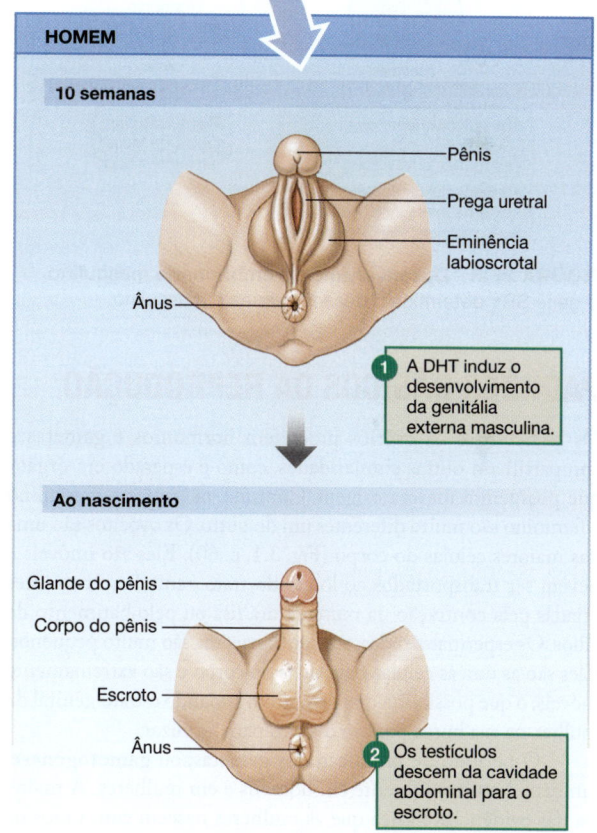

HOMEM

10 semanas

Pênis

Prega uretral

Eminência labioscrotal

Ânus

1 A DHT induz o desenvolvimento da genitália externa masculina.

Ao nascimento

Glande do pênis

Corpo do pênis

Escroto

Ânus

2 Os testículos descem da cavidade abdominal para o escroto.

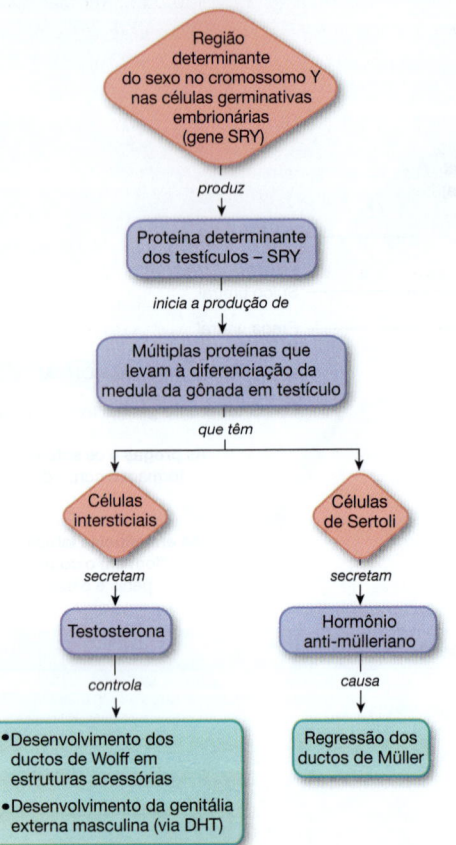

FIGURA 26.3 **Desenvolvimento embrionário masculino.** O gene SRY determina o desenvolvimento masculino.

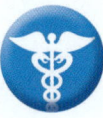

FOCO CLÍNICO

Determinação do sexo

A primeira questão que os novos pais, em geral, perguntam é se seu bebê é "menino ou menina"? Algumas vezes, a resposta não é evidente, uma vez que em aproximadamente 1 em cada 3 mil nascimentos o sexo da criança não pode ser facilmente determinado. Vários critérios podem ser utilizados para estabelecer o sexo de um indivíduo: genético, cromossômico, gonadal, morfológico ou até mesmo características psicológicas. Por exemplo, a presença de um cromossomo Y com um gene SRY funcional poderia ser um critério para definir a "masculinidade". Entretanto, é possível que um bebê tenha o cromossomo Y e não apresente aparência masculina devido a um defeito em algum aspecto do desenvolvimento. Tradicionalmente, a determinação do sexo baseia-se na aparência da genitália externa ao nascimento, mas a ideia de permitir que os indivíduos escolham seu sexo quando se tornarem capazes de decidir está ganhando terreno. A identificação sexual de cada pessoa é chamada de *identidade de gênero*. Leia e aprenda mais sobre os critérios atuais utilizados para decidir o sexo das crianças com genitália ambígua na declaração da American Academy of Pedriatics "Avaliação de Neonatos com anomalia de desenvolvimento na Genitália Externa" *Pediatrics* 106(1): 138-142, 2000, julho.

PADRÕES BÁSICOS DA REPRODUÇÃO

Os testículos e os ovários produzem hormônios e gametas e compartilham outras similaridades, como é esperado em órgãos que possuem a mesma origem. Contudo, os gametas masculino e feminino são muito diferentes um do outro. Os ovócitos são uma das maiores células do corpo (Fig. 3.1, p. 60). Eles são imóveis e devem ser transportados ao longo do trato genital em correntes criadas pela contração da musculatura lisa ou pelo batimento de cílios. Os espermatozoides, em contrapartida, são muito pequenos. Eles são as únicas células flageladas do corpo e são extremamente móveis, o que possibilita que percorram nadando o trato genital da mulher, na sua busca por um ovócito para fertilizar.

O período de produção dos gametas, ou **gametogênese**, também é muito diferente em homens e em mulheres. A maioria das evidências indica que as mulheres nascem com todos os **ovócitos** que terão. Durante os anos reprodutivos, os ovócitos amadurecem em um padrão cíclico e são liberados dos ovários aproximadamente uma vez por mês. Após os 40 anos de idade, aproximadamente, os ciclos reprodutivos femininos cessam (*menopausa*).

Os homens, por outro lado, produzem espermatozoides continuamente a partir do momento que alcançam a maturidade reprodutiva. A produção de espermatozoides e a secreção de

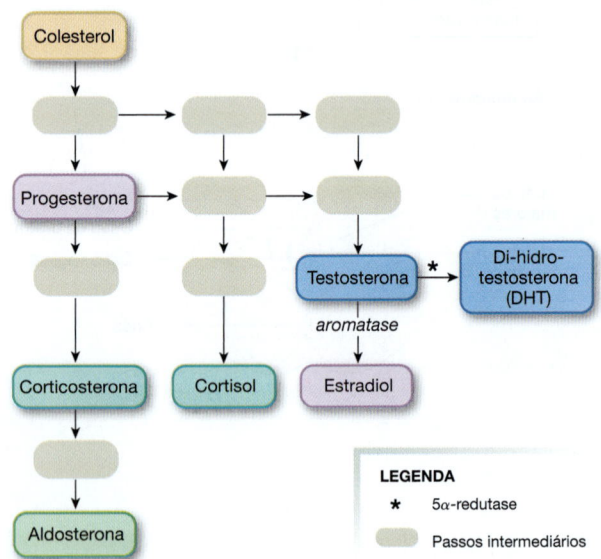

FIGURA 26.4 **Vias de síntese dos hormônios esteroides.** Os retângulos em branco representam compostos intermediários cujos nomes foram omitidos para simplificar.

testosterona diminuem com o envelhecimento, mas não cessam, como acontece com os ciclos reprodutivos femininos.

A gametogênese começa no útero

A **FIGURA 26.5** compara os padrões feminino e masculino de gametôgenese. Em ambos os sexos, as células germinativas das gônadas embrionárias primeiro sofrem uma série de divisões mitóticas que aumentam o seu número ❶. Após, as células germinativas estão prontas para sofrer **meiose**, o processo de divisão celular que forma os gametas.

No primeiro passo da meiose ❷, o DNA das células germinativas (2n) é replicado até que cada cromossomo seja duplicado (46 cromossomos duplicados = 92 cromossomos). A célula, agora chamada de **espermatócito primário** ou **ovócito primário**, contém duas vezes a quantidade normal de DNA (4n). Entretanto, a divisão da célula e dos cromossomos não ocorre como na mitose. Em vez disso, cada cromossomo duplicado forma duas **cromátides-irmãs** idênticas, unidas em uma região conhecida como **centrômero**. Os gametas primários, então, estão prontos para sofrer divisões meióticas e dar origem às células haploides.

Na **primeira divisão meiótica** ❸, um gameta primário divide-se em dois *gametas secundários* (**espermatócito secundário** ou **ovócito secundário**). Cada gameta secundário recebe uma cópia de cada autossomo duplicado mais um cromossomo sexual (2n). Na **segunda divisão meiótica** ❹, as cromátides-irmãs separam-se. Nos homens, as células dividem-se durante a segunda divisão meiótica, originando dois espermatozoides haploides (1n) a partir de cada espermatócito secundário.

Nas mulheres, a segunda divisão meiótica dá origem a um ovócito e a uma pequena célula, chamada de *corpúsculo polar*. O que acontece depois depende de se o ovócito é fertilizado ou não.

O momento das divisões mitótica e meiótica é bastante diferente em homens e em mulheres. Analisaremos a gametogênese de cada sexo.

Gametogênese masculina
Ao nascimento, os testículos de um menino recém-nascido não progrediram além da mitose e contêm somente células germinativas imaturas (Fig. 26.5 ❶). Após o nascimento, as gônadas tornam-se *quiescentes* (relativamente inativas) até a puberdade, o período nos primeiros anos da adolescência quando as gônadas amadurecem.

Na puberdade, a mitose das células germinativas é retomada. Deste ponto em diante, as células germinativas, conhecidas como **espermatogônias**, possuem dois diferentes destinos. Algumas continuam a sofrer mitose ao longo de toda a vida reprodutiva do homem. Outras são destinadas a iniciar a meiose e dar origem aos espermatócitos primários ❷.

Cada espermatócito primário dá origem a quatro espermatozoides. Na primeira divisão meiótica ❸, um espermatócito primário (4n) divide-se em dois espermatócitos secundários (2n). Na segunda divisão meiótica ❹, cada espermatócito secundário divide-se em duas espermátides. Cada espermátide possui 23 cromossomos simples (não duplicados), o número haploide (1n) característico de um gameta. As espermátides, então, amadurecem, formando espermatozoides.

Gametogênese feminina
No ovário embrionário, as células germinativas são chamadas de **ovogônias** (Fig. 26.5 ❶). A ovo-

gônia completa a mitose e o estágio de duplicação do DNA da meiose no quinto mês de desenvolvimento fetal, dando origem aos **ovócitos primários** (4n) ❷. Ao nascimento, cada ovário contém cerca de meio milhão de ovócitos primários. As melhores evidências indicam que, neste momento, a mitose das células germinativas cessa e nenhum ovócito adicional pode ser formado.

No ovário, a meiose não é retomada até a puberdade ❸. Se um ovócito primário se desenvolve, ele divide-se em duas células, um grande **ovo** (**ovócito secundário**) e um pequeno **primeiro corpúsculo polar**. Apesar da diferença de tamanho, tanto o ovócito secundário como o corpúsculo polar contêm 23 cromossomos duplicados (2n). O primeiro corpúsculo polar degenera.

Se o ovócito secundário é selecionado para a ovulação, a segunda divisão meiótica ocorre imediatamente antes de o ovócito ser liberado do ovário ❹. As cromátides-irmãs separam-se, mas a meiose é interrompida mais uma vez. A etapa final da meiose, na qual cada cromátide-irmã vai para células separadas, não ocorre se o ovócito não for fertilizado.

O ovário libera o ovócito maduro durante um processo chamado de **ovulação**. Se o ovócito não for fertilizado, a meiose nunca será completada, e o ovócito degenera ❺. Se houver a fertilização por um espermatozoide, o passo final da meiose ocorre ❻. Metade das cromátides-irmãs permanece no ovo fetilizado (zigoto), ao passo que a outra metade é liberada no **segundo corpúsculo polar** (1n). O segundo corpúsculo polar, assim como o primeiro, degenera. Como resultado da meiose, cada ovócito primário dá origem a somente um ovo.

A gametogênese em homens e em mulheres está sob o controle de hormônios provenientes do encéfalo e das células endócrinas das gônadas. Alguns desses hormônios são idênticos em homens e em mulheres, mas outros são diferentes.

<table>
<tr><td>**REVISANDO CONCEITOS**</td><td>6. Os gametas de um menino recém-nascido estão em qual fase do desenvolvimento? É o mesmo em um menina recém-nascida?</td></tr>
<tr><td></td><td>7. Compare a quantidade de DNA do primeiro corpúsculo polar com a do segundo corpúsculo polar.</td></tr>
<tr><td></td><td>8. Quantos gametas são formados a partir de um ovócito primário? E de um espermatócito primário?</td></tr>
</table>

O encéfalo controla a reprodução

O sistema reprodutivo tem uma das vias de controle mais complexas do corpo, na qual vários hormônios interagem em um padrão que muda continuamente. As vias que regulam a reprodução começam com a secreção de hormônios peptídicos pelo hipotálamo e pela adeno-hipófise. Esses hormônios tróficos controlam a secreção gonadal de hormônios esteroides sexuais, incluindo androgênios, e os chamados hormônios sexuais femininos, **estrogênio** e **progesterona**.

Esses hormônios sexuais são intimamente relacionados entre si e são provenientes dos mesmos precursores esteroides (Fig. 26.4). Ambos os sexos produzem os três grupos de hormônios, porém os androgênios predominam nos homens, e os estrogênios e a progesterona são predominantes nas mulheres.

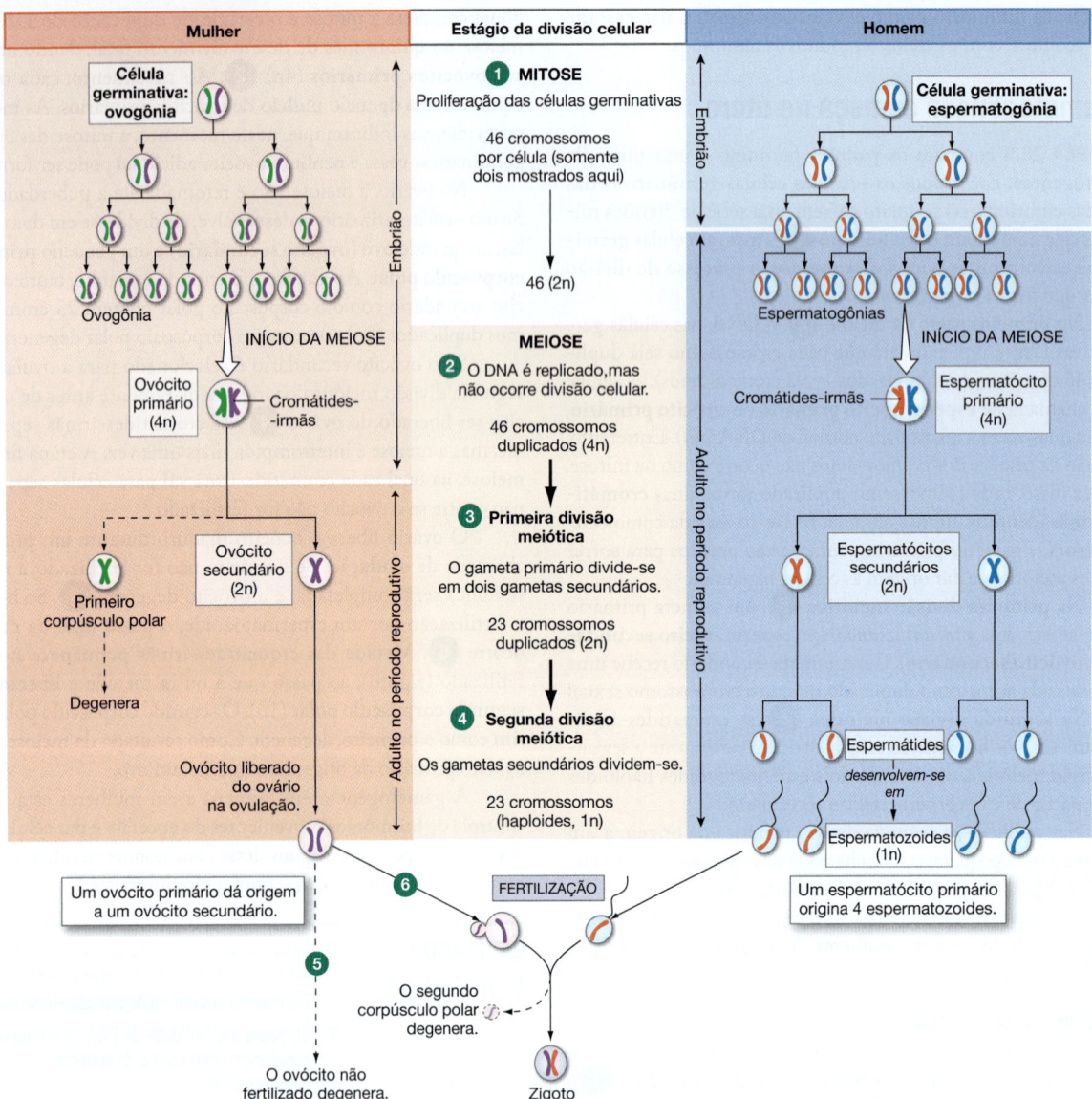

FIGURA 26.5   Gametogênese. As células germinativas primeiramente são duplicadas por mitose. Depois, por meio da meiose, elas formam gametas com um cromossomo de cada par. Para simplificar, a figura mostra somente um dos 22 pares de autossomos de cada célula.

No homem, a maior parte da testosterona é secretada pelos testículos, mas cerca de 5% vem do córtex da glândula suprarrenal. A testosterona é convertida nos tecidos periféricos no seu derivado mais potente, DHT. Alguns dos efeitos fisiológicos atribuídos à testosterona são, na verdade, resultado da atividade da DHT.

Os homens sintetizam alguns estrogênios, mas os efeitos feminilizantes desses compostos, em geral, não são evidentes nos homens. Testículos e ovários possuem a enzima **aromatase**, que converte androgênios em estrogênios, os hormônios sexuais femininos. Uma pequena quantidade de estrogênio também é formada nos tecidos periféricos.

Na mulher, o ovário produz estrogênios (especialmente **estradiol** e *estrona*) e *progestogênios*, particularmente progestero-

na. O ovário e o córtex da glândula suprarrenal produzem pequenas quantidades de androgênios.

Vias de controle   O controle hormonal da reprodução em ambos os sexos segue o padrão básico hipotálamo-hipófise anterior (adeno-hipófise)-glândula periférica (**FIG. 26.6**). O **hormônio liberador de gonadotrofinas**[1] (GnRH, do inglês, *gonadotropin--releasing hormone*) liberado pelo hipotálamo controla a secreção de duas **gonadotrofinas** da adeno-hipófise: **hormônio folículo-**

---

[1] O GnRH é, por vezes, chamado de *hormônio liberador do hormônio luteinizante* (LHRH, do inglês, *luteinizing hormone releasing hormone*), pois inicialmente se pensou que ele exercesse seu efeito primário sobre o LH.

(a) Em ambos os sexos, o encéfalo controla a reprodução via secreção de GnRH e de gonadotrofinas hipofisárias (LH e FSH).

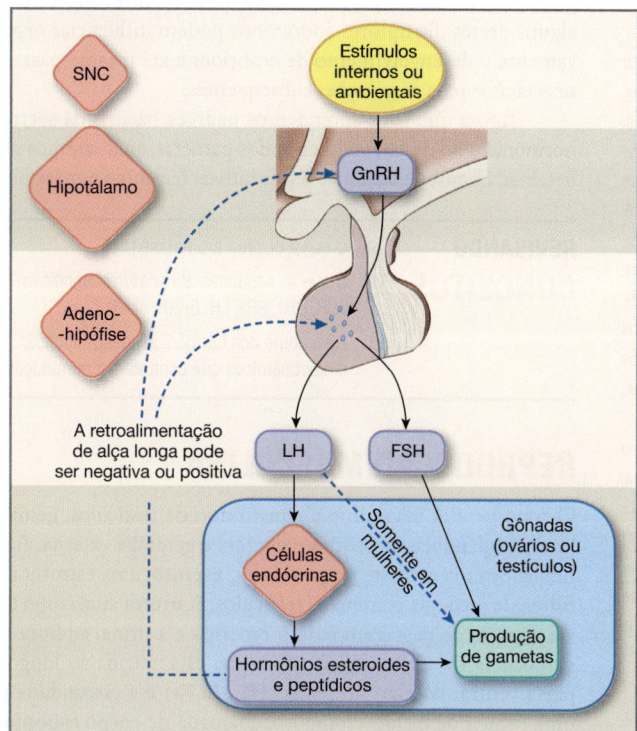

LEGENDA

Estímulo		GnRH	= hormônio liberador de gonadotrofinas
Centro integrador			
Via eferente		LH	= hormônio luteinizante
Alvo (efetor)		FSH	= hormônio folículo-estimulante
Resposta tecidual			

(b) Efeitos da retroalimentação dos hormônios esteroides sobre a liberação das gonadotrofinas.

Hormônio esteroide	Efeito	Nível de gonadotrofinas
Estrogênio ou androgênio baixos	Ausência de retroalimentação negativa	Aumenta
Estrogênio ou androgênio moderados	Retroalimentação negativa	Diminui
Androgênio alto	Retroalimentação negativa	Diminui
Estrogênio alto sustentado	Retroalimentação positiva	Aumenta

FIGURA 26.6 Controle hormonal da reprodução.

-estimulante (**FSH**, do inglês, *follicle-stimulating hormone*) e **hormônio luteinizante** (**LH**, do inglês, *luteinizing hormone*). Por sua vez, FSH e LH atuam nas gônadas. O FSH, junto com os hormônios esteroides gonadais, é necessário para iniciar e manter a gametogênese. O LH atua principalmente sobre células endócrinas, estimulando a produção dos hormônios esteroides gonadais.

Apesar de o principal controle da função gonadal se originar no encéfalo, as gônadas também influenciam a sua própria função. Ovários e testículos secretam hormônios peptídicos que exercem retroalimentação diretamente sobre a hipófise. As **inibinas** inibem a secreção do FSH, e os peptídeos relacionados, chamados de **ativinas**, estimulam a secreção do FSH. As ativinas também promovem a espermatogênese, a maturação do ovócito e o desenvolvimento do sistema nervoso do embrião. Estes peptídeos gonadais são produzidos também por tecidos não gonadais, sendo que suas outras funções ainda estão sendo investigadas.

O AMH, apresentado na discussão sobre a diferenciação sexual durante o desenvolvimento, também é sintetizado por células dos ovários e dos testículos após o nascimento. Inibinas, ativinas e AMH são parte de uma superfamília de fatores relacionados à diferenciação e ao crescimento, conhecidos como *fatores de transformação do crescimento* β.

Vias de retroalimentação As alças de retroalimentação do sistema reprodutivo também são muito complexas. As vias de retroalimentação dos hormônios tróficos seguem os padrões gerais da retroalimentação negativa (p. 15). Os hormônios gonadais

atuam sobre a secreção de GnRH, de FSH e de LH em uma retroalimentação de alça longa (Fig. 26.6a).

Quando os níveis circulantes dos esteroides gonadais estão baixos, a adeno-hipófise secreta FSH e LH (Fig. 26.6b). Conforme a secreção de esteroides aumenta, a retroalimentações negativa geralmente inibe a liberação das gonadotrofinas. Os androgênios sempre mantêm uma retroalimentação negativa sobre a liberação de gonadotrofinas: quando os níveis de androgênios aumentam, a secreção de FSH e de LH diminui.

Entretanto, em um mecanismo incomum, altas concentrações de estrogênios podem exercer retroalimentação negativa ou positiva. Baixos níveis de estrogênio não exercem retroalimentação. Concentrações moderadas de estrogênio possuem efeito de retroalimentação negativa. Contudo, se os níveis de estrogênio sobem rapidamente até um nível limiar e permanecem altos por pelo menos 36 horas, a retroalimentação muda de negativa para positiva, e a secreção de gonadotrofinas (particularmente LH) é *estimulada*. O efeito paradoxal do estrogênio sobre a liberação das gonadotrofinas tem um papel importante no ciclo reprodutivo feminino, como aprenderemos neste capítulo. Os cientistas ainda não compreenderam completamente o mecanismo subjacente a esta mudança de retroalimentação negativa para positiva, mas as evidências indicam que o estrogênio influencia a liberação de GnRH pelos neurônios hipotalâmicos.

Liberação pulsátil do GnRH A liberação tônica do GnRH pelo hipotálamo ocorre em pequenos pulsos a cada 1 a 3 horas, tanto nos homens quanto nas mulheres. A região do hipotálamo que contém os corpos celulares dos neurônios GnRH tem sido chamada de **gerador do pulso de GnRH**, pois aparentemente coordena a secreção pulsátil periódica do GnRH.

Os cientistas se perguntavam por que a liberação tônica do GnRH ocorria em pulsos, em vez de em um padrão contínuo, mas diversos estudos têm mostrado a importância desses pulsos. As crianças que apresentam deficiência de GnRH não amadurecem sexualmente na ausência de estimulação das gônadas pelas gonadotrofinas. Se tratadas com infusão contínua de GnRH, por meio de uma bomba de infusão, essas crianças não amadurecerão sexualmente. No entanto, se as bombas forem ajustadas para liberar o GnRH em pulsos similares aos que ocorrem naturalmente, as crianças entrarão na puberdade. Aparentemente, altos níveis contínuos de GnRH causam uma regulação para baixo dos receptores de GnRH nas células produtoras de gonadotrofinas, fazendo a hipófise não ser capaz de responder ao GnRH.

Esta regulação para baixo dos receptores é a base para o uso terapêutico do GnRH no tratamento de certas disfunções. Por exemplo, pacientes com cânceres de próstata e de mama estimulados por androgênios ou estrogênios podem receber agonistas do GnRH para diminuir o crescimento das células cancerosas. Parece paradoxal dar a esses pacientes um medicamento que estimula a secreção de androgênios e de estrogênios, porém, após um breve aumento no FSH e no LH, a hipófise torna-se insensível ao GnRH. Então, a secreção de FSH e de LH diminui, e a liberação gonadal dos hormônios esteroides também diminui. Em essência, o agonista do GnRH gera uma castração química que é revertida quando o medicamento não é mais administrado.

A reprodução é influenciada por fatores ambientais

Os efeitos ambientais estão entre as influências menos entendidas sobre os hormônios reprodutivos e a gametogênese. No homem, os fatores que influenciam a gametogênese são difíceis de serem monitorados, uma vez que requerem contagens periódicas de espermatozoides. A alteração do ciclo reprodutivo normal é mais fácil de ser estudada na mulher, pois o sangramento uterino fisiológico durante o ciclo menstrual é facilmente monitorado.

Os fatores que afetam a função reprodutiva na mulher incluem estresse, estado nutricional e mudanças no ciclo dia-noite, como aquelas que ocorrem em uma viagem com mudança no fuso horário ou com mudança no turno de trabalho. O hormônio **melatonina** liberado pela glândula pineal (p. 221) medeia a reprodução sazonal dos animais, como as aves e os cervos, e os pesquisadores estão investigando se a melatonina também tem um papel nos ritmos sazonais e diários (circadianos) do ser humano.

Os *estrogênios ambientais* também têm recebido muita atenção. Estes compreendem compostos que existem naturalmente, como os *fitoestrogênios* de plantas, e compostos sintéticos que foram liberados no ambiente. As substâncias químicas produzidas pelo homem que apresentam propriedades estrogênicas incluem plásticos, pesticidas, substâncias químicas industriais e fármacos, como os contraceptivos hormonais.

Os estrogênios ambientais ligam-se aos receptores de estrogênios em ambos os sexos. Alguns mimetizam os efeitos dos estrogênios, outros são antiestrogênios que bloqueiam os receptores de estrogênio ou interferem nas vias de segundos mensageiros ou na síntese proteica. Evidências recentes sugerem que alguns desses disruptores endócrinos podem influenciar negativamente o desenvolvimento de embriões e até mesmo passar os seus efeitos para as gerações subsequentes.

Agora que você aprendeu os padrões básicos da secreção hormonal e do desenvolvimento dos gametas, analisaremos mais detalhadamente os sistemas reprodutivos feminino e masculino.

REVISANDO CONCEITOS

9. O que a enzima aromatase faz?
10. O que as seguintes abreviaturas significam? FSH, DHT, SRY, LH, GnRH, AMH.
11. Dê o nome dos hormônios adeno-hipofisários e hipotalâmicos que controlam a reprodução.

REPRODUÇÃO MASCULINA

O trato genital masculino é constituído de testículos, genitália interna (glândulas acessórias e ductos) e genitália externa. A genitália externa consiste no **pênis** e no **escroto**, uma estrutura em forma de saco que contém os testículos. A **uretra** atua como uma via comum de passagem para o esperma e a urina, embora isso não ocorra simultaneamente. A uretra está situada ao longo da parte ventral do eixo do pênis (**FIG. 26.7a**) e é circundada por uma coluna de tecido esponjoso, chamada de **corpo esponjoso**. O corpo esponjoso e duas colunas de tecido, denominadas **corpos cavernosos**, constituem o tecido erétil do pênis.

A ponta do pênis é alargada em uma região chamada de **glande** que, ao nascimento, é coberta por uma camada de pele, chamada de **prepúcio**. Em algumas culturas, o prepúcio é removido cirurgicamente em um procedimento denominado **circuncisão**. Nos Estados Unidos, a circuncisão em recém-nascidos passa por ciclos de popularidade. Os oponentes da circuncisão alegam que submeter bebês a esse procedimento cirúrgico é desnecessário. Os seus proponentes argumentam que é necessária para uma boa higiene e citam evidências que sugerem que a incidência de câncer de pênis, doenças sexualmente transmissíveis e infecções do trato urinário é menor nos homens circuncisados. Estudos realizados na África mostraram que a circuncisão em homens adultos heterossexuais auxilia na prevenção da infecção pelo vírus HIV, que causa a Aids (síndrome da imunodeficiência adquirida [do inglês, *acquired immunodeficiency syndrome*]).

O escroto é um saco externo para dentro do qual os testículos migram durante o desenvolvimento fetal. A sua localização externa à cavidade abdominal é necessária, pois o desenvolvimento normal dos espermatozoides requer uma temperatura de 2 a 3°C inferior à temperatura corporal. Os homens que possuem quantidade limítrofe ou baixa de espermatozoides são aconselhados a substituir as cuecas que deixam o escroto próximo do corpo por aquelas que permitem o resfriamento dos testículos.

A falha na descida de um ou de ambos os testículos é conhecida como **criptorquidismo** e ocorre em 1 a 3% dos recém-nascidos masculinos. Em cerca de 80% dos casos de criptorquidismo, o testículo descerá espontaneamente mais tarde. Aquele que permanecer no abdome durante a puberdade se torna estéril e não será capaz de produzir espermatozoides.

Ainda que os testículos criptorquídeos percam o seu potencial de produzir espermatozoides, eles podem produzir androgênios, indicando que a produção de hormônios não é tão sensível à temperatura quanto a produção de espermatozoides. Como os testículos que não descem são propensos a se tornarem cancerígenos, a saúde pública recomenda que sejam levados para o escroto via tratamento com testosterona ou, se necessário, cirurgicamente.

As glândulas acessórias masculinas incluem a **glândula prostática**, as **vesículas seminais** e as **glândulas bulbouretrais** (**glândula de Cowper**) (Fig. 26.7b). As glândulas bulbouretrais e as vesículas seminais liberam as suas secreções na uretra através de ductos. As glândulas individuais da próstata abrem-se diretamente no lúmen da uretra.

A próstata é a glândula mais bem conhecida das três glândulas acessórias por seu significado clínico. O câncer de próstata é a forma mais comum de câncer em homens, e a *hiperplasia prostática benigna* (BPH, do inglês, *benign prostatic hyperplasia*) traz problemas para muitos homens após os 50 anos. Como a próstata envolve completamente a uretra, seu aumento causa dificuldade em urinar devido ao estreitamento da uretra prostática.

O desenvolvimento fetal da próstata, como o da genitália externa, está sob o controle da DHT. A descoberta do papel da DHT no crescimento da próstata levou ao desenvolvimento da *finasterida*, um inibidor da enzima 5α-redutase, que bloqueia a produção de DHT. Esse fármaco foi o primeiro tratamento não cirúrgico para a hiperplasia prostática benigna.

O Teste de Prevenção do Câncer de Próstata (PCPT, do inglês, Prostate Cancer Prevention Trial) foi um estudo controlado por placebo realizado com o intuito de confirmar se a finasterida também poderia prevenir o câncer de próstata. Cerca de 19 mil homens participaram, sendo que metade recebeu o fármaco e a outra metade recebeu um placebo. O estudo foi interrompido um ano mais cedo, após as análises demonstrarem que o risco de desenvolver câncer de próstata caiu 25% nos homens que tomaram o medicamento.

Os testículos produzem espermatozoides e hormônios

Os testículos humanos são estruturas pares ovoides com cerca de 5 cm por 2,5 cm (Fig. 26.7a). A palavra *testis* (testículo) significa "testemunha" em latim, mas a razão pela qual é utilizada no órgão reprodutor masculino não é clara.

Os testículos possuem uma cápsula externa fibrosa resistente que envolve uma massa de **túbulos seminíferos** enrolados, agrupados em cerca de 250 a 300 compartimentos (Fig. 26.7a). Entre os túbulos seminíferos existe um tecido intersticial, onde ficam os vasos sanguíneos e as **células intersticiais de Leydig** produtoras de testosterona (Fig. 26.7e). Os túbulos seminíferos constituem aproximadamente 80% da massa testicular de um homem adulto. Cada túbulo individual tem 0,3 a 1 metro de comprimento, e, se todos fossem esticados e colocados ponta a ponta, o comprimento total seria de cerca de dois campos e meio de futebol.

Os túbulos seminíferos deixam os testículos e se unem, formando o **epidídimo**, um ducto único que forma um cordão firmemente enovelado na superfície da cápsula testicular (Fig. 26.7c). O epidídimo origina o **vaso deferente**, também conhecido como **ducto deferente**. Esse ducto passa para dentro do abdome, onde finalmente desemboca na uretra, a passagem da bexiga urinária para o meio externo (ver Fig. 26.7a).

Túbulos seminíferos   Os túbulos seminíferos são o local de produção de espermatozoides e contêm dois tipos de células: espermatogônias, em diversos estágios de desenvolvimento de espermatozoides e as **células de Sertoli**, que são células de suporte (Fig. 26.7d, e). O desenvolvimento dos espermatócitos ocorre em colunas, da borda externa do túbulo em direção ao lúmen. Entre cada coluna existe uma única célula de Sertoli que se estende da borda externa até o lúmen do túbulo. Circundando o lado de fora do túbulo existe uma lâmina basal (Fig. 26.7e) que atua como uma barreira, impedindo que certas moléculas grandes do líquido intersticial entrem no túbulo, mas permitindo que a testosterona entre facilmente. As paredes basolaterais das células de Sertoli repousam sobre a lâmina basal, criando um *compartimento basal* entre as células e a lâmina. As extremidades apicais das células de Sertoli estão voltadas para o lúmen.

As células de Sertoli adjacentes de um túbulo são unidas umas às outras por junções oclusivas que formam uma barreira adicional entre o lúmen do túbulo e o líquido intersticial que fica do lado de fora da lâmina basal. Essas junções oclusivas algumas vezes são chamadas de **barreira hematotesticular** porque funcionalmente se comportam como os capilares impermeáveis da barreira hematencefálica, restringindo o movimento de moléculas entre compartimentos. A lâmina basal e as junções oclusivas criam três compartimentos funcionais: o lúmen tubular, o compartimento basal na face basolateral da célula de Sertoli e o líquido intersticial externo à lâmina basal. Devido às barreiras entre esses compartimentos, o líquido luminal tem uma composição diferente do líquido intersticial, com baixas concentrações de glicose e altas concentrações de K^+ e de hormônios esteroides.

Células de Sertoli   A função das células de Sertoli é regular o desenvolvimento dos espermatozoides. Outro nome das células de Sertoli é *células sustentaculares*, pois elas dão sustento, ou nutrição, às espermatogônias em desenvolvimento. As células de Sertoli produzem e secretam proteínas que vão desde hormônios, como a inibina e a ativina, a fatores de crescimento, enzimas e a **proteína ligadora de androgênios** (ABP, do inglês, *androgen binding protein*). A ABP é secretada no lúmen dos túbulos seminíferos, onde se liga à testosterona (**FIG. 26.8**). A testosterona ligada à proteína é menos lipofílica e não pode se difundir para fora do lúmen tubular.

Células intersticiais   As células intersticiais (células de Leydig), localizadas no tecido intersticial entre os túbulos seminíferos (Fig. 26.7d, e), secretam testosterona. Elas tornam-se ativas inicialmente no feto, quando a testosterona é necessária para determinar o desenvolvimento das características masculinas. Após o nascimento, as células tornam-se inativas. Na puberdade, elas retomam a produção de testosterona. As células intersticiais também convertem parte da testosterona em estradiol.

Produção de espermatozoides   As espermatogônias, células germinativas que sofrem divisão meiótica para dar origem ao espermatozoide, são encontradas agrupadas próximo à extremidade basal das células de Sertoli, no lado interno da lâmina basal dos túbulos seminíferos (Fig. 26.7d, e). Neste compartimento basal, elas sofrem mitose para dar origem a células germinativas adicionais. Algumas espermatogônias permanecem aqui para dar

FIGURA 26.7 **RESUMO ANATÔMICO**

O sistema reprodutivo masculino

(a) Anatomia reprodutiva do homem

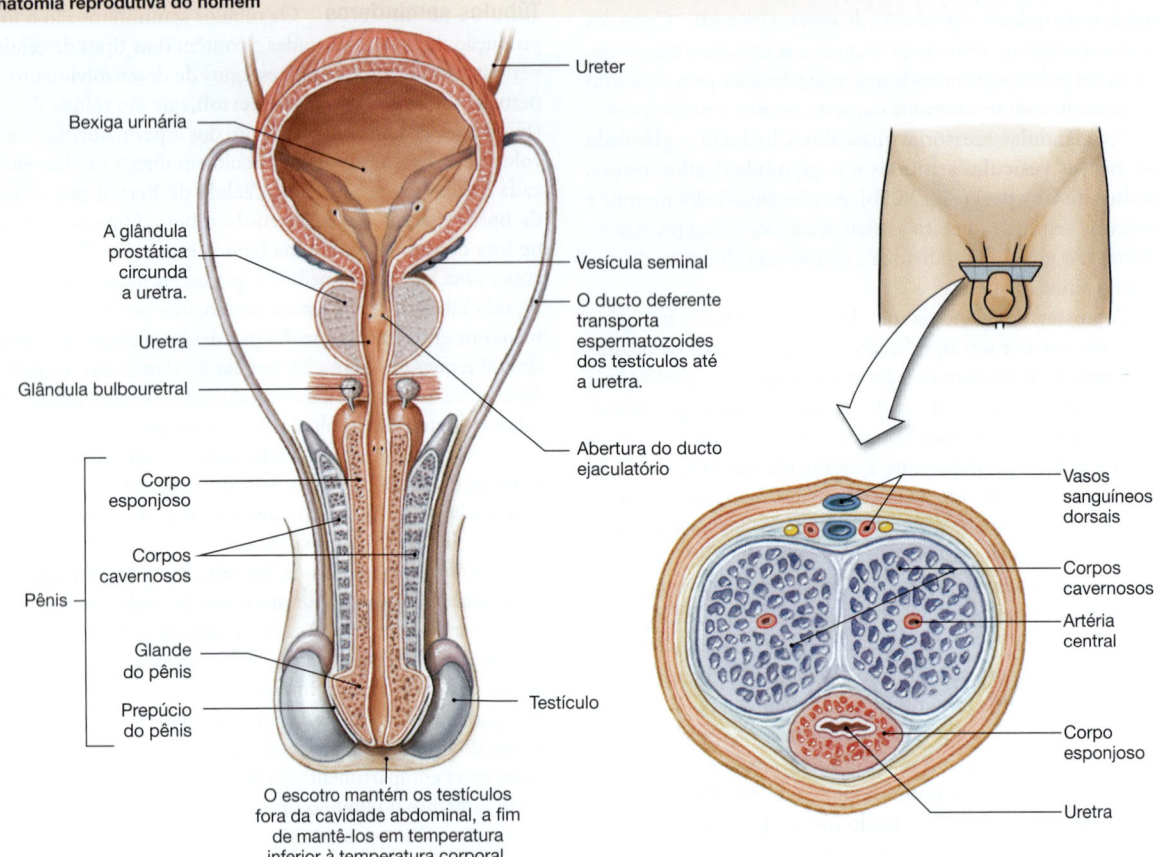

Ureter

Bexiga urinária

A glândula prostática circunda a uretra.

Uretra

Glândula bulbouretral

Pênis
- Corpo esponjoso
- Corpos cavernosos
- Glande do pênis
- Prepúcio do pênis

Vesícula seminal

O ducto deferente transporta espermatozoides dos testículos até a uretra.

Abertura do ducto ejaculatório

Testículo

Vasos sanguíneos dorsais

Corpos cavernosos

Artéria central

Corpo esponjoso

Uretra

O escoto mantém os testículos fora da cavidade abdominal, a fim de mantê-los em temperatura inferior à temperatura corporal.

(b) Vista lateral

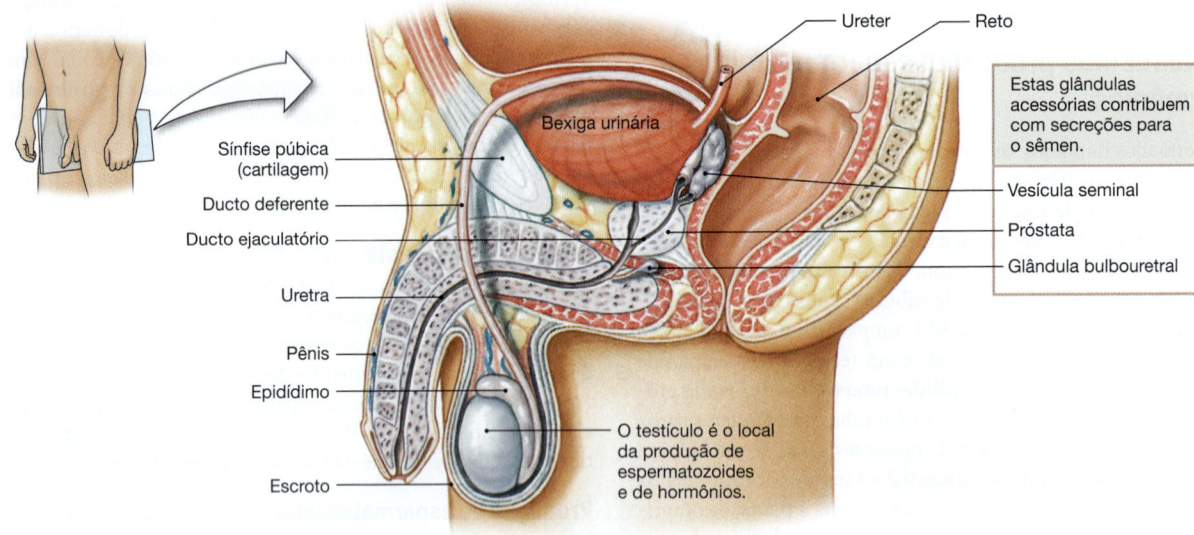

Ureter

Reto

Bexiga urinária

Sínfise púbica (cartilagem)

Ducto deferente

Ducto ejaculatório

Uretra

Pênis

Epidídimo

Escroto

Estas glândulas acessórias contribuem com secreções para o sêmen.

Vesícula seminal

Próstata

Glândula bulbouretral

O testículo é o local da produção de espermatozoides e de hormônios.

(c) Vista de corte de um testículo mostrando os túbulos enovelados.

(d) Secção transversal de um túbulo seminífero.

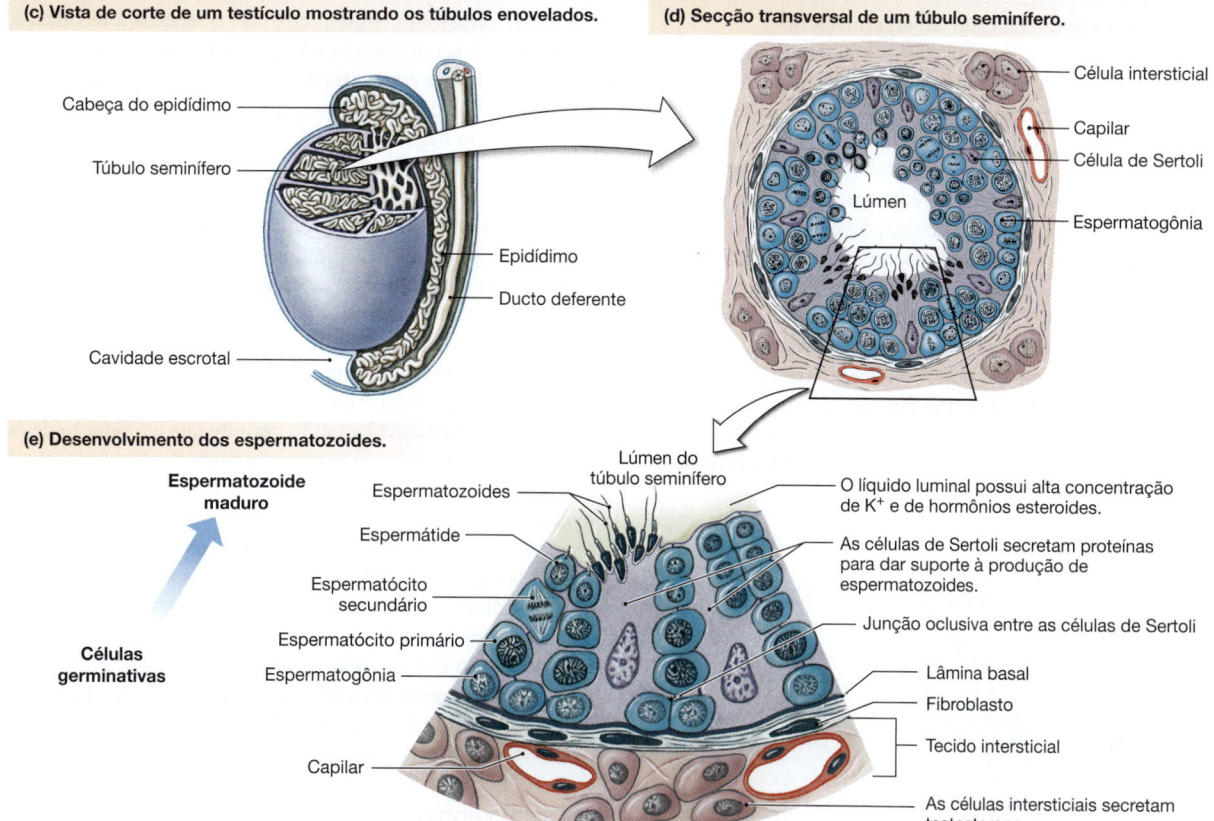

Cabeça do epidídimo

Túbulo seminífero

Epidídimo

Ducto deferente

Cavidade escrotal

Célula intersticial

Capilar

Célula de Sertoli

Lúmen

Espermatogônia

(e) Desenvolvimento dos espermatozoides.

Espermatozoide maduro

Células germinativas

Lúmen do túbulo seminífero

Espermatozoides

Espermátide

Espermatócito secundário

Espermatócito primário

Espermatogônia

Capilar

O líquido luminal possui alta concentração de K^+ e de hormônios esteroides.

As células de Sertoli secretam proteínas para dar suporte à produção de espermatozoides.

Junção oclusiva entre as células de Sertoli

Lâmina basal

Fibroblasto

Tecido intersticial

As células intersticiais secretam testosterona.

(f) O sêmen é composto por espermatozoides e secreções das glândulas acessórias.

COMPONENTE	FUNÇÃO	ORIGEM
Espermatozoide	Gameta	Túbulos seminíferos
Muco	Lubrificante	Glândulas bulbouretrais
Água	Fornece o meio líquido	Todas as glândulas acessórias
Tampões	Neutraliza o ambiente ácido da vagina	Próstata, glândulas bulbouretrais
Nutrientes Frutose Ácido cítrico Vitamina C Carnitina	Nutrição dos espermatozoides	Vesículas seminais Próstata Vesículas seminais Epidídimo
Enzimas	Coagulam o sêmen na vagina, depois liquefazem o coágulo	Vesículas seminais e próstata
Zinco	Desconhecida; possível associação com a fertilidade	Desconhecida
Prostaglandinas	Contração do músculo liso; podem ajudar no transporte dos espermatozoides	Vesículas seminais

(g) O espermatozoide possui uma cabeça, que contém enzimas e DNA, uma longa cauda e mitocôndrias.

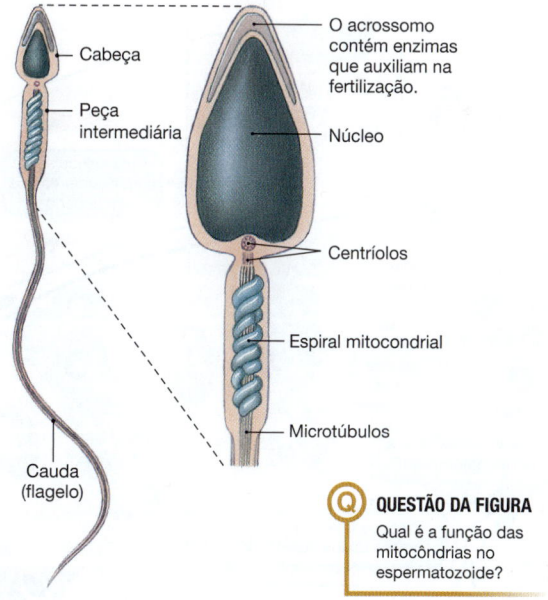

Cabeça

Peça intermediária

Cauda (flagelo)

O acrossomo contém enzimas que auxiliam na fertilização.

Núcleo

Centríolos

Espiral mitocondrial

Microtúbulos

Q QUESTÃO DA FIGURA

Qual é a função das mitocôndrias no espermatozoide?

origem a futuras espermatogônias. Outras espermatogônias iniciam a meiose e se diferenciam em espermatócitos.

À medida que os espermatócitos se diferenciam em espermatozoides, eles movem-se em direção ao lúmen do túbulo seminífero, sendo continuamente circundados pelas células de Sertoli. As junções oclusivas da barreira hematotesticular se rompem e se formam novamente ao redor das células que estão migrando, assegurando que a barreira permaneça intacta. Quando os espermatócitos alcançam a extremidade luminal das células de Sertoli, eles sofrem duas divisões e se tornam espermátides (Fig. 26.5).

As espermátides permanecem inseridas na membrana apical das células de Sertoli enquanto completam a sua transformação em espermatozoides, o que envolve a perda de grande parte do seu citoplasma e o desenvolvimento de uma cauda flagelada (Fig. 26.7g). A cromatina nuclear se condensa em uma estrutura densa que preenche grande parte da cabeça, ao passo que uma vesícula semelhante ao lisossomo, chamada de **acros-**

somo, achata-se para formar uma capa que cobre a ponta do núcleo. O acrossomo contém enzimas essenciais à fertilização. As mitocôndrias produzem energia para o movimento do espermatozoide e se concentram na peça intermediária do corpo do espermatozoide, junto com os microtúbulos que se estendem para dentro do flagelo (p. 68). O resultado é a formação de um gameta pequeno e móvel que tem pouca semelhança com a espermátide que o originou.

Os espermatozoides são liberados dentro do lúmen dos túbulos seminíferos, junto ao líquido secretado. A partir daí, estão livres para se mover para fora dos testículos. O processo todo de desenvolvimento – da divisão da espermatogônia até a liberação do espermatozoide – ocorre em cerca de 64 dias. Em qualquer momento, regiões diferentes dos túbulos contêm espermatócitos em diferentes estágios de desenvolvimento. O escalonamento dos estágios de desenvolvimento permite que a produção de espermatozoides permaneça praticamente constante, a uma taxa de *200 milhões* de espermatozoides por dia. Pode parecer um número extraordinariamente alto, mas este é o número aproximado de espermatozoides liberados em uma única ejaculação.

Os espermatozoides recém-liberados a partir das células de Sertoli ainda não estão maduros e são incapazes de nadar. Eles são empurrados para fora do lúmen tubular por outros espermatozoides e pelo fluxo de massa do líquido secretado pelas células de Sertoli. Os espermatozoides completam a sua maturação durante os cerca de 12 dias de transporte no epidídimo, auxiliados por secreções proteicas das células epididimais.

SOLUCIONANDO O **PROBLEMA**

A infertilidade pode ser causada por problemas tanto do homem como da mulher. Algumas vezes, entretanto, ambos têm problemas que contribuem para a sua infertilidade. Em geral, a infertilidade masculina é causada por baixa contagem de espermatozoides, anomalias na morfologia dos espermatozoides ou anormalidades nas estruturas genitais que transportam os espermatozoides. A infertilidade feminina pode ser causada por problemas nas vias hormonais que regulam a maturação e a liberação dos ovócitos ou por anormalidades das estruturas reprodutivas (colo, útero, tubas uterinas, ovários). Devido aos testes para a fertilidade masculina serem mais simples de serem realizados, o Dr. Baker solicitou inicialmente a análise do esperma de John. Neste teste, técnicos treinados examinam uma amostra de esperma fresco em um microscópio. Eles observam a forma e a motilidade dos espermatozoides e estimam a sua concentração na amostra.

P1: *Cite (em ordem) as estruturas do trato genital masculino que transportam os espermatozoides dos túbulos seminíferos para o meio externo.*

P2: *Em qual estrutura reprodutiva masculina os espermatozoides alcançam a maturidade?*

P3: *Uma técnica para o tratamento da infertilidade masculina envolve a recuperação do espermatozoide do epidídimo. Os espermatozoides coletados podem ser utilizados para fertilizar um ovócito que é, então, implantado no útero. Em quais causas da infertilidade masculina essa técnica poderia ser necessária?*

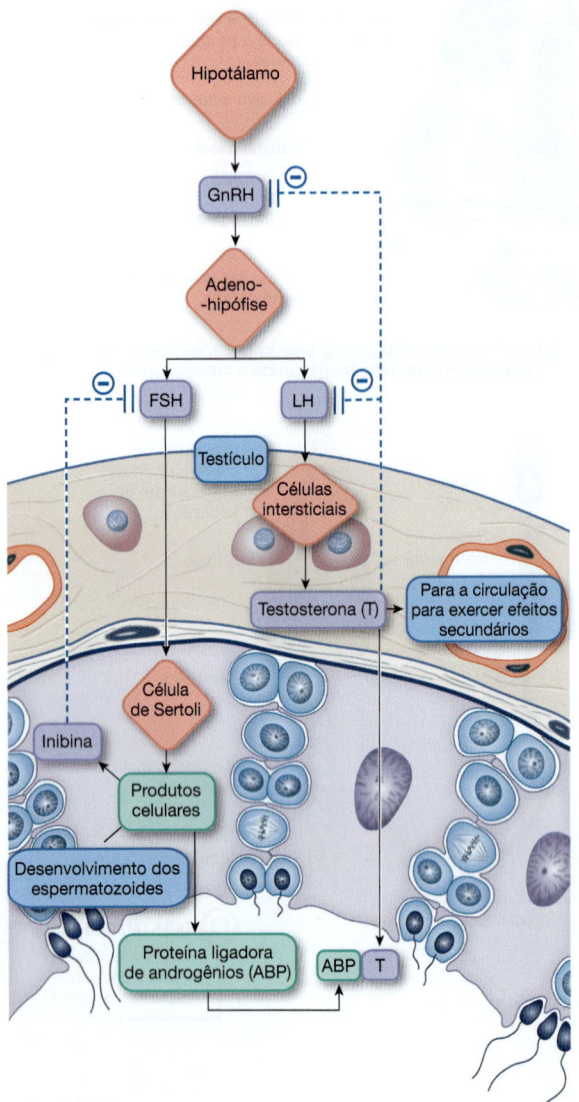

FIGURA 26.8 **Controle hormonal da espermatogênese.** Comparar esta figura ao padrão geral apresentado na Figura 26.6.

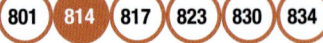

A espermatogênese requer gonadotrofinas e testosterona

O controle hormonal da espermatogênese segue o padrão geral descrito previamente: o hormônio hipotalâmico GnRH promove a liberação de LH e FSH da adeno-hipófise (Fig. 26.8). O FSH e o LH, por sua vez, estimulam o testículo. As gonadotrofinas foram originalmente denominadas por seus efeitos nos ovários, porém os mesmos nomes foram mantidos nos homens.

A liberação do GnRH é pulsátil, com picos a cada 1,5 hora, e a liberação do LH segue o mesmo padrão. Os níveis de FSH não são tão obviamente relacionados à secreção do GnRH, uma vez que a secreção do FSH também é influenciada pela inibina e pela ativina.

O FSH tem como alvo as células de Sertoli. Diferentemente dos ovócitos, as células germinativas masculinas não possuem receptores de FSH. Em vez disso, o FSH estimula nas células de Sertoli a síntese de moléculas parácrinas, que são necessárias à mitose das espermatogônias e à espermatogênese. Além disso, o FSH estimula a produção da proteína ligadora de androgênios e da inibina.

O alvo principal do LH é a célula intersticial (célula de Leydig), que produz testosterona. Por sua vez, a testosterona faz retroalimentação e inibe a liberação de LH e de GnRH. A testosterona é essencial para a espermatogênese, porém as suas ações parecem ser mediadas pelas células de Sertoli, que possuem receptores de androgênios. Os espermatócitos não possuem receptores de androgênios e não podem responder diretamente à testosterona.

A espermatogênese é um processo bastante difícil de ser estudado *in vivo* ou *in vitro*, e os modelos animais disponíveis não refletem com precisão o que ocorre nos testículos dos seres humanos. Por essas razões, será necessário algum tempo para que possamos dizer com certeza como a testosterona e o FSH regulam a espermatogênese.

REVISANDO CONCEITOS

12. O que as células de Sertoli secretam? O que as células intersticiais secretam?

13. Como os agonistas do GnRH causam regulação para baixo dos receptores do GnRH, quais seriam as vantagens e as desvantagens de usar esses fármacos como contraceptivos masculinos?

14. Quais células dos testículos possuem receptores para o FSH? E para o LH? E para os androgênios?

As glândulas acessórias masculinas secretam o sêmen

O trato genital masculino possui três glândulas acessórias – glândulas bulbouretrais, vesículas seminais e próstata – cuja função primária é secretar diversos líquidos (Fig. 26.7b). Quando os espermatozoides saem do ducto deferente durante a ejaculação, eles juntam-se a essas secreções, resultando em uma mistura de líquido e espermatozoides, denominada **sêmen**. Cerca de 99% do volume do sêmen é o líquido adicionado pelas glândulas acessórias.

As contribuições das glândulas acessórias para a composição do sêmen estão listadas na Figura 26.7f. O sêmen fornece um meio líquido para o transporte dos espermatozoides. As glândulas bulbouretrais contribuem com muco para a lubrificação e tampões para neutralizar o meio geralmente ácido da vagina. As vesículas seminais contribuem com prostaglandinas (p. 179), que parecem influenciar a motilidade e o transporte dos espermatozoides tanto no trato genital masculino quanto no feminino. Originalmente, acreditava-se que as prostaglandinas vinham da próstata, e este nome já estava bem estabelecido quando a sua verdadeira fonte foi descoberta. A próstata e as vesículas seminais contribuem com nutrientes para o metabolismo dos espermatozoides.

Além de fornecer um meio de transporte para os espermatozoides, as secreções das glândulas acessórias ajudam a proteger o trato genital masculino de patógenos do meio externo que podem subir pela uretra. As secreções lavam fisicamente a uretra e fornecem imunoglobulinas, lisozima e outros compostos com ação antibacteriana. Um componente interessante do sêmen é o zinco. O seu papel na reprodução ainda não está claro, mas concentrações de zinco abaixo de um certo nível estão associadas à infertilidade masculina.

Os androgênios influenciam as características sexuais secundárias

Os androgênios têm diversos efeitos no corpo além da gametogênese. Esses efeitos são divididos em características sexuais primárias e secundárias. As **características sexuais primárias** são os órgãos sexuais internos e a genitália externa, que distinguem os homens das mulheres. Como você já aprendeu, os androgênios são responsáveis pela diferenciação da genitália masculina durante o desenvolvimento embrionário e pelo seu crescimento durante a puberdade.

As **características sexuais secundárias** são outras características que distinguem os homens das mulheres. A forma do corpo do homem é algumas vezes descrita como um triângulo invertido, com ombros largos e quadris estreitos. O corpo da mulher, em geral, tem forma de pera, com quadris largos e ombros estreitos. Os androgênios são responsáveis por traços masculinos típicos, como o crescimento de barba e de pelos corporais, desenvolvimento muscular, espessamento das pregas vocais tornando a voz mais grave e efeitos comportamentais, como o desejo ou impulso sexual, também chamado de **libido**.

Os androgênios são hormônios anabólicos que promovem a síntese proteica, o que dá a eles o nome comum de *esteroides anabolizantes*. O seu uso ilícito por atletas ocorre amplamente, apesar dos possíveis efeitos colaterais adversos, como tumores no fígado, infertilidade e agressividade excessiva ("*raiva esteroide*"). Um dos efeitos colaterais mais interessantes é a dependência dos esteroides anabólicos. Os sintomas relacionados à interrupção da sua ingestão estão associados a mudanças comportamentais, que incluem depressão, psicose ou agressividade. Esses transtornos psiquiátricos sugerem que a função encefálica humana pode ser modulada pelos esteroides sexuais, assim como ocorre com a função encefálica de outros animais. Felizmente, muitos efeitos colaterais dos esteroides anabólicos são reversíveis assim que seu uso é descontinuado.

REVISANDO CONCEITOS

15. Faça um esquema das vias que explicam por que o uso de esteroides anabólicos exógenos pode diminuir os testículos de um homem e torná-lo temporariamente infértil.

REPRODUÇÃO FEMININA

A reprodução feminina é um exemplo de processo fisiológico cíclico, em vez de contínuo. Os ciclos da produção de gametas no ovário e as interações dos hormônios reprodutivos e as vias de retroalimentação são parte de um dos sistemas de controle mais complexos do corpo humano.

A genitália externa feminina é coletivamente conhecida como **vulva** ou **pudendo**. Ela é mostrada na **FIGURA 26.9c**, do ponto de vista de um profissional da saúde que está prestes a realizar um exame ginecológico ou coletar amostras para o teste de Papanicolau (p. 87).

Lateralmente, estão os **lábios maiores do pudendo**, dobras de pele que se originam do mesmo tecido embrionário que o escroto. Medial e internamente aos lábios maiores, estão os **lábios menores do pudendo**, derivados dos tecidos embrionários que, nos homens, dão origem ao corpo do pênis (ver Fig. 26.2b). O **clitóris** é uma pequena saliência de tecido sensorial erétil, situado na extremidade anterior da vulva, envolto pelos lábios menores e por uma dobra adicional de tecido equivalente ao prepúcio do pênis.

Nas mulheres, a uretra abre-se para o ambiente externo entre o clitóris e a vagina, cavidade que recebe o pênis durante as relações sexuais. Ao nascimento, a abertura externa da vagina está parcialmente fechada por um anel fino de tecido, chamado de **hímen**, ou "*virgindade*". O hímen é externo à vagina, e não dentro dela, de modo que o uso normal de tampões durante a menstruação não rompe o hímen. Entretanto, ele pode ser estirado durante atividades normais, como andar de bicicleta e andar a cavalo, e, dessa forma, não é um indicador preciso da virgindade feminina.

Agora, seguiremos o trajeto do espermatozoide depositado na vagina durante a relação sexual. Para continuar pelo trato genital feminino, o espermatozoide deve passar pela estreita abertura do **colo do útero** (ou cérvice uterino), que se projeta ligeiramente para dentro da extremidade superior da vagina (Fig. 26.9a). O canal cervical é revestido com glândulas mucosas, cujas secreções criam uma barreira entre a vagina e o útero.

O espermatozoide que passa através do canal cervical entra no lúmen do útero, um órgão muscular oco levemente menor que o tamanho de um punho fechado da mulher. O útero é a estrutura onde o ovócito fertilizado se implanta e se desenvolve durante a gestação. Ele é composto por três camadas de tecido (Fig. 26.9d): uma fina camada externa de tecido conectivo, uma camada intermédia espessa de músculo liso, denominada **miométrio**, e uma camada interna, denominada **endométrio**.

O endométrio consiste em um epitélio com glândulas que se aprofundam na camada de tecido conectivo situada abaixo. A espessura e as características do endométrio variam durante o ciclo menstrual. As células do revestimento epitelial alternadamente proliferam e desprendem-se, acompanhadas de uma pequena quantidade de sangramento no processo conhecido como **menstruação**.

Os espermatozoides nadam em direção ascendente e deixam a cavidade do útero pelas aberturas das duas tubas uterinas (Fig. 26.9a). As tubas uterinas têm de 20 a 25 cm de comprimento, e um diâmetro aproximado de um canudinho de refrigerante. Suas paredes têm duas camadas de músculo liso, uma longitudinal e uma circular, similar às paredes do intestino. Um epitélio ciliado reveste o interior das tubas.

O movimento de líquido criado pelos cílios e ajudado pelas contrações musculares transporta o ovócito ao longo das tubas uterinas até o útero. Se o espermatozoide se movendo para cima na tuba uterina encontra um ovócito, que se move para baixo na tuba uterina, a fertilização pode ocorrer. Condições patológicas nas quais a função ciliar está ausente estão associadas à infertilidade feminina e a gestações nas quais o embrião se implanta nas tubas uterinas, em vez de no útero.

As extremidades alargadas abertas das tubas uterinas formam projeções digitiformes, chamadas de **fímbrias**. As fímbrias (Fig. 26.9a) são mantidas próximas ao ovário adjacente por tecido conectivo, o qual ajuda a assegurar que o ovócito liberado na superfície do ovário será capturado para dentro da tuba e não cairá na cavidade abdominal.

O ovário produz ovócitos e hormônios

O ovário é uma estrutura elíptica, com cerca de 2 a 4 cm de comprimento (Fig. 26.9e). Ele possui uma camada externa de tecido conectivo e uma estrutura de tecido conectivo interior, chamada de **estroma**. Grande parte do ovário é constituído por um espesso *córtex* externo preenchido por folículos ovarianos em diversos estágios de desenvolvimento ou de degradação. A pequena *medula* central contém nervos e vasos sanguíneos.

O ovário, assim como os testículos, produz gametas e hormônios. Como mencionado anteriormente, cerca de 7 milhões de ovogônias no ovário embrionário se desenvolvem, formando meio milhão de ovócitos primários. Cada ovócito primário é circundado por uma única camada de precursores das **células da granulosa** e envolvido por uma lâmina basal, formando um **folículo primordial** (**FIG. 26.10**). A maior parte dos folículos primordiais nunca se desenvolverá, degradando-se ao longo dos anos por um processo semelhante à apoptose, chamado de *atresia* (morte celular regulada hormonalmente).

Alguns folículos primordiais se desenvolvem lentamente, originando **folículos primários**. O ovócito aumenta, e as células da granulosa dividem-se, mas permanecem em uma única camada. Na puberdade, sinais químicos fazem grupos de folículos primários deixarem o seu estado de repouso e entrarem em um período de crescimento ativo que pode levar alguns meses. Conforme os folículos em crescimento aumentam de tamanho, uma camada de células, conhecida como **teca**, desenvolve-se na parte externa da lâmina basal. Neste ponto, os folículos são conhecidos como pré-antrais ou **folículos secundários**. Alguns folículos primários nunca completam a transição para folículos secundários e são perdidos por atresia.

Conforme os folículos secundários crescem, as células da granulosa começam a secretar o líquido que se acumula na cavidade central do folículo, denominada **antro**. O líquido antral contém hormônios e enzimas necessários para a ovulação. Neste ponto, o folículo torna-se um **folículo terciário**. A partir do *pool* de folículos terciários iniciais, somente alguns folículos sobrevivem até alcançar os estágios finais de crescimento, e geralmente um único folículo, chamado de *folículo dominante*, desenvolve-se-á até o momento em que libera seu ovócito. O tempo necessário para o crescimento de um folículo secundário até o folículo terciário dominante é estimado em cerca de três meses ou mais.

Um ciclo menstrual dura cerca de um mês

As mulheres produzem gametas em ciclos mensais (em média de 28 dias, com variação normal de 24-35 dias). Esses ciclos são comumente denominados **ciclos menstruais**, uma vez que apresentam um período de 3 a 7 dias de sangramento uterino, conhecido como **menstruação**. O ciclo menstrual pode ser descrito de acordo com as mudanças que ocorrem nos folículos ovarianos, o **ciclo ovariano**, ou pelas mudanças que ocorrem no revestimento endometrial do útero, o **ciclo uterino**. A **FIGURA 26.11** é um resumo que mostra os ciclos menstruais típicos e suas fases.

Observe que o ciclo ovariano é dividido em três fases:

1. **Fase folicular.** A primeira parte do ciclo ovariano, conhecida como **fase folicular**, é um período de crescimento folicular no ovário. Essa fase é a que tem duração mais variável, de 10 a 21 dias.

2. **Ovulação.** Quando um ou mais folículos amadurecem, o ovário libera o(s) ovócito(s) durante a **ovulação**.

3. **Fase lútea.** A fase do ciclo ovariano que segue a ovulação é conhecida como *pós-ovulatória* ou **fase lútea**. O segundo nome tem origem na transformação do folículo rompido em um **corpo lúteo**, assim denominado devido ao pigmento amarelo e aos depósitos de lipídeos. O corpo lúteo secreta hormônios que continuam a preparação para a gestação. Se a gestação não ocorre, o corpo lúteo para de funcionar após cerca de duas semanas, e o ciclo ovariano é reiniciado.

O revestimento endometrial do útero também segue um ciclo – o ciclo uterino – regulado por hormônios ovarianos:

1. **Menstruação.** O começo da fase folicular no ovário corresponde ao sangramento menstrual do útero.

2. **Fase proliferativa.** A parte final da fase folicular do ovário corresponde à **fase proliferativa** no útero, durante a qual o endométrio produz uma nova camada de células em antecipação à gestação.

3. **Fase secretora.** Após a ovulação, os hormônios liberados pelo corpo lúteo convertem o endométrio espessado em uma estrutura secretora. Assim, a fase lútea do ciclo ovariano corresponde à **fase secretora** do ciclo uterino. Se não ocorrer gravidez, as camadas superficiais do endométrio secretor são perdidas durante a menstruação, quando o ciclo uterino inicia novamente.

O controle hormonal do ciclo menstrual é complexo

Os ciclos ovariano e uterino estão sob o controle primário de vários hormônios:

- GnRH do hipotálamo.
- FSH e LH da adeno-hipófise.
- Estrogênio, progesterona, inibina e AMH do ovário.

Durante a fase folicular do ciclo, o estrogênio é o hormônio esteroide dominante (Fig. 26.11). A ovulação é desencadeada pelo pico de LH e de FSH. Na fase lútea, a progesterona é dominante, embora o estrogênio ainda esteja presente.

O hormônio anti-mülleriano (AMH) foi inicialmente conhecido pelo seu papel no desenvolvimento masculino, porém os cientistas descobriram que o AMH também é produzido pelos folículos ovarianos na primeira parte do ciclo ovariano. O AMH aparentemente atua como um regulador para evitar que muitos folículos ovarianos se desenvolvam ao mesmo tempo.

Agora, examinaremos o ciclo ovariano em detalhes.

Fase folicular inicial O primeiro dia da menstruação é o dia 1 do ciclo. Este ponto foi escolhido como o início do ciclo porque o sangramento menstrual é um sinal físico facilmente observável. Pouco antes do início de cada ciclo, a secreção de gonadotrofinas pela adeno-hipófise aumenta. Sob a influência do FSH, um grupo de folículos ovarianos terciários começa a crescer (Fig. 26.10 e segunda linha da Fig. 26.11).

Conforme os folículos crescem, as suas células da granulosa (sob a influência do FSH) e suas células da teca (sob a influência do LH) começam a produzir hormônios esteroides (**FIG. 26.12a**). As células da granulosa também começam a secretar AMH. Esse AMH diminui a sensibilidade do folículo ao FSH, o que aparentemente impede o recrutamento de folículos primários adicionais após um grupo ter iniciado o desenvolvimento. Os médicos, atualmente, usam os níveis sanguíneos de AMH como indicador de quantos folículos estão em desenvolvimento inicial em um ciclo e como um marcador para uma condição chamada de *síndrome dos ovários policísticos* (SOP), em que os folículos ovarianos formam cistos cheios de líquido.

As células da teca sintetizam androgênios que se difundem para as células vizinhas da granulosa, onde a aromatase os converte em estrogênios (Fig. 26.12a). Gradualmente, os níveis crescentes de estrogênio na circulação têm diversos efeitos. Os estrogênios exercem retroalimentação negativa na secreção de FSH e de LH pela adeno-hipófise, o que impede o desenvolvimen-

FIGURA 26.9 **RESUMO ANATÔMICO**

O sistema reprodutivo feminino

(a) Estruturas reprodutivas internas

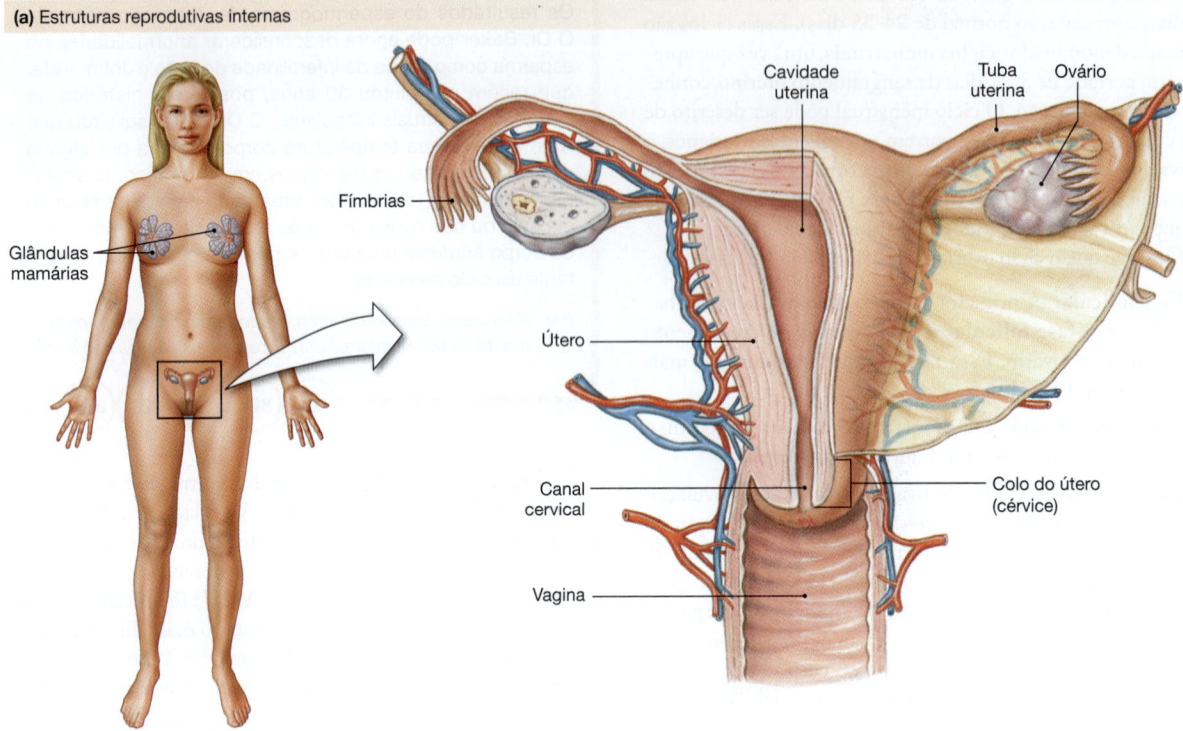

- Glândulas mamárias
- Fímbrias
- Útero
- Canal cervical
- Vagina
- Cavidade uterina
- Tuba uterina
- Ovário
- Colo do útero (cérvice)

(b) Vista em secção transversal da pelve

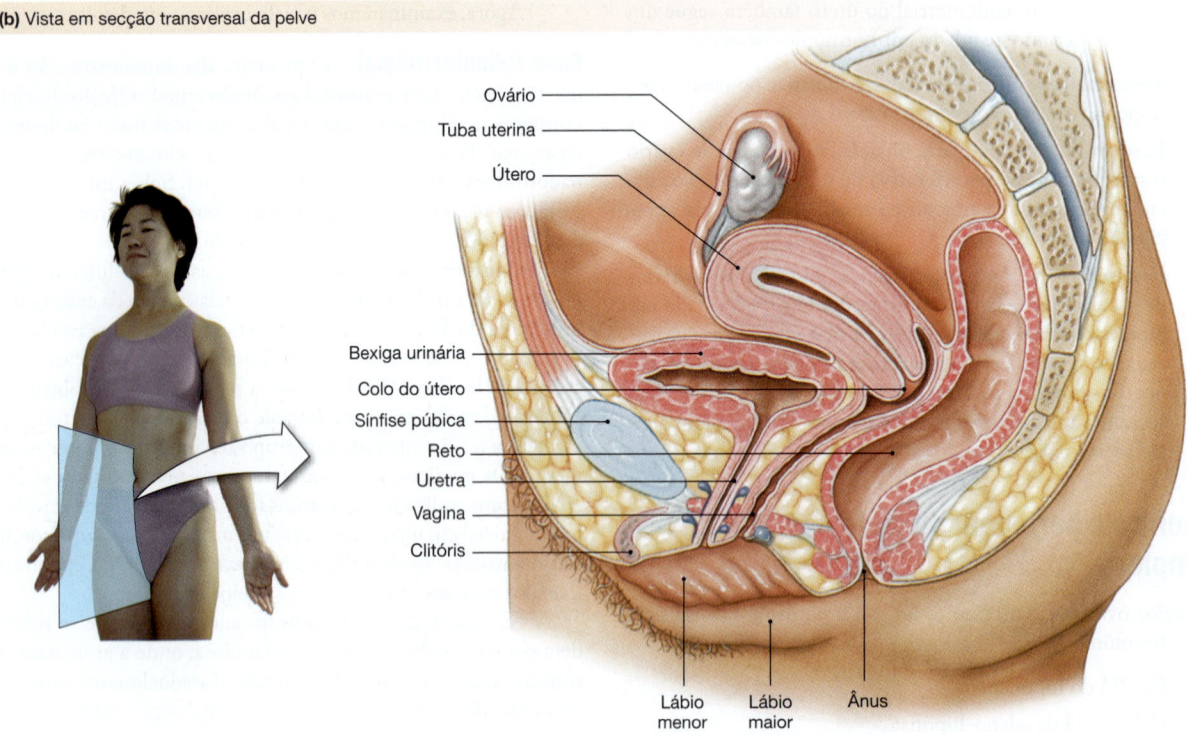

- Ovário
- Tuba uterina
- Útero
- Bexiga urinária
- Colo do útero
- Sínfise púbica
- Reto
- Uretra
- Vagina
- Clitóris
- Lábio menor
- Lábio maior
- Ânus

(c) Genitália externa feminina

Esta é a visão de um profissional da saúde enquanto realiza um exame pélvico (ginecológico).

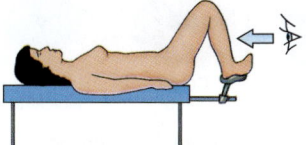

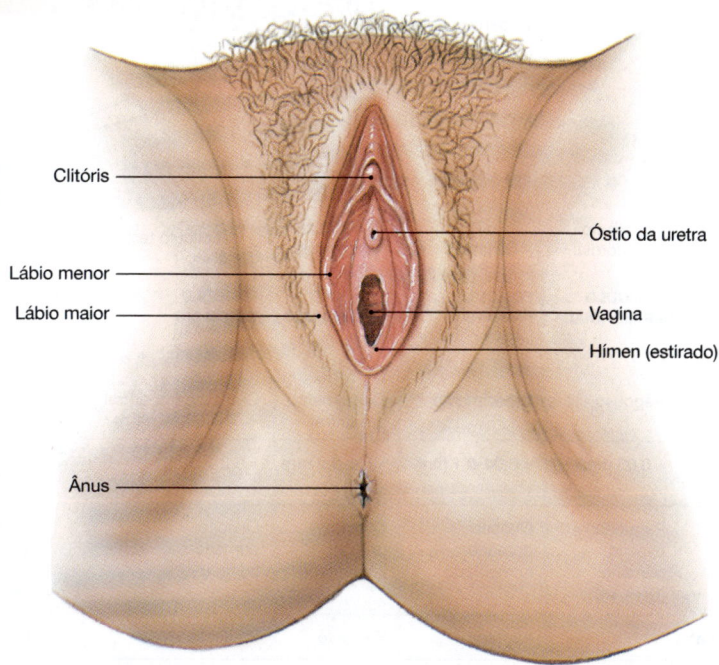

Clitóris

Óstio da uretra

Lábio menor

Lábio maior

Vagina

Hímen (estirado)

Ânus

(d) Estrutura do útero

O endométrio é composto por epitélio glandular, cuja estrutura varia de acordo com as fases do ciclo menstrual.

O miométrio é composto por músculo liso.

Tecido conectivo externo

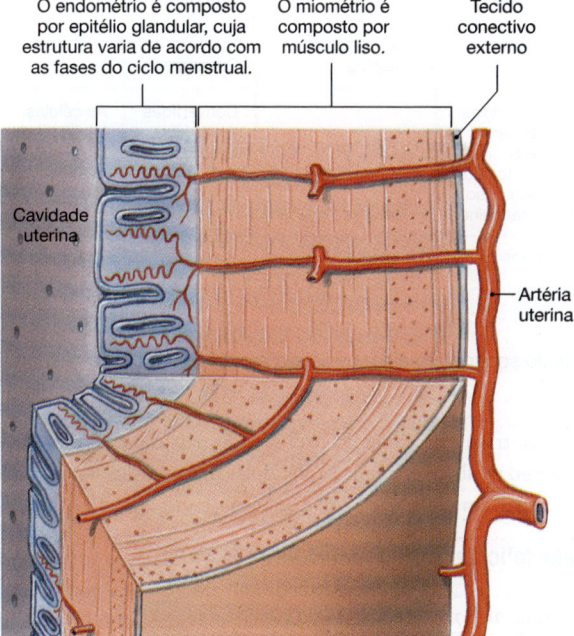

Cavidade uterina

Artéria uterina

(e) Secção transversal esquemática de um ovário, mostrando todos os diferentes estágios do desenvolvimento folicular.

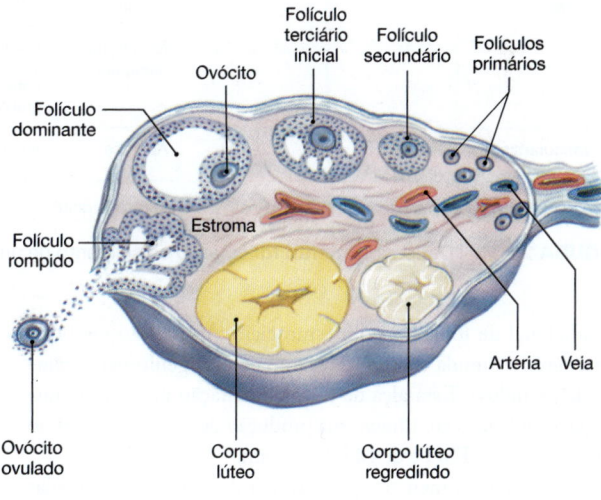

Folículo terciário inicial

Folículo secundário

Folículos primários

Ovócito

Folículo dominante

Estroma

Folículo rompido

Artéria   Veia

Ovócito ovulado

Corpo lúteo

Corpo lúteo regredindo

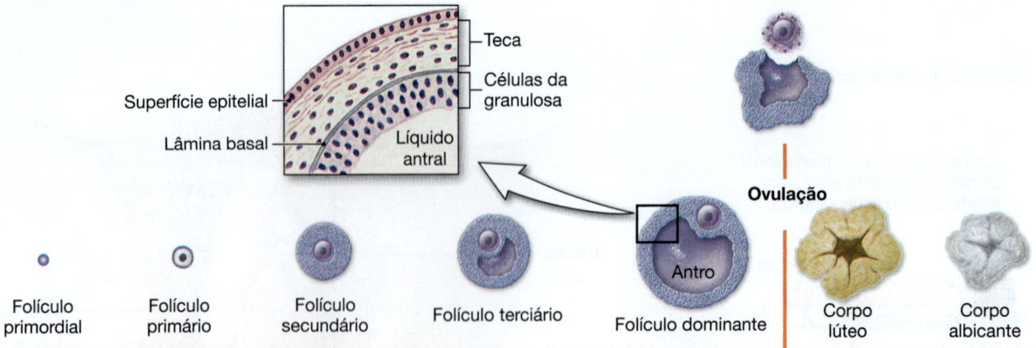

ESTÁGIO	FOLÍCULO PRIMORDIAL	FOLÍCULO PRIMÁRIO	FOLÍCULO SECUNDÁRIO	FOLÍCULO TERCIÁRIO	FOLÍCULO PRÉ-OVULATÓRIO SELECIONADO (Folículo dominante)	CORPO LÚTEO	CORPO ALBICANTE PÓS-LUTEAL
Atividade	Repouso	Crescimento	Crescimento, pré-antral	Crescimento, antral	Crescimento rápido	Secreta hormônios	Nenhuma
Tamanho	≈ 0,03 mm	≈ 0,04-0,1 mm	≈ 0,1-0,2 mm	≈ 0,2-2 mm	≈ 5 mm até 20-30 mm		
Ovócito	Pequeno ovócito primário (DNA 4n)	Ovócito primário aumentado	Ovócito primário aumentado	Ovócito primário aumentado	A meiose completa-se para formar o ovócito secundário (2n) e o corpúsculo polar (2n)	Nenhum	Nenhum
Zona pelúcida*		Aparece	Presente	Presente	Presente	Nenhuma	Nenhuma
Células da granulosa	Células precursoras	Camada única. O número de células aumenta	3-6 camadas	Múltiplas camadas	Aumento no número de células	Convertidas em células lúteas	As células lúteas degeneram
Antro				Desenvolve-se no interior da camada de células da granulosa e é preenchido com líquido	Aumento do tamanho	Preenchido com células migratórias	None
Lâmina basal	Presente	Presente	Presente	Presente	Presente	Desaparece	
Teca			Aparece e começa a formar duas camadas	*Camada interna*: células secretoras e pequenos vasos sanguíneos *Camada externa*: tecido conectivo, músculo liso, grandes vasos sanguíneos		Convertidas em células lúteas	As células lúteas degeneram
Vascularização			Aparece	Vasos sanguíneos na teca	Aumenta	Aumenta	Desaparece

*A zona pelúcida é uma capa de glicoproteínas que protege o ovócito.

FIGURA 26.10 **Desenvolvimento folicular.** O crescimento de um folículo secundário até a ovulação requer vários ciclos ovarianos.

to adicional de folículos no mesmo ciclo. Ao mesmo tempo, o estrogênio estimula a produção de mais estrogênio pelas células da granulosa. Esta alça de retroalimentação positiva permite que os folículos continuem sua produção de estrogênio mesmo que os níveis de FSH e de LH diminuam.

No útero, a menstruação termina durante a fase folicular inicial (Fig. 26.11). Sob a influência do estrogênio proveniente dos folículos que estão se desenvolvendo, o endométrio começa a crescer, ou proliferar. Este período é caracterizado por aumento no número de células e aumento do suprimento sanguíneo para

levar nutrientes e oxigênio para o endométrio espessado. O estrogênio também estimula as glândulas mucosas do colo do útero a produzirem um muco claro e aquoso.

Fase folicular tardia Conforme a fase folicular se aproxima do final, a secreção de estrogênio ovariano atinge o seu ponto máximo (Fig. 26.12b). Neste ponto do ciclo, somente um folículo ainda está se desenvolvendo. Assim que a fase folicular está completa, as células da granulosa do folículo dominante começam a secretar inibina e progesterona, além do estrogênio. O estrogênio, que até

Este ciclo menstrual de 28 dias é dividido em fases de acordo com os eventos que ocorrem no ovário (ciclo ovariano) e no útero (ciclo uterino).

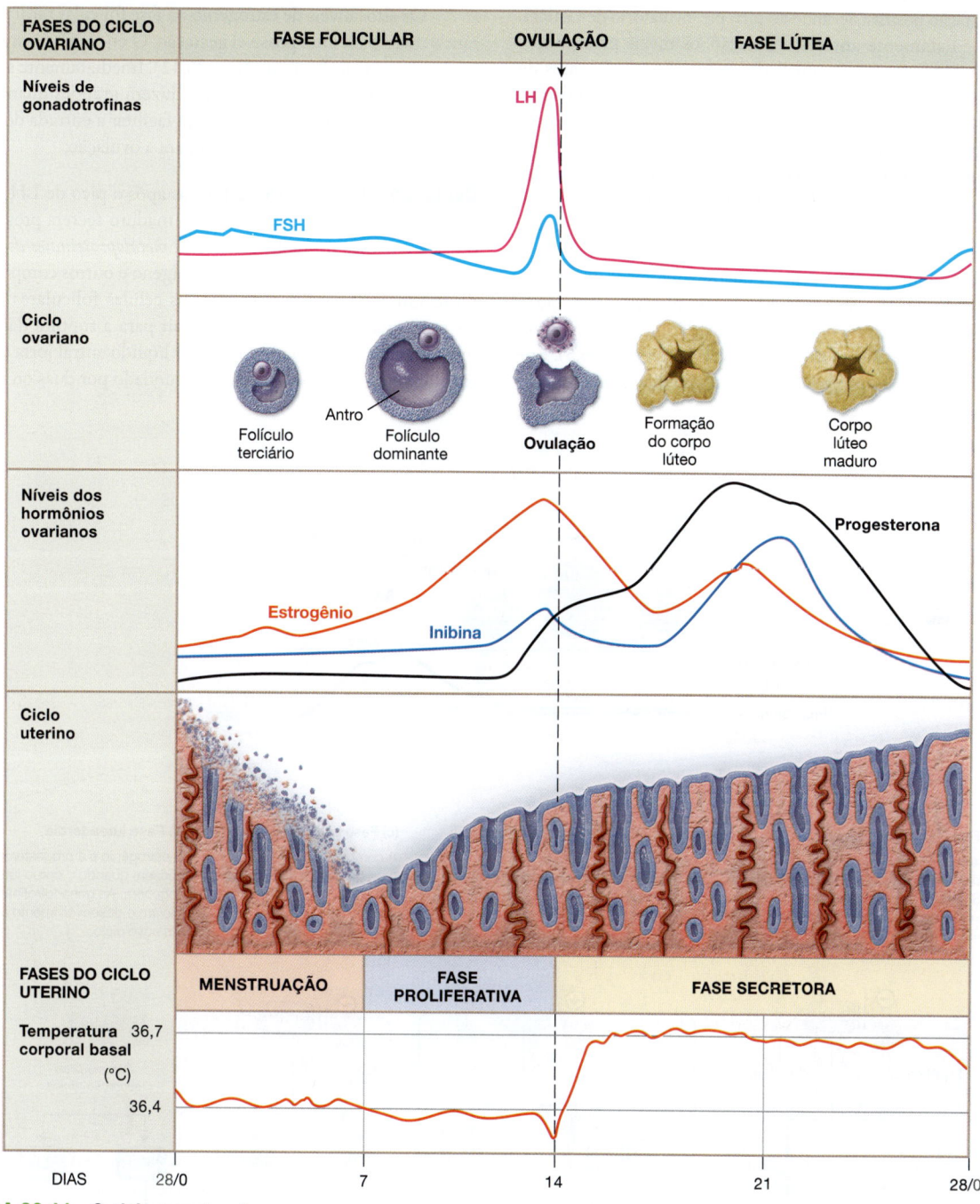

FIGURA 26.11 O ciclo menstrual.

então tinha exercido um efeito de retroalimentação negativa sobre a secreção de GnRH na fase folicular inicial, muda para uma retroalimentação positiva, levando ao pico pré-ovulatório de GnRH.

Imediatamente antes da ovulação, os níveis persistentemente altos de estrogênio, auxiliados pelos níveis crescentes de progesterona, aumentam a responsividade da adeno-hipófise ao GnRH. Como resultado, a secreção de LH aumenta significativamente, um fenômeno conhecido como *pico de LH*. O FSH também aumenta, mas em menor grau, presumivelmente por estar sendo suprimido pela inibina e pelo estrogênio.

O pico de LH é parte essencial da ovulação, pois ele desencadeia a secreção de inúmeros sinais químicos necessários para os passos finais da maturação do ovócito. A meiose é retomada no folículo em desenvolvimento com a primeira divisão meiótica. Esta etapa divide o ovócito primário em ovócito secundário (2n DNA) e em um primeiro corpúsculo polar (2n), que se degenera (Fig. 26.5). Enquanto essa divisão ocorre, o líquido antral acumula-se, e o folículo cresce, atingindo seu maior tamanho, preparando-se para liberar o ovócito.

Os altos níveis de estrogênio na fase folicular tardia preparam o útero para uma possível gestação. O endométrio cresce até uma espessura de 3 a 4 mm (Fig. 26.11). Imediatamente antes da ovulação, as glândulas cervicais produzem grandes quantidades de muco fino e filante (elástico) para facilitar a entrada do espermatozoide. A cena está preparada para a ovulação.

Ovulação Cerca de 16 a 24 horas após o pico de LH, a ovulação ocorre (Fig. 26.11). O folículo maduro secreta prostaglandinas e enzimas proteolíticas, como *metaloproteinases de matriz* (MMPs) (p. 74) que dissolvem o colágeno e outros componentes do tecido conectivo que mantêm as células foliculares unidas. As prostaglandinas podem contribuir para a ruptura da parede folicular em seu ponto mais fraco. O líquido antral jorra do ovário junto com o ovócito, o qual é circundado por duas ou três ca-

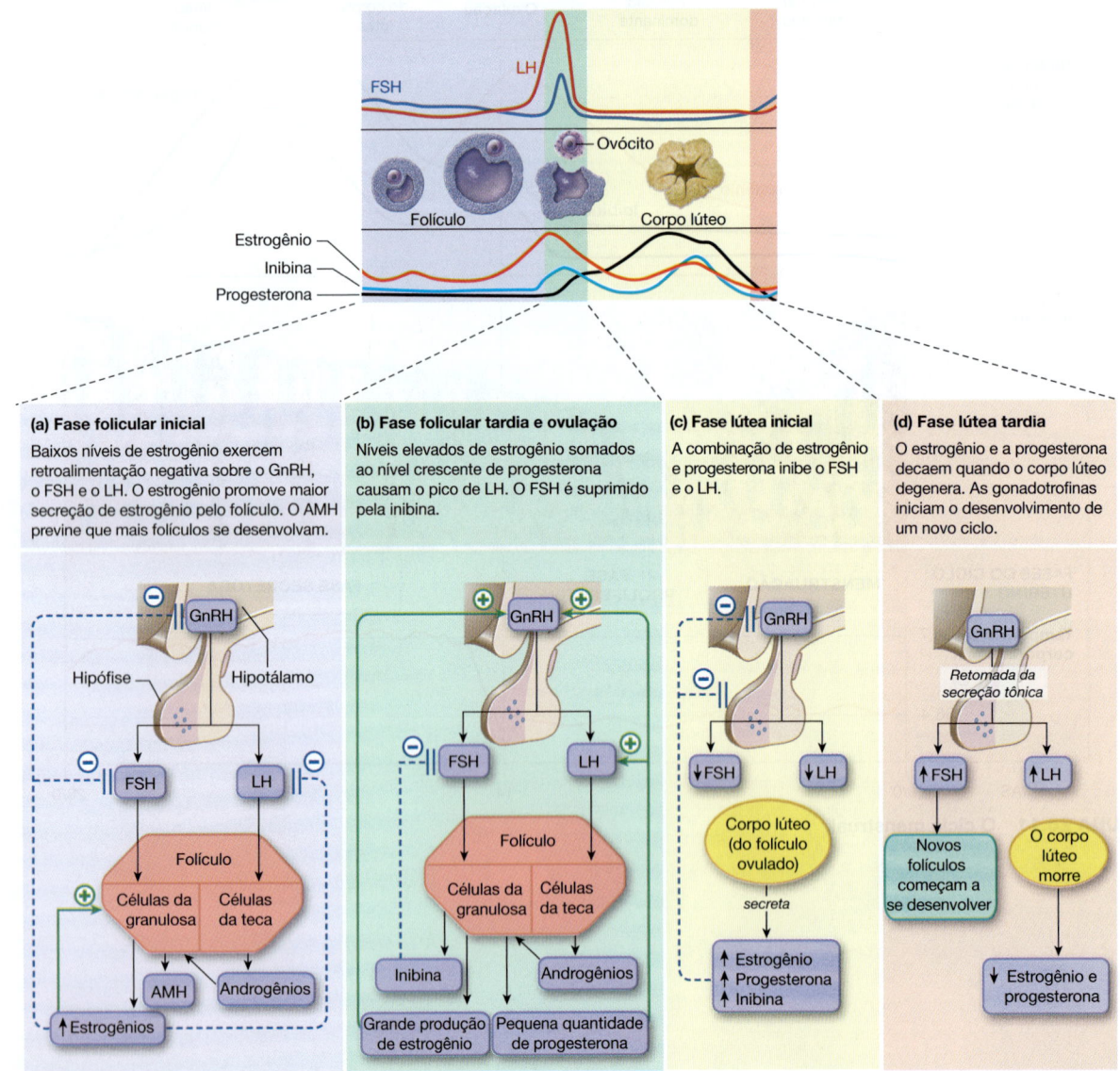

FIGURA 26.12 Controle hormonal do ciclo menstrual.

madas de células da granulosa. O óvocito é arrastado para dentro da tuba uterina para ser fertilizado ou para morrer.

Fase lútea inicial Após a ovulação, as células foliculares da teca migram para o espaço antral, misturando-se com as células da granulosa e preenchendo a cavidade. Ambos os tipos celulares, então, transformam-se em *células lúteas* do corpo lúteo. Esse processo, conhecido como *luteinização*, envolve mudanças bioquímicas e morfológicas. As células lúteas recém-formadas acumulam gotículas de lipídeos e grânulos de glicogênio em seu citoplasma e começam a secretar hormônios. Conforme a fase lútea progride, o corpo lúteo produz continuamente quantidades crescentes de progesterona, estrogênio e inibina.

A progesterona é o hormônio dominante na fase lútea. A síntese de estrogênio diminui inicialmente e depois aumenta. Entretanto, os níveis de estrogênio nunca atingem o pico observado antes da ovulação.

A combinação de estrogênio e progesterona exerce retroalimentação negativa sobre o hipotálamo e a adeno-hipófise (Fig. 26.12c). A secreção de gonadotrofinas, adicionalmente inibidas pela produção de inibina lútea, permanece baixa ao longo da maior parte da fase lútea.

Sob influência da progesterona, o endométrio continua sua preparação para a gestação e se torna uma estrutura secretora. As glândulas endometriais enrolam-se e crescem vasos sanguíneos adicionais na camada de tecido conectivo. As células endometriais depositam lipídeos e glicogênio no seu citoplasma. Esses depósitos fornecerão a nutrição para o embrião em desenvolvimento enquanto a **placenta**, a conexão materno-fetal, está se desenvolvendo.

A progesterona também causa o espessamento do muco cervical. O muco mais espesso cria um tampão que bloqueia a abertura do colo uterino, impedindo que bactérias e espermatozoides entrem no útero.

Um efeito interessante da progesterona é a sua capacidade termogênica. Durante a fase lútea de um ciclo ovulatório, a temperatura corporal basal da mulher, medida logo que ela acordar pela manhã e antes de sair da cama, aumenta cerca de 0,3 a 0,5°C e permanece elevada até a menstruação. Como essa mudança no ponto de ajuste da temperatura ocorre após a ovulação, ela não pode ser usada para prever efetivamente a ovulação. Todavia, é uma maneira simples de verificar se a mulher está tendo ciclos ovulatórios ou *ciclos anovulatórios* (sem ovulação).

Fase lútea tardia e menstruação O corpo lúteo tem uma duração intrínseca de aproximadamente 12 dias. Se a gestação não ocorrer, o corpo lúteo sofre apoptose espontânea. Conforme as células lúteas degeneram, a produção de progesterona e de estrogênio diminui (Fig. 26.12d). Essa queda retira o sinal de retroalimentação negativa sobre a hipófise e o hipotálamo, e, assim, a secreção de FSH e de LH aumenta. Os remanescentes do corpo lúteo formam uma estrutura inativa, chamada de **corpo albicante**.

A manutenção de um endométrio secretor depende da presença de progesterona. Quando o corpo lúteo degenera e a produção hormonal diminui, os vasos sanguíneos da camada superficial do endométrio contraem. Sem oxigênio e nutrientes, as células superficiais morrem. Cerca de dois dias após o corpo lúteo parar de funcionar, ou 14 dias após a ovulação, o endométrio começa a descamar a sua camada superficial, e a menstruação inicia.

SOLUCIONANDO O PROBLEMA

Os resultados do acompanhamento da temperatura por alguns meses mostraram que Kate não está ovulando. O Dr. Baker supeita que Kate deva ter uma condição conhecida como *insuficiência ovariana primária* (POI, do inglês, *primary ovarian insufficiency*, também conhecida como falência ovariana precoce). A POI não tem tratamento, o que impede que casais inférteis tenham o seu próprio bebê. O Dr. Baker solicitou novos exames para confirmar seu diagnóstico de POI. Kate e John estão desolados com a notícia e começaram a considerar as opções restantes: adoção ou utilização de um ovócito de uma doadora para a tecnologia de reprodução assistida (ART, do inglês, *assisted reproductive technologies*), mais comumente chamada de fertilização *in vitro*.

P5: *Os exames que o Dr. Baker solicitou incluem níveis sanguíneos de FSH e de estrogênio. Devido à POI ser a falha dos ovários em produzir folículos maduros, como você espera que os níveis de FSH e de estrogênio (comparados ao normal) estejam em uma mulher com POI?*

A quantidade total de menstruação liberada do útero é de aproximadamente 40 mL de sangue e 35 mL de líquido seroso e restos celulares. Em geral, existem poucos coágulos no fluxo menstrual devido à presença de *plasmina* (p. 528), que degrada os coágulos. A menstruação continua por 3 a 7 dias, já na fase folicular do próximo ciclo ovulatório.

Os hormônios influenciam as características sexuais secundárias femininas

O estrogênio controla o desenvolvimento das características sexuais primárias das mulheres, assim como os androgênios as controlam nos homens. Os estrogênios também controlam a mais proeminente característica sexual secundária da mulher: o desenvolvimento das mamas e o padrão de distribuição da gordura corporal (nos quadris e na parte superior das coxas). Entretanto, outras características sexuais secundárias são determinadas por androgênios produzidos no córtex da glândula suprarrenal. O crescimento de pelos pubianos e axilares e a libido (desejo sexual) estão sob o controle dos androgênios da glândula suprarrenal.

REVISANDO CONCEITOS

16. Cite as fases do ciclo ovariano e as fases correspondentes do ciclo uterino.

17. Quais efeitos colaterais você poderia prever em mulheres atletas que usam esteroides anabolizantes para aumentar os músculos?

18. A aromatase converte a testosterona em estradiol. O que aconteceria ao ciclo ovariano de uma mulher se fosse dado a ela um inibidor da enzima aromatase?

19. Determine em que dia do ciclo menstrual uma mulher ovularia, tendo ciclos com a seguinte duração:

(a) 28 dias   (b) 23 dias   (c) 31 dias

PROCRIAÇÃO

A reprodução em todo o reino animal é marcada por comportamentos específicos de cada espécie que ocorrem para assegurar que o ovócito e o espermatozoide se encontrem. Para animais aquáticos que liberam seus gametas na água, a sincronização é tudo. A interação entre machos e fêmeas dessas espécies pode ser limitada à comunicação química via feromônios.

Em vertebrados terrestres, a fertilização interna requer comportamentos interativos e adaptações especializadas da genitália. Por exemplo, a fêmea deve ter um receptáculo interno para os espermatozoides (a vagina, em seres humanos), e o macho deve possuir um órgão (o pênis, em seres humanos) que possa colocar os espermatozoides no receptáculo. No estado de repouso, o pênis humano é *flácido* (mole) e incapaz de penetrar na abertura estreita da vagina. No ato sexual masculino, o pênis primeiro aumenta e enrijece durante a **ereção**, liberando, então, os espermatozoides a partir dos ductos do trato genital durante a **ejaculação**. Sem esses eventos, a fertilização não pode ocorrer.

A resposta sexual humana tem quatro fases

O ato sexual humano – também conhecido como relação sexual, cópula ou **coito** – é extremamente variável em alguns aspectos e extremamente estereotipado em outros.

A resposta sexual humana em ambos os sexos é dividida em quatro fases: (1) excitação; (2) platô; (3) orgasmo; (4) resolução. Na fase de excitação, vários estímulos eróticos preparam a genitália para o ato da cópula. Para os homens, a excitação envolve a ereção do pênis. Para as mulheres, a excitação inclui a ereção do clitóris e a lubrificação vaginal. Em ambos os sexos, a ereção é um estado de congestão vascular no qual o sangue arterial que flui para o tecido esponjoso erétil excede o efluxo venoso.

Os estímulos eróticos incluem tanto estímulos táteis sexualmente excitantes quanto estímulos psicológicos. Como estes últimos variam muito entre os indivíduos e entre as culturas, o que é erótico para uma pessoa ou uma cultura pode ser considerado repulsivo por outro indivíduo ou outra cultura. As regiões do corpo que possuem receptores para estímulos táteis sexuais são chamadas de **zonas erógenas** e incluem tanto a genitália quanto os lábios, a língua, os mamilos e os lóbulos das orelhas.

Na fase de platô, mudanças que iniciaram durante a excitação são intensificadas e atingem um pico conhecido como **orgasmo** (clímax). Em ambos os sexos, o orgasmo é uma série de contrações musculares acompanhada de sensações de prazer intenso, aumento da pressão arterial e das frequências cardíaca e respiratória. Nas mulheres, o útero e as paredes da vagina contraem-se. Nos homens, as contrações normalmente resultam na ejaculação do sêmen pelo pênis. O orgasmo feminino não é necessário para que ocorra fertilização.

A fase final da resposta sexual é a resolução, um período no qual os parâmetros fisiológicos que mudaram nas primeiras três fases retornam lentamente ao normal.

O ato sexual masculino inclui a ereção e a ejaculação

O elemento-chave para o sucesso da cópula é a capacidade do homem de ter e manter a ereção. A excitação sexual devida a estímulos táteis ou psicológicos desencadeia o **reflexo da ereção**, um reflexo espinal que está sujeito ao controle dos centros superiores do encéfalo. Os reflexos da micção e da defecação são tipos de reflexos similares (pp. 613, 686).

Em sua forma mais simples, o reflexo da ereção inicia com estímulos táteis detectados por mecanorreceptores da glande do pênis ou de outras zonas erógenas (**FIG. 26.13**). Os neurônios sensoriais sinalizam para o centro integrador espinal, o qual inibe o estímulo vasoconstritor simpático sobre as arteríolas do pênis. Simultaneamente, o óxido nítrico produzido por estímulo parassimpático dilata ativamente as arteríolas do pênis. À medida que o sangue arterial flui para os espaços abertos do tecido erétil, este comprime passivamente as veias e aprisona o sangue. O tecido erétil torna-se túrgido, enrijecendo e aumentando o tamanho do pênis dentro de 5 a 10 segundos.

O clímax do ato sexual masculino coincide com a emissão e a ejaculação. A **emissão** é o movimento dos espermatozoides do ducto deferente para a uretra, onde se juntam às secreções das glândulas acessórias, formando o sêmen. O volume médio do sêmen é de 3 mL (varia de 2-6 mL), dos quais menos de 10% são espermatozoides.

Durante a ejaculação, o sêmen é expelido da uretra para o meio externo por uma série de contrações musculares rápidas acompanhadas por sensação de intenso prazer – o orgasmo. Um esfíncter presente na base da bexiga urinária contrai para impedir que os espermatozoides entrem na bexiga ou que a urina se junte ao sêmen.

A ereção e a ejaculação podem ocorrer na ausência de estímulo mecânico. Estímulos sexuais visuais, auditivos, emocionais, pensamentos e sonhos podem iniciar a excitação sexual e até levar ao orgasmo, tanto em homens quanto em mulheres. Além disso, ocorre ereção peniana não sexual durante a fase do sono de movimento rápido dos olhos (sono REM).

A disfunção sexual afeta homens e mulheres

A incapacidade de atingir ou sustentar a ereção peniana é conhecida como **disfunção erétil** (**DE**) ou *impotência*. A disfunção erétil é um tema de interesse global, visto que a incapacidade de ter e sustentar uma ereção interrompe o ato sexual, tanto para os homens quanto para as mulheres. As causas orgânicas (fisiológicas e anatômicas) da disfunção erétil incluem problemas endócrinos e neurais, insuficiência vascular e disfunção erétil induzida por fármacos. Várias causas psicológicas também podem contribuir para a disfunção erétil.

O álcool inibe o desempenho sexual tanto em homens quanto em mulheres, como observado por Shakespeare em *Macbeth* (II, iii). Quando MacDuff pergunta, "Quais são as três coisas que a bebida provoca especialmente?", o mordomo responde, "Ora, Senhor, nariz vermelho, sono e urina. Luxúria, Senhor, ele provoca e deixa sem efeito: provoca o desejo, mas prejudica o desempenho". Muitos antidepressivos também têm como efeito colateral a perda da libido.

A disfunção erétil no homem com mais de 40 anos agora é considerada um marcador de doença cardiovascular e aterosclerose, e algumas vezes ela é o primeiro sinal clínico dessas condições. A ereção ocorre quando os neurotransmissores liberados pelos nervos pélvicos aumentam a produção endotelial de óxido

Federal Aviation Administration (Administração da Aviação Aérea Americana) determinou que os pilotos não podem tomar sildenafil dentro de seis horas antes de voar, uma vez que 3% dos homens relataram problemas na visão das cores (confusão entre azul e verde). Esse problema ocorre porque o sildenafil também inibe uma enzima na retina.

Quando a FDA aprovou os inibidores da PDE-5 para a disfunção erétil dos homens, as mulheres perguntaram-se se esse fármaco que promove o reflexo da ereção poderia melhorar a sua resposta sexual. Ainda que a mulher tenha ereção do clitóris, a resposta sexual feminina é mais complicada. Estudos sobre a eficácia dos inibidores da PDE-5 na disfunção orgástica em mulheres têm apresentado resultados inconclusivos. A indústria farmacêutica está testando outros medicamentos para a disfunção sexual da mulher. Os candidatos mais promissores, já na fase final dos ensaios clínicos, baseiam-se na testosterona, o androgênio que gera a libido em ambos os sexos.

Os contraceptivos são projetados para evitar a gestação

Uma desvantagem do ato sexual realizado pelo prazer, em vez de para a reprodução, é a possibilidade de uma gravidez não planejada. Em média, 85% das mulheres jovens que têm relações sexuais sem fazer qualquer tipo de controle de natalidade ficarão grávidas dentro de um ano. Muitas mulheres, porém, ficam grávidas após um único encontro sexual sem proteção. Casais que querem evitar a gravidez indesejada geralmente usam algum tipo de controle de natalidade ou **contracepção**.

As práticas contraceptivas podem ser incluídas em diversos grupos. A **abstinência**, a abstenção total de relações sexuais, é o método mais seguro de evitar a gestação (e as doenças sexualmente transmissíveis). Alguns casais praticam a abstinência somente durante os períodos em que a fertilidade está aumentada, calculados pela utilização de *métodos de controle de natalidade* baseados na conscientização da fertilidade.**

A **esterilização** é o método contraceptivo mais eficaz para pessoas sexualmente ativas, porém é um procedimento cirúrgico e não é facilmente revertido. A esterilização feminina é chamada de **ligação tubária**.*** Ela consiste na ligação e secção das tubas uterinas. Uma mulher com uma ligação tubária ainda ovula, mas os ovócitos permanecem no abdome.

A esterilização masculina é a **vasectomia**, em que os ductos deferentes são ligados e seccionados ou clampeados. Os espermatozoides ainda são produzidos nos túbulos seminíferos, mas, como não podem sair do trato genital, são reabsorvidos.

Os *métodos de intervenção* da contracepção incluem: (1) métodos de barreira, que impedem a união do espermatozoide com o ovócito; (2) métodos que impedem a implantação do ovócito fertilizado; e (3) tratamentos hormonais que diminuem ou interrompem a produção de gametas. A eficácia da intervenção contraceptiva depende em parte de quão constante e corretamente ela é usada (**TAB. 26.1**).

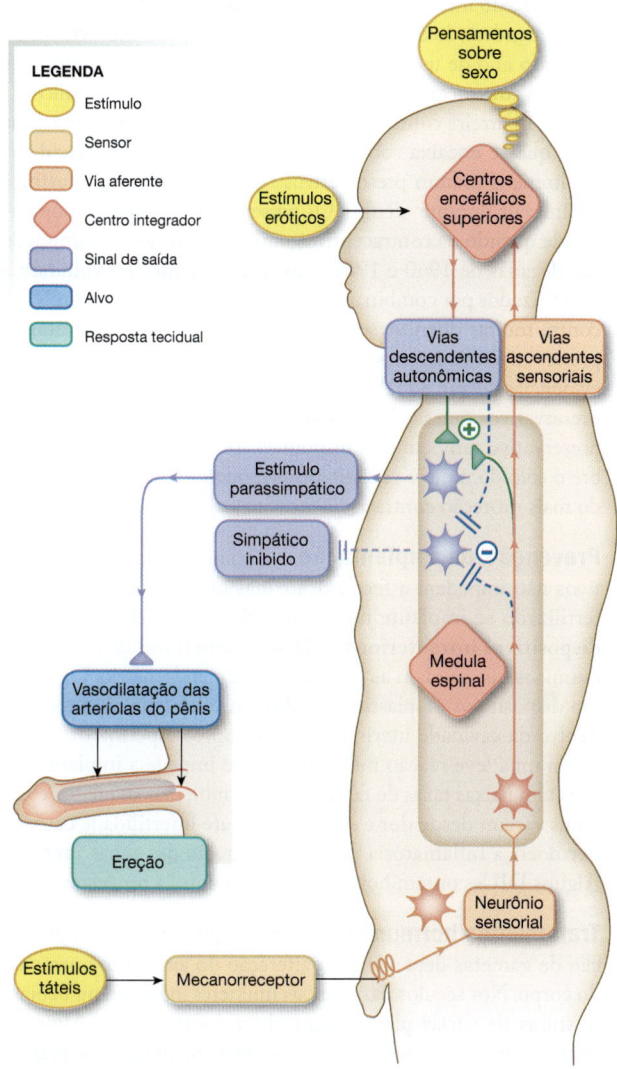

FIGURA 26.13 O reflexo da ereção. A ereção pode ocorrer sem influência dos centros superiores do encéfalo. A ereção também pode ser estimulada (e inibida) por vias descendentes provenientes do córtex cerebral. Ereções espontâneas ocorrem durante o sono REM.

nítrico (NO), o qual aumenta o GMPc e resulta na vasodilatação das arteríolas do pênis. A disfunção endotelial e a falha na produção adequada de NO ocorrem na aterosclerose e no diabetes melito, fazendo a disfunção erétil ser uma manifestação precoce de alterações vasculares.

Em 1998, o FDA (Food and Drug Administration)* aprovou o sildenafil (Viagra®) para o tratamento da disfunção erétil. O sildenafil e fármacos similares da mesma classe prolongam os efeitos do óxido nítrico, bloqueando a *fosfodiesterase 5* (PDE-5), a enzima que degrada o GMPc. Os ensaios clínicos têm mostrado que os inibidores da fosfodiesterase são muito eficazes na correção da disfunção erétil, porém possuem efeitos colaterais. A U.S.

---

*N. de T. Agência reguladora de liberação e controle de medicamentos e alimentos. No Brasil, o órgão similar seria a ANVISA (Agência Nacional de Vigilância Sanitária) do Ministério da Saúde.

**N. de T. No Brasil, o método da abstinência temporária é popularmente conhecido como "método da tabelinha".

***N. de T. No Brasil, também é chamada de ligadura ou laqueadura.

TABELA 26.1	Eficácia dos diversos métodos contraceptivos
Método	**Taxa de gravidez com o uso regular***
Sem contracepção	85%
Espermicidas	28%
Abstinência durante o período fértil estimado (tabelinha)	24%
Diafragma, capuz cervical ou esponja vaginal	12-24%**
Contraceptivos orais (pílulas)	9%
Dispositivos intrauterinos (DIUs)	< 1%
Implante de hormônio contraceptivo	< 1%
Preservativo masculino (camisinha)	18%
Preservativo feminino (camisinha)	21%
Esterilização	< 1%

*As taxas refletem a gravidez não intencional no primeiro ano em que o método está sendo utilizado. Dados do *site www.cdc.gov/ reproductivehealth/unintendedpregnancy/contraception.htm.* (Acessado em 03/01/2014).
**As taxas são menores em mulheres que nunca tiveram filhos.

Métodos de barreira   Os métodos contraceptivos com base em barreiras químicas ou físicas estão entre os métodos de controle de natalidade mais facilmente lembrados. Após ter sido feita a associação entre a gestação e o esperma, foram inventadas diversas barreiras físicas e *espermicidas* para matar os espermatozoides. Um papiro do Egito antigo, com a primeira referência conhecida ao controle de natalidade, descreve o uso de uma barreira vaginal feita com folhas, penas, figos e alume,* misturados com esterco de crocodilo e de elefante. Esponjas marinhas embebidas em vinagre e discos de seda com óleo também foram utilizados em um momento ou outro. Nos séculos subsequentes, as mulheres usaram alho, terebintina e pétalas de rosa para lavar a vagina após o coito. Como você pode imaginar, muitos desses métodos também causaram infecções vaginais ou uterinas.

Versões modernas de barreiras femininas incluem o **diafragma**, introduzido nos Estados Unidos em 1916. Esta membrana de borracha em forma de cúpula e uma versão menor, denominada *capuz cervical*, são geralmente preenchidos com creme espermicida e depois inseridos no topo da vagina para cobrir o colo do útero. Uma vantagem do diafragma é que ele não é hormonal. Quando usado de forma apropriada e regularmente, o diafragma é bastante eficaz (97-99%). Entretanto, ele nem sempre é utilizado, uma vez que deve ser inserido perto do

*N. de R.T. Alume ou alúmen: sulfato duplo de alumínio e metais alcalinos, usados em corantes, papel, porcelana, purificação de água e clarificação de açúcar.

momento do intercurso e, consequentemente, 20% das mulheres que dependem do diafragma para a contracepção engravidam no primeiro ano de uso. Outra barreira contraceptiva feminina é a **esponja contraceptiva**, que contém um espermicida químico.

A barreira contraceptiva do homem é o **preservativo**, uma capa que se encaixa sobre o pênis e coleta o sêmen ejaculado. Os homens usaram preservativos feitos de bexigas e intestinos de animais durante séculos. Os preservativos perderam popularidade quando os contraceptivos orais tiveram seu uso ampliado nas décadas de 1960 e 1970, mas recentemente eles voltaram a ser utilizados por combinar proteção contraceptiva com proteção contra muitas doenças sexualmente transmissíveis. Entretanto, preservativos de látex podem causar reações alérgicas, e existem evidências de que o HIV pode passar através dos poros de alguns preservativos que são hoje produzidos. Uma versão feminina do preservativo também está disponível comercialmente. Ela recobre o colo do útero e reveste completamente a vagina, fornecendo mais proteção contra as doenças sexualmente transmissíveis.

Prevenção da implantação   Alguns métodos contraceptivos não impedem a fertilização, mas impedem que o ovócito fertilizado se implante no endométrio. Eles incluem tanto os **dispositivos intrauterinos** (**DIUs**) quanto o uso de compostos químicos que mudam as propriedades do endométrio. Os DIUs são dispositivos de plástico envolto em cobre que são inseridos dentro da cavidade uterina, onde matam os espermatozoides e criam uma leve reação inflamatória que impede a implantação. Eles têm baixas taxas de falha (0,5% ao ano), mas os efeitos colaterais variam desde dor e sangramento até infertilidade causada por doença inflamatória pélvica e bloqueio das tubas uterinas. Alguns DIUs contêm hormônios semelhantes à progesterona.

Tratamentos hormonais   Técnicas que diminuem a produção de gametas dependem da alteração do ambiente hormonal do corpo. Nos séculos passados, as mulheres ingeriam ou bebiam misturas de várias plantas para obter contracepção. Algumas dessas substâncias realmente funcionavam porque as plantas continham compostos semelhantes ao estrogênio. A farmacologia moderna tem aprimorado este método, e hoje as mulheres podem escolher entre pílulas contraceptivas orais, injeções que duram meses ou anel vaginal contraceptivo.

Os **contraceptivos orais**, também chamados de *pílulas de controle da natalidade*, tornaram-se disponíveis pela primeira vez em 1960. Eles baseiam-se em várias combinações de estrogênio e progesterona, que inibem a secreção de gonadotrofinas pela hipófise. Sem níveis adequados de FSH e de LH, a ovulação é suprimida. Além disso, a progesterona presente nas pílulas contraceptivas torna o muco cervical espesso e ajuda a impedir a penetração dos espermatozoides. Estes métodos hormonais de contracepção são muito eficazes quando usados corretamente, mas também trazem alguns riscos, como o aumento na incidência de formação de coágulos sanguíneos (trombos) e de acidente vascular encefálico (principalmente em mulheres fumantes).

O desenvolvimento de um contraceptivo hormonal masculino tem sido lento devido aos efeitos colaterais indesejáveis. Os contraceptivos que bloqueiam a secreção de testosterona ou sua ação provavelmente também diminuem a libido masculina ou podem causar impotência. Ambos os efeitos colaterais são inaceitáveis para os homens que poderiam se interessar em utilizar esse método. Alguns dos primeiros contraceptivos orais masculinos suprimiam irreversivelmente a produção de espermatozoides, o que também não é aceitável. Atualmente, vários ensaios clínicos estão avaliando métodos hormonais e não hormonais para diminuir a fertilidade masculina.

As vacinas contraceptivas baseiam-se em anticorpos contra vários componentes dos sistemas genitais masculino e feminino, como anticorpos antiespermatozoide e antiovócito. Todavia, ensaios clínicos de vacinas humanas têm apresentado resultados desapontadores e, para os seres humanos, as vacinas parecem não ser um contraceptivo prático.

A infertilidade é a incapacidade de conceber

Enquanto alguns casais tentam prevenir a gravidez, outros gastam muito dinheiro tentando engravidar. A *infertilidade* é a incapacidade de um casal conceber um filho após um ano de relações sexuais sem proteção. Durante anos, casais inférteis não tinham escolha além da adoção caso quisessem ter um filho, mas avanços incríveis têm sido feitos neste campo desde a década de 1970. Como resultado, hoje muitos casais inférteis são capazes de ter filhos.

A infertilidade pode se originar de problemas no homem, na mulher ou em ambos. A infertilidade masculina, em geral, resulta do baixo número de espermatozoides ou de um número anormalmente alto de espermatozoides defeituosos. A infertilidade feminina pode ter causas mecânicas (bloqueio das tubas uterinas ou outros problemas estruturais) ou hormonais, que levam à diminuição ou à ausência de ovulação. Um problema que envolve o casal é que a mulher pode produzir anticorpos contra os espermatozoides do parceiro. Além disso, nem todas as gestações chegam ao final com sucesso. É estimado que um terço de todas as gestações terminam espontaneamente – muitas dentro das primeiras semanas, antes mesmo que a mulher tenha consciência de que estava grávida.

Algumas das mudanças mais significativas ocorreram no campo da **tecnologia de reprodução assistida** (ART, do inglês, *assisted reproductive technology)*, com estratégias nas quais tanto ovócitos quanto espermatozoides são manipulados. Para a fertilização *in vitro*, os ovários da mulher são estimulados hormonalmente, a fim de liberarem mais de um ovócito por vez. Os ovócitos são coletados cirurgicamente e fertilizados fora do corpo. Os embriões em desenvolvimento são, então, colocados no útero da mulher, a qual foi preparada para a gestação com tratamento hormonal. Como a natureza do procedimento é complicada e cara, múltiplos embriões são colocados no útero ao mesmo tempo, o que pode resultar em gestações múltiplas. A fertilização *in vitro* permite que alguns casais inférteis tenham seus próprios bebês, com uma taxa de bebês nascidos vivos de 37% nos Estados Unidos em 2009. O sucesso da ART varia de acordo com a idade, sendo de 41% em mulheres de até 35 anos a 12% em mulheres com mais de 40 anos.

GESTAÇÃO E PARTO

Agora, retornaremos ao ovócito recém-ovulado e aos espermatozoides depositados na vagina e os acompanharemos ao longo da fertilização, da gestação e do **parto**, que é o processo do nascimento.

A fertilização requer capacitação

Uma vez que o ovócito é liberado a partir da ruptura do folículo, ele é levado para dentro da tuba uterina pelos batimentos ciliares. Enquanto isso, os espermatozoides depositados no trato reprodutor feminino devem passar pela etapa de maturação final, a **capacitação**, que permitirá que o espermatozoide nade rapidamente e fertilize o ovócito. Aparentemente, o processo envolve mudanças na membrana externa da cabeça do espermatozoide.

Normalmente, a capacitação ocorre no trato reprodutor feminino, o que apresenta um problema para a fertilização *in vitro*. Estes espermatozoides devem ser artificialmente capacitados, sendo colocados em presença de uma solução salina fisiológica suplementada com soro humano. Muito do que hoje sabemos sobre a fertilização humana veio a partir das pesquisas realizadas sobre infertilidade que buscavam uma maior taxa de sucesso da fertilização *in vitro*.

A fertilização do ovócito pelo espermatozoide é o resultado de um encontro ao acaso, possivelmente auxiliado por moléculas químicas de atração produzidas pelo ovócito. Um ovócito pode ser fertilizado durante apenas cerca de 12 a 14 horas após a ovulação. No trato reprodutor feminino, os espermatozoides permanecem viáveis por cerca de 5 a 6 dias. Aparentemente, eles ligam-se ao epitélio das tubas uterinas enquanto aguardam os sinais químicos liberados pelo ovócito recém-ovulado.

A fertilização normalmente ocorre na parte distal da tuba uterina. Dos milhões de espermatozoides oriundos de uma única ejaculação, somente cerca de 100 chegam até este ponto. Para fertilizar o ovócito, o espermatozoide deve penetrar uma camada externa de células frouxamente unidas, chamadas de células da granulosa (a *corona radiata*), e uma capa protetora de glicoproteínas, chamada de **zona pelúcida** (**FIG. 26.14b**). Para passar por essas barreiras, o espermatozoide capacitado libera enzimas poderosas a partir do acrossomo da cabeça do espermatozoide, em um processo conhecido como **reação acrossômica**. As enzimas dissolvem as junções celulares e a zona pelúcida, permitindo que o espermatozoide siga seu caminho em direção ao ovócito.

O primeiro espermatozoide a encontrar o ovócito encontra receptores ligadores de espermatozoides na membrana do ovócito e liga-se a este (Fig. 26.14c). A fusão da membrana do espermatozoide com a membrana do ovócito inicia uma reação química, chamada de **reação cortical**, que impede que outros espermatozoides fecundem este ovócito. Na reação cortical, os **grânulos corticais** ligados à membrana na região periférica do citoplasma do ovócito liberam seus conteúdos no espaço imediatamente externo da membrana do ovócito. Esses compostos químicos alteram rapidamente a membrana e a zona pelúcida circundante para prevenir a **polispermia**, em que um ovócito é fertilizado por mais de um espermatozoide.

Para completar a fertilização, a parte que se fundiu das membranas do espermatozoide e do ovócito se abre, e o núcleo do espermatozoide entra no citoplasma do ovócito. Isso sinaliza para que o ovócito retome a meiose e complete a sua segunda divisão. A divisão meiótica final gera o segundo corpúsculo polar, o qual é ejetado. Neste ponto, os 23 cromossomos do espermatozoide juntam-se aos 23 cromossomos do óvulo, criando o núcleo do zigoto com o material genético completo.

FIGURA 26.14 **CONTEÚDO ESSENCIAL**

Fertilização

A fertilização deve ocorrer dentro de 24 horas após a ovulação.

(a) Esta fotografia mostra a enorme diferença entre os tamanhos do espermatozoide e do ovócito humanos.

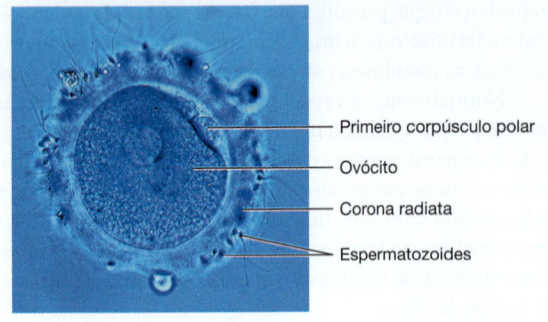

- Primeiro corpúsculo polar
- Ovócito
- Corona radiata
- Espermatozoides

(b) O espermatozoide capacitado libera enzimas a partir dos seus acrossomos para penetrar as células e a zona pelúcida que circundam o ovócito.

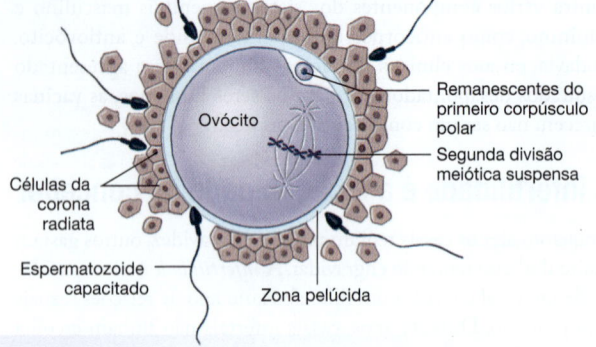

Ovócito

Remanescentes do primeiro corpúsculo polar

Segunda divisão meiótica suspensa

Células da corona radiata

Espermatozoide capacitado

Zona pelúcida

(c) O primeiro espermatozoide a penetrar o ovócito o fertiliza.

As membranas do espermatozoide e do ovócito fundem-se, desencadeando a reação cortical.

O núcleo do espermatozoide move-se para dentro do citoplasma do ovócito.

O núcleo do ovócito completa a divisão meiótica.

Os núcleos do óvulo e do espermatozoide fundem-se, formando o núcleo do zigoto.

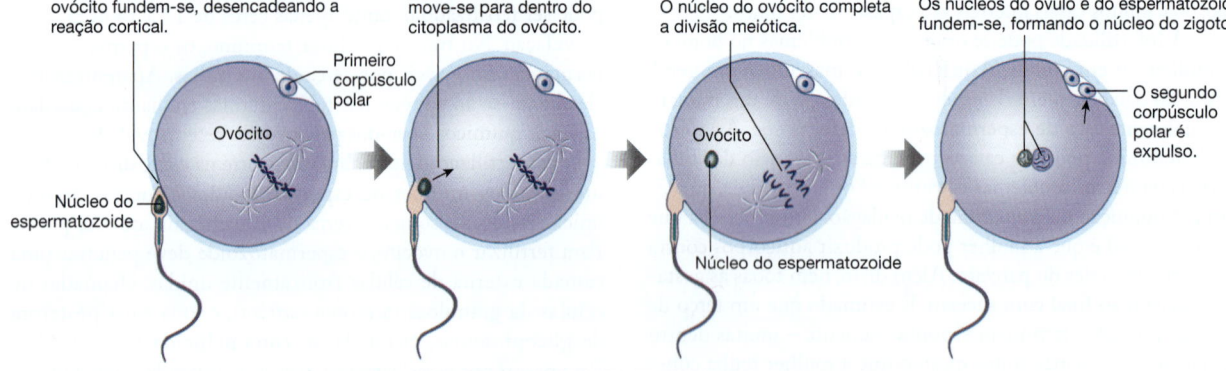

Primeiro corpúsculo polar

Ovócito

Núcleo do espermatozoide

Ovócito

Núcleo do espermatozoide

O segundo corpúsculo polar é expulso.

(d) Cronograma da ovulação, fertilização e implantação.

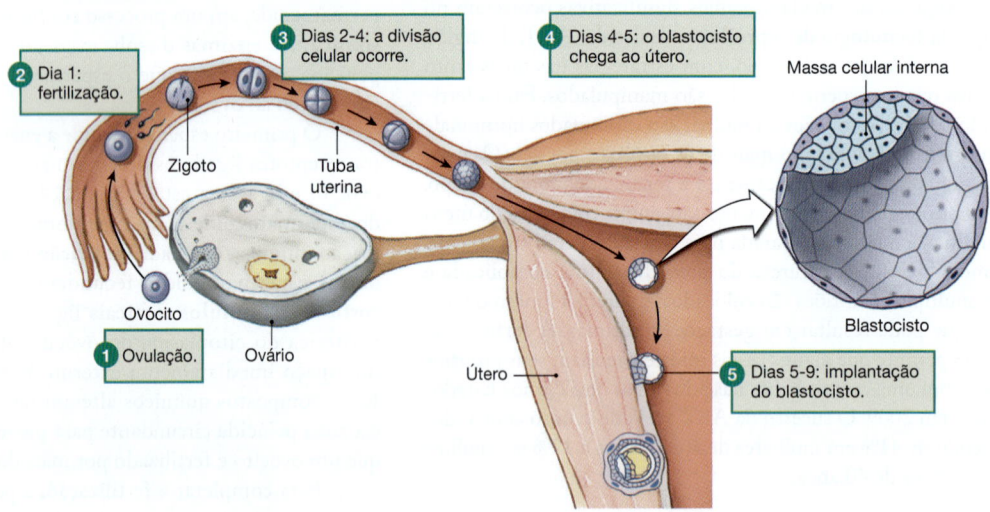

2 Dia 1: fertilização.

3 Dias 2-4: a divisão celular ocorre.

4 Dias 4-5: o blastocisto chega ao útero.

Massa celular interna

Zigoto

Tuba uterina

Ovócito

1 Ovulação.

Ovário

Útero

Blastocisto

5 Dias 5-9: implantação do blastocisto.

Uma vez que um ovócito é fertilizado e dá origem ao zigoto, ele inicia a mitose e lentamente segue pela tuba uterina até o útero, onde permanecerá ao longo de todo o período da **gestação**.

O embrião em desenvolvimento se implanta no endométrio

O embrião em divisão leva de 4 a 5 dias para se mover da tuba uterina até a cavidade uterina (Fig. 26.14d). Sob a influência da progesterona, as células musculares lisas da tuba relaxam, e o transporte ocorre lentamente. Quando o embrião em desenvolvimento chega ao útero, ele consiste em uma bola oca de cerca de 100 células, denominada **blastocisto**.

Parte da camada externa de células do blastocisto dará origem ao **cório**, uma *membrana extraembrionária* que envolverá o embrião e dará origem à placenta (**FIG. 26.15a**). A massa celular interna do blastocisto desenvolve-se, formando o embrião e três outras membranas extraembrionárias. Essas membranas incluem o **âmnio**, que secreta o *líquido amniótico* em que o embrião em desenvolvimento ficará mergulhado; o **alantoide**, que fará parte do cordão umbilical que une o embrião à mãe; e o **saco vitelino**, que se degenera no início do desenvolvimento humano.

A implantação do blastocisto na parede uterina normalmente ocorre dentro de aproximadamente 7 dias após a fertilização. O blastocisto secreta enzimas que permitem que ele invada o endométrio, como um parasito se instalando no seu hospedeiro. Enquanto isso, as células endometriais crescem ao redor do blastocisto até que ele seja completamente englobado.

À medida que o blastocisto continua a se dividir e se torna um embrião, as células que se tornarão a placenta formam estruturas similares a dedos, denominadas **vilosidades coriônicas**, que penetram no endométrio vascularizado. As enzimas liberadas pelas vilosidades rompem as paredes dos vasos sanguíneos maternos até que as vilosidades sejam circundadas por lagos de sangue materno (Fig. 26.15b). O sangue do embrião e o da mãe não se misturam, porém os nutrientes, gases e resíduos são trocados através das membranas das vilosidades. Muitas dessas substâncias se movem por difusão simples, mas algumas, como os anticorpos maternos, devem ser transportadas através da membrana.

A placenta continua a crescer durante a gestação, e ao nascimento tem cerca de 20 cm de diâmetro (o tamanho de um prato raso pequeno). A placenta recebe até 10% do débito cardíaco materno total. O enorme fluxo sanguíneo para a placenta é uma razão para que a separação súbita e anormal da placenta da parede uterina seja uma emergência médica.

A placenta secreta hormônios durante a gestação

Quando o blastocisto se implanta na parede uterina e a placenta começa a se formar, o corpo lúteo está próximo do final da sua duração programada de 12 dias. A menos que o embrião em desenvolvimento envie um sinal hormonal, o corpo lúteo degenera-se, os níveis de estrogênio e progesterona caem e o embrião é eliminado do corpo junto com as camadas superficiais do endométrio durante a menstruação. A placenta secreta diversos hormônios que previnem a menstruação durante a gestação, incluindo gonadotrofina coriônica humana, hormônio lactogênio placentário humano, estrogênio e progesterona.

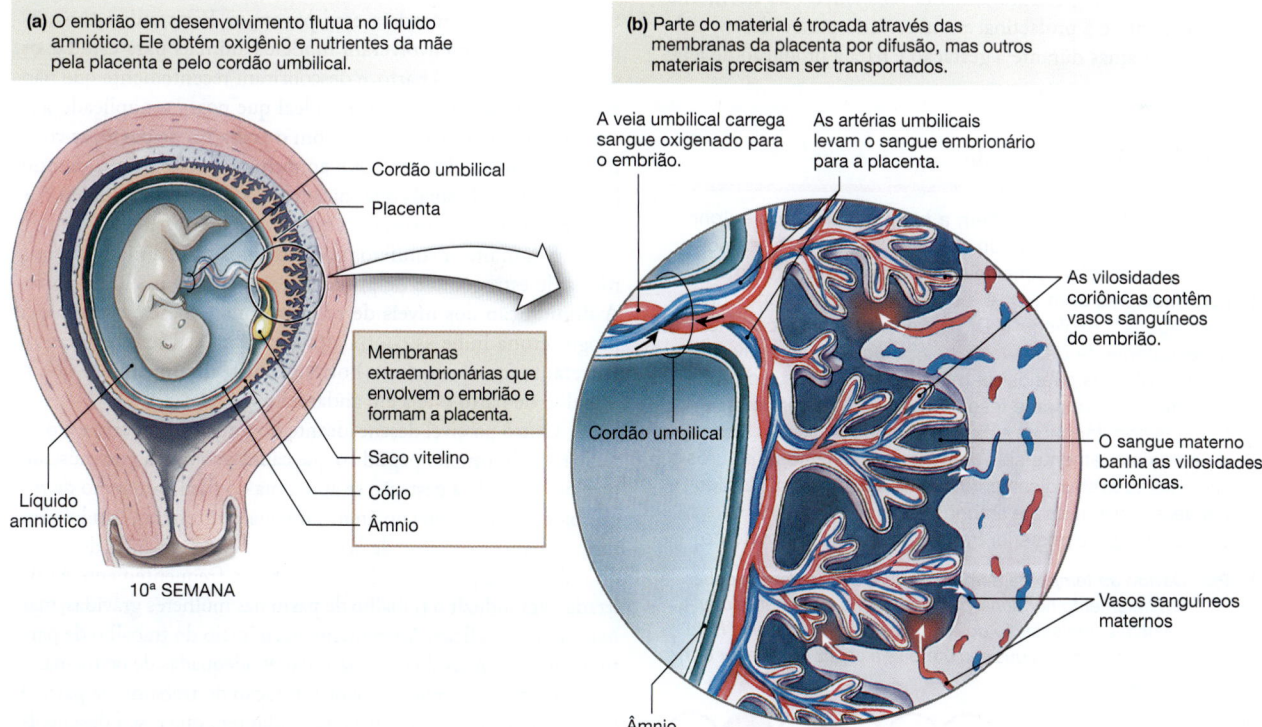

(a) O embrião em desenvolvimento flutua no líquido amniótico. Ele obtém oxigênio e nutrientes da mãe pela placenta e pelo cordão umbilical.

Cordão umbilical
Placenta

Membranas extraembrionárias que envolvem o embrião e formam a placenta.

Saco vitelino
Cório
Âmnio

Líquido amniótico

10ª SEMANA

(b) Parte do material é trocada através das membranas da placenta por difusão, mas outros materiais precisam ser transportados.

A veia umbilical carrega sangue oxigenado para o embrião.

As artérias umbilicais levam o sangue embrionário para a placenta.

As vilosidades coriônicas contêm vasos sanguíneos do embrião.

Cordão umbilical

O sangue materno banha as vilosidades coriônicas.

Vasos sanguíneos maternos

Âmnio

FIGURA 26.15 A placenta.

Gonadotrofina coriônica humana   O corpo lúteo permanece ativo durante o início da gestação devido à **gonadotrofina coriônica humana** (hCG), um hormônio peptídico secretado pelas vilosidades coriônicas e pela placenta em desenvolvimento. A hCG é estruturalmente relacionada ao LH e se liga aos receptores do LH. Sob a influência da hCG, o corpo lúteo continua produzindo progesterona para manter o endométrio intacto.

Entretanto, por volta da sétima semana de desenvolvimento, a placenta assume a produção de progesterona, e o corpo lúteo não é mais necessário. Neste ponto, ele finalmente se degenera. O pico de produção de hCG pela placenta ocorre aos três meses de desenvolvimento e depois diminui.

Uma segunda função da hCG é estimular a produção de testosterona pelo testículo em desenvolvimento em fetos masculinos. Como você aprendeu nas primeiras seções deste capítulo, a testosterona fetal e seu metabólito DHT são essenciais para a expressão das características masculinas e para a descida dos testículos para dentro do escroto antes do nascimento.

A hCG é a molécula detectada pelos testes de gravidez. Pelo fato de a hCG ser capaz de induzir a ovulação em coelhas, há anos esses animais eram utilizados para os testes de gravidez. Se uma mulher estivesse suspeitando de gravidez, sua urina era injetada em coelhas. Os ovários dessas coelhas eram, então, analisados em busca de sinais de ovulação. Levava vários dias para que os resultados desse teste pudessem ser analisados. Hoje, com modernas técnicas bioquímicas, as mulheres podem fazer os seus próprios testes de gravidez em poucos minutos na privacidade do seu lar.

Hormônio lactogênio placentário humano (hPL)   Outro hormônio peptídico produzido pela placenta é o **hormônio lactogênio placentário** (hPL), também conhecido como *somatomamotrofina coriônica humana* (*hSC*). Inicialmente, acreditava-se que esse hormônio, estruturalmente relacionado ao hormônio do crescimento e à prolactina, era necessário para o desenvolvimento das mamas durante a gestação e para a produção de leite

(**lactação**). Provavelmente, o hPL contribui para a lactação, mas mulheres que não produzem hPL durante a gestação devido a um defeito genético também apresentam desenvolvimento das mamas e produção de leite adequados. Um segundo papel do hPL é a alteração do metabolismo da glicose e dos ácidos graxos da mãe para sustentar o crescimento fetal.

A glicose materna move-se através das membranas placentárias por difusão facilitada e entra na circulação fetal. Durante a gestação, cerca de 4% das mulheres desenvolvem *diabetes melito gestacional* (*DMG*), com níveis elevados de glicose sanguínea causados por resistência à insulina, semelhante ao diabetes tipo 2. A causa não está clara. Após o parto, o metabolismo da glicose na grande maioria das mulheres com DMG volta ao normal, mas essas mulheres e seus bebês possuem um maior risco de desenvolverem diabetes tipo 2 ao longo de suas vidas.

Estrogênio e progesterona   O estrogênio e a progesterona são produzidos continuamente durante a gestação, primeiro pelo corpo lúteo sob a influência da hCG e depois pela placenta. Com os altos níveis circulantes desses hormônios esteroides, a supressão por retroalimentação da adeno-hipófise continua durante toda a gestação, impedindo que outro conjunto de folículos comece a se desenvolver.

Durante a gestação, o estrogênio contribui para o desenvolvimento dos ductos das mamas. A progesterona é essencial para a manutenção do endométrio e também auxilia na supressão das contrações uterinas. A placenta produz vários outros hormônios, incluindo inibina e pró-renina, mas a função da maioria deles ainda não está clara.

A gestação termina no parto

O parto normalmente ocorre entre a 38ª e a 40ª semana de gestação. O que desencadeia esse processo? Por muitos anos, os pesquisadores desenvolveram modelos animais para estudar os sinais que iniciam o parto, e descobriram recentemente que não existe um modelo não primata ideal que possa ser aplicado aos seres humanos. O parto inicia com o **trabalho de parto**, as contrações rítmicas do útero que empurram o feto para o mundo (**FIG. 26.16a**). Os sinais que iniciam essas contrações podem começar na mãe, no feto ou em ambos.

Em muitos mamíferos não humanos, uma diminuição nos níveis de estrogênio e de progesterona marca o início do parto. A diminuição dos níveis de progesterona é lógica, visto que a progesterona inibe as contrações uterinas. Nos seres humanos, entretanto, os níveis desse hormônio não diminuem até que o trabalho de parto esteja em andamento.

Outro possível desencadeante do trabalho de parto é a ocitocina, um hormônio peptídico que causa a contração do músculo uterino. Quando a gestação se aproxima do final, o número de receptores para ocitocina no útero aumenta. Entretanto, estudos têm mostrado que a secreção de ocitocina não aumenta antes do início do trabalho de parto. A ocitocina sintética frequentemente é utilizada para induzir o trabalho de parto nas mulheres grávidas, mas nem sempre é eficaz. Aparentemente, o início do trabalho de parto requer algo mais do que quantidades adequadas de ocitocina.

Outra possibilidade para a indução do trabalho de parto é que o feto libere alguns sinais que indiquem que o seu desenvolvimento está completo. Uma teoria apoiada por evidências clí-

---

SOLUCIONANDO O PROBLEMA

Alguns meses após recebem a triste notícia, Kate e John receberam uma ligação do médico. "Eu tenho boas notícias para vocês! Finalmente está disponível um tratamento para mulheres com POI e eu acredito que ele funcionará para vocês", explicou o Dr. Baker. Em um procedimento recentemente desenvolvido, conhecido como ativação *in vitro* (IVA), os ovários da mãe são removidos, cortados em fatias e novamente inseridos no abdome após serem tratados com fármacos estimuladores da ovulação. Depois de aproximadamente seis semanas, os ovócitos maduros são coletados cirurgicamente e fertilizados *in vitro*. Os zigotos desenvolvem-se até embriões primários antes de serem congelados para posterior transferência ao útero materno.

P6: *Devido ao tempo de demora da IVA, a mãe deve receber um tratamento hormonal para preparar o endométrio uterino para a implantação do embrião. Quais hormônios Kate deve receber para que seu útero seja capaz de receber um embrião?*

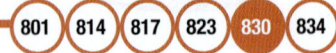

801   814   817   823   **830**   834

(a) Feto completamente desenvolvido. Quando o trabalho de parto começa, o feto normalmente está posicionado no útero com a cabeça para baixo.

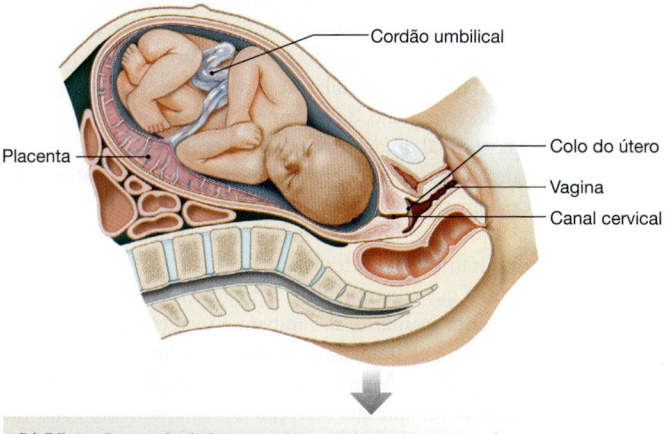

Cordão umbilical

Placenta

Colo do útero

Vagina

Canal cervical

(b) Dilatação cervical. As contrações uterinas empurram o feto contra o colo do útero amolecido, estirando-o e dilatando-o.

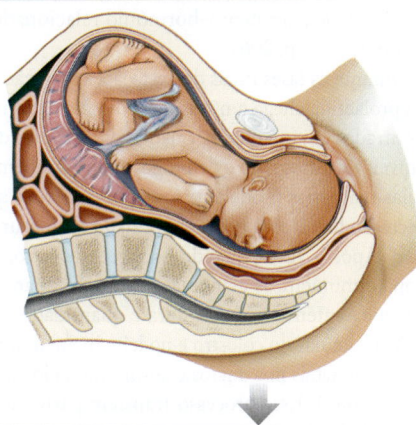

(c) Parto. Uma vez que o colo do útero esteja completamente dilatado e estirado, as contrações uterinas empurram o feto para fora através da vagina.

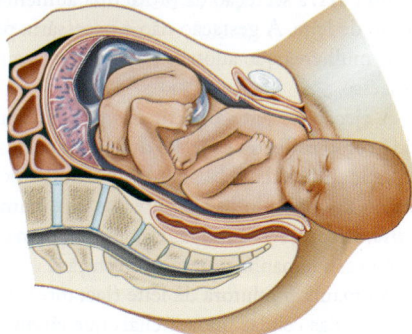

(d) O processo do trabalho de parto é controlado por uma alça de retroalimentação positiva que termina com a expulsão do feto.

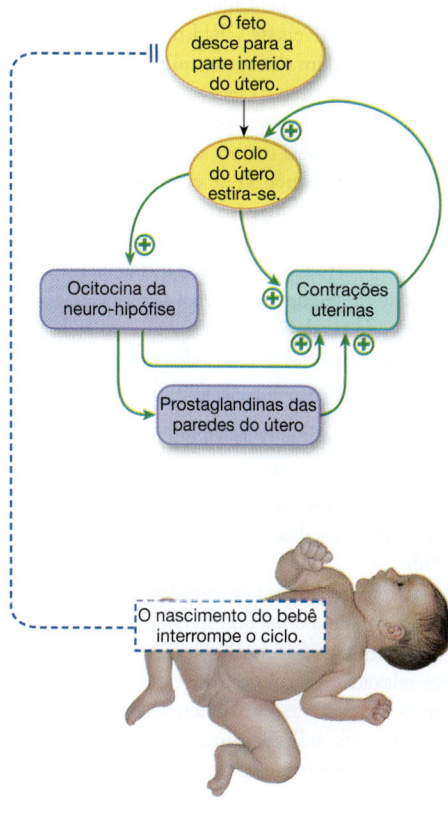

O feto desce para a parte inferior do útero.

O colo do útero estira-se.

Ocitocina da neuro-hipófise

Contrações uterinas

Prostaglandinas das paredes do útero

O nascimento do bebê interrompe o ciclo.

FIGURA 26.16 **Parto: o processo do nascimento.**

nicas é a de que o hormônio liberador da corticotrofina (CRH) secretado pela placenta é o sinal que começa o trabalho de parto. (O CRH também é um fator liberador hipotalâmico que controla a liberação do ACTH pela adeno-hipófise.) Nas semanas anteriores ao parto, os níveis de CRH no sangue materno aumentam rapidamente. Além disso, as mulheres com níveis de CRH elevados já na 15ª semana da gestação têm maior probabilidade de entrar em trabalho de parto prematuro.

Ainda que não seja conhecido com certeza o que inicia o parto, entendemos a sequência de eventos. Nos dias que antecedem o início do trabalho de parto ativo, o colo do útero torna-se mais macio ("amadurece"), e os ligamentos que mantêm os ossos pélvicos unidos se afrouxam à medida que as enzimas desestabilizam o colágeno do tecido conectivo. O controle desses processos não é claro e pode ser devido ao estrogênio ou ao hormônio peptídico **relaxina**, a qual é secretada pelos ovários e pela placenta.

Uma vez que as contrações do trabalho de parto começam, inicia-se uma alça de retroalimentação positiva que consiste em fatores mecânicos e hormonais. O feto geralmente está orientado de cabeça para baixo (Fig. 26.16a). No incío do trabalho de parto, ele reposiciona-se sozinho na parte inferior do abdome ("o bebê desceu") e a sua cabeça pressiona o colo do útero amolecido (Fig. 26.16b).

O estiramento cervical desencadeia contrações uterinas que se deslocam como uma onda do topo do útero para baixo, empurrando o feto mais para dentro da pelve. A porção inferior do útero permanece relaxada, e o colo estira-se e dilata-se. O dilatamento cervical inicia um ciclo de retroalimentação positiva de contrações progressivas (Fig. 26.16d). As contrações são reforçadas pela secreção da ocitocina proveniente da neuro-hipófise (p. 209), e o estiramento continuado do colo do útero reforça a secreção da ocitocina.

As prostaglandinas são produzidas no útero em resposta à secreção de CRH e de ocitocina. As prostaglandinas são muito eficazes em causar contrações musculares uterinas em qualquer momento. Elas são a causa primária das cólicas menstruais e têm sido utilizadas para induzir o aborto no início da gestação. Durante o trabalho de parto e o período expulsivo do parto, as prostaglandinas reforçam as contrações uterinas induzidas pela ocitocina (Fig. 26.16d).

À medida que as contrações do trabalho de parto se intensificam, o feto move-se para baixo através da vagina para fora do útero (Fig. 26.16c), ainda ligado à placenta. A placenta, então, se solta da parede uterina e é expelida pouco tempo depois. As contrações uterinas comprimem os vasos sanguíneos maternos e ajudam a impedir o sangramento excessivo, embora geralmente a mãe perca cerca de 240 mL de sangue no parto.

As glândulas mamárias secretam leite durante a lactação

O recém-nascido perde a nutrição materna fornecida pela placenta e precisa contar com uma fonte externa de alimentos. Os primatas, que normalmente têm somente um ou dois filhos em cada gestação, possuem duas glândulas mamárias funcionais. A glândula mamária é composta por 15 a 20 lobos secretores de leite (**FIG. 26.17a**). Cada lobo ramifica-se em lóbulos, e os lóbulos terminam em grupamentos de células, chamados de *alvéolos* ou *ácinos*. Cada alvéolo é composto por epitélio secretor, que libera

suas secreções dentro de um ducto, de modo semelhante às secreções exócrinas do pâncreas (Fig. 21.14, p. 676). O alvéolo é circundado por um *mioepitélio* contrátil.

Durante a puberdade, as mamas começam a desenvolver-se sob a influência do estrogênio. Os ductos crescem e ramificam-se, e é depositada gordura atrás do tecido glandular. Durante a gestação, as glândulas desenvolvem-se ainda mais sob o estímulo do estrogênio, do hormônio do crescimento e do cortisol. O passo final do desenvolvimento também requer progesterona para converter o epitélio do ducto em uma estrutura secretora. Esse processo é similar ao efeito da progesterona no útero, no qual a progesterona faz o endométrio passar a ser um tecido secretor durante a fase lútea.

Ainda que o estrogênio e a progesterona estimulem o desenvolvimento mamário, eles inibem a secreção do leite. A produção de leite é estimulada pela prolactina liberada pela adeno-hipófise (p. 213). A prolactina é um hormônio incomum da hipófise, uma vez que sua secreção é primariamente controlada pelo **hormônio inibidor da prolactina** (PIH) secretado pelo hipotálamo. A maioria das evidências sugere que a PIH é, na verdade, a *dopamina*, um neuro-hormônio relacionado à adrenalina e à noradrenalina (p. 206).

Durante as fases finais da gestação, a secreção do PIH diminui, e a prolactina chega a níveis dez ou mais vezes maiores do que os encontrados em uma mulher não grávida. Antes do parto, quando os níveis de estrogênio e de progesterona também estão altos, as glândulas mamárias produzem somente pequenas quantidades de uma secreção fina e com baixa quantidade de gordura, denominada **colostro**. Após o parto, quando os níveis de estrogênio e de progesterona diminuem, as glândulas produzem quantidades maiores de leite que contêm 4% de gordura e quantidades substanciais de cálcio. As proteínas no colostro e no leite incluem imunoglobulinas maternas secretadas nos ductos e absorvidas pelo epitélio intestinal do bebê (p. 682). Esse processo transfere parte da imunidade da mãe para o bebê durante as suas primeiras semanas de vida.

A *sucção*, o estímulo mecânico do bebê sugando o mamilo da mãe, também inibe a produção de PIH (Fig. 26.17b). Na ausência do PIH, a secreção da prolactina aumenta, resultando na produção de leite. A gestação não é necessária para a lactação, e algumas mulheres que adotam crianças conseguem amamentar com sucesso.

A ejeção do leite a partir das glândulas mamárias é conhecida como **reflexo de ejeção do leite** e necessita da presença da ocitocina liberada pela neuro-hipófise. A ocitocina inicia a contração do músculo liso no útero e nas mamas. No período *pós-parto*, as contrações induzidas pela ocitocina ajudam o útero a voltar ao seu tamanho anterior à gestação.

Na mama produtora de leite (lactante), a ocitocina causa a contração das células mioepiteliais que circundam os alvéolos e nas paredes dos ductos. A contração cria uma alta pressão nos ductos, que enviam o leite em jatos para a boca do bebê. Embora a liberação de prolactina necessite do estímulo mecânico da sucção, a liberação de ocitocina pode ser estimulada por vários estímulos cerebrais, incluindo pensar na criança. Muitas mães que estão amamentando têm liberação inapropriada de leite desencadeada pelo choro de alguma outra criança.

A prolactina é relacionada ao hormônio do crescimento e tem um papel em outros processos reprodutivos e não reprodu-

(a) Glândulas mamárias

As células epiteliais das glândulas mamárias secretam leite no lúmen da glândula. A contração do mioepitélio empurra o líquido para fora dos ductos através das aberturas no mamilo.

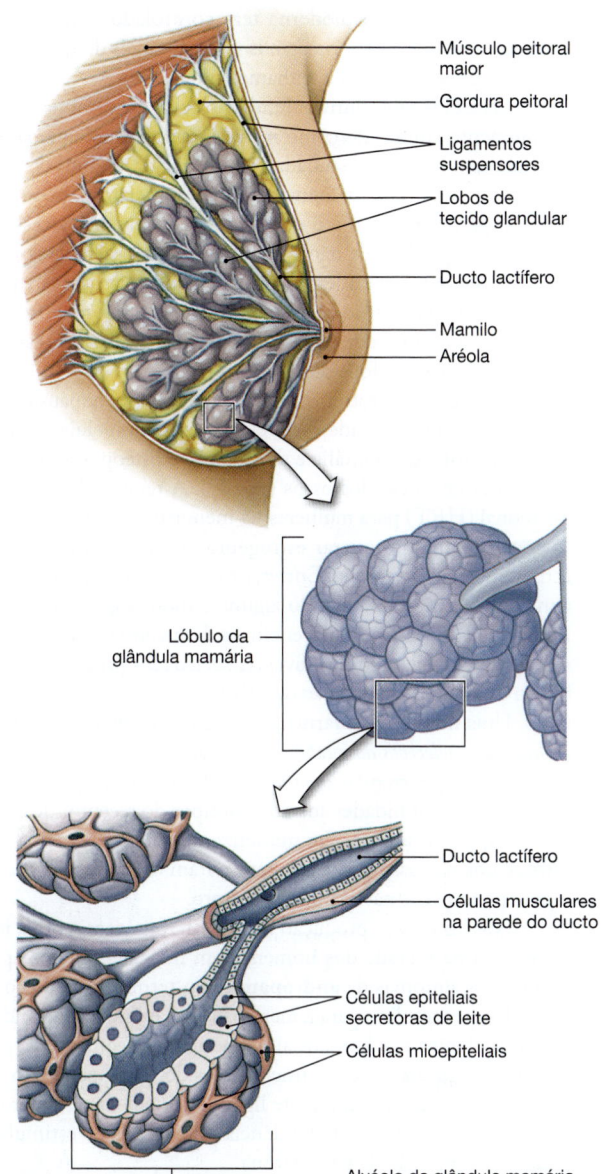

(b) Controle hormonal da secreção e da liberação do leite

A prolactina controla a secreção de leite, e a ocitocina causa a contração do músculo liso para a ejeção do leite.

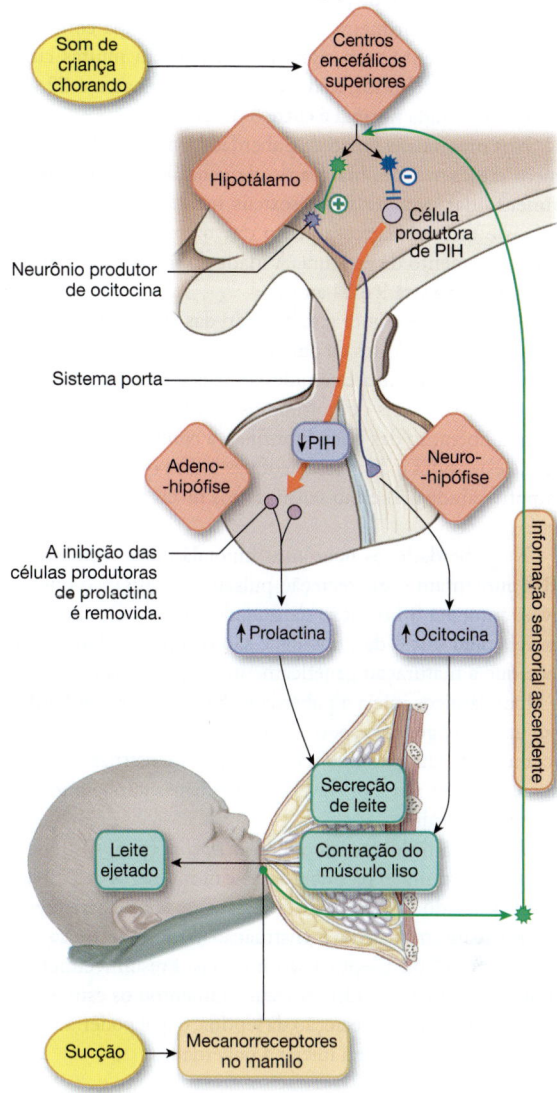

FIGURA 26.17 Lactação.

tivos. Todos os homens e todas as mulheres não lactantes possuem uma secreção tônica de prolactina, que apresenta um ciclo diurno, tendo seu pico durante o sono. A prolactina também está envolviva na fertilidade tanto em homens quanto em mulheres, mas esta função ainda está sendo investigada.

CRESCIMENTO E ENVELHECIMENTO

O período reprodutivo começa com eventos que ocorrem aproximadamente na puberdade e terminam com a diminuição da produção hormonal pelas gônadas.

A puberdade marca o início do período reprodutivo

Nas mulheres, o início da puberdade é marcado pelo crescimento das mamas e pela primeira menstruação, conhecida como **menarca**, um momento com significado ritual em muitas culturas. Nos Estados Unidos, a idade média da menarca é 12 anos (a faixa considerada normal é entre 8-13 anos).

Nos meninos, o início da puberdade é mais sutil. Os sinais incluem crescimento e maturação da genitália externa; desenvolvimento das características sexuais secundárias, como pelos pubianos e faciais, engrossamento da voz; mudança na forma corporal e aumento da estatura. A idade do início da puberdade masculina varia entre 9 e 14 anos.

A puberdade requer a maturação das vias de controle hipotálamo-hipófise. Antes da puberdade, a criança apresenta baixos níveis de hormônios esteroides sexuais e de gonadotrofinas. Como os baixos níveis de hormônios sexuais normalmente aumentam a liberação das gonadotrofinas, a combinação de baixos níveis de esteroides e de gonadotrofinas indica que o hipotálamo e a hipófise ainda não estão sensíveis aos níveis de esteroides no sangue.

Na puberdade, os neurônios hipotalâmicos secretores de GnRH aumentam a sua secreção pulsátil de GnRH, o que, por sua vez, aumenta a liberação de gonadotrofinas. Os sinais responsáveis pelo início da puberdade são complexos. Uma teoria propõe que a maturação geneticamente programada dos neurônios hipotalâmicos inicia a puberdade. Sabe-se que a puberdade possui uma base genética, pois os padrões herdados de maturação são comuns. Se uma mulher não começa a menstruar antes dos 16 anos, por exemplo, é provável que suas irmãs também tenham uma menarca tardia.

O hormônio do tecido adiposo *leptina* (p. 694) também contribui para o início da puberdade. Em mulheres desnutridas com pouco tecido adiposo e níveis baixos de leptina, frequentemente existe interrupção da menstruação (*amenorreia*), e camundongos nocaute* para leptina são inférteis. Presumivelmente, a melhora da nutrição no último século aumentou os estoques de gordura pré-puberal e a secreção da leptina, o que poderia interagir com outros fatores para iniciar a puberdade.

---

*N. de T. Camundongos nocaute são modelos experimentais geneticamente modificados em que um determinado gene é eliminado.

A menopausa e a andropausa são consequências do envelhecimento

Na América do século 19, muitas pessoas morriam devido a doenças agudas, embora permanecessem ativas reprodutivamente. Agora, a medicina moderna tem controlado a maioria das doenças agudas, e a maioria de nós vive bem mais do que a idade em que é provável que nós tenhamos filhos.

Os ciclos reprodutivos femininos cessam completamente no momento conhecido como **menopausa**. A fisiologia da menopausa tem sido bem estudada. Após cerca de 40 anos de ciclos menstruais, os períodos menstruais da mulher tornam-se irregulares (*perimenopausa*) até que finalmente cessam. A cessação dos ciclos reprodutivos não é causada pela hipófise, mas pelos ovários, que não respondem mais às gonadotrofinas. Na ausência da retroalimentação negativa, os níveis de gonadotrofinas aumentam bastante em um esforço para estimular os ovários a amadurecerem mais folículos.

A ausência do estrogênio na mulher pós-menopáusica leva a sintomas com gravidade variável. Eles podem incluir fogachos (p. 723), atrofia da genitália e das mamas e osteoporose causada pela perda de cálcio dos ossos (p. 749). A terapia de reposição hormonal (HRT) para mulheres na menopausa tradicionalmente consiste em administrar estrogênio ou uma combinação de estrogênio e progesterona. Entretanto, esse tratamento se tornou controverso em 2002, quando alguns estudos sugeriram que os riscos da HRT superam os benefícios. Um consenso internacional de 2013, declarado por diversas sociedades profissionais, publicou orientações para o uso da HRT.

Uma nova terapia farmacológica para a menopausa utiliza *moduladores seletivos do receptor de estrogênio* (*SERMs*, do inglês, *selective estrogen receptor modulators*). Esses fármacos se ligam com diferentes afinidades aos dois subtipos do receptor de estrogênio, o que permite que eles mimetizem os efeitos benéficos dos estrogênios nos ossos, ao passo que evitam os efeitos potencialmente prejudiciais nas mamas e no útero.

Nos homens, a produção de testosterona decai com a idade, e cerca de metade dos homens com mais de 50 anos apresentarão os sintomas da **andropausa**, um termo cunhado como equivalente masculino para a menopausa. A existência da andropausa fisiológica nos homens ainda permanece controversa pelo fato de os sintomas físicos e psicológicos do envelhecimento nos homens não estarem claramente ligados à queda da testosterona, embora exista uma recente tendência publicitária de estimular a terapia de reposição da testosterona.

SOLUCIONANDO O PROBLEMA CONCLUSÃO | Infertilidade

Kate e John ficam entusiasmados com as novidades do Dr. Baker e decidiram seguir com o novo tratamento. Seis semanas após o procedimento, três ovócitos foram coletados das tubas uterinas de Kate e fertilizados *in vitro* com os espermatozoides de John. Um por vez, os embriões foram descongelados, transferidos para o útero de Kate e dado tempo para que se implantassem e desenvolvessem. Os primeiros dois ciclos não tiveram sucesso, porém a última transferência deu origem a um saudável menino.

No problema apresentado, você aprendeu como a causa da infertilidade é diagnosticada em um casal típico.

Para testar o seu conhecimento, compare as suas respostas com as informações sintetizadas na tabela a seguir.

Pergunta	Fatos	Integração e análise
P1: Cite (em ordem) as estruturas do trato genital masculino que transportam os espermatozoides dos túbulos seminíferos para o meio externo.	As estruturas genitais masculinas incluem os testículos, os órgãos glandulares acessórios, uma série de ductos e a genitália externa.	Os espermatozoides deixam os túbulos seminíferos dos testículos, passam pelo epidídimo, depois pelos vasos deferentes e, por fim, deixam o corpo pela uretra.
P2: Em qual estrutura reprodutiva masculina os espermatozoides alcançam a maturidade?	Quando deixam os túbulos seminíferos, os espermatozoides ainda não estão maduros. Eles levam cerca de duas semanas para se moverem ao longo do epidídimo.	A maturação ocorre no epidídimo, auxiliada pelas secreções dessa estrutura.
P3: Em quais causas da infertilidade masculina a técnica de retirada de espermatozoides do epidídimo poderia ser necessária?	O epidídimo é o primeiro ducto no qual o espermatozoide entra após deixar os testículos.	Se o problema de infertilidade é devido a um bloqueio ou defeito congênito no ducto deferente ou na uretra, a remoção dos espermatozoides do epidídimo poderia ser útil. Se o problema é causado por baixo número ou morfologia anormal dos espermatozoides, essa técnica provavelmente não seria útil.
P4: Para quais causas de infertilidade feminina o acompanhamento da temperatura é útil? E para quais causas não é útil?	A temperatura corporal basal aumenta levemente após a ovulação.	O acompanhamento da temperatura é uma maneira útil de se dizer se uma mulher está ovulando, mas não revela problemas estruturais ou fisiológicos nas tubas uterinas ou no útero.
P5: Como você espera que os níveis de FSH e de estrogênio (comparados ao normal) estejam em uma mulher com POI?	Os ovários de uma mulher com POI não produzem folículos maduros. O estrogênio exerce um efeito de retroalimentação negativa na adeno-hipófise.	O estrogênio é secretado pelos folículos maduros e pelo corpo lúteo. Dessa forma, os níveis de estrogênio estarão baixos. Baixos níveis de estrogênio resultam em menor retroalimentação negativa e níveis de FSH elevados.
P6: Quais hormônios Kate deve receber para que seu útero seja capaz de receber um embrião?	Normalmente, o endométrio transforma-se em uma estrutura secretora capaz de receber o embrião durante a fase lútea do ciclo ovariano.	O corpo lúteo secreta estrogênio e progesterona para preparar o útero para a implantação de um embrião, assim Kate deve receber esses hormônios.

Este caso clínico foi desenvolvido por Douglas Shannon enquanto era estudante da University of Texas e se preparava para entrar na residência. Reproduzido com autorização.

(801) (814) (817) (823) (830) (**835**)

RESUMO DO CAPÍTULO

Neste capítulo, você aprendeu como a espécie humana se autoperpetua pela reprodução. O sistema reprodutivo possui um dos mais complexos *sistemas de controle* do corpo humano, no qual múltiplos hormônios e outras moléculas de sinalização interagem em um padrão de contínua mudança. A *homeostasia* do sistema reprodutivo adulto está longe de ser um estado estacionário, principalmente durante o ciclo menstrual feminino, quando os *efeitos de retroalimentação* do estrogênio mudam de negativos para positivos e retornam a negativos novamente. Um exemplo de *retroalimentação positiva* ocorre com a secreção de ocitocina durante o parto. Os testículos fornecem um ótimo exemplo de *compartimentalização*, com o lúmen dos túbulos seminíferos, onde os espermatozoides se desenvolvem, isolados do resto do compartimento extracelular.

Determinação do sexo

1. Os orgãos sexuais consistem em **gônadas**, **genitália interna** e **genitália externa**. (p. 801)

2. Os **testículos** produzem os **espermatozoides**. Os **ovários** produzem os **ovócitos**. As células embrionárias que dão origem aos **gametas** (espermatozoides e ovócitos) são chamadas de **células germinativas**. (p. 801)

3. Os seres humanos possuem 23 pares de cromossomos, ou 46 cromossomos. (p. 801; Fig. 26.1a)

4. O sexo genético de um indivíduo depende dos **cromossomos sexuais**: as mulheres são XX e os homens são XY. Na ausência de um cromossomo Y, um embrião se desenvolverá como mulher. (p. 801; Fig. 26.1b)

5. O **gene SRY** do cromossomo Y codifica a proteína SRY, um *fator de determinação testicular* que converte a glândula bipotencial em testículo. Na ausência da proteína SRY, a gônada torna-se um ovário. (p. 802)

6. As **células de Sertoli** testiculares secretam **hormônio anti-mülleriano** (AMH), que faz os **ductos de Müller** regredirem. As **células intersticiais (Leydig)** secretam **testosterona**, que converte os **ductos de Wolff** em estruturas acessórias masculinas. A **di-hidrotestosterona** (DHT) promove o desenvolvimento da próstata e da genitália externa. (pp. 802, 803; Fig. 26.2)

7. A ausência de testosterona e de AMH faz os ductos de Müller darem origem às **tubas uterinas** ou trompas de Falópio (**ovidutos**), ao **útero** e à **vagina**. Nas mulheres, o ducto de Wolff regride. (p. 803; Fig. 26.2)

Padrões básicos da reprodução

8. A **gametogênese** inicia com a divisão mitótica da **espermatogônia** e da **ovogônia**. O primeiro passo da meiose dá origem aos **espermatócitos primários** e aos **ovócitos primários**. A primeira divisão meiótica origina dois **espermatócitos secundários** idênticos nos homens ou um grande ovócito secundário e um minúsculo **corpúsculo polar primário** nas mulheres. (pp. 806, 807; Fig. 26.5)

9. Nos homens, a segunda divisão meiótica dá origem a **espermátides** haploides que maturam até espermatozoides. Nas mulheres, a segunda divisão meiótica não se completa até que o ovócito seja fecundado. (p. 807; Fig. 26.5)

10. Em ambos os sexos, o **hormônio liberador de gonadotrofinas** (GnRH) controla a secreção do **hormônio folículo-estimulante** (FSH) e do **hormônio luteinizante** (LH) pela adeno-hipófise. O FSH e os hormônios esteroides sexuais regulam a gametogênese nas células gonadais produtoras de gametas. O LH estimula a produção de hormônios esteroides sexuais. (p. 809; Fig. 26.6)

11. Os hormônios esteroides sexuais incluem **androgênios, estrogênios** e progesterona. A **aromatase** converte os androgênios em estrogênios. A **inibina** inibe a secreção de FSH, e a **ativina** estimula a secreção de FSH. (pp. 807, 808, 809)

12. Os esteroides gonadais geralmente suprimem a secreção de GnRH, FSH e LH. Entretanto, se o estrogênio aumenta rapidamente acima do nível limiar por no mínimo 36 horas, a retroalimentação muda para positiva e estimula a liberação de gonadotrofinas. (p. 809)

13. Após a puberdade, a liberação tônica do GnRH ocorre em pequenos pulsos a cada 1 a 3 horas, a partir de uma região hipotalâmica denominada **gerador de pulso**. (p. 810)

Reprodução masculina

14. O **corpo esponjoso** e os **corpos cavernosos** formam o tecido erétil do pênis. A **glande** é coberta pelo **prepúcio**. A uretra passa ao longo do **pênis**. (p. 810; Fig. 26.7)

15. Os testículos migram para dentro do escroto durante o desenvolvimento fetal. A falha na descida de um ou mais testísculos é conhecida como **criptorquidismo**. (p. 811)

16. Os testículos são compostos por **túbulos seminíferos** e por tecido intersticial contendo vasos sanguíneos e células de Leydig. Os túbulos seminíferos entram no **epidídimo**, que dá origem ao **ducto deferente**. O ducto deferente desemboca na uretra. (p. 811; Fig. 26.7b)

17. Os túbulos seminíferos contêm espermatogônias, espermatócitos e células de Sertoli. As junções oclusivas entre as células de Sertoli formam a **barreira hematotesticular**. (p. 811; Fig. 26.7d, e)

18. As espermatogônias nos túbulos sofrem meiose, tornando-se espermatócitos primários, espermátides e, por fim, espermatozoides em aproximadamente 64 dias. Os espermatozoides alcançam sua maturidade no epidídimo. (p. 811; Fig. 26.7e)

19. As células de Sertoli regulam o desenvolvimento dos espermatozoides. Eles também produzem inibina, ativina, fatores de crescimento, enzimas e **proteína ligadora de androgênio** (p. 811; Fig. 26.8)

20. As células intersticiais produzem 95% da testosterona masculina. Os outros 5% são provenientes do córtex da glândula suprarrenal. (p. 811)

21. O FSH estimula as células de Sertoli a produzirem a proteína ligadora de androgênio, inibina e moléculas parácrinas. As células intersticiais produzem testosterona sob controle do LH. (p. 815; Fig. 26.8)

22. A **glândula prostática**, as **vesículas seminais** e as **glândulas bulbouretrais** secretam o líquido que compõe o **sêmen**. (pp. 811, 815)

23. As **características sexuais primárias** são os órgãos sexuais internos e a genitália externa. As **características sexuais secundárias** são outras características corporais, como a forma do corpo. (p. 815)

Reprodução feminina

24. A genitália externa feminina, chamada de **vulva** ou **pudendo**, é formada pelos **lábios maiores do pudendo**, os **lábios menores do pudendo** e o **clitóris**. A abertura ou óstio da uretra encontra-se entre o clitóris e a **vagina**. (p. 816; Fig. 26.9)

25. As camadas de tecido uterino são: tecido conectivo externo, **miométrio** e **endométrio**. (p. 816; Fig. 26.9d)

26. As tubas uterinas são revestidas por um epitélio ciliado. A maior parte de um ovário consiste nos folículos ovarianos. (p. 816; Fig. 26.9e)

27. Os ovócitos são produzidos mensalmente em **ciclos menstruais**. (p. 817; Fig. 26.11)

28. No **ciclo ovariano**, a **fase folicular** é o período de crescimento folicular. A **ovulação** é a liberação do ovócito do seu folículo. Na **fase lútea**, o folículo rompido torna-se o **corpo lúteo**. (p. 817; Fig. 26.11)

29. A **menstruação** inicia o **ciclo uterino**. Esta é seguida pela **fase proliferativa**, com o espessamento do endométrio. Após a ovulação, o endométrio entra na **fase secretora**. (p. 817; Fig. 26.11)

30. As **células da granulosa** foliculares secretam estrogênio. No final da fase folicular, um pico de LH é necessário para a maturação do ovócito. (p. 820; Fig. 26.11)

31. O corpo lúteo secreta progesterona e pouco estrogênio, o qual exerce retroalimentação negativa no hipotálamo e na adeno-hipófise. (p. 823; Fig. 26.12)

32. Os estrogênios e os androgênios são responsáveis pelas características sexuais primárias e secundárias da mulher. (p. 823)

Procriação

33. O ato sexual humano é dividido em quatro fases: (1) excitação, (2) platô, (3) orgasmo e (4) resolução. (p. 824)

34. O **reflexo de ereção** masculino é um reflexo espinal que pode ser influenciado pelos centros encefálicos superiores. O estímulo do parassimpático mediado pelo óxido nítrico dilata ativamente as arteríolas penianas. (p. 824; Fig. 26.13)

35. A **emissão** é o movimento dos espermatozoides do ducto deferente para a uretra. A **ejaculação** é a expulsão do sêmen para o meio externo. (p. 824)

36. Os métodos contraceptivos incluem **abstinência, métodos de barreira, prevenção da implantação** e **tratamentos hormonais**. (pp. 825, 826)

37. A infertilidade pode se originar de problemas no homem, na mulher ou em ambos. A fertilização *in* vitro tem permitido que alguns casais inférteis tenham filhos. (p. 827)

Gestação e parto

38. O espermatozoide deve sofrer **capacitação** antes de poder fertilizar o ovócito. (p. 827)

39. A fertilização geralmente ocorre na tuba uterina. O espermatozoide capacitado libera as enzimas acrossomais (**reação acrossômica**) para dissolver as junções celulares e a **zona pelúcida** do ovócito. O primeiro espermatozoide a alcançar o ovócito fertiliza-o. (p. 827; Fig. 26.14)

40. A fusão das membranas do ovócito e do espermatozoide inicia a **reação cortical**, que previne a **polispermia.** (p. 827)

41. Quando alcança o útero, o embrião em desenvolvimento é um **blactocisto** oco. Uma vez que o blastocisto se implanta, as membranas extraembrionárias desenvolvem-se. (p. 827; Figs. 26.14d, 26.15)

42. As **vilosidades coriônicas** da placenta são rodeadas por lagos de sangue materno onde os nutrientes, os gases e os resíduos são trocados entre a mãe e o embrião. (p. 829; Fig. 26.15)

43. O corpo lúteo permanece ativo durante o início da gestação devido à **gonadotrofina coriônica humana** (hCG) produzida pelo embrião em desenvolvimento. (p. 829)

44. A placenta secreta hCG, estrogênio, progesterona e **lactogênio placentário humano**. Este último hormônio tem um papel importante no metabolismo materno. (p. 830)

45. Durante a gestação, o estrogênio contribui para o desenvolvimento dos ductos lactíferos das mamas. A progesterona é essencial para a manutenção do endométrio e, juntamente com a **relaxina**, ajuda a inibir as contrações uterinas. (p. 832)

46. O **parto** normalmente ocorre entre a 38ª e a 40ª semanas de gestação. Ele inicia com o **trabalho de parto** e termina com a expulsão do feto e da placenta. Uma alça de retroalimentação positiva da secreção da ocitocina causa contrações musculares uterinas. (pp. 827, 830; Fig. 26.16)

47. Após o parto, as glândulas mamárias produzem leite sob a influência da prolactina. O leite é liberado durante a amamentação pela ocitocina, que faz as células mioepiteliais das glândulas mamárias se contraírem. (p. 832; Fig. 26.17)

Crescimento e envelhecimento

48. Nas meninas, a puberdade inicia com a **menarca**, o primeiro período menstrual, na idade de 8 a 13 anos. A idade do início da puberdade dos meninos varia entre 9 e 14 anos. (p. 834)

49. A interrupção dos ciclos reprodutivos nas mulheres é conhecida como **menopausa**. Com o avançar da idade, alguns homens apresentam sintomas da deficiência de testosterona. (p. 834)

QUESTÕES PARA REVISÃO

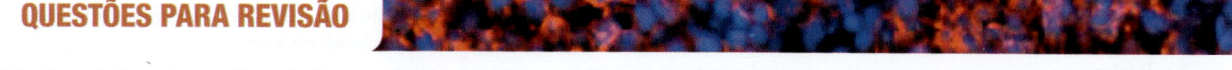

Além da resolução destas questões e da checagem de suas respostas na p. A-34, reveja os Tópicos abordados e objetivos de aprendizagem, no início deste capítulo.

Nível um   Revisando fatos e termos

1. Relacione cada um dos seguintes itens com todos os termos aos quais se aplicam:

(a) X ou Y	1. outros cromossomos que não os cromossomos sexuais
(b) cromossomo X inativado	2. ovócito fertilizado
(c) XX	3. espermatozoide ou ovócito
(d) XY	4. cromossomos sexuais
(e) XX ou XY	5. células germinativas
(f) autossomos	6. cromossomos do homem
	7. cromossomos da mulher
	8. corpúsculo de Barr

2. O cromossomo Y contém uma região para determinação do sexo masculino que é conhecida como gene _____.

3. Liste as funções das gônadas. Em que os produtos da função das gônadas diferem em homens e em mulheres?

4. Defina cada um dos seguintes termos e descreva seu significado para a fisiologia reprodutiva:
   (a) aromatase.
   (b) barreira hematotesticular.
   (c) proteína ligadora de androgênio.
   (d) primeiro corpúsculo polar.
   (e) acrossomo.

5. Desenhe as rotas anatômicas em direção ao meio externo seguidas por um espermatozoide recém-formado e por um ovócito ovulado. Dê o nome de todas as estruturas pelas quais os gametas passam no seu trajeto.

6. Decida se cada uma das seguintes afirmativas é verdadeira ou falsa e justifique a sua resposta.
   (a) Toda testosterona é produzida pelos testículos.
   (b) Somente homens produzem testosterona e somente mulheres produzem estrogênios.
   (c) O uso de esteroides anabólicos parece gerar dependência, e os sintomas de abstinência incluem distúrbios psicológicos.
   (d) Altos níveis de estrogênio na fase folicular tardia ajudam a preparar o útero para a menstruação.
   (e) A progesterona é o hormônio dominante na fase lútea do ciclo ovariano.

7. O que é sêmen? Quais são os seus componentes principais e onde eles são produzidos?

8. Liste e dê um exemplo específico dos diversos métodos contraceptivos. Qual(is) é(são) o(s) mais eficaz(es)? E o menos eficaz?

Nível dois   Revisando conceitos

9. Por que as características ligadas ao X aparecem mais frequentemente nos homens do que nas mulheres?

10. Faça um diagrama do controle hormonal da gametogênese masculina.

11. Faça um diagrama do ciclo menstrual, distinguindo entre o ciclo ovariano e o ciclo uterino. Inclua todos os hormônios relevantes.

12. **Mapas conceituais**: faça um mapa com os seguintes grupos de termos. Você pode adicionar outros termos se desejar.

    Lista 1

• AMH	• espermátides
• células de Sertoli	• espermatócitos
• células intersticiais	• espermatogônia
• DHT	• espermatozoide
• ductos de Müller	• SRY
• ductos de Wolff	• testosterona

    Lista 2

• antro	• endométrio
• células da granulosa	• folículo
• células da teca	• miométrio
• corpo lúteo	• ovócito

13. Defina e relacione cada um dos seguintes termos em cada grupo:

    (a) gameta, zigoto, célula germinativa, embrião, feto.
    (b) coito, ereção, ejaculação, orgasmo, emissão, zonas erógenas.
    (c) capacitação, zona pelúcida, reação acrossômica, reação cortical, grânulos corticais.
    (d) puberdade, menarca, menopausa, andropausa.

14. Compare as ações em homens e em mulheres de cada um dos seguintes hormônios.

    (a) FSH.
    (b) Inibina.
    (c) Ativina.
    (d) GnRH.
    (e) LH.
    (f) DHT.
    (g) Estrogênio.
    (h) Testosterona.
    (i) Progesterona.

15. Compare e diferencie os eventos das quatro fases da relação sexual em homens e em mulheres.

16. Discuta o papel de cada um dos seguintes hormônios na gestação, no trabalho de parto, período expulsivo do parto, no desenvolvimento das glândulas mamárias e na lactação:

    (a) gonadotrofina coriônica humana.
    (b) hormônio luteinizante.
    (c) lactogênio placentário humano.
    (d) estrogênio.
    (e) progesterona.
    (f) relaxina.
    (g) prolactina.

Nível três   Solucionando problemas

17. A síndrome de Down é um defeito cromossômico conhecido como "trissomia" (três cópias, em vez de duas) do cromossomo 21. O cromossomo extra geralmente vem da mãe. Descubra as causas da trissomia utilizando o que você aprendeu sobre os eventos que envolvem a fertilização.

18. Às vezes, o folículo não se rompe na ovulação, embora pareça ter passado por todos os estágios do desenvolvimento. Essa condição resulta em cistos ovarianos benignos, e os folículos que não se romperam podem ser palpados como saliências na superfície dos ovários. Se os cistos persistem, os sintomas dessa condição frequentemente mimetizam uma gravidez, com falha de períodos menstruais e mamas doloridas. Explique o que causa esses sintomas, utilizando esquemas se necessário.

19. Um indivíduo XY herda uma mutação que resulta em receptores de androgênio completamente não funcionais.

    (a) Esta pessoa é geneticamente masculina ou feminina?
    (b) Esta pessoa possuirá ovários funcionais, testículos funcionais ou gônadas não funcionais ou incompletamente desenvolvidas?
    (c) Esta pessoa possuirá ductos de Wolff e seus derivados? E os ductos de Müller e seus derivados?
    (d) Esta pessoa possuirá aparência externa masculina ou feminina?

20. Os bebês de mães com diabetes melito gestacional tendem a ser mais pesados ao nascimento. Eles também têm risco de desenvolver hipoglicemia imediatamente após o nascimento. Utilize o que você aprendeu sobre diabetes e insulina para explicar essas duas observações. *Dica*: estes bebês têm resposta normal à insulina.

Nível quatro   Problemas quantitativos

21. O gráfico a seguir mostra os resultados de um experimento no qual a testosterona é dada a homens saudáveis por um período de meses (indicado pela barra que vai de A a E). Valores-controle dos hormônios foram medidos antes do início do experimento. Entre os tempos B e C, também foi dado FSH aos homens. Entre os tempos D e E também foi dado LH. Com base na informação dada, responda às seguintes questões:

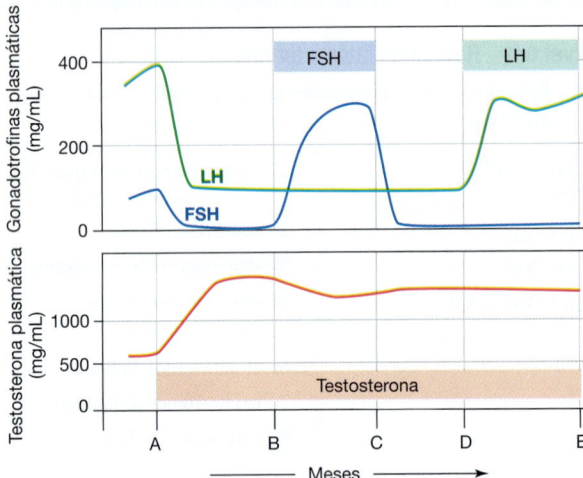

    (a) Por que os níveis de testosterona começaram a se elevar a partir do ponto A?
    (b) Por que os níveis de LH e de FSH começaram a diminuir a partir do ponto A?
    (c) Diga o que acontecerá com a produção de espermatozoides nos intervalos A-B, B-C e D-E.

CAPÍTULO 1

Questões de Revisando conceitos

1. Ele permanence no corpo.
2. O metabolismo da glicose adiciona CO_2 e água ao corpo, alterando o balanço de massa dessas duas substâncias. Para manter o balanço de massa, ambos os metabólitos devem ser também excretados ou mais metabolizados.
3. Não há mecanismo de controle para resfriar a água que está muito quente.
4. A retroalimentação negativa desliga o aquecedor.
5. A variável independente é a quantidade de água que os estudantes bebem. A variável dependente é a eliminação de urina.
6. (a) O nível de atividade foi a variável independente (eixo x) e a frequência cardíaca foi a variável dependente (eixo y). (b) Um gráfico de linha seria apropriado, mas um gráfico de barra também pode ser utilizado se a intensidade do exercício for a mesma em todos os sujeitos. Para mostrar a diferença entre homens e mulheres, os gráficos deveriam ter também linhas ou barras separadas para homens e mulheres.

Questões da Figura

Figura 1.3: 1. Você pode incluir diferentes tipos de pães, carnes, e assim por diante, ou adicionar uma categoria de características do sanduíche, como temperatura (quente, frio) ou camadas (simples, dupla). O exemplo de mapa mostrado aqui é uma possível maneira de mapear os termos. Observe como alguns itens estão ligados a mais de um outro item. Outros termos podem ser incluídos. 2. Modelo de mapa abaixo. Mapas podem variar. **Figura 1.5**: o * vai na linha que divide LEC e LIC.
Figura 1.15: (b) Eles preferiram a dieta A. (c) Vinte e quarto estudantes. (d) Entre os dias 1 e 2. (e) Gráfico 1.15d: mudanças do peso corporal com o passar do tempo em ratos machos e fêmeas. Gráfico 1.15e: existe uma relação entre o tempo gasto estudando para um exame e a nota deste? Gráfico 1.15d: a variável independente foi o tempo, e a variável dependente foi o peso corporal. Gráfico 1.15 e: a variável independente foi o número de horas gastas estudando, e a variável dependente foi a nota do estudante. O gráfico 1.15d mostra que os ratos machos pesam mais do que as ratas fêmeas no início do experimento e que o peso corporal aumenta com o tempo. A taxa de aumento é aproximadamente a mesma em machos e fêmeas, indicada pelas linhas paralelas próximas. O gráfico 1.15e mostra que mais horas gastas estudando resultaram em notas mais altas no exame.

Questões para revisão

NÍVEL UM   Revisando fatos e termos

1. A fisiologia é o estudo do funcionamento normal de um organismo vivo. A anatomia é o estudo da estrutura.
2. Ver Figura 1.1.
3. Ver Figura 1.2.
4. A fisiologia integra as funções do corpo em todos os níveis de organização e enfatiza a função coordenada dos sistemas do corpo.
5. A homeostasia é a manutenção da estabilidade interna. Exemplos: temperatura do corpo e equilíbrio hídrico.
6. Os quatro temas principais são homeostasia e sistema de controle, relações entre estrutura e função, energia biológica e comunicação.
7. Estímulo, sensor, sinal de entrada, centro integrador, sinal de saída, alvo, resposta.
8. Ritmo circadiano.

NÍVEL DOIS   Revisando conceitos

9. Os mapas são individuais. Para avaliar o seu mapa, compare-o com o de um colega ou peça um comentário do seu professor.
10. (a) Tecidos – conjunto de células que apresentam funções relacionadas. Órgãos – conjunto de tecidos que formam unidades estruturais e funcionais. (b) Eixo x – variável independente; eixo y – variável dependente. (c) A variável dependente muda quando a variável independente é manipulada. (d) Teleológica – abordagem functional, o "porquê" de um sistema. Abordagem mecanicista – mecanismos fisiológicos, o "como" de um sistema. (e) Meio interno – liquido extracelular; meio externo – o mundo fora do corpo. (f) Estudo cego – os sujeitos não conhecem o tratamento que estão recebendo. Estudo duplo-cego – nem os sujeitos nem os experimentadores conhecem qual é o tratamento ativo. Estudo cruzado – cada sujeito serve como controle e como indivíduo experimental. (g) Os sensores recebem sinais e os alvos respondem a esses sinais.
11. Cavidades nasal e oral; orelha externa, ductos lacrimais, ductos das glândulas sudoríparas, sebáceas e mamárias; lúmem do esôfago, estômago, intestinos delgado e grosso; ductos de glândulas salivares, pâncreas, fígado e vesícula biliar; tratos urinário, reprodutor e órgãos respiratórios.
12. Coordenação – sistemas nervoso e endócrino. Proteção: sistemas tegumentar, digestório, circulatório e imune. Trocas com o meio externo – gases das trocas respiratórias; nutrientes absorvidos no siste-

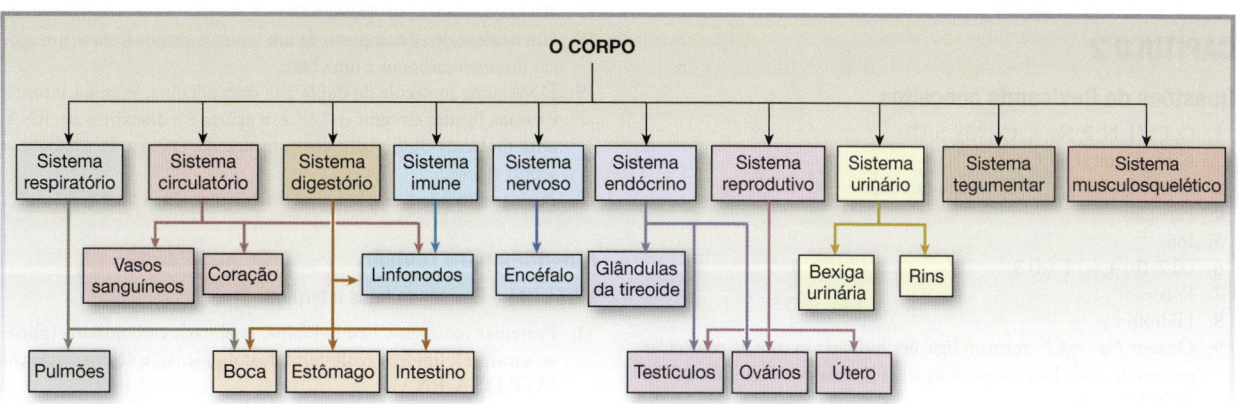

ma digestório; os sistemas digestório e urinário eliminam produtos residuais. O sistema tegumentar perde água e solutos.

13. Retroalimentação negativa – o sinal de retroalimentação desliga a alça de resposta; ajuda a manter a homeostasia. Retroalimentação positiva – a retroalimentação mantém a alça de resposta ativa; causa uma mudança maior. Respota antecipatória – inicia a alça de resposta antes de o estímulo o fazer; minimiza a mudança.

NÍVEL TRÊS Solucionando problemas

14. (a) Resposta mecanicista incorreta; (b) resposta teleológica correta; (c) resposta teleológica correta; (d) resposta mecanicista correta.

15. Outros problemas: exigência de um meio aquoso para a fertilização (fertilização interna nos mamíferos; muitos outros animais terrestres retornam para a água para procriar); um meio aquoso para o desenvolvimento embrionário (ovos nos pássaros, alguns répteis e insetos; desenvolvimento interno nos mamíferos, alguns répteis e insetos); suporte físico (exoesqueleto nos insetos, esqueleto interno nos vertebrados).

NÍVEL QUATRO Problemas quantitativos

16. (a) Independente = tempo; dependente = comprimento do corpo. (b) Não havia controle. (c) Deveria ser um gráfico de linha com o tempo em dias no eixo x, e o comprimento corporal no eixo y. (d) O crescimento estava mais lento nos dias 0 a 3 e mais rápido nos dias 6 a 9 e 18 a 21.

17. (a) Independente = concentração da solução; dependente = mudança de volume. (b) O volume antes da imersão fornece um padrão, mas não há um controle experimental. (c) Um gráfico de dispersão com uma linha ajustada lhe permitiria estimar mudanças de volume em concentrações intermediárias de sal, como a 5%.

18. (a) Gráfico de dispersão. (b) Existe uma relação entre a circunferência dos músculos do braço e o desempenho aeróbio? (c) Parece não haver relação entre a circunferência dos músculos do seu braço e o desempenho aeróbio.

19. (a) Esta questão não tem uma resposta "correta". Para ver as críticas deste estudo, ver: *New England Journal of Medicine* 347(2): 132-133 e 137-139, 2002, 11 de julho. Para estudo similar mais recente, ver o artigo de R. Sihvonen et al., *N Engl J Med* 369: 2515-2524, 2013, 26 de dezembro. (b) Os sujeitos acreditaram que a cirurgia teria ajudado (um efeito placebo) ou porque outras intervenções, como a terapia física, tenham ajudado. (c) O estudo é diretamente aplicável para uma população limitada: homens veteranos, com menos de 76 anos, predominantemente brancos, com osteoartrite ou doença degenerativa das articulações. (d) Estudo cego. (e) Os investigadores estavam tentando determinar se um efeito placebo poderia influenciar em uma melhora pós-cirúrgica.

CAPÍTULO 2

Questões de Revisando conceitos

1. O, C, H, N, P, Na, K, Ca, Mg, S, Cl
2. $C_nH_{2n}O_n$ ou $(CH_2O)_n$
3. Grupo amino é $-NH_2$. Grupo carboxila é $-COOH$.
4. Pareados
5. Íon
6. (a) 2, (b) 4, (c) 1, (d) 3
7. Polares
8. Hidrofílica
9. Os íons Na^+ e Cl^- formam ligações hidrogênio com as moléculas polares de água. Isso rompe as ligações iônicas que mantêm o cristal de NaCl unido.

10. Dissociada em um ou mais H^+, mais ânions.
11. pH é a concentração de H^+.
12. Diminui.
13. O ácido carbônico aumenta, e o pH diminui.
14. A molécula B é um melhor candidato porque seu menor K_d significa maior afinidade de ligação.
15. (a) 1, 4; (b) 2, 3; (c) 4 (pode ligar-se em qualquer lugar)
16. A taxa da reação diminui.
17. A taxa está no máximo.

Questões da Figura

Figura 2.7: 1. Soluto e solvente, 2. (d) 3. 18 uma ou 18 Da, 4. 74,6 g, 5. 0,1 M de solução de glicose = 100 mM de solução de glicose, então as concentrações são iguais. 6. As 5 g de glicose adicionam volume, então, se você iniciar com 100 mL de solvente, terá uma solução com mais do que 100 mL.

Figura 2.9: 1. O pH diminui. 2. A urina, o ácido gastrico e a saliva estão todos dentro do lúmen dos órgãos ocos, o qual não faz parte do meio interno corporal. [ver Figura 1.2, p. 4].

Figura 2.13: (a) Mais ativa em 30°C. (b) Em A, a taxa é 1 mg/s. Quando a taxa é igual a 2,5 mg/s, a concentração proteica é C. (c) Em 200 mg/mL, a taxa é de 4 mg/s.

Quiz de revisão de química

1. c, e
2. a, b, f, h
3. a, b, d, g, h
4. *Prótons* e *elétrons*; *nêutrons*. Radiação
5. Carbono, oxigênio, nitrogênio e hidrogênio.
6. P, K, Na, S, Ca, Cl
7. (a) Zinco. (b) 20. (c) Número atômico 53; massa atômica média = 126,9. Iodo = I.
8. Mg^{2+} *perdeu* dois *elétrons*.
9. A perda de um elétron de hidrogênio origina um próton.
10. (a) 11, (b) zero, (c) 12, (d) cátion, (e) + 1, (f) Na^+, (g) neônio, (h) Ne
11. (a) $C_6H_{12}O_6$ (glicose), m.m. 180; (b) CO_2, m.m. 44; (c) leucina, $C_6H_{13}NO_2$, m.m. 131; (d) $C_3H_7NO_2$ (alanina), m.m. 89
12. (a) 1; (b) 5; (c) 4; (d) 2; (e) 3.
13. Ácidos graxos insaturados possuem ligações duplas entre os carbonos. Cada ligação dupla remove dois hidrogênios da molécula, então, (c) $C_{18}H_{30}O_2$ é o mais insaturado, um vez que ele tem menos hidrogênios.
14. (a) 4; (b) 5; (c) 1; (d) 2; (e) 3
15. (a) 3, (b) 1, (c) 5, (d) 2, (e) 4, 6
16. As proteínas são compostas por 20 diferentes aminoácidos que podem se ligar em diferentes quantidades e a um número quase infinito de sequências.
17. *Amino*; *carboxila* (ou vice-versa).
18. Um nucleotídeo é composto de um ou mais grupos fosfato, um açúcar de cinco carbonos e uma base.
19. DNA: uma molécula de dupla-fita com adenina, guanina, citosina e timina ligadas em uma α-hélice; o açúcar é a desoxirribose. RNA: uma molécula de fita simples com uracila, em vez de timina, e o açúcar ribose.
20. Purinas têm 2 anéis carbônicos. Pirimidinas têm 1 anel carbônico.

Questões para revisão

NÍVEL UM Revisando fatos e termos

1. Proteínas (colágeno, hemoglobina, enzimas); carboidratos (glicose, sacarose); lipídeos (colesterol, fosfolipídeos); e ácidos nucleicos (ATP, DNA, RNA).

2. Falsa. Todas as biomoléculas são moléculas orgânicas, mas o contrário não é verdadeiro.
3. *Molécula.*
4. Um átomo de carbono precisa compartilhar quatro elétrons para preencher a sua camada externa; consequentemente, ele formará quatro ligações covalentes.
5. Covalente; polar; apolar.
6. O oxigênio e o nitrogênio atraem fortemente elétrons e tendem a formar ligações polares.
7. O açúcar de mesa dissolve-se facilmente, então ele é polar. O óleo vegetal não se dissolve em água, então é apolar.
8. Ânion e *cátion.*
9. pH = concentração de H^+. pH < 7 é ácido. pH > 7 é básico ou alcalino.
10. *Tampão.*
11. *Lipoproteínas; glicoproteínas.*
12. *Ligante.*
13. (a) 4, (b) 3, (c) 2.
14. *Cofator.*
15. *Desnaturada.*

NÍVEL DOIS   Revisando conceitos

16. Confira seu mapa com seu professor ou com seus colegas. Mapas podem variar.
17. 10^{-3} M = pH 3; ácido. 10^{-10} M = pH 10; básico.
18. ATP: energia utilizável em ligações de alta energia. O DNA armazena informação genética. O RNA traduz a informação genética do DNA em proteínas. O AMPc transfere os sinais às células.
19. As isoformas são estruturalmente semelhantes, com funções similares, mas diferentes afinidades por ligantes. Elas podem funcionar melhor sob diferentes condições.
20. (a) 4, 5; (b) 3; (c) 2, 1.

NÍVEL TRÊS   Solucionando problemas

21. Os nucleotídeos contêm todos os elementos listados na proporção certa. Os carboidratos têm uma relação de C:H:O de 1:2:1, então alienígenas não têm H o suficiente. As gorduras são principalmente C e H com pouco O (H insuficiente e muito O). As proteínas não têm P e têm menos N, se comparado a C.
22. Mais CO_2 significa mais H^+ pela lei da ação das massas. Mais H^+ significa uma diminuição no pH.

NÍVEL QUATRO   Problemas quantitativos

23. 0,9% = 0,9 g/100 mL. Dissolver 9 g NaCl em água para obter um litro de solução.
24. (a) $6,02 \times 10^{23}$ moléculas de NaCl, (b) 1.000 milimoles, (c) 1 equivalente, (d) solução de 5,85%.
25. 10% de glicose = 10g/100 mL ou 20 g em 200 mL de solução. Molaridade: 10 g/100 mL = 100 g/L × 1 mol/180g = 0,556 moles/L ou 556 milimoles/L (556 mM). 500 mL de 10% de glicose terão 50 g de glicose × 1 mol/180 g = 278 milimoles de glicose.
26. A mioglobina tem uma maior afinidade por O_2, uma vez que, em menores concentrações de oxigênio, a mioglobina liga mais O_2 do que a hemoglobina.

CAPÍTULO 3

Questões de Revisando conceitos

1. Fosfolipídeos, esfingolipídeos e colesterol.
2. As proteínas integrais estão ligadas fortemente à membrana. As proteínas periféricas estão fracamente ligadas aos componentes da membrana. As proteínas podem ser transmembrana, ancoradas a lipídeos ou fracamente ligadas a outras proteínas.

3. Esconder as caudas hidrofóbicas dos fosfolipídeos de contato direto com os fluidos corporais aquosos.
4. Uma.
5. Microfilamentos (fibras de actina), filamentos intermediários e microtúbulos.
6. Ele seria incapaz de nadar para encontrar o óvulo a fertilizar.
7. O citoplasma é tudo que está envolvido pela membrana celular, exceto o núcleo. O citosol é a substância semigelatinosa na qual as organelas e as inclusões estão suspensas.
8. Os cílios são curtos, normalmente são muito numerosos em uma célula e movem os líquidos ou as substâncias pela superfície celular. Os flagelos são mais longos, normalmente ocorrem isoladamente no espermatozoide humano e são usados para propelir uma célula através de um fluido.
9. As proteínas motoras utilizam energia para criar movimento.
10. Uma membrana separa organelas do citosol; inclusões não têm membrana.
11. O RE rugoso possui ribossomos ligados ao lado citoplasmático de sua membrana; o RE liso não possui ribossomos. O RE rugoso sintetiza proteínas; o RE liso sintetiza lipídeos.
12. As enzimas lisossômicas destroem bactérias e organelas velhas. As enzimas peroxissômicas destroem ácidos graxos e moléculas estranhas.
13. As membranas das organelas criam compartimentos que isolam fisicamente seu lúmen do citosol. A membrana dupla da mitocôndria cria dois compartimentos diferentes dentro da organela.
14. Isto sugere que a célula tem uma alta necessidade energética, uma vez que as mitocôndrias são o sítio de maior produção de energia da célula.
15. Isto sugere que o tecido sintetiza uma grande quantidade de lipídeos, ácidos graxos ou esteroides, ou que ele destoxifica moléculas estranhas.
16. Comunicantes, oclusivas e de ancoragem.
17. (a) Oclusivas, (b) comunicantes, (c) de ancoragem (especificamente desmossomos), (d) de ancoragem (especificamente adesão focal).
18. Protetor, secretor, de transporte, ciliado e de trocas.
19. É o processo pelo qual uma célula libera uma substância no seu meio.
20. As glândulas endócrinas não possuem ductos e secretam seus produtos no sangue. As glândulas exócrinas possuem ductos e secretam seus produtos no meio externo.
21. Hemidesmossomos (ver Fig. 3.8a).
22. Não, a pele tem muitas camadas de células para proteger o meio interno. Um epitélio escamoso simples de uma camada de células não poderia ser protetor.
23. Células endócrinas, uma vez que elas secretam seus produtos no LEC para distribuição no sangue.
24. Uma extensa matriz.
25. O colágeno fornece resistência e flexibilidade; a elastina e a fibrilina fornecem elasticidade; a fibronectina ajuda as células a se ancorarem à matriz.
26. Osso, cartilagem, sangue, tecido conectivo (ligamentos e tendões), tecido conectivo frouxo e tecido adiposo.
27. O plasma é a matriz extracelular.
28. A cartilagem não possui suprimento sanguíneo; então, o oxigênio e os nutrientes necessários para o reparo devem chegar às células por difusão, um processo lento.
29. A apoptose é uma forma organizada de morte celular que remove as células sem afetar as suas células vizinhas. Em contrapartida, a necrose libera enzimas digestórias que danificam as células vizinhas.

Questões da Figura

Figura 3.9: as glândulas endócrinas secretam hormônios no sangue. As glândulas exócrinas, com ductos, secretam seus produtos fora do corpo

– na superfície da pele ou no lúmen de um órgão que se abre no meio externo corporal.

Questões para revisão

NÍVEL UM   Revisando fatos e termos

1. Atuar como uma barreira entre a célula e o LEC; regular a troca de material entre a célula e o LEC; transferir informações entre a célula e outras células; fornecer suporte estrutural.
2. *Fosfolipídeos*; *proteínas*; *carboidratos*.
3. Fosfolipídeos e proteínas.
4. Inclusões são partículas de material insolúvel, como glicogênio e ribossomos. Organelas, como as mitocôndrias e o aparelho de Golgi, são separadas do citosol por membranas.
5. Estrutura tridimensional flexível e mutável de microfilamentos de actina, filamentos intermediários e microtúbulos. Funções: força mecânica, estabilizar a posição das organelas, transportar material, unir as células, movimento.
6. (a) 2, (b) 3, (c) 1, (d) 4.
7. *Serosas*; *mucosas*.
8. (a) 3; (b) 5; (c) 4; (d) 1; (e) 2.
9. Condições muito ácidas.
10. *Endócrinas*.
11. Tecido conectivo (como os tendões que prendem os músculos aos ossos); epitélio (pele); tecido neural (como o cérebro); e tecido muscular (como os músculos cardíaco e esquelético).
12. *Pele*.
13. (a) 1; (b) 1; (c) 4; (d) 3; (e) 4; (f) 4; (g) 4; (h) 1; (i) 1.
14. Glândulas sudoríparas – suor; glândulas apócrinas – secreções serosas ou leitosas; glândulas sebáceas – uma mistura de lipídeos.
15. Matriz mitocondrial – o compartimento interno; matriz tecidual – material não celular encontrado fora da célula.

NÍVEL DOIS   Revisando conceitos

16. Junções de ancoragem (pele) – permitem torção e alongamento do tecido. Junções oclusivas (epitélio) – previnem o movimento de materiais entre as células. Junções comunicantes (alguns músculos) – permitem a passagem de material diretamente do citoplasma de uma célula à outra.
17. O retículo endoplasmático rugoso é onde as proteínas são feitas, então as células pancreáticas devem ter mais.
18. Vesículas – esferas membranosas. Exemplos: lisossomos, peroxissomos, vesículas secretoras.
19. O epitélio estratificado tem muitas camadas de células para a proteção; o epitélio simples tem apenas uma camada.
20. Mapa: ver Figura 3.2.
21. Ver Figura 3.10e. As junções oclusivas impedem o movimento de material entre as células; as junções permeáveis permitem que algum material passe entre as células.
22. *Líquido intracelular*; *líquido intersticial*; *plasma*. O líquido intersticial e o plasma são LEC.
23. As moléculas de colesterol preenchem espaços entre as caudas dos fosfolipídeos.
24. O osso é rígido devido à calcificação; a cartilagem é firme, mas elástica. Os ossos são a principal estrutura de suporte para o corpo; a cartilagem forma a orelha, o nariz, a laringe e a coluna vertebral e ajuda a manter os ossos unidos nas articulações.
25. (a) Lúmen – cavidade dentro de um órgão ou tubo; parede – camada de células. (b) Citoplasma – é todo o interior de uma célula, exceto o núcleo; citosol – semigelatinoso, líquido intracelular. (c) Miosina – filamento de proteína motora; queratina – fibra de proteína estrutural.
26. Apoptose – evento normal do desenvolvimento.
27. (a) 1 (junções comunicantes), 2 (proteínas de junção oclusiva), 4 (força de desmossomos); (b) 1 (receptores), 2 (enzimas), 3 (barreira),

4 (fluidez), 5 (transportadores dependentes de ATP); (c) 2 (movimento direto dos microtúbulos), 4 (força), 5 (ATP necessário à interação actina-miosina); (d) 2 (o RNAm liga-se aos ribossomos), 3 (organelas ligadas à membrana), 5 (processos dependentes de ATP); (e) 2 (microtúbulos e dineína), 4 (flexibilidade), 5 (movimento dependente de ATP).
28. A matriz pode ser destruída e, então, remontada.

NÍVEL TRÊS   Solucionando Problemas

29. Os cílios varrem o muco e as partículas para cima e para fora das vias aéreas. Quando falham, é mais provável que patógenos inalados cheguem aos pulmões, resultando em infecções, inflamação ou câncer. A tosse dos fumantes remove o muco que normalmente seria varrido pelos cílios.
30. Muitas células epiteliais são vulneráveis ao dano e precisam ser substituídas frequentemente. As células que sofrem mitoses frequentes são mais prováveis de desenvolver divisões celulares anormais.
31. As MMPs são enzimas que dissolvem a matriz extracelular, de modo que, bloqueando-as, o crescimento e o reparo tecidual são inibidos.

CAPÍTULO 4

Questões de Revisando conceitos

1. Aminoácidos e nucleotídeos.
2. Nas ligações químicas e nos gradientes de concentração.
3. A energia cinética é a energia do movimento: algo está acontecendo. A energia potencial é a energia armazenada: algo está esperando para acontecer.
4. Um estado de aleatoriedade ou transtorno.
5. As reações endergônicas consomem energia; as reações exergônicas liberam energia.
6. Os reagentes são o bicarbonato de sódio e o vinagre; o produto é o dióxido de carbono.
7. A espuma indica a liberação de energia, então esta é uma reação exergônica. A grande quantidade de energia liberada indica que a reação não é facilmente reversível.
8. As isoenzimas permitem a uma reação ser catalisada sob uma variedade de condições.
9. (d) Nível quaternário.
10. Lactose (lactase), peptídeos (peptidase), lipídeos (lipase) e sacarose (sacarase).
11. (a) 3, (b) 2, (c) 4, (d) 1.
12. (1) Controlando a quantidade de enzima, (2) produzindo moduladores alostéricos e covalentes, (3) usando duas diferentes enzimas para catalisar reações reversíveis, (4) isolando enzimas dentro de organelas intracelulares e (5) alterando a taxa de ADP por ATP na célula.
13. A energia é presa e armazeanada em uma das três ligações fosfato. No NADH, a energia é armazenada em elétrons de alta energia.
14. Vias aeróbias requerem quantidades suficientes de O_2 na célula. Vias anaeróbias podem ocorrer sem oxigênio.
15. (a) 4; (b) 2, 5; (c) 2, 5; (d) 1, 3.
16. As reações endergônicas retêm energia nos produtos.
17. Bombeando H^+ no espaço intermembrana, ela cria uma energia potencial na concentração de H^+. A liberação dessa energia na forma de H^+ que passa pela ATP sintase está acoplada à síntese de ATP.
18. A lactato desidrogenase age *removendo* um *elétron* e um átomo de hidrogênio. Esse processo é chamado de *oxidação*.
19. O metabolismo anaeróbio da glicose pode ocorrer na ausência de oxigênio; o metabolismo aeróbio requer oxigênio. O metabolismo anaeróbio produz muito menos ATP por glicose do que o metabolismo aeróbio.
20. As trincas do DNA são ATT, ATC e ACT.
21. A RNA-polimerase produz polímeros de RNA.

22. Durante o processamento do RNAm, as sequências de bases nitrogenadas, chamadas de íntrons, são eliminadas do RNAm. Os segmentos restantes, os éxons, são unidos novamente e fornecem o código para uma proteína.
23. Desfosforilação.
24. Clivagem, adição de grupos e ligação cruzada.
25. Ela contém quatro cadeias de proteínas, então é um tetrâmero.

Questões da Figura

Figura 4.5: endergônica

Figura 4.6: a atividade enzimática aumenta.

Figura 4.10: uma cinase move um grupo fosfato de uma molécula para outra. Uma fosfatase remove um grupo fosfato.

Figura 4.12: 1. Exergônica; 2. (a) ①, ③; (b) ⑤, ⑥, ⑨. (c) As cinases adicionam um grupo fosfato, então ①, ③, ⑤. (d) As desidrogenases removem um elétron e um átomo de hidrogênio. No passo ⑤, o NAD^+ adquire um elétron e um H, sugerindo que este passo é catalisado pela desidrogenase. 3. 2 ATP e 2 NADH.

Figura 4.13: 1. Exergônica; 2. 4 NADH, 1 $FADH_2$ e 1 ATP; 3. 3 CO_2, um para cada carbono no piruvato.

Figura 4.14: 1. A fosforilação é a adição de um grupo fosfato. O ADP é fosforilado. 2. Exergônica. 3. O oxigênio aceita elétrons e H^+.

Figura 4.15: 1. Nenhum. 2. 12 a 13 ATP por piruvato.

Respostas para a questão de "Solucionando o problema"

Questão 3. Outros fatores que poderiam alterar os níveis enzimáticos incluem a diminuição da síntese proteica ou o aumento da quebra proteica na célula. Essas alterações poderiam ocorrer mesmo se o gene fosse normal.

Questões para revisão

NÍVEL UM   Revisando fatos e termos

1. As três formas de trabalho são trabalho de transporte (movendo substâncias através das membranas), trabalho químico (produzindo proteínas) e trabalho mecânico (contração muscular).
2. Energia potencial = energia armazenada; energia cinética = energia de movimento.
3. Primeira lei: há uma quantidade constante de energia no universo. Segunda lei: sem entrada de energia, um sistema aberto se tornará progressivamente menos organizado.
4. *Metabolismo.*
5. *Substratos*; *taxa.*
6. *Enzimas*, *diminuir.*
7. 1 (d), 2 (a), 3 (f), 4 (c).
8. *-ase.*
9. *Coenzimas*; *vitaminas.*
10. *Reduzida*; *oxidada.*
11. *Desidratação*; *hidrólise.*
12. *Desaminação*; *transaminação.*
13. *Catabólicas*; *anabólicas.* Quilocalorias.
14. *Inibição por retroalimentação.*
15. O H^+ transportado para o compartimento interno armazena energia em um gradiente de concentração. Quando os íons se movem de volta através da membrana, a energia liberada é retida nas ligações de alta energia do ATP.
16. NADH e $FADH_2$.

NÍVEL DOIS   Revisando conceitos

17. Mapa 1: começar com a Figura 4.11. Mapa 2: usar as Figs. 4.19, 4.20 e 4.21.
18. Realiza trabalho, é transferida para outra molécula, ou pode ser liberada como calor.

19. 1 (b), 2 (a), 3 (b), 4 (a), 5 (c), 6 (c) ou (a).
20. Na forma inativa, elas não podem danificar a célula se forem liberadas acidentalmente.
21. Quebra aeróbia = 30 a 32 ATP; quebra anaeróbia = 2 ATP. A quebra anaeróbia é mais rápida e não requer oxigênio, mas a energia produzida é menor.
22. A transcrição é a síntese de RNA a partir da fita-molde de DNA; ela ocorre no núcleo. A tradução é a conversão da informação codificada no RNAm em uma sequência de aminoácidos; ela ocorre nos ribossomos.
23. Os anticódons são parte do RNAt. Os aminoácidos ligam-se ao RNAt.
24. A energia de ligações químicas é a energia potencial.
25. Se a reação requer ATP, a energia de ativação deve ser maior, se comparada a uma reação que não requer ATP.

NÍVEL TRÊS   Solucionando problemas

26. 1. O TAC é um códon de início.
    2. DNA: AAG TCA CGT ACC GTA ACG ACT
       RNAm: anticódons: UUC AGU GCA UGG CAU UGC UGA
    3. Aminoácidos: Fen-Ser-Ala-Trp-His-Cis-códon de término.

NÍVEL QUATRO   Problemas quantitativos

27. Exergônica.
28. 149 aminoácidos.

CAPÍTULO 5

Questões de Revisando conceitos

1. O que antecede o sufixo *-ase* é o substrato no qual a enzima age; então, o ATP é o substrato para esta enzima.
2. O LIC tem uma alta concentração de K^+ e baixas concentrações de Na^+, Cl^- e Ca^{2+}.
3. O plasma faz parte do LEC, então saber a concentração plasmática de (a) Na^+ e (b) K^+ revela a concentração destes íons no LEC. As concentrações de íons no LIC são diferentes, então a concentração do plasma não diz a você os valores do LIC. (c) O corpo está em equilíbrio osmótico, então a concentração de água é a mesma em todos os compartimentos. (d) As proteínas estão no plasma, mas não no líquido intersticial, então a concentração plasmática de proteínas nada diz sobre a concentração de proteínas no LEC e no LIC.
4. (a) Água corporal total = 29 L; (b) LEC = 9,7, LIC = 19,3 L; (c) plasma = 2,4 L.
5. O bebê perdeu 0,91 kg de água, o que é 0,91 L.
6. 1 M de NaCl = 2 OsM de NaCl. 1 M (= 1 OsM) de glicose e 1 OsM de NaCl possuem mais água.
7. (a) A água move-se para A porque A é 2 OsM. (b) Não ocorre o movimento de líquido porque a ureia se difundirá através da membrana até alcançar o equilíbrio. (c) A água move-se para A porque A tem a uma maior concentração de solutos não penetrantes.
8. Predição: 260 mOsM de glicose é hiposmótica e hipotônica. Adicionando-se 260 mosmoles de glicose e 1 L de volume:

	Total corporal	LEC	LIC
S (mosmol)	900 + 260 = 1.160	300	600 + 260 = 860
V (L)	3 + 1 = 4	1,034	2,966
C (mOsM)	1.160/4 = 290 mOsM	290	290

9. (a) O suor perdido é hiposmótico. A osmolaridade corporal aumentará. (b) O volume celular diminuirá. (c) Perda de 0,5 L e 65 mosmoles NaCl. Sim, volume celular diminuído e osmolaridade aumentada.

	Total corporal	LEC	LIC
S (mosmol)	900 − 65 = 835	300 − 65 = 235	600
V (L)	3 − 0,5 = 2,5	0,704	1,796
C (mOsM)	334 mOsM	334	334

10. (a) A solução de NaCl é melhor, embora ambas as soluções sejam isosmóticas para o corpo (Tab. 5.8). Porque o sangue é perdido do compartimento extracelular, a melhor solução de reposição deveria permanecer no LEC. Por essa razão, a glicose não é uma escolha tão boa, visto que entra lentamente nas células, levando a água com ela. (b) Se 1 L foi perdido, você terá de repor no mínimo 1 L.

11. Se a distância triplica, a difusão leva nove vezes mais tempo.

12. A energia para a difusão vem do movimento molecular.

13. Pelo fato de ser lipofílico, é mais provável que o ácido graxo atravesse por difusão simples.

14. O fluxo (a) diminui, (b) aumenta, (c) diminui.

15. O compartimento A permanece amarelo, e o B torna-se verde.

16. A matriz extracelular espessa da pele geralmente é impermeável ao oxigênio. Além disso, o oxigênio precisa de uma superfície úmida para se difundir efetivamente através da membrana tecidual.

17. Íons positivos são cátions, íons negativos são ânions.

18. As proteínas de membrana atuam como proteínas estruturais, receptores, enzimas e transportadores.

19. Os íons e as moléculas de água movem-se através de canais abertos.

20. Os canais formam conexões contínuas entre os dois lados de uma membrana e transportam as moléculas mais rapidamente.

21. Um canal revestido com cargas positivas atrairia ânions, os quais, neste exemplo, são Cl^-.

22. A glicose é muito grande para atravessar um canal.

23. A direção da difusão facilitada da glicose inverte, e a glicose deixa a célula.

24. A ATPase é um transportador de antiporte, mas o SGLT é um transportador de simporte. A ATPase precisa de energia do ATP para mudar de conformação, ao passo que o SGLT utiliza energia armazenada no gradiente de concentração do Na^+.

25. Um transportador de antiporte move os substratos em direções opostas.

26. Portas grandes transportariam mais pessoas. Esta seria uma analogia para uma célula que sintetiza uma nova isoforma do transportador que o deixaria transportar mais substratos por segundo.

27. Na fagocitose, o citoesqueleto empurra a membrana para fora para englobar uma partícula em uma vesícula grande. Na endocitose, a superfície da membrana invagina, e a vesícula é bem menor.

28. As proteínas associadas à endocitose são a clatrina e a caveolina.

29. As proteínas movem-se para dentro da célula por endocitose e para fora por exocitose.

30. O movimento de Na^+ para fora da célula requer energia porque a direção do fluxo do íon é contra o gradiente de concentração.

31. A ouabaína aplicada na superfície do lado apical teria efeito porque não há moléculas de Na^+-K^+-ATPase neste local. A ouabaína aplicada na superfície do lado basolateral inibiria a bomba. O tranportador de glicose continuaria por um tempo até o gradiente de Na^+ entre a célula e o lúmen desaparecer porque o Na^+ entrou na célula.

32. O transportador ilustrado é o GLUT2.

33. A transcitose cessará porque o transporte vesicular pelo citoesqueleto depende do funcionamento dos microtúbulos.

34. Ao longo do tempo, o Na^+ deveria vazar para dentro da célula, e o potencial de repouso da membrana se tornaria mais positivo.

Questões da Figura

Figura 5.1: 1. O plasma é de 25% de 14 L = 3,5 L. O líquido intersticial é 75% = 10,5 L. 2. Água corporal total = 42 L. 3. O plasma é 3,5 L/42

L = 8,3% da água corporal total; o volume intersticial é 10,5 L/42 L = 25%. 4. O peso corporal total é 121 lb × 1 kg/2,2 lb = 55 kg. Se a água corporal = 50% do peso corporal, a água corporal total = 27,5 L. O LIC é 67% de 27,5 L = 18,425 L. O LEC é 33% de 27,5 L = 9,075 L. O plasma é 25% do LEC = 2,269 L. 5. O plasma contém proteínas e grandes ânions que não estão presentes no líquido intersticial. 6. O compartimento extracelular contém mais Na^+, Cl^- e bicarbonato do que o compartimento intracelular e menos K^+.

Figura 5.4: exemplo 2: (a) hiperosmótica; (b) 250 mOsM; (c) 300 mOsM; (d) sim, para dentro das células; (e) hipotônica; (f) aumenta, hiperosmótica; (g) aumenta, hipotônica.

Figura 5.17: (c) A célula poderia aumentar o transporte adicionando mais transportadores na membrana. (d) Você não pode dizer se a galactose está sendo transportada porque o gráfico mostra apenas o transporte de glicose.

Figura 5.21: 1. 1 = b, 2 = a, 3 = b, 2. O transporte basolateral de glicose é passivo porque a glicose se move a favor do seu gradiente de concentração. 3. O movimento de Na^+ através da membrana apical não requer ATP porque o Na^+ está se movendo a favor do seu gradiente de concentração.

Figura 5.23: 1. Porque o Na^+ é mais concentrado do lado de fora da célula, algum sódio se moverá para dentro da célula, dando a ela um potencial de membrana positivo. 2. O Cl^- também se moverá para dentro da célula, tornando o potencial de membrana negativo. 3. E_{Na} = + 60 mV. 4. E_{Cl} = −60 mV.

Figura 5.25: o vazamento de Na^+ para dentro da célula é promovido pelos gradientes de concentração e elétrico. O vazamento de K^+ para fora da célula é promovido pelo gradiente de concentração.

Figura 5.26: 1. (1). 2. Portão dependente de ligante (portão dependente de ATP). 3. Sim, exocitose requer energia de ATP. 4. Ela é muito grande para passar por um carreador ou canal.

Questões para revisão

NÍVEL UM   Revisando fatos e termos

1. Proteínas estruturais (unir a célula à matriz), proteínas transportadoras (canais de água), receptores (receptores hormonais) e enzimas (enzimas digestórias e intestinais).

2. O transporte ativo requer o uso direto ou indireto de energia. O transporte passivo usa a energia armazenada em um gradiente de concentração.

3. Passivo: difusão simples ou facilitada, osmose. Ativo: fagocitose, exocitose e endocitose.

4. Maior gradiente de concentração, distância menor, temperatura elevada e tamanho molecular menor.

5. Difusão simples, transporte mediado por proteína, ou transporte vesicular.

6. *Simporte*; *antiporte*; *uniporte*.

7. *Primário* (*direto*) e *secundário* (*indireto*).

8. Penetrante; *não penetrante*.

9. (d), (a), (b) e (c).

10. Osmolaridade: concentração de partículas osmoticamente ativas, expressa como osmol/L ou miliosmoles por litro.

11. Hipotônico: influxo líquido de água para dentro da célula até o equilíbrio. Hipertônico: perda líquida de água em equilíbrio. A tonicidade é determinada pelas concentrações relativas de solutos não penetrantes na célula *versus* solução.

12. (a) 2, 4, 6; (b) 1, 6; (c) 2, 3, 6; (d) 2, 5, 6.

13. (1) Cargas semelhantes se repelem; cargas opostas se atraem. (2) Todo íon positivo tem um íon negativo correspondente. (3) Deve-se usar energia para separar íons, elétrons ou prótons. (4) Os condutores permitem aos íons se moverem através deles; os isolantes mantêm os íons separados.

14. (a) 7; (b) 1, 7; (c) 6; (d) 5; (e) 8; (f) 3; (g) 2.

15. *Potencial de equilíbrio*.

16. *Condutor*; *isolante*.

NÍVEL DOIS   Revisando conceitos

17. Usar Figs. 5.5, 5.8, 5.10 e 5.19 para criar seu mapa.
18. Ver Figura 5.1c e d.
19. A lipossolubilidade, de modo que uma molécula pode passar pela parte lipídica central da membrana. A difusão é mais lenta para moléculas maiores ou mais pesadas e mais rápida quando há maior área de superfície da membrana.
20. Especificidade: uma enzima ou transportador atuam em uma molécula ou em uma classe de moléculas. Competição: substratos similares podem competir pelo sítio de ligação da proteína. Saturação: a taxa alcança um máximo quando todos os sítios de ligação estão preenchidos. O GLUT é específico para açúcares hexose. Se glicose e frutose estão presentes, elas competem pelos sítios de ligação do GLUT. Se houver açúcar o suficiente, o transporte satura.
21. (a) *Hipotônica*, (b) *para dentro das células*.
22. Transporte ativo. Deve usar energia para ir de um estado de equilíbrio para um de desequilíbrio.
23. (a) *Hiperosmótica* (converter molaridade à osmolaridade). (b) Verdadeira. A água move-se de B para A.
24. Gradiente químico = gradiente de concentração. Gradiente elétrico = separação de cargas elétricas. Um gradiente eletroquímico leva em conta ambos, o gradiente de concentração e o gradiente elétrico.

NÍVEL TRÊS   Solucionando problemas

25. Lado apical: canais de vazamento de Na^+, mas nenhum poro de água. Lado basolateral: Na^+-K^+-ATPase e canais de vazamento de K^+. Pode haver também canais de água.
26. A insulina pode aumentar o número ou a afinidade de proteínas GLUT ou pode atuar no metabolismo celular para manter baixa a concentração de glicose intracelular.
27. Tanto enzimas como tranportadores são proteínas que ligam ligantes em um sítio de ligação específico. As enzimas alteram seus substratos. Os transportadores movem substratos através da membrana sem modificá-los.
28. Os açúcares são adicionados às proteínas dentro da organela/vesícula, por isso estarão voltados para o LEC após serem inseridos na membrana.
29. Converta unidades de mM para mOsM. (a) Hiperosmótica, isotônica; (b) hiposmótica, hipotônica; (c) isosmótica, hipotônica; (d) hiperosmótica, isotônica; (e) hiperosmótica, hipotônica.

NÍVEL QUATRO   Problemas quantitativos

30. 296 mOsM.
31. (a) LIC = 29,5 L; interstício = 9,8 L. (b) Soluto total = 12,432 osmoles; LEC = 3,7 osmoles; LIC = 8,732 osmoles; plasma = 0,799 osmoles.
32. 154 mOsM.
33. (a) Aumenta; (b) diminui; (c) aumenta; (d) diminui.
34. Difusão (a). Não pode ser transporte ativo porque a concentração$_{dentro}$ nunca excede a concentração$_{fora}$.

CAPÍTULO 6

Questões de Revisando conceitos

1. Não corresponde. 2. a, b, d, e, f, g. 3. c.
2. As citocinas, os hormônios e os neuro-hormônios são transportados pelo sangue. As citocinas, os neuro-hormônios e os neurotransmissores são liberados pelos neurônios.
3. Ele não poderia ter sido um sinal parácrino porque os olhos estão muito longe das pernas. Além disso, a resposta foi muito rápida para ele ter ocorrido por difusão.

4. Vias de sinalização têm moléculas sinalizadoras, receptores, moléculas de sinalização intracelular e proteínas-alvo.
5. Os receptores estão na membrana celular, ou no citosol ou no núcleo.
6. (1) As moléculas sinalizadoras ligam-se ao receptor, que (2) ativa uma proteína, que (3) gera segundos mensageiros, os quais (4) geram uma resposta.
7. A amplificação transforma uma molécula sinalizadora em múltiplas moléculas de segundos mensageiros. Na Figura 6.6b, 1 ligante é amplificado em 18 moléculas intracelulares.
8. Os esteroides são lipofílicos; assim, podem entrar nas células e ligarem-se aos receptores intracelulares.
9. Receptores são canais iônicos dependentes de ligante, receptores enzimáticos, receptores acoplados à proteína G ou integrinas.
10. Os primeiros mensageiros são extracelulares; os segundos mensageiros são intracelulares.
11. (a) Ligante, receptor, segundo mensageiro, resposta celular; (b) enzima amplificadora, segundo mensageiro, proteína-cinase, proteína fosforilada, resposta celular.
12. (a) O canal de Cl^- abre: a célula hiperpolariza. (b) O canal de K^+ abre: a célula hiperpolariza. (c) O canal de Na^+ abre: a célula despolariza.
13. A célula deve usar o transporte ativo para mover o Ca^{2+} contra seu gradiente de concentração.
14. Um fármaco que bloqueia a ação de leucotrienos pode atuar no receptor da célula-alvo ou em qualquer etapa a partir do receptor. Um fármaco que bloqueia a síntese de leucotrienos pode inibir a lipoxigenase.
15. Eles são todos proteínas.
16. Isso poderia ser explicado por um receptor com diferentes sistemas de segundos mensageiros ou por duas diferentes isoformas do receptor.
17. As escolhas (a) e (d) podem diminuir a afinidade da ligação. Mudar o número de receptores não afetaria a afinidade da ligação.
18. O controle tônico geralmente envolve um sistema de controle, mas o controle antagonista utiliza dois.
19. Um sinal pode ter efeitos opostos pelo uso de diferentes receptores ou diferentes vias de sinalização.
20. No controle local, o estímulo, a integração do sinal e a resposta ocorrem na célula-alvo ou muito próximo a ela. Com o controle reflexo, a integração do sinal de entrada e o início da resposta podem ocorrer longe do local onde a mudança ocorreu.
21. Estímulo, sensor ou receptor sensorial, sinal de entrada (via aferente), centro integrador, sinal de saída (via eferente), alvo ou efetor, resposta (tecidual ou sistêmica).
22. (a) O "centro integrador do sistema neural" é o encéfalo e a medula espinal. (b) "Receptor" representa os órgãos sensoriais. (c) A linha pontilhada indicando retroalimentação negativa vai de "resposta" de volta para "mudança interna ou externa".
23. Percussão no joelho = alteração interna ou externa; músculos da perna = alvos; neurônios para os músculos da perna = neurônio eferente; neurônio sensorial = sinal de entrada; cérebro e medula espinal = centro integrador no SNC; receptor de estiramento = sensor ou receptor; contração muscular = resposta.
24. Alimento no estômago = estímulo; encéfalo e medula espinal = centro integrador do SNC; células endócrinas do pâncreas = E (centro integrador); receptores de estiramento = receptor; neurônio eferente para o pâncreas = neurônio eferente; insulina = hormônio clássico; célula adiposa = célula-alvo; neurônio sensorial = neurônio aferente. O sangue é a via anatômica que os hormônios utilizam para atingir seus alvos, mas não é parte da via reflexa.

Questões da Figura

Figura 6.8: A (inativo e ativo) = adenilato-ciclase; B inativo = ATP; B ativo = AMPc; C (inativo e ativo) = proteína-cinase A; produto = proteína fosforilada.

Figura 6.15: 180 batimentos/min para o ECG de cima, 60 batimentos/min para o ECG de baixo.

Questões para revisão

NÍVEL UM   Revisando fatos e termos

1. Neurônios e sangue.
2. Sistemas nervoso e endócrino.
3. Químico (disponível para todas as células) e elétrico.
4. *Receptor, alvos (efetores) ou proteínas.*
5. (a) A*denilato-ciclase*, (b) *guanilato-ciclase*, (c) *fosfolipase* C.
6. *Fosfatos, ATP.*
7. Central: localizado dentro do SNC. Periférico: encontrado fora do SNC.
8. *Núcleo, citosol, membrana celular.*
9. *Diminui.*
10. Ele pode regular para baixo o número de receptores ou diminuir a afinidade do receptor para o substrato.
11. *Em direção oposta.*

NÍVEL DOIS   Revisando conceitos

12. (a) As *junções comunicantes* conectam duas células utilizando canais de proteínas, chamados de *conéxons*, os quais são compostos por subunidades de *conexinas*. (b) Os *sinais parácrinos* atuam em células próximas; os *sinais autócrinos* atuam na célula que os secretam. (c) *Citocinas* são peptídeos sinalizadores autócrinos ou parácrinos. *Neurotransmissores, neuromoduladores* e *neuro-hormônios* são todos químicos secretados por neurônios. Os neurotransmissores atuam rapidamente em células próximas, os neuromoduladores agem mais devagar. Os neuro-hormônios e hormônios são secretados no sangue para ação em alvos distantes. (d) Os *agonistas de receptores* ativam receptores, assim como o ligante normal; os *antagonistas de receptores* também se ligam ao receptor, mas bloqueiam a sua ativação. As *vias antagonistas* geram respostas que se opõem uma à outra. (e) *Transdução*: uma molécula sinalizadora tranfere informação do LEC para o citoplasma. *Cascata*: uma série de passos. *Amplificação*: uma molécula sinalizadora gera um sinal maior.
13. Canais dependentes de ligante (canal de K^+ dependente de ATP); receptores de integrinas (receptores de plaquetas); receptores enzimáticos (receptor tirosina-cinase); receptores acoplados à proteína G (receptores associados à adenilato-ciclase AMPc).
14. O pai da fisiologia norte-americana. (1) O sistema nervoso mantém as funções do corpo dentro de limites normais. (2) Algumas funções têm controle tônico, em vez de controle ligado-desligado. (3) Alguns sinais atuam em oposição um ao outro. (4) A resposta celular depende do receptor da célula para um sinal.
15. Estímulo para o sensor (receptor sensorial) para o sinal de entrada (nervo sensorial) para o centro integrador. O centro integrador (o cérebro ou uma célula endócrina) envia um sinal de saída (por meio do nervo ou do hormônio) para uma célula-alvo (músculo e glândulas), a qual reage ao estímulo com uma resposta.
16. O controle neural é mais rápido do que o endócrino e melhor para respostas de curta duração. O controle endócrino pode afetar tecidos amplamente separados com um único sinal e é melhor para respostas de longa duração.
17. (a) Negativo, (b) positivo, (c) negativo, (d) negativo.
18. (a) Tecidos que respondem ao glucagon, como o fígado; (b) mama; (c) bexiga; (d) glândulas sudoríparas.
19. (a) Células endócrinas pancreáticas que secretam glucagon (c) e (d) sistema nervoso.

NÍVEL TRÊS   Solucionando problemas

20. (a) Estímulo = redução da temperatura corporal; receptor = receptores de temperatura; via aferente = neurônio sensorial; centro integrador = SNC; via eferente = neurônios eferentes; efetores = músculos utilizados para puxar um cobertor; resposta = o cobertor conserva o calor; (b) estímulo = cheiro de pão; receptor = receptores de odor no nariz; via aferente = neurônio sensorial; centro integrador = SNC; via eferente = neurônios eferentes; efetores = músculo esquelético; resposta = caminhar até a padaria, comprar e comer o pão.
21. (a) Controle *antagonista*. (b) Os neurotransmissores atuam em células vizinhas (ação parácrina). Os neuro-hormônios atuam em alvos distantes. (c) A adrenalina é secretada em maior quantidade porque será diluída pelo volume sanguíneo antes de chegar ao seu alvo.

NÍVEL QUATRO   Problemas quantitativos

22. (a) Amplificação e uma cascata, (b) (1.000 × 4.000) ou 4.000.000 GMP.

CAPÍTULO 7

Questões de Revisando conceitos

1. Difusão facilitada (transpostadores GLUT)
2. O sufixo *-ase* indica uma enzima. Uma *peptidase* digere peptídeos.
3. Uma substância química secretada no sangue que age em um alvo distante em concentrações muito baixas.
4. Célula produtora de esteroides: retículo endoplasmático liso extenso, célula produtora de proteína: bastante retículo endoplasmático rugoso e vesículas secretoras.
5. Peptídeos, esteroides e derivados de aminoácidos.
6. A meia-vida curta sugere que a aldosterona não está ligada a proteínas no plasma tanto quanto a maioria dos hormônios esteroides estão.
7. O aumento da glicose no sangue é o estímulo. A secreção de insulina é a via eferente; a diminuição da glicose no sangue é a resposta.
8. A insulina liberada em resposta à glicose sanguínea é um reflexo endócrino simples. A insulina liberada em resposta a um hormônio digestório é um reflexo endócrino complexo. A insulina liberada por um sinal neural desencadeado após uma refeição é um reflexo neuroendócrino.
9. Estímulo: diminuição da glicose sanguínea; sensor/centro integrador: células endócrinas do pâncreas; via eferente: glucagon; efetor: vários tecidos-alvo; resposta: aumento da glicose sanguínea.
10. Hormônios derivados de aminoácidos.
11. Os microtúbulos do citoesqueleto transportam as vesículas secretoras.
12. O conteúdo é liberado por exocitose.
13. (a) Via 4; (b) via 4 para o GH, agindo diretamente nos alvos, e via 5 para o GH, agindo no fígado.
14. Os alvos são as células endócrinas da adeno-hipófise.

Questões da Figura

Figura 7.6: a conversão da tirosina em dopamina adiciona um grupo hidroxila (—OH) ao carbono 6 do anel e substitui o grupo carboxila (—COOH) por um hidrogênio. A noradrenalina é produzida a partir da dopamina com a substituição de um hidrogênio por um grupo hidroxila. A adrenalina é produzida a partir da noradrenalina, mudando um hidrogênio ligado ao nitrogênio por um grupo metal (—CH₃).

Figura 7.7: a via começa com a ingestão de uma refeição e finaliza quando o estímulo do estiramento desaparece à medida que o alimento é digerido e absorvido no trato digestório.

Figura 7.11: na retroalimentação negativa de alça curta, o ACTH realimenta para inibir a liberação hipotalâmica de CRH.

Figura 7.15: (a) CRH alto, ACTH baixo, cortisol baixo. Nenhuma alça de retroalimentação negativa está funcionando. (b) CRH normal/alto, ACTH alto, cortisol baixo. A ausência de retroalimentação por parte do cortisol aumenta os hormônios tróficos. A retroalimentação negativa de alça curta do ACTH pode manter o CRH dentro do padrão normal.

Questões para revisão

NÍVEL UM   Revisando fatos e termos

1. *Endocrinologia.*
2. Os hormônios alteram a taxa de reações enzimáticas, controlam o transporte de moléculas para dentro e para fora das células, ou mudam a expressão gênica e a síntese proteica em suas células-alvo.
3. Ver Figura 7.2.
4. (a) 4; (b) 5; (c) 1; (d) 2; (e) 3.
5. (d), (b), (c), (a).
6. *Sangue, alvo distante, muito baixas.*
7. Tempo necessário para que metade da dose do hormônio desapareça do sangue.
8. *Rins e fígado, urina e bile.*
9. *Fator.*
10. Peptídeos – três ou mais aminoácidos; exemplo: insulina. Esteroides – derivados do colesterol; exemplo: estrogênio. Derivados de aminoácidos; feito a partir de aminoácidos individuais; exemplo: hormônio da tireoide.
11. (a) Peptídeo, (b) peptídeo, (c) esteroide, (d) peptídeo, (e) peptídeo, (f) esteroide, (g) peptídeo, (h) todas as classes, (i) esteroide, (j) esteroide.
12. Os hormônios esteroides normalmente iniciam sínteses de novas proteínas, o que leva tempo. Os peptídeos modificam proteínas existentes.
13. Fator de *transcrição, genes, proteínas.*
14. *Membrana celular.*
15. *Triptofano; tirosina.*
16. *Trófico.*
17. Retroalimentação negativa.
18. São sintetizados e secretados por neurônios.
19. Ocitocina e vasopressina, ambas neuro-hormônios peptídicos.
20. O sistema porta é composto de capilares hipotalâmicos que captam os hormônios e os liberam diretamente nos capilares da adeno-hipófise. A conexão direta permite que uma quantidade muito pequena de hormônios hipotalâmicos controle células endócrinas da adeno-hipófise.
21. Ver Figura 7.9.
22. Um hormônio de uma glândula endócrina periférica diminui a secreção dos hormônios hipofisários e hipotalâmicos.
23. *Sinergismo, permissividade, antagônico.*

NÍVEL DOIS   Revisando conceitos

24. (a) Parácrinas – local; citocinas – local ou de longa distância; hormônios – longa distância. Citocinas – peptídeos; hormônios – peptídeos, esteroides ou aminas. Citocinas – sintetizadas de acordo com a necessidade; peptídeos – sintetizados com antecedência e armazenados. (b) A disfunção primária surge na última glândula da via. A disfução secundária surge na glândula que secreta o hormônio trófico. (c) Hipersecreção – excesso de hormônio; hipossecreção – falta de hormônio. (d) Ambos secretam hormônios peptídicos. Glândula da adeno-hipófise – glândula endócrina verdadeira; neuro-hipófise – tecido neural.
25. Ver Tabela 7.1.

26. Usar a Figura 7.3 para a lista 1 e as Figs. 7.8 e 7.9 para a lista 2.

NÍVEL TRÊS   Solucionando problemas

27. O significado não mudou significativamente. Enzimas, receptores hormonais, proteínas de transporte e receptores são todos proteínas que se ligam a ligantes.
28. Paciente A – a hipersecreção de cortisol é resultado da hipersecreção de ACTH. Quando a dexametasona suprime a secreção de ACTH, a glândula suprarrenal não está mais sendo estimulada. Como resultado, a secreção de cortisol diminui. Paciente B – problema na glândula suprarrenal. A sua alça de retroalimentação negativa normal não opera, e a glândula suprarrenal continua supersecretando cortisol até a secreção de ACTH ter sido suprimida pela dexametasona.
29. (a) Ver Figura 26.8. (b) Ambos, LH e testosterona, são necessários para a formação do gameta. A testosterona não suprime diretamente a formação do gameta, mas tem um efeito de retroalimentação negativa e interrompe a secreção de LH. Como o LH é necessário para a produção dos gametas, a sua ausência suprimiria a síntese de gametas.

NÍVEL QUATRO   Problemas quantitativos

30. A meia-vida é de 3 horas.
31. (a) Grupo A, (b) grupo B, (c) grupo A.
32. Eixo x – concentração de glicose plasmática; eixo y – secreção de insulina. Quando X aumenta, Y aumenta.

CAPÍTULO 8

Questões de Revisando conceitos

1. Compare a sua resposta com o mapa na Figura 8.1.
2. Os neurônios que secretam neuro-hormônios terminam perto dos vasos sanguíneos para que os neuro-hormônios possam entrar na circulação.
3. Um neurônio é uma única célula nervosa. Um nervo é um feixe de axônios de muitos neurônios.
4. Ver Figura 8.2.
5. A mielina isola a membrana dos axônios. A microglia são células fagocíticas no SNC. As células ependimárias formam barreiras epiteliais entre os compartimentos líquidos do SNC.
6. As células de Schwann estão no SNP, e cada célula de Schwann forma mielina ao redor de uma pequena porção de um axônio. Os oligodendrócitos estão no SNC, e um oligodendrócito forma mielina ao redor dos axônios de diversos neurônios.
7. Para o Ca^{2+}, a carga elétrica z é de + 2; a razão da concentração iônica é $1/0,0001 = 10.000$ ou 10^4. O log de 10^4 é 4 (ver apêndice B). Assim, E_{Ca} (em mV) $= (61 \times 4)/(+ 2) = 122$ mV.
8. (a) Despolariza, (b) despolariza.
9. Despolariza.
10. (a) 1, (b) 2, (c) 2, (d) 1.
11. A zona de gatilho de um neurônio sensorial está próxima de onde os dendritos convergem. Não se pode dizer onde a zona de gatilho se encontra em um neurônio anaxônico. Para neurônios multipolares, a zona de gatilho está na junção do corpo celular com o axônio.
12. Condutância refere-se ao movimento de íons através da membrana celular. Condução é o movimento rápido e inalterado de um sinal elétrico ao longo do axônio do neurônio.
13. (b).
14. O potencial da membrana despolariza e permanece despolarizado.
15. Durante o repouso, o portão de ativação está fechado, e o portão de inativação está aberto.

16. O potencial de ação se moverá em ambas as direções porque os canais de Na^+ ao redor do local de estímulo não foram inativados por uma despolarização prévia. Ver discussão de períodos refratários.

17. (a), (c), (b).

18. Devido ao fato de que subtipos diferentes de receptores funcionam por meio de diferentes vias de transdução, os medicamentos que tenham como alvo subtipos específicos de receptores têm menor probabilidade de causar efeitos colaterais indesejáveis.

19. As proteínas são sintetizadas nos ribossomos do retículo endoplasmático rugoso; então, as proteínas são levadas ao aparelho de Golgi para serem empacotadas em vesículas.

20. As mitocôndrias são os principais locais de síntese de ATP.

21. As mitocôndrias alcançam o terminal axonal pelo transporte axonal rápido ao longo dos microtúbulos.

22. Os pesquisadores concluíram que algum evento entre a chegada do potencial de ação no terminal axonal e a despolarização da célula pós-sináptica é dependente de Ca^{2+} extracelular. Hoje, sabemos que esse evento é a liberação do neurotransmissor.

23. A troca é um transporte ativo secundário, uma vez que utiliza energia estocada no gradiente de concentração de H^+ para concentrar o neurotransmissor dentro das vesículas.

24. Os SRRIs diminuem a recaptação da serotonina pelo terminal axonal, aumentando, então, o tempo em que a serotonina está ativa na sinapse.

25. A acetil-CoA é produzida a partir de piruvato, o produto final da glicólise e da CoA.

26. A captação de neurotransmissores é um transporte ativo secundário porque ele utiliza energia estocada no gradiente de concentração de Na^+ para concentrar o neurotransmissor dentro do terminal axonal.

27. O neurônio pós-sináptico disparará um potencial de ação, uma vez que o efeito resultante será uma despolarização de 17 mV a partir de -70 mV, o que totaliza -53 mV (-70 mV $+ 17$ mV $= -53$ mV), que está acima do limiar, que é -55 mV.

28. O potencial de membrana não muda ao mesmo tempo que o estímulo, visto que a despolarização deve viajar do ponto do estímulo até o ponto do registro.

29. Os terminais axonais convertem (transduzem) o sinal elétrico do potencial de ação em um sinal químico do neurotransmissor.

30. A despolarização da membrana torna a parte de dentro dela mais positiva em relação à parte de fora. Assim, como as cargas iguais se repelem, o potencial de membrana mais positivo tende a repelir o Mg^{2+}.

Questões da Figura

Figura 8.7: o potencial graduado é mais forte em B. No gráfico, A está entre 3 e 4, e B está perto do 1.

Figura 8.14: (a) 4; (b) 2; (c) 1; (d) 3; (e) 4.

Figura 8.15: a área de 100 axônios gigantes é de 50.3344 mm^2, então r^2 $= 16$ mm e r $= 4$ mm. Diâmetro $= 8$ mm.

Figura 8.17: (a) -108 mV, (b) -85 mV.

Figura 8.22: amplificação.

Figura 8.24: 1. A convergência ocorre em (c), (d), (e), (f) e (g). A divergência ocorre em (f) e (g). 2. Mova o neurônio inibidor do terminal colateral direito para a célula-alvo. O colateral direito agora libera neurotransmissor, mas a célula-alvo não responde.

Questões para revisão

NÍVEL UM   Revisando fatos e termos

1. Os aferentes sensoriais carregam mensagens de receptores sensoriais ao SNC. Os seus corpos celulares estão localizados próximos ao SNC. Os interneurônios são totalmente contidos no SNC e, muitas

vezes, são bastante ramificados. Os neurônios eferentes conduzem sinais do SNC para os efetores. Eles possuem dendritos curtos ramificados e axônios longos.

2. *Músculos esqueléticos*; *autonômicos*.

3. *Simpático* ou *parassimpático*.

4. (a) 3; (b) 1; (c) 2; (d) 5; (e) 4.

5. Neurônios e células da glia.

6. Ver Figuras 8.2 e 8.3.

7. (c) A resposta (b) é parcialmente correta porque nem todo transporte axonal usa microtúbulos e nem toda substância transportada será secretada.

8. (a) 1, 4; (b) 2, 3, 5, 6.

9. (e) – (b) – (d) – (a) – (c).

10. Canais de Na^+ (dependentes de voltagem ao longo do axônio; qualquer tipo nos dendritos), canais de K^+ dependentes de voltagem ao longo do axônio; canais de Ca^{2+} dependentes de voltagem no terminal axonal; canais de Cl^- dependentes de ligante.

11. (a) 3; (b) 1; (c) 4, 6; (d) 2; (e) 5, 6; (f) 5.

12. (b) e (d).

13. (a) K^+, Na^+, Na^+; (b) Na^+; (c) K^+; (d) Na^+; (e) K^+.

14. Membranas isolantes ao redor dos neurônios que previnem a perda da corrente.

15. Diâmetro axonal maior e a presença da mielina.

16. Degradação enzimática, reabsorção e difusão.

17. Ver Figuras 8.9, 8.10 e 8.12.

NÍVEL DOIS   Revisando conceitos

18. (d).

19. Ver Tabela 8.4.

20. Ver Figuras 8.1 e 8.5.

21. (f) – (c) – (g) – (e) – (b) – (k) – (c) – (a) – (h) – (j) – (i) – (d).

22. (a) Despolariza, (b) hiperpolariza, (c) repolariza, (d) despolariza.

23. (a) Despolariza, (b) hiperpolariza, (c) hiperpolariza, (d) despolariza.

24. A intensidade é codificada pela frequência dos potenciais de ação; a duração é codificada pela duração de uma série de potenciais de ação repetidos.

25. (b).

26. (a) O sinal limiar dispara potenciais de ação. O supralimiar também dispara potenciais de ação, mas o sublimiar não, a menos que sejam somados. Potenciais de ação são eventos tudo ou nada. Ultrapassagem – porção do potencial de ação acima de 0 mV. *Undershoot* – porção do potencial de ação após a hiperpolarização. (b) Os potenciais graduados podem ser despolarizantes ou hiperpolarizantes. O potencial graduado em uma célula pós-sináptica é um potencial excitatório pós-sináptico (PEPS) se for despolarizante, e um PIPS se for hiperpolarizante. (c) Nenhum estímulo pode disparar outro potencial de ação durante o período refratário absoluto, mas um estímulo supralimiar pode disparar o potencial de ação durante o período refratário relativo. (d) Ver resposta para a questão 1. (e) Os neurônios sensoriais são aferentes; todos os outros são eferentes. (f) Potenciais sinápticos rápidos resultam da modificação da abertura de canais iônicos por neurotransmissores, ocorrem rapidamente e duram pouco. Potenciais sinápticos lentos são mediados por segundos mensageiros, podem envolver modificações nas proteínas e duram mais. (g) Somação temporal – múltiplos estímulos chegam ao mesmo tempo na zona de gatilho. Somação espacial – múltiplos estímulos provenientes de diferentes locais chegam simultaneamente à zona de gatilho. (h) Divergência – um único neurônio se ramifica e seus colaterais fazem sinapses em múltiplos alvos. Convergência – muitos neurônios pré-sinápticos se conectam a um número reduzido de neurônios pós-sinápticos.

NÍVEL TRÊS   Solucionando problemas

27. Todas as sinapses necessárias ainda não foram realizadas entre neurônios ou entre neurônios e efetores.

28. Os portões de inativação também respondem à despolarização, mas eles se fecham mais lentamente do que a ativação abre os portões, permitindo, assim, o fluxo de íons por um curto período.

29. (b), (d) e (h).

30. (a) Térmico, (b) químico, (c) químico, (d) químico, (e) químico, (f) mecânico.

31. Axônios não mielinizados têm muitos canais iônicos, então mais íons cruzam durante um potencial de ação e devem voltar aos seus compartimentos originais pela Na^+-K^+-ATPase, utilizando energia do ATP.

NÍVEL QUATRO   Problemas quantitativos

32. (b) O potencial de membrana é de $-78,5$ mV.

33. (a) $(12 \times 2\,mV = 24) + (3 \times -3\,mV = -9)$ = sinal resultante de $+15$ mV. $V_m = -70 + 15 = -55$ mV. O limiar é de -50, assim não há potencial de ação. (V_m deve ser igual ou mais positivo do que o limiar.) (b) Sinal = $+13$ mV. $-70 + 13 = -57$. O limiar é de -60, então o potencial de ação será disparado. (c) Sinal = $+19$. $-70 + 19 = -51$. O limiar é de -50, assim não há potencial de ação.

CAPÍTULO 9

Questões de Revisando conceitos

1. (a) 3; (b) 2; (c) 1; (d) 3; (e) 2.

2. As células da glia do SNC são astrócitos, oligodendrócitos, microglia e epêndima. Ver Figura 8.5, página 234 para funções.

3. Um gânglio é formado por um conjunto de corpos celulares de neurônios agrupados fora do SNC. O equivalente no SNC é um núcleo.

4. Tratos no SNC equivalem aos nervos periféricos.

5. Quando a concentração de H^+ aumenta, o pH diminui, e o pH do LCS deve ser mais baixo que o do sangue.

6. O sangue acumula-se no espaço intermembrana, empurrando o tecido encefálico macio contra o crânio. (Isso é chamado de *hematoma subdural*.)

7. O LCS é mais semelhante ao líquido intersticial, pois ambos contêm pouca proteína e nenhuma célula sanguínea.

8. A fosforilação oxidativa ocorre nas mitocôndrias.

9. As duas vias são a glicólise e o ciclo do ácido cítrico. A glicose é metabolizada a piruvato por meio da glicólise e, então, entra no ciclo do ácido cítrico. O $NADH_2$ transfere elétrons de alta energia para o sistema de transporte de elétrons para a síntese de ATP.

10. Ehrlich concluiu que alguma propriedade do tecido cerebral torna ele resistente para coloração pelo corante.

11. O encéfalo cora-se de azul desta vez, mas nenhum dos outros tecidos do corpo são corados, uma vez que os corantes não podem atravessar a barreira hematencefálica e entrar na circulação sanguínea.

12. Os cornos são áreas de substância cinzenta da medula espinal. As raízes são as porções dos nervos espinais, situadas imediatamente antes que eles entrem na medula espinal. Tratos são longas projeções de substância branca (axônios) que se estendem para cima e para baixo na medula espinal. Colunas são grupos de tratos que conduzem informações similares.

13. O corte das raízes dorsais interromperá as funções sensoriais.

14. (a) e (c) são substâncias brancas, (b) é substância cinzenta.

15. As atividades incluiriam movimentos dos olhos, da mandíbula ou da língua e testar o gosto, o olfato e a audição.

16. O cérebro está em posição dorsal ou superior ao tronco encefálico.

17. As três subdivisões do tronco encefálico incluem o bulbo, a ponte e o mesencéfalo.

18. O diencéfalo é composto de tálamo, hipotálamo, glândula hipófise e glândula pineal.

19. Os neurônios atravessam de um lado do corpo para o outro nas pirâmides na medula.

20. As divisões do encéfalo, começando pela medula espinal, são bulbo, ponte, cerebelo, mesencéfalo, diencéfalo e cérebro.

21. Os neurônios que enviam menos sinais provavelmente estão hiperpolarizados, visto que precisariam de estímulos maiores para iniciar um potencial de ação.

Questões da Figura

Figura 9.3: a dura-máter circunda completamente o seio venoso e forma um limite do espaço subdural. A membrana aracnoide separa os espaços subdural e subaracnóideo. A pia-máter forma o outro limite do espaço subaracnóideo.

Figura 9.4: 1. O acesso mais fácil é no espaço subaracnóideo abaixo da extremidade inferior da medula espinal, onde há menos risco de danificar a medula. Esse procedimento é chamado de punção lombar. 2. O bloqueio do aqueduto causará acúmulo de LEC no primeiro, segundo e terceiro ventrículos. O bloqueio próximo ao lombo frontal fará o líquido se acumular em todos os ventrículos. Você buscaria o aumento do quarto ventrículo para ajudar a localizar o ponto do bloqueio.

Figura 9.10: (a) e (c) estão corretas.

Figura 9.14: 1. A perda da função no córtex visual direito indica que a pessoa não pode ver nada no campo visual esquerdo. 2. Os tratos do corpo caloso trocam informações entre os dois lados do cérebro. 3. A visualização espacial, que é importante na arte, é primariamente uma função do lado direito do cérebro. Muitas pessoas canhotas apresentam cérebro direito dominante e, portanto, podem ter habilidades de visualização espacial muito bem desenvolvidas.

Figura 9.17: 1. As ondas alfa têm a frequência mais alta, e as ondas delta têm a amplitude maior. 2. Estágios 1 e 2.

Figura 9.20: Occipital, frontal.

Questões para revisão

NÍVEL UM   Revisando fatos e termos

1. *Plasticidade.*

2. *Afetivo, cognitivo.*

3. *Cérebro.*

4. *Crânio; coluna vertebral.*

5. A partir dos ossos, as meninges são dura-máter, aracnoide-máter e pia-máter.

6. A sua flutuabilidade reduz o peso do encéfalo; amortecedor entre o encéfalo e o osso; proteção química por criar um LEC estritamente regulado para as células do encéfalo. O LCS é secretado pelo plexo coroide.

7. (a) O H^+ é maior no LCS. (b) O Na^+ é o mesmo no LCS e no plasma. (c) O K^+ é menor no LCS.

8. *Glicose, hipoglicemia, oxigênio, 15%.*

9. Capilares que são menos permeáveis devido às junções oclusivas entre as células endoteliais. Função – regular substâncias permitidas no tecido cerebral.

10. A substância cinzenta possui corpos celulares dos neurônios, dendritos e terminais axonais. Formam núcleos ou camadas no encéfalo e na medula espinal. A informação passa de neurônio para neurônio. Substância branca: principalmente axônios mielinizados; os tratos carregam informação para cima e para baixo da medula espinal.

11. (a) Áreas sensoriais – percepção. (b) Córtex motor – movimento. (c) Áreas de associação – integram informações e controlam o comportamento voluntário.
12. Distribuição assimétrica de funções entre os dois lados do cérebro. Cérebro esquerdo – linguagem e funções verbais; Cérebro direito – habilidades espaciais.
13. (a) 5; (b) 7; (c) 9; (d) 3; (e) 1; (f) 2; (g) 6; (h) 8; (i) 4.
14. Ver Tabela 9.1.
15. Sono REM (movimento rápido dos olhos) – quando a maioria dos sonhos acontecem. Rápido, com baixa amplitude das ondas do EEG, movimento muscular suprimido e depressão das funções homeostáticas. Sono de ondas lentas (sono profundo) – ondas do EEG de alta amplitude e baixa frequência e movimentos inconscientes do corpo.
16. Homeostasia da temperatura e osmolaridade do corpo, funções reprodutivas, fome e saciedade e função cardiovascular. A entrada emocional para o hipotálamo vem do sistema límbico.
17. *Amígdala*.
18. Associativo e não associativo. Habituação – uma pessoa responde cada vez menos a um estímulo repetido, sensibilização – uma resposta aumentada a um estímulo perigoso ou desagradável. O hipocampo está envolvido na aprendizagem e na memória.
19. Área de Broca e área de Wernicke.

NÍVEL DOIS Revisando conceitos

20. Inclui informações da Tabela 9.1 e das Figuras 9.3, 9.4 e 9.6.
21. Secretado dentro dos ventrículos e flui para o espaço subaracnóideo ao redor do encéfalo e da medula espinal antes de ser reabsorvido pela aracnoide-máter.
22. Sistema sensorial, sistema de estado comportamental e sistema cognitivo.
23. Área de Wernicke – compreensão da linguagem; área de Broca – produção da linguagem.
24. (a) Modulação difusa – atenção, motivação, vigília, memória, controle motor, humor e metabolismo. Formação reticular – vigília e sono, tônus muscular, respiração, pressão arterial e dor. Sistema reticular ativador – ajuda a manter a consciência. Sistema límbico – liga funções cognitivas superiores a emoções mais primitivas, como o medo. (b) Memória de curta duração – desaparece a menos que seja consolidada; memória de longa duração – estocada para recordação. A memória de longa duração inclui a memória reflexiva, ou inconsciente, e a memória declarativa, ou consciente. (c) Núcleos – aglomerado de corpos de células nervosas no SNC; gânglios – aglomerado de corpos de células nervosas fora do SNC. (d) Tratos – feixes de axônios dentro do SNC. Nervos – feixes de axônios fora do SNC. Cornos – extensões da substância cinzenta da medula espinal que se ligam a nervos periféricos. Fibras nervosas – feixes de axônios. Raízes – ramificações de nervos periféricos que entram ou saem da medula espinal.
25. Córtex somatossensorial primário – lobo parietal. Córtex visual – processa a informação dos olhos. Córtex auditivo – processa a informação das orelhas. Córtex olfatório – processa a informação do nariz. Córtices motores do lobo frontal – controle dos movimentos dos músculos esqueléticos. Áreas de associação – integram informação sensorial em percepção.
26. (a) Menor frequência: picos de onda mais afastados; (b) maior amplitude: picos mais baixos; (c) maior frequência: picos mais próximos.
27. A motivação aumenta o alerta, inicia o comportamento orientado para um determinado objetivo e coordena comportamentos diferentes para atingir as metas.
28. Novas sinapses e mudanças na efecácia da transmissão sináptica.

NÍVEL TRÊS Solucionando problemas

29. Afasia expressiva – pode entender pessoas, mas incapaz de se comunicar de qualquer maneira que faça sentido. Os centros da fala estão no cérebro esquerdo. Se os centros de música estão no cérebro direito, então talvez a informação da área de Wernicke possa ser integrada pelo cérebro direito de modo que o senhor Anderson possa musicalmente organizar as palavras de forma que façam sentido.
30. O aprendizado provavelmente ocorreu, mas não precisa ser traduzido em respostas comportamentais. Os participantes que não afivelaram seus cintos de segurança aprenderam que o uso dos cintos de segurança era importante, mas não consideraram esse conhecimento importante o suficiente para agirem.
31. Cães com privação do sono estão produzindo uma substância que induz ao sono. Controles: colocar o LCS de cães normais em cães privados do sono, o LCS de cães normais em cães normais, e o LCS de cães privados do sono em outros cães privados do sono.
32. (a) Não, outra informação que poderia ser levada em consideração inclui genética, idade e saúde geral. (b) A aplicação deste estudo seria limitada a mulheres de idade, saúde e conhecimento semelhantes. Outros fatores que você incluiria são a etnia dos participantes, os fatores, como os listados em (a), e a localização geográfica.
33. A diminuição da osmolaridade do LEC por ingerir uma grande quantidade de água causa o movimento da água para dentro das células. O cérebro está dentro da cavidade craniana e tem um espaço limitado no qual pode se expandir. Se a pressão dentro do crânio aumenta devido ao inchaço do cérebro, ocorrerão convulsões.

CAPÍTULO 10

Questões de Revisando conceitos

1. Axônios mielinizados têm maior velocidade de condução do que os não mielinizados.
2. A orelha (pina) leva o som para o meato acústico externo (canal auditivo).
3. Tensão/comprimento muscular, propriocepção = mecanorrecepção. Pressão, insuflação, distensão = mecanorrecepção. Osmolaridade = mecanorrecepção. Temperatura = termorrecepção. Oxigênio, glicose, pH = quimiorrecepção.
4. Canais de K^+ e Cl^- nos neurônios A e C provavelmente estão abertos e causando a hiperpolarização.
5. Os neurônios sensoriais sinalizam a intensidade de um estímulo pelo qual disparam potenciais de ação.
6. Os receptores de irritação avisam o corpo do perigo. Se possível, o corpo responde no sentido de interromper o estímulo nocivo. Portanto, é importante que esses sinais continuem enquanto o estímulo estiver presente, ou seja, esses receptores devem ser tônicos, em vez de fásicos.
7. A vantagem adaptativa de um reflexo espinal é uma reação rápida.
8. b, a, c (ver Tab. 10.3).
9. Existem muitos exemplos, incluindo receptores gustatórios e táteis.
10. Neurônio sensorial olfatório (neurônio primário) → nervo craniano I → neurônio secundário no bulbo olfatório → trato olfatório → córtex olfatório no lobo temporal.
11. Se você precisar de ajuda, use a Figura 10.13 como um padrão básico para criar este mapa.
12. Os terminais protuberantes dos neurônios sensoriais olfatórios funcionam como dendritos.
13. Os neurônios olfatórios são neurônios bipolares.
14. O gosto umami é associado à ingestão do aminoácido glutamato.

15. Célula gustatória pré-sináptica → neurônio sensorial primário pelos nervos cranianos VII, IX e X → bulbo (sinapse com o neurônio secundário) → tálamo → córtex gustatório no lobo parietal.
16. Um quilohertz é igual a 1.000 Hz, isto é, 1.000 ondas por segundo.
17. A endolinfa tem alta [K^+] e baixa [Na^+], então o gradiente eletroquímico favorece a entrada de K^+ na célula.
18. Utilize as Figuras 10.15, 10.17 e 10.21 para criar seu mapa.
19. A informação somatossensorial projeta-se para o hemisfério do cérebro oposto ao lado do corpo no qual o sinal se origina. A localização do som é codificada pelo momento que o estímulo chega em cada hemisfério, de modo que o sinal para ambos os hemisférios é necessário.
20. Um implante coclear não ajudaria pessoas com perda auditiva neural ou perda auditiva de condução. Isso poderia ajudar somente aquelas pessoas com perda auditiva neurossensorial.
21. A entrada de K^+ nas células ciliadas causa a despolarização.
22. Quando o líquido se acumula na orelha média, a membrana timpânica é incapaz de se mover livremente, por isso o som não pode ser transmitido através dos ossos da orelha média de maneira eficaz.
23. Quando um bailarino rodopia, a endolinfa da ampola move-se em cada rotação da cabeça, mas para quando o bailarino mantém a cabeça parada. Isso resulta em menos inércia do que se a cabeça estivesse girando continuamente.
24. O humor aquoso sustenta a córnea e a lente. Ele também leva nutrientes e remove resíduos da camada epitelial da córnea, que não tem suprimento sanguíneo.
25. (a) A via sensorial de um olho diverge para ativar as vias motoras para ambas as pupilas. (b) A via aferente e sua integração devem estar funcionando, uma vez que existe uma resposta apropriada no lado direito. A via motora (eferente) para o olho esquerdo não deve estar funcionando.
26. *Antagônico.*
27. A córnea mais curvada faz os raios luminosos terem uma convergência mais aguda. Isso faz o ponto focal cair na frente da retina, e a pessoa será míope.
28. (a) A distância da imagem aumenta. (b) A distância focal deve diminuir, o que ocorre quando a lente se torna mais arredondada.
29. (1) Lentes convexas focam um feixe de luz, e lentes côncavas espalham um feixe de luz que passa através dela. (b) Na miopia, o ponto focal cai na frente da retina, então uma lente corretiva côncava aumenta a distância focal e move o ponto focal para a retina. Na hipermetropia, o ponto focal cai atrás da retina, então uma lente corretiva convexa encurta a distância focal. Isso move o ponto focal para a retina.
30. O *tapetum lucidum* reflete a luz, o que aumenta a quantidade de luz que incide nos fotorreceptores.
31. Tanto na retina quanto na pele, a discriminação mais fina ocorre na região com campo visual ou campo receptivo menores.
32. O dano na mácula lútea, a qual circunda a fóvea central, resulta em perda da visão na porção central do campo visual. A visão periférica permanece inalterada.
33. Nossa visão no escuro é em preto e branco porque somente os bastonetes (visão preto e branco), e não os cones (visão colorida), são sensíveis o suficiente para serem estimulados pelos baixos níveis de luminosidade.
34. Utilize a informação das Figuras 10.30 e 10.32 para criar seu mapa.

Questões da Figura

Figura 10.3: as vias olfatórias e algumas vias de equilíbrio não fazem sinapse no tálamo.
Figura 10.8: as sensações afetadas seriam a dor e a temperatura contralaterais e a propriocepção ipsilateral.

Figura 10.11: no coração.
Figura 10.13: múltiplos neurônios fazem sinapse com um único neurônio em um exemplo de convergência.
Figura 10.16: o gráfico (1) mostra ondas de 20 Hz (5 ondas em um intervalo de 0,25 segundo, isto é, 20 ondas por segundo). O gráfico (2) mostra ondas de 32 Hz. As ondas em (1) têm o tom mais baixo porque têm a frequência mais baixa.
Figura 10.25: ela mostra o olho direito.
Figura 10.29: seis bastonetes convergem sobre a célula ganglionar.
Figura 10.31: o pigmento dos cones vermelhos absorve a luz de um espectro mais amplo, e os cones azuis absorvem um espectro menor. A 500 nm, os pigmentos azuis e verdes absorvem luz igualmente.
Figura 10.32: (10.000 canais CNG × 24 GMPc/canal) × 1 transducina/6 GMPc × 1 rodopsina/800 transducinas × 1 fóton/rodopsina = 50 fótons são necessários.

Questões para revisão

NÍVEL UM   Revisando fatos e termos

1. Conduz informações do receptor sensorial para o SNC.
2. Habilidade de localizar nosso corpo no espaço e perceber a localização relativa das diferentes partes do corpo.
3. Um sensor e um neurônio sensorial. Pode ser uma célula ou duas.
4. Mecanorreceptores – pressão, som, estiramento, etc. Quimiorreceptores – químicos específicos. Fotorreceptores – fótons de luz. Termorreceptores – calor e frio.
5. *Campo receptivo.*
6. (a) 3; (b) 2; (c) 1, 2; (d) 2, 3; (e) 4.
7. *Transdução; estímulo adequado; limiar.*
8. *Potenciais receptores* são potenciais graduados.
9. Estímulo adequado – forma de energia à qual um receptor é mais sensível.
10. *Córtex.* Excessão – audição.
11. Os neurônios sensoriais circundando um campo sensorial são inibidos, aumentando o contraste entre a área do estímulo e a área circundante.
12. Os receptores tônicos, como os do calor, adaptam-se lentamente e respondem ao estímulo que necessita ser constantemente monitorado. O receptor fásico adapta-se rapidamente e para de responder, a não ser que o estímulo mude. Um exemplo é o olfato.
13. *Dor referida.*
14. Doce e umami indicam alimentos nutritivos, e amargo pode conter toxinas. Salgado (Na^+) e azedo (H^+) são relacionados a osmoladidade e pH corporais, respectivamente.
15. Ondas sonoras por segundo – *hertz* (*Hz*). Intensidade – uma função da amplitude de onda medida em *decibéis* (*dB*). Faixa audível: *20 a 20.000 Hz.* Audição mais acurada: *1.000 a 3.000 Hz.*
16. A membrana basilar. Codificação especial – associação de diferentes frequências de onda a diferentes áreas da membrana.
17. (a).
18. Sinais da cóclea para o *bulbo*, com colaterais para a *formação reticular* e o *cerebelo*. Faz sinapses no *mesencéfalo* e no *tálamo* antes de progetar-se para o *córtex auditivo* no *cérebro*.
19. Canais semicirculares – rotação; órgãos otolíticos – forças lineares.
20. (b), (a), (d), (c), (e).
21. *Vermelho, azul* e *verde; cones; cegueira para cores.*
22. Bastonetes e cones (fotorreceptores), células bipolares, células ganglionares, células horizontais e células amácrinas. Os fotorreceptores transduzem a energia luminosa. As demais células realizam o processamento dos sinais.

NÍVEL DOIS Revisando conceitos

23. (a) Os sentidos especiais possuem receptores localizados na cabeça. Os sentidos somáticos possuem receptores localizados em todo o corpo. (b) Ver Figura 10.10. (c) Dor aguda – fibras pequenas mielinizadas Aδ. Dor crônica – fibras pequenas não mielinizadas C. (d) Na perda da condutividade auditiva, o som não pode ser transmitido através das orelhas externa ou média. Na perda da audição neurossensorial, a lesão é na orelha interna. Na perda auditiva central, as vias auditivas são danificadas. (e) A convergência mínima de neurônios retinianos na fóvea resulta em visão mais acurada. A convergência mínima dos neurônios sensoriais somáticos primários gera campos receptivos menores, e a discriminação entre dois pontos é melhor. As regiões com mais convergência têm visão menos acurada ou menor discriminação entre dois pontos.

24. Sete áreas distintas: 1, 2, 3, 1 + 2, 1 + 3, 2 + 3 e 1 + 2 + 3.

25. As vias ascendentes da dor vão para o sistema límbico (sofrimento emocional) e para o hipotálamo (náusea e vômito).

26. Receptores olfatórios – bulbo olfatório – neurônios sensoriais secundários – neurônios de ordem superior – córtex olfatório, com vias paralelas para a amígdala e o hipocampo. G_{olf}– proteína G dos receptores olfatórios.

27. Amargo, doce e umami: receptores de membrana nas células receptoras tipo II, com diferentes receptores associados à proteína G e vias de transdução de sinal para cada ligante. As vias terminam com a liberação de ATP. Íons de sal (Na^+) aparentemente entram nas células suportes tipo I através de canais iônicos. O H^+ entra nas células pré-sinápticas tipo III através de canais. A via termina com a liberação de serotonina.

28. (a), (g), (j), (h), (c), (e), (i), (b), (f), (d).

29. Ver Figura 10.22.

30. A lente muda a forma devido à contração/relaxamento dos músculos ciliares. Perda desse reflexo – presbiopia.

31. Presbiopia – perda da acomodação pelo endurecimento da lente devido à idade. Miopia – distância maior que a normal entre a lente e a retina; hiperopia ou hipermetropia – distância menor que a normal. Cegueira para cores – cones defeituosos.

32. Intensidade – frequência de potenciais de ação. Duração – duração de um trem de potenciais de ação.

33. Ver Tabela 10.1 e seção para cada sentido especial.

34. Inicie com a Figura 10.25 e os componentes básicos da visão. Acrescente detalhes e os termos relacionados do texto.

NÍVEL TRÊS Solucionando problemas

35. Está testando o tato-pressão, mediado por terminações nervosas livres e receptores de Merkel. Sentir apenas uma agulha significa que ambas estão dentro do mesmo campo receptivo.

36. Caminhar em uma linha reta, ficar apoiado em uma perna com os olhos fechados, contar para trás por 3 segundos.

37. Primeiro teste a audição. Se as crianças não podem ouvir bem, elas não podem imitar a fala.

38. A ausência do reflexo consensual estimulando-se o olho esquerdo sugere dano à retina esquerda e/ou ao nervo óptico esquerdo.

39. Dilatação: um agonista simpático (a) ou algo que bloqueie os receptores muscarínicos (b). Constrição: um agonista colinérgico (c), um agonista nicotínico (e) ou um anticolinesterásico (d), o qual impede a degradação da ACh.

40. Os músculos esfíncteres da pupila (circulares) formam um anel na parte interna da íris, circundando a pupila. Quando esses músculos contraem, a pupila torna-se menor. Os músculos dilatadores da pupila (radiais) estendem-se da borda externa da íris até os músculos circulares. Quando os músculos radiais se contraem, eles puxam os músculos circulares relaxados e expandem o diâmetro da pupila (dilatação).

41. A perda dos bastonetes explica a perda da visão noturna.

NÍVEL QUATRO Problemas quantitativos

42. (a) 0,02 m. (b) 1/ 0,02 m = 1/0,3048 + 1/Q. Q = 21,4 mm, então a lente deve se tornar arredondada para diminuir F.

CAPÍTULO 11

Questões de Revisando conceitos

1. A divisão aferente consiste nos receptores sensoriais e nos neurônios sensoriais.

2. O SNC é consituído pelo encéfalo e pela medula espinal.

3. A homeostasia é a manutenção de um meio interno relativamente estável.

4. Nervos mistos transportam sinais sensoriais e motores.

5. As regiões da medula espinal são cervical, torácica, lombar e sacral.

6. O Ca^{2+} é armazenado no retículo endoplasmático.

7. (a) A adenilato-ciclase converte ATP em AMPc. (b) O AMPc ativa a proteína-cinase A.

8. A medula da glândula suprarrenal é neurossecretora e, portanto, similar à neuro-hipófise.

9. Células cromafins são neurônios pós-ganglionares modificados, assim, eles têm receptores nicotínicos.

10. O corno ventral é constituído de substância cinzenta.

11. O nAChR da placa motora terminal é um canal de cátion (Na^+ e K^+) monovalente dependente de ligante. O axônio contém canais dependentes de voltagem, com canais separados para o Na^+ e o K^+ (p. 245).

12. Os neurônios simpáticos pós-ganglionares são ativados pela acetilcolina que atua nos receptores nicotínicos. Isso significa que a nicotina também excita neurônios simpáticos, como os que aumentam a frequência cardíaca.

13. Fármacos anticolinesterásicos diminuem a taxa pelo qual a ACh é degradada na placa motora terminal. A taxa mais lenta de degradação permite que a ACh permaneça ativa na placa motora terminal por um tempo maior e ajuda a compensar a diminuição dos receptores ativos.

Questões da Figura

Figura 11.5: 1. As conexões entre os gânglios simpáticos permitem uma comunicação rápida dentro da divisão simpática. 2. Controle antagonista: pupila do olho, coração (ritmo), bronquíolos, trato digestório, pâncreas endócrino e exócrino, bexiga urinária. Controle cooperativo: glândulas salivares, ereção peniâna e ejaculação.

Figura 11.6: 1. Os três neurônios que secretam acetilcolina são colinérgicos. O neurônio que secreta noradrenalina é adrenérgico. Os corpos celulares dos neurônios pré-ganglionares estão no SNC; os corpos celulares dos neurônios pós-ganglionares estão em um gânglio. 2. As vias parassimpáticas têm os neurônios pré-ganglionares mais longos.

Figura 11.9: (a) As vias somáticas possuem um neurônio, as vias autonômicas, dois. (b) Os alvos dos neurônios motores somáticos têm receptores de ACh nicotínicos, os alvos parassimpáticos têm receptores muscarínicos ACh, e os alvos simpáticos têm receptores adrenérgicos. (c) Vias motoras somáticas e parassimpáticas usam acetilcolina; vias simpáticas usam noradrenalina. (d) A adrenalina é mais ativa nos receptores β_1 e β_2; a noradrenalina é mais ativa nos receptores β_1 e α. (e) Os gânglios simpáticos estão próximos ao SNC; os gânglios parassimpáticos estão próximos aos seus tecidos-alvo.

Questões para revisão

NÍVEL UM Revisando fatos e termos

1. Motor somático – músculos esqueléticos. Autonômico – músculos liso e cardíaco, glândulas e parte do tecido adiposo.

2. Sistema nervoso *visceral*, pois ele controla os órgãos internos (vísceras) e funções, como frequência cardíaca e digestão.

3. As divisões simpática e parassimpática. Os neurônios simpáticos saem da medula espinal nas regiões torácica e lombar e têm gânglios próximos da medula espinal. Os neurônios parassimpáticos saem do tronco encefálico ou da região sacral da medula espinal e possuem gânglios em seus alvos ou próximo a eles. Simpático: reação de luta ou fuga; parassimpático – repouso e funções digestórias.

4. Medula da glândula suprarrenal.

5. *Colinérgicos* – acetilcolina; *adrenérgicos* ou *noradrenérgicos* – noradrenalina.

6. Difusão para longe da sinapse, degradação por enzimas presentes nas sinapses, recaptação pelo neurônio pré-sináptico ou ligação com o receptor de membrana.

7. *Monoaminoxidase, MAO.*

8. Enzima que degrada ACh.

9. (a) Excitatórias; (b) único neurônio; (c) sinapse com o músculo esquelético.

10. Receptor colinérgico nicotínico.

NÍVEL DOIS   Revisando conceitos

11. A divergência permite que um único sinal tenha efeito em múltiplos alvos.

12. (a) Junção neuroefetora – extremidades distais dos axônios autonômicos em qualquer lugar que existam varicosidades. Junção neuromuscular – terminais axonais do neurônio motor somático. (b) Receptores α e β adrenérgicos; receptores colinérgicos nicotínicos e muscarínicos. Nicotínicos – no músculo esquelético e nos neurônios autonômicos pós-ganglionares. Receptores adrenérgicos e receptores muscarínicos – alvos autonômicos.

13. (a) Gânglios autonômicos – corpos de neurônios autonômicos pós-ganglionares. Núcleos do SNC – corpos de células nervosas no encéfalo e na medula espinal. (b) Ambas possuem tecido endócrino verdadeiro e tecido neuroendócrino. (c) Botões axonais – extremidades terminais axonais; varicosidades – enfileiradas ao longo das extremidades dos neurônios autonômicos.

14. Utilize as Figuras 11.9 e 11.10 para criar seu mapa.

15. (a) 1, 2; (b) 3; (c) 4; (d) 3.

16. (d), (e).

NÍVEL TRÊS   Solucionando problemas

17. O gradiente eletroquímico para o Na^+ é maior do que para o K^+.

18. (a) Endocitose; (b) autonômico parassimpático; (c) acetilcolina.

19. Os músculos esqueléticos se tornariam paralisados. O macaco não poderia fugir.

NÍVEL QUATRO   Problemas quantitativos

20. Aumentou de 1991 a 1997, então começou a declinar. Declínio lento desde 2003. (b) Mais provável – homens brancos e hispânicos e mulheres brancas. Menos provável – mulheres negras.

CAPÍTULO 12

Questões de Revisando conceitos

1. Exemplos: bíceps/tríceps no braço; posteriores da coxa (flexor)/quadríceps (extensor) na coxa, tibial anterior (flexor)/gastrocnêmio (extensor) para o movimento do pé no tornozelo.

2. As extremidades das bandas A são mais escuras devido à sobreposição dos filamentos finos e grossos.

3. Os túbulos T permitem que os potenciais de ação se propaguem da superfície da fibra muscular para o seu interior.

4. O padrão de bandas dos filamentos organizados no sarcômero forma estriações no músculo.

5. Uma junção neuromuscular é formada pelos terminais axonais do neurônio motor somático, pela fenda sináptica e pela placa motora terminal na fibra muscular.

6. O sinal químico na junção neuromuscular é a acetilcolina.

7. Cada molécula de miosina tem sítios de ligação para o ATP e para a actina.

8. A actina F é um filamento de polímeros de actina constituídos de moléculas de actina G globular.

9. As enzimas que hidrolisam ATP são ATPases.

10. A titina é uma fibra elástica do sarcômero.

11. As ligações cruzadas não se desligam todas ao mesmo tempo, ao passo que algumas cabeças de miosina estão livres, outras permanecem fortemente ligadas.

12. A liberação das cabeças de miosina da actina requer a ligação de ATP. A energia do ATP é necessária para o movimento de força. O relaxamento não requer diretamente ATP, mas o relaxamento não pode ocorrer a menos que o Ca^{2+} seja bombeado de volta para o retículo sarcoplasmático pela Ca^{2+}-ATPase.

13. Os eventos do período de latência incluem a geração do potencial de ação muscular, a liberação de Ca^{2+} do retículo sarcoplasmático e a difusão de Ca^{2+} para os filamentos contráteis.

14. A *creatina* é o substrato, e *cinase* indica que essa enzima fosforila o substrato.

15. Como a creatina-cinase catalisa a reação em ambas as direções, as concentrações relativas de reagentes e produtos determina a direção da reação. A reação obedece à lei de ação das massas e tende ao equilíbrio.

16. O aumento de K^+ extracelular causa a despolarização da célula, que se torna menos negativa.

17. Tensão.

18. Amplitude do potencial graduado.

19. É provável que um maratonista tenha mais fibras musculares de contração lenta e um velocista tenha mais fibras musculares de contração rápida.

20. Um aumento na frequência de disparos do neurônio motor causa a somação em uma fibra muscular, o que aumenta a força da contração.

21. O sistema nervoso aumenta a força de contração pelo recrutamento de unidades motoras adicionais.

22. Se o ponto de inserção do músculo for mais distante da articulação, a alavanca funciona melhor, e a contração gera mais força rotacional.

23. Músculos lisos multiunitários aumentam a força por recrutar fibras musculares adicionais; músculos lisos unitários aumentam a força, aumentando a entrada de Ca^{2+}.

24. A contração da camada circular diminui o diâmetro do tubo. A contração da camada longitudinal encurta o tubo.

25. Os corpos densos são análogos aos discos Z.

26. A miosina do músculo liso é mais longa e tem cabeças ao longo de toda a extensão do filamento.

27. A troponina está ausente na actina do músculo liso.

28. (a) Músculo esquelético: o Ca^{2+} liga-se à troponina. Músculo liso: miosina fosforilada. (b) Músculo esquelético: todo o Ca^{2+} vem do retículo sarcoplasmático. Músculo liso: o Ca^{2+} vem do RS e do LEC. (c) Músculo esquelético: despolarização. Músculo liso: sinal de IP_3.

29. Sem o Ca^{2+} do LEC, a contração diminui, uma vez que o músculo liso depende do Ca^{2+} do LEC para a contração.

30. Os canais de liberação de Ca^{2+} (RyR) no músculo esquelético estão associados mecanicamente aos receptores DHP. Os canais de liberação de Ca^{2+} no músculo liso são ativados por IP_3.

31. Os potenciais marca-passo sempre atingem o limiar e geram ritmos regulares de contração. Potenciais de onda lenta variam em magnitude e podem não atingir o limiar toda vez que ocorrem.

32. A fase de despolarização do potencial de ação não é devida à entrada de Na^+. Neste músculo, a despolarização ocorre devido à entrada de Ca^{2+}.

33. A frequência aumentada de potenciais de ação em um neurônio aumenta a liberação de neurotransmissor.

34. Muitos canais de Ca^{2+} abrem com a despolarização; portanto, a hiperpolarização diminui a probabilidade desses canais abrirem. A presença de Ca^{2+} é necessária para a contração.

35. O relaxamento no músculo esquelético ocorre quando a troponina libera o Ca^{2+} e a tropomiosina se move de volta para bloquear os sítios de ligação da miosina na actina.

Questões da Figura

Figura 12.11: tanto os potenciais de ação neural como o muscular são devidos à entrada de Na^+ na fibra durante a despolarização e à saída de K^+ durante a repolarização. O canal neural para a entrada de Na^+ é um canal de Na^+ dependente de voltagem, mas o canal muscular para a entrada de Na^+ é um canal de cátion monovalente dependente de acetilcolina.

Figura 12.20: (c) Força do bíceps $\times$ 5 cm = 7 kg $\times$ 25 cm. Força adicional = 35 kg. A mão move-se para cima a uma velocidade de 5 cm/s.

Figura 12.21: a contração é isométrica em E porque neste ponto o músculo não encurta. A velocidade máxima ocorre em A, onde a carga sobre o músculo é zero.

Figura 12.27: gráfico A. A fosforilação aumenta a atividade da miosina ATPase e a formação de ligações cruzadas.

Questões para revisão

NÍVEL UM   Revisando fatos e termos

1. *Liso, cardíaco, esquelético.* Os esqueléticos são ligados aos ossos.
2. Músculos cardíaco e esquelético.
3. Músculo esquelético.
4. Tecido conectivo, sarcolema, miofibrilas, filamentos grossos e finos.
5. *Retículo sarcoplasmático*; íons Ca^{2+}.
6. (a) Falso, (b) verdadeiro, (c) verdadeiro, (d) verdadeiro.
7. *Potenciais de ação.*
8. Actina, miosina, troponina, tropomiosina, titina e nebulina. A miosina produz o movimento de força.
9. Disco Z – extremidade de um sarcômero. Banda I – disco Z no meio. Banda A (filamentos grossos) – mais escuros; zona H – região mais clara da banda A. Linha M divide a banda A ao meio; os filamentos grossos ligam-se uns aos outros.
10. Elas mantêm a actina e a miosina em alinhamento. A titina ajuda o músculo estirado a voltar ao seu comprimento de repouso.
11. *Banda A*; *miosina*. Os discos Z aproximam-se um do outro.
12. A contração ocorre quando os filamentos finos e grossos deslizam um pelo outro quando a miosina se liga à actina, curva-se e puxa os filamentos de actina para o centro do sarcômero.
13. O Ca^{2+} liga-se à troponina, o que reposiciona a tropomiosina, expondo os sítios de ligação da miosina na actina.
14. Acetilcolina.
15. A região de uma fibra muscular onde a sinapse ocorre. Ela contém os receptores de ACh. O influxo de Na^+ através dos receptores-canais de ACh despolariza o músculo.
16. 1. a, b, e; 2. d, f, g; 3. c, d, f, h.
17. *Abalo*.
18. Ligação do ATP – dissociação da miosina da actina. Hidrólise do ATP – a cabeça da miosina gira e liga-se a uma nova molécula de actina. A liberação de P_i dá início ao movimento de força.
19. *Unidade motora*; *recrutamento*.
20. *Unitário* (visceral) e *multiunitário*.

NÍVEL DOIS   Revisando conceitos

21. Usar Figuras 12.3 a 12.6.
22. O potencial de ação ativa o receptor DHP, que, por sua vez, abre os canais de Ca^{2+} do retículo sarcoplasmático.
23. Geram ATP por transferir energia do fosfato de creatina. As fibras oxidativas utilizam o oxigênio da glicose e dos ácidos graxos para produzir ATP; as fibras glicolíticas obtêm ATP principalmente da glicólise anaeróbia.
24. Fadiga – um estado reversível no qual um músculo já não pode gerar ou sustentar a força esperada. Pode envolver mudanças na concentração iônica, depleção de nutrientes ou alteração no acoplamento excitação-contração. Aumento do tamanho e do número de mitocôndrias ou aumento do suprimento sanguíneo.
25. O corpo usa diferentes tipos de unidades motoras e recruta diferentes números de unidades motoras. Movimentos finos usam unidades motoras com poucas fibras musculares; movimentos grosseiros usam unidades motoras que contêm mais fibras.
26. Ver Tabela 12.3.
27. Usar Figuras 12.8 a 12.10.
28. Armazena Ca^{2+} e o libera sob comando. O músculo liso usa cálcio do LEC.
29. (a) Fibras glicolíticas oxidativas de contração rápida – são menores, contêm alguma mioglobina, usam os metabolismos oxidativo e glicolítico e são mais resistentes à fadiga. Fibras glicolíticas de contração rápida – são maiores, contam primariamente com a glicólise anaeróbia e são menos resistentes à fadiga. Fibras de contração lenta – desenvolvem tensão mais lentamente, mantêm a tensão por mais tempo, são as mais resistentes à fadiga, dependem primariamente da fosforilação oxidativa, possuem mais mitocôndrias, maior vascularização, grande quantidade de mioglobina e são menores em diâmetro. (b) Abalo – ciclo único de contração – relaxamento. Tetania – contração com pouco ou nenhum relaxamento. (c) Ambas resultam da corrente de Na^+ para dentro e da corrente de K^+ para fora através de canais dependentes de voltagem. Em um neurônio motor, o potencial de ação dispara a liberação de ACh. O potencial de ação muscular dispara a liberação de Ca^{2+} do retículo sarcoplasmático. (d) Em um neurônio motor, a somação temporal determina se o neurônio dispara um potencial de ação. A somação em uma célula muscular aumenta a força da contração. (e) A contração isotônica move uma carga. A contração isométrica cria tensão sem mover uma carga. (f) Potencial de onda lenta – ciclos de despolarização e repolarização que ocorrem em células do músculo liso. Potenciais marcapassos – despolarizações repetitivas até o limiar que ocorrem em alguns tipos de células nos músculos liso e cardíaco. (g) Músculo esquelético – retículo sarcoplasmático. Músculo liso – LEC e RS.
30. A liberação de Ca^{2+} do RS do músculo liso usa RyR e um canal ativado por IP_3. O influxo de Ca^{2+} a partir do LEC usa canais controlados mecanicamente, dependentes de voltagem ou de ligante.

NÍVEL TRÊS   Solucionando problemas

31. (a) A adição de ATP permite que as ligações cruzadas se soltem. Se Ca^{2+} insuficiente está disponível, o músculo relaxará. (b) Com ATP e Ca^{2+}, o músculo continuará o ciclo de contração até que esteja totalmente contraído.
32. O curare deve estar interferindo em um processo posterior à liberação da ACh: difusão de ACh através da fenda sináptica, ligação da ACh aos receptores e abertura dos receptores-canais. O curare liga-se ao receptor de ACh e interrompe a abertura do canal.
33. O comprimento do músculo está relacionado ao comprimento do osso. Assumindo que esses atletas são magros, diferenças no peso estão correlacionadas à força do músculo, então os atletas mais pesados têm músculos mais fortes. Os fatores mais importantes são a resistência relativa e a força requerida para um determinado esporte. Qualquer músculo terá a combinação dos três tipos de fibras, com as

proporções exatas dependendo da genética e do tipo de treinamento atlético. (a) Basquete: resistência e força. Músculos das pernas – fibras glicolíticas de contração rápida, para gerar força, e fibras oxidativas de contração rápida, para resistência. Músculos dos braços e dos ombros – fibras glicolíticas de contração rápida, pois o arremesso requer contração rápida e precisa. (b) Vaqueiro: grande força, mas menos resistência. Fibras glicolíticas de contração rápida. (c) Patinadores: força e resistência. Músculos do tronco – fibras oxidativas de contração lenta para resistência. Muscúlos das pernas – fibras oxidativas de contração rápida, para mover-se no gelo, e fibras glicolíticas de contração rápida, para saltos vigorosos. (d) Ginástica – grande força nos braços e nas pernas e grande resistência no tronco e nos músculos dos membros. Músculos dos braços e das pernas – fibras glicolíticas de contração rápida. Músculos dos membros e do tronco – fibras oxidativas de contração lenta.

NÍVEL QUATRO   Problemas quantitativos

34. O dado sugere o acúmulo de lactato ou a perda de PCr. Para ler o artigo original, acesse *http://jap.physiology.org*.
35. (a) 7,5 kg de força, um aumento de 125%; (b) uma força adicional de 28 kg. Isso é menos que se o peso fosse colocado na mão.

CAPÍTULO 13

Questões de Revisando conceitos

1. Sensor (receptor sensorial), sinal de entrada (neurônio sensorial aferente), centro integrador (SNC), sinal de saída (neurônio motor autônomico ou somático), efetor (músculos, glândulas e alguns tipos de tecido adiposo).
2. Com a hiperpolarização, o potencial de membrana torna-se mais negativo e se afasta do limiar.
3. Seu mapa de um reflexo de estiramento deve apresentar os componentes mostrados na Figura 13.3.
4. Seu mapa do reflexo de flexão deve mostrar os passos do reflexo patelar apresentados na Figura 13.5, com a adição da contração dos músculos flexores da coxa, além do quadríceps femoral.
5. Os passos iniciais do reflexo extensor cruzado são os mesmos do reflexo de flexão até o SNC. Lá, o reflexo extensor cruzado segue o diagrama mostrado na Figura 13.6, etapa 3c.
6. Quando você pega um objeto pesado, os neurônios alfa e gama e os neurônios aferentes do fuso muscular e do órgão tendinoso de Golgi estão todos ativos.
7. O reflexo de estiramento é iniciado pelo estiramento e causa uma contração reflexa. O reflexo extensor cruzado é um reflexo postural iniciado pela retirada de um membro de um estímulo doloroso; os músculos extensores contraem, mas os flexores correspondentes são inibidos.

Questões da Figura

Figura 13.2: (a).

Questões para revisão

NÍVEL UM   Revisando fatos e termos

1. *Estímulo*.
2. *Esqueléticos*; *autonômicos*.
3. *Convergência*.
4. *Inibição pré-sináptica*.
5. V*iscerais*, pois muitos deles envolvem órgãos internos (vísceras).
6. Os reflexos espinais incluem a micção e a defecação. Os reflexos cranianos incluem o controle da frequência cardíaca, da pressão arterial e da temperatura do corpo.
7. Sistema límbico. Reflexos emocionais: frequência cardíaca, função gastrintestinal e ruborização.

8. Duas sinapses neurônio-neurônio na medula espinal e no gânglio autonômico e uma sinapse neurônio-alvo.
9. Órgão tendinoso de Golgi, fuso muscular e mecanorreceptores das articulações.
10. *Tônus*.
11. *Aumenta*. Este reflexo é útil porque previne o dano por superestiramento.
12. (a) 2, 3, 5, 6; (b) 1, 2, 6; (c) 1, 2, 4.
13. *Estiramento*, *contração*, *contração*, *diminui*, *neurônio motor alfa*.
14. Uma sinapse entre dois neurônios (reflexo monossináptico). O movimento reflexo patelar é um exemplo.
15. Os movimentos reflexos, como o reflexo patelar, podem ser integrados na medula espinal. Os movimentos voluntários, como tocar piano, e os movimentos rítmicos, como caminhar, devem envolver o encéfalo. Os movimentos reflexos são involuntários; os movimentos rítmicos iniciados, modulados e terminados são voluntários.

NÍVEL DOIS   Revisando conceitos

16. A coativação alfa-gama permite que os fusos musculares continuem a funcionar quando o músculo contrai. Quando o músculo contrai, as extremidades dos fusos também contraem para manter o estiramento da porção central do fuso.
17. A liberação do neurotransmissor por P diminuirá quando o neurotransmissor de M hiperpolarizar P.
18. (a) O reflexo patelar é usado acessando os componentes que regulam o movimento do membro, incluindo o músculo quadríceps, os nervos que o controlam e a área da medula espinal onde o reflexo é integrado. (b) O reflexo seria provavelmente menos aparente. A origem dessa inibição é o córtex motor primário. As células inibidoras produzirão PIPS no neurônio motor espinal. (c) Se o cérebro é distraído por alguma outra tarefa, os sinais inibidores presumivelmente cessarão.

NÍVEL TRÊS   Solucionando problemas

19. (a) Impede a liberação de neurotransmissor ativada por Ca^{2+}. (b) A célula hiperpolarizará, e os canais de Ca^{2+} dependentes de voltagem no terminal não abrirão. (c) A mesma resposta de (b).
20. Ver Figuras 13.7 a 13.9. As partes do encéfalo incluem tronco encefálico, cerebelo, núcleos da base, tálamo, córtex cerebral (córtex visual, áreas de associação, córtex motor).
21. (a) O medo ativa a resposta de luta ou fuga do sistema nervoso simpático. (b) O sistema límbico processa o medo. Outras funções do sistema límbico incluem a regulação de impulsos, como sexo, raiva, agressão e fome, e reflexos, como micção, defecação e ruborizar-se. O sistema límbico influencia os sinais de saída motores autonômicos. Coração, vasos sanguíneos, músculos respiratórios, músculo liso e glândulas são alguns órgãos-alvo envolvidos. (c) Há músculos lisos que se fixam na base de cada pelo e os puxam verticalmente. (Ver *Foco em*: *A pele*, p. 86.)
22. Ambas as toxinas são produzidas pelas bactérias do gênero *Clostridium*. O *Clostridium tetani* entra no corpo através de um corte. O *Clostridium botulini* entra no corpo por ingestão. Ambas as toxinas produzem paralisia do músculo esquelético. A toxina do tétano promove contrações prolongadas no músculo esquelético, ou paralisia espástica. A toxina botulínica bloqueia a secreção de acetilcolina dos neurônios motores somáticos, de modo que o músculo esquelético não pode contrair, o que gera paralisia flácida.

CAPÍTULO 14

Questões de Revisando conceitos

1. Um sistema circulatório tem tubos (vasos), líquido (sangue) e uma bomba (coração).
2. (a) A circulação pulmonar leva sangue para e dos pulmões; a circulação sistêmica leva sangue para e do resto do corpo. (b) Uma artéria leva o sangue a partir do coração; veias carregam o sangue para o

coração. (c) Átrio – câmara superior do coração que recebe sangue que está entrando no coração. (d) Ventrículo – câmera inferior do coração que bombeia sangue para fora dele.

3. O gradiente de pressão é mais importante.

4. O tubo de baixo tem um fluxo maior, uma vez que tem um gradiente de pressão maior (50 mmHg *versus* 40 mmHg do tubo de cima).

5. O tubo C tem um fluxo mais elevado, pois seu raio é o maior dos quatro tubos (menor resistência) e tem o menor comprimento (menor resistência). (O tubo B tem o mesmo raio que o tubo C, mas um comprimento maior e, portanto, oferece maior resistência ao fluxo.) O tubo D, que tem a maior resistência devido ao maior comprimento e menor raio, tem fluxo menor.

6. Se os canais são idênticos em tamanho e, portanto, na área de secção transversal A, o canal com maior velocidade de fluxo v tem maior taxa de fluxo Q. (Da equação 7, $Q = v \times A$.)

7. O tecido conectivo não é excitável e, portanto, é incapaz de conduzir potenciais de ação.

8. Veia cava superior → átrio direito → valva tricúspide (AV direita) → ventrículo direito → valva pulmonar (semilunar direita) → tronco pulmonar → veia pulmonar → átrio esquerdo → valva mitral (bicúspide, AV) → ventrículo esquerdo → valva da aorta (semilunar esquerda) → aorta.

9. As valvas AV impedem o refluxo de sangue. Se uma valva falha, o sangue reflui para o átrio.

10. No músculo esquelético, os canais de Ca^{2+} do tipo L (também chamados de receptores DHP) são mecanicamente ligados aos canais liberadores de Ca^{2+} RyR do retículo sarcoplasmático. Os canais de Ca^{2+} tipo L do miocárdio abrem-se para permitir a entrada de Ca^{2+} para dentro da célula. Em ambos os músculos, os canais de Ca^{2+} do sarcolema são associados a canais de liberação de Ca^{2+} RyR no retículo sarcoplasmático.

11. Ele permite concluir que as células do miocárdio requerem Ca^{2+} extracelular para a contração, mas as células do músculo esquelético não.

12. Se todos os canais de Ca^{2+} da membrana celular muscular fossem bloqueados, não haveria contração. Se somente alguns fossem bloqueados, a força de contração seria menor do que a força criada quando todos os canais estão abertos.

13. O influxo de Na^+ causa a despolarização neuronal, e o efluxo de K^+ causa a repolarização neuronal.

14. O período refratário representa o tempo necessário para os canais de Na^+ se recomporem (fecha o portão de ativação, abre o portão de inativação).

15. Se os canais de Na^+ cardíacos forem completamente bloqueados com lidocaína, as células não despolarizarão e, portanto, não contrairão. O bloqueio parcial diminuirá a condução elétrica.

16. Aumentando a permeabilidade ao K^+, o potencial de membrana hiperpolariza.

17. Ivabradina diminui a frequência cardíaca e é usada para diminuir frequências cardíacas anormalmente altas.

18. Os canais de Ca^{2+} nas células autoexcitáveis não são os mesmos do que os encontrados nas células contráteis. Os canais de Ca^{2+} autoexcitáveis abrem-se rapidamente quando o potencial de membrana alcança aproximadamente -50 mV e se fecham quando alcançam por volta de $+20$ mV. Os canais de Ca^{2+} das células contráteis são mais lentos e não abrem até a membrana se despolarizar completamente.

19. Se tetrodotoxina é aplicada, nada acontecerá, uma vez que não existem canais de Na^+ dependentes de voltagem nessas células.

20. Cortar o nervo vago faz a frequência cardíaca aumentar, logo, as fibras parassimpáticas no nervo devem baixar a frequência cardíaca.

21. O nódulo AV conduz os potenciais de ação dos átrios para os ventrículos. Ele também diminui a velocidade na qual esses potenciais de ação são conduzidos, permitindo que a contração atrial termine antes que a contração ventricular inicie.

22. O nó SA está situado na região superior do átrio direito.

23. O marcapasso mais rápido determina a frequência cardíaca, assim a esta aumenta para 120 bpm.

24. O átrio tem pressão mais baixa que as veias cavas.

25. (a) Ventrículo, (b) ventrículo, (c) átrio, (d) ventrículo.

26. (a) Ejeção ventricular; (b) contração ventricular isovolumétrica e ejeção ventricular; (c) do relaxamento ventricular isovolumétrico até a contração ventricular iniciar novamente.

27. O VDF ocorre na etapa 3, e o VSF ocorre na etapa 5.

28. (a) E, (b) A, (c) D, (d) B, (e) C, (f) F.

29. A pressão atrial aumenta, uma vez que a pressão sobre a valva mitral empurra a valva para o átrio, diminuindo o volume atrial. A pressão atrial diminui durante a parte inicial da sístole ventricular devido ao relaxamento do átrio. A pressão, então, aumenta quando o átrio se enche de sangue. A pressão atrial começa a diminuir no ponto D, quando a valva mitral (AV esquerda) se abre e o sangue flui para dentro dos ventrículos.

30. A pressão ventricular sobe quando os ventrículos contraem sobre um volume fixo de sangue.

31. Depois de 10 batimentos, a circulação pulmonar terá ganho 10 mL de sangue, e a circulação sistêmica terá perdido 10 mL.

32. Seu desenho deve mostrar um receptor β_1 sobre a membrana celular ativando o AMPc intracelular, o qual deve ter uma seta em direção aos canais de Ca^{2+} no retículo sarcoplasmático. Os canais abertos devem estar mostrando o aumento do Ca^{2+} citoplasmático. Uma segunda seta deve ir do AMPc para a Ca^{2+}-ATPase no RS e para a membrana celular, mostrando o aumento da captação no RS e o aumento da remoção de Ca^{2+} na célula.

33. A valva da aorta é encontrada entre o ventrículo esquerdo e a aorta. Uma valva da aorta estenótica pode aumentar a pós-carga sobre o ventrículo.

Questões da Figura

Figura 14.1: os dois sistemas porta estão no trato GI e nos rins, com dois leitos capilares conectados em série para cada sistema porta.

Figura 14.3: se o raio = 3, R = 1/81 e o fluxo = 81, que é cerca de 5 vezes o fluxo por B.

Figura 14.4: se A = 3, v = 4 cm/min.

Figura 14.9: os músculos liso e cardíaco são iguais, exceto pelo indicado. (1) O músculo liso é multiunitário, e o músculo esquelético requer neurotransmissores para iniciar o potencial de ação. (2) Não há entrada significativa de Ca^{2+} no músculo esquelético. (3) Não há liberação de cálcio induzida por cálcio no músculo esquelético. (4) O Ca^{2+} sai do RS nos dois tipos. (5) Sinal de cálcio nos dois tipos. (6)–(7) O músculo liso não tem troponina. O músculo esquelético é similar ao cardíaco. (8) Igual nos dois tipos. (9) O músculo esquelético não tem NCX. (10) Igual nos dois tipos.

Figura 14.10: a única diferença é a entrada de Ca^{2+} durante a fase de platô.

Figura 14.12: 1. A fase 2 (o platô) do potencial de ação das células contráteis não tem equivalente no potencial de ação das células autoexcitáveis. A fase 4 é aproximadamente equivalente ao potencial marcapasso. Ambos os potenciais de ação têm fases ascendentes, picos e fases descendentes. 2. (a) e (c).

Figura 14.14: se o nó AV não pudesse despolarizar, não haveria condução de atividade elétrica para os ventrículos. Os marcapassos ventriculares assumiriam.

Figura 14.15: 1. A frequência cardíaca é de 75 ou 80 batimentos/min, dependendo de como você calcular. Se você usar os dados de um pico R para o próximo pico R, o intervalo de tempo entre os dois picos é de 0,8 segundo; portanto, 1 batimento/0,8 s × 60 s/min = 75 bpm. Contudo, é mais preciso estimar a frequência usando vários segundos do traçado do ECG, em vez de um intervalo RR, visto que os intervalos entre os batimentos podem variar. Há 4 batimentos nos 3 segundos após a primeira onda R, então 4 batimentos/3 s × 60 s/min = 80 bpm. 2. No ②, o segmento P-R varia em comprimento e nem toda onda P tem um complexo QRS associado. Tanto as ondas P quanto os complexos QRS aparecem em intervalos regulares, mas a frequência atrial é maior do que a frequência ventricular. Os complexos QRS não têm sua forma normal, e a onda T está ausente porque a despolarização ventricular não está seguindo seu caminho normal. No ③, há ondas R identificáveis, mas nenhuma onda P. No ④, não há ondas reconhecíveis, indicando que as despolarizações não estão na via de condução normal. 3. Começando à esquerda, as ondas são P, P, QRS, T, P, P, QRS, T, P, P, P, e assim por diante. Cada onda P que não é seguida por um complexo QRS sugere um bloqueio de condução intermitente no nó AV.

Figura 14.17: 1. (a) C → D, (b) B → C, (c) D → A, (d) A → B. 2. (a) C, (b) A, (c) D, (d) B.

Figura 14.20: (b) o volume sistólico máximo é de aproximadamente 160 mL/batimento, primeiro atingido quando o volume diastólico final é de aproximadamente 330 mL. (c) No ponto A, o coração, sob influência da noradrenalina, tem um volume sistólico maior e, portanto, gera mais força.

Figura 14.22: a frequência cardíaca é o único parâmetro controlado pela ACh. A frequência cardíaca e a contratilidade são controladas pela noradrenalina. O nó SA tem receptores muscarínicos. O nó SA e o miocárdio contrátil têm receptores β_1.

Questões para revisão

NÍVEL UM   Revisando fatos e termos

1. (a) Foi o primeiro europeu a descrever o sistema circulatório fechado; (b) descreveu a relação entre o estiramento do músculo ventricular e a força de contração; (c) descreveu os capilares.
2. Transporte de materiais que estão entrando e deixando o corpo, defesa e comunicação célula a célula.
3. a – e – d – b – f – c – a.
4. *Pressão, ventrículo esquerdo, aorta, átrio direito, atrito.*
5. *Diminui.*
6. *Discos intercalares; junções comunicantes.*
7. Nó SA para vias intermodais, para o nó AV, para o feixe de His (ramos esquerdo e direito), para as fibras de Purkinje, para o miocárdio ventricular.
8. (a) VSF – volume sanguíneo no ventrículo no final da contração; VDF – volume sanguíneo no ventrículo no começo da contração. (b) O simpático aumenta a frequência cardíaca; o parassimpático diminui a frequência cardíaca. (c) Diástole = relaxamento; sístole = contração. (d) Pulmonar vai para os pulmões; sistêmica vai para o resto do corpo. (e) O nó SA é o marcapasso atrial; o nó AV transmite sinais dos átrios para os ventrículos.
9. (a) 11, (b) 12, (c) 3, (d) 14, (e) 8, (f) 1, (g) 10, (h) 2, (i) 6, (j) 4.
10. A vibração do fechamento da valva AV causa o som de "tum", e o fechamento da válvula semilunar causa o som de "tá".
11. (a) Frequência cardíaca; (b) volume diastólico final; (c) volume sistólico; (d) débito cardíaco; (e) volume sanguíneo.

NÍVEL DOIS   Revisando conceitos

12. Ver Figuras 14.17 e 14.18.
13. (a) Refere-se à Figura 14.1. (b) Usar Figuras 14.19 e 14.22 como ponto de partida para o seu mapa.
14. Ver Tabela 12.3. O músculo cardíaco tem fortes junções célula a célula, junções comunicantes para condução elétrica e a modificação de algumas células musculares em células autoexcitáveis.
15. O longo período refratário impede um novo potencial de ação até que o músculo cardíaco tenha relaxado.
16. Ver Figura 14.16. O relaxamento atrial e a contração ventricular sobrepõem-se durante o complexo QRS.

17. (a) 3,5 na última parte, (b) 5, (c) 3, (d) 5, (e) 2, (f) 2, (g) 5, (h) 6.
18. Frequência cardíaca, ritmo cardíaco (regular ou irregular), velocidade de condução e condição elétrica no tecido do coração. Um ECG não dá informação direta da força de contração.
19. Um efeito da força de contração. Noradrenalina e glicosídeos cardíacos.

NÍVEL TRÊS   Solucionando problemas

20. Os bloqueadores dos canais de cálcio diminuem a frequência cardíaca, bloqueando a entrada de Ca^{2+} e a força de contração, diminuindo a liberação de Ca^{2+} induzida por Ca^{2+}. Os beta-bloqueadores diminuem o efeito da adrenalina e da noradernalina, impedindo o aumento da frequência cardíaca e da força de contração.
21. (a) O músculo cardíaco foi danificado por falta de oxigênio, e as células são incapazes de contrair com força. Dessa maneira, menos sangue é bombeado para fora do ventrículo cada vez que o coração contrai. (b) As derivações são eletrodos de registro colocados na superfície do corpo para registrar a atividade elétrica. (c) As derivações são eficazes porque a eletricidade é conduzida através dos líquidos do corpo até a superfície da pele.
22. Um intervalo P-R longo pode resultar de um problema de condução no nó AV ou no sistema de condução ventricular.
23. Destruir o nó AV impedirá que os sinais atriais rápidos sejam passados aos ventrículos. Um marcapasso ventricular é implantado, de modo que os ventrículos tenham um sinal elétrico que lhes diga para contrair em uma frequência apropriada. Uma alta frequência de despolarização atrial é perigosa porque, se a frequência é muito rápida, apenas alguns potenciais de ação iniciarão contrações devido ao período refratário do músculo. Isso pode resultar em arritmia.

NÍVEL QUATRO   Problemas quantitativos

24. VS/VDF = 0,25. Se VS = 40 mL, VDF = 160 mL. VS = VDF – VSF, então VSF = 120 mL. DC = FC × VS = 4 L/min.
25. (a) 162,2 cm H_2O, (b) 66,6 mmHg.
26. 5.200 mL/min ou 5,2 L/min.
27. 85 mL.
28. (a) 1 minuto, (b) 12 segundos.

CAPÍTULO 15

Questões de Revisando conceitos

1. As veias do encéfalo não necessitam de valvas porque o fluxo sanguíneo é auxiliado pela gravidade.
2. A onda da carótida chegaria ligeiramente antes da onda do punho, uma vez que a distância entre o coração e a artéria carótida é menor.
3. Quem tem a pressão de 130/95 tem a pressão de pulso mais alta (35 mmHg).
4. Se a frequência cardíaca aumenta, o tempo relativo despendido na diástole diminui. Nesse caso, a contribuição da pressão sistólica para a pressão arterial média aumenta, e a PAM também.
5. A pressão de pulso é de 112 – 68 = 44 mmHg. PAM é 68 + 1/3(44) 83 mmHg.
6. (d).
7. O K^+ extracelular dilata as arteríolas, o que aumenta o fluxo sanguíneo (ver Tab. 15.2).
8. A ligação da adrenalina a receptores β_1 do miocárdio aumenta a frequência cardíaca e a força de contração. A ligação da adrenalina ao receptor β_2 nas arteríolas cardíacas causa vasodilatação.
9. Os receptores α têm menor afinidade pela adrenalina do que os receptores β_2; assim, os receptores β_2 prevalecem, e as arteríolas dilatam.
10. (a) O rim tem o fluxo sanguíneo mais alto por unidade de peso. (b) O coração tem o fluxo sanguíneo total mais baixo.
11. O íon mais provável é o Na^+, movendo-se para dentro da célula receptora.

12. Este mapa deveria parecer exatamente como o da Figura 15.14b, exceto que as direções das setas são contrárias.

13. Estímulo: visão, som e cheiro do *T. rex*. Receptores: olhos, orelhas e nariz. Centro integrador: córtex cerebral, com vias descendentes através do sistema límbico. Vias divergentes vão para o centro de controle cardiovascular, o qual aumenta o estímulo simpático para o coração e as arteríolas. Uma segunda via espinal descendente vai para a medula da glândula suprarrenal, que libera adrenalina. A ação da adrenalina sobre os receptores β_2 do fígado, coração e arteríolas do músculo esquelético causa vasodilatação dessas arteríolas. A noradrenalina nos receptores α presentes em outras arteríolas causa vasoconstrição. Ambas as catecolaminas aumentam a frequência cardíaca e a força de contração.

14. A perda de proteínas plasmáticas diminuirá a pressão coloidosmótica. Como consequência, a pressão hidrostática terá um efeito maior no balanço entre a filtração e a absorção, e a filtração aumentará.

15. O uso da pressão osmótica, em vez de da osmolaridade, permite uma comparação direta entre a pressão de absorção e a pressão de filtração, ambas as quais são expressas em mmHg.

16. Se o ventrículo esquerdo falha, o sangue retorna para o átrio esquerdo e as veias pulmonares e depois para os capilares pulmonares. O edema nos pulmões é conhecido como *edema pulmonar*.

17. Dietas com pouca proteína resultam em baixa concentração de proteínas no plasma. A absorção capilar é reduzida, ao passo que a filtração permanece constante, resultando em edema e ascite.

Questões da Figura

Figura 15.1: as bombas são arranjadas em série (uma após a outra).

Figura 15.8: 1. O fluxo diminui, e a PAM aumenta. 2. O volume e a PAM diminuem. 3. O volume venoso diminui, o volume arterial aumenta, e a PAM aumenta.

Figura 15.10: CO_2, H^+ e NO aumentados e O_2 diminuído são os prováveis fatores.

Figura 15.11: a inervação simpática e a adrenalina aumentam a frequência cardíaca e o volume sistólico; a inervação parassimpática diminui a frequência cardíaca. O estímulo simpático causa vasoconstrição, mas a adrenalina causa vasodilatação em algumas arteríolas. Para fatores parácrinos que influenciam o diâmetro arteriolar, ver Tabela 15.2.

Figura 15.12: o fluxo sanguíneo através dos pulmões é de 5 L/min.

Figura 15.13: 1. A pressão arterial anterior ao ponto de constrição aumenta. 2. A pressão posterior à constrição diminui.

Figura 15.14a: o nó SA tem receptores colinérgicos muscarínicos para ACh e receptores β_1 para catecolaminas. Os ventrículos têm receptores β_1 para catecolaminas. As arteríolas e veias têm receptores α para noadrenalina.

Figura 15.17: (a) a velocidade do fluxo é inversamente proporcional à área: quando a área aumenta, a velocidade diminui. (b) Mudar somente a área de secção transversal não tem efeito sobre a taxa de fluxo, uma vez que a taxa de fluxo é determinada pelo débito cardíaco.

Figura 15.18: a filtração resultante aumentará, como resultado do aumento da pressão hidrostática.

Questões para revisão

NÍVEL UM Revisando fatos e termos

1. Encéfalo e coração.

2. (a) 6, 9; (b) 1, 2; (c) 4, 7; (d) 3, 5, 6, 8; (e) 3, 4.

3. Endotélio (troca capilar e secreção de substâncias parácrinas); tecido elástico (retração); músculo liso (contração); tecido fibroso conectivo (resistência ao estiramento).

4. Arteríolas.

5. *120 mmHg; sístole; diástole; 80 mmHg; 120/80.*

6. *Pulso*. Pressão de pulso = P sistólica − P diastólica.

7. Valvas unidirecionais nas veias, bomba do músculo esquelético e baixa pressão no tórax durante a respiração.

8. A pressão elevada do sangue pode causar enfraquecimento do vaso sanguíneo até ruptura e sangramento.

9. Os sons de Korotkoff ocorrem quando a pressão no manguito é mais baixa que a pressão sistólica e mais alta que a pressão diastólica.

10. Ver Tabela 15.2. Os neurônios simpáticos (receptor α) vasocontraem, e a adrenalina nos receptores β_2 em certos órgãos vasodilata.

11. Uma região de aumento do fluxo sanguíneo. Ativa – o aumento do fluxo sanguíneo é em resposta a um aumento no metabolismo. Reativa – o aumento no fluxo segue um período de fluxo sanguíneo diminuído.

12. A inervação *simpática* causa vasoconstrição.

13. (a) 1, 5; (b) 2, 6; (c) 1, 2, 4; (d) 3, 8; (e) nenhuma anterior.

14. Trato digestório, fígado, rins e músculo esquelético. Os rins têm o fluxo sanguíneo mais alto por unidade de peso.

15. A densidade capilar é proporcional à taxa metabólica do tecido. Cartilagem – mais baixa; músculos e glândulas – mais alta.

16. (a) Difusão; (b) difusão ou transcitose; (c) difusão facilitada; (d) osmose.

17. Sistemas imune, circulatório e digestório.

18. Edema é o excesso de líquido no espaço intersticial. As causas incluem a pressão capilar oncótica mais baixa devido à diminuição das proteínas plasmáticas ou ao bloqueio dos vasos linfáticos por um tumor ou outra doença.

19. (a) Fluxo sanguíneo através do tecido. (b) A contribuição das proteínas plasmáticas para a pressão osmótica do plasma. (c) Uma redução no diâmetro dos vasos sanguíneos. (d) Crescimento de novos vasos sanguíneos, principalmente capilares dentro de um tecido. (e) Pequenos vasos entre arteríolas e vênulas, que podem atuar como canal de desvio. (f) Células que circundam o endotélio capilar que regulam a permeabilidade capilar.

20. *HDL* e *LDL*. O C-LDL é prejudicial em quantidades elevadas.

NÍVEL DOIS Revisando conceitos

21. Prevenir a entrada de Ca^{2+} diminui a habilidade dos músculos liso e cardíaco de contrair. Diminuir a entrada de Ca^{2+} para dentro das células autoexcitáveis diminui a frequência cardíaca. Neurônios e outras células não são afetados, pois possuem tipos de canais de cálcio que não são afetados por esses fármacos.

22. (a) Os poros dos capilares linfáticos são maiores. Os capilares linfáticos possuem fibras contráteis para auxiliar o fluxo de líquido; os capilares sistêmicos dependem da pressão sistêmica do sangue para fluírem. (b) A divisão simpática aumenta a pressão arterial, aumentando o débito cardíaco e causando vasoconstrição. A divisão parassimpática pode diminuir a frequência cardíaca. (c) O líquido linfático é similar ao plasma sanguíneo menos as proteínas do plasma. O sangue também tem quase a metade do seu volume ocupado por células sanguíneas. (d) Os capilares contínuos possuem poros menores e regulam o movimento de substâncias mais bem que os capilares fenestrados. Os capilares fenestrados podem abrir grandes poros para permitir que proteínas e células sanguíneas passem. (e) A pressão hidrostática força o líquido para fora dos capilares; a pressão coloidosmótica das proteínas do plasma puxa os líquidos para dentro dos capilares.

23. Usar a Figura 15.8 como um ponto de partida.

24. A habilidade do músculo liso vascular de regular a sua própria contração. Provavelmente resulta do influxo de Ca^{2+} quando o músculo é estirado.

25. A insuficiência ventricular esquerda causa acúmulo de sangue nos pulmões, aumentando a pressão hidrostática nos capilares pulmonares. Isso pode causar edema nos pulmões e encurtamento da respiração quando o oxigênio tem dificuldade de se difundir. O acúmulo de sangue na circulação sistêmica aumenta a pressão venosa.

NÍVEL TRÊS   Solucionando problemas

26. (a) Incontrolável: sexo masculino, meia-idade e história familiar de doenças cardiovasculares em ambos os lados de sua família. Controlável: elevada pressão arterial. (b) Sim, porque a pressão arterial foi > 140 ou a pressão diastóloca > 90 em várias ocasiões. Poderia ser útil confirmar se esse aumento de pressão não era "hipertensão do jaleco branco", pedindo que ele medisse a sua pressão por uma semana ou longe do consultório médico, como em uma farmácia. (c) Beta-bloqueadores bloqueiam receptores β_1 no coração, baixando, assim, o débito cardíaco e a PAM.

27. (a) A PAM aumenta, o fluxo pelos vasos 1 e 2 diminui, e o fluxo pelos vasos 3 e 4 aumenta. (b) Pressão aumenta → barorreceptor arterial → centro de controle cardiovascular → vasodilatação arteriolar e CO diminuído → pressão diminuída; (c) diminui.

28. A atropina é um antagonista de ACh, possivelmente se ligando ao receptor de ACh.

29. Visão do sangue → córtex cerebral → centro de controle cardiovascular no bulbo → sinal parassimpático aumentado e simpático diminuído → frequência cardíaca diminuída e vasodilatação → pressão arterial diminuída.

30. As células da parede intacta (no endotélio) detectam mudanças no oxigênio e comunicam essas mudanças para o músculo liso.

31. (a) Aumenta; (b) a resistência e a pressão aumentam.

32. (a) Na Figura 14.1, desenhe uma conexão da artéria pulmonar para a aorta. Na Figura 14.5f, você pode ver o vestígio do ducto fechado como um pequeno ligamento conectado a aorta e a artéria pulmonar. (b) Os pulmões não estão funcionando. (c) Sistêmico. (d) Lado esquerdo. (e) Da aorta para dentro da artéria pulmonar.

NÍVEL QUATRO   Problemas quantitativos

33. Aumenta 16 vezes.

34. A resposta variará. Para um indivíduo de 50 kg com um pulso em repouso de 70 bpm, o seu peso em sangue será bombeado em aproximadamente 10 minutos.

35. Pressão arterial média (PAM) = 87 mmHg.
   Pressão de pulso = 42 mmHg.

36. 250 mL de O_2/min = CO × (200 – 160 mL de O_2/L de sangue).
   CO = 6,25 L/min.

37. 75 batimentos/min × 1.440 min/dia = 108.000 batimentos/dia.
   3.240 mL filtrado/dia × dia/108.000 batimentos = 0,03 mL/batimentos.

38. (a) A linha C, porque a resistência aumentada na arteríola requer mais energia para vencer o atrito, significando pressão mais baixa na extremidade distal. (b) A filtração líquida aumentará porque a pressão hidrostática forçando o líquido para fora dos capilares é maior, porém a pressão coloidosmótica é invariável.

CAPÍTULO 16

Questões de Revisando conceitos

1. Os cinco tipos de leucócitos são linfócitos, monócitos/macrófagos, basófilos/mastócitos, neutrófilos e eosinófilos.

2. Eritrócitos e plaquetas não apresentam núcleo e, consequentemente, são incapazes de realizar síntese proteica.

3. A degeneração do fígado reduz a concentração total de proteínas plasmáticas, o que reduz a pressão osmótica nos capilares. Essa queda na pressão osmótica aumenta a filtração capilar resultante e ocorre edema.

4. (a) Eritropoetina (EPO), (b) fatores estimuladores de colônia (CSFs), (c) trombopoetina (TPO).

5. (a) O heme é uma subunidade contendo ferro de uma molécula de hemoglobina. (b) A ferritina é uma proteína do fígado que armazena ferro. A transferrina é a proteína do plasma que transporta ferro no sangue.

6. A bile é uma secreção exócrina porque é secretada no intestino.

7. Baixo oxigênio atmosférico na grande altitude → baixo oxigênio arterial → percebido pelas células dos rins → secretam eritropoetina → atua na medula óssea → aumenta a produção de eritrócitos.

8. A trombina promove a produção do fator XI ativo, o qual cria o IX ativo, que cria o X ativo, o qual converte protrombina a mais trombina. A alça cessa quando a protrombina é totalmente consumida.

Questões para revisão

NÍVEL UM   Revisando fatos e termos

1. *Plasma; água.*

2. Albumina (mais prevalente), globulinas e fibrinogênio. Funções: Tabela 16.1.

3. Eritrócitos (transportam O_2 e CO_2); leucócitos ou células sanguíneas brancas (defesa); plaquetas (coagulação).

4. *Hematopoiese.* Embrião – saco vitelínico, fígado, baço e medula óssea. No nascimento – restringido a medula óssea. Em adultos – apenas no esqueleto axial e na extremidade proximal dos ossos longos.

5. Os fatores estimuladores de colônia estimulam a hematopoiese. As citocinas são liberadas por uma célula para atuar em outra célula. As interleucinas são citocinas liberadas pelos leucócitos para atuar em outros leucócitos. Todos influenciam o crescimento e a diferenciação das células sanguíneas. Exemplos: ver Tabela 16.2.

6. RBC – eritropoiese, WBC – leucopoiese, plaquetas – trombopoiese.

7. *Eritropoetina.* Ela é produzida primariamente nos rins em resposta à baixa concentração de oxigênio.

8. Hematócrito – percentual de volume sanguíneo total ocupado pelo conjunto (centrifugado) de eritrócitos. Homem: 40 a 54%; mulher: 37 a 47%.

9. Um eritroblasto é um precursor grande, imaturo e nucleado do eritrócito. Características: forma de disco bicôncavo, ausência de núcleo e a cor vermelha devida à hemoglobina.

10. Ferro.

11. (a) Cor amarela na pele devida à bilirrubina elevada; (b) baixo nível de hemoglobina; (c) proteínas plasmáticas que atuam como um carreador para o ferro; (d) defeitos hereditários na cascata de coagulação, resultando na diminuída habilidade de coagulação.

12. *Anticoagulantes.*

NÍVEL DOIS   Revisando conceitos

13. Lista 1: ver Figuras 16.8 e 16.9 e Tabela 16.5. Lista 2: ver Figura 16.11. Lista 3: ver Figura 16.6.

14. Via intrínseca – o colágeno exposto e outros estímulos ativam o fator XII. Via extrínseca – o tecido lesado expõe o fator tecidual (III), que ativa o fator VII. As duas vias juntam-se na via comum para iniciar a formação da trombina. Ver Figura 16.10.

15. Plaquetas ativadas não podem aderir a regiões não danificadas do endotélio que liberam prostaciclina e óxido nítrico (NO).

NÍVEL TRÊS   Solucionando problemas

16. Raquel está pálida e cansada porque está anêmica. Equimose é um sinal de que a contagem de plaquetas está baixa. Vitaminas e proteínas promovem a síntese de hemoglobina e produção de novos componentes de células do sangue. O ferro também é necessário para a síntese de hemoglobina. Raquel é aconselhada a evitar multidões para prevenir exposição a infecções, uma vez que sua contagem de leucócitos está baixa e a sua habilidade de combater infecções está diminuída. No dia 20 pós-quimioterapia, as contagens do sangue voltaram à faixa normal.

17. (a) Transferrina; (b) fígado, o qual armazena ferro; (c) retirar sangue. Isto ilustra o balanço de massa: se a ingestão excede a eliminação, a carga do corpo é restaurada, aumentando a eliminação.

18. Alguns outros fatores essenciais para a síntese de eritrócitos, como ferro, ácido fólico ou vitamina B_{12}, devem estar faltando.

NÍVEL QUATRO Problemas quantitativos

19. Homem de 90 kg: 6,4 L de sangue e cerca de 3,1 L sw plasma. Mulher de 59 kg: 4,1 L de sangue e cerca de 2,4 L de plasma.
20. O volume sanguíneo é de 3,5 L, e o volume total de eritrócitos é de 1,4 L.

CAPÍTULO 17

Questões de Revisando conceitos

1. A respiração celular é intracelular e utiliza O_2 e substratos orgânicos para produzir ATP. A respiração externa é a troca e o transporte de gases entre a atmosfera e as células.
2. O trato respiratório superior inclui a boca, a cavidade nasal, a faringe e a laringe. O trato respiratório inferior inclui a traqueia, os brônquios, os bronquíolos e a superfície de troca dos pulmões.
3. A caixa torácica é constituída por caixa torácica com músculos intercostais, coluna vertebral e diafragma. O tórax contém dois pulmões nos sacos pleurais, o coração e o saco pericárdico, esôfago e os grandes vasos sanguíneos.
4. Os bronquíolos são colapsáveis.
5. Se os cílios não podem mover o muco, o muco coletado nas vias aéreas gera um reflexo de tosse para expelir o muco.
6. O fluxo sanguíneo é aproximadamente igual no tronco pulmonar e na aorta. (Normalmente, parte do sangue venoso que sai dos brônquios, da pleura e de parte do coração desvia da circulação pulmonar e drena diretamente para o lado esquerdo do coração. Isso é chamado de *shunt* ou desvio anatômico.)
7. O aumento da pressão hidrostática causa maior filtração resultante para fora dos capilares e pode resultar em edema pulmonar.
8. Pressão média = 8 mmHg + 1/3(25 − 8) mmHg = 13,7 mmHg.
9. 720 mmHg × 0,78 = 562 mmHg.
10. 700 mmHg − 47 mm Hg = 653 mmHg × 21% = 137,1 mmHg P_{O2}.
11. As capacidades pulmonares são a soma de dois ou mais volumes pulmonares.
12. O volume residual não pode ser medido diretamente.
13. Se os sujeitos idosos têm capacidade vital reduzida, ao passo que a capacidade pulmonar total não muda, então o volume residual deve aumentar.
14. Conforme o ar se torna umidificado, a P_{O2} diminui.
15. O fluxo de ar reverte sua direção durante o ciclo respiratório, mas o sangue flui em um circuito e nunca na direção inversa.
16. Ver Figuras 17.2c e 17.3. Os pulmões estão envolvidos em um saco pleural. Uma membrana pleural adere ao pulmão e a outra reveste a caixa torácica. O líquido pleural preenche o saco pleural.
17. Scarlett terá mais sucesso se expirar profundamente, com isso diminuirá seu volume torácico e puxará suas costelas inferiores para dentro.
18. A incapacidade de tossir diminui a capacidade de expelir o material potencialmente prejudicial aprisionado no muco nas vias aéreas.
19. Um soluço causa uma rápida diminuição nas pressões intrapleural e alveolar.
20. O ferimento causado pela faca colapsará o pulmão esquerdo se a faca perfurar a membrana pleural. A perda de adesão entre o pulmão e a parede do tórax removerá a pressão para dentro exercida sobre a parede do tórax, e a caixa torácica expandir-se-á. O lado direito não será afetado, pois o pulmão direito está contido no seu próprio saco pleural.
21. Normalmente, a elasticidade pulmonar e da parede torácica contribuem mais.
22. A complacência diminui.
23. O trabalho da respiração aumenta.
24. A resistência aumenta.
25. ACh no receptor muscarínico.

26. A P_{O2} nos alvéolos na região afetada aumentará, uma vez que o O_2 não está saindo dos alvéolos. A PCO_2 diminuirá, uma vez que o novo CO_2 não está entrando nos alvéolos a partir do sangue. Os bronquíolos contraem quando a P_{CO2} diminui (ver Figura 17.14), desviando o ar para áreas do pulmão com maior fluxo sanguíneo. Essa compensação não pode restabelecer a ventilação normal nesta região do pulmão, e o controle local é insuficiente para manter a homeostasia.
27. O VRI diminui.
28. O volume residual aumenta.

Questões da Figura

Figura 17.9: 1. A pressão alveolar é maior no meio da expiração e menor no meio da inspiração. Ela é igual à pressão atmosférica no início e no final da inspiração e da expiração. 2. Quando o volume dos pulmões está no mínimo, a pressão alveolar está (c) movendo-se do máximo para o mínimo, e a contração dos músculos intercostais externos é (b) mínima. 3. 2 respirações/8 seg = ? respirações/60 seg = 15 ciclos/min.

Figura 17.12: superficial e rápida: ventilação pulmonar total = 6.000 mL/min, 150 mL de ar novo, ventilação alveolar = 3.000 mL/min. Lenta e profunda: ventilação pulmonar total = 6.000 mL/min, 600 mL de ar novo, ventilação alveolar = 4.800 mL/min. Lenta e profunda é mais eficiente.

Figura 17.13: a P_{O2} alveolar vai a 120 mmHg, e a P_{CO2} cai para aproximadamente 19 mmHg.

Figura 17.14: 1. A P_{O2} alveolar aumenta, e a P_{CO2} diminui nos alvéolos afetados. A P_{O2} tecidual local aumenta. 2. Isso contrai as arteríolas locais, que, então, desviam o sangue para regiões do pulmão mais bem perfundidas. Os bronquíolos contraem para desviar o ar para alvéolos mais bem perfundidos.

Questões para revisão

NÍVEL UM Revisando fatos e termos

1. Troca de gases, vocalização, regulação do pH e proteção.
2. Respiração celular – oxigênio e nutrientes são utilizados para a produção de energia. Respiração externa – troca de gases entre a atmosfera e as células.
3. Inspiração basal – intercostais externos, escalenos e diafragma. Expiração basal – sem contração muscular significativa. Expiração ativa – intercostais internos e músculos abdominais. Eles são todos músculos esqueléticos.
4. O líquido pleural reduz o atrito e segura os pulmões apertados contra a parede torácica.
5. Nariz e boca, faringe, laringe, traqueia, brônquio principal, brônquios secundários, bronquíolos, epitélio do alvéolo, líquido intersticial e endotélio capilar.
6. Ver Figura 17.2g e h. Tipo I – trocas de gases; tipo II – surfactante. Os macrófagos ingerem material estranho. O endotélio capilar é quase fundido ao epitélio alveolar, e o espaço entre os alvéolos é quase preenchido com capilares.
7. Ventrículo direito para o tronco pulmonar, para as artérias pulmonares esquerda e direita, artérias menores, arteríolas, capilares, vênulas e pequenas veias, veias pulmonares e átrio esquerdo. Contém cerca de 0,5 L de sangue. A pressão pulmonar arterial é de 25/8, comparada com 120/80 para a pressão sistêmica.
8. Aquecido, umidificado e limpo (filtrado).
9. *Diafragma.*
10. Ver Figura 17.9.
11. (a) Ver Figura 17.7. (b) V_T = 0,5 L, VRI = 1,25 L, VRE = 1,0 L. (c) 3 respirações/15 seg × 60 seg/min = 12 respirações/min.
12. Raio das vias aéreas.
13. (a) 1, (b) 2, (c) 1, (d) 2.
14. O surfactante reduz a tensão superficial da água e torna mais fácil para os pulmões inflarem e permanecerem inflados.
15. O volume corrente aumentado aumenta a P_{O2} alveolar.

NÍVEL DOIS   Revisando conceitos

16. (a) Complacência – habilidade de deformar em resposta à força; elasticidade – habilidade de voltar à forma original após uma força de deformação ter sido removida. (b) Ventilação – troca de ar entre a atmosfera e os pulmões. Inspiração – movimento de ar para dentro dos pulmões. Expiração – movimento de ar para fora dos pulmões. (c) Pressão intrapleural – sempre subatmosférica (exceto durante a expiração forçada, quando se torna positiva); a pressão alveolar varia de subatmosférica até acima da atmosférica. (d) Ventilação pulmonar total – volume de ar que entra e sai das vias aéreas em um dado período de tempo. Ventilação alveolar – volume de ar que entra e sai dos alvéolos em um dado período de tempo. (e) Tipo I – finas células para troca de gases; tipo II – sintetizam e secretam surfactante. (f) Pulmonar – do coração direito para os pulmões e de volta para o átrio esquerdo. Sistêmica – do coração esquerdo para a maioria dos tecidos e de volta para o átrio direito.

17. Broncoconstritores: histamina, leucotrienos, acetilcolina (muscarínico); broncodilatadores: dióxido de carbono, adrenalina (β_2).

18. Ver Figuras 17.8 e 17.9.

19. (a) Diminui; (b) diminui; (c) diminui; (d) aumenta; (e) diminui; (f) aumenta.

20. Pneumotórax – ar na cavidade pleural. Espirômetro – aparelho utilizado para mensurar a ventilação. Auscultação – escuta de sons do corpo. Hipoventilação – ventilação pulmonar diminuída. Broncoconstrição – diminuição do raio dos bronquíolos. Volume por minuto – ventilação pulmonar total. Pressão parcial do gás – porção da pressão total em uma mistura de gases que um gás específico contribui.

21. (a) *Capacidade vital*. Soma do volume corrente com o volume de reserva expiratório e inspiratório. (b) Não, pois a função pulmonar diminui com a idade à medida que a elasticidade e a complacência diminuem.

22. (a) 2, (b) 2, (c) 4, (d) 4.

23. Eixo *x – tempo*; eixo y – P_{O_2}. Durante a inspiração, a pressão de P_{O_2} dos brônquios principais aumenta à medida que o ar novo (P_{O_2} = 160 mmHg) empurra o ar velho (P_{O_2} = 100 mmHg). Durante a expiração, a P_{O_2} diminui à medida que o ar com pouco oxigênio sai. A curva variará de 100 para 160 mmHg.

24. (a) O trabalho aumenta. (b) Os pulmões inflam mais facilmente. (c) A elasticidade diminui. (d) A resistência das vias aéreas não é afetada.

25. (a) Diminui; (b) aumenta; (c) diminui.

26. Ventilação pulmonar total = 20 respirações/min × 300 mL/br = 6.000 mL/min. Ventilação alveolar = 20 respirações/min × (300 mL/ respirações − 130 mL/ respirações) = 3.400 mL/respirações.

NÍVEL TRÊS   Solucionando problemas

27. (a) 9.600 mL/min. (b) A dilatação dos brônquios reduz a resistência das vias aéreas. O paciente é capaz de forçar mais ar para fora dos pulmões na expiração, o que aumenta seu VRE e diminui seu VR. (c) A sua frequência respiratória é normal, e seu volume pulmonar é anormal. Seu alto VR é confirmado por um raio X. Na doença pulmonar obstrutiva, como a asma, os bronquíolos tendem a colapsar na expiração, retendo ar nos pulmões e resultando em uma hiperinsuflação. Seu baixo valor de VRI é responsável pela maior parte da baixa capacidade vital, sendo esperado em alguém com asma, em que os pulmões já estão hiperinsuflados no início da inspiração. Seu volume corrente mais alto pode ser o resultado da força que ela precisa exercer para respirar.

28. O ar alveolar expirado mistura-se com o ar atmosférico com maior O_2 no espaço morto anatômico, aumentando a P_{O_2} do ar que deixa as vias aéreas.

29. Ventilação pulmonar em repouso = 3.575 mL/min. Exercício: (a) 5.500 mL/min; (b) 5.525 mL/min; (c) 5.625 mL/min. Aumentando a frequência e a amplitude respiratória tem-se um efeito maior. Na vida real, é o que acontece.

NÍVEL QUATRO   Problemas quantitativos

30. $P_1V_1 = P_2V_2$. Novo volume = 200 mL.

31. (a) O_2 = 160 mmHg, nitrogênio = 593 mmHg, CO_2 = 2,3 mmHg. (b) O_2 = 304 mmHg, nitrogênio = 99 mmHg, CO_2 = 342 mmHg, H_2 = 15 mmHg. (c) O_2 = 76 mmHg, nitrogênio = 114 mmHg, árgon = 8 mmHg, CO_2 = 190 mmHg.

32. Ventilação pulmonar total = 4.800 mL/min. Antes de um exame, a ventilação é de 7.200 mL/min. A ventilação alveolar é de 3.360 mL/ min (em repouso) e de 5.040 mL/min (antes do exame).

33. Volume corrente = 417 mL/ciclo respiratório. VRI = 3.383 mL

34. O volume pulmonar é de 1,1 L. (Você esqueceu de subtrair o volume do espirômetro?)

35. (b) O pulmão em A tem a maior complacência.

36. A resposta variará. A capacidade vital diminuirá significativamente aos 70 anos de idade.

CAPÍTULO 18

Questões de Revisando conceitos

1. (a) Sistema de transporte de elétrons; (b) ciclo do ácido cítrico.

2. A P_{O_2} nos alvéolos está constantemente sendo reabastecida pelo ar novo. (p. 555)

3. 720 mmHg × 0,78 N_2 = 561,6 mmHg.

4. O ar tem 21% de oxigênio. No entanto, para o ar seco no Everest, a P_{O_2} = 0,21 × 250 mmHg = 53 mmHg. Correção para a P_{H_2O}: P_{O_2} = (250 mmHg − 47 mmHg) × 21% = 203 mmHg × 0,21 = 43 mmHg.

5. O sangue acumula-se nos pulmões porque o coração esquerdo é incapaz de bombear todo o sangue que vem dos pulmões. O volume sanguíneo aumentado nos pulmões aumenta a pressão arterial pulmonar.

6. Quando a ventilação alveolar aumenta, a P_{O_2} arterial aumenta porque mais ar novo entra nos alvéolos. A P_{CO_2} arterial diminui porque a baixa P_{CO_2} do ar novo dilui a P_{CO_2} alveolar. O gradiente de pressão do CO_2 entre o sangue venoso e os alvéolos aumenta, fazendo mais CO_2 sair do sangue. A P_{O_2} e a P_{CO_2} venosas não mudam porque elas são determinadas pelo metabolismo nas células.

7. Falsa. O plasma é essencialmente água, e a Figura 18.4 mostra que o CO_2 é mais solúvel em água do que o O_2.

8. Você precisa saber a solubilidade de cada gás naquela solução.

9. Sim. A hemoglobina atinge 100% de saturação a 650 mmHg. Se P_{atm} = 760 mmHg, e a atmosfera é 100% oxigênio, então a P_{O_2} é de 760 mmHg.

10. O platô no topo da curva da P_{O_2} indica que a hiperventilação causa apenas um pequeno aumento no percentual de saturação da Hb arterial.

11. Conforme a P_{O_2} cai, mais oxigênio é liberado. A P_{O_2} do sangue venoso saindo do músculo é de 25 mmHg, igual à P_{O_2} do músculo.

12. Uma obstrução das vias aéreas poderia diminuir a ventilação alveolar e aumentar a P_{CO_2}. A P_{CO_2} arterial elevada aumentaria o H^+ arterial e diminuiria o pH.

Questões da Figura

Figura 18.4: O oxigênio é 2,85 mL/L de sangue, e o CO_2 é 28 mL/L de sangue.

Figura 18.5: o O_2 atravessa cinco membranas celulares: duas da célula alveolar, duas do endotélio capilar e uma dos eritrócitos.

Figura 18.6: 32,1 L/min.

Figura 18.9: 1. (a) Em P_{O_2} = 20 mmHg, saturação Hb = 34%. (b) A hemoglobina é 50% saturada com oxigênio em uma P_{O_2} de 28 mmHg. 2. (a) Quando o pH diminui de 7,4 para 7,2, a saturação da hemoglobina diminui 13%, de cerca de 37% de saturação para 24%. 3. (b) Quando uma célula muscular em exercício aquece, a Hb libera mais oxigênio. 4. A perda de 2,3-BPG não é boa porque, assim, a hemoglobina liga-se mais fortemente ao oxigênio nos valores de P_{O_2} encontrados nas células. 5. A

P_{O_2} no sangue placentário é de aproximadamente 28 mmHg. 6. A uma P_{O_2} de 10 mmHg, o sangue materno está apenas aproximadamente 8% saturado com oxigênio.

Figura 18.13: 1. Ponte. 2. Medula oblonga. 3. Quimiorreceptor medular. 4. Neurônio sensorial. 5. Quimiorreceptor carotídeo. 6. Neurônio motor somático (expiração). 7. Quimiorreceptor aórtico. 8. Intercostais internos. 9. Músculos abdominais. 10. Diafragma. 11. Intercostais externos. 12. Escalenos e esternocleidomastóideo. 13. Neurônio motor somático (inspiração). 14. Sistema límbico e centros superiores do encéfalo (emoções e controle voluntário).

Figura 18.15: um ciclo ventilatório dura 5 segundos, então há 12 respirações/min.

Questões para revisão

NÍVEL UM Revisando fatos e termos

1. Gradientes de pressão, solubilidade na água, perfusão capilar alveolar, pH do sangue, temperatura.
2. *98%.* O restante está dissolvido no plasma.
3. P_{O_2}, temperatura, pH e quantidade de hemoglobina disponível para ligação (mais importante).
4. Quatro cadeias de proteínas globulares, cada uma envolvida em torno de um grupo heme central. Requer ferro.
5. *Bulbo* e *ponte*. Dorsal – neurônios para inspiração; ventral – neurônios para inspiração e expiração ativa. Gerador central de padrões – grupo de neurônios que interagem espontaneamente para controlar a contração rítmica de certos grupos musculares.
6. Os quimiorreceptores bulbares aumentam a ventilação quando a P_{CO_2} aumenta. Os quimiorreceptores no corpo carotídeo respondem à P_{CO_2}, ao pH e à P_{O_2} < 60 mmHg. A P_{CO_2} é o mais importante.
7. Os reflexos protetores do sistema respiratório incluem a broncoconstrição mediada por um irritante e o reflexo da tosse.
8. Gradiente de pressão parcial.
9. Diminuição da P_{O_2} atmosférica, diminuição da perfusão alveolar, perda de hemoglobina, aumento da espessura da membrana respiratória, diminuição da área de superfície respiratória, aumento da distância para a difusão.

NÍVEL DOIS Revisando conceitos

10. Inicie com a Figura 18.10.
11. A maior parte do oxigênio está ligada à hemoglobina, e não dissolvido no plasma.
12. (a) A maior parte do O_2 é transportado ligado à hemoglobina, mas a maior parte do CO_2 é convertida em HCO_3^-. (b) A concentração é a quantidade de gás por volume de solução, expressa em unidades como moles/L. A pressão parcial da solução e a concentração são proporcionais, mas a concentração é afetada pela solubilidade do gás e, assim, não é o mesmo que a pressão parcial.
13. Diminui.
14. Hipóxia – baixo oxigênio dentro das células. DPOC – doença pulmonar obstrutiva crônica (inclui bronquite crônica e enfisema). Hipercapnia – CO_2 elevado.
15. O oxigênio não é muito solúvel em água, e a exigência metabólica para o oxigênio na maioria dos animais multicelulares não seria atendida sem uma molécula transportadora de oxigênio.
16. (a) Eixo *x* – ventilação em L/min; eixo *y* – P_{O_2} arterial em mmHg. Ver Figura 18.9. (b) Eixo *x* – P_{CO_2} arterial em mmHg; eixo *y* – ventilação em L/min. Conforme a P_{CO_2} aumenta, a ventilação aumenta. Existe uma taxa de ventilação máxima, e a inclinação da curva diminui quando ela se aproxima desse máximo.
17. (a) Aumenta; (b) aumenta.
18. Normal, porque a P_{O_2} depende da P_{O_2} do alvéolo, não de quanta Hb está disponível para transportar oxigênio.
19. (a) Ver Figura 18.17. (b) Ver Figura 18.13.

NÍVEL TRÊS Solucionando problemas

20. O aumento no espaço morto diminui a ventilação pulmonar. (a) Aumenta; (b) diminui; (c) aumenta; (d) diminui.
21. A pessoa (a) tem uma leve redução do O_2 dissolvido, mas, a uma P_{O_2} = 80, a saturação da Hb ainda é de cerca de 95%. A maioria do oxigênio é transportado na Hb, mas a P_{O_2} aumentada de 100 mmHg não pode conpensar o conteúdo de hemoglobina diminuído.
22. (a) Diminui; (b) diminui; (c) diminui.
23. (a) Os movimentos respiratórios originam-se acima do nível do corte, o que pode incluir qualquer área do encéfalo. (b) A ventilação depende de sinais provenientes do bulbo e/ou da ponte. (c) O ritmo respiratório é controlado somente pelo bulbo, mas outros aspectos importantes da respiração dependem de sinais originados na ponte ou acima.
24. Com a elevação crônica da P_{CO_2}, a resposta dos quimiorreceptores adapta-se, e o CO_2 não é mais um estímulo químico para a ventilação. O sinal químico primário para a ventilação torna-se o oxigênio baixo (abaixo de 60 mmHg). Assim, quando o paciente recebe O_2, não há nenhum estímulo químico para a ventilação, e ele para de respirar.
25. (a) Alvéolos – 96%; célula em exercício – 23%. (b) Em repouso, Bzork usa apenas cerca de 20% do oxigênio que a sua Hb pode transportar. Em exercício, sua hemoglobina libera mais de 3/4 do oxigênio que pode transportar.
26. Todas as três linhas mostram que, à medida que a P_{CO_2} aumenta, a ventilação aumenta. A linha A mostra que um decréscimo na P_{CO_2} potencializa esse aumento na ventilação (quando comparada à linha B). A linha C mostra que a ingestão de álcool diminui o efeito do aumento da P_{CO_2} na ventilação. Como o álcool é um depressor do SNC, podemos supor que a via que liga aumento de P_{CO_2} e aumento da ventilação é integrada no SNC.
27. Apical – voltada para o espaço aéreo; basolateral – voltada para o líquido intersticial. O lado apical tem ENaC e aquaporina; o lado basolateral tem aquaporinas e Na^+-K^+-ATPase. O Na^+ entra na célula pelos ENaC e depois é bombeado para fora na superfície basolateral (Cl^- o segue para manter a eletroneutralidade). A translocação de NaCl permite que a água siga por osmose.

NÍVEL QUATRO Problemas quantitativos

28. 1,65 mL de O_2/gm Hb.
29. 247,5 mL de O_2/min.
30. Nada. A porcentagem de saturação da Hb não muda em qualquer P_{O_2}. Contudo, com menos saturação da Hb disponível, menos oxigênio será transportado.

CAPÍTULO 19

Questões de Revisando conceitos

1. Hiperpolariza (torna-se mais negativo).
2. A força de contração diminui.
3. *Maior que.*
4. *Menor que.*
5. Parecido: ambos representam o movimento do LEC para dentro do lúmen. Filtração é apenas para dentro da cápsula de Bowman; secreção ocorre ao longo do resto do túbulo.
6. Glomérulo → cápsula de Bowman → túbulo proximal → alça de Henle → túbulo distal → ducto coletor → pelve renal → ureter → bexiga urinária → uretra.
7. O corpo ficará sem plasma dentro de uma hora.
8. A pressão osmótica é mais alta na arteríola eferente devido a uma mesma quantidade de proteína em um volume menor.
9. A pressão arterial média é de 119 mmHg, e a TFG é de 180 L/dia.
10. O fluxo sanguíneo renal e a TFG diminuem.

11. Com menos proteínas plasmáticas, o plasma tem pressão coloidos-mótica menor do que o normal, opondo-se à TFG, então a TFG aumenta.

12. Depuração da creatinina = (1,5 mg de creatinina/mL de urina × 1,1 L de urina/dia)/1,8 mg de creatinina/100 mL de plasma = 92 L/dia. TGF = 92 L/dia.

Questões da Figura

Figura 19.2: 1. (a) Cápsula de Bowman. (b) Túbulo proximal, alça de Henle, túbulo distal, ducto coletor. (c) Túbulo proximal, túbulo distal, ducto coletor. (d) Ducto coletor. 2. (a) 18/180 = 10%, 1,5/180 = 0,8%.

Figura 19.3: E = F − R + S. 79 mmol/dia = 720 − R + 43. R = 684 mmol reabsorvida por dia.

Figura 19.4: 120 mL/min × 1.440 min/dia = 172.800 mL/dia filtrado = 172,8 L. 172,8 L = 20% do fluxo plasmático. Fluxo plasmático = 864 L/dia.

Figura 19.6: a pressão arterial capilar, a TFG e o fluxo sanguíneo renal aumentam.

Figura 19.9: a taxa de transporte a 3 mg/mL é de 3 mg/min; a 5 e 8 mg/mL, é de 4 mg/min. A taxa de transporte é de 4 mg/min em uma concentração plasmática de 2 mg/mL.

Figura 19.11: a pressão é mais baixa porque o sangue fluindo para fora do glomérulo perde pressão conforme se move ao longo dos capilares peritubulares.

Questões para revisão

NÍVEL UM   Revisando fatos e termos

1. Cor (concentração), odor (infecção ou substâncias excretadas), aspecto (presença de células), gosto (presença de glicose) e espuma (presença de proteínas).

2. Regulação do volume do líquido extracelular (para manter a pressão arterial adequada), regulação da osmolaridade, manutenção do equilíbrio iônico (função neuronal), regulação do pH (proteínas desnaturam se o pH não é mantido), excreção de resíduos e substâncias estranhas (para prevenir efeitos tóxicos) e produção de hormônios (que regulam a síntese de eritrócitos e o equilíbrio do Ca^{2+} e do Na^+).

3. 20 a 25%.

4. Dos néfrons pelos ureteres para a bexiga urinária, saindo pela uretra.

5. (a), (e), (b), (g), (f), (d), (c), (h).

6. Endotélio capilar glomerular, lâmina basal e epitélio da cápsula de Bowman. As células sanguíneas e a maioria das proteínas do plasma são excluídas.

7. A pressão hidrostática capilar promove a filtração glomerular. A pressão do líquido na cápsula de Bowman e a pressão osmótica (oncótica) das proteínas do plasma se opõem. A força resultante é a soma dessas pressões.

8. TFG – taxa de filtração glomerular. 125 mL/min ou 180 L/dia.

9. (a) Encontrados onde o túbulo distal passa entre as arteríolas aferente e eferente. Composto das células da mácula densa do túbulo distal e das células granulares na parede da arteríola. (b) Os sinais parácrinos da medula densa controlam a autorregulação da TFG e a secreção de renina. (c) Alteram o tamanho das fendas de filtração. (d) Células epiteliais especializadas que circundam os capilares glomerulares. As mudanças no tamanho das fendas alteram a TFG. (e) Um esfíncter interno de músculo liso que é passivamente contraído e um esfíncter externo de músculo esquelético que é tonicamente (ativamente) contraído. (f) Camada externa do rim que contém corpúsculos renais, túbulos proximal e distal e partes da alça de Henle e dos ductos coletores.

10. 70% ocorre no túbulo proximal. As moléculas reabsorvidas entram nos capilares peritubulares e na circulação venosa sistêmica. Se a mólecula filtrada não é reabsorvida, ela é excretada na urina.

11. (a) 2, 3, 5; (b) 3, 4; (c) 4, 7; (d) 6; (e) 5, 7.

12. Penicilina, K^+ e H^+.

13. Creatinina.

14. Micção.

NÍVEL DOIS   Revisando conceitos

15. Utilize as Figuras 19.5 a 19.7.

16. (a) A filtração e a secreção envolvem movimento de material do sangue para o lúmen do túbulo, mas a filtração é um processo de fluxo de massa, ao passo que a secreção é um processo seletivo. A excreção também é fluxo de massa, mas envolve o movimento do lúmen dos rins para o meio externo. (b) Saturação – todos os sítios de ligação dos transportadores estão ocupados com ligantes. Transporte máximo – taxa máxima na qual os carreadores estão saturados pelo substrato. Limiar renal – concentração plasmática na qual a saturação ocorre. (c) Creatinina e inulina – compostos utilizados para se determinar a TFG. Penicilina e probenecida – xenobióticos que são secretados. (d) Depuração – taxa na qual o plasma é limpo de uma substância (mL de plasma limpo da substância X/min). TFG – taxa de filtração do plasma (mL plasma filtrado/min). Excreção – remoção da urina, mL urina/min.

17. Permite a remoção rápida de substâncias estranhas que são filtradas, mas não reabsorvidas.

18. Se a arteríola aferente contrai, a TFG diminui. Se a arteríola eferente contrai, a TFG aumenta.

19. Ver Figura 19.14. Com o treinamento de controle dos esfíncteres, os centros superiores do encéfalo inibem o reflexo até o momento apropriado. Os centros superiores do encéfalo podem também iniciar o reflexo.

20. O músculo liso da bexiga urinária se contrai sob o controle parassimpático, então o bloqueio de receptores muscarínicos diminui a contração da bexiga.

NÍVEL TRÊS   Solucionando problemas

21. Ver Figura 19.8. Coloque os transportadores como descrito. O Cl^- move-se entre as células.

22. (a) A inulina é filtrada, secretada e excretada. Não há evidência de reabsorção. (b) A linha que indica a secreção líquida será próxima da linha de filtração até a mudança da inclinação, após a qual a linha da secreção é horizontal (não há aumento adicional na taxa devido à saturação).

23. O líquido da diálise deve se parecer ao plasma sem substâncias residuais, como a ureia. Isso permitirá a difusão de solutos e água do sangue para o líquido de diálise, mas a difusão cessará na concentração desejada. Para remover o excesso de água do sangue, você pode fazer o líquido da diálise mais concentrado que o plasma.

24. Linha da filtração: usar várias concentrações plasmáticas de Z (0-140 mg Z/mL de plasma) × TFG. A linha será uma linha reta iniciando na origem e se extendendo para cima e para a direita. A secreção alcança a sua taxa máxima de 40 mg/min em 80 mg Z/mL de plasma. Trace esse ponto. Desenhe a linha de secreção a partir da origem até aquele ponto. Acima do limiar renal, a taxa de secreção não muda, então a linha se torna horizontal. Linha da excreção: adicione a taxa de filtração e a taxa de secreção em um número de concentrações plasmáticas de Z.

NÍVEL QUATRO   Problemas quantitativos

25. 1mg X/mL de plasma × 125 mL de plasma/min = 125 mg X filtrado/min. Mesmos valores para a inulina. Excreção de inulina = filtração = 125 mg de inulina excretada/min. Não se pode dizer qual é a taxa de excreção de X porque não há informação suficiente.

26. 1 L/min.

27. Depuração da primeira amostra = 1.000 L de plasma/dia. Normalmente, a depuração da creatinina = TFG. Contudo, esse valor não é

de todo realista para a TFG (a média normal é de 180 L/dia). A repetição do teste mostrou 4.000 mg de creatinina e resultou em uma depuração de 200 L/dia, a qual está dentro dos limites normais. Os valores anormais do primeiro teste provavelmente foram um erro de laboratório. A função renal de Diego é normal.

28. Para qualquer soluto que é filtrado: a concentração do plasma $\times$ TFG = a taxa de filtração. No transporte máximo: taxa de filtração = taxa de reabsorção ou T_m. Substituindo: concentração plasmática $\times$ TFG = T_m. O limiar renal representa a concentração plasmática na qual os transportadores trabalham no seu máximo (T_m). Substituindo: limiar renal $\times$ TFG = T_m. A TFG de Mermaid é de 250 mL/min, e a T_m é de 50 mg/min, logo, o limiar renal é de 0,2 mg de glicose/mL de plasma. Depuração = taxa de excreção/concentração plasmática. A 15 mg de glicose/mL de plasma, 3.750 mg/min filtrados e 50 mg/min reabsorvidos, então 3.700 mg/min são excretados.

29. (a) 140 L/dia é 20% do fluxo plasmático renal (FPR), então o fluxo plasmático é de 700 L/dia. (b) Hematócrito é o percentual de sangue ocupado pelo conjunto de eritrócitos; o restante (70%) é plasma. 700 L/dia é 70% do FPR, logo, o FPR é de 1.000 L/dia. (c) Se o FPR é 20% do débito cardíaco (DC), então DC = 5.000 L/dia ou 3,47 L/min.

CAPÍTULO 20

Questões de Revisando conceitos

1. Mais poros de água quando a vasopressina está presente.
2. Se a ação da vasopressina é suprimida, a urina é diluída.
3. O NaCl hiperosmótico é hipertônico e encolhe os osmorreceptores, mas a ureia hiperosmótica é hipotônica e faz eles incharem. Como apenas o encolhimento da célula causa o disparo, os osmorreceptores expostos à ureia não disparam.
4. Os níveis de vasopressina poderiam aumentar com desidratação.
5. Os osmorreceptores presentes no trato digestório e na veia porta do fígado detectam a alta osmolaridade dos alimentos e dos líquidos que tenham sido ingeridos e absorvidos, antes que eles entrem na circulação geral. Isso permitiria uma secreção antecipatória de vasopressina para conservar a água corporal.
6. Os solutos que permanecem no lúmen quando o transportador simporte NKCC é inibido forçam a água a permanecer no lúmen com eles, aumentando o volume de urina.
7. Os diuréticos que inibem o transportador simporte NKCC deixam K^+ no lúmen do túbulo, onde é provável que ele seja excretado, aumentando, então, a perda urinária de K^+.
8. Na^+ e K^+ estão movendo-se a favor dos seus gradientes eletroquímicos.
9. Na hipercalemia, o potencial de membrana em repouso desporaliza. Os tecidos excitáveis disparam um potencial de ação, mas são incapazes de repolarizar para disparar um segundo potencial.
10. 140 mmol/L = 140 mEq/L.
11. As placas ateroscleróticas bloqueiam o fluxo sanguíneo, o que diminui a pressão na arteríola aferente e diminui a TFG. Ambos os eventos estimulam a liberação de renina.
12. A secreção de renina inicia uma cascata que produz angiotensina II. A ANG II causa vasoconstrição, age nos centros medulares para aumentar a pressão arterial, aumenta a produção de ADH e aldosterona e aumenta a sede, resultado no aumento da ingestão de líquidos e no aumento do volume de líquidos no corpo. Todas essas respostas contribuem para aumentar a pressão arterial.
13. Todo o sangue passa através dos vasos sanguíneos pulmonares com cada circuito. A menos que a ECA estivesse em todos os vasos sanguíneos sistêmicos, algum sangue poderia não ser exposto a ela.
14. No lado esquerdo da Figura 20.8, os interneurônios também ligam dos osmorreceptores hipotalâmicos aos centros da sede hipotalâmicos.

15. O nível bicarbonato aumenta conforme a reação se desloca para a direita como um resultado da adição de CO_2. Uma vez que um novo estado de equilíbrio seja alcançado, o bicarbonato não pode atuar como um tampão, visto que o sistema está em equilíbrio.
16. No néfron distal, ambos, K^+ e H^+ estão sendo movidos contra os seus gradientes de concentração, o que requer ATP. No túbulo proximal, o Na^+ é movido contra o seu gradiente de concentração, fornecendo energia para bombear H^+ contra seu gradiente.
17. Quando as células intercalares reabsorvem K^+, elas secretam H^+, e, portanto, o pH sanguíneo aumenta.

Questões da Figura

Figura 20.6: 1. O limiar é de 280 mOsM. 2. O potencial de ação chegando no terminal axonal inicia a exocitose.
Figura 20.8: ver Figura 15.14b, página 494.
Figura 20.10: ver Figura 15.14b, página 494, para via cardiovascular; Figura 20.9b para célula-alvo envolvida na ação da aldosterona; e Figura 20.5c para célula-alvo envolvida na ação da vasopressina.
Figura 20.15: os músculos da inspiração são o diafragma, os intercostais externos, os escalenos e os esternocleidomastóideos. Os músculos da expiração são os abdominais e os intercostais internos.

Questões para revisão

NÍVEL UM Revisando fatos e termos

1. Eletrólitos são íons, os quais podem conduzir corrente elétrica através de uma solução. Exemplos: Na^+, K^+, Ca^{2+}, H^+, HPO_4^{2-} e HCO_3^-.
2. Órgãos: rins, pulmões, coração, vasos sanguíneos e trato digestório. Hormônios: vasopressina ou hormônio antidiurético (AVP ou ADH), aldosterona, peptídeo natriurético atrial (ANP) e via RAS.
3. Entrada: ingerida uma pequena quantidade do metabolismo. Perda: no ar exalado, pela evaporação e perspiração da pele, excretada nos rins e nas fezes.
4. Ver Tabela 20.1 e Figura 20.15.
5. Ramo descendente: permeável à água, mas não tem transportadores para sais. Ramo ascendente: impermeável à água, reabsorve NaCl.
6. Volume do LEC – Na^+; pH – H^+.
7. Mais K^+ entra na célula, e o potencial de membrana torna-se mais negativo (hiperpolariza). O coração provavelmente é o mais afetado.
8. Sal e água.
9. ADH, hormônio antidiurético; PNA, peptídeo natriurético atrial; ECA, enzima conversora da angiotensina; ANG II, angiotensina II; JG (aparelho) justaglomerular; célula P, célula principal; célula I, célula intercalada.
10. Utilize as Figuras 19.8, 19.12, 20.5c, 20.7d, 20.9b, 20.17 e 20.18.
11. O pH altera a estrutura das proteínas (atividade enzimática, transportadores de membrana e função neural). Tampões, compensação renal e respiratória.
12. Os ácidos do metabolismo do CO_2 e dos alimentos são mais prováveis. As fontes de bases incluem alguns alimentos.
13. Molécula que modera as mudanças no pH. Intracelular: proteínas, HPO_4^{2-} e hemoglobina. Extracelular: HCO_3^-.
14. Os rins excretam ou reabsorvem H^+ ou HCO_3^-. A amônia e os fosfatos.
15. $CO_2 + H_2O \rightleftharpoons H_2CO_3 \rightleftharpoons H^+ + HCO_3^-$. Anidrase carbônica. Maior nas células do túbulo renal e nos eritróctios.
16. A P_{CO_2} arterial aumenta, o pH aumenta, e a concentração H^+ plasmática diminui.

NÍVEL DOIS Revisando conceitos

17. Usar a informação na Tabela 20.1 e unir múltiplas vias em um mapa similar ao da Figura 20.13. Inclua todos os passos do reflexo.

18. Combinar as informações das Figuras 20.15 e 20.18b.
19. Ver Figura 20.7.
20. Ver Figura 20.6.
21. (a) ANP – peptídeo das células miocárdicas atriais. Causa a excreção de Na^+ e água, inibe a secreção de ADH. (b) Aldosterona – esteroide do córtex da glândula suprarrenal. Aumenta a reabsorção de Na^+ e a excreção de K^+ no néfron distal. (c) Renina – enzima das células justaglomerulares. Converte angiotensinogênio plasmático à ANG I. (d) ANG II – hormônio peptídico feito a partir da ANG I. Aumenta a pressão arterial por ação nas arteríolas, no encéfalo e no córtex da glândula suprarrenal. (e) Vasopressina – peptídeo hipotalâmico. Aumenta a reabsorção de água pelo néfron distal. (f) ECA – enzima no endotélio vascular. Converte ANG I em ANG II.
22. Vasoconstrição, aumento do débito cardíaco, conservação de água pelos rins e aumento da sede. Se a pressão arterial diminui a níveis muito baixos, o suprimento de oxigênio para o cérebro diminuirá, resultando em dano ou morte.
23. As células concentram solutos orgânicos para aumentar sua osmolaridade interna.
24. (a) Ambas estão no néfron distal. As células P estão associadas à reabsorção de Na^+ mediada pela aldosterona; as células I estão envolvidas na regulação acidobásica. (b) Todas são parte do sistema RAAS. Renina e ECA – enzimas; ANG II e aldosterona – hormônios. Ver Figura 20.10. (c) Em ambos os casos, o pH do corpo diminui para menos de 7,38. Respiratório – resulta da retenção de CO_2 (de qualquer número de causas); metabólica – resulta da excessiva produção de ácidos metabólicos. Compensação respiratória – excreção renal de H^+ e retenção de HCO_3^-. Compensação metabólica – ventilação aumentada, excreção renal de H^+ e retenção de HCO_3^-. Respiratória – a P_{CO_2} arterial está elevada; metabólica – P_{CO_2} geralmente diminuída. (d) Túbulo proximal – não regulado; néfron distal – regulado por vasopressina. Alça ascendente – impermeável à água. (e) Ambos – pH acima 7,42. Metabólica – pode ser causada por excessiva ingestão de antiácidos contendo bicarbonato ou por vômito; respiratória –hiperventilação. Compensação metabólica – a ventilação diminui, a excreção renal de H^+ diminui, e a excreção de HCO_3^- aumenta. Compensação respiratória – a excreção renal de H^+ diminui, e a excreção de HCO_3^- aumenta.

NÍVEL TRÊS Solucionando problemas

25. (a) Acidose respiratória aguda. (b) Acidose respiratória crônica. (c) A compensação renal aumentou o seu pH pela excreção de H^+ e a reabsorção de HCO_3^-. A sua P_{CO_2} está elevada devido ao enfisema.
26. Esses fármacos diminuem a reabsorção de água mediada pelo ADH. É útil em pacientes que secretam excesso de vasopressina, ou ADH (SIADH, síndrome da secreção inapropriada de ADH) ou na hiponatremia, como no caso da mulher do problema deste capítulo.
27. (a) Alcalose metabólica parcialmente compensada. (b) Depois do vômito ácido (H^+), seu corpo ficou com HCO_3^-. (c) A hipoventilação aumenta a P_{CO_2}, o HCO_3^- e o H^+. O aumento de H^+ diminui o pH (compensação). A hipoventilação também diminui a P_{O_2} arterial e diminui o conteúdo total de oxigênio do sangue (ver Fig. 17.13).
28. A pressão arterial está alta, o Na^+ plasmático e a osmolaridade estão baixos. Usar a Tabela 20.1 para selecionar as vias reflexas para o mapa.

NÍVEL QUATRO Problemas quantitativos

29. 429 mL (600 mosmol/? L = 1.400 mosmol/L).
30. (a) pH = 6,1 + log 24/(0,03 × 40) = 7,40; (b) 7,34.
31. (a) 400 mg de glicose/100 mL × 130 mL/min = 520 mg de glicose/min filtrada. (b) Pode reabsorver até T_m, então 400 mg/min são reabsorvidos. (c) Excretado = filtrado – reabsorvido = 120 mg/min × 1.440 min/dia = 172,8 g/dia excretado. (d) Converter gramas em miliosmoles: 172,8 g moles/180 g × 1.000 mosmol/moles =

960 mosmol de glicose excretada/dia. Concentração = quantidade/volume. 1.200 mOsm/L = 960 mosmol/? litros. Necessita de 0,8 litro adicional.
32.

	150 mosmol de NaCl	150 mosmol de NaCl + 200 mosmol de glicose
Alça de Henle	1,5 L	3,5 L
Ducto coletor cortical	0,5 L	1,167 L
Urina	0,125 L	0,292 L

CAPÍTULO 21

Questões de Revisando conceitos

1. O lúmen está no lado apical ou mucoso do epitélio intestinal.
2. As quatro camadas são mucosa, submucosa, muscular externa e serosa.
3. Boca → faringe → esôfago → estômago (fundo, corpo, antro) → intestino delgado (duodeno, jejuno, íleo) → intestino grosso (colo, reto) → ânus.
4. A digestão é a degradação química e mecânica dos alimentos em unidades absorvíveis. A digestão ocorre no lúmen do trato GI, o qual é externo ao corpo; o metabolismo ocorre no meio interno do corpo.
5. Porque o trato GI tem uma grande e vulnerável área de superfície em contato com o ambiente externo, ele precisa de células imunes para combater potenciais invasores.
6. Ver Figura 5.19, etapas 1, 7, 8 e 9. A principal diferença é que a proteína cor-de-rosa de ligação de membrana será uma enzima, em vez de um receptor.
7. A absorção move o material do lúmen GI para o LEC; a secreção move substâncias das células ou do LEC para o lúmen.
8. Os vasos do sistema linfático esvaziam-se no sangue venoso imediatamente antes de ele retornar à veia cava.
9. Alguns esfíncteres são tonicamente contraídos para separar o trato GI do meio externo e impedir o material de passar livremente de um segmento do trato para outro.
10. Parassimpático excitando e simpático inibindo é um exemplo de controle antagônico.
11. Elas são liberadas por exocitose.
12. Os sais biliares não digerem triacilgliceróis. Eles imulsificam os triacilgliceróis em pequenas partículas que, então, podem ser digeridas pela lipase.
13. O ASBT está na face luminal e traz Na^+ e ácido biliar junto para dentro do enterócito. O OAT transporta ácidos biliares para fora do enterócito e para o LEC.
14. Enzimas funcionam melhor em uma faixa restrita de pH. Enzimas estomacais devem estar ativas em pH ácido; enzimas salivares e intestinais trabalham melhor em pH alcalino.
15. Eles são ativados pela tripsina.
16. O dano das células epiteliais significa que a sacarase da borda em escova pode ser menos eficaz ou ausente. Nesses casos, como a digestão da sacarose será prejudicada, seria melhor usar uma solução contendo glicose, pois este açúcar não precisa ser digerido antes de ser absorvido.

Questões da Figura

Figura 21.1: glândulas são glândulas salivares. Órgãos são fígado, visícula biliar e pâncras.
Figura 21.5: 1. O plexo mientérico controla a contração do músculo liso; o plexo submucoso controla a contração do músculo liso e as secreções endócrina e exócrina das células secretoras. 2. Os receptores de estira-

mento respondem ao estiramento, os osmorreceptores respondem à osmolaridade e os quimiorreceptores respondem aos produtos da digestão. **Figura 21.10**: 1. O estímulo vagal é parassimpático, o qual estimula a digestão. 2. O neurotransmissor é a ACh, e o receptor é muscarínico.

Questões para revisão

NÍVEL UM   Revisando fatos e termos

1. (a) 2; (b) 3; (c) 4; (d) 7, 10; (e) 8; (f) 2, 3, 7; (g) 9.
2. *Absorção* e *digestão*; *secreção* e *motilidade*. Sem que haja regulação da absorção e da digestão, o corpo assegura que sempre absorverá o máximo de nutrientes disponíveis.
3. Digestão – quebra química ou mecânica de nutrientes (proteínas). Absorção – transporte do lúmen para o LEC (água). Secreção – transporte do LEC para o lúmen (enzimas). Motilidade – movimento de materiais através do trato digestório.
4. Camadas (a partir do lúmen): mucosa (epitélio, tecido conectivo e músculo liso), submucosa (tecido conectivo), muscular (músculo liso) e serosa (tecido conectivo).
5. O epitélio secretor (endócrino e exócrino) reveste o estômago; o epitélio absortivo possui poucas células secretoras e reveste o intestino.
6. Placas de Peyer – nódulos de tecido linfoide. Células M – células epiteliais que transferem informação do lúmen intestinal para as placas de Peyer.
7. A motilidade move o alimento no trato gastrintestinal e ajuda a misturar o alimento com as secreções. A motilidade resulta da contração das camadas musculares longitudinal e circular para criar movimentos peristálticos propulsivos ou movimentos segmentares de mistura.
8. Pró-enzimas inativas digestórias. Elas precisam que um segmento da cadeia proteica seja removido para se tornarem ativas. Exemplos: pepsinogênio-pepsina e tripsinogênio-tripsina.
9. (a) 8, 9; (b) 3; (c) 1, 7; (d) 1, 3, 7; (e) 6; (f) 2; (g) 4; (h) 5.
10. (a) Aumenta a área de superfície para as enzimas agirem; estômago e intestino delgado. (b) Motilidade e secreção ao longo de todo o trato digestório. (c) O pH ácido do estômago auxilia na degradação dos alimentos e digere os microrganismos. Deve ser neutralizado no intestino delgado. (d) O tamanho determina a área de superfície onde as enzimas podem atuar.
11. *Capilares*; *sistema porta do fígado*; *fígado*; *linfático*; *membrana basal (lâmina basal)*.
12. Sistema nervoso entérico (SNE): rede de neurônios dentro do trato GI que pode detectar um estímulo, integrar informações e criar uma resposta apropriada sem que haja integração ou estímulo do SNC. Também interage com o SNC por meio de neurônios sensoriais e autonômicos.
13. Reflexos curtos – mediados totalmente dentro do SNE; regula secreção e motilidade. Reflexos longos – reflexos GI integrados no SNC.
14. As substâncias parácrinas auxiliam a mediar a secreção e a motilidade. Exemplos: serotonina (5-HT) e histamina.

NÍVEL DOIS   Revisando conceitos

15. Mapa 1: usar as Figuras 21.6 a 21.7 e 21.16 a 21.18, então adicione detalhes. Mapa 2: usar Figura 21.19a.
16. (a) Mastigação – mastigar; deglutição – engolir. (b) Vilosidades – pregas do intestino; microvilosidades – pregas da membrana celular. Ambas aumentam a área de superfície. (c) Todos os padrões de contração muscular GI. Complexo motor migratório – move material do estômago para o intestino grosso entre as refeições. Peristalse – ondas progressivas de contração. Contração segmentar – contração e relaxamento de pequenos segmentos intestinais. Movimento de massa – empurra o material para o reto, desencadeando a defecação. (d) Quimo – alimentos e secreções semidigeridas, produzidas no estômago. Fezes – material de resíduos sólidos que permanecem após a digestão e a absorção estarem completas; produzidos no intestino

grosso. (e) Reflexos curtos – integrados no SNE. Reflexos longos – integrados no SNC. (f) Plexo submucoso – SNE na camada submucosa. Plexo mioentérico – SNE que está posicionado entre as camadas musculares da parede do trato gastrintestinal. Nervo vago – carrega sinais sensoriais e eferentes entre o encéfalo e o SNE. (g) Fase cefálica – reflexos digestórios desencadeados por estímulos recebidos no encéfalo. Fase gástrica – reflexos curtos que iniciam com a entrada de alimento no estômago. Fase intestinal – inicia quando o quimo entra no intestino delgado.
17. (a) Ver Figura 21.19c. (b) Ver Figuras 21.9c e 21.14c.
18. Ambos usam neurotransmissores e neuromoduladores (serotonina, VIP e NO). As células entéricas de sustentação são similares à astroglia do SNC. Capilares gastrintestinais não são muito permeáveis, como a barreira hematencefálica. Ambos atuam como centros integradores.
19. Ver Tabela 21.1 para hormônios específicos.
20. Ver Figuras 21.9c e 21.10.

NÍVEL TRÊS   Solucionando problemas

21. A hepcidina faz os enterócitos destruírem os transportadores ferroportina. Se a hepcidina está ausente ou não funcional, a captação de ferro intestinal não pode ser regulada para baixo quando os níveis de ferro estiverem muito altos, e esses pacientes têm níveis elevados de ferro no plasma.
22. Diarreia grave → perda do HCO_3^- do intestino delgado → acidose metabólica.
23. (a) A ingestão de uma refeição gordurosa desencadeia a contração da visícula biliar para a liberação de sais biliares, mas o bloqueio do ducto colédoco previne a secreção biliar, causando dor. (b) Formação de micelas – diminuída devido à ausência de sais biliares. Digestão de carboidratos – diminuída porque as secreções pancreáticas, como a amilase, não são capazes de passar o bloqueio. Absorção de proteínas – diminuída ligeiramente devido à baixa secreção pancreática; no entanto, as enzimas da borda em escova também digerem proteína, então a digestão não cessa completamente quando o ducto colédoco está bloqueado. Portanto, algumas proteínas serão absorvidas.
24. A membrana apical tem ENaC (canais de vazamento de Na^+) e canais de vazamento de K^+. A membrana basolateral tem a Na^+-K^+-ATPase. Em alto fluxo, a saliva tem mais Na^+ e menos K^+.

NÍVEL QUATRO   Problemas quantitativos

25. (a) O MIT iniciou com concentrações iguais em ambas as soluções, mas, no final, estava mais concentrado no lado seroso. Portanto, o MIT deve estar movendo-se por transporte ativo. (b) O MIT move-se do lado apical para o lado basolateral, o que é absorção. (c) O transporte através da membrana apical vai do banho para o tecido. O MIT é mais concentrado no tecido do que no banho. Portanto, este deve ser transportado por transporte ativo. (d) O transporte através da membrana basolateral vai do tecido para o saco. O tecido tem mais MIT do que o líquido do saco. Portanto, ele deve ser transportado por transporte passivo.

CAPÍTULO 22

Questões de Revisanso conceitos

1. O centro da fome leva o animal a comer, e o centro da saciedade faz o animal parar de comer. Ambos os centros são no hipotálamo.
2. Pode ser responsividade anormal do tecido – uma célula-alvo sem receptores de leptina ou receptores defeituosos. Pode ser também um problema com o sinal de transdução da leptina/via de segundos mensageiros.
3. Idade, sexo, massa muscular magra, atividade, dieta, hormônios e genética.

4. Uma grama de gordura contém mais de duas vezes a energia de 1 g de glicogênio.

5. $C_6H_{12}O_6 + 6 O_2 \rightarrow 6 CO_2 + 6 H_2O$.

6. $QR = CO_2/O_2 = 6/6 = 1$.

7. Os transportadores GLUT são transportadores passivos de difusão facilitada.

8. dL é a abreviação de decilitro, ou 1/10 de um litro (100 mL).

9. Os sequestradores de ácidos biliares e ezetimibe deixam sais biliares e colesterol no lúmen do intestino para serem excretados; assim, os possíveis efeitos colaterais são fezes gordurosas e moles e absorção inadequada de vitaminas lipossolúveis.

10. Glicogênese é a síntese de glicogênio; gliconeogênese é a síntese de glicose a partir de aminoácidos ou glicerol.

11. Os aminoácidos usados para gerar energia tornam-se piruvato ou entram no ciclo do ácido cítrico.

12. O colesterol plasmático é ligado a uma proteína carreadora e não pode se difundir através da membrana celular.

13. Os tecidos-alvo primários para a insulina são o fígado, o músculo esquelético e o tecido adiposo.

14. Se a captação da glicose dependesse da insulina, o intestino, o túbulo renal e os neurônios não poderiam absorver a glicose no estado de jejum. Os neurônios usam exclusivamente glicose para o metabolismo e sempre devem ser capazes de captá-la.

15. Durante a resposta de luta ou fuga, o músculo esquelético necessita de glicose para gerar energia. A inibição da secreção de insulina faz o fígado liberar glicose no sangue e impede as células adiposas de removê-la, deixando mais glicose disponível para o músculo em exercício, o qual não requer insulina para a captação da glicose.

16. Não, você não poderia ter o mesmo resultado porque não poderia estar ingerindo a mesma quantidade de glicose. Açúcar de mesa é sucrose: metade glicose e metade frutose. A maioria dos *drinks* doces são adoçados com xarope de milho de alta frutose.

17. A insulina é uma proteína e é digerida se administrada via oral.

18. Embora pacientes desidratados possam ter elevadas concentrações de K^+ plasmático, sua quantidade total de K^+ está abaixo do normal. Se o volume de líquido é restabelecido ao normal sem a adição de K^+, uma concentração de K^+ abaixo do normal é resultante.

19. A sitagliptina inibe a DPP-4, a enzima que degrada o GLP-1 e o GIP. Prolongando a ação desses dois hormônios intestinais, a liberação de insulina aumenta, e a digestão torna-se mais lenta, o que dá mais tempo às células para captarem e usarem a glicose absorvida.

20. Possíveis efeitos colaterais incluem hipoglicemia da perda excessiva de glicose e desidratação da diurese osmótica.

21. A noradrenalina liga-se ao receptor α para provocar vasoconstrição.

22. Os pesquisadores provavelmente classificaram os neurônios como simpáticos devido ao local de onde eles saem da medula espinal.

23. Água mais fria do que a temperatura corporal retira calor do corpo por transferência de calor condutiva. Se esta perda excede a produção de calor do corpo, a pessoa sente frio.

24. Uma pessoa se exercitando em um ambiente úmido perde o benefício do resfriamento evaporativo e é provável que superaqueça mais rapidamente.

Questões da Figura

Figura 22.5: 1. (a) Próximo à flecha à esquerda de G-6-P para glicogênio; (b) próximo à flecha indo de acetil-CoA para ácidos graxos; (c) próximo à flecha à direita de glicogênio para G-6-P; (d) com sistema transportador de elétron. 2. Não, os aminoácidos que entram no ciclo do ácido cítrico não podem ser usados para fazer glicose porque a etapa do piruvato à acetil-CoA não é reversível.

Figura 22.6: porque eles são feitos de unidades de 2 carbonos acil.

Figura 22.7: a redução de 190 para 160 mg/dL tem o maior efeito.

Figura 22.10: hidrólise.

Figura 22.15: acetilcolina no receptor muscarínico.

Questões para revisão

NÍVEL UM   Revisando fatos e termos

1. Metabólicas – todas as vias para síntese ou produção, uso ou armazenamento de energia. Anabólica – principalmente sintética; catabólica – quebra de grandes moléculas em moléculas menores.

2. Transporte (movimento de moléculas através das membranas), trabalho mecânico (movimento muscular) e trabalho químico (síntese proteica).

3. A quantidade de calor necessária para aumentar a temperatura de 1 litro de água em 1°C. Na calorimetria direta, o alimento é queimado para determinar quanta energia ele contém.

4. A taxa de CO_2 produzido por O_2 utilizado no metabolismo celular. Um QR típico é de 0,82.

5. TMB – menor taxa metabólica de um indivíduo, medida no repouso após o sono e um jejum de 12 horas. A TMB é mais alta em um homem adulto, uma vez que as mulheres têm mais tecido adiposo e menor frequência respiratória. Outros fatores que afetam a TMB são a idade, a atividade física, a massa muscular magra, a dieta, os hormônios e a genética.

6. Degradadas para gerar a energia usada na síntese ou no armazenamento.

7. Estado absortivo – reações anabólicas e armazenamento de nutrientes. Pós-absortivo – mobiliza nutrientes armazenados para energia e síntese.

8. Um grupo de nutrientes (glicose, ácidos graxos livres e aminoácidos) que estão disponíveis no sangue para serem usados pelas células.

9. Manter os níveis adequados de glicose para o encéfalo.

10. Glicogênio e gordura no tecido adiposo.

11. Proteínas: síntese proteica, produção de energia e conversão em gordura para armazenamento. Gorduras: síntese lipídica (como as membranas celulares), energia e armazenamento como gordura.

12. A insulina diminui a glicose do sangue, e o glucagon a aumenta.

13. Aminoácidos e glicerol, gliconeogênese.

14. Degradação excessiva de ácidos graxos, como ocorre no jejum. Podem ser usadas como combustível pelo encéfalo e por outros tecidos periféricos. Muitos corpos cetônicos são ácidos fortes e podem causar acidose metabólica.

15. Glicose ou aminoácidos plasmáticos aumentados e estímulo de entrada parassimpático, estímulo simpático inibido.

16. O diabetes melito tipo 1 resulta da falta absoluta de insulina. No diabetes tipo 2, as células não respondem normalmente à insulina. Ambos os tipos são caracterizados por níveis elevados de glicose em jejum. No diabetes tipo 1, o corpo usa gorduras e proteínas como combustível. O diabetes tipo 2 não é tão grave porque as células conseguem usar um pouco da glicose.

17. Estimulada pelo baixo nível de glicose ou pelo aumento de aminoácidos plasmáticos. Alvos primários – fígado, que aumenta a glicogenólise e a gliconeogênese.

18. (a) Enzima produzida pelo endotélio dos capilares que converte os triacilgliceróis em ácidos graxos livres e monoacilgliceróis. (b) Cossecretada com a insulina; diminui o esvaziamento gástrico e a secreção de ácido gástrico. (c) O "hormônio da fome" secretado pelo estômago. (d) Peptídeo hipotalâmico que causa aumento na ingestão de alimentos. (e) Componentes proteicos das lipoproteínas. A apoproteína B no LDL colesterol facilita o seu transporte para dentro da maioria das células. (f) "Hormônio da saciedade" produzido pelos adipócitos. (g) Perda de água na urina devido à alta quantidade de solutos urinários. A hiperglicemia causa desidratação por meio da diurese osmótica. (h) As células-alvo não respondem normalmente à insulina.

19. (a) Estimula, (b) inibe, (c) estimula, (d) estimula, (e) estimula.

NÍVEL DOIS Revisando conceitos

20. Utilize as Figuras 22.5 e 22.8. Use diferentes cores para cada órgão ou hormônio.

21. Ciclo do glucagon e da insulina de acordo com a ingestão de alimentos, mas ambos os hormônios estão sempre presentes em alguma quantidade. Assim, parece que é mais a razão do que a quantidade absoluta do hormônio que determina a direção do metabolismo.

22. (a) Glicose – monossacarídeo. Glicogenólise – quebra de glicogênio. Glicogênese – produção de glicogênio a partir da glicose. Gliconeogênese – síntese de glicose a partir de aminoácidos e gorduras. Glucagon – hormônio que aumenta a glicose plasmática. Glicólise – primeira via no metabolismo da glicose para produzir ATP. (b) Termogênese – produção de calor pelas células. Termogênese com tremor – a contração muscular produz calor como um subproduto. A termogênese sem tremor ocorre em todas as células. Termogênese induzida por dieta – calor gerado por reações digestórias e anabólicas durante o estado absortivo. (c) Lipoproteínas – transporte de moléculas. Quilomícrons – complexo de lipoproteínas montadas no epitélio intestinal e absorvidas pelo sistema linfático. Colesterol – componete esteroide das membranas celulares e precursor dos hormônios esteroides. HDL – leva o colesterol para as células do fígado, onde ele é metabolizado ou excretado. LDL – elevadas concentrações são associadas à aterosclerose. Apoproteína – componente proteico de lipoproteínas. (d) Calorimetria – medida do conteúdo energético e uma maneira de determinar a taxa metabólica. Calorimetria direta – medida da produção de calor pela queima dos alimentos. Calorimetria indireta – medida do consumo de oxigênio ou produção de CO_2. (e) Perda de calor condutiva – perda de calor corporal para um objeto mais gelado. Perda de calor radiante – perda de produção de ondas eletromagnéticas infravermelhas. Perda de calor por convecção – movimento de ar quente para cima e sua substituição por ar mais gelado. Perda de calor por evaporação – perda de calor quando a água evapora. (f) Estado absortivo – após uma refeição, quando o anabolismo excede o catabolimo. Estado pós-absortivo – o catabolismo excede o anabolismo.

23. (a) A hiperglicemia resulta da perda da produção de insulina e da falência das células para captar e usar a glicose. (b) A glicosúria ocorre quando a glicose filtrada excede a capacidade dos rins de reabsorvê-la. (c) A poliúria resulta da diurese osmótica causada pela glicosúria. (d) A cetose resulta do metabolismo aumentado dos ácidos graxos. (e) A desidratação é uma consequência da poliúria causada pela diurese osmótica. (f) A sede intensa é uma consequência da desidratação.

24. Se uma pessoa ingere uma refeição que tenha proteína pura e somente a insulina está sendo liberada, as concentrações de glicose no sangue poderão cair muito. A cossecreção de glucagon assegura que as concentrações de glicose plasmática permaneçam dentro dos níveis normais.

25. Ver Figura 22.1. O centro da saciedade inibe o centro da fome.

26. Ver Figuras 22.22 e 22.23.

NÍVEL TRÊS Solucionando problemas

27. O excesso de aminoácidos, além do necessário para a síntese proteica, será armazenado como glicogênio ou gordura.

28. Como a secreção de insulina (eixo x) aumenta, a concentração de glicose plasmática (eixo y) diminui.

29. Algum outro neurotransmissor além de acetilcolina (que se liga no receptor muscarínico) está envolvido no reflexo da vasodilatação.

30. (a) (Ver Fig. 18.9, p. 576.) A acidose desvia a curva para a direita. O baixo DPG poderia desviar a curva para a esquerda (Fig. 18.9f). O efeito líquido seria perto da ligação normal ao oxigênio. (b) Conforme o pH normaliza, a curva desvia de volta para a esquerda. Com DPG ainda baixo, a curva estaria entre o desvio à esquerda devido aos níveis baixo e normal de DPG. A liberação de oxigênio após o tratamento seria, portanto, menor que o normal.

NÍVEL QUATRO Problemas quantitativos

31. (a) Altura = 1,555 m e peso = 45,909 kg. IMC = 19, que é normal.
    (b) As respostas variam.

32. Gordura: 6 g × 9 kcal/g = 54 kcal. Carboidrato: 30 g × 4 kcal/g = 120 kcal. Proteína: 8 g × 4 kcal/g = 32 kcal. Total = 206 kcal. 54/206 = 26% de calorias a partir das gorduras.

CAPÍTULO 23

Questões de Revisando conceitos

1. A medula da glândula suprarrenal secreta catecolaminas (adrenalina, noradrenalina), e o córtex da glândula suprarrenal secreta aldosterona, glicocorticoides e hormônios sexuais.

2. A androstenediona é um pró-hormônio da testosterona. A testosterona é anabólica para o músculo esquelético, o que pode dar a um atleta uma vantagem de força.

3. HPA, eixo hipotalâmico-hipofisário-suprarrenal. CBG, globulina ligadora de corticosteroides ou transcortina.

4. Esta resposta imediata ao estresse é muito rápida para ser mediada pelo cortisol e deve ser uma resposta de luta ou fuga mediada pelo sistema nervoso simpático e pelas catecolaminas.

5. Não, porque o cortisol é catabólico para as proteínas musculares.

6. Hipercortisolismo primário e iatrogênico: o ACTH é mais baixo que o normal devido à retroalimentação negativa. Hipercortisolismo secundário: o ACTH é mais alto devido a um tumor secretor de ACTH.

7. Doença de Addison: alto ACTH devido à redução da produção de corticosteroides e à falta de retroalimentação negativa.

8. O ACTH é secretado durante o estresse. Se o estresse é físico e provocado por uma lesão, o opiode endógeno β-endorfina pode diminuir a dor e ajudar o corpo a continuar funcionando.

9. Nos tecidos periféricos, T_4 é convertido a T_3, o qual é a forma mais ativa do hormônio.

10. Quando as mitocôndrias estão desacopladas, a energia normalmente capturada no ATP é liberada como calor. Isso aumenta a temperatura do corpo da pessoa e causa intolerância ao calor.

11. Prolactina.

12. O crescimento e o desenvolvimento normais requerem hormônio do crescimento, hormônios da tireoide, insulina e fatores de crescimento semelhantes à insulina.

13. As suas placas epifisárias fecharam.

14. A hipercalcemia hiperpolariza o potencial de membrana, tornando mais difícil para o neurônio disparar um potencial de ação.

15. A figura deveria assemelhar-se à Figura 21.19b.

16. O trocador Na^+-Ca^{2+} é um transportador ativo secundário, e a Ca^{2+}-ATPase é um transportador ativo.

17. O ATP e o fosfato de creatina armazenam energia em ligações fosfato ricas em energia.

18. Uma cinase transfere um grupo fosfato de um substrato para outro. Uma fosfatase remove um grupo fosfato, e uma fosforilase adiciona um.

Questões da Figura

Figura 23.1: 1. Um bebê que nasce com deficiência da 21-hidroxilase terá baixos níveis de aldosterona e de cortisol e um excesso de esteroides sexuais, particularmente androgênios. Baixo cortisol diminuiria a capacidade da criança de responder ao estresse. O excesso de androgênios causaria masculinização em bebês do sexo feminino. 2. Mulheres que sintetizam mais estrogênios teriam mais aromatase.

Figura 23.2: ACTH, hormônio adrenocorticotrófico ou corticotrofina. CRH, hormônio liberador de corticotrofina. MSH, hormônio estimulador de melanócitos.

Figura 23.4: 1. A membrana apical está voltada para o coloide, e a membrana basolateral, para o LEC. 2. O I^- entra da célula por transporte ativo secundário (cotransporte com Na^+). 3. e 4. A tireoglobulina move-se entre o coloide e o citoplasma por exocitose e endocitose. 5. Os hormônios da tireoide deixam a célula por um transporte de membrana desconhecido.

Figura 23.7: um tumor na adeno-hipófise hipersecreta TSH, o que causa hipertireoidismo e aumenta a glândula tireoide. A via deve mostrar a redução de TRH resultando de uma alça curta de retroalimentação negativa do TSH para o hipotálamo, aumento do TSH causado pelo tumor, hormônios da tireoide elevados, mas nenhuma retroalimentação negativa dos hormônios da tireoide para a adeno-hipófise, visto que o tumor não responde a sinais de retroalimentação.

Questões para revisão

NÍVEL UM   Revisando fatos e termos

1. Zona glomerulosa (aldosterona), zona fasciculada (glicocorticoides) e zona reticular (esteroides sexuais, particularmente androgênios).

2. (a) Hormônio liberador de corticotrofina (hipotálamo) → hormônio adrenocorticotrófico (adeno-hipófise) → cortisol (córtex da glândula suprarrenal) retroalimenta para inibir a secreção do CRH e do ACTH. (b) Hormônio liberador do hormônio do crescimento e somatostatina (hipotálamo) → hormônio do crescimento (adeno-hipófise). Retroalimentação negativa por IGFs. (c) diminuição do Ca^{2+} plasmático → hormônio da paratireoide (glândulas da paratireoide) → aumento os níveis de Ca^{2+} plasmático, aumentando a reabsorção, entre outros efeitos → a retroalimentação negativa inibe a secreção do PTH. (d) Hormônio liberador de tireotrofina (hipotálamo) → hormônio estimulador da tireoide (tireotrofina) (adeno-hipófise) → tri-iodotironina (T_3) e tiroxina (T_4) (glândula tireoide) → retroalimentação negativa para o hipotálamo e a adeno-hipófise.

3. Condições: dieta adequada, ausência de estresse crônico e quantidade adequada do hormônio da tireoide e do hormônio do crescimento. Outros hormônios importantes: insulina, IGFs (somatomedinas) e hormônios sexuais na puberdade.

4. Tri-iodotironina (T_3) e tetraiodotironina (T_4 ou tiroxina). T_3 é mais ativo; grande parte desse hormônio é produzida a partir do T_4 nos tecidos periféricos.

5. (a) Incluem ACTH (secreção do cortisol) e MSH (não significativo em seres humanos). (b) A perda óssea que ocorre quando a reabsorção do osso excede a sua deposição. (c) A porção inorgânica da matriz óssea que é constituída principalmente de sais de cálcio. (d) Hormônios esteroides que regulam minerais (p. ex., aldosterona). (e) Osso esponjoso, com espículas abertas. (f) Pró-opiomelanocortina, precursor inativo do ACTH e de outras moléculas. (g) Zonas de crescimento presentes em ossos longos, formadas por cartilagem.

6. Funções: coagulação do sangue, contração e excitabilidade do músculo cardíaco, contração dos músculos esquelético e liso, sistemas de segundo mensageiro, exocitose, junções oclusivas, resistência dos ossos e dos dentes.

7. Nesta tabela, A indica anabolismo, C indica catabolismo e CHO = carboidrato.

HORMÔNIO	PROTEÍNA	Cho	GORDURA
Cortisol	C (no músculo esquelético)	C	C
Hormônios da tireoide	A (crianças), C (adultos)	C	C
GH	A	C	C
Insulina	A	A	A
Glucagon	C	C	C

NÍVEL DOIS   Revisando conceitos

8. (a) CRH e ACTH baixos, cortisol alto; (b) CRH baixo, ACTH e cortisol altos; (c) TRH e TSH baixos, hormônios da tireoide altos; (d) TRH alto, TSH e hormônios baixos.

9. (a) O CRH hipotalâmico estimula a secreção de ACTH da adeno-hipófise, que estimula a secreção de glicocorticoides, como o cortisol, pelo córtex da glândula suprarrenal (zona fasciculada). (b) As células foliculares da glândula tireoide secretam coloide, a partir do qual os hormônios são produzidos; as células C secretam calcitonina. (c) A síntese de hormônio da tireoide é controlada pelo TSH, cuja liberação é controlada pelo TRH. Na glândula tireoide, a tirosina e o iodo combinam-se na tireoglobulina para produzir os hormônios da tireoide. A globina ligadora de hormônios da tireoide (TBG) carrega os hormônios da tireoide no sangue. A deiodinase da célula-alvo remove o iodo do T_4 para produzir T_3. (d) O hormônio liberador do hormônio do crescimento (GHRH) estimula a secreção do hormônio de crescimento (GH ou somatotropina) da adeno-hipófise. A somatostatina (GHIH) inibe a produção de GH. O hormônio do crescimento liga-se a proteínas que ligam metade do GH no sangue. Os fatores de crescimento semelhantes à insulina (IGFs) provenientes do fígado agem juntamente ao GH para promover o crescimento. (e) O nanismo resulta da deficiência grave de GH na infância. O gigantismo resulta da hipersecreção de GH durante a infância. A acromegalia é o alongamento da mandíbula e o crescimento das mãos e dos pés, causado pela hipersecreção do GH em adultos. (f) Hiperplasia – número aumentado de células. Hipertrofia – tamanho aumentado das células. (g) Osteoblastos – células do osso que secretam a matriz orgânica óssea. Osteócitos – forma inativa dos osteoblastos. Condrócitos – células cartilaginosas. Osteoclastos – células que destroem o osso. (h) O PTH aumenta o Ca^{2+} plasmático por estimular a reabsorção óssea e renal e a absorção intestinal do cálcio. O calcitriol (1,25-di-hidroxicolecalciferol) é um derivado da vitamina D que medeia o efeito do PTH sobre a absorção intestinal de cálcio. A calcitonina diminui a reabsorção óssea do cálcio. O estrogênio promove a deposição óssea.

10. Os hormônios da tireoide têm receptores intracelulares, assim, espera-se o início da ação em 60 a 90 minutos. Entretanto, os efeitos do hormônio da tireoide na taxa metabólica são aparentes dentro de poucos minutos e pensa-se que estejam relacionados a mudanças no transporte de íons através das membranas das células e das mitocôndrias.

11. Um equivalente é a molaridade do íon vezes o número de cargas/íon. 2,5 mmoles $Ca^{2+} \times 2 = 5$ mEq Ca^{2+}.

12. Ver Figura 23.10c. As células usam anidrase carbônica para produzir H^+ a partir de $CO_2 + H_2O$. Membrana apical: H^+-ATPase secreta H^+. Membrana basolateral: secreta HCO_3^- com o antiporte $Cl^- $-$HCO_3^-$. Pode ser também simporte Na^+-HCO_3^-.

NÍVEL TRÊS   Solucionando problemas

13. O estresse fisiológico estimula a secreção do cortisol, que aumenta a glicose no sangue. Um aumento na insulina provoca o efeito oposto.

14. Resposta normal: dexametasona → supressão do ACTH → diminuição do cortisol. Paciente A: a ausência de resposta à dexametasona sugere uma hipersecreção da glândula suprarrenal, que é insensível ao ACTH. Paciente B: a dexametasona diminui o cortisol, segerindo que o problema está na hipófise.

15. Sr. A – elevado TSH. Sra. B – baixo TSH. Sr. C – elevado TSH. (a) Não é possível determinar se existe um erro do laboratório nos resultados do Sr. A ou da Sra. C sem saber os níveis do hormônio da tireoide. (b) O Sr. B pode ser excluído, porque seu TSH seria baixo, se o diagnóstico está correto.

16. (a) Pessoas de todas as idades apresentaram insuficiência de vitamina D no final do inverno. Essa deficiência foi mais pronunciada entre os 18 e 29 anos de idade e menos pronunciada em sujeitos com 50 anos ou mais. No final do verão, poucos indivíduos apresentaram deficiência de vitamina D. Variáveis: estação quando o sangue foi coletado,

idade e % de pessoas com insuficiência de vitamina D. (b) A enegia a partir do sol é necessária para os precursores na pele serem convertidos em vitamina D. Os dias no inverno são mais curtos e o sol está em um ângulo mais oblíquo e seus raios são mais fracos. Além disso, em latitudes mais ao norte, como em Boston, as pessoas passam menos tempo do lado externo durante o inverno. Isso explica as diferenças nos dados entre as duas estações. Pouco mais da metade das pessoas examinadas apresentaram deficiência, entretanto, sugerindo que a maioria das pessoas consumia vitamina D o suficiente. A maior diferença sazonal ocorre no grupo com 18 a 29 anos de idade que, provavelmente, ficam mais tempo fora de casa no verão do que os membros dos outros grupos. (c) O consumo de suplementos multivitamínicos contendo vitamina D deveria reduzir a insuficiência de vitamina D.

NÍVEL QUATRO   Problemas quantitativos

17. (a) 5 mg de Ca^{2+}/L de plasma $\times$ 125 mL de plasma filtrado/min $\times$ 1.440 min/dia = 900 mg de Ca^{2+} filtrado/dia. (b) Para manter o equilíbrio do Ca^{2+}, ele deve excretar 170 mg/dia. (c) 900 mg filtrado − 170 mg excretado = 730 mg reabsorvido. 730/900 = 81%.

18. Gráfico A: eixo x = concentração plasmática do hormônio da paratireoide; eixo y = concentração plasmática de Ca^{2+}. A linha do gráfico vai para cima e para a direita. Gréfico B: eixo x = concentração plasmática de Ca^{2+}; eixo y = concentração plasmática do hormônio da paratireoide. O gráfico inicia no alto, nos valores baixos do eixo x, e vai para baixo e para a direita.

CAPÍTULO 24

Questões de Revisando conceitos

1. As bactérias são células; os vírus não. As bactérias podem reproduzir-se fora do hospedeiro; os vírus não. As bactérias podem ser mortas ou inibidas por antibióticos; os vírus não.

2. Os vírus entram nas células hospedeiras e usam seus ácidos nucleicos virais para induzir a célula hospedeira a produzir ácidos nucleicos e proteínas virais. Estas se organizam em novas partículas de vírus, que são, então, liberadas da célula hospedeira.

3. Quando a permeabilidade capilar aumenta, as proteínas movem-se do plasma para o líquido intersticial. Isso diminui a força coloidosmótica, que se opõe à filtração capilar, e mais líquido acumula-se no espaço intersticial (inchaço ou edema).

4. Os anticorpos podem mover-se através das células por transcitose ou podem ser liberados das células por exocitose.

5. A criança desenvolve anticorpos na primeira exposição ao veneno de abelha, de modo que se tiver uma reação alérgica grave à picada da abelha, ela ocorrerá na segunda exposição. As reações alérgicas são mediadas pela IgE. Após a primeira picada de abelha, os anticorpos IgE secretados na resposta ao veneno são ligados à superfície dos mastócitos. Na segunda exposição, o veneno de abelha liga-se à IgE e causa degranulação dos mastócitos, levando a uma reação alérgica que pode ser grave o suficiente para causar anafilaxia.

6. O receptor AB não tem os anticorpos A ou B e não reagirá aos eritrócitos de qualquer tipo de sangue.

7. Os anticorpos anti-A do receptor do tipo O causarão a aglutinação das células sanguíneas do tipo A.

Questões da Figura

Figura 24.8: o antígeno ativará o clone 1.
Figura 24.10: ou os linfócitos vivem por um longo período ou eles podem se reproduzir fora da glândula do timo.
Figura 24.11: o T_C reconhece o antígeno MHC-I, e o T_H reconhece o antígeno MHC-II.
Figura 24.13: as etapas 3 e 5 são da imunidade celular. As etapas 1 e 4 são da iminudade humoral.

Figura 24.15:

		Mãe		
		A	**B**	**O**
Pai	**A**	AA	AB	AO
		A	AB	A
	B	AB	BB	BO
		AB	B	B
	O	AO	BO	OO
		A	B	O

Questões para revisão
NÍVEL UM   Revisando fatos e termos

1. A capacidade de se defender contra as doenças causadas por patógenos. Memória – células imunes que "lembram" de uma exposição prévia a um antígeno e geram uma resposta imune mais forte. Especificidade – anticorpos direcionados a antígenos específicos.

2. Timo, medula óssea, baço, linfonodos e tecido linfático difuso.

3. Proteger o corpo contra patógenos estranhos, remover tecidos e células mortas ou danificadas e reconhecer e remover células "próprias" anormais.

4. Os vírus brotam das células hospedeiras ou as matam, rompendo-as. Eles danificam as células hospedeiras, eliminando-as, controlando o seu metabolismo ou tornando-as cancerígenas, e se reproduzem descontroladamente.

5. Detectar o patógeno, reconhecê-lo como estranho, organizar uma resposta e recrutar ajuda de outras células. Se o patógeno não pode ser destruído, ele pode ser suprimido.

6. (a) Reação alérgica grave mediada pela Ig-E com vasodilatação generalizada, colapso circulatório e broncoconstrição. (b) Agregar-se. Quando as células do sangue são expostas a um anticorpo, uma reação antígeno-anticorpo pode causar a aglutinação das células do sangue. (c) Fora dos vasos sangíneos. Muitas reações imunes são extravasculares. (d) Liberação de substâncias químicas dos grânulos citoplasmáticos para o LEC. (e) Opsoninas que recobrem os patógenos; liberadas nos estágios iniciais da lesão ou infecção. (f) Uma célula de um clone se divide, produzindo muitas células idênticas. (g) Capacidade do sistema imune de encontrar e destruir células anormais (sobretudo as cancerosas).

7. Eles são todos nomes dados para macrófagos teciduais especializados antes de os cientistas reconhecerem que eles eram o mesmo tipo celular.

8. Ele consiste em monócitos e macrófagos, que ingerem e destroem invasores e células anormais.

9. (a) 5, (b) 1, (c) 3, (d) 6, (e) 2, (f) 4.

10. Barreiras físicas incluem a pele, as membranas mucosas e o movimento mucociliar respiratório. Barreiras químicas incluem lisozimas, opsoninas, enzimas e anticorpos.

11. Os linfócitos B secretam anticorpos; Os linfócitos T e as células NK matam as células infectadas. Os linfócitos T ligam-se ao antígeno apresentado pelos complexos MGC; as células NK podem também se ligam aos anticorpos que recobrem as células estranhas.

12. A capacidade do sistema imune do corpo de ignorar as suas próprias células. Ocorre porque os linfócitos T que reagem com as "células próprias" são eliminados pela deleção clonal. Se a autotolerância falha, o corpo produz anticorpos contra ele próprio (doença autoimune).

13. O estudo das interações entre o cérebro e o sistema imune.

14. Estresse – estímulo inespecífico que altera a homeostasia. Estressor – estímulo que causa o estresse. Síndrome de adaptação geral – resposta ao estresse que inclui a ativação das glândulas suprarrenais (resposta de luta ou fuga da medula suprarrenal e secreção de cortisol pelo córtex).

NÍVEL DOIS   Revisando conceitos

15. Utilize as figuras e tabelas do capítulo para a criar o mapa.
16. Quando os linfonodos aprisionam as bactérias, as células imunes ativadas criam uma resposta inflamatória localizada com inchaço e ativação de nociceptores por citocinas que geram a sensação de dor.
17. (a) Patógeno – qualquer organismo que causa doença. Micróbios – organismos microscópicos, patógenos ou não. Pirogênios – causam febre química. Antígenos – substâncias que desencadeiam uma resposta imune e reagem com os produtos desta resposta. Anticorpos – substâncias químicas produzidas pelo corpo para lutar contra uma doença. Antibióticos – fármacos que destroem bactérias ou fungos. (b) Infecção – doença causada por um patógeno, principalmente vírus ou bactéria. Inflamação – resposta inespecífica a uma célula danificada ou a um invasor, incluindo os não patogênicos, como uma lasca de madeira. Alergia – resposta inflamatória a um invasor não patogênico, como o pólen de plantas. Doença autoimune – o corpo produz anticorpos contra suas próprias células. (c) Alergenos – substâncias não patogênicas que geram reações alérgicas. Bactérias – microrganismos celulares. Vírus – parasitos acelulares que precisam invadir a célula do hospedeiro para se reproduzirem. (d) Quimiotaxinas – substâncias químicas que atraem as células imunes. Citocinas – peptídeos produzidos sob demanda e secretados para agir em outras células. Opsoninas – proteínas que cobrem e marcam o material estranho para que ele possa ser reconhecido pelo sistema imune. Interleucinas – citocinas que inicialmente se pensava que agissem somente nos leucócitos. Interferons – citocinas dos linfócitos que ajudam na resposta imune. Bradicinina – vasodilatador parácrino. (e) Imunidade inata – inespecífica, presente desde o nascimento; adquirida – direcionada a invasores específicos. A imunidade adquirida pode ser dividida em imunidade celular e imunidade humoral (anticorpos). (f) Resposta de hipersensibilidade imediata – mediada por anticorpos; ocorre dentro de alguns minutos da exposição ao alérgeno. Tardia – pode levar diversos dias para se desenvolver; mediada pelas células T auxiliares e pelos macrófagos. (g) Estes são todas substâncias químicas da resposta imune. O complexo de ataque à membrana e a perforina são proteínas de poro da membrana. As perforinas permitem que as granzimas (enzimas citotóxicas) entrem na célula.
18. Histamina – abre poros nos capilares, então as céluals imunes e as proteínas podem deixar o sangue. IL-1 – aumenta a permeabilidade capilar, estimula as proteínas de fase agura, causa febre. Proteínas de fase aguda – opsoninas. Bradicinina – vasodilatador; estimula receptores de dor. Complemento – opsoninas, quimiotaxinas, liveração de histamina, complexo de ataque à membrana. Interferon γ – ativa macrófagos. Estas moléculas trabalham juntas, então não são antagonistas. Se o efeito do seu trabalho combinado é maior que a soma do seu trabalho individual, eles são sinérgicas.
19. Ver Figura 24.9. Região Fc – determina a classe do anticorpo; região Fab – sítio de ligação ao antígeno que confere a especificidade do anticorpo.
20. Ver Figura 24.12.
21. Ver Figura 24.13.
22. Ver Figura 24.14.

NÍVEL TRÊS   Solucionando problemas

23. Tipo O – doador universal porque em seus eritrócitos falta antígenos de superfície A ou B e eles não desencadeiam resposta imune. Tipo AB – receptor universal porque seus eritrócitos têm tanto antígenos A quanto B e não possuem anticorpos anti-A ou B.
24. Maxie e o bebê são OO. Snidley pode ser BB ou BO. O bebê recebeu um gene O de Maxie e poderia ter recebido outro gene O de Snidley. Assim, é possível que Snidley seja o pai do bebê.
25. Estresse emocional → aumenta secreção de cortisol → supressão do sistema imune. É também provável que os estudantes estejam

passando mais tempo dentro de locais fechados tendo contato mais próximo com outros estudantes.
26. As células imunes de Bárbara reconhecem seu tecido conectivo como um antígeno e o atacam. O início das doenças autoimunes frequentemente está associado a uma infecção, e pensa-se que representam uma reação cruzada de anticorpos desenvolvidos devido à infecção. O estresse reduz a habilidade do sistema imune de suprimir os autoanticorpos e a inflamação que eles causam.
27. Aumento nos neutrófilos – infecção bacteriana, uma vez que os neutrófilos comem bactérias. Aumento nos eosinófilos – infecções parasitárias, uma vez que os eosinófilos matam parasitos.

CAPÍTULO 25

Questões de Revisando conceitos

1. Se a P_{O_2} venosa diminui, a P_{O_2} nas células também está diminuindo.
2. A pressão arterial média está mais próxima da linha da pressão diastólica, uma vez que o coração gasta mais tempo na diástole do que na sístole.
3. Os neurônios são classificados como simpáticos devido à sua origem na medula espinal.

Questões da Figura

Figura 25.6: 1. A P_{O_2} arterial permanence constante porque a ventilação pulmonar se ajusta ao fluxo sanguíneo nos pulmões. 2. Embora a P_{O_2} arterial seja constante, a entrega de oxigênio para as células aumenta devido ao aumento do débito cardíaco (não mostrado). 3. A P_{O_2} venosa cai à medida que o exercício aumenta, uma vez que as células estão removendo mais oxigênio da hemoglobina devido ao aumento do consumo de oxigênio. 4. A P_{CO_2} arterial não aumenta porque o aumento da sua produção é equilibrado pelo aumento da ventilação. 5. Como a pessoa começa a hiperventilar, a P_{CO_2} arterial (e alveolar) diminui.
Figura 25.7: o fluxo sanguíneo para um órgão é calculado multiplicando-se o débito cardíaco (L/min) pela porcentagem de fluxo para esse órgão. Quando os valores no repouso e no exercício são comparados, o fluxo real de sangue diminui somente nos rins, no trato gastrintestinal e em "outros tecidos".
Figura 25.8: pressão arterial média é o débito cardíaco multiplicado pela resistência. Se a resistência cai, mas a PAM está aumentando, então o débito cardíaco deve estar aumentando.

Questões para revisão

NÍVEL UM   Revisando fatos e termos

1. ATP e fosfato de creatina.
2. *Aeróbia; tanto a glicose quanto os ácidos graxos.*
3. Metabolismo aeróbio: requer O_2; a glicose entra na glicólise e no ciclo do ácido cítrico; produz 30 a 32 ATP/glicose por meio da fosforilação oxidativa. Anaeróbio: não usa O_2; a glicose sofre glicólise a lactato; produz apenas 2 ATP/glicose.
4. Glicogênio, glicose plasmática, glicose produzida por meio da gliconeogênese.
5. Cortisol, hormônio do crescimento, adrenalina e noradrenalina aumentam os níveis plasmáticos de glicose.
6. No início do exercício, o uso do ATP do músculo excede a produção aeróbia do ATP, e, então, os estoques celulares de ATP são usados. Isso cria um déficit de oxigênio que é refletido pelo aumento no consumo de oxigênio após o exercício terminar.
7. Sistema circulatório.
8. Normal – 37°C; sudorese e vasodilatação cutânea.

NÍVEL DOIS   Revisando conceitos

9. Ver as figuras nos Capítulos 4, 15, 17, 18, 23 e 25.

10. A secreção de insulina diminui devido ao estímulo simpático sobre as células β-pancreáticas. Menos insulina → fígado produz glicose; tecidos sensíveis à insulina não captam glicose do sangue → mais glicose disponível no sangue para o encéfalo e para os músculos em exercício (a captação da glicose não precisa de insulina).

11. Vantagens: rápida; usa a glicose prontamente disponível. Desvantagens: baixa produção de ATP por molécula de glicose; contribui para a acidose metabólica.

12. (a) ATP – energia para a contração muscular. ADP – aceita um fosfato de alta energia do PCr e torna-se ATP. (b) Mioglobina – proteína ligadora de O_2 muscular que ajuda na difusão do O_2 do sangue para a mitocôndria. Hemoglobina – pigmento ligador de O_2 dos eritrócitos que transporta O_2 dos pulmões para as células.

13. (a) 3; (b) 1, 2, 3, 4, 5; (c) 1, 2, 4, 5, 6; (d) 6; (e) não há correspondência; (f) 6; (g) 1 (retorno venoso), 4.

14. (a) aumenta; (b) diminui; (c) aumenta; (d) aumenta; (e) aumenta; (f) aumenta; (g) permanece o mesmo; (h) diminui.

15. O aumento da frequência cardíaca reduz o tempo de enchimento e ajuda a compensar o aumento do volume diastólico final que seria esperado a partir do aumento do retorno venoso.

16. (1) O reflexo barorreceptor é ajustado em pontos de referência mais altos. (2) Os sinais aferentes dos barorreceptores são bloqueados na medula espinal, ou (3) estímulos de quimiorreceptores e mecanorreceptores dos tecidos que estão sendo exercitados superam o estímulo barorreceptor.

17. Exercícios regulares diminuem o risco de ataques cardíacos, alta pressão arterial, melhoram o perfil lipídico e diminuem o risco de desenvolver diabetes tipo 2.

18. O músculo em exercício não necessita de insulina para captar a glicose; logo, o exercício regular pode auxiliar na manutenção do nível normal de glicose.

NÍVEL TRÊS Solucionando problemas

19. Água, NaCl e K^+ para repor o líquido e os íons perdidos na sudorese mais um carboidrato que é facilmente absorvido e metabolizado para formar ATP.

NÍVEL QUATRO Problemas quantitativos

20. DC = 60 batimentos/minuto $\times$ 70 mL/batimento = 4.200 mL/minuto. Se a frequência cardíaca dobra, o DC vai para 8.400 mL/min, ou dobra também.

21. Valores são aproximados. (a) Volumes sistólicos A: 88 mL, B: 108 mL, C: 114 mL (b) DC = FC $\times$ VS. FC – A: 68 bpm. B 97 bpm. C 167 bpm. (c) A curva C mostra uma contratilidade aumentada, e a curva B mostra um retorno venoso aumentado. (d) A uma FC = 167 bpm, há menos tempo para o enchimento ventricular, e, assim, o volume distólico final diminui.

CAPÍTULO 26

Questões de Revisando conceitos

1. Gônada feminina: ovário; gameta feminino: ovócito. Gônada masculina: testículo; gameta masculino: espermatozoide.

2. Os receptores de androgênio estão no citoplasma ou no núcleo das células-alvo. O AMH possui receptores de membrana.

3. O pai doa os cromossomos que determinam o sexo do zigoto; portanto, as esposas não eram culpadas.

4. Um feto XO será uma mulher porque falta o cromossomo Y.

5. A falta de AMH dos testículos permite que os ductos de Müller se desenvolvam em útero e tubas uterinas. A genitália externa será feminina porque não há DHT para desenvolver a genitália masculina.

6. Os gametas de um homem recém-nascido são espermatogônias, e os de uma mulher recém-nascida são ovócitos primários.

7. O primeiro corpúsculo polar tem duas vezes mais DNA do que o segundo corpúsculo polar.

8. Cada ovócito primário forma um ovócito secundário; cada espermatócito primário forma quatro espermatozoides.

9. A aromatase converte a testosterona em estradiol.

10. FSH, hormônio folículo-estimulante; DHT, di-hidrotestosterona; SRY, região do cromossomo Y determinante do sexo; LH, hormônio luteinizante; GnRH, hormônio liberador de gonadotrofinas; AMH; hormônio anti-mülleriano.

11. O GnRH hipotalâmico e o FSH e o LH da adeno-hipófise controlam a reprodução.

12. As células de Sertoli secretam inibina, ativina, proteína ligadora de androgênio, enzimas e fatores de crescimento. As células de Leydig secretam testosterona.

13. A vantagem dos agonistas do GnRH é que eles diminuem o FSH e o LH, e os testículos param de produzir espermatozoides. A desvantagem é que os testículos também param de produzir testosterona, o que causa diminuição do desejo sexual.

14. Receptor FSH – células de Sertoli. Receptor LH – células de Leydig. Receptor de androgênios – células de Sertoli.

15. Ver Figura 26.8. Os esteroides anabolizantes exógenos (androgênios) interrompem a secreção de FSH e de LH. Em resposta, os testículos encolhem e param de produzir espermatozoides.

16. Ciclo ovariano: fase folicular, ovulação e fase lútea. A menstruação e a fase proliferativa do ciclo uterino correspondem à fase folicular e à ovulação; a fase secretora uterina corresponde à fase lútea.

17. A mulher que toma esteroides anabolizantes pode ter crescimento de pelos faciais e no corpo, engrossar a voz, ter aumento da libido e apresentar ciclos menstruais irregulares.

18. Uma mulher que recebe um inibidor da aromatase tem produção diminuída de estrogênio.

19. A ovulação ocorre cerca de 14 dias antes do final do ciclo, o que seria nos dia (a) 14, (b) 9, (c) 17.

Questões da Figura

Figura 26.7: as mitocrôndrias produzem ATP para impulsionar o flagelo.

Questões para revisão

NÍVEL UM Revisando fatos e termos

1. (a) 3, 4, 5; (b) 8; (c) 2, 7; (d) 2, 6; (e) 2; (f) 1.

2. SRY.

3. As gônadas produzem gametas e secretam hormônios sexuais. Gameta feminino – ovócito (óvulo); masculino – espermatozoide. Hormônios gonadais femininos – estrogênio, progesterona, androgênios e inibina; masculinos – androgênios e inibina.

4. (a) Converte androgênios em estrogênios. (b) Junções oclusivas que impedem o livre movimento de substâncias entre o sangue e o lúmen dos túbulos seminíferos. (c) Proteína sintetizada pelas células de Sertoli e secretada no lúmen do túbulo seminífero, onde se liga e concentra androgênios. (d) Formado pela primeira divisão meiótica de um ovócito primário; desintegra-se e não tem função. (e) Estrutura semelhante a um lisossomo presente na cabeça do espermatozoide; contém enzimas essenciais para a fertilização.

5. Espermatozoide recém-formado: túbulos seminíferos → epidídimo → ducto deferente → ducto ejaculatório (passando pelas glândulas seminais, próstata e glândulas bulbouretrais) → uretra. Ovócito ovulado: tuba uterina → cavidade uterina → cérvice (colo do útero) → vagina.

6. (a) Falso. Um pouco é produzido na glândula suprarrenal em ambos os sexos. (b) Falso. Ambos os sexos os produzem. (c) Verdadeiro.

(d) Flaso. Altos níveis de estrogênio na fase folicular tardia ajudam a preparar o útero para a implantação de um óvulo fertilizado. (e) Verdadeiro.

7. Uma mistura de espermatozoides e líquido produzido principalmente pelas glândulas acessórias. Ver Figura 26.7f para os seus componentes.

8. A forma mais eficaz de contracepção é a abstinência. A forma menos eficaz é evitar a relação sexual durante o período em que a mulher acredita que pode estar fértil.

NÍVEL DOIS   Revisando conceitos

9. Homens possuem somente um cromossomo Y, que frequentemente não possui um gene correspondente a um gene encontrado no cromossomo X. Assim, um homem que herdar uma característica recessiva do X irá apresentá-la, ao passo que a mulher que herdar a mesma característica recessiva não irá apresentá-la se o segundo cromossomo X tiver o gene dominante para esta característica.

10. Ver Figura 26.8.

11. Ver Figuras 26.11 e 26.12.

12. Lista 1: usar Figuras 26.2 a 26.4. Lista 2: usar Figuras 26.9, 26.11 e 26.12.

13. (a) Gametas – ovócito e espermatozoide. Célula germinaiva – célula que se tornará um gameta. Zigoto – formado a partir da fusão do ovócito e do espermatozoide; sofre mitose e torna-se um embrião. Na 8ª semana de gestação, o embrião torna-se um feto. (b) Coito – intercurso. Ereção – rigidez e aumento do tamanho do pênis. Orgasmo masculino – os espermatozoides movem-se para dentro da uretra durante a emissão, depois saem do corpo no sêmen durante a ejaculação. Zonas erógenas – porções do corpo que têm receptores para estímulos sexuais. (c) Capacitação – maturação necessária do espermatozoide entes que ele possa fertilizar o ovócito. Zona pelúcida – camada glicoproteica protetora ao redor do óvulo. Reação acrossômica – enzimas ajudam o espermatozoide a penetrar na zona pelúcida. Reação cortical – os grânulos presentes no citoplasma do ovócito liberam o seu conteúdo na fertilização para mudar as propriedades da membrana do ovócito. (d) Puberdade – período de maturação sexual. Menarca – primeiro período menstrual. Menopausa – os ciclos reprodutivos femininos cessam. Andropausa – equivalente masculina da menopausa.

14. (a) FSH – estimula a produção de gametas em ambos os sexos. (b) Inibina – ninibe a secreção de FSH. (c) Ativina – estimula a secreção de FSH. (d) GnRH – estimula a liberação de FSH e de LH. (e) LH – estimula a produção de hormônios sexuais pelas gônadas; nas mulheres, o LH é também necessário para a maturação gamética. (f) DHT – metabólito da testosterona responsável pelo desenvolvimento da genitália masculina no feto. (g) Estrogênio – presente em ambos os sexos, mas dominante em mulheres; formação do gameta feminino e algumas características sexuais secundárias. (h) Testosterona nos homens – formação gamética. Ambos os sexos – algumas caracterpisticas sexuais secundárias, como o crescimento dos pelos. (i) Progesterona – apenas em mulheres; ajuda a preparar o útero para a gestação.

15. As quatro fases são similares em ambos os sexos. Excitação – pênis e clítoris tornam-se eretos devido ao aumento do fluxo sanguíneo. A vagina secreta líquidos para a lubrificação. No orgasmo masculino, ocorre a ejaculação; no orgasmo feminino, o útero e as paredes da vagina contraem-se.

16. (a) hCG – ajuda o corpo lúteo a não morrer. (b) LH – não possui papel direto na gravidez. (c) HPL – regulação do metabolismo materno durante a gravidez. (d) Estrogênio – desenvolvimento das mamas; sinal de retroalimentação negativa impedindo o desenvolvimento de novos folículos. (e) Progesterona – manutenção do revestimento uterino; impede contrações uterinas; desenvolvimento das glândulas mamárias. (f) Relaxina – impede as contrações uterinas. (g) Prolactina – os níveis de PIH diminuem, então os níveis de prolactina aumentarão, permitindo a produção do leite.

NÍVEL TRÊS   Solucionando problemas

17. Em geral, após a fertilização, o segundo corpúsculo polar, contendo um conjunto haploide de cromossomos, é liberado do zigoto. Se todos ou alguns cromossomos do segundo corpúsculo polar são retidos, o embrião terá três cópias de um cromossomo, em vez de apenas duas.

18. Se um cisto não ovulado continua a secretar estrogênio e não se desenvolve em corpo lúteo, o revestimento uterino continua a crescer, e as mamas desenvolver-se-ão, exatamente como ocorre durante a gravidez.

19. (a) Homem, (b) testículos não funcionais, (c) sem ductos de qualquer tipo, (d) mulher.

20. Durante a gravidez, a glicose no sangue da mãe está disponível para o feto, que metaboliza a energia extra e ganha peso. O feto também regula para cima a secreção de insulina para lidar com a glicose que cruza a placenta. Após o nascimento, quando a insulina ainda está alta, mas a glicose cai para níveis normais, o bebê pode tornar-se hipoglicêmico.

NÍVEL QUATRO   Problemas quantitativos

21. (a) Porque foi administrada nos sujeitos. (b) Devido à retroalimentação negativa da testosterona. (c) A produção de espermatozoide diminui no intervalo A-B devido aos níveis diminuídos de FSH e LH. Aumenta em direção ao final do intervalo B-C porque o FSH permitiu que a produção de espermatozoide fosse retomada. A produção de espermatozoides não aumenta significativamente no intervalo D-E.

RICHARD D. HILL E DANIEL BILLER *University of Texas*

Introdução

Este apêndice discute aspectos selecionados de **biofísica**, o estudo da física aplicada aos sistemas biológicos. Como os sistemas vivos estão em contínua troca de força e energia, é necessário definir esses conceitos importantes. De acordo com o cientista do século XVII, Sir Isaac Newton, um corpo em repouso tende a permanecer em repouso, e um corpo em movimento tende a continuar movendo-se em linha reta, a menos que alguma força esteja atuando sobre ele (Primeira Lei de Newton).

Além disso, Newton definiu **força** como uma influência, mensurável em intensidade e direção, que opera sobre um corpo de modo que produz uma alteração no seu estado de repouso ou movimento. Falando de outra maneira, a força fornece **energia** para uma quantidade, ou massa, permitindo que ela realize trabalho. Em geral, uma força motriz multiplicada por uma quantidade produz energia, ou trabalho. Por exemplo:

$$\text{força} \times \text{distância} = \text{trabalho}$$

A energia existe em duas formas gerais: energia cinética e energia potencial. **Energia cinética** é a energia possuída por uma massa em movimento. **Energia potencial** é a energia possuída por uma massa devido à sua posição. A energia cinética (EC) é igual à metade da massa (m) de um corpo em movimento multiplicada pelo quadrado da velocidade (v) do corpo.

$$EC = 1/2 \ mv^2$$

A energia potencial (EP) é igual à massa (m) de um corpo multiplicada pela aceleração devida à gravidade (g) vezes a altura (h) do corpo sobre a superfície da terra.

$$EP = mgh \text{ em que } g = 10 \text{ m/s}^2$$

As energias potencial e cinética são mensuradas em joules.

Unidades básicas de medida

Para os conceitos físicos serem úteis em empreendimentos científicos, eles precisam ser mensuráveis e devem ser expressos em unidades-padrão de medida. Algumas unidades fundamentais de medida incluem as que seguem:

Comprimento (l)*:* o comprimento é expresso em metros (m).

Tempo (t)*:* o tempo é expresso em segundos (s).

Massa (m)*:* a massa é expressa em quilogramas (kg), sendo definida como o peso de um corpo em um campo gravitacional.

Temperatura (T)*:* a temperatura absoluta é expressa na escala Kelvin (K),

Em que K = graus Celsius (°C) + 273,15

e °C = (graus Fahrenheit − 32)/1,8

Corrente elétrica (I)*:* a corrente elétrica é expressa em amperes (A).

Quantidade de substância (n)*:* a quantidade de uma substância é expressa em moles (mol).

Usando estas unidades fundamentais de medida, podemos agora estabelecer unidades-padrão para os conceitos físicos (**TAB. B.1**). Embora sejam unidades-padrão para esses conceitos neste momento, elas não são as únicas unidades usadas para os descrever. Por exemplo, a força também pode ser expressa em dinas, a energia pode ser expressa em calorias, a pressão pode ser medida em torr ou mmHg e a potência pode ser expressa em cavalos-vapor. Contudo, todas essas unidades podem ser convertidas em uma unidade-padrão correspondente, e vice-versa.

O restante deste apêndice discute algumas aplicações biologicamente relevantes dos conceitos físicos. Essa discussão inclui tópicos como princípios bioelétricos, princípios osmóticos e comportamento dos gases e dos líquidos relevantes para os organismos vivos.

Princípios bioelétricos

Os sistemas vivos são compostos por diferentes moléculas, muitas das quais existentes em um estado carregado. As células são preenchidas com partículas carregadas, como as proteínas e os ácidos orgânicos, e os íons estão em contínuo fluxo através da membrana celular. Como resultado, as forças elétricas são importantes para a vida.

Quando moléculas ganham ou perdem elétrons, elas adquirem cargas positivas ou negativas. Um princípio básico da eletricidade é que cargas opostas se atraem e cargas semelhantes se repelem. Uma força precisa agir em uma partícula carregada (uma massa) para provocar mudanças em sua posição. Portanto, deve ser uma força que atue nas partículas carregadas para causar atração ou repulsão, e esta força elétrica pode ser mensurada.

TABELA B.1	Unidades-padrão para conceitos físicos	
Conceito medido	**Unidade-padrão (SI*)**	**Definição/ Derivação matemática**
Força	Newton (N)	$1 \text{ N} = 1 \text{ kg} \times \text{m/s}^2$
Energia/Trabalho/Calor	Joule (J)	$1 \text{ J} = 1 \text{ N} \times \text{m}$
Potência	Watt (W)	$1 \text{ W} = 1 \text{ J/s}$
Carga elétrica	Coulomb (C)	$1 \text{ C} = 1 \text{ A} \times \text{s}$
Potencial	Volt (V)	$1 \text{ V} = 1 \text{ J/C}$
Resistência	Ohm (Ω)	$1 \text{ }\Omega = 1 \text{ V/A}$
Capacitância	Farad (F)	$1 \text{ F} = 1 \text{ C/V}$
Pressão	Pascal (Pa)	$1 \text{ Pa} = 1 \text{ N/m}^2$

*SI, Sistema Internacional de Unidades.

A força elétrica aumenta quando a intensidade (número) de cargas aumenta, e diminui à medida que a distância entre as cargas aumenta (**FIG. B.1**). Esta observação foi chamada de **lei de Coulomb**, e pode ser escrita como:

$$F = q_1 q_2 / \varepsilon d^2$$

em que q_1 e q_2 são as cargas elétricas (coulombs), d é a distância entre as cargas (metros), ε é a constante dielétrica e F é a força de atração ou repulsão, dependendo do tipo de carga das partículas.

Quando cargas opostas são separadas, uma força atua sobre uma distância para uni-las. À medida que as cargas se aproximam, está sendo realizado trabalho pelas partículas carregadas e está sendo liberada energia. Inversamente, para separar cargas unidas, energia precisa ser adicionada e trabalho realizado. Se as cargas são separadas e mantidas dessa forma, elas têm potencial de realizar trabalho. Este potencial elétrico é chamado de **voltagem**. A voltagem é medida em **volts** (**V**).

Se cargas elétricas são separadas e há uma diferença de potencial entre elas, então a força entre as cargas permite que os elétrons fluam. O fluxo de elétrons é chamado de **corrente elétrica**. A **constante de Faraday** (**F**) é uma expressão da carga elétrica carregada por um mol de elétrons e é igual a 96.485 coulombs/mol.

A quantidade de corrente que flui depende da natureza do material existente entre as cargas. Se o material impede o fluxo de elétrons, então se diz que ele oferece **resistência** (**R**), medida em ohms. A corrente é inversamente proporcional à resistência,

de modo que a corrente diminui à medida que a resistência aumenta. Se um material oferece grande resistência ao fluxo de elétrons, então ele é chamado de **isolante**. Se a resistência é baixa e a corrente flui relativamente livre, então o material é chamado de **condutor**. Corrente, voltagem e resistência são relacionadas pela **lei de Ohm**, a qual estabelece que:

$$V = IR$$

em que V = diferença de potencial em volts
I = corrente, em amperes
R = resistência, em ohms

Em sistemas biológicos, a água pura não é um bom condutor, mas a água contendo NaCl dissolvido é um bom condutor, uma vez que os íons fornecem cargas para conduzir a corrente. Nas membranas biológicas, os lipídeos possuem poucos ou nenhum grupo carregado, por isso oferecem grande resistência ao fluxo de corrente através deles. Dessa forma, diferentes células podem ter diferentes propriedades elétricas, dependendo da composição de lipídeos de suas membranas e da permeabilidade de suas membranas aos íons.

Princípios osmóticos

Ponto de congelamento, pressão de vapor, ponto de ebulição e pressão osmótica são propriedades das soluções coletivamente chamadas de **propriedades coligativas**. Essas propriedades dependem do número de partículas de soluto em uma solução. A **pressão osmótica** é a força que determina a difusão da água através de uma membrana. Como não há solutos na água pura, não há pressão osmótica. Todavia, se for adicionado um soluto, como o NaCl, quanto maior a concentração (c) de um soluto dissolvido na água, maior a pressão osmótica. A pressão osmótica (π) varia diretamente com a concentração de soluto (número de partículas [n] por volume [V] ou c):

$$\pi = (n/V)RT$$

$$\pi = cRT$$

em que R é a constante dos gases ideais (8,3145 joules/K mol) e T é a temperatura absoluta em Kelvin. A pressão osmótica pode ser mensurada pela determinação da pressão mecânica que precisa ser aplicada a uma solução de modo que a osmose cesse.

O equilíbrio da água no corpo está sob controle dos gradientes de pressão osmótica (gradientes de concentração). A maioria das membranas celulares permite que a água passe com liberdade, principalmente através de canais abertos ou de vazamento. Para controlar o movimento da água, o organismo remove esses canais da membrana ou altera o movimento do soluto que cria os gradientes de concentração.

Comportamentos relevantes dos gases e dos líquidos

Os sistemas respiratório e circulatório do corpo humano obedecem às leis da física que governam o comportamento dos gases e dos líquidos. Esta seção discute algumas leis importantes que determinam esses comportamentos e como nossos sistemas corporais utilizam essas leis.

FORÇA ELÉTRICA

Se você separar duas cargas opostas, haverá uma força elétrica entre elas.

Se você aumentar o número de cargas que são separadas, a força aumenta.

Se você aumentar a distância entre as cargas, a força diminui.

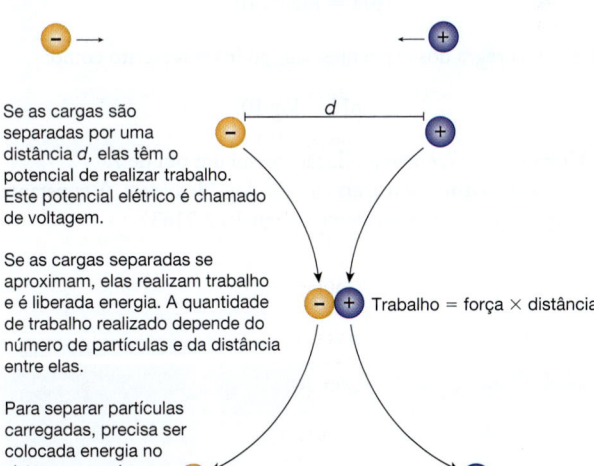

Se as cargas são separadas por uma distância d, elas têm o potencial de realizar trabalho. Este potencial elétrico é chamado de voltagem.

Se as cargas separadas se aproximam, elas realizam trabalho e é liberada energia. A quantidade de trabalho realizado depende do número de partículas e da distância entre elas.

Trabalho = força × distância

Para separar partículas carregadas, precisa ser colocada energia no sistema e precisa ser realizado trabalho.

FIGURA B.1 Força elétrica.

Gases

A lei dos gases ideais estabelece que:

$$PV = nRT$$

em que P = pressão dos gases no sistema
V = volume do sistema
n = número de moles no gás
T = temperatura
R = constante ideal dos gases (8,3145 J/K mol)

Se n e T são mantidos constantes para todas as pressões e volumes em um sistema de gases, então quaisquer duas pressões e volumes nesse sistema estão relacionadas pela lei de Boyle,

$$P_1V_1 = P_2V_2$$

em que P representa pressão e V representa volume.

Este princípio é relevante para os pulmões humanos, pois a concentração de gás nos pulmões é relativamente igual à da atmosfera. Além disso, a temperatura do corpo é mantida a uma temperatura constante por mecanismos homeostáticos. Portanto, se o volume dos pulmões é mudado, então a pressão nos pulmões muda inversamente. Por exemplo, um aumento na pressão causa uma diminuição no volume, e vice-versa.

Líquidos

Pressão do líquido (ou pressão hidrostática) é a pressão exercida por um líquido em um corpo real ou hipotético. Em outras palavras, a pressão existe havendo ou não um corpo submerso no líquido. O líquido exerce uma pressão (P) em um objeto submerso nele a uma certa profundidade a partir da superfície (h). A **lei de Pascal** nos permite encontrar a pressão do líquido a uma profundidade específica para qualquer líquido. Ela estabelece que:

$$P = \rho gh$$

em que P = pressão do líquido (medida em pascais, Pa)
ρ = densidade do líquido
g = aceleração devida à gravidade (10 m/s^2)
h = profundidade abaixo da superfície do líquido

A pressão do líquido não está relacionada à forma do recipiente no qual está localizado.

Revisão de logaritmos

Entender logaritmos ("logs") é importante em biologia devido à definição de pH:

$$pH = -\log_{10} [H^+]$$

Esta equação é lida como "pH é igual ao log negativo na base 10 da concentração do íon hidrogênio". Mas o que é um logaritmo?

Um logaritmo é o expoente ao qual você teria de elevar a base (10) para obter o número que você está interessado. Por exemplo, tomando o número 100, você teria o quadrado da base (10):

$$10^2 = 100$$

A base 10 foi elevada à segunda potência; consequentemente, o log de 100 é 2:

$$\log 100 = 2$$

Alguns outros exemplos simples incluem:

$$10^1 = 10 \quad \text{O log de 10 é 1.}$$

$$10^0 = 1 \quad \text{O log de 1 é 0.}$$

$$10^{-1} = 0,1 \quad \text{O log de 0,1 é } -1.$$

E os números que estão entre as potências de 10? Se o log de 10 é 1 e o log de 100 é 2, o log de 70 estará entre 1 e 2. O valor exato pode ser obtido em uma tabela de log ou determinado na maioria das calculadoras.

Para calcular o pH, você precisa conhecer outra regra dos logs que diz:

$$-\log x = \log (1/x)$$

e uma regra dos expoentes que diz:

$$1/10^x = 10^{-x}$$

Suponha que você tem uma solução cuja concentração do íon hidrogênio [H$^+$] é 10^{-7} mEq/L. Qual é o pH dessa solução?

$$pH = -\log [H^+]$$
$$pH = -\log [10^{-7}]$$

Usando a regra dos logs, isto pode ser reescrito como:

$$pH = \log (1/10^{-7})$$

Usando a regra dos expoentes, isto pode ser reescrito como:

$$pH = \log 10^7$$

O log de 10^7 é 7, então a solução possui um pH de 7.

Logaritmos naturais (ln) são logs de base e. A constante matemática e é aproximadamente igual a 2,7183.

Richard D. Hill, *University of Texas*

O que é DNA?

O **ácido desoxirribonucleico (DNA)** é a macromolécula que estoca toda a informação que uma célula necessita para sobreviver e se reproduzir. O DNA e seu primo RNA pertencem a um grupo de macromoléculas chamadas de ácidos **nucleicos**. (Para ilustrações da estrutura de ácidos nucleicos, ver Fig. 2.4, p. 34.) Os ácidos nucleicos são polímeros sintetizados a partir de monômeros, chamados de **nucleotídeos**. Cada nucleotídeo consiste em um *nucleosídeo* (uma pentose, ou açúcar de 5 carbonos, ligada covalentemente a uma base nitrogenada) e um ácido fosfórico com pelo menos um grupo fosfato.

Em seres humanos, muitos milhões de nucleotídeos são unidos para formar uma molécula de DNA. O DNA eucariótico, em geral, apresenta-se em forma de dupla-hélice que parece com uma escada em espiral ou um zíper torcido. As cadeias açúcar-fosfato, ou esqueleto, são as mesmas para todas as moléculas de DNA, porém a sequência de nucleotídeos é única para cada organismo individual.

Funções do DNA

As células utilizam a informação armazenada no DNA para construir os seus componentes estruturais e funcionais. O DNA também fornece a base para a herança que é passada dos pais para os filhos. A união desses conceitos sobre o DNA permite criar uma definição funcional de gene. Um **gene** é um segmento de DNA que codifica a síntese do RNA mensageiro (RNAm) para produzir proteínas. Os genes também atuam como uma unidade de herança que pode ser transmitida de geração para geração. A aparência externa (**fenótipo**) de um organismo é determinada em grande parte pelos genes herdados (**genótipo**). Assim, você pode começar a ver como a variação no DNA pode causar uma variação no organismo inteiro. Esses conceitos formam a base da **genética** e da teoria evolutiva.

A função primária do DNA na maioria das células é iniciar a síntese de proteínas necessárias para a estrutura ou função celulares. A informação codificada no DNA é primeiro *transcrita* no RNAm. O RNAm deixa o núcleo celular e entra no citoplasma, onde o seu código é *traduzido* em proteínas. A segunda função-chave do DNA é a sua capacidade de atuar como uma unidade de herança quando é transmitido através de gerações.

Antes de discutirmos o DNA como uma unidade de herança, esclareceremos alguns termos que você precisa saber. Um **cromossomo** é uma molécula completa de DNA. Cada cromossomo contém muitas sequências de DNA que agem como genes. Todo gene possui variantes, chamadas de **alelos**. As interações entre os produtos celulares dos alelos determinam como aquele gene será expresso no fenótipo de um indivíduo.

As **células somáticas** são aquelas células que formam a maior parte do corpo (p. ex., uma célula da pele, uma célula hepática); elas não estão diretamente envolvidas na passagem da informação genética para gerações futuras. Cada célula somática em um ser humano contém dois alelos de cada gene, um alelo herdado de cada um dos pais. Por essa razão, as células somáticas humanas são chamadas de **diploides** ("conjuntos de dois cromossomos"), significando que elas têm dois conjuntos completos de todos os seus cromossomos.

Em contrapartida, as **células germinativas** passam a informação genética diretamente para a próxima geração. Em homens, as células germinativas são os **espermatozoides** e em mulheres, as células germinativas são os **ovócitos** (óvulos). As células germinativas humanas são chamadas de **haploides** ("metade do conjunto de cromossomos"), uma vez que cada célula germinativa contém apenas um conjunto cromossômico, o qual é igual à metade dos cromossomos contidos nas células somáticas. Quando uma célula germinativa masculina se junta a uma célula germinativa feminina, o resultado é um ovo fertilizado (zigoto) contendo o número diploide de cromossomos. Se o zigoto eventualmente se desenvolve em um adulto saudável, este terá células somáticas diploides e células germinativas haploides.

Divisão celular

As células alternam entre períodos de crescimento e de divisão celular. Existem dois tipos de divisão celular: mitose e meiose. A **mitose** é a divisão celular das células somáticas que resulta em duas células-filhas idênticas à célula-mãe. Cada célula-filha tem um conjunto diploide de cromossomos. A **meiose**, por outro lado, é a divisão celular que resulta em 4 células-filhas, cada uma com um conjunto haploide de cromossomos. Depois da meiose, as células-filhas desenvolvem-se, formando células germinativas ou ovócitos e espermatozoides.

As células que não estão se dividindo estão em **interfase**. A interfase é dividida em três estágios: **G1**, um período de crescimento celular, síntese proteica e produção de organelas; **S**, o período durante o qual o DNA é replicado em preparação para a divisão celular; e **G2**, um período de síntese proteica e de preparações finais para a divisão celular. (**FIG. C.1**). Durante a interfase, o DNA no núcleo não é visível no microscópio de luz sem corantes, uma vez que ele está desenrolado e difuso. Todavia, conforme a célula se prepara para a divisão, ela condensa todo o seu DNA para formar pacotes mais manejáveis. Cada molécula de DNA eucariótico tem milhões de nucleotídeos que, se colocados de ponta a ponta, poderiam medir aproximadamente 6 cm. Se a molécula de DNA não for enrolada firmemente e condensada para a divisão celular, imagine o quão difícil seria movê-la durante a divisão celular.

Existe uma hierarquia no empacotamento do DNA na célula (**FIG. C.2a**). Cada cromossomo inicia com uma molécula linear de DNA com aproximadamente 2 nm de diâmetro. Então, proteínas chamadas de **histonas** se associam com o DNA para formar **nucleossomos**, os quais consistem em histonas envolvidas pelo DNA. Uma série de nucleossomos cria uma fibra de aproximadamente 10 nm de diâmetro que tem aparência de "miçangas em um fio" ou "contas em um colar". O "colar de contas" pode torcer-se, formando uma fibra de **cromatina** de aproximadamente 30 nm de diâmetro, com cerca de 6 nucleossomos em

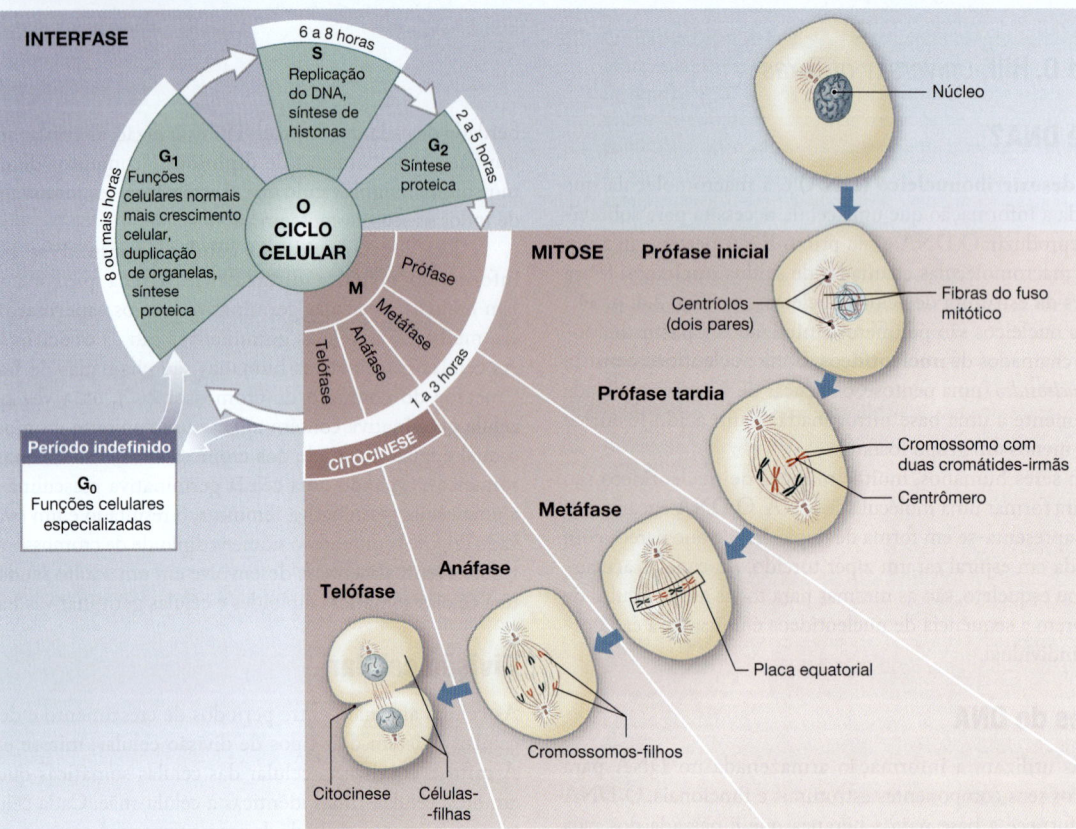

FIGURA C.1 Fases da divisão celular.

cada volta. Quando as células estão prontas para se dividirem, as suas fibras de cromatina enrolam-se ainda mais para formar a **fibra cromossômica** (aproximadamente 700 nm de diâmetro). Uma vez que o DNA esteja neste estado de empacotamento condensado, a célula está pronta para a divisão.

A mitose gera duas células-filhas idênticas

Como relatado anteriormente, a mitose é a divisão de uma célula somática que resulta em duas células-filhas diploides. O DNA da célula-mãe primeiramente se duplica em dois conjuntos completos de cromossomos. Um conjunto de cromossomos vai, então, para cada célula-filha, e as células-filhas separam-se.

Os quatro passos principais da mitose são **prófase, metáfase, anáfase** e **telófase** (Fig. C.1). O ciclo celular somático completo pode ser lembrado pelo acrônimo IPMAT, no qual o "I" significa interfase e as outras letras significam os passos da mitose que se sucedem.

Prófase

Durante a prófase, a cromatina torna-se condensada e microscopicamente visível como cromossomos duplicados. Os cromossomos duplicados formam as **cromátides-irmãs**, as quais são unidas uma a outra pelo **centrômero**. O par de centríolos da célula duplica-se, e os dois pares de centríolos movem-se para lados opostos na célula. O **fuso mitótico**, composto de microtúbulos,

forma-se entre os pares de centríolos. A membrana nuclear começa a se romper, desaparecendo no final da prófase.

Metáfase

Na metáfase, as fibras do fuso mitótico que se estendem a partir dos centríolos se ligam aos centrômeros de cada cromossomo. Os 46 cromossomos, cada um consistindo de um par de cromátides-irmãs, alinham-se no "equador" da célula.

Anáfase

Durante a anáfase, as fibras do fuso puxam as cromátides-irmãs-separando-as, de modo que uma cópia idêntica de cada cromossomo move-se em direção a cada polo da célula. Ao final da anáfase, um conjunto idêntico de 46 cromossomos está presente em cada polo. Neste momento, a célula tem um total de 92 cromossomos, o dobro do número diploide.

Telófase

A divisão efetiva da célula-mãe em duas células-filhas ocorre durante a telófase. Na **citocinese**, o citoplasma divide-se quando um anel contrátil de actina contrai no meio da célula. O resultado são duas células-filhas separadas, cada uma com um conjunto diploide completo de cromossomos. As fibras do fuso desintegram-se, um envelope nuclear forma-se ao redor dos cromossomos em cada célula, e a cromatina retorna ao seu estado pouco enrolado.

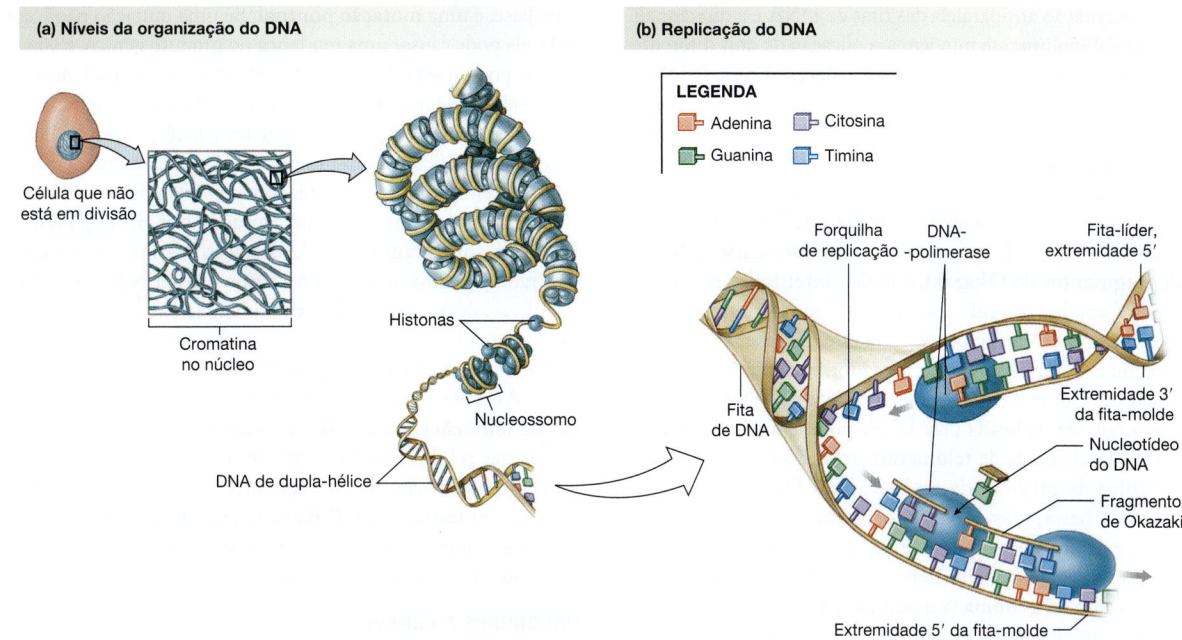

(a) Níveis da organização do DNA

Célula que não está em divisão

Cromatina no núcleo

Histonas

Nucleossomo

DNA de dupla-hélice

(b) Replicação do DNA

LEGENDA
- Adenina
- Guanina
- Citosina
- Timina

Forquilha de replicação

DNA-polimerase

Fita-líder, extremidade 5′

Fita de DNA

Extremidade 3′ da fita-molde

Nucleotídeo do DNA

Fragmento de Okazaki

Extremidade 5′ da fita-molde

FIGURA C.2   DNA: níveis de organização.

Replicação do DNA

A informação armazenada no DNA é codificada na sequência nucleotídica da molécula. Quando os nucleotídeos se unem, o grupo fosfato de um nucleotídeo liga-se covalentemente ao grupo açúcar do nucleotídeo adjacente. A extremidade do polímero que possui um açúcar não ligado é chamada de extremidade 3' ("três linha"). A extremidade do polímero com um grupo fosfato não ligado é chamada de extremidade 5'. Uma molécula de DNA tem 4 tipos de nucleotídeos, distinguidos pelas suas bases nitrogenadas.

As bases nitrogenadas nos ácidos nucleicos são classificadas como **purinas** ou **pirimidinas**. As bases purinas são **guanina (G)** e **adenina (A)**. As bases pirimidinas são **citosina (C)** e **timina (T)**, encontrada apenas no DNA, ou **uracila (U)**, encontrada apenas no RNA. Para lembrar quais bases do DNA são pirimidinas, olhe para a primeira sílaba. A palavra pirimidina e os nomes das pirimidinas do DNA possuem todos a letra "i" na primeira sílaba.

Os "degraus" da dupla-hélice são criados quando as bases nitrogenadas em uma fita de DNA formam ligações de hidrogênio com as bases nitrogenadas da fita de DNA adjacente. Este fenômeno é chamado de **pareamento de bases**. As regras para o pareamento de bases são as que seguem:

1. As purinas pareiam apenas com pirimidinas.
2. A guanina (G) liga-se com citosina (C) tanto no DNA quanto no RNA.
3. A adenina (A) liga-se com timina (T) no DNA ou com uracila (U) no RNA.

As duas fitas de DNA são ligadas em orientação **antiparalela**, de modo que a extremidade 3' de uma fita está ligada à extremidade 5' da segunda fita. Essa organização tem implicações importantes para a replicação do DNA.

A replicação do DNA é semiconservativa

Para ser transmitido de uma geração para a próxima, o DNA deve ser replicado. Além disso, o processo de replicação precisa ser preciso e rápido o suficiente para um sistema vivo. As regras do pareamento de bases das bases nitrogenadas permitem que se crie um sistema adequado de replicação.

Na replicação do DNA, proteínas especiais abrem-se a dupla-hélice do DNA e constroem o novo DNA pelo pareamento de novas moléculas de nucleotídeos às duas fitas de DNA existentes. O resultado dessa replicação são duas moléculas de dupla-fita de DNA, sendo que cada molécula de DNA contém uma fita de DNA-molde e uma fita de DNA recém-sintetizada. Essa forma de replicação é chamada de **replicação semiconservativa**.

A replicação do DNA é bidirecional. A porção de DNA que está aberta e que possui enzimas realizando a replicação é chamada de **forquilha de replicação** (Fig. C.2b). A replicação inicia em muitos pontos (**replicons**), e continua ao longo de ambas as fitas originais simultaneamente até toda a forquilha de replicação estar pareada.

Os nucleotídeos são incorporados para formar novas fitas de DNA com a ajuda de uma enzima, chamada de **DNA-polimerase**. A DNA-polimerase só pode adicionar nucleotídeos na extremidade 3' de uma fita de DNA em formação. Por isso se diz que o DNA se replica na direção 5' para 3'.

A orientação antiparalela das fitas de DNA e a direcionalidade da DNA-polimerase impõem a replicação de dois diferentes modos: **replicação contínua** e **replicação descontínua**. A DNA-polimerase pode replicar continuamente ao longo de somente uma fita-molde de DNA: a fita-molde está na orientação 3' para 5'. O DNA replicado continuamente é chamado de **fita-líder**.

A replicação do DNA ao longo da outra fita-molde é descontínua, uma vez que a orientação da fita é de 5' para 3'. A replicação do DNA nessa fita ocorre em fragmentos curtos, chamados de **fragmentos de Okazaki**, que são sintetizados na direção oposta da forquilha de replicação. Posteriormente, outra enzima, conhecida como **DNA-ligase**, conecta estes fragmentos em uma fita contínua. O DNA replicado dessa forma é chamado de **fita descontínua**. Como a extremidade 5' da fita de DNA descontínua não pode ser replicada pela DNA-polimerase, uma enzima especializada, chamada de **telomerase**, replica a extremidade 5'.

Muito da precisão da replicação do DNA vem do pareamento de bases, mas, às vezes, ocorrem erros na replicação. Contudo, existem vários mecanismos de controle de qualidade para manter a taxa de erro em 1 erro a cada 10^9 a 10^{12} pares de bases. O tamanho do **genoma** (a quantidade total de DNA em um organismo) em eucariotos está na faixa de 10^9 a 10^{11} pares de bases por genoma, de modo que essa taxa de erro é suficientemente baixa para evitar muitas mutações letais, mas ainda permite que ocorra variação genética.

As mutações mudam a sequência do DNA

Ao longo de toda a vida, existem inúmeras oportunidades de ocorrerem erros na replicação do DNA. Uma mudança em uma sequência do DNA, como a adição, substituição, ou deleção de uma base, é uma **mutação pontual**. Se uma mutação não é corrigida, ela pode causar uma mudança no produto gênico. Essas mudanças podem ser relativamente pequenas ou elas podem resultar em produtos gênicos não funcionais que poderiam matar a célula ou o organismo. Apenas raramente uma mutação resulta em uma mudança benéfica em um produto gênico. Felizmente, nossas células contêm enzimas que detectam e reparam os danos ao DNA.

Algumas mutações são causadas por **mutagênicos**, fatores que aumentam a taxa de mutação. Vários agentes químicos, radiação ionizante, como os raios X e a radiação atômica, luz ultravioleta e outros fatores podem agir como mutagênicos. Os mutagênicos podem alterar o código de bases do DNA ou interferir nas enzimas de reparo, promovendo a mutação.

As mutações que ocorrem nas células do corpo são chamadas de **mutações somáticas**. As mutações somáticas são perpetuadas nas células somáticas de um indivíduo, mas elas não são transmitidas às gerações subsequentes. No entanto, também podem ocorrer **mutações da linhagem germinativa**. Visto que essas mutações surgem nas células germinativas de um indivíduo, elas são transmissíveis através dos gametas para as gerações futuras.

Oncogenes e câncer

Os **proto-oncogenes** são genes normais no genoma de um organismo que codificam primariamente produtos proteicos que regulam o crescimento, a divisão e a adesão celulares. As mutações nestes proto-oncogenes dão origem a **oncogenes**, genes que induzem a proliferação celular descontrolada e a condição conhecida como **câncer**. As mutações nos proto-oncogenes que dão origem a oncogenes causadores de câncer são frequentemente resultado de atividade viral.

CRÉDITOS DAS FOTOS

Preliminar: VWT2: Iko/Fotolia; **VWT5**: Pearson Education, Inc.; **VWT8**: Nancy Honey/AGE Fotostock.

1 CO: Alfred Pasieka/Science Source; **1.6b**: Pearson Education, Inc.; **1.9**: Pearson Education, Inc.

2 CO: Michael W. Davidson/Science Source; **2.6**: The Ohio State University; **2.7a**: Charles D. Winters/Science Source; **2.7b**: Sergio Ponomarev/Shutterstock; **2.7c**: Tim Hawley/Getty Images; **2.7d**: Lisa F. Young/Shutterstock.

3 CO: Science Source; **3.3**: Dr. J. M. Edwardson/American Society for Biochemistry & Molecular Biology; **3.5**: SPL/Custom Medical Stock Publishers; **3.8(L)**: Don W. Fawcett/Science Source; **3.8(R)**: Prof. H. Wartenberg/Dr. H. Jastrow's EM Atlas; **3.9c**: Pearson Education, Inc.; **3.10c**: Dee Silverthorn; **3.10d**: Pearson Education, Inc.; **3.10e**: Dee Silverthorn; **3.13a, b(B)**: Robet Tallitsch/Pearson Education, Inc.; **3.13b(T)--e**: Pearson Education, Inc.; **3.14a-b**: Science Source; **3.15**: James Stevenson/Science Source.

4 CO: Stefan Eberhard; **4.1**: Pearson Education, Inc.

5 CO: Roger J. Bick & Brian J. Poindexter/UT-Houston Medical School/Science Source; **5.4**: Tetra Images/Getty Images.

6 CO: Alila Medical Media/Shutterstock; **Página 178**: Russ Bishop/Alamy.

7 CO: Science Source; **7.1**: Dee U. Silverthorn; **7.16**: Pearson Education, Inc.

8 CO: C. J. Guerin, PhD, MRC Toxicology Unit/Science Source; **8.2**: Ed Reschke/Photolibrary/Getty Images; **8.4**: Timothy Gomez; **8.15**: Todd Derksen; **8.18**: Don W. Fawcett/Science Source; **8.22**: David Becker/Science Source.

9 CO: Tamily Weissman; **9.5**: Medical Body Scans/Science Source; **9.11**: Pearson Education, Inc.; **9.20**: Marcus Raichle.

10 CO: Thomas Deerick, Ncmir/Science Source; **10.14**: Todd Derksen; **10.22**: Pearson Education, Inc.; **10.24**: Pearson Education, Inc.; **10.25**: Helga Kolb/Webvision, John Moran Eye Center, University of Utah; **10.27**: Purestock/Getty Images.

11 CO: Kent Wood/Science Source; **11.3**: Pearson Education, Inc.; **11.8**: Pearson Education, Inc.

12 CO: Biology Pics/Science Source; **12.1a-c**: Pearson Education, Inc.; **12.3**: Pearson Education, Inc.; **12.14**: Frederic Martini; **12.20**: Ljupco/iStock/360/Thinkstock/Getty Images.

13 CO: Alila Medical Media/Shutterstock.

14 CO: Quest/Science Source; **14.5**: Pearson Education, Inc.

15 CO: Susumu Nishinaga/Science Source; **15.7**: Pearson Education, Inc.; **15.14**: Pearson Education, Inc.; **15.20**: Centers for Disease Control and Prevention.

16 CO: National Cancer Institute/Science Source; **16.5a, c-d**: David M. Phillips/Science Source; **16.5e**: Oliver Meckes & Nicole Ottawa/Science Source; **16.7b-c**: Dee Silverthorn; **16.11**: Susumu Nishinaga/Science Source.

17 CO: Biophoto Associates/Science Source; **17.2a-b**: Pearson Education, Inc.; **17.5**: Pearson Education, Inc.; **17.6**: Totophotos /Shutterstock.

18 CO: Bernardino de la Serna, MEMPHYS-Center for Biomembrane Physics, University of Southern Denmark; **18.3**: Pearson Education, Inc.; **18.13**: Pearson Education, Inc.

19 CO: Susumu Nishinaga/Science Source; **19.1**: Todd Derksen; **19.5**: Todd Derksen.

20 CO: Alila Medical Media/Shutterstock; **20.2**: Pearson Education, Inc.; **20.15**: Pearson Education, Inc.

21 CO: Thomas Deerinck, NCMIR/Science Source; **21.1a-b**: Pearson Education, Inc.; **21.3**: Pearson Education, Inc.; **21.15**: Pearson Education, Inc.

22 CO: M. I. Walker/Science Source; **22.2**: Pearson Education, Inc.; **22.13**: Pearson Education, Inc.; **22.21**: Pearson Education, Inc.

23 CO: Theresa Freeman; **23.1**: Pearson Education, Inc.; **23.3a-b**: Biophoto Associates/Science Source; **23.4**: Pearson Education, Inc.; **23.6a**: Alison Wright/Science Source; **23.6b**: Braden Gunem/Alamy; **23.6c**: Science Source; **23.9**: AF Archive/Alamy; **23.10a**: MedImage/Science Source; **23.10c(L)**: Dr. Alan Boyde/Getty Images; **23.10c(R)**: Photo, Inc./Getty Images; **23.12**: Pearson Education, Inc.

24 CO: Dan Kalman/Science Source; **24.2**: Pearson Education, Inc.; **24.4**: Pearson Education, Inc.; **24.10**: Pearson Education, Inc.

25 CO: Alila Medical Media/Shutterstock; **25.7 (ambas)**: lzf/Shutterstock.

26 CO: R&D Systems, Inc.; **26.1**: Science Source; **26.9 (todas)**: Pearson Education, Inc.; **26.14a**: R. Rawlins PhD/Custom Medical Stock Photo/Newscom.

Capa: Dr. Torsten Wittmann/Science Source.

filtração (renal) Fluxo em massa de fluido semelhante ao plasma do capilar glomerular para dentro da cápsula de Bowman (Caps. 15, 17, 19), 498, 499*f*, 594, 596-602, 596*f*
  coeficiente, 600
  taxa de filtração glomerular, 599*f*

fímbria A abertura em franjas das trompas de Falópio (Cap. 26), 817, 818*f*

fisiologia Estudo do funcionamento normal de um organismo vivo e suas partes componentes, incluindo todos os seus processos químicos e físicos (Cap. 1), 2, 3*f*, 298*f*
  ciência da, 18-23
  funções *versus* mecanismos, 4-5
  homeostasia, 9-18
  níveis de organização, 2-3, 3*f*
  sistemas de controle e homeostasia, 13-18
  sistemas fisiológicos de órgãos, 3-4, 3*f*-4*f*
  temas em, 5, 8-9

fisiologia sensorial, 309-357
  olho e visão, 340-353
  orelha, audição, 329-336
  orelha, equilíbrio, 337-340
  quimiorrecepção, 324-329
  sensações somáticas, 317-324
  sistemas sensoriais, 310-317

fístula, 280, 281*f*

fístula, 655

fita-molde, 112

fitoestrogênios, 810

flagelo Extensões longas semelhantes a cabelos cujos microtúbulos criam movimentos (Caps. 2, 3, 4), 68, 69*f*, 755*f*

flatos Gases intestinais (Cap. 21), 686

flavina adenina dinucleotídeo (FAD) Molécula que captura e transfere energia com elétrons de alta energia (Cap. 2), 34*f*, 37*f*

Fleming, Alexander, 51, 608

flexor Músculo que traz ossos conectados para perto quando contrai (Caps. 12, 13), 379, 379*f*, 426*f*

fluxo (taxa) Volume sanguíneo que passa por um ponto em um sistema por unidade de tempo (Caps. 3, 5, 9, 10, 14, 18, 19, 20, 21), 442, 443*f*

fluxo axoplasmático Movimento do citoplasma em um axônio. Utilizado para diminuir o transporte axonal (Cap. 8), 227*t*

fluxo corrente local Onda de corrente elétrica que se espalha por todo o citoplasma (Cap. 8), 240, 249*f*

fluxo corrente no coração, 458*f*

fluxo de informação, 9

fluxo de massa O fluxo de massa é igual à concentração multiplicada pelo volume de fluxo (Cap. 1), 12, 571, 572*f*

fluxo em massa Movimento em massa da água ou do ar como resultado de um gradiente de pressão (Caps. 5, 15, 17), 132, 161, 497, 535

fluxo sanguíneo no músculo e exercício, 792

fluxo sanguíneo pulsátil, 483, 485*f*

fluxo sanguíneo, 477-510
  arteríolas, resistência no, 487-491
  distribuição de sangue aos tecidos, 492
  durante o exercício, 792
  velocidade do, 497*f*

fluxo, 136

Folha beta (β) Estruturas com formas semelhantes a folhas formadas a partir de cadeias de aminoácidos (Cap. 2), 32*f*, 37*f*, 41

folículo coloide, 738, 738*f*

folículo primário Um ovócito não desenvolvido com sua camada externa de células granulosas (Cap. 26), 816, 819*f*-821*f*

folículo primordial Formado pelo ovócito primário (Cap. 26), 816

folículo terciário, 820*f*

folículo tireoideano, 736, 737*f*-738*f*, 738

folículo, ovariano, 822*f*

fome específica O desejo para uma substância particular, como o sal (Cap. 10), 329

força (tensão), 404, 469*f*

forças de Starling, 498

forças de van der Waals Força atrativa fraca que ocorre entre duas moléculas polares ou entre uma molécula polar e um íon (Cap. 2), 38*f*, 39

forma globular, 37*f*

forma molecular, 41, 44*f*

formação reticular Grupos difusos de neurônios que ramificam do tronco encefálico para o cérebro e a medula espinal; envolvida no tônus muscular, reflexos de estiramento, coordenação da respiração, regulação da pressão arterial e modulação da dor (Caps. 9, 10, 11), 287, 287*f*, 295*f*, 339*f*, 362*f*

fosfatase da cadeia leve da miosina Enzima que defosforila cadeias leves de miosina no músculo liso (Cap. 12), 407, 408*f*

fosfato, 748-749
  grupo, 33*t*, 34*f*
  homeostasia, 748-749
  íon, 643, 645*f*
  tampão, 645

fosfocreatina Molécula muscular que armazena energia em ligações fosfato de alta energia (Caps. 12, 25), 391, 392*f*, 788, 788*f*

fosfodiesterase 5 (PDE-5), 825

fosfolambam Proteína reguladora em miocárdio contrátil que altera a atividade da Ca^{2+}-ATPase no retículo sarcoplasmático (Cap. 14), 470, 470*f*

fosfolipase A2 (PLA2) Enzima que converte fosfolipídeos de membrana em ácido araquidônico (Cap. 6), 179, 179*f*

fosfolipase C Enzima que converte fosfolipídeos de membrana em duas diferentes moléculas de segundos mensageiros, DAG e IP_3 (Caps. 6, 11), 174, 175*f*, 367*t*

fosfolipídeo Diacilgliceróis com fosfato anexados a um único carbono que não contém uma cadeia de ácido graxo (Caps. 2, 3, 16), 30*f*, 37*f*, 44*f*, 63*f*, 527*t*, 528*f*, 677*f*, 679*f*

fosforilação Adição de um grupo fosfato a uma molécula (Caps. 2, 12), 33, 49, 405-407, 408*f*-409*f*, 470*f*

fotorreceptores Receptores sensoriais do olho que respondem primariamente à energia luminosa (Cap. 10), 312, 312*t*, 341*f*, 346, 347*f*, 348-350

fototransdução Conversão da energia luminosa em potencial de ação (Cap. 10), 349-350

fóvea Região mais acurada da visão e ponto no qual a luz é focada quando você olha para um objeto (Cap. 10), 341, 346, 347*f*

fração de ejeção, 471

fração de filtragem Porcentagem do volume total de plasma que é filtrado do glomérulo (Cap. 19), 597

Framingham Heart Study, 23

Frank, Otto, 468

frequência de codificação A frequência de potenciais que codifica a intensidade do estímulo (Cap. 10), 315

frequência do potencial de ação, 334*f*

frutose, 31*f*, 667*f*, 680, 680*f*, 813*f*

FSH (hormônio folículo-estimulante), 809*f*, 814*f*, 820, 821*f*-822*f*

fulcro, 400-402, 401*f*

fumo, 501

função imune, 687, 796, 796*f*

fundo Porção superior do estômago (Cap. 21), 656*f*, 658

furosemida, 627

fuso, 422*f*-423*f*

fusos musculares Receptores musculares que enviam informação do comprimento muscular (Cap. 13), 421, 422*f*, 423*f*

G

GABA (ácido gama-aminobutírico), 255*t*, 256

galactose Hexose monossacarídica (Caps. 2, 5, 21, 22), 31*f*, 146*f*, 680*f*

Galen, Claudius, de Pergamum, 359, 512

gamaglobulina Nome dado à imunoglobulina do plasma (Cap. 24), 764*t*, 765, 766. *Ver também* anticorpo

gameta Células reprodutivas que se unem para formar uma nova célula (Cap. 26), 801, 808*f*

gametas secundários, 807

gametogênese feminina, 807

gametogênese masculina, 807

gametogênese Produção de gameta (Cap. 26), 806-807, 808*f*-809*f*

gânglio autonômico, 279*f*, 361, 361*f*, 364*f*

gânglio basal Núcleo que cerca o tálamo para ajudar com o planejamento do movimento (Caps. 9, 13), 286*f*, 289, 290*f*, 294, 428*t*, 429*f*, 430

gânglio celular parvocelular (célula P), 353

gânglio Conjunto de corpos celurares nervosos no sistema nervoso periférico (Cap. 8, 11), 233, 276, 276*f*, 361, 362*f*, 370*f*, 371*t*

gânglio da raiz dorsal Coleção de corpos celulares sensoriais encontrados na raíz dorsal antes que estes entrem na medula espinal (Cap. 9), 284*f*

gânglio simpático, 363, 368*t*

gases, 178-179, 255*t*, 256, 513*f*

em solução, 570*f*

gastrina Hormônio secretado pelas células G do estômago que estimulam a secreção de ácido gástrico (Caps. 7, 21), 200*f*, 666, 666*t*, 671*f*, 673*f*

gene obeso (*ob*), 694

gene Região do DNA que contém todas as informações necessárias para fazer uma peça funcional de RNAm, 112, 205*f*

gene SRY Região determinante do sexo no cromossomo Y (Cap. 26), 803, 806*f*

genitália Estrutura reprodutiva externa (Cap. 26), 804*f*-805*f*, 819*f*. *Ver também estrutura específica*

genitália externa, 801, 805*f*-806*f*, 819*f*

genoma, 2

genômica, 3

gerador central de padrões Rede de neurônios do SNC que atua espontaneamente para controlar certos movimentos musculares rítmicos (Caps. 13, 18), 428, 581

gerador de padrão locomotor, 428*t*

gerador de pulso Região do hipotálamo que coordena a secreção pulsátil de GnRH (Cap. 26), 810

gestação, 749*t*, 825-827, 829-830

gestação, 827

giantismo, 742

Gilman, Alfred G., 174

GIP (peptídeo inibidor gástrico) Hormônio gastrintestinal que causa a liberação antecipada de insulina (Caps. 21, 22), 667*f*, 684*f*

giro cingulado, 286*f*, 289, 290*f*, 295*f*

giro Convolução da superfície cerebral (Cap. 9), 289

glande peniana, 805*f*, 810, 812*f*

glândula adeno-hipófise Glândula endócrina no cérebro que secreta múltiplos hormônios (Caps. 7, 9, 23, 26), 200*f*, 209-213, 217*f*, 219*f*-220*f*

glândula bulbouretral (Cowper) Acessório masculino que produz os componentes do sêmen (Cap. 26), 811, 812*f*

glândula endócrina Uma glândula sem ducto ou uma célula simples que secreta hormônio (Caps. 3, 7, 8, 11), 80, 80*f*, 214*f*, 228*f*, 255*t*, 368*f*. *Ver também* sistema endócrino

glândula exócrina Glândula que libera secreção no ambiente externo através de ductos (Cap. 3), 79, 80*f*, 228*f*, 255*t*, 370*f*

glândula gástrica, 657*f*, 658

glândula Grupo de células epiteliais especializadas para a síntese e secreção de substâncias (Caps. 3, 7, 9, 13), 79, 200*f*, 284*f*-285*f*, 288*t*, 418*t*

endócrina, 198

glandula lacrimal, 288*t*

glândula mamária Glândula exócrina do seio (Caps. 7, 26), 210*f*-211*f*, 818*f*, 831-833, 833*f*

glândula paratireoide, 182*t*, 200*f*, 746, 747*f*-748*f*

glândula pineal, 200*f*, 221*f*, 286*f*, 288*f*

glândula salivar, 288*t*, 362*f*-363*f*, 655, 656*f*, 660*f*, 667*f*, 757

glândula sebácea, 86*f*

glândula submandibular, 655

glândula sudorípara, 86*f*

glândula suprarrenal Glândula endócrina e neuroendócrina que se situa no topo do rim (Caps. 7, 11, 18, 23), 204, 367, 368*f*, 592*f*, 731*f*

glândulas acessórias masculinas Próstata, glândula bulbouretral e vesículas seminais (Cap. 26), 815

glândulas apócrinas, 86*f*

glândulas de Cowper, 811

glândulas olfatórias (Bowman), 325

glaucoma, 340

glicerol Molécula simples de três carbonos que é a espinha da molécula de ácido graxo (Cap. 2), 30*f*, 37*f*, 787*f*

glicina Aminoácido que também atua como um neurotransmissor inibidor (Cap. 8), 255*t*, 256

glicocálice Glicoproteínas na superfície das células (Cap. 3), 64

glicocorticoides Hormônios esteroides da glândula suprarrenal, como o cortisol, que elevam a glicose plasmática (Cap. 23), 731, 731*f*

glicocorticoides suprarrenais, 731-736

glicogênio Amazenamento de polissacarídeos encontrados nas células animais (Caps. 2, 4, 12, 21, 22), 31*f*, 37*f*, 94, 393*f*, 680, 680*f*, 696*f*

grânulos, 380*f*

glicogenólise A quebra do glicogênio (Caps. 22, 23), 733*f*

glicolipídeo Molécula que é uma combinação de um carboidrato e um lipídeo (Cap. 2), 29, 37*f*, 63*f*

glicólise Via metabólica que converte glicose em piruvato (aeróbia) ou em ácido láctico (anaeróbia) (Cap. 25), 787*f*

gliconeogênese Via pela qual precursores, como o aminoácido, são convertidos em glicose (Caps. 22, 23, 25), 733*f*, 788

glicoproteína Molécula que é uma combinação de um carboidrato com uma proteína (Caps. 2, 3), 29, 63*f*, 737*f*

glicose Açúcar de seis carbonos que é a maior fonte de energia para o corpo. Sinônimo: dextrose (Caps. 2, 16), 31*f*, 142*f*, 513*f*, 787*f*

reabsorção renal da, 603*f*

transporte epitelial da, 151

glicosídeos cardíacos Fármacos, como a ouabaína e os digitálicos, que bloqueiam a Na⁺-K⁺-ATPase (Cap. 14), 470, 471, 501

glicosilfosfatidilinositol (GPI), 64

glicosúria Excreção da glicose na urina (Caps. 19, 22), 606

glicosúria, 606

globina, 520

globulina ligadora da tireoide (TBG), 736

globulina ligadora de corticosteroides (CBG), 204, 732

globulina ligadora de tiroxina (TBG) Proteína plasmática que serve como carreador para os hormônios da tireoide (Cap. 23), 736, 738*f*

globulina, 512, 513*f*, 514*t*

in vitro* Experimentos realizados "no vidro" (Cap. 2), 46

in vivo, 815

inchaço labioscrotal, 802, 805*f*

inclinacão da ligação cruzada, 388

inclusões Partículas de material insolúvel no citoplasma, como grânulos de glicogênio e gotas lipídicas (Cap. 3), 65, 66*f*, 68

incontinência Inabilidade de controlar voluntariamente o ato de urinar ou defecar (Cap. 11), 369

índice de massa corporal (IMC), 697

inércia, 337

inervado Controlado por um nerônio (Cap. 8), 236

infarto do miocárdio Região danificada do miocárdio causada pela falta de fluxo sanguíneo (Cap. 16), 322, 472, 503, 529

infecção parasítica, 523*t*

infecção viral, 772-775

infecções do trato urinário (ITU), 591, 745-746

infertilidade Inabilidade de conceber (Cap. 26), 801, 815, 823, 827, 830, 834-835

inflamação Reação inespecífica do sistema imune ao invasor estranho (Cap. 24), 760*f*, 764*t*, 772, 773*f*, 776*f*

informação auditiva, 315, 353. *Ver também* som

informação olfatória, 313

infundíbulo, 210*f*

ingestão de comida, 289*t*, 621*f*, 660*f*, 665*f*, 666*t*, 669, 669*f*, 673*f*, 695*f*, 733*f*

inibição lateral Processo no qual os neurônios sensoriais próximos ao estímulo são inibidos para intensificar a percepção do estímulo (Cap. 10), 315, 316*f*

inibição por retroalimentação Produto final de uma via metabólica que atua como um modulador inibidor da via. Sinônimo: produto final de inibição, 103, 104*f*

inibição pós-sináptica, 265*f*, 266

inibição pré-sináptica, 265*f*, 266

inibidor alostérico, 49, 50*f*

inibidor competitivo Moléculas que se ligam ao sítio ativo da enzima e inibem a ligação do substrato (Caps. 2, 5, 7), 49, 49*t*, 50*f*, 146, 216

inibidor da captação de serotonina/adrenalina, 289

inibidor da enzima conversora de angiotensina (ACE) Fármaco utilizado

para tratar pressão arterial alta por meio do bloqueio da ACE (Cap. 20), 632, 633*f*

inibidor da recaptação seletiva de serotonina (SSRI), 182, 299

inibidor irreversível, 49*t*

inibidores da bomba de prótons (PPIs), 671

inibidores da colinesterase, 368

inibidores de SGLT2, 719*t*

inibina Hormônio peptídico das gônadas que inibe a secreção de FSH (Caps. 7, 26), 200*f*, 809, 814*f*, 821*f*, 822*f*

Iniciativa Proteômica Humana, 118

injeção intravenosa (IV), 439, 621

inserção de um músculo, 379

insolação, 789

insônia Inabilidade de dormir bem (Cap. 9), 297

inspiração O movimento de ar para dentro dos pulmões (Caps. 17, 18), 535, 538*f*, 544, 545*f*, 547, 580*f*

insuficiência cardíaca congestiva (ICC) Condição patológica na qual o ventrículo esquerdo falha em bombear sangue adequadamente, causando o retorno de fluido para os pulmões (Caps. 15, 17), 505, 542

insuficiência cardíaca, 471, 500, 635*f*

insuficiência ovariana primária (POI), 823

insulina Hormônio pancreático que diminui a glicemia (Cap. 7), 153, 159*f*, 198-199, 200*f*, 203*f*, 610*f*, 665*f*, 666*t*

integração pós-sináptica A célula póssináptica combina múltiplos sinais para criar um único sinal integrador (Cap. 8), 266

integrina Membrana de proteína que liga o citoesqueleto a proteínas da matriz celular (Caps. 3, 6, 8, 16), 74, 74*t*-75*f*, 176, 232, 526

interação molecular, 8, 28, 44*f*, 193

interação neuroendócrina imune, 779-781

interações não covalentes, 40-46

interferon alfa (IFN-α), 763, 774*f*

interferon beta (IFN-β), 763

interferon Citocinas secretadas por linfócitos (Cap. 24), 168, 764*t*, 765

interferon gama (IFN-γ), 763, 772

interleucina (IL) Citocinas liberadas por um tipo de leucócito para atuar sobre outras (Caps. 16, 24), 168, 516, 516*t*, 764*t*, 765, 772

interneurônio Neurônio que está completamente contido dentro do SNC (Caps. 8, 9, 13, 20, 21), 227*t*, 229, 230*f*, 234*f*, 285*f*, 298*f*, 419*f*, 431*f*, 645, 665*f*

intervalo QT Período do começo da onda Q até o fim da onda T. Corresponde à contração ventricular (Cap. 14), 459*f*, 460

intestino delgado Segmento do trato gastrintestinal onde a maior parte da absorção e da digestão ocorre (Caps. 10, 2, 22, 231), 323*f*, 656*f*-657*f*, 658, 660*f*, 665*f*, 666*t*, 667*f*, 674*f*, 676*f*, 677*f*, 678, 679*f*-680*f*, 695*f*, 745*f*

intestino grosso Porção terminal do intestino (Cap. 21), 656*f*, 658, 660*f*, 662*f*, 667*f*, 685-686, 685*f*

intestino, 182*t*, 362*f*, 404*f*, 521*f*, 675*f*-676*f*, 695*f*, 787*f*

equilíbrio de cálcio, 747*f*-748*f*

hormônios digestórios, 665*f*, 666*t*, 679*f*, 683-684

transporte epitelial, 150*f*-151*f*

vitaminas e minerais, absorção de, 682-683

íntima, 479, 503*f*

intolerância à lactose, 680

iodo, 207*f*, 736, 737*f*-738*f*, 738, 740*f*

íon amônio (Caps. 20, 22), 647*f*

íon bicarbonato (HCO$_3^-$), 33, 33*t*, 41, 123, 577, 642-646

no equilíbrio acidobásico, 643

no trato gastrintestinal, 671, 674, 676*f*

reabsoção renal do, 645

íon cloreto (Cl$^-$), 33*t*, 42*f*, 174*f*, 240*t*, 628*f*, 675*f*, 683*f*

íon hidrogênio, 41, 645, 646*f*-647*f*, 673*f*, 676*f*, 681*f*, 787*f*

íon sódio, 42*f*, 174*f*, 240*t*, 241*f*, 243-245, 247, 252*f*, 328*f*, 350*f*, 372*f*, 390*f*, 451*f*, 603*f*, 628*f*, 634-635, 636, 647*f*, 675*f*, 680*f*-681*f*, 683*f*

ativação de canal, 247*f*

canal, 244*f*, 246*f*, 250*f*, 328*f*, 451*f*

cotransporte dependente, 603*f*

e influxo de Ca2+, 467*f*

inativação de canal, 247*f*

íon Um átomo com saldo de carga positiva ou negativa devido à perda ou ao ganho de um ou mais elétrons (Caps. 2, 16, 20, 21), 33, 36*f*, 154*f*, 182*t*, 281*f*, 392*f*, 513*f*, 603*f*

ipsilateral Do mesmo lado que (Cap. 10), 335

íris, 340, 341*f*, 344*f*

isoenzima citocromo P450, 673

isoenzimas Formas relacionas de uma enzima (Caps. 4), 99, 115

isoforma Formas relacionadas de uma molécula (Caps. 2, 6), 49, 180, 181*f*

isoproterenol, 368*t*

isosmótico, 127

---

*N. de T. Ensaios realizados em células fora do corpo.

isótopo Átomos de um mesmo elemento que possuem diferentes números de nêutrons (Cap. 2), 36*f*

isquemia Falta de fluxo adequado de sangue e oxigênio em um tecido (Caps. 10, 14), 322, 439

ivabradina, 454

J

JAK-cinase. *Ver* família Janus tirosina-cinase,

janela oval Membrana entre a cóclea e a orelha média (Cap. 10), 329, 330*f*, 332*f*

janela oval Membrana entre a orelha média e a cóclea (Cap. 10), 329, 330*f*, 332

jejum, 666*t*, 741*f*

jejuno Seção média do intestino delgado (Cap. 21), 658

Junção aderente Junção célula a célula no epitélio que não permite muito movimento de material entre as células (Caps. 3, 5, 9, 10, 26), 74, 75*f*, 150*f*, 282*f*, 328*f*, 813*f*

junção celular Proteína de membrana e matriz extracelular que une as células para formarem tecidos (Caps. 3, 5), 72, 75*f*, 79, 138*f*

junção comunicante Pontes citoplasmáticas entre células vizinhas criadas para ligar proteínas de membrana (Cap. 3), 74, 75*f*, 166, 167*f*, 227, 405*f*, 411*t*, 447, 449*f*, 454*t*, 455*f*

junção comunicante, 75*f*

junção neuroefetora Sinapse entre um neurônio autonômico e o músculo ou a glândula-alvo (Cap. 11), 364

junção neuromuscular A sinapse de um neurônio motor somático e a fibra muscular esquelética (Caps. 11, 12), 371, 372*f*, 383, 385*f*, 390*f*-391*f*, 393*f*

junção oclusiva Junção célula a célula que previne o movimento de material entre as células (Cap. 3), 75*f*

junções aderentes Bandas que ligam microfilamentos de ação a células vizinhas com o auxílio de caderinas (Cap. 3), 74, 74*t*, 75*f*

junções de adesão Forma de junções célula a célula ou matriz-célula (Cap. 3), 74, 75*f*

junta, 424

K

Krakauer, Jon, 565

Krebs, Hans A., 105

kwashiorkor, 501*f*

L

lábios maiores Lábios externos da vulva (Cap. 26), 805*f*, 816

lábios menores Lábios internos da vulva (Cap. 26), 805*f*, 816

lactação Produção de leite pelas glândulas mamárias (Caps. 23, 26), 749*t*, 830-833, 833*f*

lactase Enzima que quebra o leite em lactose (Cap. 21), 680, 680*f*

lactato desidrogenase (LDH), 99

lactato, 393*f*, 787*f*

lacteal Projeção do sistema linfático que se estende nas vilosidades do intestino (Cap. 21), 678, 679*f*

lactogênio placental humano (hPL) Hormônio peptídico placental que influencia o metabolismo maternal. Sinônimo: somatotrofina coriônica humana (hCS) (Caps. 7, 26), 830

lactose Açúcar presente no leite (Cap. 2, 21), 31*f*, 680, 680*f*

lâmina basal Uma camada acelular de matriz extracelular que repousa abaixo do epitélio, segurando as células epiteliais para as camadas celulares subjacentes. Sinônimo: membrana basal (Caps. 3, 9, 13, 15, 19, 26), 76, 77*f*, 86*f*, 282*f*, 480, 496, 594, 597, 813*f*, 820, 820*f*

lâmina externa Camada fina de matriz que suporta os nervos e as células musculares (Cap. 3), 84

lâmina própria, 326*f*, 657*f*, 658

laminina Fibra proteica insolúvel da matriz extracelular (Cap. 3), 72, 75*f*, 232

LaPlace, lei de A pressão esférica de um fluido é igual a duas vezes a tensão superficial de um fluido dividida pelo raio da esfera (Cap. 17), 551, 552*f*

laringe Via aérea que, além de permitir a passagem de ar, possui as pregas vocais (Caps. 8, 17, 21, 23), 537, 669*f*, 737*f*

lateralização cerebral Distribuição assimétrica da função entre os lados direito e esquerdo do cérebro (Cap. 9), 291, 293*f*

L-dopa Dopamina precursora que pode passar pela barreira hematencefálica (Caps. 9, 14), 283, 431

lei da ação de massas Para uma reação em equilíbrio, a razão de substratos para produtos é sempre a mesma (Caps. 2, 18, 20), 47-48, 47*f*, 578*f*, 645*f*

Lei de Boyle Se o volume de um gás aumenta, a pressão diminui, e vice-versa. $P_1V_1 = P_2V_2$ (Cap. 17), 543*f*, 544

lei de conservação da carga elétrica O corpo é eletricamente neutro (Cap. 5), 153

lei de conservação de energia A quantidade total de energia em um universo é constante. Também chamada de primeira lei da termodinâmica (Cap. 4), 95

lei de Dalton A pressão total de uma mistura de gases é determinada pela soma das pressões de gases individuais (Cap. 17), 542, 543*f*

lei de difusão de Fick A difusão por uma membrana é diretamente proporcional à área de superfície e ao gradiente de concentração e inversamente proporcional à expessura da membrana e à sua resistência (Cap. 5), 136, 137*f*

lei de Ohm, 239-240

lei de Poiseuille, 440, 491*f*, 552

lei do balanço de massa Se a quantidade de uma substância de um corpo permanece constante, qualquer ganho deve ser compensado por uma perda igual (Caps. 1, 22), 11-12, 11*f*, 697

lei dos gases, 544*t*
    equação dos gases perfeitos, 543*f*
    lei de Boyle, 543*f*, 544
    lei de Dalton, 542, 543*f*
    pressão parcial, 542, 543*f*

lentes côncavas, 343, 344*f*-345*f*

lentes convexas, 343, 344*f*-345*f*

lentes Porção do olho que foca a luz sobre a retina (Cap. 10), 340-341, 343-345

leptina Hormônio proteico de adipócitos que atua como um fator de saciedade (Caps. 22, 26), 694, 695*f*, 834

leucemia, 517

leucócito Células sanguíneas que defendem o corpo contra invasores externos (Caps. 16, 24), 514, 517*f*, 759-761, 760*f*, 764*t*

leucócito polimorfonuclear, 761. *Ver também* neutrófilo

leucopoiese, 516

leucotrieno Molécula sinalizadora eicosanoide; possui um papel na etiologia da asma (Cap. 17), 179, 179*f*, 559

leva, ECG, 457

liberação de cálcio induzida por Ca²⁺ Processo no qual o Ca^{2+} entra em uma fibra muscular, desencadeando a liberação adicional de Ca^{2+} pelo retículo sarcoplasmático (Caps. 12, 14), 407, 449

liberação de pepsina, 673*f*, 684*f*

liberação pulsátil de GnRH, 810

libido Desejo sexual (Cap. 26), 815

ligação cruzada Conexão formada quando as cabeças de miosinas móveis se ligam a moléculas de actina no músculo (Cap. 12), 383

ligação de fosfato de alta energia, 104, 696*f*

ligação de hidrogênio Força de atração fraca entre hidrogênios e outros átomos, principalmente oxigênio e nitrogênio (Cap. 2), 38*f*, 39

ligação dissulfeto Ligação fraca entre dois átomos de enxofre (Caps. 2, 7), 203*f*

ligação iônica Ligação entre íons de cargas opostas (Cap. 2), 38*f*, 39

ligação peptídica Ligação formada entre um grupo carboxila de um aminoácido e um grupo amino de outro aminoácido (Cap. 2), 32*f*, 115, 681*f*

ligação química Forças físicas que atraem e seguram átomos juntos (Caps. 2, 22), 38*f*, 696-697, 696*f*

ligação tubal, 825

ligações covalentes Ligações criadas por dois átomos que compartilham um ou mais pares de elétrons (Cap. 2), 33, 38*f*

ligações duplas Ligações formadas entre dois átomos quando compartilham pares de elétrons (Cap. 2), 39

ligações não covalentes, 38*f*, 39

ligações nas pontas por pontes proteicas, 334*f*

ligamento Tecido conectivo que conecta um osso a outro (Caps. 3, 10), 82, 344*f*

ligante Molécula que se liga a proteínas (Cap. 2), 46, 47*f*, 52*f*, 139*f*, 149*f*, 169, 180-181, 180*f*, 186*f*, 328*f*

limiar (1) A despolarização mínima que iniciará um potencial de ação em uma zona de gatilho; (2) o estímulo mínimo necessário para iniciar uma resposta de reflexo do movimento (Caps. 6, 8, 10, 12, 21), 185, 241*f*, 250*f*, 261*f*, 264*f*, 312, 409*f*, 662*f*

limite de percepção Nível do estímulo necessário para o reconhecimento (Cap. 10), 313

linfa Fluido dentro do sistema linfático que se move dos tecidos para o lado venoso do sistema circulatório (Cap. 15), 499

linfócito B (célula B) Leucócito que secreta anticorpos (Cap. 24), 760, 760*f*, 763, 764*t*, 765, 766-768

linfócito Leucócito responsável primariamente pela resposta imune adquirida (Caps. 7, 16, 24), 200*f*, 513*f*, 514, 515*f*, 517*f*, 519*f*, 759, 759*f*-760*f*, 763, 766, 767*f*. *Ver também* linfócito B; linfócito T

linfócito naïve Linfócito que ainda não foi exposto a um antígeno específico (Cap. 24), 766

linfócito T (célula T) Célula imune que se liga e destrói a sua célula-alvo (Cap. 24), 758*f*, 760*f*, 763, 766, 770*f*-771*f*

linfonodo Coleção de células imunes que monitoram a linfa para patógenos (Caps. 15, 24), 757-759, 758*f*

língua, 186*f*, 288*t*, 314*f*, 328*f*, 669*f*

linguagem, 303

linha codificadora rotulada A associação 1:1 de um receptor sensorial com uma sensação (Cap. 10), 315

linha M, 381*f*, 383, 384*f*-385*f*, 387*f*, 390*f*

lipase Enzima que digere lipídeos (Caps. 4, 21, 22), 678, 679*f*
 secreção de, 684*f*

lipase gástrica Enzimas do estômago que digerem lipídeos (Cap. 21), 667*f*, 672

lipídeo Sinônimo: gordura (Caps. 2, 3, 6, 8, 16, 21, 22), 29, 30*f*, 37*f*, 62, 62*t*, 64-65, 179-180, 257, 679*f*, 787*f*

lipólise Quebra de lipídeos (Caps. 22, 23), 733*f*

lipoproteína de alta densidade (HDL) Transportador de colesterol "bom" do plasma (Cap. 2), 40, 795

lipoproteína de alta densidade do colesterol (C-HDL), 502

lipoproteína de baixa densidade (LDL) A "má" proteína carreadora do plasma que transporta colesterol (Caps. 5, 15), 148, 503*f*

lipoproteína Proteína combinada com um lipídeo (Cap. 2), 29, 37*f*

liporoteína de colesterol de baixa densidade (C-LDL), 502

lipossomo Estruturas esféricas com um exterior composto por uma bicamada fosfolipídica com um interior oco com um núcleo aquoso (Cap. 3), 62, 63*f*, 64

lipoxigenase Enzima que converte o ácido araquidônico em leucotrienos (Cap. 6), 179

líquido amniótico, 829, 829*f*

líquido cerebrospinal (LCS) Solução salina que é continuamente secretada dentro dos ventrículos do cérebro (Caps. 9, 10, 18), 280-282, 281*f*, 310*t*, 583, 584*f*

líquido extracelular (LEC) Líquido interno que envolve as células (Caps. 1, 3), 10, 11*f*, 13, 60*f*, 61, 124*f*, 405, 642*f*, 745, 745*f*
 concentração de íons e equilíbrio de potenciais, 237*t*
 osmolaridade, 130*f*-131*f*, 619
 volume, 620*f*, 629-634

líquido intersticial Líquido extracelular que recobre as células (Caps. 3, 5, 17, 18, 19, 20, 24), 60*f*, 61, 124*f*, 152*f*, 539*f*, 603*f*, 607*f*, 646*f*, 758*f*

líquido intracelular (LIC) Líquido dentro das células (Caps. 1, 3), 10, 11*f*, 13, 61, 124*f*, 143*f*, 145*f*, 155*f*, 410*f*

líquido pleural, 536

lisossomo, 59, 66*f*, 71, 73*f*, 149*f*, 232*f*, 762*f*

lisozima Enzima antibacteriana encontrada no trato respiratório e nas lágrimas (Caps. 21, 24), 668, 763, 764*t*

lobo frontal, 286*f*, 289, 292*f*

lobo occipital, 286*f*, 289, 292*f*, 342*f*

lobo parietal, 286*f*, 289, 292*f*

lobo temporal, 286*f*, 289, 292*f*

Lower, Richard, 209

lúmen Cavidade oca de um tubo ou órgão (Caps. 2, 3, 16), 59-61, 73*f*, 150*f*-151*f*, 182*t*, 278*f*, 628*f*, 660*f*, 683*f*

luteinização Conversão de um folículo a um corpo lúteo (Cap. 26), 823

luz visível, 345

luz, 342-343, 348
 transdução, 348*f*. *Ver também* fototransdução

M

Macbeth (Shakespeare, William), 824

macrófago alveolar Células imunes que patrulham o alvéolo (Cap. 17), 539*f*

macrófago Fagócitos teciduais que se desenvolvem de monócitos (Caps. 16, 24), 514, 519*f*, 759*f*, 760, 760*f*, 761, 762*f*, 774*f*

mácula densa Células especializadas da parede do túbulo distal que monitoram o fluxo de fluido através do túbulo (Caps. 19, 20), 601*f*, 602, 633*f*, 640*f*

mácula Receptores sensoriais da utrícula e do sáculo do aparelho vestibular (Cap. 10), 338*f*, 339, 341, 341*f*, 346

maltose Dissacarídeo composto por duas moléculas de açúcar (Caps. 2, 5, 21), 31*f*, 146*f*, 680, 680*f*

manobra de Valsalva Contração abdominal e movimento expiratório forçado contra a glote fechada (Cap. 21), 686

mapa conceitual, 63*f*, 467*f*

mapa processual, 4, 7*f*

mapeamento, 4, 6*f*-7*f*

marcapasso do coração As células despolarizadoras mais rápidas, presentes normalmente no nó SA (Caps. 13, 14), 431, 447, 455

Maris, Roger, 730

martelo Primeiro osso da orelha média que fica contra a membrana do tímpano (Cap. 10), 329, 330*f*, 332*f*

massa atômica A massa de prótons e nêutrons em um átomo de um elemento (Cap. 2), 36*f*

massa molecular A massa de uma molécula, expressa em massa atômica ou dáltons (Cap. 2), 42*f*

N

NAD (nicotinamida adenina dinucleotídeo), 34f, 37f

NADH, 98, 98f, 105-106, 106f, 110, 110f

nanismo Condição de baixa estatura causada por inadequada secreção do hormônio de crescimento durante à infância (Cap. 23), 742

nano- (n) (prefixo), 43f

National Science Foundation (NSF), 8t

natriurese Perda de sódio (Na⁺) na urina (Cap. 20), 634

nebulina Proteína gigante inelástica que alinha filamentos do sarcômero (Cap. 12), 380f-381f, 382-383, 385f

necrose Morte celular induzida por toxinas, estresse físico ou falta de oxigênio. A célula morta libera enzimas que podem danificar células vizinhas (Cap. 3), 84

nefrina, 597

néfron cortical, 591-596, 592f

néfron distal Túbulo distal e ducto coletor (Caps. 19, 20, 23), 594, 640f, 646-647, 748f

néfron Túbulo microscópico que é unidade funcional do rim (Caps. 19, 20), 591, 592f, 597f, 601f, 610f, 635

   estrutura do, 594

   modificação do volume de fluido, 594, 596

   unidade funcional do rim, 591-594

néfrons justamedulares, 591

nervo abducente, 288t

nervo acessório (XI), 288t

nervo coccígeo, 279f

nervo coclear, 332f-333f

nervo Coleção de axônios que correm entre o SNC e as células-alvo periféricas (Caps. 12, 17), 380f

nervo craniano Doze pares de nervos periféricos que se originam primariamente do tronco encefálico (Cap. 9), 278f, 285, 287f, 288t, 431f

nervo craniano I, 326f

nervo craniano III, 342f

nervo craniano IX, 669f

nervo espinal acessório, 288t

nervo espinal, 279f, 284

nervo facial, 288t

nervo frênico, 231, 581

nervo hipoglosso, 288t

nervo misto Nervo que carrega tanto informação sensorial como motora (Caps. 8, 11), 231, 359

nervo oculomotor, 288t

nervo olfatório (nervo craniano I), 288t, 325

nervo óptico, 340, 341, 341f

nervo trigêmeo, 288t, 329

nervo troclear, 288t

nervo vago Nervo craniano que carrega informação sensorial e sinais eferentes para diversos órgãos, incluindo o coração e o trato gastrintestinal (Caps. 9, 11, 14, 21), 287, 362f, 363, 454, 670f, 673f, 187, 288t, 581

nervo vestibular, 339

nervo vestibulococlear, 288t, 329, 335

nervos glossofaríngeos, 288t, 581

nervos intercostais, 581

nervos, 231, 330f

neurócrino Qualquer molécula secretada por uma célula nervosa (Caps. 6, 8), 255t, 263f, 168, 231

neuroepitélio, 236

neurofilamento Filamento intermediário de neurônios (Cap. 3), 68

neuroglia, 227t. *Ver também* células da glia

neuro-hipófise Extensão do cérebro que secreta hormônios neurossecretores produzidos no hipotálamo (Caps. 7, 9, 15, 20, 26), 200f, 209, 210f-211f, 288f, 488t, 626f, 640f, 832f-833f

neuro-hipófise, 209

neuro-hormônio Hormônio que é secretado por um neurônio (Caps. 6, 7, 11, 15), 167f, 168, 187f, 190f, 198, 207-209, 210f-211f, 368f, 488t

neuroimunomodulação Habilidade do sistema nervoso de influenciar o sistema imune (Cap. 24), 779-780, 780f

neuromodulador Substâncias químicas que alteram a resposta do neurônio mais lentamente do que os neurotransmissores (Caps. 6, 8), 168, 263f

neurônio adrenérgico Neurônio que secreta noradrenalina (Caps. 8, 11), 255t, 371t

neurônio anaxônico, 229, 230f

neurônio autonômico Neurônios eferentes que controlam o músculo liso, o músculo cardíaco, as glândulas e alguns tecidos adiposos (Caps. 8, 11, 12, 13, 19, 21), 228f, 229, 255t, 259, 359

neurônio bipolar Neurônio com um único axônio e um único dendrito (Caps. 8, 10), 229, 230f, 347f, 350f

neurônio Célula nervosa capaz de gerar e transmitir sinais elétricos (Caps. 3, 6, 7, 8, 9, 10), 84, 168, 227, 260, 262f, 282f, 347f, 398f, 405f, 491f, 695f, 745. *Ver também tipo específico*

   anatomia, 229

   classificação do, 229

   permeabilidade iônica do, 238–239

propriedades celular e de rede, 253-254, 262f, 263-266

   reparo dos danos por células-tronco, 235-236

   sinais elétricos no, 236-253

neurônio colinérgico Um neurônio que secreta acetilcolina (Cap. 11), 371t

neurônio de primeira ordem, 312

neurônio de segunda ordem, 312

neurônio dopaminérgico (secretor de dopamina), 431

neurônio eferente Neurônio periférico que carreia sinais do SNC para as celulas-alvo, 187f, 190f, 208f, 227, 228f, 230f, 284f, 361, 418t-419f

neurônio entérico intrínseco, 670f

neurônio inibidor pré-sináptico, 265f

neurônio inspiratório Neurônios somáticos motores que controlam os músculos inspiratórios (Cap. 18), 581-582, 582f

neurônio motor alfa Neurônio que enerva as fibras do músculo extrafusal e causa a contração muscular (Cap. 13), 421, 422f, 423f-424f, 426f

neurônio motor gama Pequenos neurônios que enervam fibras intrafusais dentro do fuso muscular (Cap. 13), 421, 422f, 424f

neurônio motor somático Neurônios eferentes que controlam o músculo esquelético (Caps. 8, 10, 11, 12, 13, 18, 21, 22), 228f, 262f, 339f, 359, 372f, 390f, 393f, 411t, 418t, 419f, 421, 431f, 669f

neurônio motor, 229, 396-397, 398f, 411t, 423f, 612f. *Ver também* neurônio eferente

neurônio multipolar, 229, 230f

neurônio não adrenérgico, não colinérgico Neurônio que secreta neurotransmissores, com exceção de ACh e adrenalina (Caps. 11, 20, 21), 364, 635, 664

neurônio pós-ganglionar Neurônio autonômico que possui seu corpo celular no gânglio e envia seu axônio ao tecido-alvo (Cap. 11), 361, 361f, 365f, 370f

neurônio pré-ganglionar Neurônio autonômico que se origina no SNC e termina no gânglio autonômico (Cap. 11), 361, 361f

neurônio pseudounipolar, 229, 230f

neurônio sensorial Neurônio que transmite informação sensorial para o SNC (Caps. 6, 7, 8, 9, 10, 13, 15, 18, 20, 26), 187f, 190f, 208f, 227, 227t, 228f, 230f, 284f, 311f, 312, 313f, 334f, 418t, 419f, 422f-426f, 494f, 612f, 645f, 825f

neurônio sensorial olfatório, 325, 326f

próximo ao ponto de acomodação, 343

pseudo-hermafroditismo, 801

pseudo-hipoparatireoidismo, 218

psicologia fisiológica, 636

puberdade Período da adolescência em que as gônadas maturam e produzem gametas (Cap. 26), 801, 834

pudendo, 816. *Ver também* vulva

pulmões Órgão onde os gases são trocados com o sangue (Caps. 11, 14, 15, 17, 18, 20), 362*f*-363*f*, 437*t*, 438*f*, 642

  conformidade, 550-551

  doença restritiva, 551

  elastância, 550-551

  remoção de CO_2, 579-580

  saco pleural, 536, 540*f*

  troca de gases, 565-571

  volumes, 544

pulso gerador de GnRH, 810

pulso Pressão em onda que é transmitida pelo fluido do sistema circulatório (Cap. 15), 483

punção lombar, 282

punção lombar, 282

pupila do olho, 340, 340*f*-341*f*

purina, 34*f*, 255*t*, 256

pus, 763

Q

quadríceps, 425*f*

queratina Proteínas insolúveis prevalentes no cabelo e nas unhas (Caps. 2, 3), 41, 68, 75*f*, 79

quiasma óptico Porção do cérebro onde algumas fibras do olho cruzam em lados opostos do cérebro (Cap. 10), 341, 342*f*, 354*f*

quilocaloria (kcal ou Caloria) Quantidade de energia necessária para aumentar a temperatura de um litro de água em 1°C (Caps. 4, 22), 102, 697

quilomícron Grandes gotas de triacilgliceróis, colesterol, proteínas e lipoproteínas que são sintetizadas nas células do intestino delgado (Cap. 21), 678, 679*f*

quimiorrecepção, 324-329

quimiorreceptor central Quimiorreceptor no bulbo que monitora a P_{CO_2} plasmática (Caps. 6, 18, 20), 186*f*, 583, 645*f*

quimiorreceptor do corpo aórtico Receptores que respondem à P_{O_2} menor que 60 mmHg, à queda no pH ou ao aumento da P_{CO_2} (Caps. 18, 20), 582, 584*f*, 645*f*

quimiorreceptor do corpo carotídeo Receptor na artéria carótida que responde à P_{O_2} baixa e ao pH diminuído, ou P_{CO_2} elevada (Cap. 18), 583

quimiorreceptor Receptor sensorial ativado pela ligação de uma substância química (Caps. 9, 10, 18), 288*t*, 312, 312*t*

  central, 583

  periférico, 582-583

quimiorreceptores periféricos Quimiorreceptores não encontrados no SNC (Cap. 18), 582-583

quimiotaxina Uma molécula que atrai células, como os leucócitos (Cap. 24), 763, 764*t*, 772, 773*f*

quimiotripsina, 676*f*, 681, 681*f*

quimiotripsinogênio, 676*f*

quimo Substância pastosa produzida pela digestão no trato digestório (Cap. 21), 655, 684*f*

quinina, 490, 764*t*, 765

quinocílio, 337

R

rabdomiólise, 794

radiação gama (γ) ondas de alta energia que penetram a matéria profundamente, assim como os raios X o fazem (Cap. 10), 346*f*

radical livre Molécula instável com um ou mais elétrons não pareados (Cap. 2), 33

raíz dorsal Ramo de nervos espinais que carregam informações sensoriais (Cap. 9), 284*f*

raiz ventral Seção do nervo espinal que carrega a informação do sistema nervoso central para os músculos e as glândulas (Cap. 9), 284*f*

raiz, espinal, 284

ramo ascendente da alça de Henle Porção do néfron onde o fluido diluído é produzido (Caps. 19, 20), 594, 595*f*, 596, 601*f*, 602, 627-629

ramo parassimpático Divisão do sistema nervoso autônomo que é responsável pelas atividades diárias (Caps. 8, 11), 228*f*, 229, 359, 360*f*, 362*f*, 363-364, 369, 371*t*

ramo simpático Divisão do sistema nervoso autônomo que é responsável pela resposta de luta ou fuga (Caps. 8, 11, 15), 228*f*, 229, 359, 360*f*, 362*f*, 363-364, 369, 371*t*, 490

  controle, 468

  divisão, 366*t*, 494*f*

ramo vestibular do nervo vestibulococlear (VIII), 339*f*

ramos de feixes Dois feixes de His que carregam sinais elétricos para cada ventrículo (Cap. 14), 454, 456*f*

Rasmussen, T., 320*f*

reabsorção ligada ao sódio, 603*f*

reabsorção Movimento de material filtrado do lúmen do néfron para o sangue (Caps. 19, 20), 594, 596*f*, 603*f*, 604-607

  da H2O, 621*f*

  pressão capilar peritubular, 606-607

reabsorção óssea Processo no qual o osteoclasto dissolve a matriz de fosfato de cálcio (Cap. 23), 743

reação acrossomal Liberação de enzimas da cabeça do espermatozoide quando em contanto com o óvulo (Cap. 26), 827

reação cortical Reação química que muda a zona pelúcida após a fertilização para que espermatozoides adicionais não alcancem o óvulo (Cap. 26), 827

reação de adição Reação na qual um grupo funcional é adicionado a um ou mais substratos (Cap. 4), 101, 102, 102*t*

reação de desidratação Reação na qual duas moléculas se combinam em uma, perdendo uma molécula de água no processo (Cap. 4), 101, 102*t*, 115

reação de hidrólise Reação na qual moléculas grandes são quebradas em moléculas menores por meio da adição de água (Cap. 4), 101, 102*t*

reação de hipersensibilidade imediata Reação alérgica que ocorre dentro de minutos (Cap, 24), 775

reação de hipersensibilidade tardia Reação alérgica mediada por células T que pode demorar dias para se desenvolver (Cap. 24), 775

reação de ligação, 102

reação de oxidação-redução Envolve a transferência de elétrons ou prótons (H^+) entre compostos (Cap. 4), 101, 102*t*

reação de subtração Reação na qual um grupo funcional é removido de um ou mais substratos (Cap. 4), 101, 102, 102*t*

reação de troca Reação na qual grupos funcionais são trocados por substâncias (Cap. 4), 101, 102, 102*t*

reação endergônica Reação que requer a entrada de energia de uma fonte externa (Cap. 4), 97-98, 97*f*-98*f*

reação espontânea, 96

reação exergônica Reação química que libera energia (Cap. 4), 97-98, 97*f*-98*f*

reação irreversível Reação química que ocorre apenas em uma direção (Cap. 4), 98

reação química Uma substância que se submete a uma mudança química para se tornar uma substância diferente pela quebra de ligações covalentes existentes ou

Posições anatômicas do corpo

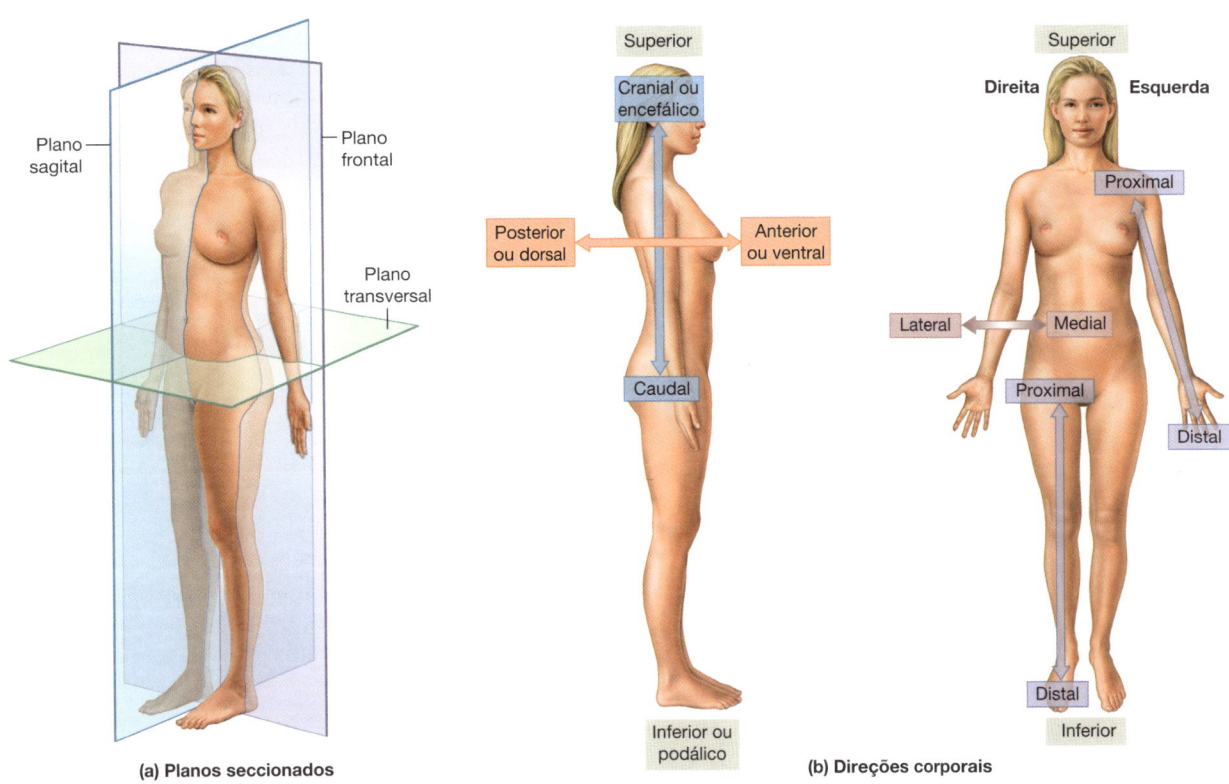

(a) Planos seccionados

(b) Direções corporais

Anterior	(situada na frente de): em seres humanos, em direção à parte frontal do corpo (ver VENTRAL)
Posterior	(situada atrás): em seres humanos, em direção à parte de trás do corpo (ver DORSAL)
Medial	(meio, como em *linha mediana*): localizado próximo da linha média do corpo (a linha que divide o corpo em duas metades iguais).
Lateral	(lados, assim como nas *laterais do futebol*): localizada em direção aos lados do corpo
Distal	(distante): mais afastado do ponto de referência ou a partir do centro do corpo
Proximal	(perto, em relação à *proximidade*): perto do centro do corpo
Superior	(alto): localizada na direção da cabeça ou na parte de cima do corpo
Inferior	(baixo): localizada longe da cabeça ou a partir da parte superior do corpo
Pronado:	deitada sobre o estômago, voltada para baixo
Supinado:	deitada de costas, viradas para cima
Dorsal:	refere-se à parte de trás do corpo
Ventral:	refere-se à parte da frente do corpo
Isolateral:	no mesmo lado
Contralateral:	no lado oposto

Medidas de conversão

PREFIXOS

deci-	(d)	1/10	0,1	1×10^{-1}
centi-	(c)	1/100	0,01	1×10^{-2}
mili-	(m)	1/1000	0,001	1×10^{-3}
micro-	(μ)	1/1.000.000	0,000001	1×10^{-6}
nano-	(n)	1/1.000.000.000	0,000000001	1×10^{-9}
pico-	(p)	1/1.000.000.000.000	0,000000000001	1×10^{-12}
quilo-	(k)		1000.	1×10^{3}

SISTEMA MÉTRICO

1 metro (m)	=	100 centímetros (cm)	=	1.000 milímetros (mm)
1 centímetro (cm)	=	10 milímetros (mm)	=	0,01 metro (m)
1 milímetro (mm)	=	1.000 micrometros (mm; também chamado de mícron, μ)		
1 angstrom (Å)	=	1/10.000 micrometros	=	1×10^{-7} milímetros
1 litro (L)	=	1.000 milímetros (mL)		
1 decilitro (dL)	=	100 mililitros (mL)	=	0,1 litro (L)
1 centímetro cúbico (cc)	=	1 mililitro (μL)		
1 mililitro (mL)	=	1.000 microlitros (μL)		
1 quilograma (kg)	=	1.000 gramas (g)		
1 grama (g)	=	1.000 miligramas (mg)		
1 miligrama (mg)	=	1.000 microgramas (mg)		

CONVERSÕES

1 jarda (yd)	= 0,92 metros
1 polegadas (in)	= 2,54 centímetros
1 metro	= 1,09 jardas
1 centímetro	= 0,39 polegadas
1 quart líquido (qt)	= 946 mililitros
1 onça fluida (oz)	= 8 dracmas fluidos = 29,57 mililitros (mL)
1 litro	= 1,05 quarts líquidos
1 libra (lb)	= 453,6 gramas
1 quilograma	= 2,2 libras

TEMPERATURA

CONGELAMENTO

0 graus Celsius (°C)	=	32 graus Fahrenheit (°F)	=	273 Kelvin (K)

Para converter graus Celsius (°C) em graus Fahrenheit (°F):
$$(°C \times 9/5) + 32$$

Para converter graus Fahrenheit (°F) em graus Celsius (°C):
$$(°F - 32) \times 5/9$$

VALORES NORMAIS DE COMPONENTES DO SANGUE

SUBSTÂNCIA OU PARÂMETRO	INTERVALO NORMAL LOCAL	MENSURADO
Cálcio (Ca^{2+})	4,3-5,3 mEq/L	Soro
Cloreto (Cl^{-})	100-108 mEq/L	Soro
Potássio (K^{+})	3,5-5,0 mEq/L	Soro
Sódio (Na^{+})	135-145 mEq/L	Soro
pH	7,35-7,45	Sangue total
P_{O_2}	75-100 mmHg	Sangue arterial
P_{CO_2}	34-45 mmHg	Sangue arterial
Osmolalidade	280-296 mosmol/kg de água	Soro
Glicose, jejum	70-110 mg/dL	Plasma
Creatinina	0,6-1,5 mg/dL	Soro
Proteína, total	6,0-8,0 g/dL	Soro

Modificada de W. R Ganong, *Review of Medical Physiology* (Norwalk: Appleton & Lange). 1995.